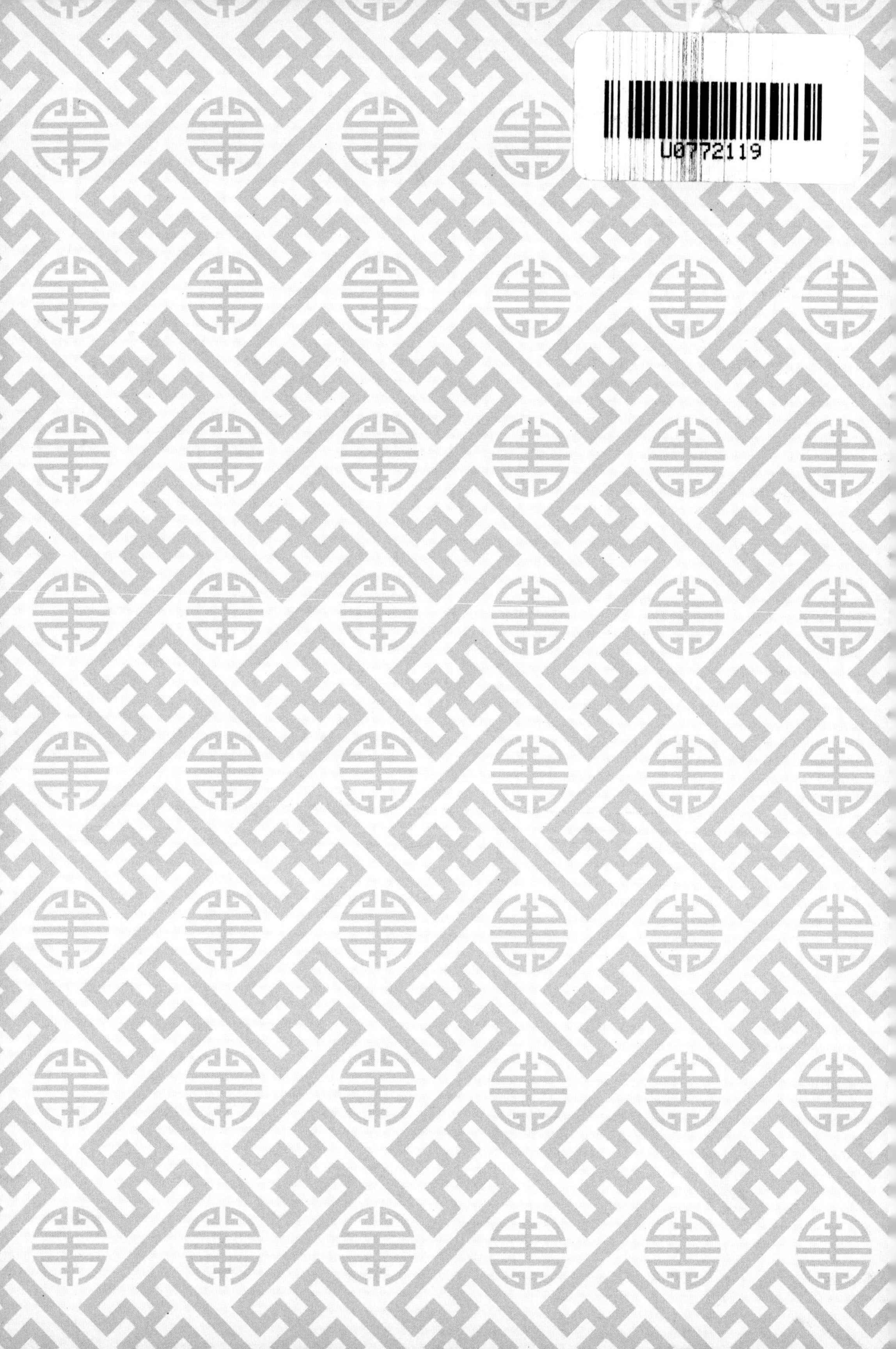

U0772119

家庭健康事典

主编 强瑞春　　副主编 肖玉瑞 陆　琦

世界图书出版公司
上海·西安·北京·广州

图书在版编目(CIP)数据

家庭健康事典／强瑞春主编. —上海：上海世界图书出版公司，2010.8

ISBN 978-7-5062-8915-3

Ⅰ. ①家… Ⅱ. ①强… Ⅲ. ①家庭保健—普及读物 Ⅳ. ①R161-49

中国版本图书馆 CIP 数据核字(2010)第 110214 号

家庭健康事典

强瑞春 主编 肖玉瑞 陆 琦 副主编

上海世界图书出版公司 出版发行
上海市广中路 88 号
邮政编码 200083
上海市印刷七厂有限公司印刷
如发现印装质量问题,请与印刷厂联系
(质检科电话:021-59110729)
各地新华书店经销

开本：787×960 1/16 印张：65 字数：1 580 000
2010 年 8 月第 1 版 2010 年 8 月第 1 次印刷
ISBN 978-7-5062-8915-3/R·207
定价：98.00 元
http://www.wpcsh.com
http://www.wpcsh.com.cn

主　编　强瑞春

副主编　肖玉瑞　陆　琦

出版者的话

向崇高的医务工作者致以敬意！

向本书所有的编委会成员致以敬意！

向故世的强瑞春主编、丁美修教授致以敬意！

强瑞春医生自退休以后，仍然坚持发挥余热，服务于他热爱的医学事业。我公司有幸与他结缘，邀请他参与了公司多套医学精品系列图书的策划工作。当然他更多的是主张普及健康知识，倡导科学的健康理念，推广健康的生活方式，思考怎样更好地、更实际地为老百姓做事，以帮助那些热爱生命、追求健康的人们。

为此，他召集了他的同学——上海第二医科大学61届毕业生，共同商讨《家庭健康事典》的编撰事宜。由于他事先查阅了很多资料，并做了充分的案头工作，再加上在学生时代就已表现出来的不凡的组织能力，大家一致推举他担任本书的主编。强医生不愧为一位称职的主编，他带领大家对内容设置、结构安排、体例要求、人员责任等作了确定与布置，同时自己也参与了部分篇章的编写，本书中的插图均是出自他之手。即便是在以后的生病期间，只要体力与精力尚可，他都一直坚持工作。

无情的病魔最终还是夺走了他的生命。为了更好地完成强医生的遗愿，为了奉献给读者更臻完美的图书，肖玉瑞、丁美修等教授及本书的责任编辑对尚未完成的书稿进行了多次整理、补充，作者们也屡次对稿件进行审读、核对。尽管如此，总不免还会有疏漏和不尽如人意之处，同时也正是由于大家的不厌其烦和精益求精，使得本书的出版数度延期，在此一并恳请谅解，诚挚欢迎对本书提出宝贵的意见和建议。另外，由于本书篇幅较大，作者人数较多，历时较长，而且几经移交，尽管我们已仔细核查，如果还是有遗漏了某位作者的姓名或稿件的话，我们慎重地真诚地致歉！请务必与我们联系，我们将在重版时予以更正。

本书的大部分作者有着近半个世纪的医疗、科研和教学经历，多为各科的学科带头人、专家、教授。在本书的出版过程中，我们一直被这一群敬业的作者感动着。尽管年事已高，但他们中很多人还兢兢业业坚持工作在第一线，设立专家门诊，带教、培养学生，牵头科研项目，著书立说，有的甚至还免费为患者进行治疗和手术。强瑞春主编在病榻上还在审读书稿,丁美修教授在一次学术会议上倒下了。他们是医生,同时他们也是患者,他们为了更多的患者而忽视了自己。在此,我们为他们无私的奉献精神、高尚的职业道德,以及勤勉、负责、创新的工作态度致以深深的敬意和诚挚的感谢!

细心的读者可能会发现:“水痘”在皮肤疾病和传染病两章节中各有叙述,“卵巢肿瘤”和“子宫肿瘤”等在癌症和妇产科疾病中也各有叙述……这类现象还有多处。有必要说明一下,这是本书的一个尝试,从不同的角度阐述同一疾病,让读者有更为全面、更为清晰的认识。当然我们会收集反馈意见,如果读者不能接受,或者说反而给阅读带来困扰,我们将在重版时予以调整修订。正如强医生当初的计划:本书将相隔5年修订一次,不断修订,不断重版,紧跟时代发展和读者需求,成为家庭健康和社区医疗的得力“帮手”!

序

这是一本医学保健普及读物，既可作为一般家庭的实用手册，也可作为社区及农村初级医务人员工作中的参考用书。

随着经济的发展，人们对增强体质、防治疾病的认识和要求逐步提高，选购医学普及图书者渐多。然而往往由于此类书籍中理论、机制讲得多，操作性的指导讲得少，因而实用价值不大，普及面不广。加上现在“市场”上各类广告的误导，也往往会使人上当。有了病就想去大医院，找好医生，但是，看病难、看病贵的状况却一时难以解决。如何为自己和家人、朋友正确“导医”，减少不必要的花费和劳累，本书将提供一些帮助。

书中分疾病防治知识、急救与康复、影像学与特殊检查、检验学和卫生保健五大部分。在“疾病防治知识”中，先从37个症状开始讲述，然后再分述各科疾病。而对每一种疾病则从“你需了解”、“症状表现”、“处理”、“你需就医”、“你需注意”、“特别提示”六个方面作条例式叙述，这种有别于教科书、专业书籍和一般医学普及读物的写法，读者易懂、易记、易接受。从疾病种类来看，包括了内、外、妇产、小儿、五官、皮肤、传染病等各科，并把癌症专列一章。在所列疾病中既有常见病，也有罕见病，从这方面来看，这是本书有别于一般的普及型书籍的又一个特点。

本书的大部分作者多为上海第二医科大学1961年前后的毕业生，他们已有近半个世纪的从医经验，并在长期的医疗、教学、科研工作中创造了业绩，多为各学科的带头人、专家、教授。主编强瑞春为编写本书，多年前就开始筹划，倾注了不少心血，包括书中的一些插图也是他自己画就。他不幸病故后，在校友们及上海世界图书出版公司的齐心努力下，本书得以出版，这也是对他的告慰。

马克烈

目　录

第一部分　疾病防治知识

症状分类篇

疾病防治篇

第一章　心血管系统疾病

第二章 肺内科疾病

第三章 神经内科疾病

第四章 消化系统疾病

第五章 内分泌系统疾病

第六章　血液、造血系统疾病

第七章　肾脏内科疾病

第八章 妇产科疾病

第九章 癌症家族

第十章　儿科疾病

第十一章　精神疾病

第十二章　眼科疾病

第十三章　耳鼻咽喉科疾病

第十四章　口腔疾病

第十五章　皮肤疾病

第十六章 传染病

第十七章　普外科疾病

第十八章　骨科疾病

第十九章　胸外科疾病

第二十章　神经外科疾病

第二十一章　泌尿外科疾病

第二部分 急救与康复

第一章 现场急救

第二章 灾害急救

第三章 中毒急救

第四章 常见危重病症急救

第五章 康复医学

第三部分　影像学·核医学·其他特殊检查方法

第一章　影像学

第二章　核医学

第三章　其他特殊检查方法

第四部分　检 验 学

第一章　临床基本检验

第二章 临床血液学检验

第三章　临床病原生物学检验

第四章 临床生物化学检验

第五章　肺功能测定

第六章　免疫学检验

第五部分 卫生保健篇

第一章 卫生保健

第二章 家庭用药

第三章 家庭护理

第四章 妇幼卫生保健

第五章 计划生育

第六章 中老年卫生保健

第七章　心理咨询

第一部分

疾病防治知识

症状分类篇

1 发 热

【你需了解】

● 第一大症状　发热是内科最多见的第一大症状。

● 正常体温　① 人体是恒温的。正常体温一般为36.2～37.2℃。我国成人正常体温午后的平均值，腋窝为36.8℃（36.0～37.4℃），口腔为37.2℃（36.7～37.7℃），直肠为37.5℃（36.9～37.9℃）。直肠温度接近人体深部温度，口腔温度平均比直肠温度低0.3，而腋窝温度又比口腔温度低0.4℃。② 一天内，早晨体温低，下午近傍晚体温高，运动及餐后体温高。③ 青年人体温高于老年人。④ 女性体温高于男性0.3℃。⑤ 女性月经来潮前10天体温较高，进入月经期后体温降低约0.3℃，排卵期再次下降0.2℃。⑥ 正常的人体体温标准允许有1～1.2℃的波动。

● 发热标准　口腔温度高于37.3℃（目前，有些医院亦有以37.5℃为标准），直肠温度高于37.6℃，腋窝温度高于37℃。一昼夜间温度波动超过1℃，都可以认为是发热。发热程度不同，分为低热（口腔温度在38℃以下）、中热（口腔温度在38.1～39℃）、高热（口腔温度在39.1℃以上）。

● 发热原因　可分为感染性疾病与非感染性疾病两大类。各种致病原（细菌、病毒、衣原体、支原体、真菌、螺旋体、寄生虫等）感染都可引起发热。非感染性疾病发热范围很广，血液病（如白血病）、恶性肿瘤（如各种癌肿、恶性淋巴瘤等）、结缔组织病（如红斑狼疮、结节性多动脉炎等）、物理性及化学性损害（如中暑、大手术、大面积烧伤、骨折等）、神经原性（如脑出血）等。总之，发热的原因是多种的、复杂的。有的患者发热入院，诊断为“发热待查”，经用抗生素之后，退热而出院了，但诊断仍不清楚；有的低热就诊，检查达数月之久，依然弄不清诊断。所以发热的原因和分类复杂又繁多，后面所归类列举的是常见的疾病。

【你需注意】

● 高热　在39℃以上，尤其伴有以下情况：① 小儿高热伴有痉厥；② 高热伴有说胡话（谵妄）；③ 高热伴有激烈的头痛；④ 高热伴有喷射性呕吐；⑤ 高热伴有发疹；⑥ 高热伴有肢体活动障碍；⑦ 高热后伴有休克等。

● 原因不明的发热　应就医弄清诊断，查到最后，常是感染、恶性肿瘤或结缔组织病，应注意。

● 原因不明的发热伴有体重明显降低　应及时就医，务必查明原因。

● 慎用退热药　当发热原因未查明之前，慎用退热药，以免退热掩盖了病情，而延误诊断。

【疾病分类】

I 高 热

● 咳嗽

(1) 咳痰、胸痛、咽喉痛、头痛、关节痛等 ………………………… 流行性感冒

(2) 咳痰、胸痛、呼吸困难 …………………………… 急性气管炎、支气管炎

(3) 咳血痰、胸痛、寒颤、发冷、呼吸困难 ………………………… 急性肺炎

- 头痛、意识障碍、抽搐、项部僵硬、说胡话(谵妄)……………… 脑膜炎、脑炎
- 腹痛

(1) 右上腹部痛:

○肝肿大压痛、可有腹泻史 … 肝脓疡

○乏力倦怠、恶心呕吐、黄疸、尿似红茶样 …………… 急性病毒性肝炎

○黄疸、右上腹部阵发性绞痛、呕吐 ………………………… 胆石症

○阵发性疼痛、恶心呕吐、吸气疼痛加重 ……………………… 急性胆囊炎

(2) 右下腹部痛:恶心呕吐、食欲不振 ……………………… 急性阑尾炎

(3) 女性小腹部疼痛 ……………………… …子宫附件炎、子宫肌层炎及妇科病

- 排尿异常

(1) 类似感冒样症状,之后有血尿、腰痛、眼睑及面部浮肿 … 急性肾小球肾炎

(2) 尿频、尿痛、尿急、排尿困难、腰痛、两侧腹部痛 ……… 急性肾盂肾炎

(3) 尿频、尿痛、尿急、排尿困难、肛门痛、发冷、寒颤 …… 急性前列腺炎

- 乏力、倦怠、呼吸急促、贫血、容易出血(鼻、牙龈、皮下) ……… 急性白血病
- 恶心、呕吐 …………………… 食物中毒
- 其他急性感染

(1) 病毒性感染:

○头痛、恶心、呕吐、腹痛、颈背强直、肢痛、患肢瘫痪 ……… 脊髓灰质炎

○发冷、寒颤、咽炎、淋巴结肿大、肝脾肿大 …… 传染性单核细胞增多症

○发冷、寒颤、出血(结合膜、巩膜、软腭、皮肤)、血尿 …… 流行性出血热

(2) 立克次体感染:

○寒颤、剧烈头痛、全身肌痛、皮疹 ………………………… 斑疹伤寒

(3) 细菌性感染:

○嗜睡、呆滞、谵妄、昏迷、皮疹、脾大 ……………………伤寒、副伤寒

○呼吸迫促、紫绀、脉速 …………… ……………… 急性粟粒型结核

○心杂音、皮肤黏膜淤点、苍白、乏力 ……………… 细菌性心内膜炎

(4) 螺旋体感染:

○咽痛、咳嗽、头痛、皮肤黏膜出血 …………………… 钩端螺旋体病

(5) 寄生虫感染:

○周期性发热、寒颤、发冷→发热→出汗退热、头痛、贫血、脾大 ……… 疟疾

○接触疫水、皮肤出现红色丘疹,有痒感,脾肿大 ………… 急性血吸虫病

- 急性发疹性传染病

II 低 热

- 鼻塞、喷嚏、流清水鼻涕、咽痛、乏力、全身不适 …… 感冒(上呼吸道感染)
- 咽部不适、发红、肿胀、咽痛、吞咽困难 ……………………………… 急性咽炎
- 咳嗽

(1) 喉部干燥、发痒、发音嘶哑 ……… ………………………… 急性喉炎

(2) 咳痰、痰中带血、体重锐减 … 肺癌

(3) 咳嗽、痰中带血、体重减轻 ……… ……………………………… 肺结核

- 淋巴结肿大(尤其颈及腹股沟淋巴结),体重锐减 ………… 恶性淋巴瘤
- 关节痛

(1) 关节疼痛常转移,从这个关节转到那个关节,痛和天气有关;皮下结节 ………………… 慢性风湿性关节炎

(2) 手足无力、肌肉痛、有特殊红斑 … ………………多发性肌炎、皮肌炎

(3) 皮疹(特别是面部,红斑呈蝴蝶状)、浮肿、体重减轻 …… 全身红斑狼疮

- 腹痛

(1) 右上腹痛:

○腹部膨胀、黄疸、食欲不振、体重锐减 ……………………………… 肝癌

○恶性、右上腹慢性轻度到中度疼痛、食后饱胀、消化不良、厌油腻食物 ………………………… 慢性胆囊炎

(2) 右下腹部痛、慢性反复轻度到中度疼痛、食欲不振……… 慢性阑尾炎

(3) 侧腹部疼痛、血尿、贫血、体重减轻、可能有腹部肿块 …………… 肾癌

(4) 女性小腹部疼痛、白带多……………………… 子宫肌膜炎等妇科病

● 感染症(略)

III 原因不明发热

● 原因不明发热 38℃以上,发热持续几周检查不能明确诊断的发热。

● 最后结果 大部分原因是:

(1) 感染:此为多数,应用抗生素后而退热。

(2) 恶性肿瘤。

(3) 结缔组织病。

2 头 痛

【你需了解】

● 头痛是仅次于发热的常见症状。

● 头部结构 如果以脑实质(俗称脑髓)为中心,其外层依次由软脑膜、硬脑膜、头盖骨、肌肉、头皮等组成。除一个较大通道通向脊椎管外,几乎是一个密闭的腔,其中有血管、神经等组织通过。

● 头痛原因 头痛的原因是复杂的,任何原因引起的头部血管的扩张、神经的压迫、肌肉的持续收缩、炎症、出血等,都可引发头痛;其次,眼、耳、鼻、牙齿等的异常,也能引起头痛。

● 由于发作和持续的时间不同,头痛可分为急性头痛、亚急性头痛和慢性头痛,并可进行性、阵发性、持续性、周期性反复发作。

● 由于头痛的性质不同,又可分为绞痛、跳痛(和脉搏同步)、刺痛、钝痛、隐痛等。

【你需注意】

引起头痛的疾病很多,以下几种引起头痛的疾病必须注意,因关系到生命的安危,应紧急到医院就医。

● 蛛网膜出血 指蛛网膜和脑之间的蛛网膜下腔的出血,多半由脑动脉瘤破裂而引起。突然发作,像棒打头部般的剧烈疼痛,从头的后部(枕部)到颈后部(颈部)。伴恶心呕吐,严重时意识丧失。

此外,脑出血(脑实质的出血)也必然有头痛、意识障碍、肢体的偏瘫、失语、恶心、呕吐等。

● 慢性硬脑膜下出血 轻度的头部外伤,引起脑表面的血肿。约3～12周后开始出现头痛、运动障碍和性格变化的精神症状。中年男性、大量饮酒易引起此症。

● 脑肿瘤 肿瘤经数年逐渐增大,伴有激烈头痛。开始时,一般是晨起夜间轻度的短时间头痛,以后为激烈的持续性头痛。伴有眼内疼痛的压迫症状、恶心、呕吐、痉挛、偏瘫、视力模糊、性格改变、行为异常等。

【疾病分类】

I 急性激烈头痛

● 头痛突然激烈,如棒打样,从头后部到颈后部(颈部),意识丧失、恶心呕吐……………………… 蛛网膜下腔出血

● 头痛突然激烈、丧失意识、呕吐、偏瘫进展很快 …………… 脑出血(卒中)

● 头痛突然激烈、昏迷、手足活动障碍……………………………… 脑栓塞

● 起病轻,脑出血较缓慢,常发生在安静或睡眠时,偏瘫………… 脑血栓形成

● 恶心、呕吐、痉挛、有高血压史…………………………………… 高血压脑病

● 恶心、呕吐、眼痛、视力降低、看灯火有彩环 ………………………… 青光眼

● 头顶前部、前额、面颊、下颌痛,通常为一侧性三叉神经痛 ………… 神经痛

● 激烈头痛、深度昏睡、昏迷,有一氧化碳接触史 …………… 一氧化碳中毒

● 多种表现 ……………………… 癔病

II 亚急性进行性头痛

● 高热、痉挛(抽搐)、精神错乱、意识障碍 ………… 慢性蛛网膜下腔出血

● 恶心、呕吐、视力减退 … 颅内压增高

● 高热、恶心、呕吐、抽搐、颈部强直、意识障碍 ……………………… 脑膜炎

● 恶心、呕吐、偏瘫、精神症状(尤其是老年人)………………………… 脑肿瘤

III 慢性反复性头痛

- 头痛发作前有闪光，或发黑或半侧视野失明为先兆，头痛多为一侧性，呈发作性，恶心、呕吐、出汗，头痛在几小时或1～2天内缓慢消失……… 偏头痛
- 突然倒地、四肢抽搐、口吐白沫、意识消失，而后醒来………… 癫痫性头痛
- 突然发作，一侧上颌或下颌牙痛、舌痛，疼痛剧烈，如电击、刀割，1～2分钟即消失，反复发作…… 三叉神经痛
- 血压高 ……………………… 高血压
- 失眠较严重者，白天常有头痛 … 失眠
- 发热患者 …………………… 发热
- 精神紧张、人群拥挤、空气污染的环境等
- 药物不良作用等

IV 慢性持续性头痛

- 头部和颈部肌肉过度紧张，引起头部持续性钝痛，常伴有顽固性肩部肌肉僵硬 ………………… 紧张性头痛
- 眼睛疲劳 ………… 近视、远视、散光
- 流黄脓鼻涕 ………………… 鼻窦炎
- 鼻塞、流涕、喷嚏 ………… 急性鼻炎
- 精神和身体的紧张、头颈部肌肉和韧带障碍等引起的头痛

3 腹 痛

【你需了解】

● 腹痛是最常见症状之一　除发热、头痛之外可谓最多见。

● 腹部脏器最多　人体有三个大的“空腔”——颅腔（内存脑）、胸腔（内存心、肺）及腹腔。腹腔最大，其中脏器最多，主要有：①肝胆胰系统（肝脏、胆囊及胆管、胰腺及胰管）；② 脾脏；③ 胃肠道：食管下端→胃→十二指肠→小肠（空肠→回肠）→大肠（盲肠→升结肠→横结肠→降结肠→乙状结肠→直肠）；④ 泌尿系统（肾、输尿管、膀胱、尿道）；⑤ 生殖系统（男性有前列腺、精囊，女性有子宫、卵巢、输卵管、阴道）。医学上把下腹部列为盆腔，盆腔和腹腔是没有实际间隔，相互通连。

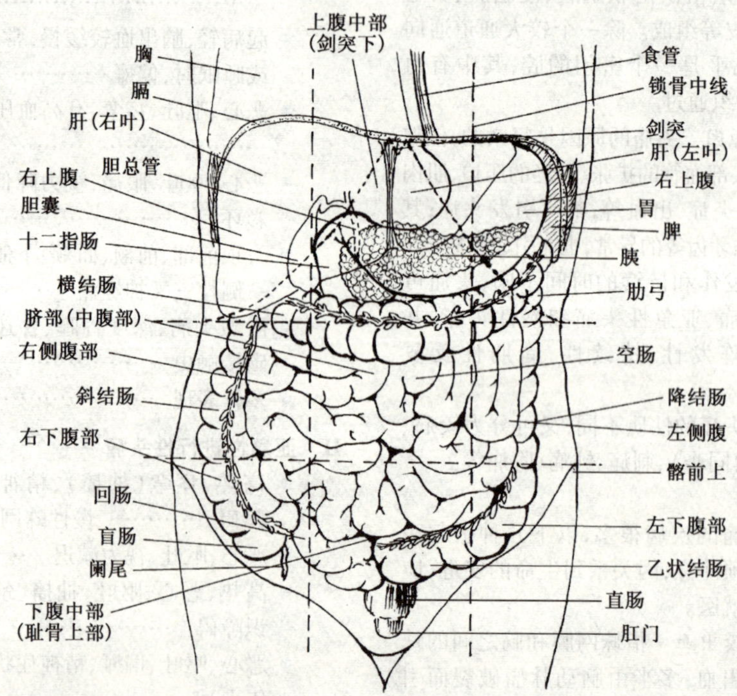

图1-0-1　腹部组织结构

● 腹部分区与脏器关系　腹部分区是人为的，分为九个区：右上腹、左上腹、中上腹（剑突下）、右侧腹（右腰腹）、脐周部（脐部）、左侧腹（左腰腹）、右下腹、左下腹、中下腹（小腹部、下腹部）。其划分方法、腹内脏器所在的部位见图1-0-1。

● 腹部九区分法　腹部范围大，脏器多，为了诊断、医疗技术应用等的方便和精确起见，人为地将腹部分为若干个区。目前国际上公认的是九区分法，即是将腹部人为地分九个区。划分方法如下：在两肋弓最低点划一水平横线，此线上方为上腹；再在两髂前上嵴做一水平的连线，此线下方为下腹部；在此两横线间为中腹部。然后，两锁骨中线向下，形成一“井”字形，将腹部分为九个区，即右上腹（右胁肋部）、中上腹（剑突下部）、左上腹（左胁肋部）、右侧腹部（右腹部）、中腹部（脐部）、左侧腹部（左脐部）、右下腹部、中下腹部（耻骨联合上部）、左下腹部。

● 九区和腹部脏器的相应关系　由于人的个体差异较大，脏器的位置也有一定的差异，以下为大致的方位。① 右上腹：主要有肝右叶、胆囊和胆囊管等。亦有可能有骨及十二指肠的小部分及结肠右曲部的结肠。② 上腹中部（剑突下部）：主要有肝（左叶为主）、骨、十二指肠、胰和总肝管等；亦可有横结肠。③ 左上腹部：主要有胃、脾及结肠左曲部的结肠等；亦可有胰尾部。④ 右侧腹部（右脐部）：主要有上结肠、右骨及右输尿管等；亦可有小肠的小部分。⑤ 脐部：主要为小肠。⑥ 左侧腹部（左腰部）：主要为降结肠、右肾及左输尿管；亦可有小肠的小部分。⑦ 右下腹部：主要有盲肠、阑尾、回盲部，女性有左侧卵巢和输卵管等。⑧ 下腹中部（耻骨联合上部）：主要有膀胱、输尿管的下端和直肠；男性有前列腺、精囊腺，女性有子宫、输卵管和阴道等。⑨ 左下腹部　主要有乙状结肠，女性有左侧卵巢和输卵管等。

● 腹痛病因　腹痛病因是复杂的，不外乎是由腹内脏器病变所致，另一类是腹外脏器病变或全身性病变所致。由腹内脏器病变引起的有发炎、破裂、穿孔、套叠、梗阻、扭转、绞窄等。

● 疼痛起病性质、程度和放射　① 腹痛起病：有急激的、缓慢的。② 疼痛程度有剧烈的、轻度的。③ 疼痛性质：多样的，有剧烈如刀绞样，称“绞痛”，如胆结石发作的胆绞痛、肾结石发作的肾绞痛等；有钝性的胀痛；有钻顶样疼痛，如胆管蛔虫；有持续性痛；有阵发性痛，一阵一阵发作性痛，两阵痛之间有不痛或很轻微性痛的间歇。④ 腹痛还可放射到身体的其他部位，值得注意，如胆囊炎、胆石症、胃十二指肠穿孔可放射到右肩部，肾绞痛可放射到会阴部（小腹部）等。

【你需注意】

● 腹痛时你必须注意以下几点　① 痛的部位；② 痛的程度；③ 痛的性质；④ 痛的起病；⑤ 痛的放射；⑥ 痛伴有其他的症状，如恶心、呕吐、发热等。

● 急腹症　腹痛起病急，疼痛剧烈，常见的有发炎，如急性阑尾炎、胆囊炎、胰腺炎等；破裂，如肝癌破裂、脾破裂等；穿孔，如胃十二指肠溃疡穿孔、胆囊穿孔、阑尾炎穿孔等；套叠，如肠套叠；梗阻，如肠梗阻、胆管梗阻等；扭转，如卵巢囊扭转、妊娠子宫扭转、肾扭转等；绞窄，如钳闭性腹股沟疝或股疝等。在医学上习惯地称这些为“急腹症”，必须紧急联系医院，急诊就医，争取时间进行手术。

● 诊断不明时不可用镇痛药　腹痛原因未弄清楚之前，切不可用镇痛药等而掩盖症状，贻误病情。

● 诊断不明时不可搓揉腹部　因为有些腹痛如各种穿孔、炎症、扭转、破裂等，搓揉会加重病情的进展。

【疾病分类】

I　急性剧烈腹痛

● 上腹部

(1) 右上腹：

○胆囊、胆管：急性胆囊炎与胆管炎、胆管蛔虫、胆石症、胆囊穿破

○肝：肿瘤破裂、肝癌破裂

○结肠癌梗阻（结肠肝曲部）

○十二指肠溃疡

○腹外疾病、右肋间神经痛、急性心肌梗死、急性右心衰竭、右膈胸膜炎

(2) 左上腹:

○胰:急性胰腺炎、胰腺癌

○胃:胃溃疡、急性胃穿孔

○脾:脾梗塞、脾破裂

○结肠癌梗阻(结肠脾曲部)

○腹外疾病:左肋间神经痛、左膈胸膜炎

(3) 中上腹(剑突下、心口窝):

○胃及十二指肠:胃、十二指肠溃疡或急性穿孔、胃癌急性穿孔、急性胃炎、急性胃扩张、胃黏膜脱垂症、急性胃扭转

○胰:急性胰腺炎、胰腺脓肿、胰腺癌

○急性出血性坏死性肠炎

○血管:主动脉瘤、夹层主动脉瘤、急性门静脉血栓形成、肝静脉血栓形成

○肠系膜:急性肠系膜淋巴结炎、肠系膜动脉急性梗塞

○胃、十二指肠溃疡穿孔

● 脐周围

(1) 急性肠炎

(2) 急性胰腺炎

(3) 胰腺癌

(4) 急性肠梗阻

● 侧腹部(腰腹部)

(1) 肾:肾结石、急性肾盂肾炎

(2) 输尿管结石

(3) 急性结肠炎

● 下腹部

(1) 右下腹:

○急性阑尾炎

○卵巢、输卵管:右侧卵巢囊肿扭转、右侧卵巢破裂、右侧输卵管炎

○右侧腹股沟疝或股疝坎顿

○右侧输尿管结石

(2) 左下腹:

○卵巢、输卵管、左侧卵巢囊肿扭转、左侧卵巢破裂、左侧输卵管炎

○左侧腹股沟疝或股疝坎顿

○左侧输尿管结石

(3) 中下腹(小腹部):

○急性盆腔炎

○异位性妊娠破裂

○痛经

● 全腹部或部位不定

(1) 肠:

○结肠癌

○急性肠穿孔

○机械性肠梗阻

○缺血性结肠炎

(2) 急性腹膜炎

II 慢性轻度腹痛

● 上腹部

(1) 右上腹:

○肝:慢性病毒性肝炎、肝癌、慢性肝脓肿、脂肪肝

○胆管:慢性胆囊炎、胆石症

○十二指肠溃疡

○肝曲部结肠癌

(2) 左上腹:

○胰:慢性胰腺炎、胰腺癌

(3) 中上腹部(剑突下、心口窝):

○食管:食管裂孔疝、贲门部癌、食管炎、食管贲门痉挛

○胃、十二指肠:胃、十二指肠溃疡、慢性胃炎、胃癌、胃下垂、胃黏膜脱垂症

○胰:慢性胰腺炎、胰腺癌

○腹主动脉瘤

○小肠肿瘤

● 脐周围

(1) 肠炎

(2) 胰腺癌

(3) 慢性胰腺炎

● 侧腹部(左、右腰腹部)

(1) 肾下垂

(2) 游走肾

(3) 慢性肾盂肾炎

(4) 输尿管结石

(5) 肾结石

(6) 结肠癌

● 下腹部

(1) 右下腹:

○慢性阑尾炎

○慢性痢疾

○肠结核

○局限性肠炎

○慢性右侧输卵管卵巢炎

(2) 左下腹:

○慢性痢疾

○慢性结肠炎(慢性非特异性溃疡性结肠炎)

○乙状结肠、直肠癌

○慢性左侧输卵管卵巢炎

(3) 中下腹(小腹部):

○慢性膀胱炎

○慢性前列腺炎

○慢性精囊炎

○慢性盆腔炎

● 全腹部或部位不定

(1) 结肠癌

(2) 结核性腹膜炎

(3) 腹膜粘连

(4) 肠寄生虫病

(5) 腹型过敏性紫癜

(6) 腹型恶性淋巴瘤

(7) 血卟啉病

(8) 神经官能性腹痛

4 胸 痛

【你需了解】

● 胸部结构　由外到里为皮肤、肌肉、骨头(肋骨、胸骨、胸椎骨、锁骨等)、胸膜壁层、胸膜脏层,胸腔内组织和器官有心、肺,纵隔内有气管、支气管、食管、主动脉和神经等。

● 引起胸痛的原因

(1) 来自心脏:由于血管痉挛或狭窄而引起心肌缺血,发生心绞痛,有冠心病和心肌梗死,尚有心肌炎等。这些是胸痛中最严重的。

(2) 来自主动脉:由于主动脉壁夹层解离(撕裂)引起主动脉壁夹层解离性动脉瘤。

(3) 来自心包:心包炎等。

(4) 来自气管、支气管:由于细菌、病毒等的感染引起急性气管、支气管炎等。

(5) 来自肺:由于炎症、肿瘤、梗塞等,引起急性肺炎、胸膜炎、气胸、肺结核、肺癌、肺梗塞、肺动脉栓塞等。

(6) 来自胃肠道:食管癌、反流性食管炎、食管痉挛,由于胆管疾病(胆囊炎、胆结石、胆管炎等)、胰腺炎、消化性溃疡病等,疼痛放射到胸部(称放射痛),易引起误诊。

(7) 肌肉、骨骼、肩或脊柱关节炎、肋软骨炎、肋骨骨折、肋间肌痛性痉挛、颈椎病。

(8) 其他:肋间神经痛、带状疱疹、心脏神经症、乳腺疾病、胸壁肿瘤等。

【你需注意】

以下几种引起胸痛的疾病严重而紧急,必须高度注视,紧急联系医院,急诊就医。

● 心肌梗死　心脏的营养血管冠状动脉或其主要分支完全阻塞,引起局部心脏肌肉缺血,而发生心肌缺血坏死。冠心病患者,原有心绞痛,如果疼痛程度加剧,疼痛时间延长,疼痛性质改变(如原为闷痛、钝痛变为剧烈绞痛)、疼痛不能为药物缓解;同时,伴有恶心、呕吐、冷汗,中年以上的男性为多,约50%以上患者有冠心病史。

● 解离性主动脉瘤(夹层性主动脉瘤)　在胸部中心,突然剧烈的撕裂性胸痛,由于主动脉夹层的解离(撕裂)的扩大,疼痛可以从胸部向颈部或腹部、腰部扩大。多发生于高血压的男性。

● 肺梗塞(肺动脉栓塞)　是肺的血管被血栓栓塞,局部肺缺血坏死和出血。当大血管或几个血管被栓塞时,突然发生胸痛,呼吸困难,咳嗽,咯血,面色苍白,出冷汗等。

● 自发性气胸　肺中的肺泡突然破裂,肺内的空气漏入胸腔,而压缩了肺。突然胸痛、呼吸困难为其主要特点。患者自觉危急,烦躁。多见于青年,特别是较瘦弱的男性。

• 胸膜炎 胸痛、发冷(恶寒)、发热、呼吸困难、倦怠、疲乏、盗汗等。常常症状出现较缓慢,逐渐增强,如不及时治疗,可发展成脓胸。多数由肺结核、肺炎和癌肿等引起。

【疾病分类】

I 急性胸痛的急诊疾病

• 胸前区痛

(1)"心绞痛"即紧缩感、或压迫、压榨性痛、或闷痛,时间在15分钟内,服硝酸甘油类药物缓解 ………… 冠心病

(2)冠心病基础上疼痛加剧、时间延长、痛难忍、出冷汗,硝酸甘油类药物不能缓解 ………… 急性心肌梗死

(3)胸前区正中部位,突然剧烈痛,向腹部、腰部、颈部发展,常伴有高血压史 ………………… 夹层主动脉瘤

(4)发热伴有感冒样的症状,心慌气短、脉速、胸闷胸痛 ………… 心肌炎

(5)胸痛与呼吸有关,深呼吸或咳嗽痛加剧,仰卧位痛加剧,坐位、侧卧伴痛减轻,"心包缩窄"。 ………… 心包炎

• 呼吸困难

(1)口唇青紫、大量泡沫样粉红色或铁锈色痰、气急、不能平卧 ……………………………… 急性心力衰竭

(2)口唇青紫、突然剧烈胸痛、憋气、呼吸困难,烦躁出冷汗 ……………………………… 自发性气胸

(3)发冷发热,咳嗽或呼吸使痛加重,疼痛较浅表,常有肺结核、肺炎、肺癌病史 ……………… 胸膜炎、脓胸

(4)突然发病、咳嗽、咳血痰、出冷汗、面色苍白 ………………… 肺梗塞

II 疼痛较缓进尽早就医的疾病

• 发热、咳嗽、咳痰

(1)呼吸困难、痰中带血丝或铁锈色痰、倦怠、乏力 ……………… 急性肺炎 ……………………… 急性支气管炎

(2)常有血痰,胸水,明显消瘦、乏力 ……………………………… 肺癌

(3)常有血痰、咯血史,发低热,盗汗、虚弱 ………………………… 肺结核

• 胸正中部疼痛

(1)进行性吞咽困难、吞咽疼痛、胸正中及背部痛,食后不久呕吐,体重锐减 ……………………………… 食管癌

(2)从胸前到上腹部正中有火辣烧灼感痛,烧心感 ………… 反流性食管炎

• 沿着肋骨疼痛

(1)沿着肋骨针刺样痛,局部无红肿 ……………………………… 肋间神经痛

(2)胸部或腰部有密集的水泡,沿着肋骨肋间神经呈带状分布,疼痛明显,有灼热感 ……………… 带状疱疹

(3)外伤后,外伤部肋骨疼痛伴压痛 …………………………… 肋骨骨折

(4)肋骨和肋软骨关节处或肋骨与胸骨关节处肿、热、压痛 ……………………………… 肋软骨和胸肋关节痛

• 类似冠心病,常有压迫感和"疼痛",但疼痛时间长达半小时以上,与活动无关,而与情绪紧张、疲劳有明显关系 ………… 心脏神经官能症

• 胸部肌肉痉挛也可引起疼痛,并常有压迫感 ……………………… 肌肉痛

5 腰背痛

【你需了解】

• 腰背痛是常见的症状 它不但属于内科,而且外科、神经科、妇产科也常见到。常为慢性经过,民间常称它为"劳伤"。

• 腰背部组织结构 由外向内是皮肤、皮下组织、肌肉、韧带、脊椎骨、肋骨、脊髓膜和脊髓,脊椎骨之间有椎间盘。

• 腰背痛的原因 ① 脊椎骨、椎间盘、韧带疾病引起的最多见;② 腰背邻近器官疾病引起,如胸膜、肺、肾、胰、直肠、前列腺、子宫等的疾病引起放射性腰背疼痛较多见;③ 急性腰背痛常是急性腰扭伤或外伤引起。

• 腰背痛和年龄、职业、性别有一定关系 ① 职业:长时间弯腰、蹲位工作或腰部转动等均能引起腰背痛。② 年龄:中老年较青年多

见;老年常见于增生性脊椎炎、脊椎骨质疏松症或脊椎转移癌等。③ 性别:一般说腰背痛发病男女没有差别,但由于男性从事体力劳动较女性多,发病也较多。女性发病多为腰骶部痛,常为盆腔炎和子宫位置异常所引起。

【你需注意】

● 腰背痛的特点　注意起病的急、缓;疼痛性质、部位、放射何处;疼痛与运动的关系、与用力及咳嗽的关系;这些提供给医生,对诊断很有帮助。

● 叩击腰部的反应　多数腰背痛在腰部用拳轻击,不但痛不加重,反而感到轻松舒适,这种多半是慢性腰肌劳损,而非器质病变引起。

● 几个应特别注意的疾病

(1) 椎间盘突出:为常见的腰背痛疾病,多发生与外伤和劳损,如搬重物、举重、弯腰提重物或肩挑重物等过程中扭伤。突然腰痛和一侧坐骨神经痛、咳嗽、喷嚏时,疼痛加剧。外伤引起者,必须在受伤后急诊。现场搬运时要特别注意,切勿扭曲身躯。

(2) 骨质疏松症:引起腰背痛相当多见,尤其是绝经后的妇女,还会引起弓背弯腰畸形,需要引起注意。

(3) 类风湿脊椎炎(强直性脊椎炎):20～30岁多见,起病时晨间腰骶椎关节僵硬,弯腰困难。继而有疼痛,并向上发展,到胸椎、颈椎、脊椎活动受限,以致强直、僵硬。

(4) 增生性脊椎炎:是中老年常见病。由于骨质增生或形成骨刺,脊椎小关节边缘锐利、关节间隙变窄,而压迫神经根或椎动脉出现神经和动脉压迫症状。

【疾病分类】

I　脊椎疾病

● 类风湿性脊椎炎
● 增殖性脊椎炎
● 感染性脊椎炎
(1) 化脓性脊椎炎
(2) 结核性脊椎炎
● 颈椎病
● 腰椎间盘脱出
● 脊椎骨折
● 脊椎转移癌
● 骨质疏松症
● 原发性甲状旁腺功能亢进症

II　脊神经根病变

● 脊髓压迫症
● 急性脊髓炎
● 蛛网膜下腔出血
● 带状疱疹

III　脊椎旁组织(韧带、肌肉等)疾病

● 腰肌劳损
● 急性腰扭伤
● 纤维组织炎

IV　器官疾病

● 腹内器官疾病
(1) 急性肾盂肾炎
(2) 游走肾
(3) 肾结石
(4) 肾积水
(5) 输尿管结石
(6) 胃十二指肠溃疡
(7) 腹主动脉瘤
(8) 胆石症
(9) 急性胰腺炎
(10) 阑尾炎
● 盆腔内器官疾病
(1) 子宫肌瘤
(2) 子宫癌
(3) 慢性附件炎
(4) 慢性前列腺炎
(5) 前列腺癌
● 胸腔内器官疾病
(1) 冠心病心绞痛
(2) 胸膜炎
(3) 肺结核
(4) 肺癌

6　关节痛

【你需了解】

● 什么是关节　两个骨头之间的间接连

接，连接处有一腔隙，能够活动，就是关节。关节由以下部分组成：

(1) 关节面：由两个相关的骨端组成两个关节面，一般为一凸一凹。

(2) 关节软骨：关节软骨覆盖在关节面上，表面光滑，减少活动时的摩擦，软骨有弹性，运动时可减轻关节面的震动和冲击。

(3) 关节囊：由结缔组织构成的软组织囊，内面覆有滑膜层，分泌滑液，滑润关节面，犹如机器的润滑油。

(4) 关节腔：为滑膜与关节面所围成的腔隙，也就是关节囊包绕的内腔。关节腔内有少量透明的黏液，即滑液。

此外关节周围还有韧带，加强关节的牢固性和活动性。

● 关节的作用　关节作用很大，对人体来说，一切的运动都是由关节来决定，没有关节人体自然是不能运动，无法生活。关节的运动有滑动、屈、伸、内收、外展、旋转反环转等。

● 关节痛为发炎的表现　关节痛和关节炎有着密切的关系，是关节炎的主要表现。急性关节炎的表现为关节部的红、肿、热、痛以及运动功能的障碍。慢性关节痛是慢性关节病变的主要症状之一，常迁延数月、数年，乃至数十年，引起畸形和不同程度功能障碍，甚至部分致残。

【你需注意】

● 由细菌引起的急性感染性关节炎，应及时就医控制感染，以防成化脓性关节炎。

● 关节痛常由自身免疫性或变态反应性疾病引起，关节仅是该病的一个表现，要引起重视及时治疗，因为它常引起关节变形，影响运动功能。

● 接受医生指导，注意功能锻炼，有些关节病会引起一定的功能障碍，要在医生指导下进行耐心的功能锻炼，既要坚持，又不能冒进。

【疾病分类】

I　急性关节痛疾病

● 急性感染性关节炎

(1) 急性各种细菌感染性关节炎

(2) 病毒感染所致关节炎

● 自身免疫性与变态反应性关节炎

(1) 风湿性关节炎

(2) 急性类风湿性关节炎

(3) 关节型过敏性紫癜

(4) 结核性变态反应性关节炎

(5) 药物过敏性关节炎

● 代谢障碍性急性关节炎

急性痛风性关节炎

II　慢性关节痛疾病

● 慢性关节炎和关节病

(1) 自身免疫性疾病：

○类风湿性关节炎

○慢性类风湿性脊椎炎(强直性脊椎炎)

○播散性红斑狼疮

○硬皮病

○结节性多发性动脉炎

(2) 代谢障碍性关节炎：

○增殖性关节炎

○慢性痛风性关节炎

(3) 慢性感染性关节炎：

○结核性关节炎

○梅毒性关节炎

(4) 血液病引起的关节病：

○血友病性关节炎

(5) 其他：

○大骨节病

○牛皮癣性关节炎

○白塞病

● 慢性关节周围病及慢性骨病

(1) 肩关节周围炎

(2) 肩手综合征

(3) 桡骨滑囊炎

(4) 原发性甲状旁腺功能亢进症

(5) 特发性尿钙增多症

7 眩　晕

【你需了解】

● 什么叫眩晕　眩晕就是患者感到周围

的景物向一定的方向转动,或者感到自己的身子在天旋地转,称为旋转性眩晕;另一种只是患者自己感到头昏、头晕、头重脚轻,但无旋转的感觉,叫非旋转性眩晕,统称眩晕。

- 眩晕常伴有身体平衡障碍,姿势不稳或身体向一侧倾倒。常同时伴眼球震颤。

- 眩晕的发生和内耳迷路的前庭及前庭神经、小脑及大脑有关。由耳部疾病引起的叫耳源性眩晕(周围性眩晕),常伴有听力减退、耳鸣等症状;由脑部引起的叫脑源性眩晕(中枢性眩晕),常伴有头痛、复视、步行障碍、知觉异常等。

- 眩晕经常伴有恶心呕吐。

【你需注意】

- 追查眩晕的原因　眩晕常是脑部疾病的一个症状如椎基底动脉供血不足的患者约45%～81%有眩晕。故应就医追查原因,找出宿疾,及时治疗。

- 反复发作眩晕　应就医检查,找出原因。

- 眩晕发作时如果伴有眼球震颤,应注意眼球震颤的方向,待就诊时告诉医生,对诊断有帮助。

【疾病分类】

I　旋转性眩晕

- 耳源性眩晕(周围性眩晕)

(1) 梅尼埃病

(2) 内耳炎

(3) 药物中毒:

○链霉素及同类药物中毒

○水杨酸制剂中毒

○奎宁中毒

(4) 前庭神经炎

(5) 胆脂瘤性中耳炎

(6) 位置性眩晕

(7) 晕动病(晕车、晕船、晕机)

- 脑源性眩晕(中枢性眩晕)

(1) 颅内疾病:

○椎·基底动脉供血不足

○脑动脉粥样硬化

○高血压脑病

○小脑出血

(2) 颅内占位性病变:

○小脑肿瘤

○听神经纤维瘤

○脑肿瘤

(3) 蛛网膜炎

(4) 多发性硬化症

(5) 癫痫

(6) 一过性脑缺血

II　非旋转性眩晕

- 贫血
- 直位性低血压(起立性低血压、位置性低血压)
- 低血压
- 高血压
- 植物性神经功能失调
- 更年期综合征
- 心律失常

8　晕厥(昏厥)

【你需了解】

- 什么叫晕厥　晕是有头重脚轻不能支撑身体的感觉;厥是倒下。晕厥是突然发生的、短暂的意识丧失状态。多数情况下尚能保持姿势体位,但不能行动。倒下的晕厥要比没有厥倒的严重。

- 晕厥不是昏迷　昏迷的意识障碍通常是呈持久状态,恢复较难。晕厥仅是短暂的意识障碍,反映脑一时性广泛性供血不足所致。

- 晕厥原因　大致分四类。

(1) 血管舒缩障碍:这是最多见的一种,主要有:①血管抑制性晕厥;多见于体质纤弱的女性,在疼痛、情绪紧张、恐惧等诱因作用下而发生,多在直立位和坐位时发生,血压下降,心跳慢而弱,面色苍白,恢复较快。②体位性低血压(直立性低血压):晕厥发生在患者突然采取直立位或持久站立时。③排尿性晕厥:发生在排尿时或排尿结束时晕厥,多见于男性,病者突然晕厥,意识丧失,持续1～2

分钟，自行苏醒，醒后多无后遗症，个别患者伴有抽搐。④咳嗽晕厥：患者多为40～60岁的男性，常有慢性肺部疾病（如支气管哮喘、慢性支气管炎、肺气肿等），在剧烈咳嗽后突然晕厥，数秒钟至数分钟自行恢复。一般发作前无前驱症状，偶有头晕、眼花、出冷汗，面色苍白等短暂表现。

（2）心原性晕厥：是由于心脏病时心脏输出血量减少，导致脑组织缺血而发生。健康人平卧时，心跳若每分钟30～35次，或心跳快达195次，还能耐受。心跳停止5～10秒钟便引起晕厥，并可出现惊厥（抽搐）。

（3）原性晕厥：是由于脑血管或供应脑部血液的血管发生障碍，引起一时性脑供血不足而发生晕厥。

（4）血液成分异常：由于血糖过低、严重贫血或换气过度二氧化碳排出增加而引起晕厥。

【你需注意】

● 立即平卧　头部采取低位，使脑部得到较好的血液供应。

● 呼吸舒畅　解开领口或领带，开窗使空气流通。

● 联系医院　若是心原性、脑原性晕厥，或者弄不清原因的晕厥，应联系医院，急送医院抢救。

● 低血糖晕厥　因饥饿引起的低血糖晕厥，应给予喝糖水，平时应常备糖果，及时应用。

【疾病分类】

I　血管舒缩障碍

- 血管舒缩性晕厥
- 直立性低血压（体位性低血压）
- 颈动脉窦综合征
- 排尿性晕厥
- 咳嗽晕厥

II　心原性晕厥

- 急性心原性脑缺血综合征（阿-斯氏综合征）
- 阵发性心动过速
- 病态窦房结综合征
- 某些先天性心脏病
- 冠心病心绞痛与心肌梗塞

III　脑原性晕厥

- 脑动脉粥样硬化
- 一过性脑缺血发作
- 主动脉弓综合征（多发性大动脉炎、无脉症）
- 偏头痛

IV　血液成分异常

- 低血糖
- 严重贫血
- 换气过度综合征

9　昏　迷

【你需了解】

● 什么叫昏迷　昏迷表现为意识（包括记忆、思维、定向、情感等精神活动）丧失，运动、感觉和反射等功能障碍，任何刺激不能唤醒。是高级神经活动受到严重抑制的表现。

● 昏迷分3个阶段　以程度分为轻度昏迷、中度昏迷和深度昏迷。

（1）轻度昏迷：又称浅昏迷或半昏迷，患者随意运动丧失，对周围事物的刺激无反应，但强烈的疼痛刺激有痛苦表情或呻吟，有些病伴有躁动和说胡话。

（2）中度昏迷：对周围事物及各种刺激均无反应，各种反射（角膜反射、瞳孔对光反射）迟钝，眼球无转动。

（3）深度昏迷：全身肌肉松弛，对各种刺激全无反应，各种反射消失。

● 嗜睡与迷蒙　是程度较轻的意识障碍，与昏迷有所区别。

● 昏迷原因　是很广泛的，有全身性疾病引起和颅内病变引起的两大类。

【你需注意】

● 急送医院　一旦昏迷要紧急联系医院，实行必要的抢救措施。

● 弄清诊断　一定要送医院，尽快作出病因诊断，便于有目的地进行治疗。

● 加强护理　注意口腔护理、预防褥疮护理，注意补充营养。

● 接受医生指导 配合医生、护士进行治疗。

【疾病分类】

I 全身性疾病

● 急性感染性疾病

(1) 病毒性感染:

○流行性乙型脑炎

○脑膜脑炎型脊髓灰白质炎

○森林性脑炎(壁虱性脑炎)

○流行性出血热

○脑炎型流行性感冒

○类脑炎型病毒性肝炎

(2) 立克次体感染:

○斑疹伤寒

○恙虫病

(3) 细菌性感染:

○脓毒症

○伤寒与副伤寒

○大叶性肺炎

○急性粟粒型结核

○中毒性细菌性痢疾

○细菌性脑膜炎(流行性脑膜炎)

○结核性脑膜炎

○亚急性细菌性心内炎

(4) 螺旋体感染:

○钩端螺旋体病

(5) 寄生虫感染:

○脑型疟疾

○急性脑型血吸虫病

● 内分泌及代谢性障碍性疾病

(1) 肝昏迷

(2) 尿毒症昏迷

(3) 糖尿病性昏迷

(4) 甲状腺危象

(5) 垂体前叶功能减退性昏迷

(6) 黏液性水肿性昏迷

(7) 低血糖性昏迷

(8) 慢性肾上腺皮质功能减退性昏迷

● 水、电解质平衡紊乱

(1) 稀释性低钠血症

(2) 高氯血性酸中毒

(3) 低氯血性碱中毒

● 物理性损害

(1) 日射病

(2) 热射病(中暑性高热)

(3) 触电等

● 中毒

(1) 农药中毒:

○急性有机磷中毒

○急性有机氯中毒

○急性磷化锌中毒

○急性有机汞中毒等

(2) 工业毒物中毒:

○一氧化碳中毒

○急性硫化氢中毒

○急性苯胺中毒

○急性苯中毒

(3) 药物中毒:

○巴比妥酸盐中毒

○氯丙嗪类中毒

○颠茄类中毒

○急性吗啡类中毒

(4) 动物性中毒:

○毒蛇咬伤

(5) 植物性中毒:

○氰化物(木薯、苦杏仁)中毒

○白果中毒

○急性棉子油中毒

○苍耳子中毒

II 颅内病变

● 感染性疾病

● 脑血管疾病

(1) 脑出血

(2) 小脑出血

(3) 桥脑出血

(4) 蛛网膜下腔出血

(5) 脑动脉血栓形成

(6) 脑梗塞

(7) 高血压脑病

(8) 肺原性脑病

● 闭合性颅脑损伤

(1) 脑震荡

(2) 脑挫伤

(3) 硬脑膜外血肿

(4) 硬脑膜下血肿

(5) 颅内血肿

● 脑占位性疾病

(1) 脑肿瘤

(2) 脑脓肿

● 脑疝形成

● 癫痫

10 瘫痪(麻痹)

【你需了解】

● 什么叫瘫痪 人体的随意运动功能减弱或丧失,叫作瘫痪或麻痹。运动功能减弱叫轻瘫或不全麻痹;运动功能丧失叫全瘫或麻痹。

● 瘫痪的类型

(1) 偏瘫:是左侧或右侧的上下肢、还包括同侧颜面瘫痪,为瘫痪中最多见的一类。原因多为脑部的病变,脑血管病尤为多见。①如突然偏瘫,多为脑出血、脑梗塞,肢体瘫痪侧和脑的病变侧相反。如果左脑病变引起右侧上下肢瘫痪;②若一侧瘫痪发生较缓慢,多为脑血栓形成或脑瘤等;③突然剧烈的头痛而出现瘫痪的,常为蛛网膜下腔出血;④如偏瘫在数分钟到数小时内恢复的,为一过性脑缺血发作(TIA),偏瘫从一天到十数天恢复的,为可逆性神经功能缺失,或称可恢复性神经功能缺失(RIND)。

(2) 截瘫:两侧下肢瘫痪。原因几乎都是脊髓和周围神经的损害。①起病急的有脊髓外伤性损伤、急性脊髓炎等;②起病缓慢的常为脊髓肿瘤、脊髓空洞症;③多发性硬化症最初为眼痛、视力减退和复视等。

(3) 四肢瘫痪:两侧的上下肢均瘫痪。原因多为脑干和周围神经损害,以及肌肉的疾病所引起。如格林-巴利(Guillain-Barre)二氏综合征(又称为急性感染性多发性神经炎,瘫痪从下肢开始,向上肢发展,有发热史)、小脑梗塞、重症肌无力、多发性肌炎、脑血管损害、多发性硬化症等。

(4) 单瘫:左右任何一侧的上肢或下肢瘫痪。原因有脊髓灰白质炎,多发生于一侧下肢,在发热后出现;单神经病变,较缓慢发病,伴有感觉和运动障碍;尚有脑血管损害、脊髓炎、脊髓肿瘤等;此外,有周期性麻痹,是一种周期发作的、肢体成松弛性瘫痪的疾病,与血钾过低有关,每次发作自下肢开始,两侧对称,以后发展到上肢,发作迅速,且以短期内痊愈为其特点。

【你需注意】

● 瘫痪发生后,经治疗恢复愈早,越不易留下后遗症,恢复越晚则后遗症越明显。因此瘫痪发生后应急诊及时治疗,这是抢救生命及减少后遗症的有效方法。

● 瘫痪后遗症,需要康复疗法,并坚持长期训练。

【疾病分类】

I 偏瘫

● 起病急骤(急性)

(1) 突然神志不清 …………… 脑出血

(2) 言语不清、麻木 …………… 脑梗塞

(3) 突然剧烈头痛,伴恶心呕吐,神志不清 ……………… 蛛网膜下腔出血

(4) 发热,皮肤有点状出血斑 ………………………………… 心内膜炎

(5) 数分钟至数小时之内恢复 ……………… 过性脑缺血发作(TIA)

(6) 持续一天到十数天内恢复 …………… 可恢复性神经功能缺失(RIND)

● 起病较急(亚急性),发低热、头痛、恶心、呕吐、项部僵硬 … 结核性髓膜炎

● 起病较急或较缓,失眠、头痛、失语 ……………………………… 白塞氏病

● 起病缓慢(慢性)

(1) 语言不清、麻木 …… 脑血栓形成

(2) 头痛、呕吐、痉挛、行为异常 ………………………………… 脑肿瘤

(3) 头部外伤后有头痛、痴呆症状等 ………… 慢性蛛网膜下腔出血

II 截瘫

● 起病急骤(急性)

(1) 脊髓外伤,椎骨压缩骨折压迫脊髓 ………………………… 脊髓外伤
(2) 发热、头痛、感冒样症状,肌肉痛 ……………………… 急性脊髓炎
(3) 发热、感冒症状、疼痛(也可起病较缓慢)……………… 脊髓蛛网膜炎

● 起病较急(亚急性)

(1) 慢性腰背部疼痛、背部脊椎突出 ………………………… 脊椎结核
(2) 发热、神志不清、痉挛 ……… 脑脓肿
(3) 眼疼痛、视力减退、步行障碍 ……………… 多发性硬化(播散性硬化)

● 起病缓慢(慢性)

(1) 两手肌肉的肌力下降,肌肉进行性萎缩 ………………… 脊髓空洞症
(2) 脊椎及其周围疼痛,上肢和(或)下肢麻木 ………………… 脊髓肿瘤
(3) 发病多在儿童期,缓慢的进行性四肢肌无力及萎缩,走路似"鸭步" …………………… 进行性肌营养不良症
(4) 运动障碍、由指甲脚趾开始,肌肉萎缩;感觉障碍,在四肢末端呈袜子、手套样,植物性神经功能障碍 ……………………………… 多发性神经炎

III 四肢瘫痪

● 起病急骤

(1) 发热感冒样症状或腹泻后发病,疼痛剧烈,瘫痪从下肢开始,向上发展 ………… 格林-巴利二氏综合征(急性感染性多发性神经炎)
(2) 语言含糊、眩晕、复视 ………………………………………… 小脑梗塞
(3) 发热、头痛、恶心、呕吐、昏睡、痉挛 ……………… 柯萨奇病毒性脑炎
(4) 发热,四肢肌肉疼痛、压痛 ……………………………… 多发性肌炎

● 起病缓慢

(1) 咀嚼无力、吞咽困难、言语含糊、上眼睑下垂 …………… 重症肌无力
(2) 起病亦可缓慢,四肢肌进行性无力、疼痛、压痛 ………… 多发性肌炎
(3) 脊椎及其周围疼痛 ……… 脊髓肿瘤

● 其他

(1) 急性脊髓炎
(2) 脑血管损害
(3) 白塞氏病
(4) 进行性肌营养不良症
(5) 多发性神经炎等

IV 单瘫

● 起病较急或缓慢,在轻度发热后发病,多数为脚瘫痪,小儿多见 ……………………… 脊髓灰质炎(小儿麻痹症)

● 其他

(1) 脑肿瘤
(2) 脑血管损害
(3) 急性脊髓炎
(4) 脊髓肿瘤等

11 震 颤

【你需了解】

● 什么是震颤　震颤是肌肉的不随意运动,是关节的两组作用相反的肌肉(促动肌与拮抗肌)有节律的轮替运动,引起了手指、下颏、唇和头等部位的震颤,这是某些疾病的一个症状。

● 震颤幅度　可大可小,震颤速度可快可慢。

● 震颤分类

(1) 静止性震颤:静止时震颤发生或加强,动作时震颤消失或减弱。

(2) 动作性震颤:动作时震颤发生或增强,静止时震颤消失或减弱。

(3) 位置性震颤(姿势性震颤):处在某一个位置(姿势)时震颤发生或加强。

● 寒颤　俗称发冷发抖,例如疟疾、急性肺炎、急性肾盂肾炎、脓毒症等高热寒颤,身体发颤(发抖),这些严格说不能称震颤,医学上给它另一名称——寒颤。

【你需注意】

● 尽量做一些体能锻炼,比如太极拳、广播操。平时搓搓手,转动一下颈部,都有助于促进血液循环。

● 饮食方面多吃抗动脉硬化的食物，比如蔬菜、水果，芹菜、洋葱等有降压抗血脂的作用，多吃五谷杂粮，品种越丰富对病情恢复越好。高脂肪、高热量、高糖食品要限制，特别是油炸食品应该少吃。

● 平时生活要规律，避免劳累。

● 心理治疗同药物一样重要。要注意心态平衡，多看书勤动脑，经常出去走动。不要生气紧张，创造一个温馨祥和的生活环境。

【疾病分类】

I　静止性震颤

- 中老年，始于一侧上肢，似“搓丸样”，全身强硬，动作缓慢，面无表情，步态慌张 …………………… 帕金森病（震颤麻痹）
- 有流行性甲型脑炎史，嗜睡、眼复视，多见于青年，肌张力增强 …………………………………… 脑炎后帕金森病
- 有一氧化碳中毒史，智力衰退、痴呆 ……………… 一氧化碳（煤气）中毒
- 有服药史，肌张力增强比震颤更明显 …………药物中毒（如氯丙嗪、三环抗抑郁类）

II　动作性震颤

- 四肢无力到麻痹，震颤，视力减退、复视、眼球震颤，吞咽困难，头痛，情绪变化，行步障碍 ……………………………… 多发性硬化症（播散性硬化症）

III　位置性震颤

- 心慌心跳、脉搏快、易出汗、易激动、眼球突出、体重减轻，两手平举闭目手震颤明显 …………… 甲腺功能亢进症
- 双手向侧方抬起伸张震颤，似鸟的翅膀，称为“拍翼样震颤” ………………………………………… 肝硬化末期 ………………………………… 肝昏迷前
- 震颤发生于一个家族中，多在两手或头部和面部，多在25岁发病，在一生中均存在 …………… 家属性震颤

12 心　悸

【你需了解】

● 什么是心悸　心悸是一个常见的症状，自觉心跳、心慌，心前区不舒服，有时感到心脏强烈的跳动。

● 心悸时把脉　可发现心跳过快，或心跳过慢，或心跳不规则。

● 心悸发生一般认为与心脏活动过度有关，当心跳不正常（心律失常——心跳过快、过慢、不规则）时，心搏出的血量或多或少时，就出现心悸。

● 心悸原因　一种是精神因素，如在情绪激动时或者剧烈运动后出现心悸，休息一下即可恢复，此类心悸属于生理性的，不在讨论之内；另一种是由于心脏疾病或心脏外疾病引起，为病理性的，是本书讨论之内容。

（1）心脏原因引起的心悸：

○心肌炎：常常在轻度发热感冒样症状后开始，心悸、乏力、脉搏快。有时易和重症感冒相混淆而误诊，严重症例会引起突然死亡。心电图等检查对诊断会有帮助。

○心律失常：正常心跳是规则的心率一般为60～80次/分；心律（节律、节奏）规则整齐，每心跳之间间隔时间基本相同。“心律失常”一词包含内容：①心率失常：过快，高于100次/分，叫“心动过速”；心率过慢，低于60次/分叫“心动过缓”。②心律（心跳节奏）不规则：有的在正常节奏中出现一跳过早心跳，叫“过早搏动”。过早搏动偶有1次2次，大多是偶发的生理性的，若每分钟超过6～7次，且持续时间长，心悸、胸闷，应就医检查，有可能是心脏病引起；有的心跳有一次漏跳，有的有规律、有的无规律，可能为“房室传导阻滞”；有的有连续两次漏跳甚至更多，这样就会有一个长的间隙心脏不跳，如果连续漏跳（停跳）5～6次以上者，患者可出现“黑蒙”现象（即两眼发黑）甚至晕倒而失去知觉，这称为“窦性暂停”；有的心跳一点没有节奏，快快慢慢、强强弱弱，几乎每跳表现不一，这是心房颤动的特点。

○心脏瓣膜病：二尖瓣狭窄和（或）关闭

不全,主动脉关闭不全及和(或)狭窄,三尖瓣、肺动瓣病变均能引起心悸,同时可有心杂音、呼吸困难、唇指青紫等。

○心力衰竭:各种心病最后引起心功能不全,都会引起心悸及呼吸困难、浮肿。

○冠心病、高血压心脏病、肺心病等,心悸几乎是最常见的症状。

○肥厚性心肌病:劳作时轻度心悸、呼吸困难,在加剧运动时心悸、呼吸困难加重,有心杂音及心律失常。

○扩张性心肌病:心悸、呼吸困难、浮肿,以及胸闷和压迫感。

(2) 心脏以外原因引起的心悸:

○甲状腺功能亢进症:甲状腺分泌过多,引起心悸、心慌、心跳快、体重减轻、眼球突出、多汗、手颤等。

○贫血:最常见的症状就心悸、头晕、乏力、倦怠、面色苍白等。

○低血糖:心悸、头晕、出冷汗、乏力,糖尿病患者有时因注射胰岛素过量,或进食过少,易引起低血糖,面色苍白,严重者可引起昏迷。

○过量换气:有过度换气现象,神情不安、麻木、痉挛。

○肺气肿:呼吸困难、咳嗽、咯痰、哮鸣音。

【你需注意】

- 心悸有时表现为心情紧张,忧心忡忡。紧张可能是主要原因之一。此时应去看医生或吃点镇静剂。
- 心悸之外,同时感觉疲倦,呼吸困难。可能是贫血造成。
- 在饮过多的茶或咖啡之后发生心悸。可能是咖啡因过量的毒性反应。需要戒饮或少饮茶、咖啡、可乐等含咖啡因的饮料。
- 吸烟太多。可能受尼古丁的刺激。应该认真戒烟。

【疾病分类】

I 心脏疾病

- 心肌炎
- 冠心病
- 高血压心脏病
- 肺心病
- 心力衰竭
- 各种心瓣病
- 肥厚性心肌病
- 扩张性心肌病等
- 心律失常

(1) 过早搏动

(2) 阵发性室上性心动过速

(3) 心房颤动

(4) 心动过速

(5) 房室传导阻滞

(6) 窦性暂停

II 心外疾病

- 甲状腺功能亢进症
- 贫血
- 低血糖
- 肺气肿
- 过量换气
- 更年期综合征

13 紫 绀

【你需了解】

- 紫绀是什么　紫绀是指皮肤和黏膜出现青紫颜色,常在皮肤较薄的地方,如口唇、鼻尖、面颊、手指或脚趾的末端。
- 紫绀的原因　是血液中还原血红蛋白增多时,就使红色的血液变为暗红色,在毛细血管丰富、皮肤较薄的部位就显露出紫色或青紫色。
- 紫绀是症状　紫绀是一症状,是某些疾病的一个表现。
- 紫绀伴有呼吸困难　多半是由于心功能不全引起。
- 紫绀是缺氧的代表　常是疾病较严重的表现。
- 紫绀分类　① 中心性紫绀:因心、肺疾病所致的动脉血氧饱和度不足(即是缺氧);② 周围性紫绀:周围循环血流障碍,氧在组织中消耗过多(也是缺氧)引起的紫绀。

当血液循环恢复正常后，这类紫绀会消失。

【你需注意】

● 紫绀主要是心脏病和慢性肺部疾病引起肺功能不全呼吸困难而缺氧所致，是一较严重的表现，你应就医，弄清原因。

● 寒冷也可引起紫绀　寒冷季节，在室外时间过长，也常会引起口唇、鼻尖、面颊部、手指末端等处的青紫。这是由于寒冷引起末梢血液循环不良而引起，只要在温暖环境里就会恢复正常。

● 急性严重的紫绀　由呼吸道急性阻塞，如呼吸道异物阻塞，急性炎症引起呼吸道阻塞，常引起急性缺氧，呼吸困难，紫绀明显，是一严重情况，必须紧急抢救，行气管插管、人工呼吸或气管切开术等。

【疾病分类】

I　中心性紫绀

● 呼吸功能不全(肺性紫绀)

(1) 支气管哮喘

(2) 气管梗阻

(3) 大叶性肺炎

(4) 肺梗塞

(5) 肺结核

(6) 矽肺

(7) 支气管扩张

(8) 慢性支气管炎

(9) 肺动脉硬化

● 心性紫绀

(1) 法乐(Fallot)四联症

(2) 法乐(Fallot)三联症

(3) 大血管错位

(4) 单心室

(5) 永存动脉干

(6) 艾森曼格(Eisen menger)病与艾森曼格综合征

(7) 先天性肺动脉瓣狭窄

II　周围性紫绀

● 局部血流障碍性疾病

(1) 雷诺(Ray naud)病

(2) 血栓闭塞性脉管炎

(3) 肢体动脉硬化(所致的雷诺现象)

(4) 硬皮病、播散性红斑狼疮(所致雷诺现象)

(5) 局部静脉病变：下肢静脉曲张、血栓性静脉炎引起下肢紫绀、上腔静脉阻塞引起颜面紫绀、水肿。

(6) 真性红细胞增多症：红细胞增多、皮肤色紫、肝脾肿大为本病三大特征。

(7) 肢端紫绀症：为植物性神经官能症，手心多汗，肢端冷感、紫绀，寒冷症状加重，多见于青年女性。

14 呼吸困难

【你需了解】

● 什么叫呼吸困难

(1) 患者主观感觉：空气不足或呼吸费力。

(2) 他人客观所见：呼吸频率、深度和节律的改变，如呼吸快而浅，或慢而深。

● 严重的呼吸困难的表现　患者不能平卧，要坐起来呼吸，医学上叫作“端坐呼吸”，同时口唇及手指端发紫，医学上称为“紫绀”，鼻翼扇动。

● 呼吸的功能　呼吸是将空气吸入肺，将其中氧气和血液中的红细胞中的血红素相结合，运送到全身，供给各组织应用，又将组织代谢产生的二氧化碳带回肺部排出，人的一生中呼吸无时无刻不在进行，即使在熟睡中也仅是频率较慢而已。

● 引起呼吸困难的原因　肺、心脏、贫血、脑有疾病或中毒都可引起呼吸困难。

【你需注意】

呼吸困难严重时可致命，以下几种疾病的呼吸困难，必须紧急联系医院，进行紧急处理。

● 呼吸道异物　即是异物吸入呼吸道，特别是小孩和老年人，尤其是当前的果冻，还有黄豆、花生米、松子等，这些食物被孩子不小心吸入呼吸道，引起强烈的咳嗽，呼吸困难，面色青紫，有的可窒息而死。必须立即抓住两腿，将孩子倒悬，拍打背部，同时给医院打电话，请求急救。

● 急性心力衰竭　心脏功能急性衰竭，引起肺的急性郁血，导致通气功能障碍，常常发作在急性心肌梗死，严重心瓣膜病时，多发生于夜间睡眠之中，呼吸极度困难，端坐呼吸，吐粉红色泡沫痰，唇紫，出冷汗，需紧急联系医院。

● 急性心肌梗死　可引起急性心力衰竭而发生肺水肿引起呼吸困难。

● 自发性气胸　突然肺组织某一部分穿破，使空气从肺组织漏入胸膜腔，压迫肺，引起呼吸困难。发生突然，骤然患侧胸痛，发紫，严重者可发生休克。

● 肺栓塞、肺梗塞　两者有不同的含义。当静脉中的栓子，沿着血流进入肺动脉或其分支，并堵塞该血管，即为肺栓塞。栓塞部分的肺组织可因缺氧、坏死便形成了肺梗塞。肺栓塞并非都引起肺梗塞。突然胸痛、呼吸困难与青紫（发绀），严重者可发生休克。尚有发热、咳嗽、吐血痰或咯血。

【疾病分类】

I　肺原性呼吸困难

● 上呼吸道疾病

(1) 咽后壁脓肿

(2) 喉及气管内异物

(3) 喉水肿

(4) 喉癌

(5) 咽、喉白喉

● 支气管与肺疾病

(1) 感染性疾病：

○急性支气管炎

○肺炎

○肺结核

(2) 阻塞性疾病：

○慢性阻塞性肺气肿

○阻塞性肺不张

○肺弥漫性间质性纤维性变（肺纤维性变）

(3) 肺血管病变：

○急性肺水肿

○肺栓塞

○肺梗塞

(4) 变态反应性或原因不明疾病：

○支气管哮喘

○肺嗜酸细胞浸润症

(5) 其他：

○矽肺

○肺羊水栓塞症

● 纵隔疾病

(1) 急性纵隔炎

(2) 纵隔气肿

● 胸膜疾病

(1) 自发性气胸

(2) 胸腔大量积液

II　心原性呼吸困难

● 心力衰竭

● 心包积液

● 心肌梗塞

● 心瓣膜病

● 肺原性心脏病

● 原发性心肌病

● 心脏神经功能症

III　血原性呼吸困难

● 重症贫血

● 大出血休克

IV　中毒性呼吸困难

● 酸中毒

● 药物中毒

● 化学毒物中毒

V　神经精神性呼吸困难

● 脑部疾病

● 癔病

VI　其他

● 甲状腺功能亢进症

● 肥胖

15 慢性咳嗽

【你需了解】

● 咳嗽是什么　咳嗽是人体保护自己的一种反射动作，能将呼吸道内的分泌物或异物排出体外。

● 咳嗽也可以是病理性的　由于感染

(炎症)、郁血、物理、化学或过敏等因素刺激耳、鼻、咽喉、支气管、胸膜、肺等,引起咳嗽反射,咳嗽便成为呼吸系统疾病的最常见症状。

- 急性咳嗽　常常是生活中呼吸道遇上临时性的刺激物,如偶尔吸入冷空气或某些刺激性气体,或喝水呛入气管等都能引起咳嗽,甚至是强烈的阵咳,一般在刺激物除去之后,咳嗽即平息,对这些咳嗽不作专门讨论。
- 慢性咳嗽　作为某些疾病的症状出现,本书讨论的是这类咳嗽。
- 咳嗽时常见的两种现象　一是咳嗽一阵之后,咳出痰来,量有多有少,叫作"咯痰";另一种是咳出血来,叫"咯血"。

【你需注意】

- 喉癌　多见中老年人,喉部异物感,声嘶和吞咽痛,呼吸困难,咯血,咳嗽。
- 百日咳　常见的小儿急性传染病,一阵阵痉挛性咳嗽,咳到最后伴有深长的鸟鸣样的吸气声,如不治疗,可迁延较长,故名百日咳,接种疫苗可预防。
- 支气管扩张　慢性咳嗽是本病的特征之一,其次是大量咯浆液脓性样的痰,其三为咯血,可以反复发作。
- 原发性肺癌(支气管癌)　咳嗽、咯血为早期最多见的症状,常有长期吸烟历史,此外尚可有胸腔积液、呼吸困难等。
- 肺结核　为一慢性传染病,过去是人类一大敌人,自抗结核药问世后,发病率大大下降,我国近年又有上升,值得注意。慢性咳嗽、咯血为其常见症状,消瘦、乏力、倦怠、低热也很常见。
- 慢性支气管炎　多见于中年以上,所以称"老年性慢性支气管炎",简称"老慢支"。我国患病率较高,对人的健康和劳动力的侵害很大。20 世纪 70 年代我国在防治"老慢支"方面做了大量工作,获得良好效果。本病主要是慢性咳嗽咯痰,亦可小量咯血,冬春季重,晨醒后加剧。

【疾病分类】

I　慢性咽喉疾病

- 慢性咽炎
- 慢性喉炎
- 喉癌

II　慢性支气管疾病

- 慢性支气管炎
- 百日咳
- 支气管扩张
- 原发性肺癌(支气管癌)
- 纤维素性支气管炎

III　慢性肺疾病

- 肺结核
- 慢性肺脓肿
- 肺真菌病
- 肺吸虫病
- 肺包虫病
- 肺囊肿合并感染
- 矽肺

16 咯　血

【你需了解】

- 什么叫咯血　喉部以下呼吸道(气管、支气管、肺)出血,经口腔咯出,叫咯血。常伴有咳嗽。血鲜红色,带有泡沫,咯血后数天内痰中带血。
- 咯血与呕血(吐血)的区别　呕血,又常称吐血,是上消化道(食管、胃、十二指肠)出血,经口腔呕吐叫呕血。常伴有恶心感,色多暗红或咖啡渣样,常混有食物,呕血后数天内有黑便。
- 常见咯血原因　主要是支气管扩张症、肺结核、肺癌、喉癌等。

【你需注意】

- 保持镇静　咯血,不管其量的多少,患者都有些惊恐,大量咯血患者更会惊慌紧张、烦躁不安,这样易引起血压升高,使出血增加。因此家属一定要保持镇静,进一步安慰劝说患者保持安宁、平静。
- 最佳姿势　患者采取坐位前倾的姿势,患者如果咳嗽,可以轻轻用手拍患者背部,帮助将血吐出。
- 紧急联系　立即与医院电话联系,请

求来人抢救。

● 保留咯血　咯出的血，应全部保留，带去医院给医生看，一则医生可知出血的量，有利于对病情的估计和决定治疗的对策；二则可以进一步确定出血的性质是咯血还是呕血，因两者治疗方法各异。

● 留血方法　要注意，患者咯血用清洁痰盂（痰盂中勿放水）接，每次接血后，要立即倒入另一个容器，不能再让患者看见，以免引起患者紧张。如果又咯血，要用倒空的痰盂接血，然后再倒入积血的容器中。切不可用积血痰盂连续接血，因患者见到总血量会引起精神紧张、恐惧。

【疾病分类】

I　支气管疾病

- 慢性支气管炎
- 支气管扩张症
- 原发性肺癌（支气管癌）

II　肺疾病

- 肺结核
- 肺炎
- 肺脓肿
- 肺梗塞
- 恶性肿瘤肺转移
- 肺吸虫病
- 肺包虫病
- 肺囊肿

III　全身性疾病

- 血小板减少性紫癜
- 白血病
- 白塞氏病
- 结节性多动脉炎

17 呕　血

【你需了解】

● 什么叫呕血　呕血是指上消化道（这里通常指食道、胃、十二指肠）出血，经口腔呕出，又称吐血。常伴有恶心感，吐出的血为暗红色，常混有食物，呕血后几天内会有黑便。

● 呕血与便血　消化道出血，一般在胃幽门部（胃与十二指肠交界处的一个类似胃通向十二指肠的一道门，通常是闭着的，定时地开放，让胃中的内容物流入十二指肠）以上，常为呕血；在胃幽门以下为便血。如幽门部以上出血量少，也可不引起呕血，而只有便血。

● 呕血症状　与出血量和出血急缓有关，小量出血，可无症状仅是黑便，甚至黑便都看不见，要化验大便才能发现。出血量大会引起患者软弱无力，心跳心慌，脉搏细弱，面色苍白，出冷汗，血压下降，甚至发生失血性休克。

● 如何估计出血量　① 如果患者头晕，必须卧床才不头晕；② 患者脉搏每分钟到120次以上；③ 倘家里能测血压，收缩血压在90mm汞柱（12千帕）以下；④ 或较患者原来的血压降低25%以上。若符合四条中任何一条，定是严重出血。

【你需注意】

● 最佳姿势　呕血患者应采取卧位，头侧位，以防呕血吸入呼吸道引起窒息。

● 保持镇静、保留呕血、留血方法、联系医院等均同大量咯血时一样（参阅“咯血”）。

【疾病分类】

I　食管疾病

- 食管与胃底静脉曲张破裂
- 食管炎
- 食管憩室炎
- 食管癌
- 食管异物损伤

II　胃及十二指肠

- 胃、十二指肠溃疡
- 胃炎
- 胃癌
- 胃黏膜脱垂症

III　全身性疾病

- 血小板减少性紫癜
- 白血病
- 血友病
- 应激性溃疡

18 便血

【你需了解】

● 什么叫便血　从肛门排出血叫便血。便血有大便带血、或大便全为血,可为鲜红色或暗红色或柏油样黑便,都称便血。

● 便血与呕血　两者关系密切,从胃幽门部以下的出血从肛门排出为便血;胃幽门部以上出血,除呕血外,在呕血后几天内一定伴有便血,为黑便。如果便血是鲜红色则为下消化道出血。

● 便血原因　① 下消化道出血:包括肛管、直肠、结肠、小肠等出血;② 部分上消化道出血:包括十二指肠出血及胃、食道出血量较少而不致引起呕吐反射呕血者;③ 中毒性疾病;④ 全身性疾病等。

【你需注意】

● 便血的颜色　是鲜红、暗红、黑便似柏油样,对医生诊断疾病很有帮助。

● 便血和粪便的关系　血和粪是混在一起的,还是血在粪便表面的,还是全部是黑色便或全血便。

● 便血时有无疼痛　便血时有无腹痛,或肛门部疼痛,是大便时痛、大便后痛,还是大便前有腹痛等。

【疾病分类】

I　肛管疾病

● 痔
● 肛裂
● 肛瘘

II　直肠疾病

● 肛管、直肠损害
● 直肠炎
● 直肠息肉
● 直肠癌
● 邻近恶性肿瘤或脓肿侵及直肠

III　结肠疾病

● 急性细菌性痢疾
● 阿米巴痢疾
● 慢性非特异性溃疡性结肠炎(慢性结肠炎)
● 结肠癌
● 结肠憩室
● 结肠息肉病

IV　小肠疾病

● 急性出血性坏死性肠炎
● 肠套叠
● 小肠肿瘤

V　上消化道出血

VI　全身性疾病

● 血小板减少性紫癜
● 白血病
● 血友病
● 暴发型病毒性肝炎
● 伤寒、副伤寒
● 斑疹伤寒
● 恙虫病
● 副霍乱
● 败血症
● 钩端螺旋体病
● 血吸虫病
● 钩虫病
● 尿毒症
● 维生素 K 缺乏症
● 维生素 C 缺乏症

VII　中毒或药物毒性作用

● 细菌性食物中毒
● 蕈中毒
● 棉子油中毒
● 汞中毒
● 砷中毒
● 磷中毒

VIII　白塞氏病

19 皮下出血(紫癜)

【你需了解】

● 什么叫皮下出血　皮下出血医学上称为“紫癜”,是指皮肤下出血,身体表面出现的“乌青块”,便是皮下出血的表现。

● 皮下出血可分为　①“淤点”:这种出血

像针眼大小；② 紫癜：出血点直径在 3～5mm；③ 淤斑：出血点更大，形成一斑块；④ 血肿：如果皮下出血伴有皮肤显著隆起。以上诸种都是皮下出血，仅是出血范围大小不同。

● 皮下出血的经过　皮下出血是血管内血液渗出到血管外，开始颜色为鲜红，以后变为紫色或青紫色，2～3 天后变为黄褐色的陈旧性出血，以后变成黄色、淡黄色，最后消失。

● 皮下出血的原因　有血管内外的因素，血管外的因素有先天性的也有后天获得性的；血管内的因素也有先天遗传性的，也有后天获得性的；血小板因素等这些将在分类中列出常见的皮下出血疾病。

【你需注意】

● 注意牙龈、鼻出血　皮下出血时应同时注意牙龈和鼻有无出血。

● 注意子宫出血　皮下出血时应同时注意月经情况。

● 注意贫血　同时应注意有无贫血。

● 注意发热　同时应注意有无发热，来观察全身性情况，了解有无全身性感染疾病，如流行性脑膜炎、伤寒、流行性出血热、猩红热、流感、回归热等。

【疾病分类】

I　过敏性紫癜

● 药物性过敏

(1) 磺胺药物过敏

(2) 氯霉素过敏

● 虫咬伤后过敏

● 食物过敏等

II　症状性非血小板减少性紫癜

● 感染

(1) 流行性脑膜炎

(2) 伤寒

(3) 流感

(4) 钩端螺旋体病

(5) 流行性出血热

(6) 回归热

(7) 鼠疫

(8) 疟疾

● 化学性因素

许多药物过敏引起如碘化物、阿托品、颠茄、奎宁、普鲁卡因、青霉素、汞剂、水杨酸制剂等。

● 维生素 C 缺乏症

III　血小板减少性紫癜

● 特发性血小板减少性紫癜

● 症状性血小板减少性紫癜

(1) 药物性、感染性

(2) 血液病：

○急性白血病

○再生障碍性贫血

○脾功能亢进

○霍奇金病

(3) 红斑狼疮

IV　遗传性(先天性)

● 遗传性出血性毛细血管扩张症

V　其　他

● 老年性紫癜

老年性退行变时，血管壁脆性增加，稍受轻微外伤即出血，引起紫癜。

● 恶液质性紫癜

由于营养极度缺乏，皮肤萎缩，皮下脂肪消失，稍受轻微外伤即出血。

20　呃　逆

【你需了解】

● 什么叫呃逆　呃逆由于迷走神经和膈神经受到刺激后，反射性地使膈肌发生间歇性的收缩运动，导致空气被突然地吸入气道内，同时声带关闭震动而发出声音，叫作“呃声”。

● 间歇性发作　呃逆可以每隔几分钟发作一次，并发出呃声，可以连续发作几小时，甚至几天。

● 膈肌收缩运动　膈是一像伞一样的肌肉，分隔着胸腔和腹腔，伞顶向上。膈肌参与呼吸运动，每当膈肌收缩，伞顶向下，胸腔扩大而吸气；膈肌舒张，伞顶向上，胸腔缩小而呼气。因此呃逆除了在正常人中可以产生外，凡累及膈肌的疾病也会发生呃逆。

● 呃逆原因　① 正常人在生活中遇到冷

空气或进食不当会突然发生呃逆;发出呃声;② 中枢性疾病引起;③ 周围神经性病变引起。

【你需注意】

● 呃逆大多发生在正常健康人　由于冷空气或进食不当引起,也有许多情况下自己弄不清原因,而突然发生,一般能在几十分钟几小时内自行停止。

● 呃逆常常使人十分难受,而身不由己,且难控制其发作。

● 二氧化碳疗法　呃逆简单治疗,可以用一纸袋或信封套住口鼻,呼吸的气都在纸袋内,袋内贮留了呼出的二氧化碳,刺激呼吸中枢,可能使呃逆停止。

【疾病分类】

I　中枢性疾病引起

- 脑出血
- 脑血栓形成
- 脑梗塞
- 脑肿瘤
- 中暑
- 尿毒症
- 肝昏迷

II　周围神经性病变刺激迷走神经和脑神经所引起

- 急性胃扩张
- 胃肠胀气
- 胸膜炎
- 腹膜炎
- 膈脓疡
- 食道裂孔疝
- 食管肿瘤
- 纵隔障肿瘤

21　吞咽困难

【你需了解】

● 什么叫吞咽困难　正常吞咽功能发生障碍,如吞咽不下去或吞咽很费力即叫作吞咽困难。患者在吞咽食物时有梗阻或疼痛感,并且能指出其具体部位。

● 吞咽至胃的时间　食物在口腔咀嚼,吞咽后,由咽部到食管至胃这段时间 6～60 秒。如果食物不能顺畅地在 6～60 秒内到达胃部,并有梗阻感或疼痛,必须就医检查食道。

● 吞咽困难是食管病变主要症状　食管病变,包括食道炎症、憩室、癌肿、痉挛等,主要症状就是吞咽困难。

【你需注意】

一旦发生吞咽困难,必须注意,及时就医,检查原因。

● 一类是神经紧张、情绪不安,引起食管痉挛,这种是暂时性的,一般能恢复正常,应用镇静药,或解痉药,解除心理障碍,便可恢复正常。

● 另一类机械性梗阻引起吞咽困难,食管癌在其中是十分重要的,食管癌的吞咽困难是进行性的加重,先是吃干食时出现吞咽困难,恶心呕吐,以后逐渐加重,吃软食也梗阻,再发展成吃稀糊状也梗阻呕吐。必须及时就医,切勿延误。

● 凡吞咽困难,必须及时就诊,即使不是食管癌,而是食管炎症,亦应及时诊断治疗,以防炎症引起溃疡、瘢痕,进一步引起机械性梗阻。

【疾病分类】

I　咽、喉疾病

- 扁桃体炎周围脓肿
- 咽后壁脓肿
- 咽、喉结核
- 咽、喉白喉

II　食管疾病

- 食管炎
- 食管癌
- 食管膜下脓肿
- 食管憩室
- 食管内异物
- 食管结核
- 食管裂孔疝

III　食管周围疾病压迫食管

- 纵隔肿瘤

- 心包积液(大量)
- 主动脉弓瘤
- 甲状腺肿大

IV　神经、肌肉及全身性疾病

- 重症肌无力
- 皮肌炎
- 硬皮病
- 破伤风
- 狂犬病
- 贲门失弛缓症(贲门痉挛)
- 弥漫性食管痉挛

V　中　毒

- 肉毒中毒
- 士的宁(番木鳖碱或马钱子碱)中毒

22 恶心呕吐

【你需了解】

● 什么叫恶心呕吐　恶心是指心窝(上腹中部又叫剑突下方)及其附近的胸部,有要呕吐的不快感觉。呕吐是指胃内容物从口腔中吐出来。恶心呕吐是一对相关的症状,两者可以伴发,恶心后呕吐;两者也可单独发生,如有些恶心可不发生呕吐。

● 呕吐分两类

(1) 中枢性呕吐:凡与大脑发病有联系的呕吐称为中枢性呕吐。颅内的疾病如肿瘤、脑外伤等,引起颅内压升高,头痛明显,一阵恶心随着发生,速度快、喷射强的呕吐,称为"喷射性呕吐"。

(2) 反射性呕吐:由于胃肠道疾病引起的呕吐称为反射性呕吐。这是最多见的呕吐,如食管疾病,胃、十二指肠疾病,小肠及结肠疾病,肝、胆、胰疾病以及全身性的疾病等。

【你需注意】

注意呕吐物的性状及气味:呕吐时吐出消化道内容物,同时伴有各种气味。你应注意观察和体会。

● 呕吐物多数是酸味,是食下的食物,未完全消化的食糜,大都为胃内容物,疾病常在胃部,如急性胃炎或胃肠炎。

● 呕吐物没有酸味,为刚食下不久的食物,未经消化,此为食道疾病引起,如食管狭窄、食管癌、食管憩室。

● 呕吐物苦味或苦涩味,是从小肠反流到胃内的胆汁和肠液所致。

● 呕吐物有又酸又臭的馊味,为隔夜的宿食,常为消化性溃疡并发幽门梗阻或十二指肠溃疡瘢痕形成。

● 呕吐物带有粪臭味,同时伴有便秘、腹痛,多为空回肠、盲结肠肠段病变引起了肠梗阻。

【疾病分类】

I　伴有头痛

● 神志不清

(1) 脑出血
(2) 蛛网膜下腔出血
(3) 脑肿瘤
(4) 高血压脑病
(5) 脑梗塞
(6) 脑外伤
(7) 脑静脉窦血栓形成

● 发热、神志不清

(1) 脑炎
(2) 脑膜炎

● 头昏、失眠、乏力

高血压病

● 眼痛

(1) 眼疲劳
(2) 屈光不正(近视或远视)
(3) 白内障

● 头痛偏多于一侧头部、怕光

偏头痛

II　伴有腹痛

● 上腹部痛

(1) 上腹中部及前胸部:

○食管溃疡
○食道憩室
○食管癌
○食管损伤
○食管裂孔疝

(2) 上腹中部(心窝)附近:

○急性胃炎
○胃、十二指肠溃疡
○慢性胃炎
○胃癌
(3) 右上腹部:
○胆囊炎
○胆石症
○急性肝炎
○肝癌
○脂肪肝
(4) 左上腹部:
○急性胰腺炎
○慢性胰腺炎
○胰管结石
○胰腺癌

- 侧腹部(腰部)

(1) 急性肾盂肾炎
(2) 游走肾
(3) 肾结石

- 下腹部

(1) 右下腹部:
○急性阑尾炎
○右侧输尿管结石
(2) 左下腹部:
左侧输尿管结石
(3) 小腹部(下腹中部):
○直肠癌
○膀胱结石
女性:
○子宫附件炎
○子宫肌层炎
○卵巢囊肿扭转
○盆腔腹膜炎

- 全腹部痛

(1) 肠梗阻
(2) 急性腹膜炎

III 不伴有头痛、腹痛

- 胸痛

(1) 冠心病心绞痛
(2) 心肌梗死

- 大量呕吐、腹胀、有时腹痛

(1) 急性胃扩张
(2) 幽门梗阻

- 口渴多饮多食多尿昏迷
糖尿病酸中毒
- 少尿、无尿(尿闭)
急性肾功能衰竭
- 浮肿

(1) 慢性肾功能衰竭
(2) 尿毒症

- 眩晕

(1) 梅尼埃病
(2) 晕动病
(3) 内耳炎
(4) 突发性耳聋
(5) 中耳炎
(6) 潜水(航空)病

IV 其他

- 甲状腺危象
- 甲状旁腺危象
- 肾上腺危象
- 妊娠呕吐
- 放射性损害
- 胃神经官能症
- 癔病
- 维生素D过多症
- 药物副作用等

23 肥 胖

【你需了解】

● 什么叫肥胖　简单地说人体过于胖,脂肪储存量显著超过正常人的平均值称肥胖。在医学上,要有一个标准来衡量,常用的是“标准体重”和“体重指数”来衡量有无肥胖及其程度。

标准体重 = {身高(cm) - 105}千克 ± 10%属正常范围,超过20%便称肥胖症。有的学者提出{身高(cm) - 110}千克的计算公式。这个公式可能更符合中国的实际。

体重超重:10%~19.9%
轻度肥胖:20%~29.9%
中度肥胖:30%~49.9%

重度肥胖:50%以上

体重指数:体重(千克)/身高^2(米^2)

正常:20～24.9

肥胖Ⅰ:25～29.9

肥胖Ⅱ:30～39.9

肥胖Ⅲ:40以上

例如,一个人体重64千克,身高1.75米,其体重指数=64/1.75^2=20.9,属于正常范围偏低值。一般认为体重指数是较好的标准。

● 转变一个观念　人们常把中老年人发胖称为"发福"了。当然,从中老年事业有成,生活质量提高,心宽体胖这个角度来说,不无道理。但是从医学和生理的角度来看就不同了,肥胖带来许多生理上的变化,成为不少疾病的发生因素(称为危险因素)。如肥胖者易患动脉硬化、高血压、糖尿病、冠心病、脑血管病、高血脂病、脂肪肝、胆囊炎、呼吸骤停等;而且行动不方便、乏力、气短、头痛、头晕等。因此,肥胖带来麻烦,不能认为是"发福"。

● 肥胖原因　最多见的为单纯性肥胖,为均匀性肥胖,可能有一定程度代谢调节障碍;另一类为神经-内分泌代谢失调性肥胖,此类多为内分泌疾病原因引起的肥胖。

【你需注意】

● 肥胖是许多重要疾病的危险因素　你要防止体重过度超标,预防肥胖的发生。

● 合理饮食　特别是热量的摄入不能过多。

● 适当运动　运动能消耗多余的脂肪,对单纯性肥胖减肥是很有效的,同时能促进身体的健康。

● 禁烟限酒　肥胖更应注意禁烟、限酒。

● 减肥要科学　当前以减肥作为时尚,有些人并不肥胖,也在减肥,尤其是减肥的方法不当,滥用减肥药。有些减肥药本身就有一定的副作用,值得注意。

【疾病分类】

Ⅰ　单纯性肥胖

● 体质性肥胖　某些人代谢较低,合成超过分解,易有肥胖倾向,有家族性、食欲良好。

● 过食性肥胖

Ⅱ　神经-内分泌或代谢失调性肥胖

● 肥胖性生殖无能症　视丘下-垂体邻近,由于感染、肿瘤或外伤等损害,以肥胖及生殖器不发育为主要表现。

● 垂体性肥胖

○库欣(Cushing)综合征

○肢端肥大症

● 甲状腺功能减退

● 皮质醇增多症(库欣综合征)

● 胰岛B细胞瘤

● 糖尿病

● 痛性肥胖

● 药物性肥胖　氯丙嗪、胰岛素、肾上腺皮质醇或促进蛋白合成制剂可致肥胖,停药后逐渐消减。

24 消　瘦

【你需了解】

● 什么叫消瘦　体重异常减少称消瘦。体重减少多少才能称为消瘦,目前尚无统一标准,值得注意的是体重减少的速度,在短时间内体重锐减,应予重视。

● 消瘦的原因

(1) 食欲降低,进食减少:由于许多疾病,致使食欲降低,进食量减少,同时由于该疾病的消耗增加,更使体重锐减,胃癌、食道癌、胰癌等恶性肿瘤。

(2) 食物消化吸收障碍:进食量正常,但消化不良或吸收障碍,引起消瘦,如胃、十二指肠溃疡、慢性胰腺炎等。

(3) 能量消耗过多:甲状腺功能亢进症、肺结核等。

(4) 能量利用障碍:糖尿病等。

(5) 过度疲劳、睡眠不足、运动过度、精神紧张、偏食等,并非疾病,也引起消瘦,其原因也不外乎以上4种或某一种或几种。

● 恶液质　消瘦到极度时医学上称为"恶液质",俗称皮包骨头。这常是癌肿等恶性疾病到最后的全身表现。

【你需注意】

● 体重突然减轻，可能患有以下疾病的先兆：肿瘤、糖尿病、甲亢、慢性支气管炎、阻塞性肺气肿等。

● 在日常起居、生活条件恒定和饮食不变的情况下，如发现体重下降，应及时到医院查明消瘦原因。

【疾病分类】

I 食欲降低，进食减少

- 食管癌
- 胃癌
- 结肠癌
- 胰癌
- 肝癌
- 肝炎
- 肝硬化
- 肾功能衰竭
- 阿狄森病（肾上腺皮质功能减退症）
- 甲状旁腺功能亢进症
- 神经性食欲不振（厌食）

II 食物消化、吸收障碍

- 胃、十二指肠溃疡
- 溃疡性结肠炎
- 慢性胰腺炎

III 能量消耗过多

- 甲状腺功能亢进症
- 肺结核
- 慢性支气管炎

IV 能量利用障碍

- 糖尿病

V 其他

- 疲劳过度
- 长期失眠
- 运动量过大
- 偏食
- 神经紧张

25 水 肿

【你需了解】

● 什么叫水肿　人体的组织间隙内液体积聚叫水肿。这种水肿液体叫水肿液。

● 水肿的原因　是复杂的，全身性水肿主要是钠和水的异常潴留，首先是钠潴留，其次是水潴留。局部性水肿主要取决于该处的毛细血管压力和组织间隙压力滤出与回收综合力失去平衡的结果。简单地说是毛细血管滤出多于回收，使液体在组织间隙内增多、潴留，即水肿。

● 水肿分类

(1) 全身性水肿：通常是由于全身性的疾病，如心、肾、肝、内分泌、营养缺乏等引起；

(2) 局限性水肿：由于局部的炎症、血管病变等引起。

另外，水肿以指压后有无凹陷又分为两种：

(3) 凹陷性水肿：由于液体渗聚在皮下疏松结缔组织间隙，手指压迫后有一凹陷，经相当长时间才能恢复；

(4) 非凹陷性水肿：手指压迫后无凹陷，由于慢性淋巴回流受阻，黏液性水肿等所致。

● 水肿常见部位　日常所见的水肿，往往是眼睑（俗称眼皮），尤其在晨起时明显，脚踝部尤其在下午近傍晚时明显，压之有凹陷。水肿有时也可发生体腔内，如胸腔内积有过多的液体，就叫胸水（或称胸腔积液）；腹腔内积有过多的液体称腹水，心包内积有过多的液体称心包积液。以上都能出现相应的症状，有的甚至相当严重。

【你需注意】

● 追查原因　到底是什么原因引起的水肿，尤其是有较明显的水肿，或者有胸水、腹水以及心包积液。

● 肾脏疾病引起的水肿常在晨起后有眼睑及面部水肿，常伴有腰痛及尿的改变；心脏病变引起的水肿常为下肢浮肿，下午更明显，常伴心悸，心率快等。

● 少饮水、低盐　尤其是注意低盐，钠的潴留能引起水的潴留，严重的水肿甚至要实行无盐饮食。

【疾病分类】

I 全身性水肿

- 肾病性水肿

(1) 急性、慢性肾小球肾炎
(2) 肾病综合征
(3) 急性、慢性肾功能衰竭
- 心脏病性水肿
(1) 冠心病
(2) 高血压病
(3) 肺源性心脏病
(4) 心力衰竭等
- 肝病性水肿
肝硬变
- 营养缺乏性水肿
(1) 低蛋白血症
(2) 维生素 B_1 缺乏症
- 结缔组织病
(1) 系统性红斑狼疮
(2) 皮肌炎
(3) 硬皮病
- 内分泌疾病
(1) 垂体前叶功能减退症
(2) 皮质醇增多症(库欣综合征)
(3) 黏液性水肿
(4) 水肿性甲状腺功能亢进症
(5) 原发性醛固酮增多症
(6) 糖尿病
- 妊娠中毒症
- 血清病
- 药物性水肿
(1) 肾上腺皮质素
(2) 睾丸酮
(3) 雌激素
(4) 胰岛素
(5) 硫脲
(6) 萝芙木
(7) 甘草等
- 特发性水肿

II 局限性水肿

- 局部发炎引起的水肿
- 下肢静脉曲张引起水肿
- 肢体静脉血栓形成及血栓性静脉炎
- 淋巴回流受阻引起的水肿
(1) 象皮肿(丝虫病引起)
(2) 淋巴结切除
- 慢性上腔静脉阻塞综合征
- 慢性下腔静脉阻塞综合征
- 血管神经性水肿

26 腹 泻

【你需了解】

- 什么叫腹泻　腹泻是指排便次数增多,一天在 3 次以上,并不同程度的稀便,常伴腹痛,俗称"拉稀"、"拉肚子"。

- 急性腹泻与慢性腹泻

(1) 急性腹泻:病程在两个月之内,原因大致为三大类:一类为急性肠道疾病;二类为急性中毒;三类为全身性疾病。

(2) 慢性腹泻:病程在两个月以上,原因为:其一慢性消化疾病;其二消化系统以外的病变;其三为其他原因。

- 腹泻产生的原因

(1) 腹泻的产生,主要由于大肠(结肠)的蠕动、分泌、吸收 3 个功能的失调所致。大肠(结肠)的炎症,尤其的远端的结肠如直肠、乙状结肠、降结肠等所致的腹泻,大便每天可达 10 ~ 15 次或更多,量少,伴有腹痛、"里急后重",所谓"里急后重"就是急于要大便,但又拉不出,伴有小腹痛。

(2) 小肠单独的病变,可无腹泻。由于小肠炎引起的腹泻一天约 3 ~ 6 次,大便呈稀糊样或水样,量多;常伴有腹鸣。"腹鸣"即是腹内咕噜咕噜地叫,是肠蠕动增强,推动肠内容物前进的声音,医学上又叫"肠鸣音";可无腹痛。

【你需注意】

- 急性腹泻时应注意

(1) 失水:腹泻时大量失去水分,易引起脱水。

(2) 电解质失调:腹泻排出的是肠液,其中有一些电解质(离子),也同时被大量排出,引起电解质失调。水和电解质的失调是腹泻治疗中的一个重要方面。

- 慢性腹泻应注意

(1) 追查病因:慢性腹泻大都是慢性消

化道疾病所致，但是其中往往有一些慢性顽疾和恶性肿瘤，应追查原因，弄清究竟，而不能拖拖拉拉的任其发展。

（2）重视治疗：慢性腹泻往往容易被忽略，可是慢性腹泻如果次数较多，时间较长，也能引起营养失调，体质下降。

【疾病分类】

I 急性腹泻

- 急性肠道传染病

（1）急性细菌性食物中毒：

○沙门氏菌属食物中毒

○嗜盐菌性食物中毒

○金黄色葡萄球菌食物中毒

○变形杆菌性食物中毒

○肉毒中毒

○致病性大肠杆菌性食物中毒

○真菌性食物中毒

（2）急性肠道感染：

○急性细菌性痢疾

○病毒性肠炎

○霍乱副霍乱

○细菌感染性肠炎

○白色念珠菌性肠炎

（3）急性肠寄生虫：

○急性阿米巴痢疾

○急性血吸虫病

- 急性中毒

（1）动物类：

○河豚中毒

○动物肝脏中毒

（2）植物类：

○毒蕈中毒

○发芽马铃薯中毒

○白菜中毒

○桐油中毒

○大麻仁（火麻仁）中毒

○苍耳子中毒

（3）化学性中毒：

○急性有机磷农药中毒

○急性砷中毒

○急性锌中毒

○急性氟矽酸钠中毒（毒鼠药）

○急性锑中毒

（4）药物毒性反应：

○急性盐酸胍中毒

○灭虫宁

○驱蛔灵

○利血平

○胍乙啶

○5-氟尿嘧啶

○新斯的明

○秋水仙碱

- 全身性疾病

（1）急性全身性疾病：

○急性病毒性肝炎

○流行性感冒（胃肠型）

○伤寒、副伤寒

○霍乱、副霍乱等

（2）过敏性紫癜

（3）尿毒症

（4）慢性肾上腺皮质功能减退症（阿狄森病）危象

（5）甲状腺危象

（6）变态反应性胃肠病（食物过敏）

II 慢性腹泻

- 慢性消化系疾病

（1）肠源性慢性腹泻：

○慢性细菌性痢疾

○肠结核

○肠消化吸收不良：分发酵性消化不良；糖裂解酶缺乏症；腐败性消化不良。

○慢性阿米巴痢疾

○肠鞭毛虫病

○慢性血吸虫病

○钩虫病

○绦虫病

○姜片虫病

○慢性非特异性溃疡性结肠炎（慢性结肠炎）

○局限性肠炎（克隆氏病）

○结肠癌

(2) 胃源性慢性腹泻

(3) 胰源性慢性腹泻

(4) 肝、胆管疾病引起慢性腹泻

- 全身性疾病

(1) 尿毒症

(2) 内分泌、代谢性疾病：

○甲状腺功能亢进症

○甲状旁腺功能减退症

○慢性肾上腺皮质功能减退症(阿狄森病)

○腺垂体功能减退症(垂体前叶功能减退)

○糖尿病

○水、电解质平衡失常

(3) 糙皮病

(4) 硬皮病

(5) 药物毒性反应：

○广谱抗生素所致肠菌群失调

○急性腹泻的药物毒性反应中所提的药物也可引起慢性腹性腹泻

(6) 食物过敏：变态反应性疾病胃肠道表现。

(7) 结肠易激综合征：痉挛性结肠、结肠过敏。

(8) 神经官功能性腹泻

27 便　秘

【你需了解】

- 什么叫便秘　每周大便少于2次，且排便费力，粪便干硬而少；或者粪块潴留在直肠内，肛门关闭而不得排出，X线可发现大量粪便堆积，称便秘。

- 便秘的原因　① 结肠(大肠)蠕动减弱：肠内粪便运转缓慢，正常人粪便(肠内容物)运转全程约3天，5天内一般有80%的粪便被排出体外。② 排便的腹部肌肉收缩减弱：大便能正常运转的直肠，由于排便的肌肉收缩无力，不能将大便挤压出肛门，也引起便秘。①、② 两因素相加，便秘更重。

- 便秘多发生于老年人　65岁以上占30%左右。因为老年人肠蠕动功能减弱，即使健康老人粪便运转全程的时间也要4～9天；同时老年人肌肉收缩力减退，排便缺乏力量。

- 便秘与大便干硬　便秘使大便在肠道内停留的时间延长，大便中的水分被结肠吸收，使大便干硬，更难排出，又加重了便秘，形成恶性循环。

【你需注意】

- 便秘时不可施加腹压　便秘时最常见的就是大便时使劲，用力增加腹压，屏住气地用力，涨得面红耳赤，颈部青筋怒张。结果并没有解决问题，却往往引起严重后果：晕厥、脑血管破裂出血即中风(原有脑动脉硬化或脑动脉瘤或高血压等)、心绞痛发作、心肌梗死等。

- 便秘的治疗　首先应选非药物治疗：① 建立定时大便的习惯；② 进行适当的运动，每天至少步行30分钟，增强肌肉收缩能力，调节肠蠕动；③ 多食含纤维丰富的食物，如米谷、蔬菜(芹菜、黄花菜、韭菜等)、水果(李子、柿子、梨、香蕉等)；④ 多饮水，每天至少1500ml；⑤ 积极治疗引起便秘的疾病。

- 药物治疗　选择什么药物非常重要。① 润滑剂：一般不吸收油类，如液体石蜡等，适合于老年性便秘、心肌梗死后，肛门周围疾病及其手术后。缺点是长期服用会影响维生素A、维生素D、维生素E、维生素K的吸收，而引起维生素缺乏症；② 刺激性泻剂：大黄、番泻叶、更衣丸等，这类为非处方药，患者得来容易，因此应用广泛，此类药刺激结肠蠕动，一般6～12小时即可排便，其缺点是长期服用丢失蛋白质和损害直肠；③ 容积性泻剂：近年应用高成分纤维素或纤维素衍生物如金谷纤维王、康赐尔等口服，不但可以通便，还能有利于减低(高)血脂和控制血糖，并预防结肠癌的发生。

【疾病分类】

I　便秘伴有腹痛

- 胆石症
- 胆囊炎
- 胆管炎
- 肠梗阻

- 结肠癌
- 子宫肌瘤
- 盆腔腹膜炎

II 便秘不伴有腹痛

- 甲状腺功能减退症
- 甲状旁腺功能减退症
- 巴金森病
- 肛裂

III 习惯性便秘

- 食量过少
- 食物过精
- 食物纤维素摄入不足
- 缺乏运动
- 排便意识被抑制
- 使用泻药过多
- 旅行、工作等使大便习惯改变

28 大便颜色、形状异常

【你需了解】

● 什么是大便颜色、形状异常　大便颜色和形状不同于正常大便，称大便颜色和形状的异常。大便颜色的改变可能是因食物的关系，并不一定是病态的表现，但是，有些颜色和形状的改变却是某些疾病的重要表现，并且常伴有腹痛、腹泻、恶心、呕吐等症状。

● 黑色大便　①上消化道出血是最常见的原因，有时呈柏油样（见“呕血”、“便血”），大便常常稀薄糊状，如出血量少，也可以是正常硬度的黑色便。②食物性黑便：例如食下“血豆腐”（猪血、鸡血、鸭血等）便会出现黑便，没有病理意义。

● 红色大便　也就是血便，一般为结肠（大肠）出血。①血色鲜红，附着在大便的表面，一般为结肠远部（下部）的直肠、乙状结肠出血；②血色暗红，混以黏液的黏血便，一般为结肠近端（上部）出血。

结肠癌近年患病率有所上升，其诊断要点便是血便，即使肉眼看不到血便，也要坚持定期检查。

● 白色大便（白陶土样大便）　正常的大便由于胆红素的存在，使大便为黄色并稍带有褐色，时间一长，大便的颜色加深。如果肝脏胆红素代谢障碍，或胆汁排泄障碍，大便就变为白色或白陶土色。肝、胆、胰疾病均能引起。

● 大便变细　这是结肠癌，尤其是直肠癌的症状之一，大便变细的特点为大便正常的圆形的一边变成扁平形或有一凹槽，与大便长轴平行。

【你需注意】

● 医学界一般认为，常吃多脂肪、少纤维的人们，患肠道疾病几率高一些。因此，膳食应偏重蔬菜、果类等含丰富纤维的食物更为健康。

【疾病分类】

I 黑色大便

- 食道溃疡
- 食道静脉曲张破裂
- 食道癌
- 急性胃炎
- 胃、十二指肠溃疡
- 胃癌

II 红色大便（血便）

● 血色鲜红附着在大便表面

(1) 直肠癌
(2) 乙状结肠及降结肠癌
(3) 直肠及远端结肠息肉
(4) 肛裂
(5) 痔

● 暗红（黑）色和粪便混于一起

(1) 升结肠等近端结肠癌
(2) 升结肠等近端结肠息肉

● 血与黏液和（或）脓液粪便相混

(1) 细菌性痢疾
(2) 溃疡性结肠炎
(3) 缺血性结肠炎

III 白色大便

- 肝炎
- 肝硬化
- 肝癌
- 胆总管结石

- 胆结石
- 胆囊、胆管结石
- 胰癌
- 慢性胰腺炎

IV　大便形状异常

- 大便变细、扁平形

(1) 直肠癌

(2) 乙状结肠癌

- 大便灰白色淘米水样

霍乱

29 排尿异常

【你需了解】

- 什么叫排尿异常　排尿次数的异常、排尿困难、尿流(尿线)异常、尿痛、尿闭、尿失禁等统称为排尿异常。

- 尿频、尿少　正常人的一天内排尿次数也因个体差异而不同,一般一天中5～6次,夜间0～1次。一天中排尿在10次以上称排尿次数增多,尿频,排尿次数在5次以下称排尿次数减少。

- 排尿困难　是指从排尿开始到排尿终了所费的时间延长。

- 尿流(尿线)异常　排出的尿的尿流变细、尿流无力(射不远,甚至像漏水样下流、下滴)、尿流分叉、排尿途中中止等均称尿流异常。

- 尿闭　是指尿道因闭塞等原因使尿不能从膀胱排出。和无尿有区别,无尿是指不能形成尿,无尿可排。

- 尿痛　排尿时或排尿后即有疼痛称尿痛。

- 尿失禁　患者不能控制小便,尿自行漏出,即尿处于失禁状态。患者一咳嗽就排尿,甚至一笑也漏尿。

【你需注意】

- 排尿异常在各类疾病的治疗方法中有很多,包括运动康复训练、药物和手术治疗等。但使用一种方法往往收效较慢,有些效果还不理想,一般采用多种方法综合治疗。

【疾病分类】

I　排尿次数增多

- 急性膀胱炎
- 膀胱结石
- 膀胱癌
- 慢性肾炎
- 尿道炎
- 淋病性尿道炎
- 急性前列腺炎
- 前列腺肥大
- 前列腺炎癌
- 糖尿病
- 尿崩症

II　排尿困难

- 膀胱癌
- 尿道狭窄
- 尿道炎
- 尿道结石
- 前列腺炎
- 前列腺肥大症
- 前列腺癌

III　尿流(尿线)异常

- 急性膀胱炎
- 膀胱癌
- 尿道结石
- 尿道狭窄
- 前列腺肥大症
- 前列腺癌

IV　排尿疼痛

- 急性膀胱炎
- 膀胱结石
- 膀胱癌
- 急性尿道炎
- 淋病性尿道炎
- 尿结石
- 尿道狭窄
- 急性前列腺炎

V　尿　闭

- 膀胱结石
- 膀胱癌
- 尿道结石
- 尿道狭窄
- 前列腺癌

- 前列腺肥大症

VI 尿失禁

- 前列腺肥大症
- 脑血管疾病
- 老年性痴呆症
- 尿道括约肌功能减退
- 尿道狭窄
- 老年性盆底肌肉功能减退

30 尿量异常

【你需了解】

● 什么叫尿量异常　是指排尿量的增多、减少、无尿。

● 多尿(尿量增多)　正常一天的尿量约1000～1800ml。一日尿量在2500ml以上称多尿(尿量增多)。排尿量受多种因素的影响,不断改变着,如大量饮茶、喝水、喝啤酒、饮料后,尿量就可以暂时增多;天气寒冷、感情激素、情绪紧张等均能引起尿量增多,不属病理现象,也就说不是疾病。如饮水量多,而引起多尿,应考虑肾脏保持水的功能减退;多尿最有代表性的疾病应为尿崩症,一日的尿量可达4000ml以上,甚至10 000ml以上,日夜尿均多,口渴、多饮,且好喝冷水。

● 少尿(尿量减少)　一天尿量在400ml以下称少尿。少尿是指向膀胱内注入的尿量减少,不仅是膀胱向体外排出减少。这是肾脏功能不全的表现。

● 无尿　一天尿量在100ml以下称无尿。这是少尿进一步发展的结果。是肾脏功能衰竭的重要症状。

【你需注意】

● 多尿可能的疾病　尿崩症、糖尿病、颅内肿瘤、感染、甲状旁腺功能亢进、原发性醛固酮增多症、慢性肾炎、肾盂肾炎、高血压肾病、肾小管功能不全等。

● 少尿/无尿可能的疾病　休克、严重脱水、心衰、肾动脉血栓、急性肾小球肾炎、肾功能衰竭、肝肾综合征、泌尿结石、肾结核、肾脓肿、输尿管结核等。

【疾病分类】

I 多尿

- 内分泌、代谢障碍疾病

(1) 尿崩症
(2) 糖尿病
(3) 甲状旁腺功能亢进症
(4) 原发性醛固酮增多症

- 肾疾病

(1) 慢性肾炎
(2) 慢性肾盂肾炎
(3) 高血压性肾病

II 少尿、无尿

- 肾原性少尿、无尿(器质性肾衰竭)

(1) 急性肾炎
(2) 慢性肾炎急性发作
(3) 肾病综合征
(4) 急性肾功能衰竭
(5) 慢性肾功能衰竭
(6) 尿毒症

- 肾后性少尿或无尿(梗阻性肾衰竭)

(1) 肾盂结石
(2) 输卵管结石
(3) 输尿管炎症水肿、瘢痕梗阻
(4) 膀胱肿瘤

31 尿色异常

【你需了解】

● 什么叫尿色异常　正常尿色呈淡黄色到黄褐色。若尿色不同于正常尿色,即为尿色异常。

● 生理情况下的尿色改变　尿色深浅与食物和药物等有关。大量饮水,尿色淡黄或无色;尿量减少,尿色深黄呈浓茶色;酸性尿色深,碱性尿色浅;食用胡萝卜、核黄素、金霉素等,尿色深黄;刚果红、大黄、氨替比林等尿呈红色。在某些疾病情况下,会有血尿、血红蛋白尿、脓尿、乳糜尿等,都能使尿色改变。

● 血尿　尿中含有较多的红细胞,称血尿。肉眼便能看出红色的血尿,有鲜红、暗红,有的淡红,似洗肉水样,称为“肉眼血尿”;有的血尿肉眼是看不出的,要在显微镜下看到有红细胞,称“镜下血尿”。血尿颜色与尿中含血量有关外,和尿的酸碱度有关,当尿液呈酸性时,血尿呈棕色或暗黑色,而碱性尿时呈红色。

● 脓尿　如果肉眼能见尿呈乳白色或脓样,甚至见到脓块,称“肉眼脓尿”;若肉眼看不到脓样,仅在显微镜下检查到较多的白细胞,称“镜下脓尿”。这是泌尿生殖器感染所引起。

● 乳糜尿　乳糜尿是指尿呈乳糜状,可呈乳白色、乳酪样、色泽稍有混浊。乳糜尿排出体外,容易凝结成白色透明胶状凝块。严重的乳糜尿静置后,能分为三层:上层为脂肪,中层为乳白色的液体,下层为红色或粉红色沉淀物。

【你需注意】

● 正常尿色呈浅黄色。天冷时可变淡,天热可变浓,这与出汗和饮水多少有关。但也可以随着饮食而变化。如摄入偏酸性饮食时,尿色则多深,如饮食偏碱,其尿色则多淡。有时口服几片复合维生素 B 或核黄素,尿色会变深黄。但这种尿色变化是短暂的,能很快自行恢复。尿色如出现持续异常,则多是病变的信号,应多加注意。

【疾病分类】

I　血尿

● 泌尿生殖系疾病

(1) 结石、肿瘤:

○肾、输尿管结石
○膀胱结石
○尿道结石
○肾肿瘤
○膀胱癌
○前列腺癌

(2) 肾炎:

○急性肾炎
○慢性肾炎

(3) 感染:

○肾盂肾炎
○膀胱尿道炎
○前列腺炎
○肾结核
○膀胱结核

(4) 畸形与其他异常:

○肾下垂
○游走肾
○多囊肾

(5) 药物、毒性、化学品损害:

○磺胺类
○斑蝥
○酚
○乌洛托品
○松节油
○砷
○汞等

● 全身性疾病

(1) 感染性疾病:

○钩端螺旋体病
○流行性出血热
○流行性脑膜炎
○猩红热
○感染性心内膜炎
○丝虫病
○天花等

(2) 心血管病:

○高血压肾病
○充血性心力衰竭

(3) 血液病:

○血小板减少性紫癜
○过敏性紫癜
○白血病
○血友病
○再生障碍性贫血
○恶性组织细胞病

(4) 内分泌、代谢疾病:

○糖尿病
○痛风病
○甲状旁腺功能亢进症

(5) 结缔组织及变态反应性疾病:

○播散性红斑狼疮
○结节性多动脉炎
○皮肌炎
○风湿性肾炎

- 尿路邻近器官肿瘤或炎症

(1) 直肠癌、结肠癌

(2) 子宫颈癌

(3) 卵巢恶性肿瘤

(4) 急性阑尾炎

(5) 输卵管炎

(6) 盆腔炎等

- “特发性”血尿

II 脓尿

- 泌尿系统疾病

(1) 急慢性肾盂肾炎

(2) 肾脓肿

(3) 肾积脓

(4) 肾髓质坏死、坏死性肾乳头炎

(5) 肾结核

(6) 肾、输尿肿瘤合并感染

(7) 膀胱炎

(8) 膀胱憩室合并感染

(9) 膀胱肿瘤合并感染

(10) 尿道炎

- 生殖系统疾病

(1) 前列腺炎

(2) 前列腺脓肿

- 泌尿、生殖系统邻近器官、组织疾病

(1) 肾周围脓肿

(2) 肾周围蜂窝组织炎

(3) 输尿管周围炎和周围脓肿

(4) 输卵管卵巢炎和输卵管卵巢脓肿

(5) 阑尾周围脓肿

(6) 盆腔炎和脓肿

III 乳糜尿

- 丝虫病
- 腹腔、纵隔肿瘤压迫淋巴道和胸导管
- 腹腔结核累及腹部淋巴结
- 胸、腹部手术损伤腹部的淋巴道或胸导管

32 黄　疸

【你需了解】

- 什么叫黄疸　黄疸是指皮肤、巩膜(眼白)发黄称黄疸。黄疸是因胆红素沉着于皮肤、巩膜而引起黄染,医学检查的指标是20mg/L,即1000ml(1L)血液中胆红素超过20mg (0.02g)便可诊断为黄疸。同时尿液颜色加深,甚至如红茶色。

- 黄疸的颜色　皮肤及眼白色浅的为淡淡的橘黄色,深的为暗黄暗绿色。观察黄疸要在自然光线下进行。

- 黄疸是怎样产生的　胆红素沉着于皮肤、巩膜,引起黄染便称黄疸。胆红素主要由衰老红细胞被破坏和分解的血色素转化而来。每天胆红素的产量与清除基本相等,维持血清胆红素在1～10mg/L。如果胆红素生产过剩,或肝功能障碍,或胆管、肝内阻塞,血内胆红素即升高,沉着于皮肤、巩膜处便成黄疸。

- 黄疸分类　① 因红细胞的大量破坏而形成溶血性黄疸;② 肝细胞功能不良导致的为肝细胞性黄疸;③ 胆红素排泄障碍,胆红素淤积为阻塞性黄疸;④ 少见者为先天性胆红素代谢缺陷所致的先天性非溶血性黄疸。

【你需注意】

- 黄疸是症状　一旦出现,应十分重视,必然有某些疾病,甚至可能是传染性疾病,或较严重的疾病存在。

- 及时就医　追查原因。

- 查明原因　针对原因及时治疗,并采取相应措施,例如为传染性肝炎(甲型或乙型肝炎)应及时采取消毒、隔离等必要的措施;若为某些恶性肿瘤压迫引起的,应及时手术。

【疾病分类】

I 溶血性黄疸

- 新生儿黄疸
- 恶性疟疾
- 毒蛇咬伤
- 毒蕈中毒
- 蚕豆病
- 输血错配血型

II 肝细胞性黄疸

- 病毒性肝炎

(1) 甲型病毒性肝炎(甲肝)

(2) 乙型病毒性肝炎(乙肝)

(3) 急性黄疸型传染性肝炎

(4) 急性重症黄疸型传染性肝炎：

○暴发性肝炎

○亚急性肝坏死

(5) 慢性黄疸型传染性肝炎

- 传染性单核细胞增多症
- 钩端螺旋体病
- 急性酒精性肝炎
- 中毒性肝损害　四氯化碳、重金属、氯仿、黄磷、棉子、苍耳子、毒蕈、某些药物等。
- 肝硬化
- 心源性黄疸(右心衰竭)
- 甲状腺功能亢进

III　阻塞性黄疸

- 肝内阻塞性黄疸

(1) 毛细胆管炎性病毒性肝炎

(2) 药物中毒：氯丙嗪、新砷凡纳明、硫氧嘧啶、他巴唑、磺胺类、对氨水杨酸等。

(3) 原发性胆汁性肝硬变

(4) 肝癌(阻塞性黄疸型)

- 肝外阻塞性黄疸

(1) 急性梗阻性化脓性胆管炎

(2) 胆总管结石

(3) 胰头癌

(4) 胆管胰管壶腹癌(乏特氏壶腹周围癌)

(5) 胆总管或肝胆管癌

(6) 急性或慢性胰腺炎

(7) 原发性胆囊癌

IV　先天性胆红素代谢缺陷(甚少见)

- 先天性非溶血性黄疸(间接胆红素增高型)
- 先天性非溶血性黄疸(直接胆红素增高Ⅰ型)
- 先天性非溶血性黄疸(直接胆红素增高Ⅱ型)

33 腹　水

【你需了解】

- 什么叫腹水　腹腔内出现液体的积聚叫腹水。患者逐渐感到腹胀。腹水不是独立的疾病，仅是一个病征，产生腹水原因很多。

- 腹水量和检查法　① 小量腹水一般不易引起患者注意，在1000ml以下医生用一般叩诊法也难叩出“移动性浊音”；中量腹水可出现明显的“移动性浊音”而确诊，患者亦能明显地感到腹胀，腹部膨隆；大量腹水两侧腹部向外膨出如“蛙腹”，显而易见。② B型超声：腹水诊断通过B超声即可确认。③穿刺：进一步了解腹水的性质，就要做腹水穿刺，抽出一些腹水，从外观及化验便能初步诊断和“鉴别诊断”(鉴别诊断是指一个病区别于其他类似疾病的诊断方法)。腹水肉眼见：ⓐ澄清：表示没有炎症；ⓑ红色：表示有血混于腹水，称“血性腹水”，提示有癌或严重的急性出血性坏死性胰腺炎，渗出性结核性腹膜炎，也可有血性腹水；ⓒ混浊：像毛玻璃样混浊为渗出液，表示有炎症，以结核性腹膜炎为多见；ⓓ乳糜：像牛奶样称乳糜腹水，表示淋巴管阻塞后管内压力升高，使淋巴液漏入腹腔；ⓔ脓样：像黄脓鼻涕样，表示化脓性腹膜炎，是严重细菌性感染所引起，常为胃或肠穿孔所致。④ 化验检查：包括测腹水比重、蛋白定量、细菌培养以及显微镜检查腹水细胞等方法，对诊断、鉴别诊断有很大帮助。

- 腹水是怎么产生的　也就是医学术语中所说的“腹水形成的机制”，这是很复杂的。主要有以下4种因素：① 门静脉高压：肝硬化有脾脏肿大，门静脉系统压力升高，使液体渗出到腹腔形成腹水；② 胶性渗透压下降：蛋白质是胶质体，在体内形成胶性渗透压，慢性肾病和肝病患者使蛋白质丢失过多和制造减少，引起体内胶性渗透压下降而致腹水；③ 腹膜血管壁损伤：血液中的液体成分外溢及淋巴液漏出形成腹水；④ 内分泌失调：引起钠盐潴留，钠和水并存，有钠存在必定吸引一些水聚集。

【你需注意】

- 及时就医　怀疑有腹水，应及时就医，检查确诊。

● 确定腹水性质　如果医生检查有腹水,一般都会建议你做穿刺抽腹水检查,请你务必配合医生及早做,以帮助诊断,争取早日对因治疗,这是重要的事。穿刺是很简单的,没有什么痛苦,也没有什么危险。

● 对因治疗　腹水是一病症,通过检查腹水和其他检查弄清病因后,对因治疗才是目的。

【疾病分类】

I　心血管疾病

- 慢性充血性心力衰竭
- 心包炎
- 肝门静脉阻塞综合征(柏-查综合征“Budd-chiari”)
- 门静脉血栓形成
- 下腔静脉阻塞综合征
- 克山病

II　肝脏疾病

- 肝硬化
- 肝癌
- 病毒性肝炎

III　腹膜疾病

- 渗出性结核性腹膜炎
- 播散性红斑狼疮并发腹膜炎
- 急性胰腺炎并发腹膜炎
- 多发性浆膜炎
- 腹膜转移癌

V　营养障碍疾病

- 低蛋白血症
- 维生素 B_1 缺乏症

VI　其他

- 甲状腺功能减退症
- 腹腔脏器恶性淋巴瘤
- 乳糜性腹水

34　腹部肿块

【你需了解】

● 什么叫腹部肿块　在腹部摸到肿块状物便称腹部肿块,简称腹块。

● 腹块是如何产生的　腹腔内的脏器或组织由于各种原因而发生肿大、增生、粘连或移位,形成异常的肿块而被摸到,便是腹块。

● 腹内肿块、腹壁肿块、假性肿块

(1) 腹内肿块:肿块长在腹内,位于深部。

(2) 腹壁肿块:肿块长在腹壁上,位置浅表,可随腹壁(肚皮)移动,如脂肪瘤、腹壁脓肿等。

(3) 假性肿块:肿块并非腹内生长的肿块,而是生理现象。如便秘患者左下腹可摸到疙疙瘩瘩的包块是粪块,灌肠后可消失;尿潴留时膀胱膨胀,在小腹部(耻骨上部)可被摸到一圆形肿物,排尿后消失;怀孕妇女在下腹部耻骨上部可摸到增大的子宫;老年人或消瘦者腹部中央可摸到一跳动的硬块,是粥样硬化的腹主动脉。

【你需注意】

● 腹块成长的过程　① 腹块长时间存在,生长慢,无明显症状,多为良性,如脂肪瘤、囊肿等;② 腹块在腹部受碰撞、打击后,迅速出现,常为内出血形成了血肿;③ 患者常与狗密切接触,要考虑可能腹腔内有包虫病;④ 腹块在寒战、高热、腹痛等症状下产生,可能腹腔内脓肿。

● 腹块部位反映了起源于该处的脏器。

● 腹块性状　主要要弄清形状、大小、质地、表面感、移动性、压痛等。这对腹块的诊断与鉴别诊断有很大帮助。

(1) 如腹块在右上腹,呈梨形,表面平滑,质较软,可有压痛,常为胆囊。

(2) 如腹块在左或右侧腹(腰部),表面平滑,质较硬有弹性,下缘呈半圆形,无压痛,推之可能有移动,常为肾脏。

(3) 腹块在右上腹,下缘清楚,上缘藏于肋弓下而不清楚,随呼吸上下移动,常为肝脏肿大;腹块左上腹,下缘清楚,上缘藏于肋弓下,随呼吸上下移动,常为脾脏肿大。

(4) 腹块外形及边缘不规则,表面呈结节状凹凸不平,质地坚硬,边缘不很清楚,推之不能移动,提示腹腔内恶性肿瘤。

(5) 腹块表面平滑、质地软、有囊样感，常无压痛，可能为胆总管、胰腺、肠系膜、网膜及卵巢等囊肿，或肾盂、胆囊积水，或有包虫病等。

(6) 腹块形状似香肠、质较软、有移动性、有压痛，常见于蛔虫性肠梗阻、肠套迭。

(7) 腹块在下腹部上缘清楚，而下缘不清楚，藏于盆腔，不随呼吸移动，常为卵巢或子宫的肿瘤。

(8) 腹块在腰部，表面平滑、质软，有囊样感，随着大量排尿后迅速变小，但随着尿量减少而又增大，常为巨大肾积水。

(9) 腹块在腹部人体的正中线部位，有跳动(搏动)与心跳一致，常见于腹主动脉瘤、腹主动脉粥样硬化等。

(10) 腹块有明显压痛，形成过程中有寒战、发热、腹痛等症状，常为阑尾周围脓肿、肝脓肿、胆囊炎等炎症肿块。

【疾病分类】

I　右上腹部腹块

- 肝肿大
- 胆囊肿大

(1) 急性胆囊炎

(2) 胆囊积血：急性胆管出血，血液流入胆囊，引起胆囊短暂的肿大。

(3) 胆囊积水

(4) 郁胆性胆囊肿大：可见于胰腺癌、壶腹癌压迫梗阻。

(5) 原发性胆囊癌

- 肝曲部结肠癌(参阅脾曲部结肠癌)

II　上腹中部(剑突下方，俗称心窝)腹块

- 胃部腹块

(1) 溃疡病：并发幽门狭窄，溃疡并发慢性穿孔与周围组织粘连。

(2) 胃癌

(3) 胃黏膜脱垂症

- 肝左叶腹块

(1) 左叶肝癌

(2) 左叶阿米巴脓肿

(3) 左叶肝囊肿：表面平滑、质较软，有囊样感，一般无压痛，不伴有发热、寒战。

- 胰腺腹块

(1) 胰腺癌

(2) 胰腺囊肿

(3) 急性胰腺炎

- 小肠腹块

(1) 小肠癌

(2) 小肠恶性淋巴瘤

- 肠系膜、大网膜腹块

(1) 肠系膜淋巴结结核

(2) 肠系膜囊肿：较少见，多为淋巴管囊肿、表面平滑、质软、有囊样感，可移动。

(3) 大网膜囊肿：也属少见，有疼痛、下坠感、贫血、消瘦、腹泻、有囊样感。

- 腹主动脉瘤

III　左上腹部腹块

- 脾肿大
- 游走脾　脾脏离开原来的位置，游动于腹腔其他部位。
- 胰腺肿瘤、囊肿
- 脾曲结肠癌　癌肿发生于横结肠与降结肠交界区附近、脾下折曲转弯处，癌肿组织增生并向周围组织浸润，形成坚实的肿块，表面凹凸不平。

IV　左、右侧腹部(腰腹部)腹块

- 肾下垂
- 游走肾
- 巨大肾积水
- 肾癌
- 肾盂癌
- 肾胚胎瘤　是婴幼儿常见的恶性肿瘤之一，腹块是最常见和最重要的表现，腹块进行性增大，表面光滑。
- 嗜铬细胞瘤
- 肾上腺囊肿　少见，腰腹部摸到肿块，有点痛，无典型性症状。

V　右下腹部腹块

- 阑尾周围脓肿
- 回盲部结核　在盲肠及升结肠下形成肿块，病程缓慢，早期症状不明显，腹块中等硬度，表面不平，不能移动或有轻度移动感。

- 盲肠癌
- 右侧卵巢囊肿

VI 下腹中部(小腹部)腹块

- 膀胱肿瘤(膀胱上皮细胞性癌)
- 子宫肌瘤
- 子宫肉瘤
- 子宫体癌(子宫内膜癌)

VII 左下腹部腹块

- 直肠癌、乙状结肠癌
- 直肠、乙状结肠血吸虫性肉芽肿
- 左侧卵巢囊肿

VIII 全腹部与不定位腹块

- 结核性腹膜炎
- 腹部包虫囊肿
- 肠套迭
- 蛔虫性肠梗阻
- 腹膜转移癌　多起源于胃、肝、胰、结肠、直肠等癌以及卵巢癌。
- 肠扭转　肠扭转临床表现为急性肠梗阻,剧烈腹痛,呕吐与腹胀。

35 肝脏肿大

【你需了解】

- 什么叫肝肿大　简单地说,肝脏较正常增大,就称肝肿大。
- 如何确定肝肿大　传统的肝脏触诊和叩诊是检查肝肿大的重要方法,目前B超能更精确地确定肝的大小、厚度及边缘情况、有无异常波形等。正常成人肝上下之间距离(上下径)约12cm,也有学者提出为10～12cm,超越12cm者为肝肿大。肝脏上界一般在右锁骨中线(在锁骨的中点,相当于男性乳头处,垂直向下,人为地定一垂线称锁骨中线)第五肋间,下缘肋弓下不能摸到,在剑突下(俗称心窝),正常可以摸到,边缘平整较锐,质地柔软,无压痛,但不超过1.5cm。如果肝脏在肋弓下,能摸到1cm或剑突下超过1.5cm,便可认为是肝肿大。巨大的肝肿大可达到脐部,不能推动。
- 体型、呼吸与肝脏关系　体型与肝脏位置有很大关系,如体型瘦长,肝脏常可在剑下乃至肋下被触及。肝脏随呼吸而移动,吸气时横膈向下,将肝脏也推向下方,呼气时横膈抬高,肝脏也随之抬高。
- 肝肿大常伴肝痛　因为肝肿大时,将逐步形成脏表面的一层包膜绷紧或牵扯而产生疼痛。
- 肝脏肿大与肝功能　肝脏相当于人体的最大的“化学工厂”,它担负消化、吸收、合成、分解、解毒等重要的功能。引起肝肿大的病因,常损害到肝脏的功能,而表现出肝功能不良,进而出现许多临床症状和实验室的肝功能检验不正常。

【你需注意】

- 触摸时要注意　肝肿大的大小、边缘、表面、质地、压痛等。

(1) 大小:肝肿很大,如急性血吸虫病,肝下缘可达脐部,压痛明显;急性、慢性肝炎大多为轻度或中度肝肿大。

(2) 边缘:正常边缘是较锐、平滑、质软,如果变得不平滑、有高低、有结节、有切迹或某一部突出,多为不正常。

(3) 表面:肝表面是平滑的,如果表面不平滑有结节,或有局部的突起为不正常,应就医检查。

(4) 质地:正常肝触摸时质地柔软,如果质地变硬,表面结节状,应考虑肝硬化或肝癌。

(5) 压痛:肝肿大常伴有压痛,压痛明显的,多为急性感染引起的肝肿大。

- 影像学及检验肝功能　肝肿大的B型超声检查、CT、核磁共振是必要的,对诊断提供很多重要依据;抽血检验肝功能,帮助了解肝功能受损害的情况,有利于诊断和治疗。但应注意,肝功能检验正常,不等于肝细胞没有受到损害,因为正常情况下,肝细胞并不全部都参与工作,仅是一部分参与工作,另一部分在“休息”状态,所以肝脏有明显的代偿功能,即使肝细胞一部分受损,肝功能仍可表现为正常。

【疾病分类】

I 感染性肝肿大

- 细菌感染

(1) 急性梗阻性化脓性胆管炎
(2) 慢性胆囊胆管炎
(3) 细菌性肝脓肿
(4) 布鲁菌肝病
(5) 肝结核
(6) 肝梅毒
(7) 伤寒
(8) 钩端螺旋体病

● 病毒感染

(1) 黄疸型传染性肝炎
(2) 重症黄疸型传染性肝炎:
○暴发型传染性肝炎
○亚急性传染性肝炎
(3) 慢性黄疸型传染性肝炎
(4) 急性无黄疸型病毒性肝炎
(5) 迁延性无黄疸型病毒性肝炎
(6) 慢性无黄疸型病毒性肝炎
(7) 传染性单核细胞增多症

● 寄生虫感染

(1) 阿米巴肝病(阿米巴肝炎、阿米巴肝脓肿)
(2) 血吸虫病
(3) 疟疾
(4) 黑热病
(5) 华支睾吸虫病
(6) 肝包虫病
(7) 肺吸虫病

II 非感染性肝肿大

● 肝硬化

(1) 门脉性肝硬化
(2) 坏死后性肝硬化
(3) 原发性胆汁性肝硬化
(4) 心源性肝硬化

● 郁血性肝肿大

(1) 慢性充血性心力衰竭
(2) 心包炎(慢性缩窄性心包炎)

● 胆汁郁滞性肝肿大(肝内或肝外阻塞、肝内阻塞性黄疸)

● 代谢障碍性肝肿大

(1) 脂肪肝
(2) 肝淀粉样变性:少见,分原发性与继发性,肝质硬、无压痛、表面平滑、边缘钝,同时伴有身体其他部位的慢性化脓性感染。
(3) 肝豆状核变性(Wilson 病)

● 中毒性肝肿大

(1) 酒精性肝硬化
(2) 药物毒性反应:
○氯丙嗪
○甲基睾丸酮
○硫氧嘧啶
○对氨水杨酸
○呋喃旦啶等

● 肝肿瘤与肝囊肿

(1) 肝癌
(2) 肝海绵状血管瘤
(3) 先天性多囊肝
(4) 肝囊肿

● 结缔组织病

(1) 播散性红斑狼疮
(2) 结节性多动脉炎

● 血液病

(1) 白血病
(2) 霍奇金病
(3) 多发性骨髓瘤
(4) 恶性组织细胞病

---

36 脾脏肿大

【你需了解】

● 什么叫脾肿大　简单地说,脾脏比正常增大便称脾肿大。

● 如何确定脾肿大　仰卧或侧卧位能摸到脾脏的边缘,可认为脾肿大。B 超、CT 对脾肿大能精确地确定。同时又能了解到脾肿大的形状、性质等,对诊断提供可靠的根据。

● 正常脾脏表面是光滑的,质地柔软的,无压痛。

● 脾脏是属网状肉皮系统　当人体受到细菌、病毒、真菌以及寄生虫感染时,脾脏立即发生免疫反应,产生大量单核巨噬细胞和淋巴细胞,同时脾内血管充血,血流量增加,这样就便于吞噬病菌和有害物质以及滤过毒性物质,因此脾脏便肿大;脾脏淤血也能导致脾肿大,如肝硬化门静脉高压引起脾淤血,可使脾脏肿得很大,达正常的2～3倍;白血病及恶性淋巴瘤,在脾脏中有大量的细胞浸润、增生并纤维化,引起脾肿大可达脐部。

● 脾为实质性器官,位左侧膈下,左上腹部。上面紧贴膈,叫膈面。正常情况下,藏于左季肋内,在左肋缘下摸不到,如果摸到,可认为是脾肿大(图1-0-2)。

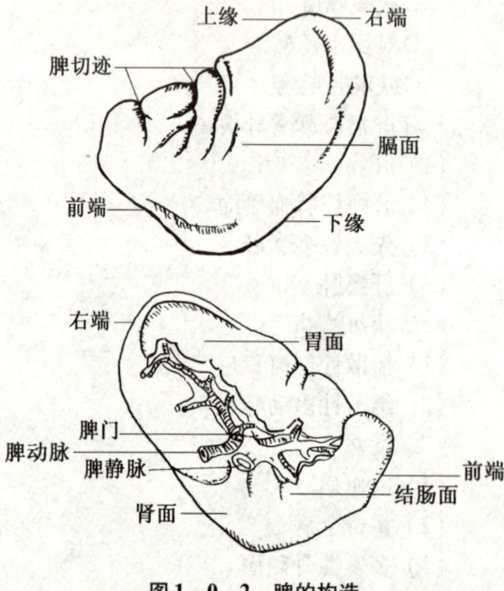

图1-0-2　脾的构造

● 脾的主要功能　① 造血功能:胚胎时期,脾能产生各种血细胞,降生后一般脾仅能产生淋巴细胞。② 破血功能:脾是人体内的主要破血器官,衰老的血细胞尤其是红细胞经过脾时,便被脾中的巨噬细胞吞噬而破坏。③ 储存铁质:红细胞被破坏后,释放的铁质,被储存在脾中,以备人体再制造红细胞用。④ 产生抗体有免疫机能:脾和淋巴结一样,都为淋巴组织,故也产生抗体有免疫机能。⑤ 贮存血细胞:脾的体积有一定的弹性,能容纳相当量血液,反之,当身体需要血液时(尤其在失血时)脾收缩将贮存的血液挤出,以补血循环中的血量。⑥ 清除血中异物:进入血液中的异物,如细菌和碳粉等,可被脾的吞噬细胞所吞噬,脾就像血液的滤过器。

● 脾有以上功能,但摘除后,并不影响人的生命,其功能由肝及其他器官代替。

【你需注意】

● 预防外伤　脾肿大明显者,其包膜被绷得很紧,不小心受到外力的冲击,很容易引起脾破裂,因此脾肿大应注意不要受伤。

● 注意并发的症状　如有无急慢性感染、有无出血倾向、有无贫血、有肝及淋巴结肿大等?了解这些将对诊断和治疗有帮助。

【疾病分类】

I　感染性脾肿大

● 急性感染

(1) 病毒感染:

○病毒性肝炎

○传染性单核细胞增多症

○风疹

(2) 立克次体感染:

○斑疹伤寒

○恙虫病

(3) 细菌性感染:

○伤寒、副伤寒

○急性粟粒型结核

○败血症

(4) 螺旋体感染:

○钩端螺旋体病

○回归热

(5) 寄生虫感染:

○疟疾

○急性血吸虫病

● 慢性感染

(1) 慢性病毒性肝炎

(2) 慢性疟疾

(3) 慢性血吸虫病

(4) 黑热病

(5) 梅毒

II　非感染脾肿大

● 郁血性脾肿大

(1) 肝硬化

(2) 慢性充血性心力衰竭

(3) 门静脉血栓形成

(4) 班替(Banti)综合征

(5) 慢性缩窄性心包炎

● 血液病性脾肿大

(1) 白血病:

○急性粒细胞白血病

○慢性粒细胞白血病

○急性淋巴细胞白血病

○慢性淋巴细胞白血病

(2) 亚性淋巴瘤(霍奇金病)

(3) 亚性组织细胞病

(4) 特发性血小板减少性紫癜

(5) 溶血性贫血

(6) 骨髓纤维化

● 网状肉皮细胞增多症

(1) 勒-雪(Letterer-Siwe)病:少见,主要为婴儿,病因未明,发热、皮疹、肝脾淋巴结肿大、贫血、出血倾向等。

(2) 高雪(Gaucher)病:少见,原因不明,有家属性,同辈中有两个或几个成员患病,一类为慢性型即幼儿型,发病隐袭,肝脾肿大赭褐色斑块状色素沉着;另一类为急性型即婴儿型,起病于1岁内,家族性更明显,肝脾肿大,意识障碍、角弓反张。四肢强直、斜视、吞咽困难等。

(3) 黄脂瘤病(韩-薛-柯综合征,Hand-Schtiller-chustian):多发于5岁以下儿童,有颅骨损害、尿崩症和眼球突出三联征。

(4) 尼曼-匹克(Niemann-Pick)病:类脂质代谢障碍疾病,仅见于女婴,肝脾淋巴结肿大、皮疹及浸润性黄瘤、胃肠道出血。

● 结缔组织疾病

(1) 播散性红斑狼疮

(2) 类风湿性关节炎

● 脾肿瘤、脾囊肿

(1) 脾恶性肿瘤:原发性或继发性恶性肿瘤均罕见,脾肿大,表面不平滑,质硬并逐渐增大。

(2) 脾囊肿:罕见,左上腹触及囊样肿物,表面平滑、质地柔软,有波动感,无移动性。

37 淋巴结肿大

【你需了解】

● 淋巴结是什么　淋巴结属网状内皮系统,分布于全身,每一个组群的淋巴结分别收集一定区域的淋巴液。正常情况下,淋巴结很小,质地柔软光滑,即使浅表在皮下的淋巴结也不易触及。

● 如何确定淋巴结肿大　可以通过观察(视诊)与触摸(触诊),浅表的淋巴结如果被触摸到,即可认为是肿大,肿大明显的可以使该部位的皮肤隆起而可看见。

● 淋巴结的分布　人体深部如胸腔内、腹部内的淋巴结体表是无法摸到的。只有浅表的淋巴结肿大才能被触摸到,如枕部、耳部、耳前、颈部、颌下、锁骨上、腋窝、胸廓、两侧和腹股沟等,这些淋巴结肿大都代表着一定部位的病变。比如:① 颈部(下巴处)、颌下淋巴结肿大:常见于扁桃体炎、鼻炎、牙龈炎、牙髓炎、(牙痛)等;② 腋下淋巴结肿大:常表示乳腺、胸壁及上肢有炎症;③ 左锁骨上淋巴结肿大:坚硬不平,常提示胃癌转移,因为该淋巴结多数收集食管及胃的淋巴液;④ 右锁骨上淋巴结肿大,常发生于气管、肺、胸膜等病变;⑤ 腹股沟淋巴结肿大,常表示下肢及会阴部等的炎症。

● 全身性淋巴结肿大　常见于全身性感染、白血病、霍奇金病、结缔组织病、过敏疾病等。

● 急性与慢性淋巴结肿大　① 急性淋巴结肿大:多数是感染炎症所引起,局部红肿痛热,炎症消退后,淋巴结会缩小;② 慢性淋巴结肿大,多数慢性感染(结核、梅毒、黑热病、丝虫病等)结缔组织疾病等。慢性淋巴结肿大:肿大不易缩小,可能发展为多个,并相互粘连或与周围组织粘连成一块,有的甚至坏死,向外穿破,成一窦管与皮肤外沟通,如流出像豆腐渣样的东西,常为结核病。在颈部俗称"疬子颈",流出来的脓液常为慢性化脓性炎症。

【你需注意】

● 检查淋巴结肿大应注意

(1) 部位:肿大的淋巴结在什么位置,是一个局限性的,还是普遍性(广泛性)。

○普遍性淋巴结肿大:是指有两组以上

多处淋巴结肿大。可见于某些全身性感染性疾病、白血病、霍奇金病、过敏性疾病、免疫缺陷性感染疾病等。

○局限性淋巴结肿大:多由局部性感染引起,也常见于恶性淋巴癌、恶性肿瘤的转移等。

(2) 质地:早期恶性淋巴瘤质地较软,而后逐渐增大,硬度也增加,但有弹性;若坚硬如石,多为癌肿转移。

(3) 压痛:正常情况下,体表淋巴结可被触摸到,但无压痛。如果淋巴结有压痛和(或)自发痛,通常为炎症,常提示附近器官或组织有炎症。转移性痛或恶性淋巴瘤肿大过快时,亦可有自发痛和压痛,一般情况下是没有自发痛和压痛,应予警惕。

(4) 粘连:肿大的淋巴结相互粘连,或与周围组织粘连,常见于结核性淋巴结炎、恶性淋巴瘤晚期、转移性癌等。

(5) 破溃:化脓性淋巴结炎、结核性淋巴结炎、性病性腹股沟淋巴结炎、放线菌病,可引起肿大的淋巴结破溃,形成瘘管。

- 应警惕的淋巴结肿大

(1) 局部淋巴结肿大(如颈部、锁骨、腋窝、腹股沟等)、质地坚硬、表面不光滑,无自发痛、无压痛,应警惕转移性癌。

(2) 广泛性(两组以上)淋巴结肿大,应警惕白血病、霍奇金病、免疫缺损性疾病等严重疾病。

【疾病分类】

I 急性淋巴结肿大

- 病毒性感染

(1) 麻疹

(2) 风疹

(3) 传染性单粒细胞增多症

(4) 猫抓伤

(5) 病毒性肝炎

(6) 性病性淋巴肉芽肿

- 立克次体感染

恙虫病

- 细菌性感染

(1) 波状热

(2) 腺鼠疫

(3) 腺型土拉伦斯菌病

(4) 软性下疳

- 螺旋体感染

(1) 钩端螺旋体病

(2) 鼠咬热

- 过敏反应性或变态反应性疾病

(1) 毒蛇咬伤

(2) 药热:药热的淋巴肿大颇常见,但是非主要体征。

II 慢性淋巴结肿大

- 慢性感染性淋巴肿大

(1) 慢性非特殊性淋巴结炎:常因邻近器官或组织慢性感染引起。

(2) 淋巴结核

(3) 丝虫病

(4) 黑热病

(5) 梅毒

- 结缔组织疾病

(1) 播散性红斑狼疮

(2) 类风湿关节炎

- 肿瘤性淋巴结肿大

(1) 恶性淋巴瘤:

○淋巴肉瘤

○组织细胞肉瘤

○霍奇金病

(2) 白血病

(3) 局部淋巴结恶性肿瘤转移

疾病防治篇

第一章　心血管系统疾病

● 循环系统：心脏和血管组成循环系统。血液在心脏和血管中顺着一定的方向流动称为血液循环。故称循环系统，又名心血管系统。

● 心脏：是循环系统的中心，是血液流动的动力装置，它的作用原理就像一个“泵”。

● 心脏位置：在胸正中偏左，大小似自己拳头大。

● 心房与心室：心脏是个中空的脏器，分左心房、左心室、右心房、右心室四个腔。外面有心包膜，内面衬心内膜，外内之间是心肌。心包有内外两层，内层紧贴心脏，两层之间的间隙叫心包腔。心包腔内有少量液体。如果因某种原因液体增多，称心包积液；若量很大，可以压缩心脏，使心脏排血功能受影响。

● 心脏收缩与舒张：心脏收缩把血液从左心室挤入主动脉再分达全身，同时把右心室的血液挤入肺动脉到肺进行氧气的交换。

心脏舒张使右心房的血液（来自上、下腔静脉的血）流入右心室，左心房的血液（来自肺的新鲜血液）进入左心室。如此周而复始，形成血液循环。我们在左胸第四、五肋间所见的心尖搏动，即是心脏收缩时心尖向前撞击胸壁所致。

● 主动脉：是全身最大的动脉，心脏收缩时，左心室经过氧气交换的“新鲜血液”被挤入主动脉，并由主动脉输入全身的动脉，直至毛细管，供给全身氧及营养，简单说是出自心脏的“新鲜血液”。

● 上下腔静脉：上半身的静脉血（含有二氧化碳和组织代谢的“废物”），都汇入上腔静脉；下半身的静脉血都汇入下腔静脉。两者都流入右心房。简单说是入心脏的组织已利用过的血。

● 肺动脉：上、下腔静脉收回全身组织利用过的血液到右心房→右心室→肺动脉→肺，进行气体交换，排出二氧化碳，吸入氧气，成为“新鲜血液”（动脉血）。简单说是把组织利用过的血从心送至肺。

● 肺静脉：以上的气体交换过的“新鲜血液”，从肺→肺静脉→左心房→左心室→主动脉。简单说是把“新鲜血液”从肺送入心。

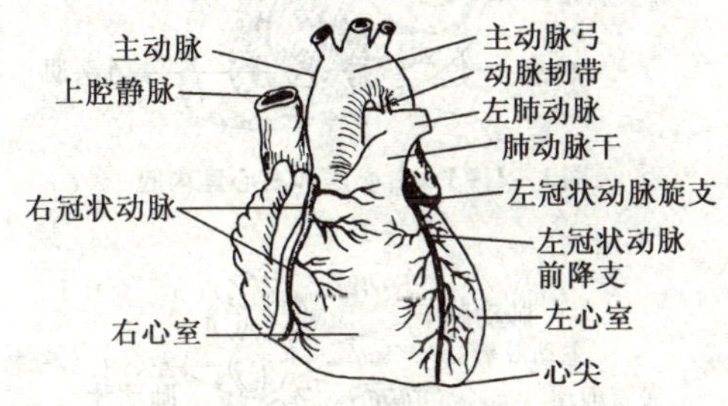

图1－1－1　心脏（前面观）

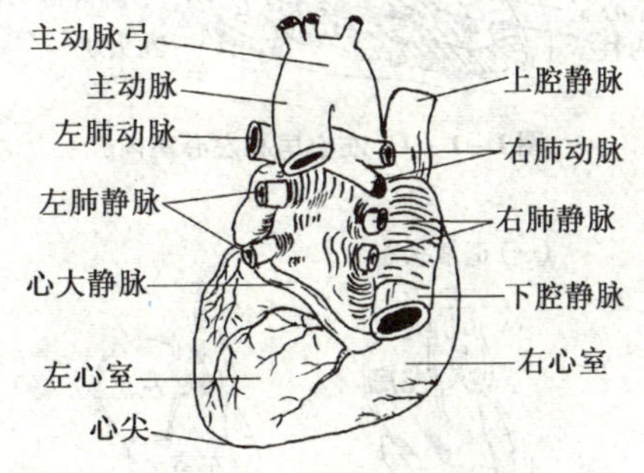

图1－1－2　心脏（后面观）

● 心瓣膜：血液在心脏内沿着一定的方向流动，心脏就能起到“泵”的作用，主要依靠瓣膜。瓣膜向着一个方向开启，防止血液返流。左心房与左心室之间有二尖瓣，血液只能从左心房流到左心室；右心房与右心室之间是三尖瓣，使血流只能从右心房流到右心室。主动脉与左心室间有主动脉瓣（三块瓣膜），使血液只能流向主动脉；肺动脉与右心室间有肺动脉瓣，使血流只能流向肺动脉。如果血液返流，即是“瓣膜关闭不全”。

● 腱索、乳头肌：瓣膜使血液向一个方向流动的作用，主要是瓣膜似降落伞一样，有许多腱索，腱索又集中于乳头肌，拉着瓣的边缘，使瓣能打开，又不会返折过去，所以血液只会顺着一个方向流动。

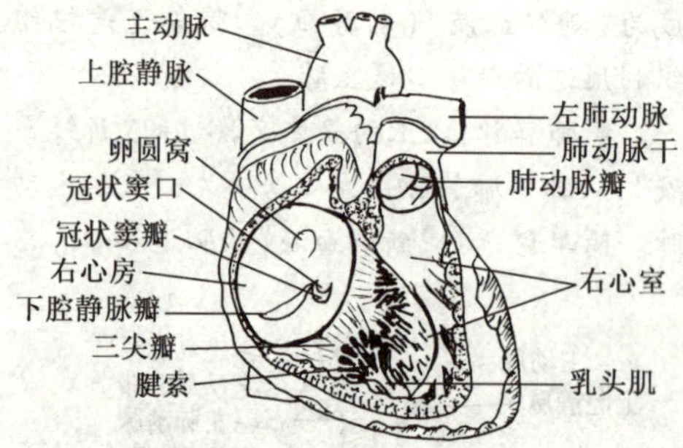

图1-1-3　右心房和右心室内腔

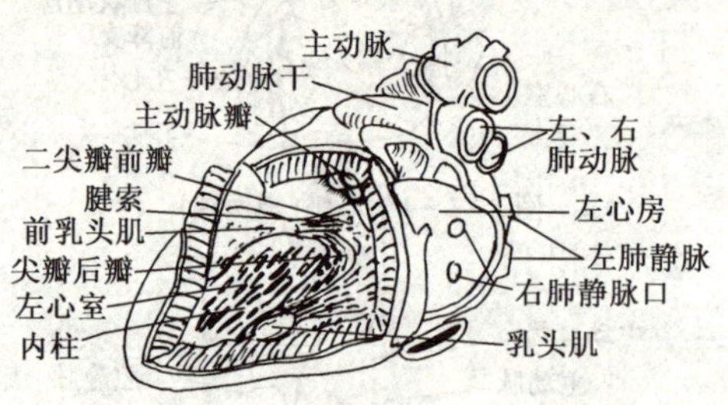

图1-1-4　左心房和左心室内腔

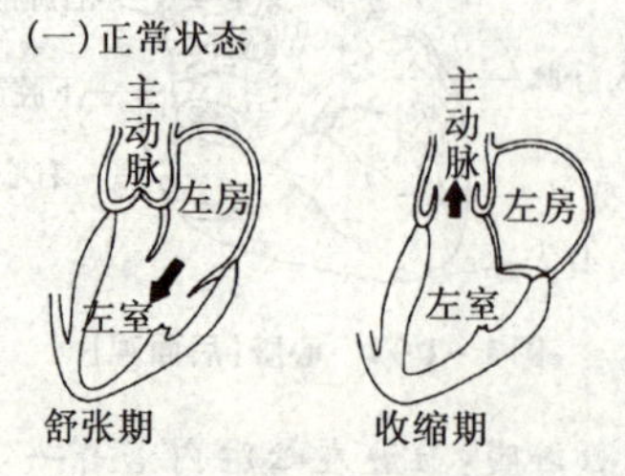

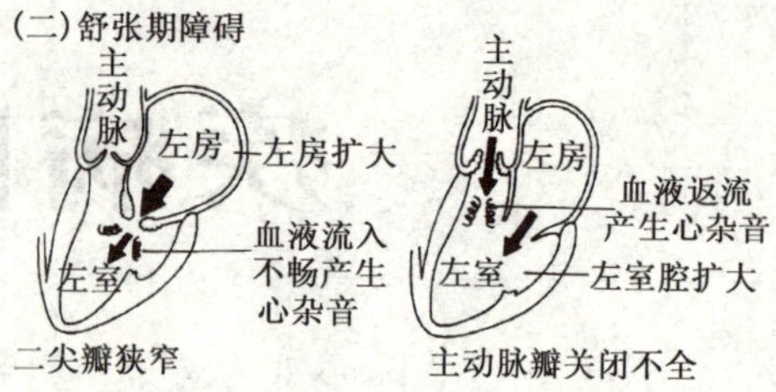

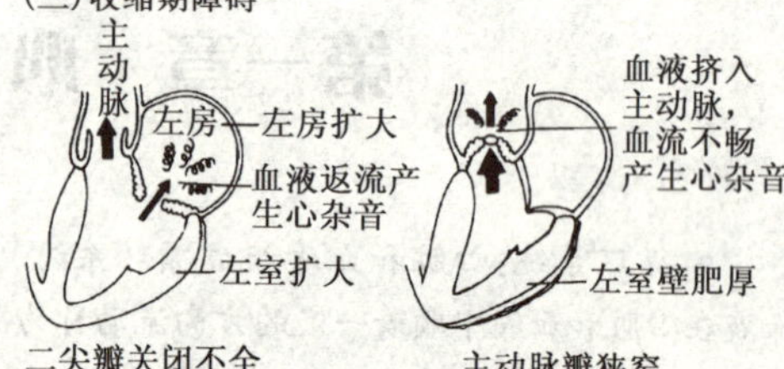

图1-1-5　心瓣膜病变

● 人体血液循环：分体循环（大循环）和肺循环（小循环）。

● 体循环（大循环）：由肺来的经过氧气交换的血，从左心室→主动脉→全身的小动脉→毛细血管（放出氧气，吸收二氧化碳及其他废物）→静脉→心脏，完成了动脉血由心脏→身体→心脏的循环，成了静脉血，然后再到肺。

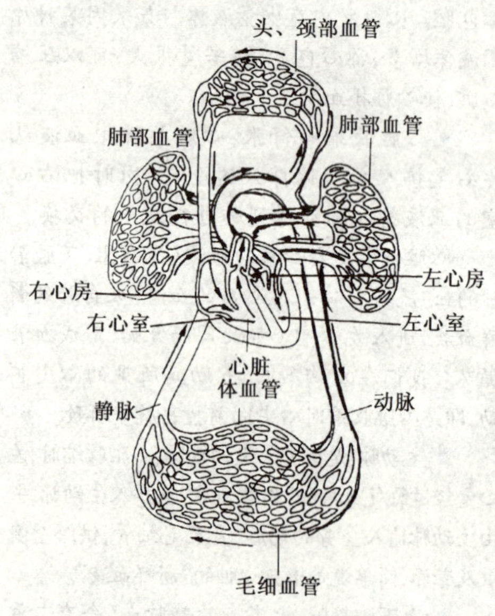

图1-1-6　血液循环示意图

● 肺循环（小循环）：全身静脉血→右心房→右心室→肺动脉→肺（放出二氧化碳，吸收新鲜氧气)→肺静脉→左心房→左心室,完成了静脉血由心脏→肺→心脏的循环,成为动脉血。

● 冠状动脉:是供给心脏血液,营养心脏的血管,因为它的主干围绕心脏近一圈,好像心脏戴的帽子一样,故称"冠状动脉",实际是心脏动脉。它分两支:右面一支称右冠状动脉;左面为左冠状动脉,它又分两支,一支为回旋支,一支为前降支。它们又分若干分支,分布全心脏以营养心脏。以上血管硬化,就称冠状动脉硬化。

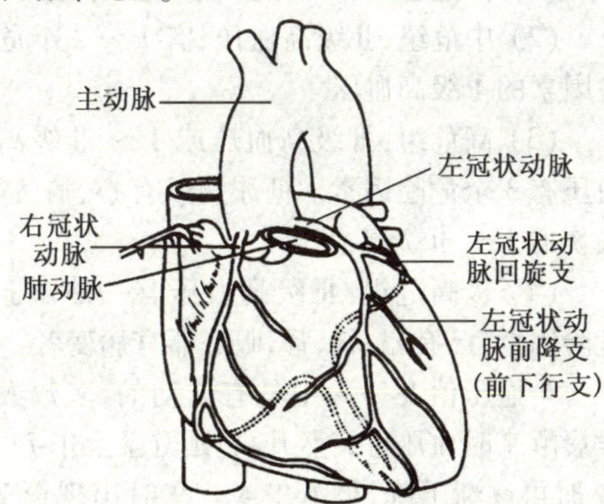

图1-1-7 冠状动脉分支和分布图

● 正常冠状动脉:可分为外膜、中膜和内膜三层。内膜光滑,血流通畅。见图1-1-8(1)。

● 斑块形成:由于代谢异常,胆固醇沉积于血管内膜下形成斑块,称粥样硬化,使血管内腔变狭窄,血流量减少,心肌供血不足。见图1-1-8(2)。

● 斑块钙化:进一步发展,胆固醇沉积加多,粥样斑块更大,突出于血管内腔更多,且部分钙化,血管壁硬化,血管腔更狭窄,血流量更小,如图1-1-8(3)。故称冠状动脉粥样硬化性心脏病(冠心病)。

● 心肌梗死:如果血栓形成,把狭窄的血管腔阻塞,血液不能通过,那么这支血管供血部位的心肌即会缺血而坏死,称为心肌梗死,引起严重后果。见图1-1-8(4)。

● 心绞痛:如图1-1-8(2)(3),在人体活动或劳作时,心肌负荷增加,血液供应不足,便能产生心绞痛,表现为心前区压缩性病痛,有时可放射至颈部、肩部及背部。情绪激动、感冒、受凉、饱餐或劳累均可诱发心绞痛。

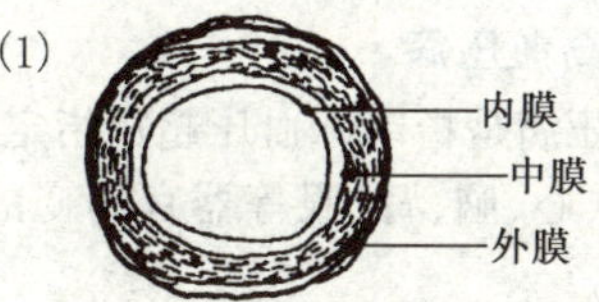

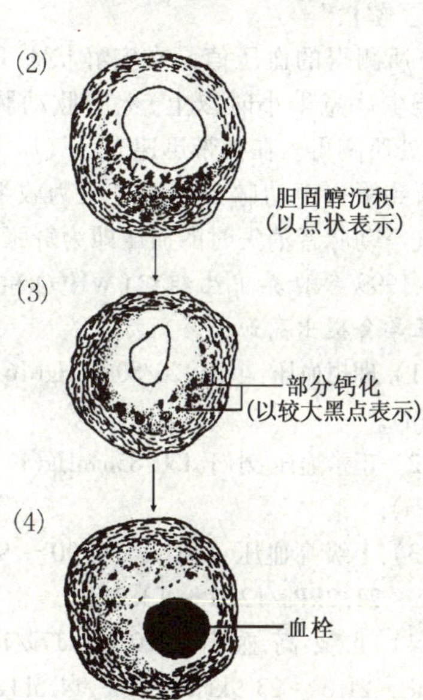

图1-1-8 冠状动脉粥样硬化断面图

(1) 正常冠状动脉,(2)～(4)不同程度的冠状动脉粥样硬化。

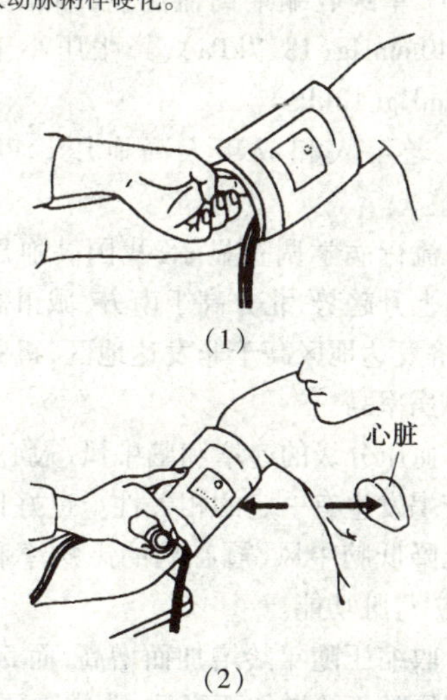

图1-1-9 血压的测量法

(1)将血压袖带气袋的中部对着肘窝袖带下缘距离肘窝2～3cm,平整地将袖带束于上臂,松紧适当,以能放入一指为宜。(2)注意袖带气袋中心部与心脏位置同度。

1 高血压病

高血压病是指动脉血压超过指定限度，引起血管、心、脑、肾、眼等器官病变的一种疾病。

【你需了解】

● 所测得的血压值是在安静状态下(活动后至少休息半小时以上)上肢肱动脉(肘弯处)处所测得。在袖带迅速充足气后，缓慢放气听到第一声动脉音时的血压为收缩压，当放气至动脉音消失时的血压即为舒张压。

● 1999年世界卫生组织(WHO)和国际高血压学会提出高血压诊断标准

(1) 理想血压：小于120/80mmHg(16.0kPa/10.7kPa)。

(2) 正常血压：小于130/85mmHg(17.3kPa/11.3kPa)。

(3) Ⅰ级高血压：140～159/90～99mmHg(18.7～21.2kPa/12.0～13.2kPa)。

(4) Ⅱ级高血压：160～179/100～109mmHg(21.3～23.9kPa/13.3～14.5kPa)。

(5) Ⅲ级高血压：180/110mmHg(24kPa/14.6kPa)。

(6) 单纯收缩期高血压：收缩压大于或等于140mmHg(18.7kPa)，舒张压小于或等于90mmHg(12kPa)。

● 老年人和成年人高血压诊断标准一致。

● 流行病学调查显示，我国高血压的患病率呈上升趋势，北方高于南方，城市高于农村，经济发达地区高于非发达地区，机关企业人员患病率高。

● 血压分级的递增和脑中风、冠心病、肾功能衰竭发生有一定的相关性。良好地控制血压能降低脑中风、冠心病的患病率和病死率，保护肾脏功能。

● 收缩压随年龄增加而增高，而50岁以后舒张压随年龄增加而降低，造成脉压差(收缩压－舒张压)增大，它代表大动脉弹性降低、僵硬度增高，即有动脉硬化。

● 老年人血压水平特别是舒张压越高，20年以后认知功能越差，即发生老年性痴呆的可能性越多。

● 下列因素对高血压患者危险性更大

(1) 吸烟。

(2) 高血脂。

(3) 糖尿病。

(4) 60岁以上男性，绝经期后妇女。

(5) 家族中有早发心血管病患者。

● 根据血压分级，危险因素，是否有心、脑、肾、眼底病变，高血压可分4组

(1) 低危组：Ⅰ级高血压，无危险因素。

(2) 中危组：Ⅱ级高血压；有1～2个危险因素的Ⅰ级高血压。

(3) 高危组：Ⅲ级高血压或Ⅰ～Ⅱ级高血压有3个危险因素。糖尿病或有心、脑、肾损伤的Ⅰ～Ⅱ级高血压。

(4) 极高危组：Ⅲ级高血压有一种以上危险因素，已有心、脑、肾、眼底器官病变者。

● 血压值在一天中是有波动的，多数人早晨醒来时血压可突然升高，延升至上午7～11时再逐渐下降，至下午4～9时出现第2次高峰，在夜间零时至4时出现低谷，至第2天清晨又逐渐出现高峰。目前已可用24小时动态高血压计跟踪测定，这样更便于高血压患者选择良好的时间用药。

【症状表现】

● 半数人可无症状，仅在体检中发现有高血压。

● 本病进展缓慢者仅在精神紧张、劳累后出现高血压，早期可出现头痛、头晕、注意力不集中、记忆力下降等，休息后血压可正常。

● 晚期高血压患者可出现心肾功能不全、脑中风的相应症状。

● 高血压病进展迅速者，血压可明显升高，舒张压可高达130～140mmHg(17.3～18.7kPa)，常有高血压脑病，心、肾功能衰竭要及早就医，近年来通过高血压病防治，本型已少见。

【处理】

● 高血压病的非药物治疗

(1) 限制食盐摄入量：每日5～6g，多进

食高钾的食物如水果，使降压药物更有效。

(2) 控制体重：体重指数大于或等于25%为超重[体重指数＝体重(kg)/身高^2(m^2)]。

(3) 适量运动：如打太极拳，避免参加竞争性体育活动。

(4) 限制饮酒。

(5) 戒烟。

(6) 合理饮食结构：碳水化合物应占总热量50%～60%，多食蔬菜、水果、豆制品，动物脂肪类尽量少食。

● 高血压病的药物治疗　根据高血压分级可以选择下列不同类型的药物——利尿药，β-阻滞剂、钙通道阻滞剂、血管紧张Ⅱ阻滞剂和血管紧张素Ⅱ受体阻滞剂等。根据血压情况单用或联合用药。

【你需就医】

● 对中危、高危、极高危高血压患者应进行长期高血压药物的跟踪治疗。

● 突然出现头痛、恶心、呕吐、视物不清、心慌、气喘、胸闷，有可能出现高血压脑病、高血压心脏病、急性心力衰竭。

● 年轻人发生Ⅲ级高血压，或血压波动很大，出现阵发性面红、心慌、出冷汗、濒死感，要注意嗜铬细胞瘤。

● 高血压病经正规治疗，效果不佳，并出现乏力、手颤等，要注意有无甲状腺功能亢进、原发性醛固硝增多症等。

● 妊娠期舒张压持续大于或等于110mmHg(14.6kPa)，有蛋白尿、浮肿者要积极治疗高血压。妊娠Ⅰ级高血压者不必常规用药。

【你需注意】

● 精神乐观，心胸开阔，并注意劳逸结合，参加各项文体活动。

● 不吸烟，少吃盐，避免发胖。

● 有家族史者，应定期随访观察。

● 开展社区群防活动，早期发现无症状高血压者，并予早治疗。

【特别提示】

● 不能依据本人感觉不适而选择用药，有的患者血压很高但可无症状，有的患者血压下降就自行撤药，造成血压波动，对心脑肾功能极为不利。

● 血压控制不满意时，要注意是否漏服药或减量过快，进盐量过多、过度劳累、情绪激动等。

● 一天口服一次的长效降压药物应在早晨服下，一日2次的上午8时前和下午4时服药，一般高血压患者在晚上8时以后不应再服降压药物。

● 有些患者在精神紧张、工作劳累后血压可增高，休息后血压恢复正常，提示可能有早期高血压，这类患者应定期检查血压。

● 要熟悉你所服药物的作用、不良反应，避免不适当的增量，因在增加药效的同时，不良反应也在增加。

2 冠状动脉粥样硬化性心脏病(冠心病)

冠状动脉粥样硬化性心脏病是指冠状动脉粥样硬化导致心肌缺血缺氧而引起的心脏病，简称冠心病，也称缺血性心脏病。

【你需了解】

● 受累的冠状动脉内膜有脂质沉积，外观呈黄色粥样。沉积物使管腔逐渐变窄，血流受阻，血管壁弹性降低，质地变硬，形成粥样硬化。

● 冠心病的危险因素

(1) 年龄：40岁以上中老年人多见，49岁以后进展较快。

(2) 吸烟史：吸烟量越大，发生冠心病的危险越大，妇女被动吸烟者冠心病患病率也随被动吸烟量增加而增大。

(3) 血压：血压升高，血流冲击血管壁，使血管内膜受损，血脂易沉积。

(4) 血脂：总胆固醇、甘油三酯、低密度脂蛋白的升高是冠心病患病率和病死率的主要危险因素。

(5) 肥胖者往往同时伴有高血压和高血脂。

(6) 糖尿病：由于葡萄糖大量流失，机体分解脂肪提供能量，产生胆固醇和甘油三酯进入血流，造成高脂血症。

(7) 遗传因素：可能与家族性高脂血症倾向有关。

• 左右两支冠状动脉供应心脏营养和氧气，冠状动脉粥样斑块使管腔狭窄程度 < 50% 时，心肌传血不受影响，当狭窄为 50%～70% 时，心肌供血受到影响，心肌产生缺血。

• 各种因素如情绪激动、过度紧张等不良心理因素可导致冠状动脉痉挛，也可导致或加重心肌供血不足。

【症状表现】

• 无症状，仅有心电图心肌缺血改变。

• 心绞痛。

• 心肌梗死。

• 缺血性心脏病，有心脏增大，心律失常，心力衰竭。

【处理】

参见各专篇处理。

【你需就医】

• 一旦冠心病诊断确立，无论有无症状，患者均应经常去医院复诊检查，听从医生指导和治疗。

【你需注意】

• 患者已有冠状动脉硬化，但因病变轻，或有侧支循环建立，在平静时，心肌缺血症状不明显，但平静心电图或运动负荷时心电图已有缺血改变，此类患者可以突然转为心绞痛、心肌梗死，甚至猝死。

• 冠心病的一级预防——防止冠心病的发生

(1) 注意合理的膳食：饮食要清淡，多食新鲜蔬菜、瓜果、豆类及豆制品等。

(2) 不暴饮暴食，预防肥胖。

(3) 不吸烟，不饮烈性酒。

(4) 防治高血压、高血脂、糖尿病。

• 冠心病的二级预防　对已发生冠心病的患者，要防止发生严重的心血管事件，如心肌梗死、严重心律失常等，以降低病死率，改善生活质量。

(1) 不宜进食高胆固醇食物及动物脂肪食物等。

(2) 患者要懂得自救和求救。

(3) 避免摄食过量，防止发胖。

(4) ABC 法：A——口服小剂量阿司匹林(50～150mg/d)；B——应用β-阻滞剂(如美托洛尔等)；C——降低血胆固醇、低密度脂蛋白(如他汀类和贝特类等)。

【特别提示】

• 近年来冠心病有年轻化倾向。

• 仅凭临床诊断冠心病的准确率只有 50% 左右，冠状动脉造影是冠心病诊断的金标准。

3 心绞痛

心绞痛是指冠状动脉供血不足，引起心肌急剧、暂时的缺血、缺氧所引起的临床综合征。

【你需了解】

• 在正常情况下，身体剧烈活动时，冠状动脉扩张，血流可增加 6～7 倍。冠状动脉粥样硬化、冠状动脉发生痉挛(如吸烟过度等)时，冠状动脉扩张减弱，不能满足心肌供氧的要求，而引起心绞痛。

• 劳累、情绪激动(如愤怒、焦虑、过度兴奋等)、饮食过量、寒冷、吸烟、休克等均可诱发心绞痛。

• 心绞痛一般发生在体力劳动或激动的当时，而不是在劳累之后。

• 发作时患者往往要停止原来的活动，以缓解发作。如需增加身体活动，而缓解发作者，可能不是心绞痛。

• 心前区针刺样痛、烧灼样痛、跳痛，可能不是心绞痛。

• 含服硝酸甘油需 5 分钟以上才见效者，可能不是心绞痛。

• 心绞痛分稳定型和不稳定型

(1) 稳定型心绞痛：疼痛发作次数和每次诱发疼痛的诱因相同，每次疼痛程度相同。

(2) 不稳定型心绞痛：疼痛发作频率、程度、诱发因素均有变动，在轻体力活动、情绪激动即能引起发作，疼痛时间长，程度剧烈。

它包括：

○初发心绞痛——心绞痛第 1 次发作的 1 个月内。

○卧位型心绞痛——在休息时或熟睡时发生心绞痛，预后差。

○恶化劳累型心绞痛。

○梗死后心绞痛——急性心肌梗死后 1 个月内又发生心绞痛者。

○变异性心绞痛——由于冠状动脉痉挛所致，发作同卧位型。

● 稳定型和不稳定型心绞痛可相互转化。

● 如在发作时捕捉到相应心电图心肌缺血改变，可以确诊。仅凭症状诊断心绞痛，有 40% 为误诊。

● 选择性冠状动脉造影是确诊心绞痛的金标准。

【症状表现】

● 疼痛部位　胸骨上中部、心前区、手掌大小范围，常可放射到左肩、左臂内侧、无名指、小指，也有放射到颈咽、下颌、上腹部、后背部者。

● 一般每次发作部位固定不变。

● 疼痛性质一般为压迫、紧缩感。

● 当除去发作诱因后，疼痛一般持续 3～5 分钟，很少超过 15 分钟。

● 含服硝酸甘油在 1～3 分钟内见效。

【处理】

● 发作时立即休息和含服药物。

● 药物治疗

(1) 硝酸甘油制剂：二硝酸异山梨醇酯等。

(2) β－阻滞剂：可缓解心绞痛症状，延长患者寿命。如美托洛尔等。

(3) 钙通道阻滞剂：如地尔硫卓、维拉帕米、硝苯地平等。

【你需就医】

● 不稳定心绞痛极易恶化，发生心肌梗死，应立即就医。

● 心绞痛持续 30 分钟以上不能缓解者，立即就医。

● 确诊心绞痛患者，即使不发作，应定期去专科医生检查和医疗咨询，坚持服药，不能中断。

【你需注意】

● 预防动脉粥样硬化的发生与发展，包括合理膳食，生活要有规律，积极治疗高血压、高血脂，采取戒烟等措施。

● 养成良好的生活、卫生习惯，尤其是饮食卫生，戒除或纠正各种不良嗜好如烟、酒、肥腻食物等。生活起居规律、保持心情舒畅、避免愤怒、忧伤等情绪波动，保证充足睡眠，活动适度。

● 静息时心电图已有明显心肌缺血改变者，或已发生过心绞痛患者，宜适当减轻工作，或选用硝酸酯类药、β-阻滞剂、钙通道阻滞剂等治疗。服用小剂量阿司匹林(80～100mg/d)亦可预防病情发展或复发。

【特别提示】

● β－阻滞剂开始应用剂量要小，逐步增量，停用时要逐步减量，突然停药可诱发急性心肌梗死；支气管哮喘、心动过缓和变异型心绞痛禁用 β－阻滞剂。

● 肋间神经痛、心脏神经官能症，也可类似心前区疼痛，需要鉴别。

● 食管、胆囊、胰、胃等疾病，也可有类似心前区疼痛及心电图改变，如胆心综合征、反流性食道炎、胃食道裂孔疝、急性胰腺炎等。

● 怀疑心绞痛，静息心电图正常时，可做运动负荷试验、放射性核素检查、冠状动脉造影等检查。

● 冠状动脉造影后，合适的患者可以做冠状动脉成形术及支架植入术，它可降低死亡率，并能提高生活质量。

● 夜间休息好坏与心绞痛发作有一定的关系，因此可适当应用镇静药。

4 心肌梗死

心肌梗死是指冠状动脉闭塞血流中断，或冠状动脉血流急剧减少使部分心肌因严重持久性缺血，而发生心肌缺血性坏死，简称心梗。

【你需了解】

● 心梗可发生在原有心绞痛的患者，也可发生在原无症状者。

● 冠状动脉粥样硬化斑块破裂，血栓形成，导致冠状动脉急性闭塞，心肌严重缺血1小时以上可致心肌坏死。

● 饱餐、进食过多的脂肪使血脂升高，血黏度增高，血流缓慢，易引起冠状血管内血栓形成。

● 睡眠时神经因素（如迷走神经兴奋）可引起冠状动脉痉挛，加重缺血。

● 重体力劳动、情绪激动、血压急剧升高（如用力大便等）、大出血等，均可使冠状动脉供血不足，诱发心梗。

● 急性心梗后有半数以上的患者能恢复一定的工作。

● 心梗预后的好坏取决于梗塞范围的大小、治疗是否及时。

● 根据症状、心电图的变化、心肌酶谱、肌钙蛋白的测定可以诊断或排除急性心肌梗死。

【症状表现】

● 在安静或睡眠时出现程度严重的心绞痛，且持续时间长，用硝酸甘油不能缓解疼痛。

● 烦躁不安，出汗，恐惧感，恶心、呕吐。

● 心律失常，有早搏、缓脉或速脉。

● 低血压、休克。

● 心力衰竭。

【处理】

● 尽最大可能缩短发病与开始急救的时间差。在救护车上即可进行止痛、吸氧、抗心律失常等治疗。

● 应保持环境安静，减少探视，防止不良刺激，绝对卧床休息1～2周。食用易消化食物，保持大便通畅。

● 治疗心律失常、心力衰竭、休克。

● 对适合的患者，可进行溶栓治疗。

● 选用降血脂药物，β－阻滞剂（能降低急性心梗远期死亡率），可应用硝酸甘油静脉滴注，以解除冠状动脉痉挛，选用ACEI制剂以及抗凝治疗。

● 经治疗效果不理想时，可考虑冠状动脉造影，做冠状动脉介入治疗。

【你需就医】

● 突然发生心绞痛或比以前更剧烈、频繁的心绞痛，持续时间长，含服硝酸甘油效果不明显，伴出汗、呕吐，可能是急性心梗的先兆，立即就医。

● 老年人、糖尿病患者同痛阈降低，发生急性心梗时无胸痛，而出现突然气喘、不能平卧、腹痛、呕吐、原有高血压者血压下降，这时可能发生无痛性心梗，需立即就医。

【你需注意】

● 心梗治疗出院后，要注意饮食、休息等问题，参照冠心病二级预防，以减少心梗再发，提高生活质量。

● 出院后，坚持服药，不能中断，门诊随访。

【特别提示】

● 心绞痛含服硝酸甘油无效时，要检查该药是否存放时间过长或过期或潮解而失效。

● 注意不典型心梗的表现

（1）表现上不腹痛、恶心、呕吐、腹泻等，误诊为急性胃肠炎、急性胰腺炎者。

（2）仅表现为左侧牙痛，而就诊于口腔科。

（3）表现为咽喉部疼痛，误为咽喉炎、甲状腺炎。

（4）突然晕厥。

（5）猝死：多发生于大面积急性心梗和严重心律紊乱。据统计出现症状1小时内猝死者几乎全由冠心病所致。出现症状后2小时内猝死者大部分是冠心病引起。出现症状2小时以后猝死者半数是由冠心病所致。

5 心律失常

心律失常是指正常心电活动中的节律、频率和顺序发生异常变化，过去称心律紊乱。

【你需了解】

● 心律失常可发生在有器质性心脏病的

患者,如冠心病、风心病、心肌病、高血压病、肺心病、心肌炎、感染性心内膜炎、先天性心脏病、心脏外科手术中等。

● 心律失常也可发生在无器质性心脏病的其他疾病,如甲状腺功能亢进、脑血管病、精神病、电解质紊乱(如低血钾、高血钾等)等。

● 医源性心律失常应用利尿剂、洋地黄制剂、抗心律失常药物、抗生素(如红霉素、氨苄青霉素、酮康唑等)、抗组织胺药物(如特非那丁、息斯敏)等。

● 根据发生部位心律失常又可分为窦房结、房性、房室结、室性心律失常。

● 心律失常可分为快速型及缓慢型两大类。

● 晕厥后神志立即清醒提示可能是心源性心律失常所致,非脑部病变所致。

● 很多健康人在运动或静息时可有各类早搏,如经检查证实为良性室性早搏,则应避免饮咖啡、浓茶、吸烟、剧烈运动等,不一定需要药物治疗。

● 通过体格检查、心电图、心动超声图、胸片、血电解质基本上可以诊断属于哪一类型心律失常,如仍不能明确者,可做动态心电图、心室晚电位等检查。

● 每日发作心动过速12小时以上的长期心动过速,可引起心动过速性心肌病,导致心脏扩大。

● 心动过速可阵发性发作,亦可自然终止。

【症状表现】

● 早搏很多,但可无症状。

● 平素健康,但在剧烈运动后,突发猝死。

● 发作时有心悸、胸闷或伴随着晕厥、抽搐和血压下降。

【处理】

● 首先要积极治疗心律失常的原因,如电解质紊乱(高血钾、低血钾等)、洋地黄中毒、心力衰竭等。

● 缓慢型心律失常,室性心律≤40次/分,常导致头晕、昏厥和抽搐者,可考虑安装人工心脏起搏器。

● 快速型心律失常的药物治疗　可分四大类。

(1) Ⅰ类:钠通道阻滞剂,常用药物有奎尼丁、美西泮、利多卡因、普罗帕酮、英雷西嗪等。

(2) Ⅱ类:β-阻滞剂,常用药物有普萘洛尔、美托洛尔、阿替洛尔等。

(3) Ⅲ类:钾通道阻滞剂,常用药物有胺碘酮等。

(4) Ⅳ类:钙通道阻滞剂,常用药物有维拉帕米等。

● 介入治疗　① 射频导管消融(RFCA):无器质性心脏病患者用RFCA已成为治疗快速型心律失常一线根治性措施,成功率高,安全可靠。② 安装埋藏式自动复律除颤器(ICD),对反复出现室性心动过速药物疗效不佳者,或发生过一次心室扑动、心室颤动抢救成功的存活者,在经济条件允许下,可考虑ICD,虽无预防发作的作用,但可立即终止室速和室颤的发作,提高生存率。

【你需就医】

● 有器质性心脏病,出现胸闷、心悸者。

● 持续性心律失常发作,不能自然终止发作者。

● 发作时伴有晕厥、抽搐、胸痛、呼吸困难、血压下降应立即就医。

【你需注意】

● 药物治疗只能部分预防复发,而无根治作用。

● Ⅰ类抗心律失常药物,虽能抑制心律失常发作,但却增加死亡率。

● 所有抗心律失常药物,均可降低心肌收缩力,而加重心功能不全,并有致心律失常的作用,因而引起新的心律失常。

● 用β-阻滞剂治疗的患者,均不能自行停药或换药,以免引起猝死。

● 目前国际上选择抗心律失常药物已从Ⅰ类转向Ⅲ类的倾向。

● 药物治疗的患者要定期检查心电图,

注意药物的不良作用，如长期应用胺碘酮，除有心脏毒性外，还要注意引起甲状腺功能障碍、肺间质纤维化、光过敏等。

【特别提示】

● 心脏性猝死95%是由于严重恶性室性心律失常所致。

● 恶性室性心律失常的常见原因

(1) 冠状动脉硬化性心脏病：不稳定心绞痛、心肌梗死。

(2) 肥厚性心肌病：也是年轻运动员心源性猝死常见原因。

(3) 急性心肌炎。

(4) 致心律失常性右室心肌病：多见于青少年，男性多于女性，轻者无症状，重者可猝死，有家族性发病倾向。

● 恶性心律失常

(1) 心室率超过230次/分的室性心动过速。

(2) 心动过速时出现低血压、休克、心力衰竭等。

(3) 发作时伴昏厥者。

(4) 器质性心脏病合并室性心动过速者。

附：缓慢心律失常、病窦综合征、房室传导阻滞

缓慢心律失常有窦性心动过缓、病窦综合征、房室传导阻滞。

【你需了解】

● 正常成人窦性心率为60～100次/分，心率低于60次/分，谓之窦性心动过缓。

● 病态窦房结综合征(病态综合征,SSS) 是指窦房结起转功能障碍及传导障碍。常见病因是冠心病、风心病、心肌病、心肌炎等。

(1) 发病大多缓慢，但也有急性起病，如急性心肌梗死、急性心肌炎等。

(2) 主要症状是由于心率缓慢所致脑供血不足致，轻者乏力、头晕等，重者可发生全身抽搐的阿-斯综合征。

(3) 心电图可见明显窦性心动过缓或窦性静止，同时伴有各种房性心动过速时，称谓快-慢综合征。

(4) 根据病情可安装临时或永久心脏起搏器。

● 房室传导阻滞(AVB) 是指心房心室传导过程中任何部位发生的传导障碍。

(1) 病因：急性心肌缺血、坏死(如急性心肌炎、急性心肌梗死等)，原因不明的传导系统纤维化、退行性改变，药物作用(如洋地黄中毒、高血钾症等)。

(2) 房室传导阻滞有Ⅰ度、Ⅱ度、Ⅲ度房室传导阻滞之分。

(3) Ⅰ度AVB无症状，Ⅱ度AVB有心悸感，脉搏脱落感等。Ⅲ度AVB可出现心脑供血不足的症状，若心室停搏超过15秒，可出现昏厥、抽搐即阿－斯综合征发作，心室节律恢复，神智即转清。

(4) 依据心电图可确定阻滞程度及阻滞部位在房室束上或下。

(5) 治疗：①病因治疗。②增加心率，促进传导如应用异丙肾上腺素、阿托品等。③对发生昏厥、阿－斯综合征、阻滞部位在房室术以下者，可采用临时或永久心脏起转治疗。

6 高脂血症

高脂血症是指血清总胆固醇和(或)甘油三脂水平过高或同时伴有高密度脂蛋白过低的一种脂质代谢障碍的疾病。

【你需了解】

● 高脂血症可分为原发性和继发性两大类。

● 原发性高脂血症是由于家族性脂蛋白酶缺乏所致。

● 继发性高脂血症可见于糖尿病、高血压、冠心病、脑中风、肝脏病、肾脏病、甲状腺功能减退、酗酒、口服避孕药、妊娠、肥胖症等。

● 胆固醇和甘油三脂是生命细胞代谢的必需物质，它们和血液中蛋白质结合，在血液中被运输和利用。结合的脂蛋白有极低密度脂蛋白、低密度脂蛋白和高密度脂蛋白。

● 食物中甘油三脂、胆固醇在小肠内吸收。

● 肝脏可合成极密度脂蛋白，主要成分为甘油三脂。

● 低密度脂蛋白主要成分是胆固醇。

● 高密度脂蛋白主要由肝、小肠合成，它

可把组织中的胆固醇运送到肝脏进行分解，因此它是抗动脉硬化的因子。

● 正常情况下胆固醇、甘油三脂生成和分解处于动态平衡，肝脏对调节血脂起着重要作用。急、慢性肝炎可出现高脂血症。

● 慢性肾功能不全时高密度脂蛋白降低，甘油三脂增高。

● 血脂和动脉硬化的关系

(1) 动脉硬化病灶的形成是血浆脂质(主要是胆固醇)侵入血管壁，使动脉壁增厚、变硬、管腔狭窄。

(2) 动脉硬化是中、老年人心脑血管病变重要的病理过程。

(3) 遗传性高脂血症者易早患冠心病。

(4) 动物喂以高胆固醇饮食，可引起动脉硬化。

(5) 及早干预治疗高脂血症，可使冠心病死亡率明显降低。

(6) 甘油三脂升高，在动脉硬化中作用也已肯定。

(7) 高密度脂蛋白可把血管壁上的胆固醇转移到肝脏分解，因此高密度脂蛋白降低，则易发生动脉硬化。

● 高脂血症与脑血管病的关系

(1) 高脂血症及高密度脂蛋白降低，可引起颈动脉粥样硬化，导致脑卒中。

(2) 有研究表明血胆固醇升高，与脑梗塞正相关，而与脑出血成负相关。即脑出血者血总胆固醇降低，而脑梗塞时血总胆固醇升高。因此防治缺血性中风，要重视预防高脂血症。

● 高脂血症的分类

(1) 单纯性高胆固醇血症。

(2) 单纯性高甘油三脂血症。

(3) 混合性高脂血症。即高胆固醇高甘油三脂血症。

(4) 低密度脂蛋白血症。

【症状表现】

● 无特异性症状及体征，大多是实验室检查发现。

【处理】

● 非药物治疗

(1) 调整饮食，避免过多的食用动物脂肪及含高胆固醇食物，如脑、肝、肾、心等，宜用豆油、麻油、玉米油等植物油。

(2) 减轻体重，增加体力活动和参加运动锻炼。

(3) 改善生活方式，戒烟、少饮酒。

● 药物治疗　如经上述非药物处理后，仍不能使血脂恢复正常，可用调脂药物进行治疗。

(1) 目前最理想是降低血总胆固醇和低密度脂蛋白，并有轻度升高高密度脂蛋白的药物。如辛伐地汀(舒降之)、普代他汀(普拉固)、洛伐他汀(血脂康)、氟伐他汀(来可适)等。

(2) 降低甘油三脂作用较强兼有降总胆固醇并升高高密度脂蛋白的作用。如吉菲罗齐(洛衡)、益多酯等。

(3) 降甘油三脂药物如多烯康、脉络康等。

【你需就医】

● 高脂血症患者的饮食要有节制，每日摄入的食物能量以维持正常体重的需要为准。降脂药种类很多，应在医师指导下服用。

【你需注意】

● 限制油脂摄入的比例，一般油脂热量应少于总热量的30%，提高不饱和脂肪酸的比例，如豆油、红花油、葵花子油、玉米油等。限制饱和脂肪酸和胆固醇的摄入量，如禽卵及动物内脏和动物脂肪应予节制食用。

● 限制体重增加，多参加体育锻炼，对超重者一定要限制总热量摄入，减轻体重，食用低脂(占总热量10%～20%)、低胆固醇(100～200mg/d)，碳水化合物应限制(占总热量50%～60%)。多吃蔬菜、水果、鱼(带鱼除外)及含植物纤维丰富的食物。

● 戒烟限酒。

【特别提示】

● 做血脂检查时，必须禁食12～14小时才能抽血检查。

● 高脂血症患者应长期服药。

● 服药1～3个月复查血脂、肝、肾功

能，以调整用药剂量。

● 他汀类药物副作用有恶心、失眠、肌肉疼痛、皮疹，偶有肝、肾功能损害，横纹肌溶解症等。

● 妊娠及哺乳期禁用。

7 高黏滞血症

高黏滞血症是指血液在血管内流动性减低、黏性增高。又称血液高黏滞综合征。是反映人体的血液循环系统，特别是微循环功能的综合指标。

【你需了解】

● 大量临床研究表明在高血压、冠心病、糖尿病、高脂血症、慢性阻塞性肺病、周围血管病等都可出现高黏滞血症。因此它是临床上常见的一种病理综合征，而非一种独立的病症。

● 由于血细胞成分比例不同，临床上可分为不同的类型

(1) 高压积型：是指血液中红细胞浓度过高，使全血液黏度增高，如红细胞压积超过45%时，这种影响更明显。

(2) 高血浆黏滞型：是由于血浆中纤维蛋白原和球蛋白增多，引起的血浆黏度增高。

(3) 红细胞聚集增强型：主要是由于血小板和红细胞本身黏性增高所致。见于高血压病、糖尿病、中风、静脉血淤性疾病及周围血管病等。

(4) 红细胞变形能力降低型：指红细胞变形能力下降，不易通过毛细血管，造成微循环障碍、血流变慢、血液黏滞性增高。

(5) 全血黏度增高型：指上述几种因素同时存在，临床上多见于心脑血管病、糖尿病、周围血管病等。

【症状表现】

● 高黏滞血症是与原发病表现相联系。如高血压病、糖尿病、脑中风等所表现的症状一样。

【处理】

● 对原发病进行基本的治疗。

● (1)(2)(3)型均可采用血液稀释疗法。如应用低分子右旋醣、706代血浆等。

● (2)型可加用去纤酶、抗栓酶、脉栓通等。

● (3)型可加用小剂量阿司匹林、复方丹参制剂等。

● (4)型宜采用扩血管药物，如尼莫地平、脑益嗪、西比林，中药川芎和银杏叶制剂有提高红细胞变形能力作用，自血光电子疗法也有提高红细胞变形能力作用。

● (5)型上述稀释疗法、去纤疗法、扩血管等疗法的应用，均有利于全血黏度降低。

【你需就医】

● 若发生缺血缺氧的症状，如头痛、眩晕、耳鸣、视觉紊乱、四肢麻木、肿胀，应尽早就医。

【你需注意】

● 高黏血症是一个病理综合征，并非是一种疾病，它实际存在于原发病之中，如高血压、糖尿病、冠心病、脑中风等，因此应告知患者定期去医院检查血黏度，并咨询和治疗。

【特别提示】

● 保持情绪稳定，不吸烟、不嗜酒，多饮淡茶水，大便保持通畅和适当体育锻炼。

● 高黏血症主要是针对原发病的处理。

8 充血性心力衰竭

心脏不能泵出足够的血液以满足机体代谢的需求，而产生一系列的临床综合征。

【你需了解】

● 心力衰竭发生的速度可分急性心力衰竭和慢性心力衰竭。

● 根据部位不同可分左心衰竭、右心衰竭和全心衰竭。

● 如因静脉回流到心脏血量减少，而导致心排血量不足者，不是充血性心力衰竭。

● 引起心力衰竭的原因有冠心病、心肌病、高血压病、心瓣膜病、肺心病、心肌炎等。

● 诱发因素　感染(特别是肺部感染)、劳累、情绪激动、急骤血压升高、急性心肌梗死、快速性心律失常、妊娠分娩等因素可诱发充血性心力衰竭发生。

● 心功能分级

一级:活动不受限制,一般体力活动不产生疲乏、气促。

二级(相当于Ⅰ度心力衰竭):体力活动稍受限制,休息时无症状,上三楼或上坡时出现心悸。

三级(相当于Ⅱ度心力衰竭):体力活动明显受限,休息时无症状,上二楼或上小坡时出现心悸、气促。

四级(相当于Ⅲ度心力衰竭):不能胜任任何体力活动,休息时即出现心悸、气促。

- 通过体格检查、胸部拍片、心电图、超声心动图可了解发生心力衰竭的基础心脏病。有助于预防和治疗,如控制血压可防止发生高血压性心脏病的心力衰竭,冠状动脉再通术可预防冠心病心力衰竭。

【症状表现】

- *左心衰竭*

(1) 劳力性呼吸困难,夜间阵发性呼吸困难,晚间需 2～3 个枕头才能卧位,甚至于半坐位(端坐呼吸)。

(2) 咳嗽、咳泡沫痰、咯血。

(3) 疲乏,无力因四肢供血不足引起。

- *右心衰竭* 下肢浮肿,严重时全身浮肿,腹水和肝脏肿大。

【处理】

- 休息,食清淡易消化低盐饮食,忌烟酒。
- 如有焦虑烦躁,可适当应用镇静剂。
- 排除体内过多的水分,用利尿剂如噻嗪类速尿等,以减轻心脏负荷。
- 血管紧张素转化酶抑制剂(ACEI)被称为心力衰竭治疗中的“希望之星”。如卡托普利、依那普利、苯那普利等。
- 洋地黄类,如地高辛。
- β-阻滞剂,如美托洛尔。
- 扩血管药物,如硝酸甘油。

【你需就医】

以下提示可能出现隐匿性心力衰竭,需就医确诊。

- 当患者在一般体力活动时,即可引起气喘者。
- 晚间需高枕方能入睡者。
- 明显乏力,脉搏快速。
- 尿量减少,足踝部浮肿。
- 上腹部隐痛,压痛,恶心。

【你需注意】

下列指标提示该病预后较差:

- 心脏重度扩大者。
- 心衰合并室性心动过速。
- 心衰合并心房颤动。
- 同时合并有肝肾功能不全者。

【特别提示】

- 心衰时应用利尿剂,要注意引起电解质紊乱及高血酸血症,故有痛风者慎用。利尿剂要间断应用。有研究提示利尿剂治疗心衰,有较高的病死率。
- 用洋地黄药物地高辛治疗慢性心力衰竭时,出现视觉异常(如黄视、绿视或红视)、恶心、呕吐、心律失常时,要注意地高辛中毒。
- ACEI 制剂禁用于肾功能衰竭患者,应用时要监测肾功能。
- β-阻滞剂治疗慢性心力衰竭已从过去禁用,现今已确立了它的治疗作用。但起效多在 1～6 个月才能显示出来,因此必须和其他抗心力衰竭药物联合应用。

9 心脏瓣膜病

心脏瓣膜病是指心脏单个或多个瓣膜发生急性或慢性功能障碍,称心脏瓣膜病。

【你需了解】

- 心脏有二尖瓣、三尖瓣、主动脉瓣、肺动脉瓣。最易受害的是二尖瓣和主动脉瓣。
- 瓣膜病变有狭窄和关闭不全。
- 可有单个瓣膜病变,也可多瓣膜病变同时存在。
- 瓣膜病变的主要原因是风湿热,其次是主动脉硬化、感染性心内膜炎、老年退行性变等。
- 风湿热好发于 5～15 岁的青少年,多在冬春季节发热,反复发作的风湿活动可加重瓣膜损害。最常见的是风湿性心脏病(合并有二尖瓣狭窄和闭锁不全)。
- 有瓣膜病变到出现症状一般需 10～

20 年,病变进展快慢取决于有无反复发生风湿热、心肌炎,是否是多瓣膜病变,是否合并心房纤颤,有无感染性心内膜炎。

● 预防风湿性心瓣膜病变的关键是预防和控制风湿活动。

● 体格检查、胸部拍片、心电图、多普勒超声心动图等是诊断本病性质、部位的主要手段。

● 正常二尖瓣口面积为 4～6cm^2,当瓣口面积≤1.5cm^2 的中重度狭窄者,即可出现症状。正常主动脉瓣口面积为 3～3.5 cm^2,当瓣口面积≤0.7cm^2 为中重度狭窄。

【症状表现】

● 风湿热　① 严重急性多关节炎,活动受限。② 发生心律失常、心力衰竭、心脏扩大等。③ 舞蹈症。④ 发热、多汗乏力。⑤ 皮肤可见结节、红斑。

● 中重度二尖瓣狭窄　可出现呼吸困难,夜间发作性呼吸困难、端坐呼吸、胸痛、疲劳、咯血、充血性心力衰竭、心房颤动等。

● 中重度二尖瓣关闭不全　可出现疲劳、心悸、胸痛、昏厥、劳力性呼吸困难等。

● 主动脉瓣狭窄　可出现充血性心力衰竭、心绞痛、昏厥等。

● 主动脉瓣关闭不全　心悸、心前不适、疲乏、多汗、心绞痛、全心衰竭等。

【处理】

● 心脏瓣膜病病因以风湿热为主,故应控制风湿活动。如大剂量应用青霉素和皮质激素以及阿司匹林等。

● 治疗充血性心衰、抗心律失常、防治心绞痛。

● 对严重的心瓣膜病变患者,内科治疗效果不佳,可考虑外科治疗,进行人工瓣膜置换术。

● 因房颤可降低心排血量,诱发心功能不全、脑栓塞等,因此对房颤要进行防治。长期心房颤动伴快速心室律,可导致心动过速性心肌病,因此需控制心室率 70 次分/左右,可应用地高辛、维拉帕米、美托洛尔等调控。抗凝治疗预防脑栓塞,如可应用阿司匹林、华法令等。

【你需就医】

● 有风湿活动症状者。

● 轻度二尖瓣狭窄、关闭不全患者常无症状,为防止进展到中重度,需 1 个月复查一次心电图,6～12 个月复查一次心动超声图,了解有无新的瓣膜病变及心功能情况等。

● 怀疑有感染性心内膜炎,如发热、贫血、心功能恶化时,应立即就医。

【你需注意】

● 避免上呼吸道感染,低盐饮食,限制活动。

● 反复发作扁桃腺炎的风湿性心脏瓣膜病者,应做扁桃腺摘除术。

● 老年人发生主动脉瓣狭窄,是由于瓣膜退行性病变、钙化所致。

【特别提示】

● 心脏瓣膜疾病,无论是先天性或后天性的原因,侵犯一个或多个瓣膜,引起结构破坏,最终将引起瓣膜功能障碍,从而导致心脏血流动力学改变。

10 感染性心内膜炎

感染性心内膜炎是指心脏内膜受细菌、霉菌、衣原体、立克氏体感染后所产生的心脏内膜炎症。

【你需了解】

● 本病好发于有器质性心脏病患者,如二尖瓣及主动脉瓣关闭不全,老年性退行性心瓣膜病及先天性心脏病。

● 本病也发于人工瓣膜置换术者、艾滋病、静脉毒瘾者。

● 无器质性心脏病者,在严重烧伤、结核病、肝硬化、尿毒症、机体免疫功能低下时,也可感染急性心内膜炎。

● 妇科器械检查、流产、拔牙、静脉导管内补充营养、留置导尿管等均可成为细菌侵入心内膜的途径,而引起感染性心内膜炎。

● 本病另一特点是在瓣膜上形成带有细菌的赘生物。

● 心脏内膜感染可破坏原来正常或有病变的瓣膜,使心功能迅速恶化,导致心衰的发生。

- 反复多次血培养可获得细菌、霉菌，但因抗生素的应用，血培养阳性率低，加上症状不典型，导致误诊或治疗不彻底。
- 本病心电图异常，超声心动图可发现瓣膜赘生物，对诊断极有价值并为外科手术提供依据。
- 自体瓣膜心内膜炎多由链球菌、葡萄球菌引起，而人工瓣膜及静脉毒瘾者心内膜炎多由葡萄球菌引起。
- 本病早期发现，及时正规治疗是完全可以治愈的。

【症状表现】

- 急性感染性心内膜炎

(1) 起病急、高热、寒战。

(2) 带有细菌的赘生物脱落，随血流栓塞各脏器产生相应的症状。

○脑栓塞如出现偏瘫等。

○肺栓塞如栓塞大，可出现胸痛、气急、咯血、紫绀等。

○冠状动脉栓塞出现胸痛、心律失常、休克、心衰等。

○肾栓塞出现腰痛、血尿等。

○四肢动脉栓塞出现肢体乏力、苍白、疼痛等。

○眼动脉栓塞可突然失明。

○皮肤黏膜栓塞可在指甲、眼睑结膜、胸前区皮肤可见中心发灰白色的出血点，几天后可消失，以后又出现。

(3) 瓣膜破坏，发生急性心力衰竭。

- 亚急性感染性心内膜炎

(1) 发热可持续性或间隙性发生。

(2) 乏力、肌肉关节疼痛。

(3) 逐渐加重的贫血。

(4) 脾脏肿大。

(5) 部分患者出现多脏器栓塞。

【处理】

- 根据血培养及细菌药敏，进行足量有效的联合抗生素治疗，一般疗程为4～6周。
- 要选择能穿过赘生物杀灭细菌的抗生素，如青霉素、头孢菌素等，以减少复发。
- 对心瓣膜损坏严重导致心功能不全、人工瓣膜裂开、霉菌性心内膜炎者可考虑手术治疗。

【你需就医】

- 有器质性心脏病的患者，出现不明原因发热一周以上者。
- 对不能解释的逐渐加重的贫血，或心力衰竭加重，或突然出现各脏器、皮肤黏膜栓塞症状者。
- 本病患者治疗出院后，又出现不明原因的发热，要注意本病复发或再感染。

【你需注意】

- 器质心脏瓣膜病、先天性心脏病、人工瓣膜置换者，在进行牙科治疗或进行各种器械检查前要做预防性的抗生素（如青霉素等）治疗措施。
- 对青霉素过敏者可用克林霉素、万古霉素、庆大霉素等。
- 远离毒品。

【特别提示】

- 静脉毒瘾者，出现败血症、反复肺栓塞，提示本病可能。
- 人工瓣膜置换者，出现心内膜炎会造成生物瓣破裂、瓣环周围脓肿、心肌脓肿。
- 体温正常数天即停药，结果导致病情加重，甚至死亡。故疗程一定要充分完成。
- 治疗后3～6个月内又出现症状或血培养阳性，提示心内膜炎复发，病死率高于初发者。
- 由于抗生素广泛应用，使本病典型症状少见。

11 病毒性心肌炎

病毒性心肌炎是指心肌细胞及组织间隙中局限性或弥漫性的急性、亚急性、慢性炎症病变。

【你需了解】

- 各年龄组均可发病，但好发于年轻人。
- 心肌炎病情的轻重取决于心肌病变的范围和患者的免疫功能状态。
- 心肌炎常见原因是引起肠道、上呼吸道感染的病毒如B族柯萨其病毒、埃可病毒等。

• 全身疾病如风湿热、白喉、伤寒、霉菌也可引起心肌炎,但它不属于病毒性心肌炎。

• 可从患者的咽部、粪便、血液中分离出病毒,但不能肯定该病毒是引起心肌炎的病毒。

• 测定血清中的抗体,恢复期比急性期高出4倍以上,才有临床意义。

• 根据体检、心电图、胸部拍片、心动超声图、心肌酶谱可确立诊断。

【症状表现】

• 心肌炎出现症状的同时,或数日、数周前有上呼吸道感染或腹泻史。

• 胸闷、心悸、头昏、乏力、胸痛等。

• 急性发病者可出现面色苍白、烦躁、呼吸困难。

• 可并发急性心力衰竭,各种心律失常、休克甚至猝死。

【处理】

• 急性期卧床休息至退热后3～4周。

• 进食易消化、富含维生素、蛋白质的食物。

• 改善心肌营养,服用三磷酸腺苷、辅酶A、维生素C、辅酶Q_{10}、肌苷、细胞色素C等。

• 抗病毒治疗　可选用干扰素,中药板蓝根冲剂、大青叶、黄芪等亦可能有抗病毒、保护心肌的作用。丹参有扩张血管和强心作用。

• 部分病例应用肾上腺皮质激素有效。

• 治疗心力衰竭和各类心律失常。

【你需就医】

• 上呼吸道感染、腹泻的同时或跟随以后出现胸闷、胸痛、心悸均应立即就医。

【你需注意】

• 轻度心肌炎可无症状,但可见心电图改变。

• 重症心肌炎合并心力衰竭,心脏扩大者休息不少于3～6个月。

• 有的重症心肌炎可猝死。

【特别提示】

• 大部分患者经适当治疗和休息后可痊愈而不留有任何后遗症。

• 有些患者经过数周、数月病情稳定,但心脏扩大,形成慢性心肌炎,逐渐心功能减退,最后演变成原发性心肌病。

• 急性心肌炎出现心律失常,但恢复后可消失,也可因心肌炎疤痕而产生永久性早搏或传导阻滞。

12 心包炎

心包因细菌、病毒、物理或化学因素发生急性炎症,称心包炎。

【你需了解】

• 心包炎可分急性和慢性两种。

• 心包有壁层和脏层,两层之间的渗液无明显增加,称为纤维蛋白性心包炎(干性),心包内渗液明显增多,称为渗出性心包炎(湿性)。

• 病因　① 病毒感染后发生过敏反应,可能是非特异性心包炎的病因。② 细菌感染引起,如化脓性心包炎、结核性心包炎等。③ 肿瘤或称癌性心包炎。④ 自身免疫性疾病,如风湿热、红斑狼疮、心肌梗死后综合征等引起的心包炎。⑤ 代谢性疾病,如甲状腺功能减退、尿毒症、糖尿病等引起的心包炎。⑥ 外伤性心包炎。

【症状表现】

• 表现　① 心前区或胸骨下端疼痛,并在深吸气、咳嗽、吞咽、左侧卧位时疼痛加剧,而坐位、前倾位时疼痛减轻,疼痛可放射至颈部、左肩和左臂。② 心脏受压症状:呼吸困难、烦躁不安、紫绀、乏力、休克等。③ 全身症状:发热、咳嗽、声音嘶哑等。

• 心包炎的特异体征在心前区可闻及心包摩擦音。

• 实验室检查　血可见白细胞增高,胸片可示心影增大,心包钙化提示心包缩窄可能,超声心动图可见心包积液,心电图可有ST-T改变等。

【处理】

• 卧床休息、镇静止痛。

• 病因治疗　① 非特异性心包炎:阿司匹林、皮质激素等。② 结核性心包炎:抗结核、皮质激素。③ 化脓性心包炎：选用敏感抗生素、心包穿刺或心包切开引流。④ 肿瘤性心包炎：如有心包压迫症状时要行心包穿刺减压，如反复发生心脏压塞症状，可在心包内放置导管引流。

【你需就医】

● 青年人或健康成人，一周前有上呼吸道感染、腹泻或过去有心包炎史者突然出现发热伴剧烈胸痛，可能是急性非特异性心包炎，要进一步检查。

● 原有结核病者，出现前述心包炎症状，要注意患结核性心包炎可能，应立即就医。

【你需注意】

● 病程中要注意心前区疼痛、干咳、呼吸困难有无改善，体温、吞咽困难、声音嘶哑有无减轻。

● 测定血、尿常规，电解质、肝肾功能、超声心动图等了解病情变化。

● 非特异性心包炎心包渗液吸收后仍会复发。

● 结核性心包炎，经积极抗结核正规治疗预后较好，但也极易转变为慢性缩窄性心包炎。

● 定期门诊复查，心电图、超声心动图等，如出现心包缩窄，需要外科手术治疗。

【特别提示】

● 有些人若出现心慌、气短、胸闷、胸痛，而各项检查也无异常，这些患者往往同时可有头痛、头晕、失眠等症状，应了解是否近期有心理上障碍和负担所致。

● 有些人没有任何症状，仅在体检时发现"特发性"心包积液，可定期随访心包积液变化情况。

● 急性心包炎后，可在心包上留下轻微疤痕形成，但不影响心功能。

● 结核性心包炎，非特异性心包炎及少数化脓性心包炎和创伤性心包炎有可能成慢性缩窄性心包炎，外科治疗做心包剥离术，能取得良好效果。

13 慢性肺源性心脏病(肺心病)

慢性肺源性心脏病是由于肺部、胸廓、肺动脉血管的慢性病变引起心脏病变，简称肺心病。

【你需了解】

● 易患慢性肺心病的人群

(1) 慢性支气管炎、支气管哮喘、支气管扩张者。

(2) 肺结核、矽肺、长期接触有毒气体(氯气、二氧化硫等)者。

(3) 胸廓畸形者。

(4) 肺血管病变者。

● 慢性支气管炎引起本病占80%～90%，因此防治慢性支气管、支气管哮喘是避免肺心病的根本措施。

● 受凉、感冒、劳累是发病诱因。

● 居住在寒冷潮湿地区的老年人、煤矿工人、吸烟者患病率较高。

● 慢支引起肺泡膨胀、破裂、肺气肿，导致肺动脉高压、右心室负荷加重，形成慢性肺心病。

● 慢性肺心病主要死亡原因为呼吸衰竭，其次是心力衰竭及休克。

● 肺部病变影响氧气和二氧化碳的交换，造成组织缺氧及二氧化碳潴留。

● 依据病史、体格检查、血气分析、血电解质、心电图、胸部摄片、超声心动图可以确诊本病。

【症状表现】

● 慢性咳嗽、咳痰或哮喘。

● 逐渐出现乏力、消瘦、呼吸困难，早期不活动时不喘，动则气喘。

● 病程进展逐渐出现心悸、气急、紫绀。体检时可观察到桶状胸、杵状指等。

● 出现右心心力衰竭。

● 并发心力失常，以心房颤动多见。

● 并发消化道溃疡出血，出现柏油样大便。

● 并发呼吸衰竭　① 缺氧、紫绀、胸闷、心悸等。② 高碳酸血症：头痛、烦躁、双手震颤，甚至精神错乱、昏迷。

【处理】

● 停止吸烟，避免粉尘及有害气体吸入。

● 积极控制气管感染，可根据痰培养获

得细菌，选择敏感抗生素。

● 保持气道通畅，改善呼吸功能 ① 祛痰。② 翻身拍背。③ 鼓励患者咳嗽。④ 解除支气管痉挛。如 β_2 受体激动剂气雾吸入等。⑤ 吸痰机吸痰，如溴化异丙托品和气雾吸入剂联合应用。

● 纠正缺氧及二氧化碳潴留（见呼吸衰竭专篇）。

● 对血氧饱和度小于或等于90%的患者可用氧疗。

● 纠正心力衰竭可用小剂量地高辛和利尿剂等。

● 治疗并发症 肺性脑病、消化道应激性溃疡出血、心律失常、营养不良等。

【你需就医】

● 本病的易感人群出现呼吸道感染时，应及时就医。

● 出现各种并发症时，应立即就医。

● 经抗生素治疗，咳嗽、咳痰反而加重者，提示可能有细菌耐药或二重感染，需就医。

● 突然加重的呼吸困难、紫绀要警惕可能并发自发性气胸，你需立即就医，拍摄胸片。

【你需注意】

● 由于绝大多数肺心病是慢性支气管炎、支气管哮喘并发肺气肿的后果，因此积极防治这些疾病是避免肺心病发生的根本措施。应讲究卫生、戒烟和增强体质，提高全身抵抗力，减少感冒和各种呼吸道疾病的发生。对已发生肺心病的患者，应针对缓解期和急性期分别加以处理。呼吸道感染是发生呼吸衰竭的常见诱因，故需要积极予以控制。

【特别提示】

● 肺心病可与冠心病合并存在，此时药物选择必须兼顾，如在冠心病时用的 β-阻滞剂，在肺心病时禁用。

● 避免选用损害肝、肾功能的药物。

14 急性肺源性心脏病

由肺动脉总干或其大分支栓塞，使肺循环突然受阻，造成肺组织坏死，因而引起急性右心衰竭，称为急性肺源性心脏病。

【你需了解】

● 各种栓子阻塞肺动脉系统在我国并不少见，具有发病率高、误诊率高和死亡率高的特点。

● 造成肺动脉系统栓塞的栓子

(1) 下肢深部静脉和盆腔静脉发生静脉炎、静脉曲张形成静脉血栓。

(2) 下肢骨折或骨盆骨折时，形成脂肪栓子。

(3) 心血管手术、腹腔镜操作不当，空气进入静脉形成气体栓子。

(4) 恶性肿瘤伴静脉内血栓形成癌性栓子。

(5) 难产或剖宫产时羊水进入子宫静脉形成羊水栓子。

(6) 心房颤动，右心房内形成的血栓脱落的栓子。

(7) 亚急性细菌性心内膜炎产生位于右心的赘生物，赘生物内含有大量细菌，形成细菌性栓子。

● 以上各种栓子脱落随血液回流到右心和肺动脉，导致肺动脉阻塞或痉挛，最终导致右心衰竭。

● 栓子形成的好发人群

(1) 50岁以上老年人、肥胖者、长期卧床者。

(2) 妊娠、分娩后，口服避孕药及雌激素治疗者。

(3) 心房颤动、心肌梗死、心肌病、感染性心内膜炎等易形成栓子。

● 以上这些高危人群，在突然活动、用力排便、劳累等均可使栓子脱落，造成肺栓塞。

【症状表现】

● 症状轻重差异很大，取决于栓子大小、栓塞的部位、栓子数目以及患者的心肺功能，轻者可无明显症状，重者可猝死。

● 小肺动脉栓塞 一般无症状，但反复小栓塞后，可引起活动后呼吸困难、乏力、渐进性心脏扩大，直到右心衰竭。

● 中等肺栓塞 一般不会发生突然死

亡,可出现咳血、胸痛、心力衰竭,可出现发热、心跳加快、肺部啰音等。

● 大块肺栓塞　多见于老年肥胖患者、手术后活动、用力大便时,突然昏厥、休克、死亡。幸存者出现咳嗽、呼吸困难、咯血、大汗、发热、心跳加快、各种心律失常、右心衰竭。

【处理】

● 对有下肢静脉病变或血栓形成时及时给予肝素、尿激酶等抗凝、溶栓治疗,对反复多次肺动脉栓塞,且抗凝治疗效果不明显时,可考虑对病变的静脉做外科处理。

● 病因治疗。

【你需就医】

长期卧床、年老肥胖、手术后、分娩后心衰患者出现以下情况应立即就医。

● 突然呼吸困难,或原有呼吸困难突然加重。

● 咳嗽、紫绀、胸痛、咯血。

● 急性右心衰竭,或右心衰竭突然加重。

● 休克。

【你需注意】

● 本病易误诊为冠心病、心肌炎,应特别注意和警惕。

【特别提示】

● 对发生本病的人群,应适当活动和锻炼,如鼓励手术后早期下床活动,对卧床患者做抬高小腿活动,经常做改变体位等活动。

● 对长途坐汽车、飞机旅行者,应经常做改变体位活动。

● 有报道在做腹部脂肪抽吸术后出现肺栓塞。

● 本病误诊、漏诊较多,因此在好发人群中提高对本病的警惕,及时做心电图及超声心动图(出现右室肥厚、右束支阻滞)、胸片、核素肺通气/灌注扫描、下肢深静脉核素造影、肺血管造影等检查。

15 无脉症

本症是主动脉及其分支以及肺动脉慢性非特异性炎症引起不同部位狭窄或堵塞,导致无脉症。亦称大动脉炎。

【你需了解】

● 本病发病缓慢,好发于30岁以下的女性,占90%,男女之比为1:28,为自身免疫性疾病。

● 头、臂动脉受累,导致上肢无脉症,降主动脉和腹主动脉受累导致下肢无脉症。

● 病变活动期可有白细胞增多、血沉增快、心电图和胸片可示心脏扩大,B超可见主动脉狭窄或堵塞。

● 了解动脉病变范围与程度,可做血管造影——数字成影血管造影(DSA)和动脉造影。

【症状表现】

● 病情活动期可有发热、出汗、关节炎等表现。

● 上肢无脉症者,可出现上肢疼痛、易疲乏、发麻、发冷、头晕、头痛、视力减退、昏厥、上肢血压测不出或明显降低,双臂血压相差20mmHg(2.67kPa)以上,下肢血压正常或增高。

● 下肢无脉症者,可出现下肢麻木、发凉、乏力,下肢血压测不出或明显降低,上肢血压增高。

● 肾动脉受累,导致四肢血压明显增高。

● 混合型,包括以上各型可同时存在。

【处理】

有内科和外科治疗。

● 内科治疗

(1) 活动期:①皮质激素治疗有效,可短期改善症状,血沉恢复正常。激素减量原则以血沉不增快为依据。②免疫抑制剂,对激素禁忌或治疗无效时可选用环磷酰胺等。

(2) 稳定期:扩血管、抗血小板凝集、改善微循环药物,如阿司匹林、潘生丁、地巴唑、低分子右旋醣酐等。

● 外科治疗　可行人工血管重建术等。

【你需就医】

● 当左右肢体脉搏强度不同,或双侧肢体不能触及脉搏,或血压相差20mmHg(2.67kPa)以上时,需就医检查。

● 当出现一侧肢体麻木、发凉、乏力等缺

血症状时。

• 当出现头晕、眩晕、头痛、记忆力减退、视力减退等脑缺血症状时。

• 当出现持续而严重顽固高血压、肾功能不全或衰竭时。

【你需注意】

• 本病可出现并发症,如脑血栓、心力衰竭、主动脉关闭不全、心绞痛、心肌梗死、肾功能衰竭等,当出现相应症状要立即就医治疗。

• 激素治疗要注意药物不良反应,如结核活动,诱发恶性高血压等,免疫抑制剂环磷酰胺治疗中要注意骨髓抑制、肝脏损害等。

• 血管狭窄程度较轻,可采用内科治疗,不必采用外科治疗,对于影响重要脏器、病情恶化危及生命时,需进行介入治疗或手术治疗。

【特别提示】

• 门诊定期随访,观察受损脏器的功能状态。

• 从事力所能及的工作,避免强体力活动。

• 病情稳定也需服用扩血管、抗血小板凝集、改善微循环的药物,以保护心、脑、肾功能,坚持服用有效的降血压药物。

16 克山病

本病是原因不明的地方性心肌病。

【你需了解】

• 1935 年本病在黑龙江省克山县发现,故以此命名。

• 本病有一些的流行地区,在东北到西南一带荒僻山区草原农村,如黑龙江、吉林、辽宁、内蒙古、河北、河南、山东等地。

• 多发生在农村生育妇女及学龄前儿童,城镇人口很少发病。

• 本病病因不明,可能和水土、营养(如缺乏硒、钼、镁有关)、病毒感染(如肠道柯萨奇 B 组病毒)等有关。

• 本病主要累及心肌,呈变性、坏死、疤痕,最终导致心脏扩大,心电图示心肌劳损、各种心律失常,如心动过速、心房颤动、室性早搏,而以房室传导阻滞及束支传导阻滞最多见。

• 胸片示心脏扩大、心动超专长图改变相似于扩张型心肌病。

• 经积极防治本病发病率及死亡率已明显下降。

【症状表现】

• 急性型　发病急,头晕、心前区不适,恶心、呕吐、烦躁不安、四肢厥冷、血压下降、心律失常等心源性休克,急性肺水肿的表现,重者数小时至几天内死亡。

• 慢性型　起病缓慢,主要表现为慢性充血性心律衰竭,如心悸、气短、腹胀、水肿等。

• 亚急性型　主要表现为心力衰竭、心脏扩大、水肿等。

• 潜在型　心脏已受损害,但无症状,往往在普查中发现心电图改变,心功能代偿良好。

【处理】

• 急性型　① 大剂量维生素 C 5 ~ 10g +25% GS 20 ~ 40g 静脉注射,隔 2 ~ 4 小时可重复一次,24 小时总量可达 15 ~ 30g,一般用一周。② 治疗心源性休克和充血性心力衰竭。③ 治疗心律失常。

• 慢性型　① 防止受寒、疲劳和感染。② 治疗心律衰竭和心律失常。

【你需就医】

• 急性克山病尽可能做到"三早",即早发现、早诊断、早治疗。

• 慢性克山病主要控制心力衰竭和心律失常,并防止感染、过劳、受寒等诱因,以免加重心脏负担。

• 亚急性克山病治疗原则同慢性克山病,伴有心源性休克者按急性克山病治疗。

• 潜在性克山病防止感染、过劳并注意营养,定期随访观察。

【你需注意】

• 注意环境卫生和个人卫生。保护水源,改善水质。改善营养条件,防止偏食,尤其对孕妇、产妇和儿童更应加强补充蛋白质,各种维生素及人体必需的微量元素,包括镁、碘等,并防治大骨节病、地方性甲状腺病。

【特别提示】

● 克山病有明显地区流行及季节发病，如东北地区急性型多在寒冷冬季发病，而西南地区多在炎热夏季发病。

● 过度劳累、暴饮、暴食、分娩等均可为急性克山病发病的诱因。

● 亚急性型多为学龄前儿童，以 2 ～ 5 岁多见。

● 应做到早发现、早诊断、早治疗，以防止急性型死亡。

● 潜在型患者应防止感染，生活上要避免过度劳累，预防寒冷，定期随访。

● 加强营养，改善水质，防止偏食。

17 原发性心肌病

原发性心肌病是指原因不清的以心肌病变为主的心脏病。

【你需了解】

● 原因不清的心肌病变，称为原发性心肌病，简称心肌病。

● 部分病毒性心肌炎患者，逐渐可演变成心肌病。

● 部分患者有家族性发病倾向，提示有遗传因素存在。

● 有些患者是由于饮食中缺乏微量元素而引起心肌病。

● 心肌病有 4 型——扩张型心肌病、肥厚型心肌病、限制型心肌病、致心律失常型右室心肌病，以前两型为多。

● 病因清楚的心肌病又称继发性心肌病。如糖尿病性心肌病、酒精性心肌病、甲亢心肌病、冠状动脉病变引起缺血性心肌病、怀孕后发生的心肌病又称围产期心肌病等。

● 依据体格检查、胸部摄片、心电图、超声心动图可提供诊断。

● 本病起病缓慢，且隐匿，很难明确发病日期，直到症状出现，有时需 10 年左右。

● 肥厚型心肌病往往有家族史，或家族中有猝死者。

【症状表现】

● 扩张型心肌病　① 不明原因的心脏扩大，② 出现乏力、咳嗽、活动耐力下降，③ 晚期出现全心心力衰竭，如肝脾肿大、腹水等。

● 肥厚型心肌病　① 乏力、心前区疼痛、心悸、呼吸困难等。② 黑蒙、晕厥。

● 限制型心肌病　乏力、头晕、气急等，本病少见。

● 致心律失常型心肌病　主要引起各类心律失常。本病罕见。

【处理】

● 休息，低盐饮食，预防感染，少食多餐，避免劳累。

● 药物治疗

(1) 控制心力衰竭：使用小剂量洋地黄、ACEI 制剂、利尿剂、β-阻滞剂。

(2) 肥厚型心肌病应早期使用 β-阻滞剂，钙离子拮抗剂如维拉帕米等，经内科治疗无效者，可安装人工起搏器，或化学消融肥厚心肌。

(3) 抗心力失常。

【你需就医】

● 中青年患者出现胸疼、晕厥、黑蒙者均需就医，以了解是否存在肥厚型心肌病，特别是家族中有猝死者。

● 早期无症状者，在健康普查中，发现心脏扩大者，应去医院检查，了解心脏扩大的原因。

【你需注意】

● 低盐饮食极为重要，严格限制腌制品。

● 少食多餐，进食易消化的食品和蔬菜，不宜进过多的荤食。

● 充足睡眠，必要时应用镇静药物。

● 保持大便通畅，用力大便易诱发心律失常，甚至猝死。

● 根据尿量多少，调节利尿剂用量。

【特别提示】

● 肥厚型心肌病避免使用增加心肌收缩的药物，如洋地黄、硝酸酯类药物。

● 扩张型心肌病初发年龄多在 35 ～ 45 岁，发病缓慢者可存活 20 年以上，发病快者可在 1 ～ 2 年内死亡。

● 出现治疗效果不佳时，要注意是否存

在饮食不当、情绪波动、睡眠欠佳、感染或用利尿剂引起水电解质紊乱。

18 心脏神经官能症

心脏神经官能症是指心脏血管系统正常的人,自认为患器质性心脏病的一种临床神经综合征。

【你需了解】

- 本病的发作往往与工作、学习压力过大,或受过精神创伤,本人又不能正确对待。
- 就医检查时,未能发现器质性心脏病的证据。
- 本病可自行好转,但容易复发,少数患者病程可达数年之久。
- 经 X 线、ECG、心脏 B 超,心脏正常。

【症状表现】

- 可有多种心血管病症状,如心悸、心前区痛、气短等。
- 同时可伴有神经系统症状如乏力、头晕、失眠、焦虑、肌肉跳痛等。
- 胸痛可位于左胸乳部或乳下部,呈刺痛或隐痛,心前区肋骨、皮肤可有压痛。
- 体力活动时,胸痛、气促、呼吸困难反而会减轻或消失。

【处理】

- 心理治疗,经各种检查排除器质性心脏病后,解除不必要的顾虑,消除发病诱因。
- 适当应用镇静剂、抗焦虑和抗抑郁药物。
- 对心率快、精神紧张者可选用 β-阻滞剂,如美托洛尔等。

【你需就医】

- 器质性心脏病可与心脏神经官能症同时并存,因此亦需要定期随访,观察变化。

【你需注意】

- 养成良好的生活习惯,戒烟、戒酒。
- 体力活动和体育锻炼,是调节神经功能紊乱的好方法。根据各人的情况而选择户外活动、跑步、游泳等,贵在坚持。
- 合理安排生活、工作,劳逸结合。

【特别提示】

- 有些患者可出现心电图异常,如早搏、非特异性改变、心率增快,此时要注意是否存在心肌炎。
- 患者出现胸痛及心电图改变时,需排除心绞痛。
- 出现乏力、心悸、手抖、出汗等要注意是否有甲状腺功能亢进、嗜铬细胞瘤。

附 1:心电图

心电图是记录心脏电活动规律的最常用诊断方法。

- 价廉、简便、安全、无创伤,可重复记录观察变化。
- 动态观察心电图,可使急性心肌梗死诊断确认率达 80% 以上。
- 心电图是诊断心律失常的金标准。
- 对左心室肥厚的诊断敏感性达 60%,对右心室肥厚诊断敏感性为 20% ~ 40%。因此心电图正常不能完全否定心室肥厚。
- 对心肌炎、心肌病、肺心病、先心病等不能单凭心电图作出诊断。

附 2:动态心电图

动态心电图是用磁带连续记录 24 ~ 72 小时的心电图,监测长时间心电变化。

- 检出心律失常

(1) 突然出现晕厥、心悸、心动过速的患者,常规心电图未能查出心律失常者。

(2) 有心律失常,但要了解其严重程度。

(3) 观察抗心律失常药物的疗效及不良作用。

(4) 检测埋藏式人工起搏器的功能是否失灵。

(5) 检测间隙性发作危险性的心律失常,以提供治疗措施和预防猝死。

- 检出缺血性心脏病。
- 观察在日常活动时,心脏是否有缺血性改变。

附 3:超声心动图

超声心动图是应用超声波技术显示心脏形态、结构和心内血流动力学状态,评价心脏总体和局部功能的诊断方法。

- 超声心动图是无创伤的诊断方法。

● 早期有M超声、扇形超声扫描，目前已有多普勒超声心动图、彩声多普勒血流显像、经食管超声心动图、三维超声心动图等。

● 超声心动图可观察心脏结构，腔室大小，室壁厚度，瓣膜位置、形态、运动情况，心内膜、心包膜厚度，心包积液、心腔肿瘤等。

● *超声心动图可为下列疾病提供诊断依据*

(1) 各种心脏瓣膜病变。

(2) 冠心病。

(3) 高心病。

(4) 心房黏液瘤。

(5) 肥厚性心肌病。

(6) 心包疾病。

(7) 感染性心内膜炎时的赘生物。

(8) 各种先天性心脏病。

● 检测心内血流方向、血流速度等，评价心脏收缩和舒张的功能。

附4：心导管检查术及冠状动脉造影术(PTCA)

经周围血管送入特别的导管到心脏某一部位，对心脏疾病进行诊断的一种方法。

● *右心导管检查术* 先天性心脏病可用右心导管检查术，导管通过周围静脉进入心脏，对先天性心脏病诊断和决定手术指征和方法。

● *左心导管检查术* 导管通过周围动脉进入左心室，注射造影剂，显示左心室，或做冠状动脉选择性造影。

● *冠状动脉造影术* 于1958年10月首例完成，至今仍是判断冠状动脉病变部位、程度最可靠的方法，是诊断冠心病的金心导管检查及冠状动脉造影的一种创伤性检查，有一定的并发症，甚至是危险的并发症。

● *需做诊断性冠状动脉造影者*

(1) 不典型心前区疼痛，要明确是否是冠心病。

(2) 有典型心绞痛，需明确冠状动脉病变情况者。

(3) 动态心电图及运动试验有缺血依据，但患者无主诉心脏不适等表现者。

(4) 有心绞痛症状，但运动试验无缺血依据者。

(5) 不明原因的心功能不全。

(6) 肥厚性梗阻型心肌病需外科手术者。

● 冠状动脉狭窄 $<50\%$ 为轻度病变，一般不引起心肌缺血症状表现。

● 冠状动脉狭窄在 $50\% \sim 70\%$ 之间，需应用药物治疗。

● 冠状动脉狭窄 $>70\%$ 者，需做介入治疗。

附5：心电图运动试验

心电图运动试验是一种诊断冠心病非创伤性的一种检查方法。它有二阶梯运动试验、蹬车运动试验和活动平板运动试验，通过运动，激发心肌缺血，而记录的心电图。

● *心电图运动试验的阳性标准*

(1) 运动后心电图出现缺血型ST段下降，下降持续时间长，下降越明显，诊断意义越大。

(2) 运动后心电图出现ST段抬高，是冠状动脉严重闭塞或痉挛性闭塞特异性较高的标志。

(3) 运动后心电图发生短暂性U波倒置，也提示心肌缺血。

(4) 运动中血压变化：收缩压下降，而舒张压升高，有报道收缩压持续性下降超过1.33kPa，可诊断为多支冠状动脉病变。

(5) 运动中出现室性心律失常也是阳性标准。

● 女性患者运动试验心电图假阳性较高，特别是绝经期妇女，男性也有一定的假阳性，所以不能完全依据运动试验盲目诊断冠心病。

● 有不典型心绞痛症状的患者，运动试验阳性者，患冠心病检出率可达66%，有典型心绞痛症状伴运动试验阳性者患冠心病检出率可达85%～92%。

● 运动试验中，ST段压低出现早、程度重、持续时间长，对左冠脉主干或三支冠脉病变预测价值达74%。

附6:人工心脏起搏术

人工心脏起搏术是用脉冲发生器发出规律的电脉冲,经电极导管刺激心脏跳动,以控制心律的方法。

- 1943年第一台心脏起搏器植入人体。
- 该手术主要用于治疗各型心律失常。
- 该法有临时起搏和永久起搏两类。
- 临时心脏起搏的适应证

(1) 药物中毒、电解质紊乱、急性心肌炎、心肌梗死所致的暂时性严重的心动过缓、窦性停搏、完全性房室传导阻滞。

(2) 该术可作为危重患者埋入永久起搏器之前的准备。

(3) 在进行非心脏手术或心脏手术时,可能出现前述心律失常者,临时起搏是一种保护性措施。

- 永久心脏起搏的适应证

(1) 抗心动过缓起搏,治疗病窦综合征、房室传导阻滞。

(2) 抗心动过速起搏,起搏器能自动识别快速心律失常,然后发放一定形式程序刺激脉冲终止心动过速,目前已有埋藏式心律转变除颤器(ICD)取代了抗心动过速起搏器。

(3) 治疗神经性、心源性晕厥和颈动脉窦高敏症。本病通过神经反射机制使心率突然减慢,甚至心脏停搏,发生晕厥,心脏起搏器可监测心率的变化,起搏心脏,预防晕厥的发生。

(4) 治疗肥厚型心肌病,主要治疗左室流出道梗阻症状严重的反复发生严重心绞痛、晕厥、药物治疗无效的患者。

(5) 治疗长Q－T间期综合征。起搏心脏可使Q－T间期缩短,预防室速发作。

(6) 治疗慢性充血性心力衰竭。

(7) 预防阵发性房性快速心律失常。

- 起搏器类型

(1) 单腔按需型起搏器。

(2) 双腔全自动型起搏器。

(3) 频率应答型起搏器。

- 人工心脏起搏的常见并发症

(1) 囊袋或皮肤溃破感染。

(2) 起搏失效:早期可能是导管电极脱位,中期可能是心肌穿孔,晚期可能是导线断裂。

(3) 不感知或感知过度:不感知可导致起搏失效,原因同(2),后者可能是起搏器元件失灵,患者发生心衰、心肌梗死等。

(4) 起搏综合征:少数使用单腔起搏器的患者,由于房室收缩不协调,使心室血液向心房返流,引起低血压、头晕,大多数经数日后症状可消失;少数患者需更换双腔全自动型起搏器。

- 更换起搏器的指征

(1) 发生上述并发症的患者。

(2) 起搏器电池耗竭。

附7:射频消融术

射频消融术是治疗快速性心律失常的一种新技术。它的适应指征是:

- 心房和心室间存在异常传导通道,导致心动过速。有报道本术治疗心动过速成功率在95%以上。
- 房室结存在双通道导致心动过速。有报道成功率达95%～100%,但有一定的复发率。
- 房性心动过速。
- 心房扑动。已有较大的样本报道,对典型房扑成功率高,但有一定的复发率。
- 心房颤动。室性心动过速的治疗尚在不断的研究进展中。

第二章　肺内科疾病

● 呼吸系统：从鼻→咽→喉→气管→左、右主支气管→支气管→细支气管→毛细支气管→肺泡。在肺泡进行氧气和二氧化碳的交换，吸进氧气，吐出二氧化碳。

● 膈：是分隔胸腔与腹腔的一块肌肉，又称膈肌。

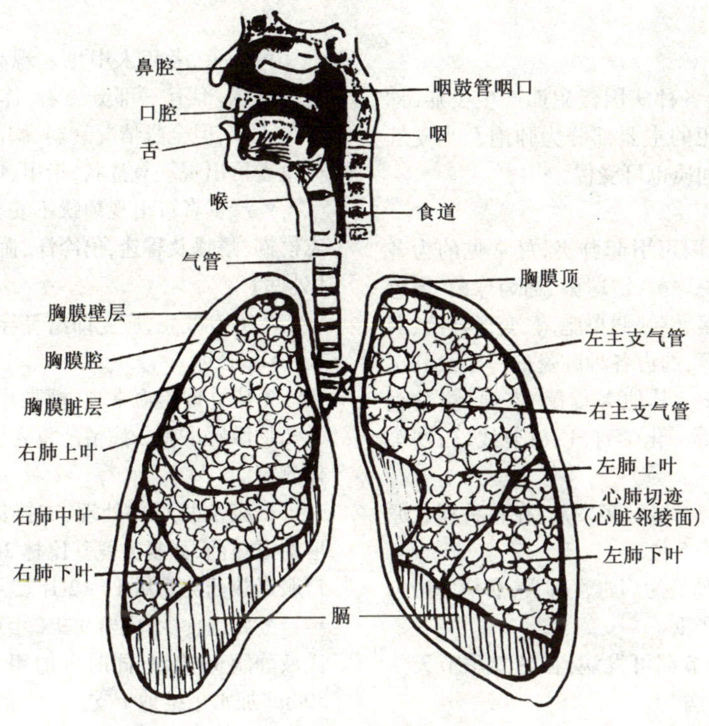

图1－2－1　呼吸系统

● 胸膜腔：分为两层，一层紧贴在胸壁的最内面，叫胸膜壁层；另一层紧包在肺、心脏等脏器上，叫胸膜脏层。两层之间的空隙叫胸膜腔。心脏亦是如此，叫心包腔。因为某些病变致使胸膜腔中积气，叫气胸，使呼吸发生困难。当胸膜发生炎症时，可有液体渗出至胸膜腔内，叫胸腔积液（简称液胸）。若是积液为血，叫胸腔积血（简称血胸）；若是脓液，就叫胸腔积脓（简称脓胸）。

● 胸膜增厚或粘连：因某种病因，引起胸膜增厚，称胸膜肥厚。若因某种病因引起脏层和壁层胸膜两者粘连在一起，称胸膜粘连。

以上胸膜腔和胸膜本身的改变都在不同程度上影响到呼吸。

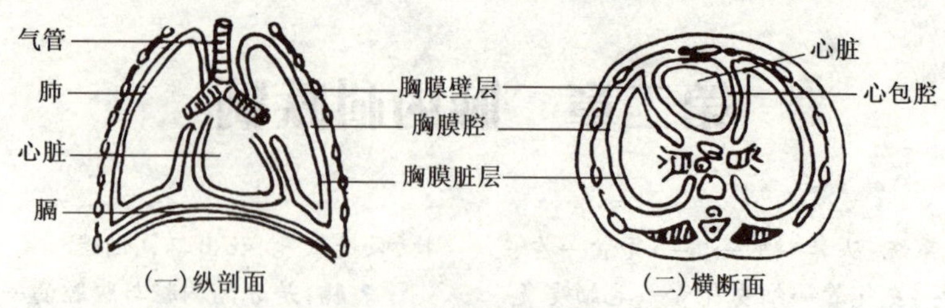

图1-2-2 胸膜腔

1 肺 炎

肺组织受各种病因侵犯而产生炎症,称为肺炎,受侵犯的主要部分为肺泡及小支气管,肺泡周围间质也可受侵。

【你需了解】

● 很多病因可引起肺炎,最常见的为各种细菌,如肺炎球菌、链球菌、葡萄球菌、流感杆菌、大肠杆菌、铜绿假单胞菌、变形杆菌、厌氧菌、军团菌等,约占各种肺炎的一半。其次为病毒占33%。其他为霉菌、支原体、立克次体、寄生虫等。化学毒气、放射线、药物等也可致病。

● 肺炎为常见病、多发病,在各种死亡原因中,肺炎占第5位。

● SARS肺炎为病毒性肺炎,病情发展迅速,后果非常严重。

● 各种季节都可发病,在冬春季节天气寒冷更容易得病。

● 儿童、老年人、长期卧床的慢性患者,容易患病。

● 年轻人在过度劳累、免疫力低下、受寒情况下也容易得病。

● 在机体抵抗力降低时,病毒或细菌突破呼吸道防御屏障,进入肺内而导致发病。

● 肺炎可导致脓毒症、呼吸功能衰竭、心脏病、糖尿病等一些慢性病加重,可导致死亡。

【症状表现】

● 青年人常突然发病,表现高热、寒颤、咳嗽、咯黄脓痰或铁锈色血痰、胸痛气急等,X线胸片呈现一叶或多叶片状模糊阴影。

● 儿童、老年人中也表现高热、咳嗽,咯痰等症状,但有一部分患者,体温不高,甚至体温正常,但全身情况衰弱、胸闷、呼吸短促,严重者可出现缺氧症状,指甲、口唇发紫。

● 严重者可出现烦躁不安、谵妄,进而神志模糊、嗜睡及昏迷,出冷汗,血压下降。

【处理】

● 如有气急,应立即给鼻导管氧气吸入,2~5L/分钟。

● 应立即验血常规,拍胸片,痰细菌培养及药物敏感试验。病情严重者应做动脉血气体测定。

● 应及时对症处理,支持治疗。发热者应给退热药,如复方氨基比林2ml肌注,或给口服退热药克感敏1~2片。

● 如进食少,应给0.9%生理盐水或林格氏液静滴1000ml,同时可加用5%葡萄糖液500ml加水乐维他1支。

● 如考虑为细菌性肺炎,则应尽早使用抗生素静滴或口服,在细菌培养结果未出来前,可先给青霉素800万单位加丁胺卡那霉素0.4g,如病情较为严重可用头孢类抗生素静脉滴注或注射同时加环丙沙星0.2g,2次/d静脉滴注。头孢类抗生素可选用头孢霉素6号,每次3g,2次/d,或头孢呋辛每次1.5g,2次/d,或头孢哌酮每次2~3g,2次/d等。

● 如经上述抗生素治疗,肺炎仍不好转,则应考虑是否为军团菌肺炎或支原体肺炎,可考虑使用红霉素1.5g/d,静滴10~14天。

● 应重视使用祛痰剂,帮助痰液稀释和排出,如沐舒痰(或贝莱)每次30mg,3次/d

口服，祛痰灵 1 支，3 次/d 口服。

【你需就医】

● 肺炎伴有高热、气急、面色苍白、全身冷汗、嗜睡、神志模糊、昏迷等情况。

● 儿童、老年肺炎。

● 原有心脏病、肺气肿、糖尿病、肝肾功能不全、恶性肿瘤等合并肺炎的患者。

【你需注意】

● 平时应注意劳逸结合，不宜过度疲劳，否则，机体免疫力将会明显下降，一旦遇到一定诱因，如受寒、雨淋，就容易发病。

● 发病期间应注意进入足够的水分、营养、维生素、微量元素。每日可服 2 粒金施尔康片或善存片。

● 肺炎控制后，体质较虚弱，可服用中药调理，可服益气补肺冲剂 22g，2 次/d，可同时使用 QK 治疗仪，照射背部，每次 30 ～ 60 分钟，1 ～ 2 次/d。

【特别提示】

● 抗生素治疗时间至少应 10 天至 2 周。重症者应适当延长至 3 周。过早停药易造成复发或迁延不愈。

● 如果肺炎是由于支扩引起，如支扩较严重，部位较集中，则可考虑手术切除，以防止肺炎反复发作。

● 老年或幼儿肺炎如体温下降到 36℃以下，而脉搏反而增加到 100 ～ 120 次/分钟以上，面色苍白，神志模糊为病情不良之兆，应及时请医生处理。

● 明确肺炎类型十分重要，如白细胞或中性白细胞增加，则细菌性可能性较大，应首选抗生素治疗。如白细胞比正常值反而低，淋巴细胞增高，则应考虑病毒性可能性大，应予抗病毒治疗。

● 老年肺炎应注意是否为继发性，特别应警惕是否有合并肺癌，必要时应行胸部 CT 和纤维支气管镜检查。

2 肺 癌

肺癌为生长在支气管和肺内的恶性肿瘤，分为未分化小细胞肺癌和非小细胞肺癌两大类。非小细胞肺癌包括腺癌、鳞癌、鳞腺混合癌、未分化大细胞癌、细支气管肺泡细胞癌。

【你需了解】

● 肺癌的病因十分复杂，吸烟、大气污染、物理化学致癌物质（如石棉、镍、无机砷、煤焦油、铬、铬酸盐、放射性物质）及肺部慢性炎症的刺激等都是重要的致癌原因。

● 妇女近年来发病率上升与厨房小环境污染有一定关系。

● 肺癌发病率近 20 年来有明显上升现象，工业大城市如上海、北京上升较多。

● 由于致癌物质的长期作用，支气管黏膜上皮逐步癌变，并随着肿瘤的增长，癌细胞遂向肺门和纵隔淋巴结及胸腔外远处转移。

● 癌症可侵犯纵隔淋巴结，压迫气管或支气管；侵犯胸膜产生大量胸腔积液；侵犯心包产生心包积液。

● 癌症可向脑转移，引起脑压增高；向骨转移，引起骨痛骨折；也可向肝脏、肾上腺、腹腔转移，引起腹痛、肝功能衰竭及腹水等。

【症状表现】

● 早期往往无任何症状，或仅表现原有的慢性咳嗽加重。

● 常见症状有咳嗽、咯痰、痰血、胸痛、发热，严重时有气急。

● 肿瘤压迫臂丛神经引起肩、手臂疼痛；压迫喉返神经引起声嘶；侵犯膈神经引起呃逆；压迫交感神经引起同侧瞳孔缩小，上眼睑下垂等征象。

● 有些人会产生骨关节肿痛，手指及足趾末端粗大。

【处理】

● 肺癌的治疗方法有手术切除、化疗、放疗、中药、免疫、靶向治疗等。

● 手术切除治疗对早期患者疗效较好。如有手术条件应争取手术。在手术前最好先施行 1 ～ 2 周期化疗。对于有纵隔淋巴结转移的患者，更应如此。

● 未分化小细胞肺癌对化疗较敏感，故应先行化疗或化放疗结合，以后可酌情考虑手术。对弥漫型患者不宜手术治疗。

• 抗癌化疗为治疗肺癌重要方法之一，目前广泛应用于临床。化疗是项复杂的工作，技术要求高，应由经验丰富的专科医师制定一个最佳综合治疗方案及联合化疗方案，以期取得较好的治疗效果。

• 对于非小细胞肺癌，目前国内外最好的抗癌药物有泰素、健择、诺维本、泰素蒂。这些药物目前均有国产产品，分别为紫杉醇、择菲、盖诺、艾素。顺铂、卡铂、丝裂霉素、异环磷酰胺、羟基喜树碱、鬼臼毒甙等也是常用药。

• 根据病情不同，医生设计不同化疗方案。MNP（丝裂霉素＋盖诺＋顺铂）、TP（泰素＋顺铂）、DP（泰素蒂＋顺铂）、GP（健择＋顺铂）、TC（泰素＋卡铂）等为目前国内外应用较多的化疗方案。

• 对未分化小细胞肺癌，比较有效的药物有异环磷酰胺、鬼臼乙叉甙、威萌、卡铂、长春新碱、表阿霉素及环磷酰胺。

• 较常用的方案有 ICE（异环磷酰胺＋卡铂＋鬼臼乙叉甙）、CEV（环磷酰胺＋表阿霉素＋长春新碱）。

• 抗癌药物的剂量一般按体表面积计算。每一疗程所需时间依方案不同而不同。通常需要 1～2 周，但有的方案一天内即可完成。

• 一般化疗后白细胞和血小板降到最低时间为化疗第一天开始后的第10～14天。化疗后一般需要休息 2～3 周，待体力和血象恢复正常后才可再行下一疗程化疗。如肝、肾功能受到损害，那就要等到恢复后才可开始新的化疗。

• 患者最担心化疗不良反应，最常见的有恶心、呕吐、白细胞血小板下降等。现在有许多特效药物可以有效地预防呕吐的发生，亦有许多药物可帮助白细胞和血小板恢复。故用不着过分担心害怕。

• 预防呕吐的药物很多，比较常用的有康泉、呕必停、恩丹西酮等，一般在化疗药开始注射前半小时应用。

• 促进白细胞恢复的药物有惠尔血、格拉诺赛特、生白能、瑞白、赛格力等，剂量依白细胞下降程度而定，通常每日 1～2 支肌注或皮下注射。血小板下降可给止血敏、白介素 12 肌注、输血小板等处理。

• 胃口减退普遍发生，可口服培菲康 2 粒，3 次/d、多酶片 2 片，3 次/d 口服、酸乳等。应尽量提供患者喜欢吃的食物。不科学的忌嘴有害无益。

• 放射治疗有传统放疗和适形调强放疗。小细胞肺癌总剂量一般为 50GY，非小细胞肺癌为 60GY。有脑转移者可考虑脑伽玛刀治疗。肺转移癌如病灶数目不多，可行体伽玛刀或 X 线刀治疗，以避免再手术痛苦。

• 放射性食道炎为最常见的并发症，可给利地口服液（利卡片因＋地塞米松＋生理盐水）小量多次口服，对减轻食道痛有明显效果。

• 中药治疗对调节阴阳气血平衡，改善症状，提高体力状况，提高化、放疗效果，延长生存期有一定疗效，可以配合化、放疗一起治疗。有些中成药如蓼参胶囊、威麦宁胶囊与化、放疗合用，有明显提高疗效作用。对无化、放疗条件的晚期患者也可单独使用。剂量均为 6～8 粒/次，3 次/d 口服。

• 免疫治疗正在大力研究中。免疫制剂有白介素 2、干扰素、肿瘤坏死因子、香菇多糖、黄芪多糖等。术后免疫治疗可激活免疫细胞，杀伤残留癌细胞，有提高综合治疗疗效之作用。晚期患者免疫治疗疗效较差，故毒性反应较大的免疫药物不要过多地使用。

• 介入治疗对局部肿瘤有一定疗效，对不能耐受全身化疗者可以应用。靶向治疗为新兴技术，靶向药物国外研究很多，Iressa 为被批准用于临床的药物，对化疗失败的患者有一定疗效。

【你需就医】

• 一旦发现有肺癌可疑，应抓紧时间进一步检查，最好能住院进行系统深入的检查。

• 肺部继发感染，高热不退，全身情况较差。

• 骨转移发生脊髓压迫症。

• 胸腔积液、心包积液引起呼吸困难、胸

闷、心悸等症状,需尽早行胸腔或心包引流减压。

● 脑转移引起颅内压增高。

● 大咯血。

● 腹腔转移产生急腹症。

● 需住院化疗、放疗、介入治疗。

【你需注意】

● 不要抽烟,因为抽烟可致肺癌。

● 应注意厨房内通风,因为厨房内小环境污染已使妇女的肺癌发病率明显上升。

● 手术患者术后应尽早下床活动,以促使身体恢复。

● 不要乱忌嘴。鱼虾鸡鸭都可吃,只要患者喜欢吃。

● 多吃水果及蔬菜,以保持肠胃道通畅,要多补充各种维生素和微量元素,如善存片、金施尔康片。

● 手术患者伤口疼痛可应用一些理疗方法,如全科纳米波治疗仪照射伤口,2 次/d,每次 30 ~ 45 分钟。疼痛严重者应用止痛药。

● 化疗后胃部不适,可点穴内关、足三里,可收到立竿见影之效果。

● 气功、太极拳对康复有一定帮助,可以每天锻炼。

● 中药调理对提高机体免疫力、改善体力状况、抑制微转移灶、延长复发期和生存期有一定作用,可长期服用。

● 术后或化疗间歇期可服用蓼参胶囊每次6 ~ 8粒,3 次/d 和双环铂胶囊,每次 4 粒,4 次/d。如胃肠道无不良反应,还可加服威麦宁胶囊 6 ~ 8 粒,3 次/d。

【特别提示】

● 得病后,要找有经验的专科医生诊治,不要到处乱投医。这样,才能给你制定一个正确的治疗方案和具体的治疗方法。

● 要坚持长时间规则治疗,不要只化疗一两次就放弃。两次化疗间隔时间太长,容易造成癌灶复原,前功尽弃。

● 要中西医多学科综合治疗,不要单一治疗,如单手术,单放疗、单化疗或单中药治疗。

● 要适当地进食,不要不科学地乱忌嘴,鸡、鱼、虾都可吃。

● 要精神乐观,不要过分焦虑不安,否则将有害于机体免疫力,不利于治病。

3 肺脓肿

肺脓肿是肺部被多种病原菌感染而发生的化脓性病变。肺组织先是炎症,继而坏死、液化及脓腔形成。

【你需了解】

● 常见的病原菌与口腔及上呼吸道平常存在的细菌一致。有需氧菌和厌氧菌。需氧菌有肺炎球菌、金黄色葡萄球菌、溶血性链球菌、克雷白肺炎杆菌、大肠杆菌、铜绿假单胞菌等;厌氧菌有胨链球菌、口腔类杆菌等。肺脓肿常为混合感染。

● 肺脓肿常见 3 种类型为吸入性肺脓肿、血源性肺脓肿和继发性肺脓肿。

● 吸入性肺脓肿最常见,常因口腔感染菌在患者睡觉时不知不觉地吸入肺内,或昏迷患者吸入呕吐物或口腔分泌物到肺内。

● 如未及时有效的治疗,急性肺脓肿可变成慢性脓肿,肺组织破坏严重,不能痊愈。后可反复急性发作,也可发生大咯血。急性期如能及时、积极地治疗,大部分患者可以治愈。

【症状表现】

● 突然发病,发烧可高达 39℃以上,咳嗽、咯痰、多汗、全身乏力、食欲减退。

● 发病 7 ~ 10 天后,可突然咯出大量脓臭痰,量多,每日 300 ~ 500ml。

● 咯出大量脓痰后,体温下降。有的患者可有中、大量咯血。

● 慢性肺脓肿除咳嗽、咯痰外,可有贫血、消瘦等。

【处理】

● 抗生素治疗为最重要的治疗措施。在药敏试验出来之前,青霉素为首选药物,每日 120 ~ 240 万 U 肌注,严重者可加大至每日 1000 万 U 静脉滴注。同时给丁胺卡那霉素,每日0.4g,静滴。如疗效欠佳,则可改为头孢噻肟钠每日4～6g静滴,加环丙沙星每次0.2g,2次/d静滴。此外,再加甲硝唑每次0.2g,2次/d静滴。疗程至少4周,有的可能要6周。要注意肾功能变化。

- 药敏试验结果出来后,可选择敏感药物两种联合使用。
- 体位引流很重要,可帮助脓液排出,促进炎症吸收。应每日多次施行。
- 祛痰治疗亦很重要,沐舒痰30mg,3次/d口服,祛痰灵口服液每次30ml,3次/d,口服。
- 如脓疡经久不愈,则需要外科手术切除。

【你需就医】

- 在急性期,患者高热,白细胞增高,应立即住院治疗。
- 大咯血,应住院治疗。
- 形成慢性肺脓肿,应住院手术治疗。

【你需注意】

- 应尽早治疗口腔感染性疾病,因为它是引起肺脓肿的主要原因。
- 应注意治疗皮肤感染、骨髓炎等疾病,以防酿成脓毒症,导致肺脓肿。
- 应注意重症患者的口腔护理,及时吸除昏迷患者的口腔分泌物,避免吸入性肺炎的发生。
- 抗生素治疗要及时,疗程要足够,一般要治疗4～6周。

【特别提示】

- 要联合使用抗生素,起码两种抗生素一起用,还要注意厌氧菌的治疗。
- 要注意补充营养,应给高蛋白饮食,因患者从脓痰中损失大量蛋白质。同时应注意补充各种维生素。

4 肺功能测定

应用特殊仪器来测定肺脏各项功能的检查称为肺功能测定。对评价肺功能损害程度、帮助肺病性质诊断、评估手术可能性等均有重要意义。

【你需了解】

- 肺功能检查前不能剧烈运动,需休息至少半小时,否则,测定结果不能正确反映肺功能的真实状况。
- 肺功能检查前应该很好地排痰,痰多积在肺内会影响检查的正确性。
- 应很好地听从医务人员的指导,密切配合,正确地做吸气、呼气等动作。过度紧张、不正确呼吸,将影响检查的正确性。

【症状表现】

肺功能测定的适应证:

- 慢性支气管炎、肺气肿。
- 支气管哮喘。
- 肺部弥漫性疾病。
- 矽肺。
- 肺癌。
- 原因不明的气急患者。

【处理】

现在肺功能报告内容均以英文符号表达,不易看懂,为此,本文将测定项目以中英文对照标明。

- 肺容量测定　包括潮气量(TV)、补吸气量(IRV)、吸气量(IC)、补呼气量(ERV)、肺残气量(RC)、功能残气量(FRC)、肺活量(VC)、肺总容量(TLC)。
- 胸膜增厚、肺弹性不佳、气道不通畅都会使测定值下降。
- 肺的通气功能　最主要的项目为最大通气量(MMV),测定值降低说明呼吸道的通畅程度和肺组织弹性有问题。
- 弥散功能(DLCO)　如下降,说明氧气透进血流的能力下降,往往反映肺间质有慢性炎症或纤维化。
- 气道阻力(Raw)　阻力增高者说明小支气管有慢性炎症、痉挛。在慢性阻塞性肺病包括慢性支气管炎、肺气肿、哮喘等患者,测定值均增高,阻力越高,说明疾病越严重。
- 动脉血液气体分析　从桡动脉或股动脉取血测定。主要项目有酸碱度(pH)、二氧化碳分压(PCO_2)、氧分压(PO_2)、氧饱和度(SO_2),当呼吸功能不全或衰竭时,氧分压、氧饱和度下降,二氧化碳分压上升。当有呼吸性酸中毒时,pH下降。如果同时有呼吸性酸中毒和代谢性碱中毒,则pH也可能在正常范围内。

【你需就医】

● 做肺功能测定既不复杂也不痛苦,就医时无需紧张害怕。

【你需注意】

● 如果肺功能下降,应针对病因积极治疗,待病情好转后复查肺功能。

● 吸烟为造成肺功能下降之一重要原因,戒烟为改善肺功能重要措施之一,应坚决戒烟。

● 某些职业可引起肺功能下降,如磨石工、采石工、翻砂工、有毒气化工。除应加强防护外,如已有肺功能下降,则应改变工种,防止肺功能更严重受损。

【特别提示】

● 检查时配合不好,可能造成肺功能结果不正常。应复查,并很好地配合,做好各项呼吸动作。

● 动脉血气检查需抽动脉血,但有时可能误抽静脉血,氧分压可很低,如与临床情况不符合,应重新抽血检查,以资正确诊断。

● QK全科治疗仪对改善肺功能有明显疗效,照射背部、胸前部、足底。每日2次,每次每部位30～45分钟。

5 肺结核

肺结核是一种由结核杆菌感染而引起的慢性呼吸道传染病,主要病变发生在肺内,也可侵犯胸膜。抗痨药物治疗效果较好,但如不及时或不正规治疗,则也可发展成重症,甚至危及生命。

【你需了解】

● 肺结核的病原菌为结核杆菌,当患者咳嗽时从痰液飞沫将结核杆菌排入空气中,一旦健康人吸入肺内,即容易被传染发病。

● 目前肺结核病仍为一种常见病,新中国成立后,由于重视预防工作,患病人数逐年下降,目前由于农村人口流入城市,肺结核患病人数又有上升趋向。

● 肺结核病传染不分季节,凡是一次吸入大量结核菌,或当身体抵抗力下降时,容易被传染发病。在拥挤的公共汽车上,人群中,由于人与人之间距离近,容易引起传染,因此,在这些场所要特别注意预防,必须远离咳嗽者或自己戴上口罩。

● 肺结核严重者可引起大咯血、自发性气胸、肺源性心脏病、呼吸衰竭等并发症。尽管目前有许多有效药物治疗,但仍有许多人由于未及时发现和治疗或由于有耐药性治疗无效,最终引起死亡。

【症状表现】

● 轻症患者可毫无自觉症状,不少人肺内或纵隔内有钙化点,但自己不知道何时患过肺结核。

● 病变范围比较大、活动性比较高的患者可表现低热、乏力、咳嗽、咯血、盗汗、心悸、胃口下降、胸痛等症状。

● 病变范围比较广泛,正常肺被破坏严重者,可出现大咯血、气急、不能平卧、口唇指甲青紫。

● 再严重者可发生肺源性心脏病,表现气急、不能平卧、颈静脉变粗、四肢浮肿、肝肿大等。

【处理】

● 有高热、咯血者应卧床休息。肺部病变较广泛、有空洞、痰结核杆菌阳性者应停止工作,在家适当休息治疗。

● 要坚持规则打针、服药。不规则治疗容易引起细菌耐药,一旦产生耐药,疾病控制比较困难。

● 目前最常用的抗痨药物有异烟肼、利福平、吡嗪酰胺、乙胺丁醇、链霉素、利福喷定等。异烟肼0.3g/d,利福平0.6g/d(体重超过50kg)或0.45g/d(体重低于50kg),吡嗪酰胺0.5g,3次/d饭前口服。利福喷定0.6g,2次/周,口服。链霉素0.75g/d肌注,连续2个月。

● 上述药物要按全国制定的治疗方案使用。初治者可应用链霉素+异烟肼+利福平+吡嗪酰胺4种药物共同治疗方案,头2个月4种药一起用,以后停链霉素和吡嗪酰胺,继续应用异烟肼和利福平4个月。

● 上述方案也可不用链霉素而改用乙胺丁醇2个月。

● 对初治患者，抗痨药物至少应用6个月，对复治患者则根据具体情况决定用药时间。

● 联合方案较为复杂，病家不要自己滥用，一定要根据肺科医生的意见用药，以免出现不良反应或影响疗效。

【你需就医】

如有下列情况之一，应立即就医：

● 在治疗过程中如有药物反应，如呕吐、皮疹、耳鸣、黄疸、视力模糊等症状。

● 突然出现咯血，特别是咯血量较大时。

● 突然出现胸闷气急。

● 高热。

【你需注意】

● 平时应注意劳逸结合，不可过分疲劳，以免抵抗力下降，容易被感染得病。

● 平时应加强锻炼身体，增强机体免疫力。

● 每年应体检，摄胸部X线片，以及时发现，尽早治疗。

● 应避开面对你咳嗽的人，避免到人群过分密集的地方去，以免被传染。

● 患者应注意消毒隔离，不要面对家人特别孩子咳嗽，痰菌阳性者一定要分食，痰菌阴性者最好也分食，以免传染给家人。

● 规则打针、服药最重要，一定要规则治疗，不可因工作忙而经常忘记服药。

● 治疗时间一定要足，不可自己随便停止治疗。否则容易造成疾病复发。

【特别提示】

● 要特别注意观察药物毒性和不良反应，特别是肝功能损害和过敏反应。治疗前、治疗后每个月应常规肝功能检查。一旦有明显恶心、呕吐、眼睛发黄应及时检查，积极治疗。

● 为保证规则用药，应建立家庭监督员制，即家人负责监督患者服药。

● 服用利福平过程中不要随意停药，因为少数人在停药两周后再服药容易发生过敏反应，表现胸闷、气急、心跳加快、无尿，可导致死亡。轻度反应像流感样症状。应及时积极处理，以免酿成严重后果。

6 急性气管支气管炎

急性气管支气管炎是由病毒、细菌、化学、物理和过敏等因素引起的气管支气管广泛急性炎症。经对症和抗炎治疗，一般均可治愈。若未及时治疗或反复发作，则可变为慢性支气管炎。

【你需了解】

● 该病是一种非常常见的疾病，每个人都可能患病，但年老、儿童及机体免疫力低下者最易发病。

● 大多数患者先为病毒感染，以后可能继发细菌感染。最常见的病毒为副流感病毒、鼻病毒、腺病毒。最常见的细菌为流感嗜血杆菌和肺炎球菌。

● 其他原因，如化学气体、粉尘、寄生虫、过敏等也可引起该病。

● 该病易发生在季节变化时，特别是天气突然变冷，人们未及时调整衣着，或突然被大雨淋湿而着冷。

● 在机体免疫力低下时，一旦受寒，咽喉部防御机制受到破坏，病毒或细菌乘虚而入，先发生上呼吸道（鼻、咽喉）炎症，再向下蔓延而引起气管支气管炎。

● 感染严重时可并发肺炎、副鼻窦炎、病毒性心肌炎，最严重的是病毒性脑炎。

【症状表现】

● 发病时，常有畏寒、全身无力、鼻塞、流涕、咽痛、声音嘶哑等症状。

● 进一步出现刺激性干咳、发热、胸骨后疼痛。

● 体温可高达39℃或更高，有的人也可没有发热，或仅低热。

● 3～5天后咳嗽可伴有白色黏痰，以后出现黄脓痰，体温逐渐正常。咳嗽可持续数周。

【处理】

● 对症处理　发热可给退热药，如克感

敏1～2片,3次/d或复方阿司匹林1～2片,3次/d,感冒冲剂1～2包,3次/d口服。病初以干咳为主,可给复方甘草合剂20ml,3次/d口服,如咳嗽剧烈影响睡眠,则可服联邦止咳露10ml,3次/d或可待因30mg,3次/d口服。如后期痰黏不易咳出,则可服沐舒痰30mg,3次/d口服或吉诺通0.3,3次/d口服,祛痰灵1支,3次/d口服等化痰药。

● 抗病毒治疗　可服感冒冲剂或板蓝根冲剂,如病情较重,可加用利巴韦林0.2g,4次/d口服或吗啉胍0.2g,3次/d口服。

● 如有继发细菌感染,则应加用抗生素治疗,如阿莫西林0.5g,4次/d口服;头孢拉定0.5g,4次/d口服等。

● 如病情较重,可联合使用干扰素100～200万U皮下或肌内注射,帮助控制病毒感染。

● 连续数天高热不退者,应给补液,静滴生理盐水或林格氏溶液,应注意电解质和维生素的补充。

● QK全科治疗仪对感冒、支气管炎有很好的疗效,可每天照射2次,每次30分钟,照射部位:面部、胸部、背部。

【你需就医】

● 当有肺炎时,体热持续不退,咳嗽更剧,出现气急。

● 自发性气胸　因剧咳引起,出现剧烈胸痛、胸闷、气促等症状,应立即就诊,立即拍胸片。如气胸压迫肺脏超过30%,应抽气治疗。

● 高热抽搐　应立即肌注退热药,如复方氨基比林2ml/次,冰袋冷敷头额部,肌注镇静药鲁米那0.1g等。

【你需注意】

● 应注意保暖,避免风寒侵袭。

● 机体免疫力较低者,在气候转冷前,可服补气类中药,如党参、孩儿参、黄芪、茯苓、灵芝等中药以提高机体免疫力。

● 经常应用QK治疗仪照射后背、足三里等部位,有预防感冒作用和促进感冒痊愈。

● 夏天使用空调不要太冷,且要经常通风换气。

【特别提示】

● 症状严重者,如高热不退,应检查血常规,以区分是病毒感染或细菌感染。

● 年龄在45岁以上者,如经常发生咳嗽等类似气管支气管炎症状时,应警惕肺癌或肺结核的发生,尽早进行肺部X线检查。

● 年老、多病、儿童等患者,应早期积极治疗,以避免继发肺炎、心肌炎等严重并发症。

7 结节病

结节病是一种病因不明,可侵犯全身脏器,尤其是侵犯纵隔、肺门淋巴结和肺组织的疾病,病理表现为非干酪性、类上皮细胞肉芽肿增生。预后较好,有自愈倾向,但亦有少数人发生呼吸功能衰竭等严重并发症。

【你需了解】

● 病因至今仍不明。

● 我国发病率较低,欧洲较高,好发于20～50岁。

● 结节病常侵及纵隔、肺门淋巴结和肺组织,形成肉芽肿。这些肉芽肿进一步会变为纤维化组织,从而损害肺功能。

● 如肉芽肿广泛侵犯肺组织,则将形成肺气肿,肺大泡及肺脏纤维收缩,使肺的通气功能和弥散功能下降,进而出现呼吸功能不全和衰竭。

● 结节病分为三期　Ⅰ期仅示双侧肺门纵隔淋巴结肿大;Ⅱ期双侧肺门淋巴结肿大加肺野病变;Ⅲ期仅肺野病变。

【症状表现】

● 结节病可影响肺、淋巴结、眼、脾、皮肤、肝、骨、腮腺及心脏。

● 症状有疲乏、衰弱、干咳、发热、气短、胸痛、胸闷、咯血、体重减轻。40%患者无明显症状。

● 眼睛受侵占30%,多急性发病,有雾视,视力减退,眼痛等。

● 皮肤受侵以女性为多见,表现为结节和丘疹。多出现在面部、颈部、四肢、手指、鼻黏膜和躯干。

【处理】

• 结节病尚无特效治疗。肾上腺皮质激素为最有效的药物。因结节病有自愈可能，故Ⅰ期病变可不治疗，3～6个月观察1次。如淋巴结较大，压迫气管引起气短、胸痛、咳嗽等或病变侵犯到肺内，则应给激素治疗。

• 激素可用强的松，开始给30～40mg/d，6个月后减量，直到10～15mg/d作为维持量，疗程1～2年。亦可给予地塞米松片。

• 为了减少激素的不良反应，在病变好转后可早些减量，加用中药雷公藤多甙，20mg/d，口服。

• 如眼球受侵犯，可用0.5%～1%激素眼膏或眼药水。

• 中药辨证论治可单独应用，也可配合激素治疗。

【你需就医】

• 当拍片发现纵隔和肺门淋巴结肿大时，应及时检查，排除淋巴系统恶性肿瘤或肺癌淋巴结转移。

• 纵隔淋巴结肿大压迫气管出现气急。

• 病变侵犯肺内。

• 呼吸功能不全。

【你需注意】

• 长期应用激素治疗，有可能出现各种并发症，如高血压、糖尿病、结核病、精神异常等。应注意严密观察，定期做相应检查。

• 由于长期服用激素，机体免疫力一定下降，故平时应特别注意冷热，预防感冒。

• 对Ⅱ、Ⅲ期患者，应注意肺功能变化。

【特别提示】

• 由于长期应用激素容易并发结核病，故应给预防性治疗，异烟肼0.2g/d口服。

• 年龄偏大者应经常测量血压，检查血糖，有异常者应及时减少激素剂量，并给予相应治疗。

• 定期测定血管紧张素转化酶（SACE），以观察结节病活动性，帮助判断治疗效果及增减激素用量。

8 慢性支气管炎

慢性支气管炎（慢支）是气管、支气管黏膜及其周围组织受感染或非感染因素作用而引起的慢性炎症。咳嗽、咯痰或伴有气喘，每年发病持续3个月，连续2年或2年以上。

【你需了解】

• 这是一种多发病，患病率为4%，50岁以上为13%。

• 病因很多，受病毒和细菌反复感染为主要原因。

• 慢支的发病56%～80%与感冒有关。

• 病毒中流感病毒和鼻病毒占绝大多数，还有黏液病毒和冠状病毒。细菌多为甲型链球菌和奈瑟菌，其次为嗜血流感杆菌和肺炎球菌。

• 环境污染，吸烟，气候变化，对花粉、尘埃等物过敏也是重要的原因。

• 长期吸烟者比不吸烟者高2～8倍，故吸烟是慢支致病的重要原因。

• 秋末冬初及3月份天气变化较大，容易发病，冬天天气太冷，也容易发病，故在这些季节要特别注意预防发病。

• 由于上述原因反复损害支气管黏膜，致使支气管黏膜上纤毛受到破坏，支气管黏膜及周围组织反复发生炎症改变，遂形成慢支。

• 慢支可使肺功能受到严重损害，形成肺气肿，呼吸功能不全，严重者可形成呼吸衰竭，并可引起肺原性心脏病，肺癌等严重疾病。

【症状表现】

• 咳嗽为最常见的症状，临睡前或早晨起床时咳嗽较剧烈。

• 在病毒感染时痰为白色泡沫黏液状，如变为黄色，说明有细菌继发感染。痰中有时可带有少量血丝。

• 气喘，由于支气管痉挛，呼吸功能受损引起。

• 患者自己有时可听到胸内有哮鸣音或痰鸣音。

• 肺功能严重下降者，可产生明显缺氧症状，口唇和指甲发紫。

【处理】

• 急性发作期以抗炎、镇咳化痰和平喘

为主。

● 抗炎治疗最好根据细菌培养及药敏结果用药，在没有得到细菌培养结果之前，只能按经验治疗，在选择药物时多选择抗菌谱广的抗生素，如阿莫西林 0.5g，4 次/d，头孢拉定 0.5g，4 次/d，希刻劳 0.25g，3 次/d 等口服药。

● 由于慢支感染的菌群中，革兰阴性菌感染比较多见，故常加上治疗革兰阴性菌的抗生素，如左氧氟沙星 0.2～0.3g，2 次/d，环丙沙星 0.5g，2 次/d 口服或 0.2g，2 次/d 静滴。

● 镇咳化痰剂有复方甘草合剂、敌咳、半夏露等。如痰很黏，不易咯出，则应加用沐舒痰 30mg，3 次/d 口服或 30mg 静脉注射，贝莱 30mg，3 次/d 口服也有相同作用，中药祛痰灵 30ml，3 次/d 口服，鱼腥草片 0.1g，3 次/d 口服也有很好作用。

● 平喘药有爱纳灵胶囊 8mg，3 次/d 口服；博利康尼片 2.5mg，3 次/d 口服，氨茶碱 0.1g，3 次/d 口服；喘定 0.2g，3 次/d 口服等。气雾剂可直接达到支气管内，可较快地收到良好的疗效，比较常用的有爱全乐、康喘速等，每次 2～3 喷，3～4 次/d。

● 我院研制的益气补肺冲剂对提高机体免疫力、减少发作有良好作用，每日 2 次，每次 1 袋，冲服；支扩 II 号冲剂对改善上述症状有良好作用，每日 2 次，每次 1 包，冲服。

【你需就医】

● 当有急性感染发作时，表现咳嗽、咯痰增多，可伴有发热。

● 当气急加重，口唇、指甲出现青紫时。

● 当出现面部浮肿，下肢浮肿时。

【你需注意】

● 平时应注意锻炼身体，增强身体抵抗力，这样就可减少感冒的发病，从而减少慢支的发生。

● 应该戒烟，以去除慢支致病重要原因之一。

● 应避免到粉尘多或空气污染严重的地方去。

● 应积极治疗，防止疾病加重，防止引起呼吸衰竭和肺心病。

【特别提示】

● 应注意缓解期的巩固治疗，可注射三联菌苗，以减少慢支发作。

● 可定期服用补气类中药，以增强机体免疫力。

● 可长期应用 QK 治疗仪，照射背部肺俞等穴位，对预防发病，减轻症状有一定作用。

9 雾化吸入疗法

呼吸道雾化吸入疗法系用雾化装置将药物溶液分散成微小的雾滴，悬浮于空气中，再吸入呼吸道和肺内，达到解痉、祛痰、取痰、消炎等目的。不仅在治疗中已广泛地应用，对某些无痰的患者，可应用此法帮助取得痰液，以供寻找病原细胞或细菌。

【你需了解】

● 雾化吸入治疗由于药物直接吸入支气管和肺内，局部药物浓度较高，疗效较好，故为重要之辅助治疗方法。

● 慢性呼吸道患者，特别是长期吸氧或气管切开患者，痰液黏稠、干燥，不易排出，雾化吸入药物和水分可湿化痰液，使痰液容易排出，对疾病恢复很有帮助。

【症状表现】

适应证如下：

● 各种急、慢性呼吸道疾病有支气管痉挛、炎症、痰液黏稠者，如支气管肺炎、大叶性肺炎、肺脓肿、支扩等。

● 气管切开，应用呼吸机辅助呼吸患者。

● 长期吸氧治疗，特别是大流量（大于 2L/分钟）吸氧患者。

【处理】

● 常用湿化及雾化化痰药物

（1）3% 盐水：利用高渗作用，使痰液化，促进黏膜消肿，每次 5ml。

（2）2%～4% 碳酸氢钠：促进蛋白沉淀，黏痰液化，每次 5ml。

（3）痰易净（N-乙酰半胱氨酸）：降低痰黏稠度，每次用 2% 浓度痰易净 2～10ml。

(4) α糜蛋白酶:分解蛋白、抗炎、消肿作用,使用时新鲜配制,5mg稀释成5～10ml。

(5) 必嗽平:溶化痰液,2～4mg稀释为5～10ml。

(6) 英可嗽平:同上,15～30mg稀释为5～10ml。

● 常用雾化支气管扩张剂

(1) 舒喘宁气雾剂:200喷/瓶,每次2喷,每日3～4次。

(2) 喘康速气雾剂:同上。

(3) 爱全乐气雾剂:同上。

● 常用抗生素雾化剂

(1) 庆大霉素:1.5万U/ml,每次8万U。

(2) 妥布霉素:8～10mg/ml,每次16～24mg。

(3) 卡那霉素:0.1g/ml,每次0.25～0.5g。

● 常用激素雾化剂

必可酮气雾剂:200喷/瓶,每次3～4喷,每日3～4次。

● 喷雾方法　将上述药物放在特制的雾化器内,接上氧气(流量6～8L/分钟)或接在压缩空气机的接管上喷雾,喷完为止。现在多数支气管扩张剂已装在雾化瓶内,只要倒立雾化瓶,揿按上盖,药物即可自动喷出。携带和使用方便。

【你需就医】

● 一旦有如上适应证发生时,要及时就医,进行雾化吸入疗法。

【你需注意】

● 应注意全身药物治疗,抗炎、支气管解痉、化痰等。

● 用氧气作为雾化动力时,要去掉湿化瓶,否则,湿化瓶内水将被冲入吸管内,污染并稀释药物浓度。

● 用玻璃雾化器者在吸入时,手指要按住出气口,此时,药物即喷入口内,呼气时松开出气口。

● 用氧气作喷雾动力时,旁边严禁火源和易燃品,以防意外。

● 有些药物有过敏反应,如α-糜蛋白酶。喷雾中如有不适症状,应暂停喷雾,并立即告诉医生。

【特别提示】

● 如同时使用支气管解痉剂(如喘康速)和激素(必可酮),则应先喷喘康速,让支气管先扩张,然后再喷必可酮。

● 喷雾时间与吸气时间要很好配合,在吸气时按喷雾器,使药物吸入较多,较深,可以提高疗效。吸气时做深吸气更好。

10 纤维支气管镜检查

纤维支气管镜(简称纤支镜)检查是一种应用特制纤维支气管镜在局部麻醉下经鼻腔(或口腔)插入气管、支气管直接观察气管、支气管和肺内疾病的检查方法,在检查中可进行刷检、活检、吸取分泌物以取得病理诊断。

【你需了解】

● 在肺部疾病的诊断中,特别是在支气管肺癌的鉴别诊断中纤支镜是非常重要的检查方法,应积极配合医生做好检查。

● 虽然纤支镜检查有一定的痛苦,但如果局部麻醉做得好一些,那么,这种痛苦还是可以忍受的。而且,检查时间也比较短,一般在10～15分钟左右就可结束检查。

● 纤支镜检查有一定风险,在检查前,医生会把各种可能发生的危险,并发症都告诉家属,并要家属签字。有些家属听了这些告知后十分担心害怕,甚至不愿签字。其实,发生这些并发症的几率很低,过分担心会影响诊断的进行。而且,施检医师也会非常注意地避免各种并发症的发生,即使发生了,也会积极地进行处理。

【症状表现】

● 适应证

(1) 胸片上未见明显病变,但痰中找到癌细胞。

(2) 胸片上有结节灶或肿块,但性质未明。

(3) 反复发作肺炎。

(4) 肺不张。

(5) 难以解释的干咳或局限性哮鸣音。

(6) 气管食道瘘管怀疑。

● 禁忌证

(1) 肺功能严重降低。

(2) 严重心律失常。

(3) 精神高度恐惧,不能配合。

(4) 主动脉瘤压迫食管。

(5) 新近有哮喘发作或大咯血(2周内)。

(6) 无法控制的出血素质。

(7) 全身情况极度衰弱。

【处理】

● 出血 出血是最危险的并发症,往往在活检时发生。出血量少者均可自行止血,出血量较多时,应取肾上腺素0.5～1mg直接注入出血处,以帮助血管收缩。出血量大者除上述措施外,医生将会采取其他一系列抢救措施,以帮助止血。

● 气胸 大多数发生在经纤支镜肺活检(TBLB)的患者。患者自觉胸痛。气胸多者,感觉胸闷,气急。按气胸办法处理。

● 肺部继发感染 表现发热、咳嗽增加、血白细胞增高。按肺部炎症处理。

● 血压增高、心律失常等心血管问题 高血压患者在检查前应很好地控制血压,应加强降压药的应用,以预防因紧张导致血压升高。检查中出现心律失常者应考虑停止检查,并给抗心力失常处理。

● 喉痉挛 表现喉鸣音、气急、紫绀。应暂停检查,吸氧。严重者应给阿托品0.5mg皮下注射,支气管舒张剂喷雾。

【你需就医】

● 检查的术前准备

(1) 术前应向患者说明如何配合检查,消除其顾虑。

(2) 应有近期胸部正侧位片。

(3) 应做血常规、血小板计数、出凝血时间、动脉血气分析、心电图,肺功能差者应行总肺功能检查。

(4) 检查日早晨应禁食。

(5) 术前晚上睡前及检查日早晨各服鲁米那0.09g。术前半小时应注射阿托品0.5mg,以减少呼吸道分泌黏液。

● 术中如何配合医生检查

(1) 应主动去掉假牙。

(2) 情绪应保持冷静,坚强应对检查,与医生很好配合。

(3) 当医生插管时咽喉部及气管内会有异物刺激感,可能会引起反射性喉痉挛及刺激性咳嗽,此时,应尽量保持放松状态,并尽量控制自己处于呼吸状态,千万不要屏气。只要能够保持正常呼吸运动,那么最难受的时刻就已经过去了。

(4) 在检查过程中,由于纤支镜的刺激,可能会引起强烈咳嗽,这将会影响医生的观察,此时,应控制咳嗽,以缩短检查时间。

【你需注意】

● 纤支镜检查后由于咽喉部麻醉关系,必须在2小时后才能进食,否则,容易发生食物吸入性肺炎。

● 咽喉部可能受到一定损伤,故检查后应使用漱口剂漱口,有一定的预防炎症作用。还可经常口含薄荷片。

【特别提示】

● 纤支镜对肺部疾病诊断非常重要,不要因害怕痛苦而拒绝检查,以免延误诊断时间。

● 检查中一定要坚强,很好配合检查,这样可以缩短检查时间。

● 配合检查最重要的行动为很好地放松及保持呼吸动作,不要屏气。

11 胸腔积液

胸腔内积存各种液体,不论液体的性质是液体、血液、脓液或乳糜液,均称为胸腔积液。

【你需了解】

● 引起胸腔积液的原因很多。主要原因有3种:①结核性;②恶性肿瘤;③炎症。

● 其他原因有寄生虫感染(如丝虫及肺吸虫感染)、心力衰竭、肝功能衰竭、营养不良、肾病综合征、结缔组织病(如红斑狼疮、类风湿性关节炎)等。

• 胸水的形成与炎性渗出及淋巴液回流障碍有关。结核、肺炎引起胸水的原因为胸膜炎症反应性渗出;癌症引起胸水则主要与淋巴液回流受阻有关,同时与胸膜广泛转移引起的胸膜癌性坏死出血及渗出也有关。

• 胸水中有42%～77%为恶性病变引起,如老年人胸水为血性,则应首先考虑恶性病变可能,并进一步检查加以鉴别。

【症状表现】

• 胸闷、气急为胸腔积液的共同症状。

• 结核性胸腔积液可有发热(37.5～39℃)、盗汗、心率增快等结核中毒症状。

• 癌性胸腔积液可有不同程度的胸痛,伴烦躁不安、睡眠不佳、体重减轻、体力明显下降等。

• 炎性胸腔积液大多数先有肺炎症状,如发热、咳嗽、咯黄痰、高热等。

• 寄生虫感染性胸腔积液痰呈果酱样,可有过敏性症状,如哮喘、荨麻疹。严重丝虫感染可引起乳糜胸,胸水颜色像乳汁,可同时有象皮腿。

• 心力衰竭引起者常伴有气急、不能平卧,常有冠心病、高血压。右心衰竭引起者常有下肢浮肿、颈静脉怒张。

• 肝功能衰竭引起者常有肝病史、腹水、腹壁静脉曲张。

• 其他病如肾病、营养不良等引起者均有该病的症状。

【处理】

• 治疗上述各种原发性疾病。胸水引流减压,为减轻胸闷、气急之重要措施。

• 针对不同病因,胸腔内注入不同药物。结核性胸水在抽尽胸水后注入皮质激素(如地塞米松)对加快胸水吸收、减少胸膜增厚有一定疗效。

• 癌性胸水在抽光胸水后可注射抗癌药,如丝裂霉素10mg及顺铂40mg,也可注射免疫制剂,如天地欣5mg或胞必佳600μg。

• 炎性胸水如积液为脓性,则应抽光脓液,生理盐水冲洗及抗生素腔内注入。

【你需就医】

• 当发现胸腔积液时,应及时就医,做各项检查,以明确病因。

• 胸腔积液量大时压迫肺脏,引起胸闷、气急,应立即行引流减压。

• 因胸腔抽液而引起创伤性气胸。

• 胸腔内出血。出血原因多数因胸腔穿刺损伤血管引起。

• 胸腔内注射药物后引起高热反应。

【你需注意】

• 应适当增加营养,以改善因胸水引流丢失大量蛋白质而引起的低蛋白血症。

• 针对不同病因采用不同的康复措施。如结核病患者可服用中药调理,以提高免疫力。癌性胸水在化疗后可长期服用中药,如蓼参胶囊,6～8粒/次,3次/d;威麦宁胶囊,6～8粒/次,3次/d口服。

• 肝功能衰竭为慢性乙肝引起者,应很好地治疗乙肝。可服用抗病毒药物,如拉米夫定。

【特别提示】

• 胸水病因一定要查清。对于年龄较大者,应特别警惕癌性胸水。胸水检查不要忘记脱落细胞、肿瘤标志物及腺苷酸脱氨酶(ADA)。胸水引流光后做胸部CT检查对发现肺内病变是十分必要的。

• 胸水应尽量抽光,以防止胸膜增厚影响肺功能。

• 引流胸水不要用老式肛管,应使用深静脉穿刺管或细的硅胶管,因创伤小,痛苦少。上海肺科医院黄氏引流管为大小适宜、硬度适当的硅胶管,不易引起阻塞,亦不会引起伤口疼痛。但要防止滑脱,为此,应在胸壁上缝上一针,并固定好。

12 支气管扩张症

由于胚胎发育异常或因支气管及其周围组织长期慢性炎症的损害,导致支气管壁遭受破坏和持续性扩张,称为支气管扩张(简称支扩)。

【你需了解】

• 支扩是一种比较常见的呼吸系统疾

病,95%患者系出生后得病,5%是先天性支气管发育不全造成的,80%起病于儿童期。

● 支气管和肺的反复感染是发病的主要原因;支气管腔受阻塞,如肿瘤、肿大淋巴结压迫,使支气管不通畅,产生肺不张和继发感染也是重要原因。

● 该病占内科住院患者的1%左右,占肺科住院患者的10%,男多于女。

● 支扩容易引起肺内反复感染,病变范围大者可引起肺功能不全,容易发生大咯血,甚至危及生命。

【症状表现】

● 咳嗽、咯痰反复发作,特别是在感冒后容易发生,早晚痰多,黄脓色。

● 反复咯血,量大小不一,开始量较小,待病变加重后咯血量可增多,在合并炎症时可能有致病性的大咯血,可造成不同程度贫血。

● 病程长者手指、足趾末端可变粗。

● 病变范围广者,可发生肺功能下降,出现上楼气急症状。

【处理】

● 控制感染,选用适当抗生素、口服或静滴。

● 合并有副鼻窦炎,牙周炎者要及时处理。

● 治疗咯血抗炎治疗非常重要,只有在炎症得到有效的控制情况下,咯血才容易得到控制。可同时使用安络血2片,3次/d口服,止血敏0.5g,2次/d肌注,大咯血者可用立止血1ku静注和垂体后叶素5单位+生理盐水40ml静注或10单位+生理盐水500ml静滴。

● 支扩Ⅰ号片对咯血有一定作用,2次/d,每次13片口服。支扩Ⅱ号冲剂可长期口服,每次1包,2次/d,对改善症状,减少咯血有一定疗效。

● 大咯血者应考虑介入治疗或手术切除。

【你需就医】

● 当发生感冒时应及时治疗,以免发生细菌感染,当黄痰增多时,应及时进行抗炎治疗。

● 如反复发生感染,应进行痰培养及药敏试验,尽可能明确细菌种类及哪些药敏感。

● 当大咯血时,应立即去就医。

【你需注意】

● 平时应注意适当锻炼身体,预防感冒发生。

● 在冬天来临前应注射流感疫苗,以预防感冒。

● 注意体位引流痰液,使痰液容易排出,对加速炎症控制很有好处。

【特别提示】

● 当孩子发生呼吸系统感染,如肺炎、支气管炎、百日咳等,治疗应及时、彻底,以防发生支扩。

● 当支扩比较严重反复发生咯血及炎症,如手术治疗对肺功能影响不大时,应考虑手术切除治疗。

13 支气管哮喘

支气管哮喘是一种由内外因素刺激所引发的过敏性疾病。主要表现为反复发作的呼气性呼吸困难,严重者可呈持续发作。

【你需了解】

● 很多病因可引起该病,过敏原中有花粉、屋尘、螨虫、动物毛屑、工业粉尘、油漆、鱼虾蛋白等。

● 许多原因可促使发病,如呼吸道感染、精神受刺激及某些药物,如阿司匹林、消炎痛、心得安等。

● 哮喘的患病率成人为2%,儿童为5%,半数以上在12岁前发病。50%患者在发育期前后病情可缓解或终止。

● 哮喘的发作与气候有关,在气温多变或寒冷季节容易发病。故避免受寒十分重要。

● 哮喘的发病与过敏变态反应有关,当过敏原作用于人体后,机体发生一系列复杂的过敏反应,从而引起支气管痉挛,呼吸气道阻力增加,从而发生呼吸困难。

● 哮喘反复发作，会引起两肺广泛肺气肿，肺大泡，肺部间质纤维化，从而发生呼吸功能不全，进而引起呼吸衰竭、肺源性心脏病、心力衰竭等恶果。故应及时、正确地治疗，以控制发作，避免严重后果发生。

【症状表现】

● 发作前常有预感，如打喷嚏、流鼻涕、胸闷、咳嗽等。

● 接着发生呼吸困难，胸闷，不能平卧睡觉，必须坐起呼吸。咳嗽，先是干咳，以后咳出大量黏痰，呼吸困难逐渐缓解。

● 有的患者呼吸困难持续好几天不缓解，这叫作哮喘持续状态，表示病情比较严重，缺氧严重，口唇紫绀，甚至发生呼吸衰竭及心力衰竭。

【处理】

● 首先，应积极控制气喘症状，如症状较轻，可用口服剂如氨茶碱 0.1g，3 次/d口服；喘定 0.2g，3 次/d 口服；博利康尼 2.5～5mg，3 次/d 口服；爱纳灵 8mg，3 次/d 口服；阿斯美 1～2 粒，3 次/d 口服等药物。

● 如症状比较严重，则可考虑使用静脉推注或静脉点滴以下药物：喘定0.5g/次；氨茶碱 0.25g/次。

● 除口服药或静脉用药外，可同时应用气雾剂喷雾，使药物直接吸入至支气管及肺内。如康喘速、爱全乐、舒喘灵，每次 2～3 喷，3～4 次/d。

● 发作严重或上述药物治疗无效者可加用激素治疗。如地塞米松 4.5mg 或强的松 30 mg，口服 1 次/d。可同时应用必可酮喷雾剂进行喷雾治疗，以加强局部治疗，提高疗效。

● 对持续发作者应当使用激素静脉注射或滴注，如甲基强的松龙 80mg/d 或氢化可的松 100～200mg/d 或地塞米松 10mg/d。

● 对症处理也很重要，不应忽视，如止咳化痰，可用沐舒痰 30mg，3 次/d 口服；必嗽平 16 mg，1 次/d 口服或静注；祛痰灵 30ml，3 次/d 口服。

● 抗菌治疗也很重要。炎症往往是诱发原因，故对有支气管或肺内感染者应尽早使用抗生素治疗。

● 理疗对预防或控制发作有一定作用。如 QK 全科宽带多峰电磁波，照射背部、胸部，可使支气管痉挛放松，气急缓解。每日 2 次，每次 30～45 分钟，背部每次可照 45～60 分钟。

【你需就医】

● 当你有感冒、支气管或肺部感染时，应尽早就医，以防止哮喘发作。

● 哮喘发作 12 小时以上而不能控制者（哮喘持续状态）。应去医院急诊。

● 当气急厉害，出现口唇青紫，呼吸功能衰竭，应急诊就医。

【你需注意】

● 应注意锻炼身体，增强体质，以减少呼吸道感染，从而减少哮喘发作。

● 应注意室内卫生，多晒被絮，多通风，预防螨虫及有致敏作用的飞尘吸入。

● 不要吸烟、喝酒。

【特别提示】

● 冬天来临之前，应注射流感疫苗，以预防流感。

● 根据中医辨证论治原则，应用中药治疗，以调整阴阳气血平衡。

● 经常使用 QK 全科治疗仪照射背部，对增强机体免疫力，改变内环境有一定作用，对减少发作有一定帮助。

● 应定期测定心肺功能变化，防止心肺功能迅速恶化。

14 自发性气胸

自发性气胸是指在无特殊原因情况下，肺脏表面自行破裂而引起胸腔积气。

【你需了解】

● 自发性气胸多由于先天性胸膜下气肿泡破裂引起，瘦长型的青年人比较多见，常在剧烈运动后发病。

● 肺气肿患者也容易发生气胸，这与继发性气肿泡破裂有关。多发生于老年人，常在用力屏气后发生，如用力大便、搬运重物等。

● 金黄色葡萄球菌肺炎、肺结核、肺脓肿、食道穿孔等疾病也可引起气胸。

● 在天气转凉季节及寒冷季节，容易发

生呼吸道感染，特别是下呼吸道感染，小支气管炎症、水肿可造成管道呈半阻塞状态，当吸气时空气易吸入肺泡内，呼气时，肺泡内空气不易排出，这样，气体只进不出或进多出少，肺泡就逐渐膨胀，像一个个气球一样，此时，气泡发生破裂，遂形成气胸。

● 严重气胸有很多并发症，呼吸循环衰竭为最严重的并发症，患者严重呼吸困难、紫绀、血压下降、大汗淋漓，可导致休克及死亡。

● 其他并发症有纵隔及皮下气肿、胸腔感染、血胸等。

【症状表现】

● 自发性气胸有3种类型，分别为闭合型、开放型和张力型。

● 闭合型气胸在发生气胸后，肺表面破口很快就闭合，不再继续漏气，这类患者症状较轻，表现突发性胸痛、胸闷。有些人可无症状。

● 开放型气胸则肺和胸膜上破口较大，未能闭合，气体随着呼吸运动在破口中进出。患者有气急、胸闷、胸痛等。

● 张力型气胸即破口呈活瓣样，气体只进胸腔而不出来，胸腔内张力不断上升。表现严重气急、烦躁不安、出汗、紫绀，甚至休克、昏迷。

【处理】

● 应注意休息，保持大便通畅，大便时不能用力屏气。

● 有咳嗽者，应口服镇咳药，复方甘草合剂20ml，3次/d，或可待因15mg，3次/d，以免气胸加重。

● 气急严重者，应吸氧，并尽早排气引流。

● 对张力性气胸，应分秒必争地进行抢救。先用气胸箱抽气，再行插管、水封并排气。如排气不好，则应负压吸引。

● 为了减轻插管痛苦，不用肛管排气，而用细的硅胶管或深静脉穿刺管。

● 对于反复多次发作者，可行胸膜粘连术或大泡手术摘除术。

● 胸膜粘连术系注射某些药物进胸腔，使两层胸膜粘连起来。注射药物有很多种，但下面一种较方便，疗效也较好。50%葡萄糖40ml+2%利多卡因4ml+0.5g四环素。注射后应转动躯干，使药物均匀分布胸腔内各部分胸膜。

● 外科手术，摘除大泡或修补破口。

● 选用合适抗生素。

● 应用支气管解痉剂口服或静滴，如爱纳灵8mg，3次/d口服，或美喘清50μg，2次/d口服，或博利康尼2.5mg，3次/d口服，或喘定0.5g，1～2次/d静滴。

● 支气管痉挛特别严重者，可应用皮质激素口服或静滴。

【你需就医】

● 当发生自发性气胸时，不论肺脏压缩多少，应立即就医。

● 严重气急、紫绀。

● 出现各种并发症，如呼吸循环衰竭，纵隔或皮下气肿、胸腔感染、急性肺水肿。

【你需注意】

● 自发性气胸控制后应注意预防复发，应避免用力过大，不要做剧烈体育运动，应保持大便通畅，便秘者可服酚酞片，每晚睡前服2片，或大黄苏打片3片，3次/d口服。

● 及时治疗肺部炎症及支气管痉挛。

● 经常服用一些补气类中药，如党参、黄芪、茯苓、淮山、白术、灵芝等，以提高机体免疫力，减少呼吸道炎症。

● 经常应用QK全科治疗仪照射背部和胸前部，对缓解支气管痉挛，提高免疫力有一定作用。

【特别提示】

● 一旦发生气胸，应立即送医院急诊。为明确气胸压缩多少需立即拍胸片，根据压缩程度给予相应紧急处理。

● 有气胸反复发作史者，平时应避免剧烈体育运动及繁重的体力劳动。

● 应注意预防感冒，一旦发生了，应及早治疗。

● 如有肺大泡需手术治疗者，应争取胸腔镜手术，以减少手术创伤。

第三章　神经内科疾病

● 神经元：神经系统的基本单位是神经元（神经细胞）。神经细胞形态很特殊，像星状，神经细胞胞体和其他细胞体一样，中央有一个细胞核以及若干维持细胞生命的重要结构。从胞体伸出数量不等的突起，呈树枝状，称神经突起。胞体将神经冲动传出的突起名轴突；接受神经冲动的突起称树突。

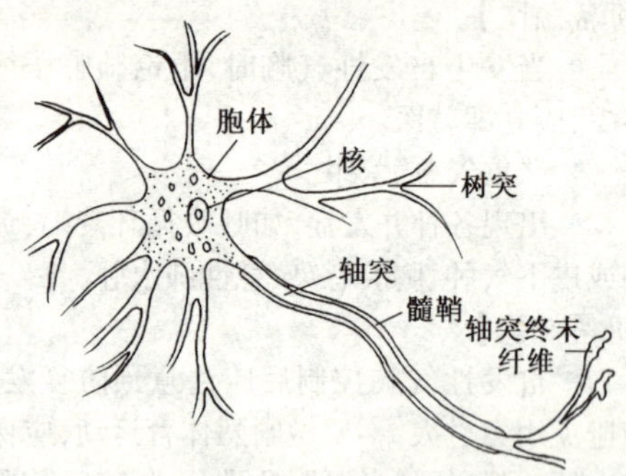

图 1－3－1　神经元结构

● 神经元胞体：有一个细胞核，但不像其他细胞那样可分裂和增殖。因此，胞体受到任何损伤均可引起整个神经元变性或死亡。

● 树突：从胞体发出，像树枝一样为逐渐变细的丝状结构。它从其他神经元处接受神经冲动（电信号），传至神经元胞体。一个神经元有多个树突。

● 轴突：从神经元胞体发出，是最长的突起，称轴突，又称神经纤维。轴突只朝一个方向传递神经冲动，它是胞体将神经冲动传出的突起。有的神经纤维很长，达 1m 以上。这些直径很粗的轴突能快速传递神经冲动。轴突最终端叫终结，是个膨大的小囊胞，其中含有神经递质的化学物质，帮助细胞间信息传递。轴突外表包有髓鞘，有助于绝缘和保护轴突。

● 神经结构：我们平时所讲的神经是索状的神经，它是由一些神经元发出的轴突组成的神经束。大多分布于身体的某一部位。这些神经中有两种纤维：①感觉纤维（又称传入纤维），将来自皮肤感受器、感觉器以及内脏器官的冲动传到脊髓和脑；②运动纤维（又称传出纤维），将脑和脊髓的信号，传到肌肉或腺体，使它们按大脑指令工作。

● 大脑结构：大脑由两个半球组成，表面有许多凹凸不平的沟和回，凸起的为脑回，凹下为脑沟，所以总面积很大。大脑表层为大脑皮质，即为灰质，由脑细胞组成；皮质之下为白质，由神经纤维组成，联络各区皮质，并把皮质下各中枢联系起来。中风或脑梗死时，常损伤白质，可出现一侧（对侧）身体感觉障碍和运动瘫痪。大脑半球皮层可分为额叶、颞叶、顶叶和枕叶等区。

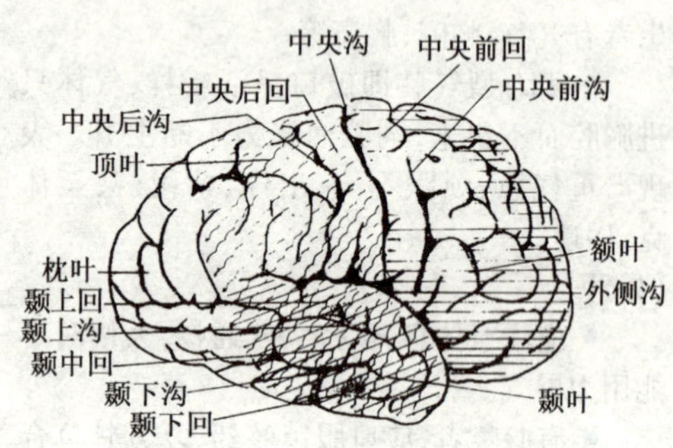

图 1－3－2　大脑半球外侧面

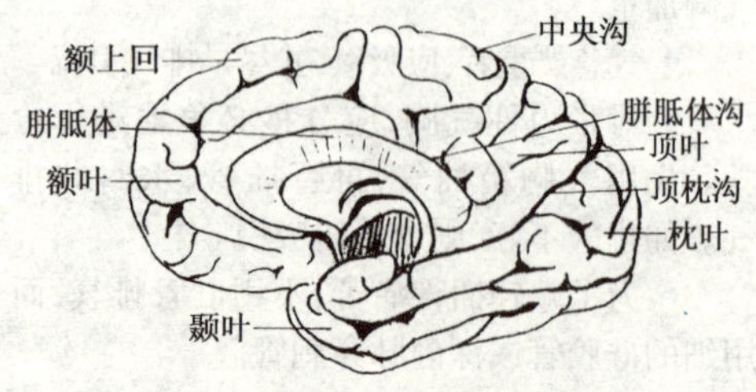

图 1－3－3　大脑半球内侧面

● 大脑皮质（灰质）与白质：在大脑切面上看，可见最外层的灰色部分，叫灰质，即大脑皮质，由脑神经细胞组成。其内侧（下层）为白色，称白质，由神经纤维组成，联络各个区域的皮质，并把皮质与皮质下中枢联系起来。

● 内囊：就是皮质与皮质下各中枢联系的关键通道，这里有众多的神经纤维，属白质结构。脑卒中（中风）或脑梗死时，常常引起内囊损伤，可出现一侧身体的瘫痪和感觉障碍。

● 基底核（基底神经节）：它是由尾状核、壳和苍白球组成，是大脑半球深部的灰质结构。如果发生病变，可出现肢体抖动等不自主的动作，如震颤性麻痹（又名帕金森病）就是基底核发生病变而致。

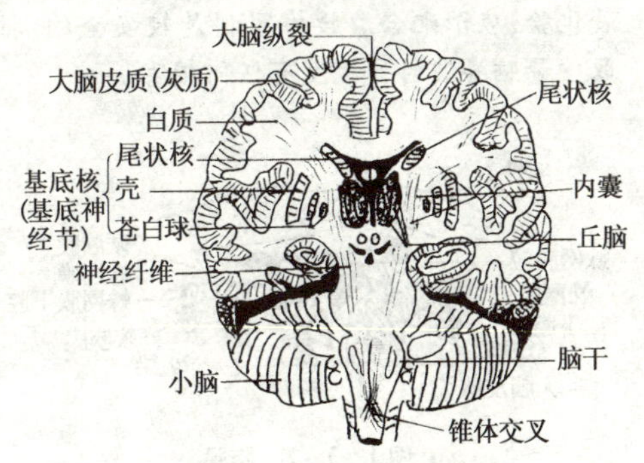

图1－3－4 大脑（冠状切面）

● 小脑：形如栗子，在大脑的后下方，脑干的背侧。小脑的功能，与身体运动的反射调节有密切关系。故小脑病变时，可发生身体姿势平衡障碍，肢体肌肉张力改变，运动时动作不协调，所谓小脑共济失调，即动作把握不住方向，行走摇晃，呈醉酒样步态。

● 脑干：由间脑、中脑、脑桥和延髓组成。间脑上接大脑，延髓下接脊髓。在脑干中有上传下达的神经纤维和许多神经核团。在延髓和脑桥中有许多与生命有关的重要的神经中枢，调节呼吸、心血管、消化等生理功能，这里若受损伤，危及生命，故称延脑为生命中枢。间脑包括丘脑和下丘脑。丘脑是感觉中枢，绝大多数感觉先传抵丘脑再传入大脑皮质。另外丘脑是调节内脏活动的中枢，如食欲、饮水、体温恒定、内分泌等均受丘脑调节。

● 锥体交叉：两个半球下达的神经纤维（锥体束）在此交叉，左侧的到脊髓的右面，右侧的到脊髓的左面，所以一侧大脑半球的病变，引起对侧肢体的瘫痪。即是由此交叉引起。

● 大脑功能的分工：人类大脑两半球的功能有着一定的分工，绝大多数人（右利者）的左半球管理语言功能。因此脑卒中（中风）损害左侧时，右侧偏瘫，同时有失语。右半球管理非语词性认识功能，如空间辨认、音乐欣赏分辨等。因此从各种感觉器接受的信息和思想产生的信息，在大脑的不同部位进行处理。有的区域处理感觉信息，如枕叶处理视觉，左半球额叶处理言语，颞上回处理听觉等；有的区域发出指令启动或协调随意运动，如中央前回是运动的中枢。这些区域都通过神经纤维束连接起来，各个区域的功能虽较清楚，但是对这些区域信息如何交流的精确过程，仍然没有完全了解。

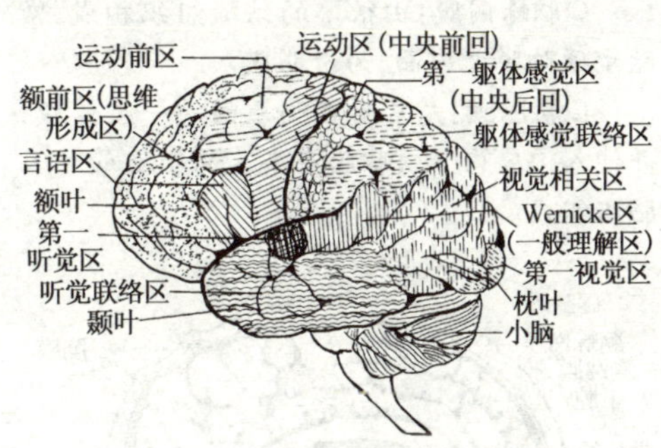

图1－3－5 大脑功能分区

● 记忆：是大脑的重要功能，是大脑信息储存库。无论信息是学习获得还是亲身经历，产生记忆时神经细胞都要形成新的蛋白质分子和新的相互联系的通路。记忆的类型不同，储存区也不同，如骑自行车、跑步、打乒乓球记忆在运动区，音乐记忆则在听觉区。记忆分三个层次。①感觉记忆，如声音的暂时感知，只能储存几毫秒；②倘若想将传入声音感觉理解和保留，可以形成几分钟的短期记忆。③如果要把短期记忆变成长期记忆，需要专注、重复和联想的过程来协助。对既往信息回忆的难易，与既往信息巩固的过程及巩固的程度有关。三个层次图解如下：

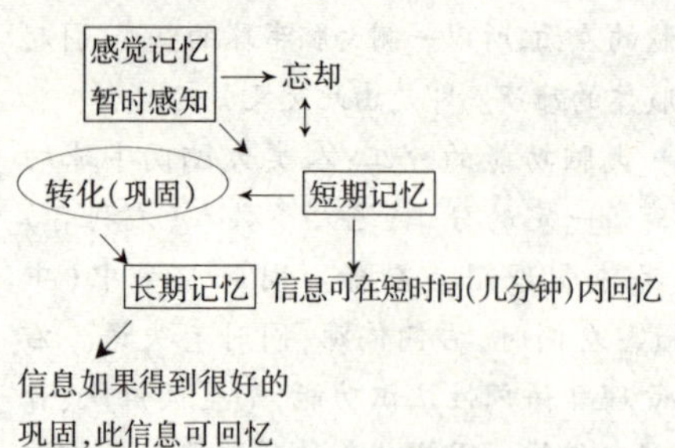

● 脑膜:脑和脊髓表面有脑膜、脊膜包裹,脊膜实际是和脑膜为同一膜,是脑膜向脊髓的延续。脑(脊)膜可分三层,自外向内有硬脑(脊)膜、蛛网膜和软脑(脊)膜。

○硬脑膜:紧贴在颅骨,是脑膜的最外层,为一厚而坚韧的膜,硬脑内层向内层形成皱襞,可深入大脑两半球间,叫大脑镰;也深入大、小脑之间,分隔大小脑,硬脑膜起着保护脑的作用。

○脑蛛网膜:由很薄的结缔组织构成,紧贴于硬脑膜之内面,为透明膜。

○软脑膜:是紧附在脑表面的一层薄膜,并伸入沟裂内。软脑膜有丰富的小血管伸入脑组织内。

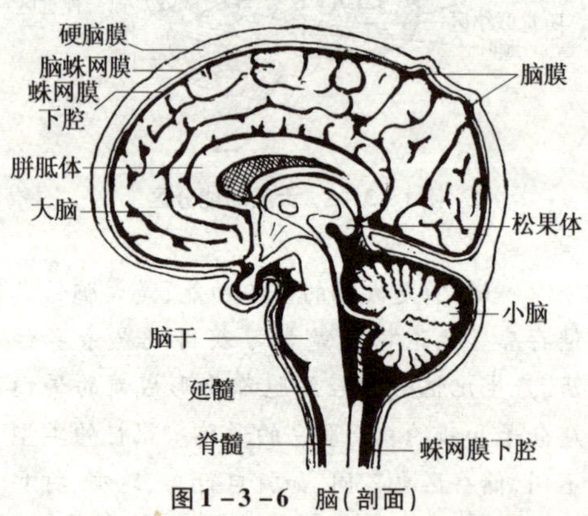

图1-3-6 脑(剖面)

● 蛛网膜下腔和脑脊液:蛛网膜和软脑膜之间有一较大的间隙,称蛛网膜下腔,腔内有许多小梁,连结蛛网膜和软膜之间。蛛网膜下腔内充满脑脊液,脑(脊髓)就浮于脑脊液之中,由于小梁的支持和固定作用,脑才不致在脑脊液中浮动。当脑因某种疾病被挤压靠近硬脑膜时,可引起磨擦性头痛;如果因某种病因损失过量的脑脊液,软脑膜与硬脑膜相接触可导致严重的头痛。脑蛛网膜下腔向下与脊髓的蛛网膜下腔相通。脑脊液在脑和脊髓蛛网膜下腔内循环着。蛛网膜和小梁有巨噬细胞,是抗感染的重要防御结构,也是肿瘤的好发部位。有许多脑、脊髓的疾病及损伤,常引起脑脊液的压力、成分、颜色等发生改变。例如蛛网膜下腔出血,脑脊液是血性的,化脓性脑膜炎时,脑脊液可为脓性的,白细胞大量增加等,给诊断带来极为重要的资料,所以医生在必要时要对患者进行腰椎穿刺抽一点脑脊液化验,应予配合。腰椎穿刺是较安全的,抽取少量脑脊液对健康没有任何损害。

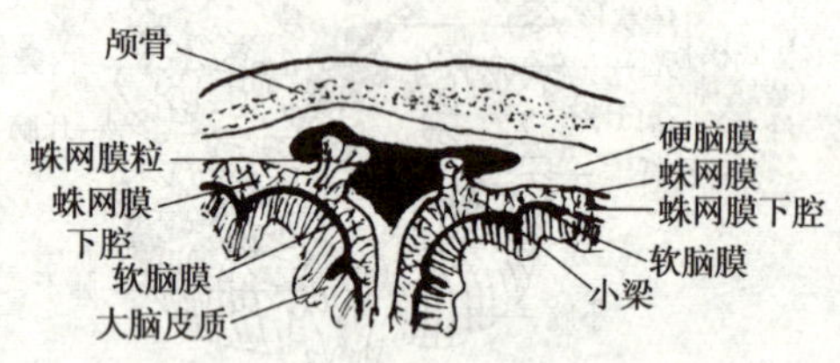

图1-3-7 脑膜

● 脊髓:脊髓是一椭圆形条索状结构,前后径略小。它从脑干延伸下来,直到腰骶部,正常前后径约1.5cm,最小正常径约1.1cm(这对颈脊病有着重要意义)。脊髓位于椎管内,受到保护,一旦脊椎受到损伤,如断裂、压缩、错位都会引起对脊髓的损害。

● 脊髓有31对脊神经:它们与身体的大部分相连,将内、外环境改变的信息传给脑,然后将脑的指令传达到身体的某一部分。

● 脊髓结构:由中央呈蝴蝶状的灰质和周围的白质组成。灰质含有参与随意运动、反射运动和内脏活动的运动神经元胞体。外部有髓纤维束组成的白质,功能是在脊髓和脑的特定区域之间负责传递冲动。脊髓前角神经元胞体发出纤维组成运动神经根到骨骼肌,引起随意运动;脊髓后角神经元胞体组成感觉神经根,包括触觉、温度觉等。脊髓外有蛛网膜、蛛网膜下腔,其外层有硬脊膜、硬脊膜外腔,蛛网膜下腔内充满脑脊液,这些都是起着保护脊髓的作用。

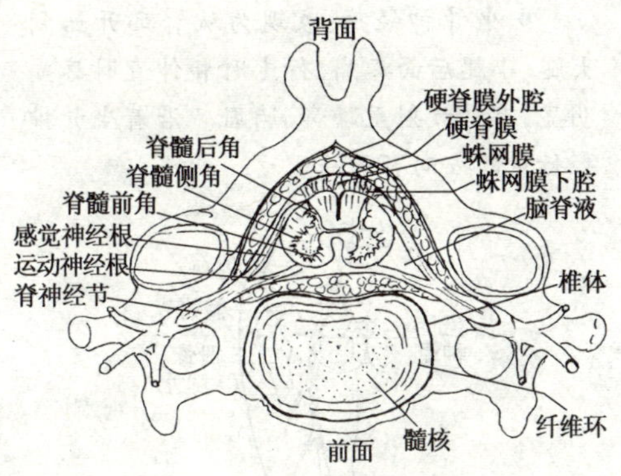

图1-3-8 脊髓横断面

● 脑脊液：当脑脊髓有病变时，常在脑脊液内有着一定的变化。如脑外伤、脑出血时，脑脊液中带血；化脓性脑膜炎时，脑脊液为脓性等。抽脑脊液对人体并无损害，但对诊断疾病有重要作用，我们应以积极态度配合医生。

● 瘫痪（麻痺）：大脑运动区或脊髓神经通路的损伤，均能引起身体不同部位的瘫痪或无力状态。随意运动和自主功能如呼吸可能受影响，同时亦可能有感觉的丧失，通常瘫痪不影响智力。

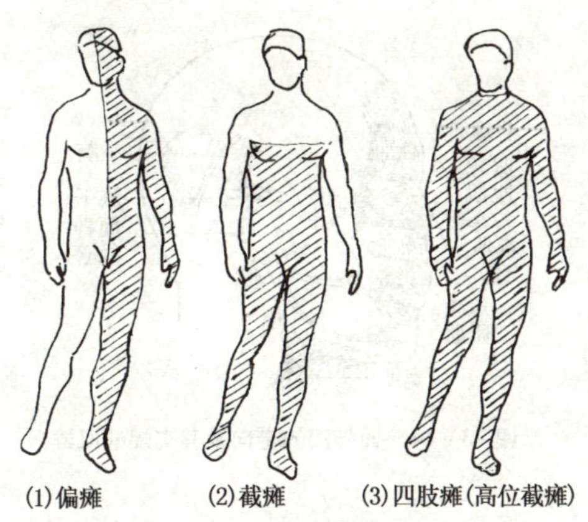

图1-3-9 瘫痪的类型

● 偏瘫：一对大脑运动区损伤，可能引起对侧一半身体的瘫痪，称偏瘫。

● 截瘫：若脊髓中部（如第一胸椎至第一腰椎）损伤，引起双下肢及部分躯干瘫痪，称截瘫。膀胱和直肠及肛门控制能力亦受影响，造成大小便失禁。由于损伤部位高低的不同，影响范围也不同，损伤位置愈高，瘫痪位置也愈高。

● 四肢瘫：颈椎脊髓下部（第四至第七颈椎）损伤，可能导致躯干和左右上、下肢的瘫痪，称四肢瘫（又称高位截瘫）。同样膀胱和直肠及肛门控制能力亦受影响，造成大小便失禁。若第一、二颈椎之间或更高位损伤，就不可能存活。因为这里是延髓部分，有着许多重要的神经中枢，如呼吸中枢、心血管中枢、消化中枢，称为生命中枢的所在。

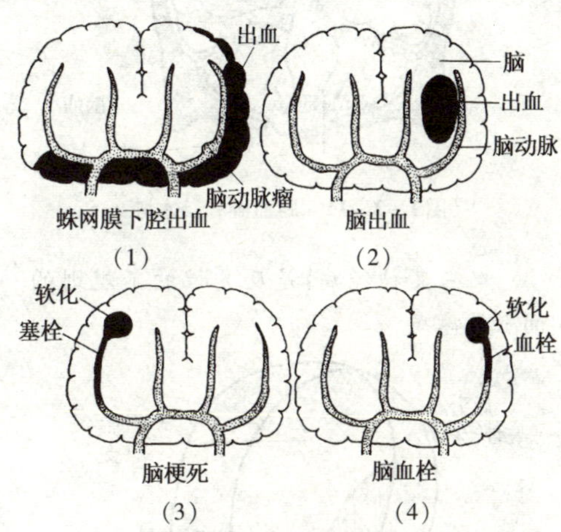

图1-3-10 脑卒中的种类

(1)由于脑动脉瘤破裂等引起脑表面血管出血。(2)由于高血压等，引起脑组织内出血。(3)因脑血管被栓于阻塞，而其远端无血液供应，引起脑组织坏死，称脑梗死。这种病情发生快，以几分钟来计算。(4)由于脑动脉硬化，血管内腔狭窄，引起血栓形成，而阻塞了脑血管，使其远端无血液供应，而致脑组织坏死，称脑血栓形成。这种病发生比脑梗死缓慢，多发生在夜间，清晨起身发现，发病慢，以小时计算。

● 脑血肿：是指脑组织内出血，发生血肿，其周围便形成水肿。

● 脑压增高与脑疝：由于脑血肿及脑水肿，使脑组织的体积变大。而脑是在一个保护很好的颅腔内，四周都是骨骼组成的密闭腔，唯有枕骨大孔是一个较大的口，与椎管连接。另一个口是视神经管，此孔很小。颅内压力增高时头痛剧烈，呕吐呈喷射状，当颅内压力继续增高到一定程度时，脑组织向枕骨大孔外挤出，形成脑疝（如图中两箭头所示），这时，被压挤出的脑组织就被压迫嵌在枕骨大孔处，尤其是延髓被嵌压(脑疝),生命就会发生危险,所以脑疝是严重的并发症。

● 脑中隔向正常侧偏斜:也是因脑出血侧压力高,脑中隔被压偏向正常侧。

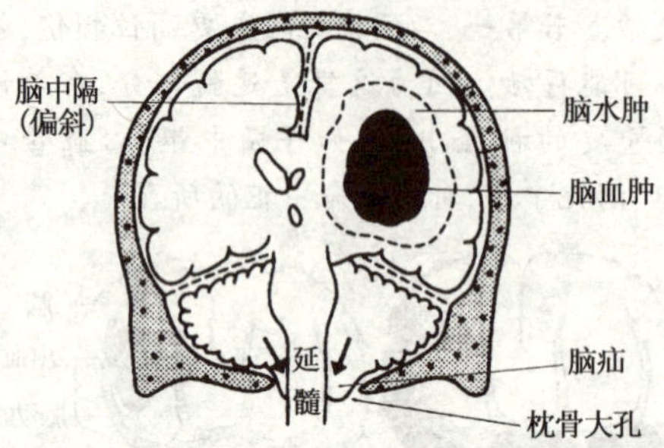

图1-3-11 脑血肿和脑水肿

● 三叉神经痛:是反复性的不规则的间歇性疼痛。

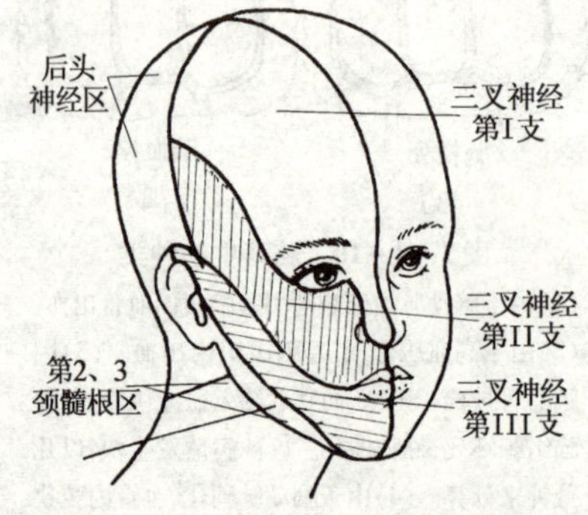

图1-3-12 三叉神经各枝颜面分布区

● 坐骨神经:是人体最大的神经。从臀部(屁股)起沿着大腿后部、小腿至脚踵部,支配该区的皮肤知觉和肌肉。

● 坐骨神经痛:表现为从臀部开始到大腿、小腿后面疼痛,行走时和伸直时疼痛明显,有时放射至踵部、脚趾。沿着坐骨神经行走的方向有压痛。

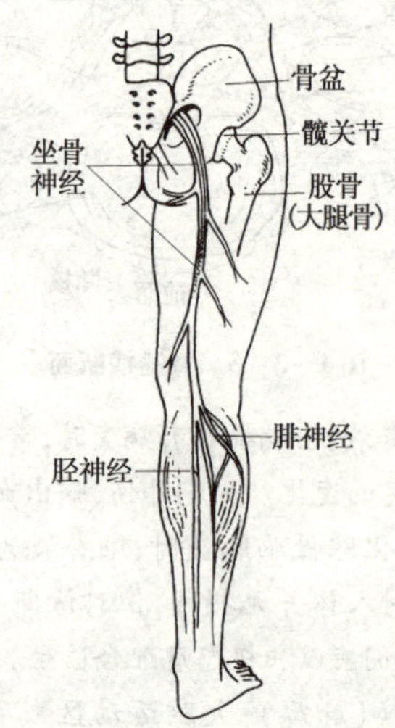

图1-3-13 坐骨神经的走向(后面观)

● 面神经分若干支,支配面部表情肌肉,若面神经主干或某一分支瘫痪,就会引起它所支配的肌肉运动的瘫痪。

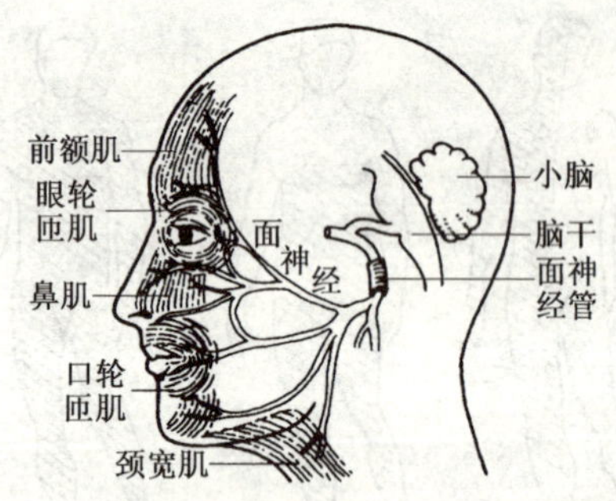

图-3-14 面神经的走向及其支配的肌群

1 急性脑血管病(脑卒中)

急性脑血管病系由脑部或支配脑组织的动脉病变而引起的。脑组织局灶性血液循环障碍可导致患者偏瘫、偏盲、失语,甚至昏迷不醒,俗称“脑卒中”。

【你需了解】

● 由于脑血管病变部位和性质不同,脑实质病变就有明显差异,临床上分为缺血性和出血性两大类。

● 缺血性卒中 由于脑血管内膜继样硬化,管腔狭窄闭塞或外界栓子(如脂肪栓子,心脏内小赘生物脱落等)进入脑内血管引起脑的血管阻塞→脑供血不足→脑组织缺血、软化、坏死。按脑血管阻塞程度不同可分:

(1) 短暂性脑缺血发作(TIA):其症状和体征(如手麻、手脚活动不灵、失语、口角歪斜、偏瘫等)通常在24小时之内完全消失,有的病员发作仅数分钟即完全恢复正常,不留有任何后遗症,有反复发作的特点。

(2) 腔隙性梗塞(LI):是由于脑深部穿透动脉发生病变或小阻塞(梗塞灶多在2～3mm以内),出现或不出现上述症状或症状轻微。CT能帮助诊断。

(3) 可逆性神经功能缺失(RIND):上述症状和体征可持续存在1天以上,但在1月内完全恢复正常者。

(4) 脑梗塞(脑血栓形成CI):上述症状持续存在1个月以上,并留有一定的后遗症者。

上述(1)～(4)均为缺血性中风,其程度不同,症状由轻到重,注意症状演变,最后可发展成完全性卒中——脑梗塞。

- 出血性卒中

(1) 脑出血(CH):由于脑内病变的血管破裂,而引起出血,多数为高血压病伴发脑内小动脉破裂出血,又称高血压性脑出血。大部分发生在半球深部基底节、内囊等。其他有桥脑出血、小脑出血、脑干出血等。

(2) 蛛网膜下腔出血(SAH):指脑组织表面的血管破裂出血流入蛛网膜和软脑膜间的蛛网膜下腔。除外伤引起外,主要原因是颅内动脉瘤、颅内动静脉血管畸形破裂出血最为常见。

上述(1)脑出血,多数为急性发病,来势凶猛,除上述症状外,多发生瘫痪、昏迷等。亦有症状较轻者;(2)SAH为出血性脑卒中的一种,明确诊断后可手术治疗,做CT检查或脑血管造影可明确诊断。

- 早晨醒后或安静情况下发病者多为缺血性中风;而在活动或情绪紧张、兴奋时发病,多为出血性卒中。

- 又由于脑血管出血和梗塞的部位不同,造成脑实质不同部位的损害,而出现不同的临床表现和定位症状,因此按部分又可定为顶叶、颞叶、额叶或枕叶出血和梗塞性损害、内囊或外囊出血和梗塞、基底节出血和梗塞、丘脑和桥脑出血和梗塞、小脑出血和梗塞等。其中可按更具体更小的病损部位而定名,如顶叶下部角回梗塞等,这里就不再具体细说,下面叙述较多的脑部损害定位表现。

- 顶叶损害　主要表现为感觉障碍,如对侧肢体麻木、沉重不灵活,尤以深感觉障碍为重,运动性失用、失读等。

- 额叶损害　主要表现为精神障碍,如记忆力丧失、表情淡漠、人格丧失等,其他还有癫痫样发作、语言障碍、偏瘫、共济失调等。

- 颞叶损害　主要表现为失语、偏盲、眩晕、幻听和精神运动型癫痫等。

- 枕叶损害　主要表现为象眼盲或同向偏盲、视幻觉、严重者可失明等。

- 壳核-内囊损害　大脑基部节壳核为最常见的出血和梗塞部位,由于常损害内囊,故又称内囊出血或梗塞。内囊出血除一般脑出血症状如呕吐、头痛、颈项强直外,约半数以上患者出现头眼转向病灶同侧的"三偏"症状——偏瘫、偏身感觉障碍和偏盲。

- 小脑损害　小脑出血和梗塞仅凭临床表现不易诊断,仅1/4患者在起病时有小脑症状。常见小脑出血表现为:① 突然呕吐,频频不止,② 眩晕,站立或行走困难,③ 头痛,④ 肢体共济失调,⑤ 讷吃和呃逆等,⑥ 约1/5小脑出血患者迅速发生颅内压增高,脑干受压,甚至出现枕大孔疝的凶险型,在48小时内陷于昏迷和死亡。小脑急性梗塞发病率较低,约占脑血管病总数的1%。常见症状表现为:① 突然起病易倾倒,② 步态蹒跚,不能站立,③ 眩晕,共济失调,④ 构音障碍,⑤ 眼震及眼球运动异常,⑥ 少数患者有头痛、意识障碍,部分病例有过类似的一过性发作既往史(小脑TIA)。

- 整个中枢神经系统各个大、小不同部位都可发生出血或梗塞性损害,如若发生在脑干等重要生命中枢出血或梗塞,患者可在短时间内死亡。目前上述脑部损害的定位诊断均可借助于CT或MRI等影像检查,可即时作出正确的定位诊断和紧急处理,以抢救患者生命。

【症状表现】

- 头痛头晕、手麻、一侧肢体乏力、构音

障碍等，以后逐渐发展一侧肢体活动不灵→失语→偏瘫，严重者可昏迷不醒。

● 不同部位可出现不同症状

(1) 颈动脉系统病变：表现为头痛、患侧面部感觉障碍或视觉障碍，对侧偏瘫和感觉减退，偏盲、失语、失写、失读等。

(2) 椎-基动脉系统病变：表现为眩晕、构音障碍、吞咽困难眼球震颤、共济失调、病侧舌肌麻痹、对称轻瘫。

(3) 上述两系病变严重者均可出现恶心、呕吐甚至昏迷不醒。

(4) 蛛网膜下腔出血以剧烈头痛为首发症状，伴有头晕、恶心、呕吐、脑膜刺激症。患者因头痛剧烈，常有烦躁不安、辗转呻吟。

【处理】

● 通常发生急性脑血管病，患者均应去专科医院进行检查，争取早期治疗、早期康复。

● 对缺血性中风治疗有抗凝、溶栓、疏通血管、活血化淤、改善微循环等综合治疗。药物如微量阿司匹林、低分子右旋糖酐、复方丹参、脑溢嗪等。而对出血性中风则应采用降低颅内压、止血等。必要时还可采用手术治疗。上述两类中风都应给予脑代谢促进剂和神经细胞营养剂。如胞二磷胆碱、都可喜、三磷酸腺苷、辅酶A、细胞色素C等。

● 该病在急性期应住院治疗2～4周(重病者时间更长)，病情较轻或稳定后可回家(社区)进行康复治疗、自身体育锻炼、被动体疗等。

● 对原发病应加强治疗。如高血压、高血脂、糖尿病等的治疗。

【你需就医】

● 剧烈头痛伴恶心、呕吐者应考虑蛛网膜下腔出血，突然跌倒甚至昏迷者，立即去医院。

● 头晕伴肢体麻木、口齿不清、站立不稳等应考虑椎-基动脉供血不足。

● 脑血管病首次发生症状者，应仔细检查，即使短暂性发作亦应做全面的健康检查。

【你需注意】

● 急性发病严重者，应立即平卧、安静，有条件者可吸氧，准备担架急送医院。

● 各种类型的卒中均应积极治疗(如药物、针灸、理疗、体疗等，获得完全康复)。

● 平时应注意锻炼身体，饮食应清淡、富有营养、低脂肪、低盐，避免肥胖和三高症(高血压、高血脂、高血糖)。多食蔬菜、水果及易消化的食物，保持大便通畅。

【特别提示】

● 脑缺血和脑出血完全是对立的处理方法。在发病早期有很多相类似的表现，因此要特别引起注意。

● 对于重症瘫痪卧床患者，应注意并发症的发生。加强按摩、被动锻炼和翻身，防止褥疮，保持口腔清洁卫生。

● 应多活动肢体和思维，避免关节僵硬和向老年性痴呆(血管性痴呆)发展。

● 无症状脑梗塞(SBI)　它的发现源于神经影像学的发展，是指有脑卒中病史，无神经系统症状和体征，而影像学检查(头颅CT或MRI检查)却发现脑梗塞病灶。无症状的原因是梗塞灶小或局限于大脑静区，但SBI发展为症状性脑梗塞要比同样有危险因素(如高龄、高血压、糖尿病、高脂血症、心房纤颤等)的正常组高出10倍。因此应引起警惕，在有条件的社区，可对65岁以上的老年人进行头颅影像学检查，以发现SBI。

2 癫痫

癫痫是一种短暂的阵发性大脑功能失常。由于大脑不同部位的损伤、神经细胞兴奋性增高引起过度放电而出现全身或局部抽搐。俗称“羊角风”、“羊癫疯”。

【你需了解】

● 由于脑损害部位的不同，可有不同的表现，如大发作、小发作、局灶性发作、植物神经性发作等。

● 癫痫发作为短暂性的抽搐，一般持续1/2～1分钟发作即停止，间隙期基本上一切正常。但对发作不能记忆。

● 若持续发作，中间没有清醒时间，则可能发展为癫痫持续状态，应立即送医院抢救。

● 癫痫患者自幼发作，多为原发性癫痫，原因不甚清楚（有和分娩产伤或遗传等有关）。而成年人以后发病大部分属继发性（或症状性）癫痫，除抗癫治疗外，应去医院检查（如CT头颅扫描），一般原因有脑外伤、脑血管病、脑肿瘤、脑内炎症、脑先天性畸形、中毒缺氧等。

【症状表现】

● 癫痫类型　主要有大发作、小发作、局灶性发作、植物神经性发作及其他特殊类型。

（1）大发作：又称全身性发作，病员突然尖叫、意识丧失、跌倒→全身阵挛性抽搐→肌肉强直→呼吸停顿，可见口唇青紫，头眼偏向一侧，口吐白沫或血沫，历时10秒至1分钟，呼吸逐渐恢复，部分患者有尿失禁，然后全身松弛，意识逐渐恢复至清醒，诉说疲乏、肌肉酸痛、嗜睡等，全部发作过程一般5～10分钟。

（2）小发作：又称失神发作，也属于全身性发作。多见于儿童，短暂意识障碍或丧失，而无全身抽搐，患者在某一姿势下突然固定于这一姿势停止活动双眼直视，呆如木偶，手中物品落下，阵挛性眼肌抽动或点头等，约10～20秒钟即可恢复原来活动，无不适感觉，本症发作频繁，每日可发作数十次以上。

（3）局灶性发作：又称部分性发作。

○局灶性运动性发作：是由于大脑皮层局部和有关联的皮层下核的神经细胞受到病理性刺激所产生的一种发作，最常见的是单侧肢体某一部分如拇指或一侧肢体或一侧口角、面部肌肉、眼睑等部位的局限性抽搐。异常运动从局部开始，沿皮层功能区移动，如从手指→腕部→前臂→肘→肩→口角→面部发展，称为贾克森（Jackson）发作。

○感觉性发作：特殊感觉（嗅觉、视觉、听觉、味觉）；眩晕发作；躯体感觉发作（痛觉、温觉、触觉、运动觉、位置觉）。

○植物神经发作：心慌、心烦、排尿感等。

○精神症状性发作：似曾相识、遗忘等。

（4）特殊类型癫痫：多半以首发症状命名如头痛型癫痫、腹痛型癫痫、发笑型癫痫、跟痛型癫痫、眩晕型癫痫等。

（5）癫痫是一组临床综合征，神经细胞异常放电是其病变基础。发作性、短暂性、刻板性、重复性的神经功能异常构成了癫痫重要特征。

【处理】

● 癫痫患者应由患者家属在发作间隙期内（发作停止3天内）去专科医生处检查明确诊断后进行抗癫药物治疗。

● 一般应在专科医师指导下坚持长期用药，不可随意应用抗癫药物。

● 癫痫大发作可选一种或两种联合用药（如卡马西平、苯妥英钠、苯巴比妥等），精神运动性发作可选用丙戊酸钠等。

● 对于用药难以控制发作的顽固性癫痫和继发性癫痫可采用手术治疗。如前颞叶切除术、脑病变切除术、胼胝体切开术等。

【你需就医】

● 间隙期内就医　癫痫发作的特点是抽搐突然发生和突然停止，因此常不被家属或家长重视，因此要求患者在间隙期内去专科医院检查。

● 癫痫持续状态　短期内持续抽搐发作超过2次以上、间隙期仍昏迷不醒者。持续抽搐昏迷可导致创伤、脑缺氧、脱水、高热和呼吸循环衰竭，直至死亡。因此癫痫持续状态是一种紧急症状，应立即抢救。

【你需注意】

● 平时避免劳累，睡眠要充足。

● 禁止高空作业、游泳、水上作业、驾驶车辆、骑自行车等。

● 饮食富有营养，避免辛辣食品和刺激性食物。

● 避免饮酒和吸烟。

● 患者外出应由家长或家属陪同，或患者随身应带有标志癫痫病的医疗卡，或用布缝在外衣内面，上面写明姓名、地址、联系电话和癫痫病史等，以备单独外出发病时应用。

【特别提示】

● 做脑电图检查一般应在癫痫发作3天内，并停用抗癫药物，以提高阳性检出率。

● 本病经检查确诊为继发性癫痫时，除

应用抗癫药物治疗外，应对原发性疾病(如脑肿瘤、脑血管畸形等)进行全面彻底治疗，包括手术治疗。

● 抗癫药物治疗要耐心，坚持长期治疗，疗程一般应持续2～3年。

● 由于癫痫患者长期服药，故定期应去医院检查，定期检查肝功能和血常规，以及药物浓度测定。

3 非特异性病毒性脑炎

病毒性脑炎是由于各种不同类型的病毒侵犯脑神经系统所引起的病变。又称非特异性脑炎。已确定某病毒引起病变者，可加上病毒名称，如单纯疱疹病毒性脑炎等。

【你需了解】

● 本病多为急性、亚急性起病，部分患者上呼吸道感染、肠胃炎、结膜炎、口唇疱疹等前驱症状。

● 由于病毒分离尚不能普及，有些病例尚无法确定何种病毒感染，但又有明确的临床表现，均以非特异性病毒性脑炎统称之。如有明确传媒者可加上该病毒名称，如埃可病毒性脑炎、腮腺炎病毒性脑炎、带状疱疹病毒性脑炎等。

● 本病起病无季节性，性别年龄无区别，呈散发性发病。但以青少年多见，有两个发病高峰，即10岁以下和20～30岁之间。

● 按临床症状表现不同可分为精神异常型、癫痫型、脑膜脑炎型、脑干型和昏迷型。

【症状表现】

● 非特异性感染症状　发热、头痛、头晕、肌肉酸痛、全身不适、食欲不振等。

● 脑功能障碍症状　头痛、恶心、呕吐、意识障碍和精神症状等。可逐渐发生意识不清、肌阵挛、癫痫样发作，甚至几天后可进入昏迷等弥漫性脑损伤表现。

● 精神症状　有时可单独或为首发症状发生，如呆滞、记忆力下降、动作减少、反应迟钝，有时出现烦躁不安、精神错乱、幻觉、妄想、行为异常，甚至有伤害行动等。

● 脑实质损害和脑水肿，导致颅内压升高→视乳头水肿、脑病形成→呼吸暂停→昏迷、死亡。

【处理】

● 采用积极措施进行治疗　降温、吸氧等支持疗法。

● 抗病毒治疗　阿昔洛韦10mg/kg/d静脉滴注7～21日；阿糖腺苷15mg/kg/d静滴连用7～10日。

● 激素治疗　氢化可的松300～500mg/日静滴连用3～5日。

● 有颅高压者应脱水降颅压　如甘露醇和高渗糖交替应用。

● 对症和支持疗法　①高热者降温头戴水帽，保护脑细胞。②注意营养供给，保持水电解质平衡，如给予能量合剂，氨基酸和小量输血等。③保持呼吸道通畅，避免痰液阻塞气管。④增强免疫功能，如给予丙种球蛋白、干扰素、转移因子等。

【你需就医】

● 该类患者一般均需就医治疗，因为中枢神经系统感染，病情一般均较重、急，易发生突然变化。如遇头痛、呕吐、视物模糊等症状时应立即去医院救治，以防脑疝形成。

【你需注意】

● 对重病患者应特别注意营养和护理。做好口腔、皮肤、泌尿道护理，以预防肺炎、泌尿系统感染和褥疮发生。

● 病毒性脑炎多以青少年居多，冬春季多见，故应防止感冒和肠道疾病发生。

【特别提示】

● 本病的预后强调与治疗是否即时、充分有关，未进行抗病毒治疗死亡率较高。部分患者可留有持久的后遗症，强调早期就医诊断、早期治疗极为重要。

4 病毒性脑膜炎

病毒性脑膜炎是由各种病毒感染软脑膜后引起弥漫性炎症的一组临床综合征。

【你需了解】

● 病毒性脑膜炎在临床上最常见的是无菌性脑膜炎。85%～95%的无菌性脑膜炎是由肠道病毒引起。肠道病毒种类繁多，如虫媒病毒、单纯疱疹病毒、柯萨奇病毒 A 和 B、埃可病毒等。

● 上述病毒在气温暖和的夏秋季最为活跃，在热带、亚热带终年保持高发病率，发病高峰为 4～7 月份。

● 病毒侵入门户为胃肠道和呼吸道。

● 该病为急性发病。

【症状表现】

● 儿童、成人均急性起病，高热可 38～40℃，伴有头痛、颈项发硬、小儿前囟可隆起，烦躁不安呕吐等。

● 非特异性全身症状　食欲减退、腹泻、皮疹、咽痛、咳嗽等上呼吸道症状，周身不适、肌痛、畏光等。

● 可出现肋间神经炎、疱疹性咽喉炎，严重者可出现病毒性心肌炎、坏死性小肠炎，甚至肝坏死等。

【处理】

● 病毒性脑膜炎大多数属于一种良性、自限性疾病，抗病毒治疗可以显著的缩短病程和缓解症状。若延误就医或治疗不及时亦可出现不良后果。

● 抗病毒药物的应用　阿昔洛韦 10mg/kg，每日 3 次，连用 14～21 日。

● 支持与对症处理　给予退热、止痛等。

【你需就医】

● 高热、头痛、颈项强硬等症状应立即去医院处理。

● 轻症患者亦应去医院检查，早诊断、早治疗。

【你需注意】

● 温暖的夏秋季或流行季节少去公共场所。

● 在肠道病毒流行期间，运动员发病率比其他人群中发病率高。提示高强度体育锻炼可能是发病的一个危险因素。

● 在人口密集的居民区发病率高。

● 患者应在通风良好、安静卫生的环境中生活，防止合并感染，高热时应头戴冰帽。

【特别提示】

● 不需用抗生素，除非合并细菌感染，脑脊液检查和培养可区别。

5 急性脊髓炎

急性脊髓炎可能为病毒或细菌感染或变态反应引起急性横贯性脊髓炎症病变。多见于男性青壮年，任何年龄均可发病，但以冬末春初或秋末冬初较为多见。

【你需了解】

● 脊髓症状出现前数日至数周可出现低热、全身不适、咳嗽、咽痛等上呼吸道感染症状。

● 本症病因不清，可能与病毒、细菌感染有关，由于激素治疗效果较好，故本病可能为病毒或细菌感染所致的变态反应性疾病。

● 本症多为突然发病，2～5 天内即出现完全瘫痪。由于脊髓病变部不同可出现不同的表现。

(1) 颈上段脊髓病变(C_1～C_6)：四肢均出现瘫痪。

(2) 颈下段脊髓病变(C_7～C_8，T_1)：手指活动时有明显瘫痪，伴有手部肌肉萎缩。

(3) 胸段病变(T_2～T_{12})：双上肢正常，双下肢痉挛性瘫痪。

(4) 腰上段病变(L_1～L_2)：双髋关节屈曲及股内收动作时有瘫痪，膝、跟、足趾运动有痉挛性瘫痪，膝反射亢进。

(5) 腰下段病变(L_3～L_5，S_1～S_2)：膝关节以下运动受限，双下肢感觉障碍，膝反射消失。

(6) 圆锥病变(S_3～S_5)：双下肢常无明显运动障碍，肛门及会阴部有鞍状感觉障碍，性功能障碍，大小便失禁或潴留。

(7) 马尾病变：一般认为它的症状与脊髓腰段病变相似，但肌肉瘫痪呈松弛性，有明显小腿肌肉萎缩，膝以下各种反射消失，小腿有感觉障碍。

【症状表现】

● 病变水平以下的躯体和肢体运动障碍(瘫痪)，脊髓型感觉障碍(深、浅感觉消失)，以膀胱直肠功能为主的自主神经功能障碍(小便、大便潴留或失禁等)。

• 运动障碍　因胸段脊髓最长,血液供应较差,病变常侵犯胸髓——双下肢瘫痪。早期因脊髓损伤,多处于休克状态(脊髓休克期),多呈弛缓性瘫痪,腱反射消失,病理反射阴性。随着脊髓休克期消失(一般1～2周),瘫痪肢体逐渐过渡到痉挛性瘫痪,此时肌张力增高,腱反射亢进,出现病理反射。

• 感觉障碍　病变水平以下肢体各种深浅感觉同时消失(如痛觉、温度觉、触觉、位置觉等)。

• 自主神经功能障碍　早期有小便潴留,随着脊髓休克期消退,脊髓排尿反射弧功能恢复和亢进而出现尿失禁。病变水平以下的皮肤无汗、脱屑以及肠麻痹等。

• 由于损害节段不同,而有其特殊的临床表现　除上述外,颈4以上节段受损可出现呼吸困难,有时需要人工辅助呼吸。颈膨大处受损可出现双上肢弛缓性瘫痪和双下肢痉挛性瘫痪。腰段脊髓病变仅出现下肢瘫痪及下肢感觉丧失,而胸腹部正常。而骶段脊髓病变时出现会阴部马鞍形感觉障碍,肛门与提睾反射消失,而无肢体运动和感觉障碍。

【处理】

• 激素治疗　急性期一般均以激素治疗为主,氢化可的松300～500mg/d或地塞米松10～20mg/d静脉滴注,连用7～10天后改口服强的松30～40mg / d,顿服,服3～4周逐渐减量至停服。

• 血液疗法　血浆输入、血浆交换和紫外线照射自血回输疗法等。

• 大量维生素及神经营养药应用　维生素 B_1、维生素 B_2、维生素 B_6、维生素 B_{12} 及维生素C混合应用,辅酶A、三磷酸腺苷、肌苷等可促进神经功能恢复。

• 高压氧治疗

• 中医中药治疗

【你需就医】

• 急性脊髓炎患者均应去医院检查治疗。除肢体瘫痪外,如出现呼吸困难、憋气、紫绀、心慌等有上升性脊髓炎可能,应立即去医院抢救。上升性脊髓炎病情危重,死亡率很高,应特别引起警惕。

• 急性脊髓炎明确诊断后治疗效果良好。同时应注意误诊。比如,视神经脊髓炎、结核性脊髓炎、梅毒性脊髓炎、急性感性多发性神经根炎等要专科医生采用相应的方法治疗。

【你需注意】

• 本症患者均因瘫痪、感觉障碍而卧床不起,因此护理工作特别重要。保持口腔、皮肤清洁卫生,多翻身防止泌尿道感染和褥疮形成。

• 加强被动锻炼,按摩关节,避免关节僵硬和肌肉萎缩。

• 对排便困难者可清洁灌肠或应用轻泻剂。

• 瘫痪肢体应放在功能位置,足部置沙袋托板或枕头,防止足下垂。

• 恢复期要预防瘫痪肢体痉挛,多做按摩、推拿、针灸和体疗。

【特别提示】

• 急性脊髓炎激素治疗效果较佳,国内70%～80%患者经治疗1～3个月可望完全康复,若病情变化不见好转要考虑:(1)诊断或治疗方案有误,(2)病情过于严重或凶险。故应再做脑脊液检查和培养,以及其他方面的检查(如磁共振检查等)。

• 上升性脊髓炎和弥散性脊髓炎受累者预后较差。

6 蛛网膜炎(粘连性蛛网膜炎)

蛛网膜炎为脑和脊髓的亚急性、慢性局限性蛛网膜与软膜的炎症。由于病变部位不同,临床可出现不同的局灶症状,又可分为脑蛛网膜炎和脊髓蛛网膜炎。

【你需了解】

• 该病是由于蛛网膜和软膜因粘连、变厚或囊肿形成,它是一种蛛网膜亚急性、慢性炎症。故又称粘连性蛛网膜炎。

• 主要原因为各种类型的脑膜炎和脑炎、头颅或脊髓外伤、临近组织炎症等(比如中耳炎、副鼻窦炎、脊柱炎、脊腔注射造影剂、腰麻刺激等），均可引起脑脊髓蛛网膜炎。

● 其他不确切的原因可能与某些非特异性病毒感染有关。

● 病程较长，反复发作，时好时坏。

【症状表现】

● 由于病变部位不同，临床上可分为视交叉蛛网膜炎、桥小脑角蛛网膜炎、大脑表面蛛网膜炎、后颅凹蛛网膜炎、脊髓蛛网膜炎等。

● 视交叉蛛网膜炎　前头部、眼眶部疼痛，视力减退，视乳头充血水肿，晚期可出现视神经萎缩等。

● 桥小脑角蛛网膜炎　眩晕、耳鸣、耳聋、走路不稳、面部感觉减退和轻度面瘫等。

● 大脑凸（表）面蛛网膜炎　可有局灶性癫痫样发作，偏瘫、失语等，常为脑外伤后遗症。

● 后颅凹蛛网膜炎　头痛、恶心、呕吐、视乳头水肿，严重者有高颅压危象发生。

● 脊部蛛网膜炎　四肢常有发凉、发麻感，下肢较多见，感觉减退或丧失，运动障碍可轻可重，为痉挛性瘫痪。肌肉萎缩、尿便障碍较轻。

● 囊肿型蛛网膜炎　较少见。临床类似脊髓肿瘤，病变水平以下感觉、运动、植物神经功能均出现障碍。可有神经根痛（参阅脊髓肿瘤）。

【处理】

● 病因治疗

● 药物治疗　消炎、激素、脱水等，大剂量维生素 B_1、维生素 B_6、维生素 B_{12}、维生素 C 和地巴唑等口服。

● 神经营养剂　细胞色素 C、三磷酸腺苷、辅酶 A、胞二磷胆碱等。

● 脊腔内注入无菌氧气或空气 10 ～ 20ml，有冲破粘连，改善局部血液循环之作用。

● 应用中医中药、针灸理疗等综合方法，对某些慢性病患者亦有一定的疗效。

【你需就医】

● 本病起病虽然为慢性或亚急性，但亦有急性发病者，如发现有原发病因者，应立即去医院按病因治疗，如出现头痛、恶心、视力模糊等颅高压患者，亦应立即去医院诊治，急性发病者同样应去医院检查确立诊断，再做治疗。

【你需注意】

● 蛛网膜炎一般病程较长，虽有缓解期，时好时坏，但因病变基础无法彻底清除，故常复发，因此要坚持治疗，避免劳累、感染等发生，以防粘连加重。

● 由于本病病变部多样，症状各异，常易与神经科其他疾病相混，故应仔细检查，明确诊断。

● 少数患者可有肢体功能障碍，应加强锻炼和肢体活动，预防尿路感染和褥疮发生。

【特别注意】

● 对于有颅高压症状者，如经内科治疗无效，有发生脑疝可能，立即采用外科手术治疗，可挽救生命。

● 有些患者经过内科治疗无效，可考虑做粘连分离术和囊肿切除术。

7　血管神经性头痛

头痛是指颅内外对痛觉敏感组织受到刺激的头上半部自眼眶以上至枕下区之间的疼痛。其疼痛原因多种多样。

偏头痛是由于脑血管功能紊乱引起阵发性剧烈地一侧或双侧头痛，伴有恶心、呕吐、视力障碍以及其他脑功能障碍的症状。是血管神经性头痛的典型代表。其发病原因尚不清楚，有人认为与内分泌功能障碍、变态反应等因素有关。

【你需了解】

● 本症多发生在 15 ～ 40 岁之间，女性多于男性。

● 发作初期为颅内血管和眼底血管收缩，缺血性脑功能紊乱症状——数分钟后出现颈外动脉系统血管扩张——一侧或双侧头痛（血管扩张性头痛）。

● 三叉神经受到刺激，神经源性功能紊乱。

● 部分患者发作与情绪激动、疲劳、月经周期等因素有一定关联。

● 偏头痛的国际诊断标准

(1) 无先兆的偏头痛(过去称普通型偏头痛):

○至少发作5次。

○头痛持续时间4～72小时(不治疗或治疗不满意)。

○头痛特点至少符合以下4条中的2条:①偏侧,②搏动性,③中、重度影响工作,④走楼梯或类似活动可加重头痛。

○至少要有下列伴随症状之一:①恶心和(或)呕吐,②畏声畏光。

(2) 有先兆的偏头痛(过去称典型偏头痛):

○至少发作2次。

○至少有一个先兆,逐渐发展呈现的时间最短4分钟,最长不超过60分钟,若有两个以上先兆,呈现时间可按比例增加。

○先兆消失后至出现头痛间隔时间不能超过60分钟。

○影像诊断学必须正常。

【症状表现】

● 头痛为单侧或双侧或相互转换,头痛逐渐加重,呈搏动性剧痛,同时可伴有恶心、呕吐和视力障碍。

● 发作频度可1周发作数次或数周1次或1年数次,间隙期如常人。

● 偏头痛发作时,服用麦角胺类药物后可停止发作。

【处理】

● 一般偏头痛不剧烈时可服用镇痛药,加用止吐剂效果更佳。针灸、电针等治疗也有一定的效果。

● 确诊为神经血管性偏头痛只需给予镇痛药如阿司匹林、扑热息痛、去痛片及止痛剂如甲氧氯普胺、多潘立酮等。偏头痛发作剧烈时立即口服麦角胺卡咖因片,即可终止发作。

● 因为头痛种类繁多,原因各异。必须进行必要检查进行鉴别才能进行治疗,达到满意效果。如颅内外感染引起的头痛,必须进行抗感染治疗;高血压头痛必须进行抗高血压治疗,脑血管病性头痛(如蛛网下腔出血、脑溢血、脑梗塞等)要进行相应病因的治疗等。

【你需就医】

● 一般确诊为神经血管性偏头痛,可按上述方法进行治疗。若影像学或其他检查有疑问时,应即时就医明确诊断再确定治疗方案。

【你需注意】

● 防止过度劳累和情绪激动,要有充足的睡眠。

● 戒烟禁酒。

● 若偏头痛发作频繁,每月超过3次者,每次持续时间超过48小时,发作时药物治疗无效者,可采用预防用药。

● 预防用药时应注意 ① 偏头痛诊断必须正确,② 用预防药时应从小剂量开始,③ 至少连续服用3个月,④ 服用预防药物有效者应坚持服用9～12个月后暂停观察,⑤ 预防药物不能根治,仅能减少发作次数或发作时疼痛程度或持续时间,⑥ 普萘洛尔、丙戊酸为一线预防药物,氟桂利嗪等为二类预防药物。

【特别提示】

● 酒石酸麦角胺、丙戊酸等药物孕妇禁用。

● 普萘洛尔为哮喘及充血性心衰患者绝对禁忌。

● 已肯定无预防偏头痛作用的药物有巴比妥类、卡马西平、苯妥英、西咪替丁、硝苯地平、利尿药、麦角胺、雌激素、溴隐亭、吲哚美辛、利血平、抗精神病药物。

8 急性感染性多发性神经根炎

急性感染性多发性神经根炎是一种特殊的急性炎症性脱髓鞘多发性神经病。病变主要侵犯神经干、神经根,少数侵犯脊髓前角和脑干运动核,而引起四肢软瘫和颅神经损害的一种病变,临床上常称谓格林-巴利综合征(简称GBS)。

【你需了解】

● GBS一般为急性起病，少数为亚急性起病。

● 该病是神经系统由细胞和体液共同介导的单向自身免疫性疾病。

● 本症治疗得当即时，大多数能康复，少有死亡。

● 本症患病之前多数（占80%）有感冒、腹泻等前驱症状，前驱感染有病毒、细菌、寄生虫等，但以巨细胞病毒、EB病毒最常见，并有免疫抗体存在（IgM等）。提示有急性病毒感染。

● 脑脊液检查有特征性的蛋白细胞分离现象。蛋白增高可达0.8～8g/L（80～800mg/dL），而细胞数正常。

【症状表现】

● 主要症状　为急性、对称性、弛缓性肢体瘫痪，常自下肢开始，1～2日可发展为四肢瘫，双侧对称，近端重于远端。

● 常伴有肢体麻木、酸痛、发紧感，有的呈套状感觉障碍（手套袜子形）。客观检查并无明显感觉障碍。

● 半数以上患者可见颅神经损害，最多见的有面神经、舌咽神经、迷走神经等，表现为面瘫、吞咽困难、咳呛等。

● 严重者可出现延髓损害症状　表现呼吸困难、咳嗽乏力、发绀等呼吸肌麻痹症状，最后可危及患者生命。

● 运动障碍　四肢对称性软瘫，肌张力降低，腱反射减弱或消失。无锥体束征。

● 自主神经功能障碍　肢体血管舒缩功能障碍，如手足少汗或多汗，肢端皮肤干燥，短暂性大小便潴留或失禁。心动过速和其他类型心律失常、体位性低血压、高血压等。

【处理】

● 急重患者应进入抢救室进行监护和治疗。

● 类固醇激素类药物静脉滴注和口服。氢化可的松500～1000mg/d静脉滴注，连用3～5天。口服强的松等。目前国外已不再积极推荐皮质类固醇及其他免疫抑制剂应用。

● 大剂量静注免疫球蛋白，其机制具有免疫调节作用，剂量为0.4g/kg/d，连用5～7天。

● 血浆置换疗法对本症有效。其作用认为是清除致病性的循环抗体，改变周围神经系统的免疫反应及减轻其损害。

● 给予足量的维生素和神经细胞营养剂（如维生素B_1、维生素B_{12}、ATP、辅酶A、胞二磷胆碱等）。

【你需就医】

● 本病为急性发作，因此一般均需立即就医，如有呼吸急促、吞咽困难等症状者，应想到有延髓、呼吸肌麻痹的可能，立即送医院抢救。

【你需注意】

● 本病任何年龄均可发病，但以儿童和青壮年为多，因此要注意和小儿麻痹症、急性脊髓炎等鉴别。

● 在疾病进展期要注意呼吸功能及生命体征变化，防止肺部感染和肺不张，必要时立即加用抗生素。

● 注意饮食和休息，预防感冒、腹泻等各种病毒感染，防止病变。有后遗症者（如瘫痪等）应加强肢体锻炼。

【特别提示】

● GBS约有10%患者病情好转后又复发加重，因此患者即使出院后还应继续掌握用药方法及其他生活中的注意事项。

9 风湿性舞蹈病

风湿性舞蹈病是风湿性脑炎的一种特殊类型，约3/4的病例发病前或同时合并有其他风湿性疾病。临床特点为头面部和四肢肌肉呈不自主的舞蹈样动作、肌张力降低、肌力减弱、自主运动障碍、情绪改变等。常见于儿童和青少年，5～15岁占80%以上，女性较多见。又称小舞蹈症或薛登汉（Sydenham）舞蹈病或感染性舞蹈病等名称。

【你需了解】

● 舞蹈病包括风湿性舞蹈病、亨亭通（Huntington）舞蹈病、老年性舞蹈病等。但以风湿性舞蹈病临床最为常见。

● 小舞蹈病起病较慢,病前有50%患者伴有风湿感染史,如关节炎、扁桃腺炎、心内膜炎、心肌炎等。部分发病较急者常由于精神刺激或惊吓等诱因引起。

● 本病发现小脑齿状核,基底节黑质和大脑皮层有病变,神经细胞变性,胶质增生,血管壁变厚,软脑膜炎性改变等。

【症状表现】

● 本病多为亚急性、慢性起病,不自主多动为本病主要症状。

● 儿童发病早期常出现肢体动作笨拙、字迹潦草歪斜、作业污秽、步态和情感不稳、易激动、兴奋不安宁等,常被老师或家长认为是“淘气”、“任性”和“顽皮”。

● 病情发展1～2周后,不自主多动逐渐明显,表现为快速、不规则、跳跃式、无目的、幅度较大的不自主运动,可发生于身体任何部位,常起于一侧,逐渐扩展再蔓延至对侧。若局限于一侧者,则称半侧舞蹈症。

● 上肢重于下肢,上肢各关节交替发生伸直、屈曲、扭转等动作,手指不停的屈伸和内收,肘肩关节不自主运动呈痉挛状,重者可出现严重挥舞,以致常发生撞伤。

● 面部舞蹈样动作表现为装鬼脸,颜面表现多变,如努嘴、眨眼、吐舌、皱额、挤眉等。由于舌肌、口唇、提腭及咽肌的不自主运动则引起构音困难以及咀嚼及吞咽障碍,头部亦可左右扭转或摆动。

● 多动可因外界刺激及精神紧张而加重,睡眠时消失。

● 肌张力降低,常见关节过伸及双肩下垂等表现。

● 精神症状表现为情绪不稳、易激怒、哭笑无常、兴奋不安、失眠等。严重者可出现骚动不安、忧郁、狂躁和精神分裂症样表现。

● 患者全身症状较轻微,有些患者常合并有风湿性关节炎、心内膜炎、心肌炎等。

【处理】

● 患者需安静卧床休息,卧室应较暗且肃静,以消除精神负担和刺激。

● 治疗以镇静、抗风湿为主 ① 抗生素(青霉素为主)+激素类药物为首选。用足剂量。② 水杨酸和阿司匹林类制剂以及镇静剂(如鲁米那、氯丙嗪等)的应用。③ 可试用免疫抑制剂(如硫唑嘌呤等)亦有效。④ 中药及针灸疗法。

【你需就医】

● 儿童发病早期症状较轻时应与儿童多动症相区别。因此一般患者均应早期就医,明确诊断,积极按病因治疗。

● 本病预后良好,病程一般1～2个月,少数患者可复发,要警惕。如妇女患者在妊娠早期可复发(妊娠舞蹈病)。

【你需注意】

● 预防感冒,防治链球菌感染和风湿热发生。

● 本病虽然预后良好,但仍可复发,间隔数月、数年不等。因此对本病病因(如风湿等)应治疗彻底。

● 精神应愉快,避免过度兴奋激动和精神刺激。

【特别提示】

● 对妊娠期患舞蹈病或复发者,除上述治疗外,应终止妊娠。

10 三叉神经痛

三叉神经痛是指三叉神经分布区域内(一支或几支所支配的区域)反复发作阵发性短暂剧烈的疼痛。

【你需了解】

● 三叉神经在左右面部共有三支支配,以耳屏前为起点向上至眉上为三叉神经第一支(眼支),向前延至上唇鼻部为三叉神经第二支(上颌支),向下延至下颌下唇为三叉神经第三支(下颌支)。

● 三叉神经分布区域内阵发性剧痛,常为单侧疼痛,以第二、三支发病多见。

● 特发性三叉神经痛病因至今尚不清楚。可能与许多因素有关,如该神经各分支均经过狭窄颅管孔易受压迫、动脉硬化等影响神经供血及营养,邻近脏器的病变(如鼻窦炎、牙周炎、胆脂瘤、血管畸形等）对三叉神经慢性刺激而引起疼痛。

● 特发性三叉神经痛大多在中年以后起病（40 岁以上），女性多见，神经系统及影像学检查常无阳性发现。

● 若有神经系统阳性体征，且疼痛持续发作，应考虑继发性三叉神经痛。如桥小脑角肿、半月神经节肿瘤、鼻咽癌、血管畸形、多发性硬化等引起，应进一步检查，鉴别病因后再作处理。

【症状表现】

● 发生于该神经一支或几支分布区域内，呈阵发性剧烈疼痛，如电击样、烧灼样、针刺样，持续几秒钟到几分钟突然消失，一天可数次数十次发作，非常痛苦。

● 疼痛发作多为一侧性，通常从一侧上颌支或下颌支开始，而影响其他分支。由眼支起病者少见。以第二支最常见，二、三支合并发作疼痛者亦多见。

● 三叉神经痛患者对面部某个区域特别敏感，稍加触碰，即可引起疼痛发作。有时说话、咀嚼、洗脸、刷牙等皆可诱使疼痛发作。

【处理】

● 继发性三叉神经痛应针对病因进行治疗。

● 特发性三叉神经痛还缺乏有效的而又无副作用的治疗方法，但即时给予镇静止痛药还是有效的。

（1）药物选择：卡马西平（痛痉宁）0.1～0.23 次/d，苯妥英钠 0.13 次/d 等，上述药物可与镇静药物合用，效果更佳。如鲁米那、氯丙嗪、利眠宁等。

（2）针灸和局部封闭疗法。

（3）发作频繁而无法止痛者可考虑射频疗法和手术治疗。

【你需就医】

● 一般患者可自选止痛镇静药（如卡马西平、鲁米那等）解除疼痛。若疼痛难以解除又发现有神经系统阳性征者应去医院检查。

【你需注意】

● 酒精局部封闭疗法，一般认为较安全，成功者可维持半年至数年疼痛不再发作，必要时可再行封闭。但本法可引起局部出血、角膜炎和失明等严重并发症。因此要引起注意、谨慎从事。

【特别提示】

● 本病第二、第三支疼痛常误认为牙痛病，不少患者错将若干健齿拔掉，疼痛仍未解除，最后发现是三叉神经痛，非常可惜。

11 面神经麻痹

面神经麻痹是指茎乳孔内（面神经管）组织急性水肿，面神经受压或面神经本身炎症，所引起的面部肌肉瘫痪。这里指的是周围性面神经损害（麻痹），又称伯尔（Bell）氏麻痹。

【你需了解】

● 本病较常见，任何年龄均可发病，以青壮年（20～40 岁）较为多见，男性多于女性。

● 当面部或耳后受风凉侵袭（如开窗睡觉、迎风乘车等）而引起面部肌肉的瘫痪，故认为可能是局部营养神经的血管受冷发生痉挛，导致神经缺血、水肿、受压迫而致病。

● 发病一般均为一侧性，发病与季节无关，通常为急性起病，一侧面部表情肌突然瘫痪，可于数小时内达到高峰，患者一般在清晨起床后，洗脸刷牙时发现口角歪斜等。

【症状表现】

● 病侧面部表情肌瘫痪，前额皱纹消失，眼裂扩大（病侧眼裂闭合不全）。

● 病侧鼻唇沟平坦、口角下垂，面部被拉向健侧。

● 病侧不能做皱额、蹙眉、闭目、露齿、鼓腮、撅嘴等动作。

● 闭目时病侧眼球转向上内方，露出角膜下的白色巩膜。

● 鼓气吹口哨时，因患侧上下唇不能闭合而漏气。

● 进食时食物残渣常滞留于病侧的齿颊间隙内，并常有口水自该侧流出。

● 部分患者尚有病侧舌前 2/3 味觉减退，听觉过敏等。

【处理】

• 针刺、面部按摩或穴位按摩、电针以及理疗(红外线、超短波等)。

• 药物治疗　维生素 B_1 100mg/d 和维生素 B_{12} 0.5mg/d 肌内注射,每日 1～2 次,连续 7～14 天,口服地巴唑 10mg,3 次/d。急性期还应加用强的松 5～10mg,3 次/d,连用 7～14 天,以后逐渐减量至停服。

• 抗病毒治疗。

【你需就医】

• 面神经麻痹一般预后良好,但急性发作时应立即用药,越早越好,大部分患者能在 1～3 个月内完全恢复,若一年以上尚未好转者,恢复较为困难,可留有后遗症(如瘫痪侧肌肉挛缩和抽动,口角歪斜等)。

【你需注意】

• 平时注意冷热,防止睡眠时直接受凉风刺激(包括夏季空调等)。

• 保护病侧暴露的眼角膜和结膜,可应用眼罩、滴眼药水和眼药膏,预防角膜炎和结膜炎。

【特别提示】

• 周围性面神经麻痹一般预后良好。除面瘫外,若同时发现有其他神经系统阳性症状和体征时,应考虑中枢性面瘫可能(如脑血管病等),应立即去医院检查。

12 坐骨神经痛

坐骨神经是人体最长和最大的周围神经,它是由腰、骶神经前支组成,由椎间孔发出后,行于骨盆后侧,在梨状肌下部出骨盆进入臀部,沿股部下降至股后下 1/3 处,分为胫神经和腓总神经。坐骨神经痛是沿坐骨神经通道及其分布区内的一种自发性呈放射状疼痛的总称。

【你需了解】

• 坐骨神经痛以男性多见,尤以青壮年为多。

• 坐骨神经痛分原发性和继发性,前者多与风湿或体内感染灶(如扁桃腺炎、牙病、副鼻窦炎等)有关。亦称为坐骨神经炎。继发性(或称症状性)坐骨神经痛较多见,常见原因:

(1) 腰椎间盘突出、腰椎骶化或骶椎腰化、腰骶椎骨质增生、增生性脊柱炎、脊柱畸形、脊柱结核和类风湿性关节炎等。

(2) 椎管内病变压迫,如椎管内外肿瘤、蛛网膜粘连等。

(3) 盆腔内病变压迫,如子宫肿瘤、胎儿压迫等。

(4) 中毒和代谢障碍,如糖尿病、下肢动脉内膜炎等。

(5) 其他:臀部药物注射位置不当、外伤等。

【症状表现】

• 坐骨神经痛为急性和亚急性发病,多为单侧阵发性或持续性疼痛。

• 疼痛常由一侧腰、臀部向大腿后侧→小腿后外侧→足背外侧,从上到下放射性疼痛。

• 疼痛常较剧烈,显钝痛、刺痛和烧灼样痛,夜间更为明显,咳嗽、喷嚏、用力大便时疼痛可加重,为了减轻疼痛,患者常采用特殊体位,如站立时身体向健侧倾斜,用健侧下肢持重,病侧髋、膝关节微屈,造成脊柱侧突,凸向健侧;卧位时向健侧卧,并将患肢屈曲。行走时患肢于髋关节处轻度外展、外旋,膝关节稍屈曲,足尖足掌着地,而中跟不敢着地。

• 坐骨神经痛在单侧肢体有明显的压痛点:如脊旁点、坐骨孔点、转子点、腘窝点、腓点和踝点。

• 病侧肢体肌张力降低,小腿肌肉常有轻度萎缩,跟腱反射减弱或消失,颏胸试验及直腿抬高试验阳性。

【处理】

• 首先应针对病因进行治疗。

• 急性期应卧床休息 2～4 周,睡硬板床。

• 局部热敷,服用止痛、活血及神经营养药物等。

• 针灸、按摩和中药治疗。

• 某些继发性坐骨神经痛,需要外科手

术处理,如椎间盘突出症、肿瘤等。

【你需就医】

● 如突然发现一侧下肢从腰部大腿后外侧向下呈放射性疼痛,应去医院检查,以确定诊断,急性发病者,首先应排除腰椎间盘突出症,严重者可手术治疗。

● 诊断明确后可按上述原则处理,一般原发性病程稍短,预后良好,继发性应视病因不同而定,易反复发作,有的继发性坐骨神经痛需手术治疗。

【你需注意】

● 有些继发性坐骨神经痛易复发,如腰椎间盘突出症常于外伤后急性发病,且在治疗后可反复发作。注意下肢锻炼,避免患肢肌肉萎缩,一直不愈者应手术治疗。

【特别提示】

● 急性期应绝对卧床休息,睡硬板床,床上可适当活动。

● 平时避免下蹲搬运重物,扭伤腰部。

13 腓神经麻痹

腓总神经是来自腰 4～5、骶 1～2 神经根之纤维,主要支配下肢腓骨长、短肌肉,伸趾长短肌、伸拇长短肌和胫骨前肌。主要是由于长时蹲位劳动、膝关节长时间过度屈曲,腓神经受牵扯压迫所致,也可见于外伤、感染、糖尿病神经炎等。

【你需了解】

● 腓总神经是坐骨神经的一个分支,单独受损后,出现足下垂表现。

● 腓神经麻痹并不少见,常见原因有腓神经炎,多见于受寒或者感冒以后。

● 有不少患者因神经本身受到机械性压迫而发病,如长时间采取蹲位的劳动,因膝关节较长时间过度屈曲,神经受压迫或牵引后发病。

● 因小腿绷带或石膏裹得太紧,或因睡眠时位置不当压迫神经或局部外伤均可发病。

● 全身性疾病,如麻风、糖尿病,偶尔也可为致病原因。

【症状表现】

● 损伤后产生足下垂、不能背屈。行走时需用力抬高下肢,呈跨越步态。足背可有感觉减退。

● 本症常突然起病,患肢的足部下垂,并转向内侧。因足背不能上抬,所以行走时患者必须把大腿抬得很高,使足跟也提高,但行走时足尖仍往往在地面上拖曳,称为“跨越步态”。

● 远看时,患肢行走姿势犹如鸡啄米状。

● 小腿外侧下 2/3 和足背外侧一半的感觉减弱或消失。如病程长,小腿外侧肌肉可萎缩。

【处理】

● 常用治疗有针灸、理疗,也可做局部肌肉按摩,以促进局部的血液循环。

● 药物治疗有 B 族维生素、地巴唑、加蓝太敏及丹参片等,以促进神经功能恢复。

【你需就医】

● 内科治疗一个阶段若未见疗效,可请外科诊治,确定可否做神经减压手术。

● 个别久治未愈者可穿特制的高帮鞋,使足背同小腿保持固定的垂直位置,便于行走。

【你需注意】

● 患肢应经常锻炼。

● 本病预后良好,因蹲位牵引压迫起病以及一部分炎症患者,数周到数月内可逐渐恢复。若能找到上述病因,首先应做病因治疗。

● 经常注意使患肢保持在功能的位置。

【特别提示】

● 本病预后良好,一般休息数周至数月即可完全恢复。

14 臂丛神经、桡神经、尺神经麻痹

臂丛由颈 5～8、胸 1 神经根组成,桡神经纤维亦来自臂丛神经,由颈6～8神经纤维组成,主要支配肱三头肌、桡侧伸腕肌、尺侧伸腕肌、伸指肌、伸拇长肌、肱桡肌和旋后肌。

【你需了解】

● 感觉纤维支配臂上部、前臂背侧、手部由拇指背侧至示指、中指第二指骨。

● 尺神经纤维来源于颈 8、胸 1～2 脊神

经根纤维，主要支配尺侧屈腕肌、屈指深肌、掌短肌、小指对掌肌、屈小指短肌、第三、四指蚓状肌、所有骨间肌、内收拇肌和屈拇指肌。

【症状表现】

● 臂丛神经炎　本症多见于成年人，于受寒冷、感冒后急性和亚急性起病，疼痛可由颈、肩开始，数日后扩展到前臂和手，伴有上肢乏力等。

● 臂丛神经麻痹　多由于外伤所致，上臂及前臂内收、前臂伸直、前旋，前臂不能旋后及弯曲，上臂不能外旋及外展。

● 桡神经麻痹　表现为上肢所有伸肌瘫痪，肘、腕、掌指关节不能伸直，呈腕下垂。可见有前臂背侧、手部、拇指背侧、示指、中指第二节感觉减退或消失。

● 尺神经麻痹　临床较多见，表现有尺侧腕屈肌瘫痪、手屈曲无力、手指内收困难、小铺肌萎缩、手掌凹陷，呈现爪状或禽掌。小指及无名指一半感觉减退或消失。现在已较少见的如麻风性尺神经炎，除上述症状外还可见尺神经粗大变硬。

【处理】

● 针对不同病因进行治疗

(1) 如受寒、感冒等引起，可采用内科综合保守治疗。

(2) 如因外伤、骨折等应由外科和骨科紧急处理。

● 按照损伤程度选择手术或非手术治疗

(1) 如神经部分或完全断裂应采取手术缝合。

(2) 非手术治疗主要改善受伤肢体血液循环及新陈代谢，减少组织水肿，预防肢体僵硬和肌肉萎缩，促进肢体功能恢复，如理疗、针灸、神经营养药物及中药等治疗。

【你需就医】

● 急性起病，发病时应及时就医，就医时对疾病需进行鉴别后医治。

【你需注意】

● 臂丛、桡神经及尺神经损伤主要是颈部、锁骨上窝及肩部外伤(如刀、枪伤)、骨折、邻近组织病变、机械压迫、关节脱位、畸形等引起。

【特别提示】

● 本病可通过体检对疾病进行初步诊断，但病情的治疗必须确诊发病原因后才能对症治疗。

15 重症肌无力

重症肌无力是指神经肌肉间兴奋传递发生障碍而引起的一种慢性疾病。以骨骼肌易疲劳、无力为特点，多侵犯眼肌、咀嚼肌、面部诸肌和躯干四肢肌肉等，肌肉于运动后很快疲乏无力，休息或服用抗胆碱酯酶药物后症状可减轻或消失。

【你需了解】

● 正常神经冲动到达神经末梢时释放乙酰胆碱(一种神经介质)形成终板的动作电位(神经末梢终端)，使肌肉收缩，产生人们所需要的运动(如睁眼、咀嚼、哭、笑等)。

● 重症肌无力患者发病可能与细胞免疫有关。如切除胸腺可使重症肌无力好转，且80%重症肌无力患者有胸腺肥大，切除后该病症状缓解，有10%～20%患者可伴有胸腺瘤。

● 多数重症肌无力患者有细胞免疫异常，如部分患者血中γ-球蛋白增高，半数患者病血中出现抗横纹肌抗体、抗乙酰胆碱受体抗体滴度升高，阳性率达80%～90%，有特殊诊断价值，因此有人把重症肌无力划归为自身免疫性疾病一类。

● 最近有人提出重症肌无力可能还有遗传因素参与。无成群及暴发性病例发生，一般为散发病例。

● 重症肌无力以往根据受损肌肉不同分为眼型、球型、肢带型、全身型、联合型。晚近又根据发病年龄、进展速度、症状分布及严重程度分为新生儿型、少年型和成年型。

【症状表现】

● 本病任何年龄均可发病，最小几个月即发病，最大70～80岁发病。男女之比为1:1.5。发病第一高峰为20～30岁，女性为多，第二高峰40～45岁，以男性伴发胸腺病者较多。

● 全身骨骼肌均可受累，极易疲劳无力，症状易波动，常有朝轻夕重，休息或用药后症状可减轻或暂时消失。

● 表现为眼外肌无力最多见(占 70%～90%),如眼睑下垂、眼睛睁不开、复视、斜视等,咀嚼肌咽肌无力(如吞咽困难、咀嚼无力、语言不清等),成人可在数月至 2 年逐渐发展至延髓肌、脊髓肌和躯干肌无力。一般膀胱、肛门外括约肌无力较少见。

● 少数患者可出现四肢近端肌肉萎缩、反射减弱及感觉异常和感觉减退。

● 少数病情严重者可出现重症肌无力危象:呼吸肌无力→呼吸困难→呼吸肌麻痹→呼吸衰竭、死亡。

【处理】

● 本症是一种慢性病,症状迁延时间长,因此要树立信心,坚持治疗。

● 抗胆碱酯酶药物 新斯的明 15～30mg,3～4 次/d,其他有吡啶斯的明(常用,剂量 60mg,3～4 次/d),美斯的明等。

● 其他药物 激素(如强的松)、免疫抑制剂(硫唑嘌呤、环磷酰胺等)、氯化钾、安体舒通等。

● 必要时可考虑切除胸腺或胸腺放射治疗,上述治疗无效、症状严重者可考虑血浆置换疗法。

● 中医中药应用可使症状好转,应配合应用。

【你需就医】

● 本病发展缓慢,常可自行缓解和复发,病程可达长 10～20 年,因此要坚持长期治疗。

● 要警惕重症肌无力危象发生,此时应立即送医院抢救。

【你需注意】

● 新生儿型一般在出生后短期内症状自然缓解;少年型大多症状持续,坚持用药、预后良好;成年型 20%～30% 患者在 1～2 年内发展成全身型,坚持用药预后尚好;急性进展型和晚期重症患者,易出现危象,对药物治疗反应差,预后较差。

● 本病在住院和治疗期症状消失,仅为缓解,尚不能称为治愈。故应定期随访治疗。

● 预防感染,防止外伤及精神刺激、过度疲劳等不良因素,以免加重病情发展。

● 女性患者怀孕、分娩均可使病情复发,因此要计划生育或节育。

【特别提示】

● 有阻断神经肌肉兴奋传递作用的药物应禁用。如链霉素、卡那霉素、多粘菌素及其他氨基醣甙类药物。

● 吗啡、杜冷丁有抑制呼吸作用,应慎用或禁用。

16 周期性麻痹

周期性麻痹以发作性四肢无力或软瘫(弛缓性瘫痪)为主的临床表现。常有周期性和反复发作的特点。

【你需了解】

● 本病发病原因尚不清楚,部分病例有家族遗传史。

● 认为血钾代谢障碍为本病发病的主要原因之一。

● 本病多见于青年男性,常在过饱、精神紧张、疲劳、受凉等因素而诱发。多见于半夜、清晨或午睡醒后发生四肢瘫痪或双下肢瘫痪。

● 患者发作频度不定,严重者数日可发作 1 次,轻者数年才发作 1 次。

【症状表现】

● 患者发病前可有肢体酸痛、麻木、僵硬等前驱症状,也可以无任何前驱症状。

● 突发性四肢或双下肢瘫痪(软瘫)近端重于远端。

● 通常发作 1 小时至数小时达到高峰,每次发作持续时间为数小时至 1～2 天内达到高峰。

● 严重病例可有肋间肌、膈肌瘫痪,引起呼吸困难等严重症状。

● 头面部肌肉一般不受侵犯,肌张力减弱,腱反射减弱或消失,无感觉障碍。

● 发作时可伴有心慌、多汗等症状。

【处理】

● 急性发作者按血钾浓度测定结果,如低钾则可立即静脉滴入氯化钾 1～2g,或口服氯化钾 2g/次,每 6 个小时 1 次,直至完全恢复才停药。

● 慢性反复发作者可长期少量服氯化钾。

● 如遇有肾上腺肿瘤和甲亢性周期性麻痹者可考虑外科治疗和抗甲亢治疗。

【你需就医】

● 急性发作者应送医院治疗，伴有肋间肌呼吸肌麻痹者应立即送往医院进行抢救。

【你需注意】

● 尽量避免过饱、疲劳、寒冷和精神紧张等诱发因素。

● 多食含有富钾的食品，如橘子水、榨菜等。

● 注意与多发性神经根炎、癔病瘫痪相鉴别。

【特别提示】

● 发作期治疗中，应经常随访血钾变化，防止呼吸肌麻痹和心律失常（高钾血症）。

17 巴金森病

巴金森病是大脑内黑质——纹状体受损而引起的疾病。病因尚不十分清楚，可能与退行变性、代谢紊乱、慢性中毒、炎症、动脉硬化等有关。临床上以肌肉强直、运动迟缓和静止性震颤为其特点。故又称“震颤麻痹”。

【你需了解】

● 本病病因不清，病理上主要是黑质——纹状体（脑内的一种神经细胞块）神经细胞大量消失和不同程度的变性。

● 本病发展缓慢，一般在 50 ～ 60 岁以后发病，逐渐丧失自理能力。

● 本病虽无传染性，但有家族性遗传。男性多于女性。

● CT 检查可发现脑内黑质纹状体变性，脑萎缩、基底节钙化等。

【症状表现】

● 本病以震颤（一般先从上肢开始，然后波及全身）、全身强硬、肌张力增高、动作减少，面无笑容和表情呆滞（所谓“面具脸”）等为主。

● 患者站立时有特殊姿势，即头及躯干向前倾，上肢、掌指关节屈曲，下肢髋及膝关节微曲，重心前移，步态细小，上肢伴随运动消失，不能迅速停步，越走越快，称为“追重心步态”或“慌张步态”。

● 发病缓慢，不能肯定发病的确切时间，可有精神异常，后期可发展成痴呆约占 15%～20%。

【处理】

● 加强四肢活动和脑及语言的锻炼。心理安慰和治疗。

● 给予必要的抗震颤麻痹药物和脑功能恢复药物，如苯海孛、美多巴、活脑素、脑复康等。

● 加强营养，给予足量的维生素（E、C、B 族）、β-胡萝卜素等。

【你需就医】

● 发现患者有上述症状应立即就医确定诊断。

● 坚持长期用药，不可突然停药，以免加重病情发展。

【你需注意】

● 合理饮食，多食软食、蔬菜、水果、蜂蜜等有利于防止便秘。

● 不吃有刺激性食品，忌过热过冷食物，戒烟酒。

● 鼓励患者做主动运动，防止发生肢体关节畸形，晚期卧床患者应多翻身；多做被动运动，防止关节僵硬、褥疮、坠积性肺炎。

【特别提示】

● 本病为逐渐加重的疾病，不经治疗，一般于起病后 10 ～ 15 年，因严重肌强直和关节僵硬而不能行动，并发吸入性肺炎、跌伤、褥疮等，因此适当的药物治疗可减轻患者症状，提高患者生活质量和延长寿命。

● 对晚期患者或药物治疗产生耐药性，即使加大剂量亦无效而又出现不良作用者可采用手术疗法——病变毁损术、丘脑底核深部刺激术、神经移植等。

18 肝豆状核变性

肝豆状核变性是一种以铜代谢障碍为主要特点常染色体隐性遗传的神经系统疾病。

起病多在10～25岁。病变主要侵犯脑基底神经节和肝脏。

【你需了解】

● 本病是患者体内铜呈蛋白合成障碍，体内多处铜含量增多，特别是肝脏和脑，可高于正常10～20倍。

● 本病是少数几种可治疗的神经系统遗传疾病之一。认为该病为常染色体隐性遗传性疾病。

● 本病按年龄可分为：① 少年型：5～15岁发病，病程进展迅速，预后较差。② 晚发型：20～30岁发病，病情进展缓慢，预后较好。

● 本病应早期诊断，早期治疗，患者生存质量则可大大提高。

【症状表现】

● 本病是慢性发病，震颤为首发症状，由上肢开始，逐渐漫延至头部及躯干，上肢震颤明显，有时呈"扑翼样震颤"。活动时加重，休息时消失；手足徐动、舞蹈样动作等，晚期可出现表情呆滞、言语不清、流涎、声调缓慢；还可出现精神症状，如强哭强笑、兴奋、幼稚等。

● 肝脏症状与神经症状同时或前或后出现，如黄疸、腹水、肝功能异常、脾大等。

● 绝大多数患者可发现角膜色素环——K-F氏环，此环在眼角膜边缘，一般上下较宽，两侧较窄，宽约1～3mm，呈绿褐色或灰黄色，为本病特征性表现。具有极大的诊断价值。

【处理】

● 早期驱铜治疗　青霉胺和锌剂是目前治疗该病的最常用药之一。驱铜越早，效果越好。青霉胺剂量1～1.5g/d，治疗后即可获得满意效果。

● 锌剂有硫酸锌、醋酸锌、甘草锌、葡萄糖酸锌等，其毒性较青霉胺小。硫酸锌剂量50～100g/d可抑制铜吸收。

● 护脑护肝治疗。

【你需就医】

● 因对本病认识不够，特别对K-F氏环不识别，因此易误诊，延误早期治疗良机。遇有不明原因肝肿大、不明原因的肢体震颤应去医院检查确诊，以便早期驱铜治疗。

【你需注意】

● 长期低铜饮食。避免食用铜含量多的食物，如豌豆、蚕豆、玉米、坚果类、蘑菇、贝壳类、动物肝血、巧克力、可可、蜜糖等。

● 连续不间断的服用青霉胺1g/d。

● 因驱铜药物有毒性，应定期门诊随访，重复必要的化验检查。

【特别提示】

● 本病为遗传性疾病，因此对无症状的同胞兄妹亦应早期检查，确诊后尽快治疗，可以治愈。

● 本病预后取决于治疗的早晚，治疗越早预后越佳，病程可延长至30～40年以上。

19 肌营养不良症

肌营养不良症为慢性进行疾病，临床主要表现为进行性加重的骨骼肌肌肉无力和萎缩或伴有假性肥大。

【你需了解】

● 本病为一组原发性肌肉变性的遗传性疾病。故常有兄弟数人依次发病。

● 本病病理见肌原纤维肿胀、横纹消失、晚期肌纤维逐渐萎缩、粗细不等、玻璃样变性、空泡形成，但无炎性反应，因有脂肪组织浸润而形成假性肥大。

● 典型的肌营养不良症　① 隐袭起病；② 进行性加重的肢体近端无力；③ 常染色体显性或隐性遗传形式；④ 血清中AST、LDH、CK显著升高；⑤ 典型肌原性损害的肌电图；⑥ 符合本病的光镜及电镜的病理改变。

● 由于发病年龄及病变开始部位不同，可分为Duchenne假性肥大型（最常见）、面肩肱型、肢带型、眼肌型等。

【症状表现】

● 起病缓慢，逐渐出现肢体无力。

● 肌肉萎缩多为对称性→双肩胛带肌肉→骨盆带肌肉→上臂大腿肌肉蔓延。

● 有时可见腓肠肌、比目鱼肌及三角肌假性肥大，触之较硬。

● 肌张力低下，萎缩肌肉之腱反射减低

或消失。

- 无肌纤维震颤,无感觉障碍。
- 特殊的姿势及步态　由于患者臀肌、骨盆带肌及背部肌肉无力,站立时腰部过度前凸——蜂腹,走路时两侧摇摆——鸭步。
- 高尔(Gower)氏征　自仰卧起立时,必须先翻身伏卧→面部向下,用双手支撑床面→两手逐渐移向双腿,将躯干抬起→膝关节伸直→双手逐渐上移,始能直立。
- 翼状肩胛　前锯肌萎缩、松弛,肩胛离脊背且向上耸起。
- 肌病面容　患者不能吹口哨、闭眼和皱额无力。
- 晚期可出现马蹄内翻足,膝肘关节挛缩畸形。

【处理】

肌营养不良症至今尚无特殊治疗措施,主要方法有:

- 加蓝他敏　2.5mg,肌内注射,每日1～2次,1个月为一疗程,可间断使用。
- 其他药物　如ATP、胞二磷胆碱、维生素E、黄芪口服液等可连续或间断使用。

【你需就医】

因本病是遗传性疾病,无特效治疗措施,因此,本病预防是首要措施。

- 遗传咨询。
- 产前检查,发现胎儿有异常基因,则应早期人工流产。

【你需注意】

- 携带者的家谱检查和分析。
- 患者一般均需采取积极的支持疗法,尽可能从事日常活动,避免劳累,防止继发感染。
- 除Duchenne型假性肥大肌营养不良外,多数不影响寿命,晚期患者可因严重肌肉萎缩而出现肢体挛缩和畸形。适当体育锻炼、按摩、体疗有助于改善肢体功能。对卧床不起者应注意预防褥疮、肺部感染等并发症。

【特别提示】

- 假性肥大型Duchenne病情恶化较快,常在10岁以下即发病,以男孩为多。女孩正常。一般10～15年即卧床不起,肌肉极度消瘦无力,抵抗力明显下降,患合并症而死亡。
- 本病发病率较高,单为Duchenne型发病率约为1/3500活男婴。女性为基因携带者,所生男孩50%发病,故需做好产前检查,加强遗传咨询,对病变胎儿严格进行人工流产。
- 根据基因缺陷,本病可进行基因和肌细胞移植术治疗,本方法尚处于研究阶段。

20 多发性硬化

多发性硬化(MS)为中枢神经系统内多数散在的原发性髓鞘脱失,病灶散发在脑和脊髓白质,最后形成胶质细胞增生,形成硬化斑,故名多发性硬化。

【你需了解】

- 本病好发在北半球寒冷与温带地区,在我国较少见,在欧美、加拿大、俄罗斯较常见。发病年龄多20～40岁,30岁为发病高峰,女性居多。
- 病灶多发,病程中常有缓解和复发交替。
- 视神经脊髓炎为多发性硬化的亚型,是国内常见的脱髓鞘疾病,其病变部位在视神经和脊髓,急性和亚急性起病,同样有缓解和复发交替。
- 本病确切病因尚不明确,可能由病毒感染促发,免疫机制、环境因素和遗传的易感性等共同作用而导致多发性硬化发病。

【症状表现】

- 本病起病快慢不一,以亚急性起病为多。
- 临床表现　由于MS为多灶性发病,且部位不定,故临床表现不一。

(1)精神症状:欣快、激动、强哭强笑、抑郁,伴记忆减退和智力减退等。

(2)语言障碍:多见于小脑病损或假性

球麻痹致构音不清，严重时可有声带瘫痪。

(3) 脑神经功能障碍：①视神经损害（如球后视神经炎）：视力减退，视野障碍等。②眼球运动障碍：如外展神经、动眼神经功能障碍引起。③眼球震颤：见于脑干或小脑病变。④面部麻木异样感，少数出现面瘫。⑤突发性眩晕伴有眼球震颤和呕吐等，由前庭神经根进入处斑块造成。⑥延髓神病灶可引起吞咽困难、言语含糊等。

(4) 感觉障碍：表现为麻木、束带感、烧灼感、寒冷或痛性感觉异常，严重时可出现感觉性共济失调。

(5) 运动障碍：痉挛性瘫痪、小脑共济失调、手部动作笨拙，常易绊跌，言语呐吃，痛性强直性肌痉挛。检查时可见腹壁反射消失、跖反射阳性和小脑征。

(6) 其他：少数患者有尿频、尿急，后期常有尿失禁和尿潴留。

● 上述征象以运动乏力、感觉异常、视力降低与复视最为常见。我国以脊髓、视神经受损最多，其次为脑干、小脑和大脑半球受损征象。

● 如 CT 提示有多发性病灶表现，缓解和复发的病程，又可排除其他疾病的可能，基本可考虑 MS 的诊断。

【处理】

● 目前无针对性药物治疗，主要是免疫抑制治疗和激素治疗。

● 急性发作期常用激素治疗，如甲基强的松龙 250～1000mg/d，连用 3～5 日。后改用口服强的松 60mg/d，2～4 周逐渐减量至停服。常规减量需 8～14 周或更长。

● 近来发病免疫抑制剂治疗 MS 有一定效果，如鞘内注射 β-干扰素可减少复发，环磷酰胺可减慢病程进展。

【你需就医】

● 该病因起病快慢不一，一般如果出现上述症状均应就医。在我国尤以出现视力和运动障碍者，一定要就医做 CT 或 MRI 检查等。

【你需注意】

● 本病有少数患者缓解期较长，因此应尽量创造良好的生活环境，避免诱发因素，如过度劳累、外伤、呼吸道感染等均可诱发病情恶化。

【特别提示】

● 本病因有缓解和复发交替发生，故在病缓解期不要认为该病已经治愈。特别要强调继续较长用药的时间。

● 妊娠可能不影响复发，但可使病情恶化加快，故女患者在一次发作后，至少在 2 年内避免怀孕。

21 运动神经元病

运动神经元病是一组病因未明、选择性侵犯运动系统慢性、弥漫性、进行性变性疾病。

【你需了解】

● 病变主要侵犯脊髓前角细胞、脑干运动神经元和锥体束。感觉系统一般不受侵犯。

● 由于侵犯部位不同，临床上分别有肌萎缩侧索硬化症、进行性脊肌萎缩症、进行性延髓麻痹和原发性侧束硬化症等类型。有人认为上述各型为同一疾病的不同发展阶段或变异型。

● 肌萎缩侧索硬化症是最多见的类型，其他各类型均较少见，原发性侧束硬化症罕见。

● 该病因肌肉萎缩无力逐渐发展，多在数年内因呼吸肌受累直至呼吸困难，而进行性延髓麻痹病情进展更快，常在 1～2 年内，最后死于呼吸肌麻痹、呼吸衰竭或肺部感染。其他两型进展较慢，存活时间较长。

● 该病一般在 30～50 岁起病，病程缓慢，偶见亚急性进展者。

● 本病部分患者由遗传因素决定，多为常染色体显性遗传、少数为隐性遗传。

【症状表现】

● 主要症状为肌无力及肌萎缩。肌萎缩侧索硬化症者上肢反射活跃、下肢肌张力增高，膝反射亢进，霍夫曼征及巴彬斯基征均为阳性，而进行性脊肌萎缩症则为阴性。

● 进行性延髓麻痹可出现下颌反射和掌颌反射，该型还可出现构音不全、声音嘶哑、饮水咳呛、吞咽困难等。检查时发现咽反射消失，软腭运动障碍。

● 患者主要有麻木感，但检查感觉系统正常。

● 肌电图呈神经元性损害，肌肉活检为神经性肌萎缩性病理改变。

【处理】

● 至今无特效疗法，肾上腺皮质激素、促甲状腺激素可有短期疗效，但确切效果尚有争议。神经营养制剂也无肯定疗效。

● 支持和对症处理，大剂量维生素 B_1、B_{12}，针灸和中药等。保证营养供给，预防并发症发生。

● 加噜唑 50mg，每日 2 次，连服 12 ～ 18 个月。

【你需就医】

● 该类疾病需定期去医院随访，如发生呼吸困难，应立即就医处理。

【你需注意】

● 该类疾病为慢性进展性疾病，故应鼓励患者坚持功能锻炼。

【特别提示】

● 妊娠早期应进行产前基因检测，发现问题即终止妊娠。

22 雷诺氏病

雷诺氏病是一种神经血管功能紊乱所引起的肢端小动脉痉挛性疾病，又称肢端动脉痉挛病，简称 RS。

【你需了解】

● RS 是以阵发性四肢末端（主要是手指）对称性、间隙性发白、紫绀和潮红为其特点，常由于情绪激动或受寒冷等所诱发。

● RS 较为少见，多发生 20 ～ 30 岁，以女性为多，男女之比为 1:10，在寒冷季节发病为多。

● RS 为肢端小动脉痉挛，其原因不详，可能有：① 中枢神经系统功能失调，使交感神经功能亢进。② 血液循环中的肾上腺素含量增高。③ 与内分泌有关，如妇女常在月经期发病和加重，妊娠期减轻。④ 寒冷刺激对末端小动脉过度反应，如痉挛等。⑤ 患者常有家族史，提示可能与遗传有关。

【症状表现】

● 起病缓慢，一般在受寒冷刺激、手指接触低温后发作，故冬季多发。

● 起病常先由指尖开始→整个手指→手掌、手背。局部冷麻、刺痛感，肤色由苍白→紫绀，数分钟后转为潮红，而伴有烧灼感、刺痛感，然后转为正常色泽。局部加温、揉擦、挥动上肢，可使发作提前停止。

● 受累手指一般为对称性，小指、无名指最先受累，以后波及其他手指，甚至手掌等处，下肢受累少见。

● 病程一般进展缓慢，约 1/3 患者发作频繁，每次可持续一小时以上，常需将肢端放于温水中才能缓解，严重重复发作的病例，由于局部组织营养不良，可导致皮肤萎缩或增厚，甚至皮肤硬化或坏疽。

【处理】

● 解除患者诱发因素和思想负担，防止受凉。

● 使用血管扩张剂和钙拮抗剂，解除血管痉挛，降低血管对寒冷的反应。如妥拉苏林 25mg，4 次/d，烟酸 50 ～ 200mg，3 ～ 4 次/d，654—2 10 ～ 20mg，3 次/d 等。

● 活血化淤中药等的应用。

【你需就医】

● 一般患者应注意保暖，防止受寒冷刺激，发作时用温水浸泡，常服用血管扩张剂等，如遇有严重发作上述治疗又无效的顽固病例，可考虑胸交感神经切断术，手术有效率达 60% 左右，手术指征应从严掌握。

● 有些患者常伴有中枢神经系统功能失调征象，如多疑、郁闷、伤感、失眠等，可加重患者发作频率，故应去神经专科就医处理，以减少该病发作。

【你需注意】

● 禁止吸烟，避免应用各种收缩血管的药物。

● 禁止低温作业，外出应戴手套和衣着保暖。

● 避免创伤、情绪激动和精神紧张。

【特别提示】

● 本病一般预后良好，冬季注意保暖，防止局部受凉，可少量饮酒。

23 阿尔茨海默病(Alzheimer 病)

Alzheimer 病(阿尔茨海默病、AD)是以进行性痴呆为主要特征的脑萎缩或脑功能减退性疾病。

【你需了解】

● 一般把 65 岁以前发生的进行性痴呆称早老性痴呆(AD)，65 岁以后发生的痴呆称为老年期痴呆或称老年性痴呆 Alzheimer 型(SDAT)。

● 上述两者之间除发病年龄不同外，临床、病理和实验室检查均相同，目前已被多数学者视为同一疾病。

● 我国目前该病发病有增高趋势，约为 0.46%～4.61%，美国 65 岁的老人中患该病为 10.3%，且 65 岁以后新发病例为每年 2.6%，80 岁以上患病率升高为 47%。性别无明显差异。其他工业发达的国家的发病率与美国相似。

● AD 起病隐袭，慢性进行性加重，大多在 50 岁以后发病，多数为散发性，少数为家族性。

● 病程平均 5～10 年，多死于并发症。

● 血管性痴呆，据国外报道，占痴呆患者总数的 15%～30%，多由脑中风引起(脑梗塞和脑出血)，其痴呆表现与 AD 相似，但伴有脑中风症状和体征。帕金森病约有 40% 发生痴呆，除和 AD 相似外，并有帕金森病的病史和特征表现。

● 符合下述各项条件即可作出 AD 诊断

(1) 2 个或 2 个以上的认知障碍：记忆力减退或丧失、失语、失认、失用、执行障碍等。

(2) 记忆或其他认知障碍进行性加重，并影响社交和职业，较过去功能水平明显下降。

(3) 排除了其他引起痴呆的脑和系统性疾病。

(4) 发病年龄在 40～90 岁，患者意识正常。

(5) 尸检或活检的病理学改变符合 AD 的诊断，即可确诊。

【症状表现】

● 最早最突出的表现是记忆力逐渐减退，尤以近视为著。继而出现进行性智能减退，反应迟钝，综合分析、语言和理解、计算能力均下降。

● 随病情发展，语言障碍加重，人格改变，定向障碍，甚至卧床不起。

● 神经系统检查无阳性局灶体征，CT 及 MRI 检查可见脑萎缩和脑室扩大。

【处理】

● 无有效治疗手段，主要是对症处理，辅以心理治疗。

● 鼓励患者参与社会活动。

● 大剂量维生素 E 口服和中枢性抗胆碱酯酶药物(如多奈哌齐、卡巴拉丁)的应用有一定效果。

● 神经保护性治疗：美金刚。

【你需就医】

● 一般无需特别治疗，如遇有过度兴奋或攻击行为时应立即就医或给予抗精神病药物。

【你需注意】

● 家族性 AD 与遗传及环境因素有关，是 AD 发病的高危因素。

【特别提示】

● 社会的发展和进步，AD 发病率越高，因此老年退休职工应尽量保持生活自理、锻炼身体，积极参加社交活动和社会交流，提高认知水平。

24 白塞氏病

白塞(Behcet)氏病是一组原因不明的以细小血管炎为病理基础的慢性进行性、复发性多系统损害的疾病。

【你需了解】

● 本病发病原因不甚清楚，可能有：①与职业或环境因素导致体内某些微量元素增高有关(如有机氯、有机磷、铜离子等)；②病毒感染；③免疫异常如患者血清中存在抗口腔黏膜抗体、抗动脉壁抗体，免疫复合物阳性率可达60%以上，特别是病情活动期其抗体滴度明显增高；④本病有地区性发病和血缘家族发病倾向，如地中海沿岸国家多发病，血缘家族可见于2、3或4代，且多为男性发病，系常染色体显性遗传。

● 本病病损部位好发于口腔、生殖器、眼和关节等，病情一般较轻，而心、大血管、神经系统和消化道为少发部位，但若发生，则病情一般较重。

● 本病以女性多见，男女之比为3:4，初发年龄自4～70岁不等，主要以16～40岁青壮年为主。

【症状表现】

● 本病发病分急性和慢性两型，少数为急性发病，5～90天之内谓之。急性发病者一般病情较重；大多数为慢性发病，即0.5～20年间，先在一个部位发病，经不同时间反复发作与缓解后，分别在其他部位出现病损，一般口腔在先，生殖器、眼等在后，以局部损害为主，全身性症状较轻，但在病程中可急性加重。

● 口腔损害　口腔损害主要是溃疡，占99%，散布于舌尖及其边缘、齿龈、下唇、上唇内侧黏膜等处，单发或成批出现，一般为3～5个，开始感觉为小结节，很快发展为溃疡，米粒至黄豆大小，多在2周左右愈合，可反复发作，重症可累及咽喉部，愈合慢。

● 生殖器损害　主要是局部溃疡，占73.6%，多见于龟头、阴道、阴唇和尿道口等黏膜处，阴囊、阴茎、肛周和会阴等皮肤亦可发生，比口腔溃疡大而深，数目少，疼痛剧烈，愈合慢。每次发作间隔时间长，少数患者可出现阴囊静脉壁坏死破裂出血和阴道内溃疡破裂大出血。

● 各型皮肤损害　结节样损害是皮肤损害最多见的一种，占75.6%，主要在下肢，特别是小腿，有时在上肢，偶尔在躯干。为蚕豆至胡桃大小，深浅不一的皮下结节，疼痛和压痛，呈淡红、暗红或紫红色等，质地多偏硬，几个或数十个不等，散在分布，一个月左右可消退，但易复发，或一部分消退，新的损害又不断出现，其他有毛囊炎样损害，占45.0%，多发于头、面、胸背和阴部等处，损害多少不一，可反复发作，以夏天为重。少见的还有多形红斑样损害、环状红斑样损害、丘疹坏死性损害等。

● 关节损害　四肢大小关节和腰骶关节均可受累，主要为疼痛和酸痛，少有红肿，X线摄片一般无明显异常。

● 神经系统损害　大脑、中脑、脑干、小脑、脊髓、脑膜颅神经和脊神经均可受累，以脑干病变病情最为严重，白质病变多于灰质病变，运动障碍多于感觉障碍，临床表现极其多样，如脑炎、脑膜炎、颅神经炎，亦可有多发性神经炎，少数病例可有颅内压增高表现和精神障碍。

● 心脏大血管损害及消化道损害较少见。如心肌受损、血栓性静脉炎、腹胀、便秘，偶有消化道溃疡发生。

【处理】

由于病因尚不明了，而临床表现又多种多样，因此治疗方法也就随之多样化。

● 生活应有规律，劳逸结合，症状显著者应适当休息。

● 眼、大血管、中枢神经系统有病变时应及时应用皮质激素如强的松30～40mg/d，顿服或分次口服。

● 血栓性或闭塞性静脉炎可应用肠溶阿司匹林、潘生丁、中药活血化淤、清热解毒如丹参等应用。

● 其他可用复合 B_1 维生素 E,外用可局部涂抹含激素的抗生素药膏,有消化道病变者可选用保护胃黏膜的药物。

● 长期慢性反复发作的病例,可考虑免疫治疗,如应用环磷酰胺、硫唑嘌呤、秋水仙碱等。

【你需就医】

● 一般只发现有皮肤损害可自行涂擦外用药膏,但若同时发现口腔、生殖器等二处以上同时出现病损时应立即就医检查,确定是否是白塞氏病的诊断,若有反复发作史,则诊断成立,应采用相应的积极治疗措施。

【你需注意】

● 急性病例、多部位损害同时或先后发生并有反复发作史,易于确诊,但是单个部位发病易与该部位发病的其他疾病发生误诊,而延误治疗,应提高警惕。

【特别提示】

● 本病虽反复发作,但预后良好,一般不危及生命,除非神经系统脑干受累,可致患者死亡。

25 神经梅毒

由于我国社会主义制度的优越性,新中国成立后至今梅毒几乎灭迹,神经梅毒亦极为罕见。由于目前我国开放形势的发展,在沿海地区性病有所萌发,故对这一少见性病亦作一简单介绍,以备参考。

【你需了解】

● 梅毒螺旋体是通过湿润的黏膜接触,传染进入人体,在局部淋巴结繁殖,通过淋巴管进入血液至人体各种组织器官,成为晚期梅毒的基础。

【症状表现】

● 初期梅毒　螺旋体在入口处出现原发病灶——下疳。

● Ⅱ期梅毒　可累及任何器官,如皮肤黏膜病损、虹膜炎、全心炎、骨膜炎、肾脏梅毒等。在神经系统方面可侵犯视神经、脑膜等和梅毒性视神经炎、梅毒性脑膜炎等。

● 晚期梅毒　大多出现在螺旋体感染后 3～20 年,估计约有 10% 为先天性梅毒。神经梅毒主要是指脊髓和脑部病变。在脊髓表现的为梅毒性脊髓炎和脊髓痨,在脑部表现为脑膜血管型梅毒和麻痹性痴呆。

● 脊髓梅毒　梅毒性脊髓炎和脊髓痨,前者可有急性和慢性梅毒性脊髓炎之分。其症状和普通脊髓炎类似。根据有梅毒病史、阿罗氏瞳孔、血或脑脊液康、华氏反应阳性,即可确诊。而脊髓痨则在初期梅毒感染后 10～30 年发病,男性多于女性,病理改变主要是脊髓后根和后索退行性病变,以腰、骶段为主,表现为:① 闪电样疼痛,好发于下肢,② 躯体束带感和深感觉障碍,步态蹒跚,共济失调等。③ 视力障碍,由于视神经萎缩,而出现渐进性视力减退,最后可能致盲。④ 其他:尿潴留、尿失禁、阳痿、下肢感觉减退、关节活动障碍,骨质疏松甚至可有畸形发生,皮肤增厚或有皮肤溃疡发生等。

● 脑膜血管性梅毒和麻痹性痴呆　前者主要是脑膜和脑内血管的炎性病变,如梅毒性脑膜炎,可见软脑膜,蛛网膜增厚,可侵犯脑实质。脑内血管壁亦增厚,内膜增厚增生,蛛网膜粘连,可致脑积水发生。后者为神经梅毒晚期病变,为进行性痴呆表现。临床和老年性痴呆相似。但可追问出有梅毒病史。

【处理】

● 药物首选为青霉素 G,一般用 480 万单位(U)静脉滴入,每月 1 次,连用两周。为避免治疗过程中的不良反应,应在应用青霉素的 3 天前口服强的松 30mg,1 次/d,或地塞米松 10mg,静脉滴注,1 次/d,至青霉素治疗开始时停用。如患者对青霉素过敏,可改用强力霉素(100mg,3 次/d,口服)或红霉素(500mg,4 次/d,口服),需连用 1 个月。

● 治疗结束后每3个月应重复梅毒血清学检查，如仍为阳性，应重复治疗，并随访至恢复正常为止。

【你需就医】

● 神经梅毒一经确诊即应彻底就医治疗。

【你需注意】

● 对于神经梅毒的发生，必须在早期予以阻断，做到早期诊断，正规治疗，否则将造成恶果，遗恨万年。

【特别提示】

● 根本原则在于防止梅毒的传播，严禁乱淫，目前沿海及边远地区性病传播较多，应大力加强宣传和防治。

● 除乱淫等性行为外，对于血制品应用、血管内注入毒品等应引起高度重视和警惕。

第四章 消化系统疾病

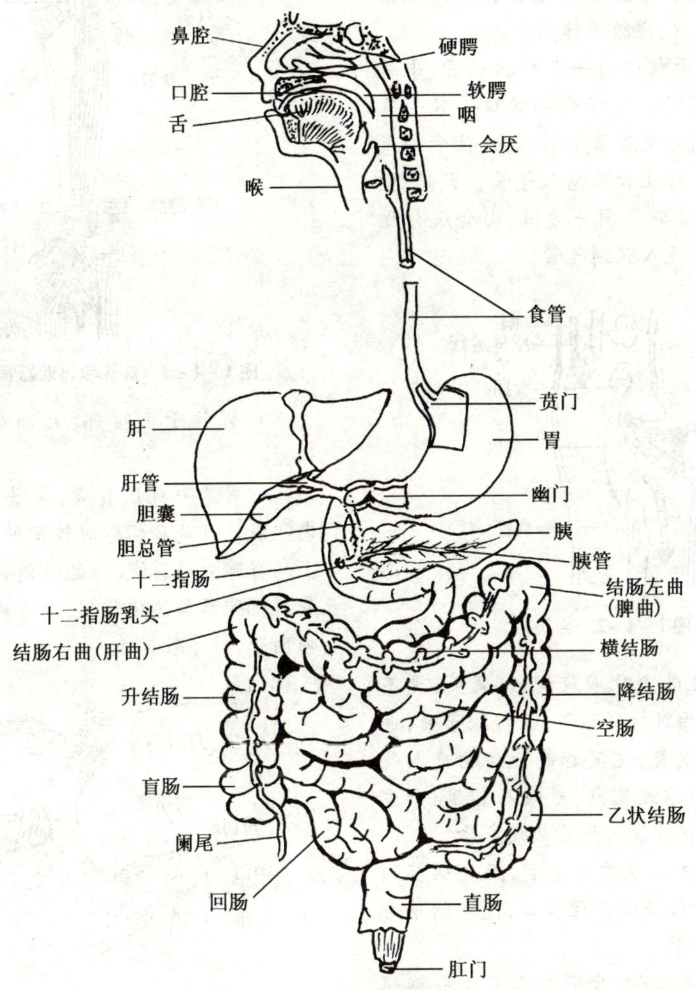

图1-4-1 消化系统

● 消化道：从口腔→咽→食管→胃→小肠→(十二指肠→空肠→回肠)→大肠(盲肠→升结肠→横结肠→降结肠→乙状结肠→直肠)→肛门。

● 消化腺：有两个消化腺体，即肝及胰。肝分泌胆汁→左、右肝管→肝总管与胆囊管合并成为胆总管，胆总管与胰腺管汇合，开口于十二指肠乳头，胆汁和胰液注入十二指肠参与消化。

● 小肠：主要功能是食物消化和吸收，如果小肠被切除70%以上，人体将难以生存。成人小肠全长为5～6m。小肠包括十二指肠、空肠及回肠三部分。十二指肠中段有胆总管和胰管的共同开口处，为十二指肠乳头，胆汁及胰液输入十二指肠。

● 大肠：从回盲瓣开始，分为盲肠(包括

阑尾)→升结肠→横结肠→降结肠→乙状结肠和直肠。大肠主要功能是吸收食物残渣中的水分和无机盐,在乙状结肠和直肠暂时存放粪便。大肠内的细菌,能利用肠内较简单的物质,制造合成维生素B复合体和维生素K,并由大肠吸收,供给身体需要。

- 会厌位于喉口的一个叶状软骨,平时向上弹起,呼吸时空气经咽→喉口→喉→气管。当吞咽时,会厌覆盖于喉口,使使食物或液体进入食道,防止食物呛入气管。因此,空气和食物在口咽部是同一通道,由会厌分隔食物入食道,空气入喉到气管。

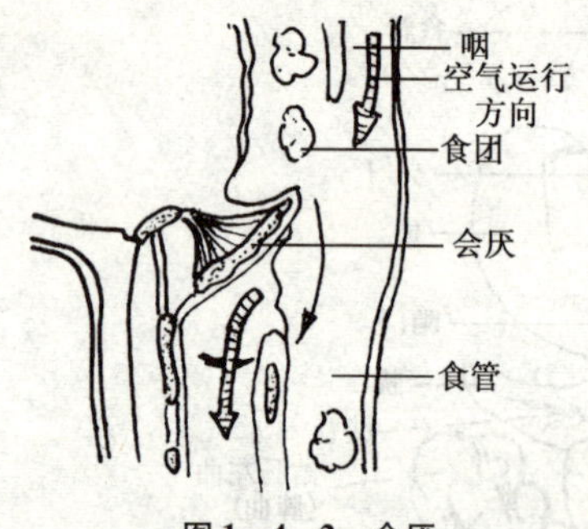

图1-4-2　会厌

- 注意:在进食时不应说话、哭笑,更不应在孩子吃东西时打骂孩子,引起孩子哭,也不应该逗孩子发笑,哭笑都能使食物呛入气管,导致呼吸困难或窒息,或吸入肺里,产生严重后果。若食物误入气管必须急诊。

- 食物在口腔咀嚼后下咽,经口咽部到喉咽部,会厌软骨此时盖住喉口,使食物不进入喉,而进入食管。

- 食物进入食管,食管肌肉发生一系列的从上而下的收缩运动(医学上称蠕动),使食团较快地挤入胃。

- 食管前面与气管邻接,并与主动脉相邻。在胸部与气管主动脉同在纵隔内,穿过膈,即进入腹部,与胃的贲门部相接,食物进入胃。

- 膈是一块肌肉,分隔着胸腔与腹腔。

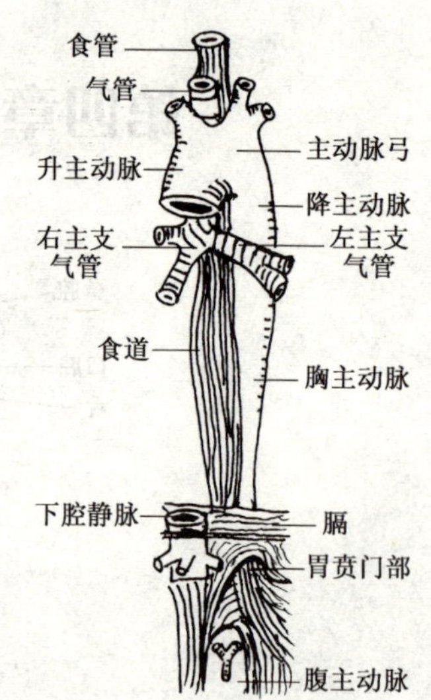

图1-4-3　食管和邻近器官(前面观)

- 胃位于上腹部,大部分在上腹中部偏左。

- 胃是一肌性囊袋,其壁有纵横几层肌肉组成。胃是食物暂时停留的地方。胃黏膜上的胃腺分泌胃液,为酸性消化液,其中盐酸及消化酶参与消化作用,尚有内因子,缺乏此内因子,将导致贫血。

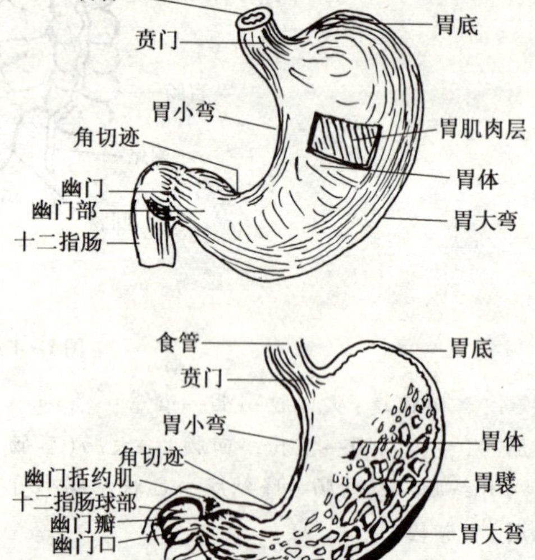

图1-4-4　胃(上图为外观,下图为剖面)

● 胃有两个开口，上一个为贲门，连接食管；下一个为幽门，连接十二指肠，幽门部为胃溃疡好发的部位。

● 胃内面（为黏膜）有许多皱襞，称为胃襞，这样扩大了胃内壁的面积，有利于消化作用。食物在胃内通过胃的运动，将食物和胃液混合，使食物中蛋白质分解，成为食糜。然后逐步排入十二指肠，混合性食物在胃内被排空的时间约4～6小时。

● 十二指肠球部是十二指肠起始部，在X线观察下呈锥形或圆球形，故称十二指肠球部，是十二指肠溃疡好发部位。

● 肝：分左叶、右叶、方叶、尾状叶。位于右上腹季肋下。一般在右肋弓下摸不到，仅在剑突下可触及肝的左叶。

● 肝脏是人体最大的实质性器官，行使消化、代谢、排毒等主要生理功能。其分泌胆汁，由左、右肝管汇集成肝总管，与胆囊管合并成为胆总管，胆汁贮存于胆囊，胆汁通过胆囊管、胆总管，与胰腺管合并，开口于十二指肠，胆汁与胰腺分泌的消化液一并注入十二指肠，参与消化食物。

● 肝功能：①参与碳水化合物（糖）、脂肪、蛋白质代谢。②解毒及防御功能：体内代谢产生的有毒物质以及外来的毒物和药物等，主要在肝内解毒，酒精也在肝内分解，侵入体内的细菌或异物，亦可被肝内细胞吞噬。③分泌胆汁，促进脂肪消化和吸收，也促进脂溶性维生素A、维生素D、维生素E、维生素K的吸收。胆汁中的胆色素和大便颜色有关。④肝在胚胎期和新生儿时期，有造血功能。

● 肝功能很多，它的代偿能力很大，切除部分，人照样生活。

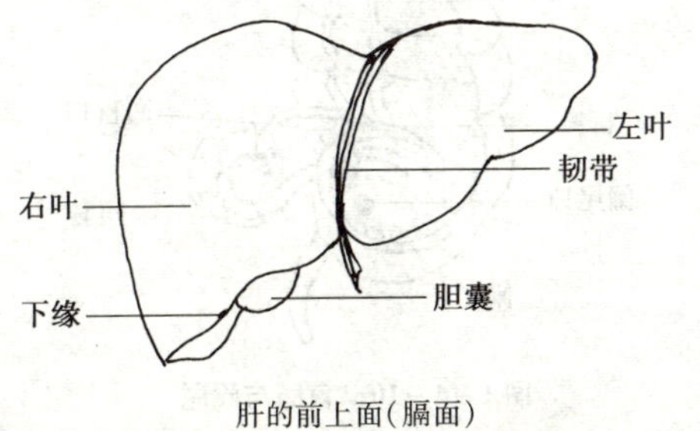

肝的前上面（膈面）

肝的后下面（脏面）

图1－4－5　肝脏

● 胆囊：胆囊位于肝右叶下，紧贴于肝。主要功能是贮存胆汁、浓缩胆汁。在进食时，尤其是进食大量脂肪后，刺激胆囊迅速收缩排出胆汁至十二指肠。

● 胰：位于腹膜外，是个柔软的实质器官，是一略作三棱形的长条。长17～19cm，宽1.5～5cm，分胰头、胰体、胰尾三部分，头大，尾小。胰管是胰的主要排泄管，纵贯胰实质全长，胰的外分泌液——胰液，经胰管输入十二指肠。

● 胰腺有外分泌和内分泌两种功能。①外分泌：分泌胰液，其中有胰淀粉酶、胰脂酶和胰蛋白酶，参与消化食物，且是主要的消化酶。②内分泌：胰组织中有胰岛，其中有甲细胞（A细胞）占20%，产生胰高糖素，可使糖元分解，提高血糖水平（即升高血糖）；乙细胞（B细胞）产生胰岛素，它的作用是增加细胞对葡萄糖的摄取量，并将葡萄糖转化成糖元，贮存于肝，使血糖维持正常水平，不致过高。若胰岛素缺乏，血糖便增高，引起糖尿病。

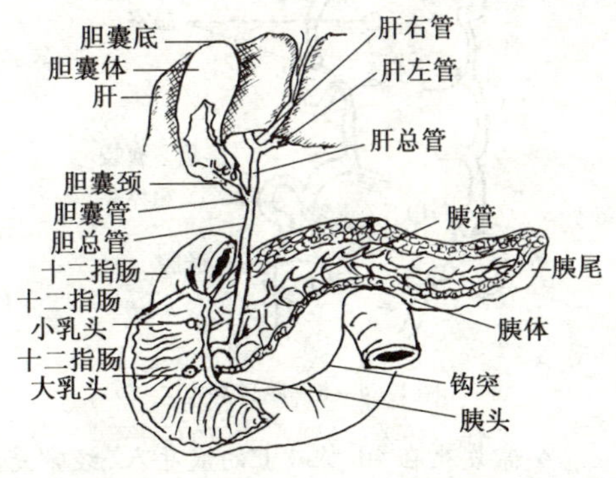

图1－4－6　胆、胰与十二指肠（前面观）

●胆结石:结石形成的因素十分复杂,是多种因素相互作用的结果。一般认为与高脂肪饮食习惯密切有关,代谢异常使胆汁内胆固醇含量增高,此时若有死亡的细菌或上皮细胞作为核心,胆固醇结晶析出,聚合和沉淀于核心上而形成结石。结石形态多呈椭圆形或圆形,有时其表面有钙沉着。慢性胆囊炎和胆管蛔虫均易引起结石。

●胆囊管结石:当结石通过胆囊管时,可产生剧烈上腹痛,称胆绞痛。如果结石嵌顿(阻塞)在胆囊管,使胆汁郁积,刺激并使胆囊感染,引起急性胆囊炎。

●胆总管结石:如果结石嵌顿(阻塞)在胆总管,可使胆汁不能通过,引起黄疸和胆管炎。如果结石嵌顿(阻塞)在胆总管末端,可阻塞胰总管引起胰腺炎。

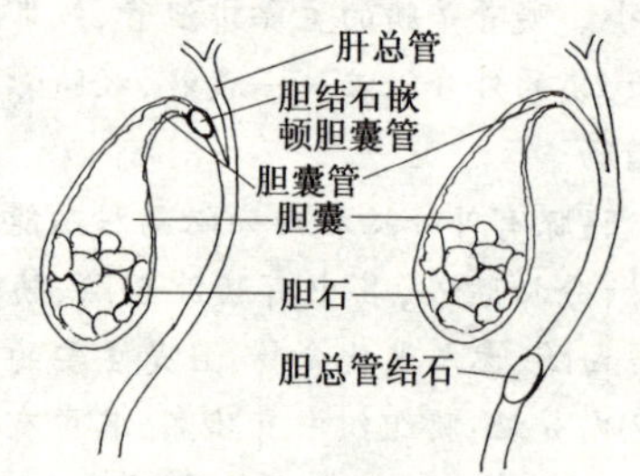

图1-4-7 胆囊结石·胆囊管结石·胆总管结石(剖面)

●肠道憩室是肠道壁层向外突出形成囊样的膨出,是由于肠道壁层某处较薄弱,在肠道的内压下,向外膨出所致。

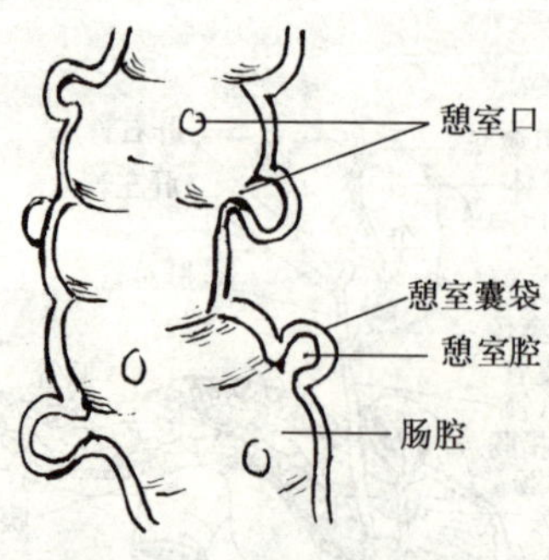

图1-4-8 肠道憩室

●常发生在40岁以上的成年人,经常是发生多个、大小不等。

●憩室囊袋很容易使肠内容物和细菌存留其中,而引起肠道憩室炎、出血,甚至肠穿孔。

●患者大部分没有症状,但有些人可有腹痛、腹胀、腹泻、便秘、胀气或出血等症状。

●低纤维饮食和经常便秘者,易发生此病。

●直肠静脉丛:直肠静脉丛受到压迫,使其回流障碍,便可产生扩张,即痔。凡表面为黏膜的称内痔;凡表面为皮肤的称外痔;内痔、外痔连成一个痔时,称混合痔,也称内外痔。

●肛裂:因粪便干硬等因素,可使肛管皮肤受损破裂,形成肛裂。如果反复感染,可向深部发展,形成脓肿,称肛门周围脓肿。脓肿如果向外扩张,穿破肛门周围皮肤,便形成肛瘘。"瘘"是指两端有两个开口,一开口于肛管内,一开口于肛门周围皮肤。

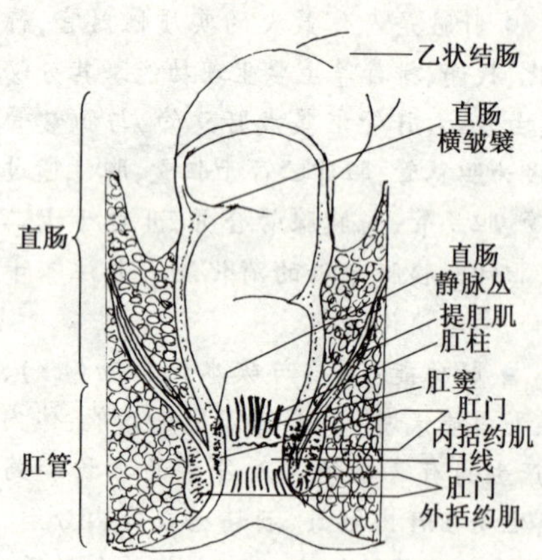

图1-4-9 直肠·肛管(内面观)

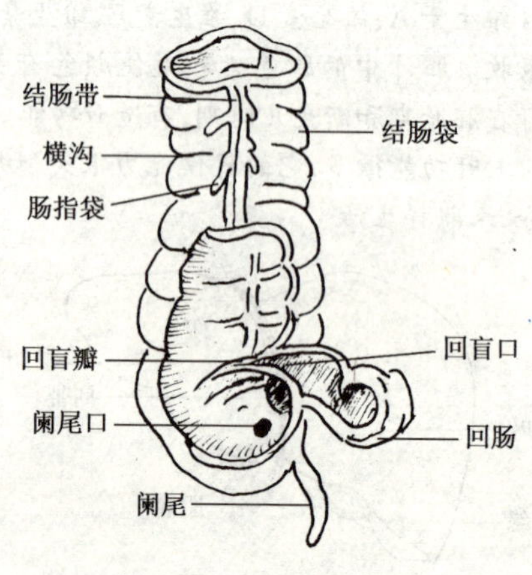

图1-4-10 盲肠与阑尾

● 回盲部：指回肠和盲肠连接处。该处有回盲口、回盲瓣。

● 回盲口：回肠向盲肠的开口处。

● 回盲瓣：可防止肠内容物从盲肠倒流入回肠。

● 盲肠：为一盲端的肠，故称盲肠，它很短。向上延伸为升结肠。

● 阑尾：在盲肠末端部，有一细小的阑尾，又叫蚓突，似蚯蚓状，开口于盲肠。如果阑尾腔被阻塞，或细菌感染，可引起炎症，便称阑尾炎。

1 胃－食管反流病

胃－食管反流病系指胃、十二指肠内容物反流入食管引起的症状和(或)组织损害并可导致食管炎。

【你需了解】

● 食管下端有生理性括约肌(LES)，收缩时能关闭食管下端，阻止胃内容物反流到食管。

● 若LES压力降低，胃酸胆汁等就易反流入食管刺激食管黏膜，造成炎症、糜烂、溃疡等。

● 损害食管黏膜较强的是胃酸和胃蛋白酶，pH小于3时，胃蛋白酶呈活性状态，使食管上皮蛋白变性，H^+等有害物质穿透过细胞之间的界线，损害细胞并使炎性细胞浸润，过多的反液流，尤其在夜间引起气道吸入，呼吸道痉挛，表现为哮喘、肺部炎症。

● 胃-食管反流还可在其他疾病时伴有如系统性硬化症时食管和胃平滑肌萎缩，动力下降，糖尿病神经肌肉病变时，也会引起LES功能不全，在腹内压力增加时食管反流增加。

【症状表现】

● 反酸、反食、打嗝等反流症状；

● 胸骨后烧灼感或疼痛是由反流物刺激食管引起。常发生饭后1小时。过热、过酸食物可加重症状。

● 症状较重者可于餐后，弯腰或平卧时酸性胃内容物或胆汁反流至咽部或口腔，酸性物质刺激还可造成哮喘样发作。

● 长期反复发病，可出现间歇性咽下困难，严重的食管炎周围黏膜糜烂可致慢性出血。

● 食管压力测定、食管内24小时pH测定有确诊意义。食管吞钡、胃镜下对食管黏膜的观察，对诊断很有帮助。

【处理】

● 改善LES功能，减少胃-食管反流。低脂饮食，少食多餐，忌烟酒，抬高床头15～20cm。

● 药物治疗。促动力药，可加快食管及胃排空，防止反流，抗酸剂可中和胃酸，减少反流物对食管黏膜的损害，对较重的反流要加大抑酸剂量或结合应用促动力剂，必要时，可用质子泵抑制剂。

● 当食管发生狭窄，影响进食时，需做内镜扩张术，少数严重的需手术治疗。

【注意事项】

● 胸骨后疼痛患者，需要和冠心病、心绞痛等鉴别，对年龄较大患者需做心电图等检查。

● 服碱性药物不能使症状缓解患者，需做一次胃镜检查，全面观察食管、胃有否其他病变，对食管炎患者要查清受损害的程度范围。若确诊为胃-食管反流病，需较长时间服药，因该病病程较长，易复发。

● 返流性食管炎患者若出现咳嗽、哮喘需查明是否反流的内容物刺激咽喉部或吸入气管所致。

2 食管贲门失弛缓症

食管贲门失弛缓症是指食管下括约肌(LES)张力增高，松弛障碍，使食管不能松弛，蠕动减低，食管功能性梗阻，梗阻上部有不同程度扩张。

【你需了解】

● 过去有人称贲门痉挛，亦表明了食管下段收缩，上段扩张的现象。

● 病因目前认为是食管内外平滑肌之间神经丛的神经节细胞退行性变，神经节被纤维组织替代，累及食管体部LES，使食管的松弛蠕动不正常。食管平滑肌本身有肌性病变和LES的超敏性均有一定关系。

● 由于食管体部的蠕动和运动不协调，对食团无推进作用，食物潴留于食管内导致食管的扩张、弯曲、炎症、溃疡。

【症状表现】

● 几乎所有患者都有程度不一的吞咽困难，多为缓慢出现，亦可突然发生。早期呈间歇性，后转为持续性，开始仅餐后剑突处饱胀、灼热、哽咽感，进而出现吞咽困难。

● 食物反流为未消化食物，可发生在进食过程中，或进餐后不久，轻者偶尔发生，重者每次进餐或餐后发生，反流物滞留于食管扩张处，为几小时或数日前咽下的食物，含有黏液及唾液。因未与酸接触，故不呈酸性。

● 胸骨后疼痛。多为隐痛，亦有剧痛者，可放射至颈背部，常发生在进餐或冷饮后，乃食管痉挛所致。

● 严重者出现体重减轻，贫血、出血、咳嗽、气促。

● 食道吞钡检查可见食管下段呈对称性、漏斗状狭窄，边缘光滑，呈鸟嘴状。

● 食管体部不同程度扩张，食管测压有LES升高。

● 内镜检查可见食道体部有明显扩张，贲门部虽呈收缩状但仍可进入，狭窄部黏膜皱襞集中，黏膜肥厚。

【处理】

● 直接松弛LES药物　如硝酸甘油酯类：硝酸甘油舌下含服，口服钙离子拮抗剂，硝苯地平或硫氮卓酮。胆碱能拮抗剂在食物滞留明显时可短期使用。

● 食管扩张治疗　使用气囊、水囊和各种探条扩张器进行扩张，缓解症状，改善食管排空，亦可用局部注射硬化剂或肉毒杆菌素药物做扩张治疗，疗效均不满意的可手术。

【注意事项】

● 食管失弛缓症，有原发与继发。继发是指其他疾病所致，而症状类似。恶性肿瘤可直接蔓延至LES或远处肿瘤的远隔效应。慢性假性肠梗阻，迷走神经切断术后均可产生吞咽困难、反流等。

● 此外与食管癌的鉴别亦很重要，贲门失弛缓症往往呈间歇性，病程较长，有时随体位变动而缓解。固体食物因重力因素亦能咽下，而食管癌症状是进行性吞咽困难，循序先固体，后软食再流汁的规律。在确诊前要做必要的检查，如内镜、食道吞钡等，以免误诊。

3 食管裂孔疝

食管裂孔疝系指腹腔内脏器（主要为胃组织）通过膈肌食管裂孔进入胸腔。食管裂孔疝是膈疝中最常见的一种。

【你需了解】

● 食管裂孔疝与其他疝的形成相似　原因如下：

(1) 食管裂孔松弛增宽。

(2) 腹内压力增高。

● 食管裂孔增宽，可以是先天性，但更多是由于年龄增大，膈食管膜弹力组织萎缩，食管周围韧带松所引起。

● 妊娠、肥胖、腹水、慢性便秘及剧烈咳嗽等均可使腹腔的压力增高而诱发裂孔疝。

● 食管炎症、溃疡、肿瘤浸润及手术等引起的食管偏短也可造成食管裂孔疝。

【症状表现】

● 食管裂孔疝患者多无症状或症状轻微，而且症状轻重与疝囊大小无关。

● 消化道症状

(1) 常见的是反流性食管炎的症状，表现为胸骨后疼痛与反胃，多见于滑动型裂孔疝。

(2) 疼痛从轻微的烧灼感至剧烈的灼痛，有可扩散至背部，颈部、上胸。

(3) 平卧、弯腰、进酒及酸性食物时可使症状加重，而站和呕吐后可使症状减轻。

(4) 部分患者可有咽部不适，上腹饱胀。

● 贫血　裂孔疝合并食管炎及疝囊炎时可引起出血。一般为慢性少量出血，长期可致贫血。

• 其他症状 巨大裂孔疝压迫心、肺、纵隔可产生气急、心悸、咳嗽、紫绀等症状。

• 凡有上述症状又是年龄较大，体型肥胖，若有诱发因素要考虑此病。X线为此病检查的重要手段，胸透或胸部平片有时可在心脏的右方或两侧见到气液平面，确定诊断需吞钡检查。若并发食管炎、食管狭窄、食管溃疡内镜检查时可发现。

【处理】

• 促胃排空，减少胃酸分泌等措施。

• 低脂肪、低胆固醇饮食，少吃多餐，尤其睡前忌饱餐，避免弯腰，卧位床头抬高20cm。

• 肥胖者减体重，积极治疗咳嗽、慢性便秘。

• 若有严重的食管炎，顽固性消化出血及其他严重并发症需采用手术治疗。

【注意事项】

• 不少老年人有食管裂孔疝，但平时大多无什么严重症状，若有诸多的消化道症状需做全面的检查，以免遗漏其他疾病。

• 食管裂孔疝在合并食管炎、食管痉挛时可致心前区疼痛，应与冠心病、心绞痛相鉴别。

4 急性胃炎

急性胃炎是指各种不同原因所致胃黏膜的急性炎症病变。

【你需了解】

• 急性胃炎常急性发病，有明显上腹部症状。内镜及X线见胃黏膜水肿、充血亦可伴多发性出血、糜烂、浅溃疡等一过性的急性病变。

• 病因

(1) 化学性、机械性和物理性：化学物质有药物（阿司匹林、炎痛喜康、消炎痛、激素、抗菌素、抗肿瘤药）、强酸（硝酸、硫酸、盐酸）、强碱（苛性钾或钠）、烈酒等。机械物理性损伤有留置胃管、胃内异物、食道裂孔疝等。

(2) 急性细菌感染及其毒素：常见的致病菌有沙门氏菌，嗜盐杆菌、螺旋杆菌、沙门氏菌多感染家禽、家畜，嗜盐杆菌多见于蟹、螺、海龟等海产品和腌渍食品中。

(3) 应激性：见于精神心身性应激（亲属丧亡、工作烦恼、意外事故等）及严重创伤、烧伤、脑血管意外和心、肝、肾、呼吸功能衰竭、败血症、休克等情况。

(4) 胃血管闭塞性和淤血性：见于动脉硬化老年患者及肝硬化门静脉高压者。

【症状表现】

• 常见上腹部痛、胀满、恶心、呕吐和厌食。发病多在进食污染物后数小时至20小时内，常伴有腹泻。

• 药物和应激性引起者，有时以突然黑便或呕血为首发症状。

• 病情严重者可出现发热、脱水、酸中毒甚至休克。

【处理】

• 首先去除损害因子，积极治疗原发病因和创伤，纠正其引起的病症。可给以安静、禁食、补液、解痉、止吐等治疗，腹痛者可酌情给予阿托品、颠茄等解痉剂。呕吐者可肌注胃复安等药。细菌感染者应给予抗炎治疗。脱水者要积极补液，补充电解质，口服糖盐水。

• 如有黑便呕吐者可加用抗酸药和胃黏膜保护剂，如雷尼替丁、法莫替丁、奥美拉唑、洛赛克等制酸剂及硫糖铝，胶体次枸橼酸铋等（胃黏膜保护剂）。

【注意事项】

• 急性胃炎发生后需及时就医，在医师指导下用药，切忌乱投药而贻误病情。

• 严重创伤、烧伤、大手术、脑血管意外和重要脏器功能衰竭者可预防性应用制酸剂及胃黏膜保护剂，以预防急性糜烂性胃炎发生。

• 去除引起急性胃炎的病因，如停服或换用对胃黏膜有损害的药物，注意饮食情况，防患于未然。

5 慢性胃炎

慢性胃炎其主要由幽门螺杆菌(Hp)引起的胃黏膜慢性炎症。

【你需了解】

● 常在儿童期受感染,发病率随年龄而增高。

● 多数是以胃窦为主的全胃炎,胃黏膜常有腺体萎缩和肠腺化生。

● 慢性胃炎病因

(1) 幽门螺杆菌感染:慢性胃炎约90%是由Hp引起。Hp通过污染水和食物经粪—口或口—口途径感染。Hp经口感染后可形成胃黏膜慢性感染,如Hp长期持续存在,则腺体破坏逐渐发展成萎缩性胃炎。

(2) 自身免疫机制如遗传因素:胃体萎缩为主的慢性胃炎发生在自身免疫基础上,又称A型萎缩性胃炎。本病可伴有其他自身免疫性疾病,如桥本甲状腺炎、白癜风等。患者体内可存在自身抗体,壁细胞抗体、内因子抗体。

(3) 十二指肠液反流:由于幽门括约肌功能不全,十二指肠内容物、胆汁、肠液、胰液大量返流入胃,削弱胃黏膜层功能,使胃黏膜遭到消化液作用,产生炎症、糜烂、出血和黏膜上皮炎性改变。吸烟也可影响幽门括约肌功能,引起肠液反流。

(4) 胃黏膜营养因子缺乏,损害因子增加。老年患者由于小动脉硬化使胃黏膜营养不良,分泌功能下降,导致萎缩性胃炎。外界诸多因素如过热过凉、过咸食物、酒精、药物等长时期刺激,使胃黏膜易于损伤,导致多灶性萎缩。

【症状表现】

● 慢性消化不良症状常表现为中上腹不适、饱胀、钝痛、烧灼痛,无明显节律性,一般进食后加重。其次是食欲不振、嗳气、泛酸、恶心。

● 有胃黏膜糜烂者,可出现黑便,长期少量出血者出现缺铁性贫血。

● 内因子缺乏者可恶性贫血,常有全身衰竭、疲软、精神淡漠、隐性黄疸、舌炎。

● 内镜检查常提示胃黏膜色泽变淡,皱襞变细,胃黏膜血管纹显著。病理显示胃黏膜腺体萎缩,肠腺化生,淋巴滤泡增多。

【处理】

● 去除不利因素　饮食避免过于粗糙,浓烈香辛料和过热饮食,戒烟忌酒,以减轻对胃的刺激,少吃盐渍、烟熏和不新鲜食物,多食黄绿色植物。避免对胃有刺激的药物。

● 老年人的慢性胃窦炎症状一般不明显,而胃黏膜的萎缩、肠化常难以逆转可考虑选用胃黏膜保护剂、胃黏膜营养剂,以改善胃黏膜分泌,优化细胞代谢,也可适量补充锌、硒等微量元素。

● 药物

(1) 彻底根除Hp感染,一般用三联疗法,被推荐的方案有质子泵抑制剂加上两种抗生素(如克拉霉素、阿莫西林、甲硝唑等)疗程1～2周。

(2) 强固屏障功能,促进上皮生长的药物如硫糖铝等。

(3) 中药治疗。

【注意事项】

● 慢性萎缩性胃炎的癌变　癌变率每年约1%,定期胃镜随访很重要。尤其是伴有息肉,异型增生或有局限性凹陷隆起者更要加强胃镜随访,多做活检。以防贻误病情。胃黏膜腺体类似小肠或大肠腺体称肠化(又可分为小肠化生和大肠化生),中度以上肠化亦要注意随访,由于引起肠化原因较多,不必过于紧张。

● 慢性胃炎若Hp阳性,病理见炎症较明显伴中度以上肠化,需进行抗Hp治疗。

● 慢性胃炎大多预后良好,有症状时可用些相应药物。不是每个人均需长期不间断服药。

6 消化性溃疡

消化性溃疡(溃疡病)是指由于胃酸、胃蛋白酶的消化作用而发生于胃和十二指肠球部的溃疡。

【你需了解】

● 食管下段，胃空肠吻合术后的空肠亦可发生，常为单个，亦可多个。

● 胃和十二指肠球部同时存在溃疡称复合溃疡。

● 溃疡病多见于青壮年，病程迁延，往往反复发作。秋冬和冬春之交的季节发病率远比夏季高。

● 引起溃疡病的原因是侵袭因素（如高胃酸）与黏膜自身防御（黏膜血流、表皮生长因子等）失去平衡。近些年来，还发现同存在于胃黏膜中幽门螺杆菌（Hp）有关。对十二指肠球部溃疡来说，高胃酸和 Hp 感染是两大主要原因。

【症状表现】

● 上腹部痛　疼痛特点是呈周期性、节律性，每次可持续数日，多为饥饿样不适或烧灼痛，亦可胀痛、隐痛、嗳气、泛酸，疼痛往往有较固定的时间，如饭后 1～2 小时或夜间，进食后可缓解。

● 饮食不当，过度疲劳，服用某些药物（如阿司匹林）可诱使其发作。溃疡发作期上腹部剑突下有局限性压痛。

● 胃镜检查是诊断溃疡病的首选方法。可观察到溃疡形态、大小、深度、数目，是活动期还是愈合期，还可做病理学检查和 Hp 检测。X 线钡餐检查可见溃疡的直接征象（龛影），间接征象可观察到功能性和疤痕性改变。

● 胃溃疡和十二指肠球部溃疡在病因上均是胃液的消化活动占重要地位，两者有许多相似处，但亦有许多不同点。

（1）十二指肠球部溃疡：①男性明显多于女性；②发病以青壮年多见；③最高发病率比胃溃疡提前 10 年；④十二指肠球部溃疡患者壁细胞量增多，高胃酸分泌，酸增多是重要因素。

（2）胃溃疡：①胃酸不一定增高，甚至降低；②幽门动力紊乱，胆汁返流，黏膜屏障受损，促使溃疡形成。

● 疼痛的节律性　球溃疡疼痛往往发生在胃处于空虚状态，即上午 10～11 时，下午 15～16 时到进餐后才缓解。球溃疡患者胃酸分泌在夜间最高，有时凌晨 1～2 小时痛醒，常有夜间痛。胃溃疡患者疼痛多在饭后 0.5～1.5 小时，持续 1～2 小时，在下次进餐前自然消失，胃溃疡在部分国家认为约 2～5% 可癌变，球溃疡极少癌变。并发幽门梗阻球溃疡比胃溃疡多见。治疗上抑酸剂在球溃疡中疗效显著。胃溃疡患者除控制酸度外，还要注意提高胃黏膜的防御能力。

【处理】

● 饮食

（1）进餐规律。

（2）少食多餐。

（3）忌食坚硬、油煎、辛辣等刺激性食物。

（4）少食浓茶。

（5）忌烟酒。

（6）发作期需注意休息，不宜过度劳累。

● 碱性药物　能中和胃酸，减弱胃蛋白本科活性，服用方法在餐后 1 小时为宜。

● 抑制胃酸分泌药　如 H_2 受体拮抗剂，质子泵抑制剂。

● 胃黏膜保护剂　适用于胃溃疡患者。

● 溃疡病的发生和复发同 Hp 有关，对 Hp 阳性患者，必须根治 Hp，用铋剂或质子泵抑制剂加两种抗生素等多种疗法。

【注意事项】

● 大多数溃疡患者，能缓解症状，但易复发，需较长期做好防治工作，要按时、按疗程服药。

● 溃疡病可并发上消化道出血，若发现柏油样大便或呕吐物为咖啡色，一定要去医院化验及治疗。

● 若上腹部疼痛突然加剧，较长时间不能缓解，腹部压痛很明显，甚至板样强直，要去医院急诊，当心溃疡糜烂深致穿孔。

● 有上腹部饱胀、恶心呕吐，吐出宿食（隔餐或隔夜食）或溃疡病经治疗几周症状不缓解，甚至伴食欲减退，体重下降，均需去医院进一步检查。

7 胃黏膜脱垂症

胃黏膜脱垂是指幽门处胃黏膜通过幽门进入十二指肠球部。

【你需了解】

● 在幽门括约肌内面黏膜形成环行皱襞，称为幽门瓣。其生理功能是当幽门括约肌收缩时，将幽门封闭，以阻止胃内容物进入十二指肠。

● 若胃蠕动过强，胃窦黏膜炎症、水肿、肥厚等，胃黏膜正常的活动性丧失，肥大的黏膜作为异物，被增强的胃蠕动挤出幽门管，导致胃黏膜脱垂。

● 胃黏膜脱垂往往是可复性的，按其临床表现分为有症状及无症状两种，按其发病原因，分为原发性，如高度活动的胃皱襞及先天性皱襞肥大，继发性如急、慢性胃炎，溃疡病，低蛋白血症引起黏膜下水肿等。

【症状表现】

● 胃黏膜脱垂可以没有任何症状，只是在胃肠X线钡餐检查时发现其特征是十二指肠球部基底处有凹面的充盈缺损，呈菜花样、蕈状或伞状。

● 不少胃黏膜脱垂引起的症状为上腹部疼痛。

(1) 疼痛多在饭后发生；

(2) 常呈阵发性；

(3) 不放射；

(4) 用碱性药物不易缓解；

(5) 缺乏周期性及节律性；

(6) 右侧卧位易发生疼痛或使其症状加重。

● 此外可有上腹胀满、打呃、烧心等症状，当脱垂黏膜引起暂时性幽门梗阻时，则出现恶心及呕吐，亦可引起上消化道出血。

● 胃镜检查对诊断胃黏膜脱垂有些帮助，有的患者可以看到胃窦黏膜进入幽门，甚至堵塞幽门口。

【处理】

● 注意饮食。

● 服解痉止痛药物，碱性药物等。

● 如患者有幽门梗阻、反复大出血用内科疗法不能缓解时，则可考虑外科治疗。

● 如属继发性胃黏膜脱垂，则需对原有疾病积极治疗。

【注意事项】

● 胃黏膜脱垂并不常见，如有以下情况出现时应想到有此病可能，即不能解释的上消化道出血，无周期性及节律性的胃痛，无溃疡病史而发生幽门梗阻者。

● 胃黏膜脱垂常与其他疾病同时存在，如慢性胃炎、溃疡病，还需与胃癌等相鉴别。

● 胃黏膜脱垂从某种意义上说是一种生理变异或继发于其他疾病。

8 功能性消化不良

功能性消化不良又称非溃疡性消化不良，是一种病因未明的未能发现器质性或全身性疾病的慢性持续性或反复发作性上腹部症候群。

【你需了解】

● 上腹部或胸骨后疼痛、不适、早饱、烧心、恶心、呕吐或其他有关上腹部症状，症状出现不少于6个月，除外溃疡病、胃癌、胆囊炎、胆石症、糖尿病等器质性疾病后方可考虑为功能性消化不良。

● 其症候群可多种疾病形成，若有器质性疾病所致，称为继发性消化不良，如反流性食管炎，胃溃疡均可引起上腹部胀痛等，此外，全身性疾病，如心脑血管疾病，甲状腺功能亢进，胶原病等均可影响胃肠道。

● 在诊断功能性消化不良时需做一系列检查，如胃镜、肝胆胰B超、血糖、胃电图、胃排空功能测定等。当治疗无效或症状不能用功能性来解释时，仍需进一步观察并做相应检查，以免贻误。

【症状表现】

● 根据患者不同临床表现可分为几种类型

(1) 溃疡样型：局限性上腹痛，疼痛可呈节律性，有时有饥饿痛，常伴嗳气、反酸，但胃镜或X线钡餐未发现溃疡。

(2) 运动障碍型：上腹部饱胀，餐后早饱感，亦可嗳气、恶心等。反流样型：剑突下及胸骨后疼痛、嗳气、泛酸、烧心感。

(3) 复合型：有上述各型中某些症状，但特征性不强。有些患者尚有主动嗳气动作，有人称其为吞气型。

● 诊断需详细询问病史及查体作全面系统分析

(1) 上腹部胀痛，早饱，嗳气，反酸，恶心，呕吐等症状，持续4周以上。

(2) 内镜和(或)钡餐检查未发现胃十二指肠溃疡，肿瘤等器质性疾病。

(3) 实验室检查：B超及X线检查，排除肝、胆、胰及肠道器质性病变。

(4) 无糖尿病、风湿病及精神、神经性等全身疾病。

(5) 无腹部手术史。

【处理】

● 安排好生活，避免过度紧张与焦虑。

● 少食刺激性及难消化的食物。

● 部分患者如溃疡样型，虽未发现溃疡但胃酸往往偏高。此类患者可给予抗酸剂(碱性药物)或抑酸剂，如H_2受体拮抗剂，对反流型、动力障碍型可给予促动力学，如多潘立酮等，助消化药，疏肝和胃的中成药制剂可酌情应用。

● 由于本病表现为反复发作，治疗宜短期、间断，缓解期应调整生活方式及饮食习惯，使疗效巩固和持久。

【注意事项】

● 功能性消化不良是一组原因不明确的症候群，曾有不少名称如上腹不适综合征、非溃疡性消化不良等等。人群中有此症候群患者较多，而经各种检查又未发现肯定的器质性疾病，往往归在此类。

● 随着研究的深入，部分患者可找到确切的病因，使其从中分列出来。

● 功能性消化不良在诊断前必须经各项检查排除器质性疾病，而继发性功能性消化不良治疗以原有(原发)疾病为主。

● 在观察治疗阶段还需注意疗效和有否新的变化，定期复查有关检查。

9 溃疡性结肠炎

溃疡性结肠炎亦称非特异性溃疡性结肠炎，属非特异性炎症性肠病。

【你需了解】

● 本病主要侵犯大肠的黏膜层，经远端向近端发展(经直肠→乙状结肠→降结肠→横结肠→升结肠)，病变分布呈连续性，侵犯深度以黏膜和黏膜下层为主，黏膜表面广泛的充血和出血，表面有较多的糜烂和溃疡，溃疡面有脓性渗出物，有时见许多岛状的炎性息肉。

● 病因不十分清楚，被认为是自身免疫性疾病。肠道反复感染后诱导体内产生对于自身结肠上皮具有杀伤性抗体，免疫复合物或免疫淋巴细胞。此外遗传因素、种族差异(高加索、犹太人发病率高于亚洲地区)、精神心理因素等。

【症状表现】

● 本病临床表现多样化　轻重不一，发病可缓慢或突发。多数患者反复发作，发作间期症状可缓解，少数患者症状持续，病情活动而不缓解。也有少数患者首次发作后病情长期缓解，一般都属轻型。

● 主要症状为腹泻伴脓血便　腹泻次数可因病变的严重和广泛程度而不同，便血亦较常见。

● 腹痛为另一重要症状　多在左侧腹部和下腹部。

● 其他症状　有腹胀、乏力、发热等。

● 肠外症状可出现关节痛、结节红斑、虹膜炎等。

● 少数重症患者可有大量便血、肠穿孔、中毒性肠扩张等并发症。

● 大便常规呈黏液，脓血便，镜检大量红、白细胞。

● 诊断本病的条件

(1) 需先排除细菌性痢疾、阿米巴痢疾、血吸虫病、肠结核、Crohn病、放射性肠炎等，原因明确的结肠炎症。

(2) 具有典型的临床表现，并至少有内镜或X线的特征性改变中的一项。

(3) 临床症状不典型，但有典型肠镜或X线表现或病理改变。

【处理】

● *一般治疗* 高蛋白、少渣饮食，补充各种维生素，严重病例需住院补液，纠正水电解质紊乱及支持（输血或血浆等）。

● *药物治疗* 急性期需用肾上腺皮质激素，水杨酸柳氮磺胺吡啶（SASP）需长期服用。部分难治病例可用免疫抑制剂硫唑嘌呤。重症中若有中毒性巨结肠、大出血无法控制时需及时手术。

【注意事项】

● 本病过去属少见病，近来有增高趋势，但诊断此病需按全国学术会议诊断标准，有脓血便的疾病很多需排除常见的菌痢、阿米巴痢疾、肠结核、结直肠肿瘤等。溃疡性结肠炎慢性复发型与慢性持续型较多，服药时间较长，要制订好治疗计划。

● 溃疡性结肠炎患者需定期复查肠镜，可观察病情演变及病程长、癌变率高、长期不愈患者，有的国家作为癌前状态随访复查。溃疡性结肠炎重症预后差，轻型预后尚好，病情多迁延反复。

10 肠易激综合征

肠易激综合征（IBS）是一种原因不明的，以腹痛或腹部不适及大便习惯和（或）性状改变为特征的慢性功能性肠道病变。

【你需了解】

● 在普通人群中有IBS症状者，发病率很高（5%～25%），女性多于男性。

● 其发病机理是对多种生理性和非生理性刺激的反应性增高，包括胃肠动力学异常和内脏感觉异常敏感两方面。此外不少IBS患者有心理障碍或精神因素可诱发和（或）加重症状，亦有部分患者对某些食物不能耐受。

● 本病过去曾称过敏性结肠炎、结肠功能紊乱、结肠神经官能症等名称。

● 必须在排除器质性结肠疾病的基础上（如除外结肠肿瘤、肠结核、血吸虫病等）才能作出肠易激综合征的诊断。

【症状表现】

● *腹痛* 可发生于结肠任何部位，以左、中下腹较为多见，常伴腹胀，在排气、排便后腹痛缓解。

● *腹泻* 常为含黏液的稀便，偶有较多黏冻样分泌物，有的病例有便秘，粪便呈栗子状，腹泻可与便秘交替。

● 常可伴有乏力、心悸、胸闷、失眠等症状。

● 按其表现可分为腹痛型（常见有便秘）、腹泻型、餐后腹痛腹泻型等。

● 目前在诊断IBS时往往先根据病史和临床特征作出大致判断，并行钡剂灌肠、结肠镜和腹部超声检查，诊断明确后，可予诊断性治疗。

● 2006年在罗马召开会议上制定了罗马Ⅲ标准，规定至少诊断前6个月出现症状，近12周持续存在，并进一步分为腹泻为主型和便秘为主型。

【处理】

● 解除情绪因素，消除紧张对治疗很有帮助，对病情有过分忧虑的患者必要时给予镇静剂。

● 调节食物中纤维素含量，便秘时适当增加。对腹泻患者限制粗纤维蔬菜。

● 对腹痛患者可用解痉剂，大便次数增多可应用止泻剂和洛哌丁胺等。

● 腹泻便秘交替、腹痛较剧烈，可服用高选择性的肠道钙通道阻滞剂。便秘时可服用中成药通便。

【注意事项】

● 肠易激综合征以年轻时起病较多，老年人亦有，但对65岁以上老人诊断此病要慎重，需作较长期观察，一般不少于2年，需多考虑有无结直肠肿瘤、缺血性结肠炎、肠道憩室病等。

● 有IBS患者在病程中还可患其他病，可以有两种病共存，当症状、体征有变化时需做进一步检查，不能只想到原先的病而忽视易患的病。肠易激综合征是良性病，反复发作，病程很长，但预后良好，在诊断此病时，及在病程中需注意鉴别有否其他疾患。

11 消化道憩室

消化道任何部位均可有憩室，约 3/4 以上憩室位于结肠，特别是乙状结肠，其次为小肠、食管及胃，位于直肠者少见。

【你需了解】

- 在回肠远端处又称梅克尔憩室。胃贲门部及十二指肠降部憩室多系先天性；其他部位属后天性假性憩室。
- 憩室可无症状可产生该部位继发病变的症状。
- 其发病机理若以结肠憩室为例，通常认为，结肠运动功能紊乱，引起腹腔内的高压状态及腹壁上的结构缺损等因素同憩室形成有关。在持续性结肠高压的影响下（便秘、食物和药物等）结肠黏膜便可通过肠壁上的薄弱处疝出，造成结肠憩室病。
- 肠内容物及气体可进入憩室，但不易排出，因引流不畅继发炎症、出血等合并症。

【症状表现】

- 食管憩室　上段有咽部异物感，唾液分泌物增多。中段可吞咽困难，胸骨后疼痛、恶心、呕吐等。下段可吞咽困难，常伴贲门失弛缓或食管裂孔疝。X线吞钡检查是简便有效的方法。胃憩室少见，大部位于贲门附近小弯后壁，症状类似溃疡病。
- 十二指肠憩室　约20%发生在十二指肠降部，内侧乏特壶腹附近。一般无症状，当合并憩室炎时有上腹痛，恶心、呕吐和类似溃疡病症状。少数伴有出血、穿孔及引起部分肠梗阻。
- 结肠憩室　约 10%患者出现症状，为慢性间歇性左下腹疼痛，有时诉说便秘伴腹部胀气及消化不良。急性炎症时可左下部压痛、发热、白血球升高。憩室壁充血水肿和肠痉挛时可触及左下腹肿块，憩室穿孔会形成腹膜炎或局限性脓肿或瘘管形成。钡剂灌肠是确诊的重要方法。

【处理】

- 胃肠道憩室病大多无症状，检查发现后，注意观察，无合并症时，不需特殊治疗。
- 若出现炎症、出血、穿孔，则需积极加以处理，如抗生素的应用、补液支持疗法等，有急腹症体征则需手术治疗。

【注意事项】

- 胃肠道憩室病老年人较多，以无明显症状者为多，对不同部位，可能产生的症状需加以识别。要有良好的排便习惯，饮食以易消化软食为宜。
- 憩室病在有并发症时可产生各种症状，此外老年人易患肿瘤及缺血性病变。因此要鉴别是憩室病引起还是另有疾病，在有显著不适时应全面考虑，做相应的检查。

12 消化道息肉

息肉是泛指隆起于黏膜表面并向消化道腔内突出的局限性病变。

【你需了解】

- 根据息肉所处位置的不同，分别为食管息肉、胃息肉、小肠息肉、大肠（结肠和直肠）息肉等，其中以胃和大肠息肉最为常见。
- 从组织学来分，大致可分为：① 腺瘤性息肉；② 错构瘤性息肉；③ 炎性息肉；④ 化生性（增生性）息肉。
- 胃肠息肉受人关注，尤其是腺瘤性息肉可发生癌变。
- 息肉的大小与癌变成正相关。一般认为直径大于 2cm、多发生、广基的息肉有较高恶变率。
- 大量的病理学研究发现大肠癌不少起源于腺瘤，经正常结肠上皮→过度增生上皮→腺瘤Ⅰ级→腺瘤Ⅱ级→腺瘤Ⅲ级→癌。
- 这个演变过程约需 10～15 年，所以对可发生癌变的较大腺瘤性息肉，多应以内镜或手术切除。

【症状表现】

- 胃息肉无症状的人中其发生率低于1%，其发生率随年龄而增长，男性比女性多见。
- 好发于胃窦部，多为单发性，有蒂或无蒂。

● 病理可分成非肿瘤性息肉(增生性息肉、错构瘤息肉、炎性息肉),肿瘤性息肉(管状腺瘤及绒毛状腺瘤,后者有较高癌变倾向)。胃肠钡餐或胃镜检查均可发现胃息肉。

● 肠道息肉,分布较广泛,以大肠多见,尤以直肠与乙状结肠为常见。

● 流行病学研究表明,同大肠癌密切相关的癌前状态为大肠腺瘤,管状腺瘤恶变率与大小有关,直径小于1cm癌变率仅1%,而大于2cm者为10%。绒毛状(乳头状)腺瘤其癌变率较高可达40%左右。

● 腺瘤性息肉　中年男性多见,多无症状或有下腹部隐痛不适、腹胀、大便习惯改变,常有血便发生。

● 并发症有肠出血、肠套叠、肠梗阻等。

● 结肠镜检查可见肠黏膜表面光滑圆形息肉,常有细蒂亦可糜烂、溃疡,高低不平,可通过活检取下息肉组织,确定病理类型。钡剂灌肠(气钡双重造影)亦可发现。

● 家族性肠道息肉病　多有明显家族史,在青年期发病,常有腹泻、黏性便、血便、腹痛、贫血、消瘦,癌变率较高,多在发病后1～15年。结肠镜检查可发现结肠内有100个到数千个密集成串状息肉。

【处理】

● 胃息肉　在胃镜直视下做电凝电切,微波或激光息肉摘除。

● 结肠息肉　在结肠镜下,高频电凝切除为最常用,激光、微波、酒精注射,液氮冷冻等亦可选用。对不宜在肠镜下摘除的较大息肉或多发性息肉、家族性息肉病需做手术切除。

【注意事项】

● 胃肠道息肉虽有炎症性、肿瘤性(良性与恶性)等多种,但良性为多,在大肠中管状腺瘤占70%～80%。胃息肉大多是良性的。

● 胃肠道息肉往往伴有其他病变,所以必需全面观察各个部位。

● 胃肠道息肉尤其结肠息肉摘除后要定期复查。

● 家族性息肉病为显性基因遗传,国内少见,癌变率高,需做手术切除。

13 肝硬化

肝硬化在形态学上是肝实质被弥漫性纤维化分隔成无数的结节,多数肝静脉小分支有闭塞。

【你需了解】

● 病因 ① 国内最常见是病毒感染,乙肝或丙肝;甲肝不会慢性化,所以单单甲肝不发展成肝硬化。② 长期大量饮酒可酒精性肝硬化,近些年来有增多的趋势。③ 寄生虫感染主要是血吸虫病,偶见中华支睾虫继发胆汁性肝硬化。④ 胆管梗阻、炎症反复发作可导致胆汁性肝硬化。⑤ 免疫紊乱自身免疫性肝炎。⑥ 脂肪性肝炎。⑦ 长期服用肝损药物均可发展到肝硬化。⑧ 遗传性肝病中可造成肝硬化的如铁代谢缺陷的血色病,铜代谢缺陷的肝豆状核变性(Wilson病)。

● 发生硬化的肝脏硬度增加,表面呈颗粒状或结节状,大多比正常缩小,再生好的可略增大,结节再生与假小叶及纤维分隔是其病理特征,是肝血流障碍和门脉高压的基本病因,而肝细胞坏死是促使其发生发展。

【症状表现】

● 少数外貌健康的肝硬化患者可在长时间内无症状,偶尔在其他手术时被发现。

● 肝受损的程度与症状有相关性,若为炎症则可保持相当一段时期的代偿期。

● 代偿期的症状轻重不等,可有食欲减退、恶心呕吐、腹胀、腹泻、易疲乏、体重减轻、鼻出血等体征。肝脏稍肿大或缩小,质地坚实,能触及肿大的脾脏,常伴面色黝黑,毛细血管扩张,脸、颈、上胸部可见蜘蛛痣或肝掌,踝部时有轻度水肿,常规肝功能基本正常,可伴或不伴ALT、r-GT、球蛋白轻度增高,白蛋白接近或略低于正常。反映肝纤维化标志的透明质酸酶、Ⅲ型前胶原(PⅢP)、Ⅳ型胶原有所增高。

● 失代偿期　除上述症状加重外,主要表现为两方面。

(1) 门静脉高压:

○脾脏肿大,常伴腹壁静脉曲张。

○食管下端和胃底部静脉曲张,可引起

静脉破裂出血,做食道钡餐或胃镜能观察到。

○脾功能亢进,主要为血小板和血细胞计数下降。

(2) 肝功能损害:

○黄疸:黄疸程度可轻重不一,与预后严重成正比。

○血浆:白蛋白明显降低,球蛋白增高,浊度试验阳性。

○腹水:腹水常为漏出液。

○出血倾向:凝血酶原时间延长,齿龈出血。

○内分泌功能紊乱:雌激素代谢障碍,如蜘蛛痣、肝掌、男性乳房发育,妇女月经不调。

【处理】

● 在代偿期和病情不活动的情况下,可以边服药,边参加适当的工作,但需注意劳逸结合,以不感到疲劳为度。

● 肝硬化患者常出现负氮平衡,提高患者营养状态,给予高热量、高蛋白、富含维生素的食物,以植物蛋白为主的饮食较相宜。若有亚临床肝性脑病(智力及计算能力下降)应限制蛋白质摄入。

● 药物保肝,如细胞膜稳定剂、必需磷脂、多种维生素、中草药等可能有帮助。

● 有腹水患者要限制食盐摄入,使用利尿剂,低蛋白血症酌情静脉滴注白蛋白。

● 若并发食道静脉曲张破裂,上消化道大出血,则需补液、输血、放三腔管压迫止血,内镜下注射硬化剂等。

【注意事项】

● 积极从源头上防治肝硬化,如预防肝炎感染,急性期早治疗,防止慢性化。彻底消灭血吸虫病,避免接触对肝脏有损害的物质,如酒精、某些药物及化学品。

● 肝硬化的几项主要并发症为上消化道出血,肝性脑病(肝昏迷),腹水感染,肝癌,肝硬化患者并发肝癌比正常人高数十倍,在就诊复查时必须注意此点,甲胎蛋白、B超、CT对鉴别很有帮助。

● 肝硬化倘若在代偿期,给予积极治疗,阻断病毒复制,炎症及纤维化不再继续,可维持相当年的合适工作和生活,所以不要过于悲观。以有些遗传因素所致的如肝豆状核变(Wilson病)进行肝移植治疗已取得良好效果。

14 肝性脑病

肝性脑病是严重肝病或门体分流术的严重并发症。

【你需了解】

● 肝性脑病是以代谢紊乱为基础,以意识障碍及行为失常为主要表现的中枢神经系统功能紊乱的综合病征。

【症状表现】

● 肝功能障碍　暴发性肝功能衰竭以进行性黄疸加深,肝脏缩小,血清胆酶分离为主。肝硬化则以肝功能减退为主要表现。原发性肝癌常出现肝区疼痛,进行性肝肿大,血清甲胎蛋白升高。

● 意识障碍和行为失常

(1) 0期(亚临床期):情绪性格的轻度改变,出现欣快激动,或淡漠少言,计算能力轻度下降。

(2) Ⅰ期:轻度神志模糊,淡漠,焦虑,简单计算能力下降,定向力失常。

(3) Ⅱ期:以精神错乱、睡眠障碍、行为失常为主。定向力和理解力均减退,计算书写困难,言语不清,日夜颠倒,甚至幻觉,恐惧。患者体检可发现神经体征,可出现脑电图异常。

(4) Ⅲ期:以昏睡及严重精神错乱为主。各种神经体征持续或加重。患者大部分时间呈昏迷状态,但可以唤醒,常有幻觉和神态不佳的表现,脑电图异常,神经系统体征明显。

(5) Ⅳ期:昏迷,可表现为浅昏迷或深昏迷。

● 辅助检查

(1) 肝功能异常:血清门冬氨酸转氨酶升高,血清白蛋白降低,球蛋白升高,白/球蛋白比例倒置。

(2) 血氨:动脉血氨浓度增高。

(3) 血浆氨基酸:芳香氨基酸浓度升高,

支链氨基酸降低。

(4) 脑脊液检查:谷氨酰胺、谷丙胺、色氨酸浓度升高。

(5) 脑电图:从肝性脑病Ⅱ期至Ⅲ期,脑电图均有明显异常。

【处理】

● 积极治疗肝病,争取肝脏病变的恢复是治疗肝性脑病的关键。

● 治疗诱因　大多数肝性脑病发生都有明显诱因,如上消化道出血,大量放腹水,排钾利尿,高蛋白饮食,麻醉镇静药,感染等。对这些诱因进行预防和治疗,可避免肝性脑病的发生和发展。

● 减少氨的产生　肝性脑病患者平时需控制饮食中的蛋白质摄入量,每日不宜超过70g,但不能低于40g,以免引起负氮平衡。发生脑病时,应严格限制蛋白质,能量供给以糖为主。

● 抗生素及酸化肠道　肠道不易吸收的抗生素,口服或保留灌肠,酸化肠道可用乳果糖,常用剂量10～30ml/次,每日3次。

● 纠正基酸代谢紊乱　可静脉点滴支链氨基酸为主的氨基酸。

● 消除神经递质的异常　如左旋多巴、氟马西尼。

● 促进氨的清除　可用谷氨酸钠、钾、精氨酸等。

● 人工肝支持疗法　对急慢性肝性脑病均有一定疗效。

● 肝移植　原位肝移植能有效地治疗各种终末期肝病,肝移植术后,肝性脑病所有的各种症状均能得到改善。

【注意事项】

● 肝性脑病的发生大多有诱因,原有肝病的患者要注意精神状态的变化,如有异常,及早就医,以免贻误病情。

● 控制蛋白质的摄入量,做过门体分流的病更要注意,一次大量进入蛋白质可产生肝性脑病症状,如胡言乱语,或神志不清,所以慢性肝病患者不同阶段制订不同的饮食疗法。

● 要在医嘱下应用利尿剂,避免大量放腹水。

● 有上消化道出血时,要在医生指导下用药,预防肝性脑病的发生。

● 肝脏患者神志有改变时,需区别是细菌感染、电解质紊乱所致,还是肝功能衰竭导致肝性脑病,在处理和预后上虽有关联,但有所不同。肝性脑病是危重的症候群,需积极救治。

15 酒精性肝病

肝脏是乙醇(酒精)代谢的主要脏器,乙醇脱氢酶和乙醇氧化酶参与乙醇的代谢,长期摄入酒精使肝内代谢过程产生过氧化反应,氧化还原改变以及肝细胞结构的变化,损伤肝细胞,引起酒精性脂肪肝、酒精性肝炎,进而发展至酒精性肝硬化。

【你需了解】

● 是否发生酒精性肝病与不少因素有关。如酒摄入量,每日摄入乙醇40～80g,5～10年可发生酒精性肝病,每日160g维持8～10年会发展至肝硬化。

● 酒精(g)=含酒精饮料(ml)×酒精含量(%)×0.8

● 此外遗传、性别、营养不良及肥胖等亦有一定关系。

● 若原有病毒性肝炎则乙醇和病毒的相互作用,可加重肝脏损伤,使病情迁延不愈。

【症状表现】

● 酒精性脂肪肝,仅有脂肪肝的患者通常没有症状,偶有上腹不适,肝区隐痛、疲乏、腹胀、体重下降。

● 1/3患者可出现肝脏肿大、轻压痛,发展到酒精性肝炎可有发热、黄疸、右上腹痛、肝区触痛、白血球增高。

● 酒精性肝硬化时出现肝脾肿大、黄疸、腹水和食管胃底静脉曲张等。

● 酒精性肝病患者肝功能检查谷草转氨酶往往大于谷丙转氨酶(AST/ALT>2),但血清转氨酶的升高与病情严重程度相关性不显著。患者常伴有白蛋白降低,血清胆红素升高等。

● 超声波、CT 对诊断酒精性脂肪肝及肝硬化有帮助。

【处理】

● 戒酒是治疗酒精性肝病的主要环节，戒酒可使非纤维化的肝损害恢复。

● 营养支持，纠正存在蛋白质、热量不足的营养不良，应以高蛋白、低脂肪饮食为主。

● 还原型谷胱甘肽，抗氧化剂有助于减轻肝脏损害，磷脂类、己酮可可碱有辅助治疗作用。

【注意事项】

● 国内病毒性肝炎患者及乙肝病毒携带者发病率较高，在诊断酒精性肝病前需查清楚，同时需与胆囊炎、糖尿病所致非酒精性肝病鉴别。

● 偶尔少量饮酒不会造成酒精性肝病，一般说每天酒精摄入量 <20g，造成酒精性肝病可能性很小，若饮酒习惯空腹饮酒，食物摄入少，低蛋白、营养不良易损伤肝脏。

● 摄入同样酒精量，女性更易患酒精性肝病，在酒精性脂肪肝、酒精性肝炎阶段，若能戒酒，病变往往是可复的，因此发现了酒精性肝病及早戒酒，及早治疗至关重要。

16 非酒精性脂肪性肝病

非酒精性脂肪性肝病是指除酒精和其他明确的损肝因素外所致的，以弥漫性肝细胞大泡性脂肪变为主要特征的临床病理综合征。

【你需了解】

● 脂肪肝可分为单纯性脂肪肝、脂肪性肝炎和脂肪性肝硬化。单纯性脂肪肝常呈静止状态，预后良好；而脂肪性肝炎 10 年内肝硬化发生率 15%～25%，治疗上不能单依某一药物，注重综合性。

● 病因中肥胖、糖尿病是常见的危险因素。重度肥胖约 50% 合并脂肪肝，2 型糖尿病伴高脂血症者约 40% 并发脂肪肝。

● 其他如药物、工业毒物等亦可引起脂肪肝。

【症状表现】

● 脂肪肝患者多无特殊症状，常与其他肝病或某些疾病合并出现。有时出现食欲减退、恶心、乏力、肝区疼痛、饱胀、右上腹压迫感或胀满感，部分患者可有舌炎、口角炎及周围神经炎，少数脂肪肝患者有肝肿大，单纯性脂肪肝有脾肿大仅为 4%。少数重度脂肪肝，特别是发展到脂肪性肝炎和肝硬化者，可以有腹水或下肢水肿，约 8% 病例有蜘蛛痣及门脉高压的征象，但治疗后较快消退。

● 实验检查可见肥胖、糖尿病患者血脂常明显升高。血清谷丙转氨酶可轻中度增高。B 超最具实用价值，图像可见：① 肝实质点状高回声；② 回声衰减（+）～（++）；③ 肝内道管显示不清。

● CT 对脂肪肝诊断的敏感性、特异性较高，可见肝的 CT 值小于脾，肝/脾 CT 值 <1，病理学检查最具确诊意义。

【处理】

● 脂肪肝的治疗最基本的是病因和原发病的治疗，如戒酒，控制糖尿病，纠正不良饮食习惯，维持合理体重，如能防治得当，一般可恢复正常。对部分脂肪肝患者，尤其是有肝功能损害的可选择适当的保肝、降酶、降脂药物，以促进肝内脂肪及炎症消退。药物如水飞蓟素，维生素 C、维生素 E，还原型谷胱甘肽，胰岛素增敏剂、磷脂类药物等。

【注意事项】

● 对肝功能有损害患者需查清是脂肪肝所致，还是原有慢性病毒性肝炎。国内两者合并存在不少。

● 多数降血脂药物促进血液中脂质运输至肝脏进行代谢和排泄，而脂肪肝常有功能损害和脂质代谢障碍，降血脂药如应用不当易导致肝功能异常。对于不伴有高血脂症的脂肪肝患者，原则上不用降血脂药物。如血脂高，必须用降脂药者，要定期监测肝功能等，当血脂降至接近期望值时，适当减少剂量。

17 药物性肝病

肝脏是药物代谢的重要场所，许多药物

在肝内代谢转变后被清除。不少药物的本身和其代谢产物可对肝脏造成损害。症状可类似病毒性肝炎，有时可被误诊。

【你需了解】

● 病因　① 药物对肝脏的毒性作用；② 药物过敏反应；③ 药物对胆红素代谢的影响；④ 药物引起的溶血；⑤ 药物蓄积中毒等。

● 类型　因损害类型不同可分为：① 肝细胞型；② 胆汁淤积；③ 两者兼有的混合型。

● 易导致药物性肝病的药物很多，常见的如解热镇痛剂扑热息痛（乙酰氨基酚），在剂量过大时会造成肝组织坏死，功能衰竭。抗生素中红霉素、酮康唑、抗痨药中异烟肼（雷米封）、口服避孕药、雄激素等。某些中药亦可致肝病，如黄药子、雷公藤等。

【症状表现】

● 药物性肝病在临床上以肝炎表现为主，或伴有较多肝外表现，有食欲减退、恶心乏力等消化道症状。

● 其次是发热、黄疸、皮肤瘙痒、皮疹、关节痛等。血嗜酸性红细胞增多。常有肝脏肿大。

● 药物性肝病诊断

(1) 肝损害多在用药后 1～4 周内出现。

(2) 初发症状可有发热、皮疹、瘙痒。

(3) 周围血的嗜酸性红细胞 >6%。

(4) 有肝内胆汁淤积或肝实质细胞损害的病理和临床征象，如谷丙转酶升高，胆红素增高。

(5) 巨噬细胞或淋巴母细胞转化试验阳性。

(6) 病毒性肝炎，血清标志物测定为阴性（三对半阴性）。

(7) 偶然再次给药后又发生肝脏损害。

【处理】

● 治疗关键　必须立即停止使用可疑或相关的药物。

● 休息

● 饮食疗法　补充维生素 C、维生素 B、维生素 E。

● 药物　有相应的解毒剂，如扑热息痛引起，可用 N-乙酰基半胱氨酸。

● 较严重致敏者或较重胆汁淤积者，可酌情用肾上腺皮质激素。对皮肤瘙痒可用消胆胺。

● 药物性肝病如能及早诊断、停药、积极治疗，一般预后良好。对黄疸患者或不典型的“肝炎”患者必须鉴别是否药物性肝炎。

【注意事项】

● 任何药服前需详细阅读药品说明书，了解药品的毒副作用。

● 对过敏体质或以往有药物过敏史的人，在应用对肝脏可能有损害的药物时要定期检测肝功能。

● 老年人、儿童是药源性肝病的易感人群。若使用两种以上对肝脏有损害药物时，会使毒性增强，更需注意。

● 对有药物性肝损病史者，避免再度给予相同化学结构相类似药物。

18 肠结核

肠结核是结核杆菌引起的肠道感染；结核性腹膜炎是由于结核杆菌感染腹膜而引起的腹膜炎症。

【你需了解】

● 肠结核在发展中国家迄今仍是消化道常见病之一。

● 中青年居多，女性多于男性。

● 肠结核通常继发于肠外结核，特别是排菌性肺结核，少数原发于肠道，称原发性肠结核。结核病变多在回盲部。

● 结核菌侵犯肠道有 3 条途径

(1) 胃肠道感染：排菌肺结核患者，经常吞咽含有结核杆菌的痰液就可能使肠道感染结核菌。肠内容在通过回盲瓣之前，生理性潴留，以及该部位淋巴组织丰富，容易使结核菌生长。

(2) 血行扩散：肠外结核病变经血行播散侵犯。

(3) 直接蔓延：如盆腔结核，可直接蔓延至肠道。

【症状表现】

● 腹痛 多位于右下腹或脐周，常为阵发性绞痛，并伴有明显肠鸣，亦可为右下腹持续性隐痛。

● 腹泻或便秘 溃疡型腹泻为主，大便呈糊状或水泻，30%患者出现腹泻和便秘交替症状。

● 全身症状 可以有结核毒血症表现，如低热、盗汗、消瘦、乏力、食欲不振等。

● 可并发肠梗阻、肠穿孔、瘘管形成等。

● 体检 肠鸣亢进，右下腹压痛，部分患者右下腹可触及肿块。

● X线钡餐造影(或钡剂灌肠)、结肠镜检查对诊断很有价值。

● 结核菌素试验等可提供帮助。

【处理】

● 抗结核治疗最为重要，常用有异烟肼、利福平、乙胺丁醇等。注意休息，加强营养亦是必需的。

【注意事项】

● 重视休息疗养，配合食疗、体疗。

● 应注意各种营养的补充，保证足够的热量、维生素和蛋白质的供应。控制脂肪的摄取。忌温热辛燥、香燥的饮食，如辣椒、生姜等；亦应忌烟酒。

● 预后与治疗的迟早与治疗方案正确与否有密切关系。

19 结核性腹膜炎

【你需了解】

● 结核性腹膜炎大多数系继发于其他结核病灶，如肠结核、盆腔结核，直接蔓延而形成，少数可由血行播散。

● 随着生活水平提高，目前在一些大城市已少见。病理上有渗出、粘连和干酪变，可混合存在。

● 多数患者起病缓慢，一般先有消瘦、乏力、纳呆、低热、盗汗等全身性结核性消耗症状，以后则出现腹胀、腹痛、便秘或腹泻。

● 临床上按不同表现可分为不同类型

(1) 腹水型：腹部膨隆，脐孔突出，叩诊有移动性浊音，全腹可有轻度压痛。

(2) 粘连型：无明显腹水，触诊时，腹部呈揉面团感(柔韧感)有时可触及不同大小的肿块。

(3) 干酪型：消瘦显著，腹部柔韧感，有压痛及反跳痛。

【症状表现】

结合本病的辅助检查如下：

● 腹水多为黄色渗出液，少数呈混浊或血性液。腹水中有时可找到结核杆菌。

● 血沉常显著增高。

● 腹部X线平片有时可发现钙化淋巴结。腹腔镜检查可观察到腹膜并可做腹膜活检(病理检查)，对诊断很有帮助。

【处理】

● 抗结核治疗，需几种药物联合应用，合适的剂量和有规律地全程服药，营养支持，适当的卧床休息亦是必要的。

【注意事项】

● 目前结核病在城市中发病率已有下降趋势，在诊断肠结核和结核性腹膜炎需与其他疾病鉴别，如肠结核与炎症性肠病区别，结核性腹膜炎需与淋巴瘤、转移性腹膜癌相区别。抗结核治疗对大多数患者疗效较好，但亦有耐药的，有合并症的(如合并肠梗阻、肠穿孔)需手术治疗。

20 急性胰腺炎

急性胰腺炎是指胰腺消化酶在胰腺内被激活而引起的自身消化导致的炎症。

【你需了解】

● 急性胰腺炎是常见的消化道急症，其中多数属轻型。胰腺细胞呈水肿，又称急性水肿性胰腺炎，经治疗后1～2周内痊愈，胰腺功能在1～3个月内恢复正常。

● 极少数患者可由轻型演变为重型或发病开始即表现为重型。主要病变为胰腺的坏死，亦可出血坏死及脓肿形成，称为坏死型胰腺炎。

● 重型胰腺炎可累及全身多脏器，病情凶险，死亡率较高。

● 引起急性胰腺炎的病因是多方面的，

在中国有胆囊炎、胆石症占首位,其他有暴饮暴食,手术与创伤,大量饮酒,高脂血症,胰管系统的异常与结石等。

【症状表现】

● 腹痛 95%以上有腹痛,疼痛剧烈,持续和广泛,常位于上腹部或偏左侧,亦可见束带状,放射到腰背部。

● 多伴恶心呕吐 但很少有腹泻(与急性胃肠炎不同),呕吐物常有胆汁。

● 发热 一般不超过38.5℃,后期伴发感染,可高热,亦可出现轻度黄疸。重型可休克,多脏器功能衰竭等。

● 压痛 大多有上腹或左上腹压痛,可有轻度肌紧张,若是胆囊疾病引起,右上腹亦可有压痛。

● 检验 在急性胰腺炎诊断中最有诊断价值的是血、尿淀粉酶的检测。大多数患者淀粉酶值超过正常3倍以上。血淀粉酶在发病后2～12小时就增高,尿淀粉酶稍迟后,水肿型患者3～7天内逐步恢复正常。

● 其他 白血球一般稍偏高。B超CT对诊断有帮助,尤其是否伴有出血坏死。

【处理】

● 一般需禁食数天,以减少胰液分泌,待腹痛缓解后,从低脂流汁开始逐渐增加进食量,在禁食期间需补液,注意电解质和酸碱平衡。

● 腹痛较剧时可用解痉止痛剂,如654－2、阿托品、针灸等。

● 抑制胰腺分泌药,如生长抑素等对重症患者可以应用,亦可考虑用抗生素以预防感染。

● 中医中药,如小柴胡汤加减有一定效果。内科治疗无效或重症患者可外科手术治疗,切除坏死灶引流等。

【注意事项】

● 水肿型胰腺炎预后良好,恢复亦快,不留后遗症,重症占很小部分。但重症来势猛,发展快,预后差,需注意观察区分。

● 胆石症和暴饮暴食是急性胰腺炎两大主要病因,对这类胆石症患者在胰腺炎治疗后,建议做胆囊手术以预防再次并发胰腺炎。有高脂血症更需节制饮食,不宜一次性大量摄入高脂、高蛋白食物。

● 血尿淀粉酶对诊断胰腺炎价值很大,但胃肠穿孔、腮腺炎等亦可增高,需加以鉴别。淀粉酶的高低与病情的严重性不一定成正比,并需动态观察淀粉酶的变化。

21 慢性胰腺炎

慢性胰腺炎是由于各种不同原因造成的胰腺组织和功能持续性损害,其特征为胰腺基本结构发生持久性改变,广泛纤维化,即使病因已去除,仍常伴胰腺的功能性缺陷。

【你需了解】

● 慢性胰腺炎有反复发作的腹痛,内、外分泌功能不全以及后期胰石和假性囊肿的形成。

● 慢性胰腺炎不仅与过量酗酒有密切关系,而且与其他许多因素,如胆管疾病、胰腺损伤、自身免疫反应等有关。在西方国家,酒精是主要病因,而我国以胆管疾病为主。

● 近些年来研究,认为高脂血症、高钙血症等同慢性胰腺炎的形成亦有关,在我国典型的慢性胰腺炎发病率较西方国家低,以反复发作型、脂肪痢及无明显症状型为多。

【症状表现】

● 腹痛 90%以上慢性胰腺炎患者出现腹痛。多为急性发作。初为间歇性,后转为持续性腹痛,多位于上腹正中或左、右上腹,可放射至背部、两肋、前胸等处。疼痛轻重不一,可甚剧烈。多呈钝痛或钻痛,腹痛多因饮酒、饱食、高脂肪餐或劳累而诱发,发作时常伴发热和血、尿淀粉酶增高。

● 胰腺功能不全表现 有食欲减退,食后上腹饱胀及腹胀,不耐受油腻食物,肠道痉挛性疼痛,约一半的患者发生腹痛,大便量多带有泡沫和恶臭,有时可见脂滴和不消化的肌纤维。长期脂肪和蛋白质吸收不良,呈现消瘦、营养不良,脂溶性维生素缺乏而引起夜盲、皮肤粗糙等。

● 约60%患者发生隐性糖尿病,晚期可

较严重,并发假性囊肿时,腹痛可扪及表面光整包块,当胰头显著纤维化或假性囊肿压迫;胆总管下段,可有轻中度黄疸。

- 胰腺外分泌功能试验　粪便脂肪滴测定、B 超、CT、逆行胰胆管造影(ERCP)、磁共振胰胆管造影(MRCP)等,对诊断有很大帮助。

【处理】

- 慢性胰腺炎是不同病因长期存在的结果,去除病因常可制止慢性胰腺炎病理改变。
- 控制症状,改善胰腺功能,以个体化治疗为宜。
- 患者须绝对戒酒,避免暴饮暴食,限制脂肪摄入,补充脂溶性维生素(A、D、E)及维生素 B_{12}、叶酸等,胰酶制剂替代治疗,并辅助饮食疗法,能缓解部分患者症状。

【注意事项】

- 急性胰腺炎与慢性胰腺炎有很大不同。急性者病愈后不留胰腺持续性病理损害,慢性者有胰腺内、外分泌功能障碍,绝大多数急性胰腺炎不会变成慢性胰腺炎。两者关系还值得进一步探讨。
- 慢性胰腺炎病理个体差异较大;积极治疗者可缓解症状,但不易根治,有相当部分患者不能正常工作,若有全身衰竭、糖尿病、胆管化脓性感染者则预后不良。
- 慢性胰腺炎非典型者诊断要慎重,需经各种检查和一段时期观察随访。

22 内镜

内镜又称内窥镜,是各种内脏器官医疗用镜的总称。

内镜的发展已有 100 多年的历史。最初的内镜是用烛光做光源,用硬管式结构窥视直肠和子宫。由于材料和光源的限制,内镜的发展一直较为缓慢。20 世纪 50 年代后,由于纤维光学的发展,内镜的发展也突飞猛进、日新月异。20 世纪 70 年代,纤维内镜技术不断传入我国。由于其能直接观察患者内脏器官的形态和病变,从而为诊断提供最客观的证据,因而在临床上获得了广泛的推广和应用。

23 胃　镜

【你需了解】

- 胃镜检查现多采用纤维胃镜和电子胃镜进行。胃镜在诊断上消化道疾病中起着重要作用,同时对上消化道病变的治疗也具有重要地位。
- 通过胃镜能顺次、清晰地观察食管、胃、十二指肠球部直至降部的黏膜状态,并可取活检做病理学检查。
- 在内镜下除了诊断观察、照相、活检外还可进行治疗及科学研究。近年来又加上黏膜染色、细胞学检查、免疫组化、分子生物学检测,使胃肠道诊断的正确性大为提高。
- 近年来尚开发出一些特殊型胃镜,例如超声胃镜、放大胃镜等。

【症状表现】

哪些情况适应做胃镜(适应证)?

- 原因不明上消化道出血患者。若出血患者进行急诊胃镜检查可及早明确出血来源,并酌情予以内镜下治疗。
- 上腹部不适或疼痛,经对症治疗症状不缓解者。
- 上消化道手术后仍有症状者。
- 慢性萎缩性胃炎,尤其是伴肠上皮化生及不典型增生者,可通过胃镜随访观察。
- 拟诊食管或胃部肿瘤或 X 线未能确诊病变性质者,可通过胃镜检查并取活检以明确诊断。

【处理】

- 上消化道疾病如消化性溃疡可进行胃镜检查,监测良恶性,发现早期胃癌,并可随访观察药物的疗效及愈合状况。
- 进行胃镜下各种治疗。例如急诊止血,食管静脉曲张硬化剂治疗,息肉切除,取异物,消化道狭窄的扩张治疗等。
- 胃镜是诊断上消化道出血,食管、胃、十二指肠溃疡及胃部肿瘤,安全有效的检查方法，已广泛应用。在胃镜前端配上超声波，称超声胃镜对诊断胰腺疾病及肿瘤侵犯深度的判断很有帮助。在病理切片中或用胃黏膜做快速尿素酶法可检出有无幽门螺杆菌(Hp)。

【注意事项】

• 胃镜操作前应遵照医嘱禁食 8 ～ 12 小时。

• 有严重心脏病如心律紊乱、心肌梗死活动期、心力衰竭等，应待病情稳定后方可进行胃镜检查。

• 严重局部疾患，如哮喘、呼吸衰竭不能平卧者，不可做胃镜。

(1) 精神失常不能合作者，暂不能行胃镜检查。

(2) 食道、胃、十二指肠穿孔的急性期，以及腐蚀食道损伤的急性期，应暂缓胃镜操作。

(3) 胃镜经不断改进，已成为上消化道疾病诊断和治疗的最有价值的方法，又很安全，已被大家所公认，需要做胃镜的不要有所顾虑，积极配合，使疾病得到早诊断、早治疗。

24 结肠镜

【你需了解】

• 纤维结肠镜检查是用结肠镜经肛门、直肠进入全结肠直至回盲部的特殊检查，从 20 世纪 90 年代电子肠镜已广泛使用。

• 它的应用使对大肠的检查直观而确切，同时可以进行活组织检查，以及内窥镜下的治疗。所以结肠镜检查对解决诊断或排除结肠病变具有重要地位。

【症状表现】

纤维结肠镜适用情况(适应证)：

• 不明原因的下消化道出血　它是纤维结肠镜检查最多见的病症。通过检查，大多数能迅速明确诊断，对于病灶的定位，定性具有很大的价值。

• 不明原因的慢性腹泻　腹泻是大肠炎症的常见症状，但在部分肿瘤性或功能性疾病也可发生。结肠镜检查，可结合采取活组织做病理学检查而作出正确的诊断。尤其是炎症性疾病，不仅可以鉴别炎症性质，并且能确切地估量病变累及范围和严重程度。

• 钡剂灌肠发现异常，需进一步明确病变性质和范围。结肠镜检查对钡灌有互补性，并可对钡灌肠的异常所见进行鉴别。

• 不能排除是否来自大肠及回肠末端疾病的腹部肿块，经过检查也能对其进行正确判断。

• 排便不畅、排便习惯改变和不明原因的大便性状改变，亦可做肠镜明确原因。

【处理】

• 结肠镜治疗，其优越性在于通过内镜进行治疗，尤其是高频电凝切除大肠息肉，可基本上代替外科剖腹息肉切除术，大大简化了治疗程序并减轻了患者的痛苦，避免了麻醉和手术的危险性。高频电凝疗法或激光光凝疗法还可对小范围的黏膜血管异常出血进行止血，此外对结肠扭转、肠套叠复位以及结肠异物取出均有较好的治疗效果。

• 结肠手术后需要内镜随访，尤其对结肠癌切除术后定期复查可排除复发癌。

• 大肠肿瘤的普查，近年对大肠癌的普查已受重视，有条件地区可在中老年人群中进行。

【注意事项】

• 妊娠期可导致流产和早产，不宜进行结肠镜检查。

• 急性腹膜炎有可疑穿孔者，以及大肠炎症性疾病急性活动期，一般不应做纤维结肠镜检查，因容易穿孔和出血等并发症发生。

• 近期心肌梗死，心力衰竭和肺梗塞也不宜做纤维结肠镜检查。

• 肠镜前一定需遵医嘱做好肠道清洁，不然会影响观察而不能做满意的检查。

25 逆行胰胆管造影(ERCP)

【你需了解】

• 经十二指肠镜逆行胰胆管造影术，是用侧视型十二指肠镜，经食管胃进入十二指肠降部,从乳头开口处进行插管,分别将造影剂注入胰管和胆管,使其显影,这是一种诊断胰腺和胆管疾病的良好方法。

- 近年来还用于治疗某些胰胆疾病,凡属胰胆疾病及疑有胰胆病者为 ERCP 适应证,但一般放在 B 超或 CT 后进行。

【症状表现】

- 哪些情况适应做逆行胰胆管造影(适应证)

(1) 胆管结石、肿瘤引起的胆管狭窄、梗阻。

(2) 不明原因的黄疸。

(3) 胰管的狭窄、扩张(部分为肿瘤所致)。

(4) 各种胆胰的畸形等。

(5) 目前还应用此技术去开展治疗,如内镜下乳头括约肌切开(EST)取石术,可取出总胆管结石、胰管结石,缓解胆源性急性胰腺炎等。

- 哪些情况不能做此项检查(禁忌证)

(1) 有上消化道梗阻。

(2) 碘过敏。目前使用非离子型造影剂,做好抗过敏性休克准备后,对有明确指症者仍可考虑。

(3) 急性胰腺炎及慢性胰腺炎急性发作(已除外结石嵌顿)。

(4) 心肺功能不全。

(5) 胆管狭窄、梗阻严重又不具备胆管引流者。

【处理】

检查前后准备:

- ERCP 检查需用造影剂及放射摄片,要做碘过敏试验。
- 上午检查者前日晚餐后禁食(空腹 6 小时以上)。
- 患者穿着要适于摄片要求,去除带有金属的物品。
- 做好造影后为预防胆管胰管感染,应给予抗生素。
- 对胰管造影者于 2 小时后测定血清淀粉酶。饮食宜低脂流汁或半流汁。

【注意事项】

- 此操作技术要求较高,检查时间比胃镜要长,有并发感染、出血及胰腺炎的可能,因此要掌握好有否做 ERCP 指征。
- 告诉医师有无碘过敏,是否前列腺肥大,有无青光眼病史(不宜用 654-2、阿托品类药物)。
- 检查完毕后,要卧床休息,注意观察有否腹痛、发热、出血等。
- 若有凝血机制障碍,不宜做乳头肌切开术。

26 腹腔镜

【你需了解】

- 腹腔镜用于临床已几十年,近些年来由于设备的改进,由单纯诊断进展到镜下施行手术治疗。

【症状表现】

- 适应证

(1) 诊断方面适应证:肝胆病变,其他检查不能确诊者;

(2) 不明原因的腹水,腹膜病变;

(3) 黄疸的鉴别;

(4) 某些腹部或盆腔的肿块等。

- 禁忌证

(1) 严重的心肺衰竭;

(2) 急性心肌梗死;

(3) 肠梗阻;

(4) 细菌性腹膜炎;

(5) 腹腔粘连;

(6) 严重的凝血障碍;

(7) 腹腔难复性疝等。

【处理】

- 操作方法

(1) 术前需做全面的体格检查,腹部有否感染和疤痕,凝血机制是否正常。

(2) 选择好气腹穿刺点,插入气腹针,注入 N_2O 或 CO_2 气体。

(3) 当有腹胀感后,在选定的进镜处做一小切口,垂直插入套管针 2～3cm 即进入腹腔,拔出针芯,插入腹腔镜,即可进行观察。

- 手术腹腔镜

(1) 在腹腔镜直视下,进行某些外科和妇科手术操作,称为手术腹腔镜。

(2) 胆囊摘除术、慢性胆囊炎、胆石症、胆囊息肉等在腹腔镜直视下,分离胆囊,将胆囊从腹腔镜切口取出,疗效好,恢复快。

(3) 其他如肝囊肿,肝脓肿、腹腔粘连的治疗,腹腔镜下还可做阑尾切除术,电灼输卵管绝育术,子宫脱垂悬吊术等。

【注意事项】

- 腹腔镜的直视观察有相当高的正确性,但亦有局限性,需与活检、影像学检查结合才能达到很高准确率。
- 腹腔镜下做胆囊摘除术是目前治疗胆囊结石的主要手段之一,创伤小,恢复快,但亦不是每个患者均适合的,若胆管有变异,长期慢性炎症广泛粘连,肝管、胆总管有结石就不很适宜做。
- 腹腔镜检查亦有一定的并发症,如腹壁疝,肝活检处出血,附近脏器损伤等。所以要严格掌握指征,恰当选择患者,熟练操作技巧,才能使腹腔镜成为诊断和治疗某些腹部疾病的有用手段。

27 胆管镜

【你需了解】

- 胆囊是上起肝脏下接十二指肠的管道系统,管道较细,分支较多,近些年来,胆管镜几经改进,已有纤维胆管镜、纤维胆管子母镜,除对胆管可直接观察外,还可活检取石等。

【症状表现】

- 在手术中胆管镜可直接观察胆管黏膜的病理变化,如充血水肿的程度,有无溃疡或出血点。

【处理】

- 对胆管狭窄可直接夹取活组织做病理检查。
- 胆管切开取石后再用胆管镜观察是否有残余结石,若存在残石可立即经钳道取石,直至清除干净。

【注意事项】

- 因术中应用胆管镜可明显降低胆管残余结石发生率,胆管手术后,总胆管带有T管引流患者,拔出了T管后,经T管瘘道置入胆管镜检查。
- 同样也具有诊断和治疗的双重作用。胆管镜应用后,大多数残余结石都可通过非手术方法经胆管镜清除,所以术后胆管镜已被认为是补救手术不足的重要方法。

第五章　内分泌系统疾病

● 内分泌系统：包括下丘脑、垂体、松果体、甲状腺、肾上腺、胸腺等。此外，胰腺的胰岛、睾丸、卵巢及胎盘等，也有内分泌功能。

● 内分泌：是指内分泌腺的分泌物，无导管向外排出，而直接透入血液或淋巴，故称内分泌。它的分泌物称为激素。翻译名为"荷尔蒙"。激素量小，但对人体的新陈代谢、生长、发育及保持机体内部酸碱平衡等，有重要的促进和调节作用。

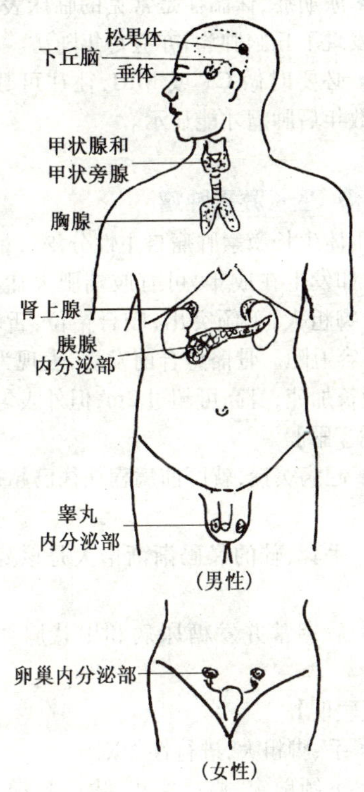

图1－5－1　内分泌系统

● 激素要平衡：人体内的内分泌一定要保持平衡，分泌不足或过多都会引起疾病，少则功能减低，多则功能亢进。同时，各内分泌腺的活动不是孤立的，而是相互联系、相互配合和相互制约的。例如，胰岛素使血糖降低，而高血糖素和肾上腺素则使血糖升高，两者相互制约；生长素和甲状腺素共同促使人体生长发育，两者相互协同。垂体在内分泌腺活动中占重要地位，它分泌多种激素影响和协调其他内分泌腺的功能。如垂体分泌的促甲状腺激素，能促进甲状腺分泌甲状腺素，而当血中甲状腺素增高时，又能倒过来抑制垂体分泌促甲状腺激素，使甲状腺分泌减少，把这种作用称为"反馈作用"。

● 主要内分泌腺及其分泌的激素：为了使读者对生疏而又复杂的内分泌有一个简明的概念，列下表供参考。

表1－5－1　主要内分泌腺及其分泌物质

激素名称	内分泌腺	
促甲状腺素(TSH)	腺垂体	脑垂体
促肾上腺皮质激素(ACTH)		
卵泡刺激素(FSH)		
黄体生成素(LH)		
生长素(GH)		
催乳素(PRL,LTH)		
黑色素细胞刺激素(MSH)		
催产素	神经垂体	
抗利尿素(ADH,加压素)		
雌二醇(E_2)	卵泡	卵巢
孕酮(P)，雌二醇	黄体	
睾丸酮(T)	睾丸	
胰高血糖素	α 细胞	胰腺
胰岛素	β 细胞	
肾上腺素	肾上腺髓质	肾上腺
去甲肾上腺素		
糖皮质激素(如氢化可的松,F)	肾上腺皮质	
盐皮质激素(如醛固酮)		
性激素		
降钙素	甲状腺旁滤泡细胞(C)	
甲状旁腺素(PTH)	甲状旁腺	
甲状腺素(T_4)	甲状腺	
三碘甲状腺原氨酸(T_3)		

1 下丘脑综合征

下丘脑综合征主要表现为周围内分泌腺功能紊乱及下丘脑自身功能障碍,如体温调节中枢(发热)及食欲改变(厌食或贪食)及肿瘤占位症状,儿童最常见是颅咽管瘤,在成人则可能是中枢神经、下丘脑以及松果体肿瘤。

【你需了解】

• 下丘脑是内分泌腺最高统帅,其分泌的内分泌激素有血管加压素、催产素、促肾上腺皮质激素释放激素(CRH)、促甲状腺激素释放激素(TRH)、生长激素释放激素(GH-RH)、促性腺激素释放激素(GnRH)、促生长激素抑制激素(SS)、催乳素抑制因子(PIH)。

• 下丘脑有体温调节中枢、食欲中枢。

【症状表现】

• 颅咽管瘤　往往青少年发病,早期表现内分泌功能缺陷,生长激素(GH)缺乏,表现为侏儒症,促性腺激素(GnH)缺乏,表现为性幼稚,抗利尿激素(ADH)缺乏,表现为尿崩症。严重时有肿瘤压迫症状,如头痛、视力下降。

• 中枢神经肿瘤或下丘脑自身肿瘤　主要表现为头痛、失明、颅内压增高症状及不同程度的垂体功能减退或尿崩症,内分泌功能缺陷症状往往先于神经系统症状。

• 下丘脑的其他症状　包括认知、行为、口渴、食欲、体温调节功能的障碍。这些表现常和垂体功能低下、尿崩症相伴随,具体表现为嗜睡、多食、肥胖,或神经性厌食、烦渴、多饮、多尿、发热等。

• 实验室检查　CT、核磁(MRI)可发现下丘脑占位性病变,生长激素(GH)、促黄体生长素(LH)、卵泡刺激素(FSH)低下,甲状腺、肾上腺功能往往正常。

【处理】

• 颅咽管瘤往往难以完全切除,只能部分切除后再做放疗。如无手术指征,只能放疗,但该肿瘤对放疗不敏感。

• 下丘脑肿瘤更难以切除,一般只能对症治疗,如尿崩症,应按尿崩症治疗,如有颅内压增高,只能脱水治疗。

• 非肿瘤引起的下丘脑综合征(如炎症),则可考虑替代治疗,生长激素(GH)缺乏引起的侏儒症,可考虑用GH促使其长高,促性腺激素GnH缺乏性幼稚可用促性激素或睾酮治疗。

【你需就医】

• 患者身高低于同龄人2个标准差以下,且伴有性发育迟缓。

• 有烦渴、多饮、多尿。

• 垂体功能低下。

• 视力下降、持续性头痛、颅内压增高征象。

【特别提示】

• 尿崩症、侏儒症是常见的临床表现,即使未发现下丘脑肿瘤,亦应每年随访。

• 必要时做CT或MRI,往往可数年甚至十数年后肿瘤才能显示。

2 生长激素肿瘤

垂体生长激素肿瘤自主性分泌过量生长激素,如发生在成年,可有肢端肥大症,表现为手、脚粗大,下颌突出,咬合错位,舌粗,唇厚,面容丑陋。骨骼愈合前发病,表现为巨人症,生长加速,身高可超过2m,但外表匀称。

【你需了解】

• 起病缓慢,就医前病程往往已超过5～10年。

• 手套、鞋的尺码渐渐增大是该病早期表现。

• 后期常并发糖尿病和甲状腺功能亢进症。

【症状表现】

• 手、脚粗大,进行性加剧。

• 下颌前突,眉弓突出,皮肤粗糙,面部皱纹多,丑陋,发音低沉,鼻音重,舌粗大,有沟纹。

• 晚期　骨质疏松,表现骨关节病,脊椎后突。

• 巨人症　青少年期生长加速,异常高大,力气过人,早期性欲亢进,后期性欲减退。

• 可有头痛、偏盲、失明、CT、MRI多能显示垂体大腺瘤(直径大于1cm)。

● 血生长激素　明显升高,一般>10μg/L,可同时有催乳素升高。

【处理】

● 手术治疗　头痛、视野缺损,CT显示肿瘤大,宜手术治疗,或γ刀。

● 放射治疗　肿瘤可以放疗,但疗效不理想。

● 药物治疗　溴隐停5～30ml/d,有抑制生长激素作用,但疗效差。

● 生长抑素及其类似物　能抑制生长激素分泌,但价格贵,目前尚难普及推广。

【你需就医】

● 青少年生长显著增快,明显快于同龄人,力大无比。

● 成人面容渐渐变得丑陋,手、足尺码渐增大。

【特别提示】

● 需与甲状腺功能减退区别:"甲减"由于黏液性水肿,表现为舌粗、唇厚、发音低钝,脚也可变得肥大,有类似肢端肥大症表现。

● 晚期往往并发糖尿病、甲状腺功能亢进,应同时治疗糖尿病和甲亢。

● 已知肢端肥大症患者,突然出现剧烈头痛、恶心、呕吐、疑垂体卒中,应立即就诊。

3 高催乳素血症

高催乳素血症是由于垂体催乳素瘤或其他垂体肿瘤压迫正常垂体致催乳素增高引起一系列症状:如乳溢、闭经、不育、性欲降低,男性有阳痿,少数有男性乳房发育。

【你需了解】

● 高催乳素血症主要是垂体催乳素瘤,部分由垂体内或垂体旁肿瘤挤压正常垂体组织引起;甲状腺功能减退症由于促甲状腺激素释放激素(TRH)增高兴奋催乳素分泌。某些药物亦可引起高催乳素血症,如吗叮啉、胃复安、利血平、甲基多巴、卡比多巴、雷尼替丁、西咪替丁、雌激素、冬眠灵等。

● 催乳素瘤是垂体腺最常见肿瘤,约占垂体肿瘤的40%左右,大多为微腺病(<1cm),男性少见。

● 催乳素瘤体积与催乳素水平相关,如肿瘤大于1cm,而催乳素小于100μg/L,则该肿瘤多为非催乳素肿瘤,高催乳素血症是该肿瘤压迫所致,但微腺瘤、催乳素甚高,说明是催乳素瘤。

【症状表现】

● 女性　闭经、乳溢、性欲减退、不育、乳房肿痛,虽雌二醇低,但无乳房萎缩。

● 男性　阳痿、性欲降低、不育,少数有男性乳房发育、头痛。

● 血催乳素增高　往往大于100μg/L(正常小于25μg/L)。

● CT或MRI　可见垂体微腺瘤。

【处理】

● 药物治疗　溴隐停2.5mg/次,每12小时1次,随着催乳素正常,剂量可逐渐减少,最少维持量1.25mg/d,睡前服用。

● 手术治疗　指征:大腺瘤、有头痛,甚至偏盲、失明,或对溴隐停治疗无反应。大腺瘤手术治愈率低,往往短期内复发。

【你需就医】

● 近期出现头痛、视力障碍。

● 需要生育。

【特别提示】

● 微腺瘤,千万别手术治疗,尤其未生育年青女性,手术时可破坏正常垂体,致使终身闭经。

● 溴隐停小剂量开始,1.25mg,2次/d,口服,适应2～3天后改为2.5mg,2次/d,可减少恶心、呕吐、嗜睡、头晕等不良作用。

● 溴隐停对胎儿无致畸作用,但在治疗过程中如怀孕,应停用,停药后如头痛、视野缺损,则可再用溴隐停,产后一般不宜哺乳。

● 如患者月经正常、无乳溢、无生育要求,可不必用溴隐停治疗,或患者无月经,亦无生育要求,可用雌激素人工周期,一般并不引起肿瘤增大。

4 前叶垂体功能减退(希恩病或西蒙病)

产后由于大出血、休克使垂体坏死(希恩

病），或垂体内占位性病变压迫正常垂体（西蒙病），亦可能是垂体旁肿瘤或下丘脑病变致垂体功能低下，个别可以是慢性淋巴细胞性垂体炎所致。

【你需了解】

- 垂体功能低下最常见原因是产后大出血和垂体肿瘤。
- 最常见的表现是性腺、肾上腺、甲状腺功能减退。

【症状表现】

- 女性　生产大出血后，产后无泌乳、乳房进行性萎缩、闭经，阴毛、腋毛脱落，性欲降低。
- 男性　阳痿、性欲减退，胡须稀少、阴毛脱落，睾丸、阴茎萎缩。
- 厌食、消瘦、乏力、怕冷、面色苍白、血压低、脉细，甚至不能摸及。
- 实验室检查　血尿皮质醇低下、血睾酮、雌二醇低、甲状腺功能起病早期往往正常，5～10年后甲状腺功能低下，血钠往往偏低。

【处理】

- 给予替代剂量肾上腺皮质激素、性激素、甲状腺激素。
- 醋酸可的松　25mg（或醋酸氧化可的松20mg）上午2/3、下午1/3，口服。
- 性激素　年轻妇女，可给予人工周期（详见妇科篇），男性可给予绒毛膜促性腺激素（HCG）2000u，4～7天1次，肌内注射，往往可恢复正常性功能和血睾酮水平，用Ⅱ酸睾酮250mg，肌内注射，1次/月，可使性功能正常。但要恢复生育能力应同时用更年期促性腺激素（HMG），或用重组FSH75u，2次/周，肌内注射。
- 甲状腺激素　早期（5～10年）甲状腺激素可以不用，晚期甲状腺功能减退症状显现，须补充左旋甲状腺素（LT_4）100μg/d或甲状腺片60mg（1.5片）/d，口服，一般足以维持正常甲状腺功能。

【你需就医】

- 并发感染，高热，腹泻。
- 恶心、呕吐、极度乏力。
- 出现精神症状，如胡言乱语、回答离题、嗜睡等。

【特别提示】

- 随身佩戴疾病证明，发生意外可及时救治。
- 可的松为维持生命所必需，务必天天服用。高热、外伤或极度精神紧张应加倍剂量，不宜用强的松或地塞米松作为首选药物，只有无法获得可的松时作为暂时替代治疗。
- 急诊出现无特殊原因低钠昏迷，多为垂体功能减退，应按急性垂体功能减退危象处理。

5 侏儒症

侏儒症是指身高低于同地区、同龄、同性别儿童平均身高2个标准差以下。有许多系统性疾病均可引起侏儒症。本文主要是述及生长激素缺乏所致侏儒症，其特点是身材矮小、匀称，营养良好，智力正常，但比同龄人显得年轻。

【你需了解】

- 引起身材矮小的疾病　生长激素缺乏症，体质性矮小，染色体异常，特纳综合征（45X0），假性甲状旁腺功能减退，骨软骨发育不良，粘多糖沉着症；全身性疾病有先天性心脏病、慢性肾炎、血吸虫病及内分泌疾病如克汀病、糖尿病、性早熟、软骨病、营养不良等。
- 及早诊断、治疗，有可能使身高接近正常　如血吸虫病，要驱虫；克汀病、糖尿病要及时治疗，生长激素缺乏症要补充生长激素等，均可获得正常身高。
- 生长激素缺乏症的病因　特发性、遗传性，后天获得的主要有颅咽管瘤、组织细胞增生症，以及放射治疗后。

【症状表现】

- 增高比同龄人、同性别人缓慢，3岁以上的增高速率小于4～5cm/年。
- 身材匀称、营养良好、智力正常，往往有性幼稚。
- 骨龄延迟2～3年，面容显得幼稚。

• 药理兴奋试验后，兴奋后生长激素少于7μg/L。

【处理】

• 首先要排除其他原因侏儒症。

• 一旦确定是生长激素缺乏症，骨龄女孩小于13岁，男孩小于15岁，即可补充人生长激素，往往可使增高速率加快，最后达到或接近正常高度。

• 非生长激素缺乏侏儒症主要是对因治疗，如克汀病、软骨病、血吸虫病等及早治疗效果明显。当然有许多先天性、遗传性疾病只能明确诊断，无特殊治疗，如粘多糖沉着症、骨软骨发育不良等。

【你需就医】

• 婴儿期黄疸不退，哺乳困难，不哭不闹"乖小囡"，或体重过低。

• 囟门闭合延迟、起步迟、说话迟。

• 儿童期生长速率明显低于同龄儿童。

【特别提示】

• 人群中常见的个子矮小　① 体质性矮小：性发育正常，父母矮小；② 卵巢发育不全：特纳综合征；③ 甲状腺功能减退症：幼年黏液性水肿、克汀病；④ 系统性慢性疾病：如糖尿病、寄生虫病等；⑤ 生长激素缺乏症。

• 体质性矮小的主要原因是遗传、偏食、营养不良，最好的治疗是补充营养、忌偏食、鼓励运动，最后高度往往超过父母亲。

6 空泡蝶鞍综合征

空泡蝶鞍是由于蛛网膜下腔嵌入鞍内，由于长期受脑脊液压力作用，使垂体缩小呈扁平状沉于鞍底，严重时可有轻度垂体功能减退症状。

【你需了解】

• 空泡蝶鞍多数原因不清，谓原发性空蝶鞍。

• 少数由于鞍区放疗或手术，谓继发性空蝶鞍征。

【症状表现】

• 多见于多产、肥胖女性，一般无临床症状，因其他疾病做头颅CT时偶然发现。

• 可有头痛、视力障碍，部分有高催乳素血症。

• 严重者可有轻度垂体功能不足。

【处理】

• 一般无需特殊处理，如有严重垂体功能不足，则需激素替代治疗，如有高催乳血症、闭经，亦需药物治疗。

【你需就医】

• 垂体功能低下者。

【特别提示】

• 结合空泡蝶鞍综合征临床表现和气脑造影或CT检查可明确诊断。

7 神经性厌食症

神经性厌食由于心理障碍，以瘦为美或受精神创伤而忧郁，失去食欲、厌食，进食后上腹胀，终日无饥饿感，因而进行性消瘦，继而引起内分泌功能紊乱、闭经、不育、怕冷、低T_3征群，最后可致死亡。

【你需了解】

• 青年女性多见，多有精神因素，部分女性为形体美，过分节制饮食，最后引起厌食症。该症无器质性病变存在。

【症状表现】

• 极度消瘦、体重不足于同龄、同身高的青少年。

• 厌食、终日无饥饿感、不愿进食，食后即伴有恶心、呕吐。

• 怕冷、乏力、低T_3（三碘甲状腺原氨酸），严重可以低T_4（甲状腺素）。

• 闭经，先月经稀少、最后闭经。

• 毳毛增多，无阴毛，腋毛脱落，血、尿皮质醇增高。

【处理】

• 心理咨询　首先做精神治疗，要详尽了解其家庭、朋友、工作情况，寻找发病诱因：如因以消瘦为美而节食，必须纠正她们对体重、进食的错误观点，说明进食对保持健康和形体美的重要性。如因精神创伤，则应说服、诱导解除其思想疙瘩。

• 做通思想工作基础上，逐渐进加食量，

必要时可静脉营养。

● *药物治疗* ① 小剂量胰岛素,来增加食欲,但必须严密观察防止血糖过低,亦可用静脉葡萄糖胰岛素滴注,增加热量;② 赛庚定是抗血清素作用,能增加食欲,对恢复体重有一定作用。

【你需就医】

● 若有上述症状发生,请到医院就医检查,找有经验的专科医生。

【特别提示】

● *与希思综合征鉴别* 两者临床上有许多相似之处:消瘦、厌食、恶心、怕冷、乏力、闭经,但精神性厌食多发于青少年精神创伤后,虽闭经,但无阴毛、腋毛脱落,毳毛反而增多,血、尿皮质醇增高,而前者多发生于产后大出血、产后无乳汁、闭经,阴毛、腋毛脱落,血、尿皮质醇降低。

● 排除下丘脑器质性病变。

8 尿崩症

中枢性尿崩症是由于垂体肿瘤或垂体旁肿瘤破坏了垂体后叶,也可以下丘脑病变破坏了视上核和旁室核,使垂体后叶不能分泌足够血管加压素,引起多尿、烦渴、多饮,产生大量低渗尿。

【你需了解】

● 青少年常见,多为特发性(原因不明),少数为颅咽管瘤、异位松果体瘤。成年发病可能是病毒感染,嗜酸性细胞肉芽肿、外伤或垂体术后。

● 肾性尿崩症与垂体无关。由于先天性肾小管对抗利尿激素(ADH)不敏感或高血钙、低血钾或慢性肾脏病对血管加压素不敏感,一天尿量约 4000 ~ 5000ml,对血管加压素无反应。

● 原发性烦渴或精神性多饮,多尿,往往有精神因素,多见于女性。由于过量饮水,抑制了血管加压素分泌,继而出现多尿、烦渴,禁饮能逐渐减少尿量而好转。

【症状表现】

● 突然或逐渐出现多尿、烦渴、多饮,一天尿量可达 5 ~ 20L。

● 尿清如水,比重小于 1.005。

● 禁饮后尿比重无明显升高,很少大于 1.010,用血管加压素后,尿量迅速减少,尿比重恢复正常。

【处理】

● 鞣酸加压素(长效尿崩停)0.1 ~ 0.2ml,肌内注射一次剂量宜维持正常尿量 48 ~ 96 个小时为妥。

● 人工合成血管加压素类似物,去氨加压素片(弥凝)0.1mg,1 ~ 2 次/d 口服或鼻腔内滴入可维持正常尿量。

● 氯磺丙脲 0.25g/d 加双氢克脲塞 75mg/d 口服,约 90% 的尿崩症患者尿量接近正常。如无氯磺丙脲,则可用卡马西平 0.3g/d加双氢克脲噻,但疗效不及前者理想,单用双氢克脲塞亦有一定疗效,尿量可减少约 50%。

【你需就医】

● *头痛* 发热不退或前叶功能减退症状加剧。

● *尿崩症"痊愈"* 应高度怀疑垂体前叶功能减退变得严重,可能肿瘤扩大压迫垂体前叶,当缺乏糖皮质激素,即使缺乏血管加压素,尿崩症变得不明显。

【特别提示】

● *脑外伤* 昏迷患者宜用短效水剂血管加压素。长效尿崩停以小剂量开始,一次剂量不宜过多,如过量,使最初 2 ~ 3 天少尿,甚至无尿,可引起水中毒,头痛。

● *水对尿崩症患者就是一种药* 不能怕尿多而少喝水,否则就可引起血浆高渗,威胁生命。如不能获得药物,饮水即可正常生活。

● *特发性尿崩症* 部分是由于肿瘤太小,无法检出,所以仍需定期随访。

9 性早熟

女性 8 岁前,男性 9 岁前出现性发育即为性早熟。

【你需了解】

● 真性性早熟由于下丘脑过早发动脉冲

性促性腺激素释放激素，引起垂体、肾上腺、性腺同步发育，使周围内分泌腺过早分泌成人量内分泌激素。男性出现性成熟，有成熟精子；女性有排卵月经周期，女性多为特发性；男性约1/3为下丘脑或其他部位颅内肿瘤。

● 假性性早熟，多为先天性肾上腺皮质增生或肾上腺肿瘤，产生过多雄激素，男性出现假性性早熟，女性出现女性假两性畸形。男性睾丸肿瘤，女性颗粒细胞瘤也可产生男性和女性的同性性早熟。

● 有少数不明原因“单纯阴毛早现”、“单纯乳房早发”，但性激素正常、无排卵、无月经，随着年龄增长完成正常发育，无需治疗。

【症状表现】

● 真性性早熟，源于下丘脑性性早熟，女性在8岁前，男性在9岁前出现第二性征，女性卵巢、子宫、外阴、乳房均开始发育，阴毛生长，出现周期性排卵性月经，男性睾丸、阴茎发育，出现性冲动，有遗精，促性腺激素增高，睾酮达成年水平，猛长先于同龄人，由于骨骼提前融合，最后身高较同龄人矮。

● 假性性早熟最多见为先天性肾上腺皮质增生（详见肾上腺性异常综合征）。

【处理】

● 首先排除器质性病变　如有肿瘤，尽早手术切除或放疗。

● 特发性性早熟　可用促性腺激素释放激素，阻滞垂体促性腺激素释放，以期达内科阉割，阻止性成熟，使身高达成人水平。现已有促性腺激素受体阻滞剂，其疗效更为理想。假性性早熟治疗，详见“肾上腺性异常综合征”。

【你需就医】

● 女性8岁前、男性9岁前出现第二性征及行为异常。

● 儿童期身高长得特快，明显高于同龄人。

【特别提示】

● 治疗前应与假性性早熟鉴别。

● 治疗愈早，预后愈好。

注意要保护隐私，鼓励上进，以免儿童产生自卑感。

10 青春期延迟

青春期延迟是指到达青春期年龄，男性11～13岁，女性10～12岁仍未见性发育征象，但以后仍可发育完全，不过较常人为迟。

【你需了解】

● 猛长与性发育相伴随，女性12～13岁，男性14～15岁生长速度最快。

● 性发育特征

(1) 男性：睾丸增大、富有弹性，阴茎变粗，阴毛、腋毛生长，喉结突出，声音变粗，胸、肩距变宽。

(2) 女性：体脂增多，体态丰满，乳房发育，阴毛、腋毛生长，阴道分泌物增多，由碱性变成酸性，初潮出现。

【症状表现】

● 发育年龄　到发育年龄时仍未出现青春期，身材较同龄人矮小，往往有家族史。

● 体格检查　虽无阴毛、腋毛，但阴囊发育好，睾丸虽小，但较垂体性侏儒者大，质地好、有弹性，身高也较垂体性侏儒者高。有些特别肥胖者，阴茎尤其短小，但睾丸质量好，身高正常，身材匀称，下半身与上半身长度相等。

● 骨龄　按实际年龄延迟2～4岁，但与身高年龄相符。

● 实验室检查　男性17二酮、睾酮排量，女性雌激素排量较实际年龄低，血促黄体生成素(LH)、卵泡刺激素(FSH)也较正常人低。

【处理】

● 病史　家族中其父母性发育年龄、营养状况；有否偏食、慢性病史；哮喘、糖尿病、寄生虫病等。了解这些病史有助于与性发育不全鉴别，慢性病和营养状况不佳是青春期延迟最常见原因。

● 随访　每半年去专科门诊检查，如睾丸阴茎较前大提示性发育开始，测定LH、FSH、睾酮(T)，女性雌二醇(E_2)，如LH|FSH

增高,T 或 E_2 伴随增高提示性发育启动,如 LH、FSH 增高,T、E_2 仍处于基础水平,提示原发性性腺发育不全,如男性 20 岁、女性 17 岁,LH、FSH、T、E_2 仍处于基础水平,提示下丘脑、垂体病变。

● 青春期延迟无需激素治疗,最后可发育完全。

【你需就医】

● 男性 14 ~ 15 岁、女性 12 ~ 13 岁未见发育体征。

【特别提示】

● 尽早鉴别青春期延迟与性发育不全,青春期延迟不必过早用激素治疗,只要随访、等待。

● 性发育不全应及时激素替代治疗,激素替代治疗时间与正常发育年龄相符,则第二性征可发育得较好,增加患者自信心理。

11 性发育不全症

由于下丘脑、垂体或性腺本身病变致性不发育,无第二性征,谓性发育不全(性幼稚)。

【你需了解】

● 性发育三个环节　下丘脑脉冲式分泌促性腺激素释放激素——垂体分泌促性腺激素——性腺分泌性激素,后者促使第二性征发育。其中任何环节病变均可使性发育不全。

● 下丘脑、垂体病变的主要原因是肿瘤、炎症、X 线、先天性缺陷。性腺本身病变可以是染色体病变,如 45X0(特纳征)、47XXY(克兰费尔德征)或后天性,如睾丸炎、X 线损害、手术切除。

【症状表现】

● 男性 20 岁、女性 17 岁未见性发育。

● 类无睾征特点　上半身(头顶至耻骨联合)短于下半身(耻骨联合至足底长度)。

● 某些性发育不全有染色体异常和身体畸形。如特纳综合征:侏儒、蹼颈、45XO。克兰费尔德征 XXY:性腺不发育是由于染色体异常,促黄体生成素(LH)、卵泡刺激素(FSH)增高,性激素低。

● 测定促黄体生成素(LH)、卵泡刺激素(FSH)、性激素结合 LHRH(黄体生成素释放激素)兴奋试验可以区别是下丘脑、垂体抑或是性腺病变。性腺本身病变特点:性激素睾酮(T)或雌二醇(E_2)低,LH、FSH 高,如 LH、FSH、T 均低,可做 LHRH 兴奋试验,兴奋后 LH、FSH 升高说明病变在下丘脑,如 LH、FSH 未被兴奋,则病变在垂体,垂体性侏儒是性幼稚常见原因。

● CT 或 MRI 能显示下丘脑或垂体病变。

【处理】

● 原发性睾丸病变　可给予睾丸酮,开始用Ⅱ-酸睾酮 50 ~ 100mg/月,不至于使骨骼提前愈合,至 6 ~ 12 个月第二性征出现后,剂量加倍,3 年后剂量可增至 200 ~ 400mg/月,这一剂量模仿正常人青春期发育过程,在治疗过程中应周期性停药 4 ~ 12 周,观察有否下丘脑、垂体、性腺自身活动。如是原发性卵巢病变(尤其是单纯性性腺不发育)或 17a 羟化酶缺乏可用人工周期,可使第二性征发育良好,但治疗期应与青春期发育年龄相吻合,超过一定年龄即使性激素替代治疗,第二性征发育亦不理想。

● 下丘脑、垂体病变　应先治疗原发病,如催乳素瘤,应选用溴隐停治疗,使 PRL 降低,肿瘤缩小,继而青春期发动,而不宜用手术或放疗,除大肿瘤威胁生命,如其他下丘脑、垂体肿瘤,如有指征先切除肿瘤,然后用 HCG 治疗,开始每周 1500u,一般先用小剂量,使增加身高,用药期间定期测定睾酮,观察疗效。9 ~ 12 月后,HCG 增至 2000U/4 天,促使间质细胞发育,增加睾丸容量,分泌睾酮,结合 HMG(或重组 FSH)75u 2 次/周,有促进生精(或卵泡成熟)作用,该治疗对单纯性促性激素缺乏者效果好,但对垂体性侏儒效果欠佳。下丘脑病变用 LHRH 泵脉冲式注射,模拟正常下丘脑功能,但价格昂贵,长期应用有困难。

【你需就医】

● 男性大于 15 岁,女性大于 13 岁无任何性发育迹象，应找有经验医生诊治，鉴别是性发育不全还是性发育迟缓。

【特别提示】

● 如有身体畸形，多为先天性疾病，如肥胖、四肢短小，男性乳房发育可能是肥胖生殖无能症；侏儒、蹼颈、眼距宽多为特纳综合征；肌张力低、反射消失、智力低下为性幼稚、肌张力低征群；六指畸形、肥胖为性幼稚、视网膜色素变性、多指畸形综合征。

● 下肢长于上身，多为类无睾症。

● 体态匀称、较同龄人稍矮、智力好、阴囊发育好、睾丸坚韧，多为青春期延迟。

12 甲状腺功能亢进症（甲亢）

甲状腺功能亢进症是由于甲状腺分泌过多的甲状腺激素，致使机体代谢增高及交感兴奋征群：食欲亢进、消瘦、畏热、多汗、心悸、脾气急躁、失眠、乏力、四肢震颤、突眼、甲状腺肿大等。

【你需了解】

● 甲状腺功能亢进症常见原因：毒性弥漫性甲状腺肿、毒性甲状腺腺瘤、结节性甲状腺肿甲亢、甲状腺炎、碘甲亢、药物性甲亢。

● 毒性弥漫性甲状腺肿是最常见的甲亢，约占甲亢患者80%以上，其发病与免疫功能紊乱有关。

● 女性多见。

【症状表现】

● 高代谢征群　怕热、多汗、口渴、多饮、多食消瘦、情绪不稳定、易激动、失眠、极度疲劳。

● 心血管　心律紊乱、窦性心动过速、早搏、心房纤维性颤动、阵发性室上速。

● 突眼和胫骨前局限性黏液性水肿　是毒性弥漫性甲状腺肿患者特征性症状。男性患者起床时还可出现低血钾麻痹。

● T_3（三碘甲腺原氨酸）、T_4（甲状腺素）、FT_3（游离三碘甲腺原氨酸）、FT_4（游离甲状腺素）增高，S-TSH（超敏促甲状腺素）低。TPOAb（甲状腺过氧化酶抗体）、TRAb（甲状腺受体抗体）增高常见于毒性弥漫性甲状腺肿。吸^{131}碘增高，但碘甲亢、亚急性甲状腺炎甲亢、药物性甲亢、吸^{131}I降低。

● 甲亢合并妊娠　除有一般甲亢症状外，体重一般不减少，由于雌激素增高，正常妊娠总T_3、总T_4可以增高，所以妊娠甲亢应据FT_3、FT_4及S-TSH诊断。一般不宜做吸^{131}I试验（因为胎儿第12周起有吸^{131}I功能）。心率常>100次/min。

● 儿童甲亢　占甲亢患者1%～5%，多为毒性弥漫性甲状腺肿，往往突眼明显，生长加速，骨龄提前，青春期提前，可有精神症状，应该采用内科治疗，且疗程长，易复发。

● 淡漠型甲亢　多见于老年患者，甲亢症状不明显，表情淡漠、消瘦、嗜睡、肌病重、极度乏力、T_4增高、T_3可以正常、突眼。甲状腺肿大、高代谢症群可以不明显。

● 甲亢危象　即甲亢症状加剧，往往因未控制甲亢手术或感染所诱发。目前由于对甲亢认识提高，发生危象罕见。

【处理】

● 内科治疗

（1）休息和高热量饮食。

（2）药物治疗：他巴唑（甲巯咪唑）15～30mg/d或丙基硫氧嘧啶150～300mg/d，分3次服用，症状重、甲状腺肿大明显剂量要偏大，否则剂量要偏少，4～12周，症状控制后，逐渐减少剂量，维持治疗1～2年。

（3）心得安10mg，3次/d，口服，主要是对症治疗，待1～2个月甲亢控制后即停用。

停药指征：①维持量小；②甲状腺小；③吸^{131}I正常；④甲状腺刺激抗体正常。

（4）妊娠甲亢：丙基硫氧嘧啶为妥，不宜采用放射性^{131}I或手术治疗。

（5）突眼：除大剂量强的松60～80mg/d，辅以免疫抑制剂，尚无特效疗法，效果也不肯定。

● 外科治疗　为手术疗法，适用于内科治疗难以痊愈，或甲状腺明显肿大者。

● 放射治疗　主要应用放射性^{131}I治疗，但甲减发病率高，且有突眼加重之可能。

【你需就医】

● 难以解释的心律紊乱，如窦性心动过

速，频繁早搏(尤其是女性)。

● 无原因食欲亢进，而体重反而减轻。

● 甲亢已经确诊，必须定期就医，观察药物反应，如白细胞数、肝功能、甲状腺功能，调整药物剂量，维持剂量为他巴唑或丙基硫氧嘧啶1～2片/d。

【特别提示】

● 丙基硫氧嘧啶100mg≈他巴唑7.5mg效应，因此相同片剂的他巴唑疗效远优于丙基硫氧嘧啶，且肝毒性较丙基硫氧嘧啶少见，因此他巴唑应作为首选药物，但他巴唑皮疹过敏常见，多发生在用药后1～3周，可用抗组织胺药物使其缓解，或改用丙基硫氧嘧啶，亦可在专科医生指导下脱敏治疗。

● 用药前后必须测定白细胞计数分类和肝功能检查。

● TGAb(甲状腺球蛋白抗体)、MCAb(微粒体抗体)、TPOAb(甲状腺过氧化酶抗体)在毒性弥漫性甲状腺肿瘤人中80%～90%均增高，因此不能作为桥本甲状腺类的唯一依据。

● 亚急性甲状腺炎甲亢，可用强的松10mg，3次/d口服，甲亢症状可用心得安控制，桥本甲状腺炎甲亢少见，往往能自动缓解，虽属自体免疫病的一种，但不宜采用糖皮质激素治疗。

13 甲状腺功能减退症(甲减)

本文指原发性甲减。甲减是由于各种原因致甲状腺激素分泌不足，引起全身代谢降低征群。怕冷、少汗、食欲不振、腹胀、少尿、浮肿、乏力、嗜睡、反应迟钝、心动过缓等。发生于婴儿称呆小症，发生于儿童谓幼年黏液性水肿，发生于成人为成人甲减，其症状也略有不同。

【你需了解】

● 原发性甲减的原因　主要是桥本甲状腺炎，甲状腺手术后或甲亢放射性^{131}I治疗后，还有一些少见的如异位甲状腺、先天性无甲状腺、甲状腺激素合成酶缺乏。

● 女性多见。

● 继发性甲减的原因　多数是垂体或下丘脑病变引起，已在垂体功能减退中叙述，两者的症状和治疗有别。

● 一过性甲减　亚急性甲状腺炎末期可出现一过性甲减，多数会自愈。

【症状表现】

● 低代谢征群　怕冷、少汗、皮肤干燥、嗜睡、懒言、乏力、纳差、腹胀、便秘、少尿、浮肿。

● 循环系统　窦性心动过缓、心脏扩大。心包积液、心脏酶谱可以升高。

● 精神、神经系统　表情淡漠、迟钝、反应慢、跟腱反射松弛期延长。

● 黄胖面容、贫血、眼睑浮肿，上眼睑轻度下垂、舌粗、声音嘶哑、下肢有非凹陷性水肿。

● 甲减危象　少见，常见于冬季，由于甲减患者中断治疗或并发感染或长期未作诊断。

● 表现　神志昏睡或昏迷、紫绀、心动过缓、皮肤冷、体温降低、体温<35℃，最低纪录肛温24℃。

● 实验室检验　T_3、T_4低，TSH增高，吸^{131}I降低；抗体：TPOAb(甲状腺过氧化酶抗体)、TGAb(甲状腺球蛋白抗体)、MCAb(甲状腺微粒体抗体)增高。

【处理】

● 激素替代治疗

(1) 甲状腺素：(LT_4)1.4～1.7μg/kg/d，一般成人100μg/d，基本能控制症状。起始剂量；LT_4 25μg/d，每1～2周增加25μg/d，直增至维持量，如治疗中有心脏不适，则剂量不能增加，严密观察，越是年老，病情严重，起始剂量越小，剂量增加间隔越是长。

(2) 甲状腺片：是动物甲状腺干粉，40mg/片，内含有T_3、T_4，替代剂量≈60～80mg/d，疗效与LT_4相似(甲状腺片60mg≈$LT_4$80μg)。

● 甲减危象　一旦可疑，立即送医院救治。

(1) 逐渐提高室温。

(2) LT_4静脉推注第1天/500μg,第2天100μg,以后改为维持量。

(3) 加强对症治疗,心电监护。

【你需就医】

有面色萎黄、怕冷、体重增加、尿少、反应迟钝、声音嘶哑等症状。

【特别提示】

● T_3低,或T_3、T_4低,但TSH正常,应该是正常甲状腺病态综合征(低T_3综合征),不能诊断甲减,更不宜用T_4治疗。

● 老年冠心患者甲减,治疗中应加强冠心药物,替代剂量宜小,不宜大,治疗中冠心症状加重,则应减少甲状腺素,甲减治疗服从冠心病治疗。

14 结节性甲状腺肿

结节性甲状腺肿是指甲状腺肿大伴有大小不等结节,甲状腺功能多数正常,少数伴甲亢。

【你需了解】

● 结节性甲状腺肿与遗传有关,一个家族中有多个发病,亦可以是桥本病的一种症状。

【症状表现】

● 甲状腺肿大,大的肉眼可见,较小的手可扪及,5mm以下手难以扪及,B超可以探及2mm以上小结。

● B超能探及大小不等非均质性结节,50岁以下女性B超能探及结节性甲状腺肿高达40%以上,但手能扪及发生率约5%。

● ^{131}I扫描,见放射性分布不均大小结节。

● 甲状腺功能T_3、T_4、TSH多数正常,少数甲亢。

【处理】

● 外科治疗　如个别结节>1～2cm以上宜手术治疗,尤其B超提示恶变可能,更应及时手术。虽然恶变几率不高,但有恶变可能,手术后数年亦可复发。

● 内科治疗　用左旋甲状腺素50～100μg/d或甲状腺片60mg/d,口服,最好抑制促甲状腺激素(TSH)在正常低限,长期治疗,少数(1/3)病例有可能好转。如有甲亢病例应先内科抗甲状腺药物治疗,待甲亢控制后手术切除。

【你需就医】

● 发现有甲状腺肿大或有结节时。

【特别提示】

● 结节性甲状腺肿需与其他原因甲状腺结节改变鉴别:① 桥本甲状腺炎:该病TGAb、MCAb、TPOAb增高;② 亚急性甲状腺炎:发热、局部疼痛、白血球增高、血沉快,强的松反应好为特征;③ 弥漫性毒性甲状腺肿:甲亢、甲状腺区闻血管什音或有突眼,胫前黏液性水肿;④ 甲状腺癌,60岁以上多见,结节硬,^{131}I扫描示冷结节;⑤ 甲状腺腺瘤,单发、质地中等。

● 良性结节和恶性结节临床很难判断,如结节直径大于2cm宜手术治疗,即使是桥本甲状腺炎结节,也有恶变甲状腺癌或甲状腺淋巴瘤可能,因此桥本甲状腺炎并非手术的绝对反指征。

15 地方性甲状腺肿

地方性甲状腺肿是一种流行于缺碘地区的地方病。由于缺碘,甲状腺激素合成不足,甲状腺代偿性增大,但甲状腺功能还处于正常状态。

【你需了解】

● 发生于远离海洋、长期缺乏海盐的高原、山区,如新疆、云贵高原、四川、宁夏、甘肃等。

【症状表现】

● 呈地区性分布,自幼表现甲状腺肿大,待青春期、生育、哺乳,肿大更为明显、多见。肿大往往伴有结节,肿大严重可压迫气管、喉返神经,使声音嘶哑,少数有甲减症状。

● 肿大的结节有自主倾向,如获得足量碘可发展成甲亢。

● 新生儿可以甲减——呆小症,新生儿黄疸延长,智力减退,发育不良,严重的有黏液性水肿。

● 放射性吸^{131}I率增高,尿碘排泄降低。

【处理】

● 食用加碘盐

● 外科治疗　如肿大明显，压迫气管或喉返神经，可行手术切除。

【你需就医】

● 发现甲状腺肿大时。

【特别提示】

● 结婚生育前应积极治疗该病，以防呆小症。

16 亚急性甲状腺炎

亚急性甲状腺炎多由于上呼吸道感染诱发的自体免疫亚急性炎症，急性期有发热、单个甲状腺结节形成、明显压痛、白细胞增高、血沉甚高，急性期有甲亢症状及甲状腺激素升高和吸^{131}I降低典型表现。

【你需了解】

● 亚急性甲状腺炎甚为常见，尤其成年女性。

● 该病如不及时诊断处理，病程要延长至数月，但有自愈倾向。

● 发病与自体免疫相关，TGAb（甲状腺球蛋白抗体）、MCAb（微粒体抗体）、TPOAb（甲状腺过氧化酶抗体）均可升高。

【症状表现】

● 多见于女性上呼吸道感染后1～2周，甲状腺一叶出现黄豆大小肿块，有压痛，如不治疗，一侧肿块自愈，另一侧甲状腺出现肿块，伴有中等发热、38℃左右，病程4～6周，个别病程迁延至数月，甚至半年。

● 甲亢表现　由于甲状腺激素从细胞内外释，有高甲状腺激素血症，但甲亢症状较轻，病程短暂，典型的实验室表现为T_3、T_4增高，反常的吸^{131}I降低，甲状腺自身抗体增高。

● 病程末期可有短暂甲减，往往可以自愈。

● 实验室检查　白细胞计数增高伴中性粒细胞增高，血沉增高，往往>100mm/h，吸^{131}I降低，接近零。

【处理】

● 糖皮质激素　强的松10mg，3次/d，口服，24小时内热退，局部疼痛缓解，一周后逐渐减量，总疗程1～3月，在减量中复发，激素可再增至开始剂量，或用非类固醇抗炎药，如消炎痛25mg，3次/d，口服。

● 甲亢症状可用心得安10mg，3次/d，口服，对症处理，他巴唑治疗无效。

【你需就医】

● 甲状腺肿大，伴有局部疼痛。

【特别提示】

● 该病不典型的病例多见。①甲亢型：仅表现甲亢，病程长，没有发热和局部肿块，也无压痛，如不做吸^{131}I试验，长期误诊为甲亢，但抗甲状腺药物治疗无效。②隐袭性亚急性甲状腺炎，无前述典型亚急性甲状腺炎的急性表现，可能只有甲状腺结节，或伴长期不明低热。

● 需与化脓性甲状腺炎鉴别，后者高热、局部症状明显、激素治疗无效且有加剧倾向。

17 慢性（淋巴细胞性）甲状腺炎（桥本甲状腺炎）

慢性甲状腺炎是自体免疫炎症，大量淋巴细胞浸润，淋巴滤泡形成，早期表现为甲状腺肿大，晚期甲状腺萎缩，不能扪及，表现为甲减，是甲减最常见原因，女性多见。

【你需了解】

● 该病极常见，但往往可以无任何症状。

● 该病进展极慢，约20%可发展成甲减，绝大多数患者停留在慢性炎症，并不发展成甲减。

【症状表现】

● 早期甲状腺肿大，可表现为结节性甲状腺肿、腺瘤样改变或弥漫性肿大，局部可有轻度胀痛，<5%有轻度甲亢症状。

● 晚期甲状腺萎缩，不能扪及，表现为甲减。

● TGAb、MCA、TPOAb增高，T_3、T_4、TSH早期正常，晚期T_3、T_4降低，TSH增高。

【处理】

● 慢性甲状腺炎如无症状，不需特殊处理。

● 甲状腺肿大者可用LT_4 50～100μg/d口服，但疗效不明显。

● 甲状腺肿大明显压迫气管，则用强的松 30mg，分 3 次口服，一周后压迫症状消除，必要时手术切除。

【你需就医】

● 甲状腺肿大时你需就医。

【特别提示】

● 慢性甲状腺炎虽然是自身免疫病，但不宜用糖皮质激素治疗，害多益少。

● 当慢性甲状腺炎表现为大结节，腺瘤样改变主张手术切除，因为甲状腺炎同样可并发甲状腺癌、甲状腺淋巴瘤。

18 甲状旁腺功能亢进症（甲旁亢）

甲旁亢由于甲状旁腺腺瘤或增生自主性分泌过度的甲状旁腺激素（PTH）引起全身骨质吸收，骨质疏松、软化、囊性变、病理性骨折、骨骼畸形，生化的典型表现为高血钙、低血磷、碱性磷酸酶增高，甲状旁腺激素增高。

【你需了解】

● 该病少见，更年期后女性多见。

● 早期无特殊症状，只有普查血钙才可获得诊断。

● 甲旁亢有原发性、继发性、三发性，本文主要指原发性甲旁亢，大多为腺瘤，少数为增生；癌肿罕见。

【症状表现】

● 早期无特殊症状，可能有厌食、乏力，以及活动性肾结石。

● 中、晚期表现为骨关节痛、骨软化、身高缩短、病理性骨折。

● X 线所见　明显骨质疏松、脊椎压缩、胸廓畸形，长骨皮质吸收、囊性变、第二指骨桡侧面骨吸收为该病特征性改变。可见肾实质钙化，多发性肾结石。

● 实验室检查　高钙血症伴有高于正常的血 PTH，血钙 >2.65mmol/L，高血钙程度与肿瘤大小相一致，血磷低于正常，相对性高尿磷，血碱性磷酸酶增高与骨病严重度相关。

【处理】

● 腺瘤首选手术　术后疗效好，增生做次全切除。腺瘤异位较常见，如找不到腺瘤，应探查胸骨后上 1/3。

● 术后处理　腺瘤切除后往往出现一过性甲旁减，血钙低、四肢麻木、手足搐搦，严重时有气管痉挛，发作时可推注 10% 葡萄糖酸钙 10ml，同时补充 1a-羟 D_3 0.25μg，2 次/d，继而口服钙剂，一般需元素钙 1000～2000mg/d，数周后，症状往往可得到控制，术前骨病越重，术后低血钙越严重。

● 如因故无法手术，则要针对高血钙治疗，大剂量速尿，或加用强的松 10mg，3 次/d，口服，或用磷制剂抑制骨吸收，亦有人主张用光辉霉素等化疗，但效果均不理想。

【你需就医】

● 不明原因的骨质疏松、病理性骨折。

● 多发性肾结石，或肾钙化。

【特别提示】

● 甲旁亢高血钙需与骨肿瘤或肿瘤骨转移高血钙区别，前者 PTH 增高，后者 PTH 低。

● 甲旁亢棕色瘤与骨巨细胞瘤在 X 线上难以区别，即使在病理上亦易混淆，但前者血钙增高，PTH 高于正常，巨细胞性骨瘤一般血钙不高，假如血钙增高，则 PTH 受抑制。

19 甲状旁腺功能减退症（甲旁减）

甲旁减由于手术或自体免疫病破坏了甲状旁腺，引起 PTH 分泌不足，表现为低血钙临床征群，最典型的表现神经肌肉兴奋性增加，手足搐搦、低钙、高磷血症。

【你需了解】

● 该病少见，多由于甲状腺手术、误伤甲状旁腺及其血供，或甲旁亢手术后，少数女性为特发性甲旁减，可能是自体免疫破坏了甲状旁腺所致。

● 假性甲状旁腺功能减退症是由于受体对甲状旁腺激素（PTH）不敏感，虽表现为低血钙、高血磷，但 PTH 反而高于正常，往往还有发育异常、矮胖、满月脸、短掌骨、出牙迟、骨骼畸形、智力差等表现。

【症状表现】

● 四周感觉异常，肢端麻木，手足搐搦，严重时有支气管痉挛，癫痫样发作，叩击面肌，出现口角痉挛(Chvostek 阳性)，血压机气囊置于上臂固定于收缩压与舒张压之间 3 分钟，出现腕阵挛(Trousseau 征阳性)。

- 易激动、焦虑、谵妄、幻想、智力和记忆力减退。
- 皮肤粗糙、干燥、头发脱力、指甲脆裂、小儿牙齿发育不全，5～10 年后有白内障。
- 高血磷、低血钙，轻者仅有低血钙，血磷可以正常；CT 显示大脑基底节钙化。

【处理】

- 急性甲旁减的治疗　见甲旁亢术后处理。
- 慢性甲旁减的处理　补充钙剂：补充元素钙 1000mg/d(葡萄糖酸钙 1000mg = 元素钙 88mg，乳酸钙 1000mg = 元素钙 128mg)。
- 补充维生素 D，维生素 D_3 30～60 万 U 2～4 周，肌内注射，1.25 二羟 D_3 或 1a-羟 D_3 0.5～1μg/d，口服，由于半衰期短，血中浓度不易稳定，不适宜做长期治疗，最理想药物是双氢速变固醇(AT_{10})，有类似甲状旁腺激素作用，开始剂量 0.5～1mg/d，待血钙正常后改维持量 5～10 滴/d，维生素 D 和 AT_{10} 均有积蓄作用，应根据血钙决定剂量。
- 双氢克尿噻 25mg，3 次/d，增加肾小管对钙的重吸收，甲状腺激素对提高血钙颇有裨益。

【你需就医】

- 不明原因的手足搐搦。

【特别提示】

- 儿童癫痫、大脑基底节钙化应常规测定血钙、磷，排除甲旁减。
- 治疗过程中必须定期监察血钙，用双氢速变固醇(AT_{10})、血钙每周测一次，用维生素 D_3 每月查一次血钙，用药剂量和间隔时间必须根据血钙来调节，一次过量维生素 D 可引起不可逆维生素 D 中毒。

20 原发性肾上腺皮质功能减退症(艾迪生病)

艾迪生病是由结核感染或自体免疫病破坏了肾上腺组织，使其分泌肾上腺皮质激素减少所致。引起皮肤色素沉着、极度乏力、食欲不振、消瘦、怕冷、阳痿、血压低下等全身症状。

【你需了解】

- 该病 80% 由于肾上腺结核(国内)，少数由自身免疫病所致，尤其女性，自身免疫引起者多见。
- 起病隐袭，渐进性加剧，早期症状皮肤发黑，尤其疤痕、皮肤皱褶处、关节伸面，然后出现全身症状，乏力、消瘦等。

【症状表现】

- 皮肤黝黑，皮肤皱褶处、掌纹、关节伸面、乳晕、疤痕等处尤其明显，舌黏膜、口腔黏膜可有淡蓝色斑块。
- 极度乏力、消瘦、畏冷、阳痿、性欲减退、毛发脱落、食欲不振、喜盐，可有恶心、呕吐。
- 血压低、脉细。
- 实验室检查　24 小时尿皮质醇低，17 羟皮质类固醇低，CT 可见双侧肾上腺不规则球形增大钙化(如是结核引起)或肾上腺萎缩。

【处理】

由于缺乏皮质激素，所以主要是替代治疗。

- 醋酸可的松 25mg/d(或醋酸氢化可的松 20mg/d)，早晨口服 1 次，一般足以改善症状，但重体力劳动者剂量可增至 37.5～50mg，早晨2/3，下午 1/3 服用。为了使色素变淡，睡前加用强的松 5mg，3～6 个月，皮肤色素可明显好转。
- 9-a 氢化可的松 0.1mg/d，口服，可能扩张血容量，减少血管紧张素，可以增强对 ACTH 抑制作用，因而适当减少可的松剂量，有利于防止骨质疏松(可惜目前市场无此药供应)。
- 如是肾上腺结核，一般需抗痨治疗半年。

【你需就医】

- 当你厌食、恶心、呕吐、腹痛时。
- 出现发高热、外伤，严重感染或其他精

神应激。

【特别提示】

● 佩戴疾病证明卡，当你发生危象时可及时抢救。

● 当发热或其他应激，可的松加倍。

● 务必用可的松，替代剂量的可的松其潴钠作用相当正常人潴钠激素效应52%，强的松潴钠作用差，患者反应差，地塞米松基本无潴钠作用，效果更差，除非无法获得可的松时，可作为暂替代治疗。

21 库欣综合征

库欣综合征是由于肾上腺皮质分泌过多皮质醇，使血皮质醇增高引起一系列临床表现：向心性肥胖、高血压、糖尿病、骨质疏松、男性阳痿、女性月经紊乱。

【你需了解】

● 病因 ① 肾上腺皮质腺瘤自主性分泌皮质醇或垂体ACTH（促肾上腺皮质激素）肿瘤分泌大量ACTH促使肾上腺皮质增生；② 少数由于异位ACTH肿瘤或下丘脑促肾上腺皮质激素释放激素分泌过多促使肾上腺皮质增生；③ 极少数由于不明原因的肾上腺大结节增生。

● 该病相对常见，生殖期女性多见，早期易与单纯性肥胖、隐性糖尿病混淆。

【症状表现】

● 起病隐袭 半年至数年后症状显现，向心性肥胖，满月脸、多血质，小腹、大腿内侧可见紫纹，骨质疏松。

● 高血压多见，糖尿病见于晚期病例，女性痤疮、多毛、月经紊乱，男性阳痿。

● 尿皮质醇增高，血皮质醇增高或分泌节律丧失，肾上腺增生血皮质醇不能被小剂量地塞米松抑制，但可被大剂量地塞米松抑制，腺瘤病例大剂量地塞米松亦不能抑制。

● CT和MRI（核磁共振） 肾上腺腺瘤、腹部CT片上清晰可见，MRI并无更多优越性，增生病例CT上肾上腺肥大，侧支长。B超能识别肾上腺大腺瘤，敏感性差。增生病例：垂体CT（或核磁共振）可见3～5mm以上微腺瘤。

【处理】

● 肾上腺腺瘤 宜手术摘除，一般可痊愈。

● 肾上腺双侧增生 多由于垂体ACTH瘤所致，如CT发现垂体微腺瘤，应进蝶腺瘤摘除，如CT未能发现垂体微腺瘤或微腺瘤手术失败，病情又较严重，必要时可做双侧肾上腺全切，垂体放疗反应差，阻滞肾上腺皮质激素合成药物仅起短暂疗效。

【你需就医】

● 该病少见，早期自身难以觉察。如有向心性肥胖、高血压、极度乏力者需就医进一步检查。

【特别提示】

● 尽早治疗，至疾病晚期出现严重高血压、糖尿病、骨质疏松，使手术难度增加。

● 增生病例如行双侧肾上腺切除，术后可的松替代治疗剂量应大于生理剂量，至少50mg/d，甚至更大，剂量不足可出现严重头痛，时间长可使垂体肿瘤扩大（Nelson肿瘤）。

● 肾上腺腺瘤术后，由于对侧肾上腺萎缩，需生理剂量可的松替代治疗，一般需6～12个月，待对侧肾上腺恢复正常，即可停药。垂体ACTH瘤手术成功后，即出现皮质功能不足，亦需可的松替代治疗3～12个月。

22 原发性醛固酮增多症（原醛）

原发性醛固酮增多症由于肾上腺皮质分泌过多醛固酮（盐皮质激素），其主要功能是潴钠、排钾，因此其主要临床特征是高血压、低血钾。

【你需了解】

● 肾上腺皮质的分层 分三层：外层球状带主要分泌醛固酮，中层束状带主要分泌皮质醇（糖皮质激素），内层网状带，分泌性激素。

● 原醛常见 约占高血压患者1%。主要是腺瘤，占原醛患者80%～90%，增生约占10%～15%，后者又分为原发性增生、特发性增生、糖皮质激素可抑制增生,其处理有所不同,醛固酮癌罕见,约占原醛1%。

【症状表现】

- 高血压 中度高血压,无高血压家族史,用一般降压药反应差。
- 低血钾 有高血压数年至十数年后,出现低血钾,出现低血钾麻痹,轻者下肢无力,登楼困难,重者卧床不起。由于低血钾,可出现心律紊乱、频繁室早、短阵室速、糖耐量减退、夜尿。
- 血钾多数低于3mmol/L,血、尿醛固酮增高,低肾素,血管紧张素血症。

【处理】

- 手术 肾上腺腺瘤手术切除效果好,低血钾近乎100%纠正,约70%~80%高血压能恢复正常,其余病例高血压也有不同程度改善,原发性增生,一侧肾上腺切除效果也比较好。
- 内科治疗 特发性增生,手术治疗效果差,可用药物治疗:① 醛固酮拮抗剂:安替舒通40mg,3次/d,口服,但长期治疗,女性月经紊乱、男性阳痿;② 血管紧张素转换酶抑制剂:开搏通12.5mg,3次/d;或钙离子拮抗剂:硝苯地平或络活喜,糖皮质激素可抑制原醛极少见,用小剂量地塞米松治疗。

【你需就医】

- 高血压伴低血钾麻痹,约90%以上为原醛所致。

【特别提示】

- 该症多可治愈,一旦有高血压伴低血钾麻痹应尽早诊治,预后好。否则可引起心、脑血管并发症。
- 低血钾症状各异,有些人虽长期高血压,但无低血钾症状,高血压患者进行常规电解质检查,可早期发现原醛,及时得到治疗。

23 嗜铬细胞瘤

嗜铬细胞瘤是肾上腺髓质肿瘤,阵发性、自主性分泌过多儿茶酚胺引起阵发性高血压、头痛、心悸、面色苍白、恶心等儿茶酚胺过多症状。

【你需了解】

- 该病年轻人多见,约占高血压病0.1%。
- 儿茶酚胺 即肾上腺素、去甲肾上腺素、多巴胺3种物质总称,嗜铬细胞瘤有的分泌肾上腺素,有的去甲肾上腺素,有的多巴胺,因此症状表现略有差异。
- 嗜铬细胞10%为恶性,10%多发性,后者有遗传倾向,10%异位,后者恶性多见,少数增生。

【症状表现】

- 阵发性高血压 为该病最典型表现,约占该病1/3强,持续性高血压占1/3,持续性高血压基础上有阵发性发作占1/3。
- 发作表现 发作时伴有头痛、恶心、面色苍白或潮红、多汗、手抖,青少年患者有严重阵发性高血压,又无高血压家族史,应高度怀疑嗜铬细胞瘤。
- 24小时尿儿茶酚胺增高或测血甲氧基肾上腺素(MN)和甲氧基去甲肾腺素(NMN),该试验敏感性高。
- 发作时间 短暂,为数分钟或数十分钟,应测发作时血儿茶酚胺或MN、NMN。
- CT摄片或B超 肾上腺CT或B超往往能显示占位存在,间^{131}I苄胍放射性扫描:可发现异位肿瘤,CT肾上腺未发现肿坑,则可做间^{131}I苄胍扫描。

【处理】

- 手术治疗 单侧嗜铬细胞瘤手术效果好,多发性嗜铬细胞瘤,术后复发机会多。
- 内科治疗 手术摘除有困难:苯苄胺30~60mg/d,分次口服或拉贝洛尔0.1g,3次/d口服。恶性嗜铬细胞或肿瘤位置不佳,手术困难,可采用间^{131}I苄胍治疗。

【你需就医】

- 有阵发性高血压应就医检查。

【特别提示】

- 嗜铬细胞瘤手术危险性大,需要有经验的专科医生和麻醉师密切配合。
- 嗜铬细胞瘤异位多见,最多见于主动脉旁,其次膀胱,后者几乎均为恶性,再次胸腔，恶性嗜铬细胞瘤最多转移在骨骼。

24 无功能肾上腺肿瘤

无功能肾上腺肿瘤是由于缺乏必要的酶系，不能产生和分泌有生物活性的肾上腺皮质激素，无激素过多的临床表现。

【你需了解】

- 无功能肾上腺肿瘤不一定是真的无功能，有的肿瘤分泌激素低，不足以产生临床症状，但实验室检查还是显示激素水平轻度增高。
- 无功能肾上腺瘤可以是肾上腺癌、腺瘤、髓样脂肪瘤、海绵状血管瘤、囊肿等。

【症状表现】

- 因病理不同，其临床表现亦有区别。
- 无功能肾上腺瘤一般无症状，往往因其他原因做B超、CT偶然发现，大的无功能肾上腺瘤可有压迫症状，如腰痛，或自己扪及腹部肿块，少数可破裂出血，表现腹膜炎症状。
- 肾上腺癌一般体积较大，1/3在腹部可扪及肿块，往往有低热，腰痛或腹痛，晚期乏力、消瘦，出现转移症状。
- 髓样脂肪瘤老年多见，体积大，待有症状往往10cm左右，主要表现压迫症状，如腰痛、腹块。
- CT或B超检查　见肾上腺肿块，无功能腺瘤密度高、均质；肾上腺癌较大，3～5cm以上，质地不均；髓样脂肪瘤体积大、低密度（同脂肪密度）；囊肿：圆形或椭圆形，薄壁、密度同水、均匀。
- 实验室检查　激素水平正常。

【处理】

- 外科治疗　肾上腺癌、尽早手术治疗，但待有症状，往往已有邻近转移，手术切除有一定困难，腺瘤>5cm或有症状宜手术治疗，3cm可随访。
- 内科治疗　恶性肿瘤手术切除后或无手术指征，均可用双氯苯二氯乙烷（O，P'DDD）治疗，剂量4～10g/d，维持量2～4g/d，治疗时间至少8周，待症状缓解后逐渐减量，该药不但抑制激素合成，并有细胞毒性作用，使肿瘤缩小。

【你需就医】

- 如发现有上述症状者应就医。

【特别提示】

- 要确诊无功能肾上腺肿瘤必须做皮质激素和儿茶酚胺测定，约10%嗜铬细胞瘤是静止状态，无高血压，如不慎作为无功能腺瘤手术，有极大风险。有些临床上无功能腺瘤，但实验室显示轻度增高激素水平，如临床前库欣综合征。
- 要排除肾上腺结核，多为双侧肾上腺，类圆形，外形不规则，密度不均，有钙化，临床有皮质功能减退症状。

25 肾上腺性异常综合征

先天性肾上腺皮质增生由于合成皮质激素酶缺陷，致使皮质激素合成部分或完全受阻，尤其血皮质醇下降，对下丘脑－垂体反馈减弱，因而CRH-ACTH分泌增加，使肾上腺皮质增生，由于这些酶同时作用于肾上腺和性腺类固醇合成，因此同时引起皮质类固醇和性类固醇合成障碍，使阻滞前类固醇增高，阻滞后类固醇减少，并引起一系列的临床表现。

【你需了解】

- 肾上腺皮质增生　最常见，有三型：①21-羟化酶缺陷（失盐型和单纯男性化型），占先天性肾上腺皮质增生90%以上。②17-a羟化酶缺陷。③11-羟化酶缺陷，17-a羟化酶缺陷略多于11-羟化酶缺陷，此外两种比较罕见的有3-β羟类固醇脱氢酶缺陷、20-22碳链酶、20和22-羟化酶缺陷，由于后面几种疾病出生时常因肾上腺皮质功能减退危象而夭折，存活的儿童较少见到。
- 该病系常染色体隐性遗传，父母杂合子，子代纯合子，近亲婚配易得此病。

【症状表现】

- 缺陷酶不同，症状也不同。
- 21-羟化酶缺陷

（1）男性假性性早熟，出生婴儿皮肤黑、

阴囊有色素、阴茎大，儿童期外形“小大力士”样表现，儿童期即出现第二性征，阴毛生长，阴茎粗大，性情粗暴，血睾酮、尿17-酮类固醇增高，但促黄体生成素（LH）、卵泡刺激素（FSH）仍低。

（2）女性：示女性假两性畸形，出生时阴蒂肥大，严重的如阴茎状，尿道下裂，大阴唇部分融合（阴唇阴囊），血睾酮、尿17-酮类固醇增高，成年后外形如男性、声音粗、多毛、乳房不发育、原发性闭经，身材粗短。

（3）失盐型（严重型）：如不早期诊治，往往因肾上腺皮质功能不足发生危象，早期死亡。

● 11-羟化酶缺陷　性征异常与21羟化酶缺陷单纯型类似。由于脱氧皮质酮增多，往往有高血压、低血钾表现；生化改变，17-羟类固醇、17-酮类固醇、血睾酮、脱氧皮质酮均增高，促肾上腺皮质激素（ACTH）增高。这些增高的激素可被小剂量地塞米松抑制，该试验可鉴别肾上腺雄性化肿瘤，后者不能被小剂量地塞米松所抑制。

● 17-a羟化酶和17～20裂解酶为同一酶系，该两酶缺陷，肾上腺皮质激素和性激素合成障碍，雄激素和雌激素均不能合成，故男性表现为男性假两性畸形，女性表现为性幼稚，脱氧皮质酮和皮质酮增高，往往在儿童期即有高血压、低血钾麻痹，至成年，性激素低，LH、FSH增高。

● 先天性肾上腺皮质增生在CT显示肾上腺肥大，有时呈类圆形。

【处理】

● 21－羟化酶缺陷　用糖皮质激素抑制性替代治疗（抑制ACTH，替代糖皮质激素不足），常用氢化可的松（或可的松），剂量10～15mg/m^2/d，晨间1/3，睡前2/3，剂量调整根据17-酮类固醇、睾酮（最好是17羟孕酮、雄烯二酮）、血浆肾素活性、线性生长速率及骨龄，使达到正常发育，接近同龄人身高，最好加用9-a氟氢化可的松（尤其是失盐型）0.1～0.2mg/d，达到扩容，抑制过高血浆肾素活性，加强对ACTH反馈抑制，可适当减少氢化可的松剂量，以免产生医源性库欣综合征和抑制儿童生长。如有高热、手术等应激，可的松应增至日常用量2～3倍。

● 11-羟化酶缺陷　由于盐皮质激素过多，可先用地塞米松0.75mg，3次/d服用，一周后如睾酮、17-酮类固醇恢复正常，改为0.5～0.75mg/d睡前服用，亦可用氢化可的松治疗。

● 17-a羟化酶缺陷　地塞米松1.5mg/d分次服用，待皮质酮、脱氧皮酮恢复，临床上高血压、低血钾改善，地塞米松0.5～0.75mg/d，晚间服用。由于性幼稚，因此应长期人工周期，即使染色体是男性，表型也是女性，并有阴道盲端，也按女性治疗。

● 外科治疗　女性假两性畸形：切除肥大阴蒂，及阴道成形术。

【你需就医】

● 出生时皮肤黝黑或有外生殖器异常。

● 以前有过先天性肾上腺皮质增生儿童生产史，则最好抽取羊水测定17-羟孕酮水平，以便胚胎期即进行治疗。

【特别提示】

● 尽早治疗，21或11-羟化酶缺陷出生时即作出诊断治疗，可阻止男性性早熟，达到正常发育、身高及阻止女性假两性畸形进一步发展。

● 儿童期出现高血压、低血钾或青春期年龄不发育伴有高血压、低血钾，应该首先想到17-a羟化酶缺乏，而不是原发性醛固酮增多症。

26 多发性内分泌腺瘤（MEN）

多发性内分泌腺瘤是指患者体内有两个或两个以上内分泌腺瘤（增生或癌），可以是功能亢进，也可能是无功能腺瘤或癌。

【你需了解】

● MEN 1型　主要累及甲状旁腺、胰岛和垂体。

● MEN 2型A　是甲状腺髓样癌、嗜铬细胞瘤、甲旁亢。

● MEN 2型B　甲状腺髓样癌、嗜铬细胞瘤，罕见有甲旁亢，但有黏膜神经瘤。

● 该病系常染色体显性遗传，一个家族可累及多个成员，为尽早治疗，在家族成员中可做基因筛选。

【症状表现】

● MEN 1 型　患者的95%有甲旁亢，多为甲状旁腺增生，其次是胰岛细胞瘤，其中胃泌素瘤最多见，突出表现是顽固性胃溃疡（艾-卓综合征）、胰岛素瘤表现与散发性胰岛素瘤类似。

● MEN 2 型　① 80%有甲状腺髓样癌：主要分泌降钙素（但无低钙血症）及多种激素，如生长抑素、ACTH、5-羟色胺等，可有面色潮红、腹泻等表现。半数可经淋巴转移至颈部或纵隔，经血行转移至肺、肝、脾、骨等。② 嗜铬细胞在 MEN 2 型中约占 50%：常发生在双侧肾上腺，增生多见。③ MEN 2 型 B 与 2 型 A 主要区别是多发性黏膜神经纤维瘤（100%）：口唇粗厚、外翻、肠道神经纤维瘤表现便秘或腹泻，示马方样体态。

【处理】

● 甲状旁腺增生首选外科治疗，切 3 个半甲状旁腺，保留半个甲状旁腺以免甲状旁腺功能减退。

● 如同时有胃泌素瘤，则其症状严重度与甲旁亢高血钙相关，应先外科治疗甲旁亢，然后用质子泵抑制剂治疗消化性溃疡，以避免不必要胰腺外科手术。

● 胰岛素瘤治疗同散发性胰岛素瘤，主张外科切除。

● 嗜铬细胞瘤治疗同散发性嗜铬细胞瘤，宜手术切除。

【你需就医】

● 有多发性内分泌腺瘤家族史应去就诊，做必要物理、生化检查，有可能作基因筛选。

【特别提示】

● 当合并嗜铬细胞瘤的 MEN，首先应治疗嗜铬细胞瘤，然后处理其他肿瘤。

● 当甲旁亢伴有胰岛素瘤和胃泌素瘤时应先治疗甲旁亢，因高血钙可增加胃泌素和胰岛素分泌，高血钙纠正后，胃泌素瘤有可能内科治疗控制症状。

27 异位激素分泌综合征

异位激素分泌综合征是指非内分泌腺肿瘤产生分泌某一内分泌激素或内分泌肿瘤分泌该内分泌腺不相关的内分泌激素，并引起该激素相关的临床综合征。

【你需了解】

● 该综合征并非罕见，有些因为延误诊断，或有些肿瘤激素分泌量不足以引起临床表现而被忽略。

● 诊断异位激素分泌综合征的依据　① 肿瘤伴有内分泌综合征；② 即使缺乏内分泌征群，但有高激素的实验室依据；③ 切除肿瘤内分泌症状消失，肿瘤复发，症状复出现；④ 切除正常内分泌组织，仍有该内分腺异常临床表现；⑤ 引流肿瘤静脉或肿瘤组织显示激素浓度增高。

【症状表现】

● 有肿瘤存在依据；据其异位分泌的激素其症状各异（见表 1-5-2）。

【处理】

● 尽可能切除肿瘤，如无手术指征，则可化疗、放疗或对症治疗，如库欣综合征可用氨基异眠能、酮康唑等阻滞皮质醇合成，以期减轻症状，如高血钙则可用降钙药物或用速尿促使钙排泄。

【你需就医】

● 任何肿瘤患者，出现某一内分泌腺功能亢进症状，应就诊内分泌科，做必要内分泌功能检查。

【特别提示】

● 最常见异位分泌综合征是肺癌　① 分泌 ACTH，产生库欣综合征；② 分泌 HCG，表现男性乳房发育，③ 分泌 ADH，则出现不当 ADH 分泌综合征（低钠综合征）。

● 其次是类癌　可有库欣综合征、嗜铬细胞瘤的临床表现。

表 1-5-2 常见异位激素分泌综合征及其相关肿瘤

临床表现	相关激素	常见肿瘤
甲旁亢	甲状旁腺激素相关肽	肺癌、乳房癌、肾癌、类癌
库欣综合征	促肾上腺皮质激素(ACTH)	肺小细胞癌、类癌、嗜铬细胞瘤、胰岛素瘤
男性乳房发育	绒毛膜促性腺激素(HCG)	肺癌、绒癌
不当 ADH 分泌综合征	抗利尿激素(ADH)	肺小细胞癌、子宫癌
白细胞增多症	集落刺激因子(CSFS)	巨细胞瘤、食道癌
红细胞增多症	促红素	肝癌、肾癌
肢端大症	生长激素释放激素(GHRH),少数是生长激素(GH)	肺小细胞癌、类癌、肾上腺肿瘤、嗜铬细胞瘤

28 糖尿病(DM)

糖尿病是由于胰岛素绝对缺乏或相对缺乏引起糖、蛋白质、脂肪代谢紊乱的综合征。突出表现为高血糖,因而导致多尿、烦渴、多饮、消瘦,如未能很好控制,可引起血管、神经及各脏器并发症。

【你需了解】

● 原发性 DM　与遗传相关,尤其 2 型 DM 与遗传更为密切;DM 还与病毒感染有关,由于病毒感染激发免疫反应,破坏了胰岛细胞,尤其 1 型 DM。

● 继发性 DM　与以下疾病有关:慢性胰腺炎、胰腺癌、肝硬化、胃切除术后、库欣综合征、高血糖素瘤、嗜铬细胞瘤、生长激素瘤、用大量糖皮质激素。

● 过度进食　高热量、高脂肪饮食、过度肥胖往往诱发 DM。

● 并发症　DM 长期未控制,可出现多种并发症,如肾病、下肢闭塞性脉管炎、眼底病变及心脑血管病变、末梢神经炎,易发生感染、肺结核、肝脓疡、皮肤疖肿等。

【症状表现】

● 1 型 DM　表现为烦渴、多饮、多尿、乏力、消瘦,多发在 20 岁以前青少年,需依赖胰岛素治疗,当并发感染,应激易诱发糖尿病酮症酸中毒(DKA)。

● 2 型 DM　早期表现为肥胖、高胰岛素血症,无烦渴、多饮、多尿,常因慢性并发症,如眼底病变、血管、神经病变而发现 DM,或因体检时偶然发现高血糖而明确诊断,多有 DM 家族史,40 岁以后多见,目前由于营养过度,青少年亦可见 2 型 DM。

● 血糖检测　随机血糖高于 200mg/L (11.1mmol/L) 或空腹血糖高于 126mg/L (7mmol/L),2 次即可诊断 DM,必要时可做糖耐量试验。

【处理】

● 饮食控制和运动是 DM 两项基础治疗。

● 在营养师指导下行饮食控制,以低热量、低脂饮食为宜。

● 适当体育运动,根据自身体能,以耗氧运动为好(如慢跑 30 分钟),尤其是 2 型 DM,使其体重接近理想体重。

● 1 型 DM　需用胰岛素治疗,最好住院治疗,在专科医生指导下调整胰岛素剂量,一般开始要用小剂量如 20U/d,根据血糖逐渐加量,最好空腹血糖控制在低于 126mg/L,糖化血红蛋白 <7%。

● 2 型 DM　尤其要加强饮食控制和运动治疗。药物选择如下:

(1) 肥胖者:如血糖低于 180mg/L,则宜首选二甲双胍,0.25 ~ 0.5mg,3 次/d 口服,如血糖未降至理想水平,可加用弱作用磺脲类,如 D860 或格列齐特,如效果仍不理想,则改用作用强的磺脲类药物,如格列吡嗪或格列苯脲(优降糖),必要时可加用拜糖平(a-糖苷酶抑制剂)50mg,2～3次/d,口服;或倍欣0.2g,3次/d,口服。

(2)体型偏瘦:空腹血糖高于200～250mg/L,则可首选磺脲类药物,如格列齐特80mg,2次/d口服,必要时加二甲双胍,亦可先用胰岛素2～3个月,待血糖控制满意,再改用口服药(口服药特性详见下表1-5-3)。

表1-5-3 常用糖尿病口服药

	品名	商品名	作用时间(小时)	作用强度	剂量/片(mg)	剂量/日(mg)
磺脲类	甲磺丁脲	D860	6～10	++	500	1000～3000
	格列苯脲	伏降糖	16～24	++++	2.5	2.5～15
	格列齐特	达美康	12～24	++	80	80～240
	格列吡嗪	优达灵、美比达	8～4	+++	5	5～30
	格列喹酮	糖适平	4～8	++	30	30～90
	格列美脲	亚莫利	24	++++	0.5	6
氨基酸衍生物	瑞格列那	诺和龙	3～4	++	0.5,1	1.5～12
	那格列那	唐力	3～4	++	1,2	180～360
双胍类	苯乙双胍	降糖灵	6		25	25～100
	二甲双胍	降糖片、美迪康	6		250	750～1500
a-糖苷酶抑制剂	阿卡波糖	拜糖平			50	150～300
	伏格列糖	倍欣			0.2	0.6
胰岛素增敏剂	罗格列酮	文迪雅			4	4～8
	吡格列酮	艾汀			15	15～30

注:瑞格列那和那格列那口服后峰值在0.5～0.75小时起作用快,餐前10～15分钟服用,尤其适用于对磺脲类有过敏的DM患者。

【你需就医】

以下情况之一,应就医:

- 多饮、多尿、烦渴、消瘦、极度乏力;
- 发热、感染、外伤等应激情况;
- 视力模糊,视物不清(提示血糖增高)。

【特别提示】

- DM是终身疾病,只能控制,不能治愈。
- DM患者要学会自我监测、自我治疗,才能更好控制血糖。
- DM开始应用弱作用磺脲类药物,无效则改用强作用药物,如一开始就用优降糖(作用强),极易发生低血糖。
- 服药后2～3小时出现极度饥饿、冷汗、手抖、心悸、头晕,即是低血糖症状,只要立即进食,一般半小时即能缓解,如已昏迷,尤其老年患者,应立即送急诊滴注葡萄糖,清醒后2～3天内仍可反复发作低血糖,所以至少观察72小时。
- 1型DM和2型DM并不等于胰岛素依赖型和胰岛素非依赖型。2型DM到晚期可能需要依赖胰岛素,依赖和不依赖胰岛素是DM不同阶段表现。
- 2型DM当口服降糖药失效后应改用胰岛素,该药无成瘾性,依赖胰岛素是病情所决定,有些患者口服药失效改用胰岛素控制血糖6～8周后,会使口服药再次恢复有效性。动物胰岛素和人胰岛素同样有效,但价格相差3倍。

29 糖尿病酮症酸中毒(DKA)

糖尿病酮症酸中毒是由于胰岛素绝对缺

乏或相对缺乏，即升血糖素/胰岛素比例失调（升高），致使脂肪过度分解，产生的有机酸和酮体堆积，因而产生代谢性酸中毒。

【你需了解】

- 一般见于胰岛素绝对缺乏的糖尿病1型青年患者，由于突然中断胰岛素治疗或感染、外伤等应激，使胰岛素需要量增加而未及时补充，糖尿病2型发病应激或一次大量进餐、含糖饮料，同样会引起DKA。
- DKA发生一般需1至数天，如数小时内出现昏迷，多是低血糖昏迷，而非DKA昏迷。

【症状表现】

- 发病前多有诱发因素，如感染、外伤、应激或停用胰岛素等。
- 先有烦渴、多饮、多尿，并进行性加剧，继而出现脱水、舌干、皮肤弹性消失，最后昏迷。
- 呼吸大而深，有时可闻及酮味。
- 血压低、脉速、细，四肢厥冷。
- 血糖高于300mg/L（17mmol/L），尿酮强阳性，血PH低于7.35，白细胞升高。

【处理】

- 立即送急诊。
- 立即补充胰岛素，以小剂量为妥，胰岛素0.1单位/kg/h。
- 补充液体3000～5000L/第1天，先用生理盐水、血糖低于250mg/L，改为葡萄糖盐水密切监测血糖，调整胰岛素用量。
- 如血pH低于7.1，则补适量5%碳酸氢钠。
- 治疗并发症。

【你需就医】

- DKA是急诊，一旦出现多饮、多尿、极度乏力，应立即送急诊。
- 一旦有感染、发热、外伤，应监测血糖，并根据血糖增加胰岛素剂量。

【特别提示】

- 应在患者口袋里或外衣的内面佩有疾病证明卡，当发生意外可及时救治。
- 胰岛素绝对缺乏糖尿病1型患者即使停用胰岛素1天，即可发生DKA，并严重威胁生命。
- 糖尿病患者发生昏迷者，必须把DKA与低血糖两者之间区别，低血糖昏迷发生于用降糖药物数小时后，且昏迷较深，皮肤湿冷，而DKA数天后才进入昏迷，昏迷浅，可被唤醒，且多有诱因。
- 还需与卒中区别，主要依靠病史，卒中发生突然，卒中患者往往同时伴有糖尿病或原先无糖尿病史，卒中后血糖升高。

30 高渗性非酮症高血糖昏迷

高渗性非酮症高血糖昏迷是糖尿病严重急性并发症，严重高血糖、高血钠、高血浆渗透压、进行性意识障碍无明显酮症为特点，多见于60岁以上2型糖尿病。

【你需了解】

- 起病渐进性，数天至数周，表现为多饮、多尿、烦渴加剧，最后出现昏迷。
- 多有诱发因素：感染、外伤、灼伤，或用糖皮质激素，大量利尿剂或因其他疾病补糖或高渗脱水剂。
- 约有半数患者无糖尿病过去史。

【症状表现】

- 先出现烦渴、多饮、多尿，进行性加剧，进而脱水明显，皮肤丧失弹性，血压低，脉细。
- 表情淡漠，昏睡，直至昏迷，常有神经症状，如局限性癫痫、偏瘫，病理征阳性。
- 血糖高于600mg/L，血钠高于150mmol/L，血浆渗压高于350mmol/L。

【处理】

立即送急诊。

- 补充大量液体，第1天约需4000～8000L，静脉和鼻饲补液同时应用。
- 小剂量胰岛素治疗，每小时静脉滴注6U。
- 每2小时测定血糖，根据血糖调节胰岛素剂量。

【你需就医】

- 多饮、多尿、烦渴明显。
- 高热、外伤、感染等应激。

【特别提示】

- 越早期治疗，预后越好，晚期治疗死亡

率高达 50%。

● 与卒中鉴别,中风起病突然,该病是渐进性,最后进入昏迷。

31 低血糖症

低血糖症是指血糖低于 50mg/L,婴儿则低于 30mg/L,为低血糖症,往往有一过性饥饿感,心悸、冷汗、四肢抖动、头痛、头晕、行为异常,甚至昏迷。

【你需了解】

● 常见原因　① 药物性:如胰岛素过量,或口服降糖药不当;② 胰岛素瘤:自主性分泌过多胰岛素;③ 胰岛素自体免疫综合征;④ 巨大肿瘤;⑤ 早期 DM 或 DM 前期;⑥ 垂体功能减退;⑦ 胃切除术后;⑧ 代谢异常,如糖原沉积病、半乳糖血症等。

● 症状　与血糖下降速率和血糖绝对值有关;有时血糖 <50ml/l,并无明显低血糖症状,有时血糖在正常范围,且表现出典型低血糖症。

● 药物性低血糖　与该药作用最强时间相吻合,优降糖和胰岛素是引起低血糖最常见药物。反复出现凌晨低血糖多是胰岛素瘤,自发性餐前低血糖往往是糖尿病前期。

【症状表现】

● 血糖快速降低表现为交感神经兴奋,血糖下降速率慢,以中枢神经症状为主。

● 交感神经兴奋症状　见于血糖剧降,心悸、出汗、手抖、血压升高、极度饥饿、软弱无力、血糖介于 40～50mg/L。

● 中枢神经症状　如血糖降低速率慢、血糖少于 40mg/L,有时可无上述交感兴奋症状,表现为头晕、黑蒙,行为异常、昏睡、癫痫样发作,锥体束症阳性,严重者可致死亡或植物人。

● 胰岛素瘤低血糖特点　凌晨发作低血糖,发作时血糖低于 50mg/L,进餐或推注糖水后立即缓解。

● 胰岛素自体免疫综合征特征　多发生于毒性甲状腺肿用他巴唑治疗患者,随着病程发展有自愈倾向。

● 早期糖尿病低血糖　多发生于上午 11～12 时,女性多见,仅表现轻度低血糖、饥饿、心悸、出汗、手抖、短期内缓解。其他原因低血糖结合病史常可找病因。

● 药物性低血糖发作时间与药物作用最强时间相一致。

【处理】

● 对症治疗　一旦诊断肯定,立即推注 25%～50% 葡萄糖,必要时继用 10% 葡萄糖静脉滴注。

● 对因治疗　胰岛素瘤,手术切除可使疾病痊愈;药物性低血糖应调整药物剂量;糖尿病前期低血糖应控制碳水化合物摄入量并二甲双胍口服,往往可得到满意疗效;垂体功能减退低血糖用可的松替代治疗即可消除低血症发作。

【你需就医】

● 不明原因的凌晨出现行为异常、昏迷。

● 低血糖昏迷。

【特别提示】

● 老年性糖尿病出现药物性低血糖,得到及时救治后 2～3 天内仍会反复发作低血糖,所以宜住院观察。

● 药物性低血糖是最常见低血糖原因,如患者进食量减少,腹泻或运动过度,应减少药量。

● 低血糖早期,如极度饥饿,最好的自我救治是进餐,往往在进餐后半小时即缓解。

32 高尿酸血症与痛风

痛风是由于嘌呤代谢障碍致使血尿酸增高而沉着于关节腔内引起的一种无菌性炎症,反复发作则可在关节旁、耳轮等处形成痛风石、关节畸形、慢性关节炎。

【你需了解】

● 血尿酸,男性 >416μmol/L,女性 >356μmol/L 为高尿酸血症。

● 高尿酸血症≠痛风,成年男性高尿酸血症发生率达 10% 以上,而痛风患病率仅 0.5%～1%。

● 痛风好发于中年以上肥胖男性;女性

则见于更年期以后，男女之比为19∶1。

• 高嘌呤食物有动物内脏、贝类、酵母、肉类；低嘌呤食物有谷类及谷类制品、蛋、乳、脂肪、蔬菜、饮料。

【症状表现】

• 急性痛风

(1) 发作多在凌晨1～2时，95%累及下肢，远端单个关节，其中半数以上在大蹈趾跗趾关节内侧面，局部有红、肿、痛、热，天亮后疼痛好转，第2天凌晨复又加剧，如此周而复始。

(2) 如不治疗，2～4周可以自愈；迁延型可以数月不愈。

(3) 急性期有发热、白血球增高、血沉升高。

• 慢性痛风

(1) 有反复发作急性痛风关节炎。

(2) 关节周围出现痛风石，小如芝麻，大的可如鸡蛋，可溃破挤出牙膏样物质。

(3) 关节畸形，形成慢性关节病变，影响关节功能。

【处理】

• 急性痛风

(1) 休息。

(2) 秋水仙碱，首次1mg口服，以后每小时0.5～1.0mg，直至关节症状好转或恶心、呕吐、腹泻停药。第1天剂量6～8mg，第2、第3天每日2mg，然后1mg，维持治疗15天。或非类固醇抗炎药：消炎痛50mg，3次/d口服，1天以后改为25mg，3次/天，其他消炎痛类药物亦可选用。糖皮质激素，强的松10mg，3次/d口服，该药不作为首选，除非在旅途中，为了立即缓解疼痛。

• 慢性痛风　主要降低血尿酸水平。

(1) 促进尿酸排泄：痛风利仙(立加利仙或称苯溴马隆)50mg，1次/d，口服。不宜用于老年或肾功能欠佳者。

(2) 阻止尿酸合成药物，别嘌呤醇0.1g，3次/d，口服，适用于老年或肾功能差的患者。

【你需就医】

• 急性关节炎发作立即就医，秋水仙碱用得越早疗效越好，否则易变成迁延型。

【特别提示】

• 急性期切忌用排尿酸或阻止尿酸合成药。

• 急性期尿酸可以正常，不能因尿酸正常就排除该病，恢复期尿酸开始升高。

• 需与细菌性、类风湿性关节炎或冻伤鉴别。

• 一次丰盛的晚宴，当晚即可诱发急性关节炎的发作，因此饮食控制极为重要，不仅要控制高嘌呤饮食(见表1-5-4)，还需避免过高热量摄入，忌酒。

表1-5-4　食物嘌呤含量表

• 每100g含嘌呤150～1000mg：内脏、肉浆(236～356)、贝类(154)、沙丁鱼(234)、酵母(570～940)。
• 每100g含嘌呤75～150mg：鳕鱼、鹅、肝、肾、羊腿、马鲛鱼、鸽子、大马哈鱼、火鸡、小牛肉、鹿肉。
• 每100g含嘌呤低于75mg：芦笋、鲈鱼、牛肉、脑、小鸡、蟹、鸭、鳗、火腿、比目鱼、龙虾、羊排、野兔、舌头、猪肉、鱼子、河虾、牡蛎、大豆、扁豆、蘑菇、青豆、菠菜。
• 嘌呤含量少或无嘌呤饮食：汽水、巧克力、可可、咖啡、果汁、白糖、面包、谷类及谷制品、乳酪、蛋、水果、琼脂、牛乳、蔬菜、鱼肝油。

33 软骨病

软骨病是由于维生素D缺乏，钙质摄入不足，使骨基质矿物化延迟，则骨质出现软化，发生在成人谓“软骨症”，在儿童称“佝偻病”，还累及软骨，影响儿童生长发育。临床表现为无力、骨病、低血钙、低血磷、碱性磷酸酶增高,继发性 PTH 升高。

【你需了解】

● 软骨病的病因 ① 缺钙:食物中缺乏钙、肠道钙吸收不良、慢性胰腺病、胃切除术后,胆管阻塞、慢性腹泻。缺乏维生素 D 或维生素 D 代谢紊乱,使钙吸收减少;② 缺磷:医源性低血磷,如长期服用氢氧化铝;肾小管酸中毒;遗传性低磷血症。

● 目前缺乏维生素 D 或钙引起软骨病少见,多由于遗传性软骨病、肾小管酸中毒,少数肿瘤性软骨病,极少数老年人由于长期不晒太阳,又是素食,使维生素 D 不足而致软骨病。

【症状表现】

● 软骨病 无力、骨痛,主要在承受重力部位、下肢、腰椎及骨关节,身高缩短,胸廓畸形,鸡胸。

● 佝偻病 儿童表现为佝偻病,囟门闭合延迟,出牙延迟,起步延迟,摇摆步态,鸡胸,肋软骨与肋骨连接处呈念珠状改变,"O"形腿。

● X 线 骨密度低,皮质薄,骨小梁模糊不清,肋骨、趾骨上缘或股骨上 1/3 可见条状透明区——假性骨折。

● 低血磷、低血钙、低尿钙、血碱性磷酸酶增高,PTH 增高。

【处理】

● 维生素 D 根据不同病因,剂量各异,如营养性软骨病,开始剂量 4000U/d,一周后改为 400U/d,亦可肌内注射维生素 D_3 30 万 U,一次注射。肾小管酸中毒或遗传性低磷性软骨病,要用大剂量维生素 D,一天可用 15 万 U 或更大剂量。目前市场上供应的 1a 羟 D_3(半衰期 2 天),1.25 二羟 D_3(半衰期 0.9 天),理论上讲该药对肾性软骨病效果好,但由于半衰期短,体内血浓度不易稳定,不宜长期使用,临床效果不理想,且价格昂贵。AT^{10}(双氢速变固醇)类似 1a 羟 D_3,半衰期 7 天(1mg = 120 000U),5 ~ 15 滴/d,1ml 含 1mg,约 20 滴,疗效好,日光照射能增加自身维生素 D 合成。

● 补钙 每天需补元素钙 1000mg(目前常用的有葡萄糖酸钙、乳酸钙、氯化钙、碳酸钙,其每 1000mg 分别含元素钙 88mg、128mg、354mg、400mg),补充蛋白质。

【你需就医】

● 负重时出现骨病,轻伤即有骨折;

● 长期服用苯妥英钠、氢氧化铝者。

【特别提示】

● 不同病因的软骨病维生素 D 剂量各异,必须明确诊断,在专科医生指导下用药。

● 维生素 D 剂量、间隔日期,需根据血钙水平决定,最好血钙维持在 8.4 ~ 10mg/kg,如血钙 > 10.5mg/dl,应暂停药或减少剂量。维生素 D_3 半衰期 2 ~ 3 个月,一次大剂量应用可造成不可逆的维生素 D 中毒。

● 正常饮食的儿童或老年人,不必补充 D,过多补充 D 又不做血钙测定,可引起维生素 D 中毒。

34 肥 胖

肥胖是一种慢性代谢性疾病,以体脂过多为特征。标准体重可以据患者身高、年龄从表中查阅,或根据下述公式粗略估计:

男性:身高(cm) - 100 = 体重(kg)

女性:身高(cm) - 102 = 体重(kg)

超过标准体重 20% 即为肥胖,但现在文献常用体重指数(BMI)来衡量肥胖程度:

BMI = 体重(kg)/身高^2(m^2),正常人 20 ~ 24.9,肥胖 Ⅰ 度 = 25 ~ 29.9,Ⅱ 度 = 30 ~ 39.9,Ⅲ 度 > 40。

【你需了解】

● 肥胖与遗传密切相关,但环境因素更为重要,如贫穷或强体力活动决不会发展为肥胖,营养过度、体力活动过少是决定肥胖的主要后天因素,因此肥胖是可以预防的。

● 睡前进食更易肥胖,晚间迷走神经兴奋,胰岛素增多,活动少,使脂肪堆积。

● 体力活动是影响肥胖的另一因素,体力活动增加(能量需求增加)→交感神经兴奋→胰岛素减少→儿茶酚胺增加,高血糖素增加,生长激素增加,后三种激素为溶脂激素，促使脂肪分解，目前人们生活习惯改变是造成肥胖的主要原因。过多看电视、用电脑、阅读，又有高脂、高热量饮食摄入致使热量正平衡。

● 脂肪热卡高，但低脂并不会减少肥胖者体重。如果低脂而碳水化合物过多摄入，后者兴奋胰岛素分泌，甚至变得更胖。酒精过度摄入是男性肥胖的重要原因，可有类库欣征改变。

【症状表现】

● 有肥胖家族史，进食多、活动少，体态匀称是单纯性肥胖特征。由于肥胖可引起各种相关综合征和各系统疾病。

● 通气不良综合征　夜间呼吸暂停，使CO_2积贮，氧分压降低，白天易疲劳、嗜睡。

● 内分泌系统　对胰岛素不敏感，易引起糖尿病，是正常人4倍，高血压、高血胆、胆石症、男性睾酮低、雌激素增多，故常有乳房发育，女性睾酮增高，月经稀少、闭经、不排卵。

● 消化系统　由于胰岛素分泌增加，食欲亢进，25%～58%有不同程度脂肪肝，SGPT增高。

● 癌的发生率也较一般人群高　结肠、直肠、前列腺、乳房、子宫、卵巢等器官癌肿增加。

【处理】

● 改变生活方式　过多看电视、用电脑、阅读等不利于能量消耗，增加体育活动，有助于减少脂肪积蓄，但必须个体化，高血压、冠心病患者更应循序渐进，避免意外。

● 节制饮食　饮食控制亦须循序渐进，切忌降低过快，轻度肥胖者减少0.5～1kg/月，中度肥胖减少0.5～1kg/周。每天总热量男性1500～2000kcal，女性1200～1500kcal，每天蛋白质仍需1g/kg/d，否则会消耗肌肉中蛋白质，使人感到疲劳，忌糖、酒、饱和脂肪酸食物，增加食物中纤维素成分，青春期、产后、绝经期切忌过度进食。

● 药物治疗　①二甲双胍抑制食欲，增加胰岛素敏感性，减少胰岛素分泌，使体重减少，特别有糖尿病倾向的肥胖者更为适用。并有抗雄激素作用，适用于高胰岛素、高雄激素伴有轻度黑棘皮的肥胖闭经患者。②赛尼可(Orlistat)：是胰脂酶抑制剂，可减少肠道脂肪吸收。③芬氟拉明：曾用于临床，能抑制食欲，减轻体重，但长期应用会使心瓣膜增厚，现已很少应用。

【你需就医】

● 当你体重超过正常人标准体重应就医。

【特别提示】

● 单纯性肥胖治疗前应排除病理性肥胖——2型糖尿病、库欣综合征、甲减、肥胖生殖无能症，以及药物性肥胖——冬眠灵、抗忧郁药、抗癫痫药、类固醇等。

● 脂肪细胞增殖主要在1～2岁和青春期，在2岁至青春胆脂肪细胞相对恒定。脂肪细胞数量与肥胖直接相关，所以婴儿期和青春期不要过于肥胖，使脂肪细胞不过度增殖，就为今后治疗打好基础，成人肥胖主要是脂肪细胞肥大，所以肥胖最好的治疗是预防。

35 特发性浮肿

特发性浮肿(水潴留肥胖)是一种水盐代谢紊乱，多见于生殖期超重女性，无心、肝、肾器质性疾病，无低蛋白血症，立位尿量少，浮肿加重；卧位尿量多，浮肿好转。

【你需了解】

● 该病可能与植物神经功能、血管舒张收缩中枢紊乱有关，引起血液回流不畅。

● 多见于生殖期肥胖女性。经前期症状加剧，可能与内分泌功能紊乱、黄体功能不足有关，因为35岁以后女性多见。

● 预后好，可自愈。

【症状表现】

● 肥胖女性，下肢胫前出现凹陷性水肿，严重时头部可以出现水肿、伴头痛。

● 立位，多走路，水肿加重；卧位尿量明显增多，水肿减轻。立卧位水试验：立位排尿量不及卧位50%。

● 常有情绪不稳定、嗜睡、月经紊乱、腹

胀等症状。

【处理】

- 控制钠的摄入量,控制饮食,低脂、低热量,减少体重。
- 严重时多卧床,以期增加排尿量。
- 间歇性利尿剂应用,如氨苯喋啶 50mg,3 次/d。
- 补充维生素 C 和维生素 B。

【你需就医】

- 如发现体位有关的浮肿或与体位有关的尿量变化时。

【特别提示】

- 在作该病诊断时,应排除器质性病变,如轻度甲状腺功能减退症,维生素 B 缺乏,心、肝、肾病变等。

36 糖皮质激素的临床应用

糖皮质激素主要是指氢化可的松及其人工合成的衍生物,广泛应用于临床诊断和治疗,但激素就像一把两面有刃利剑,既能伤敌又能害己,只有合理应用,才能免其弊端,发挥最大治疗效果。

【你需了解】

- 糖皮质激素的生理作用

(1) 糖代谢:促使肝葡萄糖异生、抑制大多数组织(肝、心、脑、红细胞除外)对糖摄取,还直接抑制胰岛素分泌,使胰岛素与受体亲和力下降,因而胰岛素作用减弱,结果血糖升高,所以长期大剂量应用胰岛素可引起类固醇性糖尿病。

(2) 蛋白质代谢:促使肝脏蛋白质合成,而对周围组织促使蛋白质分解,尤其骨骼、皮肤的胶原蛋白,这就是库欣综合征表现骨质疏松、紫纹、四肢纤细的原因。

(3) 脂肪代谢:急性是促使脂肪分解,脂肪酸、甘油增加,血酮增加。长期:由于血糖升高使继发性胰岛素增加,促使脂肪异位分布,向心性肥胖、水牛背、满月脸(库欣征特点)。

(4) 水、电解质:贮钠、排钾、糖皮质激素抑制抗利尿激素(ADH)分泌,当糖皮质激素不足,ADH 增多,水潴留,稀释性低血钠,糖皮质激素增加肾小球滤过率,有利尿作用。

(5) 骨和钙代谢:降低血钙,促使胶原蛋白溶解导致骨质疏松。

(6) 心血管:增加心肌收缩力,心排出量增加,协同儿茶酚胺维持血管张力。

(7) 造血系统:使骨髓的粒细胞向外转移,增加周围白细胞,抑制淋巴细胞增生,抑制嗜酸性细胞增生。

(8) 消化道:促使胃蛋白酶、胃酸分泌,使食欲旺盛,抑制成纤维细胞活力和胃黏膜分泌,因而削弱了黏膜的保护作用,易致溃疡、出血。

(9) 内分泌系统:抑制下丘脑促肾上腺皮质激素释放激素——促肾上腺皮质激素(CRH-ACTH)轴心则自身肾上腺萎缩,抑制促甲状腺激素(TSH),致中枢性甲减,抑制 GH 阻止儿童生长。

(10) 中枢神经:非特异性兴奋作用,失眠,可出现精神症状。

- 糖皮质激素的药理作用

(1) 抗炎作用:抑制毛细管扩张,降低血管和细胞膜通透性,减少液体外渗,抑制白细胞移行、聚集,使局部红、肿、痛、热缓解;稳定溶酶体酶,减少酶的释放,因而减轻炎症反应和组织破坏;抑制纤维组织增生,防止组织粘连。

(2) 抗过敏和免疫抑制作用:

○Ⅰ型过敏反应:如过敏性休克、哮喘,主要是抗体-抗原结合后释放出组织胺、激肽、5 羟色胺、激素能抑制抗体产生,抑制了介质释放;

○Ⅱ型过敏反应:如自体免疫性溶血、药物性溶血、血细胞减少、血小板减少,这是由于细胞表面的抗原与抗体结合,在补体参与下使细胞破坏,激素抑制抗体产生,并抑制抗体与致敏细胞结合;

○Ⅲ型过敏反应:如肾炎、红斑狼疮、类风湿关节炎,这一型是免疫复合体病,抗体-抗原复合物沉着于血管基底膜上,并激发补体、趋化因子,引起血管周围的炎症反应;

○Ⅳ型过敏反应:如同种器官移植的排

异反应、接触性皮炎、溃疡性结肠炎、多发性硬化症,激素溶解淋巴细胞,减少致敏淋巴细胞与抗原结合;

○Ⅴ型和Ⅵ型过敏反应:分别以甲亢和桥本甲状腺炎为代表,激素无治疗作用。

(3) 抗休克:增强心肌收缩力,改善微循环,与儿茶酚胺协同维持血管张力,维持细胞和亚细胞结构,减轻毒性症状。

(4) 抗毒作用:稳定细胞和亚细胞结构,减少内毒素对机体的损害,减轻致热原反应,有非特异性退热作用。

● 糖皮质激素的适应证

(1) 严重细菌感染:如中毒性肺炎、休克;

(2) 结缔组织病:如风湿病、胶原病;

(3) 变态反应性疾病:如过敏性休克、哮喘;

(4) 心脏疾病:风湿性全心炎、特发性心包炎、结核性心包炎、传导阻滞;

(5) 消化系统:活动性肝炎、胆汁郁积、溃疡性结肠炎、局限性肠炎;

(6) 呼吸系统病:过敏性肺炎、结节病、过敏性肺窘迫综合征、哮喘持续状态;

(7) 肾脏病:肾病综合征、类脂性脏病;

(8) 神经系统疾病:视神经炎、面神经炎、多发性神经炎、多发性硬化症、重症肌无力、脑水肿;

(9) 内分泌系统疾病:①替代治疗:如原发性和继发性肾上腺皮质功能减退;亚急性甲状腺炎、甲亢危象、严重突眼;②诊断:可的松糖耐量试验,库欣综合征大、小剂量抑制试验。

(10) 血液系统疾病:过敏性紫斑,特发性血小板减少症、溶血性贫血、粒细胞缺乏症、再生障碍性贫血、淋巴细胞性白血病、恶性淋巴瘤等。

(11) 其他:减轻某些药物的局部刺激,如两性霉素静脉和鞘内注射,红霉素静脉注射,可加小剂量氢化可的松,预防输血反应,还有耳、鼻、喉科和皮肤科疾病全身和局部应用。

● 糖皮质激素的禁忌证　消化性溃疡、精神病、高血压、糖尿病、早孕等。

● 常用糖皮质激素制剂及其特性　见表1-5-5。

表1-5-5　常用糖皮质激素的血浆半衰期及糖、盐激素的相对活性

	半衰期(分)	组织中持续作用时间(小时)	相对糖激素活性	相对盐激素活性	相当剂量每片(mg)
短作用(<12小时)					
氢可的松	80～90	12～18	1	1	20
可的松	30		0.8	0.8	25
中效作用(12～36小时)					
强的松	60		3.5～4.0	–	5
强的松龙	210～250	24～36	4	0.8	5
甲基强的松龙			5	0.5	4
长作用(>48小时)					
地塞米松			30	0	0. 75
倍他米松	280	>48	30	0	1. 0.6
9a-氟氢可的松			10	400	2. 0.1

● 糖皮质激素应用的选择

(1) 促肾上腺皮质激素(ACTH):促使自身肾上腺分泌氢化可的松,一天的极限分泌量约为300mg,如临床需要更大剂量则需改用其他激素。

(2) 氢化可的松:有静脉制剂、片剂,为替代治疗理想制剂,如艾迪生病、希恩病的长期替代治疗或用于中毒性休克的冲击治疗。

可的松进入体内转变为氢化可的松起作用，有悬液、片剂，可用于肌肉和关节腔注射。

(3) 强的松：中效，片剂，适用于长程疗法，如肾病、系统性红斑狼疮等，潴钠作用较氢化可的松弱，半衰期适中，是间歇治疗的首选药物。

(4) 地塞米松：抗炎作用强，盐皮质激素作用为零，抑制生长作用是氢化可的松80倍，适用于短期需大剂量激素时应用，如自体免疫性神经炎、红斑狼疮急性期、脑水肿，不宜做长期替代治疗，更不适宜儿童。

(5) 9a-氟氢化可的松：潴钠作用为氢化可的松的400倍，可用于艾迪生病及先天性肾上腺皮质增生，21-羟化酶缺乏的辅助治疗，还有低肾素-低醛固酮综合征、直立性低血压的治疗。

【你需就医】

- 若产生上述适应证，则应尽早就医。

【特别提示】

- *应用方法*

(1) 替代治疗：

○长期替代治疗：原发性肾上腺皮质功能减退：醋酸可的松25mg/d(12.5～37.5mg)或氢化可的松10～30mg/d，两者效果相同，除非有严重肝损，则以氢化可的松为宜；垂体功能减退(如希恩病)，亦应选用可的松，强的松反应差。

○短期替代治疗：库欣征肾上腺腺瘤摘除后，对侧肾上腺萎，一般需可的松治疗6～12个月，待自身肾上腺恢复后停药；库欣病垂体微腺瘤成功摘除后，一般亦需替代6～12月；长期激素治疗停药，亦可用可的松替代治疗，有利于萎缩的肾上腺恢复。

(2) 抑制性替代治疗：

○生理性抑制替代：先天性肾上腺皮质增生，常用可的松剂量25～50mg/d，抑制过高ACTH，替代氢化可的松不足；21或11羟化酶缺乏主要根据17-酮类固醇调节(17-酮 <2岁，0.5～1.5mg；2～6岁，2～4mg；6～12岁，4～8mg；>12岁，8～15mg)或血睾酮(女性)，17羟化酶可先用地塞米松0.75mg，2～3次/d，待症状控制后再减为0.75mg/d，或改用可的松，激素剂量主要根据血皮质酮或脱氧皮质酮调节，但更方便的可根据血钾、血压来调节，一般要终身替代治疗；但21或11羟化酶缺乏症轻型，至成年期男性可停止治疗，女性终身治疗。

○病理性抑制性替代治疗：库欣病双侧肾上腺切除后，由于这类患者垂体可能有微腺瘤或增生，ACTH大大高于正常人，常要药理剂量的可的松进行抑制性替代，最小的可的松剂量25mg，2次/d，或更大剂量的可的松，其剂量可根据血ACTH水平和临床决定，皮肤色素深、头痛，表示剂量不足，一般要终身替代治疗。库欣综合征尤其是腺瘤或严重库欣病，在应用抗皮质激素合成药(如氨基导眠能)，往往在48～72小时内会产生急性肾上腺皮质不足危象，表现为极度乏力、血压低、脉压窄、厌食、恶心、呕吐，甚至呼吸窘迫，因此应同时用氢化可的松保护，以防意外。

○应急性替代：如慢性肾上腺皮质功能减退并发严重感染，或急性肾上腺功能不足、化脓性脑膜炎并发华-弗综合征、垂体卒中等，常用氢化可的松150～300mg/d，一周内逐渐减量，一周后改为可的松25mg/d。

- *药理剂量应用*

(1) 冲击治疗：用于严重感染、中毒性休克、过敏性休克、哮喘持续状态，一般选用氢化可的松300～500mg/d，静脉滴注，时间一周，可骤然停药；

(2) 短程疗法：中毒症状严重、严重过敏反应，如结核性脑膜炎、结核性胸膜炎等，常选强的松30～60mg/d，分次口服，总疗程一个月，快速减量停药(1～数周)；

(3) 中程疗法：多脏器损害，如不尽快控制可严重损害机体或留下后遗症，如风湿热，选用强的松45～60mg/d，分次口服，总疗程2～3个月，在1～2个月内减量停药；

(4) 长程疗法：难以痊愈的复发性疾病：系统性红斑狼疮、类风湿关节炎、血小板减少症、溶血性贫血等，强的松剂量根据不同疾病而定，如红斑狼疮、肾病综合征，开始用强的松60mg/d，分次口服，待症状控制后，逐渐减量，一般常改为隔日疗法，长期应用（尤其红斑狼疮），类风湿关节炎即使在活动期，一般剂量 30mg/d，分次口服，以求得最小剂量来控制和减轻症状，维持量不大于 10mg/d，总疗程 6～12 个月，甚至更长。

（5）隔日疗法：作为长程疗法的维持治疗（但不作开始治疗），待疾病症状控制后，先将一天的剂量逐渐改为一次，清晨顿服，然后将两天的剂量逐渐改为隔天一次，清晨顿服，并逐渐减至最小剂量隔天清晨顿服，一般 3～5 天减5～10mg，开始减速快，最后减速慢，避避“撤退综合征”（见表 1－5－6）。

表 1－5－6　由长期每日激素治疗过渡到隔日疗法的具体方法列举（强的松，mg）

（1）由每日分次服药过渡到每日 1 次服药，每 3～4 日调整 1 次

晨 8 时	中午 12 时	下午 4 时	晚 8 时
10	10	10	10
20	10	10	
30	10		
40			

（2）由每日 1 次服药过渡到隔日 1 次晨服药，每 3～4 日调整 1 次

单日	双日
40	40
45	35
50	30
55	25
60	20
65	15
70	10
75	5

（3）病情稳定后，再逐渐减量，一般每隔 3～7 天减量 1 次，应根据病情而定，如减量过程中病情反复，剂量可再加大

晨 8 时	晨 8 时
70	5
65	5
60	5
55	5
50	5
45	5

● 停药　强的松 2.5～5mg，每 8 小时 1 次，一周后垂体已受抑制，由此可见药理剂量的糖皮质激素足以对垂体产生完全性抑制，但亦非尽然，有明显个体差异，有些人用强的松 30mg/d，分次口服 1 个月后，即使骤然停药，无明显皮质功能不足反应，而另一些个体出现严重皮质功能不足，因此在减药过程中要密切观察，因人而异，如强的松应用超过 3～6 个月，若停药过快，会有严重皮质功能不足反应，临床常采用隔日疗法，对 ACTH 恢复和自身肾上腺恢复有好处，或在停药的同时加用可的松 25mg/d，口服，一般经数月，待自身肾上腺恢复后停药。有人主张在停药过程中用 ACTH 刺激治疗，但对肾上腺恢复并无裨益。

● 不良作用及其防治

（1）医源性库欣综合征、糖尿病、骨质疏松、痤疮、多毛、闭经。

(2) 继发感染、炎症扩散。

(3) 伤口愈合延缓或难以愈合。

(4) 生长受阻，对发育前儿童尽量缩短疗程，尽快改为隔日疗法，忌用地塞米松。

(5) 精神症状，欣快感、失眠。

(6) 消化道出血，应合并用抗溃疡药。

(7) 假性颅内肿瘤，视乳头水肿，见于人工合成糖皮质激素（如地塞米松）。

(8) 免疫功能抑制，继发感染，如霉菌性脑膜炎。

(9) 白内障、青光眼。

(10) 假性胶原病，有类似红斑狼疮、脂膜炎、浆膜炎、关节酸痛。

(11) 为避免上述不良作用，长程治疗应采用强的松隔日疗法。产生类库欣征，延缓伤口愈合，抑制生长以地塞米松最明显，应尽量避免地塞米松应用。应该避免滥用激素如作为退热药，用于上感或不明发热的患者，激素应用必须掌握指征，权衡利弊，慎之又慎，才能免其弊端，获取最大效果。

第六章 血液、造血系统疾病

1 贫 血

贫血非常多见，但不是一种疾病的名称。血液病和其他疾病都可以发生贫血。贫血指血红蛋白浓度、红细胞计数等比同年龄、同性别、同地区的人低的一种状况。

【你需了解】

● 国内诊断贫血标准 血红蛋白男性成人低于120g/L；女性成人低于110g/L；孕妇低于100g/L。

● 贫血程度 见表1－6－1。

表1－6－1 贫血程度

	血红蛋白浓度	表 现
轻度贫血	大于90～120g/L	无任何不适，易疲倦、头昏
中度贫血	大于60～90g/L	活动或劳动后有症状
重度贫血	大于30～60g/L	即使休息、卧床也有明显症状
严重贫血	30g/L以下	同上

● 贫血原因

(1) 骨髓遭受损害，红细胞生成不好，可以引起再生障碍性贫血。白血病、多发性骨髓瘤细胞侵犯骨髓亦可发生贫血。

(2) 造血原料缺乏，骨髓无法生产红细胞造成贫血。主要是铁、叶酸和维生素 B_{12} 缺乏时发生。

(3) 红细胞破坏过多可引起溶血性贫血。

(4) 急性或慢性出血使血液丢失可引起失血性贫血。

【症状表现】

● 疲倦、乏力是最常见和最早出现的症状。

● 指甲、口唇苍白是最突出的体征。

● 活动后气急、心跳是较突出的症状。头晕、头痛、耳鸣、眼花常见，严重者可昏倒、心力衰竭。尤其老年人。

● 食呆、腹胀、恶心、便秘，应当警惕消化道疾病引起贫血。

● 月经过多既是贫血的原因，又是贫血的结果。

【处理】

● 针对贫血的原因，去除诱发原因、调整饮食，并做针对性治疗，才能获得良好的效果。

● 根据贫血的不同情况，患者需要调整休息和饮食，有利于贫血的改善和身体的康复。

● 轻度贫血的患者可以同往常一样，从事正常工作和生活。中度贫血和慢性失血的患者，可以做一般的轻工作，但应防止操劳过度。重度贫血和急性失血患者必须停止工作，卧床休息，接受治疗，尤其注意在体位突然改变时，严防晕倒和发生意外。

● 增加营养，多吃易消化、易吸收、含高蛋白和高维生素的食物。例如瘦肉、禽蛋、牛奶、鲜鱼虾、新鲜蔬菜、水果和豆制品等。有条件患者进补药膳当归炖母鸡、当归兔肉汤或阿胶糯米粥等，传统的红枣赤豆汤可以常吃。

【你需就医】

● 面色苍白、身体乏力、活动后心慌气短，抵抗力低下，易被病毒细菌感染者应到医院就医。

● 出血不止、皮肤淤斑增多要及时到医院治疗。

● 服用药物遵从医嘱，不要随意服用偏方，以防用药偏差，加重病情。更不能搞一些封建迷信活动，要在正规医院诊治，严防上当受骗。

【你需注意】

● 心慌、头晕、头昏时要少活动，及时输血，不可硬撑，间断输血的患者，要注意自己的输血间隔，不要随意延长。

● 日常起居要有规律，适当活动勿劳累。公共场合、人群密集的地方要少去。

● 保持室内空气新鲜，要常通风换气，在冬天尤其要注意这一点。

● 吸烟饮酒有害于身体健康，更不利于疾病恢复，烟酒均有抑制造血的作用，贫血患者更不要吸烟饮酒。

● 另外贫血患者不要喝浓茶、咖啡。

● 不要长时间接触油漆、胶类及其他有机溶剂。

【特别提示】

● 对待疾病要有一个正确认识，要保持乐观情绪，遇事不急、不恼，适当地看一些娱乐性的电视节目和书籍、听娱乐性的广播、轻松的音乐。

2 缺铁性贫血

铁是骨髓造血必需的重要原料，由于体内缺乏铁引起的贫血，称为缺铁性贫血。是贫血中最多见者，常见于生长发育期婴幼儿、儿童，妊娠、哺乳期妇女，长期失血及慢性病患者。发病率农村高于城市，妇女高于男子，儿童高于成人，有慢性病者高于无慢性病者。

【你需了解】

● 原因　主要有以下几方面。

(1) 食物中缺乏铁，常见于婴幼儿、青少年及妊娠妇女，亦见于偏食、盲目减肥者。

(2) 胃切除手术后或慢性胃肠病铁吸收不良者。

(3) 铁的需要量增多，但供应不足。常见婴儿及孕妇。

(4) 月经过多、胃溃疡、痔疮、钩虫病引起慢性失血，铁丧失过多。

● 特别提醒胃肠道癌肿可以表现为缺铁性贫血(尤其年长男性)要及时到医院做进一步检查，寻找缺铁真正原因。只有找到原发病，针对性治疗，才能获得根治性疗效。

【症状表现】

● 起初可以没有症状，如果贫血发展快症状较多，症状与其他原因引起贫血的症状相似。

● 幼儿生长迟缓、体重减轻、精神不振。儿童注意力不集中，反应性减低，常诉头昏、乏力。眼白淡青色。常偏食。部分患儿有“异食症”，如嗜食冰块、石屑、石灰、泥土、生米等。

● 成人活动后气短、心慌，严重时眼花、耳鸣、口唇指甲苍白，指甲变平甚至凹陷，像勺状。皮肤皱缩成微肿。严重钩虫病者(俗称黄胖病)。口角炎、舌炎。个别患者吞咽时有食物黏附在咽部感觉。

● 妇女月经过多或不规则，常有痛经。

● 老年人或体弱者严重贫血时可发生昏倒或心力衰竭。

● 尚有原发病的症状。

【处理】

● 处理包括两个方面

(1) 去医院查明原因，及时治疗。

(2) 补足铁剂。

● 对铁缺乏症者通过饮食补铁是治疗的基本，要精心选择含铁量丰富的饮食。

(1) 肉类中含铁丰富的有瘦猪肉、牛肉、猪肝、鸽子、鸡肉、鸭肉及鱼类。禽蛋中鸭蛋含铁量高。鸭血豆腐、鸡鸭血汤含铁量亦高。

(2) 植物中含铁量以黑木耳、紫菜、发菜及香菇为最高；其次为豆类；玉米、麦片、绿叶蔬菜、水果及啤酒中含量也高。

(3) 用铁制炊具烹调食物，餐时多吃米醋，餐后多吃水果和维生素C，都是增加铁吸收的好办法。

(4) 目前市场出现将铁剂加入饼干、糖果、奶制品、面包和代奶粉，生产铁强化食品，以增加食物中铁的含量。补“血”保健品选购前要了解含铁量，别轻信广告。

● 铁剂治疗 单靠平衡饮食来治疗缺铁性贫血是补铁量不够的。缺铁性贫血应补铁剂。铁剂用口服铁剂。但它对胃有刺激作用,可以餐中或餐后服药。只要服药后无严重恶心、呕吐和食欲不振,都必须坚持服药3～6个月。铁剂有速力菲、福乃得及益气维血颗粒等。对口服铁剂无效或病情严重的患者可以在医生指导下用右旋醣酐铁深部肌内注射治疗。

● 血红蛋白低于60g/L时可以输少浆红细胞。

【你需就医】

● 如发现上述症状应上医院检查,找出贫血原因再对症治疗。

● 在医生指导下选择服用一些抗贫血药,如硫酸亚铁、富马酸亚铁或葡萄糖酸亚铁等铁剂。

【你需注意】

● 饮食调理是缺铁性贫血患者最重要的防治措施之一。饮食要有规律,避免饥饱无常或暴饮暴食。若有不良偏食习惯,一定要加以纠正。合理调整饮食结构,增加铁的摄入量,能够使相当一部分患者的病情得以缓解。应注意选择含铁丰富、吸收率高的食物。

【特别提示】

● 贫血病患者应保持心情愉快、精神乐观多有利于本病的康复。假若长期情志不遂,或七情内伤,则影响胃肠功能,往往引起铁的吸收不良。

3 营养性大细胞贫血

正常造血除需要铁外,还需要叶酸和维生素 B_{12}(简称 B_{12})。当叶酸、B_{12} 缺乏时,骨髓所制造的红细胞变大并有贫血。称为营养性大细胞贫血,只要补足叶酸和 B_{12} 贫血即可纠正。

【你需了解】

● 叶酸含量在新鲜蔬菜(菠菜、青菜、番茄、莴苣)黄豆、水果、香菇中不少。B_{12} 在动物肝、腰子、各种肉类和鱼虾中较多。而面粉、蛋和奶制品中含量十分少。应该说中式食谱中叶酸、B_{12} 不会缺乏。但是叶酸不耐热。烹调蔬菜时间过长,叶酸大多数遭到破坏。

● 造成叶酸、B_{12} 缺乏的原因

(1) 婴儿人工喂养,山区用山羊奶代替母乳。

(2) 长期偏食和"忌口"。

(3) 拔牙到装假牙常常要3个月以上时间,一直吃煮烂食物,易发生营养性大细胞贫血。

(4) 胃切除、慢性胰腺炎、慢性肠炎、厌食症、长期服用抗癫痫药和避孕药造成叶酸 B_{12} 吸收不足。

(5) 妊娠、甲亢、肿瘤等疾病叶酸 B_{12} 需要量增加。

(6) 肿瘤患者大剂量抗叶酸化疗药治疗后。

【症状表现】

● 贫血发展缓慢。

● 轻度黄疸。

● 舌质鲜红,称"牛肉红色"。舌面及两旁有舌炎,刺痛感,严重时舌面光滑,称"镜面舌"。

● 胃口差,恶心、腹胀、腹泻。

● 维生素 B_{12} 缺乏有神经精神症状,指(趾)麻木感,反射亢进。

【处理】

● 叶酸5～10mg,每天3次,口服。

● 严重肝病或抗叶酸化疗患者可用亚叶酸钙肌内注射治疗。

● 维生素 B_{12} 100～1000μg,每天或隔天肌内注射;或甲钴胺(弥可保)0.5mg,2次/d,口服。

【你需就医】

● 老年人或偏食者发生贫血,血常规为大红细胞性贫血时需就医确定是否为叶酸、B_{12} 缺乏引起。

● 化疗患者出现大红细胞贫血。

【你需注意】

● 多吃叶酸、维生素含量多的食物,改变偏食、"忌口"的习惯。烹调时尽可能热锅快

炒，以保持叶酸含量。

● 装假牙期间用粉碎机粉碎食物及水果后吞咽。

● 多吃维生素C丰富食物和水果；或加服维生素C片。伴缺钙的患者维生素B_{12}吸收减少，应多吃含钙丰富的食物，或加服钙片。

● 症状个体差异较大，不同的患者表现不同症状。

【特别提示】

● 营养性大细胞贫血可以同时有缺铁。当叶酸、B_{12}缺乏治疗纠正后，缺铁的问题会暴露出来。这时候应及时作出缺铁诊断，并补充铁剂才能使贫血完全纠正。

4 再生障碍性贫血

正常人血液中红细胞、白细胞和血小板是由骨髓制造的。当各种原因造成骨髓损伤或破坏，不能正常造血或造血发生障碍，即发生再生障碍性贫血，简称再障。患者除了贫血外，可以因为白细胞（主要粒细胞）减少而发生感染；因为血小板减少容易出血。

【你需了解】

● 再障分急性、慢性及危重型、普通型。急性再障病程急，进展快，预后差。若不及时有效治疗，病情迅速变化，以至死亡。慢性再障病程半年以上，进展慢，病程长，并时有反复发作。

● 急性再障可转变为慢性再障。

● 再障发病和化学、放射线、生物因子（病毒）因素对骨髓的毒性作用有关。但是半数以上的患者一时找不到确切的原因，称为原发性再障。继发性再障主要原因为药物（如氯霉素、保泰松等）、工业或生活中接触某些化学物（如苯、甲苯等）的中毒或过敏。工业中毒必须由职业病防治单位来鉴定及确认。

● 再障诊断依靠骨髓穿刺及活检检查。

【症状表现】

● 急性再障

（1）出血范围广而严重，常可内脏出血。出血程度由轻转重；出血部位由少增多；由浅表转为内脏出血。若颅内出血可危及生命。

（2）高热、咽痛、牙龈炎十分多见。可发生呼吸道炎症、肺炎、肠炎、疖肿等。严重时发生脓毒症，危及生命。

（3）贫血虽然开始时轻，但进展十分迅速。

● 慢性再障　以贫血为主，逐渐加重。出血和感染亦时常发生。

【处理】

● 急性再障或伴出血的再障患者可适当输单采血小板。

● 贫血患者血红蛋白（Hb）<60g/L，适当输少浆红细胞。

● 再障是血液病中采用中西结合治疗效果较肯定的疾病。西药有雄性激素，如丙酸睾丸素、达那唑、十一酸睾丸酮（安雄）、康力龙等，以及皮质激素（醋酸泼尼松等）、环孢菌素A等。中药以补肾、补脾为主。但要在医生指导下应用。合适的患者可考虑做骨骼移植。

【你需就医】

● 贫血、出血、感染患者血常规发现全血减少，网织红细胞低于0.5%者。

【你需注意】

● 注意个人卫生，要保持环境清洁外，常洗澡，勤换衣。保持口腔、下身部位清洁。饭前便后要洗手。不吃生冷和不洁食物。不要到公共场所，预防交叉感染。

● 由于血小板减少，容易发生出血，因此要防止损伤。若发生皮肤破损出血，要及时包扎，若鼻出血则要填塞止血，若便血、血尿要尽快请医生治疗。剧烈头痛、恶心、呕吐要当心颅内出血。

● 禁止使用对骨髓造血抑制药物，如氯霉素、保泰松等。不要过多接触放射线。

【特别提示】

● 急性再障或严重型再障可采用骨髓移植、抗胸腺淋巴细胞球蛋白治疗，配合强有力的支持治疗，其疗效可有显著改观。

● 随着急性再障病因及发病机理的深入研究，急性再障不久必将彻底被攻克。

5 溶血性贫血

溶血性贫血(简称溶贫)是由于红细胞在体内破坏过多过快,使骨髓制造红细胞来不及补充而引起的一组贫血。有先天性、后天获得性两种。

【你需了解】

● 溶贫是一组原因多种多样的疾病。怀疑溶血的患者做多方面检查,首先确定有没有溶血,其次是为哪一种溶血。要查明原因才能正确治疗。

● 溶血原因

(1) 红细胞本身有缺陷:①红细胞膜异常:遗传性球形红细胞增多、阵发性血红蛋白尿等。②血红蛋白异常:地中海贫血、异常血红蛋白血症等。③红细胞酶异常:吃蚕豆后引发黄疸、贫血称蚕豆黄。服抗疟疾药伯烷喹啉或接触樟脑丸后发生的溶血性贫血等。

(2) 红细胞外原因:①自身免疫性溶血性贫血(抗体破坏红细胞)。新生儿溶血(父母血型不合)等。②疟疾、细胞感染引起感染性溶血。③严重烧伤引起高热性溶血。行军、拳击、心脏换瓣膜术后引起撞击性溶血。④药物、铅中毒,毒蛇咬伤、服土方、中药后引起毒汁性溶血。

● 贫血有无、贫血程度决定于溶血速度快慢和造血代偿能力。黄疸深浅决定于溶血程度和肝胆处理能力。

● 遗传性溶贫患者婚前男女双方应做检查。并做医学咨询,婚后进行优生优育工作。最好婚后不生育,免得将疾病遗传给后代。

【症状表现】

● 贫血 先天性出生后犯病,各种溶贫症状不一样。即使同一患者在不同疾病阶段中症状亦不一样。

● 黄疸 慢性溶贫常有胆石症,此时黄疸较深。

● 脾脏肿大。

● 尿色深浓,大量溶血时尿浓茶、酱油样,甚至棕黑色。

● 慢性溶血者“补血药”滥用或无节制输血可皮肤血色素沉着而变黑。内脏血色沉着,严重者发生心力衰竭。

● 儿童发育迟缓,智力差,骨关节、心、肝和肾等亦可有相应症状。

【处理】

● 自身免疫性溶血性贫血常在感冒或服某种药物后复发。阵发性睡眠性血红蛋白尿常在吃酸性食物、药物、寒冷或疲劳所诱发,应避免和预防。切勿忽视。

● 发生腹痛时,注意腹痛的性质、部位及发展情况。在医生指导下用阿托品类止痛药。

● 发生少尿或肾功能衰竭时,除要注意摄入和排出量,还需按肾功能衰竭做好自我保健。

● 高热时施行物理降温(冰袋、酒精擦浴等)或口服新癀片,注射中药降温药(柴胡注射液)。不用化学药物降温(安乃近、扑热息通等),因其有可能加重溶血。

● 在医生指导下考虑用激素、免疫抑制剂或手术切脾治疗。

● 溶血严重、贫血明显的患者必须输血以维持生命,但不要输全血,要输洗涤红细胞悬液,以免输血后反而溶血加重。父母血型不合的新生儿溶血,输血机构必须严格检验后才考虑换血治疗。

【你需就医】

● 出现下列情况,要怀疑溶贫,急需就医。

(1) 贫血+黄疸+发热。

(2) 贫血+茶色尿(+黄疸+脾肿大)。

● 已知溶贫出现危及生命的各种危象(溶血危象,再障危象等),应立即送医院抢救。

【你需注意】

● 急性溶血患者必须卧床休息。

● 高蛋白、高维生素和易消化、易吸收的半流质或流质饮食。

● 重视促使溶血的诱发因素

(1) 蚕豆黄常发生在吃蚕豆后。

(2) 自身免疫性溶血性贫血常在感冒或服某种药物后复发。

(3) 阵发性睡眠性血红蛋白尿常在吃酸性食物、寒冷、药物、疲劳和感染后被诱发。

(4) 染发可诱发。

【特别提示】

● 溶贫患者尽可能不输血,尤其不要输全血。

6 急性白血病

急性白血病俗称“血癌”。是由于造血组织(骨髓、脾、淋巴结)内白细胞“无限制”地恶性增长,并且侵犯和蔓延到全身组织及器官的一种恶性肿瘤。

【你需了解】

● 通过显微镜等检查,根据细胞类型不同分为急性淋巴细胞白血病和急性非淋巴细胞白血病(主要为粒细胞白血病和单核细胞白血病)。两种急性白血病都起病急、进展快,病程短,预后差。

● 急性白血病常在验血常规时发现,此时应尊重医生意见,做轻微损伤,对身体无任何影响的骨髓穿刺。骨髓检查是诊断急性白血病最重要措施。对诊治有指导意义。

【症状表现】

● 发热　起病时有原因不明发热或呼吸道感染,肺炎或肛周炎等,体温 39～40℃,持续数天至数周,常伴盗汗、自汗。用抗生素无效。

● 出血　皮肤乌青块或鼻出血、牙龈出血。女性月经增多。一般止血药无效。

● 贫血逐日加重

● 肝、脾和淋巴结肿大　淋巴结可以是全身性,亦可为局部(颈、腋下、腹股沟),无压痛。

【处理】

● 高热是常见症状。患者体质极度虚弱。除选用有效抗生素控制感染外,还需采用冰袋、酒精擦浴和中医药物降温。

● 由于血小板减少和凝血功能差,患者容易出血。肌内注射后要用棉球压迫局部5～10分钟,输单采血小板,补充凝血因子等。在医生指导下用止血药。

● 化疗和输血是急性白血病的重要措施。患者和家属要主动配合医生,坚持完成疗程。否则会前功尽弃,得不到预期疗效。医生根据急性白血病类型制订方案,药物常选用柔红霉素类、长春新碱、高三尖杉、阿胞嘧啶、激素和氨甲喋呤等药物。输血有利病情改善和化疗效果的发挥。

● 化疗后病情缓解,经休整后反复强化治疗数年。有条件的患者通过骨髓移植,铲除白血病细胞,达到治愈。

【你需就医】

● 发热用抗生素治疗无效或效果不明显,要查明原因,特别注意血象中有无异常细胞。

● 不明原因贫血、出血不止。

● 无痛性淋巴结肿大。

● 体检时发现外周血中出现异常细胞。

【你需注意】

● 确诊急性白血病后须住院治疗,患者要树立战胜疾病的信心,振作精神,心情乐观,积极主动地配合治疗和护理,力争完全缓解和恢复正常生活。

● 饮食以增加高热量、高蛋白质和维生素,但要以易消化、易吸收的流质或半流质为主,少量多餐。例如番茄、蘑菇和鲜鱼汤或皮蛋、肉松、香菇或肉糜粥等。必须补充足够水分和盐分,水果要多吃。

● 发热出汗时用干毛巾擦,保持身体干燥及清洁。

● 积极防治感染,除要保持室内清洁外,阳光要充足,限制外来人员探望。勤擦身、常换衣,饭后漱口,软牙刷刷牙,便后清洗肛门。必要时口腔护理及淡高锰酸钾坐浴。平时不要拔鼻毛、挖耳朵。如果进入层流室隔离的患者,要严格遵守隔离制度,严防感染发生。

● 修剪指甲、理发、剃须时严防皮肤损伤引起出血和感染,鼻出血、牙龈出血或阴道出血时请医生即来处理。

【特别提示】

● 化疗期反应有恶心、胃口差、乏力,精神萎靡和白细胞、红细胞、血小板下降等。要配合医生，既完成化疗疗程，又要减轻毒副反应。

• 化疗是必须要做的，如果发病后不治疗，病程仅3个月左右。要有信心，急性白血病中早幼粒白血病用维甲酸及砒霜治疗，疗效90%以上。长期生存的患者不少。

7 慢性白血病

慢性白血病也是由于造血组织（骨髓、脾、淋巴结）恶性增生并浸润至全身组织器官的一种血癌，但发病缓慢。

【你需了解】

• 急性白血病和慢性白血病是两组血癌，慢性白血病不是急性白血病时间长后变过来的。但慢性白血病晚期也会出现急性白血病的表现，称为“急变”。

• 通过检查，根据细胞类型可分为慢性粒细胞白血病（简称慢粒）和慢性淋巴细胞白血病（简称慢淋）等类型。

• 慢性白血病做血常规，白细胞分类计数和骨髓检查可以确诊。

【症状表现】

• 早期无症状。

• 乏力、消瘦、食欲差，精神萎靡、出汗、低热和贫血。

• 脾脏肿大，左上腹发胀和隐隐作痛，手摸有一硬块，B超发现脾脏肿大。

• 淋巴结无痛性肿大。

【处理】

• 化疗　化疗期间定期检查白细胞计数，使白细胞数保持在$(4\sim10)\times10^9$/L。必须在复查血象后调整药物剂量。慢粒可用羟基脲口服，可合用干扰素；有条件用格列卫，骨髓移植。慢淋常用瘤可宁口服。

• 伴有巨大脾脏的患者，行动注意安全，切勿跌倒或外伤，以防止脾破裂。如果左上腹突然剧痛，脾脏持续性增大，可能发生脾血管栓塞，必须上医院检查和处理。

【你需就医】

• 白细胞增高。

• 体检发现脾脏肿大或淋巴结肿大。

【你需注意】

• 慢性期的患者可以自由活动，从事轻工作。避免剧烈运动或从事重体力工作。

• 饮食及个人卫生同急性白血病。

【特别提示】

• 慢粒患者若出现以下情况可能“急变”，必须到医院检查。

（1）不明原因发热不退，抗生素无效。

（2）脾脏进行性肿大及胀痛。

（3）贫血逐日加重，伴头晕、心悸。

（4）全身骨痛，特别胸骨压痛。

（5）逐日消瘦。

8 骨髓增生异常综合征

骨髓增生异常综合征又称MDS。是骨髓造血功能异常，病态造血的一组疾病。

【你需了解】

• 骨髓如果制造不出各类细胞，称为“再障”。造成血细胞数量不足，是“量”的问题，如果能制造各类细胞，但是细胞质量不好，都是次品，是“质”的问题，称为病态造血。血细胞容易破坏，或异常细胞增多，该情况为骨髓增生异常，往往表现为难治性贫血。

• MDS的贫血比再障治疗困难。

• MDS部分患者可能转变为急性白血病，要积极治疗并严密随访。

• 怀疑MDS，必须做骨髓涂片及活检检查，有条件做染色体等检查。

【症状表现】

• 多见于老年人。

• 贫血，乏力、疲倦、气短和面色苍白，症状程度与贫血不成正比。亦有无症状。

• 鼻出血、淤斑，常有感染和口腔溃疡。

【处理】

• 根据需要输少浆血和血小板。

• 使用诱导分化药物，促使造血细胞正常造血，如维甲酸，1天3次，每次10mg，口服。主张小剂量长疗程治疗。罗钙全，每天250～1500ng，口服。

• 激素。强的松可使血象改善，但不良作用大，宜慎用。雄激素康力龙、安雄和达那唑等部分患者使用后血红蛋白可以升高。用药3～12个月。

● 小剂量阿糖胞苷、高三尖杉、干扰素、粒细胞集落刺激因子(G-CSF)、白介素及促红细胞生成素等在医生指导下应用。是否用化疗亦由医生决定。

● 中药有再障生血片、复方皂矾丸等成药,或以中医补肾、益气、填髓治疗。

【你需就医】

● 难治性贫血。

● 血象或骨髓象中出现异常细胞,并血象中有红细胞、白细胞和血小板减少。

【你需注意】

● 若由于化学品、放射线等因素引起,应尽可能停止接触。

● 停服可疑药品。

【特别提示】

● 确诊或疑为 MDS 后,必须定期随访,当心转变成白血病。

9 类白血病反应

类白血病反应从表面上看极像白血病,有高热、感染和白细胞计数增高等表现。但是,实质上不是白血病,常为一场虚惊。

【你需了解】

● 根据细胞类型不同,类白血病反应分为中性粒细胞类白血病反应、嗜酸性粒细胞类白血病反应、淋巴细胞类白血病反应等。

● 类白血病反应最常见原因是感染

(1) 肺炎、脑膜炎和脓毒症等易发生中性粒细胞类白血病反应。

(2) 百日咳、水痘、肝炎和腮腺炎等可发生淋巴细胞类白血病反应。

(3) 哮喘,吃生猛海鲜后寄生虫感染等可发生嗜酸性粒细胞类白血病反应。

(4) 大面积烧伤,恶性肿瘤。

(5) 农药中毒、煤气中毒、中暑和汞中毒后。

(6) 药物反应、某些皮肤病。

【症状表现】

● 白细胞增高。

● 高热、感染。

【处理】

● 对原发病做针对性有效治疗,方可取得疗效。

【你需就医】

● 高热、感染。

● 白细胞增高,可达$(50 \sim 100) \times 10^9/L$,最高甚至达到$200 \times 10^9/L$以上。

【你需注意】

● 卧床休息,加强营养,补充热量和水分。

● 治疗的同时,必须通过各种检查,找到引起类白血病反应的原因。

【特别提示】

● 必须做好与急、慢性白血病鉴别诊断,别漏诊白血病。

10 白细胞减少和粒细胞缺乏症

白细胞减少是由于各种病因引起的一组疾病。我国健康成人血液中白细胞数一般在$(4 \sim 10) \times 10^9/L$($4000 \sim 10\,000/mm^3$),健康成人中性粒细胞绝对值(为白细胞总数×中性粒细胞%)为$(2.0 \sim 7.5) \times 10^9/L$($2000 \sim 75\,000/mm^3$)左右。如果血液中白细胞数多次检查$<4 \times 10^9/L$($4000/mm^3$),而中性粒细胞百分比正常或偏低时,称为白细胞减少症;中性粒细胞绝对值$<1.5 \times 10^9/L$($1500/mm^3$),称为粒细胞减少症,只有白细胞$<2 \times 10^9/L$($1500/mm^3$),而且中性粒细胞极度缺乏或完全消失才称粒细胞缺乏症。这时中性粒细胞绝对值大多降至$0.5 \times 10^9/L$($500/mm^3$)以下。

【你需了解】

● 原因很多,常见化学药物。其次为感染。亦有继发于造血系统疾病或其他疾病(慢性肝炎、红斑狼疮等)。

● 多数病因不明,应作长期观察。

● 必要时做骨髓检查。

【症状表现】

● 白细胞减少症

(1) 常头昏、疲乏,双下肢沉重感,畏寒、食欲差,恶心、失眠和多梦等。

(2) 容易感冒,易得肺炎、支气管炎。

(3) 少数患者无症状。仅化验血常规时偶然发现白细胞低下。

● 粒细胞减少症和缺乏症

(1) 急性者,起病急,病情凶险。

(2) 畏寒、高热、头痛、多汗。

(3) 咽喉炎,扁桃体脓肿或肛周脓肿。

(4) 查原因时发现患者对药物或化学品有过敏。

【处理】

● 白细胞减少 一般选用2种药联合应用,药物有:

(1) 利血生10～20mg,口服,1天3次。

(2) 沙甘醇50～100mg,口服,1天3次。

(3) 氨肽素1g,口服,1天3次。

(4) 维生素B_4,20～40mg,口服,1天3次。

(5) 肌苷100～200mg,口服,1天3次。

(6) 核苷酸钠50mg,口服,1天3次。

(7) 碳酸锂0.25mg,口服,1天2～3次。

(8) 螺旋藻胶囊0.35～0.7mg,口服,1天3次。

● 中性粒细胞减少和粒细胞缺乏症

(1) 粒细胞集落刺激因子(G-CSF)或粒-巨噬细胞集落刺激因子(GM-CSF)能刺激粒细胞生长,并增强抗菌能力。每天300μg,连续使用到粒细胞数>1.5×10/L。

(2) 激素及广谱抗生素治疗,按医生治疗要求处理。

(3) 治疗慢性白细胞减少药物均可应用,但单用效果不佳。

【你需就医】

● 发现白细胞减少应就诊查明原因并予治疗,中性粒细胞减少和粒细胞缺乏症必须住院治疗,有条件者还需隔离或住入层流室治疗。

【你需注意】

● 一般的慢性白细胞减少可从事正常或轻工作,但要注意休息,劳逸结合,不做重体力和高空、水下工作,以免发生意外。

● 增加营养,适当锻炼,以增强抗感染能力。

● 有放射物质或有害化学品接触者应加强劳防,定期查血常规或暂时脱离。

● 中性粒细胞减少和粒细胞缺乏症一旦隔离,严禁入室探望。餐后漱口、刷牙。并用消毒药水清洁口腔。保持会阴、肛门清洁和干燥。注射部位严格用碘酒、酒精消毒。严防感染。在治疗的同时,寻找致病原因。

【特别提示】

● 尽早使用广谱抗生素治疗感染,同时要警惕霉菌感染。

● 理论上输白细胞悬液是最合适的治疗,但白细胞离体后寿命短,功能很快消失,已不太使用。

11 淋巴瘤

淋巴瘤俗称"淋巴癌",又叫恶性淋巴瘤,是由淋巴组织发生恶性增生所引起的肿瘤。患者多以无痛性、进行性淋巴组织增生,尤以浅表淋巴结肿大为特征。常伴有肝脾肿大。晚期有贫血、发热和极度消瘦等表现。

【你需了解】

● 诊断本病依靠淋巴结活检,这是小手术,不会带来任何痛苦,更不会"癌扩散"。有些患者做淋巴结穿刺也可作出病理诊断。

● 根据病理组织学将淋巴瘤分为霍奇金(原何杰金)病和非霍奇金淋巴瘤(原非何杰金淋巴瘤)两大类。近30年来病理进一步分类,分类和治疗进展很大,改善了预后,许多患者可以治愈。

【症状表现】

● 淋巴结肿大是主要症状。早期肿大淋巴结多为无痛,表面光滑、活动,常有弹性或有橡皮样感觉。部位在颈部、腋下、腹股沟、胸腹部和腹膜后。晚期互相融合与皮肤粘连,不活动,如果侵犯神经会引起疼痛。

● 肝脾肿大。

● 反复发热、贫血、消瘦、盗汗等。

【处理】

● 发热患者要给予降温(冰袋、酒精擦身

和中西药物降温)。保持皮肤干燥和清洁(尤其腋下、腹股沟和会阴部位)。

• 常有皮肤发痒,切勿用手抓痒,用温水擦洗后涂止痒药水,如炉甘石洗剂、花露水等。口服息斯敏、扑尔敏或开瑞坦等药物。

• 若呼吸困难、不能平卧、发生紫绀,提示有纵膈淋巴结侵犯。此时应取半卧位,必要时吸氧。颈面部浮肿者可用利尿剂和限制食盐的摄入。

• 若出现腹痛、腹泻、腹水和腹部肿块,提示有腹腔淋巴结肿大或肠道受累。应通过检查来明确诊断,给予止痛、止泻和利尿等处理,以减少患者的痛苦。

• 淋巴瘤治疗根本措施是医生根据病情做化疗或放疗,或化疗加放疗,以抑制肿瘤的增大或缩小瘤块。化疗选择长春新碱、阿霉素类药物、环磷酰胺、鬼臼乙叉苷、博莱霉素、甲氨喋呤及醋酸泼尼松等组成的方案治疗。患者要主动配合治疗。目前骨髓移植已成为淋巴瘤治疗的治疗手段之一。

【你需就医】

• 淋巴结肿大,抗生素治疗无效。

• 发热待查患者发现深部淋巴结肿大,肝脾肿大、贫血、消瘦,怀疑淋巴瘤者。

【你需注意】

• 淋巴瘤患者常多思多虑,饮食不佳、精神萎靡,体重减轻。家属和医护人员必须多加关心和照料。多做心理治疗和护理,使患者精神振奋,消除顾虑,主动配合治疗。树立信心,战胜疾病,力争放疗、化疗取得良好疗效。

• 高热,放疗、化疗期要卧床休息,注意调节饮食,多吃高热量、高蛋白、高维生素的饮食。适当限制食盐,多饮水,增加尿量以排出体内废物,减轻肾脏负担。

【特别提示】

• 放疗、化疗药物有恶心、胃口不佳、乏力、精神萎靡和白细胞减少等不良反应,要配合医生,既完成放疗、化疗疗程,又要减轻毒副反应。

• 不要轻信广告服用偏方。

12 多发性骨髓瘤

多发性骨髓瘤简称为骨髓瘤,是一种骨髓中浆细胞恶性增生性疾病。常有骨痛,极易发生骨折、肾功能衰竭、高血钙和高血黏度等表现。

【你需了解】

• 起病很慢,可数月至10多年无任何不适,称骨髓瘤前期,然后发展成典型骨髓瘤。

• 多见于40岁以上中老年人,病因不明。放射、化学物可能与本病有关,但无直接证据。

• 临床表现众多,不少患者先到其他科室诊治后诊断或怀疑骨髓瘤。

【症状表现】

• 骨痛,以腰背部、胸骨、肋骨多见,逐渐加重。

• 骨骼上隆起一个或多个肿块,可发生病理性骨折。

• 贫血,鼻及牙龈出血。

• 瘤细胞侵犯脑部可瘫痪、昏迷、失明和神经麻痹等表现。骨髓瘤压迫脊髓或骨折或引起截瘫。

• 肾功能损害。

• 容易感染。

• 血黏度高,引起头晕、眼花、耳鸣、手麻,甚至昏迷。

【处理】

• 骨痛应卧床休息。

• 骨折需睡木板床,骨折应固定。

• 高血钙要多饮水,补液。

• 肾功能损害或肾功能衰竭做好自我保健。必要时配合医生做腹膜透析或血液透析治疗。

• 贫血应适当输血。

• 化疗初治患者用马法兰加醋酸泼尼松,耐药复发患者加用长春新碱、阿霉素、卡氮芥或环磷酰胺等。

• 干扰素、沙利度胺(反应停)与化疗合用可提高疗效。

【你需就医】

• 不明原因血沉快,常大于80mm/h。

• 不明原因贫血或血小板低,骨髓穿刺

发现浆细胞增多或多发性骨髓瘤细胞。

- 三高——高血钙、高尿酸和高胆固醇。
- 血中免疫球蛋白升高。
- 不明原因蛋白尿。
- X 光片或 CT 见有骨质缺损的溶骨病变。

【你需注意】

- 严防跌倒、创伤和骨折。
- 适当活动可减轻骨骼脱钙，但要防止骨折。
- 预防感冒及感染。
- 多饮水。

【特别提示】

- 病理性骨折常常是小动作发生不可思议的骨折，例如一个喷嚏引起肋骨骨折，蹲下取物闪了腰，拍片发现腰椎压缩性骨折。
- 骨髓穿刺有决定性意义，但是骨髓瘤细胞在骨髓中分布不均一，穿刺部位可能正好为正常骨髓部位，所以要多部位，反复多次穿刺。

13 血小板减少性紫癜症

血小板减少性紫癜症是指血液中血小板计数低于正常值(100×10^9/L，10 万/m^3)，并伴血小板减少而引起的皮肤紫癜和(或)黏膜出血症状。

【你需了解】

- 临床上常根据血小板减少的原因分类。

(1) 原发性血小板减少性紫癜症：又称免疫性血小板减少性紫癜，简称“ITP”，根据起病缓急、病程长短和血小板的多少又分为急性和慢性两型。

(2) 继发性血小板减少性紫癜症：多继发于再障、急性放射病、急性白血病、化疗后、肝硬化、脾功能亢进、尿毒症和弥散性血管内凝血等。

- 根据病程长短，ITP 分为急性型和慢性型两型(表 1－6－2)。

表 1－6－2 ITP 分类特点

鉴别点	急性型	慢性型
年龄	多见学龄前儿童	成人，20～50 岁
性别	男女均可以	女性多
感染史	1～3 周前常有感染	无
起病	急	慢
出血	较重，颅内出血危及生命	轻，妇女月经过多
血小板计数	常低于 20×10^9/L	(30～80) $\times10^9$/L
骨髓巨核细胞	正常或增多，不成熟型	正常或明显增多，成熟障碍
病程	4～6 周，最长 6 个月	数月至数年，反复发作

【症状表现】

- 紫癜，俗称“乌青块”，分布不均，下肢为多。
- 鼻、牙龈出血，口腔血疱，胃肠道出血或月经过多。
- 严重时伴颅内出血。

【处理】

- 止血药：安络血、止血环酸、止血敏、立止血或宁血糖浆。
- 输单采血小板可暂时提高血小板，减少出血。
- 口服醋酸泼尼松主张剂量应大(每天 1mg/kg)，出血好转、血小板上升后减量，维持剂量要数月，另外可用大剂量甲基强的松龙治疗。
- 长春新碱、达那唑、环孢菌素 A、大剂量丙种球蛋白及硫唑嘌呤等治疗;用法由医生决定。部分难治性 ITP 脾切除是有效的方法。

【你需就医】

● 紫癜伴血小板计数减低,急性 ITP 常低于 $20 \times 10^9/L$,慢性型 ITP 一般在 $(30 \sim 80) \times 10^9/L$。

【你需注意】

● 急性型出血重,必须卧床休息,严防外伤。

● 多吃高蛋白、高维生素食物,不吃生冷或粗硬食物,防止诱发口腔和胃肠道出血。忌木耳、海参等使血小板凝集和黏附止血功能降低的食品。

● 防止受凉感冒。

● 禁服阿司匹林、消炎痛、安乃近和潘生丁等药物。慎用对胃肠有刺激药物,防止诱发胃肠出血。

● 不要用力搓擦皮肤,更换内衣要柔软、宽松、舒适。

● 鼻出血要填塞止血,不用手挖血痂,口腔出血要注意口腔卫生,改用软毛牙刷或禁止刷牙,以防黏膜糜烂及感染。

● 月经过多除保持经期卫生外,必要时请妇科处理。

【特别提示】

● 若头痛、呕吐,反应迟钝和神志改变,提示颅内出血可能,要保持头部平静,切勿乱摇动头部,及时送医院抢救。

● 妊娠合并 ITP,要妇产科及血液科联合处理,做好围产必要准备。

● 继发性血小板减少性紫癜,除做好原发病的自我保健外,应强调不能有创伤、刀伤、挤压伤和跌倒等,以防出血或加重出血,尤其颅内出血。

14 过敏性紫癜

过敏性紫癜是由于外界的过敏物质进入人体,引起全身毛细血管和小动脉发生免疫性损害,使血液渗透到血管外产生出血表现的一种疾病。多见儿童和青年。临床除皮肤紫癜外,可发皮疹、腹痛、关节痛及肾脏方面改变。

【你需了解】

● 寻找过敏原因,首先从食物和药物着手,然后从细菌和寄生虫感染中寻找,但常为多种因素。原因往往难肯定。

(1) 食物:主要是动物食物,如鱼、虾、蟹、牛奶、蛋、鸡、野味等。

(2) 药物,有抗生素、磺胺、解热镇痛药、雷米封以及含动物蛋白的保健品等。

(3) 寄生虫:蛔虫、钩虫、鞭虫、血吸虫等感染。

(4) 细菌或病毒感染。

【症状表现】

● 皮疹为大小不等的出血疹,分布对称,分批出现。反复发作于四肢、臀部多见,皮肤瘙痒,日久可有色素沉着。

● 关节肿痛,可剧痛和活动障碍。膝、肘、腕关节多见,痛可反复发作,但不会关节畸形。

● 腹痛、呕吐和腹泻,大多数患者先有紫癜后有腹痛。

● 肾脏症状多见于儿童,可血尿、蛋白尿等,称"紫癜肾"。

● 个别可头痛、呕吐、头晕、目眩、神志差、烦躁。

【处理】

● 抗过敏药物　扑尔敏 4mg 1 次,每天 3 次口服。息斯敏 10mg 1 次,每天 3 次,口服。克敏能,10mg 1 次,每天 1 次,口服。开瑞坦,10mg 1 次,每天 1 次,口服。

● 保护血管辅助药　路丁,每次 2 ~ 10 片,每天 3 次,口服。维生素 C,每次 1g,每天 1 ~ 2 次,口服。或静脉滴注维生素 C。

● 止血药　血宁糖浆(花生衣糖浆) 20ml,每天 3 次,口服。安络血针 10mg 1 次,每天 2 次,肌内注射或 40 ~ 60mg 加入葡萄糖溶液中静脉滴注。

● 激素　可抗过敏并改善血管通透性。常用醋酸泼尼松,每次 10mg,每天 3 次,口服。病情急重者用氢化可的松,每天 100 ~ 200mg,静脉滴注。

● 中药　用犀角地黄汤、云南白药、雷公藤多甙片等。

【你需就医】

● 出现皮疹，应即就医，就医时注意大小便化验结果。

● 对下列情况应提高警惕，别漏诊过敏性紫癜。

(1) 皮肤型当心误诊为药疹或血小板减少性紫癜。

(2) 关节型可能是游走性关节痛，误认为风湿病。要检查全身皮肤，有无皮疹。

(3) 腹痛型可误诊为急性阑尾炎、肠套叠、肠梗阻、肠穿孔、急性菌痢等。就诊时要认真检查有无皮疹。

【你需注意】

● 紫癜不要用手抓痒，免得损伤皮肤引起感染，感染可加重病情。

● 关节肿痛者，要卧床休息，减少关节活动。急性期不要热敷而需冷敷，可以止痛；慢性期过后，疼痛缓解需热敷，以帮助关节腔内渗出液的吸收。

● 腹痛诊断明确后用阿托品类止痛药。大便出血请医生处理，并吃流质或半流质饮食。

● 急性肾小球肾炎做好自我保健，使病情自然恢复，避免恶化或转为慢性肾小球肾炎。

【特别提示】

● 好好休息，积极治疗，不要怕用激素，保护好肾脏，勿使病情反复发作。

15 血友病

血友病是一组遗传性凝血因子缺乏所引起的出血性疾病。分为甲型血友病（凝血因子Ⅷ缺乏症）和乙型血友病（凝血因子Ⅺ缺乏症）两种。女性（母亲）传病，男性（儿子）发病。多数患者自幼发病，常不知不觉或轻微外伤后严重程度不一的关节腔、肌肉和内脏出血难止的特点。

【你需了解】

● 大多是男性。

● 患者自幼受疾病的折磨，关节出血肿胀或肌肉血肿疼痛难忍，反复出血可引起关节畸形。要长期治疗。

● 为了优生优育，国内已开展血友病家庭中携带者进行婚前咨询及产前诊断，预测受孕胎儿是血友病，应中止妊娠。

【症状表现】

● 终身有轻损伤或手术后出血。重型出生后脐部出血不止。轻型发病晚，甚至成人后发病。出血部位可关节腔、肌肉、深部组织、消化道或泌尿道。

● 手术后出血不止，拔牙可引起出血数天不止。如果不知道是血友病，做无准备的大手术后果极严重。

● 关节反复出血后强直、畸形，肌肉萎缩成跷脚。骨膜下出血可形成血友病假性肿瘤。

● 出血时剧烈疼痛。

【处理】

● 输血和输血制品是防治血友病出血的主要方法。

(1) 甲型血友病：输新鲜全血、血浆、冻干血浆或抗血友病球蛋白制剂（AHG），冷沉淀物制品疗效较差。

(2) 乙型血友病：输库存血、血浆或凝血酶原复合物制剂（PPC，以前称 PPSB）。

● 经济条件允许时，在未出血或稍感疼痛即输血液制品，有预防和减轻出血的作用，但也会增加输血的不良作用。

【你需就医】

● 不明原因出血难止。

● 血友病患者突然唇部肿胀、出血、剧痛。

● 血友病患者关节强直、畸形，必须做矫形手术。

【你需注意】

● 需长期进行心理和精神治疗，使患者以顽强的毅力和疾病作长期斗争，树立生活、奋斗和进取的信心。学习和钻研一门技术，身残志不残，为生活和社会服务。

● 出血发作时，患者需卧床休息，尤其出血关节和肌肉更要静止，必要时请医生固定。

避免因活动而加重出血和疼痛。

● 反复关节出血可导致关节畸形，最后成残废。出血时冷湿敷。确切证实出血停止时，要鼓励患者活动，缓慢地活动关节，每天湿热敷数次。在医生指导下做红外线照射和理疗，以防止关节粘连，加重关节畸形。

● 平时未出血期，鼓励患者做力所能及的活动，如散步、玩球、骑自行车、打太极拳和做广播操等，但严禁损伤性行为。

● 日常生活中处处当心，尽一切可能避免和防止任何创伤、碰伤、挤压伤、扭伤和刀伤。

【特别提示】

● 不能随意拔牙、针灸、推拿，更不做无准备手术。

● 避免肌内注射，疼痛时禁服阿司匹林、安乃近、保泰松、氨基比林等解热止痛药，可用镇静药物以减轻疼痛。特别提醒杜冷丁、吗啡肌内注射不可应用，更不能吸毒止痛。

16 弥散性血管内凝血

弥散性血管内凝血简称DIC。是由于多种原因（严重感染、产科意外、创伤手术、晚期癌肿等）造成全身小血管腔内形成广泛性小血栓，从而引起严重出血，血压下降或休克、血管栓塞和红细胞破坏（溶血）等表现的综合征群。

【你需了解】

● 急性型患者，起病急，病情重，死亡率高，患者与家属务必密切配合医护人员，积极抢救，以挽救患者生命。

● DIC首要任务弄清发生原因，积极处理原发病。

【症状表现】

● 出血是急性型DIC的常见症状，不仅广泛而且严重。多见皮肤大片状淤斑，注射部位血肿，手术创面渗血，严重鼻衄和口腔出血，女性患者也可有阴道流血，甚至血尿、便血和脑出血等。

● 血压降低或休克。

【处理】

主要是医生抢救处理，包括：

● 注射局部和创面渗血需压迫止血或加压包扎。

● 严重鼻衄和阴道流血可做填塞止血。

● 除密切观察出血症状外，尚需密切观察患者的呼吸、脉搏、血压、尿量和神志等情况，发现异常，必须及时报告医生，做进一步的检查和处理。

● 对引起DIC原发病如感染、创伤、手术、产科意外和晚期癌肿进行处理。

● 防止并发感染。

【你需就医】

● 大多数发生在住院和急诊情况下，凡出现广泛而严重出血和休克患者应当怀疑DIC存在的可能性。

【特别注意】

● 凝血化验动态观察十分重要，血小板如果一直在下降，说明病情在加重。

● 盲目使用止血药物可使病情加重。血制品、肝素等应用由医生决定。

17 输血治疗

输血治疗是抢救危重患者生命的有效措施之一。目的是紧急补充血浆、各种造血细胞和凝血因子等。现在多采用成分输血，即一血多用，根据患者需要提供各类血液成分。

【你需了解】

● 由于输血事业发展极不平衡，输血知识未普及到家喻户晓和人人皆知程度，首先要普及知识。

● 献血不会伤身体、伤“元气”。血细胞生长极快，供血量不会带来任何伤害的。1986年起无偿献血已成为新风尚，许多人从一无所知的“血盲”成为有强烈社会责任意识的献血志愿者。

● 供血　有无输血（血制品）由医生来决定，然后去地区（县）献血界定办理用血证明后医院供血，抢救患者用血后补办用血证明，无偿献血者或义务献血者凭证医院直接供血。

● 血型有O、A、B、AB及Rh等，必须严格配型后使用。

【症状表现】

● 成分输血　把全血中各种有效成分分离出来,分别制成高浓度的血制品,根据患者需要给予相应制品,具体见表 1－6－3。

表 1－6－3　成分输血具体情况

● 少浆血和浓缩红细胞	大出血及各种贫血	1 单位相当于 200ml 全血内红细胞
● 洗涤红细胞	溶血性贫血 阵发性睡眠性血红蛋白尿 肝肾功能衰竭	红细胞反复用盐水洗涤 3 次,将血浆、白细胞、红细胞及代谢产物洗去制成。
● 血小板	血小板低于 20×10^9/L,并伴有严重出血。	单采血小板 1 袋,相当 200ml 新鲜血的 10 倍。
● 粒细胞	不主张输注,除非强烈抗生素治疗无效时考虑	
● 血浆	补充血浆蛋白为主	
● 因子Ⅷ浓缩剂(AHG)	甲型血友病	
● 凝血酶原复合物浓缩剂(PPC)	乙型血友病,肝病出血,DIC 等	
● 纤维蛋白原	DIC 等纤维蛋白缺乏	
● 白蛋白	休克	
● 静注丙种球蛋白	严重感染,自身免疫性疾病	

【处理】

● 输血中或输血后,输入的红细胞或受血者本身的红细胞被过量破坏,即发生输血相关性溶血。

● 应及时、周全地进行处理,如立即终止输血,应用大剂量糖皮质激素,碱化尿液、利尿,保证血容量和水电解质平衡,纠正低血压,防治肾衰竭和 DIC,必要时行透析、血浆置换或换血疗法等。

【你需就医】

有以下情况发生时,应尽快就医。

● 发热和过敏反应;

● 血型不合导致的溶血反应;

● 大量输血或输血速度过快引起心脏负荷过重而发生急性心力衰竭等。

【你需注意】

● 输血有传播病毒性肝炎的危险。

● 贫血患者输血,通常是在抗贫血药物治疗无效时才考虑,或因贫血程度较为严重以及贫血患者在短时间内因其他疾患必须手术者,为抢救其生命,作为术前准备而输血。输血过多反而可抑制骨髓的造血功能。输血还可带来一定的不良反应,甚至有致命的危险。

【特别提示】

● 不要错误认为输血是万能的“仙丹”或强身的“补品”。

● 不要追求输全血或新鲜血,要根据疾病需要来供血及血制品制剂。

● 输血可引起输血反应:发热、过敏反应、溶血、细菌污染输血反应等,所以输血时家属应陪伴及观察,医护人员要仔细观察,有无输血反应,并录入病程记录中。

● 输血传播性疾病是指输血相关的一些传染,包括输血后肝炎、艾滋病、梅毒、疟疾、巨细胞病毒感染及成人 T 细胞白血病等,医生决定输血或血制品时应权衡利弊,让患者和家属了解情况,并签字同意。

● 自身输血,家庭成员互助献血可以避免输血传染病,体现社会互助精神和亲情,本人及家属可与医生申请办理。

18 骨髓移植和骨髓库

骨髓移植最初是抽取供骨髓者(供体)骨髓而获得造血干细胞,给白血病患者来救治患者。现在用一些药物将造血干细胞"动员"到外周血进行移植,或用脐带血进行移植。

【你需了解】

● 造血干细胞是血细胞的"种子"。体内所有血细胞,包括红细胞、白细胞、血小板等,都由它分化发育而来。它会自我复制,一变二,二变四。产生新的造血干细胞,以自我补充,从而生生不息生长在患者体内。

● 造血干细胞移植,就是应用超大剂量化疗和放疗,以最大限度杀灭患者体内的白血病细胞或其他肿瘤细胞,同时亦全面摧毁机体免疫和造血功能,然后将正常人造血干细胞输入患者体内,重建造血和免疫功能,达到铲除肿瘤细胞目的。

【症状表现】

● 骨髓移植治疗的疾病

(1) 急慢性白血病。

(2) 重型再生障碍性贫血,地中海贫血。

(3) 淋巴瘤,多发性骨髓瘤。

(4) 小细胞肺癌、乳房癌、睾丸癌、卵巢癌、神经母细胞瘤等实体瘤。

(5) 难治性红斑狼疮、巨球蛋白血症。

【处理】

● 造血干细胞的来源

(1) 骨髓——自身、同基因、异基因。

(2) 外周血干细胞。

(3) 脐血干细胞。

【你需就医】

● 如何找寻供骨髓者 骨髓配型比输血ABO配血型复杂得多。最理想的供者是同卵双生的同胞,他们之间遗传物质完全相同,但毕竟少见。父母和同胞是寻找供者的第一圈子;伯伯、叔叔、姑姑、舅舅、姨妈及其他们孩子是寻找供者的第二圈子;向社会寻找供者是第三个圈子,称骨髓库。没有血缘关系的人之间找配型好比"大海捞针"。

【你需注意】

● 骨髓移植治疗会出现并发症

(1) 出血性膀胱炎。

(2) 感染及出血。

(3) 急、慢性移植物抗宿主病(即排异反应)。

(4) 间质性肺炎。

【特别提示】

● 骨髓库是人们出于社会责任意识提供自己配型资料,参加中华非血缘关系骨髓移植供者组织。只有骨髓库有足够大,患者才能可能找到合适的供者。

● 脐血中含有丰富的造血干细胞,做移植时反应小。但要建立脐血细胞库,"废物利用"使大批患者受益。

19 骨髓纤维化

骨髓纤维化简称"骨纤"。是由于骨髓中成纤维细胞大量增生,而使纤维沉积骨髓,并且肝、脾等组织发生代替骨髓造血,即"髓外造血"的一种综合征。临床表现为脾脏明显肿大为突出症状,病程一般缓慢。

【你需了解】

● 骨纤分原发性骨纤和继发性骨纤两种。继发性骨纤主要发生在慢性粒细胞白血病。另外可发生在真性红细胞增多症、全身性结核病、骨髓炎、纤维性骨炎、肾病性骨营养不良及原发性血小板增多症等。通常所说的骨纤是原发性骨纤,是一种原因不明、慢性、良性、较难治愈的血液病.

● 原发性骨纤以前称为"骨硬化症"、原因不明髓外化生等疾病。如果是急性骨髓纤维化应归类于急性白血病。

● 骨纤化常常发现于下列情况

(1) 脾脏明显肿大伴贫血等症状,医生首先考虑排除血液病。但做骨穿检查时多次骨髓抽不出来,称为"干抽"。改做骨髓活检,发现活检组织中纤维明显增生而诊断骨纤化。所以骨纤的诊断必须做骨髓活检。

(2) 脾脏极度肿大诊断脾亢进或晚期血吸虫病做脾切除手术,手术后病理报告见纤维组织明显增生,而诊断骨纤化。

【症状表现】

● 脾脏明显肿大

(1) 上腹部闷胀感。

(2) 自己摸到左上腹质地中等硬度的“痞块”。

(3) 脾脏慢慢地长大,脾脏肿大速度一般为 2 年长 3cm,50% 患者脾脏肿大到达盆腔。

(4) 可以同时伴有肝脏肿大,可以引起门静脉高压、下肢浮肿。

● 严重患者可以发热、出血。

● 由于贫血面色常苍白。血片中见幼稚粒细胞及有核红细胞。

● 骨髓活检见纤维组织增生,染色体检查未找到 ph' 染色体。

【处理】

目前尚无特殊的治疗措施,仅能做如下的对症治疗。

● 雄性激素　① 丙酸睾丸酮 50mg,每日 1 次或长效丙酸睾丸酮 100mg,每周 1 次,肌内注射。② 康力龙 2mg,每日 2 ~ 3 次,口服。③ 安雄 40mg,每日 2 ~ 3 次,口服。疗效至少 3 个月,无效者停用。

● 输血　维持红细胞在(2.5 ~ 3.0) × 10^{12}/L,但输血量愈来愈多,而间隔时间愈来愈短。

● 化疗　羟基脲 0.5g 每日 1 次口服,逐渐加量至每日 1 ~ 2g,密切观察脾脏大小及白细胞、血小板数量改变。

● 其他　α 干扰素对少数患者症状及体征可缓解。罗钙全每日 0.25 ~ 1μg 可抑制纤维形成减少。沙利度胺(反应停)每日 200mg,口服并逐渐加量,可使肿大的脾脏缩小。

【你需就医】

● 不明原因脾脏肿大或因贫血等原因骨髓穿刺干抽应进一步检查是否骨纤。

● 已明确诊断为骨纤,巨脾已产生并发症(压迫、疼痛、梗死、破裂)应立即就医。

【你需注意】

● 骨纤为慢性病,患者可以自由活动或从事轻体力工作。

● 宜进高维生素、高热量的少盐饮食。骨纤常呈高度代谢状态,主张清淡饮食。患者常伴高尿酸血症,可引起肾结石及痛风性关节炎,要限制高嘌呤类食物(鱼肉类、豆制品、菌类食品),多吃牛奶、水果、蔬菜及蛋类。

● 易合并肝硬化,门脉高压,护肝药物应同时应用。

● 患者易发生感染,易发生腹泻,饮食要当心,预防感冒。

【特别提示】

● 脾切除术一般不做。因为脾脏本身是造血器官,切脾后部分患者肝脏迅速增大(原因为代偿性肝脏造血),并且手术还有感染、出血等危险。所以一般不切脾,但出现脾梗死、复道静脉破裂大出血时,应考虑切脾。

● 脾区照射,作用暂时,现在一般不用。

● 骨髓移植个别患者成功。由于移植相关不良反应,应全面慎重考虑。

20 恶性组织细胞病

恶性组织细胞病简称“恶组”。是组织细胞无限制地恶性增生,并侵犯到肝、脾、淋巴结及骨髓等器官和组织内的一种急性恶性疾病。临床表现高热,肝、脾、淋巴结肿大,全血下降和恶液质。一般病程短促,预后很差。

【你需了解】

● 恶组和白血病、淋巴瘤、多发性骨髓瘤是血液系统四大肿瘤之一。以前称为“恶性网状细胞病”,简称“恶网”。现称为“恶组”。

● 提到恶组(或恶网)诊断病家和医务人员都怕。但是过去缺乏细胞标志物检测方法,被诊断恶组的患者要比实际的多。近年来随着医学科学发展及新技术的应用,对恶组有了新认识——真性恶组只占少数,一部分是有药可治好的“噬血细胞综合征”。大部分是良性疾病。一部分是有药可治疗的淋巴瘤患者。所以恶组诊断要慎重。

● 真性恶组好发于男性青壮年,起病急骤,预后差。

● 噬血细胞综合征

(1) 病因:病毒、细菌(大肠杆菌感染、结核病、伤寒等)、真菌、原虫、输血后、免疫抑制或播散性恶性肿瘤。

(2) 多见于儿童和成人,发病多较急,发热为常见和首先发现症状,多数为不规则高热,肝、脾、淋巴结肿大,贫血和出血常有。少数可有黄疸。

(3) 白细胞、红细胞、血小板减少。骨髓中有大量嗜血组织细胞。细胞内有吞噬的红细胞、白细胞及血小板。

(4) 和恶组极为相似,要查明感染等原因,合理用药,部分患者数星期内恢复。亦有些患者预后差。

【症状表现】

多种多样,病程大都急剧短促。

- 发热(多数持续高热)伴畏寒、盗汗或自汗。
- 长期发热后疲乏、衰竭,食欲减退,体重减轻。
- 进行性贫血,少数患者黄疸或腹泻。
- 肝脾肿大,淋巴结可肿大。
- 骨髓中见到数量不等、形态异常的组织细胞,经免疫组化、单克隆抗体等进一步检查可确定为恶组细胞。

【处理】

本病发展迅速,必须予以积极而及时的治疗。

- 对症支持治疗 输血、成分输血,用G-CSF纠正白细胞减少。使用抗生素防治感染。
- 恶组的化疗与恶性淋巴瘤相似。但恶组病变范围广泛。化疗常用CHOP方案(环磷酰胺+阿霉素类+长春新碱+泼尼松),有时CHOP方案中加氨甲蝶呤、甲苄肼、鬼臼噻吩甙(VM26)等药物。
- 有脾肿大伴有脾功能亢进时,可考虑切脾。

【你需就医】

- 长期发热,伴进行性贫血、肝脾肿大。就诊时必须听从医生,做骨穿检查。恶组毕竟少数,但就要认真诊断,又要对恶组保持高度警惕。

【你需注意】

- 饮食和生活要求,化疗时注意事项参照急性白血病和淋巴瘤患者要求。

【特别提示】

- 对治疗有反应者、获得缓解的患者,生存期可延长。
- 本病死亡原因主要由于高热衰竭,出血和感染。

21 巨球蛋白血症

巨球蛋白症是淋巴细胞恶性增生后分泌大量免疫球蛋白IgM,而使血液中出现许多分子量巨大的免疫球蛋白IgM,故称巨球蛋白血症。IgM广泛侵犯骨髓以及其他组织,引起贫血、出血、肝脾肿大、血黏度增高等表现。

【你需了解】

- 巨球蛋白血症可以良性,亦可能恶性分为以下3种情况。

(1) 原发性(恶性)巨球蛋白血症:是通常所指的巨球蛋白血症,以前称为华氏巨球蛋白血症。

(2) 良性单克隆巨球蛋白血症:由于慢性感染,自身免疫性疾病和免疫缺陷、某些皮肤病、肝肾移植后等原因引起。亦有些患者原因不明,良性疾病仅需长期随访,不需要治疗。

(3) 继发性巨球蛋白血症:发生在慢性淋巴细胞白血病、恶性淋巴瘤、多发性骨髓瘤等疾病时。

- 巨球蛋白血症好发于男性老年人,平均年龄60岁,80%在50岁以上,40岁以下少见。
- 虽然病因不明。但可能与遗传、免疫和慢性感染的刺激有关系。如果一个家族中有免疫性疾病(类风湿性关节炎、红斑狼疮等),则发病率较高。

【症状表现】

- 老年发病。
- 贫血及出血。
- 视力障碍,眼底检查看到出血或静脉曲张。
- 可能发生脑溢血、脑病、蛛网膜下腔出

血和多发性神经炎。

● 手足发生雷诺氏现象。

● 肝、脾、淋巴结肿大。

● 血清 IgM 增高，骨髓中淋巴细胞样浆细胞浸润。

● 血黏度增高。

【处理】

● 原则　抑制 IgM 生成。改善高黏滞状态。贫血、感染、出血的对症处理。

● 贫血者输少浆红细胞。改善贫血状态。

● 苯丁酸氮芥（瘤可宁）每日 6～12mg，分 3 次，口服。2～4 星期后改为维持剂量，要密切观察白细胞减少程度来调整剂量。亦可服用马法兰、沙利度胺（反应停）。或环磷酰胺，或用治疗多发性骨髓瘤的治疗方案进行化疗。

● 青霉胺每日 200～400mg，分 2～3 次，口服。可降低高黏滞血症。

● 血浆转换可迅速地清除血中 IgM。

● 中药丹参、红花、薏米仁、牛膝可以改善血黏度，达到“活血化淤”作用。

【你需就医】

● 如果发现贫血、血黏度高、雷诺氏症、不明原因脑出血、肝脾肿大、反复感染（例肺炎反复发作），应当查一下蛋白电泳和免疫球蛋白。若有 IgM 增高，应进一步检查，排除巨球蛋白血症。

【你需注意】

● 巨球蛋白血症容易感染，要注意个人卫生，防治感染，并适当锻炼。

● 平时宜清淡、易消化、高热量及高维生素饮食。

● 注意保暖，尤其有雷诺氏现象的患者。

【特别提示】

● 慢性炎症的刺激使淋巴浆细胞增生，可引起肿瘤发生，巨球蛋白血症常常伴有其他肿瘤发生。例如恶性淋巴瘤、皮肤癌、肺癌、子宫颈癌和结肠癌等。

● 要预防出血、血栓形成，充血性心力衰竭和感染的发生，可危及生命。

22 血栓前状态和血栓形成

血液成分在流动的血液中不会凝固，如果在血液中形成凝块或沉积物称为血栓。血栓可以发生在任何部位或心脏内膜的表面。使血流变慢或停止，并且会延伸及滋长，形成血管堵塞，这就是血栓形成。一旦血栓脱落，流入下游血管引起堵塞称为栓塞。

【你需了解】

● 血栓栓塞性是临床常见疾病，近来世界各国发病平均呈上升趋势，尤其造成心肌梗死和脑梗塞，已成为人类健康的第一杀手。致死、致残很多。所以研究血栓栓塞性疾病的病因和发病机理已成为人们关注的焦点。

● 血栓形成可分为动脉血栓、静脉血栓和微血管血栓。常见有心肌梗死、脑血管血栓形成、脑梗塞、肺梗塞及深静脉血栓形成等。另外许多疾病发病机制中血栓形成是十分重要的。如肾小球肾炎、糖尿病的小血管病变、严重烧伤中局部的恶化、妊娠高血压综合征、视网膜静脉血栓形成、弥散性血管内凝血（DIC）等。

● 血栓形成的病因十分多，并不是单一因素所致。发病原因涉及遗传和环境因素。如果遗传或先天性缺陷（凝血、抗凝血、纤溶发生异常）使家族人员容易发生血栓栓塞性疾病，称为“易栓症”。后天的与环境因素（饮食、运动、疾病等）有关，不仅仅是血黏度高造成的。为了预防血栓形成，预测及预防工作十分重要。

● 血栓前状态　以前称为“高凝状态”。在发生血栓前，首先在血液生化和血液流变学发生一些有意义的改变，使患者容易发生血栓形成，称为“血栓前状态”。

● 什么是“易栓症”和“血栓前状态”的可靠的化验指标？国内外从血液抗凝系统及有关基因改变去寻找指标，仅仅是开始阶段。目前出现的各种“中风预报仪”、“穴位测定仪”、“微循环测定仪”、“气功测定仪”、“一滴血诊病”等都不是血栓前状态的检查方法，不可轻信。

● 确定血栓形成的检查方法

(1) 血管造影术。

(2) 核素纤维蛋白原试验。

(3) 多普勒血管及心脏超声及双显性扫描。

(4) CT 和核磁共振。

(5) 凝血抗凝系统、纤溶指标、血小板激活后标志物及分子标志物及血液流变学测定。

以上检查不是普查用的,应由专科医师来选择。应结合临床,不要靠一项化验来下血栓形成的诊断。

【症状表现】

血栓形成种类很多,仅以下肢深静脉血栓形成为例。

- 多见于老年人,并常为手术、妊娠、口服避孕药、感染及恶性肿瘤等环境因素所诱发。
- 肢体疼痛、肿胀、浅静脉曲张和不同程度的全身反应(如发热)。
- 3 种常见后遗症——肺栓塞、水肿、浅静脉曲张和溃疡。

【处理】

- 防栓——预防血栓形成。
- 治栓——治疗血栓形成。
- 溶栓——将已形成的血栓溶解。
- 防栓、治栓和溶栓治疗及所用药物的作用,不能截然分开。用于治栓药物,在一定条件和剂量下又常常用来防栓;有的防栓药物又可用于治栓,具体由医生决定选用。
- 常用药物

(1) 抗凝药物:主要作用治栓,包括肝素、低分子肝素、刺参酸性粘多糖、玉足海参、硫酸皮肤素、香豆素、多聚硫酸戊糖、水蛭素等。

(2) 抗血小板药:主要作用防栓。有阿司匹林、潘生丁、磺吡酮、噻氯匹啶、吲哚布芬=达唑氧苯、前列腺素 E_1。中药有丹参、川芎嗪、黄连素及银杏树叶素等。

(3) 溶栓剂:链激酶、尿激酶、前尿激酶。

(4) 蛇毒抗栓药物:为去纤溶栓作用,如蝮蛇抗栓酶等。

(5) 降低血液黏滞度药物:如右旋醣酐、己酮可可碱等。

- 外科取栓等手术,由医生决定。

【你需就医】

- 血栓形成是各科的危重患者,要及时诊治。由于病因多、涉及科室多,将在其他章节中阐明。

【你需注意】

- 患者卧床休息、保暖、预防及治疗感染。
- 严格观察患者所有生命指征。若下肢动静脉血栓形成要严格观察患肢的病情变化,患肢放在比心脏平面稍低位,注意心脏病治疗。
- 适当戒酒,注意饮食和生活规律,坚持适度的运动是减少血栓形成的重要举措之一。
- 急性动脉栓塞患者室温最好在27℃中生活,禁用热敷,但亦禁忌患肢局部降温(不利于血管痉挛解除和侧支循环的建立)。
- 患肢水肿明显者应低盐饮食,并用利尿药治疗。

【特别提示】

- 血栓前状态是一种疾病,不是“亚健康状态”。应当找医生进行药物治疗。而不是服充斥市场的保健食品来调理。保健食品是否会清除血管内微小血栓(广告称体内垃圾)尚待验证。

23 血清病

血清病是指由于注射运动免疫血清后所并发的一种免疫复合物性疾病,其表现主要有皮疹、发热、关节痛、淋巴结肿大等。

【你需了解】

- 目前免疫血清的临床应用已大幅减少,仅限于防治白喉、破伤风、某些毒蛇咬伤后,以及阻止移植物排斥等的免疫抑制治疗。相反的,由于药物致敏已成为当今最常见的血清病病因。

【症状表现】

- 本病多在一次注射较大剂量异种血清

或球蛋白后 1～3 周内发生；少数患者，尤其是过去有过周样血清接种史者，可在接种后 1～3 天内发生。症状的发生和程度与接种途径(静脉注射的发病机会多)和注射血清剂量等因素有关。

• 皮疹是本病最明显和多见的症状，主要为荨麻疹样风团，紫癜样皮疹或麻疹样皮疹等；常在注射部位首先发生。发热多渐起，最高至 38～39℃，伴全身淋巴结程度不一的肿大，质软而稍有压痛。部分患者还可有面部、眼睑及手足末端浮肿(儿童多见)，极少患者可有喉头水肿表现。有的患者在发热的同时尚有腹痛、恶心、呕吐等表现。由血清或球蛋白(如 ATG)或其他巨分子药物所致在出现皮疹后 2 天左右还可有关节疼痛、肿胀等关节炎症状，常累及多关节，呈对称性。少有多发性神经炎、肾小球炎和(或)心肌炎等严重并发症。

【处理】

• 一般说来本病的症状不重，具有自限性。因此，治疗应以对症给药为主。发热或关节痛者可用水杨酸制剂。有皮疹者可用苯海拉明，每日 2～3 次，每次口服 25～50mg，并同时每日应用 10% 葡萄糖酸钙 10～20ml 静脉注射。0.1% 肾上腺素每次 0.1～0.3ml 皮下注射，对血管神经性水肿，气争喘息或严重荨麻疹甚为有效，必要时可每隔半小时重复 1 次。

• 有人报道儿童在接受白喉抗毒素血清注射后第 4～16 天中使用足量的抗组胺药物(赛庚啶或安泰乐)能明显减少血清病的发生。

• 累及神经系、肾脏或其他内脏的重症患者，应使用肾上腺皮质激素治疗，成人开始可应用氢化可的松 200～300mg 静脉注射(或相当剂量的强的松口服)，2～3 日后视病情而逐步减量。

【你需就医】

• 一般说来本病的症状不重，具有自限性。因此，治疗应以对症给药为主。发热或关节痛者可用水杨酸制剂。有皮疹者可用苯海拉明，每日 2～3 次，每次口服 25～50mg，并同时每日应用 10% 葡萄糖酸钙 10～20ml 静脉注射。0.1% 肾上腺素每次 0.1～0.3ml 皮下注射，对血管神经性水肿，气争喘息或严重荨麻疹甚为有效，必要时可每隔半小时重复 1 次。

• 累及神经系、肾脏或其他内脏的重症患者，应使用肾上腺皮质激素治疗，成人开始可应用氢化可的松 200～300mg 静脉注射(或相当剂量的强的松口服)，2～3 日后视病情而逐步减量。

【你需注意】

• 本病的病理表现常与风湿热、结节性多动脉炎等第Ⅲ型变态反应疾病相似；但程度较轻。主要有小血管扩张、粒细胞浸润和水肿等。

第七章　肾脏内科疾病

● 肾：是一对位于腹腔深部后腹壁，脊柱两侧的实质性器官。它的主要功能是排尿，调节体内的水量，维持人体的液体和酸碱平衡。肾脏通过过滤血液，以尿的形式排泄废物和过剩水分，实现它的功能。

● 肾解剖：肾周围为肾皮质，其内侧为肾髓质，它是由许多个肾锥体的圆锥组成。肾组织是由许许多多的肾单位（肾小球）和肾小管（泌尿集合小管）组成。滤过后的尿从这些小管子排入集合小管，开口于肾乳头，依次流入肾小盏、肾大盏、肾盂、输尿管。

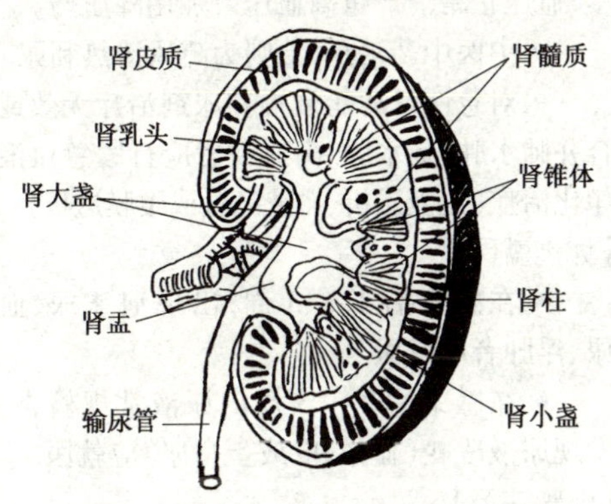

图1－7－1　肾的结构

● 肾单位的组成：肾单位是肾功能的最小单位，一个肾单位是由一个肾小体和一条肾小管组成。每个肾有一百多万个肾单位。肾小体是由肾小球（一团毛细血管球）和肾小囊组成。肾小囊是肾小管的一端膨大为杯状膜囊，把肾小球包裹在里面，肾小管的另一端延长得很长。肾小体主要在肾皮质内，而肾小管位于肾髓质内。

● 肾单位的功能：肾单位肾小体和肾小管组成，其作用就代表了肾的作用，形成尿及维持酸碱平衡。

○ 肾小球的滤过作用：流经肾小球的血液，有20%左右的血浆可以滤出血管外入肾小囊，但是血细胞及血浆蛋白质则不能滤过。

○肾小管的再吸收作用：滤出液从肾小囊到肾小管，滤出液中的葡萄糖、氨基酸全部被肾小管重新吸收回血液；钠和氯离子、水分等大部分被重吸收回血液。另一些物质，如代谢产物氨等，被肾小管分泌入滤液而排出体外。

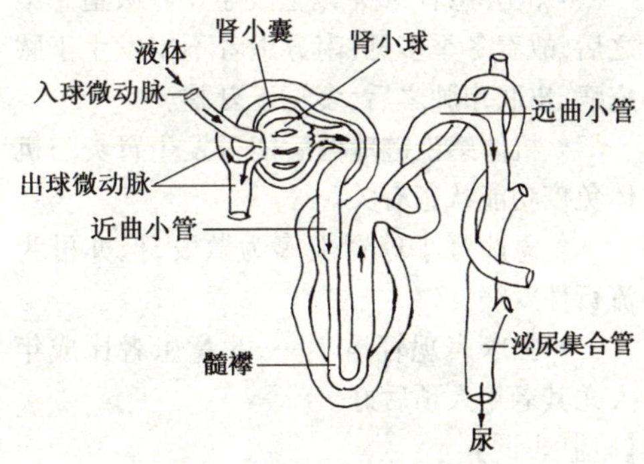

图1－7－2　肾单位的结构

● 尿的形成：尿的形成过程包括肾小球的滤过，肾小管的重吸收，以及肾小管的分泌。正常两肾每天生成的滤液（又称"原尿"）量达180L，而我们排出的尿（又称"终尿"）量仅1.5L，说明99%以上的水分被重吸收。如果因某种病因或药物使重吸收减少，可发生"尿崩症"或排出大量尿治疗水肿。

● 糖尿病：血液流经肾脏时，血中的葡萄糖被肾小球滤过到肾小管，肾小管内的葡萄糖又绝大多数被重吸收到血液中。但是如果血中的葡萄糖（血糖）浓度很高，超出了180mg/100ml，超过重吸收极限，尿中开始出现葡萄糖，即尿糖阳性，便称糖尿。

1 急性肾小球肾炎

急性肾小球肾炎常在感染后发病,以链球菌感染最为常见,起病急,病程短(多在1年之内),是由链球菌感染引起的机体免疫反应。

【你需了解】

● 急性肾小球肾炎常见于儿童和青年,以男性多见,很少累及成年人和老年人。

● 急性肾小球肾炎以链球菌感染最为常见,但亦可发生于其他细菌、病毒等。

● 急性肾小球肾炎发病前90%病例有感染,如急性咽炎、扁桃体炎及皮肤感染,在感染后1～3周发生急性肾小球肾炎,这时期称为潜伏期;但亦可见发病前无感染的病例。

● 北方患者90%以上发生于呼吸道感染之后,故春冬季多见;南方患者不少发生于脓疮病、皮肤疖肿之后,多见于夏季。

● 机体感染链球菌后能否发生肾炎与机体免疫功能状态有关。

● 急性肾小球肾炎多为散发,但亦可为流行性发病。

● 临床表现轻重不一,儿童患者比成年人尤其老年人预后好。

【症状表现】

● 水肿 70%患者有程度不等水肿。轻者水肿仅累及眼睑及颜面,晨起较重;严重病例水肿可遍及全身,甚至伴有胸、腹腔积液。

● 血尿 1/3患者有肉眼血尿,尿色呈洗肉水样或浑浊深茶色,无血块,持续1～2周,肉眼血尿消失后,一般仍有镜下血尿,可以持续一段时间。

● 少尿 多数患者起病初期有少尿,个别患者可出现1～2天无尿或3天以上无尿。

● 蛋白尿 有不同程度蛋白尿,少数患者表现为肾病综合征(见肾病综合征篇)。蛋白尿多在几周内消失,很少延至半年以上。

● 高血压 2/3患者有短时期高血压,一般为轻或中度血压增高,严重者可高于200/120mmHg(26.7/16kPa),可并发高血压脑病、心功能衰竭。

● 肾功能 常有短期轻度肾功能受累,少数患者出现急性肾功能衰竭(见急性肾功能衰竭篇)。

● 全身症状 轻度体温升高、疲劳、纳差、恶心、腰酸等。重者视力模糊、烦躁不安,甚至昏迷抽搐。

【处理】

● 卧床休息 至肉眼血尿消失、水肿消退及血压恢复正常为止。

● 饮食 低盐或无盐、富有营养、易消化、优质蛋白质(如乳类、蛋类)并含有多种维生素。

● 抗生素消除感染。

● 限制饮水及口服利尿剂,控制水肿。

● 高糖无盐优质蛋白饮食持续到尿量增多、血压正常。严重高血压者加用降压药。

● 中医中药治疗,治则为疏风清热利尿。

● 对急性肾功能衰竭利尿剂治疗无效或合并肺水肿、脑水肿、高血钾者应行紧急血液净化治疗(血液透析、血液滤过或腹膜透析)。

【你需就医】

● 在感染后1～3周,出现泡沫尿、血尿、浮肿者应就医。

● 在感染后2～3周内尿液常规检查,发现尿液改变(血尿和/或蛋白尿)应就医。

【你需注意】

● 一般急性肾小球肾炎的临床演变趋势良好,但也有极少部分患者特别是老年患者出现严重并发症,如心功能衰竭、高血压脑病、继发感染等,甚至死亡。

● 发病期应注意绝对卧床休息,避免劳累、受凉、再感染。

● 急性肾小球肾炎重要的是预防感染。故康复期需适量锻炼身体,增强体质。

● 注意清洁卫生。

● 一旦发生感染应及时彻底治疗,虽不一定避免肾炎发生,但可及时消除致肾炎菌株的流行扩散。

● 对有感染患者,应在2～3周内行常规尿液检查,以及时发现早期病例和及时治疗。

【特别提示】

● 急性肾小球肾炎患者急性期过后持续性尿液检查异常（轻中度蛋白尿或镜下血尿）应定期门诊随访。

● 扁桃腺炎引发急性肾小球肾炎患者，抗生素治疗有效时不应首选扁桃腺切除术，但对反复扁桃腺炎发作者，在病情稳定的情况下，可做扁桃腺切除术，术前术后应用抗生素。

● 儿童急性肾小球肾炎患者尿检异常消失后至少两年才可谨慎行抗破伤风或抗白喉杆菌的预防接种，而卡介苗和脊髓灰质炎疫苗接种无影响。

● 急性肾小球肾炎即使症状消失，也要求休养1年，好好调养。

2 慢性肾小球肾炎

慢性肾小球肾炎简称慢性肾炎，是各种原发性肾小球疾病迁延发展的结果。在此之前，多有一个相当长的无症状尿异常期，然后出现高血压、水肿和（或）肾功能不同程度损害，常经历一个漫长的过程，逐渐不停顿地破坏肾单位，最终导致慢性肾功能衰竭。

【你需了解】

● 绝大多数慢性肾炎系由原发性肾小球疾病直接迁延发展而成，由于急性肾小球肾炎未能彻底控制演变成慢性肾炎的患者，大约只占慢性肾炎的15%～20%。

● 有相当一部分患者，没有明显的临床症状，因呼吸道或其他感染或劳累过度而出现临床症状。

● 慢性肾炎具有病程长，易反复的特点。

● 慢性肾炎是导致慢性肾功能衰竭的最主要原因。

● 慢性肾炎进入肾功能不全阶段的速度与其原发病的病理性质及并发症有关，可历时十年甚至数十年。

【症状表现】

● 起病缓慢，病情迁延，早期有不同程度的蛋白尿、血尿、水肿及高血压等表现。

● 浮肿较明显的患者可有尿量减少。

● 病程较长者可出现夜尿量增多。

● 晚期可表现为慢性肾功能不全（见慢性肾功能不全）。

● 病程中可因呼吸道感染等因素诱发急性发作，出现类似急性肾炎的表现。

【处理】

● 对水肿、高血压或肾功能不全的患者应强调休息，避免剧烈运动和限制钠盐摄入。肾功能不全者还应限制蛋白质摄入量。

● 睡眠充足，不能睡得太晚。必要时可适当服用一些安定或镇静类药物。

● 有免疫反应活动者（依靠肾活检明确）应使用糖皮质类固醇、免疫抑制剂、抗凝剂及抗血小板凝聚药。

● 积极控制高血压是慢性肾炎治疗中最主要的手段之一。

● 积极预防和治疗感染。

● 避免使用对肾脏有损害的毒性药物。

● 中医中药在慢性肾炎的治疗中有其独特的疗效。

【你需就医】

● 无明确肾脏疾病者，出现头痛或头胀、颈项板滞不适，伴浮肿、尿中有泡沫。

● 原有慢性肾炎而病情稳定者，出现血压波动控制不佳、浮肿、尿量减少或出现夜尿增多。

● 原有慢性肾炎者出现乏力加重，或伴饮食减少甚至恶心呕吐。

● 原有慢性肾炎者出现咽痛发热、咳嗽咯痰、腹痛腹泻、尿频尿急尿痛等感染症状，应及时就医。

【你需注意】

● 血压越高，对肾脏的损害越严重，故应尽力将血压控制在合理的范围之内（140/80mmHg或18.7/10.7kPa）。

● 慢性肾炎患者免疫功能低下，很容易感染，而每次感染都会使肾脏受到某种程度的损害，所以应积极预防感染。

● 慢性肾炎的病程进展因病理类型、临床表现和医疗监护的不同而有很大的差异，同时也与患者的精神状态、饮食控制、劳累程度等因素密切相关。故在积极治疗的同时，应保持心情舒畅、注意饮食调养和劳逸适度。

- 避免饮酒及浓茶，必须戒烟。

【特别提示】

- 慢性肾炎病程长、易反复，应坚持与医生密切合作，切忌治疗初见成效即停药。
- 应认识到部分中草药对肾脏有一定的毒性，需在医生指导下合理用药，千万不能盲目服用偏方、秘方。
- 患慢性肾炎的女性患者能否怀孕，需根据医生的判断而定，否则母子生命安全会受到威胁。

3 肾病综合征

肾病综合征是指表现为大量泡沫尿、高度浮肿、血化验发现血清白蛋白降低与血清脂类增高的临床症候群的疾病。

【你需了解】

- 肾病综合征病理类型比较复杂，且与治疗效果及预后有很大关系，故必须做肾活检明确病理类型。
- 病理表现为微小病变型的肾病综合征，其治疗效果好，预后佳，但容易反复。
- 其他各种病理类型的肾病综合征随着不同类型病理变化，其疗效与预后各不同，但临床表现是相同的。
- 肾病综合征除原发于肾脏本身疾病以外，还有多种其他疾病可引起，如糖尿病、系统性红斑狼疮、肿瘤、药物及感染等。
- 蛋白尿的多少不能说明肾脏病变的程度。

【症状表现】

- 大量蛋白尿　24小时蛋白尿定量高于3.5g。
- 浮肿、少尿　轻者仅眼睑及双下肢肿，重者可发展至全身浮肿，同时伴胸腹腔、阴囊，甚至心包腔大量积液。
- 乏力、食欲减退、恶心、头晕。
- 部分患者可伴高血压、血尿。
- 严重病例可出现心慌、胸闷、气急、心力衰竭等症。

【处理】

- 卧床休息为主，保持适度床上和床旁活动。
- 应进食易消化的清淡饮食（低脂、低盐或无盐）。
- 积极治疗引起肾病综合征的原发病。原发性肾病综合征应根据病理类型进行免疫调节治疗（如糖皮质类固醇、细胞毒性药物）及抗凝治疗。
- 水肿明显加用利尿剂，必要时补充白蛋白。
- 控制血压，伴心衰者予吸氧及药物强心利尿治疗。
- 中医中药治疗，与西药同用，可减少不良作用，增强疗效。对西药治疗无效的患者，中医中药也可显示独特的疗效。

【你需就医】

- 发现有浮肿伴泡沫尿，即应就医。
- 浮肿伴少尿、血尿。
- 高血压伴胸闷、气急。

【你需注意】

- 饮食对肾病起重要作用

(1) 蛋白质摄入量以1g/kg体重+每日排出蛋白量+强的松对蛋白质分解量（40mg激素可分解19g蛋白质）为宜，且以优质蛋白质为主（如乳类、蛋类、动物蛋白）。

(2) 少进动物油脂，多吃植物油及鱼油。

(3) 多吃含可溶性纤维的饮食，如燕皮、豆类。

- 各种感染如肺炎、感冒发热等可加重肾病综合征发展，应积极预防。
- 较长时间使用降脂药物应注意肝功能。
- 使用糖皮质激素治疗的患者要注意

(1) 激素撤减要慢，维持用药时间要久。

(2) 长期使用糖皮质激素易引起骨质疏松，故应避免过度活动并加用钙剂。

【特别提示】

- 肾病恢复期不适宜进高蛋白饮食（如甲鱼、黑鱼、蟹、羊肉之类食物），因高蛋白可改变肾脏病理变化，加重肾脏损害。

• 肾病综合征经治疗后一旦蛋白尿消失，仍应注意劳逸结合，不能劳累，避免感冒，因肾脏病理修复需2年时间，如不注意则随时可复发。

4 隐匿性肾炎

隐匿性肾炎起病隐匿，无明显临床症状，仅在体检或偶然情况下发现尿液异常，故又有亚临床型肾炎、无症状性蛋白尿和(或)血尿及迁延性尿异常等命名。

【你需了解】

• 隐匿性肾炎是临床分型的诊断，多数由肾小球局灶性病变所致，预后良好。

• 有一部分患者可因为某些系统性疾病同时存在而表现为长期缓慢隐匿进展，最后导致肾功能衰竭。

• 部分患者可以因轻度系膜增生或极少数患者因膜增生性或局灶硬化病理改变的早期阶段表现为隐匿状态，而在长期隐匿的病程中导致肾功能衰竭。

• 以血尿为主的隐匿性肾炎与IgA肾炎其病程预后相当接近，只有肾活检明确诊断，一部分具有反复发作性血尿的患者，肾活检50%～70%证实为IgA肾炎。

【症状表现】

• 部分可有反复发作性或持续性镜下和尿中偶见阵发性肉眼血尿。

• 有或无轻度蛋白尿，即使长期有蛋白尿，24小时尿蛋白定量少于1.0g。

• 肾功能良好，无高血压，无浮肿。

• 血清补体及FDP(纤维蛋白降解产物)均正常。

• 有时会出现腰酸乏力，其他无明显症状。

【处理】

• 积极控制和预防诱发因素，特别是上呼吸道感染或病毒感染，提高免疫功能。

• 中医中药辨证论治，血尿为主给予养阴清热，凉血止血，蛋白尿为主则健脾补肾涩精治疗。

• 部分患者经长期随访治疗，尿检维持原状，病情既不恶化也未好转，肾功能始终良好者，多数属良性病变，可停用药物治疗，继续随访。

• 对尿液变化逐渐加重者，可考虑用小剂量激素、免疫抑制剂或中药治疗。

【你需就医】

• 在上呼吸道或肠道感染者出现血尿、泡沫尿。

• 隐匿性肾炎出现高血压。

• 体检时发现蛋白尿或镜下血尿。

【你需注意】

• 适当注意体育锻炼，增强体质，预防上呼吸道感染，减少复发。

• 发现隐匿性肾炎后即时用药物控制，防止对肾损害。

• 如有慢性扁桃体炎反复发作者，考虑手术摘除。

• 当蛋白尿与血尿加重时，应绝对注意休息。

【特别提示】

• 患隐匿性肾炎者如果发现有呼吸道感染或其他感染时应及早用药控制感染。

• 避免应用对肾脏有毒性的药物。

• 患隐匿性肾炎者虽大部分预后良好，不应过分紧张，但也不要太放松警惕，必须做到经常定期复查。

5 IgA肾病

IgA肾病是一组临床上常见的以肾小球系膜区有颗粒状IgA沉积为特点的肾小球疾病，临床表现轻重不一，轻者为无症状性蛋白尿或反复发作性血尿。

【你需了解】

• 原发性IgA肾病可发生在任何年龄，以青壮年为常见，男性较女性多见。

• 遗传因素在IgA肾病发病机制中有很重要的意义。

• IgA肾病的确诊依赖于肾活检。

• IgA肾病的预后与发病年龄、临床表现及病理类型有关。

• 血尿的严重程度及反复发作的次数与疾病的严重程度不成正比。

• 大量蛋白尿及高血压的出现往往是预后不良的指标。

• IgA 肾病 15%～20% 在 10 年内可进行性发展至肾功能衰竭。

【症状表现】

• **典型症状** 为上呼吸道感染或肠道感染期间出现肉眼血尿，2～3 天后变为镜下血尿，如此反复发作。

• **轻者表现** 为无症状性蛋白尿伴或不伴镜下血尿，多在体检时发现，24 小时尿蛋白定量通常不到 1g。

• **重者表现为急性肾炎综合征** 多由急性感染诱发，有水肿、高血压、蛋白尿及血尿，消除后遗留轻度蛋白尿和镜下血尿。

• **肾病综合征** 约 3%～4% 的患者表现为肾病综合征（见肾病综合征）。疾病趋向慢性化，预后相对较差。

• **高血压** 半数以成年患者发生高血压，少数患者可表现为恶性高血压。

• **慢性肾功能衰竭** 部分患者在确诊 10～20 年后逐渐发展至慢性肾功能衰竭（见慢性肾功能衰竭）。

• **急性肾功能衰竭** 少于 10% 的患者可出现急性肾功能衰竭（见急性肾功能衰竭）。

【处理】

• 由于 IgA 肾病病因未明，至今尚无理想的治疗方法。

• 急性期以对症治疗为主，比如使用抗生素控制感染。

• 出现肾病综合征者可使用皮质激素及细胞毒药物治疗。

• 控制高血压。

• 抗凝治疗。

• 非急性期即表现为无症状性蛋白尿或镜下血尿时，中医中药有一定的疗效。

• 出现肾功能损害者应积极延缓肾功能恶化的进程。

• 已进入到肾功能衰竭尿毒症期的患者应予透析治疗，年轻、有条件者可行肾移植。

【你需就医】

• 在呼吸道或肠道感染期间出现肉眼血尿。

• 体检时发现轻度蛋白尿伴或不伴镜下血尿。

• 已有 IgA 肾病，病程中出现血压增高或蛋白尿增加。

• 已有 IgA 肾病，病程中出现夜尿增多、乏力、食欲不振甚或有恶心等症状。

【你需注意】

• 不应忽视体检中发现的轻度蛋白尿或镜下血尿，应定期复查尿液常规，并监测血压变化。

• 有 IgA 肾病的患者应重视高血压的控制，积极控制血压可延缓肾功能损害的进程。

• IgA 肾病的发作多与黏膜的感染有关，故增强体质，预防上呼吸道感染对减少肾小球的损害有益。

【特别提示】

• 肾活检免疫组织学检查是确诊 IgA 肾病的主要手段，其治疗及预后也与 IgA 肾病的病理表现有关，故应采取积极的态度对待肾活检。

• 对 IgA 肾病患者合并呼吸道或其他黏膜感染时应常规应用抗生素治疗1～2 周。

• 对 IgA 肾病患者应避免使用有肾毒性的药物。

6 糖尿病肾病

糖尿病肾病是糖尿病的严重并发症，由于糖尿病过程中各种代谢异常，引起全身微血管病变所导致的肾脏损害，主要累及肾小球而出现结节性、弥漫性和渗出性肾小球硬化。

【你需了解】

• 糖尿病肾病是导致肾功能衰竭的主要原因之一。

• 糖尿病肾病早期无临床症状，不易及早发现。出现蛋白尿可为糖尿病性肾硬化的唯一临床表现。

• 早期发现，早期治疗，对延缓控制糖尿病肾病的肾功能损害具有重要意义。

• 高血压是加速糖尿病肾病病情进展的一个非常重要的因素。

● 蛋白尿伴轻度血尿和少量管型者为弥漫性肾小球硬化,这种蛋白尿预后较差。

【症状表现】

● 典型病例有多尿、多饮、多食、消食、皮肤瘙痒等症状,但轻症者可无症状,起病和发病缓慢,且常有糖尿病的其他并发症,如冠状动脉硬化、白内障等。

● 蛋白尿　早期为微量白蛋白尿,以常规技术测不出;然后常为间歇性蛋白尿,此后逐渐发展为持续性蛋白尿,一般为0.5～2.5g/24小时之间。

● 肾病综合征　糖尿病肾小球硬化晚期可产生大量蛋白尿、低蛋白血症、水肿及高脂血症。

● 高血压　糖尿病肾病患者24小时尿蛋白持续超过0.5g时可出现高血压。

● 肾功能衰竭　发展到肾功能衰竭的速度快慢不一致。青年型糖尿病肾硬化最终有50%～60%发展至肾功能衰竭,部分仅有氮质血症。

● 反复尿路感染

【处理】

● 控制高血糖　口服降糖药效果欠佳者,建议及早使用胰岛素治疗。糖尿病得到很好控制后蛋白尿也能减少。

● 控制高血压　糖尿病患者理想的血压水平为120/80mmHg(16/10.7kPa)。

● 限制饮食中蛋白质的摄入　推荐糖尿病患者蛋白质摄入标准为每天每千克体重0.8g。有低蛋白血症和水肿时适当增加蛋白质摄入,必要时输注白蛋白。有高血压及水肿时应予低盐饮食。

● 利尿剂　出现肾病综合征水肿时予利尿剂治疗。

● 肾功能衰竭的治疗　与一般肾脏病肾功能衰竭治疗原则上同。

● 及时防治并发感染

● 中医中药治疗　有一定疗效,可以延缓控制糖尿病肾病的进展。

【你需就医】

● 有多尿、多饮、多食症状,短期内体重下降明显者。

● 有糖尿病病史,出现高血压或发现尿中有泡沫者。

● 原病情平稳的糖尿病患者出现血糖波动者。

● 糖尿病患者有发热、咳嗽或尿频、尿急、尿痛或皮肤溃破感染等症状者。

【你需注意】

● 糖尿病肾病应早期发现,早期治疗,故糖尿病患者应定期至医院进行有关尿液检查。

● 糖尿病患者容易合并各种感染,而感染会加重肾脏损害,故应积极预防感染,一旦感染应及时治疗。

● 有效地控制血糖可防止、延缓糖尿病肾病的发生和发展,胰岛素是控制血糖的有效药物,故不应拒绝胰岛素。

● 糖尿病肾病患者肾功能损害一旦进入到尿毒症阶段,应尽早行透析治疗。

【特别提示】

● 糖尿病肾病引起的肾病综合征禁用糖皮质激素。

● 因为糖尿病肾病发展至肾功能不全时,肾脏对胰岛素排泄缓慢,所以使用胰岛素的糖尿病患者出现肾功能不全,胰岛素需适当减量。应检测血糖作为胰岛素的用药指标。

7 高血压肾病

高血压肾病是由于高血压引起肾小动脉硬化所导致的肾脏的损害。临床可分为良性肾小动脉硬化症和恶性肾小动脉硬化症。

【你需了解】

● 一般原发性高血压病持续稳定地发展,5～10年后可出现轻至中度肾小动脉硬化,继而出现肾功能的损害,称之为良性肾小动脉硬化症。

● 部分患者高血压病情急骤发展,短期内出现进行性肾功能减退,称之为恶性肾小动脉硬化症。

● 肾脏损害的发生与程度,和高血压的病程长短、血压严重程度一致。

● 恶性肾小动脉硬化症多见于年轻人。

【症状表现】

● 良性肾小动脉硬化症

(1) 病程缓慢,早期仅有夜尿增多,轻度蛋白尿(24 小时尿蛋白定量不超过 2g),有时可见少量镜下血尿。

(2) 因尿酸排泄减少,可出现高尿酸血症。

(3) 部分患者逐渐进入肾功能不全衰竭期(见慢性肾功能衰竭)。

(4) 高血压眼底病变亦随高血压病程的发展而逐渐加重。

● 恶性肾小动脉硬化症

(1) 病情急骤发展,舒张压持续在 130mmHg(17.3kPa)以上。

(2) 24 小时尿蛋白定量较良性肾小动脉硬化症者多,可见有肉眼血尿。

(3) 多在 2 年内(快者在数个月内)出现肾功能损害,产生尿毒症,同时可出现心力衰竭、脑血管意外。

(4) 眼底检查有出血和渗出。

【处理】

● 低盐饮食,减少动物脂肪摄入量。

● 戒烟、戒酒。

● 减轻精神压力,多做运动,如柔软体操、太极拳等。

● 使用降压药物治疗,将血压维持在 140/80mmHg(18.7/10.7kPa)左右。

● 中医中药治疗以控制蛋白尿,保护肾功能。

● 出现肾功能不全则按一般肾功能不全的治疗进行,进入尿毒症期应尽早透析。

【你需就医】

● 出现头晕、头胀或头痛,伴有颈项板滞者。

● 原本血压稳定的高血压患者出现血压波动不稳定者。

● 高血压病程中出现泡沫尿者。

● 高血压患者出现夜尿增多或食欲减退者。

【你需注意】

● 体重与血压有显著关系,肥胖者应坚决限制饮食,减轻过多体重。

● 提倡早期治疗,即当血压仅轻度升高而未出现心、脑、肾等器官的损害时就应立即给予治疗。这样做的好处是用药可以简单些,因而不良作用也少。

● 应坚持服药,从而能长期保持血压正常。切忌间断服药(即血压高时服药,血压不高时停药)。

● 高血压病程 5 年以上者,应注意定期检查尿液及肾功能。

【特别提示】

● 有高血压家族史者,应关注自己血压的变化,发现血压增高即予治疗。

● 血压降至最低而患者又能耐受的话,那将是最为理想的,可大大减少高血压心、脑、肾等器官的损害。

● 高血压药物的选择及服用剂量的大小应遵从医生的指导,切勿自己更改。

8 尿酸性肾病(痛风性肾病)

由于机体血尿酸产生过多或排泄减少形成血液中尿酸浓度过高沉积于肾组织所致的肾损害,称为尿酸性肾病。

【你需了解】

● 尿酸性肾病中分为慢性和急性,慢性尿酸性肾病又称为痛风性肾病。

● 尿酸性肾病好发于 30 岁以上男性。

● 尿酸性肾病发病隐蔽,而且进展很慢,常经历 10～20 年才会发生肾功能不全。

● 高尿酸血症常在痛风首次发作前已存在数年。

● 尿酸对肾脏损害是完全可逆的,预后较好,但如果不给予及时治疗,也可产生永久性病损。

● 尿液流速缓慢也会使尿酸在肾脏沉淀而损害肾功能。

● 饮食不当,经常服用过多高蛋白及含嘌呤类食物会使尿酸增高。

● 饥饿、利尿剂等药物的使用均会导致尿酸增高。

● 尿酸在碱性环境中呈溶解状态,易排

出。在酸性环境中则形成结晶状态，易沉积于肾脏，造成多种病理变化；沉积于皮肤形成痛风结节。

【症状表现】

- 有长期痛风性关节炎发作史及痛风结节，但肾脏病变与痛风性关节炎严重程度不一致。
- 20%～30%的患者伴发尿路感染，尿酸性尿路结石。
- 后期出现高血压。
- 痛风性肾病可有轻度蛋白尿和少量血尿、白细胞尿。
- 早期出现腰酸、多尿，夜尿增多（夜间尿量多于或等于日间尿量），随病情的进展出现血中肌酐浓度升高而逐渐进入肾功能不全尿毒症期。

【处理】

- 减少富含嘌呤类食物的摄入，比如动物内脏、沙丁鱼等。
- 戒除烟、酒、浓茶、咖啡。
- 多饮水，保证每日尿量至少2000ml。
- 碱化尿液，预防尿酸形成结晶沉积于肾脏。
- 避免使用抑制尿酸排泄的药物，如青霉素、磺胺类等药物。
- 使用增加尿酸排泄的药物。
- 控制血压，积极治疗尿路感染。
- 肾功能衰竭者可按肾功能衰竭处理，必要时给予透析治疗。

【你需就医】

- 有痛风的临床表现：中小关节特别是第一蹠趾关节红、肿、热、痛，多于半夜或清晨急性发病。
- 虽无痛风临床表现，但体检发现以下情况之一。

(1) 血尿酸增高。

(2) 尿液检查有少量红细胞、白细胞及蛋白质。

(3) B超发现肾脏有尿酸结晶或肾脏大小不等。

- 夜尿增多。
- 有关节酸痛，不明原因骨折、贫血、尿中有泡沫、时常有低热者。

【你需注意】

- 不同程度的尿酸性肾病常见于长期痛风的患者，应适当治疗，定期随访。
- 由于相关的血管疾病（高血压、高脂血症）或老龄化等因素，任何罹患痛风的患者均可发生肾功能减退。
- 导致高血压和退行性血管疾病的危险因素常常也是促发高尿酸血症的危险因素。
- 大量临床表明，高尿酸血症的形成还与生活环境变化导致精神情志失调有关。
- 高尿酸血症者治疗服用别嘌呤醇可能会出现头痛、腰酸、发热、皮疹和肝损害，同时尽可能不与噻嗪类利尿剂、心得安及青霉素等合用，以免增加本药的毒性。

【特别提示】

- 应及时积极控制高尿酸血症，定期检查血尿酸。
- 严格控制饮食，低嘌呤、低蛋白，忌食肝、脑、心、肾等动物内脏，少食肉类、蟹、蛤、菠菜、花菜、芦笋、香菇、豆制品及各种豆类蔬菜。
- 多饮水，保证每日尿量2000ml以上。
- 积极防治高血压、高脂血症。
- 保持积极乐观的生活态度，正确对待疾病。

---

9 狼疮性肾炎

狼疮性肾炎是由于系统性红斑狼疮侵袭肾脏，引起肾脏多种病理改变所致的肾脏功能损害。

【你需了解】

- 系统性红斑狼疮是一种全身性结缔组织病，可发生于任何年龄和性别，最常见于20～40岁女性。
- 几乎所有系统性红斑狼疮均有肾脏损害，而狼疮性肾炎又是系统性红斑狼疮主要致死原因之一。
- 系统性红斑狼疮的任何病程阶段中均可出现肾损害。
- 狼疮性肾炎的病理类型多种多样，轻

者部分肾小球受损害，重者弥漫性肾小球细胞增生伴局部硬化坏死水肿。

● 狼疮性肾炎同一种病理改变可以有多种不同的临床表现，故做肾活检是必要的。

● 早期诊断和早期治疗是十分重要的，可以改善狼疮性肾炎的预后。

【症状表现】

● 系统性红斑狼疮的肾外表现　详见"系统性红斑狼疮"。部分患者以肾脏病变为首发，而无明显肾外表现。

● 水肿　轻者可无水肿，重者可出现少尿。

● 高血压

● 蛋白尿　部分患者表现为轻中度蛋白尿，部分患者表现为大量蛋白尿(24 小时尿蛋白 >3.5g)及低蛋白血症，类似肾病综合征表现，因血胆固醇不高，故有人称之为假性肾病综合征。

● 血尿　镜下血尿或肉眼血尿。

● 尿检常出现蛋白尿、红细胞及白细胞，往往可误诊为慢性肾盂肾炎。

● 如系统性红斑狼疮不能取得有效控制，则对肾脏产生进行性损害，进入终末期肾功能衰竭的过程快慢不一，取决于病变活动程度。

● 夜尿增多是肾功能衰竭的早期症状之一。

【处理】

● 一般需使用糖皮质激素和(或)细胞毒药物，根据肾活检提示的病理类型，制定相应的治疗方案。

● 对症治疗。利尿消肿，积极控制血压。

● 积极防治各种感染，任何感染均可加重疾病发展。

● 出现肾功能衰竭按慢性肾功能衰竭治疗原则治疗。

● 以西药为主，有机地结合中药治疗对控制狼疮性肾炎的进一步发展有一定的疗效。

【你需就医】

● 有不规则发热，关节疼痛，脱发及多发性口腔溃疡等。

● 月经不规则，月经量多；经常有牙龈出血，轻微碰撞或无任何原因出现皮下出血或淤斑等。

● 出现浮肿、泡沫尿或伴有高血压。

● 迅速发生和发展的贫血，肾功能迅速恶化。

【你需注意】

● 疾病在活动期应卧床休息，注意营养，宜低盐高蛋白饮食(以动物性优质蛋白为主)。

● 患病后期及治疗期间，应避免诱发系统性红斑狼疮活动的因素，如日晒(紫外线照射)、药物(青霉素、磺胺类、避孕药等)、预防接种等。

● 感染是系统性红斑狼疮发病头几年内最常见的死亡原因，应积极预防。

● 系统性红斑狼疮患者晚期癌症发病率增高。

● 长期服用糖皮质激素的患者应注意补充钙剂，同时应避免过度活动。

● 使用细胞毒药物的患者，用药后要多饮水，以减少出血性膀胱炎的发生。

【特别提示】

● 以西药为主，配合中医中药治疗能明显提高疗效，故应以中西医结合治疗为宜。

● 患系统性红斑狼疮的女性患者，应在医生的指导下怀孕妊娠，并在妊娠过程中监测胎儿生长发育情况，必要时终止妊娠。

10 过敏性紫癜性肾炎

过敏性紫癜性肾炎的发病可能与感染、毒素、食物、虫咬、药物等因素引起的毛细血管变态反应有关，而肾脏具有丰富的毛细血管床故极易累及。由过敏性紫癜引起的肾脏损害即称为过敏性紫癜性肾炎。

【你需了解】

● 过敏性紫癜性肾炎在任何年龄都可发现，但主要见于儿童和青年，成年人较少见。

● 过敏性紫癜性肾炎好发于春季和秋季，多数发病前有感染，尤其是呼吸道链球菌感染是过敏性紫癜性肾炎的一个主要因素。

● 以肾活检变化为标准，发生过敏性紫

癜时,肾脏受累的发生率达90%以上。

● 年龄越大,肾脏受累越多,且肾炎程度也越重。

● 除感染以外,某些药物、食物(鱼、虾、蟹等)或接种疫苗可引发过敏性紫癜性肾炎。

● 过敏性紫癜性肾炎的预后与肾损害的病理类型密切相关,故肾活检是必要的。

● 过敏性紫癜性肾炎患者大多数病情较轻,一般不需特殊治疗或仅予支持治疗。

【症状表现】

● 过敏性紫癜性肾炎的肾外表现

(1) 皮疹:出血性斑点,对称性分布于双下肢,以踝、膝关节周围为多见。

(2) 关节症状:约半数患者有游走性多发性关节疼痛或关节肿胀,常见受累关节为膝、踝和手。

(3) 胃肠道症状:约2/3患者有胃肠道症状,以腹部不定位绞痛为多见,其次为胃肠道出血,见黑色稀便。

(4) 其他:淋巴结肿大、咯血等。

● 过敏性紫癜性肾炎的肾脏症状

(1) 过敏性紫癜性肾炎的肾脏症状多在皮疹出现后1个月内出现。

(2) 血尿:约有1/4～1/2的患者可表现为肉眼血尿。

(3) 蛋白尿:多为轻微蛋白尿,但也可发生大量蛋白尿而表现为肾病综合征。

(4) 水肿:起病是可有面部水肿和体重增加。

(5) 高血压。

(6) 肾功能损害:少数患者可出现肾功能急剧恶化而进入尿毒症期(见肾功能衰竭)。

【处理】

● 急性期应注意休息、保暖,重症者应予卧床休息。

● 饮食宜清淡,易消化,富有营养,可参照急性肾炎、肾病综合征和肾功能不全。

● 有明确感染和存在感染灶时,应予抗生素治疗和清除病灶。

● 停止服用和接触可能引起过敏的食物和药物。

● 对症治疗。水肿者应利水消肿,高血压应积极控制血压。

● 应用糖皮质激素,必要时联合应用免疫抑制剂。

● 临床表现为急进性肾炎(血尿、蛋白尿、短期内出现少尿或无尿、肾功能急剧恶化进入尿毒症期)的患者在使用糖皮质激素冲击时,联合血浆置换治疗。

● 运用中医中药活血化淤对治疗有较明显的疗效。

【你需就医】

● 感染后出现皮疹、腹痛、关节痛、水肿、尿色深或肉眼血尿。

● 曾有感染出现皮疹史,皮疹消退后短期内出现少尿或无尿。

【你需注意】

● 过敏性紫癜患者可以没有肾脏受累的临床表现,或仅有一过性尿检异常,不需治疗。

● 绝大多数过敏性紫癜性肾炎患者都可以完全恢复正常,而无肾功能损害的指标存在,但亦有10%～20%的患者可逐渐发展至尿毒症。

● 感染后出现皮肤紫癜的患者应注意进行尿液检查,应早期诊断,早期治疗。

【特别提示】

● 治疗过敏性紫癜性肾炎与治疗其他肾炎一样,控制高血压十分必要,特别是在急性期;在病情稳定后数年也应定期监测血压。

11 妊娠肾脏病变

妊娠肾脏病变以先兆子痫引发占大部分,为妊娠妇女常见的合并症之一,因其往往有肾脏的病理损害,且除高血压外尚有蛋白尿、水肿的肾脏损害的表现,故以往称为妊娠肾病。

【你需了解】

● 妊娠妇女有特殊生理状态,尤以肾脏明显而重要,如肾增大,肾盂肾盏、输尿管扩张,膀胱被增大的子宫压迫而引起尿频、尿急等膀胱刺激症状,并非尿路感染。

● 妊娠妇女血肌酐与尿素氮均较孕前低,若孕妇血肌酐与尿素氮和正常人一样,已提示肾功能减退。

● 孕妇的体位对肾功能有显著的影响,肾血流量和肾小球滤过率在平卧位较侧卧位时减少 1/5,尿量、尿钠及尿酸的排泄亦减少 1/2 左右,故孕妇应取侧卧位为宜。

● 约 20% 孕妇可出现生理性蛋白尿,侧卧位可减少,产后自行消失。

● 约 15%～40% 孕妇出现肾性尿糖,产后可消失。

● 妊娠期由于肾解剖与生理的改变易发生尿路感染。

● 先兆子痫在妊娠妇女中的发病率为 3%～4%,常发生在初产妇及大龄多产妇。

● 先兆子痫症状在妊娠第八、九月时最为典型,并进一步发展,直到分娩。然而有些患者,这些症状在妊娠第五、六月时即开始,而另一些妇女直到分娩时或分娩后才起病。

● 原有潜在的疾病,如原发性高血压、糖尿病或肾脏病可增加先兆子痫发生的危险性,并加重原发病的发展。

● 先兆子痫长期的预后同急性期的严重程度相关。

● 伴严重先兆子痫的初产妇,特别是在妊娠 4～6 个月就出现先兆子痫的患者,其预后不良,在以后的妊娠中有很高的复发率,并容易发生迟发性高血压。

● 妊娠肾病大部分在产后可恢复,而少部分在产后遗留持续性蛋白尿及进行性肾功能不全,进而发展至尿毒症。

【症状表现】

● 先兆子痫的临床起病通常是隐匿的,早期不伴有明显的症状。

● 可出现头痛,视力模糊,腹痛,忧虑等。

● 体重迅速增加,颜面和四肢水肿。

● 高血压　以舒张压升高最为明显,而收缩压通常低于 160mmHg(21.3kPa)。

● 蛋白尿　很少在高血压之前出现。尿蛋白的量可以由少量(500mg/24 小时)至肾病综合征水平(少于 3.5g/24 小时)。一般不引起血尿。

● 肺水肿　是先兆子痫的一个常见并发症,通常由左心功能衰竭引起。

● 肾功能减退　见“肾功能衰竭”。

● 其他系统病变

(1) 血小板可显著减少。

(2) 贫血伴溶血:溶血时可出现严重黄疸。

(3) 急性胰腺炎:有腹痛及血清淀粉酶水平提高。

(4) 急性脂肪肝:表现为乏力、不适、恶心或呕吐等;腹痛通常很严重,实验室检查可发现肝功能衰竭表现。

【处理】

● 休息,镇静,侧卧位,饮食宜高蛋白、低脂、低糖、低盐,控制体重增加。

● 先兆子痫只有分娩后才能痊愈。

● 严重持续性高血压(舒张压高于 110mmHg 或 14.7kPa)、头痛、视力模糊、肾功能减退等说明病情严重,必须迅速分娩胎儿或终止妊娠。

● 如果血压呈轻度或中度升高,肝功能稳定,没有凝血病变或胎儿窘迫症状,可以考虑保守对症治疗。

(1) 无症状的患者通常不必服用降压药。

(2) 舒张压同于 110mmHg 并有引起脑出血的危险性时应予降压药物治疗,通常口服,必要时可选择静脉给药。

【你需就医】

● 妊娠过程中出现头痛、视力模糊,甚则惊厥等。

● 原无高血压,在妊娠过程中出现血压增高者。

● 原无肾脏疾病,在妊娠过程中出现浮肿、泡沫尿及尿液检查有蛋白尿者。

● 妊娠过程中出现黄疸者。

【你需注意】

● 先兆子痫也可在分娩后出现,即产后 24～48 小时出现高血压和惊厥。

● 有先兆子痫孕妇最好住院治疗，以便监护胎儿情况。

● 治疗先兆子痫的首要问题是预防其发生。适当的产前监护、避免体重骤增、仔细监测血压及蛋白尿对降低先兆子痫的发生及其严重程度有益。

● 预防妊娠高血压并发症的另一措施是钙的补充。

【特别提示】

● 允许妊娠的条件

(1) 急性肾小球肾炎痊愈后，1年以上无复发。

(2) 隐匿性肾炎经2年观察病情稳定者。

(3) 肾小球滤过率在70ml/分以上。

(4) 其他肾功能检查均在正常范围。

● 终止妊娠的指征

(1) 在妊娠前及妊娠早期尿蛋白在++或以上或伴浮肿。

(2) 血压在160/100mmHg(21.3/13.7kPa)以上，使用降压药治疗不能降至正常范围。

(3) 肾小球滤过率在50ml/分以下。

(4) 伴氮质血症者必须终止妊娠。

● 妊娠早期应每月检测血压和尿常规，一旦出现早期症状，应及时治疗，防止病情向严重方面发展。

● 定期测量体重，如孕妇每周体重增加不超过0.5kg或最后3个月体重增加不>4.5kg，一般认为不会发生先兆子痫。

12 老年性肾病变

老年性肾病变即肾脏的老化，指肾脏在40岁后随着年龄的增长而逐渐出现退行性变和功能减退。

【你需了解】

● 老年人的肾血管硬化是普遍现象。肾血流量也随着年龄的增长而逐渐减少，到80岁时减少40%～50%。

● 随年龄增长，肾脏逐渐萎缩，重量减轻，肾单位数目减少。

● 老年肾脏肾小管浓缩及稀释功能均降低，而前者更明显，故可表现为夜尿增多；肾小管回吸收葡萄糖减少，保留钠的功能下降，故易失钠，慎用利尿剂。

● 老年人由于肾功能的减退，在某些应激情况下，可使肾功能恶化，甚至出现急性肾功能衰竭或急进性肾小球肾炎。

● 由于肾小管的退行性变，部分老年人有肾小管囊肿形成，易引起感染，肾盂肾炎的发病率较高。

【症状表现】

● 夜尿增多。

● 部分老年人可出现尿糖阳性。

【处理】

● 一般无需治疗。当合并感染或在某些应激情况下出现肾功能恶化时，应予对症治疗。

【你需就医】

● 出现腰酸、尿频、尿急、尿痛(或尿痛不明显)，伴有发热者应及时就医。

● 呕吐、腹泻或高热后出现明显尿量减少者。

● 应用某些药物后，特别是抗生素后出现少尿或无尿者。

【你需注意】

● 老年肾脏调节电解质能力减弱，故应低盐饮食，以免钠负荷过重而诱发心力衰竭。

● 有大量出汗、呕吐或腹泻等体液丢失较多的情况时，应注意水分的补充。

● 老年人选择用药应慎重，用药的剂量应较常规剂量低，用药间隔时间应较常规间隔时间延长。

【特别提示】

● 慎用肾毒性药物。

● 应在医生指导下使用利尿剂。

● 出现感染症状即使无明显发热，也应该及时治疗。

13 尿路感染

由细菌侵入泌尿道发生的炎症性疾病。尿路感染可分为上尿路感染(输尿管炎，肾盂肾炎)及下尿路感染(尿道炎、膀胱炎)，总称尿路感染，简称尿感。

【你需了解】

● 尿感多数是细菌感染，很少由霉菌与病毒引起。

● 肾盂肾炎分为急性及慢性

(1) 急性肾盂肾炎指细菌侵入肾引发急性间质炎症，预后良好。

(2) 慢性肾盂肾炎伴肾间质纤维化，预后随病因及诱发因素而不同。

● 尿感女性发病为男性的 8 ~ 10 倍，这与女性生理条件有关。

● 单纯少量细菌侵入泌尿道不一定致病，在下列情况下容易发病。

(1) 尿路梗阻：尿路流通不畅，如：尿路结石、尿道狭窄、肾下垂、前列腺肥大、先天性畸形(膀胱尿液上行返流称膀胱输尿管反流)。

(2) 全身性疾病，如糖尿病、慢性肾炎、长期卧床等。

● 引起细菌进入数量与机会增多，如女阴炎、包皮炎、性生活、月经期等。

● 反复发作尿路感染除尿路有梗阻因素以外，与泌尿系统黏膜失去正常防卫能力有关，更年期与老年人多发。

【症状表现】

● 急性膀胱炎　尿频、尿急、尿痛，排尿不畅，可见肉眼血尿，尿后下腹疼痛。

● 慢性膀胱炎　长期存在尿频、尿急，但不严重。

● 急性肾盂肾炎　除膀胱炎症状以外，尚有以下表现。

(1) 腰痛腰酸，重者痛向腹侧、会阴部、大腿内侧放射。

(2) 发热，畏寒，乏力，纳差，恶心，腹胀。

(3) 肾区或肋脊角叩击痛及压痛。

● 慢性肾盂肾炎　部分患者可无症状，伴细菌尿，常见症状如下：

(1) 经常复发，发作时症状同急性肾盂肾炎或可轻。

(2) 低热，腰酸，乏力，头晕而尿路症状不明显。

(3) 约 50% 患者有高血压。

【处理】

● 充分休息，急性发作期必要时须卧床休息。

● 多饮水，勤排尿。

● 尿频尿急可服颠茄片解痉，尿痛明显者可服小苏打碱化尿液以减轻疼痛。

● 伴高血压控制血压。

● 去除诱发因素。

● 有效抗生素治疗。

【你需就医】

● 发热、腰痛较明显。

● 尿路症状　尿频，尿急，尿痛。

● 小便浑浊，排尿困难。

● 反复发作，多尿，夜尿。

【你需注意】

● 注意阴部清洁，避免过度劳累，适当注意营养。

● 多饮水，每天达 2000ml(不宜含糖)。浮肿者不宜多饮水。

● 常用清热利水饮料减少复发，如竹壳茶、金钱花、车前子、玉米须等，任选一种煎汤代茶。

● 提高机体抵抗力，对慢性病加用健脾补肾中药增强局部抗病能力。

● 发病与性生活有关者，应在性生活后立即排尿，用 1 次剂量常用抗生素。

● 发病与月经期有关，应在月经期抗生素正规治疗一周。

● 在尿路器械检查前后 48 小时均应服用抗生素。

● 频发再感染者在症状缓解后，每晚睡前服 1 次抗生素。要轮换使用抗生素，治疗 3 ~ 12 个月。

【特别提示】

● 急性期治疗应足量使用抗生素，遵照医嘱完成疗程。症状改善即停药是引起复发的原因之一。

● 疾病稳定期，既要避免过度劳累，又要适当体质锻炼。

● 正确对待疾病，保持良好心态，避免过度焦虑。

14 尿道综合征

具有间歇性或持续性尿频、尿急等尿路

刺激症状，尿检大多正常或尿中有少量白细胞，中段尿培养阴性者称尿道综合征。

【你需了解】

● 尿道综合征与尿路感染虽在症状上有些相似，但却是两种不同的疾病，不能混淆。

● 患者以女性为多见，好发于月经期、劳累后、性交后及更年期。

● 尿道综合征可能是尿道及其周围腺体炎症所致。

● 结肠炎或阴道炎（慢性盆腔炎或萎缩性阴道炎）亦可产生尿道综合征。

● 与泡沫剂或肥皂沐浴等化学刺激有关。

● 膀胱外括约肌痉挛可引起尿频。

● 尿道形态及功能异常者也易患本病。

● 部分患者因尿道狭窄致膀胱不易排空，残余尿增多而出现尿频、尿急。

● 部分女性患者因神经紧张，多思多虑，失眠而出现尿频，夜尿增多。

● 大量饮水或利尿剂治疗，常见日尿与夜尿次数增多。

● 本病不会引起肾功能衰竭，预后良好。

【症状表现】

● 具有间歇性或持续性尿频、尿急、排尿困难，部分患者伴有尿痛。

● 尿常规检查多数正常，也可有少量白细胞。

● 中段尿培养多数阴性。

● 全身症状见易疲劳、心神不安、易紧张、失眠等。

【处理】

● 查明原因，对症治疗。

● 镇静，如服用安定、谷维素可减少排尿次数。

● 调节尿液酸碱度，碱化尿液，可减轻尿路刺激症状。

● 中医中药治疗（补气益肾，疏肝理气，清热利湿）有较好疗效。

● 针灸治疗亦能改善症状。

【你需就医】

● 有尿路刺激症状（尿频、尿急或伴有尿痛）时需就医以排除尿路感染。

【你需注意】

● 如明确为尿道综合征，若确实伴有炎症存在，可服用一个疗程抗生素，多饮水。

● 明确尿道综合征，不能长期服用抗生素，否则不仅使全身抵抗力下降，而且对肾亦有损害，还会引起医源性膀胱炎，故应遵照医生嘱咐，切不可乱用抗生素。

● 适当活动，保持良好心态，失眠者适当加用镇静剂。

● 尿量多于2500ml/d需控制饮水量。

【特别提示】

● 不要过多应用抗生素治疗。

● 不要经常用清洁剂或肥皂清洗局部而引起刺激性尿频、尿急，主张单纯温开水清洗为好。

● 参加适当锻炼，不宜过多卧床休息。

15 急性间质性肾炎

急性间质性肾炎是一组以肾功能急剧减退、肾间质水肿和炎症细胞浸润为主要表现的肾脏疾病。

【你需了解】

● 急性间质性肾炎可由多种原因引起，最常见的原因是药物和感染。部分患者可为不明原因所致。

● 急性间质性肾炎是由免疫介导的肾脏损害。

● 急性间质性肾炎虽然根据临床表现和实验室检查可作出诊断，但确诊则有赖于肾组织活检的病理形态学变化。

● 药物的过敏反应是引起急性间质性肾炎的最常见原因，以磺胺类及青霉素族最常见，疾病的发作与药物的剂量无关。

● 急性间质性肾炎的预后较好，大多数为可逆性，少数患者可遗留肾损害，并发展至中末期肾衰。

【症状表现】

● 药物所致的急性间质性肾炎

（1）多数患者发生于用药后的第二周。

（2）发热：70%～100%的患者可有发

热,通常发生在原发病发热已控制或药物治疗开始之后。

(3) 皮疹:30%～50%的患者有皮疹,主要波及躯干和近端肢体,时间短暂并伴有瘙痒。

(4) 关节痛:15%～20%的患者可伴有关节痛。

(5) 尿液改变:几乎所有的患者均有镜下血尿、脓尿和(或)蛋白尿。蛋白尿通常为轻度的肾小管性蛋白尿。

(6) 肾功能下降:可为轻度的短暂下降,重者有明显少尿性急性肾衰(见急性肾功能不全)。

(7) 其他:可有腰痛、高血压、水肿等。

● 感染所致的急性间质性肾炎

(1) 全身性感染的症状:寒战、高热。如为急性肾盂肾炎所致者,尚有腰痛、尿频、尿急、尿痛。

(2) 血常规检查:白细胞及中性粒细胞增高。

(3) 尿液检查:有白细胞尿,镜下血尿和(或)肾小管性蛋白尿,尿液细菌培养阳性。

(4) 肾功能检查:有不同程度的尿液浓缩和酸化功能障碍,严重者可发生急性肾功能衰竭(见急性肾功能不全)。

● 特发性急性间质性肾炎

(1) 非少尿型急性肾功能衰竭(见急性肾功能不全)。

(2) 血液检查:血沉增高,高γ球蛋白血症。

(3) 尿液检查:可出现糖尿、氨基酸尿、中等量蛋白尿。

【处理】

● 寻找和祛除病因,尤其是药物和感染,立即停止药物接触和积极控制感染。

● 酌情使用糖皮质激素。

● 急性肾功能衰竭短期内不能恢复的,应尽快透析治疗。

【你需就医】

● 服药后出现发热、皮疹、尿色变深或有泡沫尿。

● 不明原因出现肾功能损害。

● 无糖尿病的患者发现尿液检查有尿糖阳性。

【你需注意】

● 对于不明原因的急性肾衰,必须高度注意间质性肾炎的可能,以免贻误病情。

● 急性间质性肾炎的预后主要与疾病的严重程度、肾功能情况、肾间质浸润的程度、急性肾衰持续的时间和年龄等有关。

● 必要时应积极配合医生行肾活检以明确诊断,对症治疗。

【特别提示】

● 药物所致的急性间质性肾炎,其发病机理是机体对药物的高度敏感性所致,大部分与药物剂量无关。

● 药物所致的肾小管、间质性疾病最为常见,而这类病变是可以预防和治疗的,故提高对其认识至关重要。

16 慢性间质性肾炎

慢性间质性肾炎是由多种原因所致的以肾间质炎症性病变为主要病理特点,以肾小管功能损害为突出临床表现的一类肾脏疾病。

【你需了解】

● 慢性间质性肾炎起病多隐匿,肾功能减退逐渐发生,故早期肾损害可能不被认识。

● 慢性间质性肾炎早期以肾小管功能不全为主要症状,但病变发展到一定阶段,肾小球亦可有一定损害。

● 慢性间质性肾炎如出现大量蛋白尿或高血压则提示肾小球硬化,预后多不良。

● 常见引起慢性间质性肾炎的病因

(1) 免疫性疾病:如系统性红斑狼疮、IgA肾病、慢性活动性肝炎、干燥综合征等。

(2) 中毒性:长期大量服用镇静剂、化疗药物或重金属中毒等。

(3) 感染:细菌、病毒、真菌等各种病源的急慢性肾盂肾炎、肾结核、猩红热等。

(4) 阻塞性肾病:如膀胱输尿管反流、机械性梗阻等。

(5) 代谢性疾病:如高尿酸血症、高草酸血症、高钙血症、钾缺失等。

(6) 遗传性疾病:如多囊肾、髓质海绵肾等。

(7) 放射线照射引起的放射性肾炎。

(8) 特发性慢性间质性肾炎。

(9) 过敏性:对磺胺类、青霉素族、先锋霉素、利福平、苯妥英钠等过敏。

【症状表现】

● 早期一般无水肿、高血压。

● 尿液检查有少量蛋白尿和白细胞,24 小时尿蛋白定量一般不超过 1.5g;尿中 β_2 微球蛋白排泄量增加。

● 根据肾小管损伤部位的不同可出现糖尿、氨基酸尿或尿液酸化功能障碍,钾平衡失调。临床表现可见肌无力、骨软化等。

● 可有多尿、夜尿增多。儿童常见遗尿。

● 晚期出现肾小球硬化而表现为大量蛋白尿、水肿和高血压。

● 最终影响肾功能而出现慢性肾功能不全(见慢性肾功能不全)。

【处理】

● 治疗原发病。

● 祛除加重肾小管间质损害的致病因子,如停用有关药物、毒物;及时解除梗阻;积极控制感染并祛除感染源。

● 对症治疗 纠正电解质及酸碱平衡紊乱、降压、纠正贫血等。

● 慢性肾功能不全的治疗与其他慢性肾脏疾病所致者相同。

【你需就医】

● 有长期服用或使用镇痛药、化疗药等有毒药史者,应定期检查尿液常规及肾功能。

● 体检发现尿中有少量蛋白尿和白细胞,或不明原因出现肾功能损害,或 B 超提示双肾大小不等者应进一步检查。

● 无糖尿病病史而出现尿糖阳性者应进一步检查肾小管功能。

【你需注意】

● 90% 的慢性间质性肾炎的病因属可治性,故早期诊断至关重要。

● 对已发生肾功能减退的患者,如能发现并处理好可逆因素(如尿路梗阻、感染等),慢性间质性肾炎的病情可停止发展,甚至可改善肾功能。

【特别提示】

● 不滥用镇痛药,不盲目轻信偏方、秘方。

17 肾小管性酸中毒

肾小管性酸中毒是指肾小管酸化尿液功能障碍所致的一组临床综合征。其主要特点是慢性高氯血症性代谢性酸中毒,而尿液呈碱性或弱酸性,以及低钾或高钾血症等电解质紊乱。

【你需了解】

● 酸碱平衡是身体内环境恒定的一个重要方面,肾脏在调节人体酸碱平衡方面起着重要作用。

● 肾脏的酸化功能主要由肾小管完成(近端肾小管及远端肾小管)。

● 引起肾小管酸中毒的病因一般可分为原发性和继发性两种。原发性多与遗传有关;继发性病因很多,常见的有慢性肾盂肾炎、系统性红斑狼疮、干燥综合征、甲状腺功能亢进、药物或毒物引起的肾病等。

【症状表现】

● 远端肾小管酸中毒(I型或经典型)

(1) 本型为肾小管酸中毒中最常见的临床类型,可发生于任何年龄,但多见于 20 ~ 40 岁,70% 为女性。

(2) 高氯性代谢性酸中毒:表现为虚弱无力、厌食、恶心、呕吐,甚则知觉迟钝、呼吸深快。

(3) 水及电解质紊乱:①低钾:肌肉无力甚则迟缓性肌肉麻痹。②低钙:手足搐搦。③脱水:烦躁、多尿、血压偏低。

(4) 肾性骨病:病理性骨折、全身性关节酸痛;4 岁以下者表现为侏儒症,4 岁以上者佝偻病多见。

(5) 泌尿系统症状:因易发生肾结石或肾钙化,常出现血尿、肾绞痛;易继发尿路感染;晚期可因损害肾小球而出现尿毒症。

● 近端肾小管性酸中毒(Ⅱ型)

(1) 本型绝大多数发生于男性婴儿或儿童,症状一般较轻。

(2) 典型者表现为高氯性代谢性酸中毒(见Ⅰ型)。

(3) 可发生低钾血症。

(4) 一般不发生肾结石、肾钙化和肾性骨病。

(5) 婴儿可有生长发育迟缓。

(6) 多数患者尚伴有近端肾小管的其他功能障碍;如有非糖尿病性糖尿、氨基酸尿、尿酸尿等。

● 混合型肾小管酸中毒(Ⅲ型) 兼有上述Ⅰ型和Ⅱ型的临床特征,酸中毒较重,并发症多。

● 伴高血钾的远端肾小管性酸中毒(Ⅳ型)

(1) 本型最常见的病因为慢性肾脏病和肾上腺皮质疾患两类。肾脏病中类以糖尿病肾病最为多见,其次是肾小管间质性肾病。

(2) 本型多见于老年人,70% 合并轻-中度肾功能不全。

(3) 高氯性代谢性酸中毒:临床表现见Ⅰ型。

(4) 高钾血症:可以无症状,也可表现为肌肉无力、心律紊乱、心电图异常,少数患者甚至可发生心脏骤停。

【处理】

● 积极治疗引起肾小管酸中毒的原发病。

● 纠正酸中毒,可服碳酸氢钠或复方枸橼酸溶液。

● 纠正水及电解质紊乱。

● 有肾性骨病者可服维生素D、钙剂。

● Ⅳ型肾小管酸中毒患者其酸中毒及高钾血症经内科保守治疗无效时应行透析治疗。

【你需就医】

● 不明原因的乏力、厌食、恶心、呕吐等。

● 常有肌肉无力、四肢软瘫等表现者。

● 多发性肾结石者。

● 原因不明的持续高钾血症者。

【你需注意】

● 低钾者治疗过程中一般需持续补钾。

● 高钾者应严格限制含钾药物及食物的摄入,同时应避免使用影响钾排泄的药物,如安体舒通之类药物。

【特别提示】

● 应在医生指导下服药。

● 定期检查血电解质和肾功能。

18 乳糜尿

由各种原因使胸导管、乳糜池的淋巴液回流发生障碍,并溢入尿液中,使尿液外观呈乳白色,称乳糜尿,如伴血尿者称乳糜血尿。

【你需了解】

● 目前乳糜尿已属少见病。

● 乳糜尿常见为丝虫病阻塞淋巴管所致(在20世纪60年代之前以北方为多见)。

● 多见腹腔结核引起。

● 外伤或手术损伤胸导管和腹腔淋巴管。

● 胸导管、淋巴管先天畸形,引起瓣膜功能障碍。

【症状表现】

● 明显乳糜尿,尿液呈牛乳色,肉眼观察可确定。

● 轻度者表现尿液混浊,需用乳糜测定才能明确诊断。

● 发作期可兼有腰痛、发热。

● 久病反复发作者可表现为消瘦、头晕眼花、疲劳无力。

● 有大量蛋白尿时需与肾炎蛋白尿鉴别。

● 乳糜尿需与脂肪尿鉴别:脂肪尿乳糜测定亦阳性,但在显微镜下可鉴别。

【处理】

● 查明原发病,对症处理。

● 发作期注意休息。

● 低脂饮食,基本以蔬食为主。

● 如伴有尿路感染,用抗生素治疗或无尿路感染而加用抗生素预防感染。

● 中医中药有较好疗效，根据病情制定治疗原则

(1) 急性发作：清热通淋，分清泌浊。

(2) 久病反复发作：益肾补中，健脾化湿。

● 必要时手术治疗。

【你需就医】

● 尿道涩痛伴热感，小便如米泔水。

● 发热，腰痛。

【你需注意】

● 不宜过度劳累，适当注意休息。

● 清淡饮食，适当控制油腻食物。

【特别提示】

● 乳糜尿一定要查清病因。

● 早期治疗，易控制，预后好。

19 肾囊肿性疾病

肾囊肿性疾病是指肾脏出现单个或多个内含液体的良性囊肿的一大组疾病，包括单纯性肾囊肿、多囊肾、获得性肾囊肿病等。

【你需了解】

● 肾囊肿是一种良性囊肿，而并非恶性肿瘤。

● 肾囊肿性疾病的发病机制可分为遗传性和非遗传性两类。在非遗传性机制中，临床最常见的是单纯性肾囊肿，其次为获得性肾囊肿病。在遗传性肾囊肿疾病中，最常见的是多囊肾。

● 单纯性肾囊肿病不影响肾功能。

● 获得性肾囊肿病是指在非肾囊肿疾病所致的肾功能衰竭的肾脏上发生的囊肿性疾病，与血液透析相关。

● 多囊肾病分为常染色体显性遗传性多囊肾病和常染色体隐性遗传性多囊肾病，可引起终末期肾功能衰竭。

● 多囊肾患者发病年龄越轻，预后越差。

【症状表现】

● 单纯性肾囊肿

(1) 单纯性肾囊肿绝大多数患者是成人，男性多于女性。

(2) 囊肿可为单侧或双侧，多位于双肾上极，尤以右肾上极为多见，每侧肾脏可以有一个或几个囊肿，多个囊肿罕见。因囊肿常位于肾皮质而使肾脏外形改变。

(3) 多数患者没有临床症状和体征，多数是因其他目的行影像学检查(如B超、尿路造影摄片和CT)时偶然发现。

(4) 如果有症状，最常见的是腰腹疼痛。

(5) 部分患者可有血尿。

(6) 囊肿压迫输尿管或肾盏颈部则可引起输尿管或肾盏梗阻和继发感染。囊肿感染时有腰痛、发热、脓尿、血白细胞增多等。

(7) 肿瘤是一个严重却少见的并发症，据统计囊壁癌变率约为1%。

● 获得性肾囊肿病

(1) 获得性肾囊肿病可发生于各种病因造成的终末期肾衰竭的肾脏，男性及透析年数是获得性肾囊肿病的易患因素。

(2) 绝大多数获得性肾囊肿病患者无囊肿相关症状。

(3) 如果有症状，以肉眼血尿、腰腹疼痛、贫血为最常见症状。

● 常染色体隐性遗传性多囊肾病

(1) 常染色体隐性遗传性多囊肾病可出现在不同的人群，但主要是婴儿。

(2) 不同时期的常染色体隐性遗传性多囊肾病各有其特点：①胎儿期：超声示患病胎儿肾脏回声增强和羊水过少，胎儿肺发育不全，脊柱四肢畸形，肾脏和肝脾肿大。②新生儿期：通常在出生后数小时内即因呼吸功能不全而死亡，存活下来的新生儿通常表现为肾功能不全。③婴儿期：高血压是显著的临床表现，其次是腹部肿块、肾功能不全、生长发育迟缓、贫血和骨营养不良。④青春期和成人期：有肝、脾、肾肿大，最显著的特征为先天性肝纤维化，临床可表现为门脉高压、脾功能亢进(全血细胞减少)、肾功能不全。

● 常染色体显性遗传性多囊肾病

(1) 常染色体显性遗传性多囊肾病代代相传，男女患病率相等，多在30～50岁发病。

(2) 肾脏表现：①肾脏结构异常：B超等显示肾脏皮质、髓质存在多发性液性囊肿。

②腹部肿块：当肾脏肿大到一定程度时即可在腹部扪及，质地较硬，表面可呈结节状。合并感染时可伴压痛。③疼痛：是一种最常见的早期症状之一，可为钝痛、胀痛或针刺样痛，急性疼痛或疼痛突然加剧常提示囊肿破裂出血，结石或血块引起的尿路梗阻或合并感染。④血尿：约30%～50%的患者有肉眼血尿或镜下血尿。多为自发性，也可发生于剧烈运动或创伤后。⑤蛋白尿：在合并肾功能衰竭患者中达80%，男性多于女性，一般为持续性，24小时尿蛋白定量多少于1g。⑥贫血：有持续性血尿的患者或已发展至肾功能衰竭的患者可有贫血。⑦高血压：是常染色体显性遗传性多囊肾病最常见的早期表现之一，血压的高低与肾脏大小、囊肿多少成正比，且随年龄不断上升。⑧肾功能衰竭：见慢性肾功能衰竭。

(3) 肾外表现：①囊肿可累及肝脏、胰脏、脾脏、卵巢及蛛网膜、松果体等器官，其中以肝囊肿发生率最高。②可伴有心脏瓣膜异常、颅内动脉瘤、结肠憩室等，其中以颅内动脉瘤危害最大。

(4) 并发症：最常见的并发症包括尿路感染、肾结石和囊肿钙化、囊肿癌变。

【处理】

● 单纯性囊肿

(1) 因其几乎不影响肾功能，恶变机会很小，故对无症状或无并发症的患者不需治疗。

(2) 对症治疗：包括积极控制血压，使用抗生素治疗感染和出血等。

(3) 对引起疼痛、不适且囊肿直径超过4cm的较大囊肿，可考虑穿刺放液，然后注入无水酒精等硬化剂以防复发。

(4) 对体积超过500ml的巨大囊肿、可疑癌变的囊肿或穿刺后复发的囊肿应考虑行手术治疗。

● 获得性囊肿　一般无需治疗，如CT扫描发现有肿瘤性肿块者应行肾切除。

● 常染色体隐性遗传性多囊肾病

(1) 机械通气改善通气功能。

(2) 早期双肾切除。

(3) 控制高血压。

(4) 积极防治感染(包括尿路感染、细菌性胆囊炎等)。

(5) 出现尿毒症症状应予透析治疗，肾移植为首选替代

● 常染色体显性遗传性多囊肾病

(1) 注意休息，不食巧克力，不饮咖啡，病程晚期推荐低蛋白饮食。

(2) 止痛：疼痛持续较重时，可予止痛剂，若仍不能缓解时，考虑手术治疗(包括囊肿穿刺放液、囊肿去顶减压术及多囊肾切除术)。

(3) 止血：一般减少活动或卧床休息即可。严重者可考虑手术治疗。

(4) 控制高血压。

(5) 积极防治感染。

(6) 伴有肾结石者，鼓励多饮水，如有症状可予震波碎石或手术取石。

(7) 有颅内动脉瘤者应定期复查，动脉瘤大于6mm应采取手术栓塞。

(8) 对较大囊肿可采取手术治疗：囊肿穿刺放液术、囊肿去顶减压术。

(9) 进入肾功能衰竭则按肾功能衰竭治疗(见慢性肾功能衰竭)。

(10) 中医中药：作为辅助治疗，可延缓病程进展，改善患者预后。

【你需就医】

● 有明显腰背部酸胀疼痛者。

● 有囊肿病史患者出现腰痛、肉眼血尿者或腰痛伴发热者。

● 多囊肾患者病程中出现高血压、尿蛋白增多，或夜尿增多、厌食、恶心等。

● 多囊肾患者出现头痛，恶心呕吐、四肢活动不利等。

【你需注意】

● 无症状的囊肿亦应半年或一年复查一次。

● 对多囊肾患者，高蛋白饮食会加重肾功能损害。

● 有实验发现，咖啡样物质能促使囊肿

生长，因此，多囊肾患者最好将咖啡摄入量限制在每天200～250mg以下。

• 当囊肿较大时，应避免剧烈的体力活动和腹部受创。

【特别提示】

• 多囊肾患者出现肉眼血尿应该卧床休息。反复多次血尿发作与肾功能损害有关，应避免出血。

• 多囊肾患者未出现肾功能损害时生育能力与正常人相同。但在妊娠过程中应注意血压的监测。

• 进行适当的体育活动，有规律的体育活动对缓解高血压、增强心功能、降低心理压力都有好处。只要不导致腹痛、血尿等，任何体育活动都可以参加。

• 多囊肾患者用药要取得医生同意，不要随便乱用药物。

20 急性肾功能衰竭

急性肾功能衰竭是一种临床综合征，由各种原因使双肾排泄功能在短期(数小时至数周)内迅速减退，伴有血尿素氮及肌酐等含氮废物潴留，并引起水、电解质及酸碱失平衡和急性尿毒症症状。

【你需了解】

• 急性肾功能衰竭原因众多，常分为肾前性急性肾功能衰竭、肾性急性肾功能衰竭和肾后性急性肾功能衰竭。

• 引起肾前性急性肾功能衰竭的常见原因有大失血、严重呕吐、腹泻、大量利尿、烧伤、高热、严重心脏疾病、严重感染等。

• 肾前性急性肾功能衰竭由肾脏血流灌注不足引起，肾组织结构仍保持完整，故当肾灌注恢复后，肾功能可迅速恢复。但严重和持久的肾灌注不足可引起急性肾小管坏死，即成为肾性急性肾功能衰竭。

• 在众多急性肾功能衰竭中，由肾缺血和中毒引起的急性肾小管坏死最常见，占60%～90%。肾缺血原因即是严重而持久的肾脏灌注不足，而肾中毒则大多数由肾毒性药物引起，其中以抗生素最多见。

• 原有肾脏损害、高龄、肾缺血、代谢性酸中毒、严重感染及合用其他有肾毒性药物时会加重肾毒性物质对肾脏的损害。

• 肾后性急性肾功能衰竭是由于尿路梗阻、尿液不能排出所致，发病率占急性肾衰的5%以下。

• 急性肾功能衰竭患者如能早期获得诊断，及时去除诱因，采取有效恰当的治疗措施，大部分可基本或完全恢复其肾功能，但急性肾小管坏死并发症众多，死亡率高。

【症状表现】

• 起始期　一般持续数小时或数天，表现面色苍白，血压下降，休克；尿浓缩功能下降，夜尿增多；血肌酐和尿素氮平行升高。

• 少尿期　一般持续1～2周。随少尿期延长，预后越差。

(1) 尿的改变：少尿(24小时尿量少于400ml)或无尿(24小时尿量少于50ml)。尿色深而浑浊，可有数量不等的红细胞、白细胞，尿蛋白常为(+)～(++)。

(2) 血清肌酐和尿素氮快速上升。

(3) 高血压：血压常为轻至中度升高。

(4) 水肿：四肢浮肿、腹胸腔积液，甚至肺水肿、脑水肿及心力衰竭，常危及生命。

(5) 高钾：可出现四肢麻木、无力、胸闷，严重者出现心动过缓或心脏骤停。

低钙：口唇麻木、肌肉痉挛、抽搐、意识模糊及幻觉等。

(6) 酸碱平衡紊乱：代谢性酸中毒，出现疲倦、嗜睡、呼吸深快、食欲不振、恶心呕吐、腹痛甚至昏迷。

(7) 高尿酸血症。

(8) 急性尿毒症症状：发病率在35%以上。

○心血管系统：常见的有高血压和心力衰竭，其次有心律失常和心包炎。

○神经系统：发病率可达30%～50%。早期表现为嗜睡、失眠、倦怠或疲劳，随病情加重可出现易激惹、意识模糊、抽搐，晚期出现癫痫、昏迷甚至死亡。

○消化系统：表现为厌食、恶心、呕吐及

上消化道出血等。

○血液系统：轻度贫血的发生率高达90%以上，随着肾功能的恶化，贫血有加重趋势。

(9) 感染：发生率高达51%～89%，常见的感染部位包括呼吸道、泌尿道及手术伤口。

(10) 营养不良。

● 多尿期

(1) 尿量逐渐增多，一般持续2周左右。

(2) 多尿期早期，血尿素氮及肌酐仍可继续上升，多尿期持续1周以后，血尿素氮、肌酐下降。

(3) 因尿液大量排出，易出现脱水、电解质紊乱。

(4) 多尿期是并发感染的高发期。

● 恢复期　肾功能显著改善，尿量恢复正常，血肌酐、尿素氮此时基本恢复正常。

● 少数患者遗留有永久性的肾功能损害，逐渐进展至慢性肾功能衰竭，需行持续性透析治疗。

【处理】

● 积极治疗各种缺血和中毒病因，促进肾脏功能及时恢复。

● 少尿期处理

(1) 饮食和营养：尽可能提供足够的热量，以保证机体代谢的需要。适当限制蛋白质的摄入，尽可能选用优质富含必需氨基酸的蛋白质，如鸡蛋、鱼、牛奶等。

(2) 控制水及钠盐的摄入，若有明显水肿而至肺水肿、心力衰竭者应即进行透析治疗。

(3) 纠正电解质紊乱及酸碱平衡紊乱。

(4) 纠正贫血及出血。

(5) 预防和积极治疗感染。

(6) 保守治疗无效的患者应进行透析治疗。

● 多尿期处理

(1) 维持水、电解质及酸碱平衡。

(2) 继续治疗原发病。

(3) 防止各种并发症。

(4) 积极防治各种感染。

● 恢复期的处理　无需特殊处理，定期复查肾功能，避免使用肾毒性药物。

【你需就医】

● 有严重感染、大失血、严重恶心呕吐、服用肾毒性药物或食物或未知原因而出现明显尿量减少。

● 有引起肾功能衰竭的可疑因素，虽无尿量明显减少，但出现乏力、食欲减退等。

【你需注意】

● 具有肾毒性的药物　有抗生素、造影剂、止痛剂、化疗药及含重金属的药物等。

● 具有肾毒性的毒品　有杀虫剂、夹竹桃、青鱼胆、蛇毒、毒菌及海洛因等。

● 肌肉的过度活动如癫痫发作、剧烈运动或肌肉缺血如严重挤压伤、大血管血栓等亦可因横纹肌的溶解而引起急性肾小管坏死。

● 原发性高尿酸血症或肿瘤化疗后引起的继发性高尿酸血症会引起急性肾小管坏死。

● 感染是急性肾功能衰竭的常见并发症，故应强调感染的预防，注意口腔、皮肤、阴部的清洁，应帮助患者多翻身，防止褥疮。

【特别提示】

● 肾活检在急性肾功能衰竭诊断和治疗中有一定的价值，所以必要时患者应配合医生行肾活检。

● 少尿程度越严重或持续时间越长，患者肾功能恢复时间越长。肾功能不能恢复的概率也越大。

● 并非所有急性肾功能衰竭患者均有少尿期，部分患者尿量并不减少，故不能以尿量的多少来判断是否有急性肾功能衰竭。

● 多尿期的早期，肾功能尚未恢复，各种并发症亦常有发生，死亡率仍较高，故仍不能掉以轻心。

● 特别对于年老衰弱者，药物所致的急性肾功能衰竭发病率高，故用药时应慎重，并注意观察肾功能情况。

● 恢复期　从发病到恢复期平均约5周，完全康复通常要2～4个月，而肾小管浓缩功能的完全恢复则需半年至1年，故在这段恢复期特别注意保养自己，避免劳累，用药需慎重，注意尿比重增加是尿浓缩的开始。

21 慢性肾功能衰竭

慢性肾功能衰竭，简称慢性肾衰，是指所有原发性或继发性慢性肾脏疾患持续进展所致进行性肾功能损害，使肾脏不能维持生物体内环境稳定，出现以代谢废物潴留，水、电解质和酸碱平衡紊乱，肾脏内分泌功能障碍为主要临床表现的综合征，是一切进展性肾脏疾患的最后结局。

【你需了解】

- 引起慢性肾功能衰竭的病因是多种多样的。在我国以慢性肾小球肾炎为主，其次是高血压肾病、糖尿病肾病和狼疮性肾炎。
- 当正常的肾功能丧失约70%时，一般只会出现部分水、电解质及酸碱平衡紊乱，只有当肾功能进一步下降，才会出现明显的临床表现。
- 一般慢性肾疾患对肾功能的损害过程是缓慢的，进行性发展的，然而有许多因素可以加剧病情，促使肾功能急剧恶化。若能及时发现和纠正这些加重肾功能损害的因素，肾功能恶化状况可得到明显的改善，甚至回到原来较稳定的时期，推迟终末期肾衰的到来。
- 常见的能促使慢性肾衰患者肾功能急剧恶化的因素

(1) 感染：最常见的是呼吸道及泌尿道感染。

(2) 尿路梗阻：常见的有前列腺肥大、尿潴留等。

(3) 血压不稳定：严重高血压或血压过低。

(4) 使用肾毒性药物：如抗生素、止痛剂、X线造影剂等。

(5) 饮食不慎：骤然进食过量的高蛋白饮食。

(6) 水、电解质和酸碱平衡紊乱。

(7) 严重肝功能不全。

(8) 组织创伤或大出血。

(9) 过度疲劳。

- 慢性肾功能不全　根据肾功能损害程度，临床上分为代偿期、失代偿期、衰竭期和尿毒症期。

【症状表现】

- 尿液　早期出现夜尿增多，随病情加重，逐渐出现尿量减少甚至无尿。
- 皮肤瘙痒　有不同程度的干燥、脱屑。
- 消化系统　是慢性肾衰最早和最突出的表现，早期表现为厌食、食后胃肠饱胀感，随着肾功能衰竭的进展，特别是晚期进入尿毒症阶段可出现恶心、呕吐、腹泻等，也可引起上消化道出血而见呕血、黑便。
- 心血管系统　是慢性肾功能衰竭进入到尿毒症期的首位死亡原因，临床主要表现为高血压、心绞痛、心慌、心悸，甚则胸闷、气急、不能平卧。
- 呼吸系统　由于免疫功能低下，易受到外界致病因素的影响而发生肺部感染。
- 造血系统　主要是贫血和出血倾向，常有牙龈出血、皮肤淤斑。
- 中枢神经系统　早期主要表现为体乏无力，记忆力下降，注意力不集中，随着肾功能的进一步恶化，可出现嗜睡、呆滞、幻觉，甚至出现自杀倾向。晚期可出现尿毒症脑病，表现为手足抽搐，兴奋不安，进而出现昏迷，甚至死亡。
- 免疫系统　免疫功能低下，机体抵抗力差，极易发生呼吸道和尿路感染。
- 内分泌系统　性功能常有障碍，女性可出现闭经、不孕，男性常有阳痿。
- 运动系统　常有肌病、骨病，表现为肌无力，骨痛、自发性骨折、关节炎，儿童常有生长发育迟缓及佝偻病。

【处理】

- 重视原发病的诊断和治疗。
- 去除加重肾功能损害的可逆因素，如停用肾毒性药物，纠正水、电解质及酸碱平衡紊乱，改善心功能等。
- 饮食疗法　是慢性肾功能衰竭非透析

治疗中最基本的治疗措施。

(1) 低蛋白饮食:按每千克体重0.6g蛋白摄入,其中一半以上为优质动物蛋白,如鸡蛋、瘦肉、鱼和乳类等,其余食米饭、麦淀粉,热量按每日每千克体重35kcal(千焦)计算。

(2) 限磷补钙:严格限制磷的摄入量是延缓慢性肾功能衰竭进展的有效手段。

(3) 不宜食含钾高的食物,如香菇、香蕉、橘子、苹果等。

(4) 低胆固醇饮食。

(5) 补充维生素:如补充维生素B族,维生素C及叶酸等。

(6) 水、盐摄入:多尿期可多饮水,尿量要求2000ml左右,少尿期饮水量以前1日尿量加500ml为宜。食盐每日2～3g。

● 控制高血压　予休息,限制钠盐,使用利尿剂或加用降压药物。血压以降至125/75mmHg(17.8/10kPa)为宜。

● 纠正贫血　使用促红细胞生成素,必要时可输血。

● 控制感染　应及时使用合适的抗生素。

● 清除肠道毒素

(1) 口服包醛氧化淀粉。

(2) 肠道透析:可选用胃肠透析液或中药高位保留灌肠。

● 中医中药治疗对延缓病情进展、改善患者预后等方面具有独特的疗效。

● 内科保守治疗无效者应及时行肾脏替代治疗,即血液透析、腹膜透析及肾移植。

【你需就医】

● 无明显诱因下出现夜尿增多,乏力,食欲减退,甚至恶心、呕吐等。

● 原有慢性肾脏疾患或有多年高血压、糖尿病的患者出现尿中蛋白增多或血压增高不易控制。

● 病程相对稳定的早期肾功能不全患者在感染、大失血或心功能不全等情况下出现尿量明显减少、恶心呕吐等症状。

【你需注意】

● 慢性肾功能衰竭患者全身症状及其他生化指标未有明显改善而仅有尿蛋白减少时,往往是病情趋于恶化的指征之一,切不可盲目乐观。

● 慢性肾功能衰竭患者忌用造影剂做影像学检查,也不依靠肾活检来诊断。

● 对某些尿量减少的慢性肾功能衰竭患者,利尿剂非但无效,有时还会促使肾脏功能进行性恶化,故不可盲目使用利尿剂。

● 保持大便通畅,以每日解软便2～3次为宜。

【特别提示】

● 慢性肾功能衰竭不再是不治之症　慢性肾功能衰竭的病程,是进行性恶化的过程,临床上尚无特效的内科方法使已毁损的肾单位恢复正常功能,也无法阻止残存肾单位不再受到损害,但国内外的学者已经摸索出了许多方法可以使其恶化的速度减慢。如在慢性肾功能衰竭早、中期,在满意地控制血压的基础上,用优质低蛋白、低磷饮食配合必需氨基酸疗法,结合中药内服及外用灌肠治疗,能够使大多数早、中期的慢性肾功能衰竭患者病情进展延缓、症状稳定,甚至在一段时间内得到改善。即使是尿毒症患者,由于透析技术的发展,有条件做透析疗法的患者可以长期维持生命,甚至可使部分患者恢复劳动力。成功的肾移植可使患者恢复生活乐趣和工作能力。因此,尿毒症已不再是“不治之症”。

22 血液透析

血液透析属血液净化疗法之一,是抢救急、慢性肾功能衰竭的有效治疗方式,用以替代肾脏功能衰竭后所丧失的清除代谢废物、调节水盐平衡的功能。

【你需了解】

● 血液透析是目前公认的清除血液中各种内源性和外源性“毒素”效力又高又快的血液净化方式。临床适用于各种原因的急性或慢性肾功能衰竭,水分过量(急性肺水肿、严重肾病综合征)、电解质紊乱、某些药物或毒物中毒。

● 建立和维持一个有足够功能的血管通

路是保证顺利进行血液透析和充分透析的关键,因而被透析工作者和患者称为“生命线”。包括临时性血管通路和永久性血管通路。

(1) 临时性血管通路最常用的是中心静脉导管,导管插入点为股静脉、颈内静脉和锁骨下静脉。

(2) 永久性血管通路主要采用上肢自体动-静脉内瘘,无法建立时可选用移植血管。

● 透析应充分并达到“干”体重。

(1) 透析充分是指在摄入一定量的蛋白质情况下,血液透析使血中毒素适量清除,并在透析间期保持较低的水平;透析过程平稳安全,透析后感到舒适,不发生心血管意外及水、电解质、酸碱平衡失调;长期透析患者日渐康复,并发症少。

(2)“干”体重也称目标体重或理想体重,是指患者既没有水钠潴留(即患者无水肿、心力衰竭、肺水肿,血压达理想水平,不出现心包、胸腔及腹腔积液)也没有脱水时的体重,患者感觉舒适。

● 血液透析有多种急、慢性并发症(见症状表现)。

【症状表现】

● 失衡综合征　透析过程中或透析结束后不久出现的以神经系统为主要表现的综合征。轻者仅有焦虑不安、头痛、恶心、呕吐、视力模糊、血压升高;重者出现肌肉阵挛、震颤、嗜睡,进一步可引起癫痫样大发作,昏迷甚至死亡。

● 发热　在透析开始后不久即突然出现寒颤、高热,或透析1～2小时后出现发热。

● 低血压　是常见的透析并发症,发生率可高达25%～30%。透析过程中发生低血压的前驱症状可表现为打哈欠,便意,继之出现头晕、焦虑、胸闷不适、冷汗、恶心、呕吐、心率增快等,甚至一过性意识丧失。

● 心力衰竭　是血透的常见并发症,可发生于透析过程中或透析间期,为维持性血透患者死亡的首位原因。

● 心包炎　感到心前区刺痛或挤压感,重者出现心包积液,不能平卧。

● 高血压　往往出现在透析的中、后期,患者自诉头痛,有时甚至难以忍受。

● 心律失常　临床表现与非血液透析患者一样。

● 冠心病　常见心绞痛或心肌梗死。

● 病毒性肝炎

【处理】

● 失衡综合征

(1) 预防失衡综合征最简单的方法是缩短透析时间,增加透析频率。

(2) 轻者可用高渗葡萄糖或3%盐水静脉注射。

(3) 严重者应停止透析,静脉滴注甘露醇。

(4) 癫痫样发作时可静脉注射安定,并可重复使用。

● 发热

(1) 严格无菌操作,规范透析用品消毒。

(2) 轻者静脉滴注地塞米松,重者停止透析。

(3) 给予广谱抗生素。

● 低血压

(1) 改善透析方案。

(2) 防止超滤过量。

(3) 合理应用降压药。

(4) 改善心功能。

(5) 一旦发生低血压,应平卧,减慢血流速度,必要时停止透析,输入高渗葡萄糖注射液或输入白蛋白、血浆或全血。

● 心力衰竭

(1) 去除病因,减少心脏负荷。

(2) 水肿患者应限盐、限水,并进行透析超滤,以减少血容量,减轻心脏负荷。

(3) 控制血压是预防力心衰竭的重要措施之一。

(4) 严重贫血时,应定期少量输血或使用促红细胞生成素,以改善心肌缺氧状态,有利于改善心功能。

(5) 纠正电解质紊乱及酸碱平衡失调。

● 心包炎

(1) 严格限盐、限水和加强透析。

(2) 透析时减少肝素用量,或用小分子肝素或无肝素透析。

(3) 大量心包积液需穿刺抽液。

- 高血压

(1) 严格限盐、限水。

(2) 调整"干"体重。

(3) 改变透析方式。

(4) 合理降压药物治疗。

- 心律失常

(1) 根据不同病因和心律失常类型进行分别治疗。

(2) 严重心律紊乱应立即停止透析。

(3) 顽固性心律紊乱不耐受血液透析者,尤其有严重器质性心脏病变者,应考虑腹膜透析治疗。

- 冠心病

(1) 排除各种加重因素,强调积极控制血压、改善饮食、降低血脂、戒烟。

(2) 改善贫血,降低血磷,治疗甲状旁腺功能亢进,增加体育锻炼。

(3) 药物治疗。

(4) 顽固性心绞痛者应改行腹膜透析。

- 病毒性肝炎

(1) 透析中尽量避免输血。

(2) 加强防护,HbsAg 阳性者应隔离透析。

(3) 可注射疫苗。

(4) 丙型肝炎可用干扰素治疗。

【你需就医】

- 发现肢体动—静脉内瘘局部震颤减弱或消失,提示血管内瘘狭窄或血栓形成,应及时至医院诊治。

- 未至透析日即出现胸闷气急、浮肿、甚至不能平卧者,提示有心力衰竭,应即至医院提前透析。

【你需注意】

- 虽然随着血液透析技术的改进,血液透析已无绝对禁忌证,但仍有相对禁忌证:如休克或低血压、严重心肌病变导致的肺水肿及心力衰竭、严重心律失常、有严重出血倾向或脑出血、晚期恶性肿瘤、极度衰竭和临终患者、精神病及不合作者、或家属不同意透析者。

- 透析间期应注意限制饮水量,合理饮食,适当补充蛋白质、氨基酸和维生素,避免暴饮暴食。

(1) 水分的控制:进水量的多少应根据患者的具体情况而定,原则上是出入量保持平衡。判断体内水液平衡最简单的方法是测体重,透析患者应每日测体重,要求透析间期体重增加保持在 1 ~1.5kg 以内,短时间内体重的改变都是体内水液变化的结果。

(2) 蛋白质的摄入:一般以每日每公斤体重 1~1.5g 左右为好,并应选择一定数量的优质蛋白食物,如牛奶、鸡蛋等。

【特别提示】

- 调整情绪,以积极的态度对待血透。

- 动-静脉内瘘造瘘术安全可靠,内瘘通畅率很高,伤口愈合后,肢体上没有伤口和体外血管回路,患者可以洗澡和从事日常工作而不会发生感染等现象,故一般可终身使用。

- 与医护人员沟通,了解血透基本常识,积极配合以达到透析充分。

- 透析患者的干体重与正常人的胖瘦一样,存在动态的变化。长期摄入过多的热量,而消耗又少,干体重就会增加,反之则会减少。另外,干体重与患者的精神状况、进食等因素也有密切关系,故应该注意根据具体情况予以修正。

23 腹膜透析

腹膜透析是指利用自身腹膜作为透析膜,通过反复向腹腔内灌入和放出透析液,使体内代谢产物得到清除,水和电解质得到平衡而达到治疗目的的一种血液净化方式。主要用于治疗急、慢性肾功能衰竭。

【你需了解】

- 行腹膜透析之前应在腹部行腹透管植管术。

- 腹膜透析的应用　除用于治疗急、慢性肾功能衰竭外,尚可用于以下治疗。

(1) 急性药物和毒物中毒急救。

(2) 水、电解质失调,如高钾血症、严重代谢性酸中毒、高钙血症、高钠血症、高尿酸血症、严重水中毒等。

(3) 其他:顽固性充血性心力衰竭,急性广泛性腹膜炎、急性胰腺炎、肝昏迷等。

● 腹膜透析的优点

(1) 设备简单、操作方便,患者及家属经培训后可在家中操作治疗。

(2) 虽然对尿素、肌酐的清除率不如血液透析,但对中分子毒素的清除率高,且能改善贫血状况,同时对水分的清除及保持电解质的平衡也比血透快。

(3) 腹膜透析对机体血液动力学影响不大,且不需全身使用肝素,可减慢糖尿病患者视网膜病的进展和减少视网膜出血,也可减少透析患者的心血管并发症,故特别适合于糖尿病肾病患者、有心血管疾病的患者及老年人。

(4) 腹膜透析无需血管通路,故适合于血管通路建立困难者。

(5) 腹膜透析常见的有间断性腹透(IPD)和非卧床持续性腹膜透析(CAPD)两种方法,各有优缺点,应根据具体情况选择。

(6) 腹膜透析与血液透析一样要求达到透析充分,即患者自觉精神、体力已基本恢复至尿毒症前的水平,并能维持较好的生活能力,食欲良好,无尿毒症的胃肠道症状。

(7) 与血液透析一样,腹膜透析亦存在多种并发症(见症状表现)。

【症状表现】

● 腹膜炎

(1) 透出液变浊:是最早出现和最常见的症状(占97%～100%),透析液肉眼观混浊,有凝块或絮状物。

(2) 持续性痛:占80%～95%,腹痛可逐渐加剧,为局限性或广泛性,可伴有恶心呕吐。

(3) 发热:低于30%患者有发热,体温在38℃以上。偶可见寒战。

(4) 一向通畅的透析管可发生出液障碍。

(5) 透析液常规检查可见白细胞超过100个/ml。

● 透析管出口处皮肤感染和隧道炎

(1) 出口处炎症:出口处持续性潮湿和轻微出血是该处感染的首发表现;疼痛和潮红为感染发展的征象。

(2) 隧道炎:指皮下透析管周围的炎症。表现为出口处红肿、疼痛和渗液,隧道管沿线压痛明显。

● 透析管引流不畅　可由多种原因引起,如透析管移位、大网膜缠绕透析管、腹膜粘连等。

● 蛋白质、氨基酸和维生素的丢失　患者可表现为体重下降、疲倦无力、消瘦衰弱、食欲不振、水肿等。

● 水、电解质失调　最常见的是低钾血症,患者可表现为乏力、腹胀、手足麻木、下肢行走无力等。

● 高脂血症和肥胖　可促进动脉硬化。

● 疝气　多在CAPD开始6个月内发生,老年患者的发病率高。

● 硬化性腹膜　临床表现尚无特异性,可见到体重下降、腹痛、腹部不适、食欲下降、低热,腹膜炎丧失生理功能,使超滤减少或消失;也有患者出现肠梗阻。

【处理】

● 腹膜炎

(1) 在使用抗生素前留透出液做细菌培养、分类和药敏。

(2) 将CAPD改为IPD。

(3) 即刻使用抗生素治疗。

(4) 腹膜炎时,蛋白丢失增加,应口服更多蛋白或静脉补充白蛋白。

● 透析管出口处皮肤感染和隧道炎

(1) 出口处炎症:取渗出液做培养和药敏;局部清洁消毒,可予抗生素外敷。

(2) 隧道炎:渗出液培养和药敏;局部清洗,抗生素外敷;治疗无效者予拔管,改行血透治疗。

● 透析管引流不畅

(1) 仔细检查流通不畅的原因,并针对

处理。

(2) 经过努力仍不能使透析管畅通，则宜做透析管故障纠正手术，或重新植管。也可改行血透治疗。

- 蛋白质、氨基酸和维生素丢失

(1) 调整饮食，保持足够的蛋白质摄入，补充维生素及叶酸。

(2) 必要时可静脉补充白蛋白和氨基酸。

- 水、电解质失调

(1) 调整腹透超滤量。

(2) 纠正电解质紊乱及酸碱平衡紊乱。

- 高脂血症和肥胖

(1) 调整饮食，减少糖类的摄入，适当低盐饮食，戒烟。

(2) 鼓励患者做力所能及的体育锻炼。

(3) 必要时予药物治疗。

- 疝气

(1) 早期诊断。

(2) 手术修补。

- 硬化性腹膜炎

(1) 预后差，目前无有效治疗方法。

(2) 继续腹透可能延缓其进展。

【你需就医】

- 出现腹透液混浊，腹透液超滤减少。
- 出现腹痛伴恶心，或有呕吐，可有发热。
- 出现腹透液引流不畅。
- 腹透管隧道口有红肿及液体渗出。
- 沿腹透管皮下隧道走向局部有压痛。

【你需注意】

- 腹透时每日可从腹透液丢失 5 ～ 11g 蛋白质，其中以白蛋白为主，当发生腹膜炎时蛋白质的丢失量可增加 1 ～ 30 倍，故需每日补充适量的白蛋白和氨基酸。
- 长期腹透的患者，应至医院对透析的充分性进行评估，以指导临床制定合理的个体化治疗方案，提高腹透质量和患者的生存质量。

【特别提示】

- 严格无菌操作，避免腹腔感染。
- 定期复查血电解质及血液常规。

24 血浆置换

血浆置换是通过体外血液净化技术，将血浆中诸如自身抗体、免疫复合物、毒物等大分子物质清除，以减轻此类物质对机体伤害，是逆转病理过程的一种方法。

【你需了解】

- 血浆置换不是一个简单的清除机器，在有些情况下，血浆置换能够通过减少血浆中炎症介质（如补体）以及纤维蛋白原来提高疗效。
- 血浆置换是通过将患者血液引入血浆交换装置（如血浆分离器），进行血浆分离，弃除分离出的血浆，从而清除患者体内自身抗体、免疫复合物、毒物等大分子物质，对于丢失的血浆需加以补充，以防止低血容量。
- 血浆置换中需抗凝，一般使用肝素，因患者个体差异大，所以需作适当剂量调整。
- 与血液透析一样，血浆置换也需要血管通路，对于可逆转的患者采用深静脉穿刺留置导管，而对于长期需要维持血浆置换治疗的患者，则需建立动静脉瘘作为永久性血管通路。
- 首选血浆置换、作为标准治疗方法的疾病有血栓性血小板减少性紫癜、冷球蛋白血症、重症肌无力、高凝血症等。其他如骨髓瘤、急进性肾小球肾炎、毒物、系统性红斑狼疮等可将血浆置换作为联合治疗中的一种辅助或支持性治疗。

【症状表现】

- 血浆置换的适应证

(1) 免疫复合物性肾小球肾炎和抗肾小球基膜肾小球炎，如肺出血－肾炎综合征等、风湿性疾病和系统性红斑狼疮。结节性动脉周围炎和类风湿关节炎、风湿性关节炎等。

(2) 自身免疫溶血性贫血、溶血性尿毒症综合征和血栓性血小板减少性紫癜等。

(3) 重症肌无力、格林－巴利综合征。

(4) 肝昏迷。

(5) 毒蕈中毒。

(6) 重症牛皮癣。

(7) 肾移植后急性排异反应。

(8) 高脂血症。

【处理】

● 由于血浆置换疗法只能清除现存血浆中的免疫复合物，而不能阻止这些物质的再生成，治疗时应配合激素及免疫抑制剂，以确保安全可靠，治疗方法：每次置换 1 ～ 1.5L，每周 2 ～ 6L，分 2 ～ 4 次进行，重复 2 ～ 3 周为一疗程。

【你需就医】

● 患有某些疾病的患者，若有条件者应尽早争取就医，做血浆置换。

【你需注意】

● 对有高危出血倾向的患者，必须监测凝血功能检测结果，以调整血浆置换中肝素用量。

● 多次血浆置换后，免疫球蛋白和补体的清除会引起免疫力下降，容易发生感染。

● 血浆置换中用新鲜冷冻血浆作为置换液以补充血容量者，有潜在感染肝炎病毒和艾滋病毒的危险。

● 血浆置换中输注新鲜冷冻血浆时，有发生输血过敏反应的可能。

【特别提示】

● 血浆置换在 20 世纪 70 年代末才有人应用于临床治疗，属血液净化中的新技术，仍需大量临床研究来确定它在一些疾病中的效果。

第八章　妇产科疾病

● 外阴：女性外生殖器官位于耻骨联合的脂肪垫下面，统称为外阴。

● 阴唇：外阴有两片皮肤褶瓣，大的称为大阴唇，小的称为小阴唇。保护着阴道外口和尿道外口，同时也遮护着阴蒂。

● 阴蒂：是一个小的器官，它的里面有着丰富的血管及神经。它和男性的阴茎一样，在性冲动时，会充血膨胀、变大、变硬，且变得非常敏感。

● 尿道外口：在阴道外口之上方，是尿道向外开口处，由此排尿。

● 阴道外口：是阴道向体外开口处，在尿道外口下方。这是月经血外流之处。处女时代其口甚小，仅能容一小指。

● 处女膜：阴道外口上一薄膜，中央有一小孔，此膜称处女膜。处女膜在初夜之后，绝大多数破裂，亦有少数例外，而只是阴道外口被扩张，处女膜未破裂。运动如骑自行车、骑马、体操等，也有可能使处女膜破裂。

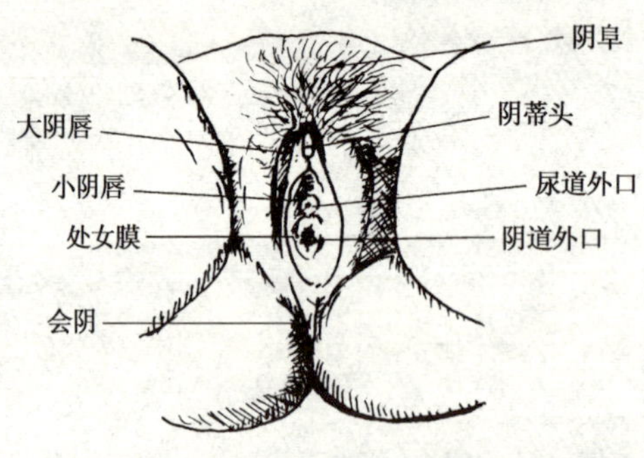

图1-8-1　女性外生殖器官

● 女性性器官：主要有外部的大阴唇、小阴唇、阴蒂，以及内部的阴道、子宫、输卵管、卵巢。生殖系统担负着人体的基本功能，即繁殖后代。

● 卵巢：是女性特征性的性腺，自青春期起，两个卵巢（左、右各一个）即开始排出卵子（女性性细胞），另一功能是产生性激素即雌激素（此为内分泌），促进女性性征的发育，如乳房增大、月经来潮、女性体形的形成。卵巢每月排出一个卵子（偶尔也有2～3个），通过输卵管到达子宫，如果这时与男性的精子（男性性细胞）相遇，精子若进入卵子，即受孕。如果卵子没有受精，便产生了月经。因此月经是卵巢的一个功能。

● 子宫：位于骨盆腔中央，是中空的肌肉结构的器官。子宫的前面是膀胱，后面是直肠。怀孕后子宫随着胎儿的生长而增大，子宫肌也被拉长、增生。生产时子宫肌一阵一阵地收缩，称“阵缩”，旧称“阵痛”。其目的是增加子宫内压，促使胎儿产出。由于怀孕子宫增大，便压迫膀胱和直肠，引起尿频，大便次数亦多。子宫是肿瘤好发部位，多见的有子宫肌瘤、子宫癌等。

● 阴道：阴道一端接子宫，子宫颈即在阴道内；另一端开口体外，为阴道外口。阴道内有许多皱襞，内层为黏膜，能分泌润滑的液体；外层为肌肉，当性交或怀孕生产时，肌层会扩展。阴道内为酸性环境，对外来感染起着化学性的防御作用。

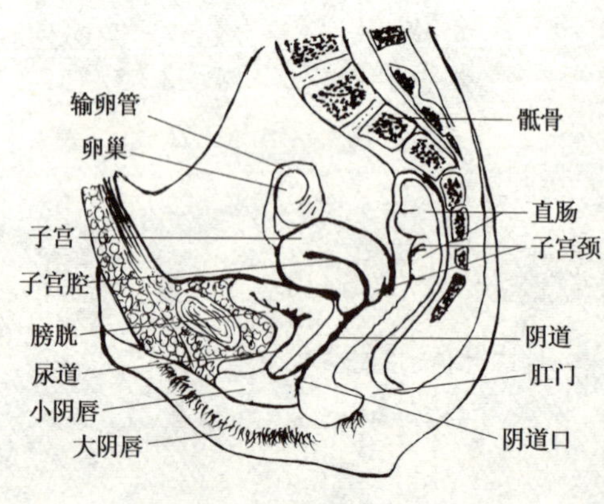

图1-8-2　女性生殖器官

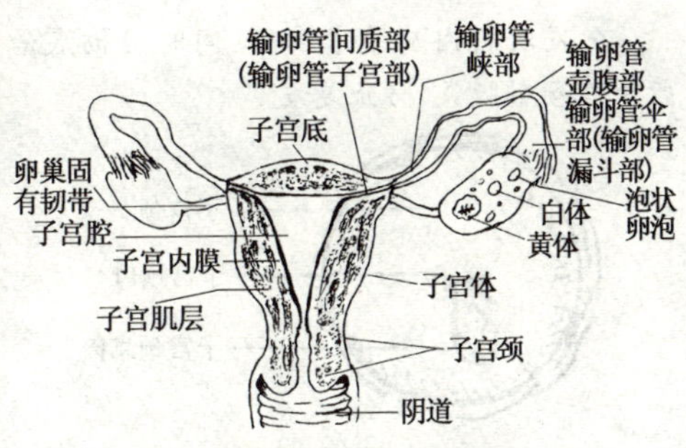

图 1－8－3　女性生殖系统

● 乳房是女性的第二性征，它在女性的一生中，变化较大。12～13 岁开始发育、膨大，以后随着月经周期也产生一定的变化。怀孕后，乳小叶增大(使乳房也增大)产生乳汁，依次通过输乳管、输乳管窦至输乳孔，输乳孔开口于乳头，供婴儿吸吮。

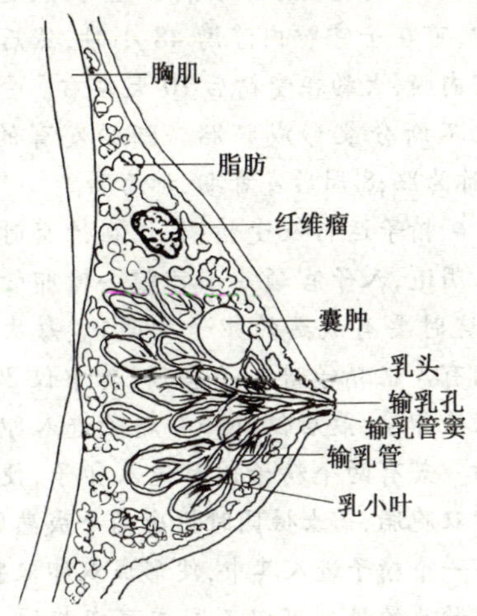

图 1－8－4　乳房结构

● 乳房也是疾病较多的器官。乳房变化与月经周期或怀孕期有关，也就是与女性激素变化有关。常见的有乳房胀痛、乳头有分泌物或肿块。特别要提出的是约 80% 的肿块不是癌症。但是有肿块必须要就医检查，包括乳房 X 线摄影、超声波、穿刺吸出肿块内液体或活体组织检查等。乳房癌是女性最常见的癌症。

● 乳房肿块中有纤维瘤、囊肿、纤维囊肿病等。比外乳房亦易发生乳腺炎、乳房脓肿。

○纤维瘤：通常是良性乳房肿块，常见于 30 岁以下妇女，肿块无疼痛，可在局部麻醉下切除。

○囊肿：是充满液体的液囊，通常亦是良性的。

○乳腺炎：乳腺可因感染而发炎。

○乳房脓肿：乳房因感染而化脓成为脓肿。

● 重视乳房的自我检查：经常进行自我乳房检查是预防乳房疾病的有效方法，一生中都要注意此问题。

● 乳头内陷是乳头回缩的现象，它可能是单纯性的乳头内陷，也极有可能是某些疾病的先兆，应引起注意。

● 乳头内陷除影响美观外，还可发生哺乳困难。

● 乳头内陷矫正方法，先将食指及拇指分别按在乳头两侧，同时向各侧方向分开，尽可能地使内陷的乳头露出。然后，将两指挤向乳头，并把乳头掐住，向外牵拉，使乳头向外伸引。

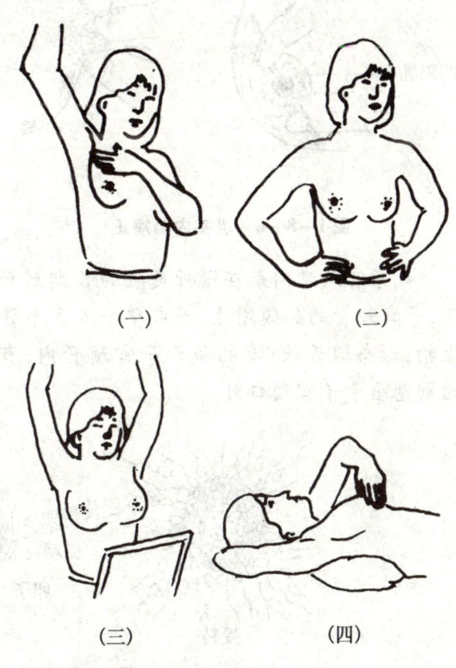

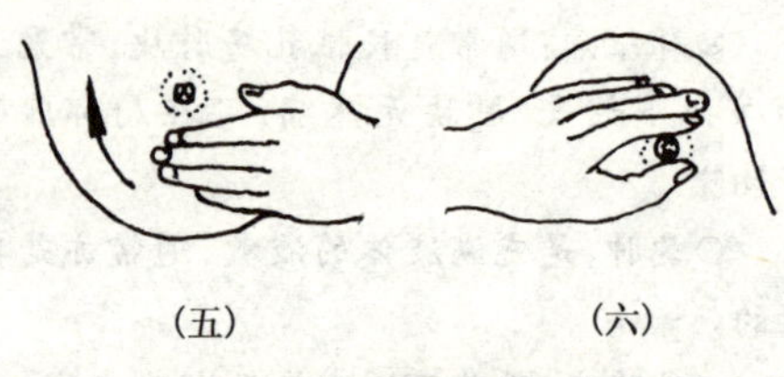

图1-8-5 自我乳房检查

(一)正面对着镜子观察两乳房,并举起右臂,以左手检查右乳房是否有肿块、凹陷,两侧质地是否有差异之处。注意左手要放平检查。然后交换举起左臂,以右手检查左乳房。

(二)双手叉腰,注意观察两侧乳房的外形是否对称,同时要注意乳头的外形有否改变,是否对称。

(三)高举双臂,注意观察两乳房是否对称,乳房皮肤上有无凸出或凹陷之处。

(四)躺下,右肩下垫个枕头,将右臂放在头后。然后左手五指并拢,平放在右乳房上检查,检查方法见(五)。

(五)左手平放在右乳房上,反复轻压,然后轻捏右乳房,由内向外做环形检查,是否有肿块或结节。

(六)轻捏乳头,观察有无液体流出,正常情况下,应无液体流出。然后将枕头垫在左肩下面,左臂放在头后,以右手检查左侧乳房,方法与(五)、(六)步骤一样。

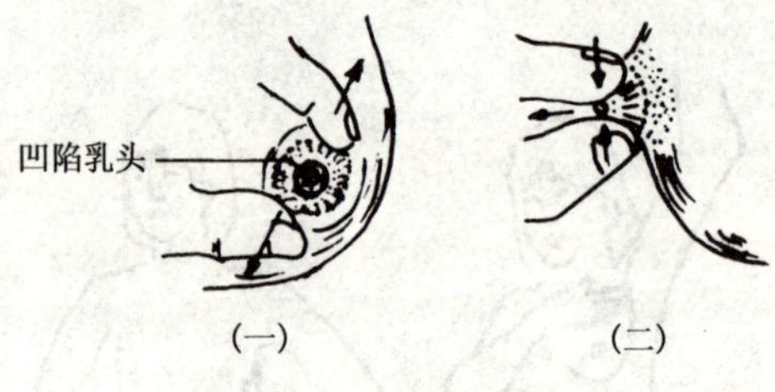

图1-8-6 乳头内陷矫正

- 子宫颈息肉是在慢性炎症的长期刺激下,子宫颈管的黏膜增生,形成单个或多个赘生物,形态似舌状;有的藏于子宫颈管内,有的则悬垂于子宫颈口外。

- 发现息肉应手术切除,同时应彻底治疗子宫颈黏膜炎,防止复发。

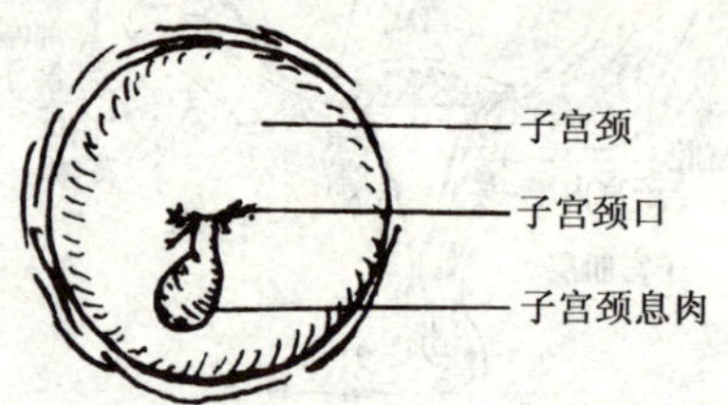

图1-8-7 子宫颈息肉

- 受精:卵子在卵巢中成熟后,排入输卵管,精子的头部穿入成熟的卵子即为受精。精子穿入卵子后,各含有23条染色体的精子核和卵子核融合形成合子(受精卵)。有了46条染色体的受精卵便开始分裂,从输卵管向子宫运行。

- 植入:受精卵分裂到一定时期,进入子宫腔,可在子宫腔内浮游48小时,然后植入子宫内膜,大约在受精后10天左右。受精卵就此不断分裂形成胚胎。胚胎发育的前8周,称为胚;8周后发育期,称为胎。

- 精子运行及受精:男性在性交时精子射入阴道,入子宫颈→子宫腔→输卵管→受精(这时要有成熟的卵子相遇)。每次射精大约有3亿精子进入子宫颈,其中仅300个进入输卵管,最后仅有一个精子进入卵子而受精。若有两个精子同时进入卵子,便形成单卵双胞胎;若女性同时排出两个成熟卵子,各有一个精子进入其中,便形成双卵双胞胎,两个胎儿的性别可以不同亦可以相同,其面貌差异也较大。

- 预产期推算:按末次月经日期加上9个月零7天,即为预产期。

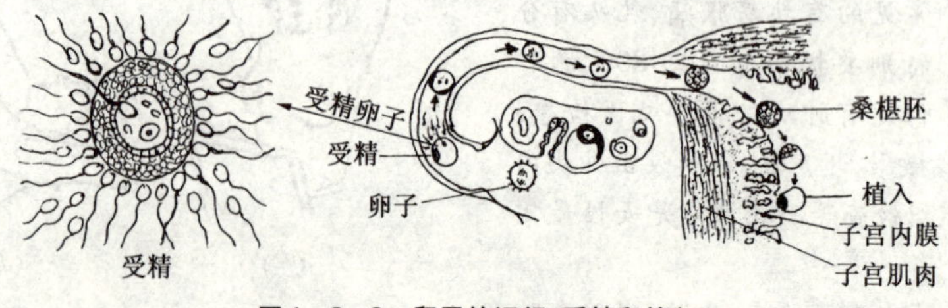

图1-8-8 卵子的运行、受精和植入

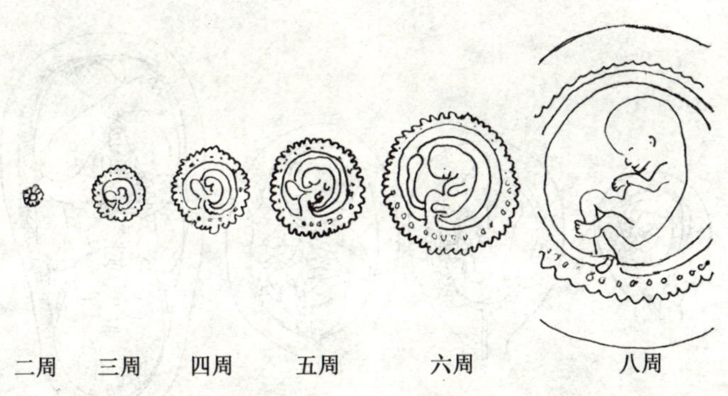

图1-8-9 胚胎的生长

怀孕三周末，神经管形成，将来它演变成脑和脊髓。三周～四周之间，心开始跳动，同时可见原始的肝肺。八周时，胚胎发育加快，并且能移动，此时便称胎儿。

- 精子：在睾丸中形成，长约0.5mm，分头部、颈部和尾部。

○头部：含有男性的遗传物(23条染色体)，头部顶体含有阻止其他精子穿入卵子的酶。

○尾部：是长长的，像一条鞭子，能推动精子的运动。

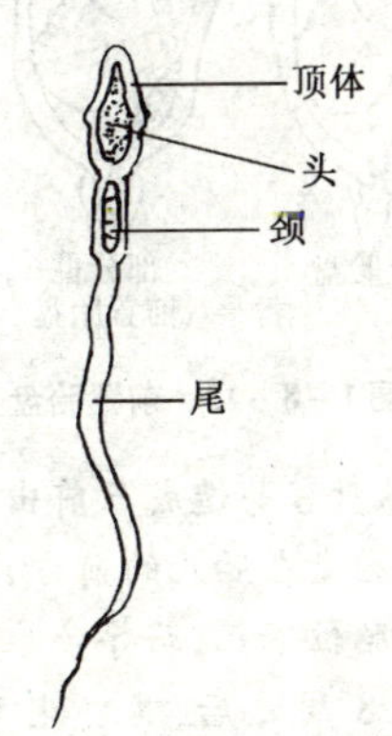

图1-8-10 精子的结构

- 胎儿的定义：从怀孕第8周至出生前，未出生的婴儿称为胎儿。

- 胎儿的发育：胎儿是在母亲的子宫里的囊袋，称为羊膜囊内发育生长。囊内充满液体称为羊水，起着缓冲外来的撞击，保护胎儿的作用。羊水可被胎儿吞咽，被吸收入胎儿的血液循环，以尿液排出。胎儿所需的氧气及营养均通过脐带输入，脐带一端连接胎儿的脐部，另一端连接胎盘，母亲的血液通过胎盘、脐带流至胎儿。胎儿的主要器官都在妊娠的头几个月内发育。在这个时期，胎儿最容易受到传染性疾病及毒性物质的伤害，如酒精、风疹(德国麻疹)及病毒。在妊娠后几个月，胎儿生长快速，结构也复杂化。在怀孕32周，胎儿头部转向下，似准备出生之势。

○第8周：胎儿一般身长为2.5cm，体重2g。臂、腿及主要关节正在形成，并开始运动。指和趾可清楚辨认，胎儿的血细胞可在尚未成熟的血管内循环。

○第12周：胎儿一般身长为7.5cm，体重18g。胎儿已能辨认，头部与身体的相比，头部显得非常大。主要器官均已发育，指甲和趾甲也长出，外耳、眼睑和32颗恒牙的牙胚已经形成。

○第16周：胎儿一般身长16cm，体重140g。胎儿成长迅速，有运动力，尚不能被母亲感知。外生殖器可以辨别。全身生长细绒毛，称为胎毛。

○第40周：胎儿一般身长51cm，体重3.4kg。胎儿已成熟，可在子宫外生活。全身皮肤上覆以胎脂(白色油性物质)，其作用使胎儿润滑，容易通过产道。妊娠37周前出生的婴儿称为早产儿。

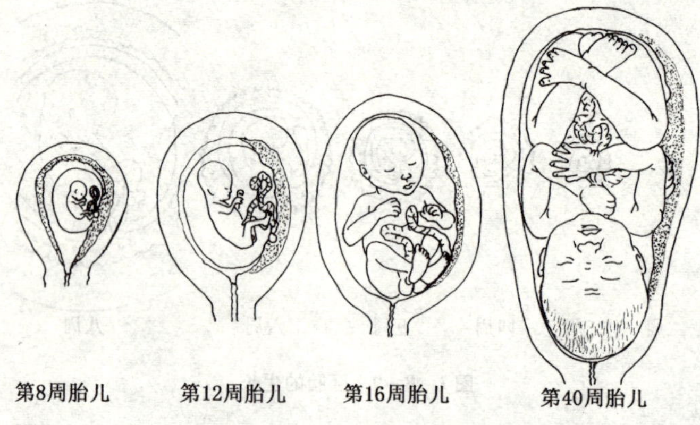

图 1-8-11 胎儿的发育

● 胎儿分娩出以后，当胎盘与子宫壁分离，助产人员可一手开始轻柔地牵拉脐带，另一手压迫产妇的下腹部。胎盘将顺利地从阴道娩出。此时，要严密注意出血情况，应根据情况及时地正确处理。

● 胎盘娩出后，首先要检查胎盘是否完整，有无破损、残缺遗留于子宫内，然后注意出血情况。

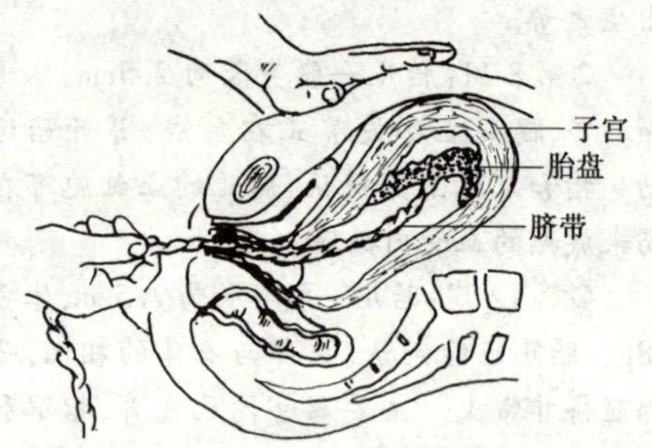

图 1-8-12 胎盘娩出

● 正常胎盘位置：一般胎盘附着在子宫底部、子宫体的前壁和后壁。

● 前置胎盘位置：前置胎盘是指胎盘附着在子宫下部，或靠近、或覆盖在子宫颈的上面。

○低位胎盘：是指胎盘附着子宫的下部，最低部分达子宫颈内口边缘，而不超过子宫颈内口。它是产前出血的主要原因。

○部分性前置胎盘：胎盘覆盖了部分子宫颈内口。

○完全性前置胎盘：胎盘覆盖了全部子宫颈内口。初次出血时间早，量较多，往往一次大出血就使产妇进入休克状态。

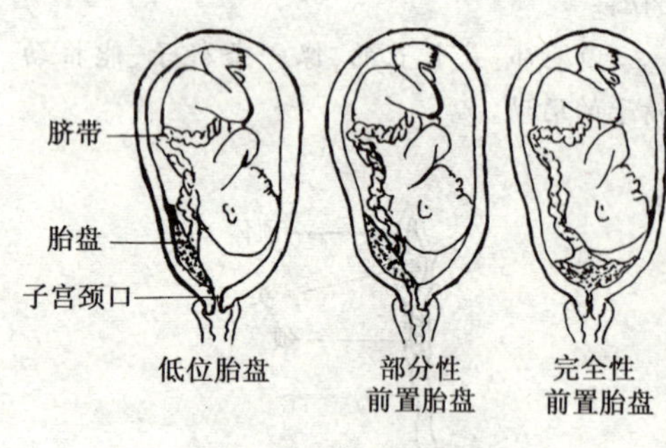

图 1-8-13 前置胎盘

● 前置胎盘容易造成产前出血及分娩困难，因为前置胎盘在胎儿的前方，阻挡胎儿的下降，故常致胎位不正，而导致难产。前置胎盘在妊娠第 28 周之后，其发生率约 0.5%。这是一个值得重视并应及早采取措施的问题，应及时就医。

● 正常子宫是妇女自己的拳头大小。最外层为浆膜，其内依次为肌肉、内膜、黏膜。

● 子宫肌瘤是妇女最常见的一种良性肿瘤，有人统计 35 岁以上的妇女，约有 20% 患有此病。肌瘤小的可无症状。较大的就可引起月经过多或尿频，须手术切除。

● 子宫肌瘤按发生的部位可分为浆膜下

肌瘤、壁层肌瘤、黏膜下肌瘤和有带蒂肌瘤(可突在子宫外,也可以突在子宫内)。

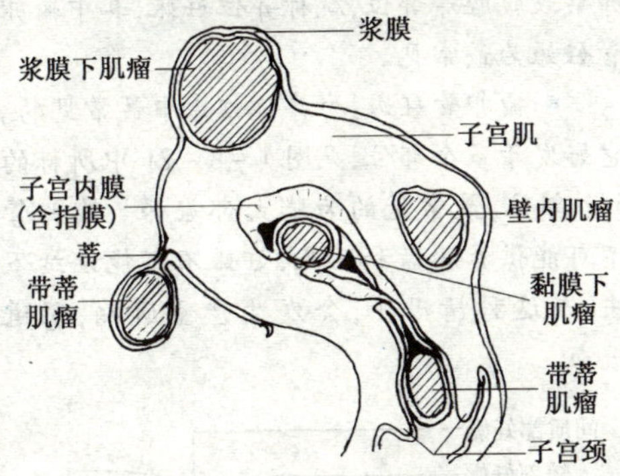

图 1-8-14 子宫肌瘤

● 子宫脱垂:是妇女常见病之一。

● 子宫脱垂分为 III 度:I 度,子宫向下移位,子宫颈外口虽已低于坐骨棘水平,子宫仍在阴道内;II 度,子宫颈已脱于阴道口外,子宫体仍在阴道内;III 度,整个子宫都脱出阴道口外。

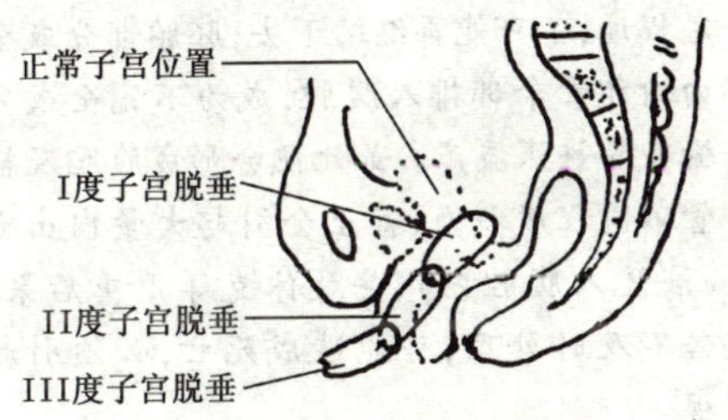

图 1-8-15 子宫脱垂分度(立位)

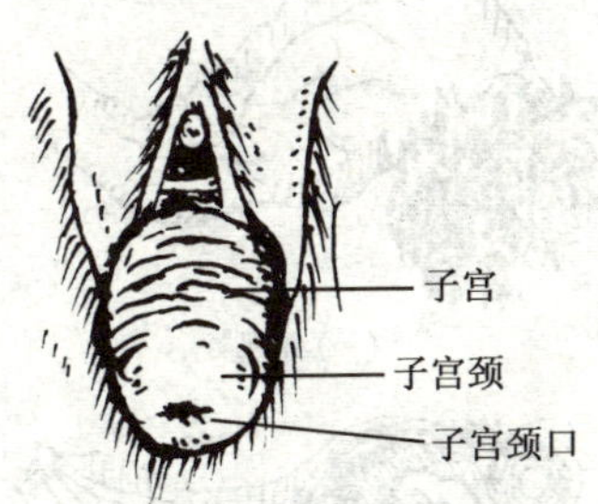

图 1-8-16 III 度子宫脱垂

● 子宫后倾,因产后经常仰卧位,由于支持组织松弛,子宫常向后倾。子宫一旦后倾使子宫长轴与阴道一致,为子宫脱垂创造了条件。因此,子宫后倾常是引起子宫脱垂的前驱。

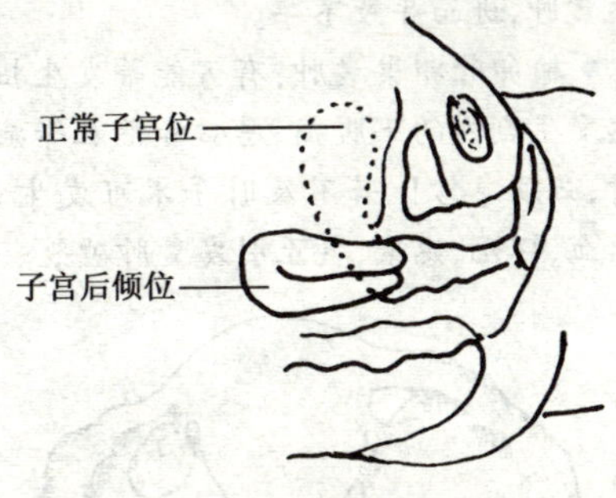

图 1-8-17 子宫后倾(仰卧位)

● 子宫颈癌是女性生殖器恶性肿瘤中最常见之一,也是世界卫生组织公布的目前可以完全治愈的四种癌肿中的一种。

● 子宫颈癌初始,病变只局限于上皮层内,称为原位癌。癌肿向深处发展,即成为浸润癌。从原位癌到浸润癌的进展过程约 10 年左右。

● 子宫颈癌根据扩展范围,浸润癌在临床上划分为四期:I 期,癌局限于子宫颈。II 期,癌扩散至子宫颈旁组织,但未达盆腔壁;或阴道上 2/3 受侵犯。III 期,癌扩展至盆腔壁;或侵犯阴道 1/3。IV 期,癌侵犯膀胱或直肠;或扩散至盆腔外。

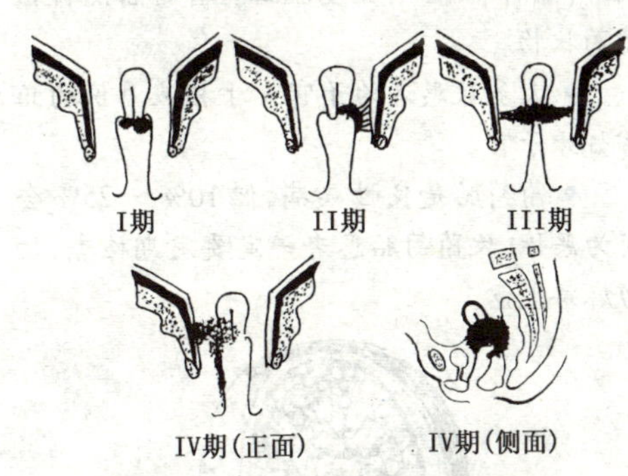

图 1-8-18 子宫颈癌临床分期示意图

● 子宫颈癌的治疗效果全在于早期发现、早期诊断、早期手术。它是可以完全治愈的。因此要定期检查(如子宫颈刮片检查、阴道镜检查等),及时治疗子宫颈炎性糜烂。40 岁以上的妇女,必须重视此病的预防。

● 输卵管积水:因输卵管慢性炎症引起输卵管粘连、阻塞而致,同时亦可导致输卵管卵巢囊肿,进而导致不孕。

● 输卵管卵巢囊肿:有可能蒂发生扭转,突然发生剧烈的下腹痛、恶心和呕吐等症状,此时,必须急诊!若不及时手术可发生囊肿的出血、坏死、感染,甚至引发囊肿破裂。

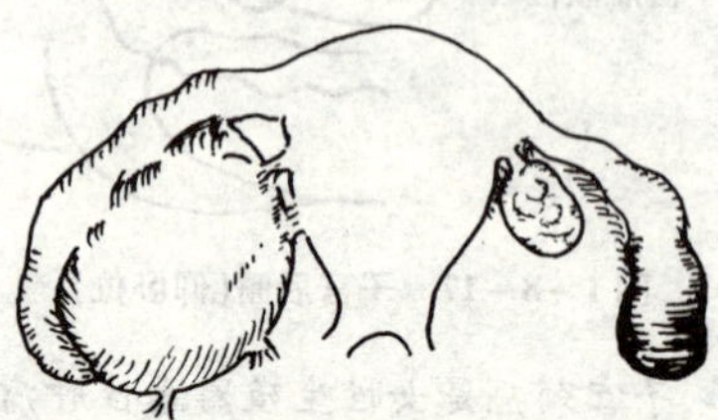

图1-8-19 输卵管积水(右)和输卵管卵巢囊肿(左)

● 妊娠后胎盘绒毛膜滋养细胞增生,终末绒毛转变成大小不等、壁薄透亮、内含黏性液体的水泡,水泡与水泡之间有蒂相连,形状如成串的葡萄,故称葡萄胎。如果胎盘绒毛全部发生病变,则整个子宫充满葡萄状水泡,无胎儿,无胎盘、无脐带等,称为完全性葡萄胎。若是部分胎盘绒毛发生水泡状变性,称为部分性葡萄胎,胎儿大多死亡,或是畸胎。

● 多数患者在停经2～4月后发生阴道流血,且断续不止,反复流血。有时自然排出葡萄状物。

● 大多数患者的子宫大于相应月份的正常妊娠子宫。

● 葡萄胎是良性疾病,但10%～25%会变为恶性,故葡萄胎患者一定要定期检查,切勿麻痹大意。

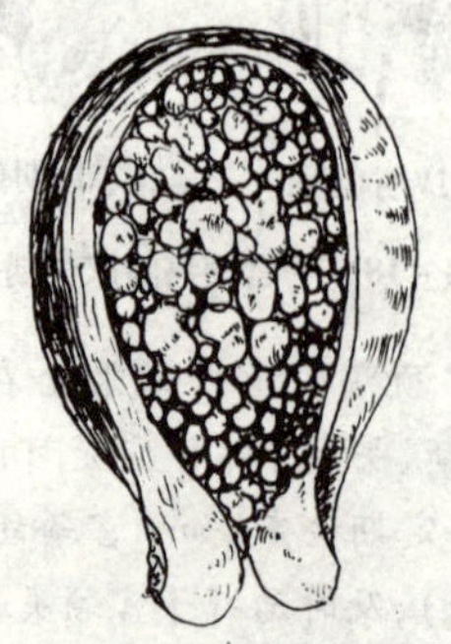

图1-8-20 完全性葡萄胎

● 异位妊娠:受孕卵不在子宫腔内着床(植入),而在其他部位着床发育,如输卵管、卵巢或腹腔等部位,就称异位妊娠,其中输卵管妊娠为最常见。

● 输卵管妊娠:为异位妊娠中最常见的。它好发于多个部位,见图1-8-21中所标的5个部位,最常见的为膨大部妊娠。输卵管不可能供养胎盘和胎儿,妊娠不可能继续下去,在这种情况下,会发生严重腹痛,阴道流血。

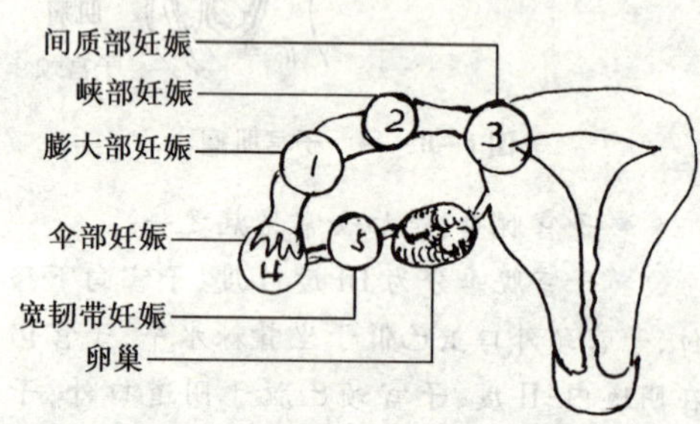

图1-8-21 输卵管妊娠

● 输卵管妊娠流产:由于输卵管妊娠到一定程度,不可能再继续下去,胚胎部分或全部由输卵管伞部排入腹腔,成为不完全或完全输卵管妊娠流产。如此便会形成腹腔及输卵管不同程度积血,甚至会引起大量内出血(血液流入腹腔内),导致休克等严重后果。倘若不及时处理,可能造成死亡,必须引起重视。

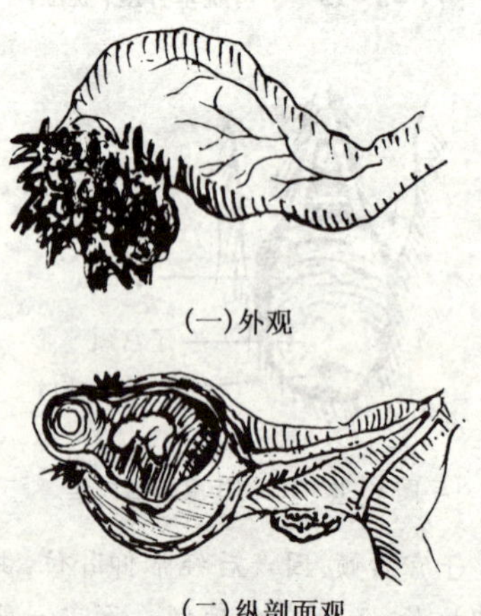

(一)外观

(二)纵剖面观

图1-8-22 输卵管妊娠流产

● 子宫内放置避孕环，是常用的简便避孕方法。因为异物作用，使受精卵不能在子宫内生长，从而达到避孕目的。

● 目前为止，它是一种简便、完全、持久、高效，且并发症少的避孕方法，所以应用广泛。

● 常用避孕环有不锈钢与塑料两大类，近年又有金属与塑料混合制作的。其形态很多，有环形、盘香形、弓形、"T"字形、"Z"字形，以及其他几何图形。

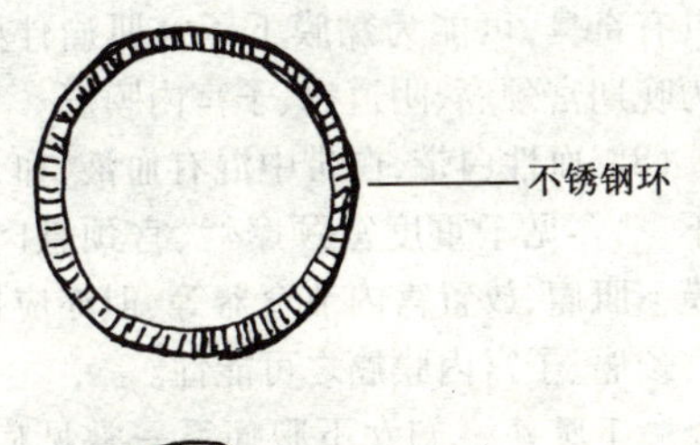

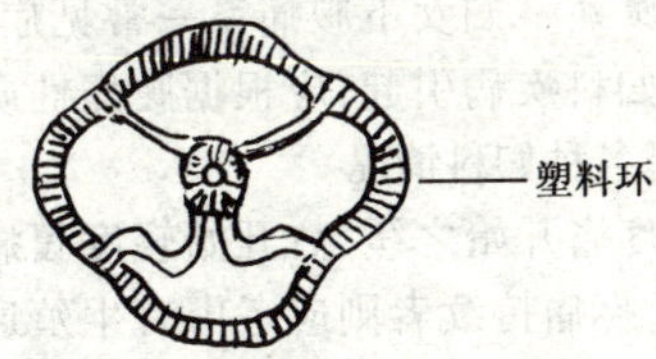

图1－8－23　避孕环

● 人工流产：在妊娠28周前，用人工的方法中断妊娠，称为人工流产。常适用于因避孕失败而怀孕，或是因各种疾病不宜继续妊娠而无禁忌症者。

● 人工流产应争取早做，3个月以上的妊娠，胎儿骨骼已形成，给人工流产带来一定困难，且易对孕妇的健康影响较大。

● 负压吸宫术：一般早期妊娠常用负压吸宫术进行人工流产。①扩张子宫颈[见图1－8－24(一)]：对初次怀孕妇女及宫颈不能顺利通过吸管者，就必须扩张子宫颈，将吸管送至子宫底，然后进行吸宫。②吸宫[见图1－8－24(二)]：将吸管窗面(开口面)对着子宫壁，由宫底至宫颈内口往返移动，同时顺序旋转吸引。注意吸引力量不宜大，又不宜小，一定要适当而且要顺序不可遗漏。③刮宫底及两侧角[见图1－8－24(三)]：吸引完毕后，用小刮匙刮取吸管顶端所吸不到的子宫颈底部及两侧角。

● 术后处理：①在观察床休息1～2小时；②注意出血和血压；③术后流血未净前禁止盆浴；④避免性交，要在下次月经后才能性交。

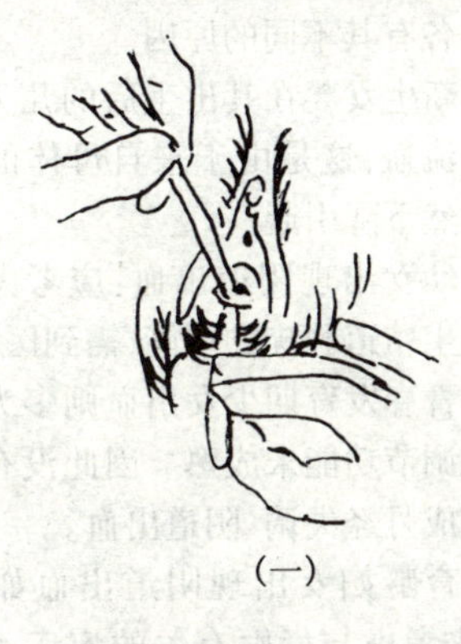

(一)

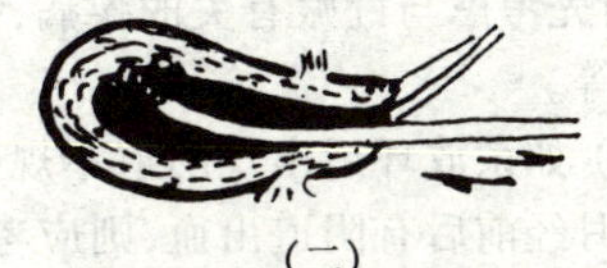

(二)

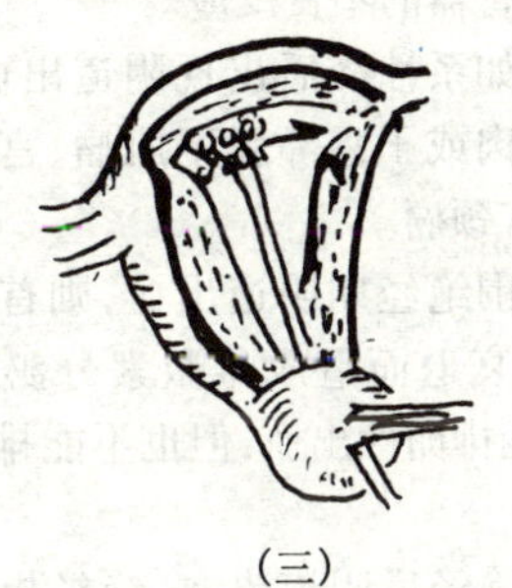

(三)

图1－8－24　人工流产

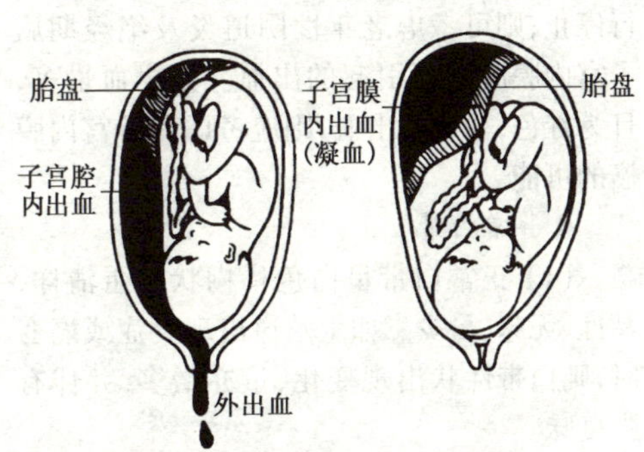

图1－8－25　常位胎盘早期脱离

常见症状要点

● 阴道出血

(1) 除正常月经外,所有来自妇女生殖道部位的出血统称为阴道出血。不同年龄的阴道出血各有其不同的原因。

(2) 新生女婴在其出生后的几天可有少量的阴道流血,这是由于来自母体的雌激素水平的突然下降引起。

(3) 幼女出现阴道出血:应考虑有性早熟或患有生殖道肿疣的可能,需到医院就诊。

(4) 青春发育期少女出血则多为因内分泌系统的调节功能未成熟。因此没有形成成熟卵泡造成月经失调、阴道出血。

(5) 育龄妇女出现阴道出血如在停经后,则首先考虑与妊娠有关的疾病,如流产、宫外孕等。

(6) 如系放环后出现阴道不规则出血,尤其在月经前后有阴道出血,则应考虑为放置宫内节育器的不良反应。

(7) 如系性交后出现阴道出血,则应考虑子宫息肉或子宫黏膜下肌瘤、宫颈重度糜烂,甚至宫颈癌。

(8) 围绝经期阴道出血,则首先考虑为卵巢功能衰退而造成雌激素分泌量明显减少,发生无排卵性出血,但也不能排除生殖道肿瘤。

(9) 绝经后阴道出血:绝经指月经完全停止1年以上。如出血量不多而2～3天自行停止,则可考虑老年性阴道炎及绝经期后子宫内膜脱落而引起的出血。如出血量多,且为红色,并反复出血,则应考虑有子宫内膜癌的可能。

● 异常白带

(1) 正常白带呈白色稀糊状及蛋清样,黏性、无味、量少。如生殖道出现炎症或癌变时,则白带性状出现变化,量亦增多,并伴有腥臭味。

(2) 无色透明白带,呈蛋清样,量较平常明显增多,应考虑慢性宫颈炎。

(3) 白色或灰黄色泡沫状稀薄白带,并伴有外阴瘙痒,为滴虫性阴道炎之特征。

(4) 凝乳块状白带(如豆渣样块状),并伴有外阴阴道瘙痒或灼痛,为念珠菌阴道炎(俗称霉菌性阴道炎)。

(5) 灰色均质鱼腥味白带,常见于细菌性阴道感染。

(6) 脓样白带,色黄或黄绿、黏稠、多有臭味,可能由细菌所致的急性阴道炎、宫颈炎及宫颈管炎引起。

(7) 水样白带,持续流出淘米水样白带并具有奇臭,可能为黏膜下子宫肌瘤伴感染或为晚期宫颈癌、阴道癌、子宫内膜癌。

(8) 血性白带,白带中混有血液,血量多少不一,多见于重度宫颈糜烂、宫颈息肉,或黏膜下肌瘤、放置宫内节育器等,但亦应排除有宫颈癌、子宫内膜癌之可能性。

● 下腹痛　妇女下腹痛系一常见症状,大部分由妇科疾病引起,应根据腹痛性质及特点,考虑各种妇科情况。

(1) 疼痛开始之缓急:开始轻度腹痛而逐渐加剧,疼痛持续者则应考虑有生殖道炎症存在;突发腹痛并伴有恶心呕吐者,应考虑卵巢肿瘤扭转或囊肿破裂;间断性下腹部隐痛后突然出现剧烈腹痛及肛门坠胀,并有停经史者,应考虑宫外孕的可能。

(2) 疼痛部位:一侧或双侧下腹疼痛,应考虑有子宫附件炎症。全下腹痛或全腹疼痛,则应考虑卵巢囊肿破裂、宫外孕或盆腔炎症。

(3) 疼痛时间:月经中期疼痛者应考虑为排卵性疼痛。经期疼痛则可能为子宫内膜异位症。曾做宫腔手术,术后无月经来潮而出现周期性腹痛,则可能为颈管粘连或宫腔粘连。

妇科炎症

△ 外阴阴道炎症

外阴与阴道的结构及生理特点形成自然的防御功能,正常情况下阴道维持酸性环境,使适应于弱碱性环境中繁殖的病原体受到抑制。另外正常情况下阴道内有各种菌群，阴道与这些菌群形成一种平衡的生态，并互相发生影响。但由于阴道前有尿道，后有肛门，因此易受污染。另外，阴道是性交、分娩及流产等各种阴道操作的必经之路，因此易受损伤及外界的感染。

由于各种疾病使用抗生素及体内激素的变化使机体免疫功能下降。阴道及阴道菌群之间的平衡被打破，形成了发病的条件。常见的外阴阴道炎症分以下几种。

1 非特异性外阴炎

非特异性外阴炎是指非细菌感染，是由于不洁液体局部刺激引起的外阴瘙痒。

【你需了解】

- 外阴与肛门靠近，月经血 白带、尿液，尤其是糖尿病患者的糖尿及粪便的经常刺激而引起。
- 穿紧身化纤内裤，引起局部透气性差，局部潮湿而引起。
- 经期使用卫生巾，特别是消毒不严之卫生巾而引起。
- 如不注意清洁，则易引起非特异性外阴炎。

【症状表现】

- 外阴皮肤瘙痒、疼痛，于活动、性交、排尿、排便时加重。
- 重者可出现溃疡或湿疹。
- 慢性炎症时可出现皮肤增厚、变粗糙、裂开等。

【处理】

- 刚开始时可用 1: 5000 的高锰酸钾溶液（亦就是半塑料盆温水内加 2～3 粒高锰酸钾结晶使水呈淡粉红色即可）坐浴，早晚各一次，每次 15 分钟。如外阴皮肤有破损，则可用抗生素油膏，如金霉素软膏、红霉素软膏外涂患处。

【你需就医】

以下情况之一，请就医。

- 如经上述简单处理后 2～3 天并未好转，且炎症范围在扩大。
- 局部出现溃疡或湿疹。
- 如反复出现外阴炎症者，亦必须就医，找出发病原因（如糖尿病等），并进行治疗。

【你需注意】

- 外阴炎症是简单的疾病，如不及时治疗会进一步发展，可上行到阴道炎症，因此必须重视。
- 发病后要找出原因进行针对性治疗。
- 经常保持外阴清洁干燥，经常换洗内裤。
- 持续用药直至外阴皮肤正常。

【特别提示】

- 治疗非特异性外阴炎，应保持外阴部的清洁、干燥，避免搔抓。
- 停止使用擦洗外阴的药物，不穿化纤的内裤。
- 急性期应注意休息，禁止性生活。

2 前庭大腺炎及前庭大腺脓肿

前庭大腺因细菌侵入而引起炎症。

【你需了解】

- 在妇女大阴唇后 1/3 深部处有一个前庭大腺。正常情况下可分泌黏性液体，并通过开口于处女膜及小阴唇之间的腺管排出，润滑阴道。因外阴部有感染，细菌侵入到腺管及腺体时，即引起前庭大腺炎症。
- 如腺管开口因发炎而堵塞，则脓液不能排出积聚在内，形成脓肿。

【症状表现】

- 炎症多表现于一侧。
- 开始时　局部下坠感、疼痛、行走不便，检查时发现局部皮肤发红，压痛明显。
- 化脓时　如腺管开口未阻塞可压出脓液；少如腺管开口被阻塞，脓液排不出，则脓肿形成，可摸及肿块并有波动感。患者疼痛剧烈，并有发热等症状。
- 脓肿增大时　到表皮变薄时，则可自行破裂，症状可明显改善。如破口小，则引流不畅，炎症消退不彻底，则可引起复发。

【处理】

- 如患者自感外阴部一侧有轻度疼痛

时，则可自行检查。如发现局部黏膜有发红，则可用1:5000之高锰酸钾液坐浴，并用消炎油膏局部使用。

【你需就医】

有下列情况之一即就医。

- 如自行处理后仍未能好转，甚至局部有肿块出现，疼痛剧。
- 伴有发热。

【你需注意】

- 急性炎症发作时需卧床休息。
- 卧床时两大腿分开。
- 保持外阴清洁干燥。

【特别提示】

- 局部有脓肿形成则必须就医，并做脓肿切开造口术。如仅做切开术，则症状可缓解；但切口闭合后，仍可形成囊肿并复发。
- 如肿块自行破溃后，由于脓液外流，疼痛可缓解甚至热度下降。但仍必须就医。因为如果破口不大，虽可引流，但仍可闭合以引起复发。

3 前庭大腺囊肿

由于各种原因引起前庭大腺内液体积聚。

【你需了解】

- 前庭大腺囊肿是因为前庭大腺管开口阻塞，分泌物不能排出，积聚形成囊肿。
- 脓肿未做切开造口，脓液消炎吸收后黏性分泌物积聚而形成囊肿。

【症状表现】

- 一般囊肿为单侧，但亦有双侧性的。
- 囊肿小而无感染，患者可无症状，并可持续数年而无变化。
- 囊肿大则可感外阴下坠及性交时不适。

【处理】

- 由于囊肿可继发感染，故应争取手术治疗。以往多行囊肿切除手术，常有出血可能；如囊壁延伸至尿道附近，则手术操作困难，或不能取净囊壁，又有复发可能；严重疤痕者可致性交困难，故现在切除术仅应用于疑恶性病变者。囊肿造术（袋状缝合）经多年实践，确实方法简便、安全，并发症少，复发率低，且可保持腺体功能。

【你需就医】

- 囊肿较大、有下坠感及性交不适等症状。
- 囊肿逐渐增大，虽无局部疼痛等感染症者。
- 囊肿虽无增大，但局部出现疼痛、行走不便等症状者。

【你需注意】

- 必须特别注意外阴阴道的清洁，如阴道分泌物多者，则应积极治疗，以免分泌物污染囊肿而发生感染。

【特别提示】

- 大的囊肿应做一造口术。既可避免囊肿的继发感染，又可保持腺体的功能，目前用激光或微波做造口术效果良好。

4 外阴尖锐湿疣

外阴尖锐湿疣是一种外阴病毒感染性疾病，以年轻妇女为多见。

【你需了解】

- 尖锐湿疣是由人乳头瘤病毒感染所引起的外阴病变。目前国内发生率已明显升高，已成为常见的女性性传播性疾病。
- 它的传播途径是通过性交直接传播，有不洁的性交史及多个性伴侣者最易发生。其次通过污染的器械间接传播。
- 温暖、潮湿的外阴皮肤易于此种病毒生长。
- 妊娠、糖尿病等影响免疫功能的全身疾病时，尖锐湿疣生长迅速。

【症状表现】

- 临床症状常不明显，仅部分患者可出现外阴瘙痒、疼痛。患者无意中触摸到或做妇检时发现外阴部有散在的小乳头状突起，为小而尖的疹子、硬，甚至菜花状大片或呈鸡冠状。
- 严重者顶端可有感染、溃烂，并可从外阴发展到阴道及宫颈表面。

【处理】

● 妇女发现此病时，即必须将所有污染的衣物进行消毒处理。

● 性伴侣亦同时就医，同时治疗。

● 患者与家人所有的洁具分开使用，并进行消毒。

【你需就医】

● 不论何种情况，一旦发现外阴阴道有疣状物，必须到医院就诊，并取下标本做病理检查，以明确诊断。

【你需注意】

● 得病后你需保持外阴干燥、清洁。卧床时两腿分开。

● 如系妊娠或糖尿病时，除积极治疗湿疣外，尚需注意加强营养及增加身体免疫功能。

【特别提示】

● 如有反复发作，不能自行用药而必须就医做病理检查，以排除恶变。

5 滴虫性阴道炎

由阴道毛滴虫寄生在阴道内引起的阴道炎。

【你需了解】

● 滴虫性阴道炎是常见的阴道炎症，它由阴道毛滴虫感染引起。

● 阴道毛滴虫在酸性或碱性环境中生长。由于月经前后阴道的酸、碱度发生变化，因此在月经前后毛滴虫得以繁殖，引起炎症的发作。

● 它不仅寄生于阴道，还可侵入尿道，甚至膀胱，以及男性的包皮皱褶、尿道及前列腺中。

● 传染方式

(1) 经性交直接传播。

(2) 经坐式便器、公共浴池、浴盆、毛巾、污染的衣物、游泳池等间接传播。

(3) 通过污染的器械及敷料传播。

【症状表现】

● 白带增多，外阴阴道口瘙痒。白带为稀薄泡沫水样，如淘米泔水。

● 严重时有疼痛，性交痛。

● 阴道毛滴虫能吞噬精子，并影响精子在阴道内存活，可致不孕。

● 如尿道口有感染，则可有尿频、尿痛，严重时可见血尿。

● 如同时有其他细菌感染时，则可出现脓性白带，并带有臭味。

【处理】

切断传染途径，杀灭阴道毛滴虫，恢复阴道正常 pH 值，保持阴道自净功能。

● 全身用药　甲硝唑 400mg，每天 2～3 次，7 天为 1 个疗程；对初患者，单次口服甲硝唑 2g，可收到同样效果。口服吸收好，疗效高，毒性小，应用方便，便于性伴侣同时治疗。孕早期及哺乳期妇女慎用。

● 局部治疗　可以局部单独给药，也可全身及局部联合用药，以联合用药效果佳。甲硝唑 200mg 每晚塞入阴道 1 次，10 次为 1 个疗程。局部用药前，可先用 1% 乳酸液或 0.1%～0.5% 醋酸液冲洗阴道，改善阴道内环境，以提高疗效。

【你需就医】

● 如发现外阴阴道瘙痒，伴水样白带增多，需立即就医。

● 如有尿路感染症状——尿痛尿急，必要时需做妇科检查，排除滴虫性阴道炎。

【你需注意】

● 该病为顽固的阴道感染性疾病，并通过各种途径发生交叉感染。因此必须对家庭中的坐便器、浴盆、浴巾经常进行消毒。

● 患者需与家人分开使用浴巾、脚盆等洁具。

● 内裤及洗涤用的毛巾应煮沸 5～10 分钟，以消灭病原体。

● 性伴侣必须同时检查治疗。治疗未痊愈者尽可能避免性交，如性交需使用避孕套，以免交叉感染。

【特别提示】

● 滴虫性阴道炎常于月经后复发，因此治疗后即使症状消失，仍需在 3 个月内每次月经后复查白带，如为阴性仍需继续用药，每月一疗程(10 天),连续 3 个月阴性方可称治愈。

6 念珠菌阴道炎

念珠菌性阴道炎是一种由念珠菌感染引起的阴道炎,一般误称为霉菌性阴道炎。

【你需了解】

● 念珠菌对热的抵抗力不强,一般在 60℃加热 1 小时即可死亡,但对干燥、日光、紫外线及化学制剂的抵抗力较强,因此对污染物可用煮沸杀菌。

● 正常情况下有各类细菌寄生于阴道内,约有 10% 的正常妇女和孕妇的阴道内有白色念珠菌寄生,不引起症状。只有在阴道的酸度增加,长期使用抗生素及激素,穿紧身化纤内裤,肥胖改变了外阴部的温度及湿度时,使念珠菌得以繁殖,引起感染,如孕妇、糖尿病患者等。

● 传染方式 ①念珠菌在人体除寄生于阴道外,还寄生于口腔及肠道。因此三处的念珠菌可自身传染。②可通过性交直接传染及通过污染的衣物间接感染。

【症状表现】

● 白带增多,呈白色豆渣样或凝乳样。

● 外阴阴道口瘙痒,有时有烧灼感,排尿时更为明显。

● 有时有尿频、尿痛及性交痛。

【处理】

● 如发现有外阴瘙痒等症状出现,首先可自行寻找原因并去除之。

● 对所有有污染的衣物、毛巾,尤其是内裤都应用开水烫洗,有条件者进行水煮沸消毒。

【你需就医】

● 一旦出现白带增多,呈豆渣样,且伴有外阴瘙痒、灼痛等任何一种症状,必须就医进行诊断治疗。

【你需注意】

● 念珠菌性阴道炎是有复发可能的疾病,约 5%～10% 的患者治愈后又复发,因此必须就诊治疗。

● 因为有交叉感染的可能,因此发病后在治疗过程中,应避免性生活或采用避孕套。

● 因有交叉感染,因此患者必须单独使用浴具及毛巾,并在使用后煮沸消毒。

【特别提示】

● 糖尿病人,长期使用抗生素、大剂量激素的患者及孕妇需特别注意预防念珠菌阴道炎。

● 一旦患病经治疗后需连续 3 个月月经净后复查白带找念珠菌,如均为阴性,则仍需重复用药 3 月方称治愈。

● 因为念珠菌可在人体三个部位寄生,有自身感染的可能,而肠道及阴道深层的念珠菌又是重复感染的重要来源,因此抗念珠菌治疗除阴道局部用药外,还需全身用药(孕妇除外),以免复发。

● 因有交叉感染,因此对性伴侣亦需同时治疗。

7 霉菌性阴道炎

霉菌性阴道炎由霉菌感染引起。

【你需了解】

● 大约 75% 的女性,至少会得一次霉菌性阴道炎。

● 对很多女性来说,还存在着霉菌重复感染的问题。

● 阴道霉菌感染是最普遍的妇科问题之一,虽然不是很严重,却会令人很不舒服。而且霉菌感染十分顽强,有许多病例是很难处理的。

【症状表现】

● 霉菌性阴道炎的主要症状表现为外阴道剧烈瘙痒,同时可伴有外阴部烧灼感、轻微红肿或白带过多(呈黄绿色豆渣样,有腥味)等。

【处理】

治疗霉菌性阴道炎可以采用单纯西药治疗法,也可以用中西医结合治疗。

● 一般治疗 积极治疗可以引起霉菌性阴道炎的其他疾病,消除易感因素。保持外阴清洁干燥,避免搔抓。治疗期间禁止性生活。不宜食用辛辣刺激性食品。

● 改变阴道酸碱度　念珠菌生长最适宜的pH值为5.5,因此采用碱性溶液冲洗外阴、阴道,改变阴道的酸碱度,对霉菌的生长繁殖会有抑制作用。可使用2%～4%的小苏打水冲洗阴道,每日1～2次,2周为一疗程。冲洗后要拭干外阴,保持外阴干燥,以抑制念珠菌的生长。

● 阴道上药　使用咪唑类栓剂阴道上药,对霉菌性阴道炎有很好的疗效。克霉唑栓每晚1粒,于冲洗后纳入阴道,10～14天为一疗程;或达克宁栓每晚1粒,冲洗后阴道上药,7天为一疗程。

● 外用药膏　使用克霉唑软膏或达克宁软膏外涂,可以治疗因霉菌感染引起的外阴炎,减轻外阴痒痛的症状。每日外涂数次,应用2周。益肤清软膏是以益康唑为主药,加有少量局部类固醇治疗剂制成,止痒效果良好,对患霉菌性外阴炎、阴道炎外阴痒痛难耐者更适合。外涂外阴,早晚各1次。

● 口服用药　由于霉菌感染可以通过性生活在夫妻间相互传染,因此可以通过口服用药对双方进行治疗,口服药同样可以抑制肠道念珠菌。氟康唑口服:一次150mg,顿服。或斯皮仁诺口服:如为初次感染念珠菌阴道炎,每次服200mg,于早、晚饭后服用,仅服1天;如为复发性霉菌性阴道炎,斯皮仁诺药量需加大,可每次服200mg,每日1次,连服3天,也可每日服2次,每次100mg,连服3天。服药均在饭后。

● 中草药治疗　使用具有清热解毒、杀虫止痒作用的中药煎水,熏洗外阴,既可以减轻症状,又能抑制消灭念珠菌。由于熏洗后患者的外阴痒痛、灼热症状明显减轻,因此更适用于急性霉菌性阴道炎的妇女,可以减轻患者痛苦。另外,将中草药制成散剂或栓剂,还可以进行阴道上药。

【你需就医】

● 治疗霉菌性阴道炎较为理想的治疗药物当属"斯皮仁偌",患者在医生指导下用药1周,基本都能痊愈。不过,在治疗时应夫妻同治。而且确定临床疗效要观察3个月,需每月化验检查1次,均为阴性,方能说彻底治愈。

【你需注意】

由于霉菌性阴道炎的复发率特别高,因此,人们应该多加注意。

● 霉菌可通过性传播,男女双方都应注意。

● 请勿滥用抗生素,因为抗生素可杀死阴道内的正常细菌,造成菌群失调,这就有利于霉菌生长。

● 脚气病、灰指甲是重要的传染源。家庭中有人患此类病,一旦传播到阴道,则成为霉菌性阴道炎。

● 家庭中切不可将鞋袜与其他衣物用一个盆子或一齐放入洗衣机共洗。而应将它们分开洗,以避免霉菌性阴道炎的发生。

【特别提示】

● 忌辛辣食品　辛辣食品多食易生燥热,使内脏热毒蕴结,出现前后阴痒痛等症状,从而使本病症状加重。

● 忌海鲜发物　带鱼、虾、蟹等腥膻之品会助长湿热,食后能使外阴瘙痒加重,不利于炎症的消退,故应忌食。

● 忌甜腻食物　油腻食物如猪油、奶油、牛油等,高糖食物如巧克力、甜点心等,这些食物有助湿增热的作用,会增加白带的分泌量,并影响治疗效果。

● 忌烟酒　这是由于烟草中的尼古丁可使动脉血与氧的结合力减弱,酒能助长湿热,故当禁忌,同样,含酒饮食如酒酿、药酒等均不宜饮用。

● 宜多食用含维生素B丰富的食物,例如小麦、高粱、芡实、蜂蜜、豆腐、鸡肉、韭菜、牛奶等;宜多食水果和新鲜蔬菜。

8 老年性阴道炎

由于女性内分泌功能衰退,病菌容易侵入而引起的阴道炎。

【你需了解】

● 老年性阴道炎是绝经期妇女常见的一种疾病。

• 它因卵巢功能衰退雌激素分泌减少，阴道萎缩上皮变薄，阴道抵抗力降低，病菌容易侵入繁殖而引起炎症。

• 除绝经以后妇女外，手术切除双侧卵巢者、长期闭经、长期哺乳、盆腔放疗等均可引起发病。

• 老年性阴道炎不互相传染。

【症状表现】

• 主要为阴道分泌物增多，稀薄呈淡黄色。严重者可有血性或脓性白带。

• 患者自感阴道灼热感、痛。时感外阴瘙痒。

【处理】

增加阴道抵抗力及抑制细菌生长。

• 增加阴道酸度　用1%乳酸或0.1%～0.5%醋酸液冲洗阴道，增加阴道酸度，抑制细菌生长繁殖，每天1次。

• 局部用药　甲硝唑200mg或氧氟沙星100mg，放入阴道深部，每天1次，7～10天为一个疗程。炎症严重者，雌激素局部给药。己烯雌酚0.125～0.25mg，每天晚放入阴道内1次，7天一个疗程。

• 全身用药　可口服尼尔雌醇，首次4mg，以后每2～4周1次，每晚2mg，维持2～3个月。

【你需就医】

• 老年性阴道炎的症状与滴虫性及念珠菌性阴道炎有相似之处，因此，一旦出现白带增多并伴阴道不适时，必需就医明确诊断，以能正确治疗。

【你需注意】

• 老年性阴道炎虽是因卵巢功能衰退引起的疾病，但外阴及内裤的清洁亦极为重要。因此保持外阴清洁及经常换洗内裤对老年妇女来说亦极为重要。

• 如反复发作用一般消炎药物无效时，应另用小剂量激素提高疗效。

【特别提示】

• 当阴道分泌物带有脓性或血性时必需就医，与子宫恶性肿瘤鉴别。

9 婴幼儿阴道炎

婴幼儿阴道炎是阴道炎多伴有外阴炎。

【你需了解】

• 婴幼儿阴道炎常见于5岁以下之幼女，常与外阴炎同时存在。

• 幼女因外阴发育差，阴道黏膜薄弱易发生感染。

• 细菌传播途径，常见为通过患病的母亲或保育员的手，衣物，毛巾，浴盆等。

• 婴幼儿的外阴不洁，大便污染，外阴损伤或阴道内误放异物也是造成炎症的常见原因。

【症状表现】

• 婴幼儿烦躁哭闹并用手搔抓外阴。

• 外阴部红肿并分泌物增多，并呈脓性，严重者可出现外阴溃疡。

【处理】

• 首先用温水洗净外阴，用抗生素油膏涂患处，并换洗清洁内裤。

• 外阴部尽可能暴露并保持干燥。

【你需就医】

• 如经上述处理并无好转则应就医。

• 如外阴部有破损甚至有溃疡应即就医。

• 如家族中有滴虫或念珠菌感染者应带幼女去就医，以明确诊断。

【你需注意】

• 做好婴幼儿个人卫生，保持外阴清洁，对婴儿每次大便或小便后均需洗净外阴部。

• 幼女尽量穿满裆裤，以免外阴部污染。

• 培养幼女良好习惯，不随意用手搔挖外阴阴道。及将颗粒状异物塞入阴道。

【特别提示】

• 婴幼女因阴道黏膜菲薄，外阴皮肤嫩薄，如不注意卫生极易引起感染。因此幼女必须每日仔细清洗外阴换内裤。

• 婴儿于每次大便后必须清洗外阴，勤换尿布，尿布必须柔软、清洁。

• 婴幼儿之浴盆、毛巾、衣物必须专用。

• 如家庭成员中有滴虫或念珠菌感染者必须特别注意消毒隔离，以免交叉感染。

△ 宫颈炎症

宫颈炎症是妇科最常见的疾病。正常情况下宫颈具有自身的防御功能，但宫颈易受分娩、宫腔操作、性交的损伤。而且一旦发生感染，很难将病原体完全消除而形成慢性宫颈炎症。

宫颈炎症分急性及慢性两类。

1 急性宫颈炎

急性宫颈炎于急性子宫内膜炎或急性阴道炎同时发生。

【你需了解】

- 急性宫颈炎过去少见，但近年来随着性传播疾病的增加，其发生率相对升高。急性宫颈炎已成为常见疾病。

【症状表现】

- 主要为阴道分泌物增多，并呈黏液脓性。由于分泌物的刺激可发生外阴瘙痒。
- 腰骶部酸痛，并伴小腹坠胀痛。
- 可出现尿频、尿痛等症状。
- 常有接触性出血。如性交或检查后出血。

【处理】

- 针对急性宫颈炎的治疗，全身抗感染用药为主要措施，必须坚持早期、足量、规范、彻底原则，疗程7～10天为宜。同时亦应重视局部治疗，维护局部清洁，常用方法是用1:5000高锰酸钾或0.5%～1%乳酸溶液，每晚洗浴1次，连续1周。

【你需就医】

- 如出现脓性黏液白带或有性交后出血，则必须就医。必要时做白带培养找病原体并做对症治疗。

【你需注意】

- 因目前的急性宫颈炎最常见的病原体为淋病奈氏菌等。因此如检查发现有该类病原体，则性伴侣必须同时检查治疗。

【特别提示】

- 治疗不彻底则极易转变为慢性宫颈炎，因此治疗原则为及时、足量、规范、彻底。如为淋菌引起，则需同时治疗性伴侣。

2 慢性宫颈炎

慢性宫颈炎多由急性宫颈炎转变而来，亦可由分娩、流产、或手术损伤宫颈而引起并无急性症状。

【你需了解】

- 慢性宫颈炎病理　可分为宫颈糜烂(又分为轻、中、重三度)、宫颈肥大、宫颈息肉、宫颈腺囊肿(纳氏囊肿)，宫颈管黏膜炎亦称宫颈管炎。

【症状表现】

- 主要是白带增多，由于病原体、炎症程度及范围的不同，白带的色、量及气味也不同，可有黏性乳白色，黄脓状及血性，并时有接触性出血。
- 炎症扩散至盆腔时可引起腰骶部酸痛及小腹下坠痛。
- 黏性白带阻止精子穿透可引起不育症。

【处理】

进行治疗前先行宫颈刮片检查和碘试验或宫颈组织切片检查，排除早期宫颈癌。慢性宫颈炎以局部治疗为主，可采用物理治疗、药物治疗及手术治疗，以物理治疗最常用。

- 物理治疗　过去常用的方法是电烫法，近年新的治疗仪器不断问世，陆续用于临床的有激光治疗、冷冻治疗、红外线凝结治疗法及微波疗法等。
- 药物治疗　局部药物治疗适用于糜烂面积小和炎症浸润较浅的病例。过去局部涂硝酸银或铬酸腐蚀，现已少用。目前临床多用康妇特栓剂，简便易行，疗效满意。每天放入阴道1枚，连续7～10天。中药有许多验方、配方，临床应用有一定疗效。
- 手术治疗　有宫颈息肉者行息肉摘除术。对宫颈肥大、糜烂面较深广且累及宫颈管者，可考虑宫颈锥切术。由于此术出血多，并且大多数慢性宫颈炎通过物理治疗和药物治疗可治愈，故此方法现已很少采用。

【你需就医】

- 发现有阴道分泌物增多，分泌物有异味，呈黄脓样，特别是血性白带时需就医。

【你需注意】

● 物理治疗一般在月经后3～7天内进行。

● 必需积极治疗急性宫颈炎。

● 定期做妇科检查发现有宫颈炎症时积极治疗。

● 治疗期间避免性生活。

● 分娩或阴道手术必须到医院进行。避免损伤后因未及时处理而引起感染。

● 治疗以局部用药或物理治疗为主，除非有颈管炎症，一般不需全身用药。

【特别提示】

● 宫颈糜烂也是诱发宫颈癌的因素，因此必须引起重视。

△ 盆腔炎症

女性内生殖器（子宫、输卵管、卵巢）及其周围的腹膜组织发生的炎症称盆腔炎，分急性及慢性两种。

1 急性盆腔炎

急性盆腔炎发展可引起弥漫性腹膜炎、脓毒症、感染性休克，严重者可危及生命。

【你需了解】

● 引起原因

(1) 产后、流产后。

(2) 经期卫生不良，如经期性交，使用不洁月经垫等。

(3) 感染性传播性疾病，如不洁性交史、多个性伴侣等。

(4) 邻近器官炎症蔓延，如阑尾炎等。

(5) 慢性盆腔炎急性发作。

(6) 宫内节育器。

【症状表现】

● 下腹痛，如输卵管积脓者，可扪及腹部包块，并根据肿块的部位不同而引起尿频、排尿困难或便秘。

● 发热，头痛。

● 白带增多，严重者可为脓性。

【处理】

● 发现有上述症状后患者应注意卧床休息。

● 保持外阴清洁。

● 禁止性交。

● 轻症可口服抗生素。

【你需就医】

● 妇科检查阴道可充血，并有大量脓性分泌物从宫颈口外流；穹隆有明显触痛，宫颈充血、水肿、举痛明显；宫体增大，有压痛，活动受限；子宫两侧压痛明显，若有脓肿形成，则可触及包块且压痛明显等症状，应及时就医。

【你需注意】

● 发病后应卧床休息，严重者应作半卧位使炎症局限。

● 应进食高蛋白、高热量、高维生素的饮食。

● 多喝水补充液体。

● 尽量避免不必要的妇科检查。

【特别提示】

● 急性盆腔炎经积极治疗后绝大多数能彻底治愈。

● 如用药不当或治疗不彻底，则可转为慢性盆腔炎。

2 慢性盆腔炎

慢性盆腔炎常为急性盆腔炎未能彻底治疗，或患者体质较差，病程迁延所致，但亦可无急性盆腔炎病史。慢性盆腔炎病情较顽固，当机体抵抗力较差时，可有急性发作。严重影响妇女健康、生活及工作，也可造成家庭与社会的负担。

【你需了解】

● 引起原因　常为急性盆腔炎未能彻底治疗。

● 急性盆腔炎时因患者体质较弱、病程迁延引起。

【症状表现】

● 全身症状多不明显，有时仅有低热，有疲劳感。

● 常有下腹部坠胀感、疼痛及腰骶部酸痛，于性交、劳累或月经前后加剧。

● 月经失调及不孕症。

【处理】

● 注意保持外阴清洁。

● 及时彻底治疗急性盆腔炎。

● 增加营养，注意劳逸结合，提高机体抵抗力。

【你需就医】

● 如经常有低热及疲劳，特别是过去曾有急性盆腔炎病史的患者，应做妇科检查，明确诊断，及时治疗。

【你需注意】

● 本病病情较顽固，当抵抗力低下时可有亚急性或急性发作。因此需注意营养及体育锻炼，保持良好体质。

● 本病单一药物治疗效果较差，以综合治疗为佳，包括中药及物理治疗。

【特别提示】

● 有小腹坠胀及腰骶部酸痛症状时，切勿自行诊断为慢性盆腔炎而随便吃药，必须进行妇科检查，以免将盆腔充血等与本病混淆而增加思想负担。

3 生殖器结核

生殖器结核是由结核菌引起的女性生殖器炎症。

【你需了解】

● 生殖器结核是全身结核的一种表现，常继发于其他部位的结核，约10%的肺结核患者有生殖器结核。

● 生殖器结核本身不传染。

【症状表现】

● 本病大部分无症状。

● 下腹坠痛于月经期加重。

● 如活动期，可有发热、盗汗、乏力、食欲不振、消瘦等症状。

● 月经稀少或闭经。不孕。

【处理】

● 生殖器结核的治疗以联合应用抗结核药物为主。第一线药物包括链霉素、异烟肼和对氨基水杨酸钠。如果确诊为生殖器结核活动期（急性期），可先用链霉素和异烟肼联合治疗，半年到1年后，可改为异烟肼和对氨基水杨酸钠合用4～6个月；然后单用异烟肼半年，总疗程2年左右。如果生殖器结核已处于稳定状态，只需口服异烟肼1年。若对第一线药物产生耐药，或因药物反应严重，不能继续使用时，也可选用第二线药物利福平和乙胺丁醇。总之，如何选择药物治疗应由医师根据病情决定，患者必须密切配合，以期获得最佳效果。如果患者存在盆腔肿块而药物治疗无效，且反复发作，一般可做手术切除。

【你需就医】

● 对确诊为生殖器结核者，不论在呼吸系统、消化系统或泌尿系统是否找到原发病灶，都应加紧治疗，控制病情发展，或许有可能恢复生育能力。即使婚后生育无望，也可保证身体健康不受影响。

【你需注意】

女性生殖器结核往往发病缓慢，常无自觉症状，一旦发现，就为时已晚，故预防本病的发生就显得尤为重要。

● 要杜绝结核菌的首次入侵，避免原发病灶发生。平时除了增加营养、增强体质、避免过度疲劳之外，应尽量避免与结核病患者接触，以防呼吸道传染。

● 已患有肺、胸膜、肠、淋巴等部位结核的女性，应尽早彻底治疗，以防播散。

● 及早发现至关重要。凡少女满18岁尚不见月经初潮或月经稀少；未婚而有低热、盗汗、下腹坠痛；已婚1年未受孕或有月经失调者，都要尽早就医，查找原因。

【特别提示】

● 生殖器结核常继发于全身结核，尤其是肺结核，可在一年内感染生殖器，因此，对结核病患者必须积极治疗，并关注月经情况，以免影响生育。

月经失调

△ 功能失调性子宫出血

功能失调性子宫出血是指非内、外生殖器官有病变而造成的异常子宫出血，简称为“功血”。由于月经的周期、经期及量均与中枢神经系统的调节有关，因此凡对中枢神经系统有影响的因素，均能造成月经的异常。可分为有排卵及无排卵两类。

1 无排卵性功能失调性子宫出血

【你需了解】

● 多发生在青春期少女及绝经前期的妇女。

● 无排卵性功血可因中枢与卵巢之间调节的暂时变化而不排卵，造成月经失调。

● 许多外界因素，如精神过度紧张、恐惧、忧伤、环境气候的变化均可影响。

● 营养不良、贫血亦可影响致使月经失调。

【症状表现】

常见子宫不规则出血，可表现为以下几种情况：

● 月经周期紊乱　月经提前或延迟。

● 经期延长　月经期持续时间长可达到2～3周或更长。

● 出血量改变　可多，可不多，亦可有大量出血。

● 贫血

【处理】

● 要注意经期卫生，尤其是月经期持续时间长者，应注意预防感染。

● 增加营养，注意休息，并纠正贫血。

【你需就医】

有以下情况之一即就医。

● 发现有月经量增多，并伴有头晕、乏力等贫血症状。

● 月经期延长，量虽不多，但持续未净。

● 近绝经期妇女如有闭经等情况。

【你需注意】

● 育龄妇女亦可发生此病，因此必须确切记录每次月经来潮日期，以能正确诊断。

【特别提示】

● 功血是指功能失调性出血，因此必须排除生殖器官本身病变方可诊断。

● 有月经失调时切勿自行诊断，必须请医生做检查后方可确诊，以免延误治疗。

2 排卵性月经失调

【你需了解】

● 较无排卵性月经少见，一般多发生于育龄妇女。

● 除体内内分泌调节功能紊乱外，生理因素如初潮、分娩后或绝经前也可出现调节功能紊乱而月经失调。

【症状表现】

● 月经周期缩短。

● 月经周期延长。

● 可发生不孕或孕后流产。

【处理】

● 用铁剂纠正贫血，必要时输血，注意营养与休息，出血时间长者应予抗生素预防感染。

【你需就医】

● 如出现经期延长、淋漓不净时应就医，必要时做诊断性刮宫明确诊断。

● 如有月经周期缩短并有自然流产病史者，应就医明确诊断，进行治疗。

【你需注意】

在性激素治疗中应注意：

● 雌激素、孕激素停药后均有撤退性出血，治疗中不能任意停药及漏服。

● 性激素的止血剂量与流血量成正比，应选择最低有效量，大剂量应于止血后，每3天1/3量递减至生理维持量。

● 青春期功血一般不用雄激素类药物，更年期不宜使用大剂量雌激素。

● 肝肾功能疾病患者应避免性激素治疗。

【特别提示】

● 排卵性月经失调多发生于育龄妇女，症状与月经有关，因此妇女必须正确记录月经周期及经期，以能准确反映病史，得到正确治疗。

△ 闭经

月经不潮，称闭经。

【你需了解】

● 闭经分原发性及继发性两种

(1) 原发性闭经：指年龄超过16岁，第二性征(指乳房等)已发育,或年龄超过14岁,第二性征未发育且无月经来潮者。

(2) 继发性闭经:指曾经有过正常月经,以后因病月经停止6个月,或无病理情况而按本人末次月经计算已有3个月月经未来潮者。

【症状表现】

● 正常的月经周期受丘脑下部-垂体-卵巢轴的内分泌功能调节,任何一个环节受到干扰均可导致闭经。按病变发生部位,将闭经分4类:子宫性闭经(第一区)、卵巢性闭经(第二区)、垂体性闭经(第三区)以及丘脑下部闭经(第四区)。

【处理】

● 因月经来潮亦受中枢神经控制因此如有闭经则可先自行寻找原因,如精神因素、烦恼、忧虑、工作繁忙等,环境改变、体重改变、有无内外科疾病及用药等因素,并及时去除之,观察月经能否正常。

【你需就医】

闭经本身是一种症状,有以下情况必须就医。

● 年龄已14岁但月经仍未来潮者。

● 育龄妇女月经超期至40天未来潮者。

● 做人工流产后满1个月以上,月经未来潮者。

【你需注意】

● 对初潮后两年内口服避孕药引起的闭经者,可作短时间观察,多能自愈。

【特别提示】

● 闭经本身是一种常见疾病可见于各年龄段之妇女,但发生之原因各不相同。因此发生闭经后不能千篇一律常规用药,而必须先找出闭经原因,进行针对性治疗,以免误诊。

● 围绝经期妇女如有停经情况,切勿自以为绝经不就医,而忽视了妊娠之可能。

△ 痛经

凡在月经前后或月经期出现小腹坠胀疼痛伴腰酸以至不能正常进行工作的,称痛经。

【你需了解】

痛经分原发性及继发性两类:

● 原发性痛经　是指生殖器官无病变的痛经。

● 继发性痛经　是指生殖器官疾病引起,如子宫内膜异位症、盆腔炎、宫颈管狭窄等。

【症状表现】

● 原发性痛经

(1) 在青少年中为多见,大多在初潮后6～12个月开始出现。

(2) 疼痛为持续性位于小腹部,并有阵发性加剧。

(3) 痛大多在月经开始后出现,最早开始在月经前12小时。

(4) 疼痛能在2～3天后自行缓解,痛剧时可有恶心、呕吐、腹泻、面色苍白、出冷汗、头痛、乏力等症状。

● 继发性痛经

(1) 一般在初潮后几年方发生症状可有月经过多、不孕、子宫内膜异位症。

(2) 疼痛主要为腰骶部酸痛及下腹部剧烈疼痛。

【处理】

● 一般月经来潮均有轻度不适,要做好青少年的解释工作。

● 疼痛较为剧烈时可自用镇痛剂。

【你需就医】

● 如疼痛剧烈发生而出现面色苍白、出冷汗等时必须就医。

● 如持续每月均发生剧烈腹痛时则应就医,了解痛经原因而对症治疗。

【你需注意】

● 于月经来潮前后减少剧烈运动及重体力劳动。

● 经期忌服生冷及刺激性食物。

● 注意保暖。

【特别提示】

● 痛经治疗除西医镇痛治疗外,中医药及物理治疗亦有较好疗效,如针灸尤为艾灸及微波治疗均对原发性痛经有较好止痛效果。

△ 经前期综合征

经前期综合征指妇女反复在月经来潮前出现身体、精神以及行为方面的改变,月经来潮后自然消失的一系列症状。

【你需了解】

- 此病的病因不明,多见于 25 ~ 45 岁妇女。常因家庭不和或工作紧张而激起。
- 一些症状可能与本身的卵巢激素失调有关。
- 与本人的情绪紧张有关,可使症状加重。

【症状表现】

- 症状出现于月经前 1 ~ 2 周。月经来潮后即减轻至消失。
- 全身症状　头痛、乳房胀痛、腹胀、四肢浮肿、体重增加。
- 精神症状　激动易发怒、焦虑、抑郁、疲乏、失眠、食欲减退、性欲改变等。
- 行为改变　思想不集中,工作效率差,易有自杀意图。

【处理】

- 首先必须自我调整心态,使精神松弛。
- 必要时可适当用镇静剂。

【你需就医】

- 如经自我调节不能缓解症状,且每月症状逐渐加剧者必须就医。

【你需注意】

- 经前注意劳逸结合,避免精神紧张,限制食盐的摄入。适当的体育运动有助于放松神经,能改善症状。

【特别提示】

- 此病并不稀有,约 30% ~ 40% 的妇女有各种轻重不等的症状表现,而且经过自我调节及药物治疗可完全缓解,因此一旦出现症状,不必过度紧张、忧虑,以至加重精神症状。如有明显的抑郁等精神症状出现,必须进行治疗。

△ 围绝经期综合征

绝经是指月经完全停止一年以上。围绝经期是指在绝经前出现一些与绝经有关症状起,至绝经后 1 年,在这阶段出现的一系列由于激素减少所出现的症状称之为围绝经期综合征。

【你需了解】

- 绝经是每个妇女一生中必然发生的生理过程。它提示卵巢功能减退,生育功能的终止。
- 卵巢功能减退为渐进性,因此绝经前期症状亦为逐渐发生。大约历时 4 年,亦可为无症状。
- 约有 1/3 的妇女在此阶段可通过自我调节而无自觉症状,而约 2/3 的妇女由于本身的不同情况而出现不同程度的症状。
- 除自然绝经外,双侧卵巢经手术切除或做放射治疗后可导致人工绝经。由于这种卵巢功能的减退为突发性的,因此出现的症状更为明显。

【症状表现】

- 月经紊乱　约有 50% 的妇女出现月经紊乱,表现为月经周期不规则。经期延长及经量增多。此时虽为生育力低下,但仍需作好计划生育,以免意外妊娠出现。
- 全身症状　潮热、出汗。(俗称一阵冷一阵热)尤以夜间或紧张时为明显。激动易怒,焦虑不安或情绪低落,抑郁,不能自我控制,失眠,记忆力减退。
- 泌尿系统　尿道括约肌松弛,常有尿失禁。膀胱黏膜变薄,易反复发作膀胱炎。
- 心血管系统　易发生动脉硬化,心肌缺氧,心肌梗死,高血压,血脂升高。
- 骨质疏松　围绝经期妇女约有 25% 妇女患有骨质疏松症,严重者导致骨折。
- 皮肤和毛发的变化　皮肤皱纹增加且加深,皮肤干裂,色素沉着出现斑点,皮肤瘙痒。口唇上方出现轻度胡须,阴毛、腋毛有不同程度的减少,偶有轻度脱发。

【处理】

- 围绝经期综合征出现的症状轻重不一,如属轻症则主要是一种精神的自我调节,必要时可用适量的镇静剂帮助睡眠。
- 老年妇女坚持体育锻炼。

● 食物中摄入足量的蛋白质及含钙食物，不能吃全素食物。

● 补充钙剂，增加日晒。

【你需就医】

● 当有明显的泌尿系统、心血管系统及精神症状出现时必须就医。

【你需注意】

● 绝经期是妇女一生中必经的生理时期，有时出现一系列不适症状是不可避免的。应努力学习保健知识，保持乐观情绪，以平和的心态去面对。提倡走出家门，结交朋友，热心于社会活动，以获得家属和社会的关心、理解、安慰和帮助，以便顺利渡过这一非常时期。另外，要定期进行妇科健康检查，做到有病早治，无病早防。

【特别提示】

● 围绝经期时出现不规则的阴道出血，必须到医院进行检查，以排除宫颈癌、子宫内膜癌的可能性。

● 围绝经期可使用雌激素替代疗法以改善骨质疏松及其他一系列症状，但必须在医生的指导下使用，切勿自行使用以免并发症的发生。

妇科肿瘤

△ 外阴肿瘤

外阴肿瘤分3类，即良性肿瘤、良性上皮内瘤样病变、恶性肿瘤。

● 良性肿瘤　较为少见。除乳头瘤有2%～3%的恶变倾向，汗腺瘤有极少恶变外，平滑肌瘤、纤维瘤均未见有恶变。

● 外阴上皮内瘤样病变　为一组包括外阴鳞状细胞上皮内瘤样病变及外阴非鳞状细胞上皮内瘤样病变的外阴病变。

【你需了解】

● 该病多发生于45岁左右的妇女。

● 除60岁以上及有免疫抑制的青年患者有可能发展为浸润癌外，其他很少发展为浸润癌。

● 该病约80%伴有人乳头瘤病毒感染。

● 发病因素可有性病、肛门－生殖道瘤样病变，免疫抑制及吸烟。

【症状表现】

● 瘙痒、皮肤破损、烧灼感、溃疡等。

● 外阴可见有灰白色或粉红色单个或多个丘疹或斑点。

【处理】

● 外阴良性肿瘤的治疗大致有药物、激光和手术方法。药物治疗是用5%的5－氟尿嘧啶软膏涂于病灶处，但失败率为50%。激光治疗主要是用二氧化碳，可保持外阴的外观，疗效较好，但也有1/3的复发率。其中以手术切除效果最好，同时应将肿瘤送病理检查，除外恶性病变。

● 外阴恶性肿瘤的治疗以手术为首选方法，采用外阴广泛性根治术和双侧腹股沟深、浅淋巴结清除术，疗效良好。对于有手术禁忌证或晚期不宜手术的患者，放疗可有一定疗效。

【你需就医】

● 发现有外阴皮肤病变必须就医。

【你需注意】

● 注意外阴部清洁，预防皮炎及其他慢性刺激；积极治疗各种原因的外阴瘙痒症；对外阴生长的乳头状瘤、各种疣，明确诊断后尽早切除。

● 尽早发现外阴癌，尽早治疗，预防转移。

● 外阴癌手术治疗后，应定期检查，预防复发。

【特别提示】

● 由于该病有可能发展为浸润癌，因此一旦发现外阴瘙痒，皮肤有病变时必须及时就医做活组织检查，以能明确诊断积极治疗。

● 外阴恶性肿瘤约占女性全身肿瘤的1%，占女性生殖道癌的3%～5%，常见于60岁以上的女性。较常见有外阴鳞状细胞癌和外阴恶性黑色素瘤。

1 外阴鳞状细胞癌

【你需了解】

● 最常见的为外阴癌，占外阴恶性肿瘤

的80%～90%。

● 多见于60岁以上的妇女。

● 病因不完全清楚，但外阴色素减退疾病约有5%～10%可能发展为外阴癌。

● 其他外阴受慢性长期刺激（如尖锐湿疣），慢性溃疡等亦可发生癌变。

【症状表现】

● 久治不愈的外阴瘙痒。

● 外阴部各种不同形态的肿块，如结节状、菜花状、溃疡状大小不等。

● 若晚期已有淋巴结转移，则可扪及一侧的腹股沟淋巴结肿大。

【处理】

● 注意外阴部清洁，每日清洗外阴部。

● 积极治疗外阴瘙痒。

【你需就医】

● 外阴部出现色素减退、结节或溃疡时应及时就医。

【你需注意】

● 忌烟、酒及辛辣刺激性食物。

● 忌肥腻、油煎、霉变、腌制食物。

● 忌公鸡、鹅等发物。

● 瘙痒严重时忌海鲜及刺激、致敏食物。

● 溃疡、出血，忌温热性食物：如羊肉、韭菜、姜、胡椒、桂皮等。

【特别提示】

● 肿瘤生长在外阴皮肤表面，容易被发现，但经常因不予以重视而不能得到早期诊断及治疗。因此如发现有外阴瘙痒及结节状新生物时，切勿盲目地进行不恰当的治疗，而必须做活组织检查。以明确诊断后再对症治疗，以免延误病情。

2 外阴恶性黑色素瘤

【你需了解】

● 任何年龄妇女均可发生，多见于小阴唇、阴蒂。

【症状表现】

● 外阴瘙痒，出血、色素沉着范围增大。

【处理】

● 早期外阴恶性黑色素瘤，可行单纯外阴肿瘤广泛切除术（切缘距肿瘤边缘3cm以上）；

● 晚期肿瘤则强调综合治疗，扩大手术范围并不能改善预后。

【你需就医】

● 典型者诊断并不困难，但要区别良性、恶性，需根据病理检查结果。因此如出现上述情况必须就医。

【你需注意】

● 外阴部位皮下淋巴网丰富，回流途径复杂。即使疾病早期，亦存在脉管浸润、转移可能。因此禁忌活组织检查，怀疑恶性黑色素瘤时应在充分手术准备下，先将肿瘤局部切除，冰冻检查确诊后再继续行外阴及腹股沟淋巴结手术。

【特别提示】

● 由于外阴部黑痣有潜在恶变可能，应及早切除。

△ 宫颈癌

【你需了解】

● 宫颈癌是最常见的妇科恶性肿瘤。好发年龄为35～39岁和60～64岁。

● 由于宫颈癌有较长的癌前期变化，因此可得到早期诊断和治疗。

● 该病发病原因尚未完全明了，但发病与早婚、性生活紊乱、过早性生活（指18岁以前有性生活）、早年分娩（指20岁前分娩）、密产、多产、种族和地理环境等因素有关。配偶有阴茎癌或前列腺癌，或其前妻有宫颈癌均易患宫颈癌。

【症状表现】

早期宫颈癌可无症状。出现症状主要有以下几点。

● 阴道流血　年轻患者为接触性出血或妇科检查后出血，经期延长，经量增多，周期缩短。

● 阴道排液　阴道排液增多，可为白色或血性，如水样或米泔水状，有腥臭。晚期癌组织继发感染，则有大量恶臭的米泔水样或脓性液体排出。

• 晚期癌因扩散后出现尿频、尿急、肛门坠胀、大便秘结、下肢肿痛等症状，甚至消瘦、尿毒症等恶病质。

【处理】

• 处理方案应根据临床分期、患者年龄和全身情况、医院设备及医护技术水平等综合分析确定。常用治疗方法有手术、放疗及手术合并放疗 3 种。

【你需就医】

• 已婚妇女出现月经周期异常、经期延长等或性交出血者。

• 绝经后妇女出现阴道不规则出血者。

【你需注意】

• 已婚妇女应定期进行妇科检查。每 1～2年进行 1 次。做到早发现、早治疗。

• 积极治疗宫颈糜烂，尤其是中、重度糜烂。

• 提倡晚婚、少育。切实做好计划生育及性卫生。

【特别提示】

• 绝经后妇女尤其是老年妇女如经常出现外阴湿润，必须区分是小便失禁还是阴道排液，两者切勿混淆。以免错失宫颈癌诊断治疗的时机。

• 绝经后妇女如无症状亦必须每 1～2 年做一次妇科检查，做到宫颈癌早发现，早诊断，早治疗。

• 治疗结束后应按医嘱定期随访至少 5 年。

△ 子宫肿瘤

1 子宫肌瘤

子宫肌瘤是女性最常见的生殖器良性肿瘤。

【你需了解】

• 发病年龄多见于 30～50 岁的妇女。以 40～50 岁为多见。

• 其发生可能与女性激素有关，因此好发于生育年龄妇女。

• 子宫肌瘤可分成肌壁间肌瘤、浆膜下肌瘤及黏膜下肌瘤。

• 肌瘤常为多个，亦可为单个。

• 肌瘤常为良性肿瘤，一般为良性，可有变性，但只有肉瘤变为恶变。

• 肌瘤一般无明显症状，仅于盆腔检查时发现。

【症状表现】

• 大的接近于宫腔的肌壁间肌瘤及黏膜下肌瘤可有月经改变，如周期缩短，经期延长，经量增多。

• 腹部胀大，下腹部可扪及肿块，清晨膀胱胀时更为明显。

• 白带增多，时可有臭味。

• 腹痛，腰酸，下腹坠胀。

• 不孕。

• 贫血。

【处理】

• 发现子宫肌瘤并伴有月经过多者，必须加强营养并注意贫血情况。

• 除定期做妇科检查观察肌瘤生长情况外，经常于清晨自扪腹部观察有无肿块。

【你需就医】

• 发现有月经过多、经期延长等症状者。

• 自我检查发现腹部有肿块者。

• 出现尿频、尿急、大便困难症状者。

【你需注意】

• 因月经淋漓，经量过多会造成贫血，因此需加强营养，尤其是铁剂的补充。

• 如扪及肿块，则必须严密观察肿块大小的变化。

【特别提示】

• 子宫肌瘤的肉瘤样变是一种恶变，它多见于年龄大的妇女。因此如肌瘤在短期内迅速增大或伴有不规则阴道出血尤其是绝经后妇女，更应警惕肌瘤恶变。

• 子宫肌瘤可合并妊娠，较大的子宫肌瘤可使胎位异常，胎盘附着位置改变，在分娩过程中造成阻塞引起难产，并在产褥期可发生红色变性，因此必须严密观察肌瘤与妊娠之关系，并及时做出处理。

2 子宫内膜癌

子宫内膜癌是指子宫内膜部位发生的癌。

【你需了解】

- 好发年龄为58～61岁。
- 确切的发病因素尚不清楚。
- 易发生于肥胖、高血压、糖尿病患者、未婚及少产妇女。
- 延后绝经的妇女增加发病的危险性。
- 约有20%患者有家族史。

【症状表现】

- 极早期无明显的症状。一般在普查或妇检时偶然发现。
- 主要症状　阴道流血，绝经后阴道出血，量不多。可为持续性或间歇性出血。未绝经者表现为阴道排液，较为少见。早期为浆性血液。晚期为脓血性并伴有恶臭。一般不痛，只有在晚期肿瘤压迫周围神经时或宫腔积脓不能排出时发生疼痛。
- 全身症状　晚期时出现贫血、消瘦、发热、恶液质及全身衰竭等症状。

【处理】

- 目前多主张尽早手术，尤其是早期病例。

【你需就医】

- 育龄妇女如出现月经不规则特别是周期间有阴道出血者。
- 绝经后妇女有阴道出血者，不论其量多少均必须就医。

【你需注意】

- 为能尽早诊断，必须了解防癌知识，定期进行防癌普查。尤其是有肿瘤家族史及易发人群。

【特别提示】

- 老年妇女为控制围绝经期综合征，经常使用雌激素替代疗法，必须在医生指导下正确掌握使用指征。完成治疗后应据医生指示，定期随访5年，以确定有无复发。

3 子宫肉瘤

子宫肉瘤是发生于子宫肌层的恶性程度高的肿瘤。

【你需了解】

- 该病较为罕见。但死亡率较高。
- 多发生于50岁左右的妇女。
- 如发生子宫肌瘤肉瘤样变者恶性程度较低，预后较好。

【症状表现】

- 阴道不规则出血。
- 阴道脓性分泌物排出，有臭味。
- 患者能扪及下腹部肿块，并迅速增大。
- 晚期肿瘤向邻近组织发展，则出现腹痛、腰痛及膀胱直肠之压迫症状。
- 出现腹水及恶病质症状。

【处理】

- 手术治疗。
- 放疗。
- 化疗。

【你需就医】

- 妇女有阴道不规则流血者，必须就医。

【你需注意】

- 子宫肉瘤早期症状不明显，最常见的症状是阴道不规则流血，因此围绝经期妇女在出现此症状时切勿自行服用止血药而发生漏诊。

【特别提示】

- 子宫肉瘤亦可由子宫肌瘤肉瘤变而发生，因此，如患有子宫肌瘤者发现腹部肿块迅速增大，则应高度警惕并做检查，以免错失早期治疗机会。

△ 卵巢肿瘤

卵巢肿瘤是女性生殖器常见的肿瘤。

【你需了解】

- 卵巢肿瘤分良性、临界恶性及恶性3类。恶性中还包括由其他脏器转移而来的，如原发于乳腺、消化道及泌尿系统的肿瘤均可转移。
- 由于卵巢位于盆腔深部，不易扪得，且不论良性肿瘤或是恶性肿瘤，早期均无症状。因此早期有效诊断有一定困难。
- 约20%～25%卵巢恶性肿瘤患者有

家族史。

● 未孕妇女发病率较高。乳腺癌，子宫内膜癌合并卵巢癌机会较高。

● 良性肿瘤可发生恶变且早期并无症状。

● 卵巢肿瘤不论良性或恶性均可发生蒂扭转、破裂、感染等并发症。

● 卵巢肿瘤一旦确诊，不论良性或恶性均应立即手术切除。肿瘤分类如下：

● 卵巢上皮性肿瘤 发病年龄多为30～60岁。有良性、临界恶性及恶性之分，包括：

(1) 浆液性囊腺瘤：以良性常见。多为单侧。

○临界恶性浆液性囊腺瘤：是一种低度潜在恶性肿瘤。生长缓慢，转移率低，复发迟。5年生存率达90%以上。

○浆液性囊腺癌：为最常见的卵巢恶性肿瘤。多为双侧性。5年生存率仅为20%～30%。

(2) 黏液性囊腺瘤：以良性常见。多为单侧。

○临界恶性黏液性囊腺瘤：一般较大，少数为双侧。也是一种低度潜在恶性肿瘤，其生长缓慢，转移率低，复发迟。

○黏液性囊腺癌：多见为单侧。5年存活率为40%～50%。

(3) 卵巢内膜样肿瘤：良性瘤及临界恶性瘤少见。恶性为卵巢内膜样癌。肿瘤以单侧多，常并发子宫内膜癌。5年存活率为40%～50%。

● 卵巢生殖细胞肿瘤 其发病率仅次于上皮性肿瘤，好发于儿童及青少年，青春期前发病率占60%～90%。绝经后仅占4%。包括：

(1) 畸胎瘤，多数为囊性，少数为实质性。肿瘤的良性、恶性及恶性程度取决于组织的分化程度。分成熟畸胎瘤及未成熟畸胎瘤两类。

○成熟畸胎瘤：属良性肿瘤，又称皮样囊肿，是最常见的卵巢囊肿之一。发生于任何年龄，以20～40岁为多。多为单侧，可有恶变，恶变率为2%～4%。多发生于绝经后妇女。预后较差，5年存活率为15%～31%。

○未成熟畸胎瘤：是恶性肿瘤。复发及转移率均高。好发于青少年。5年存活率仅20%左右。

(2) 无性细胞瘤：为中等恶性的实质性肿瘤。一般为单侧，少数为双侧。好发于青春期及生育期妇女，幼女及老年妇女少见。5年存活率可达90%。

(3) 内胚窦瘤：又名卵黄囊瘤。恶性程度高，较为少见。多见于儿童及年轻妇女。多为单侧，肿瘤较大。生长迅速，易早期转移。瘤细胞产生甲胎蛋白(AFP)，故患者血清中AFP浓度很高，是诊断及治疗时监测的重要标志物。预后差，既往平均生存期仅1年，现经手术及化疗后生存期有明显延长。

● 卵巢性索间质肿瘤 可分为三类。

(1) 颗粒细胞－间质细胞瘤：

○颗粒细胞瘤：为低度恶性肿瘤。发生于任何年龄，高峰为45～55岁。多为单侧，双侧极少。肿瘤能分泌雌激素，因此有女性化作用。青春期前患者可出现假性性早熟；生育年龄患者可出现月经紊乱；绝经后患者则出现不规则阴道出血，甚至发生腺癌。预后良好，5年存活率为80%以上。少数在治疗后多年可复发。

○卵泡膜细胞瘤：为良性肿瘤，恶性较为少见。是有内分泌功能的卵巢实质性肿瘤，因能分泌雌激素故有女性化作用。如为恶性则可发生远处转移，其预后较一般卵巢癌为佳。

○纤维瘤：为较常见的良性卵巢肿瘤。多见于中年妇女。大部分为单侧。偶可见伴有胸水及腹水。胸水以右侧为多见，称梅格斯综合征。手术切除肿瘤后胸、腹水可自行消退。

(2) 支持细胞－间质细胞瘤：又称睾丸母细胞瘤。较少见，多为良性，具有男性化作用，多发生于40岁以下的妇女，有10%～30%的肿瘤有恶性行为。5年存活率为70%～90%。

(3) 卵巢转移性肿瘤:体内任何部位之肿瘤均可转移至卵巢。常见的原发癌有乳腺癌、胃、肠、生殖道、泌尿道及其他脏器等。原发于胃肠道的一种特殊的转移性腺癌,称库肯勃瘤。预后极差。

【症状表现】

● 良性肿瘤

(1) 早期无症状,肿瘤较小,且发展缓慢,常于妇科检查时偶然发现。

(2) 肿瘤增大时可感腹胀并可于腹部扪及肿块。

(3) 充满盆腔时可出现膀胱及直肠的压迫症状。

● 恶性肿瘤　早期亦常无症状。一旦出现症状则为腹胀,腹水,腹痛及腹部肿块并可出现神经压迫症状。晚期则可出现恶病质征象。

【处理】

● 发现有卵巢肿瘤如小于5cm时,则可观察肿瘤生长情况。

【你需就医】

● 如发现肿瘤有增大趋势,则立即就医。

【你需注意】

● 卵巢恶性肿瘤的病因尚不明了,因此不易预防。

● 应注意饮食中蛋白质及维生素A的摄入,因高胆固醇可能与恶性卵巢肿瘤的发病有关,应减少摄入。

● 30岁以上之妇女应定期妇科检查,至少每年1次。如有家族史或患乳腺癌及消化道肿瘤者则最好半年检查1次,并应配合B型超声波检查,以能早期发现。

【特别提示】

● 卵巢肿瘤的治疗原则是以手术为主,即使是良性肿瘤由于其有恶变的可能,只要大于5cm亦应及时手术切除。

● 卵巢癌易复发,经治疗后应遵医嘱进行长期随访,至少5年。

● 妊娠合并卵巢囊肿较常见,一般多为良性。早期发现则可等待到足月,观察在分娩过程中有无影响再考虑是否做剖宫产术时同时切除囊肿,如疑为恶性,则尽早手术。

△ 输卵管肿瘤

● 输卵管良性肿瘤　很少见,由于肿瘤体积较小,又无明显症状,术前难以诊断,预后良好。

● 输卵管恶性肿瘤　有原发性及继发性两种,以继发为多见,主要来自子宫体及卵巢癌,亦有从直肠癌及乳腺癌转移而来,预后不良。

● 原发性输卵管癌　为少见的女性生殖道肿瘤,多发于绝经后妇女。发病原因不明。症状多见为阴道排液、腹痛及腹部扪及肿块。术前很难明确诊断。由于与卵巢肿瘤、输卵管卵巢囊肿不易区别,因此,如有怀疑应及早手术,以明确诊断。

△ 妊娠滋养叶细胞疾病

妊娠滋养叶细胞疾病是一组来自胎盘绒毛滋养细胞的疾病。包括葡萄胎,侵蚀性葡萄胎(俗称恶性葡萄胎),绒毛膜癌(简称绒癌),和极少见的胎盘部位滋养细胞肿瘤(不作介绍)。

1 葡萄胎

指妊娠后胎盘异常变化,形如葡萄而得名。

【你需了解】

葡萄胎分完全性和部分性两种。

● 完全性葡萄胎有较高的恶变率,部分性葡萄胎少见,并罕见有恶变。

● 葡萄胎病因不明,但发现其与营养状况及年龄有关。大于40岁或小于20岁的妇女完全性葡萄胎发病率高。部分葡萄胎与年龄无关。

【症状表现】

完全性葡萄胎者有以下症状。

● 停经后阴道流血是最常见的症状,一般发生在停经2～4个月,有不规则阴道流血,量时多时少。

● 子宫异常增大,子宫月份大于相符于

妊娠月份的正常子宫。

- 检查时发现有卵巢囊肿。
- 妊娠剧吐较正常妊娠出现得早，且严重。

【处理】

- 葡萄胎一经确诊，应立即予以清除。一般采用吸宫术，应采用最大号的吸管，以免吸出物堵住管腔而影响操作。
- 将子宫切除。
- 卵巢黄素囊肿的处理：可自行消退，不必处理。
- 预防性化疗。
- 每周检查血或尿HCG1次，持续隐性后，可每月或每两年复查1次，持续半年，然后每年1次，至少持续2年。

【你需就医】

- 如停经后有剧烈的妊娠呕吐，并伴有阴道不规则出血者，应就医排除葡萄胎。

【你需注意】

- 因为葡萄胎可有与流产相似的症状，因此最初可能与流产混淆，故患者切勿自行诊断为流产而不就医。
- 葡萄胎有不规则阴道流血，因此极易发生感染，患者必须注意卫生，保持外阴清洁，避免宫内感染发生。

【特别提示】

- **定期随访** 完全性葡萄胎有较高的恶变率，因此必须在葡萄胎清除后定期随访。一般随访期限为2年。
- **避孕2年** 葡萄胎处理后应避孕2年，且不宜用节育环及含有雌激素的避孕药。

2 侵蚀性葡萄胎

来自良性葡萄胎，因具有恶性肿瘤行为而命名。

【你需了解】

- 侵蚀性葡萄胎来自良性葡萄胎，多数在葡萄胎清除后6个月内发生。
- 水泡状组织可侵入子宫肌层甚至穿透子宫壁进入腹腔。
- 肿瘤细胞可通过血液转移到肺部和阴道。
- 即使有恶性肿瘤行为，但预后良好。

【症状表现】

主要是在葡萄胎清除后几个月开始出现阴道不规则出血，量多少不定。

- 如肿瘤穿透子宫壁则可有腹痛及腹腔内出血症状。
- 如有肺、阴道及脑部转移，则出现各脏器症状，如肺脏有咳嗽，脑部有头痛、呕吐等。

【处理】

- 一般均能治愈，个别病例可死于脑转移。治疗方法同绒癌。

【你需就医】

- 葡萄胎经过处理后几个月内有不规则的阴道流血，不管量多少，均需就医。

【你需注意】

- 治疗后不仅需注意有无阴道出血，还应按医嘱定期随访。

【特别提示】

- 随访期间要做好避孕工作，不宜受孕以免复发。

3 绒毛膜癌

绒毛膜癌是一种继发于葡萄胎、流产及足月分娩后的一种高度恶性的肿瘤。

【你需了解】

- 绒癌多发生于子宫内。
- 绒癌主要通过血行播散。主要为远处转移，如肺、阴道、脑及肝。
- 过去绒癌是最易致命的肿瘤之一，但目前由于绒毛膜促性腺激素监测技术的提高及化学治疗的发展，其预后有显著的改变。

【症状表现】

- 阴道出血。在产后或流产后或葡萄胎清除后，出现不规则的阴道流血，量可多可少。这是最主要的症状。少数病例可有闭经。
- 腹痛。
- 盆腔肿块。
- 如发生转移则可有各转移脏器的症状出现，如肺转移则可有咳嗽，血性痰或咯血。

脑转移则头痛，呕吐，抽搐，甚至昏迷。肝转移则有黄疸，肝区疼痛等症状。

【处理】

以化疗为主，手术为辅，年轻未育者尽可能不切除子宫，以保留生育功能；如不得已切除子宫，卵巢仍可保留。

- 化学治疗　化疗是首选和主要的治疗手段。
- 手术治疗

【你需注意】

- 葡萄胎清宫后间隔一年以上发生的，亦可诊断为绒癌。

【你需就医】

- 在葡萄胎清除后及足月分娩、流产后出现不规则阴道流血则应高度警惕绒癌的发生，必须就医。

【特别提示】

- 绒癌的死亡率已由于监测水平的提高及化学疗法的发展而有明显下降，因此化学疗法已成为绒癌治疗的首选，患者必须坚持完成化疗。
- 痊愈出院后必须坚持随访，至少 5 年，有条件者还可延长。
- 做好避孕工作。

4 胎盘部位滋养细胞肿瘤

胎盘部位滋养细胞肿瘤指来源于胎盘种植部位的一种特殊类型的、较为罕见的滋养细胞肿瘤。

【你需了解】

- 肿瘤为实性，一般局限于子宫，多突向宫腔，呈息肉状生长，也可侵入肌层，甚至穿破子宫壁。肿瘤切面呈白色或黄色，质软，偶见小出血灶。
- PSTT 在镜下主要由中间型滋养细胞(intermediate cell)构成。肿瘤细胞呈圆形、多角形或梭形，胞浆丰富，呈异染性，核分裂象少见。无广泛性出血及坏死，也无绒毛结构。肿瘤细胞可产生 HCG 及 HPL(人胎盘生乳素)。

【症状表现】

- 主要表现为不规则阴道流血，有时闭经，可伴有贫血。少数病例以转移症状为首发症状，转移部位以肺为主，也可经血行多处转移病灶

【处理】

- 手术是首选的治疗方法。手术范围为全子宫及双侧附件切除术。年轻患者可保留卵巢。因中间型滋养细胞对化疗不敏感，故仅用于子宫外转移的术后辅助治疗。

【你需注意】

- 先行妊娠至临床诊断间隔时间超过 2 年者预后不良。
- 先行妊娠为足月妊娠者易发生转移。
- 核分裂象高者尤其伴大片出血坏死者预后差。
- 子宫外转移者预后差。

【你需就医】

- 本病临床罕见，多数为良性，一般不发生转移，预后良好，但应尽早进行诊治检查。

【特别提示】

- 治疗后应随访。由于该患者血清和尿 HCG 测定常不高，所以临床表现和影像学检查在随访中有非常重要意义。

子宫内膜异位症和子宫腺肌病

1 子宫内膜异位症

有生长功能的子宫内膜组织出现在身体其他部位时，称子宫内膜异位症。

【你需了解】

- 此病一般仅见于育龄妇女以 25～45 岁者居多。
- 与遗传有关。
- 子宫内膜异位于卵巢内者发生卵巢囊肿，囊肿内含暗褐色黏糊状血，如巧克力液体，又称为卵巢巧克力囊肿。

【症状表现】

- 症状因人而异，约 20% 患者无明显症状。
- 痛经　继发性痛经为典型症状。并随局部病变加重而加剧。于月经开始前两天开始，经净后消失。

- 月经失调　可能有经量增多,经期延长或经前出血。
- 不孕　约40%患者出现不孕。
- 性交痛
- 其他症状根据侵入不同器官而发生不同的症状,但只要身体其他部位发生内膜异位的种植和生长,均可在病变部位发生周期性疼痛。

【处理】

- 患病后如有痛经症状而又无生育要求者,可长期服用避孕药(短效),导致痛经缓解并减少经量。

【你需注意】

- 育龄妇女应做好计划生育工作,减少人工流产机会,以防止因宫腔操作引起宫颈粘连,造成经血逆流至腹腔而发生子宫内膜异位症。

【你需就医】

- 进行性腹痛加剧,而一般用药不能缓解时。
- 腹部扪及包块时。
- 同时合并有不孕症时。

【特别提示】

- 子宫内膜异位症是一良性疾病,但它可有转移及种植功能,因此发现后应积极治疗,尤其是未孕妇女,以免影响生育。
- 对较大的卵巢子宫内膜异位囊肿,特别是卵巢包块性质尚未十分确定者则不能自行使用避孕药治疗,以免延误病情。

2 子宫腺肌病

子宫内膜侵入子宫肌层时称子宫腺肌病。

【你需了解】

- 子宫腺肌病多发生于30～50岁的经产妇女。
- 有1/3的患者无症状。
- 约有半数患者同时患有子宫肌瘤。
- 多次妊娠、分娩时,子宫的创伤和慢性子宫内膜炎是发病的主要原因。

【症状表现】

- 经量增多。
- 经期延长。
- 逐步加剧之痛经。

【处理】

- 一般可用止痛片对症治疗。

【你需注意】

- 子宫腺肌病患者不再有生育要求者,以全子宫切除为好,尽量保留卵巢。

【你需就医】

- 如一般用药不能缓解痛经,或痛经逐月加剧时必须就医。

【特别提示】

- 本病患者只有在接近绝经期或经对症治疗后症状已缓解方可行保守治疗。
- 如长期有剧烈痛经者则应行全子宫切除术。

女性生殖器官损伤性疾病

1 阴道脱垂

阴道脱垂分为阴道前壁脱垂及阴道后壁脱垂两种。

【你需了解】

- 阴道脱垂主要原因为分娩时盆底组织撕裂或产后过早进行体力劳动所致。
- 阴道后壁膨出还可由于长期便秘、排便时间用力向下屏气以及年老体弱等情况而加剧。
- 阴道前壁膨出严重时还可合并有尿道膨出。

【症状表现】

- 轻者均可无症状。
- 重者有下坠感、腰痛、腰酸,并有物自阴道内脱出。
- 前壁膨出还可有咳嗽、腹部用力时尿液溢出,称张力性尿失禁。
- 后壁膨出可有排便困难。

【处理】

- 可用子宫托缓解症状,但必须夜间取出白天放置。

【你需就医】

- 如自觉症状明显,必须就医做修补术。

【你需注意】

● 产后避免过早参加重体力劳动。

● 产后应做保健操，帮助盆底组织恢复。

2 子宫脱垂

子宫从正常位置下降至阴道口甚至脱出于阴道口外，称子宫脱垂。

【你需了解】

● 子宫脱垂常伴发阴道前后壁脱垂。

● 本病发生的主要原因为分娩的损伤，尤其是损伤未全恢复时产妇过早地参加体力劳动，尤其是重体力劳动，多次分娩亦是发病原因。

● 长时间增加腹压如慢性咳嗽、排便困难、长期站立、蹲位、举重、挑担等或盆腔内有巨大肿瘤及腹水等，均可增加腹压使子宫发生脱垂。

● 先天性盆底组织发育不良或老年组织萎缩后。

【症状表现】

● 轻度时无自觉症状。

● 严重时常有不同程度的腰骶部酸痛及下坠感。

● 中度以上在行走、下蹲或劳动、排便时增加腹压后，有块物脱出于阴道口外，但经平卧休息后可消失。

● 严重者因宫颈、子宫长期脱出于阴道外不易回纳而造成行动不便，并由于长期摩擦造成宫颈表面溃疡而有脓血样分泌物

【处理】

● 发现在腹压增加时阴道口有块物脱出，则应立即平卧休息使其回纳。必要时用手推送。

【你需就医】

● 阴道块物经常脱出，而平卧休息亦不得回纳时。

● 宫颈表面因摩擦出现溃疡而有脓血分泌物时。

【你需注意】

● 产妇在产后不宜参加重体力劳动。

● 提倡做产后保健操。

● 加强营养，经常保持大便通畅。

● 积极治疗慢性咳嗽。

● 一旦出现子宫脱垂，患者必须保持外阴清洁，穿着柔软内裤并保持清洁，以免宫颈摩擦而造成溃疡。

【特别提示】

子宫托是一种可支持子宫使其维持在阴道壁内不脱出的工具，但使用时必须注意以下几点：

● 子宫托的大小必须适宜。

● 子宫托的使用必须每天睡前取出清洗后第2天清晨再放入。置入不取可造成嵌顿及阴道壁磨损。

● 重度子宫脱垂或阴道壁、宫颈有溃疡者不宜使用。

● 经期及妊娠期停用。

● 用托者3～6个月需复查1次。

不孕症

凡婚后未避孕，而夫妻同居一地，有正常性生活，两年未受孕者称不孕症。

【你需了解】

● 不孕原因

(1) 引起不孕的原因可能在女方、男方或男女双方。

(2) 发生不孕后必须做男、女双方的全面检查，方能找出原因，进行针对性的治疗。

(3) 除双方生殖器有异常外，缺乏性生活的基本知识，男女双方切盼怀孕，造成的精神过度紧张也是造成不孕的原因。

(4) 另外免疫因素亦是造成不孕的一个因素。

(5) 引起不孕的原因虽然很多，但不孕的夫妇双方应首先增强体质，纠正营养不良、贫血、治疗妇科疾病，并且戒烟，不酗酒，正确掌握性知识，调整性交时间(排卵前2～3天至排卵后24小时)及性交次数，以增加受孕机会。

● 不孕的治疗

(1) 首先要积极治疗生殖器疾病，如肿瘤、生殖道炎症等(包括宫颈炎、阴道炎)。

(2) 调整月经周期,促使排卵。

(3) 如有慢性输卵管炎可用中药治疗,并可做药物的输卵管通液,必要时做输卵管造口术。

(4) 目前我国已开展多年的有一定成功率的尚有人工授精、体外受精与胚胎移植术。

【特别提示】

● 不孕症的治疗方法有多种。但必须首先夫妇双方做详细的全面检查找出确切地原因,进行针对性的治疗。

● 切勿急病乱投医,必须找有诊断和治疗经验的医生做系统的治疗。

● 不孕症的治疗并非一两次即能见效,因此,患者必须有接受治疗的耐心才能有效。

产 科

△ 妊娠诊断

【你需了解】

● 妊娠全过程共同体 40 周分为 3 个时期。12 周末以前称早期妊娠;13 ~ 27 周末称中期妊娠,28 周及以后称晚期妊娠。

● 生育年龄妇女平时月经规则,一旦月经过期 7 ~ 10 天应疑为妊娠。

● 哺乳期妇女虽月经尚未恢复,但仍可再次妊娠。

● 约半数妇女妊娠后可无妊娠反应。因此有停经而无反应亦应警惕,排除妊娠。

【症状表现】

● 停经　停经可能是妊娠最早与最重要的症状。但停经不一定就是妊娠,应注意鉴别。

● 早孕反应　大约在停经 6 周后出现畏寒,乏力,头晕,嗜睡,流涎,食欲不振,喜食酸物或厌恶油腻、恶心、呕吐等症状。

● 尿频　妊娠早期出现尿频,约在妊娠 12 周后消失。

● 乳房逐渐增大,乳头疼痛,乳晕着色加深。

【处理】

● 育龄妇女如出现停经症状,可用试纸法自行检测,在白色显示区上下出现两条红色线,可协助诊断早期妊娠。

【你需就医】

● 停经后并未出现任何妊娠反应,虽然尿试纸试验为阳性,仍需到医院就医。因为妊娠试验有时也会出现假阳性,必须结合病史、妇科检查以及 B 型超声波的结果才能确诊。

【特别提示】

● 育龄妇女切勿以停经作为妊娠的唯一诊断依据,尤其是需继续妊娠的妇女,因为早期妊娠的确诊时间及当时的妊娠天数,对预产期的准确测算有极大的帮助。因此停经后必须就医确诊。

△ 妊娠期异常

1 流产

妊娠不足 28 周,胎儿体重不足 1000g 而终止妊娠者称流产。

【你需了解】

● 流产原因　有以下几方面。

(1) 遗传基因缺陷。

(2) 环境因素:过多地接触某些有害的化学物质(如砷、铅、苯、甲醛、氯丁二烯、氧化乙烯等)和物理因素(如放射线、噪声及高温等),均可引起流产。

(3) 母体因素:

○全身性疾病:如妊娠期限患急性病高热,细菌毒素或病毒感染,严重贫血或心力衰竭,慢性肾炎或高血压,以上情况均可引起流产。

○生殖器官疾病:如子宫畸形、盆腔肿瘤、宫颈内口松弛或宫颈重度裂伤。

○内分泌失调。

○创伤。

(4) 免疫因素。

(5) 胎盘内分泌功能不足等。

● 流产类型

(1) 先兆流产:妊娠期出现少量阴道流血,并常有下腹部阵发性疼痛或腰骶部痛。

(2) 难免流产:指流产不可避免,阴道流血增多,色鲜红或伴有血块、下腹部阵发性疼痛加剧。

(3) 不全流产:指妊娠产物已部分排出体外,出血量增加,出血持续不止,甚至因流血过多而发生休克。

(4) 完全流产:指妊娠产物已完全排出体外,阴道流血逐渐停止,腹痛消失。

另有三种特殊情况:

(5) 稽留流产:指胚胎或胎儿停止生长但仍留在宫腔内,胚胎小于妊娠月份两个月大小者。曾有妊娠反应,但不久即消失。

(6) 习惯性流产:指连续发生3次或以上自然流产者。

(7) 感染性流产:流产过程中出血时间过长、组织残留于宫腔内或非法堕胎者有可能引起宫腔内感染。严重者可扩展到盆腔至全身。

【症状表现】

- 流产的主要症状是阴道流血和阵发性宫缩样腹痛。
- 早期流产全过程均有出血,阴道流血在腹痛之前。
- 晚期流产一般出血不多,且先有腹痛后有出血。

【处理】

- 妊娠期发现有阴道流血并伴有下腹疼痛,应即卧床休息,禁止性生活。并密切观察流血情况。

【你需就医】

- 如经休息流血未止,或流血增加,并腹痛加剧阴道有组织排出,则需带着排出的组织就医。

【你需注意】

- 早期妊娠流产的症状与异位妊娠有相似,因此如停经后出现阴道不规则流血和下腹部隐痛,必须就医,与异位妊娠相鉴别。

【特别提示】

- 妊娠期有阴道出血,必须观察阴道有无组织排出,如有组织,需带组织到医院就医。
- 妊娠期如有突发剧烈腹痛并伴有肛门坠胀感,必须立即就医排除异位妊娠,以免由于内出血而发生休克。

2 早产

妊娠满28周不满37周时分娩者称早产。

【你需了解】

- 早产期间分娩的新生儿称早产儿。其出生体重为1000～2499 g。
- 早产儿各器官发育不成熟,约有15%于新生儿期死亡。
- 早产原因

(1) 孕妇有急慢性疾病,如病毒性肝炎、急性肾盂肾炎、急性阑尾炎、妊娠期肝内胆汁淤积症、慢性肾炎、妊娠高血压综合征、心脏病、严重贫血、性传播性疾病及重度营养不良等。

(2) 子宫畸形、宫颈内口松弛、子宫肌瘤等。

(3) 因患产科疾病或合并有内、外科疾病,病情需要必须提前终止妊娠者。

(4) 双胎、羊水过多、胎膜早破、宫内感染、前置胎盘、胎盘早剥等。

【症状表现】

- 与足月分娩相似。主要是子宫收缩,由不规则发展为规则,并伴有阴道少量血性分泌物或流血。

【处理】

- 孕37周前如出现不规则子宫收缩,即卧床休息,一般采取左侧卧位。

【你需就医】

- 如经卧床休息后仍有子宫收缩且发展为有规则,或有阴道血性分泌物或流血必须就医。

【你需注意】

- 为预防早产孕妇应定期做产前检查。
- 做好孕期卫生,积极治疗妊娠合并症,发生早产后除休息外尚应注意保持外阴清洁,以免感染。

【特别提示】

- 妊娠晚期子宫可出现生理性收缩,但

无痛感，且不规则。因此必须与早产相区别。

3 过期妊娠

平时月经规则，妊娠达到或超过42周未临产者，称过期妊娠。

【你需了解】

• 过期妊娠的围产儿死亡率较足月分娩者要高。并随着妊娠期延长而增加。

• 初产妇过期妊娠胎儿较经产妇胎儿危险性增加。

• 过期妊娠是一种影响围产儿发育与生存的病理妊娠。

【处理】

• 孕妇首先要将末次月经及过去月经周期记准确，并准确记录妊娠反应出现的时间，首次出现胎动日期，以能准确推算预产期，明确诊断过期妊娠。

【你需就医】

• 因过期妊娠对围产儿的危险性增加，因此在准确的预产期超过时，必须就医，听从医生的指导。

【特别提示】

• 过期妊娠影响胎儿的安危，因此，力求避免发生，争取在足月妊娠时及时处理。

• 如已诊断为过期妊娠时则应做引产术，并做好剖宫产的思想准备。

△ 异位妊娠

正常妊娠时受精卵着床于子宫腔内，当受精卵着床于子宫腔以外者称异位妊娠。

【你需了解】

• 异位妊娠包括输卵管妊娠、卵巢妊娠、腹腔妊娠、阔韧带妊娠及宫颈妊娠。

• 异位妊娠以输卵管妊娠为最多见，占异位妊娠之前95%。

• 引起输卵管妊娠的原因是输卵管炎，曾做过输卵管手术，输卵管发育不良，放置宫内节育器（宫内节育器本身不引起异位妊娠，但如节育器避孕失败而受孕时则发生异位妊娠的可能较大），受精卵游走以及其他影响输卵管通畅的肿瘤或子宫内膜异位症等。

• 输卵管妊娠发生后有两种情况，一是输卵管妊娠流产，一是输卵管妊娠破裂。

【症状表现】

• 停经　多有6～8周停经，但亦有20%～30%患者无明显停经史。

• 腹痛　是输卵管妊娠患者的主要症状，当胚胎在输卵管内逐渐长大，由于输卵管扩张而发生一侧下腹部隐痛或胀感，但如发生输卵管流产或破裂时则可出现突发一侧下腹部剧烈疼痛。常伴有恶心，呕吐，继之有肛门坠胀感，随着出血量的增多，可出现满腹疼痛。

• 阴道流血　常有不规则阴道流血，量较少，色暗红或褐，但少数亦有量多如月经。

• 晕厥与休克　由于剧烈腹痛及腹腔内出血，则患者可出现晕厥及休克。

【处理】

• 内出血多出现休克时，应快速备血、建立静脉通道、输血、吸氧等抗休克治疗，并立即进行手术。

• 对于无内出血或仅有少量内出血、无休克、病情较轻的患者，可采取药物治疗。

【你需就医】

• 当育龄妇女出现月经不规则，尤其是停经后阴道不规则流血，则不能自认为是月经来潮，必须就医，排除异位妊娠。

• 有停经史后即使无阴道不规则流血而有下腹部酸胀感时，亦必需就医，以免延误腹腔内出血的诊断而失去抢救机会。

【特别提示】

• 到目前为止异位妊娠仍是孕产妇死亡的一个重要病因，尤其是输卵管妊娠破裂发生腹腔内出血时，因输卵管肌层血管丰富，在短期内即可由于腹腔内大出血而导致休克，因此当出现上述必须就医的情况时，则患者应引起高度重视而不能拖延，以免错失早期诊断治疗的良机。

△ 妊娠特有疾病

1 妊娠高血压综合征

是在妊娠28周以后发生的以高血压为

主要症状,同时合并有蛋白尿、浮肿、严重时可出现抽搐、昏迷,甚至母婴死亡的一个综合病征,是妊娠期所特有的疾病,简称妊高征。

【你需了解】

● 妊高征的病因至今未阐明。大约有9.4%的孕妇发生不同程度的妊高征。

● 妊高征的好发因素与以下几方面有关,精神过分紧张或中枢神经系统功能紊乱者;气温变化过大或寒冷季节;有慢性高血压、糖尿病、慢性肾炎等病史的孕妇;年轻或高龄初产妇;有贫血、营养不良、低蛋白血症的孕妇;羊水过多、双胎妊娠、巨大儿等子宫过度膨大者;有高血压家族史尤其是孕妇的母亲曾有妊高征病史者。

● 妊高征分轻度、中度及重度3类。

● 妊高征到目前为止仍是孕产妇及围产儿死亡的一个重要原因。

【症状表现】

● 主要为高血压,蛋白尿及浮肿,严重者可出现头痛、眼花、恶心、呕吐,甚至抽搐、昏迷等症状(称之为子痫)。

【处理】

● 孕妇应自觉从早期妊娠即开始做好产前检查,并定期检查,及时发现异常进行治疗。

● 孕妇应减少脂肪和过多盐的摄入。增加富有蛋白质、维生素、铁、钙的其他微量元素的食品。

● 如发现有轻度妊高征时则应适当减轻工作,保证充分睡眠,并进行左侧卧位。

● 为保证睡眠,可适当地服用镇静剂。

【你需就医】

● 如经上述处理血压仍未能控制并继续升高,伴有其他症状时必须就医。

【你需注意】

● 有高血压家族史的孕妇,更应经常测量血压,以能及时诊断,得到早期治疗。

【特别提示】

● 由于妊高征尚是一个引起母婴死亡的重要因素,因此孕产妇如被诊断为妊高征,不论是轻、中还是重度,必须引起高度重视,遵照医嘱定期检查治疗。从而阻止其发展。

2 妊娠剧吐

孕妇在孕早期时出现头晕、乏力、嗜睡、择食、恶心、呕吐等症状称早孕反应。如反应特别严重而影响身体健康时则称妊娠剧吐。

【你需了解】

● 妊娠剧吐的病因至今仍未十分清楚。

● 妊娠剧吐可能与神经紧张有关。

● 妊娠剧吐多见于年轻初孕妇。

● 一般在妊娠40天左右出现。

【症状表现】

● 开始为一般的早孕反应,逐渐加重直至频繁呕吐不能进食。

● 由于长期呕吐并不能进食,患者明显消瘦,极度疲乏,皮肤干燥,甚至血压下降,低热脉搏增快。

● 可出现黄疸,肝肾功能改变。

【处理】

● 患者应住院治疗,禁食2～3日,进行静脉滴注治疗、经治疗呕吐停止,症状缓解后可试饮食。

【你需就医】

● 如呕吐频繁并不能进食者必须就医。住院治疗。

【特别提示】

● 如经住院治疗病情不能好转,体温升高达38.5℃,出现黄疸或心率加快超过120次/分钟时,则考虑终止妊娠。

△ 妊娠晚期出血

1 前置胎盘

在正常情况下胎盘附着于子宫体部。如于孕28周以后胎盘附着于子宫下段,其位置低于胎先露部,称前置胎盘。

【你需了解】

● 前置胎盘是妊娠晚期出血的主要原因之一。处理不当能危及母儿生命。

● 它的发生可能与以下原因有关:如子宫内膜病变与损伤、胎盘面积过大、胎盘异常

(如副胎盘)、受精卵发育迟缓等。

● 它可分为3种类型,即完全性前置胎盘(亦称为中央性前置胎盘)、部分性前置胎盘、边缘性前置胎盘。各类型以分娩处理前最后一次检查时胎盘边缘与内口的关系来决定。

【症状表现】

● **出血** 为主要症状,在妊娠晚期及临产时发生无任何诱因无痛性阴道出血,出血可反复出现有时可自行停止。出血量多少不定,但可随妊娠周的增加而增多。发生出血时间的早晚,反复发生的次数,出血量的多少都与其类型关系密切。一般完全性前置胎盘出血较早,可发生在孕28周左右,而且出血量多,边缘性前置胎盘出血较晚,一般在妊娠晚期或临产后,出血量较少。部分性前置胎盘初次出血及出血量在两者之间。

● **贫血** 由于反复出血甚至大量出血,孕妇出现贫血,出血多者可发生休克。

● 胎儿宫内缺氧、窘迫,甚至死亡。

【处理】

● 原则是抑制宫缩、止血、纠正贫血及预防感染。根据流血量、休克程度、妊娠周数、胎儿是否存活而进行相应的处理。对于出血不多,生命体征平稳,胎儿存活,胎龄<36周,胎儿体重不足2300g的孕妇,可采取期待疗法。而情况严重者则应立即停止妊娠。

【你需就医】

● 妊娠期如发生无痛性阴道流血不论量的多少必须就医,以明确诊断、及时处理。

【你需注意】

● 由于前置胎盘的发生与子宫内膜的损伤有关,因此育龄妇女必须做好计划生育工作,减少人工流产以免损伤子宫内膜。

● 孕期必须按时做好产前检查,尤其有产前出血史的孕妇,更需结合超声波检查,了解胎盘附着部位,明确诊断。

【特别提示】

● 前置胎盘是产科出血的主要原因之一。而且是产科严重并发症,如处理不当,可危及母儿生命。因此孕妇必须按规定进行产前检查。

● 如发生无痛性阴道流血必须就医。

2 胎盘早剥

妊娠20周后或分娩期,正常位置的胎盘在胎儿娩出前部分或全部从子宫壁剥离,称胎盘早剥。

【你需了解】

● 胎盘早剥是晚期妊娠严重的并发症,起病急,进展快,如不及时处理,可危及母儿生命。

● **它的发生可能与以下因素有关** 主要是血管病变,有机械性因素,如外伤——腹部直接撞击等,其他如双胎第一胎胎儿娩出后子宫突然缩小,子宫静脉压突然升高,都可引起胎盘早剥。

● **胎盘早剥分3类**

(1)显性剥离:胎盘剥离后血液从宫颈流出。

(2)隐性剥离:胎盘剥离后血液积聚于胎盘与子宫壁之间。

(3)混合性剥离:胎盘剥离后开始血液积聚于胎盘与子宫壁之间,不向外流出,但随着出血增多,血液沿宫颈向外流出,形成既有内出血又有外出血的混合性出血。

● 严重的胎盘早剥可引起凝血功能障碍而出血不止,危及母儿生命的安全。

【症状表现】

● **轻型** 以外出血为主。阴道流血色暗红,量较多,可有轻度腹痛或无腹痛。胎心可有改变。

● **重型** 主要是突然发生的持续性腹痛,疼痛程度与出血多少有关。严重时可出现恶心、呕吐、面色苍白、出冷汗等休克征象。腹部压痛明显,胎心消失。

【处理】

● 纠正休克。

● 了解胎儿宫内安危状态,胎儿是否存活。

● 及时终止妊娠。

● 凝血功能异常的处理。

● 防止肾功能衰竭。

【你需就医】

● 孕期尤其是孕中晚期，如腹部有撞击史，不论是否有疼痛及有无阴道流血必须就医。

● 孕晚期有阴道流血，不论有无诱因及腹痛均应就医。

【你需注意】

● 孕妇必须加强产前检查。防治妊高征，慢性肾炎等可能有血管病变的疾病。

● 妊娠晚期应取侧卧位，避免长时间的仰卧位，注意避免腹部外伤，以免发生胎盘早剥。

【特别提示】

● 重型胎盘早剥严重危及母儿生命。而“妊高征”又是发生胎盘早剥的常见原因之一。因此孕妇必须高度重视“妊高征”的治疗，以预防胎盘早剥的发生。

△ 胎膜早破

在临产前破膜称胎膜早破。

【你需了解】

● 胎膜早破对妊娠分娩的不良影响 ①增加早产率；②围产儿死亡增加；③产妇宫内感染率升高；④产褥感染率升高。

● 发生原因

(1) 妊娠后期性交造成机械性刺激或引起胎膜炎，下生殖道感染。

(2) 多胎妊娠，羊水过多。

(3) 头盆不称或胎位异常（如臀位、横位等）。

(4) 创伤，宫颈内口松弛。

【症状表现】

● 孕妇突然感觉有液体自阴道内流出，以后继续有少量排出，尤其在咳嗽等增加腹压或活动时更为明显。

【处理】

● 对于足月胎膜早破者，观察 12～24 小时，80% 患者可自然临产。

● 目前足月前胎膜早破的处理原则 若胎肺不成熟，无明显临床感染征象，无明显胎儿窘迫，则期待治疗；若胎肺成熟或有明显临床感染征象，则应立即终止妊娠；对胎儿窘迫者，应针对宫内缺氧的原因进行治疗。

【你需就医】

● 发现有阴道流水时应立即停止走动，即坐车到医院就诊。

【你需注意】

● 因胎膜早破可引起宫内感染，因此必须保持外阴清洁，注意羊水性状、气味，如羊水变黄甚至黄绿，并有臭味，应及时与医生联系。

【特别提示】

● 胎膜早破后胎儿宫内窘迫，脐带脱垂的发生机会增加，因此孕妇对胎动的自我监测非常重要，如发生胎动减少及时与医生联系以免发生胎儿死亡。

△ 妊娠合并肝内胆汁淤积症

妊娠合并肝内胆汁淤积症是妊娠期特殊的并发症。

【你需了解】

● 与妊娠期体内雌激素大量增加影响肝细胞功能有关。

● 该病在我国发生率较高。

● 有家族史及复发倾向。

● 该病对胎儿的主要危害是早产、胎儿宫内窘迫、胎儿死亡，是围产儿死亡的重要原因之一。

● 对产妇主要的影响是瘙痒及产后出血。

【症状表现】

● 瘙痒 大部分发生在孕晚期，少数可发生在孕中期，瘙痒开始发生在脐周，可逐渐加剧而发展到腹部、四肢，甚至可达头皮、手心、脚心，以致影响睡眠。

● 黄疸 一般较轻，需仔细观察才能发现，亦有少数黄疸较明显，而孕妇无明显消化系统症状。

【处理】

● 一般处理 适当卧床休息，取左侧卧位，以增加胎盘血流量，间断吸氧、给予高渗葡萄糖液、维生素类和能量。定期检测肝功能、血甘胆酸、胆红素。

- 药物治疗
- 产科处理

【你需就医】

- 妊娠期如出现皮肤瘙痒即使是轻度亦需就医。需在医生的监护下观察胎儿成长。

【你需注意】

- 孕妇应按时观察胎动并做正确记录，以了解胎儿在宫内的情况。

【特别提示】

- 孕期发生肝内胆汁淤积症可使孕龄（怀孕期）较正常缩短，引起早产。因此，孕妇必须按时做好产前检查，如发现有早产症状则必须及时就医。
- 如瘙痒明显，黄疸明显，而谷丙转氨酶较高者，应于胎儿已有存活可能时做好剖宫产、终止妊娠的思想准备。

△ 胎儿宫内发育迟缓

胎儿宫内发育迟缓是指胎儿在宫内因遗传、营养、环境、疾病等因素的影响而发生生长缓慢，体重低于同期妊娠的平均体重。

【你需了解】

- 胎儿生长迟缓的发病原因较多，有的尚未明确。
- 孕妇方面有遗传、营养因素。如偏食，摄入蛋白质及维生素不足。妊娠病理，如妊高征、多胎妊娠、前置胎盘、过期妊娠、妊娠期肝内胆汁淤积症等。妊娠合并症，如心脏病、贫血、肾炎等。其他因素如孕妇年龄、身高、吸烟、吸毒、酗酒等。
- 胎儿原因有胎儿本身发育缺陷、胎儿宫内感染等。其他有胎盘脐带的原因，如胎盘异常、脐带过长、过细、打结等。
- 胎儿生长迟缓不仅影响胎儿的发育，也影响儿童及青春期的体能及智力的发育。

【症状表现】

- 根据妊娠的腹围、宫高、体重来推测胎儿大小，如连续3周没有明显增加者为生长迟缓。
- 孕妇妊娠晚期每周体重增加为0.5 kg，如停滞或增长缓慢可能为生长迟缓。

【处理】

- 一般治疗　去除不良因素，改善胎儿供氧和营养状况。
- 产科处理　关键在于决定分娩时机和选择分娩方式。

【你需注意】

- 孕妇必须定期做好产前检查，定期测宫高、腹围及体重。
- 孕期应避免接触有害物质，注意营养，禁烟、酒。
- 在医生指导下用药。

【特别提示】

- 胎儿宫内生长迟缓一旦诊断明确，则越早治疗效果越好。
- 一般在32周治疗效果最佳，36周以后治疗效果较差。

△ 妊娠合并内外科疾病

1 妊娠合并心脏病

【你需了解】

- 妊娠合并心脏病是很严重的产科合并症。在我国孕产妇死亡原因中占第二位。
- 妊娠32～34周及以后、分娩期及产后3天内，都是妊娠合并心脏病孕妇发生心力衰竭的最危险期。
- 妊娠合并心脏病的种类　有以下几种。

(1) 先天性心脏病：分紫绀型及无紫绀型两类。

○无紫绀型：除重症外大多能耐受妊娠，分娩及产褥期的血流动力学改变。

○紫绀型：如法洛四联征及艾森曼格综合征等。一旦妊娠，母体和胎儿的死亡率因其对血容量增加及血液动力学改变的耐受差而明显增加。因此不宜妊娠。若已妊娠应尽早终止。

(2) 风湿性心脏病：除二尖瓣闭锁不全、轻度主动脉瓣狭窄及主动脉关闭不全，一般能耐受妊娠和分娩所造成的血容量增加及血流动力学的改变。

(3) 妊高征心脏病：即妊高征孕妇以往

没有心脏病史，由于妊高征时冠状动脉痉挛而造成心肌营养、水、钠排出及血黏度的一系列改变，加重了心脏负担而诱发急性心力衰竭，经积极治疗常能渡过妊娠及分娩期。

(4) 围产期心脏病：是发生于妊娠末3个月至产后6个月之内的扩张型心肌病，一部分患者可因心力衰竭、肺梗塞或心律失常而死亡，一部分患者经治疗可得以恢复。

● 妊娠合并心脏病如孕妇心功能良好者，胎儿相对安全，但剖宫产机会多，不宜妊娠的心脏病患者妊娠后发生流产、早产、胎死宫内及胎儿宫内窘迫的发生率明显增高。

● 一部分先天性心脏病与遗传因素有关。

【症状表现】

● 同一般心脏病，如心悸、呼吸困难、浮肿、心动过速、乏力等。但必须特别注意有无轻微活动后即出现胸闷、气短、心悸，经常出现夜间因胸闷而坐起呼吸、咯血、胸闷、胸痛、紫绀、持续性颈静脉怒张、心律失常等。

【你需注意】

● 有心脏病的育龄妇女在准备妊娠以前一定要做好产前咨询，根据心脏情况确定能否妊娠。

● 允许妊娠者，一定要从孕期开始定期做产前检查。

● 孕期应避免情绪激动及过度疲劳，保证有充分的休息，每天至少睡眠10小时。

● 孕期适当控制体重，以免增加心脏负担。但需保证营养以高蛋白、低脂肪、高维生素、低盐饮食为主。

● 要注意预防感染，尤其是上呼吸道感染。

【特别提示】

● 妊娠合并心脏病患者的主要死亡原因是心力衰竭和严重感染。因此定期做产前检查十分重要。因为产前检查能及早发现心力衰竭的早期征象。

● 孕20周以后尤其是孕32周以后，发生心力衰竭的机会增加，应每周做一次产前检查，发现有早期心衰的征象应立即住院治疗。

2 妊娠合并急性病毒性肝炎

【你需了解】

● 妊娠时部分正常孕妇的肝功能，在晚期妊娠时可稍超过正常值。于分娩后多能迅速恢复正常。

● 妊娠加重肝脏负担，易感染病毒性肝炎，也使原有的肝炎病情加重。

● 妊娠合并病毒性肝炎，于妊娠早期可加剧妊娠反应。晚期易患妊娠高血压综合征。分娩时因凝血功能减退产后出血率增高。

● 对胎儿的影响，妊娠早期患肝炎，胎儿畸形率增高，流产、早产、死胎等发生率均明显增高。

● 对胎儿传播情况

(1) 甲型肝炎：病毒不经过胎盘感染胎儿，除非分娩期前后有感染。

(2) 乙型肝炎：母婴传播为主要传播方式，包括子宫内胎盘传播，分娩时接触母体的血液及羊水传播，产后接触母亲唾液及乳汁传播。

(3) 丙型肝炎：存在母婴传播。

(4) 丁型肝炎：母婴传播较少见。

【症状表现】

● 消化系统症状，如食欲减退、恶心、呕吐、腹胀、肝区疼痛等。

● 乏力、畏寒、发热。

● 皮肤巩膜黄染，尿色深黄。

【处理】

● 妊娠合并病毒性肝炎时孕妇应注意休息，加强营养，以高维生素、高蛋白、足量碳水化合物、低脂肪饮食为主。

● 不要随意用药，必须用药时要避免使用损害肝脏功能的药物。

【你需就医】

● 孕期如出现消化系统症状，必须就医。如同时有皮肤巩膜黄染则需住院治疗。

【特别提示】

● 妊娠合并病毒性肝炎对孕妇的健康生

命有严重威胁,因此孕期要特别注意饮食卫生,并避免与病毒性肝炎患者接触。

● 各型病毒除甲型外都有母婴传播。防止母婴传播的根本办法是免疫预防。

● 乙型肝炎表面抗原阳性者产后可以哺乳,但e抗原阳性者应予以回奶。

3 妊娠合并急性肾盂肾炎

【你需了解】

● 急性肾盂肾炎是妊娠常见的合并症。如得不到彻底的治疗,反复发作可致慢性肾盂肾炎。

● 妊娠期因各种原因如激素增加、胎头压迫膀胱、子宫右旋压迫输尿管、孕妇尿液中葡萄糖、氨基酸及维生素等营养物质增多,而造成排尿不畅,输尿管及肾盂扩张积水。且尿内营养物增多有利于细菌生长形成感染。

● 急性肾盂肾炎所致的高热可引起流产、早产。如发生于妊娠早期,可使胎儿神经管发育障碍。

【症状表现】

● 起病急骤,突然出现寒战、发热、(体温可达40℃以上,也可低热)头痛、恶心、呕吐。

● 腰痛、尿频、尿急、尿痛、排尿未尽感等膀胱刺激症状。

【处理】

● 一旦确诊,应住院治疗,对母体进行密切监测及对症处理。

【特别提示】

● 孕妇于妊娠晚期应采取侧卧位,以左侧为主,并左右轮换,以减少子宫对输尿管的压迫,使尿液引流通畅。

● 多饮开水,增加尿量,以减少感染机会。

4 妊娠合并慢性肾炎

【你需了解】

● 慢性肾炎是以蛋白尿、血尿、水肿、高血压为主要症状的疾病。病程可长达数年。

● 慢性肾炎对母婴危害严重。过去认为不宜妊娠,但近年来随着围产医学的发展,使多数妊娠合并慢性肾炎患者安全度过分娩。

● 妊娠能使原有的慢性肾炎加重。在妊娠后期发生尿毒症甚至因此而死亡。

● 慢性肾炎对妊娠的影响大小决定于肾功能损害的程度。慢性肾炎分3型,其中Ⅰ型对母儿影响不大,Ⅱ型时血压越高则妊高征的发生率越高,围产儿死亡率也很高。Ⅲ型对母儿预后极为不利,此型患者不宜妊娠。

【症状表现】

● 主要症状为蛋白尿、血尿、水肿、高血压、后期出现贫血和肾功能障碍。

【处理】

● 合理营养,对肾功能不全者应低蛋白饮食,但必须补充丰富的必需氨基酸,低盐饮食,补充丰富的维生素,特别是维生素B族及维生素C。

● 孕妇于妊娠期需注意预防感染,尤其是上呼吸道感染。

【你需注意】

● 慢性肾炎患者如能妊娠,则妊娠期必须加强母儿监护,尤其是妊娠后期,必须按医嘱定期进行产前检查。

【特别提示】

下列情况不宜妊娠:

● 妊娠前已有蛋白尿和高血压,血压超过150/100mmHg(20/13.3 kpa)。

● 妊娠前肌酐值或尿素氮值不正常者不宜妊娠。

● 不宜妊娠者若已妊娠,则应于妊娠12周前行人工流产。

5 妊娠合并甲状腺功能亢进(甲亢)

【你需了解】

● 甲状腺功能亢进是一种常见的内分泌疾病。合并妊娠者并不多见。

● 一旦妊娠,分娩时出现甲亢危象可危及孕产妇生命。

● 妊娠可加重心脏负担,使甲亢患者原有的心血管症状加重,甚至出现心力衰竭和甲亢危象。但如在妊娠期积极治疗甲亢,妊娠对甲亢并无严重威胁。

● 甲亢对妊娠的影响,轻症或经治疗能

控制的甲亢病例，通常对妊娠影响不大，重症或经治疗不能控制的甲亢则围产儿死亡率明显增高，并可引起妊高征，产褥感染。

【症状表现】

● 怕热、皮肤湿润、面部潮红、心悸、食欲亢进、乏力、消瘦、手震颤、情绪激动，性格急躁、甲状腺肿大、突眼等。

● 甲状腺危象表现为高热，心跳加快，>140次/分，心律不齐，出现房颤，烦躁，大汗淋漓，恶心，呕吐，腹泻，大量失水引起虚脱，休克。

【处理】

● 病情轻的患者，尽量少用抗甲状腺药物，可服用适量镇静剂，并卧床休息。

【你需就医】

● 由于甲亢的症状可出现在妊娠的任何阶段，而且表现轻重不一，因此妊娠妇女在孕期出现上述症状时，不论轻重都必须就医，以能在孕期控制甲亢而不致出现甲状腺危象危及孕妇与胎儿健康。

【你需注意】

● 因抗甲状腺激素的药物对胎儿发育有影响，如用药过量则可引起胎儿甲状腺功能减退，因此除严禁使用碘类药物外一般抗甲状腺激素的药量也只能是非孕期的一半。而且尽量使用通过胎盘少的药物。

【特别提示】

● 妊娠期必须增加产前检查的次数，并在36周前提前住院，尽量阴道分娩，若有产科指征则行剖宫产术。

6 妊娠合并贫血

【你需了解】

● 妊娠合并贫血是妊娠期最常见的合并症。

● 目前确定的标准是红细胞计数为少于3.5×10^{8}/L，血红蛋白少于100g/L，50%以上的贫血为缺铁性贫血。

● 妊娠期妇女对铁的需要量明显增加，除母体血容量增加需要铁，胎儿的生长发育也需要铁，因此孕期如不补充铁剂则易造成孕妇贫血。

● 轻度贫血对妊娠影响不大，严重贫血可发生贫血性心脏病。并可在产后发生产褥感染，而危及生命。

● 对胎儿的影响是当孕妇患严重贫血时，会因为胎盘供氧和营养不足，引起胎儿发育迟缓，胎儿窘迫，早产或死胎。

【症状表现】

● 轻者可无明显症状，严重者可出现乏力、头晕、心慌、食欲不振、皮肤黏膜苍白、口腔炎及舌炎等。

【处理】

● 补充铁剂。

● 输血。

【你需注意】

● 妊娠前应积极治疗月经过多等引起贫血的原因。

● 妊娠期需加强营养，补充含铁丰富的食物，如猪肝、豆类及鸡血等。并在孕4个月开始补充铁剂及维生素C及钙片等。

7 妊娠合并糖尿病

妊娠合并糖尿病属高危妊娠范畴。因临床过程较复杂，母婴死亡率高，因此必须引起重视。

【你需了解】

● 妊娠合并糖尿病是指原有糖尿病患者合并妊娠，或原为隐性糖尿病妊娠后发展为糖尿病。

● 诊断标准为空腹血糖两次均大于或等于5.8mmol/L，或一次大于或等于11.1mmol/L，另一次为大于或等于5.8mmol/L。

● 口服糖耐量试验两次均为异常。

● 妊娠期、分娩期易发生酮症酸中毒。产褥期对胰岛素的需要量相对减少。因此需及时调整用药量，以免发生低血糖症。

● 糖尿病患者易发生妊高征。白细胞有多种功能缺陷，吞噬，杀菌作用下降。因此孕妇极易发生感染，尤其是尿生殖系统。

● 对胎儿的影响为巨大儿发生率高，新生儿死亡率亦高。

【症状表现】

● 妊娠期有“三多”症状——多饮、多尿、多食。

● 有外阴，阴道念珠菌感染症状。

● 巨大儿。

【处理】

● 妊娠合并糖尿病患者必须饮食控制。除对蛋白质、碳水化合物、脂肪按比例控制外，还应补充维生素、钙和铁剂，适当限制食盐的摄入量（比例为20%，50%，30%）。

● 孕期加强产前检查，特别加强对胎儿监护。于孕35周时应住院待产。

【特别提示】

● 糖尿病产妇娩出的新生儿抵抗力弱，娩出后又极易发生低血糖，因此新生儿娩出后30分钟开始要定时服用糖水，至6小时后多数新生儿血糖可恢复正常。

8 妊娠合并肺结核

【你需了解】

● 妊娠合并肺结核是属于高危妊娠范畴。

● 近来结核病的发病率有所回升。

● 肺结核患者如未患有生殖器结核，一般对受孕无影响。

● 肺结核非活动期，病变范围不大，肺功能无影响者对妊娠过程及胎儿均无影响。

● 妊娠及分娩因所需能量增加及分娩时的大量体力消耗，可能会加重结核病的病情甚至引起严重后果。

【症状表现】

● 低热、盗汗、乏力、消瘦、咳嗽、咯血等。

【处理】

● 联合用药。

● 手术治疗。

● 产科处理。

【你需就医】

● 孕妇出现低热、盗汗、乏力、消瘦等症状时必须就医。

● 如在孕期与结核患者有密切接触，必须就医，做详细检查，以能及早发现处理。

【你需注意】

● 结核病患者一旦妊娠后必须立即与医生联系，以作出是否能继续妊娠的决定。

● 在肺结核活动期内应避免妊娠。如已妊娠则应早做人流（一般在8周内进行）。

● 肺结核患者妊娠后应加强产前检查，以能使产科医生确切了解病情，及时处理。

● 孕期应特别注意休息，增加高蛋白、多种维生素及微量元素食物的摄入。

【特别提示】

● 由于结核病孕妇在孕期、分娩期及产后均有可能将结核菌传染给胎儿，引起围产儿感染。

● 因此患者应确实落实避孕措施，避免妊娠。

9 妊娠合并急性阑尾炎

【你需了解】

● 急性阑尾炎是妊娠期较为常见的外科疾病。

● 妊娠并不诱发阑尾炎，但由于增大的子宫能改变阑尾的位置，增加了诊断的难度，而且妊娠期的阑尾炎容易发生穿孔及腹膜炎。因此早期诊断、早期治疗极为重要。

● 妊娠期因盆腔器官充血，阑尾也充血，因此炎症发展快，容易发生坏死、穿孔，造成腹膜炎。如炎症波及子宫浆膜可诱发子宫收缩，引起流产，早产。

【症状表现】

● 妊娠早期发热，恶心，呕吐，下腹痛。

● 妊娠中晚期急性阑尾炎，因增大的子宫引起阑尾移位，痛的部位升高，可出现右上腹疼痛。

【处理】

● 一旦诊断确立，应在积极抗炎治疗的同时，立即手术治疗，尤其在妊娠中、晚期。如一时难以明确诊断，又高度怀疑时，可剖腹探查。部分患者可同时引剖宫产术。

【特别提示】

● 急性阑尾炎一旦发生穿孔和弥漫性腹膜炎。对孕妇和胎儿均引起严重后果。因此一旦确诊或高度可疑时均应进行手术。

10 妊娠合并急性胆囊炎和胆石病

【你需了解】

● 妊娠期发病不多，但处理应慎重。

● 胆囊炎和胆石病可发生在妊娠期任何阶段，以妊娠晚期更多见。

【症状表现】

● 临床表现与非妊娠期基本相同。

● 常在进食油腻食品后发病，表现为右上腹及中上腹绞痛，向右肩背部放射。

● 恶心、呕吐等消化道症状。

● 严重时可有畏寒、发热及右上腹绞痛。感染严重时可出现黄疸。

【处理】

● 大多数患者经饮食控制和药物治疗有效。

【你需注意】

● 在发作期应禁食、水，缓解期给予低脂肪、低胆固醇饮食。

【特别提示】

● 如经药物治疗无效而病情恶化者必须行手术治疗。

● 于妊娠早、中期行腹腔镜治疗，对母儿较安全，对妊娠无不良影响。

△ 妊娠合并性传播疾病

性传播疾病的发病率近年来在我国不断增加。孕妇一旦感染了性传播性疾病，可通过垂直传播导致胎儿感染，将严重影响下一代的健康。

1 妊娠合并梅毒

【你需了解】

● 梅毒是一种慢性全身性疾病。晚期能侵犯心血管、神经系统造成劳动力丧失，甚至死亡。孕妇可通过胎盘传染给胎儿引起早产、死产或娩出先天性梅毒儿。

● 梅毒的传播途径主要是通过性交，经黏膜的擦伤处传播。其他输血、接吻、衣物等传染较少见。

● 早期潜伏梅毒孕妇的胎儿感染率约80%（指感染在2年内未出现梅毒损害者）。患一、二期梅毒孕妇的传染性最强，几乎100%的传染给胎儿。引起流产、早产、死胎、死产。未治疗的晚期梅毒孕妇的胎儿感染率约30%。晚期潜伏梅毒（指感染2年以上，血清试验阳性，未出现梅毒损害者），胎儿感染率有10%。

● 如活胎，娩出先天性梅毒儿，其病情亦较严重。病死率及致残率均明显增高。

【症状表现】

● 一期梅毒主要表现为硬下疳，可出现在外阴、阴道、宫颈、肛门、口唇、乳房等部位，初为小红斑或丘疹，迅速破溃形成糜烂或溃疡。

● 二期梅毒主要表现为皮肤梅毒疹，包括在躯干、四肢，也可在面部与前额部出现各种皮疹，特点为多形性、对称、泛发；于皮肤相互摩擦和潮湿的外阴与肛周见扁平湿疣；颈部多见梅毒性白斑；还有梅毒性脱发，多发生于颞部。

● 三期梅毒主要表现为永久性皮肤黏膜损害，并可侵犯多种组织器官，危及生命。

【处理】

● 治疗梅毒的原则是早期诊断，及时治疗，用药足量，治疗规范。

【特别提示】

● 治疗期间避免性生活，对性伴侣亦应同时检查治疗。

2 妊娠合并淋病

【你需了解】

● 淋病是以引起泌尿生殖系统化脓性感染为主要表现的性传播疾病。近年来在我国发病率居性病第一位。可发生于任何年龄，以20～30岁为主。

● 淋菌绝大多数通过性交传播，多为男性先感染后传播给女性，间接传播可通过接触衣物、毛巾、床单、浴具等物品及消毒不彻底的医疗器械等。

● 感染部位以宫颈管为主，同时可延及尿

道旁腺，前庭大腺等部位。严重时可引起子宫内膜炎、输卵管炎并形成输卵管脓肿、腹膜炎。

• 淋病对胎儿的影响，早期妊娠可引起感染性流产与人工流产后感染。晚期妊娠可引起胎膜脆性增加易发生胎膜早破而引起产妇羊膜腔内感染、早产、胎儿宫内感染、死胎、死产。对新生儿的影响，胎儿自阴道娩出则可发生淋菌性结膜炎、肺炎，甚至败血症。

• 淋菌感染的潜伏期为 1～14 日，故淋菌性结膜炎多在出生后 1～2 周内发病。

【处理】

• 由于多数有淋病的孕妇无症状，而妊娠期淋病严重影响孕妇和胎儿健康，因此对高危孕妇在产前检查时应取宫颈管分泌物行淋病奈瑟菌培养，以便尽早诊断，尽早治疗。

【特别提示】

• 因淋病对胎儿有严重影响，因此孕妇应于产前常规做筛查以便早期确诊。

• 治疗原则为尽早彻底治疗，主要选用抗菌素治疗，并同时对性伴侣进行治疗。

3 妊娠合并尖锐湿疣

【你需了解】

• 尖锐湿疣是近年来常见的性传播疾病，仅次于淋病。性交为主要传播途径，但也有少数为非接触传播。发病与机体免疫状态有密切关系。

• 孕妇因免疫功能受抑制，加之阴道分泌物增多，外阴湿润容易患尖锐湿疣。妊娠期病灶增长快，分娩后可缩小或自然消退。

• 好发部位以外阴部最常见，其次是宫颈、阴道。

【症状表现】

• 呈多发性乳头状增生，质硬，突出于表皮，表面粗糙，有蒂，亦可聚成群如乳头状或鸡冠状，菜花状或桑葚状。

• 对胎儿影响，孕妇患尖锐湿疣，有垂直传播的危险。很少出现宫内感染。

【处理】

• 病灶较小者采用局部药物治疗。

• 病灶较大者采用物理疗法。

• 对分娩期的处理，不提倡为预防新生儿感染而行剖宫产。

【特别提示】

• 如妊娠已足月发现病灶广泛存在于外阴部、阴道和宫颈时应择期行剖宫产术结束分娩。

4 妊娠合并巨细胞病毒感染

【你需了解】

• 巨细胞病毒感染是由巨细胞病毒引起的一种全身感染性疾病。

• 主要传播途径为性接触(性交)。

• 产妇可垂直传播给胎儿

(1) 宫内感染：尤其以妊娠的开始 3 个月为感染率最高。

(2) 产道感染：胎儿在分娩过程经过软产道时接触或吞咽含病毒的宫颈分泌物及血液而感染。

(3) 出生后因产妇唾液、乳汁及尿液中均含有病毒，新生儿因哺乳及与产妇密切接触而感染。

• 对胎儿的影响　严重者可发生流产、死胎、死产、新生儿死亡。若存活多数患儿出生后数小时至数周后死亡。死亡率高达 50%～80%。其少数幸存者常出现智力低下听力丧失和中枢神经系统损害症状。

【症状表现】

• 孕妇在妊娠期的感染多为隐性感染而无明显症状及体征。

• 少数可出现低热、乏力、头痛、咽痛、肌肉关节酸痛、白带增多等症状。

【处理】

• 孕妇巨细胞病毒感染后抗病毒药物并无实际应用价值。大剂量的干扰素能抑制病毒血症。由于病毒对胎儿及新生儿有明显影响。因此早期妊娠发现有巨细胞病毒感染时应立即行人工流产，终止妊娠。

5 妊娠合并生殖器疱疹

【你需了解】

• 生殖器疱疹是单纯疱疹病毒引起的性传

播疾病。主要为Ⅱ型（亦称为生殖器型）。绝大多数直接由性接触传播，以青年女性为多。

● 孕妇感染后可垂直传播给胎儿。对胎儿及新生儿有影响，孕20周前感染者可发生流产。孕20周后感染者以低体重儿多，并可发生早产。

● 经产道分娩者感染最多见。由于新生儿细胞免疫功能未成熟，死亡率高达70%以上，幸存者可遗留有中枢神经系统后遗症。

【症状表现】

● 主要出现生殖器、阴唇、阴道、宫颈等及腰以下至肛门的皮肤疱疹。

● 常见为外阴有2～3个溃疡或疱疹，一周左右自然痊愈。可有复发。如妊娠前曾有疱疹，痊愈后可因妊娠而再发。

【处理】

● 生殖器疱疹为易复发疾病，尚无彻底治愈方法。治疗原则是减轻症状，缩短病程，控制传染。

【你需注意】

● 保持患处清洁、干燥。

【特别提示】

● 分娩时原则上应行剖宫产术，即使病变已治愈，仍应以剖宫产结束分娩为宜。

6 妊娠合并沙眼衣原体感染

【你需了解】

● 沙眼衣原体不仅是引起沙眼的病原体，也是引起女性生殖道感染最常见的病原体。是卫生部要求严格控制的性传播性疾病之一。

● 孕妇感染衣原体的因素　本人患有沙眼，开始性生活的年龄小，多个性伴侣，未用阻隔式避孕工具，有严重的宫颈糜烂。

● 孕妇衣原体感染者可发生垂直传播。多数通过产道感染。宫内感染及产褥期感染较少见。

● 新生儿主要通过感染孕妇的软产道而被感染。剖宫产娩出的胎儿也可能被感染，但罕见。

● 孕妇衣原体感染可发生胎膜早破而引起流产、早产。

【症状表现】

● 多数为男性先感染而通过性交传给女性。

● 男性表现为非淋菌性尿道炎。而女性则为尿道炎、宫颈管炎、子宫内膜炎、输卵管炎、盆腔炎等。

【处理】

● 衣原体对红霉素较为敏感，因此一旦检出衣原体可用红霉素治疗。

● 新生儿可用1%硝酸银滴眼，亦可口服红霉素预防衣原体肺炎的发生。

【特别提示】

● 高危孕妇应进行衣原体的筛查，尤其是妊娠晚期。

7 妊娠合并弓形虫

【你需了解】

● 弓形虫是一种人畜共患疾病。弓形虫感染分先天及后天两型。先天型病情较为严重，但不论是先天型还是后天型，感染都为隐性感染。

● 急性弓形虫感染的孕妇发生垂直传播的可能性大，胎龄越小胎儿受损越严重。

● 早期妊娠确诊有弓形虫感染，应终止妊娠。

【症状表现】

● 孕妇患弓形虫感染时大部分无症状，即使出现症状亦较轻微。

● 急性者以淋巴结炎为多见，慢性者表现为视网膜脉络膜炎。

● 弓形虫感染在孕期可出现多种妊娠并发症，如流产、早产、妊高征、胎膜早破、宫缩乏力、产后出血及新生儿窒息等。

【处理】

● 因为弓形虫是一种人畜共患疾病。因此孕妇应避免与动物接触。如有明显的接触则应分别在早、中、晚期妊娠时检测弓形虫IgM，发现阳性及时治疗，以避免先天性弓形虫病的发生。

【你需注意】

● 弓形虫感染治疗越早后遗症出现越

少。因此一旦诊断明确必须及时治疗。

△ 异常产褥

1 产褥感染

产褥感染指分娩及产褥期生殖道受病原体感染引起局部及全身的炎症变化。

【你需了解】

● 发生原因　产前由于各种原因造成产妇机体抵抗力低下均可成为产褥感染的原因。

● 感染来源　有内源性感染及外源性感染两类。① 内源性感染是指正常孕妇生殖道及身体其他部位寄生的病原体，一般情况下不致病，但如机体抵抗力低下则可致病。② 外源性感染是指接触被污染的用具、衣裤及医疗器械等均可造成感染。

【症状表现】

● 如外阴感染，则局部红肿、疼痛、硬结有脓液流出；如有盆腔感染则可有发热、畏寒、腹痛、恶露增多，呈糊状，并伴有臭味，白血球升高等。

【处理】

● 一般治疗　加强营养，给予足够的维生素，产妇宜取半卧位，有利于恶露引流和使炎症局限于盆腔内。

● 抗生素治疗

● 引流

【你需注意】

● 孕妇需加强营养，增强全身抵抗力，临产前两个月避免性生活及盆浴。

● 产后保持外阴清洁。

2 晚期产后出血

分娩后 24 小时开始在产褥期内发生的子宫大出血称晚期子宫出血。

【你需了解】

● 发生时间最常见于产后 1～2 周。

● 发生原因　可能为子宫复旧不全、子宫胎盘附着面感染、胎盘胎膜残留。

【症状表现】

● 持续或间断阴道流血，有时是突然阴道大量流血，可引起失血性休克。多伴有寒战、低热。

【处理】

● 少量或中等量阴道流血，应给予足量广谱抗生素及子宫收缩剂。

● 疑有胎盘、胎膜、蜕膜残留或胎盘附着部位复旧不全者应行剖宫术。

● 疑有剖宫产术子宫切口裂开，仅少量阴道流血可先给予广谱抗生素及支持疗法，密切观察病情变化；若阴道流血多量，可做剖腹探查。

【你需就医】

● 产后如恶露量增多，并伴有血块应及时就医。

3 产褥期抑郁症

产褥期抑郁症是指产妇在分娩后出现抑郁症状。

【你需了解】

● 抑郁症在产后 4 周内发生。

● 预后良好，大多数可在 1 年内治愈。但再次妊娠可有少数复发。

【症状表现】

● 为易激动、恐怖、焦虑、沮丧和对自身及婴儿的健康过度担忧。

● 也可伴有头晕、头痛、胃部不适、心率加快、呼吸加速、便秘等症状

【处理】

● 产褥期抑郁症需要治疗，包括心理治疗和药物治疗。

【特别提示】

● 加强围生期保健，利用孕妇学校等多种渠道习得妊娠、分娩常识，减轻对妊娠、分娩的紧张、恐惧心情，完善自我保健。

● 对有精神疾患家族史的孕妇，应密切观察，避免一切不良刺激，给予更多的关爱。

4 产褥中暑

产褥中暑指产褥期在高温环境中，体内余热不能及时散出而引起中枢体温调节功能障碍的急性热病。

【你需了解】

● 当外界气温超过35℃时身体靠汗液蒸发散热，而汗液蒸发需有对流空气，如室内门窗紧闭，产妇身穿厚衣、盖厚被，严重影响产妇散热，引起中暑。

● 本病起病急骤，发展迅速，处理不当可遗留严重的后遗症，甚至死亡。

【症状表现】

● 中暑症状开始为口渴、多汗、心悸、恶心、胸闷、乏力。如未及时处理则可出现体温升高、面色潮红、口渴、心跳加快、呼吸急促、皮肤干燥无汗等症状。若不及时抢救则可因呼吸循环衰竭而死亡。

【处理】

● 出现中暑时立即纠正室内高温及不通风的环境，门窗打开，适当降低室内温度。产妇大量补充水分。

● 有发热者先用冷水或酒精擦浴，达到物理降温的目的。

【你需注意】

● 中暑关键在预防，产妇居室做到通风良好，避免室温过高。产妇衣着宽大透气，有利于散热。

【你需就医】

● 如经处理尚不见好转，则立即送医院就诊。

第九章　癌症家族

癌症家族简介

癌症是个大家族，据《国际疾病分类》第十版（ICD－10. 2002. 启用）中排列，恶性肿瘤有 90 多个病种群，共有 600 多单一癌症命名，这是人类医学史上从未有过的疾病大观。

癌症虽然家族庞大，成员众多，所幸其绝大多数（90% 以上）极少露面。经常能见到或听到的也就 20～30 个，其中前 10 个被称为“常见恶性肿瘤”。这 10 个恶性肿瘤构成了目前在世界各国流行的癌症总数的 90%。因此，只要我们对常见和较常见的 20 个左右的癌症进行有效的预防和治疗，就可以说基本控制了癌症。令人更加欣慰的是，经过多少个世纪探索与研究，多少代科学家的艰辛工作，人们对这些常见恶性肿瘤都已较为全面地认识、了解和掌握了它们的致病原因、发病机理、发现方法、诊断技术、治疗措施，以及能有效地预防癌症发生的各种方法。我们今天在谈及癌时，已用不着“谈虎色变”了。

我们以在我国大部分地区癌症发病率（1999 年，上海市肿瘤研究所发布的《上海市市区恶性肿瘤发病率》和北京市肿瘤研究机构发表的《北京市居民恶性肿瘤发病率》）的高低为序，依次介绍这些癌症家族的成员，共计 30 个。前 10 个常见的为肺癌、乳腺癌、胃癌、肝癌、食管癌、结肠癌、直肠癌、前列腺癌、膀胱癌、白血病，对这 10 个将作较为详细的介绍。中 10 个为较常见者：淋巴瘤、骨髓瘤、胰腺癌、胆囊癌、肾癌、甲状腺癌、鼻咽癌、卵巢癌、宫颈癌、子宫内膜癌，对这 10 个作一般介绍。后 10 个为少见或罕见者：滋养细胞癌、脑肿瘤、骨肿瘤、口腔癌、喉癌、恶性黑色素瘤、皮肤癌、睾丸癌、阴茎癌、类癌，对这 10 个作扼要介绍。

以下重点讲各种癌症的特征表现和处理原则，特别强调早期发现和积极预防对控制癌症的重要意义。

1　肺癌

肺癌是原发在重要生命器官——肺的恶性肿瘤，包括气管癌、支气管癌和肺泡癌。它是癌症家族成员中的首恶。

【你需了解】

● 高发病率　世界各国肺癌的年发病率均在 30/10 万以上，我国是肺癌的高发国。据 1999 年报表，上海市市区男性肺癌年发病率（标化率，下同）为 53.1/10 万，高居男性各种恶性肿瘤的首位，遥遥领先于列在男性癌症第二位的胃癌（35.8/10 万）。女性肺癌占女性 10 种常见恶性肿瘤的第二位，年发病率为 19.9/10 万。

● 高死亡率　肺癌的最可恶之处是它的高死亡率。据美国 1997 年资料，该国当年男女肺癌发病人数是 178 100，而当年因肺癌死亡的总人数是 160 400，当年肺癌的非实时调整的分析死亡比率为 90%，居全部恶性肿瘤死亡率的第一位。

● 病因已基本查明　几十个国家，几十年，数以千次的调查、研究与实验一致证明，肺癌的发生主要与抽吸燃烧的烟草密切相关，其相关系数高达 22，也就是说肺癌中有 80% 以上的病例是吸烟所致。关于烟草与肺癌的因果关系，自 20 世纪 20 年代提出以来就一直争论不休，有时甚至很激烈。争论的正方是烟草商和众多的“烟”君子，而科学家竟然是反方。时至今日，在我国和多数发展中国家中，烟是消费品的最大宗买卖，是许多国家财政收入的一个大头（我国烟草年财政收入 240 亿人民币，2003 年报道）。肺癌今日之猖獗不能不说各国政府在其中起了不好的作用。

肺癌的其他病因还包括：①食用油的燃

烟;②大气中的有毒物质;③矿物质(石棉、铬、镍、煤燃物等);④放射性物质;⑤居室建材和生活污染。但上列种种都只占肺癌病因的小头,而且都为人们所警惕。

● 肺癌家庭成员 肺癌一家在ICD-10中列$C_{33、34}$,有成员20名之多,它们主要包括鳞状细胞肺癌、小细胞肺癌、腺癌、腺泡癌、乳头状细胞癌、细支管肺泡癌、实质黏液细胞癌、大细胞肺癌、巨细胞型肺癌、透明细胞肺癌、腺鳞细胞肺癌、肺肉瘤、肺母细胞瘤等。原发在肺部的恶性肿瘤和转移到肺部的肿瘤还很多,由于其诊断和处理都类同,所以就不做一一描述,下面只单独谈一下小细胞肺癌与大细胞肺癌。

(1) 小细胞肺癌:小细胞肺癌(small cell lung cancer,SCLC)近年来发病数增多,约占肺癌的20%~25%。在恶性肿瘤中它的恶性程度很高,肿瘤生长迅速,早期即发生血行和淋巴转移,即使局部生长的肿瘤,也显示为浸润性行为。组织学和肿瘤的生物学行为上,小细胞肺癌也很特别,细胞较小,能分泌类激素物质,对化疗较敏感,而手术和放疗的效果欠满意。

(2) 大细胞肺癌:在组织学上显示细胞大,生物学上具有类激素分泌功能,恶性程度高,多见于老年人。处理上用手术加化疗。

【发现与诊断】

● 肺癌尚不能早期发现 美国在20世纪70~80年代,曾试图在高危人群(50岁以上20年吸烟史)中通过每年2次做胸部X线拍片和痰脱落细胞检查的方法来发现早期肺癌,结果一无所获。通过上述方法筛查所发现的肺癌都不属早期,均为中期(尽管形式上可能是一个孤立的小病灶),甚至晚期,很多肺癌是先发现骨、脑转移病灶若干时间后才在肺里找到原发病变。

● 肺癌的诊断 不困难,生物化学、免疫学、细胞学、X线、核磁共振等影像诊断学,几乎可以将出现在肺野中的任何可疑之处一览无遗地弄个水落石出。气管镜、胸腔镜、纵隔镜及剖胸探查最终都可将肺癌的诊断确诊无疑。

【处理要点】

● 手术切除 适用于非小细胞肺癌的Ⅰ、Ⅱ期和Ⅲ期早期,小细胞肺癌一般不采用手术治疗。

● 放射治疗 小细胞肺癌和非小细胞肺癌均可做放射治疗。单纯性放射治疗或配合手术(术前术后)和化学治疗(化学治疗前后)。

● 化学治疗 化学治疗是肺癌的重要治疗方法之一,尤其是对小细胞肺癌。常用的药物包括泰素(类)、铂类(顺铂、卡铂)、生物碱类(长春酰胺、长春新碱)、烃化剂(环磷酰胺)、抗代谢类(甲氨碟呤等)和抗癌抗生素(表阿霉素、丝裂霉素等)。化学治疗药物多为联合应用,以求疗效相加而毒性减少。

【预防】

● 四种可以预防的癌之一 肺癌是个十分凶恶的疾病,发病率高,治疗效果很不满意,生存期短,死亡率高。但是,就是这个令人生畏的病,却可以用一些比较简单的方法予以预防。世界卫生组织(WHO)明确地将肺癌列为四种可以预防的癌之一,其他三种是肝癌、宫颈癌、口腔癌。

● 预防方法

(1) 不吸烟:不管是什么品牌和质量的烟,经燃烧和抽吸后,进入呼吸道就能引起一系列"致癌机制"的启动和改变,最终成癌,造成终身恨事。吸烟者辩称,吸了多年的烟也没事,多数吸烟的人没生癌。听起来似乎蛮有道理,其实是完全不对的。吸烟者如果按一定量每天抽下去,总有一天生癌。如果他不因癌死亡,那是由于别的疾病先夺去了他的生命。那个最后夺去他性命的疾病,很可能也有烟的因素。

(2) 生活环境卫生:居室卫生是生活环境卫生的首要之事。居室内经常通风,光照,卧室内物品尽可能少,除水泥粉墙外,尽可能少用装饰材料。经常洒扫,不使尘屑飞扬。

(3) 厨房环境卫生:食用油在高温时挥发出的烟雾是肺癌的致癌物之一。应尽可能不用高温爆炒、油煎食品。提倡“煮蔬蒸荤”,再加良好通风。

(4) 工作环境卫生:生产车间、制物工场、办公场所都要保持无公害状态,无生物、化学、物理等有害有毒因子。

(5) 公共环境卫生:公共场所,包括娱乐场所、公交运输工具和一切群聚地方等都应按规定保持卫生。

(6) 大气卫生:国家环境保护部门要经常对地面(50m 内)、中空(50～200m)和高空(200m 以上)的空气做生物、化学和物理因素(成分)抽样测定,通过控制污染源、增加绿地湖泊等方法保持大气清洁卫生。

2 乳腺癌

乳腺癌是发生在乳腺的癌症。

【你需了解】

● 共同关心的病　乳腺,生理和心理两方面都是母性的象征,是男性和女性共同关心与尊敬的人体重要器官。男性,除个别外,乳腺平静地伴他一生。女性完全不同,毫无例外,在她生命的大部分时间里,尤其是青春期起始后的几十年,乳腺一直处于起伏跌宕、消长不止的生命潮汐之中。发生在乳腺的癌症,既是女性也是男性共同关心的事。

● 发病率越来越高　种种资料表明,近半个世纪以来,乳腺癌在全球的发病率越来越高。以上海为例,1978 年年发病率为 19.1/10万,1999 年为 34.1/10 万,20 年间上升近一倍。

● 发病因素　是什么原因造成乳腺癌发病如此急剧增加?肿瘤学家注意到以下几种情况。

(1) 乳腺癌发病分布不均:调查表明,经济发达国家、地区和城市中的妇女乳腺癌发病率高,而欠发达国家、地区和农村中经济状况差的人群中乳腺癌发病率低。

(2) 移民中乳腺癌发病率变迁:在 20 世纪近 80 年中,全球人口流动因战争和自然灾害而增加。移民中的乳腺癌发病率随迁居地而发生了变化,从低发病地区(多数为贫困区)移居到高发病区(多为富裕区)后,乳腺癌发病率也逐渐趋同于当地。

(3) 不育、生育少、生育晚、不哺乳的妇女中乳腺癌发病率较他人有不同(偏高)。

(4) 乳腺癌发病有家族性倾向。

(5) 此外,长期使用雌性激素和接触电离辐射等因素可能与乳腺癌发病也有某种联系。

● 最能早期发现　乳腺是体表器官,且在眼、手可及之处,所以发生在乳腺的一切变化都应能及时发现,包括癌的变化。遵循下列方法,可保卫你的乳腺。

(1) 自幼,从新生儿(出生后第一次)体检,就应有一个完整的记录,其中包括乳腺的部位及形态。此后在入幼儿园、入小学、中学都应各有一次乳腺检查记录。

(2) 青春期后,以月经来潮为起点,每 6 个月(季节交替时分)对乳腺观察一次:外形、轮廓、高低、完整;对称、肤色;乳头大小、高低及是否直立,乳晕色素;有无压痛、肿块,乳头有否分泌物;乳腺体积消长与月经间期的关系。

(3) 35 岁以后,每月自查一次乳腺,时间定在经后第 5 天,内容同上。

(4) 45 岁以后,除坚持每月自查外,每年由专科医生做一次乳腺检查。

(5) 乳腺存有腺体增生时,每 3～6 个月由医生检查一次,并做相应的辅助检查,如 X 线钼靶摄片、B 超等。

凡能按上列程序切实做到的,乳腺癌定能早期发现。

【症状与诊断】

● 早期症状　乳腺出现没有疼痛而且逐渐增大的实质性肿块,是乳腺癌的典型早期表现。

● 晚期症状　如果你不去发现它,不去处理它,它会越长越大,向深部、四周、表皮发展,使乳腺固定,皮肤呈橘皮样、溃烂流液出血,腋下淋巴结肿大(转移)。这是任何人都不愿看到的晚期表现。

● 容易诊断　乳腺癌的诊断,在专科医

生主持和患者配合下，一般不需超过2周。在2周内应做完下列检查：X线钼靶摄片、超声、导管造影、近红外摄像，甚至CT与MRI，包括针吸活检等。上述各项检查应选择应用，不必全做，诊断即能肯定。

【处理要点】

● 可以治好　近年来治愈率越来越高。

(1) 手术：早期乳腺癌用手术治疗，可获无癌长期生存，实际上已经治好。手术的方法很多，如单纯肿块摘除加放射治疗、单纯乳腺切除加放射治疗(或不加)、根治性乳腺癌手术加或不加放射治疗。手术方式因人和具体情况而定。原则是最大限度地清除癌肿，同时尽量考虑保留躯体的完整性。

(2) 放射治疗：可用于手术后预防性治疗或复发姑息治疗。

(3) 化学治疗：早期病例、手术切除后肯定无扩散或转移，可以不化学治疗。化学治疗用于未能完全切除或已有扩散、转移者。

(4) 抗雌激素治疗：凡ER、PR阳性者，选用抗雌激素药物治疗，如三苯氧胺、氨格米特、来曲唑等。在医生指导下，坚持服药3～4年。

● ER、PR　乳腺是个受多种激素调控的组织，其中雌激素的影响最大。乳腺中接受雌激素作用的蛋白质称为受体，雌激素受体(ER)和孕激素受体(PR)便是其中两个。乳腺发生癌变后，细胞内的激素受体也发生改变，量减少或消失。对手术切除后的乳癌组织做生化测定，确定其存在与否。受体阳性的患者对抗雌激素治疗效果较好。

【男性乳腺癌】

● 发病率　乳腺癌不是女性的专利，男性也有一定数量的乳腺癌，比例约为女性的1%左右。

● 症状表现　男性乳腺癌的表现与女性相似：①乳晕(男性乳腺的全部)下出现无痛和不断增大的肿块；②乳头泌液；③乳晕部皮肤溃破；④乳头变形；⑤肿块向胸部皮下和肌肉生长；⑥腋下淋巴结转移。男性乳腺癌的诊断没有困难。

● 处理原则　治疗与女性同，手术根治为第一选择，术后也应抗雌激素治疗，如服用三苯氧胺等药。男性乳腺癌多发生在60岁以上的老年人，其时睾丸功能萎缩，雄性激素分泌少，而雌性激素分泌多。所以男性乳腺癌的老年患者，常采用睾丸切除术，以减少体内雌激素，对病情有好处。

【积极预防】

● 科学的生活方式　生活方式指个人对其自身、他人和周围事物的看法和所采取的行为。每个人都有自己的生活方式，而且相对稳定，这是长期的过程。从卫生与健康上看，如能遵循一个公认的科学的生活方式，可以减少或免去许多疾病的烦恼，其中包括癌症。要点如下：①主动适应；②相融并蓄；③积极进取；④戒急去躁；⑤不沾陋习；⑥心身并健。

● 合理营养　营养不合理可以说是乳腺癌的罪魁祸首，理由是：①以脂肪为主的营养过剩，造成体内能量积聚，内源性代谢产物增多，特别是那些影响生命遗传物质突变的自由基，对于代谢非常活跃的乳腺组织危害极大；②以绿色蔬菜为主的多种营养成分不足，致使许多天然抗病防癌因子丢失。为此，提倡荤素搭配，成分合理，分量得当。

● 体育锻炼　"人富变懒，懒惰招病"是个真道理。积极体育锻炼，去掉体内一切多余和有害的物质。每天2次跑步，每次30分钟，活动到出汗为度。

● 母乳哺育　母亲哺育，子女吮吸，维系世代繁衍和人间真情，既利母亲，又利后代。

● 乳房卫生　注意乳房皮肤清洁，不挤压乳腺，对乳腺疾病进行适当治疗。

● 心理卫生　乳腺是个对心理和生理因素都十分敏感的器官，需要人们从心理、生理两方面关心它，经常想道：我笑乳房喜，我悲乳房忧，我怒乳房颤，我乐乳房欢。

● 男性关怀　男性除关心自己的乳房外，要更多地关怀配偶的乳房，来自男性的照顾是无可替代的关怀。

3 胃癌

【你需了解】

● 发病率在下降

(1) 自20世纪40年代冰箱普遍在厨房使用以来,那些再也不吃或少吃腌泡食品而常年食用新鲜蔬菜的国家和地区的胃癌呈逐年下降的趋势。

(2) 以美国为例,1920～1930年,胃癌发病率在30/10万以上,占全部癌症的第一位,到50年代开始下降,到目前已下降到5/10万以下。究其原因:

○二次世界大战后美国经济繁荣,人民生活水平显著提高,生活安定;

○饮食与营养卫生知识普及,人们多食用新鲜蔬菜水果、奶和奶制品;

○医疗保健福利提高,人们对发生在胃部的常见疾病进行了很好的医药照顾。

(3) 上海地区也发生了与上述情况类似的变化趋势。20世纪70年代,胃癌年发病率男性58.3/10万,女性24.6/10万;1999年的年发病率男性是35.8/10万,女性为17.5/10万。以上两国胃癌发病率下降的实例,明确地提示胃癌的发生与生活环境,特别是饮食与营养卫生条件密切相关。

● 发病因素　科学家得出了下列几点胃癌病因的结论。

(1) 全身营养不良,尤其是蛋白质与脂肪供应不足;

(2) 粗糙食物对胃黏膜的直接刺激;

(3) 烟、酒、腌泡菜、不洁食品对胃的伤害;

(4) 细菌感染,特别是近年来发现的幽门螺杆菌,造成胃黏膜长期慢性炎症、溃疡、上皮不典型增生、肠上皮性化生等;

(5) 生活不安定,心理不稳定;

(6) 此外还有遗传因素、胃息肉、胃切除后的“残胃”等。

【症状与诊断】

● 隐匿发病　胃癌的早期几乎没有什么特征性的表现。

● 中期以后　才开始出现食欲减退,乏力消瘦,上腹胀满,食后胀痛或呕吐,大便出血(隐血)。这时的癌肿组织已扩散浸润到胃的1/4以上,或已侵入胃壁,或已形成溃疡,更差者已经转移。

● 目前,能够发现的早期胃癌,绝大多数都是常规检查的结果。

● 诊断

(1) X线钡剂透视与摄片(气－钡双重对比造影):可以发现部分早期病例。

(2) 纤维胃镜:直观胃的内腔全貌和黏膜表层状况,观察到胃的蠕动情况,并能准确对可疑病变部位取活体细胞或组织作肯定性病理诊断,是能够发现早期胃癌的唯一可靠方法。纤维胃镜的出现,使胃癌的诊断发生了根本的变化,也使胃癌的病程发生了有利于患者的改变。

(3) 色素胃镜:在纤维胃镜检查程序中,先以碘或其他化学染色剂涂抹胃黏膜,使之发生(因癌组织所含糖等成分与正常组织不同)的化学物色泽改变,使可疑病灶的取材更加准确。

(4) 放大胃镜:在通常的胃镜上装置放大镜,可以放大30倍以上,有利于准确取材。

(5) 胃超声:在吞入一定量的介质性液体后,胃呈舒张充盈状态,超声波可探测胃的全壁及其与邻近脏器的关系,并能观察胃的全部蠕动情况。其缺点是不能确定病变性质。

(6) 常规检查:大便隐血试验,50%的胃癌患者在中、后期因胃癌溃破隐性出血而使大便隐血试验呈阳性;血常规,多数中后期胃癌患者因营养不良和胃癌组织溃破出血而致贫血。

(7) 肿瘤标志物检查:CEA、CA_{19-9}、CA_{125}、亮氨酸氨基肽酶等,可以检查,但均不能定性,只作参考。

【处理要点】

● 手术治疗　胃癌治疗的第一选择是手术切除,绝不应犹豫而失去时机,任何能治好胃癌的秘方灵丹都不可信。

● 化学治疗　化学治疗可全身(静注或

口服)或局部(介入),都有一定的疗效,不应轻易拒绝。

● 放射治疗 有很多局限性,如术中放射治疗,效果不肯定。

【预防】

早期胃癌不易发现,中后期胃癌治疗效果不理想,唯一的好办法是预防。

● 营养充分 有足够的蛋白质、脂肪类食品摄入,保持全身营养良好状态。

● 全营养饮食 蛋白质、脂肪、糖、维生素、微量元素为全营养成分,摄入量合理,不偏食。

● 新鲜食品 从大米、面包、荤蔬菜、各种调味品、水果(包括干果、坚果)等都应毫无例外地食用新鲜的。新鲜的食品中有天然抗病害因子(由动、植物抗病因素过继给其产品)。

● 合理烹调 许多食品都应避免油炸、熏烤、爆炒和高压蒸煮,第一破坏营养成分,第二制造有害物质。所以,应尽可能在无害无毒条件下"生食或半生食"蔬菜瓜果,"初熟"食用荤菜。

● 储存卫生 任何食品都不应久存,常态下的冰箱虽能短时保鲜,但也能使食品变质而不察知;深低温保鲜也不可取,食品中很多有益成分在极低温下都会从"细胞冻溶"中消失。

● 善待我胃 胃为"纳食之器",自生之时即工作(24 小时)不止。酸甜苦辣、有利有害的一切东西胃都自愿或被迫接受。所以,胃极易受内因、外因伤害,故不能暴饮暴食、饿一顿饱一顿及嗜好烟酒均可加害。

● 有病早治 几乎人人有"胃病",凡胃部不适的人都应就医用药,听从医生的养生指导。男性40 岁、女性35 岁以上每2～3 年应做一次消化道健康体格检查。

● 幽门螺杆菌处理 幽门螺杆菌(helicobacter pylori,HP)是一种需氧很少,可在无氧环境生存的革兰阴性菌,广泛存在于自然和寄生于人体上消化道(主要是胃和口腔)中,为牙龈炎、牙周炎、胃炎、胃十二指肠溃疡病的主要原因之一。许多实验研究报道,称HP 可能是胃癌的第一致病因子,但对此还需进一步研究证实。检查 HP 的方法有血清抗体法、尿素酶反应法、^{14}碳呼吸试验、细菌培养和组织切片检法。上述任何一种方法都可检测 HP 的存在,只是血清抗体法可能表示现感染和曾感染两种状态。其余方法只能反映现感染与否。

HP 感染的处理原则是:①HP 阳性,同时有胃炎或胃十二指肠溃疡存在,应予积极治疗,正规服药除菌,因为这种治疗同时能治疗胃炎、胃溃疡。②黏膜相关性淋巴组织病变(潜在性恶性淋巴瘤)伴 HP 阳性,应规范用药。③消化道恶性肿瘤根治性切除后 HP 阳性,应予治疗。④有胃癌家族史伴 HP 阳性,应患者要求可予治疗。

HP 治疗方案(仅供参考):①奥米拉唑(蓝索拉唑、潘托拉唑等同类)20mg、克拉霉素0.25g、阿莫西林 0.5g,上药每天 2 次,共 7 天,口服可达 96% 有效率。②奥米拉唑20mg、克拉霉素 0.25g、甲硝唑 0.4g,一天 2 次,口服,共 7 天,有效率达 94%。用药应严格,在医生指导下进行,不可自乱用药。

4 肝癌

系人体重要生命器官——肝脏所发生的原发的肝细胞型肝癌。

【你需了解】

● 凶险的病

(1) 原发在肝脏的肝细胞型肝癌,在癌症家族是一种起病隐匿、发展迅速、预后很差的疾病,这跟肝脏在人体中有重要生命功能和所处部位隐蔽密切相关。

(2) 肝脏,是机体大部分维持生命正常运转所需物质的生产者,更是体内代谢物质的处理者。正是这样,肝脏很容易受到来自体内、体外有害有毒物质的侵入,造成损伤。

(3) 肝脏自身的代谢也十分活跃,对任何有毒有害物的入侵都作出从生物化学到细胞组织的对抗,从一般的炎性反应到纤维增生,最严重的变化是突变与癌变。

● 病因明确

(1) 肝炎病毒:能够造成肝脏急性或慢性炎症的病毒目前已知的有A、B、C、D、E、G 6种,其中以B(乙型肝炎病毒HBV)和C(丙型肝炎病毒HCV)两型所造成的肝炎与肝癌的发生关系最为相关。这两种病毒的特点是:

○能长期滞留人体内,成为传染源;

○引起慢性、迁延性肝炎,最终导致肝硬化;

○病毒体能整合入调节肝细胞的增生和遗传的中枢系统DNA,致其突变、癌变。

(2) 霉菌毒素:霉菌是分布最广、种类繁多的微生物,其中的黄曲霉、赤霉、褐霉等都含有极强的毒素,尤其是黄曲霉素B1。这些霉菌喜欢附着于食用谷类上,如玉米、小麦、大豆、稻米、马铃薯、花生等人类的常用食物,所以危害性很大。霉菌毒素一般随食品进入人体消化道,直接抵达肝脏,对肝细胞产生中毒性损伤。反复的损伤最终导致肝细胞突变、癌变,如果同时有HBV或HCV感染,肝癌则更易形成。

(3) 亚硝酸盐:广泛存在于腐殖质土壤及其所生长的谷物中的亚硝酸盐是一种致癌化学物质。这种物质也易发生在腌泡咸菜、咸鱼、咸肉中。长期食入会造成肝脏一系列损伤改变,最终导致突变、癌变。

(4) 酒精:酒精对肝脏的损伤是一个已成定论的事实,酒精性肝硬化是肝癌的致病机理之一。

【症状与诊断】

● 早期肝癌没有任何临床上的表现,患者无任何不适,医生也无察觉,一般常规检查也不显异常。

● 黄疸、腹水、肝区肿块等特征出现时,大多已属中晚期。

● 诊断检查

(1) 早期诊断:肝癌的早期诊断不易,但只要医生细心和患者配合,早期发现和诊断是完全可能的。以下人群应做肝癌的早期诊断检查,他们是肝癌高危险人群。

○乙型肝炎病毒携带者(即乙肝表抗原、乙肝E抗原、乙肝核心抗体阳性者);

○各种类型的慢性肝炎、肝硬化患者;

○长期生活在肝癌高发地区并有直系家族或家属肝癌史者。上述3种对象应每半年做一次如下检查:肝功能、乙肝病毒、甲胎蛋白(AFP)和B超。

(2) 甲胎蛋白检查:发生在我国的原发性肝细胞肝癌有70%左右血清中存在甲胎蛋白或甲胎蛋白的变异体,而且可以在早期出现,很特异。

(3) B超:目前的B超和有经验的B超医生可以发现直径小于2.5cm大小的肝癌肿块(小肝癌早期)。

(4) CT与MRI:对可疑者作进一步检查用,不作首选应用。

(5) 核素肝脏扫描和肝血管造影因均具损伤性,现已很少使用。

【处理要点】

● 手术治疗　早期肝癌(单个癌肿直径小于2.5cm、两个癌肿直径之和小于5cm)均应选择手术切除,效果良好。上海地区报告,早期肝癌的五年生存率已达70%以上。如果癌肿已超过5cn,但小于10cm,且是单个,也可选择手术。

● 化学治疗　化学药物对肝癌有一定的疗效,如果在手术前应用(介入法为好),可使肿块缩小,为成功切除肿块创造条件。

● 放射治疗　对肝癌有一定的疗效,但病例选择与治疗方案设计要求很严格。

● 其他治疗　热疗(射频、超声、微波、热液体灌注、全身发热剂等)、冷冻、电化疗,生物制剂(NaKe细胞、白介素、干扰素等)以及其他药物,疗效都不肯定。

【预防】

肝癌是被世界卫生组织(WHO)肿瘤专家定为四个病因明确、可以预防的癌症之一,只要能切实做到如下几点,肝癌即可避免发生。

● 接种肝炎疫苗　从新生儿到青少年全程接种预防多种肝炎的混合疫苗,不使肝炎发生。

- 营养卫生　多吃新鲜蔬菜水果。
- 饮食卫生　不吃霉变、腌泡、咸腊食品。
- 不酗酒。
- 慎重输血和应用血制品，任何注射均应到有资质的医疗机构进行，拒绝不洁注射。
- 良好卫生习惯　经常洗手，手不沾口（直接间接），餐具消毒，进餐分食。

5 食管癌

食管癌是食管任何一段发生的癌症。

【你需了解】

- 一个"穷病"　翻开癌症发病的世界流行地图和《中国癌症流行地图》，一条食管癌高发的流行地区分布明显地呈现人们的眼前。在亚洲，从伊朗北部的贡巴特地区起，向东沿乌兹别克斯坦、哈萨克斯坦和土库曼斯坦，直到我国西部的太行山脉，形成个食管癌的高发地带。这一地带的共同特征是：

(1) 地势较高，多为山地丘陵，气候干旱，农作物生长不良。

(2) 居民生活艰苦，人口流动少，与外界交往不多，医疗卫生服务缺乏。

(3) 食物粗糙，食品烹调加工简单，许多呈原粮或半原粮状态。

(4) 食品种类单一，以小米、玉米、高粱为主食。

(5) 绿色蔬菜少，且供应时间短，致多种维生素不足。

(6) 荤食品少而单调，经常处于蛋白质营养不良和脂溶性维生素缺乏状态。

(7) 由于无法保存新鲜绿色蔬菜，居民大多以腌泡咸菜为主要佐餐食品，这类咸菜中亚硝酸盐浓度特高。

(8) 居民中尤喜快速进热食，致使食管常处于慢性灼伤状态。

上述八点集中反映了一个"穷"字，也是食管癌发病的基本因素。

- 发病率在下降　食管癌是一个明显与食品卫生、营养状态和生活习惯密切相关的疾病，发病机理上环境因素显然大于遗传因素。因此，凡是那些经济发展、生活安定、卫生改善、习惯良好的地区，食管癌的发病必然会下降。在我国，新中国成立后经济发展，社会稳定，卫生保健普及，从全国来看，食管癌的发病率下降了23.3%。上海地区下降更为明显，男性从（1978 年）20.9/10 万下降到（1999 年）9.8/10 万，下降率达 50%；女性从 8.9/10 万下降到3.7/10 万，下降更加明显。在 20 余年中，食管癌发病率大幅下降的事实再次有力证实食管癌的发病因素主要是环境，而这个环境是完全可以由人自己来调控的。

【症状与诊断】

- 由于食管所处的解剖部位与生理功能相对简单，所以发生在食管部位的病变也相对比较容易发现，归纳有下列两个特点。

(1) 食管感觉过敏：进食稍热、稍冷的饮料流汁时，食管明显有热、冷感觉，可以从咽、食管起始处一直下到"心窝"上方。进食稍硬稍大，可感"物流"自上而下。上述情况多半为食管炎症，但也可能为食管癌的早期表现。

(2) 进食梗阻感：进行性加重的进食梗阻感是食管癌特征性表现，应毫不迟疑地做检查。

- 诊查简便

(1) X 线钡餐透视和摄片：对于中期以上的食管癌，X 线检查既简便迅速，又准确可靠，但对早期发现有一定困难。

(2) 纤维内镜：可以观察食管全貌，对可疑处可以取材做细胞或组织学检查，可早期发现病变，应予普遍推广。

(3) 脱落细胞：以一表面覆以尼龙丝网的可充气皮球做食管拉网、收集脱落细胞检查的方法可取得全食管上皮细胞，能对食管黏膜的表面癌变或炎症变化作出细胞学证据解释，但不能定位。

(4) 色素内镜检查：卢戈氏碘液染色或甲苯胺兰染色，能将癌变组织与其周围的正常组织分开，再用内镜取可疑病变灶做组织学或细胞学检查，准确性可以提高。

(5) 食管超声波检查、CT 检查、核磁共振检查不作常规使用。

【处理要点】

• 手术治疗　手术是早期食管癌的首选，手术效果好，术后可获长期全生活质量生存。

• 放射治疗　无法手术的食管癌可选择放射治疗，反应好的病例可获长期缓解。

• 化学治疗　化学药物治疗对部分食管癌有效。

• 食管支架　食管癌的发展会使管腔阻塞，无法进食。为解决进食，可以在内镜的引导下放置可适度膨胀的金属支架，使管腔通畅，能够进食。

• 胃造瘘(口)　当患者全身情况尚好而又完全不能进食时，可以做胃造瘘手术，以便能直接经胃部提供营养。

【预防】

• 社会进步，经济发展，教育和卫生事业的普及是预防食管癌的根本前提，公民都应为国家的繁荣富强尽力工作。

• 培养良好的进食习惯　不食粗糙、过热、过冷、过酸、过辣食品。

• 不吸烟，不饮烈性酒。

• 合理营养　适当荤素食物营养搭配，保证足够的蛋白质和脂肪，不偏食，足够的红、绿、黄色蔬菜，水果，豆类食品。

• 治疗慢性病　胃反流性食管炎易引起食管长期慢性炎症，应予治疗。

• 不吃腌泡、霉变菜，阻止霉菌产物和亚硝酸盐等化学有毒物对食管的侵害。

6 结肠癌

结肠(又称大肠)组织的任何一段发生的癌症。

【你需了解】

• 发病上升　结肠是人体消化道中下端长约 150cm 的一段空腔脏器，主要功能为吸收水、电解质和贮存废物，虽不算重要生命器官，但这里发生的癌变却占人类总癌症的 3%～5%，在消化道恶性肿瘤中次于胃和食管，而列于第 3 位。更讨厌的是，近年发病呈不断攀升之势。以上海地区为例，1978 年男性结肠癌年发病率为 8.5/10 万，女性为 7.6/10 万；1999 年，男性上升到 16.2/10 万，女性为 14.5/10 万，两性上升均达一倍。我国其他地方的报告也有类似上升趋势。

• 发病原因　结肠癌的发病率在 20 年中发生成倍增长，这一突出现象向人们明确无误地传递了一个信息，即结肠癌发病原因在人们生活的环境中。这个环境因素主要是食品—营养—消化道。

(1) 脂类食品致癌因素：研究表明，食品中脂肪，无论动物脂肪、植物脂肪、饱和脂肪、不饱和脂肪的过剩，致消化酶(包括胆汁酸盐类)不能完全将脂肪完全分解，产生大量脂肪中间代谢物。这些产物都具有强力的氧化功能，其分子处于十分活跃的状态，极易与其他物质，如蛋白质分解中的亚胺、多胺，及许多化学物质结合而形成致癌物。

(2) 纤维素量少：研究了结肠癌高发和低发地区人群饮食结构后发现，低发地区居住者食物纤维的含量通常是高发地区的数倍，而且纤维素来自多种食物。研究还发现，纤维素量多的消化道中，正常居住的细菌菌群在发酵纤维素过程中能抑制其他食物成分的氧化活性，发酵后形成的纤维素有机物团能大量吸附未被消化的颗粒状物质，使之脱离肠壁；而纤维素量少的消化道则是另一种状态，杂菌丛生，未消化完的食物黏附肠壁，对肠壁构成慢性刺激而呈炎症表现。

(3) 肠道通畅不够：任何食入的物质都不应在肠道停留时间过长，一般以 48 小时为限，即食入物未被消化和吸收的残余部分应在 48 小时内被排出体外，任何食物过长地滞留于肠腔内都被视为有毒有害物。胆汁代谢形成的胆酸应随食物残渣排出体外，如停留时间过长，即被细菌分解形成二羟基胆烷酸和脱氧胆酸等潜在致癌物。

(4) 慢性肠炎：慢性结肠炎，多为过敏结肠炎、溃疡性结肠炎或其他慢性细菌性肠道炎症，与大肠癌的发病有一定的关联，其发病机理为长期慢性炎症致肠壁多种防御功能受损或丧失，在细胞修复不完好的基础上致癌物、特别是生物化学致癌物易于使细胞突变、癌变。

(5) 肠息肉与腺瘤：某些人群呈家族性、遗传性结肠息肉或腺瘤发病倾向。息肉和腺瘤本质上就是新生物，它们既可以长期不发展或非侵入性缓慢生长，但也可以癌变。

【症状与诊断】

● 难于早发现　结肠是一个空腔脏器，其肠腔可以生理性扩张到 5cm。所以，发生在肠壁上的肿瘤可以不产生任何能让人感到或触及的症状，直到瘤体很大而形成肠道梗阻或溃破出血时才可能被察觉。

● 下列描述的情况多不属早期

(1) 慢性失血性贫血：生长在结肠起始部位（升结肠）的癌块可以早期就溃破、出血，长期出血会造成贫血。一位 50 岁以上有肠道慢性病史、无明显其他原因的贫血（血色素低于 80g/L，红细胞低于 3.0×10^9）即应疑为本病。

(2) 肠梗阻：癌块生长到足够大时，肠道就会被阻塞，产生一系列肠梗阻症状，如腹胀、腹痛、呕吐、大便不通，常常表现为一种急症而到医院急诊。

(3) 肠穿孔：如果癌肿向肠壁穿透生长，可以引起肠壁溃破穿孔，出现急腹症，如腹胀、腹痛、发热、呕吐等。

(4) 癌肿转移：少数结肠癌会在肠道症状发生前就早早地经血管、淋巴管转移到肝脏、肺，或直接扩散到腹腔、盆腔，因而引起腹水、腰痛等不适。

● 可以早期诊断　结肠癌是一个可以早发现、早诊断的疾病，关键在"双警"（患者警觉和医生警惕），请遵循下列建议。

(1) 50 岁以上的男女两性每年做 2 次血常规和大便隐血试验，若有异常，应做全身体检，如有肠道不适，应做纤维结肠镜检查。

(2) 有慢性肠炎、肠息肉、肠腺瘤病的患者，每年做 2 次结肠纤维镜检查，并每次作病理学诊断。

(3) 有家族结肠癌、肠息肉、肠腺瘤患者应每年做第一项中的检查。

(4) 纤维结肠镜的出现给结肠癌的诊断带来了革命性的变化，任何有结肠癌变可能的患者应首选结肠镜检查。结肠镜检查会给患者带来一些不舒服感，但医生努力改进工作、技术准备，加上患者合作，可以将因检查带来的不适降到最低程度，使从婴幼儿到 100 岁老人各种年龄的人都可承受。

(5) 其他检查：钡剂灌肠 X 线造影、B 超、CT 等检查对结肠癌的诊断都有帮助，可根据各人情况选择。

【处理要点】

一旦结肠癌诊断明确，即应作出治疗计划，其原则如下。

● 手术治疗　凡能手术切除的结肠癌应毫不犹豫用手术切除，特别是那些较早期、症状不多的病例，不能听信"偏方秘方"而延误时机。如一时无手术条件，如急症肠梗阻、全身虚弱等，应先对症处理，创造手术条件，积极争取手术，将原发肿块切除。手术无法切除肿块时，可做临时处理，如造瘘、短路等，力争让肠道通畅。

● 化学治疗　结肠癌对化学药物治疗有一定的敏感性，应争取治疗。化学治疗的方法包括全身静脉给药、口服给药、局部介入给药、腹腔给药等方法，据病情选择使用。

【全力预防】

结肠癌的发病原因大部分是生活方式和环境因素，遗传因素小到可以不必深究。科学家们建议，以下因素对结肠癌的预防起到关键性作用。

● 良性生活方式　从心理和生理上调整对饮食的正确认识，吃得健康。今日之中国，除少数人群外，已无温饱之忧。医学与疾病史中大量统计表明，人类从饥饿到温饱的发展过程中，在"吃"上产生许多心理和生理的问题。首先是心理问题，从饥饿到温饱的欲望是"饱与好"，想象中的饱就是量上的多，好就是那些过去不能满足的食品，主要是脂肪与蛋白质。食的强烈欲望让这一时期人群处于“疯狂”与“掠食”的心理状态,认为油、肉的多少是“好”的主要象征。在生理上,处于这一时期的人会发生很大的变化。由于多少个世纪或多少代人都是在“饥寒”中过来的,生理遗传因素已适应那个“不饱”的状态。在突然“富”了之后,大吃大喝立即使长期适应了“饥寒”的代谢系统一下子处于失调状态,无法将“富”的物质从体内消化代谢出去,造成大量高能物质(蛋白、脂肪)在体内堆积,引起各器官系统工作超负荷,最终成病态。良好的生活方式是从心理上对食欲调整,不暴饮暴食,不过多过少,不随意改变进食时间,不任意挑选品种,建立“吃为健康,健康为工作”的“食文明观”。

● 合理营养　营养的基本概念是“机体需要”,只有机体需要的成分才能算得上真正意义的营养。地球上有近 100 种元素,构成人体的元素有 30 种之多。这就是说,我们应考虑到这么多的元素必然来自各种各样的食物。食物多样化、适量化是营养的重要概念。

● 蔬荤搭配　荤菜是人体必须的,不应少吃。但应“据体而食”。蔬菜多些,再多些,多些不会有坏处。多到多少为度?每天排便 1～2 次即可,不达此标,唯一的解释是蔬菜量不够(疾病除外)。

● 每天排便　用一切方法做到每天有一次大便。

● 治疗肠道慢性病。

你如能严格遵循上述建议,肠癌会离你而去。

7 直肠癌

直肠癌是指发生于直肠的癌症。

【你需了解】

● 引人注意　在大多数的教科书和文章中,直肠癌与结肠癌归为一章,未予专述。但近年来,随着直肠癌的发病率不断上升,已经引起越来越多的注意。直肠癌的发病在某些地区的报道中已与结肠癌持平。更由于直肠癌所处解剖部位特殊,发现、诊断和治疗方法也有别于结肠癌,故而予以专门一节。

直肠位于消化道的末端,长 12～15cm,隔肛管与外界相通。直肠处在盆腔的底部,前部为膀胱尿道,女性还有阴道。其他三边附在骨性结构上。直肠的生理功能主要为临时贮留粪便。

● 发病原因　直肠癌的发病原因与下列因素相关。

(1) 慢性炎症:发生在直肠部的炎症通常跟慢性结肠炎一致,多为较长时间而经久不愈的黏膜上皮炎性病变。

(2) 直肠息肉:直肠息肉癌变的可能性较多。

(3) 代谢毒物:来自消化道代谢不全的食物,尤以脂肪与胆汁分解不全的残留物为主,常形成多环芳香胺类致癌剂,如长期刺激肠壁黏膜则造成局部病变。

【症状与诊断】

● 早期发现　直肠癌的早期发现主要靠患者自己。由于直肠近体外,下端有敏感的肛门括约肌把守出口,因而发生在这里的一些病态变化都有可能很早就传出信息。下列异常现象应予密切注视:①排便习惯改变。如原为每日清晨一次,现无特别原因而改变为一日数次或数日一次。②便意绵绵。排便后仍有便意,再次排便时或有粪便(少量)或无。③便前或便时有异样排泄物。于排便前可有黏液或血脓样流体物质先排出,或附在最初排出的粪便上。④粪便外形改变。仔细观察粪便的形状,或有凹形槽状出现在粪便的一侧。

上述种种现象是许多发生在直肠部位疾病常见的症状,如痢疾、痔疮等,但对一个成年人来说,上述症状都必须认真对待,就医检查,作出明确诊断,切不可不以为然,久拖不断。

● 早期诊断　严格说来,直肠癌是一个体表疾病,完全有可能早期作出诊断。但常由于延误而失去早期诊断的时机。对每位有直肠(包括肛门)不适主诉的患者应严格按下列程序检查:① 肛门 - 直肠指检,作出有否异常的结论。② 如有异常,做直肠镜或乙状结肠镜检查,做出病变结论。③ 如有病变,做病理取材检查。④ 明确非癌病变,应予治疗,直到痊愈。⑤ 不能确诊者,每月随访检查,直到有肯定结论。

【处理要点】

● 手术　手术治疗是直肠癌的第一选择。但是直肠癌发生在结直肠末端,而直肠自身长度有限,特别是发生在直肠下端距肛门不足6cm者,手术治疗时多涉及能不能保留自然肛门的问题。近年来由于外科技术的改进,医生考虑在保证癌肿根治的同时将尽可能保留肛门,为患者以后的生活质量完善提供条件。但是,保留肛门的前提必须是癌的根治,绝不能勉强行事。人工肛门给患者带来诸多不便,这是无可争议的。但是,这种不便更多的是心理压力。因此,人工肛门术后的心理治疗应是医生工作的一部分,应尽力做好。

● 放射治疗　放射治疗可适应用于部分直肠癌病例,尤其是对那些癌肿已穿透全肠壁并有局部淋巴结转移的患者。

● 化学治疗　盆腔介入化学治疗更加合理,可选择应用,也可全身用药。

【预防】

● 规律排便　自幼养成每天排便一次的习惯,在没有任何可以解释的原因时发生排便习惯改变,即应做医疗检查,及时纠正,恢复到原来一天排便一次的状态。

● 合理饮食　食物是粪便的来源,合理的饮食成分是保证每天排便一次的根本。含纤维素成分的食物,主要是蔬菜应是每日必进的食物。数量因人而异,平均每日300g,多少以排便次数为准。

● 治疗慢性病　肠道炎症应及时治愈,绝不能留下后遗症。如有息肉等病,应及时根除。

8 前列腺癌

发生于前列腺的癌症。

【你需了解】

● 发病上升　前列腺癌曾是西方发达国家独占鳌头的男性癌症。据称在美国已是最常见的癌,为第二位癌症死因,2000 年发病 180 400 例,占所有癌的29%。在我国上海,1978 年前列腺癌发病率为 1.8/10 万,1999 年为5.6/10 万,增长3倍以上。

● 发病因素　什么原因使前列腺癌的发病率不断上升?

(1) 大量调查资料表明,生活富裕,脂肪、蛋白质等高能量食物摄入过多,致使体内雄激素过剩,对前列腺构成长期刺激,这可能是前列腺癌最主要的内因。

(2) 调查显示,性生活过分活跃的男性前列腺癌的发病率远较他人为高。此外,因各种原因而造成雄激素减少的人群中(如睾丸切除、先天睾丸发育不全、肝病后血雌激素增多等)前列腺癌的发病率明显低,这从另一方面证明前列腺癌的雄激素过多的发病机理。

【症状与诊断】

● 排尿不畅　前列腺位于尿道的膀胱开口处附近,所以,任何引起前列腺增大的疾病都可首先表现为排尿不畅。这些引起前列腺增大的疾病有前列腺炎、前列腺增生、前列腺肥大和前列腺癌等。前列腺癌的排尿不畅并无特别。

● 诊断不困难　前列腺癌属于近体表的癌之一,可以用指检触及。更主要的是20 世纪80 年代前列腺特异抗原(PSA)检验技术的出现,大大地提高了前列腺癌的诊断准确性。按照如下程序,前列腺癌很容易明确诊断。

(1) 60 岁以上的男性,缓慢地、渐行性地排尿困难。

(2) 前列腺指检:经肛门到直肠的手指直接触摸式前列腺检查是临床诊断前列腺癌最好的一种方法,其准确性达80%。

(3) PSA 检测:血清 PSA 测定,正常值为 $<4\mu g/L$。成倍增高者即应疑为本病。

(4) 前列腺分泌物检查:前列腺分泌物做细胞学检查,有较高的准确性。

(5) 前列腺超声:为非损伤性检查,可辅助诊断。

（6）CT和MRI：均可用于疑难病例的诊断，但一般无需动用。

（7）穿刺活检：经过多种检查仍不能确诊者可做前列腺可疑病变部位的穿刺活体组织检查。

（8）手术探查：虽经多种检查仍不能确诊时，可在患者同意的前提下做前列腺探查性摘除，进一步做病理学检查。

【处理要点】

前列腺癌容易治疗。

● 手术　局限在前列腺内的前列腺癌，只需单纯前列腺摘除即可达到根治。如已发生浸润扩散，仍应尽量做原发病灶切除，建立尿液排泄通道。手术切除前列腺癌后，为防癌肿复发，应做睾丸摘除。

● 药物治疗　①雌激素，如乙烯雌酚、雌二醇、炔雌醇；②抗雄激素，如甲地孕酮、氟他胺。

● 化学治疗　部分患者适用。

● 放射治疗　放射治疗具有较好的作用。但因多用于已扩散或复发者，所以疗效受限。

【预防】

从西方发达国家前列腺癌发病率特高和我国发达地区前列腺癌发病率在短短20年中迅速上升的事实来分析，前列腺癌的发病肯定与人的生活方式密切相关。哪些生活方式促使前列腺癌的发病呢？专家们认为有如下几点：

● 高能量饮食　自幼就摄入高能量食品，如脂肪、蛋白质，而且过量，致使体内雄激素早早地大量产生，长期刺激性腺器官，前列腺为雄性激素靶器官之一。因此，从小就应注意合理饮食。

● 刺激性饮料　咖啡、酒精都应视为对前列腺具有刺激的饮料，应节制饮用。

● 性生活　性生活过分活跃者，前列腺分泌功能也活动过多，应节制。

● 体育活动　足够的体育活动既能消去过剩的能量，又能降低雄激素水平，一举多得。

9 膀胱癌

膀胱癌是发生于膀胱的癌症。

【你需了解】

● 病因　膀胱是暂储尿液的地方，来自体内体外的有毒有害物质经肾脏过滤后入膀胱，在这里形成对膀胱上皮细胞的毒害。包括：①有机溶剂，如化工染料、油漆等，这类物质通常含多环芳香烃（苯胺、联苯胺、萘胺等）等致癌物。②烟草进入人体后有的以原致癌型物对膀胱起作用，有的则经体内分解代谢形成有害物质。③膀胱炎症、结石对膀胱长期慢性刺激，致上皮细胞突变。④药物。某些退热解痛药，如非那西汀等的代谢物也是一种化学致癌剂。

【症状与诊断】

● 无痛血尿

（1）间歇性无痛肉眼血尿是多数膀胱癌的首发表现。

（2）由于癌肿表面溃破引起出血，出血量的多少可造成不同症状。

○少量出血，可对膀胱构成刺激，产生尿意频繁的感觉。

○出血量多时，可形成血块，造成排尿梗阻；这种梗阻在体位改变、血块离开尿道膀胱开口处时，小便即可排出。

● 诊查方便　膀胱癌的诊查方法相对简单易行，一般可按下列顺序进行。

（1）尿常规：连续做3次以上尿常规检查，确定是红血球性血尿，即不是溶血性血红蛋白尿和炎症性血尿。

（2）尿脱落细胞检查：送查3次。

（3）B超：膀胱B超除探查膀胱外，还可做盆腔检查，观察膀胱周围的结构形态。

（4）膀胱镜检查：是膀胱疾病的主要诊查方法，能定性定位。

（5）其他：膀胱造影、血管造影、CT、肿瘤标志物等无法对诊断定性，可作参考。

【处理要点】

● 手术治疗　包括肿瘤局部切除、部分膀胱切除和全膀胱切除，视肿瘤大小和膀胱受侵犯的程度决定。原则是切除应是根治性，不可勉强保留膀胱。当病程已进入不能手术切除，而膀胱又不能行使储尿和排尿时，应放置输尿管导管，保持排尿道通畅。

● 电灼与激光　当肿瘤局限而未扩散转移时，可采用电灼或激光的方法对肿体进行烧灼性毁坏处理，对早期肿瘤较为适合，但病例选择一定要恰当。

● 放射治疗　对无法手术或术后复发的患者可试用放射治疗。放射源包括核素内照射、放射针组织内插入和体外照射。

● 化学治疗　膀胱内灌注用药，或局部介入性化学治疗。

【预防】

膀胱癌的预防除应遵循总的癌症预防公约之外，特别提到下列几点：

● 不吸烟，烟草中含有致膀胱癌物质。

● 不滥用药物，尤其是退热镇痛剂。

● 不吃或少吃腌腊食品，减少亚胺类物质对膀胱刺激。

● 不接触有毒有害化工产品，如苯胺、油漆等。

● 多饮水，每日在1500ml以上，保持尿液通畅。

10 白血病

白血病是人体造血系统中一大群恶性肿瘤的总称，俗称“血癌”。

【你需了解】

● 血液恶性肿瘤　白血病是人体造血系统中一大群恶性疾病的总称，按照细胞的形态、免疫特征、细胞遗传表达和细胞的分子生物学等因素，可将白血病分成25个以上的单独疾病。

● 发病年龄　白血病可发生在任何年龄，但儿童、少年阶段的发病明显较多，占儿童癌症的首位，也是儿童病死的主因。

● 发病因素　白血病的病因未完全明确，但个体易感性和环境致癌原是两个主因。

(1) 个体易感性：即机体遗传基因的缺陷。来自亲体的遗传物质异常，使子代对来自外界的致癌物易于整合，这对生长代谢十分活跃的造血系统危害特别大。

(2) 环境因素：

○病毒。实验与调查都表明病毒是白血病的主要病因之一。

○化学物质。有机溶剂中的苯，化学物质中的氮芥类烷化物是致癌剂。

○放射。电离辐射是明确的致白血病因素，日本广岛长崎、前苏联的切尔诺贝利核反应堆泄漏事件后白血病例明显增多是很好的例证。

● 简明分类　白血病按其起病的缓急，首先分为急性和慢性两大类，再按细胞的形态分为淋巴细胞型和非淋巴细胞型两类。这样分类后，只需知道下列几个病名即可了解全貌：①急性淋巴细胞性白血病（有3个亚型）；②急性非淋巴细胞性白血病，或称急性髓性白血病（含7个亚型）；③慢性淋巴细胞性白血病；④慢性非淋巴细胞性白血病（含粒细胞性、单核细胞性等）。

【症状与诊断】

● 急性白血病　起病很急，多在1～2月内，出现典型的四大症群：贫血（迅速）、出血（难止）、发热（不退）、感染（难控）。同时伴有肝脾、淋巴结肿大，小儿可出现腮腺和睾丸肿大。

● 慢性白血病　起病缓性，常以全身乏力、低热、食欲减退、消瘦、盗汗等不适就诊，诊时发现肝脾肿大。

● 诊断简便　白血病的诊断在现代诊断技术下不存在困难，在有临床特征的患者中做如下检查即可：①血液常规：见贫血和异常的幼稚白细胞；②骨髓穿刺作造血系统细胞学分析；③为分型目的做特殊的免疫、生化和基因检查。

【处理要点】

● 化学治疗　化学药物是现阶段白血病治疗的主要方法。如果使用方法适当，加上个体因素，许多患者可获治好的效果。

● 造血干细胞移植　造血干细胞是指人体骨髓和周围血液中所含的能分化成多种成熟白细胞的一种原祖细胞，骨髓中较多，周围血(包括脐带血)中较少。为了最大限度地消灭白血病细胞,必须使用极量的化学治疗药物或放射治疗,这必然造成正常造血组织的极大损伤,其程度有时可能达致死水平。这样的治疗一定需要外力帮助患者治后的骨髓造血功能恢复。造血干细胞移植就成了这种治疗的必须的保障生命安全的方法。应说明是:造血干细胞移植是化学治疗、放射治疗保障系统中的一环,本身无治疗白血病的作用。白血病是一种全身性疾病。其恶性细胞可以进入化学治疗、放射治疗无法到达的地方(如颅内)躲藏起来。有的白血病细胞甚至会装成"死猪",任你开水(化学治疗、放射治疗)去烫都不死。所以说,干细胞移植法辅助治疗白血病目前仍存在相当的局限性,哪些患者适应使用是很费医生们思考的。

【预防】

● 白血病的发病原因中很强调个体易感性,即亲代在遗传上给子代留下的隐患。所以,亲代的健康,特别是没有遗传性疾病十分重要。这就要求父母为子女的健康而避免接触有害有毒物质,保证有一对健康的基因遗传给下一代。这些方法已在本篇的各个章节中多次反复地提到。

● 生活和工作的环境应经常保持无有毒有害的化学产品、各种射线、病毒细菌。目前特别要注意住房(居室及办公室)装修带来的危害。

● 自幼养成良好的个人卫生、体育卫生和营养卫生习惯。

11 淋巴瘤

淋巴瘤是发生在淋巴结和淋巴组织内的恶性肿瘤。

【你需了解】

● 两个疾病 发生在淋巴系统中的淋巴瘤包括两个疾病,即霍奇金病和非霍奇金淋巴瘤。两者在组织学和细胞生物行为学上有所不同。霍奇金病主要发生在淋巴结内,其肿瘤组织内以有"雷登-斯顿"(Reed-Sternberg,R-S)细胞为特征,因为 Thomas HodgKin 于1832 年首先报道,故用其姓为该病之名。非霍奇金病也发生在淋巴结内,但同时可以发生在身体的任何部位。

● 淋巴瘤病因 不甚明了,但病毒病因被普遍认可,EB 病毒便是其中之一。此外,机体免疫功能缺陷、化学致癌物都有可能是淋巴瘤的致病因素。

【症状与诊断】

● 淋巴结肿大 淋巴结肿大是淋巴瘤的主要表现,一般以头颈部首先出现,其次为腹股沟和腋下。

● 肝脏肿大 同时或其后出现肝脾肿大。

● 淋巴瘤细胞浸润 病情进行时,胸腔纵隔、皮肤、胃肠道也可出现淋巴瘤细胞浸润。最严重时可发展到骨髓和颅内神经系统。

● 全身症状 在出现淋巴结肿大的同时或之前,患者可能有低热、盗汗、乏力、贫血、虚弱等症状。

● 诊断不困难 对伴有全身不适的不断增大的淋巴结应及时做切除活组织检查。现代组织免疫生化技术可迅速、准确对淋巴瘤作出诊断,而且能对肿瘤结构、细胞成分、细胞类型作出分型。

【处理要点】

淋巴瘤是一个认识历史较久的疾病,化学药物和放射治疗对其都有较为肯定效果。

● 化学治疗 经典的化学治疗方案是MOPP,即氮芥、长春新碱、丙卡巴肼、强的松。这个方案于20世纪60年代出现于临床,使得众多患者受益。MOPP 方案至今仍是很有效的淋巴瘤治疗方案之一,由于近20年来化学治疗药物不断大量涌现,MOPP 方案内容也在更新,但基本方案结构仍维持原貌,只是原来的一种药现在可以有多种药替代选择使用。

M:原为氮芥,现可以用环磷酰胺等。

O:原为长春新碱,现可用长春瑞滨、长春地辛等。

P:原为丙卡巴肼,现可用阿霉素、博莱霉素、依泊托甙等。

P:原为强的松,现可用地塞米松、甲基强

的松龙等。

● 放射治疗　当淋巴瘤局限于身体某一区域时，放射治疗效果满意。曾有过“斗篷式”全身放射治疗，现在多以全身化学治疗加局部放射治疗取代。

● 其他治疗　干扰素，白细胞介素-2有一定的辅助治疗效果。

【预防】

淋巴系统是人体重要的免疫器官之一，许多免疫功能（抗体和细胞）都由它提供。因此，从遗传与环境因素两个方面对淋巴系统进行良性调整十分重要。

● 预防遗传性缺陷　两性同时有显现遗传病不婚配；绝不近亲结婚；怀孕前后期内避免疾病，尤其是病毒感染性疾病。

● 环境因素　避免接触有毒有害的化学物品。

12 多发性骨髓瘤

多发性骨髓瘤是骨髓中浆细胞恶性增生性疾病。

【你需了解】

● 多发性骨髓瘤是一个中老年人群中发病最多的疾病，男性略多于女性。

● 环境因素、病毒感染和慢性感染与本病发生有关。

【症状与诊断】

● 骨痛　四肢骨的近端（髋、膝、肩、肘）疼痛伴全身乏力、食欲不振、体重减轻、夜间盗汗为本病的主要表现。

● 骨折　严重时发生骨折和骨髓瘤细胞浸润引起的其他损害，如发热、贫血、肾功能受损等。

● 诊断简易

（1）尿：尿中含本-周氏蛋白。

（2）血：血清电泳见典型的M蛋白峰。

（3）X线：典型溶骨性骨质损害，以颅骨、肋骨、骨盆骨、长骨近端为多。

（4）骨髓：可找到典型的骨髓瘤细胞。

【处理要点】

● 化学治疗　以马法兰为主要的多药联合化学治疗使骨髓瘤患者的生存前景良好，许多患者病情可以缓解，甚至病灶消失。

● 放射治疗　少数孤立的病变可以放射治疗，能获局部缓解。

● 生物治疗　干扰素、白介素-2已显示有一定的辅助疗效。

● 对症治疗　骨髓瘤的伴发症较多，如不处理好，也会造成严重后果。贫血、高钙血症、高黏滞血症、肾功能损害等均应对症仔细处理。

【预防】

● 不接触有害有毒化工产品，避免非医疗性射线照射。

● 积极治疗好慢性病，因为长期慢性感染易致免疫系统中的浆细胞受刺激，骨髓瘤又名浆细胞瘤。

● 居室与办公场所环境、特别是空气卫生，避免病毒感染。

13 胰腺癌

胰脏发生的癌肿。

【你需了解】

● 不易发现的病　胰腺长在人体腹腔上后方，横跨脊柱两侧，是一个深藏不露的器官。胰腺分为头、体、尾三部，头在胃体下，有十二指肠围成大半圈包住胰头部；体在上部腰椎之前方；尾在椎体左。这些解剖上的特点对发现胰腺癌有一定的提示作用。

● 胰腺癌近年来发病率也有所上升，上海地区1978年男性发病率为5.5/10万，女性为3.8/10万；1999年分别为7.8/10万和4.6/10万。

● 发病因素

（1）高脂、高蛋白饮食：长期脂类和高蛋白食品致胰腺因负荷过重而功能受损（胰腺为主要的脂肪蛋白酶分泌者），加上脂类代谢不全后产生的有害物刺激，可能是胰腺癌的发病原因之一。

（2）饮酒：过量饮酒对胰腺可造成直接和间接两类影响。

（3）吸烟：吸烟者的胰腺癌发病明显多

于不吸烟者。

(4) 糖尿病史：在糖尿病患者中胰腺癌的发病增多。

【症状与诊断】

● 典型表现

(1) 无痛性、进行性黄疸：发生在50岁以上的人首先应怀疑到本病。胰腺癌2/3发生在胰头部，肿大的癌块压迫胆管在十二指肠的开口部，阻塞胆汁排出，成为阻塞性黄疸。

(2) 消化不良：胰腺因癌肿而引起外分泌消化酶质与量的改变，加上血胆红素升高后对胃肠的刺激，胰腺癌患者的食欲明显减退，腹胀，大便形状改变，大便呈白油石灰样。

(3) 腹痛腹块：当肿块长到相当大小，压迫周围脏器，可出现腰背酸痛、上腹胀痛，可以触摸到上腹部有肿物固定而不能移动。

● 诊断方法　当典型表现产生后，胰腺癌的诊断应不困难，为迅速有效地作出诊断，确定检查顺序十分重要。建议如下：

(1) B超：首选。

(2) CT检查：确定诊断。

(3) 辅助性血液检查：内容包括肝功能、血清胆红素、血碱性磷酸酶。其他检查还很多，包括：胃十二指肠X线造影，看胰头在十二指肠框中的形态改变；核素^{75}硒代蛋氨酸扫描，$^{11}C^{13}N^{15}O$正电子放射性核素扫描；胰胆管十二指肠内镜造影，胆管造影，血管造影；实验检查CEA、胰癌胚抗原(POA)、胰癌相关抗原(PCAA)、血清弹力蛋白酶(HE)、ras基因。

【处理要点】

● 手术治疗　一旦诊断确立，如患者全身情况允许，应做剖腹探查。切除癌肿时，应尽可能在不立即危及生命的前提下进行手术切除。在无法手术切除或无法根治切除时，可做下列安排：术中外放射治疗、核素^{125}碘局部植入、放置银夹作标记以便术后放射治疗。手术的另一主要目标是：如癌肿严重浸润到胆管系统，应做胆汁(内或外)引流手术，以缓解高胆红素血症。

● 放射治疗　除术中放射治疗外，术后外照射可用：内镜引导下后装放射治疗、高线性能量转移治疗(LET)。

● 化学治疗　部分病例可选择性应用。

【预防】

● 胰腺癌是一个可怕的疾病，关键是预防。建议遵循下述生活中的健康要素：①饮食节制；②戒除烟酒；③保持体重；③规律生活节奏。

14 胆囊癌

癌肿发生于胆囊。

【你需了解】

● 多原因的病　胆囊癌至今未能明确致病原因，下述诸因素都可能与胆囊癌发病相关。

(1) 慢性胆囊炎症：长期的胆石症、胆囊慢性炎症，特别是梭形芽孢杆菌(一种厌氧菌)感染，能使胆汁分解变成致癌的多环芳香烃物，引起胆囊上皮细胞癌变，而90%～95%的胆囊恶性肿瘤为上皮细胞性胆囊癌。

(2) 胆囊息肉：发生在胆囊内的真性息肉，其基底直径超过1cm时就有可能癌变。

(3) 油脂类食物：这类食物的分解代谢不全或其中间产物均有可能转变成消化道多部位癌的病因。

(4) 亚硝酸盐类：大量存在于酸菜、泡菜、咸鱼、咸肉中的亚硝酸盐可在人体外或体内转化成有致癌作用的亚硝基胺类化合物。

【症状与诊断】

● 胆石症的表现　半数以上的患者起病时有右上腹部隐痛或剧痛，经抗生素等药物处理后症状可明显缓解，此后反复发作。

● 早期难立即确诊　早期时的各种检查大多不能立即明确诊断，患者常误以为是胆囊炎、胆石症而延误早期诊断。

● 进一步发展　进一步发展可出现右上腹胀满感、腹痛，食欲减退，黄疸，甚至触到右季肋下肿物。

● 易于诊断　B超初检，CT确诊，已经能够作出胆囊癌的肯定诊断。但有时也会碰到一些特别的病例，下述检查可作选用。

（1）内镜逆行胰胆管造影（ERCP）、口服或静脉胆囊X线造影。

（2）检查血清碱性磷酸酶、血清胆红素、癌胚抗原、CA_{50}。

（3）诊断性手术探查：对于某些很不典型的病例，在保守治疗后病情无任何缓解时，应选择剖腹探查或腹腔镜探查。

【处理要点】

● 手术治疗　腹腔镜手术胆囊癌切除已有报道，但病例选择应适合；剖腹手术尽可能切除做癌肿。如确无切除可能，应做胆管胆汁分流手术。

● 放射治疗　可做术中术后放射治疗，有一定效果。

● 化学治疗　全身用药效果不理想，可做局部介入化学治疗。

【预防】

● 预防胆石症、胆囊炎是预防胆囊癌的可行方法，即合理饮食、少进脂肪，控制体重、不使肥胖，多食蔬菜、大便通畅。

● 治疗胆石症　胆石症经常反复发作且年龄在45岁以上的女性，选择性地做胆囊切除术是明智之举，不必过多犹豫。

● 处理胆囊息肉　如果明确胆囊内存在息肉，应密切随访，息肉底部直径大于1cm时以胆囊切除手术为好。

● 治疗消化道慢性病　胃、十二指肠的慢性炎症，包括幽门螺杆菌在内的厌氧菌感染应予积极治疗。因为胃、十二指肠慢性炎症均能引起胆囊炎症样反应。

15 肾癌

癌肿发生于肾脏，统称肾癌。

【你需了解】

● 难发现的病　分管人体内水分处理与废液排泄的重要器官是两个肾脏，分别居于腹膜后腰椎第1～3节的两侧，行使调节机体体液平衡的关键作用。发生在肾脏的恶性肿瘤很难早期发现，但近年来B超检查普及，CT和MRI适当应用，已使肾癌诊断有了很大改观。

● 发病因素　很多调查报告表明，吸烟是一个危险因素，尤其是重度吸烟者。

【症状与诊断】

● 无痛性血尿　间隙性或持续性肉眼或显微镜下的无痛性血尿是肾癌的重要表现。当出血可能形成血块时，血块经过输尿管时可能引起阵发性疼痛。血液到达膀胱时可能存储一小段时间，血球可发生溶血、变形，显微镜仔细分析可以鉴别出血液来源，是肾出血还是膀胱出血。

● 诊断

（1）尿液常规检查：分析血尿成分。

（2）尿脱落细胞检查：找到癌细胞的机会不多，应多次检查。

（3）B超检查：可反复检查，确定肾脏外形和肾内占位病变。

（4）CT或MRI：可进一步明确肾实质病变，基本可以提供定性诊断。

（5）其他检查：X线肾造影、放射性核素检查等可根据需要选用。

【处理要点】

● 手术　能用手术切除的肾癌应尽可能切除，不管是否转移，这是因为肾癌的机械破坏作用仍可能使肾脏的其他功能发生致病性变化。

● 放射治疗　可以缓解部分症状。

● 化学治疗　应联合用药。

● 其他　干扰素、雄激素、孕激素（甲孕酮）等。

【预防】

不吸烟，不接触非医疗性放射线，避免食入有毒化学物（如有害有毒的农药、食品保鲜剂等）。

16 甲状腺癌

癌肿发生于甲状腺，称甲状腺癌。

【你需了解】

● 体表肿瘤　甲状腺是个体表器官，几乎人人都知道它的准确部位，发生在这里的肿瘤应该不成问题地都能被早期发现、早期诊断和良好的治疗。

● 发生在甲状腺的肿瘤，以良性居多，癌肿很少。但因良恶同在“弹丸”大小的甲状腺，因此还是引起人们的关注。

● 甲状腺癌可能跟下列因素有关

(1) 生命早期甲状腺遭受X线照射。

(2) 地方流行甲状腺肿大、甲状腺炎、甲状腺瘤病。

(3) 遗传因素。

【症状与诊断】

● **无症状** 甲状腺癌除非发展到很大压迫邻近组织时而引起不适外，患者无任何不适。

● **颈喉部肿块** 多数病例是患者自己见到或触到颈喉部肿块，或为他人指出，或经常规医疗体检而发现。

● **典型的甲状腺癌的特征表现** 居于甲状腺中的结节质地中到硬，逐渐增大。初时可稍移动，继而固定不动，表面不光滑，无压痛。

● **检查简易** 由于位在体表，又是极易触及之处，甲状腺中的任何肿块都很容易发现，但要确定其良性还是恶性，还是要按下列程序进行检查：①核素扫描：可为热结节、温结节、凉结节，前两者为良性，后者恶性可能大。②超声波：可探知肿瘤内部性质。③血清甲状腺素(T_3、T_4、FT_3、FT_4)测定：作为甲状腺功能测定。④细针穿刺抽吸做细胞学检查。

【处理要点】

● **手术** 对一位45岁以上的人，甲状腺中的实质性肿块均以手术切除为宜，如术时诊断为癌，即应做扩大根治术，扫除引流区域内的相应淋巴结，以求根治效果。

● **放射治疗** 不能或不宜手术切除或术后复发者可做放射治疗，包括外放射和核素(^{131}碘)内放射，有相当好的效果。

● **甲状腺素治疗** 术后用甲状腺素有两个目的：第一是补充因甲状腺切除而体内甲状腺素不足；第二是适当的甲状腺素血浓度可抑制促甲状腺激素(TSH)，TSH被视为致癌因子。

● **化学治疗** 疗效不够理想。

【预防】

● 甲状腺部位不接触任何放射线，尤其是在儿童和少年时期。

● 预防地方流行性甲状腺肿，适当补充碘盐。

● 治疗甲状腺炎症。

● 对可疑的结节实施手术切除。

---

17 鼻咽癌

鼻咽部发生的癌肿。

【你需了解】

● **有地域倾向的病** 鼻咽癌在世界多数国家属少见的恶性肿瘤，但在中国的东南部和东南亚一些国家发病较多，如印度尼西亚、马来西亚、泰国、菲律宾等国。

● 人们从下面的一些资料中可以看出鼻咽癌的发病跟某些因素有关。

(1) 中国的广东和从广东移居外国的华人中鼻咽癌发病率明显高于他处的人。

(2) 家族群集现象：调查报告称一家多达80%的成员患同一类型的鼻咽癌。

(3) 多食腌鱼的人群：某些地方以腌鱼作为长年的佐餐菜，其人口中鼻咽癌发病明显多于不食腌鱼者。

(4) 慢性鼻炎：鼻部的慢性炎症致上呼吸道表层黏膜的防御机制受损，可能使致癌物易于入侵。

(5) EB病毒：已证实EB病毒(Epstein－Barr, Virus, EEBV)是一种致癌基因病毒，是B淋巴细胞性淋巴瘤和鼻咽癌的主要致癌因素。

【症状与诊断】

● **可以早发现** 鼻咽癌发生的部位在鼻腔后部与咽交界处，该处是完全可以直接肉眼看到。鼻咽癌的大部分类型是黏膜表面首先病变，所以患者能早期感知。

● **症状** 癌肿溃破出血，血液与鼻咽处分泌物经口腔和鼻排出。在分泌物中可见到血丝血迹。特别当“缩吸鼻”后吐出的痰中见血迹，即应提高警惕。

● 诊断不困难

(1) 鼻咽镜检查：纤维鼻咽镜检查可以观察鼻咽的全部，对可疑处做细胞或组织活检，能迅速作出明确诊断。

(2) 血清 VCA－IgA：鼻咽癌患者的 EBV 抗体多呈阳性，阳性者对诊断有肯定价值。一般以抗体浓度比的阴性阳性为准，1: 100 以上阳性意义较大，低于此数时应随访到转阴为止。

(3) X 线片、CT 检查：看骨质完整情况。

【处理要点】

● 手术切除　早期、无骨质破坏和转移的病例应首先做手术切除，术后做放射治疗。

● 放射治疗　鼻咽癌是对放射敏感的癌肿，可做非手术病例的根治性放射治疗，也可做术后的增强治疗，效果良好。

● 化学治疗　鼻咽癌的化学治疗效果不确定，多为全身应用，药物通常以铂类、抗代谢类、蒽环抗癌抗生素类、生物碱类等联合用药。

【预防】

● 积极治疗慢性鼻咽部疾病。

● 不吃腌鱼类含亚硝胺类的食品。

● 在高发地区的高危人群中适量补充维生素 A。

● 在高发地区的高危人群中做定期鼻咽部检查和血清 EBV 抗体检测。

18 卵巢癌

卵巢癌为发生于女性卵巢的癌肿的总称。

【你需了解】

● 隐蔽的病　卵巢长在下腹部盆腔的深处，发生在这里的肿瘤极难在早期发现，从而失去早期诊断和治疗的时机。

● 可以早期发现　卵巢肿瘤不是绝对不能早期诊治的病，特别是医学技术飞快发展的今天，只要遵循医学保健指导，卵巢肿瘤的早期发现、早期诊断并治愈的可能完全存在。

● 卵巢是一个很小的器官，成年妇女正常卵巢仅似黑枣大小，但发生在这里的良恶性肿瘤可多达 25 种以上，恶性肿瘤占其 10%。这里仅叙述代表性的卵巢癌，它占卵巢恶性肿瘤的 90%。

● 卵巢癌发生的因素

(1) 遗传因素：卵巢癌有家族史倾向，但主要是遗传基因缺陷，女童和少女中也有一定数量的卵巢癌患者。

(2) 环境因素：主要是饮食与营养过剩。

(3) 个体差异：研究发现，心理状态不稳定的妇女较常人易患卵巢癌。

(4) 放射线、化学物质，也是卵巢癌的危险因素。

【症状与诊断】

● 早期无明显症状　患者无不适感，卵巢又在盆腔内，因而被忽略。

● 可能在体检中偶然发现　有些早中期者，在体检中(B 超检查)被发现。

● 晚期症状　腹块、腹水、排尿排便困难，甚至腹股沟淋巴结肿大等。

● 可以诊断　通过 B 超检查(腹外或经阴道)；对卵巢可疑存在占位病变者做 CT 或 MRI 检查。通过上述检查发现的卵巢癌多为早、中期，治疗效果好。

【处理要点】

● 手术治疗　一旦发现卵巢病变存在恶性可能，应毫不迟疑做剖腹探查，不能等待长时间检查观察。在探查与手术问题上，医生和患者都应持积极态度，不应丧失治疗时机。

● 化学治疗　近年来化学治疗药物大量出现，有几种药对卵巢癌显示较好效果，如顺铂类、泰素(紫衫醇)类、喜树碱类、鬼臼类。多药联合应用效果更好。

● 其他治疗　包括放射治疗、免疫治疗，可按病情选用。

【预防】

● 定期妇科检查　成年妇女每年做一次妇科检查，内容包括：

(1) 盆腔检查。

(2) B 超检查(腹外或经阴道)。

(3) 对怀疑卵巢有占位病变者，进一步

行CT或MRI检查。

● 从女童时期起，即应注意合理营养、体育锻炼、保持体态、避免早熟。

● 成年妇女(20岁以上)，不论婚否，每年妇科体检一次，发现月经和女性第二性征异常者，应及时追究原因，予以纠正。

● 保持心态平衡，不过忧、过喜、大怒、失态。

19 子宫颈癌

子宫颈部发生的癌肿。

【你需了解】

● 发病率　20世纪50年代，上海的某些地区不完全统计材料表明，子宫颈癌的发病率在100/10万以上。此后，政府实行了强有力的"预防为主，防治结合"的卫生工作方针，大力开展妇女卫生保健工作。到1978年，子宫颈癌年发病率已下降到8.5/10万，而到1999年仅为2.1/10万。

● 生活方式病　子宫颈癌是一个与人的性行为方式密切相关的妇科恶性肿瘤。发病率的悬殊说明子宫颈癌的发病原因完全在于与人的生活活动十分密切的一个极小的环境中。具体说就是性生活行为：多个性伴侣、频繁性活动、不洁性环境、带病性交往、早年性开始，加上精神压抑和营养不良，即成为子宫颈癌的发病主因。

● 其他病因　病毒感染(单纯疱疹Ⅱ型病毒、人乳头状瘤病毒、人巨细胞病毒)、内分泌失调、吸烟等病因，多为条件性因素。

【症状与诊断】

● 早期表现不典型　子宫颈癌的早期无任何特点。一些可能的表现，如白带、阴道分泌增多等，都是非特异的炎症引起。而当发生阴道血性分泌物、性交后出血、下身疼痛等症状时已不属早期。

● 容易诊断　严格说，子宫颈属于体表一部分，可以用手直接触及和用很简单的器械肉眼观察，并可在直视的条件下做诊断取材，经细胞或病理学检查而迅速作出明确诊断。方法包括：

(1) 宫颈刮片做脱落细胞巴氏染色找癌细胞。

(2) 宫颈活组织检查，对可疑病灶直接切取组织检查。

(3) 其他检查还有碘试验、荧光法等，仅作为辅助检查。

【处理要点】

● 手术治疗　早期的子宫颈癌，如原位癌和I期癌，只需手术切除即可达根治目的。

● 放射治疗　无法手术切除时可做放射治疗，效果良好。

● 化学治疗　效果不肯定。

【预防】

子宫颈癌被世界卫生组织(WHO)列为四个可以预防的癌症(其他三个癌是肺癌、肝癌、口腔癌)之一，方法如下。

● 树立良好性道德　子宫颈癌是一个与性行为密切相关的癌，因此必须树立良好社会风气、规范生活道德，取缔卖淫嫖娼。

● 性生活卫生　不在不卫生的环境中行性生活，男性包皮过长且有包垢者做医学处理后过性生活。

● 治疗妇科慢性病　慢性宫颈炎、宫颈糜烂、阴道炎等应及时治好。

● 精神卫生　妇女应保持健康的心理状态，尤其是中老年妇女。性生活应在愉快的心境中进行。

● 定期妇科检查　宫颈癌的早期只能通过检查发现。35岁以上妇女应每年做一次以宫颈刮片为主要内容的妇科体格检查。

20 子宫内膜癌

发生于子宫内膜的癌。

【你需了解】

● 老年妇女病　子宫内膜癌多发生在60岁以上的妇女中。

● 发病率　近20～30年来发病率有所上升，1978年上海市女性发病率为3.1/10万，而1999年为5.6/10万，列全市恶性肿瘤发病的第10位。

● 发病因素　子宫内膜癌的发病与下列

因素有关。

(1) 雌激素过剩:体内分泌雌激素过多或灭活雌激素的功能减退,或外源性雌激素补充过量,引起子宫内膜增生,内膜呈腺瘤样变,并向癌变发展。

(2) 不孕:不能正常怀孕和生育的子宫,其内膜多呈变性增生改变。

(3) 肥胖、高血压病、糖尿病,所谓"子宫内膜癌综合征"患者也因激素失调而致子宫内膜改变。

【症状与诊断】

● 异常宫血　绝经后妇女不规则阴道流血,或经年妇女非行经期不规则阴道出血是子宫内膜癌的最重要表现,尤其是绝经多年后的老年妇女。

● 晚期患者可出现癌肿扩散转移引起的一系列症状,如下腹痛、腹胀、贫血、消瘦等。

● 诊断性刮宫　凡是非规则的宫内出血,首先取诊断性刮宫处理,从刮取物中取材做细胞学、组织学病理检查,准确性很高。如一次诊刮未获肯定性癌与非癌诊断,可做宫腔镜检查,以便更准确收集检查标本。

【处理要点】

● 手术治疗　手术治疗是子宫内膜癌的主要根治方法。病变局限在子宫体内膜部,未浸润肌层,做单纯子宫切除即可;如已侵及子宫全层,但无淋巴结转移时,做子宫附件全切。

● 放射治疗　未能根治或术后复发者可用放射治疗,有外照射或核素(32 磷)内照射。

● 化学治疗　联合用药。

● 激素治疗　抗雌激素药物,如甲羟孕酮、黄体酮、三苯氧胺等,能明显缓解症状。

【预防】

子宫内膜癌是一个雌激素依赖性恶性肿瘤。因此,如何调整好妇女体内及外源补充雌激素极为重要,可以采用的方法如下。

● 合理营养卫生　不肥胖,月经持续年限适当,初潮不提前,绝经不延后。

● 积极体育卫生　保持正常体重、腰围、臀围。

● 治疗疾病　控制高血压、糖尿病。

● 合理使用雌激素　不滥用。

21 滋养细胞癌

滋养细胞癌是恶性葡萄胎和绒毛膜癌的统称,两者都发生在胚胎的滋养层。

【你需了解】

● 生育引起的外来入侵性疾病　精卵结合后,生命的第一行为是寻找在母体子宫内某一适合的地方定居下来,紧接着受精卵就长出滋养细胞伸向血运丰富的子宫壁,建立"子母血流通道(胎盘-子宫屏障)",吸取母体营养。在其后生命发育的过程中,胚胎要经历许多危险,其中包括发生在滋养细胞层的各种变化。

(1) 葡萄胎:胚胎失去正常生长,呈现广泛性绒毛水肿和弥漫性滋养叶细胞增生。

(2) 恶性葡萄胎:在葡萄胎的基础发生恶性生长,向子宫弥漫浸润,滋养细胞挤入子宫内膜血窦,流向全身。

(3) 绒毛膜癌:绒毛滋养细胞在胚胎早期即癌变,其特征是能分泌出一种绒毛膜促性腺激素(HCG)。

● 由于后两种病变都发生在胚胎的滋养层,且诊断治疗方法相似,故统称为滋养细胞癌。严格意义上说,滋养细胞癌是一个外来的侵入者。受精卵虽有母体半数遗传信息,但实际上它已是另一个生命,是这种新生命早期的癌变而给母体带来生命危险。

【症状与诊断】

● 生育年龄、有性生活史的妇女,正常月经停止后不规则阴道流血,或产后发生不规则宫血时,即应想到妊娠异常。

● 发生贫血、肺转移引起的呼吸困难等均已属晚期表现。

● 诊断方法

(1) 明确的受孕史。

(2) B 超示宫体异常增大。

(3) 血与尿中 HCG 异常升高(尿,正常为阴性;血,低于 3.0 IU/ L)。

(4) 妇科检查见增大的宫体软而不规则。

(5) 肺部X线摄片见有肺转移的呈棉花球样病灶。

【处理要点】

● 手术 病变局限在子宫,化疗无效时应做全子宫切除。

● 化学治疗 化学治疗是滋养细胞癌治疗的主要方法。主要药物为氨甲蝶呤(MTX)、放线菌素D(ACD)、氟尿嘧啶(5-Fu)等,联合用药可以达到完全控制的效果。

● 放射治疗 滋养细胞癌对放射治疗敏感,但多用于不能手术、化学治疗无效,或转移病灶(脑等处)者。

【预防】

滋养细胞癌是一个完全可以预防的恶性肿瘤。育龄妇女的任何月经不正常即做妇科检查,怀孕异常者即做中止妊娠处理。

22 脑肿瘤

发生在脑部的肿瘤,不论良性还是恶性,均因其所处部位特殊,一律视为恶性肿瘤,并按恶性肿瘤的处理原则治疗。

【你需了解】

● 脑部恶性肿瘤的相关发病因素

(1) 遗传-基因改变,这已在许多脑肿瘤中取得证据(染色体缺失)。

(2) 放射性:特别儿童时期头颅部位接触过X线或其他射线。

(3) 化学物品:苯并芘、亚硝胺等致癌物。

(4) 病毒感染:儿童、少年时期的病毒性脑炎等。

(5) 孕期维生素A不足:有一组报道称,孕妇维生素A不足,其所产后代脑瘤发病明显增多。

● 肿瘤群 发生在脑部的肿瘤有一大群,主要有:①胶质细胞瘤,包括星形细胞瘤、室管膜细胞瘤、少枝胶质细胞瘤、神经星形细胞瘤;②脑膜瘤;③神经鞘瘤;④垂体瘤;⑤先天性肿瘤,包括颅咽管瘤、脊索瘤、畸胎瘤;⑥血管性肿瘤;⑦原发性肉瘤、淋巴瘤、黑色素瘤;⑧转移癌。

【症状与诊断】

● 症状 发生在脑部的肿瘤按其所在部位、体积大小而引发颅内、颅外一系列特征性表现有:

(1) 头痛:肿瘤对全脑形成压力,产生颅压增高症群——头痛、呕吐、复视、头晕、猝倒,严重时昏迷。

(2) 肢体瘫痪:肿瘤位于大脑的额叶及顶叶,压迫相应的运动区,引起中枢性面神经瘫痪和肢体瘫痪。

(3) 情感异常:肿瘤压迫感觉区(额叶)会产生各种精神异常表现,会出现喜怒哀乐无常。

(4) 共济失调:肿瘤压迫顶叶的运动感觉区,患者会步态不稳。

(5) 视力障碍:发生在颅底的肿瘤,压迫视神经交叉处而引起偏盲、复视、全盲。

● 诊断 CT、MRI的合理应用使发生在脑部的肿瘤诊断起了根本性的变化,省去了以往许多损伤性检查。

【处理要点】

● 手术治疗 孤立的肿瘤,包括原发和转移,均可做手术切除。此外,手术还可做姑息性处理,如分流和减压。

● 放射治疗 适用于许多肿瘤。近年来迅速发展起来的各种"放射外科",如伽玛刀、立体放射手术、强调适形放射治疗等技术,为脑部肿瘤的治疗提供了更多的选择。

● 化学治疗 少数化学治疗药物,如替尼泊苷(VM-26)、环己亚硝脲(CCNU)有一定的疗效。

● 其他治疗 单克隆基因、细胞免疫因子(干扰素,白介素)等治疗,效果都不肯定。

【预防】

● 胎儿时期,孕妇做血维生素测定,如有不足,给予补充。

● 儿童及少年时期避免头颅部放射线接触。

● 避免生活和工作环境中有毒有害化学

物品。

- 戒除烟嗜好。
- 预防病毒感染。

23 骨的恶性肿瘤

发生于骨骼的恶性肿瘤统称骨的恶性肿瘤。

【你需了解】

- 骨肿瘤家族成员　发生在全身骨骼系统及其附属组织的各种肿瘤有20余种，其中近一半为恶性肿瘤。但是，值得提示的是，有些良性骨肿瘤可能存在低度恶性倾向。鉴于骨恶性肿瘤的共同特点，这里仅提骨肉瘤、软骨肉瘤和骨巨细胞瘤三种为代表。

(1) 骨肉瘤：或称成骨肉瘤，是恶性骨肿瘤中最常见和恶性程度最大者，好发于青少年中，多发生在四肢长骨近端，股骨占一半。疼痛是骨肉瘤的主要症状，多为持续性，夜间加重。病变的局部可触及与骨不能分开的肿物，有压痛，局部皮肤热感。

(2) 软骨肉瘤：常见的骨恶性肿瘤，发病年龄横跨少年、青年和中年三个年龄段，可发生在四肢长骨（股骨、胫骨、肱骨）和扁平骨（骨盆、肩胛骨、肋骨）。起病较缓慢，疼痛较轻。局部肿块很大时才被发觉。

(3) 骨巨细胞瘤：常见的骨恶性肿瘤，多见发生于青壮年中。股骨下端，小腿骨上端、上肢骨的远端常为肿瘤发生处。肿瘤向整个骨端浸润生长。

(4) 骨的其他恶性肿瘤：原发在骨及骨附属组织的恶性肿瘤还有皮质旁骨肉瘤、皮质旁软骨肉瘤、间叶性软骨肉瘤、淋巴肉瘤、纤维肉瘤、脂肪肉瘤、尤文氏肉瘤、网状细胞肉瘤、滑膜肉瘤等，其临床表现大体与上述肿瘤同。

(5) 转移性骨肿瘤：发生在其他器官的恶性肿瘤转移到骨是骨原发肿瘤的几倍。一家综合性肿瘤医院的统计是100例骨肿瘤中15例为原发，其余均为转移。转移到骨的常见肿瘤是乳腺癌、肺癌、前列腺癌、肾癌、甲状腺癌和胃癌。最常见的转移部位是腰椎、肋骨、胸椎、股骨。

【症状与诊断】

- 骨痛　固定在骨的某处的疼痛，其性质多为钝痛、持续性、逐渐加重、止痛药多不能完全缓解。
- 骨肿块　疼痛之初即能触及骨的肿块样病变，常有压痛。
- 热性肿块　骨肿瘤向四周生长，局部血管迅速扩张，血流增多，局部温度明显高于周围皮肤。
- 易于诊断　X线摄片是骨恶性肿瘤的主要诊断方法，骨质破坏、结构错乱、呈扩散性浸润生长是恶性肿瘤的主要X线表现。实验室检查可见碱性磷酸酶同工酶（ALP_3）增高。

【处理要点】

- 手术　局限于一处、无其他转移的肿瘤首先给予手术切除。手术切除的方式多种，经典的方法是全骨切除，不保留肢体。改良的方法是局部肿瘤组织切除，保留肢体，术后放射治疗、化学治疗。
- 放射治疗　部分肿瘤对放射治疗敏感，可用于术后辅助治疗。
- 化学治疗　大多联合用药，效果不满意。
- 其他治疗　生物免疫因子，如干扰素、白介素-2等，效果不肯定。

【预防】

骨肿瘤的发生与下列因素可能相关，从这些方面去预防是明智之举。

- 避免接触放射线　无论职业接触或医疗接触都应严密控制其安全剂量。
- 化学物质　氯乙烯等化工原料应严格防护，不使其进入人体。
- 预防骨伤　骨的创伤和慢性感染与骨肿瘤发生有一定相关性，应予避免。

24 口腔癌

口腔癌是发生于舌、唇、颊、龈、腭、口腔底部等处癌的统称。

【你需了解】

- 可以预防的病　世界卫生组织肿瘤专

家咨询委员会于1984年向各国人民提出了著名的肿瘤防治“三个三分之一”的理念，即“三分之一的肿瘤可以通过预防而不使其发生，三分之一的肿瘤可以通过早期发现、早期诊断、综合治疗而使其痊愈，三分之一的肿瘤患者可以经过积极的医疗护理而免受痛苦”。这个理念已被广泛接受。同时，肿瘤专家委员会还明确指出“肺癌、肝癌、宫颈癌、口腔癌”是四个可以预防其发生的肿瘤。近20～30年的事实证明上述提法是对的。肺癌发病在一些国家已被遏制上升势头，肝癌在我国的发病也趋平稳，宫颈癌在我国已大幅度下降，口腔癌在一些高发国也在控制中。

● 发病因素

(1) 咀嚼槟榔：提出口腔癌可以预防的主要依据是在印度、斯里兰卡、巴基斯坦的一些地区，当地人有咀嚼槟榔和烟草的习惯，长时间含在口腔的某一部位，久之该处即出现上皮细胞癌。

(2) 吸烟：严重吸烟者口腔癌发病率是他人的数倍。

(3) 酗酒：烈性酒是口腔癌的重要致病因素。

(4) 出牙不良：牙齿生长不齐、破牙碎齿对口腔黏膜构成慢性损伤，致成上皮修复突变。

(5) 口腔卫生差：口腔不清，各种细菌寄生，致成慢性炎症，长期不愈的后果是黏膜增生异变。

● 口腔癌家族　小小的口腔空间是众多癌症家族成员的好生之处，常有：

(1) 舌癌：为口腔癌中最为常见者，男多于女。多生在舌的前2/3处，舌缘中部，表现为持久而经治不愈的溃疡，伴局部疼痛。

(2) 龈癌：男多于女，下龈较多。表现为牙龈部一个肿起的溃疡。

(3) 颊癌：可单个或多个病变生长在颊处，呈溃疡状。

(4) 唇癌：多发生在下唇的中线外侧唇红缘的黏膜处。表现为溃疡或菜花样。

(5) 口底癌：生长在舌下系带的一侧，多为溃疡。

(6) 腭癌：硬腭、软腭均可为癌的发生处，常为黏膜经治不愈的溃疡或溃破的硬结节。

【症状与诊断】

● 典型表现　口腔或唇部的一个溃疡，边缘不规则，向四周辐射生长；溃疡表面或有少量分泌物，但多为新鲜色泽；溃疡的底部有肿块。这些表现与一般口腔溃疡有明显的不同。而经治(2周以上)不愈是其特征。

● 诊断方法　活组织检查是诊断的主要方法。病变部和(或)相应区域内肿大淋巴结都应予切除作病理诊断。对已有头颈部转移者应做颅X线摄片和CT检查，观察病变侵犯范围与程度。

【处理要点】

● 手术　对局限的病灶应即予手术切除，并做淋巴结清扫。

● 放射治疗　单独或作为术后治疗都可。

● 化学治疗　综合多药化学治疗，有一定的疗效。

● 其他　冷冻、激光、生物治疗等视病情选用。

【预防】

● 不吸烟。

● 不咀嚼槟榔、烟草及其他刺激物。

● 不酗酒，不饮烈性酒。

● 保持口腔卫生，坚持每日2次刷牙(午、晚)，1次漱口(晨)。

● 治好口腔慢性病。

● 清除破牙碎齿。

25 喉癌

发生于喉部的癌肿的统称。

【你需了解】

● 发病因素

(1) 吸烟：燃烧后的烟草中多种化学成分对喉部纤毛上皮细胞是一种严重的损伤，引起黏膜充血水肿，尤其是连续吸烟。

(2) 酗酒：烈性酒对喉部的化学性刺激致慢性炎症，如果同时吸烟，其危险程度成倍增加。

(3) 雄性激素:喉的发育具有男性第二性征的生理意义,雄性激素过剩可能是一种内因,女性比男性喉癌发病少可能是此原因。

(4) 环境因素:生活和工作环境中的化学物质,如二氧化硫、铬、砷等对喉部都产生不良影响。

【症状与诊断】

● 典型表现　喉癌,包括声门上癌、声门癌和声门下癌,首先出现的症状是声音改变和喉部异物感,或许伴有局部疼痛;上述症状经药物治疗和"休语"(2周)后不能改善。

● 诊断方法　喉镜(直接喉镜、间接喉镜、纤维喉镜)检查,同时对任何可疑新生物做活组织取材检查是诊断的最主要方法。CT检查可起辅助作用。

【处理要点】

● 手术　根治性治疗,将癌肿切除;姑息性治疗,做气道修建。肿瘤切除后做人工喉也是手术最重要的内容之一,以保证患者的生活质量。

● 放射治疗　不能手术或术后复发者均可放射治疗,有较好的效果。

● 化学治疗　多药联合化学治疗,效果不理想。

● 其他　肿瘤坏死因子、干扰素,甚至基因产品都有使用报道,效果不能肯定。

【预防】

● 不吸烟。

● 不酗酒,不长期饮烈性酒。

● 保持环境卫生,消除一切化学、生物(病毒)等致病因素。

26 恶性黑色素瘤

特殊色彩的病。构成恶性黑色素瘤的细胞内含有细小的黑色素颗粒,使细胞呈现黑色,但也有极少数不含色素的色素瘤。

【你需了解】

● 黑色瘤的产生因素

(1) 人种与遗传:皮肤白皙、金发碧眼的人种中黑色瘤发病明显比其他肤色的人多。同时发现,有家族黑色瘤史的人比他人发病几率多数倍,这些人群中各种"痣"也较多。

(2) 日光照射:日光中紫外线对皮肤造成损伤,如同时存在化学致癌物,则易引发黑色瘤病变。

● 好发部位　黑色素瘤是个全身分布的病,发生在消化道、呼吸道、生殖系统、神经系统等处的黑色素瘤总数不比发生在皮肤上的少,只是皮肤以外的黑色素瘤不易发现。发生于皮肤的黑色素瘤以手掌足底为多,下肢、头颈也较常见。

【症状与诊断】

● "ABCD"特征表现

(1) 形状不对称(asymmetry):肿瘤向四周呈不一致侵犯,形成非同心圆状,呈"海蜇缘"形。

(2) 边缘不清(border):正常痣跟其四周组织分界明显,而黑色素瘤是向四面八方浸润生长,边缘呈锯齿状,无明显边界。

(3) 色泽不一(color):呈杂色性,在棕褐色的背景色彩中含有蓝色、淡红色,甚至灰白色。

(4) 表面积大(diameter):一般的痣很少大于5mm,而黑色素瘤多数大于10mm。

● 诊断　对于一个在较短时间内(一个月为准)的皮肤色素性斑块,并基本符合"ABCD"特征,即应做诊断性手术切除,明确诊断。不主张针刺活检。如病变表面溃破,可做印片细胞学检查。

【处理要点】

● 手术治疗　可以切除的肿瘤应予切除。但多数病例由于疏忽,明确诊断时已有扩散,故应做相应淋巴引流区域内的淋巴结清除。

● 放射治疗　多数病例不敏感。

● 化学治疗　可用药物不少,但效果不理想。

● 生物治疗　包括干扰素、白介素-2、单克隆抗体、肿瘤疫苗等,对个别病例可能有效果,但对大多数病例无效。

【预防】

● 避免日光过度暴晒。

● 不接触有害有毒物,避免皮肤损伤。

● 对可疑的皮肤色素性病变密切观察,早期切除癌前病变。

27 皮肤癌

发生于体表皮肤(包括皮肤附近)的癌肿的统称。

【你需了解】

● 我国发病少而稳定　据上海地区资料,我国的皮肤癌发病率呈低发和稳定状态。1978 年的发病率男女分别为 1.8/10 万和 1.2/10 万,1999 年为1.4/10万和 1.3/10 万,20 多年中无明显升降。西方国家,主要是北美、西欧、大洋洲白色人种中的皮肤癌发病率异常高,年发病率高达 100/10 万以上。

● 明显的病因

(1) 日光照晒:西方白种人自幼有日光浴习惯,尤其是夏日阳光下暴晒,直致日光灼伤。常年日光浴者中皮肤癌发病明显高于他人。

(2) 遗传因素:皮肤癌患者多有基因性遗传缺陷疾病,如家族性痣发育不良综合征,以及同样日晒条件下白种人的易感性。

(3) 化学致癌物:1775 年已发现皮肤癌与煤焦油中化合物的因果关系。砷、苯并芘等明确为皮肤癌的致病因子。

(4) 电离辐射:X 线是皮肤癌的致病因子。

(5) 皮肤慢性炎症:皮肤上反复发作的慢性炎症会致癌变。

(6) 病毒感染:人类乳头状瘤病毒可引起皮肤疣状瘤等病变,其中部分会致癌变。

● 皮肤癌家族　皮肤及皮肤附属组织在生理与结构上不复杂,但发生在这里的癌却成群,主要成员如下。

(1) 属皮肤本身:鳞状细胞癌、皮肤原位癌、增殖性红斑、湿疹样癌(paget 病)、疣状癌、光化性角化病、假腺样鳞状细胞癌。

(2) 皮肤附属:基底细胞癌、大汗腺癌、皮脂腺癌、卡波氏肉瘤、皮肤纤维肉瘤、皮肤恶性血管瘤、皮肤淋巴瘤(蕈样霉菌病)。上述成员中以鳞状细胞癌、基底细胞癌为最常见。

【症状与诊断】

● 共同表现

(1) 皮肤色素略深的硬性结节,表面高低不平,常有鳞屑脱落。

(2) 无痛性向上、下及四周缓慢生长、病程可达数年才使患者就医。

(3) 常规局部清洁及消炎治疗无效。

(4) 50 岁以上的中老年中多见,好发生在日晒部位,如面、颈、手臂、下肢小腿等处。

● 诊断　凡有上述表现的皮肤病变的均应做活组织病理检查。

【处理要点】

● 手术切除　在做诊断性活检时就做局部全切除,如发现已有引流区域内淋巴结转移,应即做淋巴结清扫术。手术是早期皮肤癌的根治方法。

● 局部化学治疗　氟尿嘧啶软膏局部应用。如明确为癌者,多不用此法消除病灶。

● 放射治疗　对皮肤癌敏感,但多用于不能或不适合手术者。

● 其他治疗　冷冻、激光可视为一种手术治疗,病变局限者效果良好。此外还有局部病灶内注射干扰素、菌苗等方法,均属辅助治疗。

【预防】

皮肤癌是一种可以预防的疾病。

● 避免皮肤过度日光暴晒。

● 不接触有毒化学物质,如油漆、香蕉水等。

● 保持皮肤清洁卫生。

● 治好皮肤慢性炎症病变。

● 对可疑病变及癌前病变,如皮肤角化病、脂溢性疣、老年疣、基底细胞乳头状瘤等病变及早治疗好。

28 睾丸癌

发生于男性睾丸的恶性肿瘤。

【你需了解】

● **青年应注意的病**　睾丸肿瘤在整个恶性肿瘤中发病不多，约1%左右。但大多数病例出现在20～35岁的年轻人中，这个年龄段的人应是人群中最活跃的一族，要予以注意。

● **病因**　① 隐睾症：正常状态下，睾丸应处于阴囊中，但由于生长发育问题，使睾丸停在半途，在腹内或腹股沟处。② 睾丸发育不全：睾丸比正常小，其内部结构（小管系统）未全发育，精子产生少。③ 病毒性睾丸炎：腮腺炎病毒、肠病毒等的感染能使睾丸精小管变性、硬化，精子发生和雄激素分泌减少。④ 睾丸创伤：严重的外伤引起睾丸坏死或梗死。⑤ 家族遗传因素。

【症状与诊断】

● **睾丸无痛肿大**　无痛性睾丸（一侧为多）逐渐增大，有沉重感，这是早期表现。大多数病例均能在这个时期发现。无痛肿大的睾丸中最常见的另一病是“睾丸鞘膜积水”，通常由血丝虫引起。现已很少见。两者鉴别很容易，积水的睾丸透光，肿瘤不透光。

● **诊断方法**

（1）手触诊，基本可诊断。

（2）B超。

（3）CT。

（4）实验检查甲胎蛋白（AFP）、绒毛膜促性腺激素（HCG）等。

【处理要点】

● **手术**　尽量手术切除。

● **放射治疗**　效果良好。可用于不适合或不能手术，或术后复发者。

● **化学治疗**　有多种药物对睾丸癌有效，联合应用效果更佳。

【预防】

● 男孩在6个月时即应做睾丸位置是否正常的体检，如发现睾丸未入阴囊，应密切随访。3周岁时还未入囊者，即应人工纠正（手法或手术）。

● 避免睾丸外伤。

● 预防病毒感染。

29　阴茎癌

阴茎癌是发生于男性外生殖器阴茎部的恶性肿瘤。

【你需了解】

● **发病因素**　阴茎癌曾是男性恶性肿瘤的常见者，但近年明显下降，其下降的原因主要是男性外生殖器的卫生知识改善。包茎、包皮过长、包皮内污物（尿液、包垢、细菌）长时间积集，形成对局部慢性刺激，致成癌变。其他因素还有外生殖器疣、阴茎皮肤湿疹等，与性生活紊乱和性卫生差相关。

【症状与诊断】

● 阴茎癌是体表癌之一，理应早期发现。但多因患者包皮过长，发生在包皮内的病变不易察觉，待感到疼痛和肿块出现时才就诊。

● 早期表现为龟头及其附近表皮上出现小溃疡，或伴有湿疹、小疱疹，不断缓慢增大。经消炎和清洁（2周）处理后无改善。

● 继续发展而形成硬结、肿块，溃疡扩大，或表面长出菜花样赘生物。病变处分泌脓性或血性物，有恶臭。

● 严重时肿物挤压尿道，致排尿不畅。晚期则有腹股沟淋巴结增大。

● **诊断**

（1）诊断无困难，取局部病变处材料做病理或细胞学检查即获明确诊断。少数需要做腹股沟转移淋巴结切除活检。

（2）有几种发生在阴茎部的病可能为癌前病变，如阴茎乳头状瘤、阴茎白斑、阴茎增生性红斑、阴茎角化病等，有潜在的癌变可能，应密切随访观察。

（3）阴茎部非癌疾病有阴茎结核、性病（硬、软性下疳），应明确诊断和治疗。

【处理要点】

● **手术治疗**　视病变发生的部位、侵犯的范围而选择手术方式，有局部切除、阴茎部分切除、阴茎全部切除及区域引流淋巴结（主要是腹股沟）清扫等。

● **放射治疗**　可以选择做根治性治疗，但为保险起见，多不采用。姑息性治疗用于不能手术或术后复发。

● 化学治疗　多药联用,但效果不满意。

● 其他　激光可用于早期局限病变,效果好。冷冻治疗效果难评定。

【预防】

● 生命早期对男性外生殖器做一次全面检查,如发现包皮过长,应在成年前做包皮过长部切除。包皮开口处过小者应做成形术。

● 注意外生殖器卫生。

● 治疗阴茎慢性炎症,对阴茎白斑、角化、疱疹应密切随访。

● 洁身自好,禁婚外性紊乱。

30 类癌

类癌,是特别的病,发生在全身多个器官和系统,以其独特的形态与生物学行为区别于通常的恶性肿瘤,能产生多种异常的激素而引起全身症状。

【你需了解】

● 类癌的病因不明,但许多研究表明其与遗传-基因病变相关。

● 类癌好发的部位在消化道,如空肠、回肠、盲肠、阑尾、直肠,其次为气管、甲状腺、胰腺、胆囊、胃。极少数可见于心脏。

【症状与诊断】

● 类癌综合征　类癌产生一种血清素(5-羟色胺),能引起全身反应,即类癌综合征,表现为:①阵发性面部潮红;②皮肤小血管扩张;③胃肠功能亢进,引起腹泻和营养不良;④阵发性心动过速;⑤发作性呼吸困难。

● 上述病症长期一项或几项交替出现,患者日见虚弱。

● 但有不少患者可首先出现肿瘤梗阻(消化道、呼吸道),在肿瘤手术切除后做病理检查时诊为类癌。

● 诊断　出现上述特征性病症的患者应做如下检查:①尿5-羟吲哚乙酸(5-HIAA)测定(正常 < 9 mg/24 小时尿);②胃肠X线造影;③可疑肿块做B超、CT、内镜检查。

【处理要点】

● 手术　早期能作出准确诊断的病例应手术切除,可获痊愈。但大多手术只能作姑息处理(梗阻等)。

● 药物治疗　对症处理,如发生胃肠溃疡,可用雷尼替丁、西咪替丁等。生长抑素合成制品奥曲肽用于症状发作时有效。

● 化学治疗　部分类癌对化学治疗敏感,多为联合用药。

癌的外科治疗

1 经典而有效的方法

肿瘤手术切除的治疗方法历史悠久,古希腊、埃及和中国的医学史中均有记载,作为一种目标明确、可以达到治愈的医疗方法,至今仍被最广泛应用。除血液、淋巴系统等的非实体肿瘤外,手术几乎可以用于任何肿瘤的治疗。

2 不断发展与改进

随着影像诊断、麻醉技术的进步和内窥镜、机械手的出现,外科手术的发展日新月异,已经到了无处不手术的程度。手术的创伤越来越小,而切除肿瘤的有效性则越来越高。

3 预防性手术

癌症的发展是一个渐进的过程,包括很多癌前病变。如果适当地对癌前病变或有癌变倾向的疾病用外科手术切除的方法予以消除,肯定是癌症预防最有效的方法之一。现已知有可能引起癌变的病变有下列几种:结肠腺瘤、食道息肉、胆囊息肉、阴道白斑、隐睾症等。

4 诊断性手术

肿瘤诊断中一项非常关键的方法是活体组织的细胞学或病理学诊断。活体组织的取材必须用手术方法。方法包括:细针抽吸、针吸活组织检查、肿块部分切取和肿块全部切除。诊断性手术原则上适用于身体任何部位的肿块,包括体表和体内。人体的任何肿瘤都是新生物，在取得病理明确诊断前都应随访观察，多数情况下应通过手术取材做病理检查。下面是一批通过做手术取材做病理检查的肿块和部位：颈、锁部的肿大淋巴结及黑斑痣，甲状腺实质性结节，乳腺内实质性结节，腋下肿大的淋巴结，足底边缘不齐的黑斑，消化道各段的腺瘤和息肉，单侧肿大的睾丸，以及腹腔、胸腔（肺和纵隔）及盆腔内不断增大的实质性肿块。诊断性手术的原则是：在任何其他诊断方法都不能作出定性（伴定位）诊断时，应立即做诊断性手术，患者与医生都必须适时地作出选择，任何犹豫与寡断都可能造成无法挽回的后果。

5 手术前的准备

● **医生的准备** 复习全部病史，审定手术方案，设想手术过程，估计可能困难，做好应急打算。向患者及其家属简明扼要解释手术目的、可能困难、预期后果。医生在术前应保持良好的心理与体力状态。

● **患者的准备** 保持平静心态，尽力消除恐惧情绪，保证正常饮食、营养、休息和睡眠。

● **家属的准备** 了解基本病情与手术目的，充分让亲人心理、生理处于最好状态，绝不在患者面前对疾病和手术作预后不良的评议。

6 手术治疗原则

● **根除肿瘤** 利用一切可能手段，在保证生命安全的前提下，对癌肿做全部、整体性切除。

● **无瘤观念** 按血流、淋巴流的方向，先行阻断癌肿扩散途径。术时绝不准挤压癌肿，以防癌细胞被挤入血流和淋巴管，或被挤到邻近组织、脏器。按无菌程序实施无癌手术。

● **姑息治疗** 除预先设定为姑息手术外，在根治性手术中常会发生与手术原先设想不同的情况，如不能实施根治，应立即转入姑息手术程序：做两项工作，一是保障术后患者重要生命器官的功能维持（包括各种造瘘、造口、支架、改道、短路等），二是为其他治疗留下条件（如放疗标记的银夹放置、化疗的塑管预留，以及再次手术时的可能手术切口进路等）。

● **姑息手术** 肿瘤病程中姑息性手术同样非常重要，很多时候甚至是挽救生命的急症手术，如气管切开、人工气道、胃肠造口、人工肛门、胆管（内或外）引流、开颅减压、脑室导水管引流等。姑息手术的重要意义在于减少患者痛苦，改善生活质量，为进一步治疗提供机会。积极研究与实施姑息性手术是外科治疗中的一个重要任务。

● **复发与转移肿瘤手术** 癌肿复发与转移是当前无可回避的两大问题。积极研究手术对复发和转移癌肿的治疗，目前已成为一项专门学问。许多实例都证实，只要诊断明确、手术适当，对复发和转移癌肿的手术治疗往往能取得减少痛苦、延长生命和改善生活质量的多重目标。患者和医生都不应轻易放弃任何治疗的机会。

7 手术与综合治疗

鉴于癌肿的特殊生物学特性，人们最初认为只要把肿块切除掉就可以获得治愈的想法，终于被证明是不切实际的天真愿望。事实上，肿瘤与机体的关系是一种“认养”关系，也就是说，肿瘤的发生，既有外因（致癌原），也有内因（机体抗病能力），而后者可能在癌症发生与发展的过程中更为主导。因此，任何针对癌肿瘤的治疗都必须确立“整体治疗，综合治疗”的观念。下列原则必须遵守：手术是癌症治疗的方法之一，任何再好的根治性手术都不能保证此癌症不复发。医生永远不能迷信手术刀是万能的。必须记住，手术对癌症治疗仅是好的方法之一，绝不是唯一的好方法。癌症最佳疗法是综合治疗，合理地将各种治疗方法组合到一起已是肿瘤治疗中最困难、也是最具学问的课题。

8 康复手术

由于疾病或手术本身引起的身体表面形象，或内在结构完整性，或伴功能的改变，都需外科手术予以处理。肿瘤手术往往对机体的损伤较大，尤其是追求根治的手术。术后的某个时期内，从功能需要或体形完整两个方面都应给予积极处理。乳腺术后的乳房重建、肢体术后的功能性手术矫正、急诊造口术后的通道再建等都是外科康复手术的领域。

癌的放射治疗

1 不断发展的方法

1895 年，德国人伦琴发现了 X 线，1896 年在法国居里发现了放射性镭，1898 年开始了用放射线治疗癌症的历史。此后的半个多世纪里进展不多，但到 20 世纪 50 年代，放射治疗进入了一个飞跃发展的阶段。1950 年生产出第一台^{60}钴治疗机，1955 年发明了电子加速器，1968 年制成 X 线治疗刀。加速器的出现大大改变了放射能源的产生和使用方式，使有效治疗的放射能源多样化和选择应用个体化。

随着治疗机器的发展，另一种在放射治疗中同样重要的机器——放射靶目标（肿瘤或其他组织）的定位机器也日益发展。电子计算机扫描技术的出现使真正意义上的定位成为可能。目前已能从多方位对靶目标进行定位，并根据靶目标的具体形态计算出不同方位上的照射剂量。新一代的放射治疗装置被称为“密切适形放射治疗”（intensity modulation radiotherapy，IMRT）。

2 放射治疗原理

放射治疗中有治疗作用的成分称为射线，射线到达被照射的组织后对细胞和细胞内成分产生一系列物理和化学变化。一是即刻效应：细胞内各种分子发生电离作用，使正常的生物活动中断，犹如“电击”。二是延迟反应：电离作用于细胞内的主要成分水，使水离解成氢（H^+）和氢氧基（OH^-），两者均为最不稳定化学活跃成分（自由基），造成生命遗传物质（DNA）的碱基更替、丢失、氢键断裂。这一切的结果使被照射的细胞坏死或功能丧失，蛋白质和酶活性降低或停止。肿瘤细胞因为新陈代谢旺盛而更易被放射线损伤。

3 放射源种类

- X 射线　由高速电子轰击靶而产生的射线，因电压的高低而分成接触、浅层、深层和高压 X 线四种。近年来因其能量不够稳定、电离效应差而较少应用。
- ^{60}钴　由人工制造，放射出 γ 射线，性能稳定，成本低，效果也较好，现为主要放射源之一而用于肿瘤治疗。
- 电子直线加速器　利用电磁场原理加速电子，使之达到所需的能量而成为 X 线（电子线），是目前医院中使用的主要放射源之一。
- 重粒子照射　由回旋加速器、同步加速器等产生的快中子、质子、π 负介子，以及氮、碳、氖等离子，因质量较大，称为重粒子（X 线、γ 射线称为轻粒子）。它们能携带巨大的能量，在被照射的组织中形成高能转换（linear energy transfer，LET），对细胞产生致死打击。从理论上说，重粒子照射是一种理想放射源，但由于技术原因和代价十分昂贵，目前的应用范围还很小。
- 接触式照射　将具有放射性能的^{60}钴、^{198}金、^{125}碘、^{226}镭、^{137}铯、^{192}铱、^{153}钐、^{186}铼、^{89}锶、^{32}磷、^{90}镱等制成棒、珠、针、胶体，甚至溶液，对局部进行植入式或后装式治疗。用其短周期放射特性做全身注入式照射，效果都不错。

4 肿瘤对放射治疗的敏感性

按照以往的经验和现有的放射治疗的方式，将肿瘤对放射治疗的敏感程度分为 4 类。

- 高度敏感的肿瘤　淋巴瘤、生殖细胞瘤、未分化的癌、白血病、精原细胞瘤、无性细胞瘤等。

● 中度敏感的肿瘤　鼻咽上皮细胞癌、子宫颈鳞癌、食管鳞状上皮癌、头颈部鳞癌、血管结缔组织瘤、脑星形细胞瘤、肺癌、乳腺癌等。

● 不敏感的肿瘤　骨和软组织肉瘤、横纹肌肉瘤、脂肪肉瘤、唾液腺癌、肝细胞癌、肾细胞癌、胰腺癌等。

● 最不敏感的肿瘤　平滑肌肉瘤、脑胶质细胞瘤、神经节肿瘤等。

● 在任何一个具体病例的病程中，都存在某一阶段适应放射治疗的机会，即使是最不敏感的肿瘤，也可用“增敏”等方法使其适于放射治疗，关键是何时何处用何种方法实施放射治疗，故医生和患者都不应轻易放弃放射治疗。

5 放射治疗病例选择

放射治疗的效果取决于下列多个因素：肿瘤自身的敏感性，肿瘤的病期，患者的全身情况，放射源的选择，放射辅助措施（如高氧、低氧、增敏剂等）。因此，是否选择放射治疗应考虑上述种种因素。放射治疗选择的原则是：

(1) 高度敏感的肿瘤应首选放射治疗，但也可作为辅助性治疗用于手术、化学治疗之前或之后。

(2) 对其他肿瘤的放射治疗应作为综合治疗的一部分，可使用于患者病程的任何时期，包括晚期肿瘤急症的抢救治疗（各种生命通道梗阻的解救）。

6 放射治疗前准备

● 医生　诊断明确、定位准确、剂量分配（割）适宜、放射源选择适合。向患者及家属解释放射治疗的目的、方法、每次及总共持续时间，放射治疗引起的可能不良反应。与他科临床医生的信息交换和资料收集与储存。

● 工程师　对放射源性能进行测定，确保机械运转正常，输出剂量和到达靶区的方位绝对准确。

● 患者　对放射治疗不恐惧，配合工作人员的体位安置，治疗过程中不移动躯体。每次放射治疗后或下次放射治疗前向医生准确反映放射治疗后全身和局部的不适，以及他科医生诊断和治疗的意见。注意营养和水分补充，按医嘱做各项医学检查。

● 家属　放射治疗过程应有家属陪同，尤其是在疗程后期。及时向医生反映患者放射治疗后的反应和所采取的医药措施，密切观察和记录下患者的有关不良反应，配合医生完成治疗。

7 放射治疗的不良反应及处理

● 局部反应　射线经过和到达部位的灼伤性反应，急性期表现为红、肿、痛，慢性期呈现色素沉着、纤维硬结，严重者有溃破、坏死。局部反应的有无与强弱跟机体对射线的敏感性密切相关。对上述可能出现的反应要及时处理，方法包括调整剂量、疗程，以及改变照射途径。如有局部病变时，应给予适当处理。

● 全身反应　全身反应与照射部位（野）的面积、器官的重要性和机体的健康状况有关，反应包括消化道胃纳减退、恶心呕吐、腹胀腹泻；呼吸道（接触射线）咳嗽气急、呼吸困难；神经系统（照射）头痛、头晕；造血系统（直接照射）全血细胞减少等。针对全身的放射反应必须及时予以处理，包括全身性支持治疗，抗生素、激素的适当选用。

8 放射治疗的前景

随着新放射源开发、放射源微型化、放射源运载工具的生物学特异性等的一系列新技术发展，放射治疗的前景十分看好。而利用放射能对异常组织的结构消除、细胞受体增敏或脱敏，以及基因的修饰和改造等，将对肿瘤和许多遗传性、非遗传性疾病的预防具有无限的潜力。

癌的化学治疗

1 迅速的发展史

化学治疗癌症的历史只有短短的50余年。二次世界大战中，一次用于战争的芥子气装置泄漏，使许多装卸者的骨髓和淋巴组织遭到严重的破坏。这一偶然的发现开启了化学治疗癌症的历史。1943 年首次将氮芥（芥子气炸弹的基本成分）用于治疗霍奇金病，1965 年形成以氮芥为主体的联合化学治疗方案（COPP），使许多以前无望的淋巴瘤、白血病患者获得新生。目前，可以用于癌症治疗并证明有效的化学药物已达 50 余种，并按不同肿瘤的特性设计出多种联合化学治疗方案，使癌症化学治疗理性化和个性化，疗效也相应提高。化学治疗以其对癌肿的根治性、预防性、与其他治疗方法的相容性等特点，确立了在癌症综合治疗中不可动摇的地位。可以预期，新的、更加有效且无毒性的化学治疗药物将不断出现，用药物控制癌症的前景十分美好。

2 化学治疗的基本原理

干扰细胞物质代谢，阻断生命遗传物质成分合成，促使细胞凋亡，这是化学治疗药物抗癌的基本原理。细胞成分多种多样，细胞代谢分期分相。化学药物学家根据这些特点，设计出一系列分门别类的抗癌药，使化学治疗具有针对性，因而也更加有效。癌细胞和机体的正常细胞一样具有不断增生的能力，只是癌细胞的增生失去控制，而且速度比正常细胞快得多。细胞增生是一个细胞内各种物质不断合成的过程。这个过程周期为：第 1 期（G_1），约 18～30 小时，RNA（核糖核酸）和蛋白质合成；第 2 期（S），约 16～20 小时，DNA（脱氧核糖核酸）合成；第 3 期（G_2），约 2～10 小时，RNA 和蛋白质合成；第 4 期（M），0.5～1 小时，细胞分裂而产生 2 个新的细胞。

3 周期特异药

• **G_1 期** 干扰蛋白合成的药，如门冬酰胺酶（ASP）等。

• **S 期** 抗 DNA 合成的药，如甲氨蝶呤（MTX）、氟尿嘧啶（5Fu）、巯嘌（6－MP）、羟基尿（HU）、阿糖胞苷（Ara－C）等。

• **G_2 期** 破坏细胞器结构的药，如鬼臼乙叉苷（VP－16）、紫杉醇（Taxol）、威猛（V－26）等。

• **M 期** 干扰丝状分裂的药，如长春新碱（VCR）、长春地辛（VDS）、长春瑞滨（NVB）。

• **全周期** 作用于各期的药，如氮芥（HN_2）、环磷酰胺（CTX）、洛莫司汀（CCNU）、阿霉素（ADM）、丝裂霉素（MMC）、顺铂（DDP）等。

4 联合用药

联合化学治疗的目的是：① 避免单一用药剂量过大时产生的毒性；② 减少癌细胞耐药性产生；③ 对处于不同周期的癌细胞都具杀伤作用；④ 药物相互增加敏感性。

下面介绍常用化学治疗典型联合方案。

（1）脑肿瘤

VL 方案：	VM－26（威猛）	100mg，静滴，每日 1 次，计 2 日
	CCNU（洛莫司汀）	100mg，口服，4 周 1 次

（2）头颈部肿瘤（包括口腔、咽喉、副鼻窦部位的肿瘤）

MBD 方案：	MTX（甲氨蝶呤）	20mg，肌注或口服，每日 1 次，连用 5 日
	BLM（博莱霉素）	20mg，肌注，隔日 1 次，计 3 次
	DDP（顺铂）	40mg，静注，每日 1 次，计 3 次

（3）小细胞肺癌

EVAC 方案：	VP－16（依托泊苷）	80mg，静滴，每日 1 次，用 3～5 日
	VCR（长春新碱）	1mg，静注，每周 1 次，计 2 周
	ADM（阿霉素）	40mg，静注，每周 1 次，计 2 周
	CTX（环磷酰胺）	600mg，静注，每周 2 次，计 2 周

(4) 非小细胞肺癌

CAP 方案:	CTX	600mg,静注,每周 2 次,计 2 周
	ADM	40mg,静注,每周 1 次,计 2 周
	DDP	40mg,静注,每日 1 次,计 2 周

(5) 食管癌

CVB 方案:	DDP	40mg,静注,每日 1 次,计 3 日
	BLM	20mg,肌注,隔日 1 次,计 3 次
	VDS(长春地辛)	3mg,静注,每周 1 次,计 2 周

(6) 胃癌

EAP 方案:	Vp-16	80mg,静滴,每日 1 次,3~5 日
	ADM	40mg,静注,每周 1 次,计 2 周
	DDP	40mg,静注,每日 1 次,计 3 次

(7) 大肠癌

FCA 方案:	5-FU	500mg,静注,每日 1 次,计 3 日
	ADM	40mg,静注,每周 1 次,计 2 周
	CCNU	100mg,口服,4 周 1 次

(8) 肝癌

FEM 方案:	5-FU	500mg,静滴,每日 1 次,计 3 日
	EDR(表阿霉素)	60mg,静注,每周 1 次,计 2 周
	MMC(丝裂霉素)	6mg,静注,每周 1 次,计 2 周

(9) 乳腺癌

FAC 方案:	5-FU	500mg,静滴,每日 1 次,1 周 2 次,计 2 周
	ADM	40mg,静注,每周 1 次,计 2 周
	CTX	600mg,静注,1 次/日,2 次/周,计 2 周
	TAM(三苯氧胺)	10mg,口服,每日 2 次,连服数年

(10) 淋巴瘤

CAOP 方案:	CTX	600mg,静注,每日 1 次,1 周 2 次,计 2 周
	ADM	60mg,静注,每周 1 次,计 2 周
	VCR	1mg,静注,每周 1 次,计 2 周
	PDN(强的松)	10mg,口服,每日 3 次,计 2 周

5 化学治疗不良反应及处理

● **药物局部外溢** 阿霉素、丝裂霉素、氮芥、长春碱类等药外溢到皮下后,会引起局部疼痛、红肿,如不处理,可引起局部组织坏死,造成严重后果。处理方法:立即停止药物注入。用透明质酸酶 150U3ml,局部注入;或用地塞米松 5mg + 注射用水 5ml + 普鲁卡因 2ml,局部注入。

● **药物过敏** 门冬酰胺酶、博莱霉素、紫杉醇、顺铂、美法仑等偶尔有荨麻疹、心慌、气喘、甚至休克反应。立即停止用药,给予吸氧、抗组织胺药(苯海拉明、开瑞坦等),必要时用激素(地塞米松)。

● **恶心呕吐** 许多化学治疗药物可引起恶心呕吐,尤其是顺铂。现已有很多抗呕吐药可有效抑制呕吐,如恩丹西酮、格雷司琼、枢复宁、胃复安等。在化学治疗药物注入前先用止呕剂,效果良好。

● **口腔黏膜炎症** 甲氨蝶呤、阿糖胞苷、喜树碱等可引起口腔黏膜糜烂,应注意口腔卫生,补充适量维生素 B。

● 腹泻 氟尿嘧啶、甲氨蝶呤、阿糖胞苷等有时会引起腹泻，可短时用易蒙停、腹泻停等。

● 便秘 长春新碱、鬼臼类、铂类药可引起便秘，应多饮水，可用适量缓泻剂，如酚酞、大黄苏打等。

● 脱发 阿霉素、环磷酰胺、异环磷酰胺、长春新碱、鬼臼类、博莱霉素等会引起脱发。脱发是一过性，不必特别处理，化学治疗停止后1～2月内会逐渐长出新发。

● 心脏及肝肾损害 阿霉素、铂类药会引起心脏及肝肾功能损害。用药前、用药中、用药后应做心、肝、肾功能检查。如发现有损伤，应视损伤程度减药量，或停止化学治疗，并予相应保护性治疗。

● 骨髓抑制 甲氨蝶呤、氟尿嘧啶、环磷酰胺、环己亚硝脲类、阿霉素抗癌抗生素、长春碱类等许多药会抑制骨髓造血系统功能，致白细胞、血小板减少，严重时会引起急症。必须在化学治疗过程中定时监察周围血像。一旦发生白细胞低于2000/mm^2，即予处理，口服利血生、沙肝醇。注射粒细胞集落刺激因子（G－CSF），如惠尔血（非格司亭）；亦可注射粒细胞－巨噬细胞集落刺激因子（GM－CSF），如生白能（莫拉司亭）等；必要时可输入人白细胞（成分输血）。同时要注意抗感染。

● 营养不良，水分不足 化学治疗中由于多种原因会引起营养不良和水分不足。必须注意营养和水分补充。坚持有营养的食品摄入，不忌口。多饮水，每日不少于2000ml。

6 化学治疗的心理康复

几乎每位接受化学治疗的患者都事先了解化学治疗的种种不良反应。因此，在化学治疗前就产生了心理上的创伤，一种畏惧、疑虑和厌恶感。这种心理上的反感会对化学治疗反应起增强作用。事先消除这方面的顾虑是医生的职责，患者应充分配合。现在已经完全掌握了化学治疗可能引起的各种不良反应，而且已经有了相应的对策，无论多么严重、复杂的不良反应（除非意外）都可以很好处理而不留下后遗症。事实上，许多心理有充分准备、情绪稳定的患者，在化学治疗中不良反应很小，甚至完全没有。

化学治疗有时须连续较长时间，在治疗间隔的休息期中，要注意身心锻炼，精力充沛，为下次化学治疗做好充分的心理、生理上的准备。

癌的其他治疗

1 中医、中药、草药、验方

● 中医 中国传统医学是一个巨大的宝库，它为中华民族的健康与繁衍作出了卓越的贡献。中医诊病、治病和防病的理论博大精深，用药行术的技巧娴熟。中医视癌为“气滞血淤、痰湿郁积”之结果，不仅符合癌的生理变化，而且指出了生物学特征。根据这个“视局部病变为全身失调所致”指导思想，运用“辨证论治”的原则，再结合“辨病施治”灵活措施，对癌症的治疗确实具有独特的功效。这个独特的功效主要体现在按病症与机体相互关系，按其不同程度予以纠正、调理，从而增强患者的全身抗病能力。在全身抗病能力增强的情况下，再针对局部病变而采用“活血化淤、消坚软积”的方法消除病患。“匡正挞邪”是中医防病之精髓。道理简单明了，只有身体健康，才能祛除病患于体外。

中医治疗适合于大多数癌症患者，但是必须说明，中医治疗绝不能替代手术治疗、放射治疗、化学治疗。正确的态度是与其他治疗密切配合，共同为癌症患者的健康服务。任何排斥综合治疗的做法都是不可取的，特别是不应贬低其他治疗的作用。

● 中药 中药是中医治病的主要武器，“地道良材”是中药的“命根子”。培植、收割、加工、储存好中药，需要精心组织安排。制成“丹、膏、汤、散”则又是一门功夫独到的技术。在制成药剂过程中不能破坏药材的“品、性、味、质”，这样才能保证“质量—疗效”的因果关系。需要注意的是应排除药材种植时的人工化学制剂污染，加工不当时破坏有效成分，储藏时霉变、腐烂等有损中药质量的弊端。

服用中药时应注意全身和胃肠道的反应,不应勉强用药和长期服用同一方药。是否需要“忌口”,应听从开方医生指导,不要自行“拒食”,要讲究营养充分、合理,切不可偏废而酿成祸害。

● 草药　草药多为民间或医家据各自经验而得的治病方剂,一般加工粗简,或原(草、植)材直接入药。药材多为蕈类、藤蔓、芳菊、馨草之类。常有形而上学的取材观念,如“墓回头”、“石打穿”、“石见穿”、“皂角刺”等,实际上其药性与名称完全不符,只是一种想象。故用草药时必须在传统中医指导下进行,千万不可道听途说,误服滥用成害。

● 验方　治病的验方、秘方很多,社会流传很广,自我介绍的神奇抗癌功效惊人,许多患者到处打听追求,甚至不远千里而为觅得一验方秘诀。结果大多数人财两伤,酿成不良后果。验方是否可用? 可以试用,但需在注册的医疗机构中由专职医生指导下用,而且是配合其他治疗时才可用。千万不要“冒死一试”而耽搁有效的其他治疗。

2 加热治疗

利用局部温度超过正常体温的加热方法来杀死癌细胞是一种物理疗法,近 20 多年发展很快,包括理论、技术和仪器等方面都有很多进展。

● 理论　人体正常细胞在 43℃时会死亡,而癌细胞比正常细胞对热更敏感。加热后,细胞膜肿胀,细胞浆浑浊,细胞核浓缩,细胞停止生长。加热的局部组织内血液、淋巴、体液循环阻滞,pH 值改变(酸度增加),氧含量减少。上述变化随着温度升高和持续时间延长而加剧。

● 仪器　局部加热的仪器有水灌注、短波、超声波、射频、超短波和微波仪,向肿瘤所在区域提供热能,在温度测量计的监测下,使所需加热治疗的局部升温到 41～43℃之间。

● 技术　由于肿瘤生长的部位不同,加热治疗的难易有很大差别。四肢、体表治疗较易,而内脏则难。因此而设计出多种提供热源送达的技术,包括插管、血管短路、探头放置等。与此同时,各种微细、精确的测温仪器与技术也相应而生,以保证局部加热的温度和时间准确。

● 全身加热　用物理(空气、水)、生物(菌苗、蛋白热源)的方法让患者全身发热,最高可达 41℃,在保持生命器官安全的条件下进行。

● 评价　加热疗法是姑息疗法之一,局部效果较好,全身加热应十分小心慎用。

3 冷冻疗法

利用超低温冷冻剂(通常用液氮)使组织冰冻,达到破坏癌细胞的目的。冷冻的病理、生理变化与严重冻伤的表现相同。被冻的细胞膜皱缩,细胞核凝固,组织间水肿,血管壁通透性增加,形成坏死和后期纤维化。

体表、内脏部都可用冷冻来治疗肿瘤,但此法亦为姑息疗法之一,效果不稳定。

4 电化疗法

用正负两个电极插入肿瘤两侧,通以电流,使肿瘤和其周边的组织中 pH 值发生明显变化,引起细胞死亡。此法用于体表肿瘤效果肯定,但也是姑息疗法之一。

● 激光　用二氧化碳气体激光器和掺钕钇铝石榴石(Nd:YAG)固体激光器产生 1000℃以上高温,使被接触的组织顷刻间化为灰烟。应该说这是理想的癌肿治疗方法。确实,它对局部、浅表的肿瘤而言治疗效果不错,但深部、体内的应用受限。

● 生物制剂　癌的生物治疗想法起自于传统的免疫接种学说。从理论上说,用一种疫苗或免疫抗体针对性地治疗癌症,应该是最合理、最理想的方法,因为人类的许多传染病就是用这种方法来预防和治疗的。但是,癌症的异质性使免疫形成的基本条件——抗原几乎不具备传统意义的特征,即抗原抗体特异反应。因此,从免疫角度上的生物治疗就很难构成特异的效应。对此,生物学家另辟蹊径,从调节细胞功能方面着手,制备出许多相关因子,希望能对癌症治疗有所作用。下面介绍其中颇具效果的制剂。①白介素－

2(IL－2):又称T细胞生长因子,具有生物免疫调节作用,特别能激活人体内自然杀伤细胞(Natural Killer,NK)。NK细胞对新生物性细胞具有监视和杀灭作用。同时白介素还能刺激免疫系统多种细胞,使其免疫活性增强,产生多种免疫抗体。②干扰素(IFN):有IFN－α、IFN－β、IFN－γ三种,具有多种免疫调节功能,提高细胞对异性蛋白分子的抵抗能力,特别是对某些病毒。目前已观察到对下列肿瘤有辅助治疗作用:多发性骨髓瘤、毛细胞型白血病、皮肤T细胞淋巴瘤、霍奇金病、淋巴瘤。③肿瘤坏死因子(TNF):促进细胞免疫动力,增强细胞和体液对新生物细胞的杀伤力。一般采用肿瘤内或肿瘤周边正常组织内注射。对皮肤癌、恶性黑色素瘤有效。与IL－2和IFN联合应用更好。④基因治疗:到目前为止已有两种基因制剂正式试用于临床:格列伍克(Gleevec),是人体9号染体c－abl基因与22号染色体bcr基因融合物的小分子抑制物,治疗慢性白血病有明确的效果,已被较广泛试用;此外,○HER－2/neu(c－er Bb－2)乳腺癌过度表达基因的单克隆抗体制剂,用于乳腺癌治疗。⑤其他制剂:肿瘤疫苗、卡介苗等,效果不确定,而且可能引起免疫抑制,造成机体免疫功能受损,应慎用。

5 介入治疗

介入治疗的本义是局部治疗,即用各种方法将能阻止肿瘤生长的药物和制剂送到肿瘤内或周围组织,从而达到控制肿瘤发展或消灭肿瘤的目的。主要方法如下:

- 血管床封阻　肿瘤的生长完全依赖血液供应,如能将供应肿瘤生长的血管封阻,就能达到消除肿瘤的作用。如肝肿瘤用肝动脉结扎、明胶海绵或碘油乳化剂注入肝动脉等,能明显减少肿瘤床区血供,使肿瘤得不到营养而萎缩、坏死、缩小,从而为手术摘除创造条件。此法已普遍采用。
- 动脉灌药　将抗癌药经动脉直接进入肿瘤,使肿瘤内药物浓度大大提高,对肿瘤细胞更具杀伤力。此法已应用于肝癌、肠癌、胃癌、卵巢癌和胰腺癌。
- 短路循环用药　人工建造短时的肿瘤血供局部动静脉循环通道,使药物在一个封闭的血管循环系统中反复对肿瘤作用,提高对癌细胞的杀伤力。此法已用于四肢肿瘤、妇科肿瘤和胰腺癌等。
- 肿瘤内注射　用无水酒精、高渗葡萄糖等直接注入肿瘤内,使之凝固、硬化、坏死。此法用于单个病灶的肝癌。
- 支架放置　气管、食管、胆管等处的肿瘤常会引起局部阻塞,立即造成危象。为保障这些通道的畅通,经内镜放置一个金属支架是非常有效的方法,使其他的治疗能够继续。
- 放射介入　将放射源直接送到肿瘤内或其附近处是一种特别的放射介入,如后装机、放射针、棒等。

6 免疫促进剂

香菇、蘑菇、灵芝、云芝等可食用植物常被称为有免疫促进功能,但多未能得到科学的证实。这些植物制成药或保健品后,其作用均被不适当地夸大,有的甚至说有抑瘤、抗癌作用,这是很不恰当的,不可轻信。

癌的早期发现

1 上海市城区肿瘤诊治时间调查表(1993年.7月～1994年.6月)

- 肿瘤确诊时病期分布　见表1－9－1。

表1－9－1　肿瘤确诊时病期分布(%)

部位	早期	中期	晚期
食管	4.8	20.6	74.6
胃	7.9	21.9	70.2
结肠	6.9	43.8	49.3
直肠	17.7	41.8	40.5
肝	0.7	10.8	88.5
肺	2.8	13.1	84.5
乳腺	30.5	58.6	10.9
合计	8.7	25.4	65.9

● 症状至就诊间隔天数 见表1-9-2。

表1-9-2 症状至就诊间隔天数

部位	最早	平均	中位	最长
食管	12	50	20	400
胃	62	54	14	1100
结肠	22	42	10	395
直肠	79	55	10	365
肝	51	51	7	360
肺	113	29	7	219
乳腺	43	192	10	730

● 就诊至确诊间隔天数 见表1-9-3。

表1-9-3 就诊至确诊间隔天数

部位	最早	平均	中位	最长
食管	8	93	16	352
胃	16	67	22	934
结肠	6	181	39	727
直肠	5	153	24	547
肺	27	74	32	186
乳腺	11	59	20	116

● 确诊至治疗间隔天数 见表1-9-4。

表1-9-4 确诊至治疗间隔天数

部位	最早	平均	中位	最长
食管	1	23	13	150
胃	2	22	18	274
结肠	1	13	12	110
直肠	1	21	15	195
肝	4	22	13	138
肺	3	25	14	180
乳腺	1	8.6	7	63

● 早期病例8.7%，晚期病例65.9%，这是个残酷的事实。谁对这个悲剧负责？无知，失职，愚昧，乏术？

2 常见肿瘤发病率、百分率与位次

表1-9-5 常见肿瘤发病率

部位	发病率(/10万)		百分率(%)		位次	
	男	女	男	女	男	女
肺	53.1	19.9	24	13	1	2
胃	35.8	17.5	15	11	2	3
肝	28	8.1	11	5	3	5
结肠	16.2	14.5	7	8	4	4
直肠	12.2	8.1	5	4	5	6
食管	9.8	2.5	4	1	6	0
乳腺	0	34.1	0	18	0	1
合计			66	60		

3 其他常见肿瘤发病率(/10万)

鼻咽癌(4.1)，胆囊癌(3.2)，喉癌(2.7)，骨癌(1.8)，皮肤癌(1.4)，前列腺癌(5.6)，膀胱癌(8.2)，脑肿瘤(3.8)，甲状腺癌(1.5)，多发性骨髓瘤(5.6)，白血病(1.6)，胰腺癌(7.8)，男性乳腺癌，卵巢癌(7.0)，子宫体癌(5.6)，子宫颈癌(2.1)……总发病率约33。

4 早期发现所遵循的原则

● 熟记肿瘤流行病学的一般知识 地方分布、年龄分布、性别分布、职业分布、生活方式、特别嗜好、家庭背景、慢性病史。

● 详尽记录病史

(1) 耐心倾听，温和询问，打消顾虑，获取真情。

(2) 按系统、器官特异高危因素提示和诱导。

(3) 详细记录生育史、生活史、职业史、生活环境、个人嗜好、特殊习惯、习性和性格。

(4) 近期医学诊断、治疗、服药史。

(5) 家族遗传病史和癌症史。

(6) 主观猜测、顾虑与要求。

● 认真体格检查 ①全身一般情况。②病患系统器官体征。③相关系统症候群。④

仔细观察，动手检查。

5 临床检查程序

● 常规检查　血、尿、粪加隐血、肝功能、肾功能等检查，目的评估全身一般情况。

● 靶器官系统检查　原则是先易后难，先简后繁。例如：

(1) 呼吸道(气管、肺)：X线平片、CT、气管镜、针刺活检，同时痰找脱落细胞。辅以血清肿瘤标志物检测。

(2) 上消化道：X线造影、纤维胃镜检查、血清肿瘤标志物测定；下消化道：X线造影、纤维肠镜检查、血清肿瘤标志物测定。直肠肛门部应首先指检。

(3) 泌尿系统：尿液分析，确定出血部位。KUB造影、膀胱镜、逆行肾盂血造影，同时尿脱落细胞检查。

(4) 肝胆胰系统：B超、CT、肿瘤标志物检测。

(5) 生殖系统：包括外生殖器、盆腔、阴囊。局部体检、活组织检查、阴道镜、宫腔镜、B超、肿瘤标志物测定。

(6) 造血与淋巴系统：骨髓及淋巴结活组织检查。

(7) 神经系统(颅内)：CT。

(8) 头颈部：鼻咽喉镜活检、CT、血清肿瘤标志物。

(9) 异常肿块、皮肤、黏膜色泽改变：B超、脱落细胞、活体组织检查。

● 对症检查

(1) 咳嗽：数周以上不愈者则胸透、胸片。

(2) 痰血：胸透、胸片。

(3) 声嘶：ENT检查、胸透、胸片。

(4) 进食梗感：食管钡剂造影、食管镜。

(5) 胃纳骤减：胃镜、大便隐血检测。

(6) 右上腹不适：肝功能、B超、CT。

(7) 腹痛、腹泻、便血：大便常规、隐血、肛指检查、钡剂灌肠造影、纤维肠镜检查。

(8) 血尿：排尿三杯试验、KUBX线造影、膀胱镜检查。

(9) 阴道泌血：妇科检查、阴道镜、宫腔镜检、诊刮、活检、B超、肿瘤标志物检测。

(10) 贫血、出血、发热：血常规，有异常血象者做骨髓检查。

(11) 骨关切疼痛：平片、ECT、CT。

(12) 头胀痛、感觉意识异常：常规神经系统检查、颅CT、颈椎片、胸片。

6 拟诊临床检查参考

表1－9－6　临床检查

病　种	高危因素	主　诉	相应检查
肺癌	吸烟、55岁以上、慢支	咳嗽、痰血	胸X线平片、CT、痰检、气管镜、SCC、CA72－4
胃癌	胃病史	食欲骤减	胃镜、G.I、O.B、CEA、CA153、CA50
肝癌	乙肝、HbsAg(＋)	肝区不适	B超、AFP、CT
结肠癌	息肉、炎症、家族史	贫血、便多	O.B、钡灌、肠镜、CEA、CA199、CA50
直肠癌	炎症、便秘	血便、便意不清	肛检、肠镜、OB
食管癌	粗食、营养不良	食道异物感	X线摄片、食道镜
乳腺癌	生育哺乳营养、家族史	无痛结节	体检、B超、红外、活检、CA153
鼻咽癌	地方性、炎症	涕血	鼻咽镜、VCA－IgA
胆囊癌	多脂饮食、结石	疼痛、炎症	B超、CA50、CT
喉癌	炎症	声嘶	喉镜、活检、CT
骨癌	外伤、炎症	局部疼痛	X线摄片
皮肤癌	射线接触	不断增大结节	活检
前列腺癌	性激素过剩	排尿不畅	B超、指检、PSA、CT

续表

病　种	高危因素	主　诉	相应检查
膀胱癌	炎症	血尿	尿常规、膀胱镜、B超
脑肿瘤	早年脑X线接触	头痛、眩晕、失常	颅CT
甲状腺癌	接触射线	无痛结节	B超、核素检查
多发性骨髓瘤	接触化学物	贫血、骨痛	X线、骨髓检查
白血病	遗传、化学物	贫血、出血、感染	血常规、骨髓检查
胰腺癌	饮食与营养失调	无痛黄疸	B超、CT、CA50、CEA、CA199、CA724
男性乳腺癌	雄激素减少	无痛肿块	手检、活检
卵巢癌	遗传因素	无痛卵巢增大	妇检、B超、CT、剖腹、CA724
子宫体癌	肥胖、高血压、糖尿病	绝经后流血	妇检、诊刮
宫颈癌	性生活紊乱、炎症	恶性分泌物	妇检、巴氏细胞学检查
男性外生殖器癌	包皮过长、不洁	局部增生结节	活检
女性外生殖器癌	不洁、炎症	局部结节、色泽改变	活检
睾丸癌	隐睾症	无痛增大	外科局检
恶性滋养细胞瘤	不良妊娠	不规则流血	妇检、HCG
肾癌	遗传、化学物	血尿	B超、CT、X线尿路造影

7 常用肿瘤标志物检测

● AFP(甲胎蛋白)　人胚胎时期卵黄囊及肝的产物,为糖蛋白类抗原。用于原发性肝细胞肝癌诊断。卵巢癌、消化道癌、生殖细胞癌、慢性肝炎、孕妇中可升高。正常值<20ng/ml。

● 癌胚抗原(CEA)　大肠癌组织抗原,主要用于消化道肿瘤检测,正常值<10μg/L。

● 鼻咽癌病毒抗原(EBV)抗体(VCA-IgA)　为EB病毒膜壳抗原所产生的抗体。为鼻咽癌特异诊断。头颈部癌、肺癌、扁桃体癌、慢性鼻炎也可低度升高。正常为阴性,低度为1:10～1:50阳性,>1:100有诊断意义。

● CA19-9　单涎酸神经节苷酯免疫单克隆抗体,用于胰腺癌、结肠癌、胃癌检测,亦用于肝癌、胆囊癌。胰腺炎病例中也有升高。正常值<70U/L。

● CA50　结肠癌抗原免疫单克隆抗体,用于胆囊癌、胰腺癌、肝癌、胃肠癌检测,正常值<25U/L。

● CA15-3　人高分子黏蛋白(乳脂肪球膜)的单克隆抗原,用于乳腺癌、卵巢癌检测,正常值<30U/L。

● CA724　为高分子类黏蛋白抗原抗体,用于胃癌,肺癌、结肠癌、宫体癌、卵巢癌检测,正常值<5U/L。

● SCC　鳞状细胞癌抗原抗体,用于肺癌、头颈部鳞癌、阴道癌、宫颈鳞癌检测,正常值2μg/L。

● CA125　卵巢癌细胞抗原的单克隆抗体,用于卵巢癌检测,正常值<35U/L。

● PSA　前列腺特异抗原,用于前列腺癌的特异检测,正常值<4μg/L。

8 小结

● 癌症可以早期发现

(1)癌症是一种物质,一种特殊的生命物质。物质存在的依据和形式是运动,运动的物质必须以其某种具体的方式表达出来。宇宙中没有不运动的和无形的物质,一切物质都以其固有的势态占据一定的空间和时间。癌症的发生、发展、转归都在宇宙定律之中。

(2)人们一定会从癌症的运动过程中所表达出的迹象认识它的存在和演变。当认识达到某个高度时,癌症就会被逐步控制。这就是癌症控制研究工作者的坚定信念。

(3) 人类认识癌症的历史长达3000多年。从最初的形而上学地认为癌是“石头”、“能在体内横行的蟹”到今天的癌基因。3000年中,特别是近百年里,积累了大量的资料,已经形成了相当的理论基础,以及实用的预防、诊断、治疗和康复的知识与技术。

(4) 癌症正在被控制。上海地区宫颈癌、食管癌发病率大幅度下降,胃癌、肝癌发病率趋平的事实证明,癌症控制的战略是正确的、可行的、有效的。

(5) 目前最大的问题是人们至今未能很好运用正确的控制癌症理论、知识、技术和方法。数量巨大的防癌抗癌的武器被封锁在书架上、书库中,这太可惜了。

(6) 当务之急,首先是医生的学习与实践;其次是大众知识的普及与遵守。仅凭现有的知识与技术,只可控制癌症的80%。

● 癌症研究的意义　生命、癌症、基因,当今生物学上的三大谜团。研究癌症的机制实际上是对生命规律的探索。在DNA水平上,癌与非癌、生命与死亡之间不到纳米之遥。医学,作为生命科学研究的一个重要分支,从研究癌症的控制开始,具有非同寻常的意义。

● 坚定意志,苦其身心　癌症控制研究是一项十分艰辛和困苦的事业,它要求其从事者具备一种“信徒”式的品格,一种强烈的社会道义和个人责任感。从业者要时刻记住:癌魔未被降伏,我心不得安宁,我身不能稍息,我需常省吾身。

医生,应从以职业作为谋生手段的困境中解脱出来,把癌症控制研究当作一种事业、理想、奉献和极乐。

癌的哲学理念

癌是怎样发生的?是什么原因引起癌症?癌的本质是什么?癌症可否治愈?癌症能否预防?这5个“?”,让人类困惑了千年,至今仍未消去。

20世纪中叶以来,随着生物学知识的积累和分子生物学实验技术的发展,人们迫切希望在理论上能对与人直接相关的几个生物学问题作出解释与回答。这些问题最终归纳和集中到三个方面,形成三个相互独立但又密切关联的课题,被称为现代生物学上的“三大谜团”,即生命、癌症、基因。科学家预言,今后的世纪里,人类自然科学的全部和社会科学的大部分活动都将围绕探索和解开这些谜团而展开激烈的竞争。自然科学参与的主力阵容除生物学、医学外,将包括数学、物理学、化学、天文学、考古学、宇宙学、星球地质学等。社会科学的主力军将是哲学、人文学、政治经济学等。需要强调说明的是社会科学对自然科学的介导作用。事实证明,属于社会科学范畴的意识形态与辩证思维的格局突破,常是自然科学阶梯式向上攀登的先行官。反过来,自然科学的发展也为社会科学的新理念提供客观的依据。正确地说,自然科学和社会科学是人类飞向自由王国的双翼。下面将从宏观世界和微观世界两个方面交织探讨人们对宇宙、物质和生物现象的一些认识过程。

1 认识宇宙

宇宙,在中国文化里的概念是“太空、无垠”,在英文(universe)中定义为“万物、一切”,两者意义相同。我们生活所在的这个星球——地球是宇宙的一部分。从这个星球向它的四周望去,到处都是点点闪烁的星体。地球上的人们最初认为自己居住的地方就是宇宙的中心,因为一切可见的星体似乎都是围它而转。但是进一步的观察与思考后,特别是借助于望远镜等工具发现,宇宙原来是一个无边无垠的物质世界。但是,人们在对宇宙的探索过程中始终充满奇想与疑问。首先的一个问题是“宇宙从哪里来的”。于是“宇宙大爆炸论”、“宇宙膨胀论”等学说应运而生。在这些推论中甚至还提出了“宇宙的年龄”,有说是30亿年,有说是50亿年。而这一切假说的立足点和出发点都是在地球上。因此,这些学说的局限之处就很难避免了。有一位哲学家在百年之前就曾对宇宙做了这样的描述:宇宙是一个在空间上没有起点和止点、在时间上没有开始与终结的物质世界。笔者认为这样的定义最接近于宇宙的本质。这一揭示宇宙本质的定义给科学以无限的境界:宇宙既无新生、也不灭亡,而是永恒。

对于宇宙的正确认识是认识宇宙的根本,这对所有科学家来说都是至关重要的。只有真正掌握这种观念,科学家才能获取永久的原动力。事实证明,在人类的科学发展史上,每次重大的发现与发明,无不是对宇宙本质认识的一次飞跃。

2 物质运动

物质构成三要素:空间(space)、时间(time)、运动(move)。

形成这样的模式:物质=(空间+时间)×运动,即(S+T)×M。

宇宙由物质构成,物质装饰整个宇宙。物质由多维空间和无限时间构成,这个空间与时间结合物的唯一特点是运动。运动赋予物质无穷无尽、多姿多彩的形态。正是由于物质运动,人们才能在自己居住的星球上看到包括自己在内的生物界的花团锦簇、五彩缤纷及非生物界的奇山异水、鬼斧神工。

物质运动最根本的定律是"无序与有序,即自由与规则相结合的定律"。自由运动定律是构成物质世界多样性和"创造新世界"的根本条件。人们之所以不能在60亿地球居民中找到两个完全相同面孔的个体就是这一定律的作用所致。认识与掌握物质自由运动定律和由这个定律导致的物质可塑性,使人类改变与改造世界成为可能。物质的规则运动定律是保证物质基本属性相对稳定的必要条件,也是人类能认识世界的道理。当人们真正掌握了物质运动的根本定律后,就会在各种纷纭复杂的物质世界中找到它变化的规律,控制变化的方向,从而创造出符合人类生存与发展的新物质。

3 生命起源

生命本质是物质,生命存在的形式是物质运动,这里没有任何神奇与奥秘,绝不存在任何"物质与物质运动"之外的"力量"。科学家对此笃信无疑,这也是研究生命的根本立足点。

以地球上的一切生物的生命而言,其构件的全部基本成分来自地球上105种元素中的一小部分。人体在生物界可算是最为复杂的"生物建筑体",但这个看似神秘物体的建筑成分也只不过是地球上普遍存在的30种左右元素。人体建筑的最多用料是水,占全部分量的90%以上。而水是两个最常见的元素——氢(H_2)和氧(O)的化合物。其余的基本组分:第一组是氮、碳、硫、磷,这些元素是糖、脂类、蛋白质、核酸的主要成分,与氢、氧加在一起,含量占生物体总量的98%;第二组人体建筑材料是钙、钾、钠、氯、铁、镁,为正常生命活动的必需成分;第三组是铜、锌、钴、碘、锰、钡、硒,属微量元素,为生命维持不可缺少物质;第四组是溴、氟、硅、钡、锂、锶,为生命特殊功能必需元素。以上四大类物质今天都可在化学家的实验室内找到,而无须到外星球寻找。

生命的出现(发生)完全是物质按基本定律运动的结果。最初是100多种元素以"离子"状态共处于一个"自由运动场"中,没有任何束缚,任意结合与分离。其后,离子结合成相对固定的结构,从一个分子(水和盐基)到多个分子(碳、氢、氧、氮、硫的成分结合)。水和大分子的出现为生命的形成提供了基本物质。最后由大分子构成氨基酸和核苷酸,继而组装成核酸。核酸的出现,预示生命已降临地球。

生命研究对人类的意义是如此重要,以至让走近这个课题的科学家无不无限激动、兴奋不已,自觉自愿地、不顾任何艰难与困苦地为之奋力,甚至不惜献出一切,乃至生命。

4 基因奥秘

1926年摩根(Morgan Thomas Hunt)的

"基因论"问世后,人类开始了向生物学上的微观世界进军。基因——一组核苷酸按严格序列排列在由戊糖和磷酸为基质构成的螺旋状阶梯上。人体有几万个这样的基因,并按功能形成若干基因组,储藏生物的全部生命遗传信息和躯体发展的功能信息。带有生命遗传信息和功能信息的载体被叫做脱氧核糖核酸(DNA)。DNA 决定了人的发生、发展、衰老和死亡。

跟今天人类无法克服重力(自由飞翔)、速度(飞向远方)、饥饿(不食不便)的巨大障碍一样,要像驾驶飞船往返月球那样轻而易举地进入活动的基因几乎不可能。我们现在对基因的认识和理解还只是停留在机械的"物理图"和静止的生化图解阶段,也就是说,刚处在"基因身份证数码"状态。可以推测,基因的结构应是多维空间的,它的功能应是系统有序的。基因组内的信息与功能传递应是相互协调和制约的。这方面的进一步研究应由数学和物理学从形态结构学上进行设计,由化学根据形态结构进行各种物质的装配,由生物学来驱动"基因工厂"运转并由社会科学从理性上予以引导,形成一种多学科共向的态势,基因的奥秘将会逐渐被揭开。但是,基因是微观的宇宙,只能不断地探索,而不能指望终结。

5 癌的哲学理念

前面所讨论的一切,目的是让人们建立起一个牢固的"物质"、"物质运动"、"运动的空间、时间结构"和"物质第一性"的动态唯物主义哲学观念。只有这样的观念才能让我们坚信:癌症可以认识,任何时候,特别是到"山穷水尽"、"才枯智竭"的境地时,也决不动摇控制癌症的决心与信心。

癌症控制研究很难,除了大量的人为因素外,就是癌症自身的难度。癌,也许是人类在自然界的最后一个天敌,它与生命具有相同的探索价值,有理由相信,对癌的解释就是对生命的破译。下面我们对癌的哲理作适当的展开。

● **癌的本质** 癌是一种物质,一种与生命构成形式和运动方式十分接近的物质。人们对物质的认识是通过认识物质相对固定的结构和特殊的运动方式来实现的。任何物质都表现为一定的形态与动态。因此,人们对癌的认识也是从认识物质基本属性开始的。早在 3 千年前,中国甲骨文中就有了"瘤"字,这也许是人类从形态上对癌的最初认识。1775 年,英国人首次论述了"阴囊癌",并将其跟某种化学物质(煤焦油)联系在一起。1858 年,确认癌是细胞病。1911 年发现了肉瘤病毒,并认识到这种病毒能在动物(鸡)中传播。1928 年巴氏染色法问世,它拯救了千千万万患子宫颈癌妇女的生命。1961 年发现人第 22 号染色体上的特异改变"费城小体",它与白血病相关。1967 年检出原癌基因,确认了原癌基因是正常基因组的重要成员。1978 年绘出了首张肿瘤病毒基因图。现在,科学家已发现了几十种与癌发生密切相关的癌基因和抑癌基因,并对它们的形态与功能作出了较为详细的描述,人们对癌症本质的认识已越来越走近真实。

● **癌的起因** 是什么原因引起癌症发生?是人生存环境中那些与生命物质运动规律相矛盾的物质引起的。这些物质被人称为有毒有害物质。这些有毒有害物质与生命物质同处宇宙运动场中,永远无法避开。从绝对意义上来说,生命就是在跟其周围环境中一切有毒有害物质抗衡的过程中诞生与发展起来的。生命在形成过程中,为保持其生存与延续,不得不针对各种恶劣的环境层层设防,将那些保证生命存在的核心部分(基因)保存在生命基本单元——细胞的最深处。因此,在一般情况下,有毒有害物质无法接近生命的要命部门——基因。这是因为细胞有多种防御功能,包括基因自我修复功能。但是,长期、反复的伤害最终会导致基因的改变。改变的结果有二,一是失去原先正常的运动,像脱缰的野马,奔腾不止,直到局部或全体灭亡;另一结果是基因改变不立即表达,潜留在细胞内,或待机而发,或作为信息遗传给下一代,使子代成为"癌易感人群"。"易感人群"解释了为什么有癌的家族聚集、地区流行和生命早期生癌的现象。

●癌症能治愈 癌症能否治愈,回答是肯定的。癌症的发生是一个由小到大的渐进过程。在它的始发阶段予以消除,即可阻止其继续发展。关键的问题是个"早字",早发现,早诊断,早治疗。"三早"中早发现是关键。由谁来早发现,首先是人们自己,将你的任何生理和心理异常立即、全部地告诉医生;其次是医生,对任何可疑的癌征象绝不放过,一追到底,弄个水落石出。现在最根本的问题不是癌症能不能治愈,而是无法找到能治愈的早期患者。人们可以找出各种理由来避开、甚至拒绝医学检查,这使得再好的医疗技术也失去了价值。

医学有缺陷,现有治疗癌症的方法太复杂,必须不断改进,要按癌症的生物学规律寻找与设计新的方法。坚信随着人们对癌症本质不断深入地了解,新方法定会不断涌现。生物标志物(包括基因表达产物)的定性与定位作用、微创伤手术介入、放射介入、生物因子介入可能是今后癌症(三早)的工作方向。

●癌症会自愈 癌肿会自然消退吗?会。当癌肿发生和发展条件改变时,肿瘤会自愈,这方面的例证已不是凤毛麟角。事实上人体的肿瘤是经常发生的,大部分为良性,也就是说机体对这些肿瘤采取了限制,不让其任意发展。恶性肿瘤中的一部分有时也会被机体限制,如前列腺癌、甲状腺癌,少数可以存在于体内而终身不发病,直到因他病去世后尸体解剖检查才被证实癌已存在长久而癌症未发。癌症自行消退和自行限制的事实向医学家提出了研究新课题,也给常人和癌症患者无限希望,即任何时候、任何状况、不管多么困难都绝不丧失战胜癌症的信心。

●癌症可以预防 癌症跟其他疾病一样可以预防,预防的知识已很丰富,预防的方法也不复杂,问题是多数人对预防癌症的知识熟视无睹,对预防癌症的方法缺乏实践的耐心。就以吸烟来说,每个抽烟者都知其危害,也知会引起癌症,戒烟的方法最最简单,但是只有到得知患肺癌后才匆忙戒烟,可惜为时已晚。生命,首先是一个健康的概念。多数人不理解什么是健康,令人惋惜的是,最知道健康真正含义的人恰恰是那些失去了健康的人。癌症的发生、发展全由人类自己引起。科学家说,癌症是人类破坏生态、危害环境、不珍惜自己、不关心他人所造成的恶果;癌症是自然对人类作恶的惩罚。但是,必须说明,破坏生态、危害环境的责任人未必生癌,而患癌的人多是无辜者、受害者。因此,癌症患者更有理由谴责那些对自然犯罪的人。下面简要列出几项防癌措施。

(1) 保护自然环境,维护各种生物的生态系统。彻底消除人对环境开发、利用的自私观念:人是地球生物链中一环,绝不能打破生物链,最后成孤立一环,自行灭亡。而目前的现实是,人对自然和生物生态系统的破坏已达疯狂程度。为了掠夺资源,不惜破坏一切。有害有毒的吃、穿、住、用的物品已充斥各个空间,为人类的毁灭准备好祭品。

(2) 人类繁殖必须自制:人口的非理性增加是造成自然资源破坏的一大原因。人类繁殖已不遵守生物学自然法则。地球是各种生物共同的家,而不只是人的一家。任何不作人类生殖限制的行为都应被视为对自然生态系统的破坏,是一种犯罪。

(3) 自觉提高生命质量:人人都有这样或那样的生命遗传缺陷。为了后代,必须避免遗传缺陷者生育。

(4) 自幼养成健康的卫生习惯。预防接种、合理营养、体育锻炼、不沾烟、酒等不良生活习性。

(5) 治疗慢性病,定期体检,防患于未然。

●哲理小结

(1) 物变不息,矛盾使然:驱使物质运动和变化不息的原动力是来自物质自身的内部矛盾和物质间的外部矛盾。内部矛盾是物质能量不均衡定律,而能量永远达不到绝对均衡,所以物质运动永无休止。物质的内部矛盾是物质变化的主因,它决定物质变化的内容与形态。外部矛盾是一种物质内涵与结构不适应定律,而结构永远达不到绝对适应内涵,所以物质变化始终不息。物质的外部矛盾是物质变化的辅因,它决定物质变化的方式与方法。

(2) 生命与疾病,永远相矛盾:生命和疾病的致病原同为物质,共处宇宙场中,受相同运动定律支配,特别是矛盾定律。生命与疾病,生存与死亡,永远相随共伴的一双矛盾。从受精卵出现的那一刻起,这双矛盾的斗争就一直不停,持续一生,无人可以幸免。但是,生命与疾病的矛盾中,人是主因,决定疾病是否发生和发生后的严重程度。致病原是辅因,仅决定疾病传播方式和入侵途径。在与疾病斗争中,人明显处于优势和主动。可惜的是,人们往往忽略自身的优势,放弃主动,陷入该由自己负责的困境中。

(3) 智慧使生物永存:生物的特征是生存、发展、防卫。生存、发展是生物的本能,而防卫是生物的智慧。所有生物都具智慧,从单细胞到多细胞生物,从植物到动物,从草履虫到人。人是具有较高智慧的生物,一切现代文明都是智慧的外在表现。现代人的健康与长寿更是智慧应用的成果。

智慧也是物质运动的形态之一,没有神秘与奥秘。智慧没有极限,在跟社会和自然的一切不利于生物和生命发展的因素斗争中,人类应从肉体到精神不断改造自身,以获永存。

(4) 应用智慧,与癌共处:按现代人智慧发展与发达程度,理应能运用智慧创造的知识和技术消除一切有损生命健康生存与发展的因素。不幸的是,人类总是不能完全理智地运用智慧,有时甚至会完全失去理智,大到发动战争,侵害他人,小到暴饮暴食,损伤自己。正是这种不理智,使人类虽然有智慧,却不得不时时陷入社会动乱、自然灾害和疾病的困扰之中。

癌症是疾病中最难者,难在构成它的一切物质都在紧靠人的生存环境里,更难的是癌症与生命同住在一个“小宇宙”(机体)中,而且也具有逃逸被机体消除的防卫智慧。

人的生存与发展证实人的智慧高于一切生物的智慧。只要能理智地运用智慧,人类定能战胜一切疾病,包括癌症。人如能百分之百地理智运用智慧,疾病与癌症就会完全消失。但那是不可能的,也有违于哲理。理智且符合哲理的方法是:跟癌共处,与癌周旋,控制癌症,在竞争中获得生命永存。

6 癌症业者修术省身

癌症是个巨大的困难,是对人类智慧的严重挑战。控制癌症的任务是如此之繁重,而征途更是漫长且艰辛,这一切都对其从业者提出了非同寻常的苛刻要求。业者必须具有强烈的社会责任心和个人道义感,甚至是一种“未能完业的自我罪责感”。事业要求其从业者要有“信徒式”坚定意志、“门徒式”事业忠诚、“苦行僧式”学习与实践。下列排句谓其所奉之信念:癌魔未被降伏,我业尚未完成;余身不能稍息,余心不得安宁;吾必长修吾术,吾须常省吾身。

第十章 儿科疾病

● 颅腔：是几乎密闭的腔，仅有少数与外相通的“孔”或“管”。其中最大的是在颅底的枕骨大孔，下接脊椎管，也就是脑和脊髓连接处。此外，眼眶内的视神经管是视神经进入脑的地方。

● 下颌骨和颞骨组成下颌关节（颞颌关节），是颅骨中一个活动度的关节。

● 颅骨：由29块骨头组成，其中绝大部分由骨与骨的直接连接组成中孔的颅腔，保护和支持着脑、眼、内耳。

● 颅腔是一个骨性的腔，当血腔充盈、或出血、或脑组织水肿或生肿瘤时，颅腔无法扩大，因此，势必压迫脑组织，引起严重后果，有时甚至将脑组织压迫，从枕骨大孔中向外突出，引起脑疝，导致生命危险。

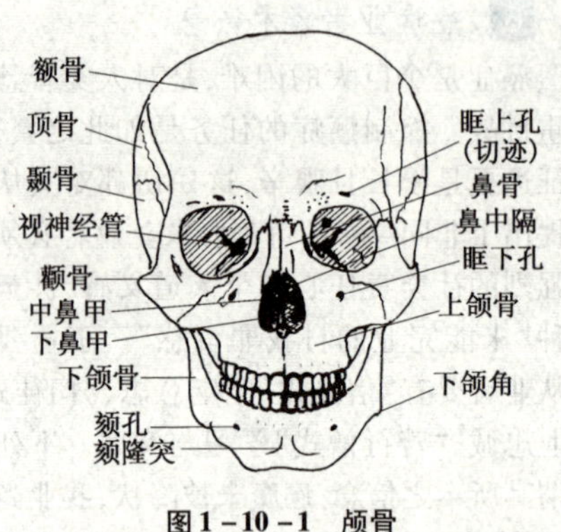

图1-10-1 颅骨

● 新生儿颅骨：骨缝没有闭合，骨质也较软，是新生儿颅骨的两大特点。所以在胎儿娩出时，头颅可以略缩小，有利于生产。

● 囟门：是新生儿颅骨的特征。有两个囟门，前囟大，后囟较小。后囟门闭合较早，前囟门闭合较晚，约在出生后12～18个月闭合。如果迟迟不闭合，可能骨生长缓慢或缺钙等，应就医小儿科。

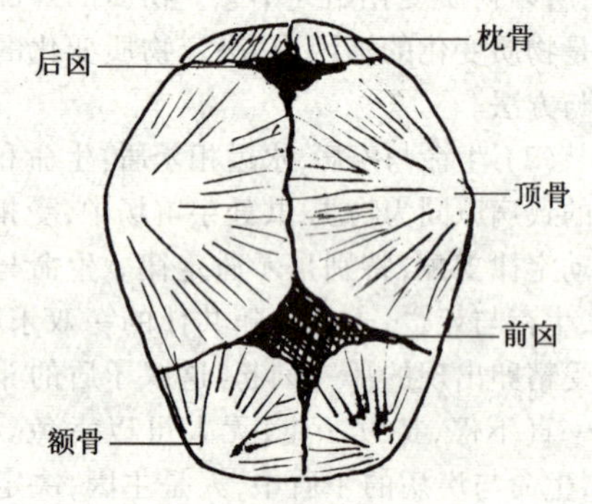

图1-10-2 新生儿颅(上面观)

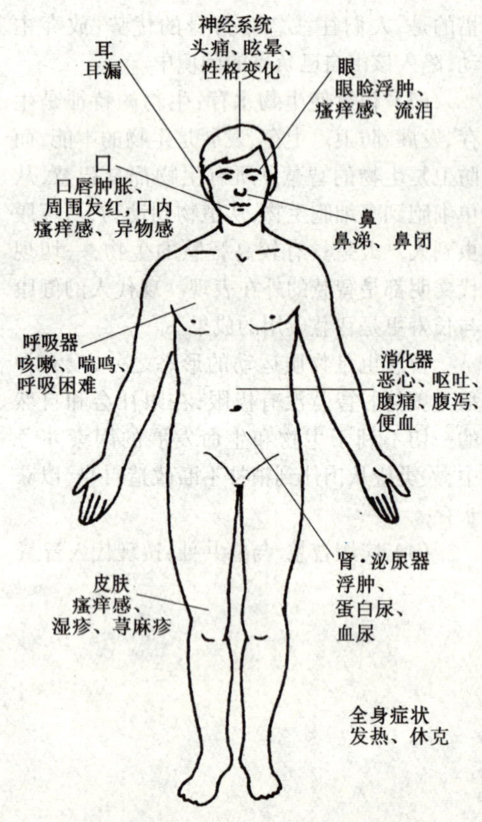

图1-10-3 食物过敏(变态反应)

小儿常见症状与体征

1 发 热

凡体温超过正常范围为发热。发热是机体的一种防卫机能，但也有其不利的一面，发热时可增加耗氧，影响胃肠功能等等。

【你需了解】

- 正常小儿体温可有所波动，口温为36.3～37.2℃，肛温比口温高0.3～0.5℃，腋温比口温低0.2～0.5℃。
- 饭后、啼哭、运动、室温过高、衣服过厚等均可使体温暂时性升高。
- 临床所谓低热是指体温波动在37.5～38℃（腋温）左右，高热是指体温在39℃（腋温）以上。
- 所谓长期发热一般是指发热2周以上。

【症状表现】

- 发热时可有心跳、呼吸加快，食欲不振，便秘，腹泻等症状。
- 婴幼儿高热时可有烦躁，甚至惊厥。

【处理】

- 首先应查明发热的原因。
- 短暂的体温波动，全身情况良好，又无自觉症状，可暂不予处理，观察热型。
- 高热伴有自觉症状，或有热性惊厥史者，可酌情应用退热剂。
- 物理降温如松解衣被、温水擦洗等方法，可配合使用。
- 补充充足的水分。

【你需就医】

- 发热伴有气急、神萎、腹泻、头痛、呕吐、惊跳、皮疹等症状。
- 发热3天以上。

【你需注意】

- 发热是一种症状，应查明发热的原因。
- 发热的原因有感染性和非感染性，只有细菌感染者才需要使用抗生素。

【特别提示】

- 发热是机体的防御反应，通过发热刺激机体的免疫系统，抵抗疾病对人体的侵袭，因此如发热不超过39℃，无自觉症状，也无热厥史，不需使用退热剂。
- 发热是疾病的一种表现，盲目使用退热剂可掩盖症状，贻误诊断。目前推荐的小儿退热首选药物为对乙酰氨基酚，阿司匹林因其潜在的毒副反应已渐少用。

2 咳 嗽

小儿呼吸道血管丰富，气管、支气管黏膜娇嫩，易发生炎症而致咳嗽，因此咳嗽是小儿时期的常见症状。

【你需了解】

- 咳嗽是一种症状，可由多种原因引起。
- 咳嗽是机体的一种防御性运动，以清除呼吸道内的异物（包括呼吸道的分泌物）。
- 剧烈咳嗽可影响患儿生活，甚至因胸内压力增高而产生并发症。

【症状表现】

- 起病可急可缓。
- 开始多为干咳，以后可有脓痰。

【处理】

- 首先应查明咳嗽的原因。
- 稀释痰液，如敌咳、氯化铵等。
- 必要时可酌情使用扩张支气管的药物。
- 咳痰不畅可予雾化吸入。
- 中医中药，如祛痰灵。
- 除严重咳嗽以致影响小儿的正常生活外，一般情况下不用镇咳药。

【你需就医】

- 咳嗽伴发热、气急，可能为肺炎或哮喘。
- 咳声嘶哑或呈破竹声、犬吠声，可能为急性喉炎，如不及时处理可发生急性喉水肿，甚至窒息致死。
- 咳嗽较久，超过1周。
- 伴有脓痰，提示有细菌感染。
- 咳痰带血，可能为支气管扩张症、结核病、百日咳、肺含铁血黄素沉着症等。
- 咳前有异物吸入史。

【你需注意】

- 咳嗽是多种疾病引起的症状，应查明

原因治疗。

● 咳嗽是机体的一种防御反射机制，正常情况下气道分泌物也可能引起轻微咳嗽，无需处理。

【特别提示】

● 超过3周以上的慢性咳嗽原因很多，应详细询问病史及体格检查，除外鼻窦炎、慢性鼻炎、咳嗽变异性哮喘、胃食道反流以及先天畸形等。

● 单纯感冒咳嗽大多为受凉或病毒感染，不需使用抗生素。咳嗽伴发热、有脓痰或咳嗽超过7天，考虑细菌感染则应使用抗生素。

● 一般小儿咳嗽，以稀释痰液以利祛痰为主，不使用镇咳药，除非刺激性干咳或咳嗽剧烈影响生活，不利于健康时才使用镇咳药。

3 呕 吐

呕吐是小儿时期的常见症状之一，可见于不同年龄的各种疾病。

【你需了解】

● 呕吐是一种症状，可有多种原因引起，常见的为消化道疾病、中枢神经系统疾病和电解质紊乱。

● 呕吐时可因误吸而引起吸入性肺炎，甚至可窒息致死。

● 反复呕吐可引起脱水及电解质紊乱，甚至危及生命。

● 长期慢性呕吐可影响患儿生长发育。

【症状表现】

● 一般呕吐前有恶心症状，年长患儿会主诉腹部不适。

● 中枢神经系统疾病引起的呕吐多为喷射性呕吐。

● 消化道梗阻时呕吐物呈黄绿色胆汁或粪汁。

● 各种疾病引起的呕吐有各种疾病的相应症状。

【处理】

● 首先应查明原因。

● 呕吐时将患儿侧卧，以免误吸入气道。

● 单纯因过食而消化功能不良所致呕吐，可暂停进食一顿，然后给予清淡易消化食物。

● 必要时可予助消化药和促进胃肠动力的药物。

【你需就医】

● 频繁呕吐。

● 呕吐物有胆汁或粪质。

● 呕吐为喷射性。

● 呕吐伴神萎、发热、腹泻、血便、腹痛或阵发性哭吵等其他伴随症状。

● 呕吐前有头部外伤史。

【你需注意】

● 消化功能紊乱所致呕吐重在预防，注意饮食节制。

● 呕吐是多种疾病引起的症状，应以治疗原因病为主。

● 频繁呕吐可致水与电解质紊乱，必须及时补液，以预防和纠正脱水。

【特别提示】

● 以往对呕吐常使用灭吐灵，该药不能解除呕吐的病根，且可引起锥体外系的症状而出现抽筋，因此在儿科应谨慎使用。

4 腹 痛

腹痛是小儿时期的常见症状，其引起的原因很多，主要由腹腔脏器和组织的器质性或功能性病变引起。

【你需了解】

● 急性腹痛需紧急处理，误诊和漏诊可致并发症，甚至危及生命。

● 腹痛的起始部位及显著部位往往反映病变部位，上腹痛多起源于胃、十二指肠、肝、脾、胰；右上腹痛多起源于胆管、肝脏；左上腹痛多起源于胰腺；右下腹痛多见于阑尾、肠系膜淋巴结炎；左下腹痛多见于结肠病变。

● 反复发作的腹痛可能是胃肠道病变或其他疾病的表现，也可能无器质性病变而是功能性的。

● 腹腔外疾病也可引起腹痛，如大叶性肺炎、呼吸道感染所致肠系膜淋巴结炎、胸膜炎、肾盂肾炎、肾结石、过敏性紫癜等。

【症状表现】

- 炎症性疾病多表现为持续性腹痛，或持续性腹痛阵发性加剧，往往伴有发热。
- 胃十二指肠、肝、脾、胰腺疾病多痛于上腹部，肠蛔虫及阑尾炎早期痛于脐周；右下腹痛见于阑尾炎；左下腹急性剧痛见于便秘、肠痉挛；反复发作的慢性腹痛可以是腹腔脏器的疾病，也可以是全身疾病的一部分，也可以是胃肠道植物神经功能紊乱所致。

【处理】

- 严密观察腹痛的部位和伴随症状。
- 由便秘所致腹痛可以用开塞露通便。
- 反复发作的慢性腹痛，又排除了器质性病变，应予以心理治疗。

【你需就医】

- 腹痛伴发热、呕吐、腹泻或面色不好。
- 持续腹痛、剧烈腹痛。
- 慢性腹痛反复发作。

【你需注意】

- 阵发性哭吵伴果酱样大便，应考虑肠套叠。
- 急性起病、发展迅速，甚至伴有苍白、休克症状，提示外科急腹症可能。
- 持续性腹痛多表示炎症性疾病。

【特别提示】

- 婴幼儿不会以语言表达腹痛，常以哭吵为表现。
- 腹痛是一种症状，在未明确原因之前不要盲目使用止痛药，以免掩盖症状，延误诊断。

5 腹　泻

（见本章“消化系统疾病”）

新生儿期常见症状

1 新生儿呕吐

呕吐是新生儿期的常见症状，大部分由内科疾病引起，小部分由外科疾病所致，但必须及时诊断，以免延误手术时机。

【你需了解】

- 新生儿呕吐可由喂养不当引起，如吸吮过急、喂量过多、体位不当等。
- 新生儿期生理性的贲门比较松弛，平卧时容易发生呕吐，半坐位可以防止。
- 消化道有梗阻或幽门痉挛、便秘，也可发生呕吐。
- 感染性疾病，特别是中枢神经系统感染时，常可发生呕吐。
- 颅内压增高，如颅内出血、脑水肿、脑积水等，可引起呕吐。

【症状表现】

- 喂养不当所致呕吐，患儿一般全身情况良好，呕吐为非喷射性呕吐，除呕吐外，无其他异常。
- 贲门松弛所致呕吐为食后即吐，吐出为奶汁，平卧时易发生，半坐位可防止。
- 感染所致呕吐有感染的症状。
- 颅内压增高及中枢神经系统感染所致呕吐为喷射性呕吐。
- 消化道畸形所致呕吐因不同的畸形可有不同的表现，大多生后或生后数天即出现频繁呕吐，幽门肥厚性狭窄者在生后 2 周开始喷射性呕吐。

【处理】

- 正确的喂养方法，注意喂奶量及体位，人工喂养者应注意奶孔的大小。
- 疑为贲门松弛者可取半坐位，食后拍背嗳气。
- 疑为幽门痉挛者可在喂奶前滴入阿托品，进奶后拍背嗳气。

【你需就医】

- 经正确喂养后呕吐无好转。
- 除呕吐外有其他伴随症状，如发热、神萎、反应低下、腹胀、腹泻、便秘等，考虑有严重感染或外科疾患。

【你需注意】

- 呕吐是新生儿期的常见现象，应注意呕吐与进食的时间关系、呕吐物的量与质。
- 呕吐时应将小儿侧卧，以防止奶液呛入气道。

【特别提示】

● 呕吐是一种症状，应以去除病因为主，感染所致者应积极控制感染，外科疾患所致者必要时应手术治疗。

2 新生儿黄疸

新生儿黄疸是由多种原因引起的血清胆红素增高的一系列疾病。

【你需了解】

● 新生儿期因其代谢和病理生理特点，较成人容易出现黄疸。

● 新生儿黄疸可有生理性和病理性。

● 生理性黄疸是指单纯因其胆红素代谢特点而引起的暂时性黄疸。

● 除生理性以外，新生儿溶血、窒息、感染、头颅血肿、先天性 G－6PD 缺乏症、先天性胆管闭锁、肝炎等都可以引起黄疸，甚至于以人乳喂养者也可发生人乳性黄疸。

● 严重黄疸可引起胆红素脑病。

【症状表现】

● 肉眼可见皮肤、巩膜黄染。

● 生理性黄疸一般在出生后 2～3 天发生，5～7天大高峰，然后黄疸逐渐减轻，约在 10～14 天消退，一般情况良好，不伴有其他临床症状。

● 病理性黄疸可在出生后 24 小时内出现，或黄疸进展较快，或黄疸特别明显，或黄疸超过 2 周迟迟不退。

● 各种疾病引起的黄疸可有各种疾病相应的症状表现。

● 新生儿血型不合所引起的溶血性黄疸，出现早，多在生后 24 小时以内，而且黄疸较严重。

● 人乳性黄疸的特征是生理性黄疸持续不退或退后又加重，全身情况良好，换以人工喂养黄疸可消退。

【处理】

● 生理性黄疸能自愈，不必治疗。

● 病理性黄疸应住院治疗引起黄疸的基础疾病，以及实行退黄措施。

● 中药茵栀黄。

● 适当口服葡萄糖水。

【你需就医】

● 有上述病理性黄疸的症状表现。

● 除黄疸以外，伴有不吃、不哭、肢冷、惊跳、吐奶等异常情况。

【你需注意】

● 新生儿黄疸是多种疾病引起的症状，治疗以引起黄疸的原因病为主，黄疸随之消退。但严重黄疸可引起胆红素脑病，一旦发生胆红素脑病常可引起智力落后、抽搐，以及听觉和眼球运动障碍等后遗症，预防胆红素脑病的关键在于及时发现早期病例，并及时治疗。

【特别提示】

● 人乳性黄疸一般血清胆红素量不是太高，如继续人乳喂养，1～2 月后黄疸也会自然消退，因此不必停止母乳喂养。

呼吸系统疾病

1 上呼吸道感染

上呼吸道感染是小儿时期常见病，炎症侵犯鼻、咽、扁桃体、喉等部位，也可累及邻近部位致中耳炎、结膜炎、副鼻窦炎、颈淋巴结炎及咽后壁脓肿等。

【你需了解】

● 急性上呼吸道感染 90% 由病毒引起，少数由细菌致病。

● 急性上呼吸道感染持续多日后可继发细菌感染，甚至发生鼻窦炎、中耳炎、颈淋巴结炎等并发症。

● 少数患儿可并发严重的并发症，如脓毒症、脑膜炎等。

● 少数患儿病毒侵犯心肌或神经系统，发生病毒性心肌炎、病毒性脑炎。

● 部分患儿仅仅因受凉而致鼻塞、流涕，为普通感冒，为非感染性的，一般不伴有发热。

【症状表现】

● 年长儿症状较轻，流涕、鼻塞、轻咳和（或）发热、咽痛、头痛。

• 乳幼儿起病较急，可有高热、呕吐、腹泻，部分患儿高热时可发生惊厥。

【处理】

• 休息，多饮水，予易消化食物，补充足量维生素，特别是维生素C。

• 考虑病毒性感染者，可用大青叶、板蓝根、双黄连等。

• 有细菌感染迹象，如扁桃体炎或发热7天以上，应使用抗生素。

• 高热时用退热药，有热厥史者可酌情应用镇静剂。

• 小婴儿感冒、鼻塞流涕，可酌情应用抗过敏药以缓解卡他症状。

• 年长儿鼻塞、头痛，可予抗过敏及退热镇痛药。

【你需就医】

• 发热持续不退伴频繁呕吐、腹泻，需输液治疗。

• 发热不退伴咳嗽气急，应考虑上呼吸道感染发展至下呼吸道感染。

• 伴有耳痛、脓涕、咽喉部剧痛、咳声嘶哑，应考虑有中耳炎、鼻窦炎或咽后壁脓肿等并发症发生。

• 面色不好、神萎、气急胸闷，应考虑有心肌炎。

• 发热伴喷射性呕吐、头痛，甚至惊厥，应考虑病毒性脑炎。

【你需注意】

• 应以预防为主，注意冷暖和居室通风，避免到人多拥挤的场所。

• 加强体格锻炼，摄入多种维生素以增强体质。

【特别提示】

• 鼻塞、喷嚏不一定都是感冒，应与过敏性鼻炎相鉴别。

• 冷热不调所致普通感冒及病毒性感染不需使用抗生素，滥用抗生素有弊无利。

• 普通感冒和病毒性感冒无特殊治疗。

2 支气管炎与肺炎

支气管炎与肺炎大多继发于上呼吸道感染后，极少部分是由于全身性感染经血行而引起，可由细菌或病毒感染。

【你需了解】

• 支气管炎与肺炎都属下呼吸道感染，并无严格界限。

• 各种病原引起的肺炎可有不同的临床表现。

【症状表现】

• 咳嗽为主要表现，初为干咳，渐渐有痰。

• 大多伴有发热。

• 小婴儿可伴有呕吐、腹泻、气急，肺炎者气急明显，重者可有烦躁、紫绀。

• 年长儿肺炎可有高热、胸痛。

• 支原体肺炎者咳嗽明显，可为刺激性干咳。

【处理】

• 足量抗生素。

• 休息。

• 足够水分、营养素，易消化食物。

• 祛痰药应用。

• 高热时酌情使用退热药。

【你需就医】

• 高热持续不退。

• 出现气急、紫绀、神萎。

• 剧烈刺激性咳嗽。

【你需注意】

• 应严密观察患儿的体温、脉搏、呼吸和精神状态，及时发现并发症。

【特别提示】

• 咳嗽是机体的一种防御反射，咳出异物（包括气道的分泌物与病原微生物），治疗主要是稀释痰液以利咳出，而不宜止咳，除非是频繁刺激性咳嗽。

• 应根据病情推测病原后经验性选择抗生素，2～3天无效可更换，不宜太频繁更换。

• 应根据不同的病情和不同的药物性能选用合适的用药途径，并非所有肺炎必须静脉用药。

消化系统疾病

1 腹 泻

腹泻是多种原因引起的临床症状，表现为大便次数增多、性状改变。多见于3岁以下婴幼儿。

【你需了解】

- 腹泻可由感染或非感染因素引起。
- 食量过多、质不适宜、食物过敏、环境过冷过热，均可引起腹泻。
- 肠道内细菌、病毒的感染可致腹泻，其他如真菌、寄生虫等也可致腹泻。
- 肠道外的感染如上呼吸道感染、肺炎、尿路感染等，均可引起腹泻。年龄愈小者愈多见。
- 严重腹泻可致脱水、酸中毒和电解质紊乱。
- 慢性迁延不愈的腹泻可致消瘦、贫血、维生素缺乏、继发感染等。

【症状表现】

- 大便次数增多和(或)性状改变、水分增多。
- 肠道细菌感染所致腹泻多有黏液，甚至脓血。
- 肠道病毒感染所致腹泻可呈水样便，好发于秋季，多有流行趋势。
- 真菌性肠炎多见于营养不良或长期使用抗生素者，多伴有鹅口疮，大便呈豆渣样。
- 肠道外感染所致腹泻有肠道外感染的症状体征，如发热、咳嗽等。
- 严重腹泻致脱水者可有口干、尿少，甚至无尿，以及反复呕吐、腹胀、神萎或烦躁。

【处理】

- 总的原则是预防脱水、纠正脱水、继续饮食、合理用药。
- 单纯由饮食不节所致腹泻以调整饮食为主。
- 由消化道外感染所致腹泻以治疗消化道外感染为主，并予易消化食物。
- 消化道细菌感染者应使用针对性有效抗生素。
- 消化道病毒感染者(病毒性肠炎)以对症处理为主。
- 无呕吐者可少量多次口服补液。
- 口服维生素B族及微生态制剂，如乳酸菌素等。

【你需就医】

- 腹泻有脓血、黏液。
- 患儿有烦躁、神萎、口干、尿少，提示有脱水或电解质紊乱。
- 伴有发热、呕吐。

【你需注意】

- 腹泻病重在预防，小婴儿应鼓励母乳喂养。避免不节不洁饮食，注意冷暖。
- 一旦出现腹泻后应尽可能口服补液，预防脱水与电解质紊乱。
- 除肠道内外感染外，一般食饵性或病毒性者不需使用抗生素。
- 疑为食物过敏的腹泻以去除过敏原为主。

【特别提示】

- 一般腹泻的治疗以预防脱水、纠正脱水为主，急性期不宜使用止泻药。

2 口腔炎

口腔炎包括疱疹性口腔炎、溃疡性口腔炎和鹅口疮。

【你需了解】

- 疱疹性口腔炎多由单纯疱疹病毒感染引起，一般病程10～14天。
- 溃疡性口腔炎可由病毒或细菌引起。
- 鹅口疮多由念珠菌感染所致。
- 营养不良、维生素缺乏、急性传染病后、免疫低下，以及长期使用抗生素、激素都可诱发口腔炎。

【症状表现】

- 疱疹性口腔炎及溃疡性口腔炎者可有发热、神萎、流涎、拒食，严重者伴有牙龈糜烂。
- 可伴有颌下淋巴结和颈部淋巴结肿大。
- 鹅口疮者可见颊黏膜白色膜状物，点

片状,似奶块,不易揩去。

【处理】

● 注意口腔卫生。

● 高热时酌情应用退热剂。

● 口腔溃疡局部应用金霉素甘油、中药等。

● 加强全身支持治疗,补充足够水分及大量维生素 B、维生素 C。

● 鹅口疮者局部涂抹制霉菌素、咪可定,或 3% 碳酸氢钠洗口腔,1% 龙胆紫涂口腔。

● 微生态治疗。

【你需就医】

● 高热不退、神萎拒食,应到医院补液及使用抗生素。

● 严重溃疡迅速蔓延,甚至大片坏死成坏疽性者。

● 鹅口疮伴有腹泻或咳嗽、气急,疑为霉菌性肠炎、霉菌性肺炎或全身性霉菌感染者。

【特别提示】

● 疱疹性口腔炎由疱疹病毒引起,有自限性,不需使用抗生素;鹅口疮由念珠菌感染所致,抗生素有弊无利,原用抗生素、激素者应停用。

心血管系统疾病

先天性心脏病

先天性心脏病(先心病)是小儿时期最常见的心脏疾患,是由于胎儿时期心脏发育的异常所引起。

【你需了解】

● 先心病的病因不完全明了,大多与孕期病毒感染、环境污染及遗传因素有关。

● 大多先心病能手术治疗。

● 心脏畸形不同而症状各异,部分先心病可毫无临床症状,经体检发现;部分先心病可有明显症状,甚至在新生儿期即夭折。

● 先心病患儿易患肺炎,且易并发心力衰竭。

【症状表现】

● 部分先心病可无症状,体检发现心脏杂音。

● 大部分先心病者可有生长发育迟缓,婴儿期喂养困难,以及反复呼吸道感染。

● 青紫型先心病则可有青紫、气急、蹲踞,甚至晕厥。

【处理】

● 日常生活中应倍加注意,避免呼吸道感染。

● 注意脉搏、呼吸及一般情况。

【你需就医】

● 有上述症状表现或体检发现心脏杂音,疑为先心病者,必需就医进一步检查以确定心脏畸形的类型。

● 出现咳嗽、气急、烦躁。

● 定期在专科检查,了解心功能,根据专科医生的建议择时手术。

【你需注意】

● 做好孕期保健,预防呼吸道感染,避免使用致畸药物。

● 患儿应避免到人多拥挤的场所,预防呼吸道感染。

● 避免剧烈运动。

【特别提示】

● 应按时接受预防注射,预防传染病。

泌尿系统疾病

1 急性肾小球肾炎

简称急性肾炎,是一组急性起病,以血尿、水肿、高血压为主要表现的疾病,可由多种原因引起。

【你需了解】

● 90% 发生于链球菌感染(如扁桃体炎、猩红热、皮肤感染)之后。

● 多发生于 4 ～ 14 岁儿童,3 岁以下少见。

● 肾炎的严重程度与其前的链球菌感染的严重程度无关。

● 典型急性肾炎预后良好,很少复发。

【症状表现】

● 链球菌感染后 1 ～ 2 周出现水肿,始于颜面，重者遍及全身，明显水肿但指压无凹陷，即紧张性浮肿。水肿同时尿量减少。

- 小便呈洗肉水样，或鲜红色，或浓茶色，或烟灰色。
- 70%（30%～80%）患儿病初轻至中度血压增高。
- 同时可伴有低热、乏力、食欲不振等非特异症状。
- 上述症状表现1～2周后消退。
- 重症病例可出现循环充血、高血压脑病及急性肾功能不全等严重表现。

【处理】

- 青霉素或红霉素7～10天。
- 卧床休息至水肿消退、尿量增加、血尿消失、血压正常，然后可下床，血沉正常才可上学，仍应避免剧烈活动。
- 病初2周限制钠盐，低盐饮食至症状消失可恢复正常饮食。
- 明显浮肿、少尿、高血压者应在医生指导下酌情使用利尿剂。

【你需就医】

- 发现浮肿、尿少、血尿，应就医化验小便及测血压以明确诊断。
- 诊断明确后轻症以卧床休息为主，如尿量极少、浮肿明显，甚至出现气急、心悸、烦躁、头痛、呕吐等应立即就医。

【你需注意】

- 急性肾炎是链球菌感染后的变态反应性疾病，预防其发生关键在于彻底治疗其前的链球菌感染。
- 链球菌感染后的2～3周应密切关注患儿的尿量、尿色、浮肿情况。
- 禁用肾毒性药物。

【特别提示】

- 疾病的激期应严格控制钠盐，以避免水、钠潴留；后期已大量利尿，水肿消退，不必忌盐。

2 肾病综合征

肾病综合征是小儿泌尿系统的常见病，其发病数仅次于急性肾炎。它是多种病因引起的临床症候群，其共同特点为大量蛋白尿、低蛋白血症、高脂血症和水肿。

【你需了解】

- 肾病综合征的最基本病理变化是肾小球通透性增加致大量蛋白质从尿中丢失。
- 原发性肾病综合征的病因不明，继发性者可继发于过敏性紫癜、红斑狼疮、药物中毒等。
- 肾病患者易继发感染。

【症状表现】

- 浮肿最早出现，始于面部及眼睑，渐至全身，水肿压之可凹，甚者可有胸腔、腹腔积液。
- 尿量减少。长期蛋白质丢失可致营养不良、发育落后。

【处理】

- 在医生指导下使用肾上腺皮质激素及利尿剂。
- 加强营养，避免劳累，预防感染。
- 控制伴随的感染。
- 水肿时忌盐饮食。
- 应用激素过程中应补充维生素D和钙剂。
- 中医中药治疗。
- 严重水肿者应特别注意皮肤清洁，以免感染。

【你需就医】

- 发现水肿、尿量减少，应及时去医院检查。
- 一旦明确诊断后应在医师指导下遵嘱用药。
- 经治疗缓解后应定期去医院随访尿常规检查。
- 缓解后又复出现水肿、尿少，考虑复发。
- 缓解后出现发热、腹痛等，考虑感染。

【你需注意】

- 一旦发生感染应积极选用有效抗生素控制感染，但不主张定期使用抗生素预防感染。
- 在使用激素过程中如接触水痘、带状

疱疹患者，应减少激素剂量。

【特别提示】

- 忌盐是为避免水、钠潴留增加水肿，所以只有水肿时需要忌盐，大量利尿时有盐分的丢失，应给予低盐饮食（食盐 1 ～ 2g/日）以免发生低钠血症。
- 过去强调肾病时大量蛋白质漏出，以及低蛋白血症，应给予高蛋白饮食，但过多的蛋白质可增加肾脏的负担，应给以适当量的优质蛋白质。
- 应在疾病缓解且已停药 1 年以上才可进行预防接种，因预防接种可引起肾病复发。

血液系统疾病

小儿贫血

贫血是一个症状，指循环血液中的红细胞、血红蛋白和红细胞压积低于正常值，临床多以红细胞和（或）血红蛋白的数量低于正常值称为贫血。

【你需了解】

- 造成贫血的原因可由于红细胞生成减少、溶血和失血引起。
- 小儿时期生长发育迅速，血容量增加快，而造血系统储备力差，因此容易发生贫血。
- 诊断小儿贫血与判断贫血的程度必须参照不同年龄小儿血象的正常值。
- 由于贫血使免疫低下，故易发生感染。

【症状表现】

- 皮肤黏膜苍白。
- 疲倦乏力、精神不振、嗜睡、烦躁、食欲不振，年长儿可诉头晕、头痛，病程长者可有生长发育迟缓和营养低下，甚至智力减退。
- 严重者可呼吸、心跳加快，甚至出现心功能不全的表现。
- 溶血者可见黄疸。
- 各种疾病引起的贫血可有各种疾病的相应特异性症状表现。
- 急性贫血可引起严重的症状表现；慢性的贫血因组织逐渐适应，症状可不太明显。

【处理】

- 首先应查明原因，进行病因治疗。
- 合理喂养，及时添加辅食，纠正不良的饮食习惯，摄取富含营养的饮食。
- 确诊为缺铁性贫血者口服铁剂，同时补充维生素 C 可增加铁的吸收。
- 去除病因，如系感染所致者应以控制感染为主，溶血性者应针对溶血的原因，失血所致者应治疗原发病并及时止血。
- 避免感染。

【你需就医】

- 明显贫血症状者应就诊进行血液检查，以明确贫血的原因。
- 贫血伴有黄疸。
- 贫血伴有发热等感染迹象。
- 贫血伴出血征象。

【你需注意】

- 小儿时期以营养性贫血为多见，特别是早产儿，生长迅速需要量多而储备量却少，更易引起贫血。
- 对于营养性贫血重在预防，做好婴幼儿喂养指导，及时添加强化铁的饮食。年长儿应纠正不良的饮食习惯，不挑食，做到膳食平衡。
- 积极治疗慢性消耗性疾病。

【特别提示】

- 贫血的治疗以去除原因为主，一般不需要输血，只有在极重病例、合并严重感染、外科手术及急性失血性贫血时才需要输血。

神经系统疾病

儿童多动综合征

儿童多动综合征是儿童时期常见的一种行为障碍，也是儿童慢性行为改变和学习障碍的常见原因。

【你需了解】

- 此症又称轻微脑功能障碍综合征、儿童多动症、注意力不足症、注意力缺陷多动症等。
- 发病原因不明，与围产期病变、缺氧、

微量元素缺乏、遗传和环境等诸多因素有关。

• 学龄期和学龄前期儿童为多。

• 本病表现多样，典型者表现为多动、冲动和注意力不集中。

【症状表现】

• 活动过多，难以遵守纪律。

• 主动注意明显减弱，被动注意明显亢进。

• 注意力不集中致学习困难，成绩波动。

• 理解、表达力正常，无明显智力障碍。

• 体格检查无明显神经系统阳性体征。若令患儿翻手或对指，可见其动作笨拙不协调。

【处理】

• 个别教育与心理治疗是重要手段。

• 家庭与学校配合。

• 医生指导下可口服利他林或匹莫林。

【你需就医】

• 疑为多动症者应在医生指导下服药。

【你需注意】

• 诊断主要依靠家长和老师所描述的异常情况及神经精神检查综合分析。

• 年龄 6 岁以上，上述主要表现持续 6 个月以上，伴有冲动、任性、学习困难等其他表现，并排除其他行为和情绪障碍，方可作出诊断。

【特别提示】

• 应与儿童期精神分裂症、精神发育迟滞、儿童孤独症、舞蹈症等鉴别。

• 应与正常儿童的活泼好动或初入小学时的适应不良者相鉴别。

内分泌系统疾病

性早熟

性早熟是一种生长发育异常，表现为青春期特征的提前出现。

【你需了解】

• 正常青春期开始的年龄女孩平均为 10～11岁，男孩平均为 12～13 岁。

• 青春期开始的年龄个体差异很大，与遗传、营养状况、疾病及心理因素有关。

• 女孩 8 岁以前，男孩 9 岁以前出现第二性征，或女孩 10 岁以前月经初潮属性早熟。

• 性早熟可有多种原因引起，如中枢神经病变、甲状腺功能减低、卵巢肿瘤或摄入含性激素的药物，食物等。

【症状表现】

• 女孩首先出现乳房发育，可有触痛，继之外生殖器发育，阴道分泌物增多及阴毛生长，然后月经来潮。

• 男孩首先出现睾丸及阴茎增大，以后可有排精，并出现阴毛，声音变低沉。

• 身高及体重突然加快增长。

• 成年后身材常比常人矮小。

• 智能及心理状态符合实际年龄。

• 由颅内肿瘤引起者可有中枢占位性症状。

• 由甲状腺功能减低所致者，除性早熟表现外同时生长缓慢。

【处理】

• 针对病因使用药物或手术治疗。

• 对患者做好精神安慰。

【你需就医】

• 发现上述症状表现应去医院进行全面的体格检查与实验室检查以明确诊断。

• 一旦明确为性早熟后应通过检查确定其病因。

• 明确诊断后应长期随访遵嘱用药。

【你需注意】

• 部分单纯性乳房早发育、乳房增大，但无乳头、乳晕增大，不伴有其他性征发育及生长加速，数月或数年内可恢复。

• 个别单纯性乳房早发育可持续存在并发展为真性性早熟。

【特别提示】

• 目前外源性激素的作用引致第二性征提早出现，成为性早熟的重要原因之一，建议在选用保健品时应谨慎。

变态反应性疾病

1 皮肤黏膜淋巴结综合征

皮肤黏膜淋巴结综合征又称川崎病，是病因不明的全身性血管炎，表现为急性发热出疹性疾病。

【你需了解】

- 好发于4岁以内。
- 病因不明，可能与感染、免疫有关。
- 15%～40%患儿有冠状动脉受累。
- 多数能恢复，也可致猝死。
- 一般为自限性，大多数病程6～8周，有心血管症状者可持续数月至数年。

【症状表现】

- 持续高热5天以上，用抗生素无效。
- 口唇干燥、潮红，皲裂，有时有少量渗血，杨梅舌，咽充血。
- 双眼球结膜充血，无脓性分泌物。
- 四肢末端红斑、硬肿，继而膜样脱皮，部分病例肛周脱皮。
- 颈部淋巴结肿大。
- 出现各型皮疹，无水疱及结痂。
- 可伴有腹泻、呕吐、咳嗽、流涕、关节痛等。

【处理】

- 阿司匹林口服至症状消失、血小板数及血沉恢复正常。
- 病期10天以内大剂量丙种球蛋白注入。
- 对症处理。
- 长期随访。

【你需就医】

- 有上述症状表现之一者，需去医院进行全面的体格检查和实验室检查，以明确诊断。
- 一旦诊断明确应在医生指导下及时遵嘱用药。
- 经治疗后症状消失，仍应长期随访，定期化验血小板计数与超声心动图检查。

【你需注意】

- 本病的诊断主要依靠临床表现和排除其他类似的发疹性疾病，无特异性的实验室指标。
- 一旦确诊，应立即进行心血管检查。

【特别提示】

- 激素对本病有弊无利，一般情况下无使用指征。
- 症状消失不代表疾病痊愈，恢复期患者仍应每3～6月追踪观察1次，甚至2年后仍应每年复查1次。

---

2 过敏性紫癜

本病是一种全身毛细血管变态反应性炎症性疾病。

【你需了解】

- 发病年龄以3岁以上特别是学龄儿童多见，发病季节以冬春为多。
- 病因尚不清楚，可能涉及感染、免疫异常、遗传机制等。

【症状表现】

- 非血小板减少性皮肤紫癜、关节肿痛、腹痛、便血及血尿、蛋白尿等综合表现是本病的重要表现。尤其以皮肤紫癜最有特点，有助于临床鉴别诊断。

【处理】

- 尽可能查明诱发本病的因素，去除或回避致敏原。
- 针对各种症状表现分别进行针对性治疗。
- 应用皮质激素和免疫抑制剂。
- 以肾病变为主要表现者可考虑选用抗凝药物。
- 中药治疗。

营养性疾病

1 维生素D缺乏性佝偻病

维生素D缺乏性佝偻病俗称软骨病，多见于婴幼儿。本病是由维生素D缺乏使钙、磷代谢紊乱，钙盐不能沉积于骨骼而发生的骨骼病变。

【你需了解】

- 多见于婴幼儿、早产儿、双胎等生长速

度过快，维生素D摄入不足，胃肠道、肝、肾疾病影响维生素D的吸收、转化者。

● 本病的主要原因是由于维生素D的缺乏。

● 日照后经皮肤转化成7－脱氢胆固醇是维生素D的最主要来源，蛋黄、肝类、牛奶等食物均有丰富的维生素D。

● 维生素D的每日需要量是400U。

【症状表现】

● 早期仅表现为烦躁、多汗，睡眠时易惊醒，白天精神欠佳；甚至肌张力低下，腹部膨隆。

● 佝偻病的特征性改变是骨骼表现，如颅骨软化、方颅、前囟迟闭，出牙延迟；胸廓可见肋骨外翻、肋骨串珠，重者可见鸡胸或漏斗胸；四肢可见前臂或小腿长骨远端肥厚似手镯、脚镯，甚至可见O形、X形畸形。

【处理】

● 腕骨X线片及血钙、磷、碱性磷酸酶测定以明确诊断及分期。

● 活动性者应肌内注射维生素D_3，4周后重复1次，肌内注射1次后暂停口服鱼肝油1月。

● 肌内注射维生素D_3的同时应口服钙剂。

● 注意饮食及护理，有适当的户外活动和日照。

● 如严重骨骼畸形，经治疗血生化已属后遗症，4岁以后可考虑手术矫形。

【你需就医】

● 发现上述症状表现均需就医，遵嘱用药。

【你需注意】

● 孕妇和乳母应接触户外日光，补充维生素D，以预防维生素D缺乏症的发生。

● 新生儿及婴儿应坚持母乳喂养，多接触阳光。

● 已疑为佝偻病的患儿不要久坐、久立，以免发生畸形。

【特别提示】

● 鱼肝油并非吃得越多越好，长期、过量服用鱼肝油（含维生素A和维生素D）可引起维生素A和维生素D中毒，因此，服用时必须注意每克鱼肝油中维生素A和维生素D的含量。

● 正常婴儿如全部以配方奶粉喂养或2岁以后生长速度减慢，又有足够的户外活动，已足够维生素D的每日需要量，一般无需再额外补充维生素D。

2 维生素D缺乏性手足搐搦症

维生素D缺乏性手足搐搦症是由于维生素D缺乏致血清钙降低，神经肌肉兴奋性增加，出现惊厥和手足抽搐等症状。

【你需了解】

● 本病以2岁以下小儿为主，尤以1岁以内人工喂养儿及早产儿为多。

● 俗称“低钙抽筋”，实际上本病的根本原因是维生素D缺乏。

● 春季接触阳光增多，皮肤合成维生素D增加，骨钙化加速，血中游离钙降低，因此本病在春季多发。

【症状表现】

● 多次无热惊厥，一天可发作几次至数十次，间隙时意识正常。

● 婴儿期以惊跳或全身抽搐为主，较大儿童可表现为手、足抽搐。

● 少数婴儿可发生喉痉挛，致吸气困难，吸气时喉鸣，甚至窒息致死。

● 可同时伴有佝偻病的症状，如多汗、易惊、睡眠不安等。

【处理】

● 惊厥、抽搐发作时首先止惊，解松衣领，侧卧防止窒息。

● 应立即就医止惊、确诊、治疗。

● 抽搐控制后用钙剂及维生素D治疗。

【你需就医】

● 凡有惊厥表现者应立即就医，紧急处理，并予钙剂及维生素D治疗。

● 即使惊厥已自然缓解，意识恢复正常，也应就医检查血钙及彻底治疗。

【你需注意】

● 必须详细询问病史及体格检查，以排

除其他神经系统疾病。

● 本病重在预防，应做好孕妇保健，婴儿期补充维生素 D。

【特别提示】

● 如经钙剂及维生素 D 治疗，仍不能纠正低钙血症，应考虑有甲状旁腺功能低下或肾脏原因等其他引起低钙的疾患。

● 本病的根本是维生素 D 缺乏，因此彻底治疗需补充维生素 D，单用钙剂只能暂时有效。

3 肥胖症

肥胖症指能量的摄入大于消耗，造成体内脂肪过度积聚而形成的疾病。

【你需了解】

● 绝大多数为单纯性肥胖，是指由于饮食过量、活动过少而肥胖者。

● 继发性肥胖是指由于脑部疾病、内分泌紊乱等引起的肥胖。

● 儿童时期的肥胖症如不及时控制，将来可发展为糖尿病、冠心病、高血压病及肝胆疾病，所以应引起重视。

● 肥胖是多种原因引起的，如遗传基因、饮食结构、生活习惯等。

【症状表现】

● 肥胖高大，体重超过同年龄同性别的身高体重平均值 20% 以上。

● 食欲极佳，食量过大，懒于活动。

● 皮下脂肪丰厚，但分布均匀。

● 性发育及智能发育正常。

● 严重肥胖者可因胸廓及膈肌的活动受限，出现气促、紫绀、心脏扩大等。

【处理】

● 适当限制热量摄入，应以高蛋白、低碳水化合物、低脂肪及低热量为宜。

● 增加活动以增加能量消耗，应从轻度体育活动开始，逐渐增加运动量。

● 限制饮食的同时，应保证足够的蛋白质、维生素及微量元素的摄入。

● 使用促进脂肪和糖分解，抑制脂肪合成及积聚的药物。

● 限制饮食的同时应给予心理治疗。

【你需就医】

● 肥胖伴有其他症状体征，疑有原发疾病者。

● 单纯性肥胖经限制饮食、增加运动，减肥效果仍不明显者，应在医生指导下进行适当的药物治疗。

【你需注意】

● 家属中有肥胖患者较多时，对小儿的膳食应从小控制，预防发生肥胖。

● 由于皮质醇增生、肿瘤或长期大量使用肾上腺皮质激素，以及一些隐性遗传性疾病也可有肥胖表现，但一般有相应的其他症状体征，如满月脸、矮身材、智能低下、多毛、高血压、多指(趾)等等。

【特别提示】

● 必须纠正家长认为肥胖就是健康的错误思想，避免营养过剩。

● 减肥治疗只能使脂肪细胞体积缩小，不能减少数量，因此防止肥胖应在脂肪细胞增殖高峰时期开始。妊娠最后 3 个月形成脂肪细胞，所以孕母妊娠后期应避免营养过度。婴儿期及青春发育期是脂肪细胞增殖高峰，应避免营养过剩。

小儿传染病

1 麻　疹

麻疹是由麻疹病毒引起的急性呼吸道传染病。

【你需了解】

● 潜伏期 8 ~ 14 天。

● 麻疹是由麻疹病毒引起，该病毒对阳光、热和一般消毒剂均敏感。

● 出疹前后 5 天均有传染性。

● 通过喷嚏、咳嗽等飞沫传染。

● 病后可获得持久免疫力。

● 自推行麻疹疫苗以后发病率明显降低，但轻型及不典型的病例增多。

【症状表现】

● 从发热至出疹有 3 ~ 4 天前驱期，有发热、咳嗽、流涕、畏光等上呼吸道炎症症状。

- 起病后2～3天口腔颊黏膜充血、粗糙，并可见细小黄白色小点，为麻疹患者特有的麻疹黏膜斑。
- 发热3～4天后开始出疹，持续3～5天，皮疹始于耳后发际，逐渐波及后颈部，然后至躯干、四肢，最后达手掌、足底，皮疹为大小不等、高出皮肤、压之褪色的红色斑丘疹，开始时稀疏，疹间皮肤正常，其后逐渐融合，同时咳嗽加剧，神萎，嗜睡，烦躁，全身症状加重。
- 皮疹出齐后(出疹后3～5天)进入恢复期，全身情况改善，皮疹按出疹顺序消退，留下棕褐色色素沉着及脱屑，1～2天后完全消失。
- 如无并发症整个病程10～14天。

【处理】

- 患者应隔离至出疹后5天。
- 充足的水分，高营养易消化的食物，多种维生素补充。
- 高热时可用小剂量退热剂。
- 剧咳时服祛痰止咳药。
- 精心护理，卧床休息，室内通风，空气新鲜，保持口、眼、鼻的清洁。

【你需就医】

无并发症的麻疹属自限性疾病，能自愈，不需就医，以下情况之一时需就医。

- 高热，有可能发生热性惊厥。
- 声音嘶哑，犬吠样咳嗽声，甚至出现紫绀、呼吸困难，需立即就医，可能并发喉炎，不及时处理可致窒息。
- 出疹过程中皮疹突然隐退，并见气急、鼻翼扇动，甚至出现紫绀，可能并发肺炎；和(或)心力衰竭、神萎、气急、面色苍白、四肢冷、烦躁等，可能并发心肌炎。
- 麻疹出疹过程中或在出疹后3周内出现高热、头痛、抽筋、嗜睡、昏迷等，可能合并脑炎。
- 原有营养不良、慢性疾病者，往往病情严重，易发生并发症，应及时就医。

【你需注意】

- 疾病流行季节避免到人多拥挤的场所。
- 按时接收预防接种。
- 注意营养。
- 凡接触患者的易感者应从接触后1周起检疫3周。

【特别提示】

- 麻疹是病毒性呼吸道感染性疾病，无并发症的轻型、普通型无需使用抗生素。
- 一般情况下不使用退热剂，以免骤然退热致使皮疹隐退；有高热或有热性惊厥者酌情使用退热药。

2 幼儿急疹

幼儿急疹又称婴儿玫瑰疹，由病毒引起，是婴幼儿时期常见的发疹性疾病。

【你需了解】

- 潜伏期8～14天。
- 幼儿急疹好发于2岁以下。
- 由呼吸道传染。
- 一般病情较轻，特征为热退后出疹。

【症状表现】

- 急性起病，高热或中等度热，全身情况良好。
- 发热1～5天后突然热降，全身出疹，呈玫瑰色斑疹，1～2天退尽，不留色斑，也无脱屑。
- 可伴有恶心、呕吐、腹泻等症状。
- 出疹同时常可触及颈部和枕后淋巴结。

【处理】

- 高热时给予退热剂。
- 有热厥史或高热伴惊跳、烦躁者酌情使用镇静剂。
- 足量水分和维生素供给。
- 饮食清淡，易消化。

【你需就医】

一般情况下不需就医，以下情况之一你应就医：

- 高热。
- 伴有频繁咳嗽、呕吐、腹泻等，需就医检查有无并发症，并及时针对性用药。

【你需注意】

● 疾病流行季节避免到人多拥挤的场所。

● 对与患者接触过的婴儿应在 10 日之内注意其一般情况。

【特别提示】

● 幼儿急疹不需使用抗生素。

● 皮疹自然消退，不需使用外用搽剂。

● 热退、疹回后枕后淋巴结可持续数周之久，无需治疗。

● 家长常将它误认为麻疹，不再注意预防麻疹，这是错误的，患过幼儿急疹后仍然可得麻疹。

3 水 痘

由水痘－带状疱疹病毒引起的急性传染病，其特征为同时可见丘疹、疱疹和痂疹。

【你需了解】

● 潜伏期 10～21 天。

● 水痘由水痘－带状疱疹病毒引起，多见于小儿，带状疱疹多见于成人。

● 水痘传染性极强，由呼吸道传染，常在儿童集体中多人发病。

● 发病前 1～2 天至皮疹干燥结痂时均有传染性。

● 全年均可发病，以冬春季较多见。

● 患病后可获持久性免疫。

● 一般病情较轻；继发细菌感染或患儿原有慢性疾患、使用免疫抑制剂者，感染水痘病毒后则病情严重，甚至致死。

【症状表现】

● 皮疹出现前或出现时可有发热、咽痛、恶心、呕吐等症状，也可毫无全身症状。

● 皮疹始于躯干、头部，渐延及面部，最后达四肢。皮疹初为粉红色小斑疹，然后变为丘疹、疱疹。皮疹发展迅速，疱疹初呈水珠状，以后转混浊，壁薄易破，数日后水疱干结成痂，1～2 周脱落。无继发感染者痂脱落后不留瘢痕。病程中上述各期皮疹同时存在。

● 病情可轻可重，轻者皮疹不多，症状轻微；重者皮疹密布且可融合，高热，全身症状重；极少数可呈出血性，或水痘疱疹融合成大疱，皮下组织坏死，形成坏疽型水痘。

【处理】

● 隔离患儿，以免传染。

● 休息，充足水分及营养。

● 加强护理，勤换衣被，保持皮肤清洁，防止抓破水疱继发细菌感染。

● 高热时应用退热剂。

● 有继发细菌感染时应使用抗生素。

【你需就医】

大部分水痘症状轻微，能自愈，不需就医，以下情况之一需就医：

● 高热。

● 水疱破溃、化脓；软组织红肿，局部淋巴结肿痛，疑为继发细菌感染；蜂窝组织炎、淋巴结炎等应及时就医使用有效抗生素。

● 少数患者出现烦躁、头痛、呕吐、嗜睡，甚至抽筋、昏迷等，可能合并脑炎。

● 气急、面色苍白、咳剧、血尿、关节痛等，可能为肺炎、心肌炎、肾炎、关节炎等并发症。

【你需注意】

● 疾病流行季节避免到人多拥挤的场所，以免感染。

● 已患水痘者应做好隔离，包括患者的衣被、用具应暴晒或煮沸消毒。

【特别提示】

● 水痘患者忌用肾上腺皮质激素；原有免疫性疾病正在服用激素者，一旦接触患者易患水痘，且病情危重，应尽快将激素减至尽可能小的剂量或逐渐停用。

● 潜伏期为 10～14 天，因此，接触患者后第 11 天起至 3 周应注意观察皮肤有无皮疹出现。

4 流行性腮腺炎

流行性腮腺炎是由腮腺炎病毒引起的急性呼吸道传染病，其特征为腮腺的非化脓性肿胀及疼痛，并可延及全身各种腺组织，特别是唾液腺均可受累。

【你需了解】

● 潜伏期 12～24 天。

• 流行性腮腺炎由病毒引起，感染后获持久免疫力。

• 流行性腮腺炎传染性极强，由呼吸道传染，常在儿童集体中多人发病。

• 属自限性疾病，大多在2周内能自愈。

• 少数腮腺炎由细菌感染所致，可多次反复感染。

【症状表现】

• 发热，乏力，咀嚼或吞咽时耳下方疼痛。

• 一侧以耳垂为中心腮腺肿大，数日后对侧腮腺也肿大，边缘不清楚，轻度压痛。

• 腮腺肿胀持续1～2周。

• 颌下腺也可同时或单独肿痛。

【处理】

• 隔离至腮腺肿胀完全消退。

• 充分休息。

• 注意口腔清洁。

• 足量水分和维生素的供给。

• 饮食宜清淡、易消化、富营养，忌酸性食物。

• 高热时给予退热药。

【你需就医】

一般情况下，流行性腮腺炎能自愈，不需就医，以下情况之一你应就医。

• 高热。

• 精神萎靡、面色不好、胸闷、心悸，考虑并发心肌炎。

• 头痛、呕吐、腹痛，考虑并发脑炎、胰腺炎。

• 睾丸肿痛，考虑并发睾丸炎。

• 反复多次的腮腺炎应考虑为细菌感染所致，需使用有效抗生素。

【你需注意】

• 疾病流行季节避免到人多拥挤的场所。

• 做好隔离，预防传染。

【特别提示】

• 除了化脓性腮腺炎确定为病毒性流行性腮腺炎者不需应用抗生素，如怀疑是细菌感染，或流行性腮腺炎有继发细菌感染时，则需使用抗生素。

5 流行性乙型脑炎

乙型脑炎是乙型脑炎病毒经蚊媒传播的急性传染病。

【你需了解】

• 潜伏期10～15天。

• 人和动物（特别是猪）都是传染源，蚊虫是主要传染媒介，通过叮咬使病毒感染人和动物。

• 我国的流行季节是7、8、9月份。

• 病后常留有后遗症。

【症状表现】

• 起病急，突然高热、神萎、纳差，轻度嗜睡，儿童可诉头痛，婴幼儿可出现腹泻。

• 发热2～3天后症状加重，并转入昏迷、惊厥，重者可出现剧烈头痛，频繁呕吐、惊厥，甚至深昏迷、呼吸不规则等脑水肿的表现。

• 3～10天极期病程后，体温下降，病情趋稳定，轻者神志转清醒，逐步恢复；重者直至6个月不能恢复，留有后遗症。

• 轻症可无上述症状表现，仅有发热、轻微头痛、嗜睡。

【处理】

• 精心护理，足够的营养及水分，阴凉通风的环境，不能吞咽者应插胃管鼻饲。

• 定时翻身、拍背、吸痰，防止褥疮、肺部并发症。

• 高热时予退热剂及物理降温。

• 惊厥时适当应用镇静剂。

• 恢复期应加强营养，防止褥疮，避免继发感染。

• 针刺、理疗、推拿等促进智力、语言及肢体的功能恢复。

【你需就医】

• 流行季节有高热、头痛、呕吐、嗜睡等可疑症状应立即就医，明确诊断。

【你需注意】

• 按时接受预防注射。

• 灭蚊是预防乙型脑炎的主要措施。

• 在乡村、饲养场要做好猪的环境卫生工作。

【特别提示】

• 乙型脑炎病程发展迅速，可短时间内突变，患者必须住院严密观察。

6 流行性脑脊髓膜炎

流行性脑脊髓膜炎是由脑膜炎双球菌引起的化脓性脑膜炎症，好发于冬春季。

【你需了解】

• 流行性脑脊髓膜炎是由细菌引起的传染病。

• 冬春季流行，2～4 月份高峰，其他季节有散发。

• 6 个月至 2 岁幼儿中发病率较高。

• 由呼吸道传染，带菌者及患儿发病后 10 天内均具有传染性。可由喷嚏、咳嗽等经飞沫传播，也可通过密切接触呼吸道传染。

• 常以上呼吸感染起病，继而出现脑膜炎的症状、体征。

• 病情可轻可重，大部分患者经积极治疗可获痊愈，不留后遗症，部分虽经治疗仍可留有后遗症，部分重者可短期内死亡。

• 确诊需依靠典型症状、体征及脑脊液改变。

【症状表现】

• 普通型者表现为骤起发热、头痛、呕吐、嗜睡，部分患儿可发生惊厥，甚至昏迷，全身皮肤可出现淤点、淤斑，医师检查可发现患儿颈项强直及脑膜刺激征。

• 爆发型者可在数小时内出现大量淤点、淤斑，甚至在淤斑中央呈黑色皮肤坏死。患儿抽搐不止，或昏迷、休克。

【处理】

• 早期足量抗生素是治疗的关键。

• 高热时予退热剂。

• 抽搐不止予镇静剂。

• 足量水分与营养的供给也是必不可少的。

【你需就医】

• 患儿有突发高热、神萎、面色不好、惊跳、皮肤见出血点，应立即就医。

【你需注意】

• 疾病流行季节避免到人多拥挤的场所，注意室内通风。

• 按时接受预防接种。

• 有可疑症状表现应立即就医。

• 经医生检查疑为本病时，应遵嘱进行腰椎穿刺检查以明确诊断。

• 一旦诊断明确应足量、全程用药。

• 轻型和普通型者经及时、适当的治疗预后良好，爆发型者死亡率高，病情严重或延误诊断或治疗不当，可引起脑室膜炎、硬脑膜下积液或积脓等并发症。

【特别注意】

• 可疑病例必须做腰椎穿刺检查脑脊液以明确诊断；经治疗后也应择期复查以了解是否彻底治愈。除非病情十分严重，有颅内压增高的情况，在治疗前后腰椎穿刺检查是必要的。如按常规进行操作，腰椎穿刺是安全的。

7 脊髓灰质炎

脊髓灰质炎是由脊髓灰质炎病毒引起的急性传染病，多见于小儿。90% 以上的受染者无症状，而受染后仅 1% 的人可发生肢体不对称的软瘫。

【你需了解】

• 患者及病毒携带者为传染源，病毒随粪便排出体外，亦可经咽部分泌物、飞沫排出，该病毒可分为Ⅰ、Ⅱ、Ⅲ型。

• 带病毒的粪便污染手、用具、食物和水，成为传播媒介，患者经口而受感染。

• 人群普遍易感，隐性感染后同样能产生对同型病毒的持久免疫力，故感染后发病以儿童为多见。

• 多年来，普遍进行了减毒活疫苗的预防接种，其发病率已明显下降，基本控制了本病的流行。

• 病毒经口进入胃肠道，在上皮组织中增殖，若免疫反应未能将病毒在局部清除，则病毒进入血流，最后使中枢神经系统致病，主要以脊髓为主，损伤脊髓前角的运动性神经细胞。

【症状表现】

● 潜伏期一般 5 ～ 14 天。

● 发烧、乏力、全身不适、咽痛、咳嗽、食欲不佳、腹泻或便秘，持续 1 ～ 4 天后症状消退，极像上感。若不做粪便分离病毒检查，难以明确诊断。

● 上述症状消退后 1 ～ 6 天，再次发烧、头痛、呕吐、全身肌肉酸痛，患者喜静卧少动，全身多汗，个别患者排尿障碍，3 ～ 5 天后热退康复，不出现肢体瘫痪，若不就医检查，亦难发现本病。

● 患者在第二次体温下降时，出现肢体无力，站立时尤其明显，多不对称，感觉无障碍。若麻痹出现在颈部脊髓，表现为呼吸浅速，咳嗽无力，声音低微；若麻痹发生在延脑，则发生吞咽困难、饮水呛咳、窒息等症状。

【你需就医】

● 患者特别是儿童，发烧后肌肉疼痛、多汗，烧退后肢体疼痛无力，不肯站立。未口服过脊髓灰质炎疫苗者，应去就医。经医生腰椎穿刺取脊液检查，并送咽液及粪便做病毒分离，以求明确诊断。

● 医生需与感染性多发性神经根炎、周期性麻痹等疾病相鉴别。

【处理】

● 卧床休息，按肠道传染病要求隔离，自发病起至少 40 天，分泌物及粪便应消毒处理。

● 加强对瘫痪肢体的护理，增加营养。

● 可试用地巴唑、加兰他敏等药物，后期用针灸及推拿治疗。

● 保持呼吸道通畅，吸痰给氧，必要时应用人工呼吸器。

【你需注意】

● 按规定和要求口服减毒活疫苗。

● 广泛地搞好饮水卫生、饮食卫生、个人卫生及粪便管理。

● 年幼的密切接触者应立即肌内注射丙种球蛋白进行预防。

8 风疹

风疹是由风疹病毒引起的急性呼吸道传染病，发烧、出皮疹及耳后、枕后、颈部淋巴结肿大为其特点。

【你需了解】

● 传染源为患者，特别是不出皮疹的患者。

● 含病毒的飞沫经呼吸道吸入而感染，孕妇感染后病毒可经胎盘传给胎儿。

● 温带地区见本病流行，春季为高峰。

● 15 岁以上的人，约 90% 曾被该病毒感染过，儿童及少年为易感者。近年来，成人发病也不少见。本病后大多持久免疫。

● 病毒入侵上呼吸道细胞，复制增多后进入血流。

● 对风疹病毒易感的孕妇，若在怀孕 3 ～ 4 个月内感染病毒，可通过胎盘传给胎儿，使胎儿畸形。

【症状表现】

● 潜伏期平均 18 天。

● 起病快，中度发烧，头痛、喷嚏、流涕、咽痛、咳嗽，可持续 5 ～ 6 天。

● 发烧 1 ～ 2 天后，面部、躯干可见淡红色斑疹，压之退色，大小如米粒，躯干部较密集，手心、足心则无皮疹，疹子 3 日后消退，不留痕迹，亦有患者不发生皮疹。

● 耳后、枕部及颈部可触及淋巴结，轻度压痛，大小如黄豆，可移动。

【处理】

● 目前尚无有效的抗病毒药物。

● 患者应隔离至出疹后 5 日。

● 参照麻疹的护理要求。

【你需就医】

● 在非流行期间，作出确切的诊断较为困难，应就医，由医生根据症状表现，与药疹、麻疹、猩红热等相鉴别。

● 对于确诊有风疹病毒感染的早期孕妇，应去妇科就诊，商讨是否应终止妊娠。

【你需注意】

● 可接种风疹减毒活疫苗，有较肯定的

预防效果。

- 对于幼托机构及集体生活的儿童，应加强室内空气流通，奶头及奶瓶应消毒，衣被要勤晒，玩具亦应消毒。
- 早期孕妇应避免接触风疹患者。

【特别提示】

- 大多数患者因症状较轻、病程短而不引起重视；但少数患者可并发脑炎、心肌炎等严重并发症，因此不可轻视。

第十一章 精神疾病

1 阿尔茨海默病(AD)

阿尔茨海默病是一种病因不明的原发性退行性脑部疾病,起病缓慢,进行性病程,以痴呆为主要临床表现。起病在65岁以前的称为早老型,65岁以后起病为晚发型。

【你需了解】

- 女性较男性多见。
- 65岁以上的老年人中,AD的患病率为3%;85岁以上的老人中,AD的患病率为19.3%。
- 高龄、女性、丧偶、低教育和低经济水平人群患AD的危险性增加。

【症状表现】

- 多隐袭起病,少数患者可在躯体疾病、骨折或精神受刺激的情况下出现症状。
- 主要表现为进行性认知功能减退。
- 社会生活功能减退。
- 精神症状。
- 病程呈现进行性,一般经历5～10年左右。
- 根据疾病发展和认知功能缺损的严重程度,可分为轻度、中度和重度。
- 轻度AD

(1) 近记忆力下降,患者对新近发生的事容易遗忘,如经常失落物品,忘记重要的约会及已经许诺的事,记不住新来同事的姓名等。

(2) 学习新知识困难。

(3) 记不清具体的年、月、日。

(4) 计算能力减退,很难完成简单的计算。

(5) 早期患者对自己认知功能缺损有一定的自知力,并力求弥补和掩饰,例如经常做记录,避免因记忆缺陷对工作和生活带来不良影响,可伴有轻度的焦虑和抑郁。

(6) 患者对工作和家务漫不经心,不能合理地管理钱财,亦不能安排和准备饭食。

(7) 个人生活基本能自理。

(8) 早期出现人格改变,如主动性缺乏,活动减少,孤独,自私,对周围环境兴趣减少,对周围人较为冷淡,甚至对亲人漠不关心,情绪不稳,易激惹等。

(9) 对新的环境难以适应。

- 中度AD

(1) 记忆障碍日益严重,表现为用过的物品随后即忘,日常用品丢三落四,甚至遗失贵重物品;忘记自己的家庭住址,忘记亲人的姓名,但尚能记住自己的名字。

(2) 远记忆力也受损,不能回忆自己的工作经历,甚至不知道自己的出生年月。

(3) 除有时间定向障碍外,地点定向也出现障碍,在熟悉的地方也会迷路走失,甚至在家中也找不到自己的房间。

(4) 言语功能障碍明显,讲话无序,内容空洞。

(5) 说不出物品的名称。

(6) 不认识自己的亲人和朋友,甚至不认识镜子中自己的影像。

(7) 不能工作,难以完成家务劳动,个人料理有困难。

(8) 情绪波动不稳。

(9) 因找不到自己放置的物品而怀疑被人偷窃,或因强烈的嫉妒心而怀疑配偶不贞。

(10) 白天思睡,夜间不宁;行为紊乱,常拾捡破烂、藏污纳垢视为珍宝。

- 重度AD

(1) 不知道自己的姓名和年龄,不认识亲人。

(2) 只有自发言语,内容单调,重复或刻板,或发出不可理解的声音,最终不能说话。

(3) 活动逐渐减少,并逐渐丧失行走能力,甚至不能站立,最终只能终日卧床,大、小便失禁。

【处理】

- 应重视早期表现，早期诊断，早期治疗。
- 中、晚期患者需加强生活照顾，预防骨折、迷路、营养不良等。
- 近年发展的促智药物，能延缓部分患者的智能衰退。如伴发精神障碍，以对症治疗为主。

【你需就医】

- 明显的近记忆力下降，学习新知识能力下降。
- 工作能力受损。
- 出现精神症状。

2 血管性痴呆

血管性痴呆是指由于脑血管病变而引起，以痴呆为主要临床表现的疾病。

【你需了解】

- 是老年期痴呆的第二位原因。
- 多见于60岁以上的老人。
- 男性多于女性。
- 多数患者有高血压病。
- 糖尿病、吸烟、高血脂症是血管性痴呆的危险因素。

【症状表现】

- 早期患者有主动性下降，轻度记忆力下降。
- 躯体不适感，以头痛、头晕、肢体麻木、失眠或嗜睡、乏力和耳鸣多见。
- 注意力不易集中，情绪不佳，易于激动，自我克制力减弱，情感脆弱及轻度抑郁。
- 患者认知功能损害常具有波动性。
- 患者智能损害有时只涉及某些局限的认知功能，如计算、命名等。
- 一般推理、判断可在相当一段时间内仍保持完好，人格保持较好。
- 患者的情绪不稳，激惹性增高，可因微不足道的小事而哭泣或大笑，称为情感失禁。
- 晚期可出现强制性哭笑，或情感淡漠及严重痴呆。
- 部分患者可出现感知觉障碍及思维障碍，可有各种妄想，如关系妄想、被害妄想、嫉妒妄想等。
- 多数患者可有神经系统的体征，如偏瘫、失用、失认、共济失调及锥体束征阳性。

【处理】

- 控制血压，控制血糖，控制血脂，戒烟。
- 促智药物及改善脑循环的药物，对部分患者有效；伴肢体运动功能障碍者应锻炼，促使功能的康复。

【你需就医】

- 有明显的痴呆症状。
- 有明显的精神症状。

3 脑外伤性精神障碍

脑外伤性精神障碍是指颅脑遭受直接或间接外伤而造成脑组织损伤所致精神障碍。

【你需了解】

- 颅脑外伤后，出现精神障碍者超过1/4。
- 脑外伤越严重，损伤的部位越广泛，越容易引起精神障碍。

【症状表现】

- *急性精神障碍* 包括脑震荡。其主要表现意识障碍及近事遗忘，意识恢复后可出现头昏、头痛、恶心、易疲劳、失眠、多梦等症状。
- *慢性精神障碍* 有神经症或持久性认知功能障碍。
- *神经症表现* 头昏、头痛、乏力、易激惹、注意力集中困难、失眠等。
- *持久性认知功能障碍* 语言障碍、智能缺损到严重痴呆，与损伤部位和严重程度有关。
- *外伤后人格改变* 发生于严重的脑外伤，患者性格明显改变，表现易激惹、情绪不稳、粗暴、固执和自私。
- *精神分裂症样症状* 如幻觉、妄想等。

【处理】

- 失眠者可短期使用安定药物。
- 可使用促智药物改善智力。

●如有精神症状，应在医生指导下使用抗精神病药。

【你需就医】

●脑外伤后应到脑外科就诊。

●如有精神症状应到精神科就诊，或联系精神科会诊。

4 癫痫性精神障碍

癫痫性精神障碍又称癫痫所致精神障碍，癫痫是由于大脑细胞异常过度放电而引起的一过性、反复发作的临床综合征。

【你需了解】

●癫痫是一种病因多种多样，慢性发作的神经系统疾病。

●精神障碍在原发性癫痫（找不到明确原因的）和症状性癫痫（有明确原因的）都可以出现。

●精神障碍在癫痫发作前、发作时、发作后及间歇期均可发生。

【症状表现】

●发作前精神障碍　发作前数小时至数天可出现易激惹、紧张、烦躁不安、情绪抑郁、挑剔和抱怨他人。

●发作时精神障碍　可出现幻觉、错觉和嗅幻觉；可有心悸、腹痛等；强迫思维；恐惧、愤怒和抑郁；有自动症，表现为意识障碍、无目的咀嚼。

●发作后精神障碍　常表现意识障碍，反应迟钝，定向障碍（搞不清楚时间、地点和人物），惊恐易怒等。

●发作间期精神障碍　部分癫痫患者反复多年发作后，在意识清晰的情况下出现联想障碍、被害妄想和幻听等症状，称为慢性癫痫性分裂样精神病。部分患者长期发作后出现人格改变；表现为固执、自我中心、纠缠、思维黏滞等。情感暴发时兴奋、冲动好斗等。少数患者出现智能改变，称为癫痫性痴呆。

【处理】

●抗癫痫，可根据不同类型的癫痫选择不同的药物，具体可咨询神经科或精神科医生。

●防外伤及伤人，加强监护。癫痫发作时可用纱布或压舌板塞入口中，以防咬破舌头。

●对症治疗，包括抗精神病药等。

【你需就医】

●有癫痫发作。

●出现各种幻觉、妄想、人格改变、智能改变等精神症状。

5 症状性精神障碍

症状性精神障碍是指中枢神经系统以外的各种躯体疾病造成中枢神经系统功能紊乱所导致的精神障碍的总称。

【你需了解】

●症状性精神障碍可由下列疾病引起：躯体感染、内脏器官疾病、营养代谢疾病、内分泌疾病、染色体异常及物理因素引起的疾病。

●导致精神障碍的途径

（1）能量代谢障碍。

（2）中枢神经系统缺氧。

（3）毒性物质作用于中枢神经系统。

（4）躯体水和电解质代谢紊乱。

（5）神经生化改变造成中枢神经系统功能紊乱。

【症状表现】

●精神障碍的发生、发展及严重程度与所患躯体疾病的病程变化相一致。

●精神症状在许多情况下呈现夜间症状加重，白天症状减轻，称为昼轻夜重的情况。

●急性脑病综合征　又称谵妄，主要表现为：

（1）在意识清晰度改变的情况下，出现错觉、幻觉，昼轻夜重。

（2）思维不连贯，即时记忆和近记忆力受损。

（3）定向力障碍。

（4）情感异常（如易激惹、恐惧、欣快、淡漠及抑郁等）。

●慢性脑病综合征　由慢性躯体疾病所引起的，或发生严重躯体疾病之后，或是由急

性脑病综合征迁延而来的一组精神障碍综合征的总称。表现为:

(1) 智能障碍:注意、记忆的损害,特别是近记忆损害;计算能力下降;判断能力、理解能力和抽象概括能力下降;学习、工作和生活能力下降。

(2) 人格改变:在长期的躯体疾病影响下,患者的行为模式、思维模式及价值取向、兴趣、爱好等方面的改变。患者可出现冲动行为,伤害到他人或自身;患者可以出现固执、敏感、多疑;对亲人漠不关心、冷漠等。

(3) 遗忘综合征:主要特点是以短时和长时记忆损害为主,瞬间记忆不受影响;在记忆障碍的基础上有定向障碍、人格改变;可有错构和虚构。

【处理】

- 关键是引起精神障碍的躯体疾病的处理,原发疾病获得控制或改善,精神障碍也就随之逐渐好转。
- 急性脑病综合征时,要加强照看,防止意识模糊时发生伤人或自伤。
- 对于慢性脑病综合征,根据相应精神障碍类别处理。

【你需就医】

- 出现急性脑病综合征。
- 出现慢性脑病综合征。

6 感染性精神障碍

感染性精神障碍是由于各种细菌、病毒、真菌、螺旋体、寄生虫等作为病原体造成中枢神经系统以外的全身感染,进而所产生的精神障碍。

【你需了解】

- 流行性感冒可致精神障碍。
- 伤寒可致精神障碍。
- 病毒性肝炎可致精神障碍。
- 艾滋病可致精神障碍。

【症状表现】

- 急性期表现

(1) 意识障碍:绝大多数患者会出现。有的患者表现意识清晰度下降,如嗜睡、昏睡等;有的患者表现为意识范围缩窄,有的患者出现谵妄状态,可有恐怖性的错觉、幻觉,以及不协调的精神运动性兴奋。意识障碍可持续数小时、数天,甚至更长时间。

(2) 精神病性症状:感染性疾病的急性期,在没有意识障碍的情况下,患者也可以出现各种幻觉、妄想等症状。

- 感染后期或恢复期的精神症状

(1) 神经症综合征:患者可出现焦虑综合征、疑病综合征、神经衰弱综合征等表现。

(2) 人格改变:见于儿童严重的躯体感染以后,表现行为模式的改变,如出现冲动攻击行为、多动、任性、说谎等。

- 流行性感冒所致精神障碍的表现

(1) 神经衰弱综合征,意识障碍或谵妄状态。

(2) 恢复期可以出现抑郁症状、焦虑症状。

(3) 部分患者可出现片段的幻觉和妄想。

- 伤寒所致精神障碍的表现

(1) 意识障碍,谵妄状态。

(2) 片段关系妄想,被害妄想。

- 病毒性肝炎所致精神障碍的表现

(1) 神经衰弱综合征:患者可有情绪不稳,精神和躯体易疲劳,失眠等。

(2) 意识障碍:多数患者表现嗜睡。

(3) 情感障碍:患者可有焦虑、易激惹、抑郁、自杀观念或行为。

【处理】

- 感染的控制是治疗的关键,感染控制了,精神障碍随之好转。
- 高热是促发精神障碍的重要因素,特别是儿童及老人。退热和降温,不仅可减轻急性期精神症状,而且可以减少后续精神症状的发生。
- 慢性精神障碍者应取休息、锻炼和对症治疗等综合措施。

【你需就医】

- 有躯体感染应尽早就医。
- 如躯体感染症状好转后,精神症状明

显，需到精神科就医。

7 吗啡类依赖

吗啡类依赖也称吗啡成瘾，是指对吗啡或吗啡类物质有一种强烈的渴求，并反复地应用，以取得快感或避免断药后产生痛苦为特点的一种精神和躯体性病理状态。

【你需了解】

- 吗啡类，包括吗啡、阿片、可待因、杜冷丁、海洛因等，有些成药中也含有上述成分。
- 药物依赖包括精神依赖和躯体依赖。
- 精神依赖也称心理依赖，是指患者对药物的渴求，期望获得服药后的特殊快感。
- 躯体依赖是指反复服用药物使中枢神经系统发生了某些生理、生化变化，以致需要药物持续地存在于体内，以免发生特殊的称之戒断综合征的现象。
- 药物依赖的形成与社会、环境因素有关。
- 药物依赖的形成与遗传、代谢、心理状态、个性等因素有关。
- 药物依赖者常有品行障碍（如学习成绩差、逃学、偷窃、违纪等），行为粗鲁、说谎诈骗、自行其是、易冲动、好冒险等性格特征。

【症状表现】

- 中青年男性多见，常为海洛因依赖。
- 开始时将药物加入香烟中抽吸。
- 随后将海洛因粉末放在锡纸上加热烫吸。
- 依赖严重者采取静脉注射。
- 多数在一个月后产生依赖。
- 精神症状　情绪低落，易激惹。性格变化，自私，说谎，缺乏责任感。记忆力下降，注意力不集中，睡眠障碍。
- 躯体症状　营养状况差，体重下降，食欲丧失，性欲减退，头晕，冷汗，心悸，体温升高或降低，白细胞升高，血糖降低。
- 神经系统　可有震颤，步态不稳，瞳孔缩小等。
- 戒断综合征

(1) 一般在中断用药后 8 ～ 12 个小时出现。

(2) 最初表现哈欠、流鼻涕、流泪、寒战、出汗等。

(3) 随后出现各种戒断症状：厌食，恶心呕吐，腹泻，瞳孔扩大，肌肉抽动、疼痛，失眠，烦躁不安，意识障碍，嗜睡，谵妄，伴有鲜明生动的幻觉等。

(4) 通常于断药后 24 ～ 36 小时最为突出，2 ～ 3 天后开始减轻，至第 7 ～ 10 天逐渐消失。

- 吗啡类药过量与中毒　过量中毒者多有意识不清，可达深度昏迷。呼吸变慢，甚至可降至每分钟 2 ～ 4 次。皮肤冰凉，体温下降，血压下降。瞳孔呈现针尖样，当缺氧严重时，瞳孔可扩大，对光反射消失。肌肉松弛，舌后坠阻塞呼吸道。常因休克、肺炎、呼吸衰竭导致死亡。

【处理】

- 关键在于停用吗啡，一般需要住院戒断治疗。
- 近年推荐替代戒断法，即应用美沙酮之类的成瘾性较弱的吗啡类药物，逐步减量，最终停用。此法较安全，较易接受。

【你需就医】

- 吸食吗啡类药产生依赖。
- 出现各种戒断症状时。过量或中毒时应及时送医院抢救。

【特别提示】

- 吗啡类依赖，重在预防，提倡“珍爱生命，远离毒品”。
- 戒断的关键是患者的决心。
- 急性戒断一般都能做到，但戒断后复吸率非常高，需要持之以恒，又要家庭及社会的共同参与。

8 酒依赖

酒依赖俗称酒瘾，是由于长期反复饮酒所致的对酒渴求的一种特殊心理状态。

【你需了解】

- 酒精是一种亲神经物质，过度饮酒可导致躯体、心理、社会等多方面损害。

【症状表现】

● 对饮酒的渴求，强迫饮酒，无法控制。

● 有固定的饮酒模式，定时饮酒。

● 饮酒高于一切活动，不顾事业、家庭和社交活动。

● 耐受性逐渐增加，饮酒量增多；后期耐受性会下降，每次饮酒量减少，但饮酒频度增加。

● 反复出现戒断症状，当患者减少饮酒量或延长饮酒间隔，血浆酒精浓度下降明显时，就出现手、足和四肢震颤以及出汗、恶心、呕吐等戒断症状。若及时饮酒，戒断症状可迅速消失。

● 戒断后重染，反复出现于戒酒后重新饮酒，并会在较短时间内再次出现原来的依赖状态。

【处理】

● 酒依赖的处理便是戒酒。

● 只要下决心戒酒多数能成功。

● 酒依赖较重者，或反复戒酒又重复嗜酒者，应住院戒酒。

【你需就医】

● 强迫饮酒，无法控制。

● 出现呕吐、恶心，手、足和四肢震颤。

【你需注意】

● 饮酒适可而止。

● 已有酒瘾的情况下应想办法戒除。

【特别提示】

● 重在预防，不要贪杯。对酗酒的危害性要充分警惕。

● 戒酒需作持久战，一次戒断只是成功的开始，持续戒断才能真正胜利。

9 兴奋剂依赖

可卡因俗称“冰毒”、“摇头丸”的苯丙胺类等，具有中枢兴奋作用和致欣快作用，使用后可引起强大的精神依赖性，从而导致精神障碍。

【你需了解】

● 男女患者比例相仿，好发于15～30岁。

● 可口服、皮下注射或静脉注射，其中以静脉注射者产生的依赖性最大。

● 使用后有强烈的精神依赖，而躯体依赖和耐药性不明显。

【症状表现】

● 一次适量用药可引起兴奋、欣快、脸红、自觉精力旺盛和全身舒适，但随后出现情绪不稳、短时间的幻视或幻听、敏感多疑、被害及嫉妒妄想，类似精神分裂症。

● 严重者出现谵妄状态和大量幻觉，如看见大量小动物、野兽，皮肤奇痒，或感到身上有小动物爬行而无法忍受，以致出现冲动、伤人和自杀行为。

● 过量用药可致瞳孔散大、心动过速、血压和体温上升、反射亢进和神经过敏。

【处理】

● 停用兴奋剂。

● 如伴精神障碍，作相应处理。

【你需就医】

● 有精神障碍。

● 过量用药。

10 镇静安眠药依赖

镇静安眠药包括安定类、巴比妥类及其他镇静安眠药，这些药具有耐药性与依赖性（精神依赖、躯体依赖）。

【你需了解】

● 巴比妥及其他镇静安眠药包括戊巴比妥、苯巴比妥、速可眠、安眠酮、导眠能、水合氯醛、芬那露及各种安定类药物等。

● 服用这类药后可解除紧张，获得欣快感。

● 可产生强烈的渴求欲望，甚至到非服不可的程度。

● 其依赖程度较吗啡、可卡因、苯丙胺类弱。

【症状表现】

● 一次大量服用此类药物，可出现意识障碍、震颤、吐字不清、步态不稳。

● 长期服用可出现智能障碍，如记忆、计算、理解、学习能力下降。

● 产生依赖后可出现人格改变，主要表现丧失进取心及对家庭和社会失去责任感。

● 食欲低下，胃肠功能不良；消瘦，无力；皮肤无光泽，面色灰暗；多汗，一紧张就大汗淋漓；性功能明显低下或消失。

● 戒断综合征

(1) 一般于停药后1～3天出现。

(2) 依赖的剂量越大，药物的镇静作用越强，戒断症状越重。

(3) 植物神经症状：轻者全身难受，不适，心慌，流泪，眩晕；重者大小便失禁。

(4) 癫痫大发作：常在停药后2～4天出现。

(5) 幻觉、类精神分裂症症状及意识障碍：幻觉以幻视为主，形象生动。剂量大的患者停药时可出现兴奋、冲动、言语零乱、多疑等类似重性精神病的症状。

【处理】

● 停药，戒断，处理各种并发症。

【你需就医】

● 服用这类药物，需经常与医生取得联系，决定是否继续使用或是减量使用等。

● 出现多种躯体症状。

● 出现戒断综合征时。

【你需注意】

● 镇静安眠药的使用应遵医生意见。

11 精神分裂症

精神分裂症是一种常见的，病因未明的精神病。多在青壮年发病，起病缓慢，常有特殊的思维、知觉、情感和行为等多方面障碍，以及精神活动不协调。一般无意识及智能障碍，病程迁延。

【你需了解】

● 发病年龄一般在15～45岁。

● 男、女性别间发病率没有明显的差异。

● 遗传因素在本病的发生中起一定作用。精神分裂症可能是多基因遗传，由若干基因的叠加作用所致。

● 发病可能与脑内神经递质功能失调有关。

● 环境因素和社会心理因素与精神分裂症的发生也有密切关系。

● 部分患者最终出现衰退和精神残疾，而部分患者经治疗可保持痊愈或基本痊愈的状态。

【症状表现】

● 早期症状　是发病初期主要症状出现以前，患者所表现的一些非特异性的症状。

(1) 个性改变：从勤快变得懒散，不注意个人卫生、不收拾房间等；从循规蹈矩变得不遵守劳动纪律，不拘小节等。

(2) 类神经症的症状：可有不明原因的焦虑、抑郁，不典型的强迫，感到记忆力下降、注意力不集中，失眠及白天萎靡不振等。

(3) 零星出现不可理解的行为：有的患者可以突然做出一些出乎意料、不可理解的决定。

(4) 多疑：有的患者可以出现对周围环境的恐惧和害怕。

(5) 对自身的某个部位的不合理地关注。

● 急性症状　又称阳性症状，涉及感知、思维、情感和行为等多个方面。常见的有：

(1) 知觉障碍：最常见的是听幻觉，是在没有客观刺激作用于听觉器官的情况下所出现的知觉体验。还可以出现视幻觉、触幻觉、味幻觉、嗅幻觉、内脏幻觉等。

(2) 思维联想障碍：包括思维散漫、思维破裂、思维云集、思维中断、思维插入、思维被夺取等表现。

(3) 思维逻辑障碍：包括病理性象征性思维、语词新作等。

(4) 妄想：精神分裂症患者可出现许多形式的妄想，如被害妄想、关系妄想、嫉妒妄想、夸大妄想、非血统妄想、影响妄想、被控制感、被洞悉感、思维扩散、思维被广播等。

(5) 内向性思维：主要表现是患者沉浸在自己的思维活动中，并且分不清楚主观思维和客观现实之间的界限。

(6) 情感障碍：主要包括情感不协调、情感倒错、矛盾情感等。

(7) 行为障碍:可表现为退缩、无故发笑、独处、发呆或出现冲动行为。有的患者还可出现紧张性木僵、蜡样屈曲、违拗。据报道有50%左右的患者有自杀观念,约有15%的患者出现自杀行为。

● 慢性症状 又称阴性症状,是指正常的心理功能的缺失所表现出来的各种障碍。

(1) 思维贫乏:患者表现言语减少、谈话内容空洞等。

(2) 情感平淡或淡漠:可表现为表情的变化少,或面部表情完全没有变化;自主活动减少;对外界可以引起情感变化的刺激的反应减少,或完全没有反应;对周围的人和自己漠不关心;情感淡漠往往伴随有意志活动的明显减退。

(3) 意志活动的减退:可表现在多个方面,如不修边幅,不注意个人卫生,不能坚持自己的正常工作或学习,精力缺乏,社交活动的减少或完全停止。

(4) 认知功能障碍:认知功能是指感知、思维、学习等方面的能力,内容有智力、计划、对外界环境作出正确反应的能力、从周围环境获取经验的能力、解决实际问题的能力。认知功能损害主要表现为:智力损害,学习与记忆功能损害,注意的损害,运动协调性的损害,言语功能的损害,以及自知力损害(是指患者对自己的躯体疾病或精神疾病的认识能力损害)。

● 精神分裂症的常见临床类型

(1) 偏执型精神分裂症:以幻觉和妄想为主要临床表现,起病较缓慢。

(2) 青春型精神分裂症:以思维联想障碍、情感的不协调、行为障碍等症状为主要表现。

(3) 紧张型精神分裂症:以紧张症状群为主要表现。

(4) 单纯型精神分裂症:起病缓慢,发病年龄轻,疾病早期可表现为神经衰弱综合征、个性改变等,此后也主要以阴性症状为主。

(5) 未分化型精神分裂症:不符合上述任何一型的特征。

【处理】

● 治疗的重要措施是服用抗精神病药。

● 急性期要采取措施,防范可能发生的病态行为所致的伤害事故。

● 康复期要采取综合措施,预防因病致残。

【你需就医】

● 出现个性改变。

● 类神经症症状。

● 多疑,对身体某个部位不合理地关注。

● 出现知觉障碍,如出现幻觉。

● 思维障碍 包括思维联想、思维逻辑、思维内容等。

● 情感障碍 出现不协调性的情感、情感倒错、矛盾情感等。

● 意志活动减退 如不修边幅、不注意个人卫生、学习能力受损能力。

● 社交活动减少,自主活动减少,对周围的人和自己漠不关心。

【特别提示】

● 多数患者在发病期对疾病没有认识,需要监护人或照料者伴同诊治。

● 尽管许多患者有睡眠障碍,但安眠镇静药不能治疗本病。

● 抗精神病药一定要在专科医生指导下服用。

● 本病多数呈慢性病程,需要全病程综合治疗。

● 虽然本病尚无根治手段,但合适的治疗能减少复发,防止衰退,帮助患者回归社会。

12 偏执性精神病

偏执性精神病又称偏执状态,是一种以长期持续性妄想为唯一或最突出临床特征的精神障碍。

【你需了解】

● 患者个性特征大多属偏执性人格,病前大多固执、敏感、多疑、自我中心。

● 30～40岁起病,女性多见,未婚者居多。

• 心理社会因素可为诱因，如隔绝、移民、流亡或被俘等。

【症状表现】

• 本病多发于中年患者，除占优势的固定妄想及可伴有幻听外，一般无其他精神症状。

• 听力障碍可能为促发因素。

• 患者的妄想与患者人格缺陷有关，妄想的结构有层次，条理分明，其推理过程有一定的逻辑性，内容不荒谬，有的与患者经历及处境有密切关系。

• 常见的妄想内容有迫害妄想、钟情妄想、嫉妒妄想、夸大妄想和疑病妄想等。

• 慢性病程。有些患者在缓解后复发。

• 智能无损害，很少衰退。

• 工作学习适应良好。

• 不涉及妄想时，情绪反应正常。

【处理】

• 防止给他人带来麻烦或伤害他人。

• 可尝试用抗精神病药治疗，但需在专科医生指导下进行。

【你需就医】

• 具有系统性的妄想。

• 给他人带来麻烦或伤害他人时。

13 抑郁症

抑郁症是情感性精神疾病或心境障碍的一个类型。临床上以情绪低落、兴趣和愉快感缺乏为主要特征。

【你需了解】

• 女性抑郁症患病比例是男性的2倍。

• 25～44岁好发。

• 约15%的重性抑郁症自杀死亡。

• 一级亲属的同病率是普通人群的1.5～3倍。

【症状表现】

• 情绪低落、兴趣或愉快感缺失为抑郁症最突出、最典型的症状，至少要持续2周。

• 情绪低落的特点是患者感到抑郁、悲伤、绝望、失去信心。

• 多数患者伴有焦虑。

• 部分患者以躯体不适为突出主诉，如躯体疼痛、恶心、呕吐、心慌、胸闷、出汗等。

• 兴趣和愉快感缺失主要表现为对既往的兴趣爱好及娱乐活动缺乏动力。

• 部分患者性欲减退。

• 食欲减退，便秘，体重明显下降。

• 睡眠障碍是抑郁症最常见的症状之一，早醒是其特点。其他睡眠障碍有入睡困难、多梦、易醒、醒后难以再入睡。

• 可出现言语、思维和动作缓慢。有的患者表现坐立不安。

• 患者经常感到能力下降、精力不足、躯体易疲劳。

• 自责或无用感也是常见症状。可有自罪妄想。

• 患者思维能力、注意力、决策能力明显受损，工作效率明显下降。

• 厌世感、自杀观念、自杀企图是抑郁症的常见症状。自杀观念、自杀企图或自杀行为与抑郁症的病情严重程度有关。

• 抑郁发作病程一般约6个月，少数长达1～2年。病程长短与年龄、病情严重程度、发作次数有关。

• 首次发作后60%～70%的患者会再次抑郁发作。这其中有70%的患者会有第三次发作。

【处理】

• 应尽早就医。

• 抗抑郁药是目前的主要治疗手段，需在医师指导下服用。

【你需就医】

• 失眠，早醒。

• 丧失兴趣，无愉快感。

• 精力减退，无原因持续疲劳。

• 食欲减退，体重下降。

【特别提示】

• 对本病患者，必须倍加警惕，严防消极。

• 本病极易与一般的情绪不好相混淆，如果没有特殊原因，情绪低落持续2周以上，便应怀疑本病的可能。

14 躁狂抑郁症

躁狂抑郁症又名双相情感障碍、躁郁症，本病特点是情绪高涨或情绪低落反复发作(至少2次)。

【你需了解】

- 首次躁狂发作常在30岁以前,50岁以后少见。
- 男、女之间发病率无差异。
- 60%～65%的患者有情感性障碍家族史。

【症状表现】

- 情绪高涨和情绪低落反复发作。
- 男性患者首先发作多为躁狂,女性患者首次发作多为抑郁。
- 躁狂发作通常突然起病,持续2周到5个月,平均4个月。
- 躁狂发作表现

(1) 情绪高涨。

(2) 思维奔逸,言语增多,注意力不集中。

(3) 活动增多,爱管闲事,行为鲁莽轻率。

(4) 睡眠需要减少。

(5) 性欲亢进,性生活明显增加。

(6) 可有夸大妄想、片断幻觉,听幻觉常见。

- 抑郁发作持续时间较长,平均6个月。中年之后抑郁更为常见,持续时间更长。
- 多数患者发作间隙期基本正常,但随着年龄增长,正常间隙期逐渐缩短。20%～30%的患者持续存在情绪不稳,影响人际交流和工作。

【处理】

- 患者躁狂发作时应注意监护,防止患者给本人或他人造成伤害。
- 注意患者的饮食情况。
- 药物治疗以情绪稳定剂为主,需有专科医生指导下应用。

【你需就医】

- 具有躁狂发作或抑郁发作的症状。
- 间隙期应门诊随访,坚持服药。

15 焦虑症

焦虑症是一种以焦虑情绪为主要表现的神经症,主要表现为持续性精神紧张或发作性惊恐状态,常伴有头晕、胸闷、心悸、呼吸困难、口干、尿频、尿急、出汗、震颤和运动不安等。焦虑并非由实际威胁所引起,或其紧张、惊恐程度与现实事件很不相称。

【你需了解】

- 患者病前性格常为易紧张、焦虑,对困难估计过分,有不安全感,自信心不足等。
- 女性较男性多见。
- 是一种常见疾病。
- 病前常有心理或躯体方面诱因。

【症状表现】

- 慢性焦虑 又称广泛性焦虑,是焦虑症的最常见形式。表现为:

(1) 担忧、紧张、焦虑不安和害怕等不同程度的焦虑情绪。

(2) 易激惹,注意力集中困难,对声光敏感。

(3) 患者自觉记忆力减退。

(4) 焦虑呈现自由浮动式,即无确定对象又无具体内容的不安和害怕。可为反复呈现不祥预感或期待性焦虑。

(5) 患者表情紧张,双眉紧锁,姿势僵硬而不自然。有不同程度的运动性不安,动作增加,不能静坐,反复徘徊,搓手顿足。

(6) 躯体性焦虑,主要为交感神经功能亢进表现,症状涉及许多系统,如口干、胸闷、过度换气、心悸、尿频、耳鸣等。

(7) 肌肉紧张可致全身绷紧感,甚至有疼痛和僵硬感。

(8) 做事心烦意乱,没有耐心。常有睡眠障碍,多为入睡困难。

(9) 与人交往时紧张急切,极不沉稳。遇到突发事件时惊慌失措、六神无主,极易朝坏处想。

(10) 休息时也可能坐卧不宁,担心飞来横祸。

● 急性焦虑 即惊恐发作。这是一种突如其来的惊恐体验，仿佛窒息将至、疯狂将至、死亡将至，患者如濒临末日，惊恐万状。还有下列症状：

(1) 胸痛、心动过速、心跳不规则。

(2) 呼吸困难。

(3) 头痛、头晕、眩晕、晕厥和感觉异常。

【处理】

● 惊恐发作时，应就近到医院治疗。

● 治疗焦虑障碍的主要药物为抗焦虑药，近年问世的新型抗抑郁药也具抗焦虑作用。

【你需就医】

● 出现惊恐发作时。

● 存在广泛性焦虑症状。

【特别提示】

● 惊恐发作易误认为是心脏病发作，如检查没有心脏疾病的证据，又有惊恐体验，应去精神科或心理咨询机构就诊。

● 抗焦虑药，如安定类药物，有致依赖性，需按医嘱应用。

16 强迫症

强迫症是以强迫观念、强迫冲动或强迫行为等强迫症状为主要表现的一种神经症。患者深知这些症状不合理、不必要，但却无法控制或摆脱，因而焦虑和痛苦。

【你需了解】

● 72%的患者有强迫人格。强迫人格的突出表现为不安全感、不完善感、不确定感，表现为小心多疑，事无巨细都要求尽善尽美，犹豫不决、优柔寡断。

● 双亲有强迫症的比例为5%～7%，远远高于普通人群。

● 多数患者在青少年或成年早期起病。

● 1/3以上的患者起病前有心理、社会方面的因素和躯体方面的问题。

【症状表现】

● 强迫观念

(1) 强迫怀疑：对已完成的某件事的可靠性有不确定感，如门、窗是否关紧？钱物是否失落？别人的话是否听清？理解是否正确？不管患者怀疑什么，事实上他自己都清楚，这种怀疑是没有必要的。

(2) 强迫回忆：不自主地反复回忆以往经历，无法摆脱。

(3) 强迫性穷思竭虑：对一些毫无意义或与己无关的事反复思索、刨根究底，如人为什么会有两只眼睛。

● 强迫情绪 主要指一种担心，如某患者坐公共汽车时总是双手放在头顶上，担心万一车上有人丢失钱包会牵涉到自己。

● 强迫意向 患者感到有一种冲动要去做某种违背自己心愿的事。如某工人见到电插座就想去触电，站在阳台上就想往下跳，抱着自己的婴儿就想往地上摔。患者不会真的去做，也知道这种想法是非理性的，但控制不住。

● 强迫行为

(1) 强迫检查：反复检查门是否锁紧、煤气是否关好、账目或稿件是否有错。

(2) 强迫洗涤：如反复洗手、反复洗涤衣物，明知过分，但无法控制。

(3) 强迫计数：反复数电线杆、数楼梯、数地面砖。

(4) 强迫性仪式动作：患者经常重复某些动作，久而久之程序化。

【处理】

● 能治疗强迫症的药物，包括若干抗焦虑药及抗抑郁药。

● 行为治疗，适用于部分强迫症患者。

【你需就医】

● 出现强迫症状。

● 存在强迫思维，如强迫观念、强迫回忆、强迫性对立观念等。

● 强迫症状影响工作、学习、生活或社交活动。

17 恐惧症

恐惧症又称恐怖性神经症，主要表现为对某些特殊环境、物体或在与人交往时产生异乎寻常的、强烈的恐惧或紧张不安的内心体验,从而出现回避反应。明知不合理,但在上述场合仍反复出现,难以控制。常伴有植物神经功能反应,如心悸、出汗、呼吸困难等。

【你需了解】

- 患者病前性格多为胆小、羞怯、被动、依赖、容易紧张等。
- 女性多见。

【症状表现】

- 场所恐惧症　也称为广场恐惧症,患者表现为不敢进入商店、公共汽车、剧院、教室等公共的场所和人群聚集的地方。
- 社交恐惧症　主要表现为在社交场合下感到害羞、局促不安、尴尬、笨拙,怕成为人们耻笑的对象。他们不敢在人们的注视下操作、书写或进食;害怕聚会,害怕与人近距离相处;不敢当众演讲;害怕与人对视,担心自己脸红。
- 特殊恐惧症　是指患者对某种特殊物体或场景的恐惧,如昆虫、老鼠、蛇、高空、黑暗、雷电等。
- 恐惧症的情绪反应可以从一般性焦虑到极度害怕、恐惧,甚至惊恐发作不等。
- 对恐惧对象有明确的回避行为。
- 发作时伴有心悸、出汗、呼吸困难、恶心、尿频等。

【处理】

- 药物治疗可应用某些抗焦虑药或抗抑郁药。
- 行为治疗对许多患者有效,有时药物治疗缓解了患者的恐惧反应,但回避反应的解除,则需行为治疗。

【你需就医】

- 存在上述症状中的一种或多种。
- 恐惧症状影响学习、工作和生活。

18 癔　症

癔症又名歇斯底里,是由精神因素,如生活事件、内心冲突、暗示或自我暗示,作用于易病个体引起的精神障碍。

【你需了解】

- 大多数患者发病在35岁以前,40岁以后初次发病者少见。
- 女性患者与男性患者的比例为8:1。
- 通常认为具有癔症个性的人易患癔症。癔症个性表现为情感丰富、有表演色彩、自我中心、富于幻想、暗示性高。
- 社会文化因素对该病影响较明显。

【症状表现】

- 癔症性精神障碍　又称分离性癔症,表现为:

(1) 癔症性朦胧状态:表现为患者意识范围缩小,时空感知局限,其言行只反映其精神创伤内容,而对外界其他事物却反应迟钝。此种状态常突然发生,历时数十分钟,然后自行中止。

(2) 情绪爆发:常在遭遇精神刺激时突然发作,哭喊吵闹、捶胸顿足,甚至撕衣毁物、撞墙,尽情发泄内心愤怒。

(3) 癔症性遗忘:并非由器质性因素引起的记忆缺失。患者只遗忘了某一阶段的经历或某一性质事件,而那一段经历或那一类事件对患者来说往往是创伤性的,是令其痛苦的。

(4) 癔症性漫游:又称神游症。此症发生在白天觉醒时,患者离开住所或工作单位,外出漫游。在漫游过程中患者能保持基本的自我料理,并能进行简单的社会交往,如购票、乘车等。这种漫游事先无任何目的和构想,开始和结束都是突然的,一般历时数小时至数天,清醒后对发病经过不能完全回忆。

(5) 癔症性身份障碍:又称双重或多重人格。主要表现为患者突然失去了自己原来的身份体验,而以另一种身份进行日常活动。两种身份各自独立、互无联系、交替出现。常见形式为神怪或亡灵附体。多种人格交替出现者称为多重人格。

(6) 癔症性假性痴呆:一种在精神刺激后突然出现的非器质性因素引起的智力障碍。对于简单的问题,给予近似却是错误的回答,如1+1=3,给人以做作的印象。另一类患者则突然变得天真幼稚,虽系成人却咿呀学语、活蹦乱跳、撒娇淘气等。

● 癔症性躯体障碍 又称转换性癔症，主要指运动障碍和感觉等转换性症状，也包括躯体、内脏等躯体化症状。

(1) 痉挛发作：受到精神刺激或暗示时发生，缓慢倒地，呼之不理，全身僵直或肢体抖动，或呈角弓反张姿势。患者表情痛苦，一般持续数十分钟。

(2) 局部肌肉的抽动或阵挛：可表现为肢体的粗大颤动或某一群肌肉抽动，或是声响很大的呃逆，症状可持续数分钟至数十分钟，或中间停顿片刻，不久又可持续。

(3) 肢体瘫痪：可表现为单瘫、偏瘫或截瘫。伴有肌张力增强者常固定于某种姿势，被动运动时出现明显抵抗。病程持久者可能出现废用性肌萎缩。

(4) 行走不能：坐时、躺时双下肢活动正常，但不能站立行走，站立时无人支撑，则缓缓倒地。

(5) 缄默症、失音症：不用语言而用书写或手势与人交流称缄默症。想说话，但发不出声音，或仅发出嘶哑的、含糊的、细微的声音，称为失音症。

(6) 感觉过敏：对一般的声、光刺激难以忍受，轻微的抚摸可引起剧烈疼痛。

(7) 感觉缺失：表现为局部或全身的感觉缺失，缺失的感觉可为痛觉、触觉、温觉、冷觉或振动觉。缺失的范围与神经分布不一致。

(8) 感觉异常：如感觉咽部有梗阻感或异物感，称癔症球；头部紧箍感、沉重感，称癔症盔；精神因素引起的头痛或其他躯体部位的疼痛，称心因性疼痛。

(9) 视觉障碍：可表现失明、管状视野、单眼复视。

(10) 听觉障碍：表现为突然失聪，或选择性耳聋，即对某一类声音辨听能力缺失。

【处理】

● 癔症发作时应加强监护，防止发生意外。

● 情绪爆发时应加强监护，防止伤人或自伤。

● 可行心理治疗；暗示治疗，需由心理医生进行。

【你需就医】

● 出现癔症症状。

● 癔症发作对患者本人造成不利或对患者健康造成影响。

19 疑病症

疑病症即疑病性神经症，主要临床表现是担心或相信自己患有某种严重的身体疾病。患者对自身的健康状况或身体的某一部分过分关注，其关注程度与实际健康状况很不相称。

【你需了解】

● 20～30岁首次发病者多见。

● 常在躯体疾病后或精神刺激诱因作用下发病。

● 常有疑病性格，如固执、敏感多疑，对健康过分关切并要求较高。

【症状表现】

● 对自身健康或疾病过分担心，诊断自己患有某种严重躯体疾病，为此烦恼，而并非对疾病的后果或继发性社会效应的苦恼。

● 主诉或症状可限于身体某一部位、器官或系统，也可涉及全身。

● 对身体任何轻微变化都特别注意，如心跳、呼吸、大小便等细微变化，并以此认为“固有的”疾病在发展或趋于恶化。

● 部分患者明确认为自己患了某一种或几种躯体疾病，即形成了疑病观念。

● 尽管各种检查并无肯定的阳性改变，或其诉述的严重程度与实际健康状况并不相称，医生对其解释无效或仅有短暂效果。

【处理】

● 以心理治疗为主。

● 如继发焦虑、抑郁者，作相应对症处理。

【你需就医】

● 症状严重到妨碍工作、学习、生活或社交。

● 有无法摆脱的精神痛苦。

20 神经衰弱

神经衰弱以精神易兴奋和脑力易疲乏为主要临床特征，常伴有情绪烦恼和躯体性体征及症状，无相应器质性病变基础。

【你需了解】

- 工作学习负担过重、人际关系紧张、精神挫折、亲人伤亡均可促使神经衰弱。
- 患者个性具有敏感、自卑、多疑、急躁、情绪不稳定等特征。

【症状表现】

- 精神易兴奋、脑力和体力易疲劳。多思多虑，同时感到没有精力，脑力迟钝，记忆力减退。
- 体力易疲劳，即使轻微劳动，也容易感到体力不支而要求休息。
- 情绪症状　表现烦恼、易激惹、心情紧张。
- 不伴有欲望和动机的减退，有紧迫感、负担感，效率下降。
- 睡眠障碍　患者白天嗜睡，自觉脑子不清楚，夜眠不深，不易入睡，梦多，为此烦躁不安，辗转反侧，恶性循环。
- 紧张性头痛，或头部不适感可持续存在较长时间。

【处理】

- 如工作、学习压力太大，可休息、休假。
- 参加体育活动。
- 抗焦虑药或中药，有助于若干症状的改善。

【你需就医】

- 症状持续存在。
- 妨碍工作、学习、生活或社交。

【特别提示】

- 神经衰弱因其症状较少特异性，诊断有过宽的倾向，包括患者本人有时也作自我诊断。如有怀疑，应请专科医生明确诊断，以免贻误。

21 急性应激障碍

急性应激障碍又称急性应激反应，是指遭遇创伤性事件后的一过性状况，症状的出现在事件发生后几分钟或在几小时内，并且在几天内消失，快者几小时恢复。

【你需了解】

- 急性应激障碍出现与否及严重程度取决于个体的易感性和应对方式。
- 大多数人即使在面临重大打击时也并不出现这一障碍。

【症状表现】

- 为一过性精神障碍，常在几小时或数天内消失，最多不超过4周。
- 应激源为极严重的创伤体验，如自然灾害、事故、战争、受人侵犯、被强奸等。
- 典型表现是最初出现“茫然”状态，表现为意识范围局限，注意狭窄，不能领会外在刺激、定向错误等。
- 随后可表现为对周围环境的进一步退缩，可达到分离性木僵的程度；或者是激越性活动过多。
- 常伴有惊恐性焦虑的植物神经症状，如心动过速、出汗、面红、呼吸困难、皮肤苍白等。
- 对发作过程事后可有部分或完全的遗忘。

【处理】

- 多数患者短期内可自行缓解，不需特别治疗。
- 急性期应防止意外发生。
- 镇静药物或抗焦虑药应用，有助于控制症状。
- 急性期过后，有些患者需要心理咨询或心理治疗，以防症状的慢性化和持续化。

【你需就医】

- 社会功能受损。
- 伴有惊恐性焦虑的植物神经症状。

22 适应障碍

适应障碍是指一种主观痛苦或情绪紊乱状态，通常妨碍社会功能和生活，症状出现于对明显的生活环境改变或应激性事件的后果进行适应的期间。

【你需了解】

- 该病较为常见。

• 应激源有居丧、分离、移民、出国、退休、入伍等。

• 个体的易感性在本病发生和表现形式上有较大作用。

【症状表现】

• 抑郁、焦虑、烦恼，难以应付目前处境，影响日常生活。

• 失眠。

• 躯体症状有头疼、腹部不适、胸疼、心慌。

• 社会功能或工作受到损害。

• 偶尔有爆发性的暴力行为。

• 在青少年可有攻击行为或其他反社会行为。

• 儿童可表现为尿床、吸吮手指或讲话奶声奶气。

• 起病通常在应激事件或生活改变发生后1个月之内，除长期的抑郁性反应外，症状持续时间一般不超过6个月。

【处理】

• 调整心态。

• 调整环境。

• 失眠、焦虑、抑郁症状严重者，可应用相应的对症药物。

• 心理咨询和心理治疗对许多患者有帮助。

【你需就医】

• 社会、生活功能严重受损。

• 自我调整无效。

23 创伤后应激障碍

创伤后应激障碍是指在异乎寻常的威胁性或灾难性打击之后，延迟出现或长期持续的精神障碍。主要表现为创伤性体验的反复出现，持续的警觉性增高，持续的回避。

【你需了解】

• 这种疾病是对异乎寻常的威胁性、灾难性事件的延迟和（或）持久的反应，如战争、严重事故、目睹他人惨死、身受酷刑等。

• 虽然大多数人在经历事件后都会出现程度不等的症状，研究表明只有部分人发病。

• 危险因素有存在精神障碍家族史、童年时代的心理创伤、性格内向、家境不好、躯体健康状态欠佳等。

【症状表现】

• 患者有强烈的害怕、无助或恐惧反应。

• 反复回忆或梦及创伤性事件。

• 暴露于与创伤性事件有关、相似或有象征意义的场景时，可出现强烈的心理痛苦和烦恼。

• 对与创伤有关的刺激或场景持续性回避，对一般事物的反应显得麻木。

• 警觉性增高，表现为难以入睡或睡得不深；激惹或易发怒；难以集中注意力；过分的惊吓反应。

• 精神障碍延迟发生（即在遭受创伤后数日至数月后，一般在半年以内）。

• 急性型，病程短于3月；慢性型，3个月或更长；迟发型，创伤性事件发生6个月之后才出现症状。

【处理】

• 心理治疗为主。

• 抗抑郁药及抗焦虑药，有助于改善症状。

【你需就医】

• 如有上述症状。

• 社会生活功能受损。

24 失眠症

失眠症指原发性失眠，表现为持续相当长时间对睡眠的质和量不满意，患者因此而忧虑或恐惧，并在心理上产生恶性循环，而使本症持续存在。

【你需了解】

• 一般人群中失眠症的患病率为10%～20%。

• 男、女差别不大。

• 发病前有一定心理社会因素，如过度疲劳或紧张等。

• 患者性格多为敏感，对健康要求过高，易激惹、急躁等。

【症状表现】

• 睡眠障碍 为主要症状，可为入睡困

难、睡眠浅，易醒、早醒，或多梦、无睡眠感、醒后不解乏等。上述症状可混合存在。

● 主观性失眠　有时患者有睡眠，周围的人可以观察到，但患者醒后仍称没有睡。可伴有焦虑、抑郁等。

● 求治心切　希望迅速改善睡眠状况，主动求医，甚至自行服药或饮酒以图提高睡眠质量。

【处理】

● 改变睡眠习惯，如睡前避免喝咖啡或浓茶，睡不着还躺在床上，卧室里放电视，睡前听收音机等。

● 白天适当体育锻炼。

【你需就医】

● 对睡眠数量、质量不满而引起明显的苦恼。

● 社会功能受损。

● 至少每周发生 3 次，并至少已 1 个月。

【特别提示】

● 每个人对睡眠时间的需要不同，睡眠时间的长短不是决定本症的唯一指标。

● 安眠镇静药有助于改善失眠，但长期服用会产生依赖性，最好是不用安眠药，如果要用需在医生的指导下。

25 梦魇症

梦魇症指在睡眠中被噩梦突然惊醒，对梦境中的恐怖内容能清晰回忆，并心有余悸。通常在夜间睡眠的后期发作。

【你需了解】

● 10%～50% 的 3～5 岁的儿童有过梦魇发作。

● 成年人中多达 50% 的人称有过梦魇发作。

【症状表现】

● 从夜间睡眠或午睡中惊醒，并能清晰和详细回忆强烈恐惧的梦境，这些梦境通常危及生存、安全或自尊。一般发生于睡眠的后半夜。

● 一旦从恐怖的梦境中惊醒，患者能迅速恢复定向和完全苏醒。

● 患者感到非常痛苦。

【处理】

● 多数患者只需建立健康的睡眠习惯，如按时睡眠，不在睡眠前过分兴奋，睡前不喝酒等，不需特殊处理。

● 对于频繁发作者，应建议做脑电图检查，以排除癫痫。

● 有些患者的梦魇与心理因素有关，建议心理咨询和心理治疗。

【你需就医】

● 梦魇持续存在。

● 影响工作学习。

26 梦游症

梦游症又称睡行症，是睡眠和觉醒现象同时存在的一种意识改变状态。通常出现在睡眠的前 1/3 段的深睡期，患者起床在室内或户外行走，或同时做些白天的日常活动，一般没有言语，问之不答，多能自动回到床上继续睡觉，次晨醒来不能回忆。

【你需了解】

● 多见于儿童、少年。

● 梦游症的发生与神经系统发育有关。

【症状表现】

● 最多发生于儿童期，可持续存在或首发于成年期，往往与心理因素存在有关。

● 许多患者有家族史。

● 反复发作的睡眠中起床行走。发作时患者表情茫然、目光呆滞，对别人招呼或干涉行为相对缺乏反应，要使其清醒相当困难。

● 发作后自动回到床上继续睡觉或躺在地上继续睡觉。

● 在发作后的苏醒初期，可有短暂意识和定向障碍，但几分钟后，即可恢复常态。不论是即刻苏醒或次晨醒来均完全遗忘。

【处理】

● 发作中避免唤醒患者。

● 预防梦游中产生意外。

● 建议做脑电图检查，排除癫痫。

● 小剂量咖啡对部分患者有效。

【你需就医】

- 梦游症反复发作。

27 神经性厌食

神经性厌食为精神性的进食障碍，以故意节食致体重减轻为特征。

【你需了解】

- 好发于女性，特别是12～18岁的青春前期或青春早期者。30岁后发病者罕见。
- 约1/3患者起病前有轻度肥胖。

【症状表现】

- 故意节制食量为必备症状，进食量远较常人为少。
- 体重减轻，较以往或常人低25%以上。严重者可达消瘦程度。
- 极度担心发胖，常采用过度运动、致吐、导泻，服用食欲抑制药或利尿剂，藏匿或抛弃食物等方法，减轻体重。
- 有体象障碍，自觉过胖或部分躯体过胖。即使已明显消瘦，仍认为并不瘦。
- 有性功能及性发育障碍。女性闭经，男性性欲减退或阳痿；青春前期者，性心理和性生理发育迟缓。
- 严重者伴营养不良、毛发呈脱发样、浮肿、低血压、低体温、心动过缓，甚至水电解质和酸碱平衡紊乱。
- 可伴有强迫性症状及抑郁情绪。
- 拒绝承认有病，不愿配合诊治。尤其是不承认体重过低和进食过少系病态。患者就诊的原因常为闭经等继发症状。
- 多数患者社会生活功能基本正常。
- 病程以一次发作后缓解者居多。少数患者呈持续恶化，不予治疗，病死率达10%。

【处理】

- 应尽量让患者明白营养不良给躯体功能造成的损害。
- 心理治疗和行为治疗是治疗神经性厌食的重要方法，需专业人员进行。
- 抗抑郁药可改善情绪，可以配合心理治疗使用，应在医生指导下进行。

【你需就医】

- 体重明显下降。
- 多数患者需住院治疗。
- 严重者需强制入院。

28 神经性贪食

神经性贪食是以反复发作性暴食和强烈的控制体重的愿望为特征，为防止暴食对体重的影响，患者采用各种措施，如呕吐、导泻、增加活动量等，致使体重反低于正常范围。

【你需了解】

- 本症女性多见。男性患病率大约为女性的1/10。
- 患者人格特点也较多表现为抑郁、冲动、易怒、叛逆、焦虑、社会退缩和标新立异等。
- 常存在多方面的适应不良。

【症状表现】

- 青少年或成年早期起病，女性多见。
- 暴食　进食量远远超过正常，患者常常是吃到难受为止。最初患者对自己的暴食行为感到害羞，常是秘密进行。
- 暴食后马上采取不恰当的措施以防止体重增加，如诱呕，发生次数平均1周至少2次，且连续3月以上。有1/3的患者使用导泻剂减轻体重，极少数患者甚至使用灌肠法。
- 情绪障碍　暴食行为可伴有情绪烦躁、人际关系不良。发病初期患者对进食行为控制能力变弱，疾病后期自控能力完全丧失。
- 并发症　病情严重者可出现水电解质代谢紊乱，表现为低血钾、低血钠等。疾病后期因食管、胃肠道、心脏等并发症而有致命危险。

【处理】

- 一般情况下可门诊治疗。
- 氟西汀可以治疗神经性贪食症，可在医生指导下应用。
- 可采用认知治疗、个别治疗、家庭治疗等。

【你需就医】

- 多数患者需住院治疗，严重者需强制

入院。

29 神经性呕吐

神经性呕吐表现为反复发作的呕吐，无器质性病变为基础，除呕吐外无明显的其他症状，呕吐常与心理社会因素有关。

【你需了解】

- 呕吐常与心理社会因素有关。

【症状表现】

- 表现为进食后呕吐，一段时间内反复发作。
- 患者否认自己怕胖或控制体重的动机。
- 有一定心理社会因素，患者以呕吐作为暂缓内心冲突的一种方法。
- 体重无明显减轻。
- 已行全面体检，无法找到解释该症状的躯体疾病。
- 及时治疗后预后良好。

【处理】

- 抗焦虑药可缓解部分症状。
- 小剂量舒必利对部分患者有效。

【你需就医】

- 症状反复出现。

30 经前期综合征

经前期综合征是指在月经周期中自排卵后出现，发展至经前约5天最为明显，至行经后消失的一组躯体和精神症状的总称。

【你需了解】

- 多数学者认为经前期综合征是各种因素综合作用的结果。
- 体内雌激素和黄体酮的平衡被破坏。
- 患者常有敏感、多疑、易紧张的人格特征。
- 个体长期处在家庭生活不和谐的环境中，或患者性生活长期不协调等对经前期综合征的发生有一定的影响。

【症状表现】

- 躯体症状有头痛、乳房胀痛、腹泻、下腹胀等。
- 有的患者可出现双下肢轻度水肿。
- 情绪不稳定，可出现抑郁、焦虑症状。
- 睡眠障碍。
- 有的患者出现自杀观念。
- 精神症状在月经7～10天出现，并持续到下次月经来潮后几天。

【处理】

- 调整环境，提供社会支持。
- 多食低脂肪、低碳水化合物、富含维生素的食物。
- 加强身体锻炼。
- 新型抗抑郁药对本病有效，可在医生指导下应用。

【你需就医】

- 出现明显的精神症状。
- 躯体症状明显。

31 性心理障碍

性心理障碍包括性身份障碍和性偏好障碍。

【你需了解】

- 性心理障碍病因复杂多样，个体差异极大。
- 父母对性行为的态度十分重要。

【症状表现】

- 性身份障碍　表现为强烈而持久的异性身份认同，以及对自身个体的解剖性别持续不满或对自身性别角色表示厌恶。
- 易性症　也称易性癖。患者确认自己是一场生物学意外的受害者，有强烈的改变性别的愿望。
- 性偏好障碍　对无生命物体长期而专注的性唤起幻想、要求或行为。

(1) 恋物症：表现为采用无生命物体（恋物）作为产生性兴奋的偏好方式，常始于青春期。常见恋物对象包括围裙、女性内衣等。

(2) 异装症：指异性恋的男性穿戴女性衣物，一般始于童年后期。

(3) 露阴症：指反复向没有防备的（异性）陌生人暴露生殖器以获取性兴奋的举动。起病年龄多在25岁左右，患者几乎从不寻求实际的性接触。受害者几乎都是成年女性或儿童。

(4) 窥阴症:指反复窥视没有防备的人裸体、脱衣或性交以达到性唤起。几乎仅见于男性。该症特征是患者花费大量时间反复寻找窥阴机会。病情最严重者其所有的性活动均伴随有窥阴。患者一般在窥阴时或窥阴后通过手淫达到高潮。

(5) 摩擦症:指男性在拥挤场合或乘对方不备之际,伺机以自己身体的某一部分(常为阴茎)摩擦和触摸女性身体的某一部分(多为臀部),以达到性兴奋的目的。有时则是用手抚摸妇女的其他部位,以获得快感,甚至引起射精。

(6) 性受虐症:指个体有意接受异性的羞辱、殴打、捆绑,或者说是被虐待,以体验性兴奋,获得性满足。受虐活动可以是产生兴奋的偏好之一,或是唯一的方式。

(7) 性施虐:也称性虐待。以对性伴侣施加肉体或精神折磨来激发性兴奋和性高潮。

- 同性恋　指在正常生活条件下,从少年时期就开始对同一性别的成员持续表现出性爱倾向,包括思想、感情及性爱行为,对异性虽可有正常的性行为,但性爱倾向明显减弱或缺乏,因此难以建立和维持与异性成员的家庭关系。在同性恋的性行为方面,可分为精神性同性恋与实质性同性恋两种。前者只具心理变态,没有性行为;后者在男性同性恋中以鸡奸、相互手淫、体外性交及口交等为主,女性则以互相摩擦阴部、相互手淫、口交或利用某些工具等行为多见。

【处理】

- 行为疗法的厌恶条件化疗法对多种形式的性心理障碍有效,需由专业人员进行。

【你需就医】

- 性心理障碍影响社会生活功能。
- 为此烦恼不已。

【特别提示】

- 人同动物的重要区别之一为动物的性行为是本能行为,人类的性行为则是一种社会行为,人类必须对自己的性行为负责。人的性行为违反社会常情,可能是违法的,即使是有性心理障碍亦是如此。有性心理障碍还是及早求治为好。

32 冲动控制障碍

冲动控制障碍又称意向控制障碍,是一类具有要进行某些行为的强烈欲望并付诸实施的精神障碍,这些行为为社会规范不允许或给自己造成危害。

【你需了解】

- 这类障碍有多种形式,包括纵火癖、偷窃癖、拔毛癖和病理性赌博等。

【症状表现】

- 患者行为的目的在于获得心理上的满足,而不在于其他。
- 这些冲动行为本身往往是损人不利己的。
- 患者能够认识到其行为危害性,但难以自控,往往多次努力均以失败告终。
- 在实施此行为前感到逐渐增强的紧张和兴奋,直到开始行动。
- 在实施此行为后会感到释放和轻松;有人可能会感到后悔、自责或自罪,但这并不能防止再发。
- 常伴有各种人格障碍、抑郁或焦虑症,以及精神发育迟滞等。
- 纵火癖　又称病理性纵火,以反复纵火为特征,目的是为了心理满足和缓解紧张。

(1) 多见于18岁以下,如为18岁以上,则其首次或产生纵火的冲动也出现在18岁之前。

(2) 男性较多见。

(3) 反复多次有意纵火,并对着火燃烧本身感到销魂和着迷。

(4) 纵火行为并非出于经济利益、政治目的或报复泄愤等动机。常有纵火或观看火场景的幻想。

(5) 有时为体验这一快感,甚至会加入消防部门而成为消防队员,但患者对火灾造成生命财产损失毫无同情之心。

(6) 常伴有精神发育迟滞、适应障碍、社交或学习困难。

(7) 可有多动症和品行障碍史。

(8) 成年后可自行缓解，但智商低者预后差。

● **偷窃癖** 又称病理性偷窃，指反复出现偷窃冲动，难以自制。

(1) 多始于18岁以上，女性远多于男性。

(2) 通常无品行障碍。

(3) 难以控制的偷窃冲动，并不是为了本人使用或获取钱物。

(4) 事先并无预谋和策划，也无协同作案者；所窃财物价值甚微，得手后常将其随便扔掉。

(5) 常因自己的偷窃行为感到懊悔、沮丧和自责自罪，但并不能停止重复这种行为。

● **拔毛癖** 以反复拔除自身毛发为特征，目的是满足拔毛的心理欲望或消除紧张。

(1) 多开始于18岁以下，高峰年龄为5～8岁和13岁，可持续数周至数年，有人可持续数10年。

(2) 女性多于男性。

(3) 拔毛部位可以是身体上任何长毛地方(如腋下、阴部、肛门等)，但最常见的是拔头发、眉毛和睫毛。

(4) 拔毛时间可以是一天中反复多次，也可集中进行数小时。

(5) 在紧张环境中拔毛行为加重，有时也可在看电视或读书等休闲状态下加重。

(6) 通常不愿在有人注意时(家人除外)进行，且总是否认有拔毛行为。

● **病理性赌博** 是指经常发作赌博的冲动，难以自控，而不惜家庭关系、个人生活和工作受到破坏。

(1) 开始于18岁以前。

(2) 男性较女性多2倍。

(3) 赌博活动包括打牌、老虎机、斗蟋蟀、赛马、炒股票等。

(4) 患者的大部分个人生活被赌博所占据，通常是刚离开赌局又开始计划下一次的赌注或筹措赌资，或专注于赌博行为的回忆或想象。

(5) 赌博的目的是体验赢钱的快感而不是为了获取经济利益；赌注增加、风险增大，快感也相应加强。

(6) 强制性戒赌可能导致不安或激越、冲动行为；常多次自愿戒赌，但总以失败告终。

(7) 输钱越多，下注越大，甘冒的风险也越大，最后往往孤注一掷，导致负债累累。

(8) 常因无力偿还赌债而欺骗说谎、盗窃、诈骗甚至抢劫等。

(9) 职业、教育和家庭等功能常严重受损。

【处理】

● 如有类似患者，应加强监管，以防意外。

● 心理咨询、心理治疗可有一定的帮助。

【你需就医】

● 出现上述纵火癖、偷窃癖、拔毛癖和病理性赌博的症状。

● 为此烦恼。

● 社会生活功能受损。

33 人格障碍

人格障碍是指个体的人格特征明显偏离正常，使患者形成了一贯的反映个人生活风格和人际关系的异常行为模式，这种模式显著偏离特定的文化背景和一般认知方式(尤其在待人接物方面)；明显影响其社会功能与职业功能，造成该个体对社会环境的适应不良，患者自己为此感到痛苦。

【你需了解】

● 人格障碍的产生与许多因素有关。

● 不良的家庭与学校教育，不良伙伴和团体的影响，反复受到歪曲的价值观、世界观等不良内容的影响，均易致人格障碍。

● 成长于破裂家庭，父母分居、离异或死亡，父母本身行为不良，或患有精神病、人格障碍与刑事犯罪等家庭环境的儿童可能较早出现人格障碍。

● 部分患者大脑发育成熟过程较正常人群有所延迟。

【症状表现】

● 偏执性人格障碍

(1) 患者生性固执，好争辩，在人际交往中常常是冷淡、不愿意交友，或对周围的人充满支配欲和嫉妒心。

(2) 患者对环境改变易起疑心，成天提防他人欺骗自己，或耍阴谋诡计。

(3) 遇到有人提出新的建议，就小心翼翼，生怕会损害他的利益。

(4) 强烈地意识到自己重要，自认为能力非凡，有突出才能，常有所有的人都在千方百计阻挠他成功的想法。

● 分裂样人格障碍

(1) 表现内向、退缩、孤独、冷漠和疏离感。

(2) 多半沉浸于自己的思想和感情之中，害怕与人亲近。

(3) 喜欢理论推测而不爱实际行动。

● 反社会性人格

(1) 特征行为是以冲动和不负责任的方式，有时是以敌意和严重的暴力方式来显露内心冲突。

(2) 患者对挫折的耐受力很差。

(3) 常不能预计自己的反社会行为所带来消极后果，丝毫没有不道德或罪恶感。

(4) 在人际交往中信口雌黄。

(5) 惩罚既难以改变他们的行为，也不能改善其判断力和预见力，只会使他们对世界更冷酷。

(6) 缺乏正常的人与人之间的关爱。

(7) 冲动性行为。

(8) 缺乏罪责感。

(9) 并不吸取教训。

● 冲动性人格障碍　称为攻击性人格障碍、暴发性人格障碍。

(1) 阵发性情绪爆发或暴怒，同时出现明显攻击性行为。

(2) 常可因为较小的事件而爆发强烈的愤怒，并产生攻击性行为。

(3) 情绪不稳定，易激惹。

(4) 属于发作性、突然产生的冲动攻击行为，与其平时的表现并不一致。

(5) 人际关系表现为强烈而不稳定，待人常走极端，几乎没有长久的朋友。

(6) 爆发激情时，不但可能攻击他人，而且还可致自伤或自杀行为。

● 表演性人格障碍

(1) 十分注重外表，行事夸张做作，其引人注意的动机非常明显。

(2) 过分感情用事，往往以夸张言行去吸引他人注意为主要特征。

(3) 情感表达夸张、幼稚和浅薄。

(4) 很容易与他人交往，但这种关系一般都比较肤浅多变，并不牢靠。

● 强迫性人格障碍

(1) 患者做事有条不紊，诚恳可靠，但显得僵化死板，以致难以适应环境变化。

(2) 要求过于严格与完美，求全责备。

(3) 做事循规蹈矩，按部就班，有条不紊，从不越雷池一步。

(4) 主观、固执，显得专制，要求别人也要按照他的方式行事。

● 焦虑性人格障碍　以一贯感到紧张、提心吊胆、不安全及自卑为主要特征。此类患者对外界的排斥极度敏感，由于害怕或失望而不敢与人交往或害怕新事物。

● 依赖性人格障碍

(1) 过分依赖为临床特征。

(2) 主动性缺乏，遇事缺乏进取心，精力不足，自感能力欠缺。

(3) 患者在生活的很多重大领域里都放弃了自己应尽的义务，并且让被依赖者的需求取代了自己的需求。

(4) 他们缺少自信，对于照顾自己很没有把握。

● 边缘性人格障碍

(1) 以女性患者居多。

(2) 表现在自我形象、心境、行为和人际交往中的不稳定。

(3) 症状在成年早期即已显露，但随年

龄增长趋于缓和或稳定。

(4) 患者坚信自己由于在童年被剥夺了充分的关爱而感到空虚、愤怒,因此他们无休止地寻求关爱。

● 自恋性人格障碍

(1) 表现为妄自尊大。

(2) 夸大自身的优越感。

(3) 患者与人交往的特点是渴望被人尊敬、崇拜,而对指责、失败或挫折极为敏感。

(4) 当患者良好的自我感觉遭到打击时,会产生狂怒或严重抑郁。

(5) 因为确信自己出类拔萃,他们常以为别人都在嫉妒他们,并认为自己的需要应该立刻得到满足。

(6) 他们把利用他人视作理所当然。

【处理】

● 针对不同类型可采用不同的药物治疗,如偏执型、分裂样型可给予抗精神病药;边缘型、冲动型人格障碍可用心境稳定剂,如碳酸锂、丙戊酸钠等;冲动攻击性行为可用新型抗抑郁药;焦虑、强迫型可用抗焦虑药治疗。

● 心理治疗对人格障碍是有益的,可以采用。

● 多方面配合,提供教育、训练和管理对慢性人格障碍有益。

【你需就医】

● 感到痛苦。

● 人际关系偏离正常。

● 社会适应不良。

34 精神发育迟滞

精神发育迟滞指一组精神发育不全或受阻的综合征,特征为智力低下和社会适应困难,起病于发育成熟以前(18岁以前)。

【你需了解】

● 精神发育迟滞是指各种因素造成大脑发育受阻所形成的后果。

● 疾病起源于发育期内,即自受孕开始至18岁以前。

● 男性多于女性。

● 患病率农村明显高于城市。

● 低收入、低文化家庭中常见。

● 病因

(1) 感染和中毒,如孕期感染、婴幼儿期各种脑炎等。

(2) 外伤及其他物理性损害,如孕期受放射线照射、缺氧等。

(3) 代谢障碍与营养不良。

(4) 先天畸形。

(5) 染色体异常,如Down综合征。

(6) 早产或低体重儿。

(7) 不良环境因素,如家庭贫困、缺乏学习机会、感觉被剥夺(如聋、哑、盲或经常被单独关锁等)。

【症状表现】

● 智力低下,智商在70或70以下。

● 社会适应不良。

● 临床分类

(1) 轻度:智商范围在50～70,有学习困难,一般不易考入中学,能参加简单工作,但技巧能力、劳动创造性较正常人差。

(2) 中度:智商范围在35～49,通常不能完成小学功课,经过适当训练基本可以自理生活,但无法完成稍为复杂的任务,不能完全独立生活。

(3) 重度:智商20～34,患者社会适应能力缺陷明显,日常一切生活起居均需要他人照顾,不知躲避危险。

(4) 极重度:智商20以下,能成活的极少。

【处理】

● 病因治疗,早期针对病因治疗可预防精神发育迟滞的发生。

● 对症治疗。

● 教育培训、康复治疗和训练可改善患者的生活、生产能力,应尽早进行。

【你需就医】

● 婴儿期或儿童期发育不正常,应尽早就医。

35 多动症

多动症又称注意缺陷障碍,是儿童期常

见的行为问题，临床特点是与同龄儿童相比，患儿存在明显的注意力集中困难，注意缺乏持久性，活动过度，学习困难。

【你需了解】

- 男孩明显多于女孩。
- 10%的男孩患病。
- 不良社会风气，家庭结构不稳定（父母不和或离异），孩子受虐待，父母亲有精神障碍等，对诱发和促进多动障碍有重要作用。

【症状表现】

- 注意缺陷　主动注意时间达不到患儿年龄和智商相应的水平。上课时不能专心听讲，注意对象频繁地从一种活动转移到另一种活动。轻度注意缺陷时可以对自己感兴趣的活动集中注意力，如看电视、听故事等，严重注意缺陷时对任何活动都不能集中注意力。
- 活动过多　表现为过分不安和小动作多。在教室内以不能静坐，东张西望，摇桌转椅，招惹别人，甚至离开座位走动。在需要相对安静的环境中活动量和活动内容比预期的明显增多；在需要自我约束或秩序井然的场合显得尤为突出。
- 冲动性行为　常有并无明确目的的快速、不精确的行为动作，幼稚、任性，克制力差，易激惹，易受外界刺激而兴奋，挫折感强。行为唐突、冒失、不顾后果，事后不会吸取教训。
- 学习困难　因注意力不集中，好动、冲动，学习效率差，往往多动障碍患儿学习成绩不佳。有些患儿智力较低，理解力、领悟力及言语或文字表达能力差；还有的认知功能缺陷，如视觉－空间位置障碍，左右分辨不能，以至于写颠倒字。
- 神经系统异常　半数患儿可见神经系统软体征：快速轮替动作笨拙、不协调，精细运动不灵活，生理反射活跃或不对称，眼球震颤或斜视。

【处理】

- 认知行为治疗对控制多动行为、冲动性行为等是有效的，应由心理医生进行。
- 特殊教育项目可改善多动症儿童的学业水平。
- 躯体训练有一定帮助，如拳击、田径、游泳、网球等。

【你需就医】

- 出现多动症的症状。
- 学习困难。

【特别提示】

- 正常活泼儿童，尤其是学龄前期儿童在生长发育过程中，天真活泼、调皮爱动，对新鲜事物或陌生环境有好奇心，活动量较大，但注意力集中状态与环境相称，无明显学习困难。
- 注意力也是一类心理功能，随着年龄增长，注意功能逐渐成熟。

36 孤独症

孤独症以男孩多见，起病于婴幼儿期，主要为不同程度的人际交往障碍、兴趣狭窄和行为刻板。约有3/4的患儿伴有明显的精神发育迟滞，部分患儿在一般性智力落后的背景下具有某方面较好的能力。

【你需了解】

- 病因不明。可能与遗传因素相关。
- 患者同胞手足中有5%～25%的人患有精神发育迟滞、躯体缺陷等。

【症状表现】

- 社会交往障碍　患儿极度孤独，对亲人及周围人均缺乏情感联系，回避与他人目光接触，不与外界交流，对环境缺乏兴趣，对亲人不亲，对父母缺乏依恋，不与小伙伴一起玩。
- 言语交流障碍　言语发育延迟最为多见。言语理解能力障碍，缺少对讲话的反应，往往不能用语言交流，常模仿、重复别人简单的语言。部分患儿当语言发育后，言语交流越来越少，发音不清或有无意义的言语。
- 不正常的行为方式　常常表现为重复动作、刻板运动，以及异常的吃饭和睡眠姿势。日常生活方式及内容，要求维持原样不变，即使微小的变动，也会发脾气、哭闹。对人不感兴趣，却对某些无生命的物体表示异常的迷恋，如对瓶子盖、门锁等旋转的东西产生强烈的迷恋，经常反复地排列、堆砌或摆弄旋转物品；对电视广告、气象报告特别感兴趣，对其他节目缺乏兴趣。

● 感知觉反应异常　表现为对外界刺激反应迟钝或过分敏感，有视而不见和听而不闻的征象。反复自伤不表现痛苦，而对触痒却忍受不了。

● 智能障碍和其他损害　患儿外貌一般无明显的呆滞，但适应能力明显落后，生活不能自理，自我防卫功能减弱，约 75% 的患儿智力低下，但由于语言和社会交往障碍，因而很难对患儿的智力作出准确的评估。有极少数患儿可表现在某一方面有特殊的才能，在幼儿期就对字、数和歌词、诗词等认识、背诵，表现直觉的机械记忆和推算能力，即所谓"白痴学者"。

【处理】

● 行为治疗可以校正不良行为，促进社交行为，增加自信等。

● 家长要正确对待及教育患儿。

【你需就医】

● 出现上述症状应尽早就医。

37 抽动障碍

抽动障碍是一种重复的、无目的的肌肉快速收缩，可能与脑基底节功能失调有关。一般可分为短暂性抽动、慢性抽动及抽动秽语综合征。

【你需了解】

● 有些正常人(成人或小儿)也可以偶然出现个别肌肉的抽动，如眨眼，但不是持续 2 周以上，一般不诊断为抽动障碍。

【症状表现】

● 一般发病于 2 ～ 13 岁，青春期后发病者很少。

● 随着年龄增长，症状逐渐减轻，但在焦虑或面临应激时仍会一过性加重。

● 临床症状为合并有运动抽动及声带抽动，其严重程度不等。

● 短暂性抽动的表现

(1) 单纯性抽动，常限于某一部位一组肌肉或两组肌肉群发生运动或发声抽动。

(2) 表现眨眼、扮鬼脸或头部抽动。

(3) 起病于学龄早期，在 4 ～ 7 岁的儿童最常见，男孩多见。

● 慢性抽动是限于一组肌肉或两组肌肉群发生运动或发声抽动(但两者不并存)，抽动可以是单一的也可是多种的。

● 抽动秽语综合征　是以进行性发展的多部位运动和发声抽动为特征的抽动障碍，部分患儿伴有模仿言语、模仿动作，或强迫、攻击、情绪障碍，以及注意缺陷等行为障碍，起病于童年。

【处理】

● 可用药物治疗，如氟哌啶醇，应在医生指导下应用。

● 心理支持，环境调整。

● 普及知识，让家长和老师了解这是一种病，做到不歧视、不过分关注。

【你需就医】

● 出现抽动症状时应尽早就医。

38 学习困难症

学习困难症指儿童在学龄早期，同等教育条件下，出现的学校技能的获得与发展障碍。这类障碍不是由于智力发育迟缓，视觉、听觉障碍，或情绪障碍所致。

【你需了解】

● 围产期母体受感染或其他物理、化学污染影响，以及母亲不良的行为习惯，如饮酒、吸烟、吸毒等，会与学习困难有关。

● 某些个性倾向与学习困难有关，如过分依赖、退缩、自信心低下及无法适应环境等，与学习困难有关。

● 家庭微环境的气氛亦会影响孩子学习。与父母不和，对子女的教育观点不一致，不重视孩子的愿望和个人兴趣，或娇纵溺爱等，都会影响孩子的学习动机，情况严重时造成学习困难。

【症状表现】

- **阅读障碍** 表现为阅读技能障碍，在阅读过程中对单字、意群的辨认、理解和朗读困难。
- **拼写障碍** 表现为拼写技能的显著受损，拼写能力显著低于同龄人，口头拼读或书面拼写的能力受损，影响到语言准确性。
- **计算障碍** 表现为计算能力显著低于其年龄水平，不能掌握加、减、乘、除基本计算技能。不能理解某种运算的基本概念，不能理解数学术语或数学符号，不能辨认数字符号，难以进行标准数学运算，难以理解哪些数字与所要解决的问题有关，不能将数字正确排序，不能在运算中插入小数点或符号，难以将数学运算做空间组合，不能熟练掌握乘法口诀。
- **混合性学习技能障碍** 表现为计算和阅读或拼写技能皆明显受损，但又不能用精神发育迟滞或教育不当来解释。

【处理】

- 加强围生期保健，防止各种有害物质的摄入，预防新生儿受感染和脑部外伤。
- 家长要树立正确的教育态度，认真对待子女学习与学习成绩的关系。
- 严重者需在专业工作者指导下，接受个别化的针对性教育训练。

【你需就医】

- 出现上述学习困难的障碍。
- 技能障碍。

39 儿童品行障碍

儿童品行障碍是反复而持久的反社会性、攻击性或对立性品行。当发展到极端时，这种行为可严重违反相应年龄的社会规范，较之儿童普通的调皮捣蛋或少年的逆反行为也更为严重。

【你需了解】

- 发病可能与遗传有关。
- 与生活在特殊的社区环境有关，如贫穷、犯罪高发地区社会环境的影响。
- 父母有反社会行为倾向，物质滥用，不良行为，情感障碍，艾滋病，精神分裂症等对孩子均有影响。
- 城市人口患病率高于农村。
- 男孩多见。

【症状表现】

- 反复、持久地侵犯他人或公共利益，或违反与年龄相应的社会道德准则为主要表现。
- 攻击性行为，如殴打、伤人、破坏物品、虐待他人或动物、性攻击等。
- 反社会行为，如说谎、逃学、流浪不归、纵火、滥用、偷窃、欺骗等。
- 行为障碍给其工作、学习及社交带来明显损害。
- 常与不良心理社会环境，包括家庭关系不良和学业不佳有联系。
- 多见于下层社会经济背景者。
- 血缘亲属中，反社会人格障碍、酒依赖等病的比例较高。
- 诊断应考虑儿童发育水平。
- 多数于成年后矫正，但也有相当比例发展为反社会人格。
- 品行障碍者为情感性疾病、焦虑症、疑病症和药物依赖的高危人群。

【处理】

- 预防和干预非常重要，要提高父母亲的文化教育素质，改善和加强儿童、少年的家庭教育。
- 学校、家庭和社区联合教育。
- 行为矫正治疗有一定效果，由专门的心理医生进行。

【你需就医】

- 出现上述症状。
- 影响学习、社会生活。

第十二章　眼科疾病

● 眼睑(眼皮):分上眼睑、下眼睑。眼睑内有眼轮匝肌,收缩时使眼睑闭合。还有睑板腺,是一特殊皮脂腺,开口于睑缘,能使睑缘润滑,防止眼液流出和蒸发。

● 提上睑肌:此肌有提眼睑作用,若此肌麻痹时,上眼睑即下垂。

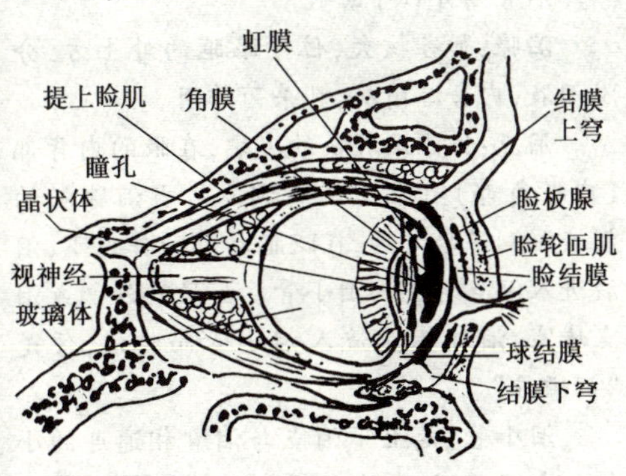

图1-12-1　右眼纵切面

● 结合膜:是一层薄而透明、湿润又富有血管的膜。覆盖于眼睑内面的称睑结膜,覆盖于眼球前面,而连接于角膜边缘的称球结膜。上下睑结膜及球结膜相互移行(即连接)的部分,分别称为结膜上穹和结膜下穹。结膜是不覆盖角膜的。

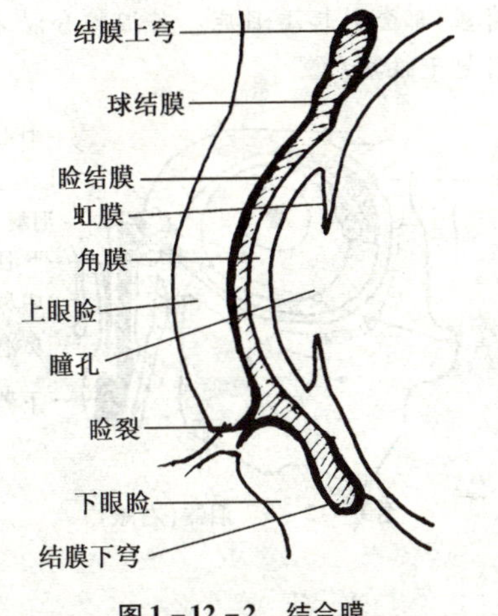

图1-12-2　结合膜

● 视神经盘:在眼向后方,是视神经穿出眼球壁的地方,呈圆盘状,中央略凹。正常为粉红色,在视神经萎缩时呈苍白色。视神经盘集合了全视网膜的传入性神经纤维,组成了视神经。

● 黄斑:在视神经盘外侧4mm处,为淡黄色小区,是视力最敏锐的地方,中央有小凹陷,称中央凹。黄斑和视神经盘在眼的功能中有极重要的地位,此处发生疾病与视力密切有关。所以对眼底的疾病应予高度重视。

● 眼底血管:图1-12-3中所示的小动脉,在眼底镜检查时可以见到,它营养着视网膜,也是身体中唯一能直接见到的血管。因此该处的血管也可以间接反应全身血管情况,例如动脉硬化、高血压时,常常在眼底小动脉上看到动脉硬化的征象。眼底镜是无痛、无害、无损伤的检查,应予合作。

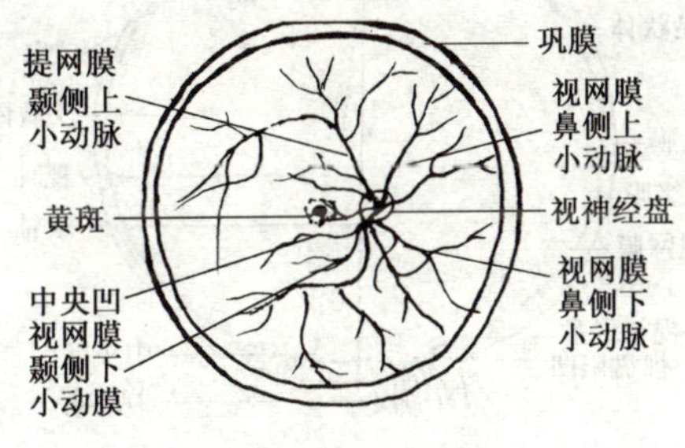

图1-12-3　眼底

● 眼球壁:分三层:① 外层为巩膜和角膜。巩膜:不透明,呈乳白色,较坚固,起保护作用。角膜:透明,在眼球前方,光线由此进入眼球。② 中层为血管膜,包括虹膜、睫状体、脉络膜三部分。虹膜:在前面,中央有圆孔,称瞳孔,虹膜内有平滑肌,能舒张和收缩,从而改变瞳孔大小,如遇强光时,瞳孔缩小,在医学上称为对光反射,是不由人的意志支配的,如果对光反射消失,则是濒死征兆。睫状体:主要作用是产生房水调节晶状体的凸度使远近物体在视网膜上成像清晰。脉络膜:在眼球后部有丰富的血管,主要是供应眼球内组织的营养,它含有的色素起着遮光作用,使光线只能由角膜进入虹孔入眼内。③内层为视网膜:是视神经组织,能够感受光线的刺激,并发出神经冲动,传至大脑视觉中枢。

• 眼球内容:① 晶状体:是一透明而有弹性的凸透镜样组织,能将光线聚焦在视网膜上,形成物像。正常情况下,它可调节凸度,使光线正确聚焦于视网膜、物像清晰。如果凸度过大,使物体呈像在视网膜的前方,物像模糊,即近视眼;若晶凸度不够,使物体呈像在视网膜的后方,物像不清,即远视眼。老年人晶状体调节能力降低,看近物不清,即老花眼(也即是远视眼)。老年人晶状体老化混浊,视物不清即为白内障,可致失明。②玻璃体:是胶冻状的全透明物,它填充着整个眼球,使眼球有弹性,并维持一定压力。

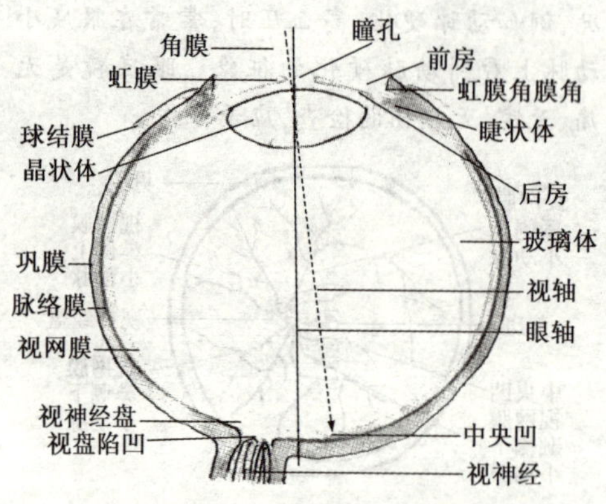

图1-12-4 右眼水平切面模式图

• 眼视物呈像原理:眼是视觉器官,它的呈像原理就像照相机一样。光线→角膜→瞳孔(类似照相机的光圈)→晶状体(类似照相机的镜头)→玻璃体→视网膜(类似照相机的胶卷)呈现物像,并刺激感光细胞,转而产生视觉神经冲动→视神经→大脑,被认知。

• 眼压:晶状体与角膜之间充满着房水。虹膜将这一间隙分为前房和后房。房水由睫状体产生,由后房经瞳孔入前房,再由前房的周边部吸收入血液循环。眼球由于房水以眼内容物,而维持着一定的压力叫眼压,并有一定的弹性。若房水回流吸收障碍,眼内压即升高,引起青光眼。

• 视神经:在眼球后方,是视觉细胞,将冲动传至视神经→大脑。视神经在眼底处叫视神经盘。

• 黄斑:在眼球后方,黄斑中央有一凹陷,叫中央凹,是视力最敏锐之处。

• 泪器:包括① 分泌泪液部分:泪腺。② 导流泪液的部分:由泪点→泪小管→泪囊→鼻泪管→开口于鼻腔。

泪腺:如杏核大,位于眼眶的外上方,分泌泪液,内含溶菌酶,具杀菌作用。

泪点:位于泪乳头的尖端,在眼的内背部(内眼角部)有上下两个洞点。当泪腺泌的泪液湿润了眼之后,在眨眼动作的作用下,泪液进入泪点再进入泪小管。如果睑外翻或泪点堵塞,泪液不能流入泪小管而外溢,便是"泪溢症"。

泪小管:是上下泪点与泪囊相通连的小管。上下泪小管先汇合成一总管再连接泪囊。

泪囊:是一膜性囊,上端是盲端,下端接鼻泪管。

鼻泪管:上接泪囊下端,下至鼻腔的下鼻道处开口,多余的泪液由此流出,和鼻的分泌物相混成鼻涕。

在泪液的导流部分的任何一处,因疾病而堵塞,都会引起溢泪症。若泪腺分泌不足,会引起干眼症。

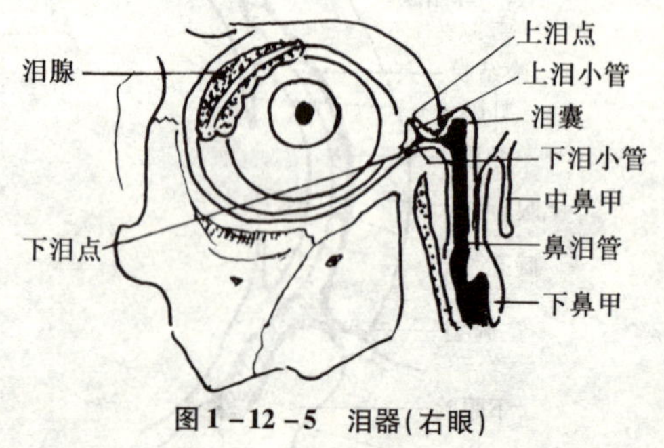

图1-12-5 泪器(右眼)

● 眼泪：当人在悲痛时，泪液分泌过多，流入鼻的泪液量大大增加，因此鼻涕增加，故哭时先是鼻涕增多，而后泪液流入泪的通道，因泪液过多，已不能都流入鼻腔，多余的泪便夺眶而出成眼泪，此时是一把眼泪，一把鼻涕。

● 眼外肌：共七块，四块直肌、两块斜肌和一块提上睑肌。眼球活动非常灵活，甚至能作360°的旋转，全靠眼外肌的功能。

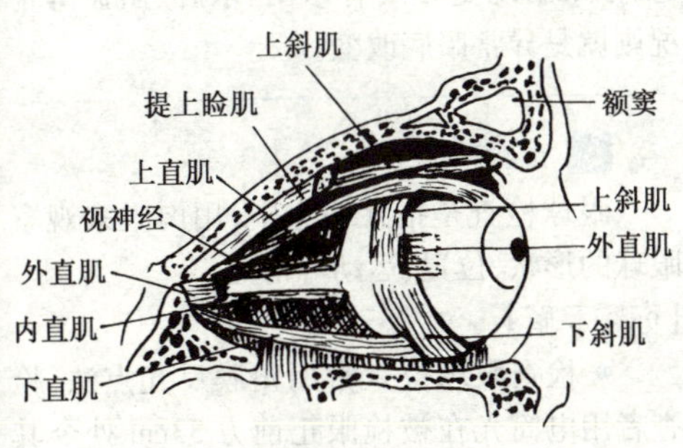

图1-12-6 眼球外肌

● 斜视：眼球活动向任何一方活动都是数块肌肉协同动作完成，而并非某一块肌肉单独的作用。如果任何一块肌肉力量薄弱或失去功能都会引起不同程度的斜视。

	主要动作	次要动作
上直肌	使眼球上转	使眼球内转、内旋
下直肌	使眼球下转	使眼球内转、外旋
外直肌	使眼球外转	
内直肌	使眼球内转	
上斜肌	使眼球下转	使眼球外转、内旋
下斜肌	使眼球上转	外转、外旋

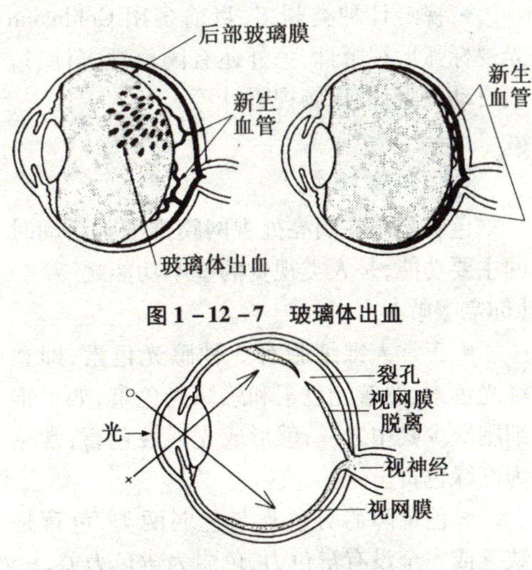

图1-12-7 玻璃体出血

图1-12-8 视网膜脱离

眼科一般检查

1 视力检查

视力指视网膜黄斑中心凹的视功能，是中心视力的简称，即识别两个发光点间的最小距离的能力。

【你需了解】

● 用视力表检查视力，既简便又能迅速查出被查人的视功能概况，对临床检查和健康体检都有重要意义。

● 远视力检查法照明要好，距离应为5m，如有反光镜则为2.5m，表上1.0一行应与被检眼高度一致，先右后左，由上而下辨认表上符号，记录能辨别的最后那行。

● 如第一行也不能辨，可让被检者向前走，直到能够辨别时，视为0.1×距离/5。

● 如视力低于0.01，则让其辨认手指数，记录为指数/cm，然后是手动记录，为手动/cm和光定位。

● 矫正视力即被检者视力低于0.9，除常规测裸眼视力外，尚需戴合适镜片，测其矫正视力。

● 测近视力用近视力表，正常近视力为25cm处见1.0，远近视力表不能互相替换，各有其意义。

2 视野检查

视野亦称周边视力，即当眼球向前方注视不动时，所能看见的空间范围。

【你需了解】

● 视野的测定对某些眼病如青光眼、眼

底病、视路疾患的诊断和预后判断很重要。

- 对比法测定视野是一种简便地估计视野的方法。医生与被检者相对而坐，相距1m，医生的右眼与被检者的左眼互相注视，并同时遮盖或闭合另一眼，医生用手指在两人中间从周边向中心移动，注意手指出现的部位，相互比较两者有无差异，如同时看见则基本正常，如有异常，则需视野计检查，以同样方法检查另一眼。
- 视野计种类颇多，目前多用Goldmann光视标弧形视野计，另外还有阈值视野计、短波自动视野计、倍频视野计等。

3 色觉检查

色觉是眼在明亮处视网膜锥细胞活动时的主要功能，是人类视觉的基本功能之一。

【你需了解】

- 正常人锥细胞有3种感光色素，即感红光色素、感蓝光色素和感绿光色素，如果锥细胞缺少其中之一，就形成先天性色盲，常见为红绿色盲。
- 色觉障碍分色盲与色弱两类，色盲是缺乏或完全没有辨色力，色弱为辨色力差。
- 先天性色觉障碍是一种性连续隐性遗传病，人群普查显示患病率男性为4%，女性为0.4%。
- 后天性色觉障碍常见于视网膜脉络膜疾病或视路疾病。
- 色觉障碍者对一些工作将无法胜任，所以在就业前需查辨色力，如国防运输、化工、美术、化验等。
- 检查色觉常用石原忍氏或俞自萍色盲检查本，经检查就可判断是何种色盲或色弱。

4 眼底检查

眼底检查是通过检测眼镜观察眼底视网膜、视神经和视网膜血管的过程。

【你需了解】

- 视神经和视网膜是脑组织的延伸，视网膜血管又是惟一可见的终末血管，因此眼底检查不但直接关系到眼球本身疾病的诊断，并且对神经系统、心血管、血液、内分泌系统疾病的诊治也有重要意义。
- 眼底检查一般在暗室进行，必要时散大瞳孔，常用直接或间接检眼镜，也可同时用眼底照相机拍摄眼底彩照，现代眼底录像系统还可传送眼底图像至电视荧光屏上，进行远程会诊和教学用。
- 正常眼底可见视盘、视网膜、黄斑区、视网膜中央动脉和静脉，这些都有其特定形态，如果出现变异或有渗出、水肿、出血等情况则就是异常眼底改变。

5 眼球检查

眼球检查是指在明室中，用肉眼来观察眼球的形状、位置、运动等情况。

【你需了解】

- 检查眼球位置常用角膜反光点法，检查者用电筒光在被检眼正前方33cm处令其注视，正常人反光点位于两眼角膜瞳孔区的中央，若一眼反光点在瞳孔区正中，而另一眼的反光点不在正中时，则该眼为斜眼。
- 眼球运动检查　令被检查者跟随检查者的手指向各方向注视，观察各眼外肌的功能是否正常，并注意有无眼球震颤。
- 眼球突出度测量，常用赫脱眼球突出计，正常人眼球突出度为12～14mm，两眼差异一般不超过2mm。

6 眼压测压

眼压是指眼球内容物作用于眼球壁的压力。

【你需了解】

- 维持正常视功能的眼压称正常眼压。
- 比较粗略地估计眼压的方法是指压法，需要有一定经验，用手指在被查眼睑上感触眼球的压力，T^n代表正常，表示高时依次为T^{+1}、T^{+2}、T^{+3}，表示低时依次为T^{-1}、T^{-2}、T^{-3}。
- 用压陷式眼压计测量眼压比较经济，常用Schiotz眼压计以角膜被眼压计压陷程度为测量依据。

• 压平式眼压计常用 Goldmann 压平眼压计，比较精确，根据压平角膜一定面积所需压力来测算眼压。

• 非接触式眼压计　以空气脉冲作为压力量，压力角膜所喷气的时限，由电子计算机处理，并将其换成毫米汞柱(mmHg)，以数字形式表示它。

• 正常眼压为 10～21mmHg。

眼外伤与眼部疾病

眼外伤指眼球及其附属器官的损伤。

临床上按损伤性质分为机械性外伤和非机械性外伤。机械性眼外伤包括眼球非穿通伤和穿通伤；非机械性眼外伤又分为化学伤、热灼伤和辐射伤等，以下介绍常见的眼外伤。

1 眼球挫伤

眼球挫伤是一种非穿通眼球外伤，指眼球被钝器打击所造成的眼组织损伤。

【你需了解】

• 致伤物可以是球类、拳头、铁块、石器等。

• 眼组织的损害，往往是严重而又广泛的，并且可以逐渐深入演变。

• 损伤的严重性与致伤物大小、受打击力强弱、眼球受伤的部位有关。

• 如果暴力较强，并且刚好是眼球正中受到严重挤压的话，则可使视神经受挫，甚至撕脱，导致视力完全丧失。

【症状表现】

• 眼睑皮肤青紫，皮下淤血，眼皮睁不开，球结膜下出血。

• 伤眼流泪，红肿，疼痛，角膜上皮脱落水肿。

• 视物模糊不清楚，可因前房出血，外伤性虹膜根部断离，外伤性瞳孔散大，晶体脱位，外伤性白内障，视网膜视神经损伤，玻璃体积血所致。

【你需就医】

• 眼球受钝器打击后应立即去医院检查治疗。

【你需注意】

• 眼球前半部暴露在外，遭受外伤的机会较多，又因眼球结构精细脆弱，受伤后视力影响大，因此要宣传预防眼外伤的重要性，告诫人们应像爱护生命那样保护自己的眼睛。

• 眼球挫伤后所引起的病变当时很难预料，千万不能马虎，应到医院随诊观察数次，有些变化如房角后退性青光眼、外伤性视网膜脱离等可以在伤后数日、数周、数月，甚至数年后才出现。

2 穿通性眼外伤

穿通性眼外伤指眼球被锐器或被高速的异物碎片所击破穿孔。

【你需了解】

• 常见的原因在儿童多数是玩弄注射器针头、剪刀等刺伤眼睛。在成人可因工农业生产中敲击金属、车床切削等碎片飞溅入眼所致。

• 眼球穿通伤不仅直接造成眼组织受损，还会使眼内容物流失，甚至导致眼内感染和眼内产生异物，如发生并发症可导致失明。

• 眼球穿通伤的创口一般在眼球前面，如角膜、角膜缘、前部巩膜，若伤口深则可累及前房，虹膜、晶体、玻璃体视网膜虽可抢救，也不可能恢复正常，往往遗留终身残疾。

【症状表现】

• 眼球穿孔瞬间，常伴房水流出，此时眼球变软，怕光，流泪，睁不开，眼痛。

• 视力明显减退，严重者看不见东西。

• 如伴眼内容物脱出，则创口处见虹膜、睫状体、晶状体、玻璃体等。

• 有时还伴眼内异物存留，更增加了眼内感染的可能性。

【处理】

• 发生眼球穿通后，不要让伤口暴露，应用消毒纱布轻轻的包盖伤眼，以减少眼内感染的机会。

• 在转送过程中，避免用力压迫眼球，尽量减少震动，以免眼内容物继续脱失。

【你需就医】

● 发生眼球被刺伤，应立即送到有眼科急诊的医院就诊，眼科医师会全面、仔细地检查伤口，清洗创口，合理地处理嵌顿在创口上的眼内组织，并给予局部和全身应用抗生素、皮质类固醇等抗炎药物，一般需收住院治疗。

【你需注意】

● 眼球被刺伤破裂时，不能自行用水冲洗，因为这样容易将细菌带入眼内，另外增加眼内容物脱出的几率。

● 单纯的眼球穿通就有引起眼内感染，若还有异物存留，则更增加了治疗的复杂性，原则上应在清创缝合时将异物一并取出，但对远离创口的异物，必须进一步进行 X 线、B 超、CT 检查，进行异物定位后方能取出。对于深达眼底，尤其是视神经周围的异物，是很复杂和难治的。

● 有时由于异物较小，飞速入眼的速度很快，患者当时无明显感觉，但日后因异物引起的并发症，如外伤白内障，铜、铁锈沉着症时才来就医，这种陈旧异物也应尽量取出，但难以保存有用视力。

● 眼球严重破裂后，医生根据病情，对于视力已丧失，且恢复无望，并对健眼的健康造成威胁的伤眼，建议将受伤的眼球摘除。因为一眼受伤破裂后，由于自身免疫反应会引起健眼的交感性眼炎，处理不及时会导致双目失明，所以应听从医生劝告。

● 眼球穿通外伤是眼外伤中引起视功能丧失的主要原因，应以加强预防为主，强调安全生产、个人防护工作，避免此类伤情发生。

3 结膜和角膜异物

结膜和角膜异物是指灰沙、尘埃、金属碎屑等异物，进入眼球表面的情况，俗称风沙“迷眼”。

【你需了解】

● 刮风天气经常发生异物的吹入眼球表面，这时最好戴上防风眼镜外出。

● 有时异物带有大量致病菌，这样就会引起结膜和角膜的炎症，如果伴有角膜上皮破损，则会引起角膜溃疡。

● 由于异物附着在眼球表面很不舒服，许多人会用手揉眼，往往会把表面的异物揉进眼组织内，给取出异物带来困难。

【症状表现】

● 眼睛睁不开，流泪，有异物感，疼痛。

【处理】

● “迷眼”后不要用手揉眼，应轻闭眼睛片刻，让自己的眼泪把浮动的异物驱除，或滴用消炎眼药水将异物冲出。

● 如症状未减轻，则可请旁人将上下眼皮分别翻开，如有异物，可以用消毒棉签拭去。

【你需就医】

● 角膜异物一般旁人不易发现，即使发现也不能自行取出，因为角膜感觉敏感，需要表面麻醉下取出异物，再加上擦伤的角膜容易感染，需要严格地无菌操作下取出异物。

● 角膜异物取出后，应点抗生素眼药水和眼膏 2 天，如仍有不适或疼痛，应到医院复诊。

【你需注意】

● 出门戴防风眼镜，尤其是刮风天气。

● 若在夏季高温季节发生角膜异物，则应特别注意预防感染，剔除异物用的器械和眼药水要严格消毒，一旦发生铜绿假单胞杆菌性角膜溃疡，后果将很严重。

● 不用手揉眼。在眼球表面一旦落入异物，会有很不舒服的感觉，往往会不自主地用手去揉眼，这样可能造成眼球表面组织的损伤或加重损伤，易引起感染。

4 化学性眼外伤

化学性眼外伤是指酸碱或其他腐蚀性化学物质误伤眼组织而造成的损伤。

【你需了解】

● 酸碱性眼烧伤多数由于生产过程中意外遭受化学物质溅入引起。

● 酸性化学致伤物有硫酸、盐酸、硝酸、有机磷农药。碱性化学致伤物有氢氧化钠、氢氧化钾、氨水、石灰等。

● 酸性物质接触角结膜后，使组织蛋白变性、凝固，从而阻止了部分剩余的酸向深层组织渗透。

● 碱性物质与眼组织接触后，除引起组织蛋白凝固、坏死外，还与组织中的脂肪起皂化作用，使角结膜上皮细胞的外膜破坏，碱性物质继续渗入深部。

● 一般而言，酸性物质引起的眼外伤比碱性物质较轻、较浅、较局限。

● 眼组织损伤程度更与致伤物与眼部接触时间的长短、浓度、数量多少及其物理状态有密切关系。

【症状表现】

● 低浓度的酸碱烧伤引起眼睛刺痛、怕光、流泪、结膜充血、角膜上皮脱落。

● 高浓度酸碱烧伤引起眼球剧痛、怕光、睁不开、眼睑和结膜高度充血、水肿，或结膜苍白坏死，角膜浑浊发白，基质水肿，甚至出现坏死脱落、穿孔。

● 碱性物质可迅速渗入前房，引起房水浑浊、晶状体浑浊或继发性青光眼等等。

【处理】

● 一旦发生酸碱化学物质溅入眼部，应立即用清水冲洗，冲洗时只要有清洁的水就行。就地取水，越快越好，如冷开水、矿泉水、自来水、井水等。

● 如冲洗不方便则立即将双眼浸泡在面盆或水桶内，用手分开眼皮转动眼球，晃动头部，需持续 10～15 分钟，才能去医院治疗。

● 冲洗时尽量做到完全彻底把溅入眼球的石灰残渣等化学物质全部冲出。

【你需就医】

● 冲洗完后，应立即送医院急诊，医院会根据伤情再次用生理盐水冲洗，以确保无化学物残留。

● 抗生素眼药水和眼膏以防继发感染。

● 维生素 C 或自血球结膜下注射以减轻病情。

● 对严重病例需手术清除坏死的结膜组织，必要时考虑结膜或黏膜移植，甚至角膜移植，但预后不理想。

【特别提示】

● **大量清水冲洗**　酸碱化学烧伤的严重程度与致伤物在眼球上存留时间密切相关，因此现场及时处理很重要，必须争分夺秒用大量的清水冲洗眼睛。

● **加强安全防护**　酸碱化学烧伤的后果十分严重，可造成终身残废，因此应加强安全防护，严格执行安全防护措施，防患于未然。

5 眼部热烧伤

眼部热烧伤指眼部接触高温物体或由高温辐射引起的眼组织损伤。

【你需了解】

● 眼部热灼伤可由日常生活中的沸水、沸油、烟灰，或生产过程中的铁水、炉渣等引起。

● 眼部热烧伤的轻重与致伤物的温度、与眼部接触的面积和接触的时间有关。

【症状表现】

● 眼皮肤灼伤，眉毛和睫毛烧焦，皮肤红肿水泡，数日后焦痂形成，脱落或溃疡。

● 结膜巩膜烧伤，轻度结膜充血水肿，重者结膜显灰白色凝结坏死，如累及巩膜则可引起坏死穿孔，如有感染可造成化脓性葡萄膜炎，甚至全眼球炎。

● 角膜浅层烧伤可引起角膜浑浊溃疡，深层烧伤可出现剧痛、怕光、流泪、视力明显下降，角膜呈瓷白色浑浊，日后变薄形成角膜葡萄肿。

● 创面愈合瘢痕收缩可造成眼睑缺损，睑外翻，睑球粘连，角膜白斑。

【处理】

● 一旦发生眼部热烧伤，应立即送医院，一般不进行冲洗。

● 轻度的眼部热烧伤，局部应用抗生素眼药水和眼膏防止感染。

【你需就医】

● 预防眼部热烧伤非常重要，只有加强宣传教育，制定安全操作规程，注意个人防护，尽量避免眼部烧伤的发生。

6 电光性眼炎

电光性眼炎是指由紫光线照射眼部后引起的角结膜变化。

【你需了解】

● 紫光线来自电焊弧光、紫外线消毒灯、高原雪地阳光反射等。

● 眼睛受到紫外线刺激后不是马上发病，一般经过4～12小时的潜伏期，潜伏期长短取决于光照强度和光照时间。

【症状表现】

● 通常白天受到紫外线照射，半夜发生两眼剧痛，异物感，怕光流泪，眼睑痉挛，视物模糊。

● 检查可见眼睑红肿，结膜充血水肿，角膜上皮弥漫脱落，瞳孔缩小。

【处理】

● 0.5%地卡因眼药水点眼2～3次，止痛效果好，或用新鲜人奶或消毒牛奶滴眼，有一定止痛效果。

● 抗生素眼药水和眼膏预防感染。

【你需注意】

● 本病在于预防，凡接触紫外线的人员，包括在旁边的辅助工，都必须戴上防护眼镜。

7 睑内翻和倒睫

由不同原因造成的眼睑缘内卷，其上面的睫毛亦随之发生向内改变，以致睫毛触及眼球表面的异常情况。

【你需了解】

● 正常睫毛为整齐有序地排列，向前微弯曲，从而起到阻挡外来灰沙吹向眼珠的作用。

● 一般由于内赘皮、肥胖、鼻根部发育不全，婴幼儿:可发生先天性睑内翻，多发生在下睑。

● 老年人因眼眶脂肪减少与眼睑皮肤松弛，也常形成下睑倒睫与内翻。

● 引起的睑板组织瘢痕收缩会导致眼睑内翻、倒睫。随着生活和卫生条件的改善，沙眼的患病率逐年减少，严重沙眼更少见。

【症状表现】

● 轻者仅有异物摩擦感、刺痛、怕光、流泪等不适。

● 重者角膜大片混浊、擦伤，有时伴有炎症，这时眼痛、怕光、流泪加重。

● 有不同程度视力下降，因角膜透明性降低所致。

【处理】

对引起睑内翻的原发病应及时治疗。如只有少数倒睫而无明显内翻，则可用电解法破坏毛囊，也可利用冷冻或激光破坏毛囊后将倒睫取出。

【你需就医】

● 凡是发现眼睛睁不开、刺痛、流泪、异物感，应到医院就诊，因倒睫可以引起角膜上皮损伤，如果稍不留神发生继发性角膜感染，则会造成视力下降。

● 少量倒睫而无睑内翻时，可采用倒睫电解法，使倒睫的毛囊破坏，如果自行拔除倒睫，一般3周后又会长出新的倒睫毛了。

● 伴有睑内翻的倒睫，这时整排的睫毛都倒向眼珠，则应采取内翻矫正术，拔除睫毛是不解决问题的。

【特别提示】

● 幼儿常见的下睑内翻倒睫，轻者待面部发育完全后自行消失，重者需采用手术矫治。

● 鉴于眼睑内翻和倒睫可引起视力下降的不良后果，积极治疗是不言而喻的。

8 睑外翻

指睑缘向外翻转，离开眼球的异常状态，此时睑结膜也有部分暴露在外，甚至伴泪小点外翻，使结膜干燥、变厚、充血，角膜因得不到湿润而变浑浊，严重时可引起暴露性角膜炎。

【你需了解】

● 发病原因是眼睑皮肤因外伤或炎症等引起瘢痕收缩，使眼睑缘向外卷起。

● 老年人多由于皮肤松弛和肌张力减弱或是因面神经瘫痪引起。

【症状表现】

● 由于泪小点离开正常位置，引起泪液不能从泪小点进入泪道系统故而溢出，称溢泪。

● 眼睑闭不拢，尤其是晚上睡眠时，严重者会发生暴露性角膜炎，这时眼球疼痛、怕光、视力下降。

【处理】

● 轻度溢泪者应向上轻揩泪液，并可在泪小点外面的皮肤处向上向后按摩，以使泪小点贴近眼球。

● 晚上睡眠前应在结膜囊内涂眼膏，以保持眼珠表面湿润。

【你需就医】

● 如果发生眼痛、怕光、流泪，则应到医院就诊，医生会根据不同的原因采取不同的矫正方法，手术矫正不失为良策。

【特别提示】

轻度外翻、入睡后角膜不暴露者一般不需手术治疗，可用人工泪液保护角膜。因外翻伴有泪溢的老年人，应告诉患者不要向下擦眼泪，以免加重病情。

9 眼睑闭合不全

眼睑闭合不全是指眼睑不能完全闭合，致使眼球部分暴露者，俗称“兔眼”。

【你需了解】

● 先天性上睑或下睑过短或缺损，是婴儿眼睑闭合不全的常见原因。

● 中老年人常因面瘫引起麻痹性眼睑闭合不全。

● 严重的瘢痕性外翻、内分泌眼球突出、眶内肿瘤、眶内血肿都可导致眼睑闭合不全。

【症状表现】

● 眼皮闭合时仍有部分球结膜，甚至角膜暴露，引起角结膜干燥、混浊，主诉眼球干燥，有不适异物感。

● 严重者可导致角膜溃疡，甚至穿孔。

【处理】

● 轻者可滴人工泪液及抗生素眼药水，晚上涂眼膏保护角膜。

● 重者应去就医，必要时采用睑缘部分缝合术，以保护暴露的眼球。

10 上睑下垂

上眼皮中间有提上睑肌，当它的功能减退或消失，则将因上眼皮抬不起来而造成的下垂状态称为上睑下垂。

【你需了解】

● **先天性上睑下垂** 如果上眼皮遮盖瞳孔，将会影响孩子的视力发育，应习早手术，以免造成弱视，其中部分患者与遗传有关。

● **后天性上睑下垂** 常与眼睑本身的病变或神经系统的障碍有关，如外伤、炎症、变性、动眼神经麻痹等，应首先进行病因治疗。

● 重症肌无力所致的上睑下垂具有晨轻、夜重的特点，还有肌无力的全身症状，注射新斯的明后明显减轻。

【症状表现】

● 上眼皮抬举不起来，遮盖部分或全部瞳孔，所以视物需要仰头，患者为了用力睁眼，动用额肌的力量，以致可见额部皱纹明显增加。

● 如果是单眼皮上睑下垂，则可见两眼睑裂大小不一，看上去好像睁一只眼闭一只眼。

【你需就医】

● 凡发现单眼或两眼的上眼皮抬不起来，影响看东西，应该到医院去检查，医生会根据不同的情况，寻找发病原因。

● 针对不同的病因，采用药物保守治疗，必要时考虑手术矫正。

【特别提示】

早期上睑下垂，首先应排除重症肌无力。神经系统或其他眼部或全耳性疾病所致的上睑下翻应先进行病因或药物治疗，如大剂量维生素 B 类药物等。

11 睑腺炎(麦粒肿)

睑腺炎是睑板腺体的急性化脓性炎症，又称麦粒肿，俗称“偷针眼”。

【你需了解】

● 感染细菌多为金黄色葡萄球菌，所以

儿童、老人或糖尿病患者等体质差的人易患此症。

● 根据病症集中的部分，如果是睑板腺本身的感染称为内睑腺炎，若为毛囊及其附属腺体感染则称外睑腺炎。

● 睑缘部有慢性炎症者、睡眠不足者、便秘者亦易发此病。

【症状表现】

● 患部有红、肿、热、痛的典型急性炎症表现，用手触摸有一疼痛的肿块，同侧耳前淋巴腺可以肿大压痛。

● 重者睁眼困难，患者眼球结膜充血、水肿。

● 经过3～4天，肿块软化可见脓头，脓头可以在眼皮外面或睑结膜面出现。

● 脓肿可自行破溃，排脓后症状缓解。

● 如果炎症加重，波及同侧面部，甚至伴有发热、寒战、头痛，则可能演变成蜂窝组织炎。

【处理】

● 局部热敷，每日3次，每次20分钟，早期热敷有促进疖肿消散的功能。

● 眼部可滴或涂消炎抗菌眼药水或眼膏。

● 如伴有耳前淋巴结肿，应全身选用有效的抗生素。

● 若感觉有脓溢出，可用清洁毛巾拭之，切忌挤压。

【你需就医】

● 眼睑上脓肿已形成，但不能让它自然溃破，应及时上医院切开排脓，因为等其自然溃破，则会落下粗大而难看的疤痕。

● 如果眼部炎症较重，有扩展面部可能，应赶快就医，否则演变成蜂窝组织炎，则要全身静脉给予大量抗菌消炎药。

【你需注意】

● 当局部脓肿未成熟时，切勿挤压排脓，以防炎症扩散。

● 民间自行用猪棕通泪管治疗“偷针眼”，这样做是毫无根据的，不但无益反使炎症加重。

【特别提示】

● 切忌不适当地过度用力挤压脓头，这样会引起炎症扩散，一旦头面部炎症扩散，会导致败血症、海绵窦栓塞等危及生命的严重并发症。

● 一旦已形成脓肿，绝不能等待它自然溃破，应及时就医，切开排脓，否则会形成粗大疤痕。

12 睑板腺囊肿

睑板腺囊肿指睑板腺排出管口阻塞，腺体分泌物潴留淤积在腺体里，形成慢性肉芽肿性炎症肿块。

【你需了解】

睑板腺囊肿可能是由于慢性结膜炎或睑缘炎而致睑板腺分泌物阻滞引起，也可能与新陈代谢障碍有关。女性多见，年龄多在40岁以上。

【症状表现】

● 初期无自觉症状，有时有异物和眼皮沉重感，触之感觉眼睑皮下圆形硬结，无压痛。

● 翻开眼皮，见结膜面轻度充血呈灰红色，有时可穿破结膜面，形成肉芽样组织突出。

【处理】

● 对于较小的囊肿，可行局部热敷，促进吸收。

● 较大而有不适感的囊肿，应到医院行睑板腺囊肿摘除术。

● 老年人的眼睑肿块，切除后送病理切片，因为睑腺癌早期像睑板囊肿。

13 睑缘炎

睑缘炎指眼睑边缘的炎性病变，俗称“烂皮皮”。

【你需了解】

● 睑缘炎的发生与用眼疲劳、睡眠不足、卫生条件不佳、体质虚弱有关，或是眼部邻近部位的慢性炎症影响所致。

● 睑缘皮脂溢出所造成的慢性炎症，或长期使用质差的睫毛膏等化妆品也是本病诱因。

【症状表现】

● 睑缘炎分为鳞屑性、溃疡性和眦部3种。

● 鳞屑性睑缘炎仅为睑缘潮红，睫毛处由细小鳞屑附着。而溃疡性睑缘炎则在睫毛根部散在小脓疱及痂皮，脱落后成溃疡。

● 眦部睑缘炎一般是外眦部充血、糜烂，多因莫－阿双杆菌感染所致。

【处理】

● 用3%硼酸溶液或生理盐水清洗局部，拭去鳞屑或除去脓痂。

● 局部滴用抗生素眼药水或眼膏，每日3次，直到炎症消退后2～3周。

● 眦部型应滴用0.3%硫酸锌滴眼剂。

● 全身支持疗法，去除相关病因。

14 眼睑过敏性皮炎

眼睑过敏性皮炎是指眼睑皮肤对某种过敏源的过敏反应。

【你需了解】

● 常见的致敏药物有抗生素、磺胺、表面麻醉剂、阿托品等眼药水或眼膏。

● 某些化妆品、洗头剂、染发剂都可能是接触性皮炎的过敏源。

【症状表现】

● 眼睑皮肤浮肿、疱疹、充血、浅表溃疡，感觉痒及烧灼感。

● 慢性期患者感觉眼皮奇痒，眼睑皮肤粗糙、肥厚，痂皮形成。

【处理】

● 立刻中断与致敏源接触。

● 用生理盐水或3%硼酸液冷湿敷局部，每日3～4次。

● 结膜囊内滴地塞米松或色甘酸钠眼药水。

● 慢性期眼睑皮肤可涂可的松眼膏。

● 必要时全身服用抗过敏药物。

15 急性泪囊炎

急性泪囊炎是指泪囊部位的急性化脓性炎症。

【你需了解】

● 大多由于慢性泪囊炎基础上发生的继发感染所致。

● 少数由于探通泪道时损伤或是与鼻腔炎症有关。

【症状表现】

● 泪囊部位红、肿、热、痛，患者主诉局部剧痛，常伴有颌下和耳前淋巴结肿大压痛。

● 内眦部眼睑红肿，结膜充血水肿，严重者全身不适，体温升高。

● 炎症局限后，泪囊部皮肤形成黄色脓点，有波动感，排脓后炎症减轻。

● 可形成瘘管，时愈时发，或经久不愈。

【处理】

● 局部热敷，全身应用抗生素，滴抗生素眼药水。

【你需就医】

● 如脓肿局限有波动感，应及时就医，切开排脓，必要时需放引流条，切忌自行挑破挤压。

● 待症状消退数月，可考虑行鼻腔泪囊吻合术。

16 慢性泪囊炎

由于鼻泪管下端阻塞，泪液和细菌滞留在泪囊内，引起泪囊的慢性炎症、沙眼、鼻炎或副鼻窦炎等疾病是发生鼻泪管阻塞的常见原因。

【症状表现】

● 经常流泪，分泌物增多，伴有内眼角处充血明显，用手指压迫泪囊部有黏脓自泪点溢出。

● 由于经常揩拭内眼角皮肤，可变得粗糙、糜烂或湿疹现象。

● 医生行泪道冲洗发现不通，冲洗液从上下泪小点返流出来，并混有黏脓分泌物冲出。

【你需就医】

● 凡发现经常流泪，分泌物多，内眼角发红，触之有脓性分泌物溢出，应该去医院检查泪道。

●某些婴儿出生后鼻泪管下口仍有一层薄膜皱褶未裂开，表现出泪汪汪现象，分泌物多，眼角常有黏脓溢出。

【你需注意】

●泪囊炎的治疗不仅是为了减轻症状，还应去除病灶，一般应选择泪囊鼻腔吻合术。

●对于先天性泪囊炎的婴幼儿，首先应行泪囊部位按摩，即在眼眶鼻下角向眶缘深处按压，然后放松，或用棉花棒轻压，靠外界的压力迫使鼻泪管下端的膜裂开，每天3次，如无效则在1岁后考虑泪道冲洗或探通术。

●在慢性泪囊炎基础上发生急性感染称急性泪囊炎，这时泪囊区皮肤红肿热痛，这时应给予抗生素，局部热敷，待炎症消退再按慢性泪囊炎治疗原则处理。

【特别提示】

●慢性泪囊炎对眼球的潜在危险极大，一旦眼球受到外伤或灰沙袭击，来自泪囊的细菌就会乘虚而入造成严重的角膜感染，后果不堪设想。

●慢性泪囊炎患者不能进行眼科手术，如角膜移植，PRK LASIK，白内障，青光眼等，因为会引起化脓性眼球内容炎，导致眼球萎缩、失明。

●慢性泪囊炎好比眼睛旁的一颗定时炸弹，正所谓小病不治酿成大病就吃苦了。

17 急性卡他性结膜炎

急性卡他性结膜炎是急性结膜炎的一种，急性结膜炎是由细菌或病毒感染引发的眼结膜急性炎症，俗称“红眼病”。

【你需了解】

●多发生在春夏季节，一般是由接触而受到细菌感染，可以散发或在集体生活场所中暴发。

●发病较急，两眼可同时或先后发病，两眼分泌物明显增多，呈黏性或脓性，使上下眼皮粘在一起，晨起睁眼困难。

●外观可见两眼结膜充血，俗称红眼睛，严重者眼睑红肿，3～4天病情达到高峰，以后逐渐减轻，一般1～2周恢复，若无并发症不影响视力。

18 流行性出血性结膜炎

流行性出血性结膜炎是急性结膜炎的另一种。

【你需了解】

●多发生在夏秋季，由病毒感染引发，是一种暴发流行的剧烈性急性结膜炎。

●发病很急，感染后数小时到1天就发病，两眼红肿、怕光、流泪、睁不开、分泌物不多。

●除结膜充血、水肿外，特征为结膜下片状出血，角膜上皮点状剥脱，视物模糊，耳前及颌下淋巴结肿大压痛，轻者两周左右可恢复，重者伴头痛或腹泻，极个别还会出现肢体瘫痪。

【你需就医】

●得了“红眼睛”应到医院就诊，医生根据检查结果，给予抗生素或抗病毒眼药水滴眼，每半小时至1小时1次。

●注意自身隔离，与家人洗脸用具务必分开，并应在使用后进行消毒。

●尽量减少与外界接触，缩小活动范围，减少扩散机会。

●流行期间不要去公共场所，养成良好的卫生习惯，无论何时都不要用手揉眼睛。

●得了“红眼睛”后，不要用热水“捂”眼睛，更不要用纱布包眼睛，因为细菌和病毒都喜欢在温暖潮湿的环境中生长、繁殖，所以应保持居住地凉快通风。

●红眼睛是传染性很强的眼病，因此必须做好预防，注意个人卫生。

19 春季卡他性结膜炎

春季卡他性结膜炎是一种反复发作性很强的季节性结膜炎，多在春夏季发病，秋冬季缓解。

【你需了解】

●本病原因不明，不传染，一般认为是结膜对空气中的颗粒如灰尘、花粉等的过敏反应。

● 男性青少年易患此病，家族中有过敏史者占多数。

● 本病特点为眼部奇痒，常伴异物感、不适、流泪，当浸及角膜时两眼睁不开怕光。

【症状表现】

● 症状　奇痒、畏光、流泪和异物感等，症状轻微，角膜受累时稍重。

● 按其病症部位可分为睑结膜型、角膜缘型和混合型。

(1) 睑结膜型：病变主要在上睑结膜，开始整个结膜充血，伴少许黏胶样分泌物，后睑结膜呈乳白色、出现大小不等，扁平的粗大乳头像铺路石样排列。

(2) 角膜缘型：初起表现为角膜缘呈黄褐色或红色胶样增厚，同时球结膜扇形充血。

(3) 混合型：睑结膜和角膜同时出现上述两型症状。

【你需就医】

● 凡发现男性青少年每年春天两眼奇痒、不适，应去检查以便确定诊断。

● 眼部检查可发现特征的病变，上睑结膜可见许多大小不一的扁平乳头，排列较齐似铺路卵石，另外还有少数患眼，角膜缘增厚，伴粒状大小结节围绕角膜缘。

【你需注意】

● 本病无特效药物，因为过敏原不易找到，一般可用抗过敏药物如1%色甘酸钠及0.5%氢化可的松眼药水滴眼。

● 预后良好，常在数年至数十年后自愈。

20 淋菌性结膜炎

淋菌性结膜炎是由淋病双球菌引起的一种剧烈、严重的急性化脓性结膜炎。

【你需了解】

● 传染途径多数是接触了淋病患者尿道分泌物，或其污染的手，或洗涤用品等而引起，新生儿则是通过患淋病母体产道而直接传染。

● 淋菌性结膜炎的潜伏期一般为几小时至两三天。

● 双眼发病多见。

【症状表现】

● 成人淋菌性结膜炎病情急剧，眼球刺痛，畏光流泪，眼睑高度红肿，结膜充血水肿，大量血性、脓性分泌物，因此又称脓漏眼。

● 如治疗不及时，则很快并发角膜溃疡，甚至角膜坏死穿孔、虹膜脱出，重者可致全眼球炎，视力丧失。

● 新生儿淋病性眼炎一般双眼发病，出生后2～6天发生眼睑和结膜红肿充血，大量血脓性分泌物，很多引起角膜溃疡穿孔，严重时导致眼内容炎。

【你需就医】

● 凡发现剧烈严重的急性结肠炎并有接触史者，应立即到医院诊治，将患者的眼分泌物涂片，进行实验室检查十分重要，大多可找到淋球菌，还应做细菌培养加药敏，有助于诊治。

● 淋菌性结膜炎的治疗需要全身和局部用药，以大剂量青霉素为主，还要用生理盐水或3%硼酸液冲洗结膜囊，还要频滴抗生素眼药水直至分泌物消失。

【你需注意】

● 淋菌性结膜炎是通过接触传染的，预防的重点在于隔离传染源，切断传染途径。

● 患者的洗脸和沐浴用具应严格煮沸消毒，禁止他人接触。

● 医务人员检查和冲洗病眼时应戴防护眼镜，并且操作后认真消毒双手。

21 沙眼

沙眼是由沙眼衣原体感染引起的一种慢性传染性眼病，也可急性发作。

【你需了解】

● 沙眼衣原体是一种介于病毒与立克次氏体之间的特殊微生物，在上皮细胞内生长繁殖。

● 沙眼衣原体一般侵犯人眼的睑结膜和角膜，在结膜上有乳头和滤泡形成，外观看来有些粗糙不平，所以称它为“沙眼”。

【症状表现】

● 慢性期患者，自觉症状轻微，稍有不舒

服或是发痒和异物感，晨起有些眼屎。

● 急性发作期患者，眼睛不适感明显，分泌物增多，可以伴有怕光、流泪、眼睑红肿、结膜充血。

● 反复感染的患者，如不及时合理的治疗，则可引起许多严重的并发症，最常见的是眼睑内翻倒睫，这时两眼睁不开怕光流泪，视力下降。

【处理】

● 如发现眼睛不适，晨起分泌物增多，翻转眼皮可见结膜充血明显，粗糙不平，可以用些利福平或磺胺醋酰钠眼药水滴眼，每天4～5次，晚上涂四环素或红霉素眼膏。

● 用药后症状未减轻应去医院检查以明确诊断。

【你需就医】

● 沙眼是一种慢性传染性眼病，需要坚持用药，综合治疗，首先要请医生确定诊断。

● 沙眼有特征性的临床表现，如睑结膜上乳头增生，滤泡形成，角膜血管翳，后期睑结膜上出现瘢痕，这些病变在医院的裂隙灯显微镜下一目了然，所以应到医院就诊。

【你需注意】

● 沙眼是一种常见的传染性眼病，历史上曾在我国广为传播，是我国主要的致盲性眼病。现今，由于经济的发展，生活水平的提高，医疗卫生条件的改善，患病率显著下降，但偏远地区沙眼仍然很多。

● 沙眼全年都可以流行，传播途径主要是直接或间接的接触感染。

● 沙眼的传播与经济落后、卫生条件差有关，沙眼衣原体附着在沙眼患者的眼分泌物中，通过患者用过的毛巾、脸盆、水龙头和手等媒介带入其他人的眼中，所以造成不要用污染的手揉眼，也不能用共用的洗脸巾与脸盆。

● 沙眼的防治重点是认真治疗活动期沙眼，切断传播途径，防止重复感染，如果治疗及时，坚持合理用药半年以上，沙眼是可以治好的。

22 翼状胬肉

翼状胬肉为球结膜及其下面的纤维血管组织呈翼状侵入角膜浅层的一种增殖性病变。

【你需了解】

● 病因尚不十分清楚，可能与长期户外工作有关，因结膜长期暴露在风沙、尘土、紫外线照射等情况下引起了组织增生、变性。

● 小而微红的胬肉称静止性胬肉，不影响视力，不需要治疗，若合并有沙眼或结膜炎，可应用抗生素或皮质激素眼药水滴眼。

● 如果胬肉充血明显，生长迅速，称进行性胬肉，此时胬肉可以长入黑眼珠，若胬肉靠近瞳孔的话，则会影响视力，应到医院就诊，进行手术切除。

【症状表现】

● 一般仅有轻度异物感，患者常因眼球发红影响美观而去求医。

● 胬肉好发于眼球内侧呈三角形，尖端向角膜侵入，结膜下血管增生肥厚，此时应到医院就诊。

【你需就医】

● 胬肉切除手术虽小，但术后复发率比较高，可高达20%以上，并且复发的胬肉较原来长得更快。

● 为了减少胬肉切除术后的复发率，手术务必彻底、利索，尽量采用无损伤器械和缝线。

● 术后要用药一段时间，在医生指导下局部用抑制纤维血管增殖的药物，这对防止复发很有帮助。

【特别提示】

刺激症状非常严重或者胬肉发展可能危及视轴时，可考虑手术切除，其目的是为了去除胬肉又不引起复发。

23 球结膜下出血

球结膜下出血指球结膜小血管破裂所致的点状或片状出血。

【你需了解】

● 除结膜急性炎症引起的结膜下出血

外，一般不伴有炎症。

● 结膜下出血可见于眼外伤，剧烈咳嗽，用力过猛，大便干燥等。

● 中老年人无明显原因而出现的结膜下出血为自发性出血，常因鲜红出血而紧张，一般不需要药物治疗，可自行吸收。

【症状表现】

● 一般无任何自觉症状，常因他人告之眼睛发红出血而去就诊。

● 结膜下出血的境界清楚，形状和大小不一，可呈点状或片状，甚至波及全部球结膜。

● 出血的颜色开始是鲜红，吸收时由暗红变为橙黄色。

【处理】

● 发现球结膜下出血不必恐慌，注意休息。出血早期可用冷敷，1～2 天后出血无明显扩大改为热敷以促进吸收。

● 对于反复出血和出血量较多者应查找原因，请教医生给予进一步检查和相应治疗。

【特别提示】

● 常因颜色鲜红的片状球结膜下出血而引起患者的忧虑和关切，医生应向患者做好解释，首先寻找出血原因，针对原发病进行治疗。

24 细菌性角膜炎

各种原因引起的角膜炎症表现通称角膜炎。病原是细菌的角膜炎是细菌性角膜炎。

【你需了解】

● 引起细菌性角膜炎常见的致病菌有金黄色葡萄球菌、肺炎双球菌、淋球菌和铜绿假单胞菌等等，这些细菌素力很强，尤其是后两种。

● 一般由化脓性细菌引起的角膜感染常发生在角膜上皮受损伤后，年老体弱或患有慢性泪囊炎的患者，此时更易发生角膜溃疡。

● 铜绿假单胞菌性角膜溃疡往往也是在角膜擦伤后，也可见戴接触眼镜者，此时若滴了污染的眼药水很容易发病，一旦感染，常在24～48 小时内摧毁整个角膜。

【症状表现】

● 由细菌引起的角膜溃疡发病较急，尤其是铜绿假单胞菌更为凶猛和迅速，可以在十余小时内穿破角膜。

● 视力明显下降，眼球强烈疼痛，睁不开，大量脓性分泌物，若是铜绿假单胞菌感染，则为黄绿色分泌。

● 眼睑结膜高度充血，角膜浑浊、水肿，常伴前房积脓。

【你需就医】

● 一旦角膜受到损伤，即应滴抗菌眼药水，并尽快到医院检查治疗。

● 戴接触眼镜者，如发现眼球痛，睁不开，分泌物多，则应停戴接触镜，必要时去医院就诊。

【你需注意】

● 首先要从预防着手，尽量避免角膜受损伤，戴接触镜者要严格按规定消毒，夏天高温天气尽量不要戴。

● 细菌性角膜溃疡一经确诊，全身和局部同时应用抗生素，争取时间，以减少角膜损坏的程度，若延误治疗，则很容易发生角膜穿孔导致眼内容物流失，后果不堪设想。

● 如果角膜炎症及时得到控制，但因角膜组织损伤后失去透明性，代之以纤维组织，俗称“黑眼球上长翳子”，这时视力下降，视力受损伤与翳的大小及位置有关。

25 病毒性角膜炎

病原是病毒的角膜炎称病毒性角膜炎。

【你需了解】

● 引起角膜感染的病毒有很多种类，常见的是单纯疱疹病毒，其次是带状疱疹病毒。

● 病毒性角膜炎近年来有增多趋势，由于抗生素和激素的广泛应用，使病毒性角膜炎变得复杂和难治。

● 单纯疱疹病毒性角膜炎简称单疱性角膜炎，特点是易复发、类型多，发病机制与免疫状态有关。

● 临床上尚无有效控制复发的药物，它

是一种严重危害人类角膜的感染性眼病，患病率占角膜病的首位，仍为当前主要的致盲眼病之一。

【症状表现】

● 视物模糊不清楚，伴有怕光、流泪、睁不开。

● 部分患者有感冒、发热史。

【你需就医】

● 凡有以上病征应去医院就诊，医生会根据炎症的特点作出诊断。

● 病毒性角膜炎的临床特征如树枝状、地图状、盘状，严重时可伴有虹睫炎、继发性青光眼等一系列病变。

【你需注意】

● 本病往往缓慢发展，迁延不愈，据统计病程在30天以上，整个病程应坚持用抗病毒眼药水及眼膏，必要时配合全身用药，慎用激素。

● 锻炼身体，增强体质，避免感冒以减少复发机会，因为反复发作的病毒性角膜炎预后很差，往往因角膜病变及其并发症而使视功能丧失。

26 真菌性角膜炎

真菌性角膜炎是由真菌感染引起的角膜炎症，近数十年来随着抗生素和激素的广泛应用，真菌性角膜溃疡有增多趋势，已不再是一种少见病。

【你需了解】

● 常见的真菌感染为曲霉菌，其次为镰刀菌、念珠菌、酵母菌、头孢霉菌等等，这些真菌广泛存在于土壤和空气中，另外动植物的表面和人体皮肤黏膜表面也可以附着。

● 健康的组织不容易受到真菌感染，当角膜受到损伤或戴用不洁的角膜软镜，最常见是农作物碰伤角膜后引起，另外全身和局部免疫力低下常可诱发感染。

● 角膜遭受真菌感染后，发病缓慢，数日至十多日后患者才感到异物感，伴有轻度充血、怕光、流泪、视物模糊不清楚，分泌物不多。

【症状表现】

● 凡角膜受到外界损伤后，眼球经常充血、睁不开、流泪、视物模糊。

● 仔细观察可以发现“黑眼球上长白星”。

【你需就医】

● 凡发现以上症状应立即去医院，医生对怀疑真菌感染者，采用真菌涂片及真菌培养加以证实。

【特别提示】

● 真菌性角膜溃疡用抗生素治疗无效，用激素可加重病情，所以一定要在医生指导下应用抗真菌眼药水及眼膏，必要时配合全身用药。

● 对于原因不明的角膜溃疡一般不能用激素，因可导致病情复杂化，延误病情。

● 真菌性角膜溃疡病程缓慢发展，可长达2～3个月，因真菌菌丝有向深部生长的能力，故易反复发作，所以在病情好转后，仍坚持用抗真菌药，否则向深部发展，溃疡穿孔，眼内容炎，后果不堪设想。

● 真菌性角膜溃疡一般症状不严重，往往与体征不符，造成拖延就诊时间。

27 泡性角结膜炎

泡性角结膜炎是指身体对内部的微生物蛋白引起的一种表现在角结膜上皮细胞的迟发性变态反应。

【你需了解】

● 最常见的原因是对结核杆菌或金黄色葡萄球菌引起的迟发性过敏反应。

● 营养不良、体质虚弱者容易发病，儿童和青少年多见。

● 好发于春夏季节，预后良好，有自愈性，但极易复发，一般不影响视力。

【症状表现】

● 轻微异物感，如累及角膜则可有刺痛、畏光、流泪。

● 病变特征为“眼珠”上出现泡性结节，结节大小为1～3mm，周围的结膜充血。

● 结节表面易溃破，顶部形成溃疡，1～

2周左右自行愈合，不留疤痕。

● 泡性结节也可以发生在角膜上，称泡性角膜炎，如结节后面跟一束血管称束状角膜炎。

【你需就医】

● 寻找病因，并治疗可能导致本病的潜在性疾病。

● 激素和抗菌素眼药水滴眼。

● 加强营养，增强体质，对顽固而经常复发者，可试用脱敏治疗。

28 角膜基质炎

角膜基质炎指由特异性病原体或其抗原－抗体反应所引起的角膜基质炎症。

【你需了解】

● 先天性梅毒性角膜基质炎是梅毒螺旋体侵犯角膜所致，发病年龄一般在5～20岁，双眼同时或间隔数日发病。

● 后天性梅毒所引起的角膜基质炎，症状很轻也很少见，多为单眼患病。

● 结核性角膜基质炎可由于结核杆菌通过上皮或角膜缘血管直接侵犯，但主要是属抗原－抗体反应，临床上较少见，单眼发病为多见。

【症状表现】

● 疼痛、流泪、畏光、视力下降。

● 角膜实质层浸润水肿，多由周边部开始，再向中央扩展，1～2周可波及全部角膜。新生血管呈毛刷状长入角膜板层，常并发虹膜睫状体炎。

● 结核性角膜基质炎的角膜浑浊深浅不一，病程长，反复发作。

● 伴有其全身症状，结核性者则常有肺部症状，梅毒性者则可伴有神经性耳聋、马鞍鼻、梅毒牙等先天梅毒体征。

【你需就医】

● 凡怀疑患角膜炎症者，应去专科医生处就诊，进一步检查病因，检测梅毒血清反应或是胸片和OT试验。

● 在明确病因基础上，全身行抗病原体治疗，局部则用激素眼药水点滴。

● 对于未及时治疗而遗留浓厚角膜浑浊者，则可在病灶稳定后施行穿透角膜移植术。

29 角膜软化症

角膜软化症指人体缺乏维生素A所引起的一种角膜病。

【你需了解】

● 维生素A缺乏是造成角膜软化症的原因。人体摄取维生素A的主要途径是植物的β－胡萝卜素和动物肝脏。

● 凡是能够影响维生素A在体内吸收、运输、利用的各种疾病，都可以引起维生素A缺乏，继而引起角膜软化症。

● 发展中国家的儿童很容易患此病，因营养不良维生素A摄入严重不足，另外某些偏食的儿童和部分家长在孩子患病后忌口的儿童，也会造成维生素A摄入严重不足。

● 慢性腹泻和某些消化道疾病患者，常会影响维生素A吸收。

● 肝炎和酒精性肝硬化患者，维生素A也会不足。

【症状表现】

● 夜盲症（雀眼）即患者夜间和暗处看不清楚，或从明亮处进入暗处需较长的时间才能辨别周围的物体，但小孩往往不能陈诉。

● 干燥前期：角结膜干燥失去弹性，眼球移动时眼结膜上出现皱褶，角膜表面失去光泽伴知觉减退。

● 干燥期　结膜更为干燥，出现银白色三角形的干燥斑，角膜呈灰白色混浊，知觉丧失。患者有异物感。

● 角膜软化期　结膜粗糙皱褶，角膜灰白色浑浊进一步向纵深发展，如不治疗，迅速自溶，若并发细菌感染则出现角膜穿孔，患者怕光不愿睁眼。

【处理】

● 角膜软化症是一种严重危害视力的眼病，但可以预防。

● 注意全面营养，不要忌口和偏食，婴儿应母乳喂养。

● 多吃胡萝卜、菠菜等含β－胡萝卜素

的蔬菜，同时应补充牛奶、鸡蛋、肝脏、鱼等富含维生素A的动物食品。

【你需就医】

● 一旦发病，应在医生指导下补充维生素A，如果肠胃功能不良，则可肌内注射，并应同时补充其他维生素。

● 为防止角膜感染，应及时用抗生素眼药水和眼膏，并应及时散瞳。

【你需注意】

● 补充维生素A不应过量，若长期大量服用维生素A，如鱼肝油等药物，则会引起维生素A过量中毒，这时将出现头痛、视物模糊等，所以应在医生指导下应用。

30 巩膜炎

巩膜炎是一种原因不明的巩膜局部组织变态反应性疾病。

【你需了解】

● 巩膜炎的病因较多，但多不明确，很少由直接感染引起，一般由其他部位感染转移或结缔组织疾病的眼部表现，如类风湿、红斑狼疮等。

● 巩膜组织血管神经少，代谢不活跃，不易发病，但一旦发病，则病程较长，且易复发，对药物反应慢。

● 若无严重并发症，通常预后尚好，对视力影响不大。

【症状表现】

● 眼球疼痛，局部有明显触痛。

● 眼球局限充血，巩膜血管扩张充血呈暗红色或紫红色，其上面的结膜也充血水肿，但巩膜充血滴1%肾上腺素后充血不消失。

【你需就医】

● 凡归生眼球红痛而分泌物不多应去就诊，以便明确诊断。

【你需注意】

● 寻找病因，进行病因治疗。

● 注意休息，适当增强机体免疫力，增强体质。

● 局部应用激素眼药水或眼膏治疗，严重时加服皮质类固醇或消炎痛类药物，待病情缓解，宜逐渐减量以免复发。

31 葡萄膜炎

葡萄膜炎指由各种因素激发的葡萄膜的炎症反应。

【你需了解】

● 葡萄膜包括虹膜、睫状体和脉络膜三部分，葡萄膜本身含有大量保护眼内组织的色素和丰富的血管。

● 葡萄膜炎按部位分前葡萄膜炎即虹膜睫状体炎，后葡萄膜炎即脉络膜炎。

● 引起葡萄膜炎的病因比较复杂，除外源性、内源因、继发性感染等因素外，尚有许多发病原因不明确的葡萄膜炎。

● 葡萄膜炎也可能是全身某些疾病的合并症，如类风湿、强直性关节炎等胶原性疾病、糖尿病等代谢性疾病，以及某些皮肤病等。

【症状表现】

● 疼痛、畏光、流泪　急性期眼痛明显，并向前额部及眼眶周围放射。

● 眼球充血　这种充血是角膜缘外围出现的充血环，又称睫状充血，与急性结膜炎不同。

● 视力下降　由于角膜后沉积物和前房浑浊，甚至玻璃体浑浊，脉络膜炎症引起。

● 虹膜变化　纹理不清，瞳孔缩小，虹膜后粘连。

● 后葡萄膜炎　眼球无红痛，仅有视物模糊、闪光感，或黑云飘动等玻璃体浑浊征象。

【你需就医】

● 凡发现眼球红痛，视力下降应及时就医，因为有多种眼疾可以有相似的症状，如角膜炎、巩膜炎、急性闭角型青光眼等，而治疗原则可以完全不同，如果治疗及时，可以减少并发症和后遗症。

【你需注意】

● 严惩疾病　葡萄膜炎无论轻重都应看成是严重的眼疾，若治疗不及时或彻底，会出现一系列并发症，严重时导致失明。

● 病因复杂 葡萄膜炎的病因错综复杂,但若能找到病因,针对病因治疗效果更好,所以应不厌其烦地寻找病因,去除病灶,对病因不明者,常见反复发作。

● 局部治疗 前葡萄膜炎的局部治疗,首先是滴1%阿托品扩瞳,注意这种药应在医生指导下应用,自己不能随便用,更不能给别人用。

● 停用激素注意 皮质类固醇或消炎痛类药物全身及局部应用,好转后逐渐减少直致停药。

● 全身支持疗法 给予维生素、A.T.P及辅酶A等能量合剂。

● 对并发症治疗 如继发性青光眼应给予降眼压处理,并发性白内障待炎症消退,若光觉光定位正常可考虑手术。

● 注意身体健康 适当参加锻炼,增强体质,减少疾病发作。

32 青光眼

青光眼是指眼压异常升高,超过了眼球保持正常运行的最高限度,以致引起视功能损害的一种眼病。

【你需了解】

● 病因 非常复杂,部分患者有家族史,有一定的遗传倾向,可能是多基因多因素遗传,近亲家庭患病率高。

● 发作 与情绪和疲劳有关,常因悲伤、气恼、烦躁诱发急性发作。

● 分类 平常所述的青光眼主要是指原发性青光眼,它又分为开角型与闭角型两种。在我国以闭角型青光眼患病率高,其中以中老年女性发病多见,另外还有先天性青光眼,属遗传性疾病。

【症状表现】

青光眼的临床表现也是多种多样,有时因同时存在白内障而忽略了青光眼的检查。

● 青光眼的前驱期 症状轻微,轻度眼胀,视力略下降,偶尔同侧偏头痛,看灯光有虹彩圈等等,经休息可缓解,多次发作后,症状加重而急性发作。

● 急性闭角型青光眼 发病急骤,患侧剧烈头痛,眼球胀痛、充血,视力明显下降,伴恶心呕吐,有时因呕吐利害而去看内科。

● 慢性闭角型青光眼 自觉症状轻微,眼胀、头痛、频换老花镜、虹视(看灯光时周围有彩色光环),时好时坏,视力逐渐下降。

● 开角型青光眼 进展缓慢,一般早期无任何症状,很难察觉,当视力逐渐下降,视野呈管状行动不便和夜盲时才去就诊。

● 初生婴儿 眼球及角膜扩大,俗称"牛眼",角膜混浊,伴有怕光、流泪、睁不开。

【你需就医】

● 当发现眼胀、头痛、眼球充血、瞳孔散大、视力下降,应立即去医院急诊,争取时间治疗,才能获得好的结果,否则有迅速失明的危险。

● 若时常有眼胀、头痛、视力下降、虹视等,也应去医院检查,因为慢性闭角型青光眼的早期发现比较困难,千万不能麻痹大意。当因高眼压引起视神经萎缩时,视力就不可能逆转了。

【你需注意】

● 除急性闭角型青光眼症状典型诊断明确外,其余慢性青光眼自觉症状多不明显,发病隐蔽,即使到医院检查,也不一定能立刻作出诊断,需反复就诊随访。

● 青光眼的早期诊断、及时治疗很重要,强调对可疑病侧作相关检查,如前房角、视野、电生理等等,得到合理治疗的青光眼,预后还是比较乐观的。

● 青光眼的治疗一般先用药物控制,如果眼压控制不良,应采取手术治疗。

● 对急性闭角型青光眼应在药物控制眼压情况下及早手术,不要犹豫,千万不要因为暂性眼压下降不愿手术,终将错失最佳手术机会。

● 闭角型青光眼一般是双侧性的,一眼已患青光眼,另一眼也应做预防性虹膜周边切除术,目前采用的激光虹膜切开手术同样起到预防作用。

● 手术治疗仍是目前阻止青光眼进一步

恶化的重要措施，现今显微手术已普及，手术成功率大大提高，所以应听从医生劝告及时手术。

【特别提示】

• 青光眼治疗目的　控制疾病发展，使患者最大限度保存有用视力，所以青光眼患者要积极配合治疗，绝大部分患者通过药物和手术，可得到有效控制，保持良好视力。因此既要重视，又要保持良好的心态。

• 青光眼的用药　应有医师指导下，不但要根据眼压，还要考虑全身因素，有些降眼压药物有不良反应，如噻吗心安可减缓心率和支气管平滑肌收缩，因此心动过缓和哮喘者最好不用。

• 青光眼患者伴有其他病患时　要向医师说明青光眼病史，因为一些解痉药都有一些散瞳作用，如阿托品、东莨菪碱、颠茄合剂、胃复安等尽量不用。

• 青光眼的辅助治疗　青光眼的治疗除降低眼压外，还要辅助其他综合治疗，注意改善眼内血液的供应，阻止视功能的继续损害，即使手术治疗成功的青光眼，也必须接受长期的随诊观察，不能疏忽。

33 白内障

当透明的晶状体发生混浊，使光线的透过受到限制，引起视力下降时，这种晶状体混浊称白内障。

【你需了解】

• 人眼的晶状体像一个透明的双凸透镜，光线透过它时，使光线汇聚在视网膜上成像。

• 先天性白内障　多见于母体妊娠期间，胎儿发育受到某种因素影响引起晶状体混浊，出生时已有白内障，一般为双眼病，妊娠前2个月母亲患风疹，胎儿几乎都会发生先天性白内障。

• 老年性白内障　① 最常见的白内障，形成原因尚不完全清楚，老年人晶体氧化损伤是白内障形成的最初因素，在晶状体代谢功能减退的基础上加之多种因素，促成晶状体蛋白变性产生混浊。② 老年性白内障常为双眼发病，两眼发病可有先后。③ 60岁以上老人的常见病，随年岁增加，患病率递增，90岁以上老人几乎都可罹患。④ 白内障的发病在不同地区存在差异，热带地区日照时间长，人们发育早，白内障发生早。⑤ 此外营养条件、生活习惯也有影响。

• 并发性白内障　是由某些眼病本身引起的晶状体混浊，如葡萄膜炎、视网膜脱离、青光眼、高度近视等，因这些疾病，影响了晶状体的正常代谢。

• 外伤性白内障　是由各种原因的眼外伤，使晶状体囊膜破裂或变性，房水渗入晶状体引起混浊改变。

【症状表现】

• 视物　逐渐变得模糊不清楚，眼前似蒙了一层白纱巾，看东西灰蒙蒙的，不够清楚或眼前出现固定不动的黑点。

• 视力　逐渐下降，戴眼镜不能矫正。

• 近视　发生晶状体性近视，由于晶状体核硬化，因此屈光力增强，看近物不需戴老花镜，好像变成近视眼了。

【你需就医】

• 当视物模糊不清楚，应到医院检查是何原因，因为引起视力下降的原因很多，其中白内障还算是预后最好的，担心万一混有其他眼疾，延误治疗就麻烦了。

【你需注意】

• 得了白内障后，不必担心看不见，因为白内障的进展很慢，需要几年到几十年才会达到可以手术治疗的程度。即使到了手术的时期不必紧张，因为手术脱盲率达98%以上，成功率相当高。

• 白内障的药物治疗有效吗？一些害怕手术的病员经常提出这个问题，实际上是早期白内障用药后可能会减缓发展，而近成熟期的白内障，眼药水和口服中西药，都没有确切的治疗效果。

• 白内障患者一般要等到感觉生活质量受影响时（视力在0.2左右），可考虑手术，对一些工作较精细，对视力要求较高的患者

(0.4左右)也可考虑手术。

• 先天性白内障一般在出生后1～2个月即可进行手术,手术越迟,弱视愈严重。

• 白内障成熟后不及时手术,会因为白内障过熟而引起一系列并发症,如晶体溶解性青光眼、葡萄膜炎等,这时手术后效果相当差,所以应及时手术。

• 白内障摘除术目前常用以下两种方式:白内障显微囊外摘除术和白内障超声乳化术,至于哪一种方式好,各有优缺点,因人而宜,因地制宜为妥。

• 人工晶体就是白内障摘除后,将透镜植入眼内来替代原来的晶状体,所以手术后,立刻就能看清楚周围景物了,如果手术眼除白内障外眼底等一切都正常,则视力恢复比较理想,否则会因为失去晶状体,术后需佩戴很厚的凸透镜才能看清楚周围景物。

• 手术后应戴金属保护眼罩1个月左右,以免误伤术眼,并应避免重体力劳动和锻炼身体3个月左右。

• 手术后定期多查,并应用药减轻手术后反应,一般是1～2个月不等,根据患者体质、年龄、术眼条件而定。

34 视网膜脱离

视网膜脱离是指视网膜离开原来的正常位置,突向玻璃体腔,由于脱离的视网膜得不到营养,如不及时治疗,会发生皱褶、变性、萎缩,最后可以导致视力丧失。

【你需了解】

• 人眼的结构类似于一架结构精致的照相机,视网膜相当于装在照相机里的底片,所谓视网膜脱离就好比是照相机里的底片出问题,这样就不可能拍出清晰的相片。

• 通常所说的视网膜脱离,即指原发性视网膜脱离,又称孔源性视网膜脱离。

• 视网膜脱离的原因:由于近视眼的眼轴进行性延长,眼球壁相应变薄,眼球壁里面的视网膜也随之变性、萎缩,甚至裂孔形成。加上玻璃体失去正常结构呈液化状态。当视网膜破裂后,液化的玻璃体从破孔进入视网膜下间隙,视网膜脱离就发生了。

• 原发性视网膜脱离多发生在中高度近视者,据统计,视网膜脱离在人群中的总患病率为0.1%,而近视眼人群中为1%。

【症状表现】

• 视物模糊不清楚似有云雾状,暗影遮挡。早期经休息可减轻,活动后加重。

• 视物变性,扭曲。

• 视野缺损。

• 一旦发展成视网膜全脱离,就将导致视力严重丧失。

【处理】

• 应卧床休息,控制一定体位,使裂孔位于头部最低处。

• 闭目养神,减少眼球运动,以免脱离范围扩大。

• 年老体弱者,饮食应清淡,多吃水果,以利大便畅通。

• 避免用力排便,以及剧烈咳嗽、打喷嚏等摒气动作。

【你需就医】

• 凡出现以上症状表现之一者,应立即去医院眼科就诊,因为视网膜脱离发生之初期,可以出现闪光感或黑影飞舞增加,对于刚形成的裂孔,可激光治疗。

• 一旦发生视网膜脱离,如果身体条件许可,原则上应尽早手术,就医越晚,脱离的范围扩大,既增加手术难度,又影响术后视力的恢复。

【你需注意】

• 凡高度近视眼患者,或一只眼曾发生过视网膜脱离者,均应避免剧烈体育锻炼和重体力劳动。

• 眼部外伤往往是视网膜脱离发病的重要诱因,应尽量小心避免意外碰撞。

【特别提示】

• 当医师确诊后,应听从医师劝告,及时手术。手术成功率可达90%以上。

• 即使手术成功,视力恢复程度与脱离范围、时间、部位、裂洞大小等有关。

• 手术不一定一次成功,不管采取何种

方式都有再次脱离,需要再次手术的可能性。

- 视网膜脱离术后,应注意身体和眼睛的休息。恢复期需3个月左右。
- 术后复查很重要,即使手术成功,视网膜复位了,但不等于万事大吉,因术后可能出现变化,只有定期复查,确保手术真正成功。
- 可以在医师指导下,术后服用些营养视网膜的药物,对视力恢复有帮助。

35 眼底出血

即视网膜出血,主要由视网膜静脉及毛细血管回流障碍或血管壁本身的病变所臻,俗称眼底出血。

【你需了解】

- 眼底出血不是一种单一的疾病,而是多种全身病和某些眼病所共有的表现。
- 在眼底是接受与传递视觉信息的组织,当发生出血时,患者会发现突然视觉模糊,看东西不清楚。
- 眼底血管与全身循环系统密切相关,因此凡有心血管疾病者,易引起眼底出血。
- 眼底出血对视力的危害,取决于出血的量、出血的部位以及出血的原因。
- 眼底出血后要经过较长时间的治疗才能有所改善,并且在不同阶段有不同的治疗方法,只有坚持治疗才可能带来好的疗效,必须要有耐心。
- 若原发疾病未能控制,可反复发生眼底出血,会引起严重后果,甚至失明。

【症状表现】

- 视力在数小时或数日内明显减退。
- 眼底黑影飘动呈云团状或暗红色纱帘状遮挡视线。
- 物像变形扭曲。
- 视物模糊看不清楚。

【处理】

- 充分休息,睡眠要足够。
- 一旦发现看东西不清楚,思想上要引起注意,但不必太紧张,任何情绪波动对眼底出血都不利。
- 饮食宜清淡,富有维生素C类食物,如水果和蔬菜等,不宜吃过热的食物,忌烟酒。

【你需就医】

- 突然发现看不见东西,眼前似有黑影遮挡,可单眼或双眼,单眼多为眼球局部病变,双眼多为全身疾病引起。
- 发现眼前中央有黑影或视野有部分遮挡。
- 看东西不够清楚,有似云团的影子移动。

【你需注意】

- 平时适量锻炼身体。
- 定期体格检查,凡有“三高”(高血压、高血脂、高血糖)者应在医生指导下服药,使指标恢复正常。
- 注意补充营养,多食优质蛋白和维生素类食物,宜低盐低糖食品。
- 避免过劳和焦虑等不良心理刺激。

【特别提示】

- 眼底出血不需要用凝血药,非但不需要用,有时还要在医生指导下用抗凝药物,因为绝大多数的眼底出血是由于血管壁本身的病变或眼底血管循环障碍所臻,所以多数情况是用改善血管通透性和扩张血管药物。
- 眼底出血一次就足够引起终身遗憾,不存在出血能否止得住问题,主要在及时就医,寻找病因,避免病情反复。
- 应听从眼科医生指导,必要时做眼底荧光素血管造影,以明确病变性质、范围、预后和治疗方法。

36 老年性黄斑变性

这是一种老年人眼底的局限于黄斑区的病变,往往一眼先发作,以后双眼罹患。

【你需了解】

- 本病的原因大多不明,可能与黄斑区长期慢性的光损伤有关。
- 临床上将本病分为干性和湿性两种类型,干性又称萎缩性,湿性又称渗出性。
- 老年黄斑变性是老年人较常见的一种眼底病变,由于发生在视力最敏感的黄斑区,所以对视力损害很大,尤其是湿性,可以因视网膜下新生血管膜引起反复出血而使视力严重受挫。

【症状表现】

● 患病年龄多在50岁以上，视力逐渐下降、伴视物变形，因配镜不能矫正而来就诊。

● 眼底检查见黄斑区对称性色素紊乱、或有黄白色大小不一的玻璃膜疣，湿性常有视网膜出血、造影可见视网膜下新生血管膜。

【你需就医】

● 患老年性黄斑变性的白内障患者，因晶体混浊而妨碍了黄斑变性的诊断，造成白内障术后视力恢复不理想，所以老年人应每1～2年常规眼底检查，尤其对视力下降者。

● 对于荧光素眼底血管造影发现有视网膜下新生血管的病眼，为防止病变恶化进展，应对位于中心凹200um以外的病变激光治疗封闭新生血管膜，否则任其发展，可形成视网膜前出血甚至玻璃体出血，最后视力丧失。

● 干性老年黄斑变性无特殊治疗，常用些保护神经、改善视功能的药物，如能量合剂、各种维生素等。

37 视网膜母细胞瘤

视网膜母细胞癌是一种小儿较多见的眼底恶性肿瘤。

【你需了解】

● 视网膜母细胞瘤大多发生在5岁以前，成年人很少见，男女患病率无明显差别。

● 这是一种源于视网膜核层原始细胞高度恶性的肿瘤，一般为单眼，也有双侧发生者，有家族遗传倾向。

● 这种病最容易引起白瞳症，又称"黑朦猫眼"，因为眼内肿瘤从瞳孔区反射出黄白色的光，好像在黑暗处看到猫的眼睛那样。

【症状表现】

● *眼内生长期* 此时眼球外观变化不大，小儿对视力下降不会表达，容易忽略，但有时可出现斜视，在暗处能察觉"黑朦猫眼"。若能被家长带到医院去查眼底，可发现视网膜表面有大小不等的黄白色结节及新生血管，玻璃体混浊，碎块物飘浮等。

● *眼压增高期* 这时肿瘤增大，压迫房角引起眼压升高，患儿因眼球胀痛，伴头痛、恶心而变得烦躁不安、眼球变大、角膜雾状混浊。

● *眼外扩展期* 肿瘤可顺着视神经进入颅内，或延血管淋巴已播散全身，或通过角膜向前外扩散突出于眼睑外。

● *全身转移期* 可以转移到脑、肝、骨骼等，最终导致死亡。

【你需就医】

● 平时应注意孩子的眼睛是否有异常，如斜视、视力差、眼球萎缩等，应争取早发现早治疗。

【特别提示】

● 若就诊时瞳孔已发白，眼睛又无光感，为保存生命应尽早摘除眼球。

● 如果一眼已因视网膜母细胞瘤被摘除，另一眼底也有小瘤体，为保存视力，可以采取局部冷冻、激光、放射等治疗方法。

● 本病有遗传倾向，凡有家族史者，应定期检查眼底。

38 视网膜色素变性

一般指原发性视网膜色素变性，是视细胞层的退行性病变，累及视网膜色素上皮，还伴有神经胶质细胞增生。

【你需了解】

● 本病是一种视网膜神经上皮的原发性、遗传性、进行性疾病，近亲结婚的后代患病率高。

● 遗传方式为隐性，少数为显性和性连锁型遗传，突发型也有存在。

● 为慢性进行性疾病，常累及双眼。

【症状表现】

● *儿童期发病* 一般在10岁以后出现症状，首先出现夜盲，白天视力尚可。随着年龄增长，视野逐渐缩小，严重者呈管状视野，中心视力最后消失。

● *早期色觉正常* 以后有部分患者出现色觉变化，主要表现为蓝色盲。

● *眼底典型改变* 为视神经蜡黄色萎

缩、血管普遍狭隘、视网膜萎缩，大多数患眼伴有骨细胞样色素沉着，覆盖在视网膜血管的表面。

● 有时伴有其他合并症　如白内障、青光眼、聋哑、生殖器发育不全、智力低下等。

【特别提示】

● 目前尚无有效治疗，可短期间歇应用保护视神经的药物、能量合剂、各种维生素等，可能对延缓病情有些帮助。

39 中心性浆液性脉络膜视网膜病变

中心性浆液性脉络膜视网膜病变是指限于眼底黄斑范围内局部视网膜扁平水肿。

【你需了解】

● 病因不明，好发于 20 ～ 45 岁的青壮年男性。

● 大多是单眼发病，有自愈倾向，病程长，容易发作。

● 长期睡眠不足、过度疲劳、心理压力大，可促使疾病发作。

【症状表现】

● 视力轻度下降　常伴有视物变形、变小、变远、变暗等。

● 检查眼底　可见黄斑区局限性水肿，继而出现黄白色点状渗出、中心凹光反射消失，陈旧病变可见轻度色素紊乱。

● 视野检查　可以发现相对性中心暗点。

● 眼底荧光素血管造影　疾病早期可见黄斑区有渗漏、呈喷出或蘑菇状。

【你需注意】

● 本病无特殊有效治疗，故病程较长。

● 保持良好心态，睡眠要充足，生活起居规律，营养均衡，这样才有利疾病的好转。

● 支持疗法　各种维生素及能量合剂。

● 激光治疗　目前意见不一，对于黄斑区中心凹 200um 之内的渗漏，不能做激光，因为可引起视力永久下降。

40 视神经乳头水肿

视神经乳头水肿指颅内、眶内、全身性疾病及眼球局部的某些疾病引起的视神经乳头被动性水肿，是某些病的一种眼部表现，不是独立的疾病。

【你需了解】

● 最常见的原因：是颅内压增高，如脑肿瘤、脑脓肿、脑膜炎、蛛网膜下隙出血、脑积水等等。

● 其次原因：由全身疾病引起，如恶性高血压、尿毒症、贫血、白血病等等。

● 眶内肿瘤、脓肿或眶蜂窝组织炎直接压迫视神经也会引起。

● 葡萄膜炎、视神经挫伤、抗青光眼术后和眼外伤后眼压突然降低者。

【症状表现】

● 单眼或双眼发病，早期视力正常，自觉有一过性视物模糊。

● 视野检查发现生理盲点扩大，若颅内压高可以出现头痛、恶心呕吐。

● 眼底检查见视乳头水肿隆起，边界不清楚，毛细血管扩张，视乳头高度超过 3D，生理凹陷消失；视网膜中央静脉变粗、弯曲，可伴少许出血和渗出。

【你需注意】

● 首先需就诊寻找有关原因，针对病因进行治疗。通常在病因消除后 1 ～ 2 周，水肿可以消退，若压迫神经时间长，则留下视神经萎缩。

41 视神经乳头炎

视神经乳头炎是视神经的一种急性炎症，发病急剧。

【你需了解】

● 可由多种原因引起发病，全身疾病如脑炎、视神经脊髓炎、多发性硬化症及代谢障碍等。

● 也可由于烟、酒等刺激或铅、奎宁等药物中毒所致。

● 眼局部炎症如葡萄膜炎、交感性眼炎等，都可伴有视神经的炎症。

【症状表现】

● 单眼也可两眼先后或同时发病，视力

急剧下降。

● 视野呈现中心暗点或视野缩小。

● 眼底检查见视乳头充血、水肿、边界模糊，但视乳头隆起高度不超过3D、生理凹陷消失，有渗出及出血、静脉扩张弯曲，邻近视网膜常被累及，待炎症消退后视乳头灰白色萎缩、视力下降。

【你需注意】

● 凡发现视力骤降应立即就医。对视神经炎的治疗主要针对病因，并应及时给予大剂量皮质类固醇，同时辅助保护神经的药物。

42 视神经萎缩

视神经萎缩指由各种不同的病因损害视神经后引起的退行性病变。

【你需了解】

● 原发性病因：为外伤性、颅内或眶内压迫性病变、球后视神经炎或各种中毒性视神经病变。

● 继发性原因：是视神经乳头炎、色素变性、脉络膜视网膜炎症所致。

【症状表现】

● 除视力下降外，伴原发疾病的表现。眼底检查见视神经乳头苍白。

【你需注意】

● 针对病因治疗，另外应用各种维生素、血管扩张药、保护神经及能量合剂等。

43 视网膜动脉硬化和高血压性视网膜病变

本病是由年老或伴全身血压升高引起的眼底改变。

【你需了解】

● 凡是60岁以上的无高血压病史的老年人，眼底血管可以呈现退行性病变，预示血管舒缓功能差。

● 高血压患者的眼底改变是视网膜动脉收缩的结果，与血压升高的程度和持续时间有关，其中与舒张压的升高尤为密切。

● 高血压视网膜病变　分为4期。

(1) 血管收缩期：由于升高血压的刺激，引起视网膜动脉收缩。

(2) 高血管性视网膜动脉硬化期：动脉普遍变细，动静脉之比1:2，交叉压迫现象。

(3) 渗出期：此时血液－视网膜屏障已遭到破坏，可引起局部血循环障碍现象，如渗出、出血，甚至缺血棉絮状斑、硬性渗出。

(4) 并发症期：严重的动脉硬化或以并发视网膜中央动脉或中央静脉及其分支阻塞，此时由于严重高血压还伴有视神经乳头水肿。

44 妊娠高血压综合征视网膜病变

妊娠高血压综合征视网膜病变指妊娠合并高血压综合征时引起的眼底变化。

【你需了解】

● 多发生在妊娠后3个月，由于有高血压、全身水肿、蛋白尿，严重者可发生惊厥和昏迷。

● 眼底改变分3期：动脉痉挛期、动脉硬化期、视网膜病变期。

● 眼底检查对此病的诊断处理和预后判断具有重要意义。

● 眼底动脉在器质性变化前，经治疗血压恢复正常者，仍应监控血压情况，若一旦发生视网膜出血、水肿、渗出及动脉硬化，表示心、脑、肾等全身血管均受累，应立即终止妊娠。

45 肾性视网膜病变

肾性视网膜病变是指由肾炎引起全身血管痉挛所致，其中血压升高对引起视网膜病变起重要作用。

【你需了解】

● 慢性肾小球肾炎合并高血压常导致视网膜病变，这时视乳头边缘不清楚，稍隆起呈现水肿，视网膜血管明显收缩呈铜丝或银丝状，视网膜水肿、出血、棉絮状和星芒状渗出。

● 全身情况差，除高血压还有蛋白尿和水肿，视力逐渐下降，可伴视物变形。

● 若有以上眼底改变，则预后多不佳，所以肾炎早期就应积极治疗，尽量降低血压和改善肾功能,配合休息和科学的饮食营养。

46 糖尿病性视网膜病变

糖尿病性视网膜病变指糖尿病患者视网膜上最常见的特殊血管并发症。

【你需了解】

● 糖尿病性视网膜病变基本上是一种微血管病变,累及视网膜的毛细血管和小静脉,特征是微血管闭塞和通透性增加。

● 糖尿病性视网膜病变在Ⅰ型糖尿病患者中发生率较高,是成人致盲的首要原因,其视网膜病变的严重程度还与血糖控制情况和病程长短有关。

● 糖尿病视网膜病变根据实际需要分为非增殖性病变和增殖性病变两大类。非增殖性进展慢、预后尚好;增殖性以新生血管生长为特点,常伴有玻璃体出血、纤维组织增生,甚至牵引性视网膜脱离、新生血管性青光眼而导致失明。

● 严格控制血糖是治疗糖尿病性视网膜病变的根本措施。

● 对于增殖前期、增殖性视网膜病变、糖尿病性黄斑部病变等,激光治疗起到消除和控制导致视功能严重损害的危险因素的作用,因而保全了有用视力。

● 激光治疗对于早期增殖性糖尿病性视网膜病变,在推迟病变发展和减少严重视力损害的发生上都有重要意义。

屈光不正与弱视

所谓屈光不正就是眼睛在完全不用调节时,从5米以外物体反射出的平行光线进入眼睛内,经过眼球屈光系统的屈折以后,不能在视网膜上结上焦点。

而正视眼就是其焦点正好聚在视网膜上。

屈光不正包括近视、远视和散光。

1 近 视

近视是指眼在无调节状态下,5m以外的平行光线经眼屈折后,其焦点落在视网膜前面,这时视网膜上成一模糊不清的像。

【你需了解】

● 什么叫近视眼　近视眼看远处物体不清楚,只有移近被看物体,其焦点向后落在视网膜上时才能看清楚,所以近视眼近视力正常,而远视力达不到正常标准。

● 近视眼的原因　是多因素的,不重视用眼卫生,长时间从事近距离工作,尤其是青少年处于生长发育阶段,长年累月近距离学习。照明不足,用眼疲劳都可导致眼球前后径变长,近视度数不断加深。另外经调查研究论证,近视眼是一种遗传性眼病,并认为中低度近视属多基因遗传,高度近视为常染色体隐性遗传。

● 近视眼可以治疗吗? ① 答案是准分子激光治疗有望降低度数,但必须在成年后考虑,并要具备一定条件。② 目前最普及的矫正近视的方法是戴合适的眼镜,使近视眼的远视力提高到正常水平。③ 但要使近视眼的屈光状态恢复正常屈光是困难的。④ 对于中高度近视眼,可以考虑佩戴透氧硬性角膜接触镜,比软镜不良反应小,不易感染。⑤现今市场宣传各种治疗近视眼的药物和仪器,只能起到放松调节、缓解眼疲劳的作用,对真性近视效果不大。

● 假性近视眼　就是长时间看近物极度疲劳后,使眼处于持续调节状态,由此引起看远不清楚,但经过睫状肌麻痹剂滴眼后,可能恢复原来的屈光状态,这种睫状肌调节痉挛现象,在青少年时有发生,所以应强调学生注意课间休息。

● 近视眼是否需要戴眼镜　这要根据近视的度数和影响视力的程度,如果视力轻度下降,只要不影响工作和学习,可以暂时不戴。若因视力下降,影响工作和学习就需戴眼镜提高视力。一般认为3.00度以下的轻度近视,只需看远时戴,对于中高度近视,应经常戴,但度数不宜配足,每人根据自已条件选配合适的眼镜。14岁以下的青少年和儿童应该到医院去放瞳验光,以排除假性近视和其他眼疾。

【特别提示】

● 近视眼的好发年龄是7～17岁，应从儿童开始注意用眼卫生。

● 减少近距离的用眼时间，眼和桌面的距离保持30cm，姿势要正确，时间不超过1小时。

● 课间休息时间远处眺望。

● 要认真做眼保健操，还应参加室外活动、体育锻炼。

● 注意营养，多吃富含优质蛋白和各种维生素的食物。

2 远 视

远视是指眼在无调节情况下，5m以外的平行光线经眼屈折后，在视网膜后成焦点。

【你需了解】

● 远视表现　轻度远视眼的年轻人，看远和看近都可以比较清楚，而高度远视眼则看远看近都不清楚。

● 远视眼病因　一般认为大多与遗传有关，出生的婴儿，80%以上是远视，这是因为眼球尚未发育好，眼轴相对比较短，但当到6～7岁时，眼球发育逐渐完善，但此时仍有部分人眼球较短，称为轴性远视。

● 屈光性远视　是由于角膜和晶体等屈光力过低，这种屈光性远视比较少见。

● 调节：远视眼由于眼轴短，看远看近都需要使用调节，年轻人因为调节力强可能不出现症状，但体弱或40岁以上的人因调节力减弱就可以出现眼疲劳症状。

● 调节与度数：调节与远视度数关系密切，部分远视度可由调节来代替，尤其是青少年，所以他们的验光配镜必须在睫状肌充分麻痹的情况下进行。

● 远视眼有眼疲劳症状时，或视力不好者，应到医院去检查，必要时需佩戴合适的眼镜。

● 老花眼　老花眼与远视眼是不同的，老视指中老年开始出现的看近处细小物体不清楚的现象。这是由于晶状体发生硬化，睫状肌调节功能减退所致，这时需要佩戴老花镜来帮助看近处功能，并且随着年龄增加，调节力逐渐下降，数年后需要更换眼镜。总之，是机体衰老的表现。而远视眼是一种屈光不正，与年龄无关，远视眼要求整天戴镜，而老花眼镜仅需看近物时用，虽然镜片都是由凸透镜做成，但性质不一样。

3 散 光

散光是指眼在无调节情况下，5m以外的平行光线入眼后，经过屈折后不在视网膜上形成焦点，而是在两个互相垂直的轴向经线上，形成前后两个焦线。

【你需了解】

● 散光的原因主要是由于眼球的屈折面各方面的曲率半径不一致所造成，可以是先天性如圆锥角膜，也可以是后天由于角膜溃疡或眼肌和白内障人工晶体术后引起。

● 散光不仅影响视力，而且还会出现视物不能持久眼疲劳症状。

● 散光分不规则散光和规则散光，不规则散光多由后天性角膜疾病引起，由于各经线的屈光力量不一致引起，规则散光可根据两条焦线的位置，分为单纯远视散光、单纯近视散光、复性远性散光、复性近视散光、混合性散光5种。

● 轻度散光，无自觉症状者可不必治疗，有明显视力下降及视物疲劳者应在睫状肌麻痹情况下验光，然后佩戴合适的矫正眼镜，对于不规则散光，因普通眼镜无法矫正，但可试戴接触镜来减轻症状。

4 斜 视

斜视是指双眼不能同时注视一个目标，两眼的位置不对称，俗称眼位不正。

【你需了解】

● 所谓斜视　其中必有一眼注视目标称正位眼，而另一眼偏离目标称斜眼，因此是相对而言的，所以只有一只眼的人不存在斜视。

● 斜视影响　影响容貌；影响立体视的建立；影响了原有的双眼单视功能。

● 根据造成斜视的原因　分为共同性斜视和麻痹性斜视，所谓共同性斜视指眼外肌本身和它的神经支配都无器质性病变而发生的眼位偏斜，而麻痹性斜视则是由于神经核神经或眼外肌本身的器质性病变所致的偏斜。

● 根据眼位偏斜的方向　分为内斜、外斜、上斜、下斜和旋转斜视。

● 根据斜视的自我控制程度　分为隐斜和显斜。

【症状表现】

● 眼位不正　即两眼位置不对称，仅一眼注视，另一眼偏离视轴。

● 眼球运动障碍　对于麻痹性斜视的患眼，由于一条或数条眼外肌肉失灵，可以发现眼球运动受限制。

● 复视　就是把一个物体看成两个物体的现象，这是麻痹性斜视最为突出的早期症状，使患者感到难以辨别真伪，由此引起行动困难，需要遮盖一眼才能行走。

● 共同性斜视　由于斜视眼的视功能得不到发育，尤其是儿童会引起斜视性弱视，这是因为共同性斜视患者为避免复视，而通过视觉抑制和异常视网膜对应来建立两眼间的同时视觉关系。

● 视物无立体感　因为斜视患者是靠单眼注视，只有平面感。

● 眼肌性视疲劳　这是由于眼外肌力量不平衡，为了尽力维持正常眼位和融合功能，眼外肌过度紧张而产生疲劳。

● 代偿头位　发生在麻痹性斜视，患者常歪脖子视物，这是一种自发采取的特殊姿势，因为这样能减轻复视，又称眼性斜颈。

【你需就医】

● 斜视的原因错综复杂，必须到专科门诊就医，一方面为了得到合理的矫治，另外还应查找有关病因。

● 对于突然发生的麻痹性斜视，眼外肌麻痹只是一种表面现象，必要时要与神经科、内科、耳鼻喉科进行会诊，综合考虑寻找潜在因素。

● 婴幼儿的麻痹性斜视，可能由于先天发育异常或产伤或婴儿期疾病，应尽早检查以免延误病情。

● 儿童期的斜视还可能是由于潜在性眼疾，应及早就诊为妥。

【特别提示】

● 斜视有一定的遗传性，但不是所有的斜视都会遗传，现在认为共同性斜视具有多因子遗传特征，约有半数患者可问到阳性家族史。

● 有中高度远视眼的儿童常发生调节性内斜视，因为远视眼的儿童要看清物体，需要过多的调节力，这样就同时产生了过多的集合，集合过了头斜视就产生了。这时应尽早到眼科就诊，可以通过放瞳验光佩戴合适的眼镜矫正。

● 近视容易发生外斜视，原因与远视眼相反，即近视眼的调节仅相当正常人的半量或更少，久而久之集合力下降导致眼球外斜，也应通过放瞳验光配镜来矫治。

● 偏斜眼的视力逐渐下降，常会导致废用，这是因为斜视造成了复视，患者主动抑制了斜视眼的视觉冲动的结果，久而久之变成弱视，尤其是在儿童时期应尽早治疗，争取建立和健全双眼单视、融合和立体视功能。

5 弱视

所谓弱视就是眼部本身无任何器质性病变，而矫正视低于0.9者列为弱视。由于弱视不仅表现为视力低下，还影响双眼单视立体感的形成，所以对弱视的防治越来越受到广大医务人员和人们的重视。

【你需了解】

● 我国对学龄前儿童普查的结论为：弱视患病率占2.8%，我国人口众多，这是个不小的数字。

● 除先天因素外，大多数弱视是后天性、功能性的，是可以治疗和预防的。

● 后天性弱视的原因是指婴幼儿期由于知觉、运动、传导及视中枢等原因，未能接受适当的视觉刺激，导致视觉发育受到影响，而引发视觉功能不良状态。

• 幼儿的视功能于6岁前尚未发育成熟,在这期间一切妨碍视觉刺激的因素,都可以阻断视功能的发育。

• 做到早发现、早治疗,抓好学龄前儿童的诊治,是防治弱视的最佳时机。

【你需就医】

• 凡发现小儿经常跌跤,或眼位偏斜或眯起眼睛等不正常情况,应该去医院检查。

• 业已证明3岁左右的儿童经训练都可以学会查视力,如果3～4岁视力低于0.6、5～6岁低于0.8,应该去医院检查。

【你需注意】

• 弱视治疗的目的　是抓紧最佳时机使视觉发育至完善阶段,最终达到两眼视功能正常,并具有良好的立体视觉。

• 弱视的治疗方法　要根据造成弱视的原因,排除一切影响视力发育的因素。譬如上睑下垂、先天性白内障等眼疾遮挡了进入眼内的光线,使视力得不到发育,应及时医治,不能拖延,否则终身遗憾。

• 弱视原因　在诸多弱视中,以屈光不正和屈光参差、斜视引起的为主,对于这种情况,一般采用综合治疗,即佩戴合适的眼镜、遮盖健眼,配合增视疗法、红光闪烁、后像法等。

• 对于有斜视的弱视儿童　如戴眼镜仍不能解决眼位偏斜,则应听从医生劝告,给予手术矫正,并要训练立体视觉。

• 弱视的治疗　不是一朝一夕就能成功的,需要数月至数年持之以恒才能奏效,这与弱视的程度与患儿和家长的配合有关系。

【特别提示】

• 治疗弱视的第一步就是要佩戴一副合适的眼镜,这样才能使外界物体在视网膜上成一清晰物像、对视觉中枢产生正常刺激,使其能得到正常发育。

• 12岁以下儿童的验光配镜,必须使用睫状肌麻痹剂,因为他们的调节力非常强,只有充分散瞳,才能了解真实的屈光情况,配出合格的眼镜。

眼科疾病的特殊检查和治疗

1 荧光素眼底血管造影

【什么叫荧光眼底血管造影】

荧光素眼底血管造影术是一种特殊的眼底形态学检查方法,将荧光素钠作造影剂注入静脉中,当荧光素进入眼底血管时,应用安装上特定滤光片组成的眼底照相机,连续、快速地拍摄到在眼底血管内流动的荧光素循环动态,并能清晰地呈现出眼底微循环结构,从而识别眼底血管及组织的异常改变,有利于眼底病的诊断和治疗。

【临床应用】

• 视网膜血管异常　如糖尿病视网膜病变、视网膜动脉阻塞硬化、静脉阻塞、血管畸形等等。

• 视盘的异常　如视盘水肿、缺血性视盘病变、先天性视盘小凹、视神经萎缩等。

• 脉络膜视网膜病变　如中渗、中浆、色素上皮脱离等。

• 视锥营养不良　有独特表现。

• 视网膜下出血　可以清楚地分辨出血的部位、形态。

• 视网膜裂孔　尤其是黄斑裂孔的鉴别。

• 眼底的肿瘤　视网膜血管瘤、视盘血管瘤、脉络膜血管瘤等。

【你需了解】

• 眼底血管底造影可以检查许多眼底病,并且某些全身系统神经疾病,如内分泌系统、神经系统、心血管系统、血液系统,甚至免疫系统的疾病眼底都有改变,因此对这些疾病的诊断、治疗、预后判断都有很大价值。

• 静脉注射荧光素钠的不良反应分两种:① 轻度反应:是恶心、呕吐、头晕及血压下降,一般经休息片刻自行消失。② 重度反应:则可出现荨麻疹、休克等,但发生率很低,一般医院都备有抢救药物。

• 对患有青光眼的患者,由于散瞳可引起眼压升高,应向医生说明。

【禁忌证】

- 对荧光素染料有过敏史者。
- 对青霉素、磺胺、碘有过敏史者。
- 对肝、肾功能差,妊娠者。

2 吲哚青绿血管造影

【什么叫吲哚青绿血管造影】

用吲哚青绿为染料注射入静脉内,用近经外光作为激发光源,通过眼底照相的连续摄影,获得眼底特别是脉络膜血循环的动态图像。

【临床应用】

- 老年黄斑变性,它对视网膜下新生血管膜,尤其是隐匿性新生血管的发现率比较高。
- 急性后极部多灶性鳞状色素上皮病变。
- 脉络膜视网膜炎。
- 眼内肿瘤,尤其是脉络膜血管瘤。
- 荧光素联合吲哚青绿血管造影同步进行,根据病变特征侧重于荧光素造影或吲哚青绿脉络膜造影选取图像。

【你需了解】

- 20 世纪 70 年代引入吲哚青绿血管造影,使人们能直观、动态地了解脉络膜的血液循环,弥补了荧光素眼底血管造影的不足,但因费用昂贵,未能普遍使用。
- 荧光素对深层脉络膜造影所提供的信息有限,吲哚青绿可较清楚地观察了解脉络膜循环,但对视网膜毛细血管及小动脉、小静脉的观察不够清楚,眼底图像也不能与荧光素图相比,所以不能取代荧光素眼底血管造影。
- 吲哚青绿造影的不良反应:较荧光素轻,偶见恶心、呕吐和碘过敏现象。
- 禁忌证:与荧光素造影相同。

总之,眼底荧光素和吲哚青绿血管造影的引入,使得对眼底结构和功能的认识及对许多眼底病的诊断、治疗向前迈了一大步,开创了眼底病研究的新篇章。

3 激光治疗膜性白内障

膜性白内障实际上不是一种真正的白内障,目前临床上通常是指各种白内障囊外摘除术以后,或是超声乳化术以后,晶状体后囊膜由原来透明而发生纤维增生逐渐演变成混浊以致影响视力的一种病症。

【你需了解】

- 现代显微眼科白内障超声乳化术,或囊外摘除加人工晶状体植入术,是成功率很高的手术,即使非常熟练的医师,也不能避免后囊膜混浊的产生。
- 患者本身的条件与膜性白内障患病率高有关系,如糖尿病、高度近视眼、青光眼等,膜性白内障发生率较高。
- 为保证激光的准确、无误,操作时患者应与医师密切配合,注视指示灯,避免损伤人工晶状体和邻近的正常眼组织。

【症状表现】

曾经因白内障摘除术后重见光明而高兴的患者,不久又为视力逐渐下降而担忧,以为白内障又发生了。

【你需就医】

白内障摘除术后若干时间,一般是数月至数年,视物又变模糊,眼前似有层纱布遮挡。

【特别提示】

- 白内障摘除术后发生的膜性白内障,少数患者可以在手术后数周发生,但不要急于激光治疗,因为过早做激光并发症多,一般 3 个月后做比较安全。
- 激光治疗后发觉眼球胀痛,应立即到医院复诊,因为约有 1/3 患者眼压会升高,但一般 1 周以后可以恢复正常,对于眼压高者应给降眼压药物。
- 激光治疗膜性白内障,还可以有不同程度的眼前段炎症,一过性虹膜出血、视网膜脱离等,所以激光术后定期复查很有必要。

4 激光治疗青光眼

原发性闭角型青光眼早期的激光虹膜切开术疗效良好,而开角型青光眼的小梁成形术或小梁切开术疗效尚难定论，所以原发性闭角型青光眼的激光治疗具有特殊意义。

常用固体激光器如掺钕钇铝石榴激光器，Na:YAG行激光虹膜切开术，因为我国人虹膜颜色相对较深，而Na:YAG激光所需的能量小，脉冲数量少，炎症反应轻，虹膜容易被切开，故成功率较高。

【你需了解】

- 医生在操作激光机时，患者注视指示灯，当强光和爆破声射击眼球时，仍保持睁眼状态，头部固定不能移动。
- 激光虹膜切开术可沟通前后房，主要适应证是瞳孔阻滞所引起的眼压升高，成功率可达95%以上。

【激光虹膜切开术适应证】

- 临床前期预防性周边虹膜切除。
- 早期闭角型青光眼、缩瞳剂可控制眼压者。

【不适用者】

- 慢性闭角型青光眼，房角已有广泛粘连的则不适用。
- 白内障手术后造成的瞳孔阻滞也可行虹膜切开术，效果良好。
- 真性小眼球合并青光眼时，激光虹膜切开术是首选的治疗方法。
- 一眼有恶性青光眼史，或怀疑有恶性青光眼倾向者，也应选择激光虹膜切开术。

【你需注意】

- 术后坚持用激素眼药水滴眼，以减轻炎症反应。
- 激光虹膜切开后约9%会发生再闭合，这种激光虹膜切开失败，一般要等反应缓解后，由医生决定是否可以再做。
- 如果激光虹膜切开后眼球痛，睁不开眼则可能是激光引起的角膜操作，休息1～2天可恢复。
- 激光虹膜切开后24小时内，常发生眼压一过性升高，所以次日应到医院复诊，以后根据情况需定期复诊。

【激光虹膜切除与常规手术切除优缺点比较】

- 激光方法简便，恢复迅速，不需住院，效果良好。
- 眼球壁上无切口，无眼内感染危险。
- 由于不切开前房，也不会发生术后前房消失等并发症。
- 对于虹膜肥厚、坚韧、机化或色素少的患眼，激光不易一次击穿，有时需要分次施行，这样就增加了炎症反应以致虹膜粘连，不如手术切除虹膜易于完成。

5 激光治疗眼底病

激光可以顺利通过眼球透明的屈光间质，到达眼底的特定区域。这种光学特点是治疗眼底病的必要条件。另外眼底有各种色素组织，包括血管壁和血红蛋白，对激光有不同程度的吸收，由于各种波长的激光在眼组织中的穿透率和吸收率不同，所以针对疾病的性质和部位，选择合适波长的光，以使激光在病变组织上发挥最大效力。

【激光治疗的常见眼底病】

- **糖尿病视网膜病变** 是目前应用激光治疗最多的病种，因为激光可以破坏新生血管，阻止或减少出血的发生，防止病变向严重阶段蔓延，减少了视力丧失的危险。
- **视网膜血管阻塞** 主要是视网膜中央静脉及其分支阻塞，激光可以防止反复出血，减轻病情。
- **视网膜变性与裂孔** 对有视网膜脱离倾向者可考虑激光治疗。
- **老年黄斑变性** 激光可能封闭新生血管和渗漏，对保存有用视力有利，但对中心凹处不能用，否则会引起永久性视力损失。
- **视网膜血管异常** 如视盘和视网膜新生血管，视网膜与脉络膜血管瘤等。

【你需了解】

- 眼底激光已成为治疗糖尿病视网膜病变行之有效的方法，所以糖尿病患者应定期检查眼底，每半年至1年1次。
- 为减少激光治疗的并发症，糖尿病视网膜病变的激光治疗需要分次进行。
- 激光治疗眼底病不完全以视力增加评定疗效，从预后判断，经激光治疗能控制病情恶化。

● 对于适合做激光治疗的糖尿病视网膜病变患者，应听从医生劝告，尽快激光治疗，否则一旦玻璃体积血，则失去做激光的最好时机。

【你需注意】

● 激光光凝治疗眼底病，并非1个疗程就能彻底治愈，必须是每半年复查眼底，有新的病变应补充激光。

● 激光治疗眼底疾病有并发症，如视网膜出血、裂孔形成或玻璃体混浊等等，应与医师配合尽量减少并发症的产生。

● 激光后暂时性视力下降常有发生，持续时间长短不一，与光照时视色素漂血程度有关，数天后可恢复。

6 准分子激光治疗近视眼

20世纪末出现的准分子激光治疗近视眼，无论从可预测性，还是长期安全性、稳定性方面来评价，都优于以往的屈光手术，现今准分子激光治疗近视眼已成为近视眼手术治疗的主流。

自1995年10月美国FDA批准准分子激光角膜表面切削术（PRK）可以治疗6.00D以内近视、4.00D以内散光以来，我国北京、上海、台湾等地相继临床使用。

【什么是准分子激光】

准分子激光是一种脉冲激光器，它的主要特点是波长短、功率高，该激光束的波长在紫外线范围193mm的辐射，它是由高能量的光子组成，具有切割、消融组织分子化学链的力量和作用。

【准分子激光治疗近视眼的原理】

是利用准分子激光束击射角膜前表面，使角膜变得扁平，以降低角膜的屈光力，这样就可以使远处投射入眼内的光线聚焦在视网膜上成像，而获得清楚的视网膜影像。

【准分子激光角膜表面切削术（PRK）】

是将中央区角膜上皮、前弹力层、浅层角膜基质激光切除，使角膜表面曲率变小，降低屈光能力而治疗近视。准分子激光角膜原位磨镶术（LASIK），是在角膜中央区浅层做一个角膜瓣，在瓣下的角膜基质内进行激光切削，然后放回角膜瓣，从而使角膜中央变平，降低角膜的屈光力治疗近视。以下介绍常用准分子激光治疗近视眼的两种方法。

7 准分子激光角膜表面切削术（PRK）

【手术适应证】

● 年龄在20岁以上，一般认为20岁以上的眼球已发育好，相对比较稳定。

● 近视度数稳定2年以上。

● 戴镜视力0.5以上。

● 近视度数-2.00～-8.00D，过高的近视度数需要切削过深的角膜，将引起一系列并发症，并且术后回退明显。

【手术禁忌证】

● 眼球表面疾病及严重眼疾　如干眼症、圆锥角膜、病毒性角膜炎、角膜变性、青光眼、虹膜炎等。

● 眼附属器严重病变　如兔眼、慢性泪囊炎等。

● 全身免疫系统疾病　胶原性疾病、瘢痕体质，如类风湿性关节炎、红斑狼疮、糖尿病等。

【术后并发症】

● 不适感，术后当天可以有眼痛和异物感，一般3天自行消失。

● 眩光感，晚上加重，占50%的患者眩光感明显，影响驾驶，部分患眼尚可出现虹视。

● 角膜上皮下雾状混浊，一般较轻微，但造成了最佳矫正视下降，1年后可逐渐减轻。

● 皮质激素性青光眼，多在术后1～3个月出现，经停药大多眼压可以恢复在正常范围。

● 屈光度回退往往在3～6个月时出现回退，1年左右发生率最高，以后趋稳定。

【你需了解】

● PRK在治疗低中度近视时，上述并发症不太明显，术后的近视度数尚稳定。但在治疗高度近视时，预测性和屈光稳定性都下降。

● 手术时患者眼球的微小运动，都会造成切削偏中心而影响手术效果。

● 手术后需要包扎患眼3～5天，要用预防感染和促进上皮愈合的眼药，等上皮愈合再应用皮质激素眼液以抑制角膜基质的瘢痕形成，用药时间3～6个月。

● 为减少术后并发症，应定期随访，术后1周内，每日检查；然后每周、每3个月检查，再后每月、直至每年检查。

8 准分子激光角膜原位磨镶术（Lasik）

【手术适应证】

● 前3点与PRK相同。

● 近视度数 -2.00～ -30.00D，散光度数 -4.00D以下。

● 角膜中心厚度500um以上。

【手术禁忌证】

● 与PRK相类似。

【术后并发症】

● 散光和眩目，当近视度数很同时，由于切削较深或切削直径较小而引起。

● 近视度数回退，Lasik存在的近视度数回退程度上远比PRK轻。

● 角膜感染非常少见，万一出现，则应立即去医院急诊。

● 屈光度数不足或过矫，术后3～6个月可以补充激光。

● 层间角膜混浊，一般不出现或很轻，大多数可以逐渐消失。

● 单眼复视或最佳矫正视力有所下降，通常3个月后减轻，12个月时恢复。

【LASIK的优缺点】

与PRK相比，LASIK有较多的优点。

● 保留了角膜上皮与前弹力层的完整性，对角膜组织结构影响小。

● 术后患者几乎无明显疼痛，也不需要包扎，术后视力恢复快。

● 无PRK术后的角膜上皮下混浊和屈光回退现象。

● 可矫正范围大，在 -2.00～ -30.00D之间，术后屈光稳定较快。

● 术后不需要长期的皮质激素点眼，大大减少了激素性青光眼的发生率。

● 对于欠矫者，可以再次手术，还可通过软件程序的变化，治疗远视和老视。

LASIK的缺点：

● 需要较复杂和昂贵的仪器，要求医师有精湛的技术水平。

● 偶尔产生一些板层角膜瓣的并发症，如瓣移动、上皮植入、感染等。

【特别提示】

● 根据目前研究显示，LASIK的手术效果比PRK有较多的优越性，并且不良反应少。LASIK已成为治疗近视眼的主要手术方式，现在已被近视眼患者和眼科医师广泛接受和采用，为不愿戴眼镜的近视眼提供一个理想的方法。

9 激光在眼科的应用

在临床医学中，眼科是应用激光最早和最成熟的学科，这与激光的特性和眼球的结构特点有关系。目前激光在眼科领域的应用很广泛，现在已有十余种激光器相继应用于眼科。方法不断更新，疗效确实可靠。激光手术在现代眼科手术中已占有重要的地位。另外激光还可作为良好的眼科诊断工具。现今激光在临床各科上的应用也日益广泛。

【眼科常用的激光器】

● 激光是由激光器输出的具有其固有特性的光，目前临床上应用的激光波段在红外光，可见光和紫外光3个波段内，是电磁波谱图中的一部分。

● 眼科治疗中常用的激光器有气体激光器和固体激光器两大类别。

【激光具备哪些特性】

● 激光的光谱纯，发射角小，方向性好等优点。

● 激光的发射时间短，能量密度高，且不损伤病变周围的组织，适用于结构精细、范围较小的眼部病变。

● 激光还具备许多物理和生物学效应;如光热效应、电离效应、光化学效应等。

【激光对眼组织的作用】

● 眼球的构造特点　是具有透明的中间质,可见光及近红外波长范围内的激光可以顺利通过这些透明组织,到达眼球内的特定区域,这种光学特点为激光在眼科的应用提供了必要条件。

● 不同的激光器输出不同波和光　而不同波长的激光在眼组织的穿透性和吸收率也不同。

● 激光对眼屈光间质的透射特征　正常人眼球中间质对沿视轴方向射入的激光有良好的穿透特性。

● 激光在眼球屈光间质的吸收特性　眼球含有丰富的水分,它对红外激光吸收率很高,因此做激光治疗时,根据病变的性质和部位的不同,选择恰当波长的光,使它能够在病变的组织上发挥最大的效果,而对邻近组织的损害则最小。

总之,激光在眼科的应用很广泛,本章仅介绍最常用和最有效的4种。

第十三章　耳鼻咽喉科疾病

● 耳功能：耳是听觉和平衡觉器管。

● 耳分外耳、中耳和内耳三部分。外耳分耳郭和外耳道两部分。中耳包括鼓膜、鼓室和三块听骨（锤骨、砧骨和镫骨），中耳是一个小腔，又叫鼓室。鼓膜是中耳和外耳的分界。内耳由耳蜗、前庭和半规管组成。听觉的形成：声音（声波震动）→耳郭→外耳道→鼓膜（进入中耳）→听骨→卵圆窗（蜗窗）进入内耳→耳蜗内液体发生波样运动→对听觉细胞（毛细胞）刺激→听神经→大脑产生听觉，因此耳蜗与听觉功能有关。

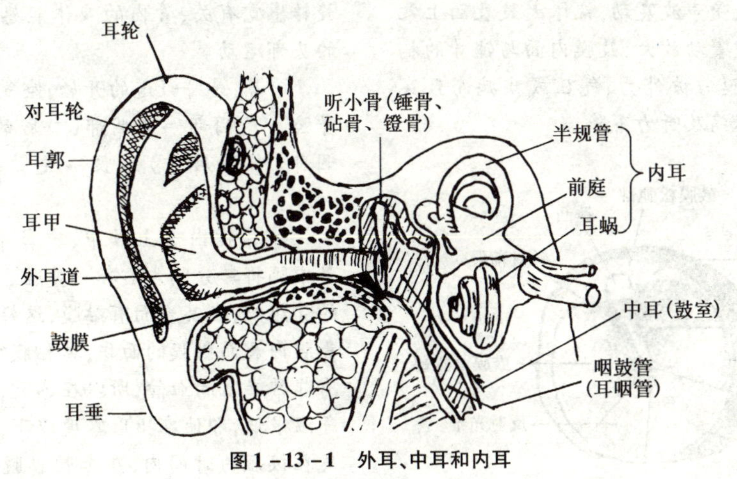

图1－13－1　外耳、中耳和内耳

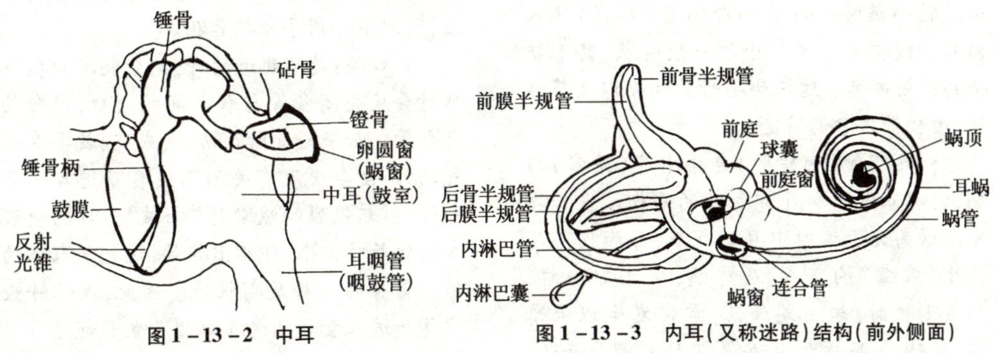

图1－13－2　中耳

图1－13－3　内耳（又称迷路）结构（前外侧面）

● 平衡觉的形成：平衡觉不仅依赖于前庭和半规管，同时也依赖于视觉以及关节的感受器等，协调动作。前庭与位置感觉有关，半规管则与旋转感觉有关。当人体的头部位置改变时，或人体旋转时，可分别刺激前庭或半规管，其兴奋冲动经前庭神经体入大脑，反射性调节身体活动，保持或纠正身体的姿势，以保持身体平衡。当刺激太强时常会引起恶心、呕吐、眩晕等反应，则表现为晕船、晕车或晕机。

● 耳聋：一种为传导性耳聋是声波震动从外耳道传至内耳（蜗窗又名卵圆窗）之前的传导过程中任何一个部位产生问题，使传导障碍，叫传导性耳聋。另一种为神经性耳聋，即是声波传入内耳，由于听神经或大脑听觉中枢功能下降或丧失，叫神经性耳聋。

● 鼓膜：是一层较薄的膜，分隔着外耳和中耳，鼓膜接受声波震动，就像大鼓表面上蒙的皮一样，使震动放大，鼓膜内面与锤骨的柄相紧连。鼓膜若被外力、气压或疾病而致穿破，便产生疼痛及听力下降。

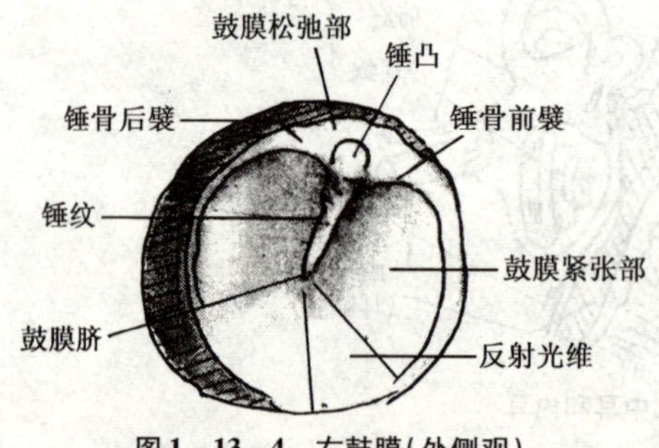

图 1-13-4 右鼓膜（外侧观）

● 听骨：是人体最小的三块骨，声波震动由鼓膜→锤骨→镫骨→卵圆窗（蜗窗）传入内耳。镫骨是人体最小的一块骨头，其形状似马镫而命名。这三块小听骨相互以关节连接，由韧带将它们固定。

● 耳咽管（咽鼓管）连接中耳（鼓室）与咽，它调节中耳和外部气压的平衡。当外界气压增高大于体内中耳的气压，耳膜内陷而产生"嗡嗡"响声或/及疼痛，反之亦一样。如乘飞机时，起飞或降落，常常发生以上情况，这时，如果作吞咽动作，可使耳咽管开放，使内外气压达到平衡，顿时上述现象消失。当咽部感染，也可逆行传至中耳，引起中耳炎。

● 耳蜗：有一小的卵圆形窗，叫卵圆窗（或称蜗窗），连接中耳镫骨，声波由此传入。耳蜗以蜗轴为中心，呈螺旋形，中心的管道称为蜗管，其内有听觉感受器（螺旋器），将震动变成了脉冲传至大脑听中枢，即感觉到声音。

● 前庭：与位置感觉有关。

● 半规管：有三个相互垂直的骨性管道组成，骨性半规管内为膜性半规管，它与人体旋转感觉有关，管内的液体能感受极其微小的头部运动。

● 鼻：是呼吸道的开始，空气从鼻前孔→鼻腔→鼻咽部→口咽部（口腔的后方）→喉咽部（喉的后方）→喉→气管→主支气管→肺。

● 鼻腔内有上鼻甲、中鼻甲和下鼻甲。鼻中隔将鼻分隔左右各一鼻腔。鼻甲是卷曲的骨组织，在其表面有黏膜，这样大大增加了鼻腔内表面黏膜的面积，鼻黏膜很薄，其下方有非常丰富的血管，所以在冬天，外界环境的气温很低，即使在摄氏零度以下，吸入的冷空气在极短的时间内，在鼻腔黏膜下血管的加温下，马上升温，保护了人体的肺部，维持人体的恒温。由此可见鼻腔内血管是极其丰富，而且非常表浅。因此，鼻腔也是最容易出血，所以不要用手指挖鼻孔。

● 口腔：是消化道的开始，食物从口腔下咽时会厌关闭食管与喉之间的通口，使食物至食管。如果进食时说话，笑或哭，就会有吸气动作，使会厌没有关闭而使食物进入喉至气管，引起强烈的咳嗽称"呛咳"。目的使进入的食物咳出来，即排出异物，这也是人体的保护自身的一种反射机能。因此，人体呼吸空气和进入食物两者在口咽及喉咽部进行交叉。也即是两者在此共同的通道。

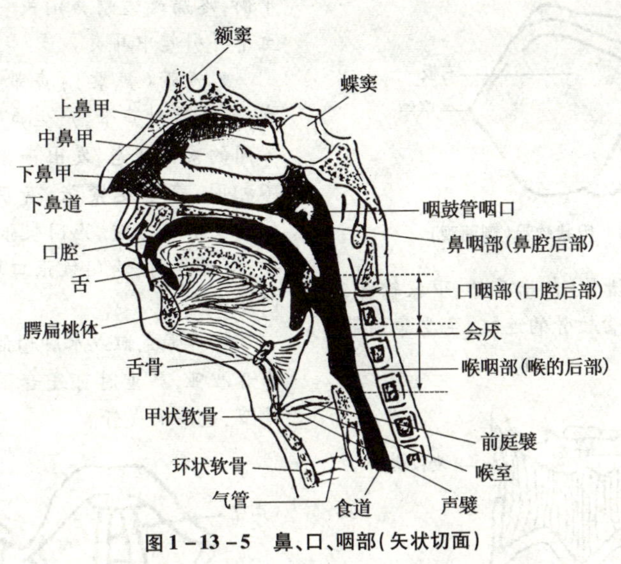

图 1-13-5 鼻、口、咽部(矢状切面)

● 鼻旁窦有四对:额窦、筛窦、蝶窦和上颌窦。四对鼻旁窦分别在四块骨头之中,额窦在额骨中的空腔,筛窦是包在筛骨之中的空腔,蝶窦是包在蝶骨之中的空腔,上颌窦是在上骨额中的空腔。它们都在鼻腔的旁边,故命鼻旁窦,旧名副鼻窦。

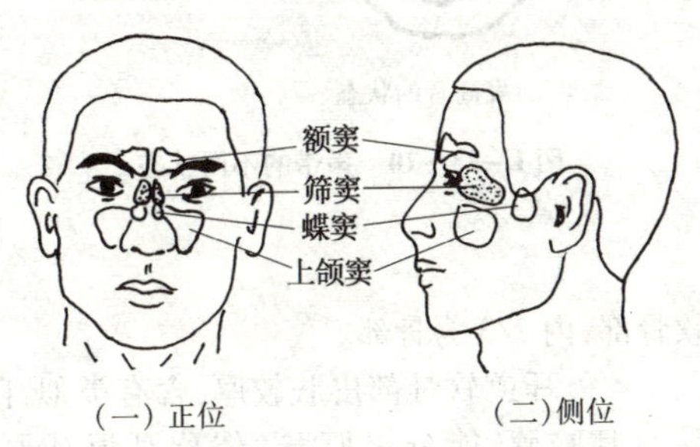

图 1-13-6 鼻旁窦投影

● 鼻旁窦各有开口,与鼻腔相通。因此鼻腔发炎时,炎症可以蔓延至鼻旁窦,同样鼻旁窦炎症也可以累及鼻腔。为此,感冒时,不可用力擤鼻涕,以防鼻涕反流入鼻旁窦引起炎症。

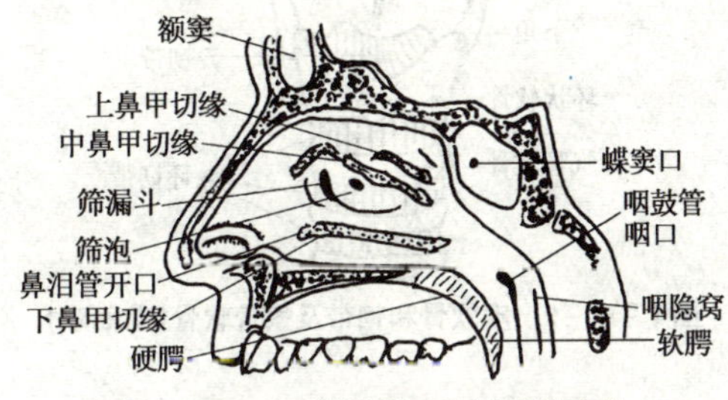

图 1-13-7 鼻旁窦开口(矢状切面)

● 当鼻旁窦发炎时,尤其是慢性炎症,脓性的分泌物从鼻旁窦流入鼻腔,再排出鼻腔为黄脓样的鼻涕。

● 鼻旁窦一般认为可湿润和温暖吸入的空气,并对发音有共鸣作用。

● 甲状腺:就紧靠在甲状软骨的两侧(右板和左板上)。

● 喉结:是甲状软骨左右板相夹而突出的部位。男性明显突出,女性夹角大,而喉结不明显。

● 甲状软骨的左右两板的后方,便是喉部。

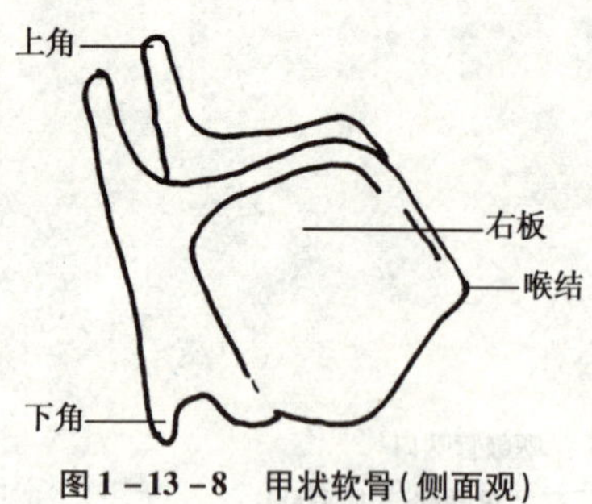

图 1－13－8　甲状软骨(侧面观)

● 韧带：喉部诸骨(包括舌骨、甲状软骨、环状软骨)以及气管软骨的连接，主要靠韧带连接。

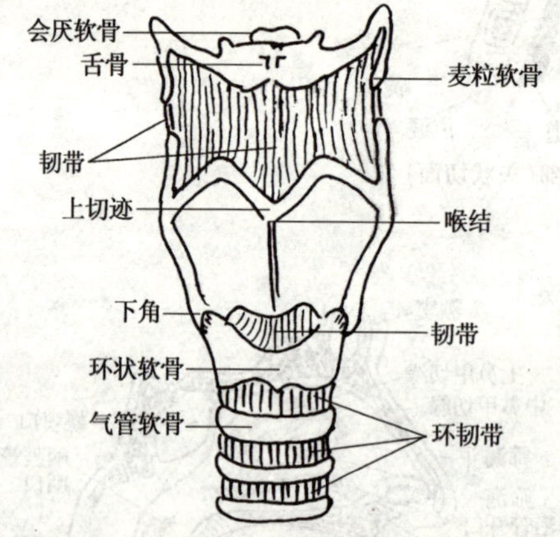

图 1－13－9　喉软骨和韧带及气管软骨(前面观)

● 咽鼓管：为中耳和咽部相通的管道，调节中耳和外界的气压，在乘飞机时，由于气压的变化，耳鼓膜发生疼痛，或嗡嗡作响，这时老作吞咽动作，使咽鼓管开放，咽和中耳压力平衡，疼痛或嗡嗡声消失。咽发炎也可逆行至中耳引起中耳炎。

● 声带(声襞)：声带是发音的重要器官，空气震动声带，产生声音，由于声带处在不同的紧张状态，发出声音的频率(音调)也不相同，声带越紧张，音调越高，反之则相反。安静状态时，声门裂张口程度处于中等度；深吸气时，声门裂张口增大；发高音时声门闭合。

● 声带充血或水肿均能引起不同程度的声音沙哑，严重时可发音困难。声带上易生结节，也影响发音。

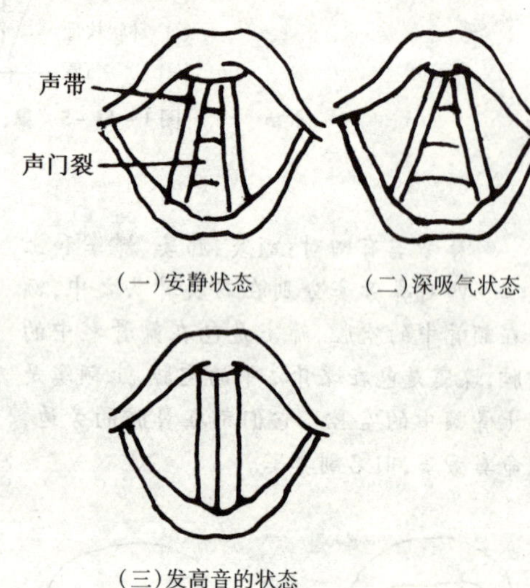

图 1－13－10　声带的不同状态

耳部疾病

1　外耳道炎

外耳道炎是外耳道皮肤毛囊或皮脂腺的局限性化脓性炎症。致病菌多为金黄色葡萄球菌、链球菌和绿脓杆菌等。外耳道炎又可分两类，一类为局限性外耳道炎，又称外耳道疖；另一类为弥漫性外耳道炎。

【你需了解】

● 外耳道长 30cm，呈 S 型弯曲，外 1/3 为软骨部，内 2/3 为骨部。

● 外耳道软骨部皮肤较厚，含有类似汗腺的耵聍腺，能分泌耵聍(俗称耳屎或耳垢)，并富有毛囊及皮脂腺。

● 疖是致病菌侵入毛囊或汗腺所引起的毛囊及其所属皮脂腺的急性化脓性感染，炎症常扩展到皮下组织。

● 外耳道皮下组织甚少，皮肤紧贴软骨膜和骨膜，故当感染肿胀时易致神经末梢受压而引起剧烈疼痛。

● 外耳道炎可因咀嚼而增加疼痛，这是

因为颞下颌关节位于外耳道前方，外耳道软骨部随着其关节的张开和闭合而活动。

● 耵聍暴露在空气中就很容易干燥，形成很多小碎片，随着咀嚼时下颌关节的活动，以及睡觉时不断侧身翻转，耵聍就可以脱落掉出，因此不必经常掏耳朵。

● 掏耳朵是一种不良的习惯，用火柴梗、头发夹等不洁物掏耳会引发外耳道外伤，使外耳道皮肤及皮下组织发生感染而得病。

● 糖尿病及过敏体质者容易反复发作外耳道炎。

● 盛夏游泳季节是外耳道炎的高发时期，污水留存于外耳道可能是发病的诱因。

【症状表现】

● 早期剧烈的耳痛，张口、咀嚼时加重。

● 全身不适，体温可微升。

● 疖肿成熟破溃后，外耳道内有脓血或流出耳外，此时耳痛减轻。

● 牵拉耳郭或压迫耳屏可引起疼痛。

● 外耳道可因疖肿阻塞而影响听力。

【处理】

● 应用抗生素控制感染。服用镇静剂、止痛剂。

● 泰利必妥滴耳液滴耳，作水浴 15 分钟，每日 2～3 次。

● 局部尚未化脓者用 2% 酚甘油或 10% 鱼石脂甘油滴耳。

● 用热水袋热敷患耳，或用台灯烘烤作理疗，每日 2 次，每次 20 分钟。

【你需就医】

● 耳疖成熟后应及时挑破脓头或切开引流。

● 出现“歪嘴巴”或眼睛闭不拢等面瘫症状时。

● 严重感染可引起脑膜炎、脑脓肿、脑软化。

● 反复发作的老年人和糖尿病患者。

● 伴有化脓性中耳炎的病史者。

● 小儿不能诉说痛感，表现为不明原因的哭吵、不安和抓耳挠腮者。

【你需注意】

● 避免用不洁物品掏耳朵。

● 游泳后可能有水液残留外耳道，可用小棉签插入耳道内吸干。

● 加强身体锻炼，纠正全身不良状况。

【特别提示】

● 鼓膜穿孔者不能用酚甘油滴耳。

● 糖尿病越严重，外耳道炎症越顽固，应有效控制糖尿病。

● 外耳道疖的切开引流，严禁作横切口，以防外耳道狭窄。

2　耳前瘘管

耳前瘘管是一种常见的先天性畸形，为胚胎时耳郭形成过程中的残缺所致。

【你需了解】

● 瘘管是一种狭窄管道，有一个外口，其下为病理性盲管，由深部组织通向体表。瘘管一般细长弯曲，有时有分叉或多个开口，常合并慢性感染。

● 耳郭是由第一鳃弓和第二鳃弓的外侧部分所形成。当第一、二鳃弓的 6 个小丘样结节融合不良，或第一鳃裂封闭不全，则会产生瘘管。

● 最常见的瘘管外口，位于耳屏与耳轮脚之间的前方。

● 先天性耳前瘘管的反复感染可形成耳前局部脓肿。

● 感染伸延到外耳道或耳后可发展为耳后脓肿。

● 父母有病可遗传给子女，有趣的是其侧别亦多相同。

● 男女发病之比为 2:1。

【症状表现】

● 单侧或双侧耳轮脚前有小孔眼。

● 挤压耳前区可有少量白色黏稠性或干酪状分泌物从管口溢出。

● 平时无症状表现，继发感染时则局部红肿或化脓，发热，疼痛难忍。

● 反复感染化脓、破溃或切开排脓后，可引起脓瘘或瘢痕。

【处理】

- 无感染反复发作，可不予处理。
- 急性化脓时全身应用抗生素控制感染。
- 脓肿已形成时应先切开引流。
- 感染控制后，再行瘘管切除术。

【你需就医】

- 形成脓肿后需切开引流。
- 反复感染形成囊肿或脓肿，欲求根治效果。
- 有脓瘘或瘢痕影响容颜，为求美容时。

【你需注意】

- 控制感染是手术切除的前提。
- 手术时管道切除不彻底有可能复发。严重者可反复数次手术不愈。
- 平时需要注意瘘管部位的卫生，不要随意用力挤压瘘管。

【特别提示】

- 民间误认为耳前孔眼为“聪明洞”，常不以为然，不去医治。但小病不治可能带来很多不必要的烦恼。

3 鼓膜外伤

鼓膜外伤是指外伤所致鼓膜穿孔，可因直接机械刺伤鼓膜，亦可因受冲击波及掌击损伤。

【你需了解】

- 外耳道略呈弯曲，用发卡、火柴梗等挖耳时，鼓膜刺伤的部位多在后下部。
- 爆震或掌击损伤，强烈的冲击波所引起的鼓膜破裂多在中央部。
- 颅底骨折可以合并有鼓膜破裂，常有外耳道出血或流清水样脑脊液。

【症状表现】

- 单纯鼓膜破裂穿孔可有轻度耳痛。
- 外耳道有少量血液流出。
- 受伤耳听力减退，伴耳鸣。
- 擤鼻时空气从耳内逸出。

【处理】

- 清除外耳道异物及耵聍，用75%酒精消毒外耳道。
- 外耳道口堵时以消毒干棉球清理。
- 必要时可以全身应用抗生素。

【你需就医】

- 若穿孔较大，可及时行鼓膜修补术。
- 耳外伤后听力减退明显者，需作耳科检查及电测听。
- 外耳道流稀血水，或清水样分泌物应怀疑有脑脊液耳漏。
- 外伤4周后鼓膜穿孔尚未愈合。

【你需注意】

- 打耳光可能致聋，当巴掌正对外耳道口，强大的气流向耳内迅速压进去，就有可能将鼓膜冲破，故切忌动手打耳光。
- 放爆竹，由于空气猛烈震动，产生的气流冲击外耳道，可使鼓膜破裂，故燃放爆竹时要谨慎。
- 鼓膜破裂后外耳道禁止进水，包括禁止使用滴耳剂，以防外耳道的细菌进入中耳引起中耳炎。
- 预防伤风感冒，暂勿擤鼻涕。
- 若中耳已发生化脓性感染则应按化脓性中耳炎处理。

【特别提示】

- 挖耳朵是一种不良习惯，尤其是在大庭广众之下掏耳朵更是危险。
- 鼓膜外伤破裂后有很强的自愈能力，一般只需用干棉球堵耳，即有望在短期内鼓膜穿孔自然愈合。
- 耳外伤后即去医院就诊是必要的。
- 有脑脊液自外耳道流出时，填塞外耳道是禁忌的，否则会导致脑膜炎。

4 分泌性中耳炎

分泌性中耳炎是以中耳积液及传导性耳聋为主要特征的中耳非化脓性炎性疾病。以往还称其为渗出性中耳炎、卡他性中耳炎及胶耳等。

【你需了解】

- 人的七窍是相互连通的，耳朵与鼻咽部之间有一根管道是中耳与外界交通的通气管，名叫咽鼓管。当张口、吞咽、打呵欠或唱歌时,咽鼓管开放,空气由压力高的一侧流向压力低的一侧,调节中耳腔内压力,从而保持中耳内外压力的平衡。

● 鼻咽部有增殖体,为一团淋巴组织,出生时即已发育,6～7 岁时最大,10 岁开始萎缩,在成年多留有少量残余。增殖体肥大可能阻塞咽鼓管咽口。

● 我国南方是鼻咽癌高发区,这种癌症的最早症状表现可能是分泌性中耳炎。

● 乘飞机时当升空时中耳内的气体可冲开咽鼓管外逸。下降着陆过程,因外界大气压迅速升高,咽鼓管的咽口不能自动开放,外界空气不能进入中耳,从而可能出现耳闷、耳聋,甚至耳痛的症状。

● 裂腭患者由于软腭肌肉无中线附着点,失去收缩功能,咽鼓管开放不利,故易患本病。

● 伤风感染时有鼻塞流涕,下鼻甲充血肿胀,可能影响咽鼓管通气。

● 由于鼻出血,用前、后鼻孔填塞,可能阻塞咽鼓管咽口,导致中耳积液。

● 流感嗜血杆菌和肺炎链球菌感染,可能是发病的原因之一。细菌产物内毒素在病变迁延为慢性过程中可能起到一定作用。

● 过敏反应(Ⅲ型变态反应)可能是慢性分泌性中耳炎的致病原因之一。

● 分泌性中耳炎多发生在冬春季,在儿童中发病率较高,为小儿常见的致聋原因之一。

● 发病前多有感冒病史。

● 粘连性中耳炎是分泌性中耳炎的后遗症,主要是因为中耳内瘢痕形成和纤维组织增生,可导致严重的传导性耳聋。

【症状表现】

● 听力减退,主要为传导性耳聋。小儿对声音反应迟钝,学习成绩下降。

● 耳内闭塞和闷胀感,按压耳屏(小耳朵)后可暂时减轻。

● 起病时可有轻微耳痛,尤其在乘飞机受气压创伤时更甚。

● 耳鸣可为间歇性,当头部运动或打呵欠时可闻耳内有水汽泡声。

● 有时会出现“自听增强”,即听外界的声音轻,听自己的讲话声音响声过大,而且听不清楚,似有隔室听音的感觉,讲话时则有“轻声细语”的现象。

【处理】

● 保持鼻腔及咽鼓管通畅,可用1%呋麻滴鼻剂滴鼻,每日 3 次,应取仰卧低头位,头向患侧倾斜,自患侧鼻孔滴药,3 分钟后再起身。

● 捏鼻鼓气作自吹张咽鼓管,每日 3 次。

● 积极治疗鼻炎、鼻窦炎。

● 如有增殖体肥大者应予手术切除增殖体。

● 急性期可用适量抗生素。

● 必要时可在医生指导下口服糖皮质激素药物。

● 清除中耳积液应就医作鼓膜穿刺抽液,鼓膜切开术或中耳置管术。

【你需就医】

● 细心观察到小儿看电视时开大音量,注意力不集中,反应迟钝,答非所问或“充耳不闻”时。

● 小儿睡眠打呼噜应检查有无增殖体、扁桃体肥大。

● 耳闷、耳聋伴有抽吸鼻涕带血,或颈部出现肿大淋巴结时,应考虑为鼻咽癌之症状表现。

● 耳闷难忍、听力下降导致工作与生活有困难时,就医为明确诊断,清除中耳积液,改善中耳通气引流及病因治疗。

【你需注意】

● 加强身体锻炼,防止感冒。

● 对 10 岁以下儿童定期做耳科听力检查。尤其对容易感冒、慢性鼻炎鼻窦炎、睡眠打呼噜以及体质较差的小儿。

● 积极预防和治疗鼻、咽部疾病。

【特别提示】

● 约 1% 的分泌性中耳炎患者伴有感音性耳聋,此类耳聋是永久性的,而且多伴有烦人的耳鸣。

• 成人分泌性中耳炎要想到是鼻咽癌直接压迫阻塞咽鼓管咽口引发本病。

5 化脓性中耳炎

化脓性中耳炎是中耳黏膜的化脓性炎症，由病菌感染引起，多继发于上呼吸道感染。俗称“烂耳朵”、“耳底子”。急性化脓性中耳炎可转变为慢性化脓性中耳炎。

【你需了解】

• 中耳炎大多数是由肺炎球菌、流感嗜血杆菌、溶血性链球菌引起。

• 急性化脓性中耳炎好发于儿童。

• 病菌可以通过咽鼓管途径侵入中耳。鼓膜外伤破裂穿孔后，外界病菌可从外耳道进入中耳而发炎。

• 儿童的咽鼓管比成人相对的平坦和粗短，病菌更容易进入中耳腔。

• 喂奶的婴儿因为平卧吮奶，常导致反胃、呛咳，可使沾菌的分泌物进入中耳而感染。

• 体质较弱的患者如不及时治疗，则中耳炎可引起急性乳突炎或颅内外并发症。

• 急性中耳炎的鼓膜穿孔不愈，可成为慢性化脓性中耳炎。

• 慢性中耳炎病变如果超越黏膜组织，并致听骨坏死、鼓膜大穿孔，听力减退较严重。对工作和生活都有影响。

• 慢性化脓性中耳炎可分为单纯型、骨疡型和胆脂瘤型3种类型，后者有“危险性”中耳炎之称。

【症状表现】

• 急性化脓性中耳炎初期，鼓膜未穿孔前，除了耳痛剧烈外，还伴有畏寒、发热等。

• 当鼓膜穿孔后疼痛骤然减轻，但脓液自中耳流入外耳道，出现耳朵流脓的典型症状，初为血水脓性，以后变为脓液。

• 早期感到耳闷，听力渐降，伴耳鸣。

• 小儿全身症状表现较重，常伴有呕吐、腹泻等消化道症状表现。

• 慢性化脓性中耳炎表现为间歇性流脓，脓液可呈黏液性、黏脓性和黏稠臭脓。

• 胆脂瘤性中耳炎流脓成持续性，其量不多，具有腐败性恶臭，脓液中混有豆渣样或葱皮样分泌物，是谓胆脂瘤。

【处理】

• 首先是消炎，可选用抗生素口服或注射。

• 适当改善营养，增强体质锻炼。

• 鼓膜未穿孔之前，即尚未耳朵流脓时，因耳痛可用2%酚甘油滴耳。

• 脓液黏稠者可用3%双氧水洗耳。

• 含抗生素的消炎滴耳剂做水浴或滴耳，每日3次。

• 急性化脓性中耳炎可加用少量糖皮质激素，对消炎、退肿效果更好。

• 慢性化脓性中耳炎的治疗过程是使耳朵流脓从多到少，直到干耳。

• 鼓膜穿孔或听骨链残缺等所致的传导性耳聋，可予以鼓膜修补或鼓室成形术等手术处理，使之听力得以提高，恢复实用的听觉功能。

• 中耳脓液引流不畅、疑有并发症或诊断为胆脂瘤型中耳炎者，需行乳突根治手术。

【你需就医】

• 小儿日夜啼哭不安，用小手不断揉摸患耳和转动头部、拒吃奶，伴有发高热。个别小儿可出现恶心、呕吐、腹泻等。

• 耳朵持续流脓，脓液具有恶臭者。

• 头痛、高热至40℃以上，怕冷、发抖，数小时后体温又下降，但不久又发热怕冷，一天发作1～2次，此类情况发生于长期耳朵流脓者。弥漫性头痛、高热、怕冷、恶心及喷射性呕吐，烦躁不安，容易激动，颈项强直，出现胡话、神志昏迷者，如有中耳炎病史则应及时急诊。否则有生命危险。

• 中耳炎患者出现严重眩晕，自觉天旋地转，走路不稳，甚至摔倒，并伴有恶心呕吐。

• 中耳炎患者发生歪嘴巴，口角偏向健耳者，应及时治疗，必要时需手术，如果久不就医，面瘫将难于恢复。

• 双耳鼓膜穿孔或听骨链残缺所致的传导性耳聋，影响正常工作和生活者可就医行鼓室成形术。

【你需注意】

• 氨基甙类抗生素于中耳局部可引起内耳中毒，忌用。

• 滴耳剂的使用应取坐位或卧位，病耳朝上，将耳郭向后上方轻轻牵拉，向外耳道内滴入药液 3 ～ 5 滴，然后以手指轻轻按压耳屏数次，促使药液经鼓膜穿孔处流入中耳，5 ～ 10分钟后方可变换体位。

• 使滴耳剂的温度尽可能与体温接近，以免引起眩晕，简便的方法是将滴耳剂放于内衣口袋内 10 分钟即可。

• 急性中耳炎有耳痛时，切忌滴用含酒精的滴耳剂。

• 耳朵流脓多时，不能用散剂、粉剂类药物注入外耳道。

• 切勿听信江湖郎中所谓的“偏方”，以免误将腐蚀性、剧毒性药物损伤外耳及中耳，造成不可挽回的“恶果”。

• 洗澡或游泳时经常有水进入外耳道，应及时清除水渍。保持外耳道清洁干燥。

【特别提示】

• 化脓性中耳炎主要影响听力，儿童染病，由于听力差会影响与同伴交往，甚至受到歧视和奚落。

• 化脓性中耳炎有诸多的颅内、外并发症，严重时危及生命。

• 鼓膜穿孔者将被禁止参加游泳。

• 中耳炎还会引起感音性耳聋，加重耳聋程度，而且难以恢复。

• 中耳炎可有发作性眩晕，严重者将丧失劳动能力，甚至连生活都难以自理。

6 耳硬化症

耳硬化症是内耳骨质硬化病灶累及前庭窗，引起镫骨固定，导致听觉传导功能障碍而出现耳聋。

【你需了解】

• 中耳腔内有 3 块听骨——锤骨、砧骨和镫骨，形成听骨链，互相连接起着传音功能。听骨链又通过镫骨底板震动前庭窗，将声波转换成液波，液波又振动内耳的听器，刺激听毛细胞，冲动经听神经传到大脑，产生听觉。

• 镫骨固定在前庭窗上是耳聋常见的原因之一。

• 耳硬化症患者女性较男性多，可能与内分泌因素有关。

• 耳聋始于青春期后，妊娠或产后听力减退加重，有时病情发展迅速。

• 有一半以上患者可能有家族史，双胞胎常有近似的耳聋情况。

【症状表现】

• 最初听力减退很轻微，发展缓慢，逐渐加重，常难以确定起病时间。

• 部分患者在菜场或茶馆等嘈杂环境中自觉听力反有好转。

• 可有间歇性或持续性耳鸣，常见为低音调耳鸣。

• 少数患者在头部活动后出现轻度短暂眩晕。

【处理】

• 每日补充氟化钠 20mg，饭后服用，疗程以年计，要坚持 2 ～ 3 年直到 12 年。

• 凡不适合手术或不愿意接受手术的患者可试配适宜的助听器。

• 手术治疗有望改善耳聋，过去应用较多的是镫骨撼动术和内耳开窗术。近年来主张行镫骨切除，另装人工镫骨。手术效果满意，可能在手术台上“立竿见影”，恢复听力。

【你需就医】

• 由于双侧耳听力减退不断加重，对社会活动产生明显影响。

【你需注意】

• 每日 3 次口服葡萄糖酸钙 0.5g，维生素 A、D。硫酸软骨素 600mg，每日 2 次，对耳硬化症有一定防治作用。

【特别提示】

• 晚期耳硬化症可使听神经受损害而发生进行性感音神经性聋，手术治疗于事无益，不可勉强施行手术治疗。

• 镫骨手术有一定危险性，过去曾称之

为手术之"禁区",稍有不慎可能引起内耳创伤,不仅听力不能提高,反而招致重度感音神经性聋。甚至还有严重的眩晕。

• 耳硬化症手术有可能损伤面神经,导致面瘫或味觉减退等并发症。

7 梅尼埃病

内耳积水为本病的基本病理改变,以发作性眩晕、耳聋、耳鸣和耳胀满感为特征的特发性内耳病,过去称之为美尼尔氏病。

【你需了解】

• 人体经常受两种不同外力影响,一种是地心吸力,另一种是加速度运动。无论身体在静止状态或运动时候,它们随时对人施加影响,使人体失去原有的平衡状态。人体要维持身体的平衡状态,必须通过某个器官及时的觉察身体所处方位,并经过反射性或自觉地调整体位来不致倾倒。

• 耳朵的功能除了听觉以外,还兼管平衡,平衡器官位于内耳的前庭和半规管内。不仅能随时精确地测出身体所处空间的位置。并通过大脑的平衡中枢,对引发失调的平衡刺激迅速作出判断,并立即下达命令—通过兴奋波传到身体的有关部位,例如眼、肌肉、关节等,以共同协调维持身体的平衡。这样,人在直立行走和绕圈子做圆周运动时,由于随时协调动作就不会摔倒。

• 天旋地转是平衡失调的一种表现,医学上称之为眩晕。眩晕发作时,患者对平衡感觉及定向感觉发生障碍所产生的一种幻觉或为主观的感觉。

• 眩晕时对位向的错觉,常引起大脑的"自卫反应",它常驱使身体向对侧纠偏,结果因矫枉过正而使身体倒向对侧。

• 严重的眩晕常出现恶心、呕吐、出冷汗、面色苍白、血压下降等。

• 头昏不等于是眩晕,因为无视物旋转等幻觉。主要是头胀、眼前发黑、腿脚无力。

• 晕厥与眩晕亦不同,晕厥时有短暂的意识丧失、出冷汗、脸色苍白、四肢发凉,但躺一会就会恢复过来。

• 内耳为什么积水的原因,至今尚未清楚,血液循环障碍、自主神经功能紊乱可能为发病的原因。

【症状表现】

• 突然发作眩晕,自觉天旋地转,常有一定方向。

• 常有恶心、呕吐、面色苍白、出冷汗。

• 发病前常有轻度听力减退等先兆。发作眩晕时耳聋可能被忽视。

• 常有低音调耳鸣,发作时可能加重。

• 反复发作是本病的特点,每次发作可持续数分钟、数小时或数日,但一般不会超过两周,发作次数和间隔时间因人而异,无一定规律。

【处理】

• 静卧或处于某种体位不动,可使眩晕减轻。

• 注意饮食调养,多吃补肾、养脑、健脾化痰的食物,如猪脑、猪肾等。

• 低盐饮食,限制饮水量。

• 发作时可用镇静剂,如安定;抗过敏药如扑尔敏;扩血管药如培他啶。

• 发作频繁、剧烈者,可考虑手术治疗。

• 多做前庭平衡锻炼,如秋千、转椅等,当它对某一种刺激产生适应性时,人体对环境就能逐渐适应。

【你需就医】

• 眩晕症状表现较轻,但持续时间较长,可能为中枢病变所引起。

• 经常出现其他脑神经症状表现或顽固性头痛。

• 发作前常有昏倒或意识丧失等先兆症状表现。

【你需注意】

• 保持精神愉快、轻松,居住环境要安静。

• 避免高空作业,最好不操作机床、纱锭等有高速旋转物体的工作。

• 作8字形行走、倒走或围桌子慢跑等训练。

【特别提示】

• 如怀疑为中枢性眩晕,应及早请神经

科医生作专科检查和及时治疗。

● 听神经瘤可能出现眩晕，误将其作为梅尼埃病来治疗，后果是很严重的。

8 运动病

运动病是人乘坐轮船、飞机、火车或其他交通工具时，因运动刺激内耳的前庭器所引起的一系列症状表现群。

【你需了解】

● 人体的任何空间活动均对前庭器产生刺激，但只有乘车坐船才是引起运动病的激发因素。

● 交通工具的速度、颠簸程度也影响运动病的发生。

● 坚强的意志、紧张的劳动、集中思想考虑问题等都可以抑制运动病的发作。

● 高温环境和炎热天气，以及处于污染和不良的空气中可加重前庭功能的不稳定性。

● 当精神上恐惧、惊慌以及看到别人呕吐、闻到异味气体和嘈杂的噪声等均可使运动病出现和加重。

● 多数人对车船可逐渐获得适应性。

● 内向性、神经质类型的人更容易得病。

【症状表现】

● 症状表现与个体耐受力以及车船速度、颠簸程度有关。

● 轻度者仅感到咽部不适，口腔内口水分泌增多，有些恶心、头晕、轻度头痛、面色苍白、疲倦思睡。

● 重度者出现较重恶心、呕吐、头晕、头痛亦加重，面色苍白、冷汗淋漓。

● 重度者呕吐频繁、心慌胸闷，面色苍白、四肢厥冷、表情淡漠、衰竭无力，并有脱水现象等。一般在下车、下船后，经休息和睡眠可很快恢复，但也有持续数日感到仍坐在舟车之中。

【处理】

● 乘坐车船前要吃一些干点心，但不能过饱，少吃油腻食物。

● 上车登船前15～20分钟服用镇静剂及抗过敏药，如晕海宁、胃复安等，对止吐亦很有效。

● 闭目可减轻症状表现。

● 保持头部相对稳定，坐位时头应朝向正前方。眼睛注视前方景物。

● 卧位较坐位更好些。

● 有轻度不适时可在前额鼻旁处涂一些清凉油或风油精。

● 生姜片贴于肚脐，或服用生姜茶有预防发病之效果。

【你需就医】

● 呕吐频繁有脱水现象时应设法进行补液，以免发生危险。

【你需注意】

● 尽量避免在车、船上看书。

● 最好选择在汽车之前座、靠近航船甲板中心或飞机机翼上方，可减少颠簸。

● 心率在每分钟50～60次者宜坐硬座车，心率在70次以上者宜乘软座车。

【特别提示】

● 对于运动病最好的预防方法是进行平衡功能的锻炼，如坐旋转木马、荡秋千、走浪木等，若能经常练习可以加强前庭功能的耐受性。

● 改善车船的内在环境，消除不良刺激，减少恐惧心理可减少运动病的发作。

9 耳带状疱疹

耳带状疱疹是水痘－带状疱疹病毒引发膝状神经节炎，在其神经分布区出现的外耳带状疱疹、面瘫、耳鸣、耳聋和眩晕为主的征象，又名亨特(Hunt)综合征或膝状神经节综合征。

【你需了解】

● 水痘－带状疱疹病毒可经口、呼吸道、皮肤或黏膜直接接触传入体内。

● 病毒进入人体沿着神经滞留于神经节、中枢神经核、脑膜及脊髓，病变常较广泛。

● 耳带状疱疹多发生于春秋两季，任何年龄均可发病，但多发生于老年人。

● 带状疱疹有自愈性，病程约为2～3周。

【症状表现】

● 初起有乏力、低热、头痛，5～6天后剧烈头痛，伴耳鸣、耳聋和眩晕。

● 歪嘴巴，眼睛不能闭合，额纹消失或变浅，吃东西时食物常留存于颊部，刷牙时水从口角淌出。

● 耳郭出现淡红色丘疹，迅速增大形成水疱，8～10天后破溃，干燥结痂，痂皮脱落后一般不留瘢痕。

● 部分患者可有面痛、吞咽困难、咽喉痛、喉阻塞等多发性脑神经症状表现。

【处理】

● 口服强的松、抗病毒药物。

● 疼痛剧烈难忍者可服用镇痛剂。

● 局部皮肤损害处可涂阿昔洛韦软膏。

【你需就医】

● 有多发性脑神经症状表现时应请神经科会诊。

● 若保守治疗2个月面瘫仍未见好转，可行面神经减压手术。

【特别提示】

● 本病有望自愈，手术并无必要，主要是保守治疗。

● 带状疱疹可能无疹，对此类病例常易误诊。

● 老年人好发带状疱疹，平时应注意劳逸结合，避免过度疲劳，并注意保暖。带状疱疹一般极少复发，一旦水痘或带状疱疹发病，可能终身免疫。

10 突发性耳聋

突发性耳聋为一种无确切原因的，在极短时间内发生的感音神经性耳聋，亦称"暴聋"。常为单侧发病。

【你需了解】

● 病毒感染可能与发病有关。

● 患有高血压、动脉硬化、心血管疾病及糖尿病，可引起内耳毛细胞血管痉挛、出血或血栓，为突发性耳聋的常见发病因素。

● 发病前有疲劳、失眠、情绪变化等可能引起自主神经功能紊乱，从而累及内耳导致发病。

● 本病的预后要比其他种类的感音神经性耳聋预后要好，估计不经过任何治疗也有1/3能自然恢复。

● 治疗越早越好，3周后治疗效果就差，病程超过1月，听力基本定型，治疗就很少有意义。

● 伴有眩晕症状表现的患者，听力恢复的可能性较小。

【症状表现】

● 耳聋发生于一瞬间，无先兆，往往一觉醒来突然感到听力消失。

● 程度可轻可重，一般不会全聋。

● 常伴随有耳鸣，多为低音调耳鸣。

● 有时耳内有堵塞感。

● 一半病例有不同的眩晕，甚至有恶心和呕吐。

【处理】

● 采用头高位卧床休息，消除思想顾虑，保证充足的睡眠。

● 采用血管扩张剂，如川芎、丹参制剂；补充维生素。

● 糖皮质激素药物也有一定效果。

● 药物治疗的同时可辅以高压氧和体外反搏治疗。

【你需就医】

● 发病后治疗越早，疗效越好。因此，一旦发病应立即就医。

● 听神经瘤亦可能首发突发性耳聋的症状表现，应予进一步检查作出鉴别诊断，以免贻误治疗。

【你需注意】

● 发病后避免情绪激动，烦躁不安，切勿大哭、大笑。

● 忌烟戒酒可能对听力康复有益处。

● 冬季注意保暖，避免受寒感冒。

【特别提示】

● 一旦发生突发性耳聋应及时去医院就诊，以获得早期诊断，及时治疗。

● 双耳发病的机会极少，一耳发病，健耳

近期受累的可能性亦不大。

11 听神经瘤

听神经瘤是神经系统较为常见的良性肿瘤之一，占桥小脑角肿瘤的70%，占颅内肿瘤总数的8%。

【你需了解】

● 听神经瘤多见于女性，好发年龄30～50岁。

● 单侧患病居绝大多数，双侧听神经瘤仅占总数的4%左右。

● 内听道为颅底－骨性管道，听神经和面神经均由颅内进入内听道。

● 听神经为第八对脑神经，分为耳蜗神经和前庭神经，耳蜗神经管听觉，前庭神经与平衡功能有关。

● 听神经瘤初发于内听道，以后渐渐长入颅内桥小脑角。

● 听神经瘤大部分生长缓慢，每年生长小于2mm，但有的生长迅速。

● 听神经瘤有时很小却症状表现明显，反之有时已生长到一定大小，而仍无症状表现。

【症状表现】

● 一侧耳内出现高音调耳鸣，初起可以是间歇性，以后渐渐变成持续、恒定。

● 一侧耳听力下降，并逐渐加重。

● 走路不稳或突发性眩晕。

● 面部麻木或面痛。

● 一侧面神经麻痹和面部痉挛抽搐。

● 随着肿瘤不断发展增大，可出现剧烈头痛、恶心、呕吐、视力骤然下降等颅内高压表现，甚至可发生脑疝而危及生命。

【处理】

● 尽早手术，完全切除肿瘤为本病的治疗原则。

● 由于手术可有严重的并发症，故对某些患者来说，保守治疗可作为一种替代疗法。

● 伽玛刀治疗听神经瘤，不必开颅，但只限于肿瘤在3cm以下，疗效明显。

【你需就医】

● 持续或间断性单侧耳鸣。

● 突然发生单侧耳聋。

● 打电话时感到困难。

● 反复发作性眩晕，共济失调或步态不稳。

● 单侧眼闭不上，口角歪斜，面肌抽搐。

● 面部疼痛，面部麻木。

● 头痛，尤其是在用力后发生的头痛，伴恶心呕吐，说明颅内高压。

【你需注意】

● 对年长且有慢性病体质差者，肿瘤发展缓慢或肿瘤发生于仅有听力的一侧者可不做手术，但应定期作检查以监视肿瘤的发展情况。

【特别提示】

● 听神经瘤的治疗，宜早而不应贻误。小的肿瘤，手术效果好，较少有并发症。

● 听神经瘤的早期诊断，对保存听力和避免面瘫甚为关键。

12 贝尔面瘫

贝尔面瘫是指颞骨内面神经的急性非化脓性炎症，引起周围性面神经麻痹。俗称"歪嘴巴"。

【你需了解】

● 面神经的功能之一就是支配面部表情肌运动，面神经麻痹后面部表情肌瘫痪，不能随意运动，因而面部表情消失，形成一副很难看的容貌。

● 有人认为歪嘴巴是吹着"阴风"引起的，可能受凉和寒冷刺激有关，发生血管神经功能紊乱，小动脉痉挛，导致面神经血供减少，引起反应性神经水肿。

● 耳部细菌和病毒感染也可以引起面瘫，其中以胆脂瘤型中耳炎累及者最多，带状疱疹时病毒侵及膝状神经节亦是病因之一。

● 任何年龄均可能发病，但以20～50岁间最多，男性较多见于女性。

● 面瘫发生后，若早期治疗，80%病例在1～2个月内能够恢复正常的。

【症状表现】

● 患侧面部运动功能障碍，不能举眉，前

额无皱纹,眼睑不能闭合。

• 说话时漏风,咀嚼时食物存留于齿颊之间,漱口时水从口角流出。

• 鼻唇沟变浅,口角下垂,上下唇不能闭紧。

• 麻痹日久,面部肌肉逐渐萎缩。

• 偶见有无泪、听觉过敏,舌前 2/3 味觉丧失。

【处理】

• 注意患侧保暖。

• 改善局部血液循环,可用扩张血管药物。

• 糖皮质激素有抗过敏作用,能消除水肿,使麻痹的神经恢复。

• 维生素 B 族和促进代谢药物对神经有营养作用。

• 早期进行理疗亦很重要,病后 1 周可用针灸治疗。

• 急性中耳炎引起的面瘫应采取抗炎治疗。

• 胆脂瘤性中耳炎引起的面瘫应作中耳乳突手术。

【你需就医】

• 因不能闭眼导致眼干、眼痛,有暴露性结膜炎、角膜炎者。

• 面神经麻痹久不能恢复时,常可产生瘫痪肌的挛缩或连带运动。

• 进食咀嚼时有眼泪流下,或颞部皮肤汗液分泌。

【你需注意】

• 平日加强身体锻炼,增强抗风寒侵袭能力。

• 夏天避免在窗下睡觉。

• 冬季迎风骑车戴口罩,在野外作业时注意面部及耳后保暖。

【特别提示】

• 面瘫亦可能是面神经或听神经的良性肿瘤所引起,对于 40 岁以上缓慢发生的,进行性或波动性面瘫应作慎重的估价。

• 中枢性面瘫可因脑血管意外、脑炎、脑脓肿及某些中毒所致,其治疗应随病变的原因和性质而不同。

13 面肌痉挛

面肌痉挛是阵发性不规则的半面肌肉的痉挛,亦称半面抽搐。

【你需了解】

• 发病与颅内面神经受压,阻碍了该神经正常传导功能有关。

• 以中年后的女性患者为多,男女发病率之比为 4:5。

【症状表现】

• 痉挛主要累及眼轮匝肌、逐渐向下扩展到面部其他肌肉。

• 每次发作持续数秒钟至数分钟,间歇期长短不定,程度轻重不一。

• 发作与情绪激动、精神紧张后过度疲劳等因素有关。

• 发作间期一切正常。睡眠中很少有抽搐。

• 部分患者在面肌抽搐时可伴有面痛、头痛和耳鸣。

【处理】

• 发病之初和症状表现较轻者可酌情选用镇静剂、安定剂及抗癫痫药物。

• A 型肉毒毒素半剂量及部分附加部位局部注射治疗有效,痉挛完全缓解率 80% 以上。

• 手术治疗较常用的面神经梳理术,面神经切断术以及颅内责任血管减压术等,手术总有效率可达 90% 以上。

【你需就医】

• 怀疑为听神经瘤、面神经瘤等引起的面肌痉挛应进一步检查,对症状表现不典型的还应与癔病性眼肌痉挛,习惯性面肌痉挛,局灶性癫痫,三叉神经痛等鉴别。

【你需注意】

• 面肌痉挛可引起患者忧虑、面容畸形和妨碍正常社交活动,还能影响视力和进食。

• 病程晚期可使面肌肌力明显减弱,甚至出现永久性面瘫。

• 手术治疗如需经开颅径路,则有一定

的危险性。

【特别提示】

● 肿瘤或血管畸形引发的面肌抽搐,只要早作诊断,积极治疗可获得良效,倘若一拖再拖,肿瘤越长越大,血管畸形破裂造成颅内大出血,则可酿成恶果。

鼻部疾病

1 急性鼻炎

急性鼻炎是急性上呼吸道感染的一部分。感冒起因为病毒感染,开始时鼻黏膜呈卡他性炎症,临床表现为流清水涕;数天后,因鼻黏膜抵抗力降低,又继发细菌感染,于是演变为急性鼻炎,此时鼻涕由清水样而变为黏液性、黏脓性以致脓性。

【你需了解】

● 急性鼻炎是在感冒病毒感染的前提下使鼻黏膜抵抗力降低而继发细菌感染所致。严格地说,感冒不等于是急性鼻炎。

● 由于感冒在人群中的患病率较高,故诱发急性鼻炎的机会也随之增加。

● 所有引起感冒的诱因,诸如受凉、疲劳、酗酒、失眠等导致人体抵抗力下降的因素,也同样构成急性鼻炎的诱因。

● 小儿和老年人因抵抗力较差,较易引发急性鼻炎。

● 多数感冒、急性鼻炎历经 10 天左右可能自然痊愈。但如果因患者抵抗力低下,尤其是在小儿、老人;或因处理不当,则感染可经鼻窦开口向鼻窦蔓延,引起鼻窦炎,经耳咽管引发中耳炎。或急性鼻炎反复发作演变成慢性鼻炎。

【症状表现】

初起时全身不适,食欲不振,畏寒,发热,头痛,自觉鼻腔干燥,继而有鼻塞,夜间较重,说话有鼻音,全身症状轻重不一。

【处理】

● 注意适当休息、饮食宜清淡、多饮水,服用清热解毒药等一般处理感冒的措施,详见感冒篇。

● 对于鼻塞、流涕等症状,鼻腔局部可用 1% 呋喃西林麻黄素滴鼻。

【特别提示】

● 滴鼻剂通常含有麻黄素,可使黏膜血管收缩,改善鼻塞,但婴幼儿剂量宜小,应用 0.5% 麻黄素的制剂,小儿睡前滴用量要少,以免引起兴奋烦躁。老年人如有高血压、心血管病,亦应慎用。

● 滴鼻时应采取正确的方法,因滴鼻剂味苦,尽量勿使向后流入咽腔。每侧鼻孔滴入 2～3 滴即可。

● 如鼻腔分泌物多,可压一侧鼻翼,轻轻擤出另一侧鼻腔的鼻涕。切勿猛擤鼻涕,但是可以将鼻涕吸入咽腔再吐出。

● 急性鼻炎一般只需局部滴药,勿需全身应用抗菌药物,只有在确诊并发鼻窦炎、中耳炎时才考虑。

2 慢性鼻炎

慢性鼻炎是因为急性鼻炎反复发作或处理不当所致。通常鼻黏膜的炎症持续 3 个月以上即称慢性鼻炎。

【你需了解】

● 慢性鼻炎的发病因素甚多 ① 全身性因素:诸如糖尿病,心、肝、肾疾病,贫血,高血压,结核,风湿病,便秘,自主神经功能紊乱,内分泌失调,营养不良,维生素 A、C 缺乏,免疫功能障碍,变态反应,酗酒嗜烟等。② 局部因素:急性鼻炎反复发作,鼻窦分泌物的刺激,鼻中隔偏曲,邻近病灶(如慢性扁桃体炎、增殖体肥大)的影响,用药不当如长期滴用鼻眼净诱发药物性鼻炎等。③ 环境职业因素:经常接触粉尘(如煤灰、水泥、吸入鼻烟)气体(如香烟、房屋装修中释放的甲醛、二氧化硫),环境温、湿度的变化无常(如冷冻、炼钢作业)。

● 慢性鼻炎通常有两种分型 单纯型与肥厚型。两者的区别是:单纯型病变仅限于黏膜层,鼻塞症状较轻,呈间歇性或两侧交替性,下鼻甲黏膜充血肿胀。但如滴用麻黄素制剂,下鼻甲可以明显缩小而通气;肥厚型病变累及黏膜下层、甚至骨膜及骨质，鼻塞重，呈持久性下鼻甲肥大，对麻黄素反应小、甚至无反应。

【处理】

• 单纯型　可用1%麻黄素（小儿用0.5%）滴鼻，鼻丘或下鼻甲黏膜下注入普鲁卡因作封闭治疗，针灸或中药治疗。

• 肥厚型　早期除用麻黄素滴鼻外，还可尝试下鼻甲硬化剂注射，激光、微波、冷冻、电凝等疗法；晚期则应考虑作下鼻甲部分切除术。

【特别提示】

• 慢性鼻炎为改善鼻塞需经常使用滴鼻剂，但应避免长期应用单一品种，否则有酿成依赖性，诱发药物性鼻炎之可能。

• 临床上还有一种鼻黏膜呈慢性炎症变化的疾病——萎缩性鼻炎，该病也可有鼻塞症状，但该病鼻黏膜特别是下鼻甲呈现萎缩性病变，鼻腔变得宽大，它的鼻塞不像上述慢性鼻炎，并非由于下鼻甲肿胀阻塞了鼻腔通道，而是因为痂快堆积造成了阻塞，如果误用麻黄素一类收敛性滴鼻剂，反而会增加鼻黏膜的萎缩，加重症状。故不是所有鼻塞症状皆可应用麻黄素滴鼻。

• 还有一种所谓过敏性鼻炎的鼻病，该病以阵发性鼻痒、连续打喷嚏、流清水涕、鼻塞为特征。其治疗与一般的慢性鼻炎有所不同，它的侧重点在抗过敏。

3 鼻窦炎

鼻窦炎是指鼻窦的化脓性炎症，分急性与慢性两类。

【你需了解】

• 鼻窦是颅内位于鼻腔周围的含气骨腔，一般左右成对，共有4对，即上颌窦、额窦、筛窦与蝶窦。这4对鼻窦又因引流部位不同分成前组（包括上颌窦、额窦、筛窦前群，它们引流至中鼻道）与后组（包括筛窦后群、蝶窦，它们引流至嗅沟）。

• 鼻窦炎为一种常见疾病，急性鼻窦炎多继发于急性鼻炎。急性鼻炎自然病程约10天左右，若脓性涕持续2周以上，应考虑并发急性鼻窦炎之可能，需及时全身使用抗菌药物治疗。慢性鼻窦炎多因急性鼻窦炎反复发生或处理不当迁延酿成。

• 鼻窦炎可单发于一个鼻窦，也可多发，甚至各鼻窦均受累，称为“鼻窦炎”。各鼻窦炎患病率的高低顺序为：上颌窦→筛窦→额窦→蝶窦。上颌窦窦腔最大，开口高，引流不畅，故最易累及；筛窦呈气房型结构，引流亦不理想，感染机会也多；额窦因额鼻管细长，易肿胀阻塞影响引流，发病次之；蝶窦位于头颅深处，发病机会最少。

• 由于鼻腔与鼻窦的黏膜是相连的，鼻窦炎的感染途径大多来自鼻腔，但如因外伤造成鼻窦骨壁的破坏或异物侵入鼻窦，游泳潜水时污水进入鼻窦以及鼻腔为止血或手术后置入的填塞物留置过久亦可引发鼻窦炎。此外，飞行时气压骤变也可造成所谓的“航空性鼻窦炎”。偶有上颌第二尖牙与第一、二磨牙的根尖突入上颌窦底壁内，牙齿的感染也可通过根尖引起“牙源性上颌窦炎”。

【症状表现】

• 全身性症状　急性鼻窦炎有时可出现畏寒、发热、全身不适的感觉，小儿则可有腹泻、恶心呕吐、咳嗽等症状；慢性鼻窦炎由于作为一个病灶的毒性刺激作用，可能出现委顿、倦怠、头昏、注意力涣散、记忆力减退等现象，儿童则可致学习成绩下降。

• 局部症状　鼻塞、流脓性鼻涕为急慢性鼻窦炎共有的症状。急性鼻窦炎可有相邻软组织的红肿。鼻窦炎也可引起头痛，通常前组鼻窦炎的头痛多位于额部或颌面部，后组鼻窦炎则位于枕部或颅底。

• 额窦炎的头痛且有其特点　头痛有周期节律性，上午八九点钟开始，逐渐加重，至中午达高峰，午后逐渐减轻以至消退，翌日再来。

【处理】

• 急性鼻窦炎除鼻腔局部用药外，应全身应用足量抗菌药物治疗，以防并发症的发生或转变为慢性。

● 慢性鼻窦炎则侧重于局部治疗，除非又急性发作，一般免用全身抗菌治疗。

● 鼻窦炎的局部治疗一般用含有1%麻黄素的制剂（或可加入适量的抗菌药或抗过敏药）滴鼻可减轻鼻腔黏膜的充血肿胀，也可使鼻窦在鼻腔的开口通畅而利于鼻窦的引流。口服鼻炎康片、藿胆片或藿胆丸、辛芩冲剂、鼻渊舒口服液以及鼻窦炎口服液亦有一定疗效。慢性上颌窦炎也可作穿刺冲洗并注入抗菌药液治疗。长期难愈的慢性鼻窦炎，在保守治疗不奏效的情况下，可考虑作鼻窦根治手术。CO_2激光或He－Ne激光的局部照射亦有裨益。

【特别提示】

● 鼻窦炎一旦转为慢性，由于炎症病变隐匿于头颅深部骨腔内，炎性分泌物引流不畅，抗菌药物不易达到，故治疗起来比较困难。故预防重于治疗，在感冒或急性鼻炎时应及时治疗，防止演变成急性鼻窦炎；如已酿成急性鼻窦炎，更需积极抗炎治疗，务使不致转为慢性。归根结底，要预防感冒，感冒往往是许多疾病的诱因，千万不要忽视感冒为疥癣小疾而等闲视之，世界上有些国家十分重视感冒乃是有一定道理的。

● 儿童如长期流脓鼻涕，患慢性鼻窦炎可能性极大，日久因病灶毒性刺激可致头昏脑涨、记忆力减退、学习成绩下降，家长应积极帮助求治。

● 慢性鼻窦炎脓涕下流，可致肺部感染，成为支气管扩张的诱因，需要加以重视。

4 鼻外伤

这里所指的鼻外伤主要包括外鼻伤和鼻骨骨折。

【你需了解】

● 外鼻突出于头面部，故受到外力打击时最容易受伤。往往伴有鼻出血。

【症状表现】

● 挫伤表现为鼻部肿胀，有皮下淤血。如果是刺伤、裂伤等有开放伤口，则表现为出血，此时特别注意询问病史，以明确伤口内是否有异物，必要时行CT检查以防遗漏。

● 刚受伤时，可有鼻梁无塌陷或歪斜，部分患者有鼻骨骨折。如没有骨头的移位，则不表现塌陷。数小时后，可有鼻表面软组织肿胀，这时塌陷会变得不明显。在骨折处会有明显压痛。鼻骨侧位片能明确诊断。

【处理】

● 外鼻伤如果表面没有伤口，只需碘酒消毒。如存在创面，先止血，在明确没有异物情况下缝合伤口。如有异物则早期行异物取出术。

● 鼻骨骨折如果有鼻软组织肿胀，则两天后待肿胀消退后再进行鼻骨复位。

【你需就医】

● 所有外伤都应及时到医院治疗，如果治疗不及时，可能发生创面感染，破伤风，异物残留等。特别是鼻骨骨折患者可能会遗留鼻部畸形。还需排除其余复合伤，例如鼻窦骨折、颧弓骨折等。

【你需注意】

● 鼻骨复位后2周内不要触碰鼻部，以防再次塌陷。软组织肿胀在24小时内用冷敷，后热敷。

【特别提示】

● 外伤后如果鼻腔内流出的是不凝的血液样，不要用任何东西去堵塞鼻腔，应马上去医院，因为外伤可能伤及颅底，导致颅底骨折而产生的脑脊液鼻漏，如果不及时治疗，会发生颅内感染，后果不堪设想。

● 鼻骨骨折的复位应在外伤后2周内施行，否则因骨痂形成，再行复位就较困难。

5 鼻出血

鼻出血是临床常见症状之一，可为鼻病引起，亦可由全身疾病所致。

【你需了解】

● 从鼻出血的部位来看，鼻腔的任何部位都可发生出血。小儿及青少年鼻出血大多在鼻腔前部，具体为鼻中隔前下方的易出血区；而40岁以上的中年人和老年人鼻出血则多发生的鼻腔后部，具体为鼻咽静脉丛。

● 发病的局部原因

(1) 外伤:如鼻骨骨折、鼻腔鼻窦外伤或手术均可损伤血管而发生鼻出血。严重的头部外伤,如颅中窝骨折时伤及海绵窦及其内的颈内动脉,可引起严重的甚至是致死性的鼻出血。

(2) 鼻中隔偏曲:多发生在棘突或嵴突附近或偏曲的凸面,因该处黏膜较薄,易受寒冷或不洁空气的刺激,空气气流的方向又在此改变,故黏膜变得干燥,以至破裂出血。

(3) 鼻腔、鼻窦和鼻咽的肿瘤:其中最易引起出血者当属鼻中隔毛细血管血管瘤、鼻咽纤维血管瘤、出血性息肉和鼻腔或鼻窦的恶性肿瘤。

(4) 鼻炎和鼻腔特异性炎症:急慢性鼻炎引起的鼻出血量一般不多。结核、狼疮、麻风、白喉及梅毒等,因有黏膜糜烂、溃疡、肉芽,或形成鼻中隔穿孔而引起出血。

(5) 鼻腔异物:常见于儿童,多系一侧性出血,可为涕中带血,伴有臭味。

● 发病的全身原因 鼻出血有时可为某些全身性疾病的首发症状,鼻出血多为双侧。常见的原因有:① 急性发热性传染病。② 高血压和动脉硬化。③ 出血性疾病。④ 营养障碍或维生素缺乏。⑤ 中毒。⑥ 子宫内膜异位症。⑦ 遗传性毛细血管扩张症。

● 也有一部分患者找不到出血的原因。

【症状表现】

● 鼻出血多为单侧,亦可为双侧。

● 根据出血量来看,鼻出血可间歇反复出血,亦可为持续出血。

● 轻者仅为涕中带血,重者可引起出血性休克。

● 反复出血可导致贫血。

【处理】

● 告知医生是哪一侧鼻腔出血,或哪侧鼻腔先出血,出血速度和出血量,过去有无出血,此次出血有无自觉病因,有无其他伴随症状如高血压等情况。

● 鼻出血量多时急诊就医,但不要惊慌,以免因紧张而导致血压升高,从而加重出血。体位除休克采用平卧位外,大多采取坐位或半卧位。将血液和分泌物吐于容器内,不要将其咽下,这样有助于医生判断出血量,且可避免消化道不良反应。

● 对于出血不多者,医生可以检查出血部位和出血原因,检查可在门诊进行。

● 对于出血剧烈者,不必急于检查出血原因,而应以迅速采取止血措施为主,防止出血性休克。止血的方法有多种,如简单止血法、烧灼法、鼻腔填塞法、血管结扎法等,医生根据不同的出血情况选择相应的止血方法,有时因病情变化而需更换止血方法。其中以鼻腔填塞法为最常用而有效的止血方法。

● 鼻出血止住后,需全身支持治疗,给予静脉点滴抗生素和止血剂,并寻找出血的部位和原因以便对因治疗,避免日后再出现类似情况。诸如过去史和家族史,必要的全身检查,血压测量,血常规检查,血小板计数,鼻腔局部内窥镜检查,拍摄鼻窦 CT 片等。

【你需就医】

● 反复或持续性的涕中带血。

● 儿童长期双侧鼻腔交替性反复出血,有引起贫血可能者。

● 儿童单侧鼻腔持续性涕中带血,伴有鼻臭者。

● 出血量较大者需急诊就医。

【你需注意】

● 儿童避免挖鼻的不良习惯。

● 老年人秋冬季节注意保暖,密切注意血压的变化。

● 发现反复鼻出血及时就诊,避免延误病情。

● 找到鼻出血原因后积极对因治疗。未找到原因者密切随访。

【特别提示】

● 在家中如出现鼻出血,且多从前鼻孔流出者,可以用右手拇指和食指紧捏鼻翼处数分钟,部分患者可自行止住,对于儿童特别有效。

6 鼻中隔偏曲

鼻中隔偏曲是指鼻中隔偏离中线或呈不规则的偏曲，并引起功能障碍，如鼻塞、鼻出血、头痛等。

【你需了解】

● 鼻中隔用来分隔左右鼻腔。鼻中隔在胚胎期由几块软骨组成。在发衣生长和骨化过程中，若骨与软骨发育不均衡或骨与骨之间生长不均衡，则形成畸形或偏曲，在相互接缝处形成棘突或嵴突。此外，由于受到外伤，造成鼻中隔的骨和软骨出现偏曲。

● 按鼻中隔偏曲的形态分类有"C"形和"S"形；局部呈尖锥样突起者称棘突；由前向后呈条索状山脊样隆起称嵴突。按偏曲部位有高位、低位、前段和后段之别。一般前段偏曲、高位偏曲引起处功能障碍较重。

【症状表现】

● 鼻塞为鼻中隔偏曲最常见的症状，多呈持续性鼻塞。"C"形偏曲多引起同侧鼻塞，"S"形偏曲多引起双侧鼻塞。鼻中隔偏曲患者如患急性鼻炎，则鼻塞更加加重，且不容易康复。鼻塞严重者还可出现嗅觉减退。

● 如偏曲部位压迫下鼻甲或中鼻甲，可引起反射性头痛。鼻塞重，头痛加重。鼻腔用血管收缩剂或表面麻醉剂后，则头痛减轻或消失。

● 鼻出血部位多见于偏曲的棘突或嵴突处，因该处黏膜张力较大且薄，加之鼻中隔软组织血供丰富，故较容易反复出血。

● 如高位鼻中隔偏曲妨碍鼻窦引流，可诱发化脓性鼻窦炎。如影响咽鼓管引流，则可引起耳鸣、耳闷。

【处理】

● 出现上述明显症状者并确诊为鼻中隔偏曲，均可施行鼻中隔黏膜下切除术或鼻中隔黏膜下矫正术。

【你需就医】

● 大多数人或多或少存在鼻中隔偏曲，但只要没有出现症状，无需就医。一旦出现以上症状之一，就需要就医。

【你需注意】

● 因鼻中隔偏曲处黏膜薄，如挖鼻成习易引起出血，甚至继发感染导致鼻中隔脓肿、穿孔，故本病患者禁止挖鼻。

【特别提示】

● 鼻中隔偏曲的诊断较易确立，但应防止掩盖鼻腔、鼻窦、鼻咽等更为重要疾病的诊断。如鼻咽癌、鼻窦真菌病等也有类似鼻中隔偏曲的症状。故在确诊鼻中隔偏曲的同时，尤其在施行鼻中隔矫正术前，尚应排除鼻腔、鼻窦、鼻咽等处更为严重的疾病。

7 嗅觉障碍

患者在主诉嗅觉障碍时只是简单地述说嗅不到气味，实际上嗅觉障碍的表现是复杂的，有些表现形式对于病情的诊断和预后的判断有很重要的意义。

【你需了解】

嗅觉障碍发生的原因有以下几种：

● 呼吸性嗅觉障碍　通常是鼻腔或呼吸道其他部位的结构异常，使得空气不能经呼吸到达嗅区从而造成嗅觉障碍。如鼻腔结构畸形，鼻腔阻塞性炎症，鼻腔及鼻炎占位性病变，鼻腔异物，全喉切除术或气管切开术后。

● 感受性嗅觉障碍　发生于黏膜感受器或颅内嗅神经系统的病变都可以引起嗅觉障碍。如萎缩性鼻炎，外伤，肿瘤，病毒感染，老年性嗅觉障碍，药物和化学物质，放射治疗及营养不良等。

● 精神嗅觉障碍　某些精神性疾病伴有嗅觉异常与患者强烈的感情混乱有关。如嗅觉过敏，嗅觉倒错，幻嗅等。

【症状表现】

● 嗅觉丧失　表现为对嗅素的刺激没有反应，不能嗅到嗅素的气味。

● 嗅觉减退　表现为对嗅素气味的敏感性降低。

● 嗅觉过敏　表现为对嗅素气味的敏感性提高，嗅阈降低。

● 嗅觉倒划　表现为对嗅素的刺激存在，亦能感受到气味，但不能正确认识。

● 幻嗅 表现为没有嗅素的刺激，但自觉嗅到某种气味。

【处理】

● 寻找病因并针对病因进行治疗是嗅觉障碍治疗的首要原则。

● 手术治疗 清除鼻腔内阻塞性因素，恢复鼻腔通气功能。如改善解剖变异，切除鼻腔内占位病变，急慢性鼻炎积极控制炎症等。

● 药物治疗 应用维生素类药，糖皮质激素，锌治疗，口服三磷酸腺苷。

● 理疗 针灸或理疗。

【你需注意】

● 嗅觉障碍是疾病的一个症状，因此一旦出现嗅觉障碍必须及时到医院就诊，寻找病因，以免延误病情。

● 注意营养和食物习惯对于嗅觉障碍有一定影响，尤其是老年患者。可根据其食欲、食物偏爱与体重进行指导和调配。

8 酒渣鼻

酒渣鼻为外鼻的慢性皮肤损害，常伴鼻尖及鼻翼痤疮和皮肤充知，发病年龄较寻常痤疮为晚。

【你需了解】

● 发病原因不明。有关的诱因和病因有：毛囊蠕形螨寄生、局灶性感染和嗜酒及喜食辛辣刺激性食物等饮食习惯。

【症状表现】

● 自觉症状不重，但有碍美容，按病情进展分为三期。

第一期：外鼻皮肤潮红，皮肤油光状。

第二期：外鼻皮肤潮红不退，日久呈增厚橘皮样。

第三期：外鼻皮肤呈分叶状肿大，外观似肿瘤，称之为鼻赘。

【处理】

● 外用药：甲硝唑软膏局部涂抹。

● 内用药：四环素有较好疗效。其他抗生素如红霉素、土霉素、氨苄青霉素也可使用。

● 对于鼻赘，可用手术切除肥大的部分。

【你需就医】

● 发现有上述症状及时就医。

【你需注意】

● 避免容易使面部血管扩张的各种因素，如热水浴、桑拿浴等，忌酒和辛辣食物。碘可能使病情加重，应避免服用含碘药物和吃含碘食物。

● 保持面部清洁。

9 变应性鼻炎

变应性鼻炎是全身性变应性疾病在鼻部的表现，它就像永不消失的“感冒”，大部分患者有遗传史，少数患者无遗传史。

【你需了解】

● 流行病学研究显示，哮喘患者60%～78%有变应性鼻炎，而约20%～38%的变应性鼻炎患者有哮喘。

● 随着社会经济的发展，物质生活的日趋丰富，各种变态反应性疾病也在不断增多，我国变态反应性鼻炎患病率为正常人群的6.32%。

● 变态反应性鼻炎分为两种类型，是常年性变应性鼻炎即“过敏性鼻炎”和季节性变尖性鼻炎即花粉症。

● 鼻黏膜对某些变应原发生的变态反应为本病的病因。变应原主要为吸入物、其次为食物。常见的吸入变应原有螨虫（屋尘螨、粉尘螨等）、昆虫（它们的毛、蜕皮、脱屑、分泌物等）、羽毛、花粉、真菌等。常见的食物变应原有奶、蛋、鱼、虾等。

● 当过敏性体质的人接触到特异的变应原后，机体会产生相应的免疫球蛋白（IgE）抗体，并附着在介质细胞表面（肥大细胞、嗜碱粒细胞），机体就会处于致敏状态，此时尚没有症状，只有当相同的变应原再次侵入机体时，变应原与介质细胞表面的IgE结合，会激发细胞产生某些活性物质，这些活性物质引起机体一系列变化，而处于发敏状态，导致症状的产生。

【症状表现】

● 阵发性打喷嚏 往往发生在晨起或接

触到变应原后，每次多于3个，甚至连续十几个。

● 大量清水鼻涕　自行流出，犹如"关不了的水龙头"。

● 鼻塞　有的呈持续性，有的是间歇性发作。

● 鼻痒　大部分患者感觉鼻内痒，喜欢揉鼻，某些患者还有喉咙痒，眼睛痒，耳朵痒。

● 鼻腔检查　发作期可发现鼻腔黏膜特别是下鼻甲黏膜苍白，甚至呈紫灰色，肿胀，伴有较多的水样滋，发作间期可表现正常。

【处理】

● 对于变应性鼻炎而言查清变应原，设法避免接触它是理想的防治方法，但实际上要做到完全避免接触是非常困难的。因此，目前仍以药物治疗为主。

● 特异性脱敏治疗(减敏疗法)是采用引起患者变态反应的变应原制成提取液，用逐渐增加的小剂量变应原接触使患者对该变应原产生免疫耐受性，达到消除症状的目的。目前能用于脱敏治疗的变应原提取液很少，这涉及到技术等原因。缺点是疗程较长和不方便，患者难以坚持。

● 抗组胺药　是临床上最常用的治疗药物。有扑尔敏、酮替芬、开瑞坦、仙特敏(西可韦，赛特赞)和新敏乐等，有不同程度嗜睡的不良反应。

● 色甘酸二钠，不良反应很少，但起效时间多在1周以后，故属预防性用药，不作为常规用药。

● 糖皮质激素类　因长期应用不良反应较大，故现已很少全身应用。现在更常用的是局部使用，对控制局部症状效果很好，特别是在发作期。临床上应用的制剂有伯克纳，辅舒良，雷诺考特等鼻喷剂。

● 鼻黏膜减充血剂　1%盐酸麻黄素滴鼻液，可有效减轻鼻阻塞症状，但长期应用可能会引起药物性鼻炎，因此不能长期使用。

【你需就医】

● 某些患者发作时还会引发哮喘，所以当反复出现上述表现时应到医院耳鼻喉科就诊。

● 目前除了局部检查，还有许多特异性检查，例如某些变应原的皮肤试验，可以知道哪类变应原致敏，以后可以尽量避免接触。

● 分泌物特异性 IgE 的测定对诊断有意义。

【你需注意】

● 目前对变态反应性鼻炎尚没有彻底治愈的方法，故不要相信某些广告中所谓能根治过敏性鼻炎的说法。

【特别提示】

● 变应性鼻炎发作时类似于感冒，因治疗方法不同，一定要加以区分。感冒发作时往往伴有发热和全身症状，而变应性鼻炎没有类似症状。感冒一般有诱因和传染性。变应性鼻炎在一定的季节内或会常年反复发作。

10 鼻息肉

鼻息肉是鼻部常见的疾病，随着变态反应性鼻炎发病率的增加，鼻息肉患者数也在不断增多。多见于成人。

【你需了解】

● 鼻息肉是常见病、多发病，一旦形成息肉就很难通过药物来消退。大部分患者存在手术史，术后较易复发，故其中部分患者是多次手术史。这就增加了患者的痛苦。

● 病因不明，关于本病的学说较多，多数学者认为与变态反应和慢性炎症有关。

【症状表现】

● 鼻塞　早期是间歇性鼻塞，单侧或双侧，随着息肉的不断长大，鼻塞渐渐呈持续性，且药物效果差。

● 脓涕　因息肉阻塞了鼻窦引流口，使之继发感染而产生大量脓鼻涕。

● 嗅觉　渐减退，病史时间越长，越严重。

● 头痛　也因继发鼻突炎所致。

● 其他　如果鼻息肉向后鼻孔发展阻塞咽鼓管咽口，会引起耳闷。

● 检查　鼻腔内可以见到一个或多个似新鲜荔枝肉样的息肉。如果有条件，建议作鼻内窥镜检查,可以仔细检查息肉和鼻窦引流口堵塞情况。另外可作个鼻窦CT检查,能查明哪些鼻窦有炎症,有利于治疗。

【处理】

● 目前尚没有有效的药物治疗来控制息肉的生长。以手术切除为主,目前多使用鼻内窥镜手术,在内窥镜下可以彻底切除息肉,同时扩大鼻窦引流口,以减少术后复发。

● 术后一段时间内用药,例如局部糖皮质激素喷雾剂,可减轻术后黏膜水肿,抗感染药可有效控制鼻腔和鼻窦炎症,还有某些专用的中成药等。

【你需就医】

● 如发生上述症状,建议及早到医院检查和治疗,因某些鼻部疾病也会表现出类似症状,例如鼻内翻性乳头状瘤、血管纤维瘤等,一旦诊断不及时,延误治疗,后果会很严重。

● 如有怀疑不是息肉的患者,可在鼻内窥镜下作活检,以早期确诊。

【你需注意】

● 手术后坚持门诊随访,早期复发的息肉可在内窥镜下清除,出血少,效果好。可巩固手术效果。

11 萎缩性鼻炎

萎缩性鼻炎是一种病因不明的鼻炎,发展较缓慢,女性多见。在发达国家本病已很少见,在我国,发病率也趋于下降。

【你需了解】

● 关于萎缩性鼻炎的原发性原因还不明确,认为可能与某些疾病有关,是全身疾病的一种局部表现例如免疫性疾病,内分泌紊乱,维生素或微量元素的缺乏等。

● 继发性原因与鼻腔疾病有关。例如慢性鼻炎、鼻窦炎的分泌物长期刺激鼻黏膜;手术切除鼻甲过多;特殊传染病(结核、梅毒、麻风等)对鼻黏膜的损害等。

【症状表现】

● 因鼻黏膜萎缩导致鼻腔干燥,鼻出血,嗅觉减退。鼻腔内脓痂较多,导致鼻塞。鼻塞的另一原因是黏膜萎缩,不能感觉流过的空气。因鼻黏膜缺乏对冷空气的加温湿润作用,导致冷空气直接刺激鼻黏膜,引起头痛。

● 臭鼻症,是因鼻腔内细菌感染所致。

● 检查时可见鼻腔宽大,鼻甲缩小,黏膜较干燥,附着有大量脓痂,伴有恶臭。

【处理】

● 本病目前尚无特殊药治疗。主要有加强营养,补充维生素和微量元素,例如维生素B_2、维生素C、维生素E、铁、锌等。

● 局部治疗包括鼻腔用生理盐水冲洗,局部使用油性滴鼻剂。

● 如果保守治疗无效,可以考虑手术治疗,但很少用,手术目的是缩小鼻腔。

【你需就医】

● 如有上述症状应及时就诊,因部分萎缩性鼻炎患者可能存在有其他全身性疾病。

【你需注意】

● 萎缩性鼻炎患者容易出血,故禁止挖鼻。

● 尽量远离有有害粉尘、气体的环境,以避免加重病情。

咽部疾病

1 急性咽炎

急性咽炎是咽部黏膜的急性炎症,病因多以细菌或病毒引起。常继发于急性鼻炎,急性扁桃体炎之后,或同时发病。

【你需了解】

● 全身抵抗力减退,嗜烟酒、营养不良,易患此病。

● 受冷后局部抵抗力下降,细菌乘虚而入。

● 各种传染病前驱症状,如流感、猩红热、麻疹、伤寒等。

● 接触各种刺激物质、各种化工厂、制革厂、香烟厂、各种刺激性药物,如氨、氯等。

● 全身慢性病、肾病、肝病等。甲状腺功能减退或亢进均可引发。

【症状表现】

● 开始咽部灼热，微痛，发干，后可加重，以致疼痛可放射到两侧耳部、颈部，影响吞咽，病情加重时可发音沙哑，咳嗽。

● 患者可有全身不适，畏寒，头痛，体温38℃左右，个别可超过40℃，一般3～7天可恢复。

【处理】

● 休息，多饮水。咽部可用漱口水。轻者可用含片或中药清热消炎药。疼痛明显，发热者常用抗生素，如先锋霉素或红霉素等。必要时可肌内注射青霉素等。

【你需就医】

● 如疼痛明显，发热应去医院就诊。

● 全身症状明显，尤其是小孩，要注意扁桃体上有无分泌物或溃疡。并要检查白细胞，以鉴别其他病变。

● 如有耳部疼痛，要注意中耳炎发生。

【你需注意】

● 平时要避免过劳，受凉。

● 有慢性咽炎要注意避免复发。

【特别提示】

● 急性咽炎应与流感等鉴别。流感有鼻塞、流涕的明显症状。鼻甲黏膜可充血，并有流行病学特征。

● 咽痛，发热不退要提防急性咽炎，肺炎的发生。

● 咽为全身健康的一面镜子，白血病，粒细胞减少症等均有可能有雷同急性咽炎的表现，应予鉴别，以免贻误诊断和治疗。

2 慢性咽炎

慢性咽炎是由慢性感染所引起的弥漫性咽部病变。

【你需了解】

● 急性咽炎反复发作常引起慢性咽炎。

● 慢性扁桃体炎，鼻炎，鼻窦炎，口腔牙病也可引起。

● 化学气体，空气污染，烟酒过度可诱发本病。

● 全身慢性疾病，抵抗力下降，过敏体质，如肾炎、肝炎、风湿病、贫血、肺病等会影响咽喉。

【症状表现】

● 咽部异物感、发干、梗阻感、微痛。

● 咽部分泌物增多，引起咳嗽。

● 说话多后发音疲劳，疼痛加剧。

【处理】

● 加强身体锻炼。提高抵抗力。

● 了解发病原因：如鼻炎者治疗鼻炎。慢性扁桃体炎或牙周病变者先解决病因。

● 全身疾病者均应逐步治疗全身病变。

● 减少烟酒刺激，少食辛辣刺激食物。

● 中药可用清热利咽，消炎为主的中成药；如慢咽舒宁、咽立爽等。

● 含片，有含碘喉症片、银黄含片、华素片等。

● 其他局部涂药，喷药，封闭疗法，理疗和针灸均可考虑使用。咽后壁淋巴颗粒增生者可用激光或微波治疗。

【你需就医】

● 慢性咽炎症状长期不愈，特别是中老年者应作咽、喉部检查，必要时作纤维喉镜检查，以排除喉部其他病变。

【你需注意】

● 加强身体锻炼，减少咽部刺激。患者严禁烟酒。

● 少作长谈，使得咽部得以休息。

【特别提示】

● 慢性咽炎，尽量不用抗生素。如急性发作时才作考虑。

● 慢性咽炎应作多方观察和检查后才能作最后诊断。

● 少数患者咽部不适，常有干咳习惯，这反而不易恢复，应停止此动作。

● 悬雍垂（小舌头）过长与舌根接触，易引起异物感，可考虑悬雍垂部分切除术。

3 扁桃体炎

扁桃体炎是指扁桃体的非特异性炎症，分为急性扁桃体炎和慢性扁桃体炎，急性扁桃体炎多见于10～30岁之间的青少年，慢性扁桃体炎多因急性扁桃体炎后抵抗力下降，细菌不断繁殖而致。

【你需了解】

● 乙型溶血性链球菌是急性扁桃体炎的主要致病菌。

● 受凉、潮湿、疲劳过度、烟酒过度、有害气体均是急性扁桃体炎的诱因。

● 急性扁桃体炎分为急性卡他性扁桃体炎和急性化脓性扁桃体炎，后者症状较重。

● 急性扁桃体炎未积极治疗可在局部导致扁桃体周围脓肿、急性鼻炎、急性喉支气管炎；在全身可因免疫反应导致急性关节炎、风湿热和急性肾炎等并发症。

● 多数慢性扁桃体炎患者无明显自觉症状。

● 慢性扁桃体炎在身体受凉、受湿、全身衰弱、内分泌紊乱、自主神经系统失调或生活和劳动环境不良的情况下，容易形成病灶引起许多严重疾病。

【症状表现】

● 急性扁桃体炎表现为全身症状及局部症状，前者包括发热、畏寒、食欲差、疲劳无力和四肢酸痛等，后者包括咽痛、言语含糊不清、吞咽困难等。

● 慢性扁桃体炎主要表现为咽部不适、咽部异物感、刺痛感及口臭，扁桃体肥大者可引起呼吸不畅，另外由于扁桃体内脓栓被咽下，对胃肠敏感患者可引起消化障碍。

【处理】

● 因急性扁桃体炎有传染性，最好能隔离患者或戴口罩。

● 卧床休息，进食流质及多饮水，加强营养，疏通大便。

● 抗生素治疗，以青霉素类药物为首选药物，一般持续用药 5～7 天。

● 局部可用漱口药水漱口及含服含片。

● 慢性扁桃体炎多无需治疗，但对反复发作急性扁桃体炎者或影响其他器官者，需行手术治疗。

【你需就医】

● 急性扁桃体炎发作，咽痛明显伴有发热者应就医治疗。

● 反复扁桃体炎发作者，需就医明确是否需要手术。

● 扁桃体炎患者出现低热不退、关节酸痛、心律紊乱及小便性状改变者需就医。

【特别提示】

● 参加体育锻炼，增强体质和抗病能力，口服维生素 C 及鱼肝油对预防扁桃体炎发作有一定作用。

4 咽异感症

咽异感症是指除疼痛以外的多种咽部异常感觉或幻觉，如球塞感、紧迫感、黏着感、烧灼感、蚁行感以及无吞咽困难的吞咽梗阻感，中医称之为“梅核气”。

【你需了解】

● 咽部支配的神经极为丰富，全身许多器官的疼痛，可通过神经的反射和传导作用，使咽部发生异常感觉。

● 咽部及咽部邻近器官的病变累及咽腔或咽壁的任何一层组织均可产生咽异感症。如咽炎、扁桃体炎、会厌囊肿、鼻炎和茎突过长等。

● 胸腔或腹腔器官的病变可通过迷走神经反射或使食管蠕动增加，产生咽异感症。如心脏病、心包积液、主动脉瘤、胃溃疡、胆石症等。

● 全身因素如绝经期、烟酒过度、甲状腺功能减退、风湿病、重症肌无力、自主神经系统功能失调等也可导致咽异感症。

● 精神因素也是导致咽异感症的原因之一，尤其恐癌症最为多见。

● 许多局部器质性病变引起的咽异感症，仅当全身情况发生变化时方才出现。

【症状表现】

● 表现为咽部瘙痒感、紧迫感、黏着感、烧灼感、球塞感、蚁行感和吞咽梗阻感等非特异性症状。

【处理】

● 针对病因的治疗。

● 服用中成药，如清喉利咽冲剂、冬凌草

片和各类含片。

- 对神经衰弱和焦虑的患者可服用镇静类药物。

【你需就医】

- 咽异感症的患者多无严重器质性病变，只要保持心情舒畅和良好的生活习惯，多半会消失。若同时伴有其他不适，可就医排除其他疾病。

【特别提示】

- 保持良好的生活规律，戒烟酒，少食刺激性食物，可改善症状。

5 鼾病

鼾声响度超过60dB以上，妨碍上呼吸道气流的通过，影响同室人休息或导致他人烦恼时，称为鼾病。鼾症较轻者（单纯型）不引起明显的缺氧症状；较重者（憋气型）可伴有不同程度的缺氧症状，此种鼾病实为阻塞性睡眠呼吸暂停综合征的同义词。

【你需了解】

- 睡眠呼吸暂停综合征是指成人于7小时的夜间睡眠时间内至少有30次呼吸暂停，每次呼吸暂停时间至少10秒以上。

- 鼾声的产生是由于上呼吸道气流通过时冲击咽黏膜边缘和黏膜表面分泌物引起振动而产生的声音。

- 鼾病患者多是肥胖体型，有脂肪蓄积过剩，加之入睡后肌张力低下，因而咽腔狭窄尤为明显，更易发出鼾声。

- 持续较久的或反复的呼吸暂停会引起低氧血症和高碳酸血症，久之导致全身诸多系统的病理生理变化，包括心血管系统、呼吸系统、神经系统和内分泌系统等的变化。

- 据统计，人群中约有20%～30%左右的人打鼾，而睡眠呼吸暂停综合征的发生率在4%～10%之间，随着年龄的增长发病率也逐渐升高。

【症状表现】

- 睡眠打鼾，张口呼吸，频繁呼吸停止，反复憋醒。

- 晨起头痛，白天困倦，疲乏无力，嗜睡。

- 记忆力减退，反应迟钝，工作学习能力下降。

- 其他包括性格改变，如暴躁易怒、抑郁不振等。

【处理】

- 调整睡眠姿势，尽量取侧卧位或俯卧位，可减少舌根后坠，减轻症状。

- 减肥，将体重减轻20%以上可明显改善症状。

- 慎服镇静安眠药，戒烟酒。

- 使用口腔矫治器，以保持咽腔通畅，改善通气。

- 手术治疗，对于有明显咽部狭窄患者，可手术扩大咽腔。

【你需就医】

- 一过性打鼾的患者无需就医；若打鼾导致夜间憋气者，应就医诊治。

【特别提示】

- 因打鼾导致嗜睡、注意力不集中的患者，不宜从事驾驶、高空作业等有潜在危险的工作，以免发生意外。

喉部疾病

1 急性喉炎

急性喉炎是细菌感染所致喉黏膜急性炎症。以冬春二季的患病率较高。教师、演员、售货员等用嗓职业者发病尤多。

【你需了解】

- 某些诱因致机体抵抗力下降时细菌或病毒乘虚而入。早期也可先有病毒侵入，后继发细菌感染。

- 疲劳、受凉、烟酒过度、发音过多，易发喉炎。

- 化学气体、粉尘吸入常引起发病。

- 喉外伤或做手术可引发炎症。

【症状表现】

- 起病时咽喉部发痒，异物感，微痛，很快出现声嘶。从轻度嘶哑至失音。

- 咳嗽，讲话困难，费力，喉部阻塞感，咯痰不畅。数天后咳出黏稠痰液。

- 声门区肿胀严重者可引起呼吸困难。
- 体温可升至38℃左右，可有鼻塞、头痛等症状。

【处理】

- 严格禁声，减少声带运动。
- 消炎，可给抗生素，如先锋霉素或红霉素等。中药有清音丸、铁笛丸等。
- 声嘶明显，有喉梗阻呼吸不畅者在使用抗生素同时可加用糖皮质激素，如强的松。这需医生指导下使用。
- 雾化喷喉　用雾化器内加抗生素和地塞米松等吸入喉部。
- 气管切开　药物不能缓解的喉梗阻。

【你需就医】

- 声嘶明显，有呼吸困难。
- 小孩急性喉炎多继发于上呼吸道感染。亦可突然发病。如有声嘶，哭时有喘声及吸气性喉鸣，应立即就医。

【你需注意】

- 参加体育活动，提高抵抗力。
- 预防感冒。
- 避免用声过度或高声叫喊。
- 防止烟酒过度。
- 有害化学气体、粉尘，应注意预防保护。
- 治疗鼻炎，鼻窦炎，口腔炎症。

【特别提示】

- 发病急骤的声嘶，有呼吸困难、胸闷、咽痛等症状要考虑过敏性喉水肿，有一定的危险性。
- 小孩急性喉炎有可能是各种传染病前驱症状。如流感、水痘、百日咳等。

2 慢性喉炎

慢性喉炎是喉部黏膜的慢性炎症。其发病原因甚为复杂。多继发身体其他部位之病变而发生，也可有病菌引起。

【你需了解】

- 咽部疾病　慢性扁桃体炎、慢性咽炎可引起喉炎。
- 鼻部疾病　鼻炎、鼻窦炎可能是喉部慢性刺激的来源。
- 口腔疾病　龋齿、牙槽脓溢的炎症直接扩散。
- 肺部疾病　支气管炎、肺脓肿等痰液影响喉部。
- 烟、酒、化学气体等刺激。
- 发音过多及发音不当。以至声带内外张肌过度紧张，声带互相摩擦过度。
- 全身疾病　肝硬化、糖尿病、肾炎、甲状腺病变，均可使喉部发生病变。

【症状表现】

- 最主要症状是声音嘶哑，初为间歇性，渐变为永久性。
- 喉部不适和疼痛。
- 常伴有咳嗽。

【处理】

- 首先查出病因，予以治疗。如对鼻窦炎或扁桃体炎给予处理。
- 戒除烟酒。
- 职业用声者在急性期要禁声。慢性期声嘶者，应考虑发声训练。
- 喉部局部治疗可用喷雾吸入，如抗生素或加中药白毛夏枯草等。
- 口服药物可用慢咽舒宁或金嗓散结丸等。
- 理疗或针灸均可考虑。
- 声带息肉或小结较大均可做手术摘除。

【你需就医】

- 一般情况下，慢性喉炎不必用抗生素。如急性发作可考虑使用抗生素。
- 老年患者如咳嗽明显或有发热者应去医院就医，以防肺炎或支气管炎发生。

【你需注意】

- 首先要去除病因，改善生活环境。禁声或少语。
- 职业用嗓者，特别是歌唱演员，慢性喉炎，声带肥厚，小结者应改善发声方法；发音时颈、下颌、咽喉部肌肉要放松。声音不能"挤卡"，气息要通畅。

【特别提示】

- 中老年声音嘶哑，经治不愈者应作详

细检查,以防喉部肿瘤等其他病变。必要时应作纤维喉镜检查或活检。

3 喉外伤

喉外伤是指喉部受到外界的力量作用,引起的喉部损伤,包括开放性损伤和闭合性损伤,严重的喉外伤多伴有咽部、气管甚至食管的损伤。

【你需了解】

- 严重的喉外伤,常累及颈部软组织、气管和食管,实际上是颈部外伤的一部分,后果严重,死亡率较高。
- 严重喉外伤可伴有喉部软骨骨折,其骨折部位常发生在甲状软骨的中央部或上角处,老年人因软骨钙化,更易发生骨折。
- 暴力引起的颈部挫伤,虽无明显伤口,但可能出现喉内黏膜下出血而引起窒息。
- 严重的喉外伤后晚期可能出现瘢痕性狭窄,引起声带麻痹和呼吸困难。
- 喉部软骨骨折最好在外伤后 4 周内进行复位,否则将因瘢痕形成而使复位发生困难。

【症状表现】

- 呼吸困难　有黏膜水肿或黏膜下出血,血液进入气道引起呼吸困难。
- 声嘶或失声　喉外伤后,多数患者由于声带黏膜下淤血导致声嘶。
- 疼痛　外伤后由于软组织挫伤或刺伤导致疼痛,可因频繁咳嗽而使局部疼痛加重,有时可放射到耳部。
- 喉休克　外伤严重者,可因失去知觉导致喉休克。
- 还可能出现吞咽障碍、出血等其他症状。

【处理】

- 止血　用纱布紧压出血处减少出血,但应注意不可压迫气道。出血严重者,应寻找出血点,予以结扎血管。
- 有呼吸困难者,及时清理呼吸道异物,保持呼吸道通畅,为了挽救患者,可将空心橡皮管插入气管内维持通气,待有条件时进行气管切开。
- 清创缝合,缝合后放引流条,24 ～ 48 小时后抽出。
- 对于软骨骨折者,若无明显移位,固定颈部即可,有移位者,应进行复位。

【你需就医】

- 颈部外伤后,若有声嘶或失声的情况发生,应即就医。
- 颈部贯通伤,无论伤口大小,均应就医。
- 外伤后颈部不断增粗,应考虑内出血可能,随即就医。
- 外伤后有呼吸困难或过一段时间后出现呼吸困难者应随即就医。

【特别提示】

- 对于严重的喉外伤,最重要的是保持呼吸道通畅,防止窒息的发生。
- 颈部大出血填塞后虽然不再出血,不能贸然取去填塞物,以防再次大出血。

4 喉麻痹

喉麻痹是喉的运动神经或喉肌受损引起的声带运动功能丧失或障碍。

【你需了解】

- 喉部肌肉受到喉返神经和喉上神经的支配。而声带的运动是由多种喉部肌肉协同完成的。
- 喉麻痹按神经病变部位分为周围性和中枢性,两者之比为 10:1。
- 左侧迷走神经与喉返神经行程较长,故左侧喉返神经麻痹的发病率较右侧约高一倍。
- 甲状腺手术是引起喉返神经损伤的最常见原因之一。
- 甲状腺肿、颈淋巴结肿大、主动脉瘤、左心室扩大、食管癌等都可因压迫喉返神经引起喉返神经麻痹。
- 脑动脉血栓形成、脑肿瘤、延髓空洞症、多发性脑脊髓硬化症、遗传性运动失调等疾病均可引起喉麻痹。
- 某些引起周围神经炎的疾病也可引起喉麻痹,如白喉、带状疱疹、风湿病等。

• 喉肌病变和环勺关节病变也可引起声带运动障碍，如重症肌无力等。

【症状表现】

• 声嘶程度因声带固定或不完全固定而有所不同。

• 单侧声带麻痹患者，仅在运动后出现轻度呼吸困难；双侧声带麻痹容易发生呼吸困难。

• 误吸 表现为吞咽后出现呛咳，系异物误入呼吸道所致。

【处理】

• 针对病因治疗，若肿瘤压迫所致，应切除肿瘤；若外伤所致，应行神经探查术；若神经炎所致，口服维生素 B_1、维生素 B_6 和弥可保等神经营养药，加兰他敏 10mg 肌内注射，每日 1 次。

• 语言训练，理疗等。

• 对重症肌无力者可采用新斯的明。

• 经保守治疗无效者行手术治疗。

【你需就医】

• 声嘶进行性加重或经积极治疗无好转者应就医。

• 声嘶伴有呼吸困难患者应就医。

【特别提示】

• 临床上发现喉麻痹后，在未能明确病因期间，应对咽部、肺、纵隔、颈部及脑部做详尽检查，以排除隐匿性疾病。

5 喉梗阻

喉梗阻是指因喉部或其邻近组织的病变，使喉部通道（特别是声门处）发生狭窄或阻塞，引起呼吸困难者。

【你需了解】

• 幼儿声门狭窄，喉黏膜下组织松弛，喉部神经易受刺激而引起痉挛，喉部气流途径弯曲，故发生喉阻塞的机会较成人多。

• 喉外伤可因喉部黏膜肿胀或合并喉部软骨损伤、骨折、移位等，均可导致喉部狭窄而引起喉梗阻。

• 喉梗阻的主要特点是吸气时呼吸困难较呼气时明显。

• 某些药物过敏可引起急性血管神经水肿，导致喉黏膜肿胀迅速引起喉梗阻。

• 儿童佝偻病引起喉痉挛也可导致喉梗阻。

• 慢性喉梗阻（如喉癌未治疗）的患者耐受力较急性喉梗阻患者的耐受力好。

【症状表现】

• 吸气性呼吸困难 患者呼吸费力，自觉憋气，吸气时较明显。

• 吸气性喘鸣 是吸入的气体通过狭窄的声门裂时，气流的摩擦和声带颤动所发出的声音，阻塞越严重，喘鸣声越响。

• 声音嘶哑 若病变发生在声带上，声嘶的症状较早出现；若病变在其他部位，则该症状出现较晚或不出现。

• 吸气性软组织凹陷 严重患者可出现胸骨上窝、锁骨上窝、剑突下及肋间隙吸气性凹陷，称为四凹症。

• 缺氧症状 患者表现为烦躁不安、紫绀和出虚汗等。

【处理】

• 安慰患者，减少运动，以免加重缺氧。

• 雾化吸入 对于因喉黏膜水肿所致的喉梗阻，可予糖皮质激素雾化吸入。

• 怀疑有感染的患者适当应用抗生素。

• 对于无法缓解或进行性加重的喉梗阻，应行气管切开术。

• 针对病因的治疗。

【你需就医】

• 喉梗阻属于急症范畴，应随即就医。

【特别提示】

• 对于出现缺氧症状的患者应严密观察，作好气管切开的准备。

• 若病情紧急，无法行气管切开者，可先行环甲膜穿刺或切开术，以暂时缓解缺氧症状。然后紧急送医院处理。

6 喉痉挛

喉痉挛是指支配声带或喉入口运动的肌肉发生痉挛，可分为成人喉痉挛、喉晕厥和蝉鸣性痉挛。

【你需了解】

● 喉痉挛多数是由于局部刺激咽部或喉部引起的反射性反应。

● 其他如喉返神经受刺激、中枢神经系统疾病和神经官能性疾病也可引起喉痉挛。

● 蝉鸣性喉痉挛多发生在婴幼儿、半岁至3岁最多见,可能与血钙含量过低有关,多见于体弱、营养不良或佝偻病患者。

● 喉晕厥是一种因喉部原因引起的短暂意识丧失的综合征,又名"喉中风"。其发生可能与喉部受到某些刺激或喉、气管的炎症等有关,与精神紧张、过度疲劳、烟酒过度和焦虑等因素有关。

【症状表现】

● 骤然发作的呼吸困难　吸气粗长伴喘鸣,呼气呈断续的犬吠声。多为时甚短,能自行缓解。

● 失声　表现为突发性言语不能。

● 面色发绀,惊恐不安,严重患者可伴有意识丧失。

【处理】

● 发作时保持镇静,闭口用鼻缓缓呼吸、颈部冷敷或喝点热饮料。

● 发作时吸入亚硝酸异戊酯。

● 补充维生素A、维生素D可减少喉痉挛的发生。

● 明确病因,针对病因治疗。

【你需就医】

● 喉痉挛多能自行缓解,但若反复发作,需就医明确病因。

【特别提示】

● 喉痉挛发作时间一般短暂,患者应保持镇静。

7 喉水肿

喉水肿是指因喉黏膜松弛处如会厌、勺会厌襞等处的黏膜下组织液浸润导致的肿胀。喉水肿严重者可影响呼吸。

【你需了解】

● 喉部、咽部及颈部各种感染性疾病可引起喉水肿。

● 药物过敏和食物过敏是引起喉水肿的常见原因之一。

● 喉部外伤或化学气体刺激也可导致喉水肿。

● 遗传性血管神经性水肿是一种遗传性补体缺陷病,为染色体显性遗传性疾病,常反复发作致喉水肿,死亡率达33%。

【症状表现】

● 呼吸困难　快者在数分钟内迅速出现呼吸困难,甚至窒息;慢者在数小时内出现。可伴有喉鸣、声嘶。

● 咽部异物感　患者自觉吞咽时有梗阻感。

● 咽痛　轻者可不出现咽痛,重者咽痛明显。

【处理】

● 解除喉梗阻,必要时作气管切开术。

● 应用糖皮质激素减轻水肿。

● 给予抗生素控制感染或预防继发性感染。

● 对于变应性喉水肿,可使用抗组胺药减轻变态反应。

【你需就医】

● 喉水肿属于急症范畴,发病较急,病情进展迅速,后果严重,应随即就医。

【特别提示】

● 喉水肿的主要危害在于导致喉梗阻而引起窒息,在治疗原发疾病时,应针对喉梗阻程度加以处理。

8 呼吸道异物

呼吸道异物是指由于各种原因引起的异物进入喉部、气管和支气管。该病是耳鼻喉科常见的急症之一。

【你需了解】

● 呼吸道异物多见于5岁以下的儿童。

● 成人气管长度为10～20cm,左右径较前后径粗。右侧主支气管粗短,与气管长轴相交角较小,异物相对容易进入。

● 呼吸道异物以气管异物最多,其次为右支气管异物,声门或喉腔的异物最少见。

• 一般来说，植物性异物的刺激性最大，动物性异物较矿物性异物的刺激性大。

• 异物停留时间愈久，危害愈大。

• 尖锐的异物可穿入附近软组织引起并发症。

• 少数呼吸道异物在短时间内无明显症状，经过数日后才表现出症状。

【症状表现】

• 异物能顺利进入呼吸道的情况下，一般有典型的4期症状 ① 异物进入期：表现为剧咳或憋气。② 安静期：症状消失或不明显。③ 刺激或炎症期：表现为咳嗽、低热等。④ 出现相应的并发症。

• 若异物停留在喉部 可出现呛咳、呼吸困难、喘鸣、声嘶、咽下困难，时间长可出现紫绀、昏迷和呼吸停止。

• 异物停留在气管内可出现呼吸困难、咳嗽，若异物较小则能随呼吸上下活动，并可闻及咳嗽时撞击声。

【处理】

• 尽早在直接喉镜或支气管镜下取出异物。

• 暂时无法取出异物时，可先行气管切开术，人工辅助呼吸以免窒息。

• 吸氧。

• 若出现并发症，应处理相应的并发症。

【你需就医】

• 若有可疑异物吸入史，应立即就医，明确诊断。

【你需注意】

• 教育小孩勿将异物放入口中。

• 进食时应细嚼慢咽，勿高声谈笑。

• 小儿尽量避免吃滑腻食物，尤其是瓜子、花生、豆类食品，以免误吸。

• 带活动假牙者，应注意固定假牙，并于夜间睡觉时取下。

【特别提示】

• 呼吸道异物若进入肺叶支气管内，在短期内症状不明显，不可掉以轻心。

• 明确有肺叶支气管或肺段支气管异物，无法在支气管镜下取出时，需行开胸手术。

9 食管化学伤

食管化学伤是由于误饮或有意吞服腐蚀性物质，引起食管浅层或深层的腐蚀伤，临床上以吞服酸或碱性腐蚀剂引起者为多见。

【你需了解】

• 食管是食物通过的管型通道，其上端开口与咽部相通，下端开口连接于胃。

• 食管的平均长度约为25cm，食管壁的厚度约为3～4mm，由黏膜层、黏膜下层、肌层和纤维层构成。

• 食管受腐蚀的程度与腐蚀剂的化学性质、剂量、浓度以及腐蚀剂在局部的停留时间长短有关。

• 根据腐蚀程度食管化学伤可分为3度：I度累及黏膜表面；II度累及食管壁各层；III度累及食管周围组织。

• 轻度食管腐蚀伤后多无后遗症，严重的食管腐蚀伤可引起食管狭窄，食管狭窄多发生在发病后的4～6周，也可发生在数年之后。

• 除了酸、碱之外，凡可使组织的胶体状态发生改变的物质，均能引起食管腐蚀伤，如醛类(福尔马林)，重金属盐类(升汞、硝酸银)和卤素类(如碘酒)等。

【症状表现】

• 病程分为急性期、症状缓解期和狭窄期。

• 急性期可引起全身中毒症状，如昏睡、高热和休克等；局部症状包括疼痛、吞咽困难、恶心、呕吐等。

• 症状缓解期 经积极治疗后2～3周，全身症状消退，吞咽好转，疼痛减轻。

• 狭窄期 一般发生在食管严重受伤或未予积极治疗的病例，表现为患者又感觉吞咽困难，进食后发生呕吐，但无疼痛和发热等表现。

【处理】

• 洗胃 将胃内毒物吸出，再用中和剂冲洗。

● 使用足量的抗生素预防感染。

● 适当使用糖皮质激素可减少食管狭窄的可能性。

【你需就医】

● 如发生误咽腐蚀性物质，尤其是小孩者，应随即送往医院就诊。

【特别提示】

● 尽早就医可减少并发症的发生。

● 妥善保管好强碱、强酸类腐蚀性生活用品，以免误服致伤。

10 声带息肉

息肉是病理组织名称，凡突出于黏膜的增生组织团块即称某组织息肉，如鼻息肉等。所谓声带息肉，顾名思义，即在人们的声源器官声带(音带)边缘黏膜组织长出不同程度大小的团块，而妨碍声带正常闭合、振动，出现声音异常者。祖国医学无此病名，但该病属中医的瘀证范畴。

【你需了解】

● 声带组织可分为黏膜层(上皮层)、浅固有层、中固有层和深固有层。真正能够振动而产生优美音调的是声带的黏膜层和浅固有层(亦称 Reinke 层)，其他声带韧带(中固有层)、声带肌(深固有层)仅起声带固定、张力、阻力与黏膜振动有关的其他重要作用。声带息肉就是声带黏膜层与浅固有层的病变，所以声带息肉可引起发声障碍、声音嘶哑。

● 声带息肉多因滥用嗓音，长期或一次性过度用声，使声带振动超强，致声带黏膜局部损伤，逐渐形成息肉。

● 在感冒、急慢性喉炎时，声带已有不同程度充血、水肿，再加上发声时声带黏膜损伤、出血、水肿，有时血管扩张，有时出血，使渗血吸收后，即变成半透明息肉。

● 长期吸烟或酒后，咽喉腔、声带黏膜常处于充血状态，加上发声过度或不当，易造成声带损伤而成息肉。

● 妇女月经期及儿童青春期，由于内分泌作用，使任脉、督脉经气上逆，气血不调，声带轻度充血，此时如多语伤气，高歌伤喉，或发声不当，声带极易损伤出血，气血瘀凝，生化息肉。

● 女性嗓音工作者，产后膈肌、腹肌松弛，呼吸控制能力大为减弱，过早参加嗓音、言语工作，容易逼紧声带发声造成声带损伤而致息肉。

● 息肉早期，某些人平时声带闭合不良，声音带有沙哑，月经期或感冒时声带轻度水肿，声带闭合有所改善，原有沙哑反有减轻，这是假象，不可多讲多唱，应使声带休息好，否则会加重病变发展。

● 嗓音是情绪和感情的信使，也是探索心灵的钥匙。嗓音质、调、量的不同和变化都与人的情绪、环境刺激和精神状态密切相关，表现出人们行为和性格特征。大凡具有强烈事业心和时间紧迫感，竞争性强，易于激动，有对抗性气质，言语行为表现积极，爱用爆发性重音讲话，或喋喋不休，不知疲劳，用嗓过多、过度和不当者，常易损伤声带而致成息肉。

● 凡矮胖强力型的人，头颈短，伸舌过短，舌背舌根抬高的人常用重声发音，常易患息肉。

● 声带息肉患者的声音嘶哑原因，除因息肉机械性障碍外，可能还有潜在性神经变性。某些手术后疗效不佳，除了声带黏膜下瘢痕形成外，也可能有神经变性的潜在性病变。所以，在术前，尤其是嗓音言语工作者，应作电生理及声带黏膜波的观察。同时也说明术前、术后辅以中西药治疗是提高疗效的必要措施。

● 声带息肉是喉科最常见的嗓音病之一，其患病率占嗓音病的首位，多见于成年男性，儿童少见，男女患病率之比为 6:4，男性多于女性。

【症状表现】

● 主要症状是声音嘶哑，嘶哑程度可因息肉大小，部位变化而不同，轻者仅有轻微变化，重者会有声音嘶哑，甚至失声。

● 息肉可以是单一性，也偶有多发性，如

发于一侧声带边缘中1/3靠前处，发生于声门后部1/3却极少见，在近前联合处也偶有发生，且多为成年男性，一般多为非嗓音工作者。其色泽由于息肉间质水肿、充血程度不同，可有白色、粉红、红色，半透明等。

• 声带息肉以其形态不同可分为有蒂与无蒂两型。有蒂者，多长于声带边缘像荔枝肉样，多呈灰色，有时呈粉红色或红色，有的形似小葡萄，其基底狭窄，蒂如瓶颈，或珍珠串带，质地柔软，可随发声呼吸而活动于声门上下，发声时可被闭合的声带遮盖，不易发现，声音嘶哑不严重。此型嗓音工作者与非嗓音工作者均有发生，但以嗓音工作者多见。无蒂型又可分为3型，即广基型、条状型和全息肉样型。

• 广基型　其根基较宽，形似鱼腹状或馒头状，突出于声带边缘，不活动，多固定于声带前1/3的边缘处，一般大于有蒂者，发声时可嵌入声带中间，影响声带闭合，声音嘶哑一直不变，此型多见于临床，一般以中青年女性占多数，或严重吸烟者，若为嗓音工作者，则以戏曲演员多见。

• 条状型　声带中1/3的边缘，呈灰白色水肿样增厚，发声时夹在声门之间，并见其上下振动，妨碍声带闭合，影响发声，声嘶明显，临床上以非嗓音工作者居多。

• 全息肉样型　亦称"声带息肉样变"或"息肉样声带"，声带黏膜几乎全部呈息肉样改变，发声时在声门上下翻动，除声嘶之外，有时还伴有呼吸音粗或呼吸困难，本型多见于年老体弱、肺脾虚弱、肾阳不振、寒水上泛的患者，老年妇女及吸烟者居多，声音非常低沉而无法提高。

【处理】

• 声带息肉与声带小结不同，小结是两侧声带内侧前1/3的黏膜上皮局限性棘细胞增生，其病变只涉及表皮层。而声带息肉是长期发生运动过度，声带黏膜发生慢性创伤性病理改变，病变涉及声带黏膜上皮层及浅固有层两个层面的病变，这种局限性突出的病变妨碍声带黏膜振动发声，所以一般以手术治疗为主，尤其是有蒂息肉，其基底狭小，药物不易奏效，最宜手术治疗。

• 无蒂声带息肉早期可取活血化淤，消肿开音中药煎服，或取金嗓散结丸吞服，大部分患者可以肿消声扬。若病程较长，一般超过半年以上，或经中西医结合正规保守治疗3个月，声音未见改善者，则以手术摘除。术后仍可选用活血化淤法进行辨证施治，以利提高疗效，早期康复。

【你需就医】

• 凡40岁以上的中老年人，特别是男性并有吸烟史者。

• 无伤风、感冒及咽喉疼痛，又无滥用嗓音而声嘶逐渐加重者。

• 突然声音嘶哑或失声者。

• 声嘶，经声休3～4周仍未康复者。

【你需注意】

• 为了良好的发声生理状态，以免损伤声带，产生息肉，所以必须修身养性，陶冶情操，养成冷静从容的生活习惯，遇事不怒，不高声呼叫，做到有控制地发声，同时也是文明所必须。

• 吸烟、饮酒固然不是本病的惟一原因，但长期吸烟、饮酒对本病之发生必有影响，因为长期或过度吸烟、饮酒会引起共鸣腔(咽、鼻咽腔)及声带充血，或引起声带息肉样变性，所以必须戒烟酒为好。

• 感冒、上呼吸道感染和妇女经期时，其鼻腔、咽腔及声带亦有不同程度充血，更不可滥用嗓音，若滥用嗓音，必易损伤声带而造成息肉。

• 必须劳逸结合，平时言语、唱歌要有控制，不要大喊大叫，高谈阔论。

• 女性嗓音言语工作者，妊娠怀孕6个月以后就不要演出与讲课。产后更要注意做仰卧起坐运动，以其恢复腹肌功能。产后过早参加演出、讲话，因腹肌没有很好恢复，发声控制不良，容易挤喉发声而损伤声带致成息肉病。

【特别提示】

• 声带息肉虽不是癌前病变，但声带息

肉好发部位也是喉癌好发部位。早期的癌肿与息肉肉眼很难鉴别，外观与声带息肉混淆，因此，所有声带息肉手术均送病理检查，以免漏诊。

● 嘶哑是声带息肉的主要症状，但也是严重疾病如喉癌（特别是声带癌）的早期信号！尤其是40岁以上的人声音嘶哑3个月以上不愈，一定要做详细检查，以免误诊，遗憾终身。

● 对声乐工作者，尤其是有名的声乐家的发声器官有了疾病如声带息肉而需手术治疗时，应慎重从事。

11 声带小结

声带小结是在声带前、中1/3的交界边缘处，黏膜上皮长出类似粟粒大小的结节状突起，多为左右对称，而影响声带振动，妨碍声门闭合，出现发声障碍甚至声音嘶哑。

【你需了解】

● 声带小结属于运动创伤性嗓音病，因为发声是一种运动，大凡发声不当，用声过度，且常发高音者，常易发生声带小结。如歌唱方法不佳，高音过度，发声气息控制不当，常用气冲来唱高音，或歌唱时起音过强，致使声带前、中1/3交界处（即膜性中点）振动位移最大处，撞击过度，而造成黏膜上皮损伤。特别是唱高声部歌唱家，尤其是花腔女高音或男高音者，其声带振动频率高，声带位移活动小，局部较小面积撞伤后形成小结，习惯称之为歌喉小结，如戏剧演员中的青衣、花旦、小生，常使用小嗓为主，其发病率比较高。

● 不论成人、儿童均可发病。儿童多因滥用嗓音，高声喊叫而形成，所以又称之为喊叫性小结。儿童以男孩发病最多，至青春前期和青春期则自动消失。

● 青春期和年过60岁的老人很少发生声带小结。成人以女性发病最多，以21～25岁为发病高峰，且多见于以嗓音、言语为职业的工作者，如演员、教师、播音员、节目主持人、讲解员、干部等。

● 长期习惯于发声过强，多用硬起音且过于猛烈，或长期在噪音环境中工作而又必须运用过强发声者，致声带过于挤压、摩擦，使声带边缘肿胀，上皮增生而成小结。

● 教师、话剧和说唱演员等常使用真声（话声），若说话时间过长或滥用，其病变常在声带中1/3边缘，因为话声（即大本嗓、真声）是以全声带振动为主。声带中段边缘振动位移和摩擦最大，所以，病变常发生于此，其特点是对称性、基底较宽，类似黏膜增厚，特称话声小结。

【症状表现】

根据发病时间和病理变化可分为两种类型。

● 急性水肿型　发病急起，病程在1个月之内，小突起，可呈圆锥状，小结状或小丘状，结构较饱满，与声带界限不清，小结节顶部呈半透明感。发声时可见双侧声带边缘前、中1/3处相碰，形成触点，触点处常有黏性分泌物，不易咳出，有时称此期为声带小结倾向或小结前期。此期属小结早期。声带边缘的精密度仅遭微小损坏，致声带张力和振动频率受到影响，因而演唱、言语发声时常感费力，发高音困难，发声不持久，音准差，出现轻微的声嘶，虽然能保持歌唱或言语的强音，但唱不出柔弱的声音。

● 慢性纤维型　或称硬性小结，发病多在3个月以上，声带边缘呈对称性突起以小丘状为多见，此时声音嘶哑，声音不圆润，无亮音，无光泽，低沉沙哑，发声易倦，常用謦咳以清除咽喉（俗称清嗓），音域变小，声时缩短，原有高音已发不出，话声高度变小，常用硬起音发声，小结大时，甚至听不出发声。

【处理】

● 由于声带小结不同于声带息肉，一般不予手术治疗。

● 急性水肿型，即软性小结，经过正规的发声休息，以及药物理疗等中西医结合治疗，一般2～3周，小结可以变小或消失。

● 慢性纤维型即硬性小结，原则上以手术治疗（以显微手术），但术前、术后均可予以中西医结合治疗，不仅有利手术，且可减少术后声带充血肿胀，以利早日康复。

● 儿童声带小结特别是男孩，一般无需手术治疗，在青春期后可自行消失。但在变声期不宜过度用嗓。

【你需就医】

● 凡嗓音言语工作者（即所谓吃开口饭者）一旦发生发声障碍或声嘶，应立即就医，以求早发现、早治疗、早康复。

● 儿童声音嘶哑但又无咽喉痛，咳嗽和发热，而声休后又无改变，应即时就医，以排除声带乳头状瘤。

● 声音沙哑经完全声休 2～3 周，声音仍未能改善，一定要到医院请喉科大夫检查。

【你需注意】

● 应注意休声，特别是小结初起，如能认真休声，是会自愈的。

● 注意发声方法的训练，特别是嗓音的发声，是由大脑对呼吸肌极精细调节来实现的，所以平时必须学会有控制的呼吸锻炼，使歌声的强弱运筹帷幄，歌声的音色随感情变化而自如。

● 歌唱演员应注意劳逸结合，不要过度演唱，特别不能演唱自己力所不能及的高音和超出本人音域的音调等，以免造成喉肌失调，对声带摩擦过度而成小结。

● 注意自身的卫生保健，喉部病理性充血（为上呼吸道感染）或生理性充血（如女性经期）。若不遵守医嘱或卫生制度而一直坚持演唱，均可诱发声带小结。

● 注意自身文明修养，避免大声喊叫，特别是儿童，不仅不要大声喊叫，更不能演唱成人歌曲和边跳舞边高声歌唱的不良习惯，而加重声带小结的形成。

【特别提示】

● 声带小结的主要症状是发声障碍和声音嘶哑，这与恶性肿瘤喉癌的主要症状相同，所以凡有声带小结，经治 3 个月尚未康复者，应作进一步检查，以排除恶性病变。

● 慢性纤维型声带小结术后，亦应送病理检查，以防万一。

第十四章　口腔疾病

● 舌头上翻，即见口腔底部和舌的底面。舌的底面，可见正中有一舌系带，如果舌系带过短，就会影响发音。

● 舌下阜上有一小孔，为下颌下腺管及舌下腺大管开口处。

● 舌下襞：其下方为舌下腺。

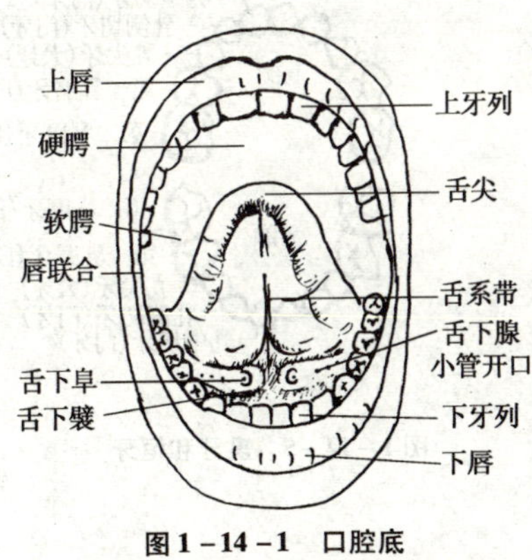

图 1－14－1　口腔底

● 舌的腺体：总称舌腺，为小唾液腺，内含酶，与食物混和，有助消化食物。

● 舌背有许多乳头，以舌根部的轮廓状乳头为最大，乳头内部有许多味蕾，它是味觉感受器。

● 舌体正中有舌正中沟，分隔舌为两半，分别接受舌下神经支配，如果一侧神经麻痹，舌头伸缩就会发生偏斜。

● 口腔顶部为腭，前方为硬腭（腭骨），后方为软腭（软骨）。

● 腭扁桃体：位在咽峡部，为一对扁卵圆形的淋巴上皮器官，是特殊的防御器官。在幼年时期较大突出，青春期后便缩小。

● 悬雍垂（腭垂）：由软腭后缘向下垂下的似尖舌状，俗称"小舌头"。

● 会厌：在舌后下方，当吞咽时，它向下盖住喉口，避免食物进入喉气管。

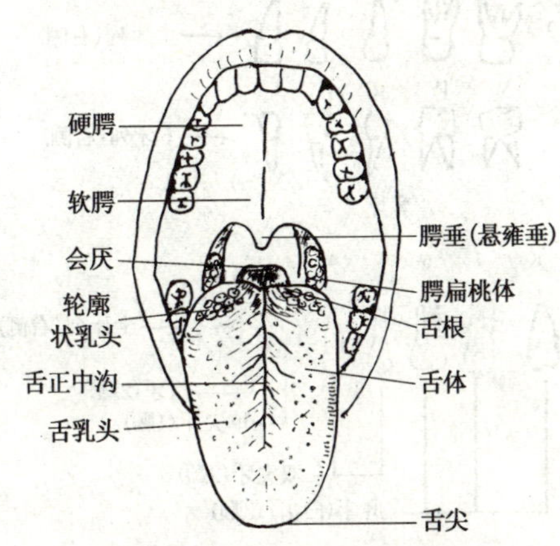

图 1－14－2　舌、腭和腭扁桃体

● 舌是多层纵横交错的肌肉组成，所以非常灵活地运动。

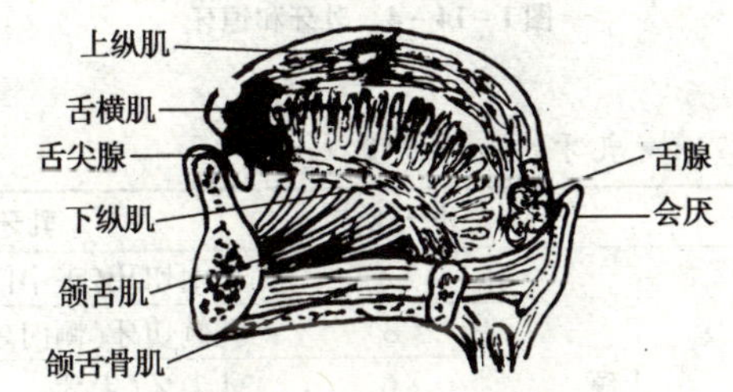

图 1－14－3　舌正中矢状切面

● 舌的主要功能：① 搅拌食物：食物在咀嚼时，依赖舌头搅拌。② 味觉：舌头上有味觉感受器（味蕾）在各种乳头之间，能感觉酸、甜、苦、辣等。③ 语言：舌是语言的重要器官，对发音有作用。

● 孩子牙齿生长有三个阶段：① 乳牙时期：从乳牙生出到 20 颗乳牙出齐。② 混合牙时期：6 岁前后，从恒牙开始长出到乳牙脱换。③ 恒牙时期：12 岁以后，乳牙全部脱完，由恒牙代替。乳牙 20 颗，恒牙 32 颗，一般少年时期只有 28 颗，上下牙列的最后一颗牙（第三磨牙），一般到人体智力发育完全后才长出,故有人称它为"智齿"。由于它最后长出,有臼牙槽骨中没有它长出的位置,而被阻碍,或横在骨头中,常引起发炎、疼痛。

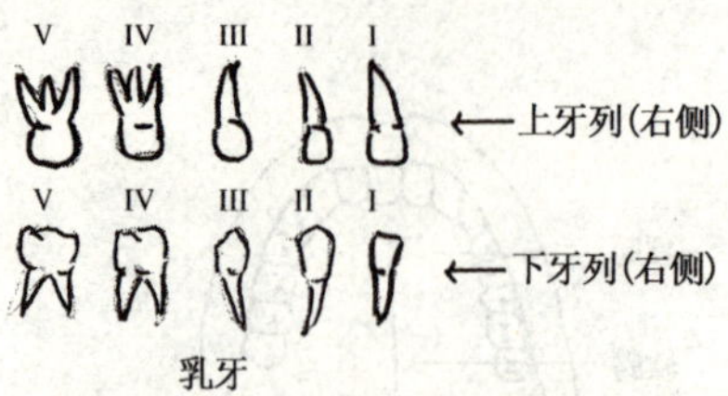

8 7 6 5 4 3 2 1
上牙列(右侧)
门牙(2颗)
单尖牙(1颗)
双尖牙(2颗)
磨牙(白齿)(3颗)

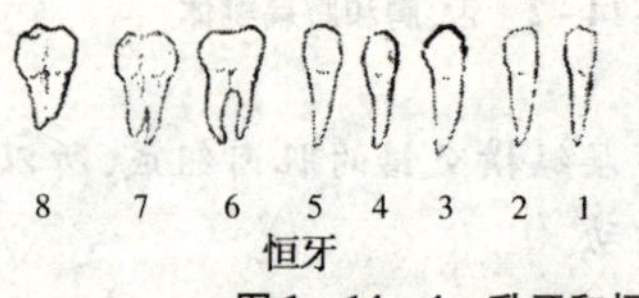

图1-14-4 乳牙和恒牙

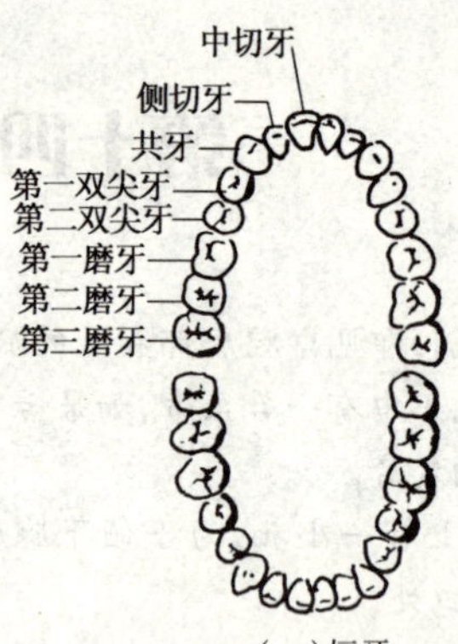

(一)恒牙

乳中切牙(门牙)
乳侧切牙(门牙)
乳尖牙(犬牙)
第一乳磨牙(臼牙)
第二乳磨牙(臼牙)
上颌
第二乳磨牙(臼牙)
下颌
第一乳磨牙(臼牙)
乳尖牙(犬牙)
乳侧切牙(门牙)
乳中切牙(门牙)

(二)乳牙

图1-14-5 乳牙和恒牙

● 乳牙的生长过程

	长牙次序	乳牙排列	长牙的年龄
上颌	2	乳中切牙(正中门牙)	9~10个月
	3	乳侧切牙(侧门牙)	10~12个月
	6	乳尖牙(犬牙)	6~9个月
	5	第一乳磨牙(第一臼牙)	14~17个月
	10	第二乳磨牙(第二臼牙)	25~29个月
下颌	1	乳中切牙	6~9个月
	4	乳侧切牙	12~14个月
	7	乳尖牙	17~20个月
	6	第一乳磨牙	15~18个月
	9	第二乳磨牙	24~27个月

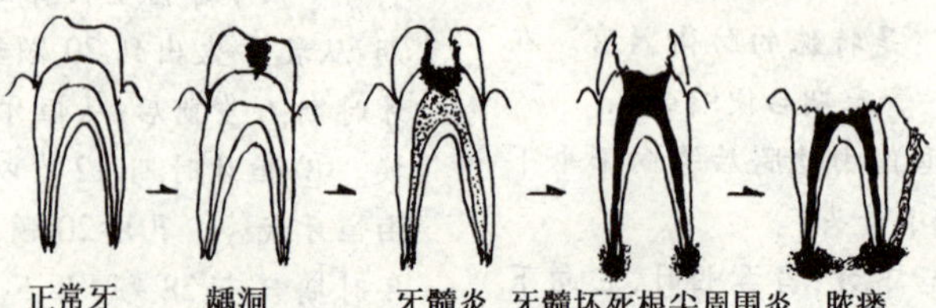

图1-14-6 龋齿发展过程

● 龋齿是牙龈被腐蚀的表现。

● 龋齿发病率很高。乳牙时期和混合牙时期，发病率可高达70%。

● 龋齿是由牙斑(菌斑)开始，牙斑是由食物残渣和口腔黏液以细菌组成，牙斑中的细菌将食物中糖分解，形成酸化物，腐蚀釉质，以后又腐蚀牙质，引起龋洞。

● 再发展将使牙骨破坏更厉害，被腐蚀穿透到牙髓腔，引起牙髓炎，发生牙痛。

● 若再发展，牙髓炎可引起牙根尖端部发生根尖周围炎，使牙髓坏死。

● 最后，牙冠整个被破坏，牙根尖部发生脓肿，此处牙龈肿胀，脓液向外流出形成脓瘘。

● 正常牙龈为粉红色，紧密地包着牙颈，不会轻易出血。

● 牙斑：为食物残渣、黏液和细菌混合而成又叫菌斑。它是发生龋齿的最早原始原因。

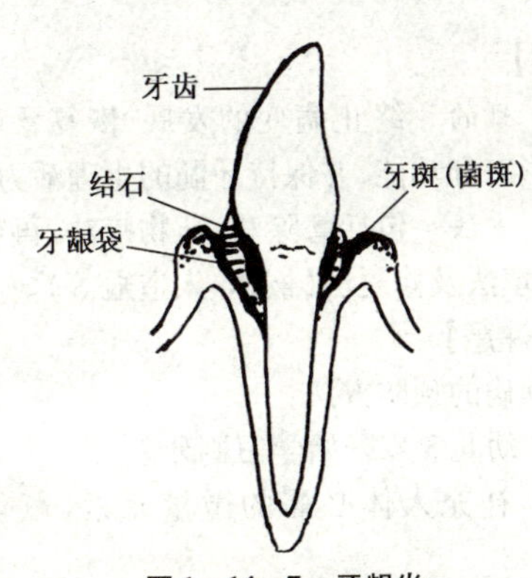

图1-14-7 牙龈炎

● 牙袋：是牙龈和牙颈部之间的一个很小的间隙，如果其中牙斑结集多了，牙袋变深，较深层的细菌就会死亡，继而变成了结石(又称牙石)，为一坚硬的白色垩质沉淀物。牙结石会使牙龈和牙齿分离，引起牙周炎，最后使牙齿松动，而不得不拔掉。故牙龈的保护，正确的刷牙方法对消除牙斑和结石是很重要的。

1 龋 病

龋病是牙齿在多种因素影响下，硬组织的无机盐脱钙和有机成分的分解，从而使牙体组织缺损的疾病。

患龋病的牙齿称为龋齿，俗称“蛀牙”或“虫牙”。

【你需了解】

● 引起疾病的主要原因是细菌、食物、牙齿状况和作用时间，医学上称为龋齿形成的“四联因素”，四联因素同时具备才会形成龋齿。

● 龋齿的发病率很高，达到40%，儿童则为90%以上。世界卫生组织把龋齿列为继心血管疾病和癌症之后第3位需要重点防治的疾病。

● 好发时间 乳牙萌出后不久即开始发病，1岁左右发病率直线上升，七八岁到达高峰期。恒牙六七岁开始发病，随着年龄的增长，不但发病率增高，而且病变程度也加重。

● 根据病变程度分为浅龋、中龋、深龋、残冠和残根5类。

● 根据病变进行情况分为急性、慢性、停止性和继发性龋。

【症状表现】

● 龋齿多发生在上下牙相接触的𬌗面小窝和沟、裂处以及牙齿的相邻面和颈部。以磨牙最多，下前牙最少。可以是一个或多个牙齿同时患病。

● 形成的龋洞呈褐色或黑色，质地松软。

● 疼痛 初期常无自觉症状，随着龋洞由浅入深的发展，当冷、热、酸、甜食物落入龋洞就会产生刺激性疼痛，去除刺激后疼痛消失。

● 乳牙龋蚀的特殊表现 ① 奶瓶龋：是由于长期用奶瓶喂养所致，主要发生于上颌乳切牙的唇面，且较快发展成广泛性龋。② 环状性龋：多见于乳前牙牙冠的中1/3至牙颈1/3处，广泛的成卷曲状的环形病损。③ 猖獗性龋：表现为广泛快速的龋蚀，可以累及大部分甚至全部乳牙的多个牙面。

【处理】

• 目的　终止病变的发展，恢复牙齿原有的形态和功能，并保持牙髓的生理活力。

• 方法　包括磨除法、药物疗法、再矿化法、充填法及修复法（嵌体、人造冠等）。

【你需注意】

龋病的预防方法：

• 幼儿3岁开始学习刷牙。

• 补充人体必需的微量元素（氟化物等）。

• 建立有益于牙齿的饮食习惯，不要偏食。

• 定期检查口腔，每3～6月检查1次，做到有病早治、无病早防。

【你需就医】

• 凡龋齿发生的初期阶段，一般无自觉症状，多在普查时发现，应及早就医。

• 浅龋发现后应及早就医。

• 早期治疗可防止牙齿进一步被破坏，有明显的预防意义。

【特别提示】

龋病的危害性：

• 并发症如牙髓炎、根尖周围炎、牙槽脓肿等。

• 破损的牙冠可损伤口腔黏膜和软组织。

• 影响咀嚼功能、紊乱人体正常的营养摄入。

• 乳牙的龋蚀可影响恒牙胚萌出的时间、顺序和位置，甚或影响正常发音。

2 牙髓炎

牙髓炎是指牙髓组织的疾病。

【你需了解】

• 牙髓炎主要是龋病的继续发展，亦可因牙齿外伤、牙髓暴露使其感染所致。

• 牙髓一经发生炎症，是很难自行恢复正常的。往往会发生化脓，最后坏死。

【症状表现】

• 急性牙髓炎　①初始症状是自发性、间歇性疼痛，受食物或温度刺激后疼痛加剧。当炎症扩展到整个牙髓时，病牙呈剧烈的跳痛。②夜痛明显。③疼痛可反射到同侧耳颞部。④不能确切指出病牙的部位。⑤当牙髓化脓后，冷刺激反而可减轻疼痛。

• 慢性牙髓炎　①大多由急性牙髓炎转入慢性期。②一般无剧烈的自发痛等自觉症状。③当食物嵌入龋洞内或受温度刺激时，病牙呈暂时性疼痛，刺激去除后，疼痛可消失。④患牙有轻微叩痛。

【处理】

治疗原则是保存活髓或保存患牙。

• 早期可采用安抚治疗及盖髓术。

• 应急处理“开髓引流”，以解决剧烈疼痛。

• 保存患牙的治疗方法，如活髓切断术、干髓治疗、根管治疗等。

【你需注意】

• 牙髓炎时由于不能正确指出病牙，特别是疼痛侧有多个病牙时，更应谨慎从事，找出真正痛牙以免误诊。

【特别提示】

• 应与深龋、上颌窦炎、三叉神经痛、干槽症等作鉴别。

3 根尖周炎

根尖周炎是指根尖部牙骨质及其周围的牙周膜和牙槽骨发生的病变。即根尖周组织发生病变的总称。

【你需了解】

本病绝大多数由牙髓病发展而来，其病因主要是：

• 感染——存在于髓腔中的病源，通过根尖孔刺激根尖组织。

• 创伤——激烈的外力、根管治疗不当或创伤𬌗。

• 化学刺激——在髓病治疗中用药不当。

• 其他免疫因素等。

【症状表现】

• 急性根尖周炎　①一般在初期无自发痛或只有轻微的钝痛。患牙不敢咬合，并表现明显叩痛。属急性浆液期。② 继之疼痛很剧烈，呈持续性、搏动性痛。自感患牙"伸长"，不敢咬合。叩痛极敏感。相应部位的黏膜下及周围组织积脓肿胀、波动感。甚至可伴有全身感染症状。属急性化脓期。

● *慢性根尖周炎* ① 多无疼痛症状，叩痛不明显。② 有时会破溃流脓形成窦道。

【处理】

● 应急处理——髓腔开放引流、切开排脓、调𬌗磨改、消炎止痛、急性期拔牙。

● 根管治疗术、牙髓塑化疗法、尖周刮治术、根尖切除术、牙再植术等。

【你需注意】

● 当体弱或抵抗力低下时，局部根尖炎症可以扩散到颌骨，形成颌骨骨髓炎或其他感染病灶。

【特别提示】

● 该病对患者危害很大，应及早做好防治工作。

4 单纯性龈炎

单纯性龈炎是指一组发生于牙龈组织的游离缘和龈乳头的慢性炎症。又名"边缘性龈炎"或"龈缘炎"。

【你需了解】

● 最基本的致病因素是菌斑和微生物的长期堆积。

● 其他局部因素如牙垢和牙石、食物嵌塞、不良修复体、错𬌗、口呼吸、不良刷牙方法、化学物质刺激及放射线损害等。

【症状表现】

● 一般以前牙区（尤以下前牙）最明显，其次为上后牙颊侧及下后牙舌侧。

● 常有刷牙、咀嚼、吸允时，引起的牙龈出血现象。

● 牙颈部有明显结石和软垢。

● 牙龈缘和龈乳头充血呈紫红色，或水肿致使龈沟加深成龈袋，又称"假性牙周袋"。

● 严重者可有龈缘糜烂、龈袋溢脓或肉芽增生。

【处理】

● 龈上洁治消除牙石、控制菌斑。

● 采用牙齿调磨法及牙体修复法以去除食物嵌塞或纠正错𬌗。

● 辅以局部药物治疗。

【你需注意】

● 改正与发病有关的不良习惯（如咬物、口呼吸、单侧咀嚼）及不良刷牙方法。

● 健全口腔的自洁功能，减少局部滞留区。

【特别提示】

防止继发牙周病。

5 单纯性牙周炎

单纯性牙周炎为常见的一种牙周炎，是由长期存在的慢性龈炎向深部牙周组织侵犯而引起，又称"边缘性牙周炎"。

【你需了解】

● 本病的病因基本上与单纯性龈炎相同，诸多局部刺激因素使牙龈发炎肿胀，更加重了菌斑的堆积，而由龈上向龈下扩延。

● 病程进展缓慢，可长达10年甚至数十年，其间可出现间隙性活动期或静止期。

【症状表现】

● 始发于青年时期。

● 一般侵犯全口多数牙齿，也有少数患者仅发生于一组牙齿或个别牙齿。

● 早期出现牙龈红肿、出血、牙周袋形成（超过2mm）。

● 继之累及牙槽骨吸收、牙齿松动。

● 晚期常并发牙齿移位、牙周袋溢脓、口臭、逆行性牙髓炎等症状。

【处理】

● *局部治疗* ① 控制菌斑彻底清除牙石。② 牙周袋及根面的药物处理。③ 牙周手术治疗。④ 松动牙固定术或拔除，并及时修复。

● *全身抗炎治疗*

【你需注意】

● 本病早期治疗效果较好，能使病变停止进展，患牙得以保存和行使功能。

【特别提示】

● 由于口腔内各个牙齿的患病程度和病因刺激的多少不一致，因此需针对每个患牙的具体情况逐个制定治疗计划。

6 磨 损

单纯机械摩擦作用而造成的牙齿缓慢的、渐进性的缺失叫作磨损。

【你需了解】

● 随着年龄的增长，全口牙齿（包括乳牙、恒牙）均衡、适度的磨损是正常生理现象。

● 如失牙过多、牙齿排列紊乱、夜间鲣牙、活动脱牙的卡环设计不妥、不良的刷牙方式以及某些特殊习惯（用牙咬发夹、咬线）等，均可形成特定部位病理性磨损。

● 磨损的程度取决于牙齿的硬度、食物的硬度、咀嚼习惯及咀嚼肌的张力等因素。

【症状表现】

● 初始一般无任何主观症状，或只对外界刺激有瞬间、一过性的酸痛感，进而出现自发痛等牙髓炎、根尖周炎的症状。

● 病损可以发生在个别牙齿、多个牙齿或全口牙齿的咬合面、切缘、邻面上。

● 磨损处多呈光亮的平面或条索状凹陷，甚者出现尖锐牙尖、锋利牙缘。

【处理】

● 药物脱敏和调整咬合关系。

● 牙髓病治疗或修复治疗。

【你需注意】

● 及时去除引起磨损的原因和消除一切不良习惯。

【特别提示】

● 由于严重的𬌗面磨损，可以导致颞颌关节功能紊乱，应酌情配合矫形治疗。

7 楔状缺损

楔状缺损是指牙颈部的硬组织缓慢、渐进性的磨损，因缺损形如楔状，故而得名。

【你需了解】

与下列因素有关：

● 牙颈部的组织结构薄弱易被磨损。

● 龈沟内酸性渗出物使局部硬组织脱钙溶解。

● 刷牙的摩擦作用。

【症状表现】

● 好发部位以前牙区至第一磨牙区最多见。

● 缺损初期只是牙颈部硬组织轻度缺损。

● 逐渐加重后而成独特的楔状缺损，缺损的表面光滑坚硬而发亮，边缘整齐，常伴有龈缘退缩。

● 如缺损程度严重，可能会发生牙颈部横向折裂。

【处理】

● 早期牙齿敏感时，应作脱敏或充填治疗。

● 若已引起牙髓病变，则应先作牙髓病治疗，然后作充填或修复治疗。

【你需注意】

● 选用适合的牙刷和牙膏，掌握正确的刷牙方法，养成良好的口腔卫生习惯。

【特别提示】

● 楔状缺损与龋齿的鉴别。

8 酸蚀症

酸蚀症是牙齿受到酸雾或酸酐的作用使牙齿硬组织逐渐脱钙缺损。

【你需了解】

● 该症多为酸类物质直接作用于牙面而产生的，其中以无机盐中的盐酸、硝酸和硫酸的危害性最大。

● 长期反酸的胃肠道疾病患者亦可能有类似症状。

【症状表现】

● 前牙唇面常被首先累及。

● 先出现牙齿对冷热刺激较为敏感，无自发痛。

● 继而发生牙齿硬组织表面的破坏，呈白垩状并有黄褐色或灰褐色斑块。甚或牙髓暴露、感染、坏死、牙冠崩碎仅留残根。

● 可同时伴有皮炎、口腔炎、呼吸道炎

症、消化不良、体力衰萎等症状。

【处理】

- 局部药物脱敏。
- 定时用弱碱性漱口液含嗽，避免口呼吸。
- 牙齿缺损较多者应做充填、牙髓病治疗或冠修复。

【你需注意】

- 此症是与酸性物质长期接触者的职业病。

【特别提示】

- 改善劳动条件，以预防为主至关重要。

9 牙隐裂

牙隐裂是指牙齿表面的细致而不易发现的裂纹，又称"微裂"。

【你需了解】

- 隐裂的形成可以是由于牙齿硬组织发育的缺陷或因牙尖过高、咬合过紧所致。

【症状表现】

- 浅隐裂一般无不适感，牙髓活力正常。
- 深隐裂可出现咬合不适或隐痛，甚至有轻叩痛。
- 牙面以碘酊着色后可显示裂纹。

【处理】

- 对过高的牙尖或过紧的咬合，及时进行调𬌗。
- 若伴有牙髓病变者应考虑作牙髓病治疗。必要时还要配合套冠修复。

【你需注意】

- 避免吃过硬的食物。

【特别提示】

- 如治疗不及时，可继发牙髓病变，甚至使牙齿纵向折裂而不得不予拔除。

10 牙外伤

牙齿受到碰撞或进食时骤然咀嚼硬物等各种机械力，致使牙齿急性损伤，称之为牙外伤。

【你需了解】

- 牙外伤包括牙碰伤、牙脱位、牙折（冠折、根折、冠根折）等。
- 上述情况可单独发生，也常合并发生。

【症状表现】

- 牙碰伤（牙震荡） ①自感患牙"伸长"或伴有牙齿敏感症的症状。②患牙有程度不等的松动和触痛，甚或牙冠变黑。③牙髓活力测验，初时表现敏感，继之无反应。
- 牙脱位 ①可表现为牙齿的一部分或全部与牙槽窝脱离。②脱位的同时，常有小部分的牙槽骨骨折。
- 牙折 ①牙冠折断，一般肉眼可见。②根折或冠根折，需以X线摄片检查证实。

【处理】

- 适当调𬌗，避免咬合时的过早接触，或髓病治疗和冠修复。
- 对松动牙适当予以固定。
- 脱位牙可试行再植术。

【你需注意】

- 受伤后1～2周内避免使用患牙咀嚼。
- 避免过冷或过热的食物。

【特别提示】

- 由于牙齿遭到外伤后，不论折断与否，其牙髓均可发生钙化，而使牙髓变窄，故做牙髓病治疗时尤当注意。

11 牙齿敏感症

因种种原因牙齿的牙釉质遭到破坏，牙本质露出时，牙齿对外来刺激感到异常酸痛，又名"牙本质过敏"。

【你需了解】

- 它不是一种独立的疾病，而是各种牙体疾病（如龋病、磨损、酸蚀、楔状缺损、牙隐裂、牙折等）共有的症状。
- 其敏感程度，可因个体、年龄、牙位、牙本质暴露的时间等有很大差别。

【症状表现】

- 无自发痛。
- 对冷、热、甜、酸及机械刺激产生继发痛。刺激去除后其疼痛立即消失。
- 患者多能指出患牙。

【处理】

- 药物涂布、含氟牙膏涂擦等脱敏疗法。

• 对敏感区较局限者，可用充填法或冠修复法。

• 离子(氟离子、钙离子)导入法，适用于全口牙齿或多数牙齿敏感者。

【你需注意】

• 调节全身机能、矫正咬合关系、改变不合理的刷牙方法、纠正不良习惯。

【特别提示】

• 亦有人牙齿虽完好无损，但却感到全口牙齿极度敏感，则应考虑与某些全身因素有关，如妇女月经期、妊娠期、神经衰弱、头颈部放射治疗期。

12 四环素牙

当牙齿发育矿化期间，使用四环素类药物后，由于抑制了牙齿硬组织的矿化而造成的牙齿损害。又称"四环素染色"。

【你需了解】

• 四环素染色的程度与牙齿的发育期有关，婴幼儿期用药时间越早，染色程度越严重。

• 药物剂量及使用时间的长短对染色程度亦有一定关系。

【症状表现】

• 一般表现为全口牙齿的牙冠均匀变色，常呈黄色。

• 可伴有牙釉质发育不全。

• 多无明显的自觉症状。

【处理】

• 漂白脱色法。

• 复合树脂覆盖牙面以达到美容的目的。

• 个别严重患牙可做套冠修复。

【你需注意】

• 四环素类药物包括四环素、金霉素、土霉素等。

【特别提示】

• 婴幼儿慎用四环素类药物。

13 复发性口疮

复发性口疮是一种最常见的、具有反复发作特性的口腔黏膜溃疡性损害，又称"复发性阿弗他溃疡"。

【你需了解】

• 是一种自身免疫性疾病。

• 致病因素是多方面的，可能与免疫异常、内分泌障碍、病毒感染、变态反应、胃肠道功能紊乱、肠道寄生虫、营养不良、遗传和局部刺激等因素有关。

• 常与精神紧张、疲劳、失眠、便秘、月经周期等相伴发生。

【症状表现】

• 本病多发生在青壮年，女性稍多于男性。

• 溃疡好发于唇、颊、舌尖、舌边缘、舌腹、前庭沟、软腭等部位的黏膜。

• 病变初期黏膜充血水肿，出现粟粒大小之红点，并很快溃破成圆形或椭圆形溃疡，直径约2～4mm，中央稍凹陷，表面覆以灰黄色假膜，溃疡边缘整齐，周围有狭窄红润区。

• 溃疡可单发或多发，伴疼痛。

• 具有"自限性"，7～10天后溃疡可自行痊愈，且不留疤痕。

【处理】

• 局部采用消炎、止痛及促愈合等药物治疗。

• 全身激素、免疫等治疗。

【你需注意】

• 该病的特点是具有复发性和自限性，故一般不需要活检。

【特别提示】

• 应与复发性疱疹性口炎、坏死性黏膜腺周围炎或恶性肿瘤相鉴别。

14 口腔念珠菌病

口腔念珠菌病是由白色念珠菌属感染引起的黏膜疾病，又称"雪口"、"鹅口疮"。

【你需了解】

• 白色念珠菌广泛存在于自然界，寄生于正常人的口腔、阴道和消化道等处，平时并不致病，当口腔不洁或全身大量使用广谱抗菌素，致使菌属失调或免疫力下降等情况时，该菌就会大量繁殖而致病。

- 任何年龄均可发病，但多见于婴幼儿。
- 在分娩过程中，婴儿可因来自母亲阴道的念珠菌感染而致病。也可通过被污染的哺乳器或母乳乳头感染。

【症状表现】

- 婴幼儿的口腔病损，多发生在唇、颊、腭等部位的黏膜。
- 病变区黏膜充血，出现散在的微突且柔软的白色小点，继而白点融合形成白色斑片或更大的白色凝乳状斑块。如用力擦拭则暴露潮红的黏膜糜烂面。
- 有口干、灼热感。婴幼患儿常现烦躁不安、啼哭、拒食和低热，一般无其他全身明显反应。
- 本病可发生在口角区，表现为该部位的皮肤皲裂、糜烂、渗出或有灰痂，张口时易出血、疼痛。

【处理】

- 注意口腔卫生，局部药物治疗，防止细菌继发感染。
- 全身抗真菌药物治疗。
- 增强免疫力。
- 婴幼儿喂养器具应严密消毒。

【你需注意】

- 长期使用或滥用抗生素、免疫抑制剂以及抗癌药物，都可以成为发病的重要诱因。

【特别提示】

- 提高健康水平，注意口腔卫生，是有效防治口腔念珠菌病的可靠措施。

15 口腔白斑

口腔白斑是指发生在口腔黏膜上的角化性白色斑块，为一种慢性、浅层病损。

【你需了解】

- 诱发白斑有多种因素，如吸烟、饮酒、食物辛辣或过热，错位牙、残冠、不良修复体及龋洞的锐利边缘等的长期刺激。
- 维生素A和多种维生素缺乏、内分泌失调、感染等。
- 好发于中年以上的男性。

【症状表现】

- 以颊黏膜、口角、舌背及舌边缘区域为多发区，其他好发部位依此为唇、腭、口底和牙龈。
- 受损黏膜呈乳白色角化斑块状，界限清楚，表面形成皱褶，称为“皱纸状白斑”。
- 有的表面不平，出现大小不等的多个乳头状突起，常易发生皲裂或溃疡，且伴有疼痛，称“疣状白斑”。
- 有的是在发红的黏膜上出现粟粒大小、形状不规则、散在的乳白色颗粒，称为“颗粒状白斑”。

【处理】

- 彻底克制过量吸烟、好饮烈性酒等不良嗜好。
- 及时去除一切局部刺激因素（特别是尖锐的机械性刺激）。
- 尽早切除病灶或行冷冻治疗。

【你需注意】

- 无论哪一种类型的白斑，如在白斑的基础上发生糜烂或溃疡都有可能是恶变的表现。

【特别提示】

- 白斑是口腔黏膜的癌前病变。

16 口角炎

口角炎是指上下唇联合处的口角区发生炎症、糜烂、皲裂，又称“口角糜烂”。

【你需了解】

- 由于病因不同，口角炎的种类也较多，有维生素缺乏性、感染性等。
- 老年人无牙，使口腔垂直距离缩短，也常发生口角炎。

【症状表现】

- 多为双侧对称性发病。
- 口角区呈潮湿苍白色，有糜烂或溃疡，并有深浅和长短不一的横形沟裂。
- 如伴有球菌或真菌感染，则局部可化脓、出血和结痂。
- 有轻度疼痛、触痛，常影响说话、进食等口唇动作。

【处理】

● 针对性的补充维生素(以核黄素为主)。

● 局部采用消炎、防腐类药物洗涤或涂抹。

● 全身抗感染治疗。

【你需注意】

● 加强营养摄入,提高机体免疫力。

【特别提示】

● 口角炎可伴有舌、眼及阴道等部位的黏膜病变。

17 智齿冠周炎

智齿是指位于牙列最后的第 3 个磨牙,又称"尽头牙"、"尽根牙",其牙冠周围软组织的炎症称为冠周炎。统称智齿冠周炎。

【你需了解】

● 常发生于 18 ~ 25 岁的年轻人,是口腔科的常见病和多发病。

● 阻生是由于第 3 磨牙萌出时,因缺少足够的距离,牙体萌出受到阻碍,而致使牙冠仅部分萌出、偏斜萌出,甚至整个牙齿完全埋伏在骨质内等不同类型的阻生,以下颌牙多见。

● 阻生牙牙冠和周围黏膜之间常易形成盲袋,其中易积存食物残渣并利于细菌寄生。在疲劳、伤风感冒等因素的作用下,加上对殆牙齿咬在覆盖的龈瓣上,从而促发了冠周炎。

【症状表现】

● 局部红、肿、疼痛,糜烂或溢脓。

● 继之出现面颊部肿胀、下颌淋巴结肿大、吞咽困难和张口受限。

● 可同时伴有发热、畏寒等全身症状。

● 牙位 X 线摄片可显示阻生情况。

【处理】

急性期以消炎、镇痛、建立引流及对症处理为主。

● 局部盲袋药物冲洗。

● 脓肿切开引流。

● 消炎、镇痛、抗感染等全身治疗。

慢性期以去除病因为主。消除盲袋或拔除病灶牙。

【你需注意】

● 养成良好卫生习惯,经常保持口腔清洁,消除局部刺激因素。

【特别提示】

● 局部感染扩散后易形成骨膜下脓肿、脓瘘、边缘性骨髓炎、口底蜂窝组织炎等。

18 流行性腮腺炎

流行性腮腺炎是病毒感染所致的急性腮腺炎症,又称"痄腮"。

【你需了解】

● 具有传染性,主要通过呼吸道飞沫传染。

● 有季节流行特点 冬春季较多见。多发于 5 ~ 15 岁的儿童,潜伏期为14 ~ 21天。

● 一次性发病后有终身免疫。

【症状表现】

● 多为双侧发病,也可为单侧。

● 以耳垂为中心的腮腺区面颊肿胀、潮红,边缘界限不清、质地柔软及轻度压痛,或累及颌下腺和舌下腺也有肿痛。

● 可伴有发热、头痛、倦怠等全身不适。

● 口腔内检查其腮腺导管口无红肿及脓性分泌物。

● 血液化验常见白细胞计数正常或轻度升高、淋巴细胞可同时增多,血和尿淀粉酶可能增高。

● 偶见神经系统或生殖系统并发症。

【处理】

● 局部药物外敷或理疗。

● 全身支持治疗,给予高营养物质,以增强机体抵抗力。

【你需注意】

● 保持口腔卫生、注意腮腺导管分泌通畅。

【特别提示】

● 对患儿一定要及时隔离,以防感染再扩散。避免并发脑膜炎、睾丸炎等症,及时送医院检查,以免丧失最佳治疗时机。

19 颞下颌关节紊乱病

本病并非单一疾病,它是一类病因尚未

清楚而又有共同发病因素和临床主要症状的一组疾病的总称。

【你需了解】

- 其发病因素与精神因素(抑郁、癔病)、殆关系紊乱、免疫因素、关节负荷过重、关节解剖结构异常等因素有关。
- 好发于青壮年,以20～30岁发病率和就诊率最高。
- 病程长达几年甚至几十年,并经常反复发作,有自限性,不经特殊治疗,症状亦可自行缓解。
- 一般无严重后果,不致发生关节强直。

【症状表现】

- 下颌运动异常—包括开口程度异常(过大或过小),开口时口型异常(偏斜或歪曲),开闭运动出现关节绞锁等。
- 疼痛—张口或咀嚼时关节周围的疼痛。
- 关节弹响和杂音—弹响音、破碎音、摩擦音。
- 可能伴有眼或耳部不适症状。

【处理】

以保守治疗为主。采取对症治疗和消除或减弱致病因素相结合的治疗。

- 方法:有各种药物治疗、物理治疗、殆治疗、局部封闭、关节腔内治疗、关节腔外科治疗、正畸、修复、肌肉训练、手术治疗等。

【你需注意】

- 在治疗过程中不可忽视全身情况,特别是精神和心理状况的纠正。

【特别提示】

- 有些疾病也可出现类似的症状,如颌面部肿瘤、颞下颌关节炎、耳源性疾病、颈椎病、癔病性和破伤风牙关紧闭等,应注意鉴别。

20 口腔颌面部肿瘤

和其他部位的肿瘤一样,口腔颌面部肿瘤是体内和体外致病因素长期作用的结果,是细胞失去控制的异常增生和功能失调造成的疾病。

【你需了解】

肿瘤的发生和发展是一个非常复杂的病理过程,与许多因素有密切关系。

- 外界因素 ①相应部位的长期慢性物理刺激,如机械性刺激,紫外线、X线以及其他放射线等。②化学性刺激,如吸烟、饮酒等。③生物学因素,如病毒感染等。④营养因素:营养不良或营养过剩等。
- 内在因素 神经、精神因素,内分泌因素,机体免疫状况,遗传因素,基因突变等。

【症状表现】

见表1-10。

表1-10 口腔颌面部肿瘤的症状表现

临床表现特点	良性肿瘤	恶性肿瘤
发病年龄	任何年龄	多见于老年人;肉瘤多见于青壮年
好发部位	多见于牙龈、口腔黏膜、颌骨与颜面部	以舌、颊、牙龈、腭、上颌窦等多见,其次为唇部
生长速度	一般较慢	一般较快
生长方式	膨胀性生长	浸润性生长
肿瘤形态	多为结节状或球状	表现为溃疡型、外生型(乳头状或疣状)、浸润型
与周围组织关系	有包膜,不侵犯周围组织,界限较清楚,可移动	侵犯、破坏周围组织,界限不清,较固定
症状	一般无症状	常有局部疼痛、麻木、头痛、张口受限、面瘫、出血等症状

续表

临床表现特点	良性肿瘤	恶性肿瘤
转移	无	常发生转移
对机体的影响	一般对机体影响不大,如生长在要害部位或发生并发症时亦可危害健康甚至危及生命	对机体影响很大,常迅速发展、转移和侵及重要脏器,发生致命的恶病质
组织学结构	细胞发育成熟,形态和结构与正常组织相似	细胞发育不成熟,形态结构分化程度不一致,有异常细胞核分裂现象

【处理】

- 对原发病灶选择性的采用手术治疗、放射治疗、低温治疗、高温治疗、激光治疗等。
- 全身辅以免疫治疗、基因治疗等综合治疗。

【你需注意】

- 积极消除或减少致癌因素。
- 对一些良性病灶不应随意采取非正规治疗,如"点痣"等。

【特别提示】

- 定期健康检查,如发现异常肿块、经久不愈的溃疡等,均应及时就医。这是诊治肿瘤的关键措施。
- 及时处理癌前病变。

第十五章　皮肤疾病

● 皮肤是人体最大的器官，成人皮肤的面积大约1.8～2.2m²，重达10kg。

● 皮肤分表皮、真皮和皮下组织。

表皮又分角化层和生发层。

① 角化层：是半透明的角化细胞组成，为死亡细胞，在沐浴时或在摩擦中自然蜕脱。生发层的细胞却在不断分裂，产生新的细胞，在一个月之后向上移至表面，代替脱落细胞的位置。以上就是在多日未沐浴后，沐浴时摩擦皮肤会脱落下一团团的似泥样的"污物"，就是脱落的角化表皮细胞。

② 生发层：在该层细胞内常含有黑色素颗粒，决定着皮肤的颜色深浅，黑色素颗粒少，肤色浅；黑色素颗粒多，肤色深。

● 真皮：有致密而不规则的结缔组织所组成，有大量弹力纤维，故皮肤具有弹性。

● 皮下组织：主要是大量的脂肪组织构成，故称皮下脂肪。

● 汗毛：分毛干（露于皮肤表面的）、毛根（陷入皮肤内的）、毛球（毛根基部膨大部）、毛乳头（毛球下端凹部）。毛的生长是由毛球的细胞增长繁殖而引起。

● 竖毛肌：是附着在毛囊上的很小的平滑肌，当竖毛肌收缩时，汗毛即竖立起来，在皮肤表面造成了许多小凹，俗称"鸡皮疙瘩"。

● 皮脂腺：开口于毛囊内，分泌皮脂，似腊样物质，以防止皮肤干燥，使毛发光亮。

● 汗腺：在真皮深层，能调节体温，当外界温度增高时，汗腺分泌增强，即出汗，使体表蒸发一部分水分而散热，维持体温的恒定。

● 感觉：皮肤中无数的神经末梢，能感觉触、压、冷、热、痛等信息。

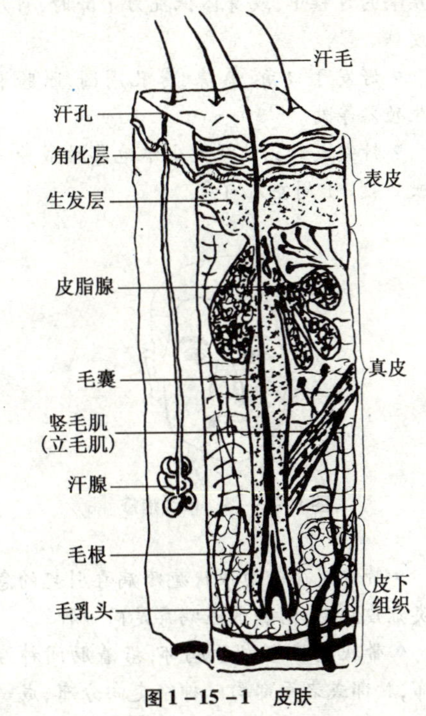

图1－15－1　皮肤

● 疖：是最常见的皮肤疾病，它是毛囊感染化脓菌引起的毛囊炎，毛囊化脓。

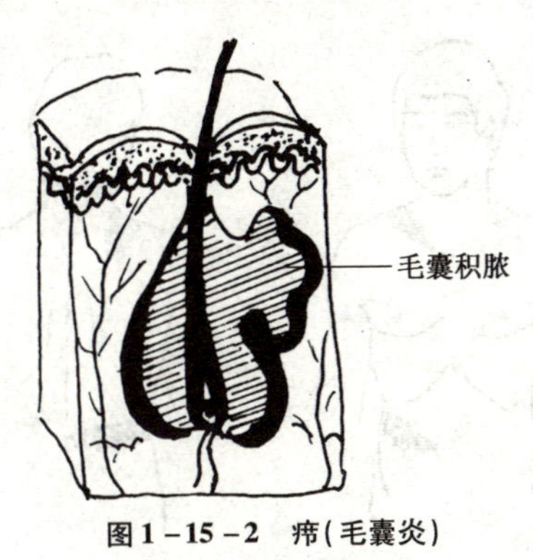

图1－15－2　疖（毛囊炎）

- 痈：是多个疖融成一片，也就是说多个毛囊炎连积一起，即为痈。
- 单纯疱疹俗称“热疮”，由病毒引起的疱疹性皮肤病。常发生在肺炎、感冒等发热性疾病的过程中，或身体抵抗力下降时，可反复发作。
- 好发于口角、唇缘、鼻孔周围、眼睑和外生殖器等处。
- 针尖或针孔端样大小水疱集结成为一簇或2簇。1周左右自愈。

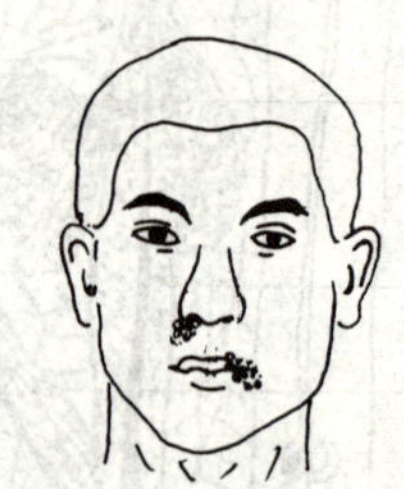

图1－15－3　单纯疱疹

- 带状疱疹是由带状疱疹病毒引起的急性炎症皮肤病，它和水痘病毒是同一种。
- 带状疱疹好发于胸部，沿着肋间神经分布，腰部或者面部均以神经走向分布，成一狭长的带状，故名带状疱疹。
- 初起时，患部有烧灼感、瘙痒，常有较剧烈的疼痛，甚至发热等。

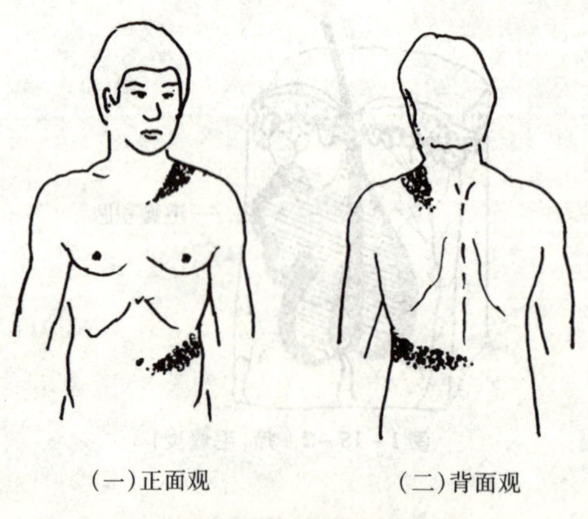

图1－15－4　带状疱疹

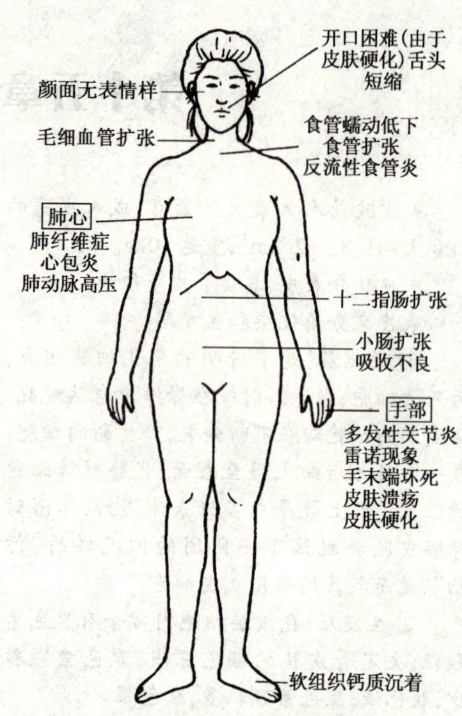

图1－15－5　硬皮病的症状

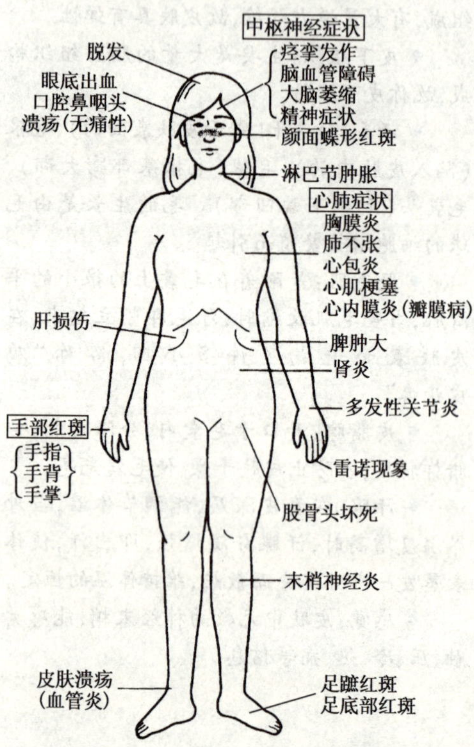

图1－15－6　全身性红斑狼疮症状

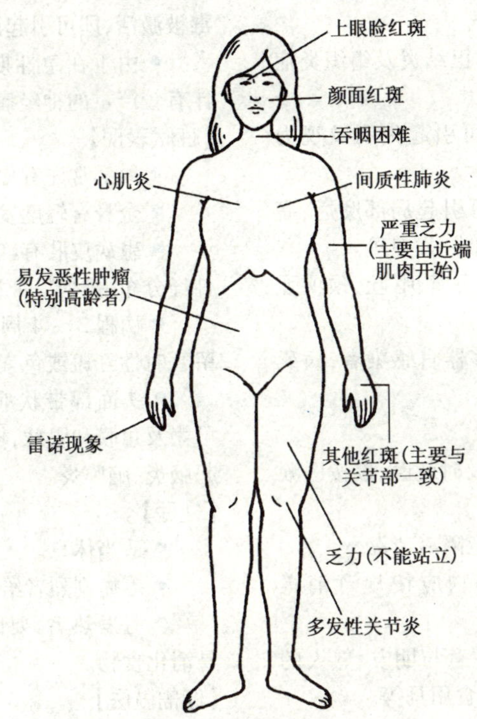

恶性肿瘤主要有肺、前列腺、子宫、卵巢、乳腺、结肠为多见,其他尚有耳下腺和消化道肿瘤等。

图 1－15－7　多发性肌炎、皮肌炎症状

1　单纯疱疹

单纯疱疹是由单纯疱疹病毒(HSV)引起的一种常见的传染病。

【你需了解】

- 急性或慢性带毒者皆为本病的传染源。
- 病毒存在于疱疹的疱液中。
- 其他病损部位的源出物亦可引起感染。
- 患者的唾液及粪便,亦可引起感染。
- 主要通过呼吸道、消化道或皮肤黏膜接触、性接触及新生儿产道等途径而感染,故应将患者进行迅速隔离,被服及被污染的接触物皆需进行消毒。
- 接触患者最好戴手套。
- 临床症状

(1)初发期疱疹潜伏期 2～12 天左右。有自行缓解者但病毒可长期潜伏于体内,可引起反复发作。主要症状局部发生疱疹,时有局部异样感。局部皮肤糜烂皮肤损害,一般需 2～3 周愈合。严重者病毒可扩散至全身。如局部感染可引起局部淋巴结炎,及发热可达39℃～40℃。

(2)病毒引起口腔感染,则形成口腔疱疹,如引起眼部感染则造成眼疱疹,严重可致失明。如直肠、肛门局部感染者可致局部疼痛或里急后重之感。其他亦可造成虹膜,生殖器及全身扩散性感染。新生儿亦可因产妇带菌直接传染而致。

【症状表现】

- 局部感觉异常,先有灼痒紧张感,随即出现红斑,在此基础上出现集合小水疱,其底微红。
- 局部皮肤集簇小水疱或皮肤破损继发感染。
- 多发于口角及其周围、鼻孔周围。
- 局部皮肤湿疹样疱疹。
- 口腔、水泡、溃疡、疼痛、拒食、流涎、

腹泻。

• 局部引起感染　淋巴结炎及组织炎症可致发热。

• 眼感染　严重者可引起失明及视力减退。

• 生殖系统感染　可引起局部糜烂、瘙痒、尿路刺激症状、排尿困难、发热等。

• 脑部感染　发热、头痛、呕吐、颈项强直等脑炎症状。

• 全身扩散　引起多器官感染者，病死率极高。

【处理】

• 有病源接触者，需及时就医，以按医嘱注意病情发展或预防治疗。

• 接触病源时，应注意隔离消毒。

• 对患者接触污染物应按规章消毒处理。

• 患者自己特别需注意与朋友、熟人的接触隔离。包括一次性饮食用具等。

• 一般多用阿昔洛韦、缬昔洛韦、泛昔洛韦、阿糖腺苷、干扰素等治疗，应在医生指导下用药。

【你需注意】

• 当患者为初发病经治疗或自行缓解的，可能仍是带菌者，有反复发作可能。

• 加强自身体质及免疫力。

• 单纯疱疹的预防性疫苗应用，尚在试用阶段。如果临床试验成熟，可具有良好的应用前景。

2 带状疱疹

带状疱疹是由病毒引起而出现沿周围神经分布的群集性水疱，及神经痛为其特征。中医称为“缠腰火丹”。

【你需了解】

• 该病毒与水痘病毒是同一种病毒，称水痘带状疱疹病毒。

• 该病毒在儿童期经呼吸道黏膜进入人体，由于其亲神经性可长期潜伏于脊神经后根或脑神经节的神经元内。

• 当机体抵抗力减退时，神经节内的病毒被激活，即可引起该神经区的带状疱疹。

• 由于在急性期可引起神经炎，患者可伴有较严重的神经痛，尤其是老年患者。

【症状表现】

• 局部常先有皮肤感觉过敏或神经痛。

• 全身有轻度发热、不适。

• 患病皮肤有红斑、集簇性水疱，沿某一神经分布，排列呈带状。常为单侧性。

• 病程 2～4 周，水疱干涸结痂，预后遗留暂时性红斑或色素沉着。

• 头面部带状疱疹可剧烈疼痛，在眼部可累及角膜和眼球，招致失明，极少数还可引起脑炎、脑膜炎。

【处理】

• 适当休息。

• 疼痛剧烈者给予消炎止痛剂。

• 有发热者，要卧床休息，补充水分，给易消化食物。

【你需就医】

• 有神经痛及皮肤出现红斑、集簇性水疱，怀疑带状疱疹时，应去医院诊治，尽早应用抗病毒剂，可减轻后遗神经痛。

【你需注意】

• 带状疱疹好发于免疫功能低下者及老年人，这些人群要注意预防保健，注意营养，注意适当身体锻炼。

• 带状疱疹消退后，常会后遗神经痛，尤其是老年患者，有时可持续数月以上，不必太紧张，只要对症处理和心理安慰，疼痛慢慢会消失。

【特别提示】

• 对头面部带状疱疹，应及时去医院诊治，必要时要住院治疗，以免疱疹病毒侵犯眼部或中枢神经系统。

3 水痘

水痘是水痘带状疱疹病毒初次感染所引起水疱性发疹、传染性很强的儿童疾病。

【你需了解】

• 水痘是由疱疹病毒引起的，对儿童传染性很强。

• 在接触患儿后，一般要经过1～3周的潜伏期后再发病。

【症状表现】

• 先有全身发热，1～2天内即出疹子。

• 皮疹表现为红斑小水疱，水疱为圆形，中央有脐凹，2～3天后水疱结痂，一周后痂脱落，不留疤痕。

• 疱疹多散发在躯干及四肢近端，面部、眼、口、鼻黏膜亦可受累。

• 严重者可出现血性水疱。

【处理】

• 发热期应卧床休息。

• 口腔有水疱时，有时会影响吃东西，应吃稀软食物，不吃粗硬或过冷过热的食物。

• 注意眼部和口腔的清洁护理。

【你需就医】

一般情况，水痘能自愈，可以在家好好休息不必就医。但有以下情况之一就应就医：

• 发高热者。

• 水痘疹子较严重，出现血性水痘。

• 有皮肤继发感染。

• 有咳嗽、心跳、气急、眼结膜充血，有可能并发肺炎、心肌炎、角膜炎的患儿。

【你需注意】

• 患儿应及时隔离至全部疱疹干燥结痂为止，在此期间不去幼儿园、托儿所，不去公共场所。

• 对易患患儿（白血病、淋巴瘤），有条件的可注射水痘减毒活疫苗，有一定的预防效果。

【特别提示】

• 水痘要不要用抗生素？一般不需要，因为抗生素对水痘带状疱疹病毒无治疗作用。除非有继发皮肤感染或并发肺炎等情况可酌情使用。

• 保持皮肤清洁干燥，防止抓破引起继发感染。

4 寻常疣

寻常疣是由人类乳头瘤病毒所引起皮肤上的疣状物。

【你需了解】

• 由于病毒的类型不同，其临床表现也不同，可分为寻常疣、跖疣、扁平疣、尖锐湿疣。

• 疣有时可在1～2年内自动消退，祖国医学中有千日疮之称。

• 疣病毒感染至发病的潜伏期约6～12个月不等。

• 疣多常由接触传染，尖锐湿疣是通过性接触传染，又称性病疣。已归属于性传播性疾病。

【症状表现】

• *寻常疣* 为芝麻至豌豆大，半球形，顶端可呈花蕊或乳头样增生状，质坚硬。本病多见于儿童及青少年，好发于手足部。

• *跖疣* 寻常疣发生在足底部者称跖疣，由于足底部皮肤角质层较厚，因此在足底部的疣易形成大小不一角质性丘疹，渐增大可相互融合成角质性斑块，表面粗糙，有挤压痛。

【处理】

• 疣常通过接触传染，当皮肤破损时，接触疣病毒污染的器具或毛巾类等物即可传染，因此家里患者用过的器具、袜子、毛巾类等物应消毒。

【你需就医】

• 如果发现手足部、面部疣状物，自涂一般抗菌药膏无效，经久不消退，应及时去医院作冷凝术、电灼或激光治疗，以免疣病毒自身接种扩散。

【你需注意】

• 不要用患者用过的衣物、器具。

• 保护手足皮肤不要擦伤（鞋子过紧）或刺伤，以防感染。

【特别提示】

• 对疣一般无特效药物治疗，注射抗生素是无效的，常用的外用药亦多是腐蚀性药物，在面部使用要特别当心，以免留下疤痕或色素沉着。

5 扁平疣

扁平疣是由乳头瘤病毒引起的皮肤赘

生物。

【你需了解】

• 好发于青少年，尤以少女多见。故亦称青年扁平疣。

• 病程迁移，往往要数月，甚至数年才能治愈或自行消失。

• 有自愈倾向，亦可复发，预后不留瘢痕。

【症状表现】

• 一般无自觉症状，有的稍有痒感。

• 常骤然出现，数目可多可少，一般都逐渐增多。有的呈播种状或不规则分布。也有因搔抓而呈线状划痕样排布(自我接种)。

• 皮疹多发于手背、腕、颜面等裸露部位。常对称分布，可散在或密集，日久也可相互融合。有的患者可见有寻常疣同时存在。

• 皮损为针头到米粒大，呈稍褐或正常肤色，为圆形、椭圆形或多角形，略高出于皮面的丘疹。顶端扁平，表面光滑、质微软，境界清楚。

【处理】

• 常采用阿昔洛韦、板蓝根等抗病毒药治疗，但见效较慢。祖国医学和民间也有不少疗效不错的治疗方法。

6 传染性软疣

传染性软疣是由痘病毒中的传染性软疣病毒所引起的皮肤疣，中医称鼠乳，俗称“水猴子”。

【你需了解】

• 本病系直接接触传染，可自体接种，也可通过媒介物间接传染。

• 本病潜伏期约2～3周。

• 有些患者可由于通过性接触而被传染，故国外近来也被列入性传播疾病之一。

【症状表现】

• 多见于青年及儿童。

• 皮疹初发为粟粒至绿豆大小半球形丘疹，表面有蜡样光泽，中央有脐凹。

• 从中可挑出或挤出乳白色干酪状物质，称软疣小体。

• 疣数目多少不定，散在分布于躯干、四肢为多见。

• 一般约6～9个月可自行消退，也有较长时间才消退。

• 易继发细菌感染，局部红肿或出现脓疱。

【处理】

• 早期少量出现时，可自己处理，用酒精消毒，用消毒针挑去软疣内容物，或用小镊子、血管钳将软疣夹破，挤出其内容物，再用碘酊消毒即可。

【你需就医】

• 如果软疣已较多，自己难以处理。

• 有明显继发感染时。

【你需注意】

• 传染性软疣是接触传染，要避免与患者及其用物、玩具等的接触。

• 软疣钳除后，要保持皮肤清洁干燥，局部涂龙胆紫药水即可。

【特别提示】

• 传染性软疣是否需要用抗生素？除局部继发感染以外，一般不需要，因为抗生素对疣病毒是无效的。

• 在医院作软疣钳除时较痛，小孩会哭吵，家长一定要配合，以便医师能将疣彻底钳除，以免遗漏，如有遗留，一定要及时补做，以免复发。

7 毛囊炎

毛囊炎为毛囊发生急性、慢性化脓性或非化脓性炎症。

【你需了解】

• 多见：免疫力低下或糖尿病患者。

• 化脓性致病细菌多为葡萄球菌引起。

• 非化脓性多与职业接触某些化学物质有关，如焦油类物质。

亦有长期应用皮质固类醇激素药物，及局部皮肤经常反复摩擦，湿热等刺激等。

【症状表现】

• 局部痒痛的炎症小丘疹，周围有炎性反应。

• 小丘疹可迅速变成小脓疱成粟粒状脓疱，中央有毛发贯穿。

- 局部瘙痒感。
- 脓疱壁落，破后有小量脓液，数日后可结痂自愈，一般不留痕迹。

【处理】

- 局部治疗　以消炎、杀菌、干燥为原则。
- 局部清除毛发，外用杀菌药膏外敷。
- 也可用祛毒生肌中药类药膏外用。
- 全身治疗　保持皮肤清洁卫生。全身可用抗菌药物，口服或静脉注射(需在医生指导下应用)。

【你需就医】

- 如果多发且较严重者，需及时就医。
- 皮肤感染为何菌种，并指导用药。

【你需注意】

- 保持全身皮肤清洁卫生。
- 保持全身皮肤干燥。
- 不接触对皮肤有刺激等有毒物质。
- 避免对某一部位皮肤的经常摩擦。

【特别提示】

- 对经常化妆者，应特别注意化妆品的质量，用后应将化妆品清洗干净。
- 注意保养皮肤。

8 脓疱疮

脓疱疮是一种由化脓性球菌引起的常见皮肤病，俗称“黄水疮”。

【你需了解】

- 是由葡萄球菌或链球菌感染所引起。
- 流行于夏季、环境温度较高、出汗多、细菌易在皮肤上繁殖而致病。
- 传染性很强，具有接触传染和自体接种感染的特征，易在儿童中流行。
- 有瘙痒性皮肤病及痱子时，易继发脓疱疮。

【症状表现】

- 初起为红斑或丘疹，迅速变为水疱及脓疱，或在红斑上产生浅在性大疱，疱破后糜烂、出水、结痂，周围有红晕。
- 好发在鼻孔、口周、耳旁、头、手和前臂等暴露部位。
- 自觉稍痒，有时有痛感。
- 病损泛发时全身可有发热，甚至并发丹毒、淋巴管炎。
- 及时治疗者，一般1～2周能痊愈，不留疤痕。

【处理】

- 注意皮肤清洁，患儿衣被、用具应清洗消毒。
- 与健康儿童隔离，以防传染。
- 给予适当的抗生素治疗，局部可涂抗生素软膏，必要时给予全身口服或注射抗生素治疗。

【你需就医】

- 新生儿出现脓疱疮，必须立即送医院治疗。
- 脓疱疮广泛时有发热者，伴有丹毒或淋巴管炎时。

【你需注意】

脓疱疮重要的是注意预防。

- 夏季应多洗澡、勤换衣、多扑粉，保持皮肤清洁干燥。
- 对体弱患儿应加强营养。
- 有痱子和瘙痒性皮肤病应及时治疗。

【特别提示】

- 婴儿室及托儿所、幼儿园如发现脓疱疮患儿应立即隔离，并对居住环境进行消毒。

9 头　癣

头皮和头发部位的皮肤癣菌感染称为头癣，俗称“癞痢头”。

【你需了解】

- 头癣的致病菌是皮肤癣菌，属于真菌。
- 该病可以通过直接接触传染或通过帽子等物间接传染。
- 在卫生条件差的农村、山区可引起流行，目前已少见。

【症状表现】

根据菌种和患者反应性的不同，可分为黄癣、白癣、黑点癣、脓癣4种，有其不同的症状表现：

- 黄癣　开始头皮上有一个小的黄红色斑点，逐渐扩大，形成碟形黄痂，其中心凹陷，边缘隆起如碟状,称为黄癣痂。可有鼠尿臭味,黄癣痂部的病发色暗无光泽,经过一段时间,毛囊萎缩,毛发脱落,形成永久性秃发。

● 白癣　本病多侵犯儿童。初起多为头皮上的脱屑性斑片,毛发周围有白色套状物,称为“菌鞘”或“发鞘”。病发在高出头皮大约在 4mm 处折断,局部形成脱发斑,大部到青春期后可以自愈。

● 黑点癣　开始为头皮上的小脱屑斑,病发刚一出头皮即折断,其残端留在毛囊口,呈黑点状,故称黑点癣。本病开始常侵犯儿童,多数至青春期可以自愈,极少数到成年不愈。本病愈后常有小片瘢痕形成。

● 脓癣　此类癣菌生长在动物身上或在土壤内,人类对其反应强烈,引起明显的炎症。典型的损害为化脓性毛囊炎,渐变成一个圆形暗红色脓疡。本病愈后常有瘢痕形成,引起局限性秃发斑。

【处理】

● 注意清洁卫生,可剃发,用硫磺肥皂洗头。

● 局部外涂癣药水、癣药膏。

● 必要时在医师指导下,可口服抗真菌药物。

【你需就医】

● 经外用癣药水、癣药膏治疗未愈者或患黄癣者应即去医院诊治。

● 应注意预防,不与患者接触或使用患者的帽子等物。

● 家中同样患者或有患癣病猫、狗等动物应同时治疗。

● 患者不宜去公共场所理发,以免传染给他人。

【特别提示】

头癣患者治疗期间应做到:

● 每周剃头 1 次。

● 每日用肥皂洗头 1 次。

● 每日外用药膏 2 次。

● 患者帽、枕、梳子等物应每 3 天煮沸消毒 1 次。

10 须癣

须癣是须区皮肤与胡须的皮肤癣菌感染。

【你需了解】

● 须癣在本质上与头癣相似,只是病原菌和发病部位不同。

● 须癣常是患癣的动物接触和理发店剃须感染所引起。

【症状表现】

● 开始为丘疹、水疱或脓疱,位于须部毛囊口,皮肤肿胀,有的似皮肤环状癣呈环状,中央鳞屑形成,边缘为扩展性水疱、脓疱疹,界限非常清楚。

● 患处胡须松动或折断。

【处理】

● 可按头癣处理。

【特别提示】

● 预防须癣着重个人卫生,避免接触患癣的动物如牛、马、羊、狗、猫等。

11 花斑癣

花斑癣是由糠秕马拉色菌引起的皮肤浅部真菌感染,俗称汗斑。

【你需了解】

● 花斑癣是一种机会性感染,常发生在出汗多、不卫生和不及时洗澡换衣的人。

● 可以通过浴巾、衣服等间接传染。

【症状表现】

● 好发在胸部、背部、腹部和肢体近端部位。

● 皮疹开始为细小斑点,逐渐扩大为黄豆至蚕豆大小的圆形或椭圆形斑疹,边界清楚,表面覆盖糠秕样鳞屑,皮损颜色可为红褐色或淡黄褐色,久后可变成色素减退斑。

● 冬季好转或消退,夏季易复发。

【处理】

● 注意个人卫生,勤洗澡换衣。保持皮肤清洁干燥。

● 可外涂癣药水、药膏,如咪康唑、酮康唑等制剂。

【你需就医】

● 经久不愈,可去医院诊治,必要时在医

师指导下口服抗真菌药物。

【你需注意】

- 不去公共浴池洗澡,以免相互传染。
- 不用患者的毛巾、浴巾和衣服类。
- 家里有同样患者时,应同时治疗。

【特别提示】

- 花斑癣痊愈后有时会留下色素减退斑,可不必治疗,也不要紧张当白癜风治疗。

12 叠瓦癣

叠瓦癣是一种由同心性毛癣菌引起的特殊类型体癣。

【你需了解】

- 本病多发生于南太平洋、东南亚及南美一些地区,我国目前罕见。
- 有报道认为本病的易感性可能为常染色体隐性遗传。

【症状表现】

- 本病可发生于全身各处,但以躯干部最多见。
- 皮损开始为丘疹或斑丘疹、粟粒至绿豆大,呈淡红色或皮肤色,逐渐扩大,很快形成环状鳞屑,以后又可在环的中央出现丘疹,继续向外扩展,形成同心性双环脱屑,可相互融合形成更大的多轮状或涡纹状斑片。
- 自觉瘙痒难忍,长期搔抓,可使局部浸润肥厚。
- 病程缓慢,未经治疗终生不愈。

【处理】

- 注意个人卫生,勤洗澡、勤换衣。
- 局部可外用克霉唑、咪康唑等癣药膏。

【你需就医】

- 外用癣药膏经久不愈者,应去医院诊治。

【你需注意】

- 应和患者隔离,不用患者的毛巾、衣、被等物,以免传染。

【特别提示】

- 该病真菌常侵犯至表皮棘细胞层,故单以外用药治疗难以痊愈,必须去医院给内服抗真菌药治疗,并要足够疗程才能痊愈。

13 体股癣

体股癣是平滑皮肤上的皮肤癣菌感染的一种常见皮肤病。

【你需了解】

- 常常是直接接触癣病患者、病畜,或间接接触污染物,如衣物等接触而被感染。
- 生在面部、躯干、四肢皮肤的癣叫体癣,而在腹股沟、会阴部和肛门周围的皮肤癣菌感染叫股癣。
- 免疫功能差,或使用激素治疗的患者易发病,且严重。

【症状表现】

- 在接触感染的皮肤上,不久出现红斑、丘疹,并迅速向周缘蔓延扩展,形成一个圆形损害,边缘隆起为红色小丘疹、小水疱、脱屑,中央炎症减退或自愈,称钱癣或环癣。
- 好发于夏季,冬季好转,极易复发。
- 自觉有剧烈瘙痒。

【处理】

- 保持皮肤清洁、干燥,勤换衣,换下的内衣裤要开水消毒,内裤要宽松,最好是全棉内裤。
- 轻者可使用市场上购买的癣药水、癣药膏外涂,每日两次。

【你需就医】

- 自涂癣药无效,经久不愈者。
- 皮疹广泛者。
- 有免疫性疾病、肿瘤、血液病、内分泌等疾病,免疫功能降低或其他使用激素治疗的患者。

【你需注意】

- 注意预防,避免与患者接触。
- 对肥胖出汗多的人要多洗澡,勤换衣。
- 面部、股部避免使用有刺激性癣药水、癣药膏,如水杨酸类、碘酊等。
- 家庭养动物,要注意动物身上有否癣菌病,如有要及时处理,以免传染给人。

【特别提示】

- 体股癣忌用激素类药膏,如肤轻松、恩肤霜、艾洛松等,以免癣扩大。

14 手足癣

手足癣发生于手足及指趾缝间的皮肤癣菌感染，称为手癣、足癣，是极常见的皮肤病。

【你需了解】

- 夏季湿热环境易发病。
- 运动员、学生穿运动鞋，足部多汗、潮湿易发病。
- 家庭妇女、清洁工等接触水、肥皂、碱水、洗洁精类工作的人易发病。
- 在公共浴池洗澡，穿公用拖鞋，使用公共浴巾及穿患者鞋袜者均易感染本病。

【症状表现】

- 手足部癣，夏季可出现小水疱，冬季可角化、皲裂、脱皮。
- 指、趾缝间可有红斑、糜烂、脱皮，有臭味。
- 足癣由于搔抓，常可引起继发细菌感染，局部红肿、化脓，也可引起足部、小腿丹毒、淋巴管炎和股部淋巴结炎，可伴发高热。

【处理】

- 足癣患者要少穿运动鞋、塑料鞋，勤换袜子。
- 手癣患者要尽量少接触水、肥皂、洗洁精等碱性刺激剂。
- 可适当选用癣药水、癣药膏外涂。

【你需就医】

- 手足癣经久不愈，并影响工作者。
- 足癣有继发感染、局部红肿、疼痛或并发丹毒、淋巴管炎、淋巴结炎的患者。

【你需注意】

- 许多人认为足癣不是病，足癣好了易得其他疾病，这是错误的观念，必须纠正。
- 癣不治疗易得其他并发症，如丹毒、淋巴管淋巴结炎，给患者带来更大痛苦。

【特别提示】

- 手足癣切勿外用激素类药膏，以免扩展加重。

15 甲癣

甲癣是由真菌侵犯甲板而引起的甲病，统称甲癣，俗称“灰指甲”。

【你需了解】

- 甲癣多数是由手足癣所引起。
- 足趾甲比手指甲容易被感染。

【症状表现】

- 甲真菌感染后，甲表面出现白色斑点及凹点状损害。
- 慢慢发展，使甲板变脆、易碎、增厚，颜色变黄褐色，有时呈黑色，表面失去光泽。
- 甲下聚集较多的角质碎屑，甲容易变成中空，与甲床分离。

【处理】

- 首先要保持手足部清洁干燥，少接触水、肥皂、碱水等对甲有损害的物质。
- 要勤洗脚，勤换袜子，袜子要用开水消毒。
- 可外涂癣药水，涂癣药水前，首先必须把病甲用锉刀锉掉或用刀刮除，清除越彻底，外涂药水效果越好，但是外用药水总的来说效果不理想较麻烦。

【你需就医】

甲癣一般不影响健康，不被人们所重视，所以当以下情况需去医院治疗。

- 手足癣始终不愈，可能与甲癣有关，因此必须把甲癣治好。
- 甲癣影响美观，尤其手指甲癣，影响社交活动，心理上迫切需要治疗者。

【你需注意】

- 要预防甲癣，首先要预防和治疗好手足癣。
- 过去对甲癣错误认为无办法治疗，外用药麻烦，效果又不好，内服药毒性大，故在人们的思想上造成了错觉。
- 现在内服抗真菌的新药很多，不但效果好而且毒性低，使许多患者都得到满意的治疗。

【特别提示】

- 对肝功能不好的患者及孕妇不能内服抗真菌药。

16 念珠菌病

念珠菌病是由念珠菌感染所引起的皮

肤、黏膜和内脏的真菌疾病。

【你需了解】

● 念珠菌可以是体内常存在的菌丛，在正常人的肠道内、阴道内及皮肤上均可分离出来，但不致病。

● 当机体衰弱如糖尿病、肿瘤等以及长期使用抗生素、免疫抑制剂、糖皮质类固醇激素等，均易发病。

【症状表现】

● 根据念珠菌侵犯部位不同，有不同的临床类型表现。

● 皮肤型　表现为指(趾)间糜烂。婴幼儿颈部、胸部、背部可出现多发性、绿豆大小的红色丘疹，上有圈状脱屑。发生在指甲处可引起甲沟炎。少数皮肤损害可呈疣状损害。

● 黏膜型　可表现为鹅口疮、口角炎、女性阴道炎。

● 内脏型　可侵犯内脏各系统，而表现相应的不同症状，此型一般都比较严重，如不及时治疗可引起死亡。

【处理】

● 保持皮肤清洁干燥，注意口腔护理。

● 皮肤、黏膜型可外涂无刺激性的抗真菌药物。

【你需就医】

● 经自涂抗真菌药无效者。

● 机体衰弱、有免疫性疾病、糖尿病、恶性肿瘤及其他使用免疫抑制剂及皮质激素治疗的患者。

● 内脏型念珠菌病必须住院治疗。

【你需注意】

● 念珠菌病是机会菌感染，在机体抵抗力减退时才发病，因此重在预防。

● 婴幼儿要保持皮肤清洁干燥。

● 有免疫功能低下的疾病要及时治疗。

【特别提示】

● 有免疫功能低下的患者，一旦并发念珠菌感染，必须立即送医院作进一步检查治疗。

17　放线菌病

放线菌病是放线菌引起的一种慢性、化脓性、肉芽肿性感染。常累及面颈部、胸部和腹部。

【你需了解】

● 本病致病菌主要是由以色列放线菌引起。

● 它是一种内源性口腔细菌，正常人口腔、肠道和阴道亦可见到。厌氧环境有助细菌生长。

【症状表现】

● 皮肤或面颈部型最为常见，开始为结节，以后化脓，流出带有黄色颗粒的脓液，肉眼可见，不治疗可结瘢。但附近又可产生新的结节、化脓，再结瘢，并可形成瘘管，病程慢性，自觉症状轻。

● 肺或胸部型，侵犯肺、胸膜和胸壁，形成脓胸和瘘管，可伴有全身和局部症状。

● 消化道或腹部型，好发于右下腹盲肠部，可有脓肿形成、瘘管、硬块和肠梗阻。其次是右上腹、肝、胆部，引起肝脓疡。

【处理】

● 注意局部创口清洁消毒。

● 局部可涂抗生素软膏。

【你需就医】

● 创口经久不愈，有黄色颗粒流出，怀疑该病者，应立即去医院诊治。

【你需注意】

● 治好牙病是预防面颈部放线菌病的重要措施。

● 该病慢性，治疗顽固，须长期(数周至数月)大剂量抗生素治疗。

【特别提示】

● 如有脓疡、瘘管和纤维化形成，需配合外科手术治疗。

18　隐球菌病

隐球菌病是由新型隐球菌引起的一种机会性慢性感染性疾病。

【你需了解】

● 该菌土壤是自然界的主要栖息地，正

常人体表、口腔、粪便中也可分离到该菌，动物粪便特别是鸽粪中也可分离到该菌。

● 当机体细胞免疫受损时易机会性感染本病。

● 其传播途径主要吸入空气中的隐球菌孢子。其次是经创伤皮肤接种或食入带菌食物，经肠道而感染。

【症状表现】

● 皮肤黏膜隐球菌病：皮肤表现为丘疹、皮下组织肿块、浸润性结节、脓肿、蜂窝组织炎、溃疡等损害，黏膜损害表现为结节、肉芽肿或溃疡。

● 肺部隐球菌病早期无临床表现，少数可有咳嗽、咳痰、痰中带血、胸痛、不适、发热等。

● 中枢神经系统隐球病，可呈慢性脑膜炎、“脑瘤”或“脑脓疡”样症状。自觉头痛、呕吐或发热。

● 其他可发生在骨骼、关节、肌肉、肝、眼、前列腺等部位，而表现其不同症状。

【处理】

● 本病常在免疫功能受损时发病，如各种血液病、恶性肿瘤或长期应用皮质类固醇激素和免疫抑制剂的患者，出现上述呼吸道、中枢神经系统及皮肤黏膜症状时，会有严重的后果，应立即去医院进一步检查，早期明确诊断及时治疗。

【你需注意】

● 本病传染途径多数认为从呼吸道吸入，特别要防止带有鸽粪的灰尘，因鸽粪中的肌酸物质有利于该菌生长，所以在鸽子集居的地方总可发现该菌，为预防感染，特别是免疫功能低下的人，最好远离鸽粪。

【特别提示】

● 该病常在身体抵抗力下降时发生，因此，在治疗时除用药物治疗外，支持疗法，增强体质亦很重要同时对并发其他疾病应同时处理。

19 孢子丝菌病

孢子丝菌病是由孢子丝菌引起，破损的皮肤接触带菌的土壤、腐木或花草等，在接触处引起慢性肉芽肿损害。

【你需了解】

● 该病散发于世界各地，温带和热带地区多见。

● 从事野外作业和接触土壤的，像林业、园艺、农民和矿工等职业者易感染。

● 感染途径　主要通过皮肤伤口接种，也可经口腔黏膜、消化道、呼吸道感染。

【症状表现】

皮肤型孢子丝菌病多见。

● 淋巴管型　好发于四肢，多有外伤史，潜伏期数天至数月，于外伤部位出现无痛性、活动性、渐隆起的皮下结节，表面淡红至暗黑色，可有坏死和溃疡，1～2周后新的结节沿淋巴管蔓延，向心性成串排列，旧的损害愈合，新的损害又发生。

● 固定皮肤型　多发生于创伤局部，不沿淋巴管蔓延，儿童多见，常发生于面部。

● 播散性皮肤型　较罕见，可由血行播散引起或自身接种所致，可出现全身播散性皮下结节。

● 非皮肤型　可发生于口腔、咽喉、气管、肺、骨和关节、眼及中枢神经系统等，但甚少见。

【处理】

● 如有溃破，应注意清洁消毒，可涂抗生素软膏，以防继发感染。

【你需就医】

● 外伤后局部出现皮下结节，经久不退，并有新的结节不断沿淋巴管蔓延，应尽早去医院诊治，及时治疗。

【特别提示】

● 避免外伤，外伤后应及时处理是预防皮肤型孢子丝菌病的重要措施。

20 着色真菌病

由着色真菌引起的疾病，统称着色真菌病。

【你需了解】

● 引起着色真菌病的真菌，普遍存在于土壤和腐烂植物、木材中。

● 该病主要发生于热带和亚热带地区的农村，那些不穿鞋的人，外伤后真菌通过伤口而发病，本病在人与人之间或动物与人之间不引起传播。

【症状表现】

● 皮损多发于小腿部位。

● 皮损开始表现为结节，以后结节溃烂，逐渐扩展，在皮肤表面形成大的肿块，外观似菜花状，常持续多年，愈后形成瘢痕。

● 主观感觉轻微，无全身症状。

【处理】

● 注意局部清洁卫生。

● 局部外涂抗真菌药物。

【你需就医】

● 皮损持久不愈，应及时去医院诊治，早期诊断、治疗。

【你需注意】

● 在山区应避免赤足，以防外伤而被感染。

【特别提示】

● 该病治疗顽固，可达数十年不愈，早期小片损害应尽早做手术，彻底切除之，以防复发。

21 疥疮

疥疮是由人疥螨引起的一种皮肤病。

【你需了解】

● 疥螨俗称疥虫，是一种皮内寄生虫。

● 疥疮极易传染，易在集体和家庭中流行。

● 疥疮是由人与人直接接触传染，也可与疥疮患者的盖被及共用衣物等间接传染。

● 疥疮患者与他人进行性接触时极易引起疥疮，故可属于性传播疾病。

【症状表现】

● 疥疮常侵犯皮肤薄嫩部位，如指缝、腕部、腋窝、妇女乳房、下腹部、股内侧、外生殖器等部位。

● 皮疹表现为丘疹、小水疱和少数隧道及结节，水疱一般小米粒大，多见于指缝。隧道为灰白色线纹状，约 3～15mm 长，弯曲微隆起。结节多发生于外生殖器部皮肤。

● 自觉剧烈瘙痒，尤以夜间为甚。

【处理】

● 家中发现有疥疮患者，必须隔离，分床睡。

● 外涂 10%～15% 硫磺软膏，治疗前先用热水和肥皂洗澡，然后擦药，自颈以下搽遍全身，每日 2 次，连续 3 天为一疗程，3 天内不洗澡、不换衣，3 天后洗澡和换清洁衣服，需连用 2～4 个疗程。停药后观察 1 周，如仍有新皮疹出现，可继续使用，或改用其他药物。

【你需就医】

● 当外用硫磺软膏有过敏反应时。

● 疥疮有继发细菌感染或湿疹样变时。

【你需注意】

● 疥疮极易传染，不与疥疮患者（包括其亲戚、朋友、同学）睡同一张床。

● 家庭成员有数个患者，必须同时治疗。

● 外用药膏必须认真按要求，除头面部外，全身都要搽到。

● 患者换下的衣被床单、枕巾都必须煮沸消毒。

【特别提示】

● 国内暂无特效治疗疥疮的内服或注射的杀虫药物，抗生素也是无效的，硫磺软膏是特效的外用药。有过敏者可改用其他杀疥虫的外用药。

22 虱　病

虱病是虱子叮咬吸血引起的瘙痒性皮肤病。

【你需了解】

● 虱子因寄生部位不同和形态的差异，可分头虱、体虱和阴虱 3 种。

● 是由人与人之间的直接接触或通过被褥、衣帽等间接接触而传染。

【症状表现】

● 头虱　寄生于头发部，头发上可见虱卵，也可见到在头皮上爬行的虱子，虱咬处有红斑丘疹，瘙痒剧烈，搔抓可引起继发感染和湿疹样变。枕部淋巴结肿大。

• 体虱 寄生于体躯上，隐藏在衬衣及被褥皱褶里，叮咬处产生出血性红点、丘疹、风团，甚痒。

• 阴虱 主要寄生于阴毛部，常由性生活传染，现已属性传播疾病之一。阴虱头部深入毛囊口，不易被发现，阴虱叮咬时引起强烈的刺痒感，阴虱的血性排泄物常污染内裤。

【处理】

• 头虱者最好剃头，用肥皂擦洗。不愿剃头者可外涂药物，如百部酊等。

• 体虱者应勤洗澡，勤换衣，将衣、被等物煮沸消毒。

• 阴虱者最好剃去阴毛，用肥皂擦洗。

【你需就医】

• 虱病始终不愈。

• 有继发感染或湿疹样变者。

【你需注意】

• 家中有虱病者必须同时治疗。

• 剃下的头发或阴毛应及时烧掉。

• 虱病患者治愈后，其接触用品，如帽、头巾、枕套、内衣、浴巾、被褥、梳子均应用开水洗烫杀虫。

【特别提示】

• 虱病多是不卫生所致，应勤洗澡勤换衣，避免直接接触患者，不去公共浴室洗澡，不住不洁旅馆。在集体尤其幼儿园发生虱病者，应立即隔离治疗，以免传染。

23 螨虫皮炎

螨虫皮炎是由螨叮咬而引起的一种急性皮炎，又名谷痒症。

【你需了解】

• 螨是一种肉眼刚能见到的微小昆虫，种类较多，主要有生活在谷物稻草和草席制品上的袋形虱螨，或寄生在鼠和家畜身上的革螨。

• 本病主要发生于温暖潮湿的夏秋季。

【症状表现】

• 皮疹好发部位，主要因接触的方式而有不同，多发生在颈部、躯干及上肢。因卧草席后发生的多在肩背、臀部。家畜传播者可发生在腰腹及下肢。

• 皮损主要为圆形的红色丘疹或丘疱疹，少数可为大小不等的风团。

• 自觉较痒，常有抓痕血痂或继发感染而出现脓疱。

【处理】

• 局部外涂消炎止痒的药水，如炉甘石洗剂。

• 全身瘙痒剧烈者可口服抗组胺类药物。

【你需就医】

• 当皮疹广泛有丘疹，自觉瘙痒难忍或有继发感染出现脓疱者应去医院诊治。

【特别提示】

• 家有皮肤过敏者，应勤洗澡、勤换衣。注意房间通风，不养宠物，夏季使用草席前应先用开水洗烫或日晒，以防螨虫皮炎。

24 刺毛虫皮炎

刺毛虫皮炎是毛虫的毒毛引起的皮炎，可由桑毛虫、刺毛虫和松毛虫等引起，其中最常见的是桑毛虫。

【你需了解】

• 桑毛虫是桑毒蛾的幼虫，腹部生有毒毛，成熟的桑毛虫毒毛可达数百万根，内含毒液，毒毛常随风飘散，若落在皮肤上，毛尖端刺入皮肤，数分钟至数小时之内即可引起皮炎。

• 桑毛虫多生长在桑园和果园中。

• 本病多见于夏秋毛虫生长的季节，特别是天气炎热、干旱、风大有利于毒毛的散播，故常成批发生。

【症状表现】

• 皮疹多发于颈、肩、上胸背、上肢屈侧等处。

• 损害为绿豆至黄豆大小的水肿性丘疹或风团，色淡红，中间可见一小黑点或小水疱，此即毒毛刺入之处。

• 自觉剧烈瘙痒，由于搔抓，可使水疱破溃，形成糜烂。

【处理】

• 用橡皮膏黏去刺入皮肤内的毒毛。

• 外涂消炎止痒剂，如薄荷炉甘石洗剂。

• 皮疹广泛者内服抗组胺类药物。

• 一般约1周可痊愈。

【特别提示】

• 不要在有桑毛虫树下纳凉、晒衣。

25 手足口病

手足口病是一种肠道病毒病，其特征是手、足及口腔出现水疱疹。

【你需了解】

• 最常见引起手足口病的病毒是柯萨奇，其次是埃可71型病毒。

• 该病传染性强，好发于学龄前儿童及婴幼儿，可在托儿所和幼儿园中流行。

【症状表现】

• 感染后可有发热、头痛、全身不适、食欲不振等前驱症状。

• 口腔可出现小水疱，易破溃，疼痛，引起饮食困难、流涎。

• 手足部可出现红斑小水疱，呈圆形或卵圆形，臀部有时可出现斑丘疹。

【处理】

• 本病为自限性疾病，一般对症处理即可。

• 皮肤局部可外用炉甘石洗剂，口腔黏膜可涂龙胆紫药水。

• 口服维生素C及抗病毒剂，如中药板蓝根等。

• 病程约7～10天，预后一般良好。

• 托儿所、幼儿园发现患儿，应及时隔离治疗。

【你需就医】

• 如有高热者，则必须去医院诊治。

26 传染性红斑

传染性红斑是一种很少有前驱症状的轻型发热性传染病。

【你需了解】

• 本病病原体为人细小病毒 B_{19}。

• 好发于冬春季，通过呼吸道感染，常在学龄儿童集体中发生。

【症状表现】

• 感染后潜伏期13～18天。

• 皮疹主要见于面部，为鲜红略带水肿的大片红斑，边缘清楚。1～2日后皮疹向四肢和躯干发展，可呈斑丘疹，时现时隐，常持续1周。

• 一般无全身症状，少数患者伴有轻度发热。

【处理】

• 本病为自限性，仅需对症处理，如外用炉甘石洗剂。

• 病程约1周左右，预后不留痕迹。

• 经研究证实，发病时传染期已过，故可不必隔离，但对有密切接触者应当观察2周。

27 毛囊虫皮炎

毛囊虫皮炎是由蠕形螨寄生于人的毛囊或皮脂腺内所引起的慢性皮炎，又称蠕形螨病。

【你需了解】

• 寄生于人体的有毛囊蠕形螨和皮脂蠕形螨两种。

• 正常人的毛囊皮脂腺内可有蠕形螨寄生，但一般不引起症状。当虫体钻入毛囊皮脂腺内，并可深入毛球和皮脂腺内，由于虫体的机械刺激及其排泄物的化学刺激而使组织出现炎症反应。

【症状表现】

• 本病好发于青壮年面部，其中以鼻部、额部及颊部为明显，男性为多，可有红斑丘疹及小脓疱，似酒渣鼻样和痤疮样皮疹。

• 自觉有微痒。

【处理】

• 注意面部清洁，可用硫磺肥皂洗脸。

• 可外涂硫磺霜或灭滴灵霜。

【你需就医】

• 病情严重，有明显痤疮样和酒渣鼻样皮疹时，应去医院诊治。

【你需注意】

• 应少吃油脂性食物。

• 注意面部清洁，毛巾要经常用开水

洗烫。

【特别提示】

• 应积极治疗痤疮和酒渣鼻等面部疾病。

28 钩虫皮炎

钩虫皮炎是钩虫蚴虫侵入皮肤而引起的皮炎,俗称"粪毒块"。

【你需了解】

• 钩虫病病原是十二指肠钩虫和美洲钩虫,寄生于小肠。

• 虫卵随粪便排出体外,孵育成丝状蚴。

• 当赤足在田间工作的菜农、蚕桑种植者或在坑道工作的矿工接触丝状蚴,即可钻进皮肤而发病。

【症状表现】

• 丝状蚴侵入皮肤后数分钟至1小时内,局部皮肤可出现红色丘疹,1～2天内出现水疱,局部充血、水肿。

• 皮疹始发于足趾、足缘、踝部、手、手腕和臀部。

• 自觉剧烈瘙痒。

• 病程中常可出现荨麻疹、哮喘等全身过敏症状。

【处理】

• 局部外用消炎止痒药物,如炉甘石洗剂。

• 口服抗组胺药物。

【你需就医】

• 局部皮疹严重,有明显水疱、水肿或全身出现荨麻疹、哮喘等过敏症状时,应及时去医院诊治。

【你需注意】

• 皮炎消退后,应定期做大便检查,如有虫卵应作驱虫治疗。

【特别提示】

• 该病重在预防,应避免赤足下田、下矿工作,农村应推行粪便无害化处理。

29 接触性皮炎

接触性皮炎是由于皮肤接触刺激物或致敏物后,在接触部位所发生的急性或慢性皮炎。

【你需了解】

• 能引起接触性皮炎的物质可分为原发性刺激物和致敏物。

• 原发性刺激物　本身具有强烈的刺激性和毒性,任何人接触均可发生皮炎。如接触强酸或强碱等化学物质。

• 接触性致敏物　接触的物质为致敏因子,一般只对少数人在接触后经过一定潜伏期,在接触部位发生过敏反应炎症,临床上常见为这一类型。

【症状表现】

• 在接触部位出现境界清楚的红斑、丘疹、水疱或大疱、组织水肿甚至坏死。

• 皮损常有一定形态,往往与接触物的形态一致。

• 自觉局部瘙痒、疼痛及烧灼感。

【处理】

• 去除病因,清洗致病物,如面部化妆品接触引起的皮炎,必须立即停用该化妆品。

• 损害部位避免各种刺激因素,如搔抓、摩擦、热水烫、肥皂水擦洗。禁用一切具有刺激性药物。

• 局部给以消炎为主,根据炎症程度不同,可给生理盐水湿敷或外用皮质激素类霜剂。

【你需就医】

• 皮疹严重有水疱、大疱甚至组织坏死者。

• 皮疹广泛者,尤其在面部患者。

• 以上情况,可能需要全身使用抗组胺类药及皮质激素治疗,必须在医师指导下应用。

【你需注意】

• 日常生活中常易致敏的物质有漆类、染发剂、化妆品、眼镜架、衣料、洗涤剂、肥皂、衣物类染料、橡胶、塑料类拖鞋、表带及某些外用药。

• 已知对上述某些物质过敏,必须立即停用或改用其他类产品,否则易反复发作,病情加重。

【特别提示】

● 已知对某些致敏物有过敏，必须永远避免接触。

30 化妆品皮炎

化妆品皮炎是由于使用化妆品所引起的皮炎称化妆品皮炎，归属于接触性皮炎。

【你需了解】

● 化妆品皮炎，多属变应性接触性皮炎，只对少数人发病，常说的是化妆品过敏性皮炎。

● 常见的化妆品过敏原为香水、染发剂、眉笔、增白霜、油彩等。

【症状表现】

● 初次接触至发病常有一定潜伏期，一般为数天至2周。

● 与接触性皮炎相同，在化妆品接触部位出现红斑、水肿、丘疹、水疱等，境界清楚，与化妆品接触一致。

● 多发于面颈部，尤以眼周、前额及两颧颊部为显著，眼睑可水肿。

● 反复发作者可引起色素沉着。

● 自觉有瘙痒、灼热感。

【处理】

● 立即停用化妆品，并用肥皂水清洗。

● 外涂皮质激素霜剂。

● 口服抗组胺药物。

【你需就医】

● 面部红肿明显，伴有水疱者应去医院诊治。

【你需注意】

● 对已知过敏的化妆品应永远停用。

● 不用化妆品或改用其他牌子化妆品。

【特别提示】

● 已知对化妆品有过敏者，在换用新牌子化妆品时应谨慎使用，可先在前臂内侧或面部皮肤试用一点，观察24～48小时后，无反应者再可逐步扩大试用，以免再次发生反应。

31 工业职业性皮炎

本病是指在生产劳动过程中，接触化学品所引起的接触性皮炎，称工业职业性皮炎。

【你需了解】

● 本病发病机制与接触性皮炎相同，多是变态反应及原发性刺激或长期慢性刺激所引起。

● 工业中常见的致敏物质有树脂（如环氧树脂），偶氮类染料，铬、镍等金属，盐，焦油类，漆类，磺胺类，冬眠灵等药物，多种促进剂及有机溶媒等。

【症状表现】

● 同工种中常有类似发病者。

● 表现同接触性皮炎，前面已述。

● 新工人的发病率高，有的皮炎可越来越严重，以致必须脱离这一工作。但少数可以逐渐脱敏，皮疹可逐渐减轻或消退，可以逐渐恢复工作。炎热夏季出汗及皮脂腺增加，可促使职业性皮炎发生。

【处理】

● 同接触性皮炎处理。

● 如果经久不愈，必须休息或调离工作。

【你需就医】

● 当皮疹广泛而严重或反复发作，难以控制病情者，应去医院作进一步检查治疗。

【你需注意】

● 工作中应遵守规章制度，做好个人防护工作，穿防护工作服，戴口罩、头巾、围裙、手套、高筒靴及外涂防护剂，根据不同工种而选用。

【特别提示】

● 工业职业性皮炎重在预防，要采取综合性措施，要改善生产条件，设备要密闭化、管道化，操作过程机械化、自动化，是防止和消灭工业职业性皮炎的最有效途径。

32 稻农皮炎

稻农皮炎是指农民在种稻过程中所发生的农业职业性皮肤病。

【你需了解】

● 本病主要发生在拔秧、插秧和耘耥阶段。

● 有明显的季节性和自限性。

● 主要类型有两种，即浸渍擦烂皮炎型和禽畜类血吸虫尾蚴皮炎。

【症状表现】

● 浸渍擦烂皮炎　主要因浸水过久，水温高，田水碱性和劳动过程中机械摩擦，引起指趾间褶皱处皮肤浸软、肿胀、发白、起皱，继之表皮擦破，露出红色基底，并有少量渗出。易继发感染，如能及时停止下水田劳动，数日后可自愈。

● 尾蚴皮炎　俗称“鸭怪”，由于禽（如鸭）畜（如牛）血吸虫卵随粪便排出在水田，孵化成毛蚴，又在螺中发育成尾蚴，再由螺体内逸出于水田中，当农民下田劳动时，在接触水的皮肤，主要以小腿、手及前臂为主，尾蚴钻入皮肤，即在局部出现水肿性红丘疹或丘疱疹，自觉剧烈瘙痒或刺痛，抓破后易继发感染，产生脓疱、淋巴管炎、淋巴结炎。如停止下水，一般经3～5天后多自愈。

【处理】

● 本病为自限性，应停止下水田，数日即可愈。

● 浸渍可用粉剂，溃烂处可涂龙胆紫。

● 尾蚴皮炎，主要是消炎止痒，可用炉甘石洗剂。

【你需就医】

● 皮肤瘙痒难忍或有明显继发感染时，应去医院诊治。

【你需注意】

● 尽量避免赤足下水田。

● 高温时减少下水田时间。

● 下水田前涂皮肤防护剂。

【特别提示】

● 本病的预防，根本在于实现农业科学化、机械化，改变耕作方式。

33 农药皮炎

农药皮炎是由农药接触引起的接触性皮炎，称农药皮炎。

【你需了解】

● 常用农药杀虫剂有六六六（有机氯杀虫剂）、有机汞杀虫剂和有机磷杀虫剂。

● 常发生在生产、加工、搬运农药的工人，以及使用农药的农民。

● 目前这类农药已很少使用，故发病已少见。

【症状表现】

● 农药对皮肤多有刺激作用，可引起接触性皮炎。

● 急性皮疹有红斑、水肿、丘疹、水疱及大疱。反复发作可演变为慢性湿疹化。

● 皮疹多见于暴露部位，与农药接触相一致。

● 自觉局部剧烈瘙痒，严重时可伴有头痛、头晕、发热等全身中毒症状。

【处理】

● 接触农药部位皮肤应尽快用肥皂水清洗干净。

● 接触性皮炎以抗过敏治疗及对症处理（见接触性皮炎）。

【你需就医】

● 当皮损严重出现水疱大疱时应去医院诊治。

【你需注意】

● 在生产、搬运和使用农药的工人和农民，应做好个人防护，避免皮肤直接接触。

【特别提示】

● 有的农药如有机磷还可通过皮肤吸收而引起全身中毒症状，应及时送医院抢救。

34 日光性皮炎

日光性皮炎是强烈日光照射后引起的局部急性红斑及水疱性皮肤炎症，又称晒斑。

【你需了解】

● 本病主要是由日光中的中波紫外线照射过度引起的急性炎症反应。

● 多见于春末夏初。皮损局限于暴露部位。

● 发病严重程度决定于日光强度、曝晒时间及个人皮肤的敏感性。

【症状表现】

● 一般于日晒后数小时至10余小时，暴露部位的皮肤出现境界鲜明的红斑水肿、水疱或大疱。

● 自觉有瘙痒、灼痛或刺痛感。

● 数日后红斑和水肿消退，继以脱屑和暂时性色素沉着。

【处理】

● 外涂安抚止痒剂如炉甘石洗剂。

● 一般无需特殊处理，避免日晒数天即愈。

【特别提示】

● 对日光耐受低的人，应避免过度烈日曝晒，烈日下外出应戴宽边帽或撑伞遮阳，也可外涂防光剂。

35 尿布皮炎

尿布皮炎主要是因尿布更换不勤，由尿布区尿、粪所产生的刺激性物质刺激皮肤所引起，俗称“红屁股”。

【你需了解】

● 小孩“红屁股”多是尿布皮炎所引起。

● 其产生原因，主要是更换尿布不勤，一次性尿布调换时间过长或使用不透气的塑料布。

● 局部温度过高。

【症状表现】

● 主要发生在阴部、会阴部及臀部尿布接触部位。

● 皮损表现为大片潮红，亦可发生丘疹。

● 不治疗，可发生脓疱、糜烂及溃疡。

【处理】

● 多换尿布，应用柔软、吸水性好的尿布。

● 局部保持清洁干燥，用温水清洗，多扑粉或搽用少量油剂。

【你需就医】

● 经处理后持久不愈者。

● 有继发丘疹、脓疱、糜烂、溃疡者，有可能细菌和真菌感染，必须去医院进一步检查和治疗。

【特别提示】

● 尿布皮炎重在预防，必须勤换尿布，不用塑料布或橡皮布包扎尿布。

36 湿疹

湿疹是由多种内、外因素所引起的皮肤炎症，病因复杂，一般认为和变态反应有关。

【你需了解】

● 湿疹与个体过敏性素质有关。

● 其诱发因素较复杂，可分为内因、外因。

● 外因　食入鱼虾、环境中的花粉、尘螨、细菌、真菌、日光、各种化学物质、肥皂、化妆品、合成纤维等。

● 内因　慢性感染病灶、内分泌及代谢改变等。

● 生在婴儿面部的湿疹，俗称“奶癣”。

【症状表现】

● 皮疹为多形性，可见红斑、丘疹、水疱、糜烂、结痂等损害，慢性者常以苔藓样变为主。常反复发作。

● 皮疹可发生于任何部位，但往往两侧呈对称分布。

● 有剧烈的瘙痒感。

【处理】

● 保持皮肤清洁，避免过度洗烫，使用肥皂及各种有害因子的刺激。

● 局限性较轻的患者，可适当外涂激素类霜剂。但面部不能长期使用。

【你需就医】

● 湿疹持续时间较长。

● 皮疹广泛且严重，有渗出糜烂者。

【你需注意】

● 发病期间忌辛辣食物、酒类。

● 不乱用有刺激性的外用药，如癣药。

● 湿疹是过敏性疾病，一般用抗生素是无效的，除非有继发感染，可适当用抗生素治疗。

【特别提示】

● 婴儿湿疹，常生在婴儿面部，俗称奶癣，但它不是真菌引起的癣，因此，切不可用有刺激性的癣药来治疗。

37 荨麻疹

荨麻疹是一种常见的，引起皮肤或黏膜暂时性的红色或白色、瘙痒性水肿的损害——风团，俗称风疹块。

【你需了解】

• 荨麻疹的病因及发病机制较复杂。

• 常见的诱因：① 食物(鱼、虾、蟹等)。② 药物(青霉素、血清制品、疫苗等)。③ 感染(病毒、细菌、真菌、寄生虫等)。④ 物理因素(压迫、寒冷、日光等)。⑤ 动植物(昆虫叮咬、吸入动物皮屑、羽毛及花粉)。⑥ 精神紧张、内脏和全身性疾病等。

【症状表现】

• 突然发作，数小时后迅速消退，亦可成批反复发生。

• 损害为大小不一之鲜红色或瓷白色风团，消退后不留痕迹。

• 伴有剧烈瘙痒和灼热感。

• 部分患者可伴有发热、恶心、呕吐、腹痛、腹泻及胸闷等全身症状。

【处理】

• 去除可能的诱发因素。

• 可口服抗组胺类药物，如扑尔敏。

【你需就医】

• 经服抗组胺药无效者。

• 全身有发热、症状严重者。

• 伴有喉头梗阻、胸闷等呼吸道症状者。

• 伴有恶心呕吐、腹痛、腹泻等消化道症状者。

【你需注意】

• 对食物过敏者，要忌食海鲜、酒类、牛奶等。

• 药物引起者，要停用致敏药，要多饮水，促使排泄。

• 日光过敏者，要避免日光曝晒。

• 荨麻疹发作时，要避免手搔抓。

【特别提示】

• 有喉头水肿、呼吸困难和伴有休克症状者，需立即送医院救治。

38 丘疹性荨麻疹

丘疹性荨麻疹是儿童和青少年常见的一种风团样丘疹性皮肤病。

【你需了解】

• 其发病与个体过敏体质有关。

• 多是由于某些节足动物如蚊、蚤、螨、蠓、臭虫等叮咬所引起的过敏反应有关。

【症状表现】

• 好发于春夏温暖季节。

• 皮损为约黄豆大小的红色水肿性丘疹，其中心可有水疱或大疱。

• 皮疹散在分布于腰部、臀部、四肢伸侧面。

• 自觉瘙痒明显。

• 7～10 天后，皮疹可自行消退，可留下色素沉着斑。

【处理】

• 去除可能的病因。

• 外用消炎止痒类药物。

• 全身可内服抗组胺类药物。

【你需就医】

• 皮疹反复不断出现。

• 皮疹较严重，有水疱、大疱或有继发感染者。

【你需注意】

• 有过敏体质的人，应避免蚊、螨、蚤类等的叮咬。

• 注意家庭的清洁卫生，多开窗通风，勤换衣被。在每年夏季使用席子时，必须先用开水烫一下，以便消除席螨。

【特别提示】

• 家中有过敏体质、易患丘疹性荨麻疹的人，不宜在家中养宠物。

39 血管性水肿

血管性水肿主要发生于组织疏松的部位，突然发生局限性水肿。

【你需了解】

• 其发病许多和荨麻疹相同，其病因复杂。

• 少数病例有家属史，可具有遗传性。

【症状表现】

• 常突然发生局限性水肿，呈淡红色或苍白色，大块隆起边界不清的水肿块。

• 好发于眼睑、口唇、外生殖器、喉头等部位，在喉头部水肿可引起呼吸困难，甚至有窒息的危险。

【处理】

● 同急性荨麻疹,可口服抗组胺药物。

【你需就医】

● 血管性水肿反复发生者,需医院作进一步检查,查找原因,有条件可作脱敏治疗。

【你需注意】

● 对食物有过敏者,应忌吃过敏的食物,如海鲜。

【特别提示】

● 有喉头水肿而影响呼吸困难者,应立即送医院救治,以防窒息。

40 药疹

药疹是药物通过内服、注射或吸入等途径进入人体,在皮肤和黏膜上引起的过敏反应。

【你需了解】

● 药疹发病比较复杂,可通过免疫反应和非免疫反应。

● 有的是用药剂量过大所引起的药疹称为中毒性药疹。

● 药疹一般多由变态反应引起,也称过敏性药疹。过敏性药疹只发生于少数对药物过敏者,与用药剂量无一定的相关性。

● 药疹有一定的潜伏期,为 1 ～ 3 周,再发时潜伏期可缩短至数小时或数分钟。

● 引起药疹的药物,常见的有抗生素类、解热镇痛类、安眠药与抗癫痫药、磺胺类、血清制剂及疫苗等。

【症状表现】

● 在用药过程中,突然发皮疹。

● 皮疹为多样性,可分为固定型红斑、麻疹样红斑、猩红热样红斑、多形红斑、荨麻疹、剥脱性皮炎、大疱性表皮松介型等类型。

● 除固定型红斑外,皮疹往往呈对称性、全身性分布。

● 全身可有发热,部分患者可有内脏病变。

【处理】

● 在用药过程中,全身突然发现皮疹,应怀疑药疹,必须立即停用可疑的致敏药物。

● 患者应多饮水,促使药物排泄。

【你需就医】

● 药疹发病突然、变化快、病情严重,有的可致死亡,因此当怀疑药疹时,应立即去医院诊治,必要时需住院治疗。

【你需注意】

● 用药应有的放矢,不滥用不必要的药物,或尽量选用致敏性较低的药物。

● 应用青霉素、血清、普鲁卡因等药,应按规定作皮试。

【特别提示】

● 已确诊为药疹者,应牢记致敏药物或填好药物禁忌卡,以后每次看病时应告诉医师致敏药物或出示药物禁忌卡,勿再用该药,以免再次引起药疹。

41 瘙痒症

瘙痒症是一种只有瘙痒而没有原发性皮疹的皮肤病,临床上可分为泛发性和局限性两种。

【你需了解】

● 瘙痒症的病因较复杂。

● 泛发性瘙痒症常与某些系统性疾病如糖尿病、肝胆疾病、肾脏疾病、内脏癌肿、血液病、寄生虫病、药物和食物过敏及神经、精神性疾病有关。

● 局限性瘙痒症可能与白带、痔疮、寄生虫、真菌感染或局部刺激物等有关。

【症状表现】

● 瘙痒易于睡前、气候变化、饮酒或食辛辣刺激性食物后发生。

● 发作时除患部瘙痒外,无原发性皮肤损害,但可看到抓痕、血痂等继发损害。

● 局限性瘙痒常见于外阴、肛门、头皮、小腿、掌跖、外耳道等处。

● 病程较长,易转为慢性,引起局部皮肤浸润肥厚。

【处理】

● 去除可能的原因。

● 给予适当的外用止痒剂。

● 口服抗组胺类药物。

【你需就医】

● 瘙痒严重,影响睡眠,影响工作者。

● 有诱发瘙痒的某些系统疾病或局限性疾病。

【你需注意】

● 应忌吃烟酒辣等刺激性食物。

● 局部要清洁卫生,尤其外阴及肛门痒的患者。

● 衣服要宽松,要穿全棉衣服。

● 老年性瘙痒症,少用肥皂热水等刺激,洗澡后要外搽润肤剂。

● 季节性瘙痒,夏季要防暑降温,减少出汗,冬季要涂润肤霜剂,防止皮肤干燥。

【特别提示】

● 患者要切忌烟、酒、辣等刺激物,瘙痒时要避免手抓、摩擦及热水烫等刺激。

42 神经性皮炎

神经性皮炎是以阵发性剧痒和皮肤苔藓样变为特征的慢性皮肤病。

【你需了解】

● 该病病因尚不明确。

● 过度疲劳、精神紧张以及搔抓、摩擦、日晒、多汗、饮酒或机械性物理性刺激因子可促发本病。

【症状表现】

● 皮疹好发于颈、肘、腰、骶等易受摩擦的部位,亦可泛发全身者,称播散性神经性皮炎。

● 皮疹先有剧痒,搔抓后出现成簇的扁平丘疹,反复搔抓易融合成皮肤增厚、表面粗糙的斑块,叫苔藓样变。

● 病程慢性,易复发。

【处理】

● 局部外用止痒剂或皮质激素霜剂。

● 全身可口服抗组胺类药物。

【你需就医】

● 局部皮疹经久不愈,并融合成苔藓样斑块。

● 已引起播散性神经性皮炎。

【你需注意】

● 衣服要宽松,颈部要防止硬的衣领摩擦。

● 忌烟、酒、辣等刺激性食物。

【特别提示】

● 瘙痒时应避免搔抓、摩擦及热水烫。

43 痱子

痱子是夏季高温、潮湿环境下,出汗过多引起的水疱或丘疱疹,是夏季常见的皮肤病。

【你需了解】

● 痱子是由于在夏季炎热和潮湿的环境里,汗液大量分泌,使皮肤角质层浸渍、堵塞汗孔,汗液排泄困难,汗液被淤积在汗管内,或被渗入到周围组织引起刺激产生炎症,即形成痱子。

【症状表现】

● 根据痱子的形态,可分为红痱、白痱两种。

● 红痱损害,表现为密集如针头大小的红色丘疹或丘疱疹,周围有红晕,好发于额、颈、胸、背、肘窝、腰、腘等处。常有痒感。

● 白痱为针头大小、非炎性半透明的薄壁小水疱,轻擦即破,好发于躯干。

● 痱子继发感染,在痱子顶端有浅表性小脓疱,称脓痱。

【处理】

● 保持皮肤清洁干燥,勤换衣。

● 洗澡后可扑痱子粉。

【你需就医】

● 当痱子有继发感染时,如脓痱、痱疖(假疖),应去医院求诊。

【你需注意】

● 保持室内通风。

● 衣服宜宽大、柔薄。

【特别提示】

● 易患痱子的婴幼儿,要减少出汗,可吹电风扇(不直接吹到身上),或用空调,可预防痱子。

44 冻疮

冻疮是冬季常见病，一般在10℃以下的气温，暴露部皮肤易被冻伤而发生。

【你需了解】

● 寒冷是发生冻疮的主要原因。

● 寒冷使皮肤血管收缩，局部皮肤缺血缺氧，引起局部皮肤郁血水肿、水疱形成，乃至组织坏死。

● 潮湿、末梢血液循环不良、手足多汗、缺乏运动、营养不良、贫血及一些慢性病常是冻伤的诱因。

【症状表现】

● 常发生在手指、足趾、足跟及耳轮、耳垂等暴露部位。

● 损害为局限性郁血性红肿，严重时有大疱、坏死、溃疡。

● 自觉有肿胀烧灼感，遇热瘙痒，溃疡时疼痛。

【处理】

● 寒冷季节多穿衣，戴帽子，戴棉手套，注意保暖。

● 手、脚、耳不过度暴露于寒冷潮湿的环境中。

● 冻疮处外用冻疮软膏，有溃疡时可涂抗生素软膏。

● 内服促进末梢血管扩张的药物，如维生素E、烟酸等。

【你需就医】

● 当冻疮有大疱、坏死，形成溃疡时需去医院诊治。

【你需注意】

● 易患冻疮的人，冬季必须多穿衣，戴帽、戴手套，天气过冷时，外出要戴口罩。

● 加强运动锻炼，促进血液循环。

【特别提示】

● 体质较差、末梢血液循环不良的人，特别是爱美女性，在寒冷季节千万不要衣着过少、过紧。

45 银屑病

银屑病是一种具有特征性的红斑鳞屑性皮肤病，俗称牛皮癣。

【你需了解】

● 银屑病的病因还不很清楚。

● 遗传、感染、气候、精神及内分泌等因素可能与发病有关。

● 银屑病是一种顽固的、易复发的、对患者在精神和肉体上带来极大痛苦的常见皮肤病。

【症状表现】

● 好发于头部、四肢伸侧、背部、臀部，也可泛发全身。

● 有一定季节性，夏轻冬重，以后可逐渐失去此规律性。

● 皮疹为红色丘疹，渐扩大成圆形红斑，边界清楚，上复云母片状银白色鳞屑，有时鳞屑可很厚。皮损形态有点滴状、钱币状、斑块状及地图状。有时可伴指甲损害，指甲呈“顶针尖”凹陷，或甲板增厚、甲床分离等。

● 临床上可分为寻常型、关节型、红皮病型和脓疱型4种类型，后3种为严重型，预后较差，但较少见。

【处理】

● 首先要解除思想顾虑，树立与疾病斗争的信心。

● 避免各种诱发因素。

● 勿滥用自购广告药。

● 多洗澡，尽量除去鳞屑，便于外涂抗银屑病药膏。

【你需就医】

● 一旦发现有银屑病，应尽早去医院诊治，应到正规医院的皮肤科去治疗，医师应根据每个患者的不同情况，给予个体化施治。

【你需注意】

● 不要过度疲劳、注意休息，睡眠充足。

● 注意冷热，防止上呼吸道感染。

● 要有乐观的情绪，不烦恼。工作、学习不要过分紧张。

● 忌烟、酒、辣等刺激性食物，其他不必过分忌口。

【特别提示】

● 目前对银屑病尚无特效根治疗法，各

种疗法只能起到近期疗效，不能防止复发。但现在市场上有许多广告，有治疗银屑病的特效药，千万不要滥用，一定要在医师指导下使用，有时用药不当会诱发成更严重的红皮病型或脓疱型。

46 红斑狼疮

红斑狼疮是一种自身免疫性结缔组织疾病。

【你需了解】

- 红斑狼疮是一种病谱多样变异性疾病，盘状红斑狼疮与系统性红斑狼疮是病谱中的两个极端，中间尚有亚急性皮肤型红斑狼疮等变型。
- 盘状红斑狼疮是一种相对良性的皮肤疾患，又称慢性皮肤型红斑狼疮，多见于中年男女，少部分可转化为系统性红斑狼疮。
- 系统性红斑狼疮是一种侵犯全身结缔组织和多脏器的炎症性自身免疫疾病。多见于青年女性。
- 病因不完全明确，可能与遗传、性激素、免疫反应异常、环境因素、日光及药物等因素有关。

【症状表现】

盘状红斑狼疮的表现：

- 皮损好发于暴露部位，如鼻、两颊、口唇、耳和手背等处。
- 皮损为持久性红斑，边缘隆起，中央微凹，表面附有黏着性鳞屑，剥去鳞屑，可见毛细血管扩张，病期长者，皮损可萎缩，色素紊乱，凹陷形如盘状，故称盘状红斑狼疮。
- 病程慢性，一般无全身症状。

系统性红斑狼疮的表现：

- 发病较急，常有发热、关节酸痛、周身不适、乏力和食欲下降。
- 皮疹多形性，主要为面部水肿性红斑，呈蝴蝶形。
- 常有不同程度的多脏器损害，如肾炎、胸膜炎、心包炎、心肌炎、间质性肺炎、贫血及神经精神症状等。
- 常有日光过敏。

【处理】

- 避免日光，出门时要戴宽边帽或带伞。
- 不要过劳，注意休息。
- 局部可外涂皮质激素类霜剂。

【你需就医】

- 盘状红斑狼疮皮疹广泛时。
- 全身发热，面部蝶形红斑，关节酸痛、乏力等症状，有可能是系统性红斑狼疮，必须立即送医院诊治。

【你需注意】

- 树立乐观情绪，红斑狼疮不是血癌，也不是“不治之症”，绝大多数预后是好的。
- 急性发作时应卧床休息，或住院治疗。
- 病情活动时应避免妊娠，待稳定后，无明显心、肾损害才可妊娠，在整个妊娠过程中，需在医师严密监察下进行。

【特别提示】

- 系统性红斑狼疮患者，最好在正规医院专科医师处诊治，定期随访，定期复查血液免疫指标，要与医务人员密切配合，按规定服药，尤其是皮质激素，不要随便停用，以防病情复发，造成严重不良后果。

47 皮肌炎

皮肌炎是一种主要累及皮肤和肌肉的一种非感染性炎症性结缔组织疾病。

【你需了解】

- 皮肌炎的病因及发病机制，尚不十分明了。
- 自身免疫、病毒感染、遗传因素、恶性肿瘤，可能与发病有关。
- 只有肌肉损害而无皮损表现者称多发性肌炎。
- 日晒、过劳可诱发本病。

【症状表现】

- 皮肤症状：以眼周紫红色水肿性红斑是特征性的皮肤表现，先为潮红、水肿，以后变为暗紫色，最后可呈色素沉着，常累及面颈部及上胸等部位。
- 肌肉症状：常累及四肢近端肌肉，引起进行性乏力和肌肉疼痛，有时可累及咽喉、食道或肋间肌，可引起吞咽和呼吸困难。

- 全身症状：不规则发热，关节痛和消化道症状，如食欲不振、腹胀或便秘。
- 40 岁以上者可伴有恶性肿瘤，而产生相应的表现。

【处理】

- 不要过劳，注意休息。
- 避免日晒。

【你需就医】

- 有发热，当面部出现水肿性红斑和伴有进行性肌乏力，应尽早去医院诊治，确诊有无皮肌炎，并及时治疗。

【你需注意】

- 急性发病应卧床休息或住院治疗。
- 在大剂量皮质激素治疗时，要给予低盐、低糖、低脂肪、高蛋白易消化的食物。
- 与医师密切配合，定期随访，定期复查免疫及肌酶，自己不要随意减量或停用皮质激素，以免疾病恶化。

【特别提示】

- 对中年以上的患者，要定期、认真地作系统检查，早期发现内脏恶性肿瘤，一旦发现，及时设法治疗。

48 硬皮病

硬皮病是一种皮肤进行性硬化的结缔组织病。

【你需了解】

- 硬皮病的病因及发病机制尚不完全清楚。
- 硬皮病可分为局限性和系统性两型。
- 局限型病变主要局限于皮肤，一般不影响健康。系统型可侵及消化道、肺、心、肾等多种脏器，对身体健康影响较大。
- 多见于女性，男女之比为 1:3，以 20 ～ 50 岁多见。

【症状表现】

- 局限性硬皮病，好发于头面部，亦可见于躯干、四肢，皮损局限，始为紫红色斑，逐步皮损变硬、颜色变白，久之局部皮肤萎缩，毛发脱落，皮损形态不一，可呈点状、片状、条状，一般无自觉症状。
- 系统性硬皮病，表现为较广泛的皮肤肿胀、硬化、萎缩，伴有雷诺氏现象(手及指出现阵发性苍白、发冷、麻木感)。胸部皮肤硬化、紧缩时，呼吸运动受限，两上肢及双腿皮肤硬化严重时，关节活动困难，面部无表情、张口困难。常有不同程度的内脏受累，如食道受累，造成吞咽困难，亦可出现心、肺、肾受累和高血压。临床可分肢端型和全身性硬皮病。

【处理】

- 去除感染病灶，保暖，防止外伤。
- 停止吸烟。
- 口服维生素类药物或中医中药通络活血。
- 避免精神刺激。

【你需就医】

- 当肢端出现雷诺氏现象时。
- 全身皮肤有肿胀、硬化时。

【你需注意】

- 目前对硬皮病尚无特效疗法。
- 对内脏所产生的影响只能对症处理。

【特别提示】

- 目前对系统性硬皮病尚无特效治疗，而且进行性发展，后果严重，因而必须要有耐心，坚持治疗，可采用中西医结合治疗方法，以延缓和防止疾病的发展。

49 结节性多动脉炎

结节性多动脉炎是一种系统性中性粒细胞性血管炎，可累及所有器官的中小动脉，特别是中等大小的肌性动脉。

【你需了解】

- 本病大多数原因不明，但可以是其他免疫性疾病的皮肤表现或并发症。
- 本病与多种抗原相关(包括 β－溶血性链球菌感染)、许多患者 HBsAg 阳性。巨细胞病毒、微小病毒、人类 T 细胞白血病、淋巴瘤与本病也有关，近期发现，艾滋病患者和 HIV 携带者也可出现结节性多动脉炎。

【症状表现】

- 皮肤表现多样性，15% 病例沿动脉走向有疼痛性皮下结节，主要分布于四肢，以下肢多见，40%病例发现网状青斑，其他皮肤表现有溃疡、淤斑、坏疽等。

● 全身有发热、消瘦、乏力、不适、关节痛、肌痛和高血压，肾脏疾病和高血压是死亡的主要原因。

【处理】

● 急性发作时应注意卧床休息。

● 注意营养。

【你需就医】

● 患者有寒战、高热、体重减轻、全身不适、贫血并出现上述皮肤症状时，应怀疑本病，即需送医院诊治或住院治疗。

【你需注意】

● 该病一般比较严重，常需用皮质激素及免疫抑制剂治疗，应注意药物的不良反应。

● 本病属慢性易复发的疾病，因此需长期治疗，必须配合医师定期门诊随访。

【特别提示】

● 本病常有多系统受累，尤其肾脏，应联合其他有关科室配合治疗。

50 白塞氏病

主要以中青年发病，男多于女，以口腔及生殖器溃疡和眼部病变为主要表现的疾病。所以又称眼、口、生殖器综合征。

【你需了解】

● 多发生于中青年人，男性发病率多于女性。

【症状表现】

● 首发部位为口腔、鼻咽、食道皆可出现。

● 伴有疼痛。

● 1～2周可自愈，但易复发。

● 生殖器溃疡，多发生于口腔溃疡之地，其特点同口腔。

● 有时在较晚时间亦可发生眼部病变，以虹膜睫状体炎最为常见，严重者可导致青光眼白内障甚至失明。

● 部分可发生游走性大关节炎。

● 全身症状有乏力关节酸痛，食欲下降，偶有发热等。

【处理】

● 皮质类固醇激素治疗(需按医嘱进行)。

● 大量维生素类药物如维生素E、复合维生素B、维生素D等口服。

【你需就医】

● 如患本病时需去医院，经医师确诊，按医师医嘱进行治疗。

● 如未经明确诊断为本病，必须至可靠医院进行确诊。

【你需注意】

● 你如有反复发作的口腔溃疡或生殖器溃疡，反复发作，应及时去医院确诊治疗。

【特别提示】

本病为口腔、生殖器溃疡，反复发作的综合征不是性病，故不必羞于就医。

51 变应性皮肤血管炎

变应性皮肤血管炎是一种主要累及真皮浅层毛细血管和小血管的过敏性、炎症性皮肤病。

【你需了解】

● 本病与Ⅲ型免疫反应有关。

● 感染、药物、恶性肿瘤和自身免疫性疾病在体内都可产生免疫复合物而引起本病。

● 由于下肢的血流的液体静压高，易使血液循环中的循环免疫复合物沉积于血管壁而发病。

【症状表现】

● 皮疹多对称分布于下肢、臀部。

● 皮损呈多形性，可有红色丘疹、紫癜、水疱、血疱、溃破或结节坏死而形成浅溃疡，上覆血痂，预后留下萎缩性瘢痕。

● 自觉局部有疼痛、烧灼感。

● 全身可发热、头痛、乏力和关节酸痛等。

● 部分患者可伴发内脏损害，如肾脏、胃肠道、神经系统等。

● 病程慢性，可反复发作。

【处理】

● 防止呼吸道感染，去除慢性病灶。

● 可服维生素 C、消炎痛类及中药雷公藤等治疗。

【你需就医】

● 皮损严重，有紫癜、结节、坏死、出现溃疡者。

● 全身有发热、乏力、关节酸痛者。

● 可能有内脏损害者，如出现腹痛、便血、血尿、尿蛋白及头痛等。

【你需注意】

● 病程慢性，可反复发作，要坚持治疗。

● 注意休息、少站立，最好做坐的工作，休息时下肢抬高。

● 急性发作时，应卧床休息，或需住院治疗。

【特别提示】

● 血管炎急性发作时，必须及时去医院治疗，以免发展损害内脏，给患者带来更大的痛苦和严重的后果。

52 过敏性紫癜

过敏性紫癜是一种过敏性毛细血管和细小血管的血管炎，在皮肤上可出现瘀点状紫癜。

【你需了解】

● 该病致病因子复杂，细菌、病毒、食物、药物均可诱发本病。

● 多数患者发病前先有上呼吸道感染史。

【症状表现】

● 多发于儿童和青少年，男性多见。

● 发病前可有上呼吸道感染、低热、全身不适等前驱症状。

● 继而皮肤黏膜突然出现，发散在稍隆起之瘀点、紫癜。

● 损害多见于下肢小腿伸侧。

● 皮疹经 2～3 周颜色由暗红色变黄褐色而消退，但新皮疹可成批发出。

● 伴有关节炎症状者称为关节型。

● 伴有腹痛、恶心、呕吐、便血等称为腹型。

● 出现血尿、蛋白尿、管型尿，以肾脏损害为主的称为肾型。

【处理】

● 去除可能存在的致病因子。

● 仅累及皮肤，症状较轻的单纯型紫癜，除适当休息外，可服用维生素 C、芦丁、钙剂等。

【你需就医】

● 皮疹严重，广泛波及上肢以及躯干者。

● 有腹部、肾炎等内脏损害症状者，应即去医院诊治。

【你需注意】

● 该病不同于血小板减少性紫癜，血小板减少性紫癜系血液性疾病，预后较严重。

● 本病系皮肤小血管和毛细血管病变，虽也可多次反复，迁延数月或 1～2 年，但总的来说，预后良好。不必过分担忧。

● 为防止反复，应避免上呼吸道感染。

【特别提示】

● 过敏性紫癜，一旦有肾脏损害时，应立即去医院积极治疗，必要时需用皮质激素治疗，以免转变成慢性肾炎及肾功能损害。

53 玫瑰糠疹

玫瑰糠疹是一种原因不明的急性炎症性皮肤病。

【你需了解】

● 本病病因不明，可能与病毒感染有关。

● 本病多见于青壮年，春秋季节多发，预后良好，一般经 4～6 周常可自愈。

【症状表现】

● 前驱症状，少数患者发疹前出现全身不适、发热、食欲不振、关节痛和淋巴结肿大。

● 母斑，亦名先躯斑，开始在躯干部出现一个孤立的圆形或卵圆形，橙红色斑，上覆细小鳞屑，约 2～10cm 大小，易被忽视。

● 经数天后，全身出现形状较小的斑疹，称为子斑，子斑约钱币大小，呈圆形或椭圆形，长轴与皮纹一致，境界清楚，表面有少量细薄鳞屑。

● 皮疹好发于躯干及四肢近端。

【处理】

● 本病为自限性，一般对症治疗。

● 局部外涂炉甘石洗剂。

● 内服抗组胺药物。

【你需就医】

● 急性炎症明显，皮疹广泛者。

● 皮疹顽固、经久不愈者。

【你需注意】

● 注意皮肤卫生，避免各种刺激。

【特别提示】

● 要注意反向性、巨大型、丘疹型、水疱型、荨麻疹型、紫癜型、脓疱型等不典型玫瑰糠疹，易被误诊。

54 结节性红斑

结节性红斑是发生于皮下脂肪的炎性疾病，皮肤上表现为红斑、结节和斑块。

【你需了解】

● 该病病因不十分清楚。

● 不少患者发病前有上呼吸道感染史。怀疑为细菌、病毒或结核菌感染所致的过敏反应。

● 本病亦可见于某些免疫异常疾病，如结节病、药疹、白塞氏病、瘤型麻风反应引起的结节红斑，因此可视为一种症候群，或称为症状性结节性红斑。

【症状表现】

● 开始可有发热、肌痛及关节痛。

● 数日后在双小腿伸侧出现散在、对称、疼痛性皮下结节，表面红肿，可有压痛。一般经数周可自行消退、不破溃、不留瘢痕。

● 患者多为中青年女性，好发于春秋季节。

【处理】

● 寻找病因。

● 有感染者可试服抗生素。

● 疼痛明显者可服非激素类消炎止痛剂。

【你需就医】

● 皮疹较严重、皮损泛发至大腿及上肢者。

● 全身有高热、肌痛及关节痛明显。

【你需注意】

● 发热时患者应卧床休息，患肢抬高。

● 有时可能有复发，必须注意诱发因素。

【特别提示】

● 如有高热、皮疹严重较广泛者，应及时去医院诊治，必要时应住院治疗。

55 多形红斑

多形红斑是一种原因较复杂的自限性、炎症性皮肤病，皮疹为多形性、具有靶形或虹膜样特征性红斑。

【你需了解】

● 病因尚未完全明确。

● 好发于春季或冬季。

● 常见的诱发因素有感染、药物、寒冷等。

● 因寒冷引起的又称为寒冷性多形红斑。

【症状表现】

临床上可分为轻型和重型两种。

● 皮疹好发于手、足背、掌跖、面颊部或四肢伸侧，常对称分布。

● 皮疹为多形性，有斑疹、丘疹、水疱、紫癜，典型损害为内紫外红呈虹膜状，重型皮损广泛，常伴有眼、口、外阴、肛门等黏膜部位的损害。

● 重型可伴有全身高热、关节痛、头痛、乏力等全身症状。

● 多自限性，病期 2～4 周，常可复发。

【处理】

● 针对诱发因素，有的放矢进行治疗。

● 寒冷性多形红斑应注意保暖，口服扩血管药。

● 感染诱发者，需抗感染治疗。

● 药物引起的，应停用一切可疑药物。

● 轻型局部外涂炉甘石洗剂或皮质激素霜剂即可。

【你需就医】

● 如有全身发高热、皮损严重，伴有眼部、口腔、生殖器部位黏膜损害者，应去医院求治。

【你需注意】

● 患者有黏膜损害者，必须加强护理，尤

其要防止眼结膜粘连。

● 患过寒冷性多形红斑者，要加强预防，在冬季到来之前，要早防寒保暖，多穿衣、戴手套，加强体育锻炼。

【特别提示】

● 如有全身发高热、皮损严重，伴有口腔、眼部及生殖器部位黏膜损害者，必须立即去有皮肤专科的医院住院治疗，否则易引起继发性感染、电解质紊乱及内脏并发症等。

56 大疱性类天疱疮

大疱性类天疱疮为一种全身泛发性表皮下大疱性疾病。

【你需了解】

● 病因尚不完全明了，一般认为是获得性自身免疫性疾病。

● 少数患者可在紫外线照射或某些药物治疗后诱发本病。

【症状表现】

● 多见于60岁以上老年人。

● 早期可出现红斑、丘疹、荨麻疹样或湿疹样皮疹，以后在红斑或正常皮肤上出现呈半球形、大小不一、紧张饱满的水疱，内含透亮浆液或血性液体，不易破裂，破裂后的糜烂面较易愈合，留下色素沉着。黏膜损害较少见。

● 水疱可散布全身，不断愈合及新生。呈慢性经过。

● 自觉有瘙痒和烧灼感，全身情况一般良好。

【处理】

● 和天疱疮一样，给予高蛋白、高维生素营养。

● 注意皮肤清洁卫生，防止褥疮。

【你需就医】

● 当皮疹严重、泛发全身或有继发感染，应去医院诊治或住院治疗。

【你需注意】

● 在用皮质激素长期治疗中，应密切注意激素的不良反应。

● 本病常与许多疾病共存，如恶性贫血、类风湿关节炎、白癜风、银屑病、肿瘤、扁平苔藓等，应注意做有关检查。

【特别提示】

● 对老年体弱、长期卧床不起，亦可并发感染而致死亡，应引起重视。

57 天疱疮

天疱疮是一种比较严重的大疱性皮肤黏膜疾病，其特征为皮肤及黏膜上不断出现极易破裂的水疱。

【你需了解】

● 天疱疮是一种自身免疫性疾病，多见于中年以上患者。

● 天疱疮可分为四型：寻常性、增殖性、落叶性和红斑性天疱疮。

【症状表现】

● 寻常性天疱疮是较重及常见的一型。皮肤及黏膜均易受累，60%患者先有口腔黏膜的水疱或糜烂经久不愈，皮肤损害为大小不一的浆液性水疱，疱壁较薄，松弛极易破，疱壁破后呈潮红糜烂面，渗出浆液引起疼痛。

● 病变常见易受摩擦及受压处，如背、腋、臀、下肢及外阴等处，黏膜可累及咽、喉、眼、外阴及肛门等处。

● 患者有时可有畏寒发热，由于损害糜烂广泛，体液及蛋白质丧失较多，加以口腔损害的疼痛，妨碍进食，使患者体质日渐衰弱，并易并发感染。

● 增殖性天疱疮少见，其特征是在糜烂面上渐渐出现肉芽增殖或乳头瘤状，病程进展缓慢。好发于皮肤皱褶处。

● 落叶性天疱疮，症状较轻，疱壁比寻常性更薄，水疱极易抓破，露出浅的糜烂面，表面可呈大量片状污秽屑痂，可从糜烂面脱落，如落叶状。

● 红斑性天疱疮是一种较为良性的天疱疮，病变主要发生在头面及胸背上部，以红斑为主，水疱糜烂较轻，一般无黏膜损害。

【处理】

● 由于水疱、糜烂，大量血浆蛋白渗出，应给予高蛋白、高维生素饮食。

● 保持创面清洁干燥，预防局部感染。

【你需就医】

● 当患者在皮肤和黏膜上不断出现水疱和糜烂，应及时去医院诊治，早期诊断，早期治疗。

【你需注意】

● 注意创面清洁卫生，多翻身，以防褥疮。

● 患者往往需用较大剂量的皮质激素较长时间治疗，应严密观察，定期随访，以防其不良反应。

【特别提示】

● 长期大剂量激素治疗中，常见而较严重的不良反应是消化道溃疡或出血、肺部感染、金葡菌败血症、真菌感染、糖尿病、高血压、精神症状等，应特别注意。

58 痤疮

痤疮是青春期常见的一种慢性毛囊皮脂腺炎病，俗称青春痘。

【你需了解】

● 痤疮的发生是多因素的作用。

● 青春期开始后，雄性激素增多，促进皮脂腺活性增强。

● 痤疮与皮脂腺分泌增加有关。

● 痤疮患者与毛囊内寄生的痤疮丙酸菌有关。

● 遗传因素可能亦有关系。使某些家族中患者较多。

【症状表现】

● 多见于15～30岁的青年男女。

● 损害主要发生于面部，其次是胸部、背部及肩颈部。

● 皮疹表现为粉刺、炎性丘疹、脓疱、结节、脓肿及囊肿，最后可形成点状凹陷瘢痕或瘢痕疙瘩。

● 皮疹可反复发生，常持续数年，逐渐缓解而痊愈。

【处理】

● 轻者不需治疗。

● 局部可使用消炎、杀菌或轻度剥离的药物。

● 全身可口服抑制丙酸菌的抗生素，如四环素、甲硝唑、美满霉素等。

【你需就医】

● 痤疮较严重，伴有炎性丘疹、脓疱、结节或囊肿者应去医院诊治。

【你需注意】

● 要少吃含脂肪多的食物，如油炸食品、奶油蛋糕等。

● 常用温热水、肥皂洗涤患处。

● 避免使用含油脂多的化妆品。

● 不用手挤压痤疮。

【特别提示】

● 许多人认为痤疮不是病，自己会好的，但是较严重的痤疮如果不及时治疗，往往会留下较多凹陷性瘢点或形成瘢痕疙瘩，给美观带来极大的影响。

59 皮脂溢出症

皮脂溢出症系皮脂腺功能紊乱所致的皮脂分泌过多症。

【你需了解】

● 病因尚未完全明了，可能系性激素平衡失调，特别是雄性激素增高，使皮脂腺分泌增多所致。

● 某些其他疾病，如帕金森病、肾上腺肿瘤、动脉硬化、糖尿病、乳癌患者等，其皮脂腺分泌有时也可增高。

【症状表现】

● 油性脂溢，皮脂腺分泌旺盛，皮肤表面异常油腻，尤以面额及头皮为甚，多自青春期发病，常并发痤疮、脂溢性皮炎、脂溢性脱发、毛囊炎等。

● 干性脂溢，头皮遍布灰白色的细小鳞屑，梳头时飘扬坠落，犹如麸皮，常感瘙痒，日久头发逐渐稀疏脱落，并日益加重。

【处理】

● 口服维生素B族。

【你需就医】

● 有并发明显痤疮、脂溢性皮炎、脂溢性脱发及毛囊炎者应去医院诊治。

【你需注意】

● 少吃运动性脂肪和刺激性食物。

● 不要过多洗头，洗头时不要用碱性强的肥皂。

【特别提示】

● 要慎用抗雄性激素药物，男性易引起阳痿。

60 脂溢性皮炎

本病系发生于皮脂溢出部位的一种慢性炎症性皮肤病。

【你需了解】

● 迄今发病原因尚未清楚。

● 可能是皮脂溢出的基础上，继发真菌(卵圆形糠秕状孢子菌)和细菌(痤疮丙酸菌)的生长繁殖、分解出游离脂肪酸，刺激皮肤而引起炎症。

【症状表现】

● 多见于皮脂腺分泌比较旺盛的青壮年。

● 皮损为程度不同的黄红色或鲜红色斑片，上覆油腻性鳞屑或痂皮，痂下可有轻度糜烂和渗出。

● 好发于头皮、颜面眉部和鼻唇沟，躯干皱襞部，如乳房下、腋窝、外生殖器及腹股沟等处。

● 病程慢性，易反复发生，严重者皮疹泛发全身，弥漫性潮红、脱屑，称为脂溢性红皮病，但较少见。

【处理】

● 口服维生素 B 族药物。

● 外用去脂、消炎、杀菌、止痒的药物，常用为皮质类固醇激素制剂、抗生素制剂或两者复合制剂。

【你需注意】

● 应少吃动物脂肪和甜食，多吃蔬菜。

● 洗头不宜过多，避免肥皂和搔抓的刺激。

【特别提示】

● 头部早期银屑病易误诊为脂溢性皮炎，应引起注意。

61 酒渣鼻

酒渣鼻是一种发生于面部尤其是面中央部分的慢性疾病，以鼻部为中心，皮肤潮红，有时伴发丘疹、脓疱，俗称红鼻子。

【你需了解】

● 病因尚不明了。

● 可能与某些有害因素的作用，如颜面血管运动神经失调、毛细血管长期扩张、消化道功能障碍、内分泌功能失调、精神因素、病灶感染、日光、嗜酒、辛辣食物等的刺激有关。

● 可能与寄生在毛囊皮脂腺内的毛囊虫有关。

【症状表现】

病情进展可分为三期，但各期并无一定的界限。

● 红斑期　初起时面中部特别是鼻、两颊、眉间部阵发性潮红，或出现浅表的毛细血管扩张，对称分布。

● 丘疹脓疱期　面部在红斑的基础上可出现成批的自针头至绿豆大小痤疮样丘疹、脓疱，常此伏彼起，病程慢性。

● 鼻赘期　仅少数晚期患者，鼻端部皮脂腺和结缔组织增殖，形成紫红色结节状或肿瘤状突起。

【处理】

● 去除可能的诱发因素。

● 局部使用消炎、杀菌的药物。

● 重者有丘疹、脓疱期，应口服抗生素如四环素、甲硝唑等。

【你需就医】

● 在丘疹脓疱期或鼻赘期应去医院诊治。

【你需注意】

● 避免嗜酒及辛辣食物刺激。

● 多吃蔬菜，防止便秘。

● 避免局部过冷或过热的刺激及强烈日光曝晒。

【特别提示】

● 酒渣鼻应避免使用皮质激素类药膏，以免加重酒渣鼻。

62 多汗症

多汗症系指皮肤出汗过多。

【你需了解】

● 多汗症大多是由于精神紧张、情绪激动、恐怖、焦虑、愤怒等所引起。

● 其机理为感情冲动，使神经冲动增加，乙酰胆碱分泌量增多而产生多汗，其次是汗腺神经功能增强，使它对刺激的出汗反应增强。

● 多汗症也可发生在一些遗传综合征。

【症状表现】

● 多见于掌跖、前额、腋下、外阴等处，其中以掌跖多汗为最常见。汗珠可呈点滴状不停地滴流。

● 患者手足湿冷，掌跖皮肤青紫，足部由于汗液蒸发不畅致使皮肤浸渍苍白，常伴足臭，易继发真菌感染，引起足癣。腋窝及阴部多汗时，易发生擦烂性红斑。

【处理】

● 勤洗足、勤换袜子，不穿不透气的胶鞋。

● 避免精神紧张、情绪激动，可服镇静剂。

● 局部外用收敛性药物。扑粉，保持干燥。

● 无特效治疗方法，一般治疗方法效果不理想。

【特别提示】

● 对局部X线照射或手术治疗，应慎重掌握，否则可能带来后遗症。

63 无汗症

局限性的或全身性无汗液分泌，称为无汗症。

【你需了解】

● 多是先天性外胚叶发育不良，常伴有皮脂腺、毛发、指掌等发育不全或残缺。

● 继发于某些疾病，如糖尿病性神经炎、多发性骨髓瘤、尿崩症等可引起全身性无汗。鱼鳞病、硬皮病、麻风、瘢痕疙瘩、脊髓空洞症等可引起局限性无汗。

【症状表现】

● 全身无汗的患者，常感全身不适，极易疲劳，在运动时更甚，在天气炎热季节中，往往可使体温升高。

● 先天性因素引起的无汗症，常并有毛发指甲的异常。

● 局限性无汗症，局部皮肤干燥、粗糙等症状，或出现在某些皮肤病的皮损上。

【处理】

● 积极治疗引起无汗症的各种疾病。

● 夏天可人工湿润皮肤，可降低体温。

● 先天性外胚叶发育不良引起者，无治疗办法。

64 臭汗症

汗液分泌有特殊的臭味，或汗液被分解而放出臭味称为臭汗症，可分为全身臭汗症和局部性臭汗症。

【你需了解】

● 全身臭汗症往往是一种和种族有关的生理现象，也可见于多汗症卫生习惯不良者或食某些食物如葱、蒜、芥末等。

● 局部性臭汗症，最常见的为腋臭，俗称狐臭，往往和遗传有关。足部臭汗症，往往和多汗症有关。

【症状表现】

● 本病主要发生在腋下、足部和会阴部，出汗多具有臭味，以腋臭为最常见。

● 大多数与多汗有关，夏季加重，以青春发育期臭味最浓，随年龄增长而减轻。

【处理】

● 勤洗澡、勤换衣袜，不穿不透气的鞋类，保持皮肤清洁干燥。

● 本病对健康不影响，轻者不必治疗。

● 局部可涂除臭药水，有暂时性疗效，适用于较轻的腋臭患者。

【你需就医】

● 腋臭比较严重而影响社交者，应去医院诊治。根据医院条件可选用液氮冷凝术、电灼、激光或手术等根治疗法。

【特别提示】

● 在目前对腋臭的根治疗法中，以改良的腋臭手术为最佳。

65 斑秃

斑秃为一种突然发生的斑状或广泛的脱发,俗称鬼剃头。

【你需了解】

- 斑秃病因尚不完全明了。
- 可能与某种遗传特性有关。
- 精神创伤可能是诱发因素之一。
- 近来认为是一种自身免疫性疾病。

【症状表现】

- 头部突然出现圆形或椭圆形斑状脱发。
- 无自觉症状,常为无意中或为他人所发现。
- 重者于短期内大片或全头毛发脱落称全秃,更严重发展时,眉毛、胡须、腋毛、阴毛、毳毛等均可脱落,称为普秃。
- 病程持续数月至数年,多数可自然恢复,或可部分恢复后又加重,新生头发细软,呈灰白或灰黄色,日后渐渐变粗变黑,恢复正常。

【处理】

- 首先寻找各种可能的诱因,尤其是精神因素。
- 局部可用刺激局部充血、改善局部血液循环、促进毛发生长的药物,如辣椒酊、皮质激素类软膏。
- 全身可服维生素类药物。
- 可适当服用镇静安眠剂,如安定。

【你需就医】

- 一般头部突然出现斑状脱发时,应及时去医院诊治,以免发展成全秃或普秃。

【你需注意】

- 必须树立信心,不必过分担忧,多数可治愈。
- 要注意适当休息,避免过分紧张学习和工作。
- 要有耐心,坚持治疗。

【特别提示】

- 在治疗期间不宜过早戴上假发,易造成毛根萎缩,不利于治疗。如果已形成全秃经久不愈,可考虑戴假发。

66 白发

毛发全部或部分变白称为白发,可为先天性或后天性。

【你需了解】

- 先天性白发常发生于白化病的患者,也可发生于一些遗传综合征的患者,常有家属史。
- 后天性白发、老年白发属于生理现象,是衰老的表现之一。少年白发则发生于儿童及青少年,与遗传有一定关系。忧愁、焦虑、紧张等往往为重要诱因。某些皮肤病如白癜风、斑秃局部的毛发也可以变白。

【症状表现】

- 无自觉症状,仅见全部或部分毛发变白。

【处理】

- 白发目前无有效治疗,患者不必到处求医,如有美容上的需要,可用染发剂染发,但染发剂可引起接触性皮炎,应谨慎使用。

67 多毛症

多毛症是毛发过度异常生长,有先天性和后天性,有全身性和局部性。

【你需了解】

- 先天性全身多毛症,出生时即见婴儿全身硬毛,俗称毛孩,可有家族史,与遗传有关。
- 后天性多毛症,大多起始于青春期,一般均发生在内分泌功能障碍性疾病,如肾上腺性征异常症、库欣综合征。也可发生在医源性多毛症,如长期使用皮质类固醇激素、睾丸酮、长压定等药。均可引起多毛现象,有的现已用它来治疗秃发。

【症状表现】

- 明显异常多毛,如毛孩出生时即见婴儿全身硬毛。
- 后天性畸形性多毛,如青春期前硬毛部位过早长毛,小儿长胡须、长阴毛等。在毳毛部位长硬毛,如女子长胡须。

【处理】

- 先天性多毛一般无法治疗。局限性少量多毛可采用电解术或激光治疗。
- 后天性多毛应针对病因治疗,有内分

泌障碍的应治疗内分泌疾患。医源性的应停止使用有关药物,停药后多毛可逐渐消失。

68 无毛症

无毛症是一种明显作为孤立缺陷的全秃,亦名先天性全秃。

【你需了解】

● 该病常为常染色体隐性遗传。

● 部分家庭中可发生显性或无规律性的显性遗传。

● 全秃是相对的,如果有毛发存在,其数量极少。

【症状表现】

● 患儿在出生时常有正常头发,1～6个月内脱落,此后无毛发生长。

● 部分病例出生时即无头发,眉毛、睫毛和体毛亦可缺乏,但一般有少数零乱的阴毛、腋毛和稀疏的眉毛、睫毛。牙甲正常,一般状况智力和寿命无影响。

● 全秃的伴发缺陷有下述5种:① 早老病,头发和体毛完全缺乏。② 出汗性外胚叶发育不良,全秃伴有掌跖角化及甲增厚。③ Moynahan综合征,出生时无发,2～4岁时出现稀疏的绒毛状头发和睫毛,伴有智力低下、癫痫、侏儒、生殖器发育不全。④ 无毛症伴角蛋白囊肿,这种罕见综合征仅发生在女孩,毛发脱落后永久性全秃,5～18岁期间出现大量的小角化性丘疹。⑤ Baraitser综合征:1983年由Baraiter等报道,一个近亲结婚的家庭中有3例患者,均出现近全秃,伴有精神及身体发育迟缓。

【处理】

● 先天性无毛症无有效治疗,家属不必到处求医。

69 进行性指掌角皮症

本病是一种以角化紊乱为特征的手部皮炎,也称肢端干燥症,手掌干燥症或干燥性手掌皮炎。

【你需了解】

● 病因大多与肥皂洗涤有关。

● 因患者常为患妇科疾患的成年妇女或在妊娠期发病,其发病可能与内分泌障碍有关。

【症状表现】

● 本病多见于家庭妇女。

● 起始为右手,其拇指、示指及中指末端皮肤干燥、粗糙,可有轻度红斑及脱屑,严重时有角质增厚及皲裂,指端变细,指关节弯曲,影响掌指活动。冬季加重。

● 常无自觉症状,少数有疼痛、瘙痒及绷紧感。

【处理】

● 口服维生素A、维生素E有一定疗效。

● 局部外用润肤霜剂,如尿素霜、凡士林润肤霜。

【特别提示】

● 患者应避免接触肥皂、碱水、洗洁精及消毒剂等化学制剂,尽量减少接触自来水。接触水后应及时外涂润肤霜剂。

70 鱼鳞病

鱼鳞病是一组有遗传因素的先天的皮肤角化异常皮肤病,俗称鱼鳞癣或蛇皮癣。

【你需了解】

● 本病属于遗传性疾病。

● 病情常冬重夏轻。

【症状表现】

临床上可分为下述各类型。

● 常染色体显性遗传性寻常鱼鳞病。本型为常见的轻型鱼鳞病,自幼年发病,随年龄增长加剧,至青春期症状最显著,轻者仅冬季皮肤干燥。常见者除皮肤干燥外,尚可见灰褐色或深褐色蛇皮状鳞屑,中央固着,边缘游离。好发于四肢伸侧及躯干,可伴掌跖角化过度,皲裂及指(趾)甲改变,通常无自觉症状,冬季皮肤干燥,自觉瘙痒不适。

● 性联遗传寻常鱼鳞病,少见。

● 表皮松介性角化过度鱼鳞病,少见。

● 板层状鱼鳞病,少见。

【处理】

● 外涂保持皮肤柔润的软膏,如凡士林、尿素霜。

【你需就医】

● 当皮损严重、角化显著、鳞屑明显、有皲裂、自觉瘙痒或疼痛，可去医院诊治。

● 严重者可口服芳香维甲酸类药物。

【你需注意】

● 冬季要保暖。

● 洗澡后可涂保湿润肤剂。

● 鱼鳞病，俗称鱼鳞癣，不是真正的癣，用抗真菌药无效。

【特别提示】

● 鱼鳞病是终身存在的遗传性角化异常疾病，目前尚无根治疗法，不必到处就医，耐心治疗可减轻症状。

71 白癜风

白癜风是一种后天性色素脱失的皮肤病，中医称白驳风。

【你需了解】

白癜风的病因尚不完全明了，目前有以下说法。

● 遗传　某些家系调查结果，表明与遗传有关。

● 自身免疫学说　有报道白癜风患者的血液中，可检出抗正常黑素细胞的抗体。

● 神经学说　白癜风可呈神经节段分布，有时可发生于神经损伤区等现象，提示白癜风与神经因素有关。

● 黑素细胞自身破坏学说。

【症状表现】

● 本病多见于青年人。

● 白斑可发生于身体任何部位，可分为局灶型、节段型和泛发型。

● 皮损为局部色素脱色斑，边界清楚，大小形态不一，其内毛发可变白。

● 无自觉症状，曝晒后可引起灼痛、红斑及水疱。

● 病程慢性，可持续终身。

【处理】

● 本病治疗较困难。

● 局灶型早期白癜风，可外涂白癜风药水或激素类软膏。

【你需就医】

● 白癜风早期治疗效果较好，时间越久疗效越差。因此在皮肤上突然出现白斑，应及时去医院诊治，早期诊断，早期治疗。

【你需注意】

● 白癜风目前尚无特效治疗。

● 白癜风只影响美容，而不影响身体健康，因而躯干部白癜风不一定要花很大精力治疗。

【特别提示】

● 在面部白癜风影响美容，如果白斑范围较小，药物治疗无效病情稳定者，可考虑作表皮移植，有较好的效果。

72 白化病

本病是一种先天性疾病，患者的毛发、眼及皮肤缺乏色素。

【你需了解】

● 该病属隐性遗传，由一单个隐性基因所决定，黑素细胞不能形成黑素。

【症状表现】

● 患者的毛发为淡黄色，双眼瞳孔为红色虹膜粉红或淡蓝色，常有怕光、流泪、眼球震颤及散光等症状。

● 皮肤干燥，呈乳白或粉红色，由于没有色素保护，常易晒伤，易发生日光性唇炎、皮炎、角化及皮肤癌。

● 大多数白化病患者体力及智力发育较差。

【处理】

● 避光或应用防光剂，如防晒霜。

● 定期检查，以防皮肤癌发生。

【特别提示】

● 白化病无特效治疗方法，患者不必到处求医。

73 黄褐斑

黄褐斑是发生于面部的常见的色素沉着斑，也称肝斑。

【你需了解】

● 本病以女性较多，原因多样。

● 孕妇于妊娠3～5个月开始出现黄褐斑，分娩以后可逐渐减轻或消失，称妊娠性黄褐斑。

● 患结核、癌瘤、慢性酒精中毒或肝病等有时也可引起。

● 长期服用避孕药、冬眠灵、苯妥英钠等药有时也可诱发本病。

● 日晒可使病情加重。

【症状表现】

● 皮损为黄褐色或深褐色斑片，常对称分布于颜面颧部及颊部而呈蝴蝶形，亦可累及前额、鼻、口周及颏部。

● 无自觉症状。

【处理】

● 口服大剂量维生素C。

● 局部外用祛斑霜。

【你需就医】

● 黄褐斑一般对健康不影响，为美容需要可去医院诊治或作美容治疗。

【你需注意】

● 去除可能的诱因。

● 避免晒太阳，阳光下外出应戴帽或撑伞。

【特别提示】

● 外用祛斑霜、美容增白霜，因多数含有氢醌、维甲酸类药，有一定不良反应，有时可引起皮炎，应谨慎使用。作换肤美容，有时会造成不良后果，也应慎重。

74 血管瘤

血管瘤是一种由皮肤毛细血管增生、扩张所形成的良性肿瘤。

【你需了解】

● 本病属先天性疾病，多在出生时即有，或在出生后不久发生。少数在儿童或成人时期发病。

【症状表现】

可分三型。

● 鲜红斑痣　又称毛细血管扩张痣、葡萄酒色痣，为一片或数片大小不等，形态不一的红色或暗红色斑片，压之可退色，好发于面部及颈部，常终身存在。

● 草莓状血管瘤　自黄豆至草莓大或更大，高出皮面的草莓样分叶状肿瘤，色鲜红而柔嫩，好发于面部，6～7岁后，70%以上可逐渐自行消退。

● 海绵状血管瘤　常位于皮下或黏膜下，损害为结节状较大的柔软肿块，状似海绵，表面呈浅紫色，挤压后可缩小。有的可自行消退。

【处理】

● 鲜红斑痣无满意治疗方法，可用掩盖性化妆品。

● 草莓状血管瘤，因大多能自然消退可暂不治疗。

【你需就医】

● 6～7岁后草莓状血管瘤尚未消退或坚持要治疗者。

● 海绵状血管瘤影响美容或较大有碍功能者。

● 婴儿血管瘤若增长迅速，影响美容或累及重要器官，如眼、口、鼻、肛周、外生殖器等处，或有出血倾向者，应即去医院诊治。

【你需注意】

● 血管瘤损伤时容易出血，应保护免受损伤。

【特别提示】

● 血管瘤、鲜红斑痣影响美容，作美容激光治疗，价钱昂贵，需反复治疗多次才能达到一定效果，故治疗前应慎重考虑。

75 黄色瘤

皮肤黄瘤病是脂质代谢障碍性皮肤病，是潜在性高血脂的一种表现。

【你需了解】

● 黄色瘤是由载脂质的泡沫细胞所构成，黄色瘤中所见的脂质通常为游离的及脂化胆固醇。

● 原发性高脂蛋白血症和伴有继发性高脂蛋白血症的系统性疾病，可伴有皮肤黄色瘤。

● 黄色瘤也可见于无脂质代谢异常的疾

病患者。

【症状表现】

● 其主要特征为皮肤上出现橘黄色或棕红色斑片、丘疹、结节或肿块等。

● 根据发生部位及外观等可分为各种不同类型:有扁平黄瘤、睑黄瘤、掌黄瘤、结节性黄瘤、腱黄瘤、发疹性黄瘤和播散性黄瘤,其中以睑黄瘤为最常见。

● 常伴有代谢性疾病和心血管及肝脾等器官损害。

【处理】

● 控制高脂蛋白血症,可口服降脂药。

● 调整饮食,给低脂、低胆固醇、低碳水化合物饮食,降低总卡量。

【你需就医】

● 对局限性数目较少,有影响美容或功能的黄瘤,可去医院诊治,小的可选用电解、电灼、激光或液氮冷凝术治疗,较大者可外科手术切除。

76 皮肤淀粉样变

本病系淀粉样蛋白沉积于皮肤组织所致的慢性皮肤病。

【你需了解】

● 本病一般认为和遗传有关,属常染色体显性遗传。

● 淀粉样蛋白是一种球蛋白和黏多糖复合物,与碳水化合物淀粉无关。来源于表皮。

【症状表现】

● 发病前先有局部瘙痒。

● 皮疹好发于小腿胫前面,对称分布,亦可见于背部、股部及前臂伸侧等处。

● 皮损为多发性褐色或褐黄色斑点状扁平丘疹或呈半球形丘疹,大小自芝麻至绿豆大,质坚硬,丘疹数目较多,孤立散在或密集成片,有时可排列成念珠状。根据形态不同,可分为苔藓样淀粉样变、肥厚性淀粉样变、结节性淀粉样变、斑状淀粉样变和混合型皮肤淀粉样变。

● 自觉剧痒,病程缓慢,可达数十年,常伴有色素沉着。

【处理】

● 局部外用止痒剂,如皮质激素霜剂。

● 口服抗组胺药物。

【你需就医】

● 皮损广泛严重伴有瘙痒剧烈者,应去医院诊治。

【你需注意】

● 避免手抓,不用热水烫。

● 忌烟、酒、辣等刺激性食物。

【特别提示】

● 本病无特效治疗,小片皮损可用皮质类固醇激素霜封包或皮质激素注射于损害内皮有较好效果。

77 多发性脂囊瘤

多发性脂囊瘤是一种以含有皮脂的多发性真皮囊肿为特征的疾病,较罕见。

【你需了解】

● 多数病例为常染色体显性遗传。

● 少数病例无家族史。

【症状表现】

● 本病常在青少年期或成年早期发生。

● 可发生于体表任何部位,以躯干及四肢近端为多见。

● 皮损为光滑的囊性丘疹和结节,质较硬可活动,较大囊肿质柔软,直径数毫米至数厘米。表浅的常为黄色,数目不等,多可达数百个,穿刺时可抽出油样液体,在阴囊皮损可发生钙化。

● 一般无自觉症状。

【处理】

● 一般不需治疗,也无特效药物治疗。

● 多发性损害难以行手术切除。

● 单个小囊肿可去医院手术切除,较大损害或炎性损害则需切开引流。

78 皮肤纤维瘤

皮肤纤维瘤是一种常见的纤维组织细胞肿瘤,亦名良性纤维性组织细胞瘤。

【你需了解】

● 本病病因不明。

● 少数可能与创伤、昆虫叮咬或病毒感染有关。

【症状表现】

● 本病男女均可发生，一般发病于30～50岁。

● 皮损常为单发，少数可多发，为硬的结节，直径约0.5～1.5cm。

● 常见于四肢伸侧，但也可见于胸背及面部，一般为正常肤色、黄褐色或黑褐色。

● 无自觉症状，有时可引起轻度痒感或不适。

【处理】

● 本病为良性病变，预后良好，一般不需治疗。

【你需就医】

● 如单个损害影响美容，或损害过大有不适者可去医院求治，做手术治疗切除。

79 瘢痕疙瘩

瘢痕疙瘩是皮肤损伤后结缔组织大量增生形成的良性肿瘤，又称瘢痕瘤。

【你需了解】

● 患者多具瘢痕体质，对一些无明显炎症影响的物理、化学、生物因子及机械等微小刺激，都可引起瘢痕发生，即所谓自发性瘢痕疙瘩。

● 瘢痕疙瘩也可继发于外伤、烧伤、感染或手术。

【症状表现】

● 初起为淡红色瘢痕，逐渐高出皮面，并逐渐扩大，超过原损害范围，形成坚硬的结节和斑块，周围可见扩张的毛细血管增生，日久颜色变淡。

● 本病最常见于胸骨前正中部，肩部或易遭受损伤处。

● 自觉有瘙痒、灼痛或刺痛，大面积瘢痕疙瘩，可使容貌改变，或肢体挛缩并妨碍活动。

【处理】

● 范围小、比较新的皮损可外涂皮质类固醇激素软膏或皮质类固醇激素混悬液做损害内注射。

【你需就医】

● 瘢痕在面部影响美容者或肢体挛缩妨碍活动的瘢痕疙瘩，应去医院诊治。可美容手术。

【你需注意】

● 有瘢痕体质者应避免损伤和不必要的手术。

【特别提示】

● 瘢痕体质患者，瘢痕疙瘩一般不宜手术切除，常会越切瘢痕越大，因此手术切除必须慎重。

80 老年疣

老年疣是中年以上常见的一种良性皮肤肿瘤，亦称脂溢性角化病，俗称寿斑。

【你需了解】

● 病因不完全清楚。

● 有显性遗传倾向。

● 是皮肤老化的一种表现。

【症状表现】

● 好发于面部，特别是颞部，其次是手指、躯干和上肢。

● 皮损初起为淡褐色或深褐色的扁平丘疹，境界清楚，渐增大直径约0.5cm或更大，表面粗糙或呈疣状，常附有油性鳞屑，数目多少不定，随着年龄增长有增多趋势。

● 颈部、胸部小息肉样损害，是脂溢性角化病的一种变型，常称为“皮赘”。

● 一般无自觉症状，偶有瘙痒。

【处理】

● 一般无需治疗。

【你需就医】

● 如果老年疣增大迅速、易破，表面有渗液，长期不愈时，应去医院作进一步检查。

【你需注意】

● 应避免各种刺激，如手剥、摩擦、过分日光曝晒、药物刺激等，以防恶化。

【特别提示】

● 对老年疣一般不需治疗，如有碍美容的老年疣，可去医院做冷凝术、电灼或激光治疗。

81 鸡眼与胼胝

鸡眼与胼胝是由于长期摩擦和受压引起的角质增生性损害。

【你需了解】

● 足部畸形、平足、骨疣、骨突起部受压迫和摩擦是原因。

● 鞋子不适、过紧、过尖，鞋底过硬，行走摩擦是重要的发病诱因。

● 职业性掌跖摩擦部位也可发病。

【症状表现】

● 鸡眼为嵌入皮内的圆锥形角质栓，一般如黄豆大或更大，表面平或稍隆起，呈淡黄色或深黄色，稍透明，边界清楚，形似"鸡眼"。好发于青年，多见于足底前中部及踇趾、小趾侧缘等处，行走时引起疼痛。

● 胼胝为蜡黄色扁平稍隆起的局限性角质斑块。质硬而稍透明，中央较厚、边缘较薄，境界不清，好发于掌跖部，与职业有关者可见于受压部位。

【处理】

● 减少受压与摩擦。

● 胼胝薄的一般不需治疗，当机械性刺激除去后，胼胝可自行消退。厚者用热水浸泡后可用刀削去。

● 鸡眼可用角质剥离剂剥离，如鸡眼膏，也可用刀扦去。

【特别提示】

● 有足部畸形、平足、生骨疣者，要少站立、少行走，鞋子必须要宽大，鞋底要松软，鞋内衬以较厚的海绵垫。鸡眼、胼胝一般不宜用电灼、激光或冷凝术等治疗。

82 手足皲裂

由各种原因引起手足部皮肤干燥和开裂，统称为手足皲裂。

【你需了解】

● 掌跖和足跟等部位角层较厚，容易发生皲裂。

● 掌跖部位无皮脂腺，缺乏皮脂的保护易皲裂。

● 老年人，皮肤干燥者、鱼鳞病、手足癣、角化症患者易皲裂。

● 外界气候干燥，摩擦，酸碱有机溶媒的刺激等，易促使皮肤干燥、皲裂。

【症状表现】

● 本病多见于工人、农民及接触水多的家庭妇女。

● 常见于成人及老年人，到冬季手掌、足底部皮肤干燥、粗糙、角化、皲裂。皲裂深浅程度不一。严重者可引起出血疼痛。

【处理】

● 外涂防护性油脂、尿素霜、润肤霜等。

● 皲裂较深的可贴皲裂橡皮膏。

【你需就医】

● 手足部患有易引起皲裂的有关疾病，如手足癣、湿疹、鱼鳞病等应及时去医院诊治。

【特别提示】

● 患皲裂者，必须避免或尽量减少接触肥皂、碱水等洗涤剂，也应减少与水接触，接触水后应立即擦干，涂上保护性油脂。

83 蕈样肉芽肿

蕈样肉芽肿是一种低度恶性的T淋巴细胞淋巴瘤。

【你需了解】

● 本病病因不明，经研究提出遗传、感染或化学物品均可能为本病的发病因素。

● 也有认为蕈样肉芽肿开始是免疫性疾病，以后发展成为肿瘤。

● 本病多发生于老年，男性稍多。

【症状表现】

典型的蕈样肉芽肿可分为三期。

● 红斑期　又名蕈样前期或湿疹样期，可有发热、关节痛、皮肤瘙痒难忍。皮肤损害为多样性，常见为红斑鳞屑性损害或萎缩性斑片，边界清楚，但不规则。皮疹好发于躯干，此期通常持续2～5年。但少数病例可以非常短暂，也可长达30年。

● 斑块期　又名浸润期，此期浸润不断增加，呈不规则隆起斑块。表面紧张光亮，高低不平，或表面反复渗出结痂呈蛎壳状，斑块可为淡红、紫红、暗红或褐色。一般浸润损害常持续存在。

● 肿瘤期 通常在浸润损害的基础上，逐渐出现肿瘤，肿瘤可迅速增大、增多，直径大小不一，大者可达数厘米，颜色可为灰白色或棕红色，可破溃引起剧痛。

本病可有不同程度的毛发脱落，甚至出现全秃。

【处理】

● 皮肤干燥不适者，可用润肤软膏外用。

● 如瘙痒难忍，局部可外用皮质类固醇激素软膏和口服抗组胺药物。

【你需就医】

● 本病属于恶性肿瘤的潜在危险，因此，当患者瘙痒经久不愈，并在皮肤上出现湿疹样斑丘疹或浸润性斑块时，应及时去医院诊治，必要时需作病理切片，以明确诊断。

【你需注意】

● 该病为慢性经过，必须耐心治疗。

● 要注意营养，注意休息，提高自身免疫力。

【特别提示】

● 对本病治疗不能操之过急，未进入肿瘤期，一般不宜用强烈的全身化疗或全身放疗及系统性应用皮质类固醇激素来治疗，以免人为地造成机体免疫防御功能下降，反而促使病情的恶化。

84 基底细胞癌

基底细胞癌是一种起源于表皮及其附属器基底细胞的恶性上皮肿瘤，简称基癌。

【你需了解】

● 本病是最常见的一种皮肤癌。

● 基癌的病因未明，特殊的遗传因素为基癌的易感因素。

● 发病可能与日光、X线、烧伤和煤焦油等致癌物的长期接触有关，但多数患者无明显诱因。

【症状表现】

● 多见于40岁以上，男多于女，室外工作者多见。

● 多发生于面部，其次是躯干上部。

● 皮损分为4种类型

(1) 结节溃疡型：最常见，开始为蜡样光泽的小结节，约针头至黄豆大，渐长大形成盘状斑块，继而破溃形成溃疡，结棕色痂。溃疡缓慢向四周及深部扩展。

(2) 色素型：有明显色素增多，呈褐色或黑褐色。

(3) 硬斑状和纤维化型：呈黄色稍硬的斑块，境界不清，表面有毛细血管扩张，最后才发生溃疡。

(4) 浅表型：是一块或数块红斑脱屑略浸润性损害，表面常有浅表溃疡和结痂。

本病转移较少，但亦有转移至淋巴结及经血流转移至肺部的。

【特别提示】

● 因基癌是一种潜在的危险疾病，患者有上述症状表现应立即去医院诊治，确诊后应完全根除之。由医师根据肿瘤部位、大小和患者年龄，可选择做手术、冷凝术、电灼、激光或放疗等治疗方法。

85 鳞状细胞癌

鳞状细胞癌是起源于皮肤或黏膜棘细胞的恶性肿瘤，简称鳞癌。

【你需了解】

● 病因不明。

● 长期的日光曝晒可能是重要的诱因。

● 某些皮肤病如盘状红斑狼疮、黏膜白斑、慢性溃疡等经久不愈可继发本病。

【症状表现】

● 多见于50岁以上男性。

● 好发于头面部、口腔、下唇和龟头、女阴等处。

● 皮损初起常为暗红色角化斑块或略硬的疣状结节，中央有附着的角质物或发生溃疡，溃疡边缘隆起，呈菜花样外翻，容易出血，常合并感染而有黏稠脓液及结痂，有异常臭味。自觉疼痛。

● 病程发展较快，破坏性大，可发生淋巴结转移，晚期可发生内脏转移。

【处理】

● 肿瘤溃疡，可用清洁消毒剂清除脓液，外涂抗生素软膏。

【你需注意】

● 现在认为紫外线能致癌，因此不宜过多日光浴。

● 有慢性皮肤溃疡，经久不愈，有肿瘤样边缘隆起，应及时去医院进一步检查有无继发鳞癌。

【特别提示】

● 鳞癌病程发展快，破坏性大，病情发展及恶性程度较基底细胞癌严重，易淋巴结和内脏转移，因而一旦出现上述症状时，应立即去医院做病理切片检查，早日明确诊断，再根据肿瘤大小、形态、部位、深度选择适当的治疗。

86 恶性黑素瘤

恶性黑素瘤是一种恶性程度极高的恶性肿瘤，多发于皮肤，简称恶黑。

【你需了解】

● 恶黑的病因迄今尚未完全清楚。

● 发病可能与种族和遗传、皮肤创伤与刺激、病毒感染、日光曝晒、免疫异常等因素有关。

【症状表现】

● 多见于中老年人。

● 好发于足部，其次是头部、颈部、腹部、臂等处，在我国，恶黑的原发灶多在下肢，特别是足跟、甲下等处。

● 皮损初起在正常皮肤上出现黑色斑，或原有黑痣于近期内范围扩大，形成隆起斑块或结节，也可呈蕈状或菜花状，色素加深，表面易破溃出血。

● 肿瘤常为单发、不对称，边缘不规则，色泽斑驳或黯黑，直径 >0.6cm 为其特征。

● 病程进展快，常局部发展或沿淋巴管及经血循环转移。

【你需就医】

● 在皮肤上突然出现黑色斑块或结节，或原有黑痣于近期有长大，应立即去医院诊治。

【你需注意】

● 恶黑与局部刺激、创伤有关，特别是足部，故鞋子不宜过紧、过硬。

● 在易受摩擦、压迫部位的黑痣，如足受压部，颈部、腰部、背部等摩擦处的黑痣，可考虑早日激光除去。

【特别提示】

● 恶黑的恶性程度较高，易发生转移，应争取早期诊断、早期治疗，必须在发生转移前全部切除根治，忌用电灼和腐蚀性治疗，以防扩散，化疗仅适合于晚期已转移的患者。

87 梅 毒

梅毒系梅毒螺旋体所引起的慢性全身性传染性疾病。

【你需了解】

● 梅毒主要通过性接触传染，故属性病。

● 梅毒可以通过胎盘传给胎儿，称先天梅毒或胎传梅毒。

【症状表现】

● 一期梅毒　感染后约 3 周局部出现稍高起的糜烂面或浅在溃疡，直径约 1cm，多呈圆形或椭圆形，边缘整齐，境界清楚，质地较硬，称硬下疳。

● 二期梅毒　为梅毒疹，于下疳出现后约 6～8 周，梅毒螺旋体经淋巴和血液播散到全身各器官，出现广泛的皮肤黏膜病变。皮损为多形性，如斑疹、丘疹、斑丘疹、鳞屑性斑丘疹，严重者有脓疱、黏膜乳白斑、肛周外阴潮湿部位可出现扁平湿疣。有时可伴梅毒性脱发。

● 三期梅毒　也称晚期梅毒，一般发生于感染 2 年后，皮疹表现为结节性梅毒疹及树胶样肿，常累及黏膜，也可侵犯骨、眼、心血管及神经系统等内脏。

● 先天梅毒　其特征是不发生硬下疳，而眼、耳、鼻等器官常被受累，未经治疗，大都为出生后即有弥漫性发疹。皮疹较严重。

【处理】

● 发现有一期梅毒症状时，要与配偶分

居，对衣物等用品要消毒。

【你需就医】

● 有过不洁性接触史，发现生殖器部位生疮，应立即去医院诊治。

【你需注意】

● 应认识梅毒的危害性。

● 避免不正当的性行为，以防复发。

● 治疗时应对配偶或性伴侣同时检查治疗。

● 青霉素是特效药物，应配合医师作正规治疗。

【特别提示】

● 梅毒应早期诊断、及时治疗，可望彻底治愈。一旦确诊为梅毒，应立即去医院作正规治疗，千万不要去游医或个体无证医师治疗，以免使用劣质药品或所谓进口的假药，或治疗剂量不足，往往会造成不能彻底根治。

● 梅毒很容易复发，因此即使正规治疗后也应定期复查，直至痊愈，治疗后观察时间一般需要2～3年。

88 淋 病

淋病是由淋球菌引起的一种最常见的性传播疾病。亦名白浊或叫流白。

【你需了解】

● 淋病主要是通过性接触传染，新生儿在分娩过程中经阴道感染，可引起淋菌性眼炎。

● 淋病是目前发病人数最多的性传播疾病。

【症状表现】

● 急性尿道炎，一般在感染后2～3天发病，初起为尿道口红肿，继而尿道口流出黄白色或深黄色脓液，自觉尿道刺痛，有尿频、尿急、尿痛等症状。

● 全身可有发热、食欲不振、乏力等症状。

● 男子淋病可并发附睾炎、前列腺炎、精囊炎及膀胱炎。

● 女性淋病可引起子宫颈炎、子宫内膜炎、输卵管炎、盆腔炎等，常引起腹痛及压痛。

【处理】

● 急性期患者应卧床休息，避免剧烈运动，不饮酒、不吃刺激性食物，严禁性生活。

【你需就医】

● 如有不洁性接触史，出现尿道刺激及尿道口流脓等症状，应立即去医院诊治。

【你需注意】

● 应认识淋病的危害性，避免再感染。

● 家庭中淋病患者应分居，注意隔离和消毒。

● 患者的配偶和性伴侣均应到医院检查、治疗。

【特别提示】

● 淋病患者应去正规医院作早期诊断、早期治疗。目前治疗主要还是应用抗生素，应遵循及时、足量、规则的用药原则，治疗要彻底。如果不按正规原则治疗，易引起反复发作，可导致男性尿道狭窄，引起排尿困难。女性可引起输卵管闭锁，引起不孕症等严重后果。

● 淋病治愈标准　症状全部消失、尿液澄清，在治后7及14天两次复查涂片与培养均未发现淋球菌。

89 非淋菌性尿道炎

检查不到淋球菌的尿道炎，大多数是由沙眼衣原体和解尿支原体所引起，称非淋菌性尿道炎。

【你需了解】

● 是由于性接触传染，故属于性传播疾病。

● 我国自20世纪80年代以来发现，该病发生率有上升趋势，其患病率在性病中已占第2位。

● 多发于青壮年，女性多于男性。

【症状表现】

● 不洁性接触至发病，潜伏期约10～20天。

● 典型症状　男性为尿道刺痒，伴有轻中度的尿急、尿痛及排尿困难，尿道口微红，可有少量透明的黏液性分泌物。不治疗反复发作者可并发附睾炎、前列腺炎等。

- 女性患者尿道炎症状不明显，可仅有白带增多及子宫颈炎，也可发生子宫内膜炎、输卵管炎、盆腔炎等。
- 新生儿在通过产道时可发生衣原体眼部感染，引起黏液脓性眼炎。

【处理】

- 患者应避免性生活，和配偶分居。
- 注意衣物等消毒隔离。

【你需就医】

- 有不洁性接触史，出现尿道刺痒，伴有尿急、尿痛、尿道口有少量黏性分泌物时，应即去医院诊治。

【你需注意】

- 对配偶和性伴侣应同时检查治疗。
- 避免不正当性生活，以免再感染。

【特别提示】

- 此病可与淋病同时存在，当淋病治愈后，症状才表现出来，容易被忽略，应及时进一步作衣原体和支原体的检查。

90 尖锐湿疣

尖锐湿疣是一种好发于生殖器和肛周的乳头瘤状湿疣，主要通过性接触传染，故又称性病疣。

【你需了解】

- 本病病原体主要为人类乳头瘤病毒。
- 潜伏期为3周至8个月。
- 其发病率在性病中仅次于淋病。

【症状表现】

- 本病主要通过性接触传染，故在性行为混乱者中较多见。
- 皮损好发于男女外生殖器部位。少数亦可见于乳房下方、腋窝、趾间，男性同性恋者常见于肛门直肠处。
- 皮损初发为少数淡红色小丘疹，逐渐增大增多，倾向融合，形成乳头状、菜花样肿块。
- 疣呈污灰色或污红色，质软，触之易出血，易继发感染，可有脓性分泌物，有恶臭。
- 自觉瘙痒。

【处理】

- 局部保持清洁干燥。
- 注意消毒隔离，避免性生活。

【你需就医】

- 在不洁性接触后，在外生殖器部位出现疣状物，应立即去医院检查治疗。

【你需注意】

- 如已确诊是尖锐湿疣，应禁止性生活，并对配偶和性伴侣均应去医院同时作检查治疗。
- 去疣外用药应在医师指导下使用，因去尖锐湿疣外用药如足叶草脂类、疣必治、疣脱欣及氟尿嘧啶、三氯醋酸等均有毒性及腐蚀性，易引起局部糜烂、溃疡、疼痛。

【特别提示】

- 有尖锐湿疣的患者，应去正规医院治疗，可作冷凝、电灼、激光或药物治疗，千万不要到游医或无执照的个体医师那里治疗，以免假性湿疣当作尖锐湿疣治疗，既浪费了金钱又增加了不必要的痛苦。

91 软下疳

软下疳是由软下疳链杆菌（嗜血杆菌）感染而引起的外生殖器溃疡。

【你需了解】

- 软下疳链杆菌是严格的人类寄生菌，通过性接触传染。
- 是热带和亚热带地区的性传播疾病。在我国少见。

【症状表现】

- 一般在不洁性交后2天到2周潜伏后，生殖器部位发生损害。
- 皮损好发于男性阴茎、冠状沟、包皮及龟头，女性好发于会阴、阴蒂、大小阴唇及肛周等处。
- 皮损初起为针头大的炎性丘疹、疱疹和脓疱，2～3天后脓疱破溃，形成圆形、椭圆形溃疡，基底柔软，故称软下疳。
- 腹股沟淋巴结红肿，也可形成脓肿、溃破、穿孔。
- 主观剧烈疼痛，常伴有高热等全身症状。

【处理】

● 注意消毒隔离。

● 避免性生活。

● 溃疡局部可用红霉素软膏或全身使用抗生素治疗。

【你需就医】

● 有不洁性接触史、外生殖器部位出现疼痛性溃疡，应立即去医院诊治。

【你需注意】

● 患了软下疳后，对所有性伴侣均应同时治疗。

【特别提示】

● 对已化脓的淋巴结不宜切开排脓，可反复抽取脓液。

92 性病性淋巴肉芽肿

性病性淋巴肉芽肿是由性接触传染的衣原体感染，亦称第四性病或称腹股沟淋巴肉芽肿。

【你需了解】

● 本病是由血清型沙眼衣原体引起的。

● 潜伏期5～21天。

【症状表现】

● 开始为生殖器初疮，常为小丘疱疹、水疱、脓疱或溃疡，数日内痊愈，不留疤痕，故常被忽略。

● 初疮发生1～4周内出现腹股沟淋巴结炎，腹股沟淋巴结肿大，质硬，有疼痛及压痛，1～2周后软化破溃，经数周至数月而愈，留下瘢痕。

● 全身症状，可有发热、寒战、乏力、头痛、呕吐、关节痛、关节炎、肝脾肿大等全身症状。

● 晚期可出现生殖器象皮肿及肛门直肠综合征，可致直肠逐渐狭窄。

【处理】

● 注意消毒隔离。

● 避免性生活。

● 磺胺类药物有良好效果。

【你需就医】

● 有不洁性接触史，生殖器部位出现丘疱疹、脓疱、溃疡时应及时去医院检查治疗。

【你需注意】

● 当淋巴结化脓有波动感时应抽脓，不要切开排脓，以免延缓愈合。

【特别提示】

● 一旦感染后，必须及时诊治，彻底治愈，以免转入晚期，引起生殖器象皮肿及肛门直肠综合征，以致直肠狭窄等严重后果。

93 艾滋病

艾滋病是英文缩写——AIDS的译音，中文全称为获得性免疫缺陷综合征。

【你需了解】

● 是由人获得性免疫缺陷病毒（HIV）引起的传染病。

● 艾滋病最初发现于1981年8月，首次报道以来，其扩散的速度十分惊人，死亡率极高，在我国的扩散形势也是十分严重的。

● 现已证明从艾滋病患者的血液、精液、泪液、唾液、尿液、粪便、阴道分泌物和乳汁中均易分离得HIV。

● 艾滋病主要通过性接触、血液传播和母婴传播，因此其感染对象主要为性行为混乱者（包括同性恋或异性恋）、静脉药瘾者、接受过大量血液和血制品的患者、接受器官移植者以及感染了HIV的妇女所生的婴儿等。

● HIV主要攻击人体免疫系统，使患者不断发生多种条件性感染，最后多发生恶性肿瘤，引起死亡。

【症状表现】

● 潜伏期长短不一，大多为2～5年。

● HIV急性感染：少数患者在感染后的15天至3个月有发热38℃～40℃，乏力、肌肉痛、颈腋淋巴结肿大，有时伴有风疹样红斑。上述症状可持续数天至1个月，以后自然消退，但艾滋病毒抗体将长期存在。

● 无症状病毒携带者及新近感染HIV者：约90%无任何症状，但血中抗HIV抗体阳性。在此期间患者能将HIV传播给他人。

● 艾滋病相关综合征：约10%的患者可

发展为此综合征，表现为原因不明的持续性发热(38.5℃以上)，体重减轻(10%以上)，持续性腹泻，一日多次，严重乏力，精神抑制、盗汗等症状。

● 约1%HIV感染可发展为艾滋病，突出的表现是机会性感染和恶性肿瘤，长期发热、乏力、厌食、逐渐消瘦而致恶病质，晚期引起恶性肿瘤，以卡波济肉瘤为最严重。少数可发生淋巴瘤、白血病、肝癌等。

【你需就医】

● 有不明原因长期发热、明显体重减轻、慢性腹泻，有上述HIV感染途径感染可能的人，应及时去医院检查。

【你需注意】

● 如已确诊为HIV感染或艾滋病，家人应给予关爱，不应恐惧。目前尚未证实，患者接触的空气、水及食物或与艾滋病患者一般接触如握手可致感染艾滋病。

● 配偶应与患者分居，禁止性生活，其所有排泄物、用物都应严格消毒。

● 一定要配合医师进行治疗。

【特别提示】

● 艾滋病死亡率极高，被称为“超级癌症”或“超级杀手”，对个人、家庭及社会危害极大，目前对艾滋病尚无特效疗法，因而对艾滋病应重在预防。要提高个人道德修养，了解艾滋病的病原及传播途径，杜绝不正当性行为；远离毒品，不滥用血制品，并严格检验血制品。女性艾滋病感染者要避孕，已受孕者应终止妊娠，如已生婴儿应避免母乳喂养。

第十六章　传染病

1 流行性感冒

流行性感冒是急性上呼吸道传染病，由甲、乙、丙三型流感病毒引起，简称“流感”。

【你需了解】

- 流感传染性强，患者打喷嚏、咳嗽或说话时，使带有病毒的飞沫散发在空气中，健康人吸入而得病，也可通过接触患者的生活用品、床单和衣服而传播，儿童接触污染的玩具亦可染病。
- 发病人数可迅速增加，可在一个团体、一个区域甚至全世界范围内蔓延流行。
- 冬春是流感的发病季节，四季均可见散发病例。
- 流感病毒，尤其是甲型流感病毒，极易“变异”，是形成每次大流行的原因。
- 老年人、伴有慢性呼吸道疾病患者或心脏病者感染流感病毒后易并发肺炎。
- 流感的病情常能自行缓解，病程一般3～4天，1周后基本康复。

【症状表现】

- 急起寒战高热，（通常38.5℃以上），头痛、头晕，肌肉酸痛，疲乏无力。
- 面部潮红，有急性病容，多无鼻塞、流涕，咽部干痛、干咳。
- 食欲不好，有时出现便秘或轻度腹泻。

【处理】

- 卧床休息。
- 多饮水。
- 饮食宜清淡易消化，有营养。
- 对症治疗，可给予退热、镇痛、止咳等药物，以缓解症状。亦可服用板蓝根、病毒唑等抗病毒制剂，可能有帮助。

【你需就医】

- 流感起病急，有发热，大多数患者会去医院就诊。初步确诊为流感后，都应在家休息，若出现以下病况，则需再去就医或住院治疗。

（1）发热持续3～4天以上不退。

（2）儿童出现抽搐或惊厥。

（3）出现胸闷、呼吸局促、剧烈咳嗽，口唇及指甲发青。

（4）精神萎靡，极度乏力，进食进水极少，甚至出现呕吐、出汗多、四肢冷。

【你需注意】

- 适当加强体育活动，增强体质。
- 注意天气冷暖变化，及时增加衣服。
- 流感流行期间少去或不去公共场所和人群拥挤的地方，外出可戴口罩。
- 患者的餐具应煮沸，衣服应曝晒，卧房应定时通风，减少亲朋的探视。
- 流感疫苗可减少发病率，但因毒株的变异而影响免疫效果，严密地监测流感病毒的变异，尽快地制成疫苗，有望取得较好的效果。

【特别提示】

- 目前尚无确切有效的抗病毒药物，若无并发症一般不用抗生素。
- 流感为自限性疾病，绝大多数人均能病情缓解。但对于儿童、老年人及原来有慢性疾病而免疫力低下的人感染后易出现并发症，使病情加重，甚至危及生命，因此不可大意。

2 麻疹

麻疹是由麻疹病毒引起的急性呼吸道传染病。

【你需了解】

麻疹是一种传染性很强的疾病，以冬春季为多，全年有病例发生。20世纪50年代，世界各地均有麻疹流行，自20世纪60年代麻疹疫苗问世以来，全世界包括我国在内的麻疹流行得到了有效控制。

【症状表现】

● 潜伏期为6～12天。

● 典型麻疹分为前驱期、出疹期和恢复期。

● 麻疹病毒毒性强弱不一，侵入人体数量不同，感染者免疫力也高低不等，故可呈现非典型性症状。

【你需就医】

● 当地有麻疹流行患者有麻疹接触史。

● 有急起发热，上呼吸道卡他症状，结膜充血、畏光，口腔麻疹黏膜斑等，应去医院就医。

【你需注意】

● 流行期间避免去公共场所或人多拥挤处，避免亲友探访。

● 无病发症的患儿应在家中隔离，以减少传播和继发医院感染。

【特别提示】

● 对麻疹病毒迄今尚无特异抗病毒药物。因此，治疗的重点是对症治疗，加强护理和预防并发症的发生。

● 主动免疫　1～2岁幼儿、未患过麻疹的儿童和成人均可接受麻疹减毒活疫苗注射。

● 被动免疫　体弱者、妊娠妇女及年幼易感者接触麻疹患者后，应在5天内注射人血丙种球蛋白3ml，可预防发病。

3 风疹

风疹是风疹病毒引起的一种急性呼吸道传染。

【你需了解】

人为风疹自然感染的惟一宿主，故患者是惟一的传染源。主要通过空气飞沫经呼吸道传播，多见于1～5岁儿童，成人也可发病。一年四季均可发生，以冬春季节发病最高，病后可获持久免疫力。

【症状表现】

● 获得性风疹前驱期症状较轻，低热或中度发热，伴轻咳、咽痛和流涕等。出疹期皮疹先见于面部，1天内波及全身，面部和四肢较少，呈红色充血性斑丘疹，直径2～3mm。

● 先天性风疹综合征可发生宫内死亡、流产、早产，但较多见为出生时的各种畸形或多种脏器受损。

【特别提示】

● 尚无特效疗法，以对症和支持治疗为主，早期可试用利巴韦林、干扰素。

● 隔离期为出疹后5天，对已确诊为风疹的早期孕妇应考虑终止妊娠。

4 水痘（见第十五章的皮肤疾病）

5 流行性腮腺炎

流行性腮腺炎简称流腮，是儿童和青少年中常见的急性呼吸道传染病。

【你需了解】

全世界均有流行，在托儿所、幼儿园、部队以及卫生条件不良的人群中易造成暴发流行。随着生活条件的改善和对易感人群进行的预防免疫，本病的发病率已大大下降，但近10年来在我国又有上升趋势。

【症状表现】

● 潜伏期为14～25天。

● 起病较急，有发热、头痛、咽痛、食欲不佳、恶心、呕吐、全身疼痛等。数小时至一两天后，出现腮腺肿大，使面貌变形，于1～3天达高峰。

【你需注意】

● 患者应卧床休息，呼吸道隔离直至腮腺肿胀完全消退，加强口腔护理。

● 可采用中医中药内外兼治。

【特别提示】

● 管理传染源并及早隔离患者，直至腮腺肿完全消退。

● 切断传播途径，对易感者，应避免与患者接触。

● 提高人群免疫力。

6 脊髓灰质炎

脊髓灰质炎是由脊髓灰质病毒引起的急

性传染病。因多见于儿童，故称“小儿麻痹症”。

【你需了解】

本病遍及全球，终年可见，以夏秋季为多，可散发成流行，发病年龄以6个月至5岁发病率最高。

【症状表现】

- 潜伏期为3～35天。因临床表现轻重不等，可分为无症状型，占90%以上；顿挫型，占4%～8%；瘫痪型仅占1%～2%。
- 主要表现为上呼吸道感染及胃肠炎的症状，如发热、乏力、多汗、全身不适、咽痛、头痛、轻咳等，症状多轻微。

【你需注意】

- 本病目前尚无特效抗病毒治疗，以对症处理为主。合理和细致的护理在早期治疗中尤为重要。
- 本病应与假性瘫痪、感染性多发性神经根炎、家族性麻痹等疾病相鉴别。

【特别提示】

- 疫苗有很好的免疫效果。预防的重点则是疫苗的普遍应用。
- 患者呼吸道的分泌物、粪便及污染物品应彻底消毒，搞好环境卫生及个人卫生，加强水、粪管理及食品卫生管理。
- 保护易感人群，主动免疫是预防本病的主要而有效的措施。

7 流行性乙型脑炎

流行性乙型脑炎亦称日本脑炎，简称乙脑，是由乙脑病毒所致，以脑实质为主要病变的急性传染病。

【你需了解】

- 乙脑是人、畜共患的自然疫源性疾病，人与许多动物都可作为本病的传染源。
- 本病主要通过蚊虫叮咬而传播，蚊虫感染后10～12天就能传播乙脑病毒，可带病毒越冬。
- 人普遍易感，但感染后多数呈隐性感染。
- 乙脑流行以亚洲为主的东南亚地区。80%的患者为10岁以下儿童。本病集中发病少。

【症状表现】

- 潜伏期为4～21天。
- 典型的临床病程可分为4期：

（1）初期：起病急，体温升高至39℃～40℃，持续不退，伴有头痛、倦怠、纳差、恶心和呕吐。

（2）极期：有高热、意识障碍、抽搐、呼吸衰竭等表现。

（3）恢复期：体温下降至恢复正常，神经系统和体征逐日改善而消失。重症患者因脑组织病变重，恢复较慢，此阶段可表现为持续性低热、多汗、失眠、痴呆、失语等。

（4）后遗症期：约5%～20%的重症乙脑患者有后遗症。主要有失语、肢体瘫痪、意识障碍及痴呆等。

【你需注意】

- 加强营养护理，防止褥疮，避免继发感染。
- 对患者进行智力、语言、吞咽和肢体的功能锻炼，可结合磁疗、针灸、高压氧等治疗，佐以中药口服治疗。

【特别提示】

- 预防乙脑的关键是防蚊、灭蚊及预防接种。
- 隔离患者至体温正常。猪是乙脑的主要传染源，故人畜居地应分开。
- 预防接种是保护易感人群的有效措施。

8 流行性出血热

流行性出血热（简称出血热）是属于病毒性感染性疾病。具有发热、出血和肾脏损害等特点。鼠类为主要传染源，广泛流行于亚洲、欧洲和非洲等许多国家和地区，其中我国的发病率最高。

【你需了解】

- 本病主要在鼠类中传播流行，野鼠及家鼠均可成为传染源。
- 鼠类携带出血热病毒的排泄物如尿

液、粪便、唾液等污染尘埃后形成小粒子(称为气溶胶),人吸入后感染发病。

● 进食鼠类排泄物污染的食物,可经口腔和胃肠道感染而得病。

● 被鼠咬伤或破损伤口接触带病毒的鼠类排泄物或血液后亦可染病。

● 我国有些产粮、丘陵及湖泊地区,野鼠较多,常造成出血热的流行,称为"疫区"。初来这里旅游、野外作业、兴修水利者,如缺少防备意识,易被染病。

● 四季均可发病,但以 11 月至第二年 1 月为高峰,5～7 月为小高峰。

【症状表现】

● 潜伏期一般为两周左右。

● 典型的患者要经过发热期、低血压期、少尿期、多尿期和恢复期 5 个阶段,目前尚无办法来阻止或改变它的自然病程。

● 最早出现的病况是突发高热(39℃～41℃),头痛,关节和肌肉酸痛,因此有头痛、发热似感冒的说法,发热可持续 4～7 天。

● 面部、颈部及前胸部皮肤潮红,眼结膜充血,像喝过酒一样,称"酒醉貌"。

● 患者感头痛,眼眶痛及腰痛。

● 发热 3～4 天后,在眼结膜、口腔内小舌头上及腋下皮肤可见小的出血点。

【处理】

● 发热是出血热病程的第一阶段,应给患者多饮水,进食有营养、易消化而且清淡的饮食,为病程过渡到以后的阶段打下基础,创造条件。

● 不能随便服用退热药,因为服用退热药使患者出汗多,会促使病情加快向下一阶段转化,血压下降。

【你需就医】

● 出血热是全身小血管广泛性损害,病情极其复杂,必须早就医、早诊断、早治疗,而且要就地治疗,称为"三早一就"。

● 医生根据患者特定的症状表现,白细胞升高、尿液中出现蛋白质,加上出血热抗体的特效检测,及早诊断应不困难。

● 患者发烧 3～5 天后退热,若全身感觉不见好转,反见加重,胃口不振,恶心甚至呕吐、腹痛、精神萎靡,必须立即就医,不可延误。

【你需注意】

● 积极投入爱国卫生运动,鼠害不可轻视,参加社区组织的灭鼠活动,家鼠、野鼠均为传染源应加消灭。

● 作好食品和食具的卫生管理,防止鼠类排泄物污染。

● 保护皮肤,防止破损,不用手接触鼠类和其排泄物。

● 打扫室内卫生时,防止尘土飞扬。

【特别提示】

● 出血热轻型病例往往五期经过不明显,但发热期和以后的多尿期还是存在的,此类患者往往不就医而痊愈。

● 典型的患者具有五期经过,病情凶险,发烧、血压下降和少尿等可在短期内同时发生。

● 病情最严重的阶段是在低血压期和少尿期,医生将采取各种综合性措施来抢救危重患者,如腹膜透析或血液透析。

9 口蹄疫

口蹄疫(又名手足口病),由柯萨奇 A 组病毒引起,是一种人畜共患的急性传染病,其主要表现为发热、头痛,口腔内、手掌、足底出现小水疱。

【你需了解】

● 本病在分蹄动物如牛、羊、猪间流行,有时传染给人。

● 病毒存在于患者及病畜的水疱、唾液、血液、乳汁、汗液及粪尿中,该病毒对外界的抵抗力较强,患者及病畜为传染源。

● 主要通过与患者及病畜的直接接触或饮其乳汁而感染,病后可获得持久免疫力。

● 本病遍及世界大部分地区。

● 本病以春秋季发病为多,年龄大多在 10 岁以下,预后均好。

【症状表现】

● 潜伏期为 2～4 天。

• 畏寒、发热、头痛、口渴、咽痛，皮肤瘙痒，1～2天后于手足的指(趾)间出现针尖样以至更大的水疱，初呈透明、后变混浊，口腔黏膜及唇、舌上亦可见水疱并溃破，伴疼痛、流涎、颈部淋巴结肿大。

• 数日内热退，水疱破裂干燥后脱皮，不留疤痕。

【你需就医】

• 患者发热、头痛、呕吐、乏力、口腔内及手足部位见水疱疹，曾饮用未消毒牛奶或与病畜接触的患者，应去就医。

• 经医生检查，与水痘、疱疹性咽峡炎等相鉴别。

【处理】

• 患者应住院隔离，局部及全身症状消退后才能出院。

• 尚无持效治疗、对症治疗、支持治疗以及良好的护理。

【你需注意】

• 加强检疫措施，防止病畜输入。

• 牛奶须消毒煮沸后食用。

• 饲养员、兽医、屠宰场工人均需做好个人防护。

10 狂犬病

狂犬病(又名恐水症)是由狂犬病毒引起的急性传染病，人被病畜咬伤而感染，主要表现为兴奋、恐水、咽肌痉挛、进行性瘫痪等，最后导致死亡。

【你需了解】

• 除了南极洲、澳洲外，世界各地均有狂犬病发生，发展中国家尤为突出。

• 病犬是我国狂犬病的主要传染源，病猫和病狼也占一定地位。

• 病犬的唾液中含有病毒量较大，于发病前3～5天即有传染性，人被咬伤后，唾液中的病毒自破损的伤口侵入体内。

• 若眼结膜被病兽唾液污染，肛门黏膜被狗触舔等均可被感染。

• 人对狂犬病普遍易感，发病以青少年为多，男多于女，全年可以发病。

• 被病犬咬伤后，病毒延外周神经向中枢移动，进入神经细胞内即大量复制，病毒到达脊髓，再到脑部，最终发病。

• 被咬伤后是否发病，和下列因素有关：① 咬伤程度：创口大而深者，受染机会多，易发病。② 衣着的厚薄：衣着厚者受染概率少，反之则增多。③ 病犬先后咬伤多人，先被咬者发病概率多。④ 创口处理情况：按要求正规及时处理者发病率减少。⑤ 及时、全程、足量注射狂犬病疫苗者，使发病率降低。

【症状表现】

• 潜伏期长短不一，大多在3个月以内发病，长的可达1年，甚至更长。

• 发病时有低热、嗜睡、周身不适、喉部紧缩感，已愈合的伤口部位及神经通路上有麻木、发痒或虫爬感觉。

• 患者兴奋、狂躁、极度怕风怕水、呼吸困难、口中积满唾液向四周乱喷、声音嘶哑、大量出汗、体温升高。

• 面色潮红，由狂躁渐转为安静、昏睡、昏迷、肢体瘫痪、呼吸微弱而不规则、四肢冷，终因呼吸麻痹而死亡。

【你需就医】

• 被病犬咬伤后需就医。

(1) 及时处理局部伤口：① 用20%肥皂水冲洗伤口，再用大量清水冲洗(血管破损者须止血)。② 用5%碘酊反复烧灼伤口。③ 伤口至少在7天内不应缝合，按需要给予破伤风抗毒素及适宜的抗菌药物。④ 严重咬伤、伤口近头部的人，用抗狂犬病血清在伤口内或周围作浸润注射，用前须作皮肤试验，阴性时才能使用。

(2) 全程注射狂犬病疫苗：① 在受伤当天及第3、7、14和28天各注射一个剂量的疫苗。② 即使咬伤后数日或更长时间的患者也应全程接种疫苗。

(3) 发病后住院治疗：① 患者须安置在避光、安静的病室，尽量减少对患者的刺激。② 极度狂躁的患者可适当应用镇静剂。③ 注意维持水分、电解质及营养的平衡。④ 保持呼吸道的通畅、吸痰，呼吸微弱者可应用呼吸兴奋剂。

【你需注意】

● 养犬应进行登记，做好预防接种，在人口居住集中的城市最好不要养犬。

● 死亡的病犬应深埋或焚毁，切勿剥皮或进食。

● 积极配合并支持有关部门的捕犬行动，严格执行犬的管理法。

● 受伤后必须正确及时处理伤口并立即开始全程接种狂犬病疫苗，这对防止发病有肯定的价值。

【特别提示】

● 近年来发现犬和猫抓咬人后引起人患狂犬病死亡，而伤人的动物仍存活，这说明它可以携带病毒而不发病。过去有种看法，受伤后将致伤的犬猫观察1周，若仍未见发病，则认为可以不进行狂犬病疫苗接种，今天看来这种见解是不正确的。

11 登革热

登革热是由登革热病毒引起，由蚊虫（称为伊蚊）所传播的急性传染病，其特征为突然发热、全身肌肉、骨头和关节痛，极度乏力，出疹子，淋巴结肿大。

【你需了解】

● 在东南亚地区，登革热一贯在地方性流行，我国南方的海南省、广东省、广西省在20世纪后期也曾有过流行。

● 患者和感染后缺乏症状表现者是主要的传染源，伊蚊是担任传播的主角。

● 患者的年龄大多在20～49岁的范围。

● 发病季节与雨季有关，一般为5～11月，高峰在7～9月。

● 轻型患者的数量是典型患者的数十倍。典型患者只占一小部分。

【症状表现】

● 潜伏期为5～8天。

● 突起高热，可达40℃，头痛和眼球后痛，同时伴有背部、骨头、肌肉及关节痛、恶心、呕吐、腹痛等，发烧持续5～7天。

● 面部潮红，眼结膜充血及浅表淋巴结肿大。

● 发烧2～5天后全身多部位皮肤出现多形态的疹子，多有痒感，压之退色。

● 约25%～50%的患者有牙龈出血、鼻出血、皮下淤斑、尿血。

【处理】

● 目前尚无特殊疗法，主要采用综合治疗措施。

● 患者宜卧床休息，在有防蚊设施的病房中隔离至完全退烧为止。

● 饮食以流质或半流质为好，富于营养并容易消化。

● 注意口腔和皮肤清洁。

● 发热患者慎用退烧药物，可酌情静脉输液，但需注意防止输液反应。

【你需就医和住院隔离治疗】

● 去登革热流行地区工作、旅行者，若缺乏防蚊措施和防蚊意识出现发烧症状的患者，应想到该病的可能，就医时需提供这方面的资料。

● 患者突然发热、全身肌肉、骨关节痛、极度乏力、出现疹子，应就诊。若心率相对缓慢、血白细胞减少，医生会送登革热抗体检测。

● 若诊断为登革热，患者需住院隔离治疗。

● 医生需作鉴别诊断，排除流感、麻疹和猩红热的可能。

● 重型患者必须住院综合性治疗，有时还需展开积极的抢救。

【你需注意】

● 积极参加灭蚊活动。

● 居室装纱窗，农村用蚊帐，野外活动时暴露部位涂防蚊水。

● 患者要早诊断，及早隔离治疗。

● 目前尚无用于预防的疫苗注射。

【特别提示】

● 登革热虽以轻型患者占多数，且能自行缓解，但也有少数患者起病较慢，发热2～4天后突然加重，发生大出血、血压下降、昏迷、抽搐是登革热的一种严重类型，又称登革出血热，病死率高，需行综合性措施积极抢救治疗。

• 急性期过后虽然体温正常，但肌肉、关节酸痛、乏力仍会持续一段时间才消退，故仍然要注意休息。

12 病毒性肝炎

病毒性肝炎是由多种嗜肝病毒引起的以肝脏炎症改变为主的全身性疾病，具有较强的传染性，有多种传播途径，发病率高，可形成流行。已知的病毒有5个型，其病因虽不同，但症状表现基本相似，主要表现为乏力、食欲差、厌油腻食物、恶心、呕吐、腹部饱胀；部分患者可有发热和皮肤黄染及尿色加深。各型肝炎的治疗原则亦基本相同。

【你需了解】

• 肝炎病毒侵入人体后，经血流到达肝细胞，并在肝细胞内复制增多，在人体免疫反应的参与下，引起肝细胞的肿胀、变性甚至坏死，肝功能也随之受到损害。

• 已知的肝炎病毒有5种，即甲、乙、丙、丁、戊5个型。

• 乙肝现毒为DNA病毒，其余均为RNA病毒。

• 丁肝病毒是一种缺陷病毒，必须在有乙肝病毒存在的前提下，才能进行复制。

• 近年来经分子生物学技术研究，各型肝炎病毒的形态、结构均已清楚，其检测技术也日渐成熟，为病原学诊断提供依据。

• 肝炎患者（包括处于潜伏期阶段）及肝炎病毒携带者为传染源。

• 传播途径

(1) 甲、戊型肝炎病毒常经粪－口传播。患者在发病前2周至发病后3周，其粪便中含有甲、戊型肝炎病毒，随粪便排出体外，可污染水源、蔬菜、食品、手、用具，特别是水产品如毛蚶、炝虾、醉蟹等。经口进入胃肠道的病毒，使人体感染；与患者密切接触、共进餐、共用茶杯等亦可受染；经常在外聚餐、吃海鲜，特别是在排档就餐，受染机会增多，外出旅游、节日走亲访友往往使发病率上升。

(2) 乙、丙、丁型肝炎病毒主要经血液或血液制品传播，但也有不同点。

○乙肝病毒感染者的母亲在怀孕分娩、哺乳及带孩子期间，易使婴幼儿受染，称为母婴传播，这在乙肝传播中起重要作用；而丙肝在这方面的意义则不明显。

○文身、修面等有可能传播乙、丙肝，静脉毒瘾者是丙肝感染的高危人群。

○关于性传播的问题，一般认为乙肝病毒在血液中含量高，其感染者的精液、月经和阴道分泌物中的病毒量相对较多，因而经性传播的可能性也较大；而丙肝病毒在血液中的含量很低，因而经性传播的可能性小。

• 人群对各型肝炎病毒均为易感者。

(1) 甲肝以儿童为多见，其次为青壮年，病后有免疫力，再次感染者少见。

(2) 戊肝则以成人为多见，孕妇及老人感染后，病情重、黄疸深，感染后能产生一定的免疫力，但不持久，再次感染仍有可能。

(3) 我国丙肝感染率约为3.2%，发病者以成人为多见。

(4) 我国乙肝感染率高达50%，10岁前的儿童及20～40岁的人群阳性率最高，男性多于女性，农村高于城市，南方多于北方。

• 形成流行的因素

(1) 乙、丙、丁型肝炎病毒经血液或血制品感染而发病，多为散发病例，一般不形成流行。

(2) 甲、戊型肝炎病毒经口感染，被病毒污染的食物或水可在人群中形成流行，甚至暴发流行。例如1988年在上海，因人们食用了毛蚶，使30余万人患甲型肝炎，1986年及1988年新疆南部地区有7.8万余人发生戊型肝炎流行，据分析系水源污染所致。

• 戊型肝炎常见于秋冬季和春季流行，乙、丙型肝炎的发病无季节性特征。

• 已知的5型肝炎病毒感染人体，可以有以下情况：

(1) 人体被一种病毒感染，例如乙型肝炎病毒性肝炎，或乙肝病毒携带者。

(2) 人体被两种或两种以上病毒感染。

○若两种病毒同时感染人体,称为混合感染,如甲、戊肝混合感染。

○若人体先感染一种病毒,在以后的时间内再被另一种病毒感染,称为重叠感染,如乙甲肝重叠感染、乙戊肝重叠感染。

【症状表现】

● 甲型肝炎

(1) 潜伏期为 2 ~ 6 周,平均为 1 个月左右。

(2) 多急性起病,畏寒发热,继之出现食欲减退,上腹饱胀、厌油腻、恶心、呕吐、疲乏无力。热退时,尿色加深,眼白及皮肤发黄,消化道症状渐渐缓解。一般说来,甲型肝炎不转变为慢性。

● 乙型肝炎

(1) 潜伏期为 6 周～6 个月,一般在 2 个月左右。

(2) 人体感染乙肝病毒后,在机体的免疫反应参与下,引起肝细胞损伤,而机体的免疫反应存在极大的个体差异。① 免疫功能正常者,常发生急性肝炎,病毒清除,出现乙型肝炎表面抗体后痊愈。② 免疫功能低下者,不能清除病毒,时而造成肝细胞损伤,病情迁延不愈,形成慢性乙肝。③ 免疫功能亢进,呈超敏反应者,可引起大片肝细胞坏死,临床上表现为急性重症肝炎。④ 免疫无能或免疫耐受者,对存在于肝细胞内的乙肝病毒无反应,任其存在,成为乙肝病毒携带者。

(3) 乙肝的临床表现复杂多样,临床上分 5 种类型:

○急性乙肝:起病较慢,可有发热、乏力、食欲不振、恶心、呕吐、腹胀、皮肤黄染,无黄疸者亦相当多见。

○慢性乙肝:症状多样,有或无急性乙肝病史。分 3 种① 轻度慢性乙肝:一般无特殊不适,易乏力、胃口时好时差,在体检或随诊时可见一两项肝功能异常。② 中度慢性乙肝:易乏力、胃纳差、口干,B 超检查时脾脏肿大,肝功能检查时球蛋白升高,偶尔出现血清胆红素升高,肝纤维化检测亦有改变。③ 重度慢性乙肝:持续乏力、食欲不佳,食后上腹饱胀,大便溏,面色少华,可见肝掌,血清丙氨酸转氨酸(ALT)反复异常,白蛋白下降,球蛋白升高。

○重型肝炎:症状凶险,进展快,预后差。又分① 急性重型肝炎:既往无肝炎病史,如同急性黄疸型肝炎起病,黄疸迅速加深、恶心、频繁呕吐,7 ～ 10 天后出现烦躁、精神意识的改变,很快出现昏迷(肝性脑病)。② 亚急性重型肝炎:既往无肝炎病史,病情经过同急性重型肝炎,但病程演变较前者为慢,出现腹水和消化道出血。③ 慢性重型肝炎:既往有肝炎病史,且有反复发作,亦有无明显肝炎病史,但病情隐匿,患者并未察觉。起病后,极度乏力、恶心、呕吐、腹胀难忍,腹水增多,黄疸极深,腹腔感染、消化道出血及肝性脑病紧跟而至。

○淤胆型肝炎:起病后自我感觉尚好,消化道症状较轻,皮肤黄疸深,瘙痒明显,常抓破皮肤,大便颜色变浅或呈灰白色。

○肝炎后肝硬化:大多由慢性乙肝发展而来,或病情隐匿者经体检而发现,易乏力、胃纳差,食后饱胀或腹部胀气,大便溏。又分:① 肝硬化代偿期:肝功能提示白蛋白偏低,球蛋白高,或有轻度胆红素滞留,B 超提示网格状波,脾脏肿大,门静脉增宽,有的患者面部灰暗,皮肤可见蜘蛛痣。② 肝硬化失代偿期:肝功能明显异常,低蛋白血症,黄疸升高,出现腹水和下肢浮肿,腹胀如鼓,常伴有电解质紊乱,部分患者可出现胸水,感染、出血、肝性脑病或肝肾综合征可相继出现。

● 丙型肝炎　潜伏期 2 ～ 26 周,平均 8 周左右。症状表现较乙肝为轻,大多无黄疸,病情隐匿,常致漏诊,偶见急性丙肝及重症丙肝,其分型与乙肝相同。

● 戊型肝炎　潜伏期为 3 周左右。临床表现与甲肝相同。

【你需就医】

● 本人无任何不适,仅因体检或其他诊疗中发现肝功能异常或检出乙丙肝病毒标记物阳性者,应做进一步检查,弄清病情,决定是否接受肝治疗或抗病毒治疗。

• 发热及明显的消化道症状，出现黄疸时，必须就医做肝功能、病毒学检测及B超检查，作出诊断，及时处理。

• 医生根据患者的临床表现、实验室检查结果，须与阻塞性黄疸、溶血性黄疸、中毒性肝病、药物性肝损等进行鉴别。

【处理】

• 甲戊肝患者应住院隔离，隔离期至起病后4周为原则。

• 各型肝炎患者的血液、分泌物、排泄物、敷料等必须消毒处理，并应用1次性注射器、输液皮条等，用后销毁。

• 治疗原则

(1) 患者应保持良好的心态，情绪要稳定，心理压力要减轻，家属及医生在这方面要多做工作。

(2) 急性期及慢肝活动期患者均应卧床休息，缓解期则可下床散步，稳定期应适当活动，活动量逐渐增加，以适应正常人的生活，乙肝病毒携带者应劳逸结合，保证足够的睡眠。

(3) 急性期患者饮食宜清淡易消化，饮食要个性化，可一日3餐，亦可一日4餐，但不要多食，饮食结构要科学，荤素搭配，适量水果，不忌口。

(4) 药物治疗：目前已知引起肝脏炎症病变的病毒有5种，但在药物治疗，特别是在护肝治疗方面则是统一的，应采用中西医结合的综合性措施。

○护肝治疗：降酶、退黄，促进肝细胞再生，药物种类繁多，并随科技的进步而不断更新。一般主张少而精，肝功能严重不正常时，用药种类可能达数种，随着病情的好转或稳定，药物种类则渐减少，直至停药。不主张在病情稳定后仍用护肝药物来防止复发，因为多用药亦会增加肝脏的负担。

○抗病毒治疗：目前的抗病毒药物只能抑制病毒，而不能杀灭病毒，因此不能靠抗病毒药物来清除病毒。抗病毒治疗的措施仅限于乙丙肝病毒性肝炎。抗病毒治疗必须符合一定的条件，不可盲目使用，如转氨酶升高达正常的2～5倍，血中乙丙肝的病毒量要高，年龄在18岁以上，经医师诊断后，决定是否应用，一旦用上，必须严密的医学随访，观察其不良反应、疗效，不能随便停药。抗病毒治疗后，血中病毒量下降，呈低水平或测不出，肝功能趋于正常或持续正常，则认为治疗有效，其疗程也因人而异。目前公认为比较有效的抗病毒药物有干扰素、贺普丁和苦参素等，其抗病毒的机理也不尽相同，最终达到抑制病毒的作用，其有效率不超过50%。

○抗纤维化治疗：在病毒持续作用下的肝脏，导致慢性炎症，机体对此做出反应，即出现纤维化，其程度有轻有重，严重的肝纤维化则称为肝硬化。因此医学观察时，必须关注肝纤维化的进程，可采用抑制或延缓肝纤维化的药物，在这方面中医药发挥很大的作用，如大黄庶虫丸、复方鳖甲软肝煎、扶正化淤胶囊、黄芪丹参等。抗病毒治疗的药物在抑制病毒的同时，也起到抑制肝纤维化的作用。

• 对出现严重腹胀、腹水、胸水、严重感染、消化道大出血、肝性脑病和肝肾综合征的重症患者，用中西医结合的综合性措施进行抢救，人工肝或肝移植近来亦被采用。

【特别提示】

• 注意个人卫生和饮食卫生，勤洗手，不吃不洁的食物，慎食海鲜水产品，不饮生水，防止甲戊肝病毒经口感染。

• 不相互使用剃须刀，不共用茶杯、牙刷、毛巾，理发时不用公共剃刀修面。

• 不随意应用血液制品，严格掌握用血指征，加强对献血人员的乙丙肝病毒检测。

• 乙肝病毒携带者及乙肝患者不得从事炊事员、食品加工人员及幼托机构保育员的工作。

• 医疗活动中，采用一次性注射器及输液皮条，加强医疗器械的消毒处理。

• 自尊自爱，远离毒品，禁止静脉注射吸毒行为。

• 按要求进行乙肝疫苗预防接种，乙肝

表面抗原和 e 抗原双阳性的孕妇，其新生儿除常规接种乙肝疫苗外，有条件的可合并应用乙肝免疫球蛋白，不主张哺乳。

- 对学龄前儿童可进行甲肝疫苗预防注射。

---

13 艾滋病

艾滋病（英文名称的缩写为 AIDS），是由于人类免疫缺陷病毒（HIV）引起的严重传染病。该病毒专门侵犯并损耗淋巴细胞分化群（T_4细胞），造成身体细胞免疫功能进行性损害，感染初期为无症状病毒携带者，随后出现艾滋病相关综合征，最后出现严重并发症和恶性肿瘤，成为艾滋病患者。目前对该病尚无有效防治手段，发病后死亡率极高，引起全世界的高度关注。

【你需了解】

- 无症状的 HIV 感染者及艾滋病患者是本病的传染源。
- 已发现 HIV 存在于血液和混有血液、唾液、乳汁、精液及阴道分泌物中。
- 传播途径主要有 4 种：① 性接触传播，通过破损的皮肤及黏膜而受染。② 注射传播，静脉药瘾者、毒瘾者常共用污染的针头及注射器而感染。③ 血源传播，输入被 HIV 污染的鲜血、血浆或其他血制品。④ 感染 HIV 的孕妇通过胎盘，分娩时胎盘和阴道分泌物使新生儿受染；出生后通过与受染母亲的密切接触、哺乳而被感染的约占受染儿童的 1/3。
- 发病年龄主要为 40 岁以下的青壮年。

【症状表现】

- 本病的潜伏期短者数月，长者可达 10 余年，平均约 10 年。
- 感染初的 1～2 周，可有发热、出汗、咽痛、恶心、厌食、全身不适、肌肉关节酸痛，有时伴有腹泻、皮肤出疹子、淋巴结肿大等症状，以后陆续消退。
- 在相当长的时间内（数月至数年不等）可无任何症状或仅有全身淋巴结肿大。
- 艾滋病相关综合征无其他原因可以解释，提示将发展成为艾滋病患者。
- 持续性全身淋巴结肿大，直径在 1cm 左右，可自由活动，无压痛，可存在 3 个月以上。
- 明显的消瘦，体重减轻 10% 以上。
- 持续性腹泻，大便不成形，每天 3～4 次不等。
- 持续性发热（ >38℃）3 个月以上。
- 全身不适，疲乏无力。
- 夜间盗汗。
- 反复发生单纯疱疹、带状疱疹、鹅口疮。
- 完全型艾滋病是指具有 HIV 感染的相关综合征，再伴有一系列并发症及肿瘤的患者。对免疫功能正常的人不会致病的病原体却会引起艾滋病患者的许多并发症，这又称为“机会性感染”。症状表现极其复杂多样，由病毒、细菌、结核杆菌、霉菌、寄生虫等多种病原体引起全身各个系统的感染，还可能发生恶性肿瘤，意味着进行性免疫损害已发展到终期。

【处理】

- 艾滋病已成为一种需要长期治疗的疾病。
- 目前尚未发现抗 HIV 的特效药物，因而强调综合治疗，包括抑制病毒、调整细胞免疫、抗肿瘤及控制机会性感染的治疗等。
- 患者需卧床休息，进食富有营养易消化的食物，补充维生素，不能进食者需静脉补充营养，加强支持治疗。
- 抑制病毒（又称抗病毒治疗）的治疗，往往采用 2～3 种药物联合应用（所谓“鸡尾酒疗法”）以提高疗效，减少抗药性的产生。抗病毒治疗可能为终身服药。
- 机会性感染的病因众多，针对各种病因分别采用药物，但因机体免疫功能低下，感染严重，因此疗程较长，有时还需反复应用。
- 发生恶性肿瘤时，阿霉素等抗肿瘤药物均被采用。

【你需就医】

- 有不健康性行为如嫖娼、性乱或多个

性伙伴者，有静脉毒瘾及药瘾行为者是感染HIV的高危人群，这也是个人隐私，就医时应提供给医生供诊断时参考。

● 艾滋病相关综合征阶段必须就医，送检HIV抗体的初筛和确认检测，需做T_4淋巴细胞计数，从而作出明确的诊断，提供治疗方案。

● 在HIV感染后的病毒携带者，必须进行医学监测随访，就医服药，这样可以推迟发病、延长寿命。

● 完全型艾滋病阶段，病况复杂，需住院接受治疗。

【你需注意】

● 加强对艾滋病的宣传教育工作，你自己对艾滋病应有正确的认识。

● 注意个人卫生，不共用牙刷、刮脸刀片、食具及毛巾等物品。

● 了解性行为与感染艾滋病的有关知识，洁身自好，防止与HIV感染者发生性接触。

● 严禁吸毒，特别是静注吸毒，共用污染的针头及注射器在静脉药瘾者中是常见的，要防止曾被患者用过的针头或器械刺伤。

● 加强献血员的HIV抗体检测，加强血源的管理，严格监控进口血制品的质量。

● HIV感染的女性应尽量避免怀孕，哺乳期妇女不应母乳喂养，以人工喂养取代。

● 患者用过的废弃物品应焚烧或用次氯酸钠或漂白粉液消毒处理。

● HIV疫苗的研究正在取得进展，但距广泛应用的要求尚须时间。

【特别提示】

● HIV感染是慢性疾病，由急性感染发展到艾滋病平均近10年时间，其免疫损害发展到了终期。一旦某人被诊断为艾滋病，其孤僻、疑心重、负罪自责感、自卑感、恐惧感等是极常见的心理活动，因此特别需要家人和社会的关爱。

● HIV感染者及艾滋病患者的配偶，与其有性接触者均需做HIV抗体的检查。

● 艾滋病的病因及传播途径均很清楚，一般的接触、握手等均不会被感染。因此不能把HIV感染者或艾滋病患者视若“瘟神”，而其家人及子女则更不应受到歧视，同学、同事、邻里之间均应如正常人之间一样友好相处。

14 斑疹伤寒

斑疹伤寒是由立克次体引起的急性传染病，主要表现为持续性发热、剧烈头痛、皮疹及反应迟钝、狂躁等。病程2～3周。

【你需了解】

● 斑疹伤寒分为流行性斑疹伤寒和地方性斑疹伤寒。

(1) 流行性斑疹伤寒：病原体为普氏立克次体。

○传染源是患者，人虱是本病的传播媒介，人被受染虱叮咬时，立克次体通过破损皮肤进入人体，虱粪内的立克次体可通过搔抓侵入人体皮肤。

○人对本病普遍易感，病后有持久的免疫力。

○冬季为发病季节，天冷衣服少换洗，战争、灾荒及卫生条件低下则易引起流行。

(2) 地方性斑疹伤寒：病原体为莫氏立克次体，症状表现较前者为轻。

○家鼠是主要传染源，鼠间传染、鼠死后，鼠蚤叮咬人而致感染。

○鼠蚤为媒介，传播方式同流行性斑疹伤寒。

○病后可有持久免疫力，与流行性斑疹伤寒有交叉免疫。

○本病可全年发生，夏秋季多发，青少年多发。

● 立克次侵入人体后，主要在小血管壁的细胞内繁殖并进入血流，侵入更多的脏器而发病，立克次体释放的毒性物质，可引起全身中毒表现。症状复杂多样。

● 本病可发生肺炎、中耳炎、心肌炎、腮腺炎、肾炎等并发症。

【症状表现】

● 急起的发热并升至40℃以上，持续不

退，伴寒战、剧烈头痛、头晕、全身肌痛、面部及眼睛充血、耳鸣、听力减退、失眠、反应迟钝、狂躁不安。

● 于发病后第3～5日开始出现皮疹，开始为1～4mm大小的鲜红色充血性斑丘疹，后转为暗红色，不融合，遍及全身，但面部多无疹，1～2天后疹退，留下褐色斑，小儿可不出疹。

● 食欲减退、恶心、呕吐、腹胀、便秘。

【你需就医】

● 持续高热、剧烈头痛，遍及全身的皮疹的症状则必须就医，医生根据症状表现，检查发现脾脏肿大，查血白细胞大多正常，送检OX19凝集试验，立克次体凝集试验等，并与伤寒、钩体病、流行性出血热、回归热等发热性疾病相鉴别，可望作出诊断。

【处理】

● 患者隔离，应行灭虱灭蚤处理，衣服消毒，头发剪(剃)后焚烧，女患者用药物灭头虱。

● 四环素对本病治疗有效，亦可用环丙沙星，但孕妇及哺乳期妇女忌用，小儿慎用。

● 对症处理，镇静药、强心药、激素类药物均因病情需要而被采用。

【你需注意】

● 积极参与灭鼠运动。

● 注意个人卫生，勤洗澡，勤换衣，勤理发。

● 可注射疫苗预防流行性斑疹伤寒，而地方性斑疹伤寒易散发，一般不做预防接种。

15 恙虫病

恙虫病(又名丛林斑疹伤寒)是由恙虫病立克次体引起的急性传染病，其特点为急性起病，发热、淋巴结肿大、肝脾肿大和被恙虫叮咬的皮肤出现带黑色的皮疹。

【你需了解】

● 本病多发生于亚洲及太平洋地区，其中以东南亚为主要流行区，我国则见于广东、海南、广西、云南等16个省、自治区。

● 鼠类是主要传染源，恙虫(恙螨)是传播媒介，其幼虫吸吮鼠类的体液，在泥地及杂草丛中生长，人在草地上工作、活动或坐卧时被带有本病病原体的恙螨幼虫叮咬而感染。

● 有明显的季节性，一般为5～11月为好发季节，6～8月为高峰。

● 各组年龄均易被感染，但以青壮年为多。

● 农民、从事野外劳动者居多。

【症状表现】

● 潜伏期10～14天。

● 突然发热(39℃～41℃)，可持续1～3周，伴有寒战、剧烈头痛、全身酸痛、无食欲、恶心呕吐。

● 面部潮红，眼睛充血，畏寒。

● 被恙螨幼虫叮咬过的皮肤出现红色丘疹，不痛不痒，继成水疱，后为血泡，随后结痂为黑色，称为“焦痂”，脱落后即成溃疡，淡红色，大小在4～10mm，数目在1～10余个，部位大多在人体潮湿及被压迫的部位(如腋窝、肛周、系腰带部位)。

● 焦痂附近的局部淋巴结肿大，伴疼痛及压痛，大者如鸽蛋，小的如蚕豆，可移动，多见于腋下、耳后腘窝等处，消退慢。

【你需就医】

● 突发发热、剧烈头痛、面色发红、眼睛充血、全身酸痛者，需就医。

● 就医后作血白细胞检查见减少，送检恙虫病立克次体的有关测定如OXk凝集试验，如阳性可协助诊断。

● 医生还需对患者的症状表现与斑疹伤寒、伤寒、流感、登革热和流行性出血热等相鉴别。

【处理】

● 重症患者需加强观察，防止并发症。

● 卧床休息，不需隔离，饮食宜清淡易消化。

● 四环素和氯霉素对本病有效(儿童不宜用四环素治疗)，强调完整的疗程，减少复发的可能性。诺氟沙星治疗可收到同样良好的效果。

【你需注意】

● 积极参加灭鼠活动，消灭传染源。

● 在夏秋季节避免在草地上坐卧，在野外作业或军训时，扎紧袖口和裤脚口，预防恙螨叮咬。

● 目前尚无可供应用的恙虫病疫苗。

16 流行性脑脊髓膜炎

流行性脑脊髓膜炎（简称流脑），是脑膜炎球菌引起的化脓性脑膜炎。

【你需了解】

● 本病遍见世界各国，呈流行或散发。

● 带菌者或患者是传染源，病原菌存在于鼻咽部的分泌物中，借咳嗽、喷嚏、说话等由飞沫传播。带菌者对周围人群的危险性大于患者。

● 流脑多见于冬春季节，室内空气流通不畅，上呼吸道病毒感染或感冒增加了流脑在此季节发病。

● 人口流动、居住拥挤、睡眠不足、疲劳和着凉等均有利于传播发病。

● 经感染到脑膜化脓性改变，其过程如下：病原菌从鼻咽部侵入人体，无症状携带者为最常见的形式。在少数情况下，当人体免疫力明显低下或细菌毒力较强时，则病原菌从鼻咽部侵入血流，形成菌血症。极少数发展成为败血症，继而侵犯脑脊髓膜，形成化脓性脑脊髓膜炎。

【症状表现】

● 潜伏期2～3天。

● 早期为咽部干燥、疼痛、鼻咽部分泌物增加，此为早期症状。

● 高烧（39℃以上）伴寒战、头痛、呕吐、全身无力、胃纳不佳、眼结膜充血，全身有时可见暗红色大小不一的斑点，此为败血症期的表现。

● 高烧不退、剧烈头痛、呕吐频繁，呈喷射状，神志淡漠、狂躁、惊厥、颈后疼痛、颈部僵硬，在小儿可见囟门突出，病变已进入脑膜炎期。

【处理】

● 患者应隔离。

● 流质饮食，必要时鼻饲，可适当补液。

● 加强护理，改换体位，间歇吸氧，呕吐时防止吸入。

● 对怀疑为本病或确诊的患者需立即进行抗菌药物治疗，过去用磺胺药物，现因耐药，多采用青霉素治疗，若对青霉素过敏者则用氯霉素治疗，剂量要大、疗程要足，并经静脉给药。

● 对危重患者，止惊，脱水、抗休克、兴奋呼吸等抢救措施均因病情需要而被采用。

【你需就医】

● 冬春季节，如有急起高烧、剧烈头痛、呕吐频繁、颈后疼痛的患者应立即就医。

● 婴幼儿发烧、哭吵拒奶、呕吐、囟门隆起必须急诊。

● 经医生检查，根据症状表现，血白细胞升高、身上有淤点，需作腰椎穿刺，家人应予配合。若脊液呈化脓性改变，找到病原菌或血培养病原菌阳性，则诊断确立。

【特别提示】

感染病原菌后，根据身体的免疫功能、病原菌的毒力，其结果呈如下表现：

● 鼻咽部带菌，占感染者的70%以上。

● 细菌进入血液，形成菌血症。

○机体的免疫力增强，病菌被消灭，病情终止。

○菌血症演变为脓毒症，病原菌入侵脑脊膜膜形成化脓性脑膜炎。

○菌血症演变为脓毒症后，细菌的毒力大、毒素多，致使病体发生休克，皮肤大片淤斑，小血管内出现凝集现象，症状凶险，常危及生命，称为爆发型脑膜炎球菌败血症。

17 白 喉

白喉是白喉杆菌引起的急性呼吸道传染病，病变发生在咽喉部位，产生不易剥脱的灰白色假膜，故而得名。

【你需了解】

● 白喉呈世界性分布，四季均可发病，以秋冬季较多。

● 患者及带菌者为传染源。

● 通过飞沫经呼吸道吸入传播，也可通

过污染的手和玩具传播。

● 人对白喉普遍易感,1～15 岁年龄段发病率较多。

● 病变局限于咽部,有时波及喉部,形成本病所特有的假膜,细菌并不侵入深部组织和血流,但细菌产生的外毒素可产生中毒性症状,其危害为:喉部的假膜影响呼吸道的气流通畅,造成喉梗阻。外毒素可引起颈部组织水肿,引起心肌病变,周围神经病变,肾脏的病变。

【症状表现】

● 潜伏期为 2～4 天。

● 轻度咽痛、发烧、乏力、胃纳减退,儿童则流口水、爱哭闹、不活泼。

● 若假膜范围广泛,常影响呼吸及吞咽,患者高烧、烦躁不安、面色苍白、口唇发紫,颈部水肿,呈“牛颈”状。

● 约 20% 的患者可出现喉部梗阻症状,声音嘶哑,呼吸困难,鼻翼扇动,粗糙的干咳。

【你需就医及住院治疗】

● 以往未行白喉预防接种或曾与白喉患者接触过的人,出现咽痛,发热,咽部发红,有白色膜状物必须就医。

● 医生根据症状表现,对咽喉部作检查,送细菌涂片及细菌培养。若找到白喉杆菌,诊断确立,有经验的医生根据典型的假膜,可作出疑似诊断。

● 医生根据症状表现,应与急性扁桃腺炎、鹅口疮、细菌性咽峡炎、急性喉炎、气管异物等相鉴别。

● 患者应按呼吸道传染病严格隔离,至细菌培养阴性为止。

● 患者应卧床休息,并发心肌炎者更应如此,保持口腔清洁,给予清淡易消化且富有营养的饮食。

● 对确诊及怀疑为白喉者,应及早应用白喉抗毒血清(DAT),剂量视病情及假膜面积的大小而定,需作过敏试验确保安全。

● 青霉素可杀灭白喉杆菌,应首先采用,若对青霉素过敏者用红霉素治疗。

● 白喉患者可行气管切开术,根据喉梗阻的程度,正确的决策有赖于医师的经验。

【你需注意】

● 按要求对儿童进行白喉预防注射。

● 居室保持空气流通,勤晒衣被,患者的食具、玩具等均应进行消毒处理。

【特别提示】

● 白喉抗毒血清的应用只能消除血中游离的外毒素,已与神经组织和心肌组织相结合的外毒素则不能被作用。

● 对与患者密切接触的人,尤其是患儿的母亲,应作咽部细菌培养,以防止他(她)们成为白喉带菌者。

● 对白喉带菌者亦需隔离治疗,但不需用 DAT。

18 百日咳

百日咳是由百日咳杆菌引起的急性呼吸道传染病,其特点为阵发性痉挛性咳嗽,伴鸡鸣样吸气声,病程迁延,故有“百日咳”之称。

【你需了解】

● 患者是传染源,从潜伏末期至发病后 6 周,特别是起病后 2～3 周,其传染性最强。

● 患者在咳嗽、说话、打喷嚏时,其分泌物散布于空气中形成气溶胶,通过吸入传染他人。

● 人群对百日咳普遍易感,婴儿极易感染发病,目前认为自然感染后,不能提供终身免疫。平时以散发为多,在托儿所、幼儿园内可引起流行。

● 本病在世界范围内流行,四季均可发生,但以春季为多见。

【症状表现】

● 起病时有咳嗽、打喷嚏、流涕流泪、伴有低烧、类似感冒,3～4 天后其他症状消失,唯咳嗽渐加重,日轻夜重。

● 患者出现痉挛性咳嗽,一连串的阵咳后,深长吸气,空气气流快速地通过狭窄的声门而发出一种鸡鸣样高音调的吸气声,接着又是一连串的阵咳,如此反复发作直至咳出大量黏稠痰液而止。

●痉咳发作时表情痛苦，严重时眼睑及颜面浮肿、眼结膜充血、口唇发紫。

●婴幼儿可无典型痉咳，表现为阵发性窒息，面色青紫，成人及年长儿童轻度患者主要表现为干咳。

【你需就医】

●患者曾发热，热退后咳嗽反见加重，晚间咳嗽剧烈，出现痉挛性咳嗽伴有鸡鸣样吸气声，应去就诊。医生根据症状表现，听诊肺部无明确异常，血白细胞升高及淋巴细胞明显升高，百日咳的诊断应予考虑，若痰培养百日咳杆菌阳性及血清学检查阳性，可确诊为百日咳。

●医生尚需与普通感冒、痉挛性支气管炎、肺门淋巴结结核，以及喉、气管异物等疾病相鉴别。

【处理】

●按呼吸道传染病隔离，病室内安静、空气新鲜，保持适当温度和湿度。

●加强护理，痰多时要吸痰，呕吐时防止呕吐物吸入气道，防止窒息。

●首选红霉素，其次为氯霉素、氨苄西林及庆大霉素治疗。

●肾上腺皮质激素及高效价免疫球蛋白适用于重症患儿。

●中医中药以清肺止咳、化痰为主，可减轻阵咳。

●若出现百日咳脑病，则脱水剂、止痉剂、肾上腺皮质激素等均被采用。

【你需注意】

●居室应通风，衣被须勤晒太阳，注意气温变化，及时添减衣服、避免着凉。

●按要求进行预防接种。

●对密切接触者，应密切观察3周，若有发烧咳嗽等症状应及早用抗生素治疗。

19 猩红热

猩红热是由A组链球菌引起的急性呼吸道传染病，以发热、咽痛、全身弥漫性鲜红色皮疹为其特征，少数患者可出现心、肾、关节的损害。

【你需了解】

●猩红热患者和带菌者为传染源，患者于发病前24小时至疾病高峰期传染性最强。

●主要由带菌者的飞沫经鼻咽部吸入，亦可由污染的用具、书籍、餐具等间接传播。

●全年均可发病，但以冬春季为多见，本病以儿童发病为多。

●近40年来本病的病情明显轻化，发病率下降，可能与菌种的毒力变化有关。

●于病程第2～3周时，部分患者可出现风湿病和肾小球肾炎，心脏可出现心肌炎，其后造成心瓣膜损害。

【症状表现】

●潜伏期为2～5天左右。

●急起发热、咽干、咽痛，吞咽时加重，扁桃体红肿，可有黄白色点状物附于其上，舌苔白，有小红点突出于白苔之上，舌尖及周边红，称为“草莓舌”，苔退净后，舌光滑呈红肉色，称为“杨梅舌“，颈部淋巴结可肿大。

●发烧的第2天，从耳后、颈部出现红色皮疹，数小时内延及胸背及上肢，24小时后下肢也出疹。皮疹融合成片，压之退色，皮肤有痒感，面部充血潮红，口鼻周围疹少而显得苍白，形成所谓“口周苍白圈“。皮疹于48小时后，按出疹先后开始消退，皮疹消退1周后开始脱皮，呈糠皮样。

【你需就医】

●患者发热、咽部红肿，出现红色皮疹，应去就医。

●医生根据症状表现，查血白细胞升高，咽部细菌培养可作出诊断。

●医生结合病情，与其他细菌性咽峡炎、麻疹、风疹、药疹等相鉴别。

【处理】

●患者需住院或家庭隔离，自治疗日起，不得少于7天，避免儿童看望。

●卧床休息，清淡易消化的饮食，注意口腔卫生，多饮水。

●青霉素为首选的抗菌药物，对青霉素过敏者可用红霉素治疗。

●中毒型猩红热患者则须取积极的中西

医结合的综合措施，如补充血容量、纠正酸中毒、升血压药物、大剂量抗菌药物等。

- 出现并发症的患者则按抗风湿治疗和肾炎治疗处理。

【你需注意】

- 儿童机构发生猩红热患者时，应密切观察接触者，若有发病及早就医。
- 气温变化时，应注意加减衣服，避免着凉，注意居室的空气流通。
- 咽峡炎、扁桃腺炎患者均应就医，及早接受治疗。

20 伤 寒

伤寒（又名肠伤寒）是由伤寒杆菌引起的急性肠道传染病，以持续性的高烧、全身中毒症状、肝脾肿大及血白细胞减少等为其特色，可引起肠出血及肠穿孔的严重并发症。

【你需了解】

- 伤寒是一种全身性的急性传染病病变，并非局限于肠道、伤寒杆菌从口进入消化道的小肠后，入侵肠黏膜，经淋巴管道进入血流，引起入血症及毒血症，小肠末端的淋巴结肿胀坏死并溃破，其病变最为显著，溃破若损伤血管，则可引起出血，若深及肠壁，可引起肠穿孔，发生腹膜炎。
- 患者或带菌者是传染源。原有胆囊慢性疾病的患者，病后易成为慢性带菌者。
- 被污染的水、食物或通过患者或带菌者污染的生活用具、环境而传播。
- 人对伤寒普遍易感，以青少年及儿童为多，病后有持久免疫力。本病终年可见，以夏秋季为多见，农村较城市为多。

【症状表现】

- 潜伏期一般为 8～14 天。
- 发烧是最先出现的症状，始为 38℃，后渐升至 39℃～40℃，可有畏寒，出汗不多，高热可持续 2 周左右，乏力、食欲差、头痛、腹部不适、隐痛，以右下腹部明显，便秘。
- 患者喜安静，少言语，表情淡漠，反应迟钝，严重者可有精神恍惚。
- 患者虚弱，渐消瘦。
- 在起病后 2～3 周，患者可见便血，量多少不一，大量出血时，患者面色苍白，头晕躁动，冷汗。
- 同样是在发病后 2～3 周，少数患者突感右下腹部剧痛，出冷汗、恶心、呕吐、腹胀，触其腹壁如木板样硬。

【你需就医】

- 患者持续高烧不退达 1 周以上，应考虑伤寒的可能，必须就医。
- 医生根据其症状表现，行血培养，粪尿培养，查伤寒杆菌，发现血细胞减少，并行特异性的血清学检查（肥达氏反应）均有助于诊断。
- 医生根据其临床表现还需与疟疾、钩体病、败血症、粟粒型肺结核等疾病进行鉴别。

【处理】

- 卧床休息，防止褥疮和并发症，观察大便的变化。
- 诊断伤寒需住院，按肠道传染病进行隔离。
- 给予易消化，流质或细软无渣饮食，少量多餐，忌吃坚硬多渣食物，以免引起肠出血，鼓励患者多饮水，病重而不能进食者则由静脉输液补充。
- 不宜滥用退烧药，可用酒精擦身或头部放置冰袋。
- 过去用氯霉素治疗伤寒，现因细菌耐药而较少应用，现在用氟哌酸有较好的疗效。
- 肠出血者可输鲜血，止血药物的应用，补充容量，必要时考虑手术止血。
- 肠穿孔者，应禁食，加强支持治疗，选用有效抗菌药物，必要时手术治疗。

【你需注意】

- 按要求进行预防接种，现正在研究口服伤寒疫苗，若成功则更方便。
- 定期对饮食、保育、供水行业人员进行检查，及早发现带菌者。
- 密切接触伤寒患者的人，应观察 3 周，若有发热等表现，应及早就医，接受治疗。
- 养成良好的卫生习惯，勤洗手，不吃不

洁食物,不喝生水、生奶等。

【特别提示】

● 患者在恢复期阶段,体质虚弱,食欲会增加,但其肠部的病变尚未痊愈,所以不能过多的进食。应逐渐进稀饭、软饭,菜肴仍坚持清淡易消化,富有营养,坚持一段时间以后,过渡到正常饮食。

21 副伤寒

副伤寒甲、乙、丙是分别由副伤寒甲、乙、丙3种沙门氏菌引起的急性传染病,副伤寒甲、乙的症状与伤寒相似,但一般病情较轻,病程较短,而副伤寒丙除可表现为轻型伤寒外,还常表现为急性胃肠炎。

【你需了解】

● 传染源为患者和带菌者。

● 病原菌经口感染,因副伤寒杆菌可在食物中较长时间存在,故以食物传播较为常见。

● 我国副伤寒的发病率较伤寒为低,成年人患副伤寒甲较多,儿童则副伤寒乙居多,副伤寒丙则较少见。

● 已患伤寒的人可以再患副伤寒,反之亦如此。说明它们之间无交叉免疫力。

【症状表现】

● 潜伏期一般为8～10天。

● 与伤寒的症状大致相似,但胃肠道症状如腹痛、呕吐、腹泻等则较伤寒为多,发烧波动较大,热程较短,中毒症状如表情淡漠等较少,肠出血及肠穿孔较少见。

【你需就医】

● 发热,有时伴呕吐、腹痛等,应去就医。医生送检血培养、粪便培养,并做肥达氏反应检查,对诊断本病有帮助,亦需做鉴别诊断。

【处理】

● 与伤寒相同。

22 霍乱

霍乱是由霍乱弧菌引起的烈性肠道传染病,起病急,传播快,病情轻重不一,腹泻、呕吐、体内水分丢失为主要特征。

【你需了解】

● 患者及带菌者是传染源。

● 患者的泻吐物及带菌者的大便污染水、食物及手,经口再感染他人。

● 本病在亚洲、非洲、拉丁美洲常形成流行,人对此病普遍易感染,以青壮年为多,秋季易发病,热带国家终年可发病。

● 病原菌经口入胃,大多被胃酸杀死,若进入肠腔则得以繁殖增多,并产生肠毒素,肠壁并无明显的病损,而肠毒素可激活肠上皮细胞的排泄功能,水、盐分及碳酸根等大量排出,形成水样粪便,严重者可出现血容量不足,酸中毒等而危及生命。

● 本病有许多在感染后不发病,发病者中又以轻症者占多数,典型及重型患者占少数。

【症状表现】

● 潜伏期1～3天左右。

● 典型患者的病程 分为3期。

(1) 泻吐期:起病快,剧烈腹泻,无腹痛,便后觉爽感,初为黄色糊样,有粪质,后为黄色水样便,偶见淘米水样,每日十数次,重症者数十次,并出现呕吐,呈喷射状。不发热,可出现小腿肌肉痉变。

(2) 脱水期:患者口干,但饮水即吐,唇干,声音嘶哑,皮肤皱缩,指纹皱瘪,四肢冷,烦躁不安,两颊深凹,眼眶下陷,目闭不紧。

(3) 恢复期:经积极补液后,患者症状逐渐消失,此时有1/3的患者有发热,于1～3天后自行消失。

【你需就医】

● 无痛性腹泻后又出现呕吐,不发热,无里急后重,有不洁饮食者,须就医,必须送大便培养。

● 剧烈的腹泻呕吐,很快出现口渴,皮肤少弹性,声音嘶哑,四肢冷,小腿肌肉痉挛者必须急诊,同时送大便培养。

【处理】

● 确诊或疑似诊断本病者,不论病情轻重,必须按肠道传染病要求进行隔离。

● 对密切接触者亦须严密检疫5天。

● 针对水分丢失的多少，立即补充水分、钾离子和碳酸氢根离子，纠正酸中毒，直以病情稳定。

● 可用四环素等抗菌药物，可减轻症状，缩短病程，减少恢复期带菌。

● 并发肺水肿、肾功能衰竭者则采取积极的综合性措施，必要时可采用血液透析。

【你需注意】

● 注意个人卫生，勤洗手，不喝生水，不吃生菜及炝虾、炝蟹等。

● 冰箱食品取出后应煮过再食用。

● 加强食品卫生管理，特别对熟食店、饭店的监督管理，在聚餐后发病已成为当今的主要形式。

● 疫苗预防正在研制中，基因工程制备的口服疫苗可望获得理想的免疫效果。

23 细菌性痢疾

细菌性痢疾（简称菌痢）是由痢疾杆菌引起的一种常见的肠道传染病，主要表现为急起的畏寒、高烧、腹痛、排脓血样大便以及里急后重等。

【你需了解】

● 急性患者及带菌者为传染源，尤其是慢性患者和带菌者更易传染给他人。

● 菌痢主要集中在温带或亚热带国家，全年可散发，但以夏秋季为多。

● 该病菌对肠黏膜具有侵袭能力，并能产生毒素，它们有4个菌群。

● 病原菌从粪便中排出，通过手接触或经口感染。

● 人群普遍易感，学龄前儿童及青壮年的发病较集中，在2～7岁的儿童平时体质较好者，起病后往往反应强烈，易患中毒性菌痢。

● 病原菌经口入胃，部分被胃酸杀死，存活的则进入肠道，在大肠的末端肠段，侵入肠黏膜，形成炎症和溃疡，出现特有的脓血样便。

● 营养不良、胃酸减少、暴饮暴食、过度疲劳等均有利于菌痢的发生。

● 病后可获得一定的免疫力，但不同菌群之间则无交叉免疫。

【症状表现】

● 潜伏期大多为1～3天。

● 急起畏寒高烧、头痛乏力、腹痛腹泻，先为稀糊状便，后为黄水样。大便次数增多，量渐少，1～2天后转为脓血便，有时纯为脓血，如鱼肚肠样，左下腹痛较甚，肛门下坠感，此称里急后重。

● 轻型患者可无明显发热，每日大便10次以内，稀黏液便，无里急后重，以后则自行缓解，此类患者往往漏诊。

● 中毒性菌得患者急起高烧，39℃～41℃，同时出现躁动、惊厥、面色苍白、四肢冷、呼吸不规则，而不出现腹痛腹泻及里急后重，往往需经灌肠后才发现大便中有红白细胞增多。

● 菌痢病程及反复发作或迁延不愈达1个月以上者，则称为慢性菌痢。平时常感腹痛，大便糊状，有时则无症状，常因受凉或进食生冷、油腻食物，劳累等因素而出现腹痛、腹泻、脓血便，发烧常不明显。

【你需就医】

● 急起高烧、腹痛、腹泻，尤其是出现脓血便者，必须就医。

● 在夏秋季节，2～7岁平时体质好的儿童，突发高烧、昏迷、抽搐、四肢冷，必须急诊。

● 已诊断为慢性痢疾，在急性发作时亦需就医，做大便培养，并送药物敏感性试验，这有利于慢性痢疾的治疗。

【处理】

● 患者应按肠道传染病隔离治疗。

● 饮食宜清淡，以流质为主，忌食生冷、油腻及刺激性食物。

● 有失水者应酌情补充液体，保持水和盐分的平衡。

● 痢疾杆菌对多种抗菌药物耐药，且逐年增长，有条件的医院最好做细菌的药敏试验来选择抗菌药物。目前多采用氟哌酸、环丙沙星、丁氨卡那等药物治疗，疗程及药量均能达到要求。

• 症状凶险的中毒性菌痢则降温、抗惊厥、升血压、降低脑水肿、呼吸兴奋药等综合性治疗均被采用。

• 慢性菌痢的治疗比较困难,生活有规律,饮食易消化、富营养,忌生冷、油腻,根据药敏选择抗菌药物,疗程要长,往往交替用药,可用培菲康等生物制剂,亦可采用中药治疗。

【你需注意】

• 注意个人卫生,勤洗手,不喝生水,不吃生冷及变质不洁的食物,冰箱食品应取出重煮后食用。

• 从事饮食业、幼托机构的人员应定期进行大便培养,加强儿童机构及集体单位中的食堂卫生管理及卫生制度。

• 口服菌苗的研制工作在进行中,并证明有较好的效果,可望推广应用。

• 急性菌痢的治疗应彻底,否则极易演变为慢性菌痢,腹泻停止,肠段的病变尚未痊愈,必须按医嘱服药。

24 炭 疽

炭疽是由炭疽杆菌所致的急性传染病。本病原为草食动物(如牛、马、羊、骆驼等)的传染病,人接触病畜及其产品,或食用病畜肉类而被感染。炭疽杆菌可产生芽孢,抵抗力极强。

【你需了解】

• 动物炭疽遍布全球的牧区,病畜是主要传染源。

• 可有以下几种传播致病。

(1) 接触传染最为多见,直接接触病畜、剥食病畜或死畜。间接与污染的皮毛、病畜产品、污染的土壤或工具、通过破损的皮肤,形成皮肤炭疽。

(2) 呼吸道感染:在皮毛的加工过程中、堆集产品的仓库中,污染的皮毛中的炭疽芽孢飞扬,形成尘埃气溶胶,吸入后造成肺炭疽。

(3) 消化道感染:吃了未煮熟的病畜肉类或被污染的食物而致肠炭疽。

• 人对炭疽普遍易感,牧民、饲养员、屠宰工人、皮毛加工厂工人、兽医等职业被感染的机会增加。

• 一次感染后有较持久的免疫力。

【症状表现】

• 潜伏期一般为 1 ～ 5 天。

• 症状表现有以下几种类型。

(1) 皮肤炭疽:占 98%,多发生于面、颈、手、足等裸露的破损皮肤。初现斑疹、丘疹,次日出现水疱,内含黄色液体,周围皮肤肿胀,触之硬韧感,中心变黑,且下陷,周围有小水疱,以后中心溃破有血样液体,结痂呈黑炭状,此称炭疽痈。局部不痛,不化脓,有痒感,起病时发热(38℃～ 39℃)、头痛、全身不适。

(2) 肠炭疽:起病急,恶心、呕吐、腹痛、腹泻,大便一般无血液,也有患者频繁呕吐、腹泻、血水样便剧烈腹痛等表现。

(3) 肺炭疽:突发寒战、高烧、呼吸急促、咳嗽血样痰、大汗、心跳快、面色青紫。

(4) 败血症型:大多继发于肺肠炭疽,高热、头痛、呕吐、皮下出血、极度衰竭。

【就医和处理】

• 患者具有皮肤炭疽症状表现,需立即就医,其他类型的炭疽,起病急,症状表现严重需急诊。

• 患者就医后,测其血白细胞是否升高,在其痰液、大便的涂片、血培养等发现炭疽杆菌,有助确诊。

• 患者必须严格隔离,分泌物、排泄物等要焚毁。

• 加强护理和支持疗法。

• 青霉素为首选抗生素,若青霉素过敏可改用环丙沙星或头孢菌素。

• 局部病灶不可摸弄、挤压,也不能手术切开引流,应保持创面清洁。

• 对病情重的肠、肺、脓毒症型炭疽必须采取综合性的治疗措施。

【你需注意】

• 患者应隔离至创口愈合、症状消失,对密切接触者应观察 8 天,可口服环丙沙星、强力霉素等预防。

● 隔离及治疗现畜、死畜应焚毁或深埋在地面以下 2m,撒布生石灰。

● 患者的用具、被服、分泌物、排泄物及包扎创口的敷料等应焚毁或严格消毒,消毒方法可用煮沸、高压蒸汽消毒。

● 加强乳肉类食品、皮毛市场的管理。

【特别提示】

● 侵略者和恐怖分子利用炭疽芽孢制成生物武器危害人类,对此必须提高警惕。

25 鼠 疫

鼠疫是由鼠疫耶尔森菌引起,在鼠类动物间流行的疾病,在一定条件下通过病鼠、鼠蚤传染给人,造成人间鼠疫流行,其特点为发热、严重中毒症状、淋巴结肿大、肺炎及出血。起病急骤,病情凶险,传染性强,死亡率高。

【你需了解】

● 多种鼠类动物是本病的主要传染源,各型鼠疫患者为人类鼠疫的传染源。

● 人类鼠疫的传播途径

(1) 野鼠间流行,传染给家鼠,再感染人,其媒介为蚤叮咬时将病原体输入体内,大多引起腺鼠疫。

(2) 肺鼠疫患者的痰、飞沫及尘埃,通过呼吸道传播。

(3) 剥食染菌的动物,自消化道感染。

(4) 通过接触患者淋巴结溃破的脓液、肺鼠疫患者的痰液,经皮肤及黏膜而感染。

● 人群极易被感染,病后可获得持久的免疫力,经济不发达、卫生条件差、生活水平低的国家和地区有利于本病的流行。

【症状表现】

● 潜伏期短,平均为 3～5 天。

● 起病急骤,根据病变部位不同,可分为下列各型。

(1) 腺鼠疫:此型多见,寒战、高烧、乏力、头痛,在蚤咬处附近的腋窝或腹股沟淋巴结迅速肿大,红热疼痛,使患者行动受限,继而化脓溃破。

(2) 肺鼠疫:高烧起病后数小时出现咳嗽、胸痛及呼吸困难,开始有少量黏液痰,继而可有泡沫状鲜红色血痰,往往死于休克及呼吸衰竭。

(3) 脓毒症型:多由腺鼠疫或肺鼠疫发展而来,病况凶险,高烧、寒战、面色苍白、神志不清、呼吸急迫促、皮肤及脏器出血,病死率极高。

【你需就医】

● 发病急,寒战、高烧、中毒症状严重,腋下或腹股沟有肿大的发炎的淋巴结,致使患者的行动受限,或有咳嗽伴泡沫样血痰,应急诊。

● 送血培养、淋巴结脓液培养、痰培养检出鼠疫杆菌,则诊断可以确定。

【处理】

● 早发现、早诊断、早治疗、早隔离及早划定疫区,并及早处理。

● 绝对卧床休息,灭蚤,对其分泌物排泄物进行消毒处理。

● 早期足量的抗菌药物,链霉素与四环素联合应用,庆大霉素、氯霉素及磺胺药物均可被用来治疗各型鼠疫。

● 退热剂、镇痛剂、激素、呼吸兴奋剂等用于对症治疗,吸氧及加强护理。

● 淋巴结脓肿可切开排脓。

【你需注意】

● 积极开展灭鼠运动。

● 灭蚤能切断传播途径,勤洗澡、更衣、注意个人卫生。

● 加强国境和国内卫生检疫。

● 接触患者后应服药预防。

● 按要求进行 EV 鼠疫无毒活菌苗接种。

【特别提示】

● 鼠疫杆菌曾被侵略者用作生物武器来杀害爱好和平的人民,今天好战分子和恐怖分子仍有可能利用它来进行罪恶的灭绝人性的破坏活动,这不能不引起高度警惕。

● 今天,在我国人间鼠疫早已被控制,但有些地区动物鼠疫仍有发生,所以对鼠疫的防治工作仍然十分重要。

26 布氏杆菌病

布氏杆菌病(又名波浪热)是由布氏杆菌引起的急性或慢性传染病。主要表现为发热、多汗、关节痛,病情轻重不一,易复发。

【你需了解】

● 本病主要在动物羊、牛、猪间传播流行,可以传染给人,传染源主要是病畜。

● 传播途径

(1) 经皮肤感染:主要是在接生时或处理流产羔胎时接触病畜阴道分泌物而受染;也可通过接触病畜的尿粪,屠宰病畜,挤奶,进行肉类加工而受染。

(2) 经消化道感染:主要为食用病畜的奶、奶制品及肉类,饮用被其污染的水而受染。

● 本病遍布全球,国内多见于牧区。人群普遍易感,病后有较强的免疫力。

● 病原菌经皮肤或黏膜进入人体后到达淋巴结,繁殖增多后进入血流,引起极为广泛的病变,病原菌的各种抗原还可使人体过敏。

● 病原菌主要在细胞内繁殖,抗菌药物不易进入细胞内,因而可使症状反复,形成波浪式发烧,故而得名。

【症状表现】

● 轻重不一,潜伏期平均2～3周。

● 病多缓起,少数急性起病,不规则的低热或1天的体温有较大的起伏,多汗、大汗、关节酸痛,常为大关节,且不固定。

● 男性患者可有睾丸肿痛,女性则可发生卵巢炎,偶可引起流产。

● 颈部及腋下淋巴结可肿大。

【你需就医】

● 发热、多汗、关节痛且伴淋巴结肿大,应该就医。医生根据职业及与羊等动物密切接触、饮用未消毒的羊、牛奶等,应考虑本病的可能,需送检血培养等有关检验,并与风湿热、结核、伤寒等鉴别,最后作出诊断。

【处理】

● 卧床休息,对症处理,应隔离至症状消失,患者的排泄物应消毒。

● 可用四环素和链霉素联合治疗,但注意疗程要2～3周,且重复2～3个疗程。

● 关节痛及睾丸肿痛的患者,对症处理。

【你需注意】

● 乳制品应严格消毒后饮用。

● 有可能受染本病的职业的从业人员应进行预防接种,并做好个人防护。

● 牲畜亦应进行预防接种,有极好的效果。

27 猫抓病

猫抓病又称猫抓热,是被猫抓、咬、舌舔后,猫抓病杆菌感染,使局部淋巴结形成慢性炎症。特征为皮肤损害、低热、全身不适、局部淋巴结肿大。

【你需了解】

● 传染源为携带本致病菌的家畜或病畜,幼猫为最常见的带菌者。迄今为止,尚未见从人到人的传播途径。

● 约94%的患者由于与猫接触及抓、咬、舌舔引起。

● 约60%的患者在5～21岁。男多于女。

● 本病分布全球,易发于秋冬季节,因人们爱养宠物,近来本病有增加趋势。

【症状表现】

● 本病的潜伏期约2周左右。

● 感染后半数患者可能无全身症状,仅有局部淋巴结肿大,大小约1～8cm左右,摸之较硬,能推得动,轻度压痛,皮肤不红,常见部位为颈部、腋下、小腹部与下肢相连部位。肿大淋巴结一般在2～4个月内自行缩小。

● 被猫抓破的部位可出现高出皮肤的疹子或脓疱。

● 起病时低热多见,约1/3患者发热(38.5℃～41.2℃),持续5～9天。

● 约30%的患者有不适、头昏、头痛、乏力、喉痛、食欲不振、腹痛等类似流感症状,持续4～7天缓解。

【处理】

● 一般治疗:退热、止痛,皮肤损伤处保持清洁。

● 可用复方新诺明、环丙沙星、红霉素、利福平、头孢菌素等均有一定疗效。

【你需就医】

● 局部淋巴结肿大的病因很多，而且比较复杂，不可轻易地自下结论，以免贻误诊断。

● 猫抓病虽然轻症患者多，而且往往能自行缓解，预后良好，但约有3%的患者会发生严重的全身性损害，病程很长，若不及早就医，其后果也是很严重的。

【你需注意】

● 应尽力防止被猫抓或被咬伤。

● 一旦被猫抓伤，立即用碘酒涂抹局部皮肤。

● 患者不需要隔离。

● 目前尚无可供预防的疫苗注射。

【特别提示】

● 免疫力低下或免疫力缺陷的人更应防止被猫抓或被舌舔，因为一旦染病，病情往往较重。

● 用为治疗猫抓病的药物，一类为磺胺类药品，如复方新诺明，有磺胺过敏者禁用；另一类为多种抗生素，均为处方药，必须要在医生指导下应用。

28 破伤风

破伤风是由破伤风杆菌侵入人体伤口后，生长繁殖并产生神经毒素，引起全身肌肉持续收缩的综合征。新生儿破伤风由脐带感染引起，病死率极高。

【你需了解】

● 感染破伤风，首先有破损的伤口，常见于开放性骨折、压碎性伤口、深刺伤、深切割伤、动物咬伤及产道感染等。

● 破伤风杆菌广泛存在于人畜粪便和土壤中，通过泥土、灰尘等污染各类伤口。

● 受伤后伤口未能及时、正确和充分的处理，更有用不洁的布、纸包扎伤口，这有利于破伤风的感染。

● 已有化脓的伤口，特别是较深且有异物残留的伤口，更易发病。

● 在家庭和卫生条件很差的场所，让缺乏消毒常识的产婆接生，以种种污染的材料断脐，使发生新生儿破伤风。

● 老幼皆可发病，但以青壮年男性，尤以农民为多。

● 破伤风杆菌感染局部，不进入血流，产生外毒素，与神经末梢相结合，使肌肉处于持续性的收缩状态。

【症状表现】

● 潜伏期通常为7天，潜伏期愈短病情愈重。新生儿破伤风常于产后7天发病，俗称“七日风”。

● 因肌肉持续性收缩、僵硬，从而导致以下多种症状。

① 张口困难，又称牙关紧闭，为最早出现的症状。另有进食困难，讲话吐词不清。

② 面部肌肉收缩，呈现苦笑面容。

③ 背部肌肉强直性收缩，而使体位呈后仰状，称角弓反张。两手握拳，小腿伸直，上肢屈曲，阵发性发作，咳嗽动作受抑制。

④ 喉头肌肉和呼吸肌肉的痉挛收缩，出现屏气、青紫，患者可因窒息而立即死亡。

⑤ 大部分患者神志清醒，大量出汗，心跳快，极为痛苦。

⑥ 新生儿发病时吮奶困难，皱额闭眼，口半张开，全身阵发性青紫。

【就医和处理】

● 近期有破损的伤口，出现张口困难，苦笑面容，肌肉僵硬必须就诊。

● 未在正规医院分娩的新生儿在出生后6～7天，出现吮奶困难，应想到新生儿破伤风的可能，应就医。

● 破伤风患者必须住院接受治疗，做以下处理。

(1) 认真检查伤口，彻底清除异物和坏死组织，用过氧化氢清洗，尽可能暴露伤口。

(2) 及早试用破伤风抗毒血清(TAT)，剂量视病情与伤口性质而定，用前应做过敏试验，以保安全。

(3) 青霉素可杀灭伤口内的破伤风杆菌，应首先采用，若对青霉素过敏，可考虑其他的抗菌素。

(4) 患者应安置在光线暗、安静的病室内,加强对患者的观察与监护,尤其是新生儿。

(5) 镇静剂可减轻肌肉僵硬,减轻患者痛苦,预防喉痉挛,剂量视病情而定,且随时加以调整。

(6) 为预防喉痉挛引起窒息,可行气管切开术,正确的决策有赖于医师的经验。

(7) 加强支持治疗。

【你需注意】

• 按计划免疫要求进行破伤风疫苗的接种(现多采用白喉、百日咳、破伤风三联疫苗)。

• 对伤口要及时处理,必要时扩创、清创。

• 对有伤口且又未行预防接种者,不能排除破伤风杆菌感染的可能,可用 TAT 1500U 1 次注射(应做过敏试验)。

• 加强安全教育,尽可能防止外伤。

【特别提示】

• 不能因伤口较小而忽略处理。

• 患者病后消瘦,常"骨瘦如柴",需较长时间才能康复,应注意营养,防止并发症。

• 背部肌肉的强烈收缩可造成脊椎骨的压缩性骨折,病后仍须平卧 2～3 个月。

• TAT 的应用只能消除血中游离的外毒素,已与神经末梢相结合的外毒素则不能被消除。

29 钩端螺旋体病

钩端螺旋体病(简称钩体病)是由钩端螺旋体(简称钩体)引起的急性传染病。原在鼠类和猪中感染并流行,可传染给人。症状复杂并严重,在洪涝灾害后会出现流行或暴发流行。

【你需了解】

• 鼠类和猪是两大主要传染源。

• 钩体经病鼠、病猪的尿液排出污染水源,人与外界环境中的水源接触是本病的主要传播方式。

(1) 皮肤,特别是受损的皮肤和黏膜是钩体入侵的途径,此为主要传播途径。

(2) 人喝了污染的水或吃了未经加热处理的食物,经消化道黏膜感染。

(3) 孕妇被感染后,钩体可通过胎盘使胎儿感染,导致流产。

• 从事农业生产,特别是稻田劳动、渔民、屠宰工人等职业人群较易感染。

• 发病年龄多为青壮年,夏秋之交易发病,此为水稻收割期间,洪水后往往会引起本病的流行。

• 我国有 28 个省市自治区有本病的发生与流行。

• 钩体进入人体后,迅速从淋巴和血流到达全身,继进入各器官组织,甚至细胞,发生急性、严重的功能和形态的损害。

【症状表现】

• 潜伏期一般在 10 天左右。

• 早期　即钩体血症期,起病急、畏寒及寒战、发烧(39℃上下),头痛剧烈,全身无力,行动困难,眼结膜充血,全身肌肉酸痛,尤以小腿肌肉为甚,轻压之即叫痛,腋下及腹股沟处淋巴结肿大,质软、有压、无红肿。

• 中期　症状复杂多样,可相互转化,明显加重,为本病最严重的阶段:

(1) 皮肤淤点淤斑、血痰、咯血、呕血、便血、尿血等出血症状。

(2) 恶心、呕吐、腹痛、腹泻、面色苍白、心慌气急、烦躁、昏迷、抽搐。

(3) 皮肤及眼白发黄、尿色深黄、尿少或无尿。

• 后期　为恢复期,多数患者热退后各种症状逐渐消失,但可发生眼科并发症,如视力障碍、眼部疼痛、怕光、眼前黑点浮动,也有出现偏瘫、不能讲话等脑血管病变的并发症。

【就医及处理】

• 本病起病急,症状复杂严重,患者应及早就医、早期诊断、早治疗、就地治疗。

• 根据患者的症状表现、发生季节、职业等,医生考虑钩体病的诊断,并与流行性出血热、败血症、肺结核咯血、急性暴发性病毒性肝炎、青鱼胆中毒等相鉴别。

● 患者需绝对卧床休息，精心护理，密切观察病情变化，保持患者完全安静，给予易消化的食物，患者的尿液应采用漂白精消毒处理。

● 针对钩体，首选青霉素治疗，若对青霉素治疗过敏者，则改用庆大霉素治疗。用青霉素须从小剂量开始配合应用氢化可的松，以防止钩体死亡后的异性物质使机体产生强烈的过敏反应。

● 对危重患者，镇静剂、止血剂、护肝药物、输鲜血等中西医结合的综合措施则被采用。

【你需注意】

● 积极参加灭鼠活动。

● 圈猪饲养、不让其尿粪污染水源。

● 水稻收割前 1 周将田水放干，再开镰收割。

● 在流行季节，儿童不要在河中游泳嬉水，成人不要在池沼水沟中捕鱼。

● 养猪场、屠宰场工人应采取措施，以保护皮肤不受钩体感染。

● 洪涝灾害往往会造成本病的流行，应因地制宜地采取防护措施。

30 梅　毒

梅毒是由苍白螺旋体引起的慢性性传播疾病，主要通过性接触传播，也可经胎盘感染胎儿。早期侵犯皮肤黏膜，晚期侵犯心血管及神经系统。

【你需了解】

● 患者是惟一传染源，由一期或二期的梅毒患者及早期潜伏期患者将病原体传染给他人。

● 性接触是主要的传播途径，孕妇在妊娠后期可通过胎盘传给胎儿，少数可通过输血、哺乳、座厕板等传播。

● 此病遍布全球，以性行为活跃的年轻人发病为多。

● 梅毒螺旋体经皮肤及黏膜的微小损伤处进入身体，经淋巴结进入血流，到达全身。先在侵入部位出现发炎的硬块（硬下疳），然后病变潜隐，全身各部位均可有炎性反应，出现复杂多变的症状表现，大约 1/3 未经治疗或治疗不彻底的患者出现心血管及神经系统的病变，已为晚期梅毒。

【症状表现】

● 潜伏期平均约 21 天（10 ～ 90 天不等）。

● 梅毒的病程可分为 3 期。

（1）一期梅毒：在外生殖器区出现粉红色丘疹，1 ～2cm 大，渐溃破，边缘高起，中心底部清洁，触之有软骨样感觉，不痛，此称为下疳。大多只有 1 个，不治疗于数周内自行愈合，两边腹股沟部位的淋巴结肿大，质硬，可活动。

（2）二期梅毒：在下疳出现后 1 ～ 2 个月，出现低热、疲乏、咽痛、头痛、肌肉酸痛等类似流感症状。

○出现梅毒疹形态极其多样，疹子大小在 0.51 ～ 3cm 之间，广泛且对称分布，呈淡红、古铜或暗红色，一般不痒。

○于口唇内侧、舌、软腭、牙龈上可见圆形或椭圆形光滑的淡红色丘疹，表面有白色薄膜，可以抹去，称为梅毒性黏膜斑。

○头顶及枕部的头发参差不齐的脱落，呈现小的秃斑。

○指甲肿胀，变脆，甲沟发炎。

○全身淋巴结肿大，不痛，不化脓，不溃破。

○上述症状表现有时会缓解，但当身体免疫力降低时，可再次出现多种症状，称为二期复发梅毒，有的患者可复发多次。

（3）三期梅毒：病情进展极为缓慢。

○皮肤、黏膜、骨关节的各种晚期损害，鼻中隔骨质破坏穿孔，形成鞍鼻（开天窗）。

○感染后 10 ～ 30 年，约 10% 未经治疗的患者可发生心脏瓣膜的病变，心脏大如牛心，心功能不全，主动脉壁可形成动脉瘤等。

○约 6% ～ 7% 未经治疗的患者发生神经系统梅毒、麻痹性痴呆、脊髓痨、视神经萎缩等导致残废。

• 于胎儿分娩后发现先天性梅毒，消瘦、皮肤松弛、面部如老人貌，严重者有马鞍鼻、皮肤水疱、全身淋巴结肿大，也有在出生后尚正常，但在 2 岁以后发现体质弱、发育不良、牙齿稀疏、排列不齐、眼部损害引起失明、神经性耳聋。

【你需就医】

• 卖淫嫖娼以及性行为乱者，生殖器出现如下疳的病变，应去性病门诊就医，医生会送检有关血清学检查并作鉴别诊断。

• 发现变化多端的皮疹、口腔黏膜斑、参差不齐的脱发、全身淋巴结肿大者必须去皮肤科及性病门诊就医，并送检有关检查，作鉴别诊断。

• 因各种症状而去心内科、神经内科、眼科、骨科就医者，对自己过去有乱性行为及曾患梅毒的病史应主动告诉医师，这对作出诊断有帮助。

• 曾有乱性行为及已诊断为梅毒的孕妇，在产前检查及分娩时必须告知医生，分娩前应作血清学检测，新生儿亦需密切观察及医学随访。

【处理】

• 病原体对青霉素极度敏感为首选，开始剂量小，以后再加大，以防不良反应。也可用头孢三嗪，对青霉素过敏者可用四环素或强力霉素，但小儿及孕妇不能使用。

• 对每位患者治疗后必须随访，梅毒孕妇所生婴儿更应加强随访。

【你需注意】

• 规范自己的性行为，洁身自好，是预防本病的根本。

• 接受治疗后症状消失，但应配合做好随访工作。

• 必须去正规的医院就诊，切不可找游医，以免贻误病情，留下后患。

• 梅毒患者的性伴侣应定期观察检查。

【特别提示】

• 梅毒是一种严重疾病，梅毒患者同时还会感染其他的性病，又是艾滋病的高危人群，若合并 HIV 感染，则病情严重，治疗亦更为棘手。

31 回归热

回归热是由多种回归热螺旋体所引起的急性传染病，其特点为阵发性高烧伴全身疼痛，肝脾肿大，严重者可出现黄疸与出血。

【你需了解】

• 依传播媒介的不同，本病分为两大类。

(1) 虱传回归热（流行性回归热）：传播媒介为体虱，当虱吸患者血后病原体即进入虱体内，人被叮咬，因搔痒将虱体压碎，病原体自虱体逸出，随皮肤抓破处而进入人体。本病见于世界各大洲，解放前我国曾有流行，在人群拥挤、卫生条件差的环境下引起传播，发生于冬春季节，常与流行性斑疹伤寒同时流行。传染源是患者。

(2) 蜱传回归热（地方性回归热）：传播媒介为软体蜱，当蜱叮咬受染鼠或患者时，病原体进入蜱的唾液腺及体腔内，再叮咬人时可经唾液传给人，蜱粪及体内的病原体可随搔痒经皮肤感染人体。本病见于世界各国的局限地区，我国新疆省曾发现少数散发病例。患者和受染鼠为传染源。冬春季发病为多。

• 人群普遍易感，成年男性发病率较高。

【症状表现】

• 潜伏期一般为 7～8 天。

• 起病急，畏寒高烧，体温可达 40℃，头痛、全身肌肉及关节酸痛，部分患者出现鼻和牙龈出血、呕吐及便血、面色潮红、眼结膜充血，严重者神志不清、抽搐。

• 高烧 6～7 天后体温骤降，伴以大汗，患者感乏力、精神萎靡，病情进入间歇期，约 9～10 天后体温再起，见于 70% 的患者如此寒热往来，故有回归热之称。

【你需就医】

• 患者突然起病，高烧、肌肉酸痛、颜面潮红，症状表现复杂多样，必须就医。医生送检血液涂片找回归热螺旋体，对明确诊断极有价值，医生尚须与钩体病、流行性出血热等疾病相鉴别。

• 就医后尚能发现患者的许多并发症，

如肺炎、虹睫炎、脑膜炎、脑炎等。

【处理】

- 针对病原体,抗生素中首选四环素,儿童禁用,其次选用青霉素。首次用药剂量不宜过大,以减少不良反应。
- 对症治疗。

【你需注意】

- 积极治疗患者。
- 彻底灭虱。
- 积极参加灭鼠活动。
- 野外作业者应做好个人防护,防止蜱的叮咬。

32 鼠咬热

鼠咬热是因鼠类咬伤人而引起的急性发热性疾病。其病原体为小螺菌,本病原系鼠类疾病,病鼠在咬人时可使人致病。

【你需了解】

- 病鼠和受染的鼠为本病的传染源。
- 小螺菌不存在于鼠的唾液中,而存在于鼠的血液中,咬人时小螺菌由牙龈或口唇裂伤的血污染伤口而进入人体。
- 人群对本病均易感。
- 鼠咬热主要在亚洲地区流行,我国长江以南地区偶有发病。

【症状表现】

- 潜伏期平均2周左右。
- 起病时寒战、高热,体温可升达40℃,头痛、全身无力、肌痛及关节痛,原咬伤处又出现疼痛、肿胀,表面形成水疱,上覆黑痂,渐形成溃疡。近侧淋巴结肿大,约半数患者可出现红色或紫色的斑丘疹,分布于四肢及躯干。
- 起病3～5天后体温下降,症状消退,间隔3～7天后体温又升。上述症状再现,如不经治疗可多次反复发作。

【你需就医】

- 有被鼠咬的病史,寒战、高热、局部有黑痂溃疡、淋巴结肿大、四肢及躯干皮疹,应去就医。医生根据症状体征,采取血液、伤口渗液送动物接种,目的是找出病原体以明确诊断。
- 医生应与回归热、疟疾、斑疹伤寒等作鉴别诊断。

【处理】

- 针对小螺菌,青霉素为首选抗生素,开始剂量要小,注意不良反应,若对青霉素过敏可用四环素及红霉素等亦有效。
- 被鼠咬伤部位应予清创,及0.02%呋喃西林溶液冲洗并湿敷。

【你需注意】

- 灭鼠是最重要的措施。
- 防止被鼠咬伤,特别是婴幼儿应加强防护。

33 传染性非典型肺炎(SARS)

传染性非典型肺炎又称严重急性呼吸综合征(SARS),是由SARS冠状病毒引起的一种具有明显传染性,可累及多个脏器系统的特殊肺炎。临床上以发热、乏力、头痛、肌肉关节酸痛等全身症状和干咳、胸闷、呼吸困难等呼吸道症状为主要表现,抗菌药物治疗无效是其主要特征。

【你需了解】

- SARS患者是最主要的传染源,在发病的第2周最具传播力。

(1) 极少数患者在刚出现症状时即具有传染性。

(2) 并非所有的患者都有同等的传播效力,有的可造成多人甚至几十人感染,而有的却未传播一人。

(3) 一般认为症状不典型的轻型患者不是重要的传染源。

(4) 通常认为症状明显的患者传染性较强,特别是高热、频繁咳嗽和呼吸困难者。

(5) 老年人以及患有心脑血管疾病、肝肾疾病、糖尿病、慢性肺部疾病者,较其他人易感染SARS,而且感染后易传播给他人。

(6) 退热后患者传染性迅速下降,尚未发现潜伏期及治愈出院患者有传染他人的证据。

- 传播途径

(1) 近距离呼吸道飞沫传播，是 SARS 传播最主要的途径。

(2) 气溶胶传播是经空气传播的另一种方式，被严重怀疑为严重流行疫区的医院和个别社区暴发的传播途径之一，易感者可以在未与 SARS 患者见面的情况下，有可能因为吸入了悬浮在空气中含有 SARS 病毒的气溶胶而感染。

(3) 通过手接触传播是另一种重要的传播途径。是因易感者的手直接或间接接触了患者的分泌物、排泄物以及其他被污染的物品，经口、鼻、眼黏膜侵入机体而被感染。

(4) 目前尚不排除经肠道传播的可能性。

● 易感人群

(1) 一般认为人群普遍易感。

(2) 患者以青壮年为主，20～29 岁病例占 30%，但儿童感染率较低。

(3) 男女性别无差异，职业分布中，医务人员有明显高发的特点。

(4) 感染 SARS 病原后，已证实可以产生体液免疫，持续时间以及对机体的保护作用有待深入研究。

● 患者通过现代化交通工具的流动和迁移，可造成 SARS 远距离传播的原因，人口密度高、流动性大、卫生条件差、不良卫生习惯等均有利于本病的传播。

● 气候季节因素与 SARS 的流行似无直接关系。

● SARS 病毒由呼吸道进入人体，在呼吸道黏膜上皮内复制，进一步引起病毒血症，使多器官的上皮细胞及淋巴系统受损，肺和脾、淋巴结是最主要的受累器官。

(1) 肺泡上皮细胞和肺血管内皮细胞受累，炎症充血，渗出，在肺泡内形成透明膜，阻碍了氧和二氧化碳的气体交换。

(2) 肺间质早期有炎症细胞渗出，随后出现纤维化的改变，可导致肺功能进一步受损。

(3) 部分病例可见淋巴结肿大，淋巴细胞数量减少。

【症状表现】

● 潜伏期：通常限于两周之内，一般约 2～10天。

● 急性起病，自发热之日起，2～3 周内病情都可处于进展状态。

(1) 发热及相关症状：体温一般高于 38℃，常呈持续性高热，可伴有畏寒、肌肉酸痛、关节酸痛、头痛、乏力，在早期使用退热剂可有效，随着病情进展，再用退热药则难以控制高热。

(2) 呼吸系统症状：可有咳嗽，多为干咳、少痰，少部分患者出现咽痛，可有胸闷，严重者渐出现呼吸加速、气促，甚至呼吸困难，多在发病 6～12 天以后出现。

(3) 其他方面症状：部分患者出现腹泻、恶心、呕吐等消化道症状。

【你需就医】

● 对具有上述临床表现的患者，特别是老年人，伴有慢性病的人，需去定点医院设置的发热门诊就医。

● 医生做体检时，患者肺部体征常不明显，部分患者可听到少许湿啰音。

● 血常规检查白细胞，一般正常或降低，常有淋巴细胞计数减少，部分患者血小板减少。

● 胸部 X 线摄片，肺部可见片状、斑片状呈毛玻璃样密度影，少数为肺实变影，并于发病过程中呈进展趋势，部分患者进展迅速，短期内融合成大片状阴影。

● 若有条件，可安排胸部 CT 检查，有助于发现早期轻微的病变或与心影和(或)大血管重合的病变。

● 鼻咽部分分泌物和血液送检 SARS 病毒血清特异性抗体检测和 SARS 病毒 RNA 检测。

● 医生还需与流行性感冒、普通感冒、一般细菌性肺炎、支原体肺炎、衣原体肺炎、真菌性肺炎、军团菌性肺炎、一般病毒性肺炎、肺结核等相鉴别。

● 若在两周内有与 SARS 患者接触，尤其是密切接触(指与 SARS 患者共同生活，照顾

SARS 患者,或曾接触 SARS 患者的排泄物,特别是气管分泌物)的历史,必须向医生提供确切的经过。

● 结合上述临床表现和体检结果,实验室检查、胸部 X 线及 CT 影像学变化,配合 SARS 病原学检测,排除其他表现类似的疾病,为临床诊断提供了依据,具有临床症状和出现胸部 X 线影像改变是诊断 SARS 的基本条件。

● 在诊断问题上,将患者划分为 5 个类别。

(1) 不是 SARS 患者:可以排除 SARS 诊断,进入正常的诊疗活动。

(2) 不像 SARS 患者:但尚不能绝对排除,安排医学隔离观察,可采用居家隔离观察并随诊的形式。

(3) 疑似 SARS 患者:综合判断与 SARS 有较多吻合处,但还不能作出临床诊断,应留院观察,收入单人观察室。

(4) 临床诊断患者,基本定为 SARS 病例,但尚无病原学依据,需收至 SARS 定点医院,置单人病房。

(5) 临床诊断患者:又有病原学检测依据,则为确诊患者,收至定点医院,可置多人病房。

【处理】

● 按呼吸道传染病的要求,严格隔离,取消陪护和探望。

● 合理使用糖皮质激素,其剂量与疗程均因病情需要而定。

● 无创通气的使用,出现呼吸窘迫和低氧血症时尽早应用可减少肺泡的渗出和水肿。

● 中西医结合,综合治疗,可缩短发热天数,减轻中毒症状。

● 积极处理继发感染和其他的并发症。抗病毒治疗和提高机体免疫的治疗。

【你需注意】

● 加强体育锻炼,增强体质,提高机体的抗病能力。

● 注意室内的通风,勤开窗门,保持室内空气新鲜与流通。

● 注意天气变化,适时增减衣服,避免受凉感冒。

● 勤洗双手,用肥皂和流动水认真清洗。

● 勤洗澡,勤换衣服,勤晒被子。

● 少去人多的公共场所,咳嗽与打喷嚏时要用手帕或纸巾掩住口鼻,不随地吐痰,保持环境卫生,养成讲卫生的良好习惯。

● 不吃野生动物。

● 戴口罩也是一种防护方法,但口罩的厚薄、大小、清洗消毒等均须符合要求。

【特别提示】

● SARS 已列入《中华全国传染病防治法》中的法定传染病进行管理,是重点防治的重要传染病之一,努力做到早发现、早隔离、早治疗,强调就地隔离、就地治疗,避免远距离传播。

● 党和政府高度重视 SARS 的防治问题,已建立完善的公共卫生体系、成熟的卫生管理防治策略,依靠科学,依靠专家制定科学的防治方案,建立了 SARS 疫情的零报告制度,群防群治。若有 SARS 疫情发生,必须按照疾病控制部门的要求,做好自己防护工作,若安排医学隔离、观察或须留院观察者,都应积极配合。

● 疫苗的研究,我国已取得突破性进展,动物实验已完成,但仍有大量的工作要做,大规模的应用尚须时日,将对广大人群起保护作用。

34 散发性病毒性脑炎

散发性病毒性脑炎是指近年来较多见的一组可能与病毒感染有关的急性脑病综合征,各种已知病毒所致脑炎不属于该范围。临床上必须排除各种病毒性脑炎,全身性疾病、药物反应以及其他脑部病变后才考虑本病的可能性。

【你需了解】

● 病因尚未明确,限于试验室的条件,病毒分离实属困难,据临床推测,单纯带状疱疹病毒、某些肠道病毒等可能为其病因的一部分。

● 病变主要在脑组织，神经髓鞘脱失，胶质增生，脑细胞水肿为其病理特征，从而大大影响了脑的正常功能，在弥漫性病变的基础上，可有局部更严重的改变。

● 本病可见于各年龄组，但以青少年为多见。

● 一年四季均可发病，呈散在发生，一个家庭或学校的班级未见集中发病的现象，无性别差异。

● 部分患者病前有上呼吸道或肠道感染的症状。

【症状表现】

● 起病时可有轻度或中度的发热，常有头痛、精神萎靡，常伴有精神异常、意识障碍和抽搐，精神殿堂可是最早出现的症状，有表现为躁动不安、到处乱跑、言语活动增多、无故哭泣或大笑不止，亦有言语活动少、精神淡漠、呆板、不饮不食者，尚有视听幻觉，记忆计算、理解能力的减退者。

● 有的患者可意识清醒，而大小便失禁，而自认为是无所谓的事情。

● 癫痫（全身性的抽动伴意识障碍）发作相当常见。

● 多汗、脸面潮红、呼吸增快。

【你需就医】

● 如遇患者出现上述的症状表现，应该就医，医生根据下列几项而作出临床诊断：① 中等度的发热，较早出现意识障碍、癫痫、大小便失禁。② 检查时发现颈部有阻力，有颅神经的受损和神经系统出现病理性反射。③ 必须作腰椎穿刺，脊液的常规检查呈非化脓性，白细胞轻度升高，蛋白质、糖和电解质均正常，血白细胞可中等度增高。④ 作脑电图检查可见波幅增高的慢波，呈弥漫性改变，必要时作 CT 检查。⑤ 医生还需与多种病毒性脑炎等相鉴别。⑥ 腰椎穿刺是必须进行的，有时还需重复，家属应理解与支持。

【处理】

● 同乙型脑炎，但不需隔离措施。

【你需注意】

● 平时应加强体育锻炼，以增强体质，提高免疫功能。

● 注意个人卫生，气温变化时注意加减衣服，预防呼吸道和肠道的感染。

● 生活有规律，睡眠要充足，适量补充维生素。

【特别提示】

● 本病的病因尚不明确，临床诊断必须排除各种病毒性脑炎，全身性疾病和其他脑部病变后考虑本病，即使有经验的医院也还有一定的误诊率。

● 本病病程长，恢复慢，一部分患者会留下轻重不等的神经系统损害的表现和高级神经活动的障碍，特别是会有癫痫的发作。

35 森林脑炎

森林脑炎是由病毒引起的侵犯脑实质的一种急性传染病，最早在俄罗斯东部的森林地带发现本病流行，故而得名。鼠类是传染源，蜱是传染媒介，起病急，突发高热，颈项僵硬，神志不清为本病的特征，病后常有后遗症。

【你需了解】

● 引起本病的病原体为小颗粒单股 RNA 病毒，对外界的抵抗力弱，煮沸立即死亡，但耐低温，鼠类动物是其储存宿主。

● 每年 5～7 月为本病的流行季节。

● 在我国，本病主要见于东北和西北的原始森林地区。

● 人群普遍易感，以 20～30 岁青壮年的采伐工人为多见，感染后可产生持久的免疫力。

● 传染源为野生鼠类，蜱为传染媒介，被带有病毒的蜱叮咬后即可感染得病。

● 被感染后，与乙型脑炎相似，大部分为隐性感染或轻度患者，仅小部分患者在病毒入侵中枢神经系统而产生炎症病变。

【症状表现】

● 潜伏期一般为 10～15 天。

● 轻型患者起病多缓慢，发热、头痛，全身酸痛，食欲不振，3～4 天后出现颈项僵硬，嗜睡。一般约 1 周后体温恢复正常，症状逐渐消失。

● 普通型患者急性起病，1～2天内达高峰，并出现不同程度的意识障碍、脑膜刺激征和颈部、肢体的瘫痪。病情缓解后，瘫痪仍可继续存在。

● 重型患者起病急骤，突然高热或过高热，头痛、恶心、呕吐，迅速出现颈项僵硬并进入昏迷、抽搐和呼吸衰竭。

【你需就医】

● 5～7月份，出现高热不退，头痛、呕吐、颈部发硬伴嗜睡的患者，特别是在西北和东北森林中从事伐木的职业，应警惕患本病的可能，必须及早就医。

● 医生根据临床表现，需作腰椎穿刺，取脑脊液检查，并取血作有关的检查，以求明确诊断。

【处理】

● 同乙型脑炎。

【你需注意】

● 凡进入疫区的林业工作人员应接种森林脑炎组织培养疫苗，可取得良好的免疫效果。

● 在林区工作的人应搞好工作场所周围的环境卫生，加强防鼠、灭鼠、灭蜱工作。

● 进入林区工作时，应将袖口、裤脚处扎紧，防止蜱的叮咬。

36　阿米巴痢疾

阿米巴痢疾是由溶组织阿米巴原虫侵入肠黏膜所引起的肠道传染病，多表现为痢疾样症状，易复发或转为慢性。

【你需了解】

● 溶组织阿米巴在大便中有滋养体及包囊两种形态，包囊为其静息状态，是本病的传播因子。滋养体离开人体后即迅速退化死亡。

● 传染源为慢性期患者，恢复期患者以及无症状的排包囊者。

● 病原体经食品、水或污染的手，经口进入消化道。

● 人群普遍易感，婴儿及儿童发病相对较少，营养不良、免疫力低下的人发病率较高。

● 吞食包囊后经过胃，在小肠内脱囊，并充分扩大体积，成为大滋养体，借其伪足的活动寄生在人的低位肠腔黏膜下，形成散在性小脓肿，溃疡大小不等，深凹潜入，底部则为坏死组织。

● 结肠病变黏膜中的阿米巴原虫可经血流扩散到许多部位，产生各部位的脓肿，以肝脓肿为多见。

【症状表现】

● 潜伏期约7～14天，但影响因素众多，故有时难以确定。

● 缓慢发病，腹痛、腹泻，大便次数逐日增多，可达每日10余次，粪便从水样转为黏液样，内含血丝，有腥臭味，有的呈果酱样，个别患者表现为单纯性的稀便。历时数日或几周后能自行缓解，若不彻底治疗，则多转为慢性。

● 暴发型阿米巴痢疾起病急，畏寒、高热，血水样大便，量多且频繁，奇臭，严重腹痛、呕吐、虚脱、面色憔悴，病况危急，死亡率很高。

● 慢性阿米巴痢疾多由急性期未经治疗或不彻底治疗迁延所致，常感腹胀、消化不良、腹泻与便秘交替出现，有时好如常人。由于肠功能紊乱，吸收不良，明显消瘦，神经衰弱。

【你需就医】

● 腹痛腹泻，大便黏液糊状，带有血丝或为果酱样大便，应就医。

● 畏寒、高热，剧烈腹痛，血水样便，奇臭，面色苍白，虚脱者应急诊。

● 医生根据症状表现，需送新鲜大便，找阿米巴滋养体，可协助诊断。必要时需做肠镜检查，观察结肠黏膜的病变，活检找阿米巴原虫对诊断有重要作用。

● 医生还需与细菌性痢疾、坏死性出血性结肠炎等相鉴别。

【处理】

● 卧床休息，流质饮食，补充液体，忌烟酒，避免生冷以及刺激性饮食。

● 服用甲硝唑对滋养体及包囊均有杀灭

作用，怀孕前3个月及哺乳期妇女不能应用。另外尚有依米丁、喹碘方等可以被采用。

● 对暴发型患者除及时支持治疗、抗阿米巴治疗外，还需有外科治疗以及综合性的抢救措施，其预后很难推测。

【你需注意】

● 患者必须强调根治，剂量要足，疗程要长。

● 对平时有腹泻便秘交替的人，应做粪检，有无排包囊，如有亦应正规治疗。

● 注意水质净化，不喝生水，勤洗手，不吃不洁的食品，经常体育锻炼，增强自己的体质。

● 炊事人员及饮食从业人员如有排包囊者，应调离岗位。

● 居室或厨房应彻底消灭苍蝇及蟑螂。

37 疟 疾

疟疾是由疟原虫引起，经蚊虫传播的传染病，其特点为周期性的发热、发冷、出汗伴脾脏肿大及贫血。

【你需了解】

● 疟疾是一种古老的传染病，是世界广泛流行的疾病，非洲及东南亚地区为主要流行区，我国疟疾流行亦较为广泛。近年来人口流动频繁，疟疾有逐年上升趋势，威胁人们的健康，因此疟疾的防治任务仍相当艰巨。

● 寄生于人类的疟原虫有4种，即间日疟原虫、三日疟原虫、恶性疟原虫及卵形疟原虫。间日疟、三日疟反复发作而成为慢性，恶性疟易侵犯内脏，特别是脑部而引起凶险发作。

● 蚊虫（指称为按蚊的蚊虫）为传播媒介，当雌性按蚊叮吸疟疾患者或带虫者的血液后，经过发育再叮咬健康人，即可使健康人受染。

● 通过按蚊的叮咬，疟原虫进入人体血液，约30分钟以后进入肝脏，增殖后再进入血流中的血红细胞，不同种类的疟原虫其发育形态和在红细胞内发育的周期不相同。疟原虫几乎占满了红细胞并破坏被寄生的红细胞，释出的疟原虫再侵入其他的红细胞重新进行增殖，周而复始。

● 被破坏的红细胞释放出疟原虫及其代谢产物，使患者畏寒、寒战、发热，出现其特有的症状表现。这一次红细胞的破坏，疟原虫侵入其他红细胞再使其破坏，间日疟原虫需48小时，三日疟原虫需72小时，故有间日疟和三日疟之称，同时症状呈周期性发作。

● 疟疾另一个传播途径为输血，由于检测不够严格，但有些疟原虫也确实难以测到。

● 人群对疟疾均易感染，在流行区儿童及外来人员易发病，而年龄越大则带虫越少。

【症状表现】

● 潜伏期　间日疟为13～15天，三日疟为21～30天，恶性疟为7～12天。

● 疟疾的典型发作可分为寒战期、发热期和出汗期。

（1）寒战期：患者全身发抖，面色苍白，牙齿咯咯作响，肌肉及关节酸痛，要盖很多被子，此期持续30分钟左右。

（2）发热期：患者剧烈头痛，恶心，有时呕吐，烦躁不安，面色潮红，体温升至39℃～40℃，此期持续2～6个小时。

（3）出汗期：大量出汗，衣被全湿，体温渐降至正常，患者疲乏无力，不久症状缓解，进入无症状的间歇期。

● 恶性疟疾大多由恶性疟原虫引起，其主要表现为：

（1）脑型疟疾：高烧，体温在39℃～40℃之间，烦躁不安，精神萎靡，嗜睡，约80%的患者出现昏迷，可出现抽搐或癫痫大发作，呼吸不规则或呼吸衰竭。

（2）急性血管内溶血：亦称为“黑尿热”，在疟疾症状数日后，突然高热、头痛、呕吐，尿呈酱油色，继而皮肤黄染，少尿甚至无尿。

【你需就医】

● 周期性的寒战、高热、出汗等症状，有从非流行区进入流行区工作、居住、旅游的经历，应考虑本病的可能，应该就医。医生根据症状表现，体检时发现脾脏肿大、贫血，即送血液涂片查找疟原虫以确诊。必要时做骨髓穿刺找疟原虫以明确诊断。

● 如有疟疾的症状表现，去非洲、东南亚地区旅游、工作等经历，出现嗜睡、昏迷、抽搐等凶险表现，应急诊住院，接受紧急的处理。

● 医生尚需与流感、伤寒、脓毒症、粟粒性肺结构、乙型脑炎等疾病相鉴别。

【处理】

● 疟疾发作时应卧床休息，高烧时可给予物理降温，流质或半流质饮食，注意水分和盐分的平衡。

● 抗疟治疗

(1) 氯喹为较好的抗疟药，不良反应较少。

(2) 青蒿素及其衍化物，青蒿素为中药，不良反应少，目前用于治疗恶性疟的是青蒿琥酯。

(3) 乙氨嘧啶与伯胺奎宁是用于防止疟疾复发与传播的药物。

● 脑型疟疾的治疗为综合性措施，抗疟药、肾上腺皮质激素、脱水剂、镇静剂等均被采用。

● 对出现黑尿热的患者应立即停用可能诱发溶血的药物，补充液体，给予肾上腺皮质激素，必要时可进行腹膜透析或血液透析。

【你需注意】

● 住低疟区或非疟区进入高疟区的人员，应预防服药，防止感染本病。

● 积极治疗患者及带虫者，有疟疾病史者要予以抗复发治疗。

● 大搞爱国卫生运动，消灭蚊虫，切断传播途径，加强防蚊措施。

38 黑热病

黑热病是由杜氏利什曼原虫所引起的慢性地方性寄生虫病，病原体经白蛉传播，其特征为长期不规则发热，肝脾肿大，贫血消瘦。除人类外，犬亦可感染本病。

【你需了解】

● 黑热病流行于我国长江以北地区，原是危害我国人民健康的5大寄生虫病之一，其中以山东、江苏、安徽、河南、河北为重流行区。

● 传染源主要为患者及病犬。

● 中华白蛉为我国黑热病的主要传播媒介，它一般从5月份开始出现，至8～9月份消失。当白蛉叮咬患者、病犬时，即可吸入含有病原体的血，病原体在白蛉胃内大量分裂繁殖，并集中于白蛉口腔，此时白蛉再叮咬人时，病原体即侵入人的皮下组织，被称为巨噬细胞的免疫细胞对病原体进行吞噬，但病原体不能被消灭，反而不断分裂繁殖，致使该细胞胀破，逸出的虫体又被吞噬，如此反复，虫数大增，巨噬细胞大量破坏，发生黑热病。

● 本病主要流行于农村，多见于青少年，婴儿很少感染，原虫感染人体需特效治疗才获得痊愈，治愈后一般可获终身免疫。

【症状表现】

● 潜伏期一般为3～6个月。

● 早期在面部或其他裸露部位出现淡红色或深红色小丘疹，数月后消失，留下较深的色素斑点，不规则的发热、咳嗽、食欲不振，但一般情况尚好，故易被忽略。

● 2～3个月后，出现长期不规则发热，常伴鼻出血和牙龈出血，乏力，消瘦，皮肤与病前相比发现变得较黑，继而出现营养不良和贫血，皮肤干燥，头发稀少、无光泽，左上腹部的脾脏渐增大，数月后可平脐，继而使腹部膨隆。

【你需就医】

● 患者长期不规则发热、消瘦、乏力、精神萎靡、贫血、脾脏进行性肿大，有在流行区居住、工作，而且是居住期为5～8月份的季节，应想到本病的可能，应该就医。医生根据症状表现、全血细胞减少、血浆球蛋白明显增加，再作病原的检查，以求明确诊断，予以治疗。

● 医生还需与结核病、伤寒、疟疾、布氏杆菌病、血吸虫病以及肝炎肝硬化等疾病相鉴别。

【处理】

● 针对病原体，葡萄糖酸锑钠是治疗本病的首选药，疗效迅速而显著，且毒性反应轻微。

- 积极治疗并发症。
- 因脾脏巨大,且有脾功能亢进者,经内科治疗无效时,可考虑脾切除。
- 对症处理,加强护理,纠正贫血,增加营养并佐以多种维生素。

【你需注意】

- 必须普查并治疗原有患者,并定期随访、力求根治。
- 对家犬亦应进行检查,加强对家犬的管理。
- 夜眠时用小眼细纱蚊帐,以减少白蛉的侵扰。
- 加强爱国卫生运动,保持住房透光通风和地面干燥,清扫墙根浮土,室外清除杂物垃圾,以防止白蛉的躲藏和孳生。

39 肺吸虫病

肺吸虫病是由于肺吸虫引起的一种慢性寄生虫病,肺部为其主要寄生部位,人吞食含有肺吸虫活囊蚴的蟹或蝲蛄而感染,常有咳嗽、胸痛及咳出铁锈色痰等症状。除人外,还有许多野生食肉类动物也能被感染。

【你需了解】

- 本病流行于世界许多国家,我国约有20个省市自治区有本病的存在。
- 引起本病的流行必须具备3个条件。

(1) 患者(包括病畜)体内保存肺吸虫成虫,是传染源。

(2) 适宜的自然环境,河水清、山涧小溪可使痰中及粪便中的虫卵在水中感染蝲蛄(它们为中间宿主)。

(3) 有生吃、腌吃、醉吃蟹类和蝲蛄的习惯,经口感染。

- 由于成虫、幼虫、虫卵偶尔寄生于脑、腹腔、肾及皮肤下而造成病变,出现相应的症状,成为一种全身性疾病。
- 人吞食了含有活囊蚴的蟹或蝲蛄后,进入肠腔,囊壁溶化,尾蚴逸出。尾蚴穿过肠壁进入腹腔在腹腔内游走,可损害腹内器官组织。多数蚴虫穿过膈肌游走在胸腔内,发生胸膜炎症。在此过程中,尾蚴逐渐发育,并侵入肺脏,破坏肺组织形成囊肿。每个囊肿内可有1～2个成虫产卵,当囊肿破裂后坏死组织连同虫卵被排入支气管内,随痰液排出体外,也可被吞入胃后随粪便排出体外。

【症状表现】

- 潜伏期6个月左右。
- 受染的轻重不一,致使症状也轻重不一,肺部受染的症状表现为:

(1) 感染重者可有高热,并持续数周不退,伴畏寒、头痛、胸闷、胸痛、咳嗽、咳痰,痰可为白色黏稠而带腥味,亦有痰中带血丝者。有时咯血,铁锈色痰或呈烂桃样血痰为本病的最典型症状。患者可有呼吸困难或哮喘样发作。

(2) 较轻感染者可有低热、头痛、胸闷、咳嗽、咳痰、腹痛、腹泻。

(3) 在流行区,有较多患者感染后无明显的症状和体征。

- 虫体可在人体的组织内(如腹腔、脑脊髓、皮下等)游走或定居,病变范围多变,症状相应复杂,有时在诊断上会带来困难。

【你需就医】

- 患者发热、长时间出现咳嗽咳痰,特别是铁锈色痰和痰中带血,生长在本病流行区,或去过本病流行区,吃过未煮透的蟹或蝲蛄,应考虑本病的可能。就医后检查血中嗜酸性白细胞升高、痰液及粪便中找虫卵,并经X线胸片和CT检查,肺吸虫病的诊断可以明确。
- 本病流行区或去过流行区的人,在出现癫痫、偏瘫、皮下结节等症状表现者亦应考虑本病引起的可能,就医后提供资料,对诊断有帮助。

【处理】

- 吡喹酮是当前治疗肺吸虫病的最佳药物。
- 对咳嗽、咯血者可给止血剂。

【你需注意】

- 不随地吐痰,不随地大便,避免其中的虫卵随雨水冲入溪流中。

● 治疗患者，尤其是轻度患者。

● 不吃生的蟹、蝲蛄或用其喂狗、猫，以防动物污染。

● 不吃未煮透的蟹或蝲蛄，不喝生水。

40 日本血吸虫病

日本血吸虫病是日本血吸虫寄生在人体的肠道与肝脏间的静脉血管内所引起的疾病，主要病变在肝脏与大肠，由虫卵所致。

【你需了解】

● 日本血吸虫病是危害我国农民身体健康最严重的寄生虫病，长江流域及其以南的12个省市自治区曾严重流行。新中国成立以来大力开展防治工作取得了很大的成绩，控制了本病的流行，若要基本消灭本病，尚需做出巨大的努力。

● 传染源是患者和患畜（牛和猪），虫卵自肠壁进入肠腔，随粪便排出。入水后孵出毛蚴，侵入钉螺体内发育成为尾蚴，由钉螺体中不断逸出，在水面浮游。当人、畜接触疫水时，尾蚴很快从皮肤或黏膜侵入，发育为成虫。

● 传播途径

（1）粪便入水，含虫卵的粪便以各种方式污染水源，河边洗刷马桶，河边设厕所，粪船行水，新粪施肥，病牛随地大便等等，虫卵在水中孵出毛蚴。

（2）必须有适合钉螺孳生的自然环境，有钉螺的地区才能构成血吸虫病流行。

（3）接触含尾蚴的水（疫水），因生产（种田、捕鱼虾、船工）或生活（洗衣服、洗手脚、游泳、儿童戏水等）而接触疫水。

● 人对血吸虫普遍易感，以农民及渔民为多，10～20岁感染率高，男性多于女性。夏秋季节感染率增高，会出现急性血吸虫病患者。多次重复感染，易形成慢性血吸虫病。若得不到及时的治疗，则可发展为血吸虫性肝硬化，成为晚期血吸虫病患者。感染后有部分免疫力。

【症状表现】

● 血吸虫病的症状　表现复杂且多样化，可分为急性、慢性与晚期的表现。

（1）急性血吸虫病：常为初次重度感染而致，有明确的疫水接触史。

○发热：下午高热伴畏寒，次晨大汗后热退。如此反复可持续15～30天。

○皮疹：与疫水接触后，在尾蚴侵入皮肤部位出现红色点状疹子，2～3天后消退，后可出现风团样皮疹，全身淋巴结轻度肿大。

○腹胀，腹痛，腹泻次数不多，消瘦、贫血。

（2）慢性血吸虫病：一般无明显症状，仅在大便普查找虫卵时发现，亦可出现腹痛腹泻。

（3）晚期血吸虫病：我国大力开展血防工作，患者得到及时治疗，晚期血吸虫病已不多见，表现为身材矮小、营养不良貌、腹胀、腹部膨隆、下肢浮肿、四肢消瘦。

【你需就医】

● 有明确的疫水接触史，发热、出皮疹、腹胀、腹痛、腹泻者必须就医。医生检查发现肝脾肿大且有压痛，查血中嗜酸性白细胞显著增多，粪便进行虫卵孵化检查，必要时肠镜检查以明确诊断，尚须与伤寒、粟粒性结核、阿米巴肝脓肿等疾病相鉴别。

● 慢性血吸虫病则应进行医学随访，定期就医复查，有时脾切除以缓解门静脉高压和脾功能亢进的症状，若出现腹水和呕血等症状必须住院治疗。

【处理】

● 对血吸虫成虫，目前均采用吡喹酮来杀虫，疗效好，毒副作用轻，口服方便，疗程短，是较为理想的药物，对急性、慢性、晚期血吸虫患者均有其规定的剂量和疗程。

● 急性血吸虫病患者应住院治疗。

● 晚期血吸虫病患者则内外科、中西医结合的综合治疗，护肝、利尿、抗纤维化、手术等均被采用。

【你需注意】

● 积极参加和做好普查工作，慢性患者均应接受治疗，并防止再次感染。

● 做好粪管工作，厕所远离河边，粪便无

害化处理，不在河内洗马桶。

● 教育儿童不在河内游泳戏水，提倡用井水，有条件的地区用自来水。

● 在流行区，对查钉螺灭钉螺有切实可行的方法，仍应坚持不懈。

41 华支睾吸虫病

华支睾吸虫病是由华支睾吸虫（又名肝吸虫）寄生于人体胆管内所引起的慢性寄生虫病，可有消化不良、上腹隐痛、肝脏肿大等表现，并可发生胆管炎、胆囊炎、胆结石以至肝硬化。

【你需了解】

● 本病分布在亚洲，在我国流行于广东、广西、海南、福建等沿海地区以及山东、河南等省市。

● 华支睾吸虫寄生在肝内胆管系统的中小胆管内，虫卵随胆汁到达肠道，随大便排出，如落入河沟和鱼塘被淡水螺吞食后，在其体内发育为尾蚴，离开螺体再进入水中，钻入淡水鱼体内，形成囊蚴。当人吃进食有囊蚴而未煮熟的淡水鱼肉而感染。

● 囊蚴在胃和十二指肠处脱囊，幼虫沿胆管至肝内胆管寄生，发育成成虫，成虫寿命可长达20～30年。

● 感染了华支睾吸虫的人是本病的传染源。

● 当地人群如有食未煮熟鱼肉的习惯，即可造成本病的流行，有些养鱼地区把粪便倒入鱼塘甚至在鱼塘上修建厕所、用粪便喂鱼，若有吃“鱼生”、“鱼粥”的习惯更易受染。

● 人对本病普遍易感，无年龄、性别之分。

【症状表现】

● 潜伏期约1～2个月。

● 轻度感染者可无症状。

● 一般患者可有上腹饱胀、消化不良、右上腹不适或隐痛。

● 重度感染者可有发热、腹泻、肝区疼痛，常有黄疸、消瘦、头晕。

● 慢性严重患者消瘦、腹胀、黄疸、面色灰暗、腹膨隆、有腹水。

【你需就医】

● 有吃“生鱼”的习惯，乏力、消化不良、腹泻或便秘、头晕、贫血等表现，应去就医，送粪便作沉淀集卵法检查，找支睾吸虫虫卵，必要时取十二指肠液找虫卵。

● 疲乏无力、食后腹胀、反复性黄疸、腹部膨隆，则更应就医，除作粪检外，还须作肝功能、B超等多项检查，并与其他原因所致的肝硬化、病毒性肝炎等相鉴别。

【处理】

● 针对病原首选吡喹酮，有显著疗效。该药毒副作用较少而轻微。亦可用史克肠虫清，剂量为每日10mg/kg，疗程7天。孕妇及哺乳期妇女及2岁以下幼儿禁用。

● 加强营养、纠正贫血、护肝治疗。

● 胆囊炎及胆管炎的并发症需用抗菌药物。

● 急性胆囊炎、胆石症或胆管阻塞者可考虑手术治疗。

【你需注意】

● 加强卫生宣传教育工作，了解本病的传播途径，不吃未煮熟的鱼和虾是预防本病的最根本的措施。

● 菜刀和砧板使用时必须对食物生熟分开。

● 教育儿童不能吃自己烤的烤鱼或生的鱼片。

● 加强粪管，粪便要经无害化处理。

● 积极参加普查工作，送检大便找虫卵，若为阳性者应接受治疗。

● 家畜中亦有感染者，对家畜的粪便亦要加以管理。

42 姜片虫病

姜片虫病是由布氏姜片虫寄生于人体小肠内所引起的寄生虫病，以胃肠道功能失调、营养不良性浮肿为主要表现。

【你需了解】

● 我国长江以南的地区有本病的流行。

● 人为姜片虫病的传染源，成虫排出的卵随粪便排出体外，到达水塘、河沟进入水中，吸附在水生植物上形成囊蚴，主要的水生植物有水红菱、大菱、荸荠、茭白等。

• 当人生食水菱、荸荠时，附着的囊蚴随之吞入，囊壁溶解，幼虫发育为成虫。

• 儿童及20岁以下的青少年易患此病。

• 成虫吸附在小肠上段的黏膜上，使局部损伤。

【症状表现】

• 潜伏期1～3个月。

• 轻度感染者一般无不适。

• 中度感染者腹痛、恶心，有时呕吐及腹泻、全身无力、下肢可轻度浮肿。

• 重度感染者全身无力、营养不良、消瘦、浮肿。

【你需就医】

• 有生食菱、荸荠习惯的青少年及儿童，出现慢性腹痛、营养不良、贫血、浮肿等症状者应去就医，粪中检出虫卵，则诊断可以明确，从而可接受治疗。

【处理】

• 有贫血及营养不良者，则改善营养、纠正贫血。

• 吡喹酮为首选驱虫药，10～15mg/kg，一次口服。

【你需注意】

• 加强粪管工作，粪便无害化处理。

• 宣传教育工作，特别告之青少年，吃煮熟的红菱，荸荠洗涤后用开水烫3～5分钟后削皮再吃，不喝生水。

• 参加普查工作，可发现已感染的轻症患者，给予治疗，使其康复。

43 丝虫病

丝虫病在我国是由班氏丝虫和马来丝虫寄生于人体淋巴系统所引起的慢性寄生虫病，通过蚊虫传播，疾病早期主要表现为淋巴管炎和淋巴结炎，晚期则因淋巴管阻塞而出现肢体象皮肿和乳糜尿。

【你需了解】

• 血丝虫病寄生于人体的淋巴管内，雌雄异体，但缠结在一起，雌虫子宫内的胚蚴发育成为微丝蚴，经淋巴进入血流，蚊虫叮咬吸血后，血中的微丝蚴进入蚊体，所以患者及带虫者为本病的传染源。

• 微丝蚴被吸入蚊胃后，穿入其腹腔开始发育，成为感染期幼虫，再移行到蚊的口部，在蚊吸血时，进入人体。所以蚊虫是传播媒介。

• 感染期幼虫进入人体后，进入淋巴管和淋巴结发育成为成虫，在发育过程中其代谢产物、排泄物引起局部的组织反应，周期发作的炎症，终致淋巴循环不畅，形成慢性病理改变。班氏丝虫易引起深部淋巴结炎和淋巴管炎，马来丝虫常引起浅表淋巴结和淋巴管炎。

• 男女老幼均易被感染，但以20～50岁为多，农村较常见，5～10月份为感染季节。

【症状表现】

• 潜伏期4个月至1年不等。

• 早期出现的症状

(1) 突然发生寒战、高热，2～3天后自退，常周期性发作。

(2) 腹股沟或腹部淋巴结肿痛，下肢淋巴管有一红线自上向下延伸，局部皮肤弥漫性红肿，发亮，有压痛，持续2～3天后消退，每月或数月发作一次。

(3) 可发生精索炎、附睾炎和睾丸炎，腹股沟向下蔓延的阴囊疼痛，局部压痛明显，可自行消退，常反复发作。

• 晚期的表现

(1) 象皮肿：常在感染后10年左右发生，表现为下肢皮肤增厚，继而不断增粗，皮肤硬而粗糙，出现皱褶，皮上有结节，常因细菌感染而形成溃疡。

(2) 鞘膜腔积液：阴囊体积增大，皱褶消失，下坠感，不痛，电筒光照时，为透明的囊。

(3) 乳糜尿：尿液乳白色，进食多脂肪的饮食后会加重，有时伴畏寒、发热，腰部酸痛，可以自行缓解反复发作。

【你需就医】

• 患者周期性发热，反复发作的淋巴结炎与逆行性淋巴管炎，下肢象皮肿、发作性乳糜尿等表现,应该就医。

● 医生根据症状表现,于夜间取耳垂血作涂片,找微丝蚴,并与丹毒、结核性附睾炎等疾病相鉴别。

【处理】

● 海群生为治疗丝虫病的首选药物,但需在数年内多次反复治疗才能治愈丝虫病。

● 淋巴管炎及淋巴结炎可用消炎止痛药,并发细菌感染时应用抗菌药物。

● 乳糜尿发作时应卧床休息,少脂饮食,多饮水,久发不愈者可考虑手术治疗。下肢象皮肿,可用辐射热烘绑疗法,疗效不满意时,亦可采用外科手术治疗。鞘膜腔积液者可手术治疗。

【你需注意】

● 积极参与普查普治工作,减少传染源。

● 注意环境卫生、填平污水池,消灭蚊虫孳生地。

● 居室装纱窗、夜眠用蚊帐,减少和避免蚊虫叮咬。

44 钩虫病

钩虫病是由钩虫寄生于人体小肠所引起的肠道寄生虫病,以贫血营养不良等为主要表现。

【你需了解】

● 本病流行于世界各地,国内分布极广,在我国已基本控制了本病的流行。

● 钩虫病感染者与钩虫病患者为主要传染源

(1) 患者大便中排出的虫卵数量多,用于施肥,污染土壤及农作物。

(2) 在工矿场地,人们随地大便,污染环境,虫卵发育成为钩蚴。

● 人体感染的主要途径

(1) 赤手裸足下地劳动的农民及矿山工人,钩蚴可附着于人体的皮肤上穿刺侵入人体,此为主要途径。

(2) 经口食入生蔬菜而感染,但机会不多。

● 人对钩虫均易感染,主要以农民、矿山工人,青壮年多见,男多于女,儿童较少。

● 患钩虫病后不能获得免疫,可多次重复感染。

● 钩蚴刺破皮肤进入皮下小血管,随血液入肺进入肺泡,移行到咽喉部吞入,经胃到达小肠,一般需 5～7 周。

● 寄生于人体内的虫体可自数条到数千条。

● 虫体借钩齿或板齿咬着于肠壁上,以宿主的血液等为食,其咬伤部位不断有血液渗出,而且虫体经常更换咬着部位,造成新的损伤,因此会造成患者慢性失血而导致贫血,面色萎黄、苍白。

● 由于小肠壁的多处损伤,造成消化吸收功能不良,从而又加重贫血,出现局限性或全身性的营养不良性水肿,故有“黄胖病”之称。

【症状表现】

● 手足的皮肤上出现皮疹,奇痒,可形成小水疱,也有出现风疹块样的改变,于1周左右消退。

● 受染后 3～5 天,可有咳嗽、咽部发痒,偶见“气哮病”发作。

● 患者呈现贫血貌,面色蜡黄,口唇苍白,头昏心慌,耳鸣,乏力,劳动力减退。

● 好食易饥,上腹不适、隐痛,喜食生米、生蚕豆,甚至泥块、碎纸、破布等,称“异嗜症”,多见于严重感染贫血患者。

● 面部浮肿,下肢浮肿,严重者可全身出现浮肿。

【治疗】

● 皮肤痒疹可涂碘酒,有止痒及杀灭皮内钩蚴的作用。

● 史克肠虫清 2 岁以上儿童及成人均顿服两片。

● 钩虫引起的贫血,在驱虫和增加营养的同时,服用铁剂、叶酸,并肌注维生素 B_{12} 等。

【你需就医】

● 在农村和矿山工作的人,手足皮肤痒疹、胃纳剧增、好食易饥反觉全身无力,劳动力减退、面色萎黄，应该怀疑本病。就医后作大便虫卵检查可明确诊断，并进行治疗。

● 对重度感染者，面部萎黄、浮肿，头昏眼黄，喜食生米甚至泥块，必须住院接受治疗，积极防治心力衰竭、继发感染等并发症。

【你需注意】

● 应对钩虫病的传染源、传播途径、症状表现、如何防治有所了解。

● 人粪应处理后再施肥，矿井下不能随地解大便。

● 积极参加查治活动，送检大便。

● 提倡穿鞋下地耕作或下矿作业，尽量减少手脚与泥土接触机会。

● 食用生蔬菜应洗净，不喝生水，饭前便后洗手。

【特别提示】

● 史克肠虫清不能用于孕妇、哺乳期妇女及2岁以下儿童。

45 蛔虫病

蛔虫病是由蛔虫寄生于人体小肠而引起的疾病，以儿童发病为多，农村多于城市，大多数感染者并无不适，少数患者可有腹痛和消化功能紊乱，也可有过敏症状。

【你需了解】

● 蛔虫病为世界性的分布，居寄生虫病之首位，估计我国感染蛔虫者接近5亿人。

● 带蛔虫者是主要传染源，寄生于小肠内的蛔虫成虫每日可产生大量的虫卵，随人的粪便排出体外。

● 人受染程度与环境卫生及个人卫生密切相关。在农村用未经处理的粪便肥料，故农村的感染率较城市为高。

● 通过不洁的手或食入不洁的蔬菜水果、喝生水等方式，使虫卵经口感染人体。

● 被吃下去的虫卵到达小肠后，受精卵发育为含胚胎感染期虫卵，会穿越肠壁进入血流，再到肺泡。游至喉部，再次被吞下，在小肠内发育为成虫。

【症状表现】

● 绝大多数患者无特殊不适，但面色不好，似缺乏营养，面部可有蛔虫斑。

● 夜眠时磨牙。

● 个别患者易发荨麻疹(俗称风疹块)。

● 儿童脐周有一过性腹痛，多突然发生，为隐痛，亦有绞痛者，可自行缓解，驱蛔后症状消失。

● 小儿则多见消化不良表现，厌食、偏食。

● 少数患儿可因高热或其他原因而引起呕吐蛔虫或便出蛔虫。

● 蛔虫有钻孔的习性，当其钻入胆管时，患者突然发生难受时绞痛，致使辗转不安，伴有恶心、呕吐。

【治疗】

● 大便中检出蛔虫卵或大便中发现蛔虫，应接受治疗。成人和2岁以上儿童，史克肠虫清2片，顿服。

【你需就医】

● 儿童常发荨麻疹，未查到其他原因，就医后可查大便，找虫卵。

● 儿童的腹痛应予重视，原因很多，不可误以为蛔虫病而不去就医而贻误病情。

● 胆管蛔虫症必须急诊采取解痉、驱虫、抗感染等综合治疗，必要时行外科手术。

【你需注意】

● 蛔虫卵经手传播是重要途径，必须注意个人卫生、勤剪指甲、饭前便后勤洗手。

● 不食不洁的瓜果及生拌蔬菜，不喝生水。

● 搞好环境卫生，做好粪便管理无害化，不用生粪施肥。

● 积极配合并做好儿童、小学生的粪检工作，粪检找虫卵为目前诊断蛔虫感染的主要方法。

【特别提示】

● 史克肠虫清为非处方药，2岁以下儿童、哺乳期妇女、孕妇、有癫痫病史者禁用。

● 蛔虫患者大多为无症状，即使有些症状亦无特征性，伴有合并症则表现复杂，早期及时有效驱虫是减少严重并发症的重要措施。

● 蛔虫在小肠寄生期限为9～12个月，

若无新的感染则告病愈。这是成人感染率低于儿童的原因。

46 蛲虫病

蛲虫病是由于蛲虫寄生于人体大肠所引起的疾病，肛门会阴部瘙痒及轻微的腹中不适为其特征，集体生活的儿童感染率高。

【你需了解】

- 本病分布于世界各地，在我国感染率很高。
- 患者是传染源。
- 虫卵经口吞入是本病的感染方式。
- 大肠内的蛲虫在患者入睡后爬出肛门产卵，致使局部发痒，患者常因用手指在局部搔痒使手指污染，再舔食物或吸吮手指时，将卵送入口中，因此可以重复感染。
- 肛周的虫卵可以污染内裤、被褥、玩具等而使家庭成员感染。
- 人群普遍易感，但好发于儿童，以5～9岁年龄组感染率最高，集体机构如幼儿园、小学校等易造成流行。

【症状表现】

- 有不同程度的肛门及会阴部发痒，夜间入睡后明显，小儿可因奇痒而抓破局部的皮肤，引起发炎。
- 有的患儿食欲不振，感腹痛。
- 可表现为精神不安，注意力不集中，爱咬指甲。

【处理】

- 如诊断为蛲虫病，均应服史克肠虫清，小儿1片，青少年及成人2片，一次顿服。常因重复感染，可能要重复治疗。
- 家庭成员、儿童集居单位的工作人员应予以检查和治疗。
- 睡前用温水清洗肛门，擦干后用10%硫黄软膏涂布，可阻止雌虫产卵，并有止痒作用。
- 应勤换衣裤、被褥，小儿睡觉时穿封裆裤。

【你需就医】

- 患儿诉说肛门痒，并常用手去抓痒，应考虑本病的可能，去医院做虫卵检查以证实此病，送粪便检查常不能发现虫卵。而在孩子入睡后，在肛门四周擦取或蘸取污物镜检，可检出虫卵。
- 在孩子入睡后1～3个小时，观察肛门外周，如有乳白色、线头状的则为成虫。

【你需注意】

- 教育儿童养成良好的卫生习惯，勤剪指甲、勤洗手，戒除吸吮手指的坏习惯，注意饮食卫生。
- 应了解本病的病源、如何传播、如何治疗的知识。
- 应积极配合普查普治工作，患者及家庭成员应同时治疗。
- 搞好保育机构的卫生工作。

【特别提示】

- 蛲虫病一般不被人们重视，但它可以是急性阑尾炎的诱因，成年妇女感染后有时会引起妇科疾病，因此控制本病发生也是儿童保健工作的重要组成部分。

47 肠绦虫病

肠绦虫病是由寄生在人小肠上部肠道的绦虫成虫所引起的疾病。

【你需了解】

- 肠绦虫病在国内外分布较广，在我国少数民族地区感染率较多。
- 任何年龄均可患本病，以21～40岁青壮年为多见。男性多于女性。
- 在小肠上部的肠腔内，绦虫可为单虫感染，亦可多虫感染，虫体可多达10余条。
- 肠绦虫病的病原体主要为猪肉绦虫和牛肉绦虫。

(1) 猪肉绦虫：体长3～5cm，头节有吸盘及小钩，节片约数百个，尾部节片不断脱落，随粪便排出体外。每个节片中均含有大量成熟的虫卵，猪吞食节片后，虫卵破裂，六钩蚴进入肠壁血管或淋巴到达猪体内各部位，发育成为囊尾蚴。在猪肉中最多，囊尾蚴如米粒大小，所以称这种猪肉为“米猪肉”。人生食或半生食及未煮熟的猪肉而致病，在肠内发育成成虫。人若吞入虫卵后，六钩蚴同样可进入血流到达人体各部位引起病变。

(2) 牛肉绦虫：长约5～10cm，或更长，头节有吸盘，但无小钩，节片随粪便排出体外，虫卵对外界环境的抵抗力较强，牛等动物吞食被污染的饲料后，六钩蚴穿入壁，随血流达牛体的各部肌肉内，发育为囊尾蚴，当人吞食有感染力的囊尾蚴后，在小肠内发育为成虫。牛肉绦虫虫卵如被人吞食后，不能发育，不会在人体内的各部位引起病变。

- 这两种绦虫的虫卵在检查时难以区别。

【症状表现】

- 潜伏期为吞食囊尾蚴至粪便中出现虫体节片约需3个月。
- 症状的轻重程度与肠内寄生的虫数有关，轻者可无任何症状，粪便中发现白色节片为最常见的就诊病因。
- 患者感到肛门瘙痒、不适，上腹部、脐周时有疼痛，消化不良，食欲减退或亢进，头晕，失眠、体重减轻。
- 猪肉绦虫的囊尾蚴致使脑发生病变，可出现癫痫样发作，在皮肤下面还可摸到小结节。
- 绦虫虫体阻塞肠腔，可引起肠梗阻，腹痛，呕吐，亦可引起阑尾炎。

【你需就医】

- 时感上中腹不适和腹痛，头晕，消瘦，在大便中曾发现白色条状的节片，尤其是在皮下摸到结节或有癫痫样发作者，应该就医。
- 在医院做大便虫卵检查，肛周拭子涂片检查以及成虫节片的鉴别检查，弄清楚系猪肉绦虫还是牛肉绦虫病。

【处理】

- 驱虫治疗　吡喹酮对猪肉绦虫与牛肉绦虫均有良好杀虫作用，为目前首选药物。服药前一天的晚上宜禁食，次晨空腹，一次口服吡喹酮即可，多次饮水，再给予缓泻药，使虫体往体外排出，尤其是治疗猪肉绦虫病更应如此。
- 吡喹酮的剂量　牛肉绦虫病患者：10～20mg/kg，1次口服；猪肉绦虫患者确无囊虫病并发的，剂量为5～10mg/kg。若并发囊虫病的猪肉绦虫患者，其剂量可为5mg/kg。
- 并发脑囊虫病的猪肉绦虫患者，驱虫治疗应住院，在严密观察下进行。因囊尾蚴虫体死亡后，释放异体蛋白，引起严重过敏反应。
- 驱出的成虫，应送检找成虫头节，若未找到头节，提示未根治。

【你需注意】

- 养成良好的饮食卫生习惯，不吃"米猪肉"与生菜，不喝生水，牛肉、猪肉等肉类均应烧熟煮透后食用，生熟炊具分开。
- 注意个人卫生，饭前便后洗手，不随地大便，加强人粪管理。
- 加强屠宰场的牛、猪肉检验，不让"米猪肉"流入市场，加强饮食摊点的卫生检疫。
- 开展普查普治，彻底治疗患者，控制传染源，患猪肉绦虫者在治愈前不得从事饮食工作。

48 包虫病

包虫病是人感染棘球绦虫的幼虫（棘球蚴）所引起的疾病，又称棘球蚴病。大多在儿童期感染，至青壮年期才出现明显症状。

【你需了解】

- 细粒棘球绦虫虫体长2.5～6mm，寄生在狗的小肠内，往往为数众多，虫卵不断随狗粪排出体外，因此受染的狗为主要传染源。
- 虫卵污染狗的皮毛、牧场、畜舍、土壤、蔬菜、水源，被羊等动物吞食后经消化液作用，孵化出六钩蚴，侵入肠壁进入血流，达肝脏及其他器官，形成包虫囊。病羊的内脏喂狗，使羊和狗相互感染而完成家畜间生活循环。
- 人与狗密切接触，其皮毛上的虫卵污染手后经口感染，亦可吃进污染的蔬菜和水。
- 该虫卵被吞食后，经消化液作用，孵出六钩蚴，侵入组织而发育，大多数在肝内形成包虫囊，少数可达全身各器官，包虫囊达10cm时出现症状，达20cm时出现囊性包块，此囊内含有病原体的代谢产物，还有原头蚴。

• 包虫囊肿不断增大，常压迫或挤占邻近器官，亦可因机械性等因素损伤破裂，大量囊液破入体腔（如腹腔、胸腔、纵膈腔）可引起严重的过敏性休克。

• 本病在全世界均有发病，主要分布在牧区或半牧区，我国西部地区有散发病例。

• 患者以农民与牧民为多，男女均易染病。

【症状表现】

• 潜伏期长，可为 10～20 年。

• 早期无任何不适，在体检时扪及肿块，X 线胸部摄片或 B 超检查时发现病变存在。

• 肝包虫病可发生细菌性感染，有发热，肝区疼痛，酷似肝脓肿。囊包破裂，大量囊液破入胸腔、腹腔可引起过敏性休克，症状复杂多样，病况凶险。

• 肺包虫患者可有胸痛、咳嗽、痰血，囊肿感染时发热、咳脓痰。

• 脑包虫患者可有头痛，常有癫痫样发作。

【你需就医】

• 本病早期无不适，在流行地区有与犬密切接触者，有肝区疼痛、胸痛、咳嗽或有癫痫样发作，应就医。经 B 超、CT、X 线胸部摄片等检查，可发现囊肿性病灶，若作包虫皮内试验阳性，并与先天性肝囊肿、肝血管瘤等相鉴别。

• 若出现过敏性休克，面色苍白，皮肤湿冷，神志不清，甚至大小便失禁，必须急诊。

【处理】

• 巨大的肝囊型包虫病应采取手术摘除，肺包虫病囊肿较大者可做肺叶切除。

• 药物治疗对病程短、早期、壁薄的包虫囊比较合适，多采用史克肠虫清。一般采用每日 20mg/kg，分 2 次服用，疗程很长，应在医生随访及指导下服用。

• 囊肿破裂而出现过敏性休克者，则抗休克治疗的各项措施均应采用。

【你需注意】

• 你应了解有关包虫病的知识，如传染源、传播方式以及出现的症状表现。

• 不要用生的羊肉及羊内脏喂狗，加强犬粪的管理。

• 培养良好的卫生习惯，饭前洗手，不饮生水，不吃生菜，食物应煮熟。

49 囊虫病

囊虫病是由猪肉绦虫的幼虫（囊虫或囊尾蚴）寄生人体的各部位而引起疾病，人吞食猪肉绦虫的虫卵而引起，此病在我国分布广泛，危害人们的健康。

【你需了解】

• 猪肉绦虫卵经口感染后，卵内六色蚴脱囊孵出，经血液散布于全身，在组织内发育成为囊尾蚴，并形成乳白色透明囊泡。

• 猪肉绦虫病患者是囊虫病惟一传染源，自粪便排出的虫卵与节片，对自身与周围人群均有传染性。

• 人群普遍易感，以 21～40 岁青壮年为多，男多于女。

• 农村发病率高于城市，为散发性。

• 个人卫生、饮食卫生及饮食习惯与发病率有关。

【症状表现】

• 潜伏期约为 3 个月。

• 囊虫寄生于皮下者，可摸到黄豆大小、圆形、质地较硬并有弹性且与皮肤不粘连的小肿块，不痛不痒，颈部及躯干较多见。

• 囊虫寄生于颅内的脑中，可出现癫痫样的发作以及各种复杂的中枢神经系统的症状。

• 囊虫寄生于眼内外各部位时，可引起各种眼科症状。

【你需就医】

• 若有生食或进食半生不熟猪肉的习惯，出现癫痫样的发作，皮下有黄豆大小的硬而带弹性的肿块，特别是在粪便中曾发现带节片或已明确患猪肉绦虫病者，应考虑本病的可能，应就医治疗。

• 皮下结节活检、头颅 CT 检查、B 超检查、粪便发现节片及虫卵对囊虫病的诊断均有重要价值。

【处理】

● 吡喹酮及史克肠虫清是抗囊虫的主要药物,根据囊虫寄生的部位及囊虫数量的多少,决定用药的剂量及疗程的长短,必要时可重复1～3个疗程。

● 治疗中囊虫死亡,释放异体蛋白,会引起严重过敏反应,脑囊虫病者应住院治疗,严密观察,以求安全。

● 接受治疗后,必须接受随访。

● 眼部及脑部的囊虫病,其寄生部位独特,有时考虑手术治疗。

● 囊虫病合并肠猪肉绦虫病者,先用槟榔与南瓜子等药物驱虫,然后再用吡喹酮治疗囊虫病。

【你需注意】

● 同肠绦虫病。

50 阿米巴肝脓肿

阿米巴肝脓肿是肠阿米巴病的常见并发症。病情隐匿,表现复杂,有肝区疼痛与消瘦明显,但发热较少,亦有表现为高热、右上腹触痛者,位于肝左叶的脓肿易向腹腔和心包扩散,导致严重复杂的临床表现。

【你需了解】

● 阿米巴痢疾患者肠壁上的阿米巴滋养体借伪足、毒力等侵袭力,由肠壁的病灶经门静脉进入肝脏,或由结肠与肝脏紧贴接触面而直接侵入。

● 进入肝脏的溶组织滋养体通过一系列的病理活动而形成脓肿,脓肿由小到大,可以融合,脓肿可以是单个的,也可多发的。最大的脓肿直径可达到30cm,约80%的脓肿见于肝右叶。

● 脓肿形成后逐渐增大,渐累及周围的脏器或组织,出现多种不具特征性的临床表现。

● 脓肿内含溶解的肝细胞、血细胞及坏死组织,呈棕褐色(巧克力色),具有腥味,若脓腔内出现各种细菌的继发感染,则可成为化脓性的改变。

● 现有资料证明,阿米巴肝脓肿患者仅有半数有痢疾史,有许多阿米巴滋养体感染后,无肠道病变的表现,或仅表现为胃肠道不适,这给临床诊断带来了难度。

● 酗酒、暴食、过度疲劳,使机体免疫力下降易促使肠道内阿米巴感染变为活动性,并向肝脏侵犯。

● 本病男女发病比率为5:1～17:1。

【症状表现】

● 潜伏期难以确定。

● 以发热、盗汗、消瘦、疲乏等症状缓慢起病,可表现为间歇性发热,热程可持续数周。右上肋部疼痛,为钝痛。亦有起病急,39.5℃以上的持续高热,右上腹痛,气促,咳嗽,眼白出现轻度黄疸,约1/3的患者同时有腹泻。

【你需就医】

● 若出现上述临床表现应就医,近期有腹泻史者应告知接诊的医师。

● 医师在体检时可发现轻度黄疸,肝脏肿大且有压痛,血常规检查白细胞增高,贫血,胸部X线摄片可见右侧横膈抬高,B超发现液性暗区,必要时可做CT检查,以明确诊断。

● 医师在B超定位下,做肝脏穿刺抽液,送检,可做常规培养或显微镜下查找阿米巴滋养体。

● 医师还需与细菌性肝脓肿、膈下脓肿以及肝癌等相鉴别。

【处理】

● 一般先予以抗阿米巴治疗。

● 肝脏穿刺引流,每3～5天1次,在无菌操作下进行,抽出脓液后以少量生理盐水冲洗。

● 若发生细菌性合并感染时,可选用敏感的抗生素药物。

● 若多发性脓肿,排脓困难者,脓腔内坏死组织多,影响穿刺等内科治疗有困难者,外科治疗应予以考虑。

【你需注意】

● 养成良好的个人卫生习惯,注意饮食卫生,勤洗手。

- 不要酗酒和暴饮暴食,生活有规律。
- 肠道阿米巴患者必须根治,免留后患。
- 加强体育锻炼,增强机体抗病能力。

51 弓形虫病

弓形虫病又称弓形体病,是由弓形虫引起的人畜共患疾病。在人体多为隐性感染,发病者其临床表现复杂多变,又缺乏特异性的症状和体征,易造成误诊。

【你需了解】

- 弓形虫为细胞内寄生性原虫,卵囊随猫粪排出,污染手和食物,被人吞入,则进入小肠后,形成子孢子穿过肠壁,随血流或淋巴循环播散至全身各组织。因此会在临床上出现多种症状,导致诊断困难。
- 传染源为猫、狗、羊、猪等哺乳动物,猫为重要的传染源。除孕妇感染后可经胎盘传染给胎儿外,患者作为传染源的意义甚小。
- 大多数患者由于和猫密切接触,舌舔、食入被猫粪污染的食物、水而经口感染。孕妇在感染后,经胎盘传染给胎儿。
- 动物饲养员、屠宰场工人以及免疫功能低下者均易受感染。
- 本病分布于全球,我国感染率低于西方国家。

【症状表现】

- 一般多为先天性和后天获得性两大类。

(1)先天性弓形虫病:多由孕妇于妊娠期感染弓形虫引起,早期感染者可导致流产、死胎。中后期感染者可使胎儿感染。多数婴儿出生时可无症状,部分婴儿于出生后数月或数年发生智力障碍或眼疾,亦有在出生时即见畸形,淋巴结肿大,肝脾肿大、皮疹等症状。

(2)后天获得性弓形虫病:病情轻重不一,以淋巴结肿大为多见,少见者有心肌炎、肺炎等,视网膜脉络膜炎极为少见。全身性感染者往往见于免疫功能低下或缺损者,可有高热、皮疹、关节痛、头痛、呕吐等症状。

【你需就医】

- 弓形虫病在人体多为隐性感染,临床表现极其复杂,应及早就医为宜,以免贻误病情。
- 若有家养宠物猫、狗或与其密切接触者,必须提供给医师参考。
- 医师根据复杂多变的病情,与猫的接触史,送检有关的医学实验检查,并与小儿先天性疾病、感染性脑病、眼科疾病等相鉴别。

【处理】

- 患者不需要隔离。
- 红霉素类抗生素用于治疗本病,其中有螺旋霉素、阿齐霉素、罗红霉素等种类,其剂量与疗程视儿童、成人、孕妇等具体情况而定。对免疫力低下、病情严重者,除抗生素外,尚须增加激素、脱水剂、支持疗法等综合措施。

【你需注意】

- 勿与猫、狗等宠物密切接触,尤其是妊娠妇女。
- 触摸过猫、狗以后一定要记住洗手。
- 不要让猫、狗爬上主人和儿童的床上。
- 不吃生的或不熟的肉类和乳制品、蛋类等,搞好环境和个人卫生。

52 旋毛虫病

旋毛虫病是由旋毛线虫引起的人畜共患的寄生虫病,在猪等哺乳动物间流行,人生食或半生食含旋毛虫包囊的猪肉等而受感染,临床上可有消化道症状、发热、肌肉酸痛伴水肿等多种表现。

【你需了解】

- 生食或半生食带有旋毛虫幼虫包囊的猪肉后,脱囊幼虫钻入肠壁发育成熟,引起肠壁炎症,黏膜充血水肿。此为小肠期。
- 感染后的 2 ～ 3 周,肠壁内的雌虫产生大量幼虫,侵入血循环,到达运动肌肉,同时引起血管炎症和发热反应。
- 传染源　猪为主要传染源,其他动物如犬、羊、猫等亦可能成为传染源。
- 人因进食含包囊的猪肉、狗肉、羊肉等

而感染,与饮食习惯有密切关系。

● 人对本病易感,感染后产生免疫力,再感染后症状较初次感染为轻。

● 本病分布于全球,以欧美国家为多,我国则分布于西南地区和南方省份。

【症状表现】

● 轻者可无任何不适。

● 感染后的1周,患者可出现乏力、纳差、恶心、呕吐、腹痛等症状。

● 感染后的2～3周,患者出现发热、皮疹、全身性肌肉酸痛伴水肿,显著乏力。

● 严重感染的患者则可出现高热、肌痛严重,面部浮肿,眼结膜充血,视物不清,肺出血,胸腔积液,心包积液,颅内压增高等凶险症状。

【处理】

● 一般治疗　卧床休息,给予充分的营养和水分,肌痛者可用镇痛药物,症状重者可适量给予激素治疗。

● 阿苯达唑治疗本病疗效好,一般于服药2～3天后体温下降,肌痛减轻,浮肿消退,治疗中要注意因虫体死亡而引起的反应。

【你需就医】

● 有生食或半生食猪肉的病史,出现食欲不振、恶心、呕吐、腹痛、发热、肌肉疼痛伴水肿等症状,血常规检查嗜酸性白细胞显著增多,可基本确诊,必要时还要做旋毛虫抗原和补体结合试验等检查,以明确诊断。

● 旋毛虫病的治疗应在医生指导下,进行药物选择。疗程、注意事项均按照医嘱执行。

● 重症患者应住院治疗。

【你需注意】

● 不吃生的或半生的猪肉、狗肉、羊肉,改变饮食习惯。

● 特别加强对集贸市场肉类的监督。

第十七章 普外科疾病

1 手术前准备

手术前准备就是指全面检查患者，采取各种措施，尽可能使患者具有良好的生理条件，以便更加安全的耐受手术。

【你需了解】

● 心理准备　充分相信医生，对手术可能取得的效果、手术的危险性、可能发生的并发症以及术后恢复过程和预后等都要了解，以便减少心理负担和猜疑。

● 生理准备　为适应术后变化，注意不要受凉和感冒，术前应练习在床上大小便，学会正确的咳嗽和咯痰的方法，术前2周应戒烟。大手术前应备血。手术前采取各种措施避免感染。胃肠道手术，术前1～2天开始进流质饮食，12小时开始禁食，4小时开始禁止饮水。补充热量蛋白质和维生素以利于组织修复和创口愈合。手术前夜，可服用镇静剂，以保证睡眠。进入手术室前，酌情予以胃肠减压和留置导尿，有活动义齿的应取下以防脱落或咽下。

● 特需准备　营养不良者应尽可能予以补充；高血压者应适当使用降压药；心脏病的类型与手术耐受力有关；凡有呼吸功能不全的患者，都应做血气分析和肺功能检查；凡有肝病患者，都应通过各种途径发送全身情况，增加肝糖原储备量；肾病患者，应最大限度的改善肾功能；糖尿病患者应适当控制血糖。

【处理】

● 补充营养，适当降压，对不同病因心脏病区别对待，戒烟，给予必要的药对症处理，保肝肾治疗，控制血糖。

【你需注意】

● 避免心理紧张。

● 增加营养。

● 术前注意休息。

● 术前应锻炼在床上大小便。

● 术前2周停止吸烟。

【特别提示】

● 手术危险性大小要看具体的手术而定。总的来说，是手术就有一定的危险性，但是医生会尽量把手术风险降到最小。

● 手术时不会疼痛得厉害，因现在的麻醉水平有了很大的提高，能够使患者较好的渡过手术。

2 麻　醉

麻醉不仅仅是消除疼痛，还能保障患者安全，为手术创造良好条件和扩大到对某些异常病情进行治疗。

【准备事项】

● 掌握病情　麻醉前必须诊视患者，了解病史，手术类型以及使用安定、催眠、镇痛药和抗高血压药等情况，体检时着重了解心、肺、肝、肾和中枢神经系统等重要脏器的状态，参照化验和各种特殊检查，了解其功能，根据手术的缓急和患者的一般情况，对患者耐受麻醉与手术的能力作出恰当的估计。

● 患者的体格和精神方面的准备　尽力改善患者的营养状况，纠正紊乱的生理功能与治疗潜在的内科疾病，使患者各实质器官功能处于最佳状态。麻醉前患者12小时内禁食，4小时禁水。患者精神方面的准备，着重消除患者对麻醉和手术的顾虑，使能相互密切配合。

【分类】

麻醉分为三大类，即全身麻醉、局部麻醉、椎管内麻醉。

● 全身麻醉

(1) 是指麻醉药经呼吸道吸入或静脉、肌内注射，产生中枢神经系统抑制，有神志消失，周身不感疼痛，也可有反射抑制和肌松弛等表现。

(2) 全身麻醉的并发症和意外：① 呼吸系统的并发症：呕吐与窒息呼吸道梗阻，肺炎，肺不张。② 循环系统的并发症：低血压、心律失常、心跳骤停与心室纤颤。③ 中枢神经系统的并发症：高热、抽搐和惊厥、苏醒延迟或不醒。

● 局部麻醉

(1) 是指用局部麻醉药暂时阻断某些周围神经的冲动传导，使受这些神经支配的相应区域产生麻醉作用。

(2) 局麻药的不良反应，包括毒性反应和过敏反应。

● 椎管内麻醉

(1) 将局麻药注入蛛网膜下隙、硬膜外腔，产生下半身或部位麻醉。

(2) 并发症：术中可有血压下降，呼吸抑制，恶心呕吐；术后有头痛，尿潴留，颅神经麻痹，粘连性蛛网膜炎，马尾综合征，化脓性脑脊膜炎。

3 疖

疖是一个毛囊及其所属皮脂腺的急性化脓性感染。

【你需了解】

● 致病菌大多为金黄色葡萄球菌和表皮葡萄球菌。

● 人的毛囊和皮脂腺通常都有细菌存在，但只有在全身或局部抵抗力减低时才引起感染。

● 疖常发生于毛囊和皮脂腺丰富的部位，如颈、头、面部、背部、腋部、腹股沟部及会阴部和小腿。

● 多个疖同时或反复发生在身体各部，称为疖病。

【症状表现】

● 最初，局部出现红、肿、痛的小节，以后逐渐肿大。

● 日后结节中央因组织坏死而变软，红、肿、痛范围扩大。

● 一般无全身症状。

【处理】

● 对炎症结节可用热敷或物理疗法。

● 有脓头可在顶部点涂苯酚，或碘酊。

● 对面部疖及有全身症状的疖病，应给予磺胺药或抗生素。

【你需就医】

● 如有头痛、寒战、高热甚至昏迷等时，则说明有全身毒血症状。

【你需注意】

疖重要的是注意预防

● 注意皮肤清洁。

● 注意休息，补充维生素，适当增加营养。

● 用金银花、野菊花煎汤代茶喝。

● 疖周围皮肤应保持清洁。

【特别提示】

● 面部的疖，特别是所谓"危险三角区"的上唇和鼻部的疖，如被挤压或挑刺，感染容易沿内眦静脉和眼静脉进入颅内的海绵状静脉窦，引起化脓性海绵状静脉窦炎，病情十分严重，死亡率高。

4 痈

多个相邻的毛囊及其所属皮脂腺或汗腺的急性化脓性感染。

【你需了解】

● 致病菌为金黄色葡萄球菌。

● 中医称为"疽"，颈部痈俗称"对口疮"。

● 多见于成年人，常发生在颈项、背等部位。

● 糖尿病患者较易患痈。

【症状表现】

● 局部剧痛。

● 呈一片稍微隆起的紫红色浸润区，质地坚韧。

● 中央部的表面有多个脓栓，破溃后呈蜂窝状，以后坏死、溶解、塌陷。

● 局部淋巴结肿大和疼痛。

● 多有全身症状，如畏寒、发热、食欲不佳、白细胞计数增加等。

【处理】

● 全身治疗：适当休息，加强营养，使用

抗菌药物。

- 局部处理初期可采用热敷或物理疗法,若红肿范围大,中央坏死组织多,或全身症状严重,应作手术治疗。

【你需就医】

- 有全身症状如畏寒、发热、食欲不佳、白细胞计数增加等时。
- 唇痈容易引起颅内的海绵状静脉窦炎,危险性大。

【你需注意】

- 注意个人卫生。
- 保持皮肤清洁,及时治疗疖,防止感染扩散。

【特别提示】

- 痈不仅局部病变比疖重,且易并发全身性化脓性感染,故需早期治疗。

5 急性蜂窝织炎

急性蜂窝织炎是皮下、筋膜下、肌间隙或深部蜂窝组织的一种急性弥漫性化脓性感染。

【你需了解】

- 致病菌为主要是溶血性链球菌,其次为金黄色葡萄球菌,也可为厌氧菌。
- 病变不易局限,扩散迅速。

【症状表现】

- 表浅的急性蜂窝织炎:局部明显红肿、剧痛,病变区与正常皮肤无明显界限。
- 深部的急性蜂窝织炎:局部红肿多不明显,常只有局部水肿和深部压痛,全身症状剧烈,有高热、寒战、头痛、全身无力、白细胞计数增加等表现。
- 口底、颌下和颈部的急性蜂窝织炎,可引起呼吸困难,甚至窒息。
- 厌氧菌引起的蜂窝织炎,有称为捻发音性蜂窝织炎。

【处理】

- 局部休息,局部用热敷,中药外敷或理疗。
- 适当加强营养。
- 必要时止痛。
- 应用抗生素。
- 经上述处理仍不能控制其扩散者,作广泛的多处切开引流,切除坏死组织。
- 口底、颌下和颈部的急性蜂窝织炎,短期抗炎治疗无效后,应及早切开减压。

【你需就医】

- 有全身症状如畏寒、发热、食欲不佳、白细胞计数增加等时症状表现。
- 发生于口底、颌下和颈部的急性蜂窝织炎。
- 发生捻发音性蜂窝织炎时。

【你需注意】

- 注意个人卫生。
- 保持皮肤清洁,及时治疗疖、痈,防止感染扩散。
- 注意休息,补充维生素,适当增加营养。

【特别提示】

- 发生于口底、颌下和颈部的急性蜂窝织炎,危险性大,应及早就医。

6 急性淋巴管炎

致病菌经组织间隙进入淋巴管及其周围的急性炎症。

【你需了解】

- 致病菌为金黄色葡萄球菌和溶血性链球菌。
- 致病菌常从破裂的皮肤或黏膜侵入,或其他感染性病灶,如疖、足癣等处侵入。

【症状表现】

- 浅层淋巴管炎,在伤口近侧出现一条或多条"红线",硬而有压痛。
- 深层淋巴管炎不出现红线,但患肢出现肿胀,有压痛。
- 均可产生全身畏寒、发热、食欲不佳、白细胞计数增加等症状。

【处理】

- 主要是针对原发病灶的处理,如伤口的处理或对其他感染病灶疖、痈的处理。
- 早期抗炎治疗。

【你需就医】

- 全身症状如畏寒、发热、食欲不佳、白

细胞计数增加等症状严重时。

【你需注意】

- 注意个人卫生。
- 保持皮肤清洁，及时处理损伤，及时治疗疖、痈等原发病灶。
- 注意休息，补充维生素，适当增加营养。

【特别提示】

- 急性淋巴管炎继续扩散可引起急性淋巴结炎。

7 化脓性指头炎

化脓性指头炎是手指末节掌面的皮下组织化脓性感染。

【你需了解】

- 致病菌多为金黄色葡萄球菌。
- 多由刺伤引起。

【症状表现】

- 初期有针刺样疼痛，后有搏动性跳痛，指头下垂时加重。
- 指头红肿不明显，但张力显著增高。
- 多伴有全身症状，如高热、寒战、头痛、全身无力、白细胞计数增加等。
- 晚期如疼痛减轻并不表示病情好转，而是神经末梢因受压和营养障碍而引起麻痹。

【处理】

- 患部休息，局部用热敷，中药外敷或理疗。
- 适当加强营养，必要时止痛。
- 应用抗生素。
- 一旦出现跳痛，指头的张力显著增高时，即应切开减压、引流。

【你需就医】

- 有全身症状如畏寒、发热、食欲不佳、白细胞计数增加等时。

【你需注意】

- 注意个人卫生。
- 注意休息，补充维生素，适当增加营养。
- 避免刺伤。

【特别提示】

- 化脓性指头炎可引起骨缺血、坏死，也可引起骨髓炎，应引起重视。

8 甲沟炎

甲沟炎是甲沟或其周围组织的感染。

【你需了解】

- 致病菌多为金黄色葡萄球菌。
- 多因微小刺伤、挫伤、倒刺或剪指甲过深引起。

【症状表现】

- 指甲一侧的皮下组织发生红、肿、痛。有的可自行消退，有的却迅速化脓。
- 化脓后蔓延到对侧形成半环形脓肿。
- 脓肿向指甲下蔓延，成为指甲下脓肿。

【处理】

- 早期热敷理疗。
- 应用抗生素。
- 有脓液的，甲沟处作纵行切开引流。
- 甲床下积脓，应将指甲拔去。

【你需就医】

- 形成半环形脓肿、甲下脓肿时，应及时处理。

【你需注意】

- 指甲不宜剪过短。
- 手指的微小伤口要避免发生感染。

【特别提示】

- 甲沟炎需及时处理，否则会变成慢性甲沟炎或慢性指骨骨髓炎。

9 急性手指化脓性腱鞘炎

急性手指化脓性腱鞘炎是手指腱鞘及其周围组织的感染。

【你需了解】

- 致病菌多为金黄色葡萄球菌。
- 多因深部刺伤感染后引起。
- 也可由附近组织感染蔓延而发生。

【症状表现】

- 患指除末节外，呈明显均匀的肿胀，皮肤极度紧张。
- 被动伸指运动均能引起剧烈疼痛。

● 整个腱鞘均有压痛。

● 多有全身症状如发热、畏寒、乏力等。

【处理】

● 患部休息，局部用热敷，中药外敷或理疗。

● 适当加强营养；必要时止痛。

● 应用抗生素。

● 经上述处理仍无好转，应早期切开引流。

【你需就医】

● 有全身症状如发热、畏寒、乏力等时。

● 并发滑液囊的感染时。

【你需注意】

● 注意个人卫生。

● 注意休息，补充维生素，适当增加营养。

● 避免刺伤。

【特别提示】

● 发生急性手指化脓性腱鞘炎时，均需及时就诊。以免鞘内脓液积聚，压力迅速增高，以致肌腱发生坏死，患指功能丧失。

10 气性坏疽

气性坏疽是由梭状芽孢杆菌所引起的一种严重的急性特异性感染。

【你需了解】

● 致病菌为梭状芽孢杆菌。

● 主要发生在肌组织广泛损伤的患者，少数发生在腹部或会阴部。

● 梭状芽孢杆菌广泛存在泥土和人畜粪便中，易进入伤口，但并不一定致病。它的发病取决于一个有利于气性坏疽杆菌生长繁殖的缺氧环境。

【症状表现】

● 自觉患部沉重，后突然出现患部“胀裂样”剧痛。

● 患部肿胀明显，压痛剧烈。

● 伤口周围皮肤水肿、紧张、苍白、发亮，很快变为紫红色，进而变为黑色，并有水泡。

● 伤口内肌肉由于坏死，失去弹性，刀割时不收缩，不出血。

● 伤口周围常扪及捻发音。

● 轻轻挤压患部，有气泡逸出，并有稀薄、恶臭的浆液样血性分泌物流出。

● 患者表情淡漠，有头晕、头痛、恶心、呕吐、出冷汗、烦躁不安等症状。

【处理】

● 紧急手术处理：在抢救严重休克或其他严重并发症的同时，须紧急进行局部手术处理。术前静脉滴注青霉素和四环素。术中应注意给氧，继续输血、输液和应用抗生素。切除已无活力的组织，敞开伤口，更换敷料。为考虑挽救生命，病情严重时可考虑作截肢术。

● 高压氧疗法　抑制气性坏疽杆菌的生长繁殖。

● 抗生素　大剂量使用青霉素和四环素，青霉素过敏者改用红霉素。

● 全身支持对症疗法　输血、止痛、镇静、退热。

【你需就医】

● 损伤或手术后，伤口出现不寻常的疼痛，局部肿胀迅速增加，并有严重的全身中毒症状应考虑气性坏疽的可能。

● 伤口周围皮肤有捻发音，伤口分泌物稀薄、恶臭，应怀疑气性坏疽。

【你需注意】

● 彻底清创是预防创伤口发生气性坏疽的最可靠的方法。

● 为防止气性坏疽传播，应将患者隔离。

● 患者用过的衣物、敷料、器材均应单独收集、消毒。

【特别提示】

● 早期诊断和及时治疗是保存伤肢和挽救生命的关键，患者有自觉症状应及时反映。

11 破伤风

破伤风是由破伤风杆菌侵入人体伤口后生长繁殖，产生毒素，所引起的一种急性特异性感染。

【你需了解】

● 致病菌为破伤风杆菌。

● 破伤风杆菌及其毒素都不能侵入正常的皮肤和黏膜，故破伤风都发生在创伤后。

● 伤口内有破伤风杆菌并不一定发病，破伤风的发生除了与细菌毒力强、数量多，或缺乏免疫力等情况有关外，局部伤口的缺氧是一个有利于发病的因素。

● 带有泥土的锈钉或木刺的刺伤容易引起破伤风。

【症状表现】

● 潜伏期平均为6～10天。

● 先有乏力、头晕、头痛、咬肌紧张酸胀、烦躁不安、打呵欠等前驱症状，持续12～24个小时。

● 典型的肌强烈收缩，最初是咬肌，以后顺次为面肌、颈项肌、背腹肌、四肢肌群、膈肌。

● 咀嚼不便，张口困难，牙关紧闭，面部表情肌群呈阵发性痉挛，呈“苦笑”表情。

● 颈项肌痉挛时，出现颈项强直，不能做点头动作。

● 背腹肌同时收缩，以致腰部前凸，头及足后屈，形成背弓，称为“角弓反张”状。

● 任何轻微的刺激均能诱发全身肌群的痉挛和抽搐。

● 可发生骨折，尿潴留，呼吸停止，以致患者死亡。

● 神志清楚，一般无高热。

● 可并发窒息，肺部感染，酸中毒，循环衰竭。

【处理】

● 清除毒素来源（处理伤口） 彻底清创，引流伤口。

● 应尽早使用破伤风抗毒素中和游离的毒素。

● 使用镇静剂和安眠药物控制和解除痉挛。

● 防止并发症：补充水电解质，使用青霉素预防其他的感染，保持呼吸道通畅。

【你需就医】

● 带有泥土的锈钉或木刺的刺伤时，需及时清创并注射破伤风抗毒素。

● 有乏力、头晕、头痛、咬肌紧张酸胀、烦躁不安、打呵欠等前驱症状时，需住院观察治疗。

【你需注意】

● 破伤风是可以预防的，最可靠的方法是注射破伤风类毒素。

● 注射类毒素，获得自动免疫。

● 正确处理伤口，及时彻底清创。

● 伤后尽早注射破伤风抗毒素获得被动免疫。

【特别提示】

● 破伤风是一种严重的感染疾病，因此任何细小的伤口都应注意。

● 凡10年内作过自动免疫者，伤后仅需注射类毒素，即可预防破伤风。超过10年者，依伤口情况而定。

12 皮脂瘤

皮脂瘤为皮脂腺排泄受阻所形成的潴留性囊肿。

【你需了解】

● 多见于皮脂腺分布密集部位，如头面及背部。

● 又称为“皮脂腺囊肿”。

【症状表现】

● 表面可见皮脂腺开口受阻塞的小黑点。

● 囊内为皮脂与表皮角化物积聚的油脂样豆渣物。

● 易继发感染伴奇臭。

【处理】

● 局部敷抗生素软膏。

● 适当使用抗生素控制感染。

● 感染控制后手术切除治疗。

【你需就医】

● 皮脂腺囊肿伴发感染时须及时就医。

【你需注意】

● 注意皮肤清洁。

● 注意休息，补充维生素，适当增加营养。

● 皮脂腺囊肿周围皮肤应保持清洁。

【特别提示】

● 皮脂腺囊肿易继发感染，因此皮肤的清洁非常重要。

13 脂肪瘤

脂肪瘤为正常脂肪样组织的瘤状物。

【你需了解】

● 好发于四肢、躯干。

● 有家族史。

● 多为良性，但在深部者可恶变。

【症状表现】

● 境界清楚，呈分叶状。

● 质软可有假囊性感，无痛。

● 生长缓慢，可达巨大体积。

● 多发者瘤体常较小，直径约 1 ～ 2cm，常成对称性，有家族史，可伴疼痛（称痛性脂肪瘤）。

【处理】

● 手术切除瘤体。

● 无症状可不作处理。

【你需就医】

● 在短时间内生长迅速。

● 症状明显者。

● 深部脂肪瘤。

【你需注意】

● 注意观察瘤体的变化及时就医。

【特别提示】

● 深部脂肪瘤会恶变，因此应及时切除。

14 纤维瘤

纤维瘤位于皮肤及皮下纤维组织肿瘤。

【你需了解】

● 纤维瘤分为黄色纤维瘤、隆突性皮纤维肉瘤和带状纤维瘤。

【症状表现】

● 黄色纤维瘤位于真皮层及皮下，多见于躯干、上臂近端。因伴有内出血，含铁血黄素，故呈深咖啡色。肿块质硬、边界不清呈浸润感，易误为恶性。直径一般在 1cm 以内，如增大应疑有纤维肉瘤变。

● 隆突性纤维肉瘤多见于躯干。来源于皮肤真皮层，故表面皮肤光薄，似匪薄的瘢痕疙瘩样隆突于表面。低度恶性，具假包膜。切除后局部极易复发，多次复发恶性度增高，并可出现血道转移。

● 带状纤维瘤位于腹壁，并腹肌外伤后或产后修复性纤维瘤，带夹有增生的横纹肌纤维。

【处理】

● 黄色纤维瘤应完整手术切除。隆突性皮纤维肉瘤具假包膜，对该肿瘤手术切除应包括足够的正常皮肤及足够的深部相应筋膜。带状纤维瘤虽非真性肿瘤，但无明显包膜，应完整切除。

【你需就医】

● 真皮层及皮下发现不明原因的肿块，质硬应及时就诊。

【你需注意】

● 避免不明的外伤。

● 术后定期检查，防止复发。

【特别提示】

● 纤维瘤虽非真性肿瘤，但是容易复发，手术切除是必要的。

15 神经鞘瘤和神经纤维瘤

神经鞘瘤是由神经鞘细胞组成的肿瘤，神经纤维瘤为特殊软纤维，具有折光的神经纤维细胞并伴有少量神经索组成的肿瘤。

【你需了解】

● 二者统称为神经纤维瘤，神经纤维包括神经纤维索内的神经轴及轴外的神经鞘细胞与纤维细胞。

【症状表现】

● 神经鞘瘤可见于四肢神经干的分布部位；分为中央型和边缘型；大多无症状。

● 神经纤维瘤多发性，且常对称。大多无症状，但可伴明显疼痛。皮肤常伴咖啡样色素斑，肿块可如乳房状。可伴有智力低下，原因不明的头痛，头晕，家庭成员有多发倾向。

● 神经纤维瘤呈象皮肿型者为另一类型，好发于头顶或臂部。临床症状似法兰西帽或狮臀。

【处理】

- 均应手术切除。

【你需就医】

- 发现不明原因的肿块，应及时就诊。

【你需注意】

- 定期检查，防止复发。

【特别提示】

- 神经纤维瘤手术切除是必需的。

16 表皮乳头状瘤

系表皮乳头样结构的上皮增生所致，同时向表皮下乳头状伸延。

【你需了解】

- 分为乳头状疣和老年性色素疣。
- 已恶变为皮肤癌。

【症状表现】

- 乳头状疣表面是乳头向外突出，见多根细柱状突，其中轴见毛细血管，基底平整，不向表皮下伸延。
- 老年性色素疣多见于头额部近发际、暴露部位或躯干等部，高出皮肤表面，黑色，斑块样，表面干燥、光滑或呈粗糙感。基底平整，不向表皮下延伸，除非恶变。

【处理】

- 局部使用抗病毒软膏。
- 物理疗法如激光、微波等。

【你需就医】

- 瘤体近期明显增大，有出血、溃破要警惕癌变可能。

【你需注意】

- 注意皮肤清洁。
- 注意休息，补充维生素，适当增加营养。
- 注意体育锻炼，增强抵抗力。

【特别提示】

- 表皮乳头状瘤虽非真性肿瘤，但易恶变，因此应定期随访检查。

17 血管瘤

血管瘤由各种类型血管增生及脂肪组织组成。

【你需了解】

- 分为毛细血管瘤、海绵状血管瘤和蔓状血管瘤。
- 可发生于身体任何部位，多见于皮肤和皮下组织，其次为口腔黏膜和肌肉。

【症状表现】

- 毛细血管瘤　多见于婴儿，出生时或出生后早期见皮肤有红点或小红斑，后逐渐增大，红色加深并且隆起；瘤体境界分明，压之可褪色，释手后恢复红色。
- 海绵状血管瘤　皮肤正常，或有毛细血管扩张，或呈青紫色。肿块质地软而境界不太清，有的稍有压缩性，可有钙化结节，可触痛。在下肢者久站或多走时有发胀感。
- 蔓状血管瘤　外观常见蜿蜒的血管，有明显的压缩性和膨胀性，有的可听到血管杂音，有的可触到硬结。在下肢者皮肤可因营养障碍而变薄、着色，甚至溃破出血，累及较多的肌群者影响运动能力。累及骨组织的青少年，肢体可增长、增粗。

【处理】

- 毛细血管瘤在早期瘤体较小时容易治疗，施行手术切除或以液氮冷冻治疗。瘤体增大时仍可用手术或冷冻治疗，但易留有疤痕。
- 对海绵状血管瘤治疗应及早施行血管瘤切除术，可在局部注射血管硬化剂行辅助治疗。
- 蔓状血管瘤应争取手术切除。

【你需就医】

- 发现血管瘤不论大小，都应及时就医。

【你需注意】

- 避免外伤。

【特别提示】

- 血管瘤应尽早手术，以免过大而影响功能且增加治疗上的困难。

18 色素痣和恶性黑色素瘤

色素痣和恶性黑色素瘤为黑色素聚集所形成的色素斑块。

【你需了解】

● 色素痣为良性色素斑块，分为皮内痣、交界痣和混合痣。

● 黑色素瘤为高度恶性肿瘤。

【症状表现】

● 皮内痣位于表皮下，真皮层，生长后可高出皮肤表面，表面光滑，可存有汗毛，较稳定。交界痣局部平扁，色素较深。混合痣为皮内痣和交界痣同时存在。

● 黑色素瘤为高度恶性肿瘤，发展迅速，妊娠时发展更快。

【处理】

● 对皮内痣可不作任何处理。

● 对交界痣、混合痣和黑色素瘤都应作完整的手术切除。

【你需就医】

● 黑痣色素加深、变大或有瘙痒不适或疼痛时，可能发生恶变。

● 黑痣溃破及出血，应提高警惕。

● 黑色素瘤受外伤时，须防止转移。

【你需注意】

● 避免黑痣受外伤或感染。

● 避免刺激黑痣。

● 黑色素瘤若受外伤，如不做彻底切除或切取活检，可迅即出现卫星结节及转移。

【特别提示】

● 痣在受外伤时需特别注意，防止其恶变。

19 甲状舌骨囊肿

甲状舌骨囊肿是一种与甲状腺发育有关的先天性畸形。

【你需了解】

● 多见于15岁以下小儿。

● 由于甲状腺舌管自行退化不全引起。

【症状表现】

● 表现为颈前区舌骨下方圆形肿块。

● 肿块边界清楚，表面光滑，有囊样感，无压痛，能随吞咽或伸舌、缩舌运动而上下活动。

● 并发感染，局部出现红、肿、热、痛，并可有全身症状。

【处理】

● 有感染的，先用抗生素控制感染。

● 采用手术治疗。

【你需就医】

● 发现颈部不明原因肿块时，都需就诊。

● 合并有感染时。

【你需注意】

● 囊肿可多年不发生变化和不引起症状。

● 平时注意观察肿块的大小、质地。

【特别提示】

● 颈部肿块性质众多，发现肿块首先就医，明确性质最重要。

20 鳃裂囊肿

鳃裂囊肿是一种含腮腺组织、黏液和软骨样组织的肿瘤。

【你需了解】

● 它是多形性肿瘤，其中的黏液和软骨样组织都是由腮腺组织蜕变而成的。

● 多见于青壮年。

● 为良性肿瘤，但具有潜在的恶性生物学行为。

【症状表现】

● 肿瘤位于耳垂下方，较大时，即伸向颈部。

● 肿瘤呈硬结状，其中囊性变而间有较软的结节。

● 肿瘤与皮肤无粘连，可被推动。

● 生长缓慢，可数年或10余年不发生变化。

● 如发生恶变，肿瘤常突然生长迅速，并粘连固定。

● 晚期的恶变肿瘤可溃破，出现疼痛或面神经麻痹等症状，并有颈部淋巴结转移。

【处理】

● 应早期手术切除，以防恶变。

● 须将肿瘤连同包膜和肿瘤周围的正常腮腺组织足够的一并切除，以防复发。

● 恶变的肿瘤，施行根治术，包括面神经在内，同时清除患侧淋巴结。

【你需就医】

● 发现耳边有不明原因肿块。

● 肿块短时间内增大，有疼痛、麻痹等症状时。

【你需注意】

● 发现肿瘤最好手术切除，以防恶变。

● 定期复查，以防复发，复发者易恶变。

【特别提示】

● 腮腺肿瘤只要早期发现，早期治疗，使恶变发生率降低。

21 甲状腺腺瘤

甲状腺腺瘤是甲状腺腺体组织扩大增生所形成的结节状肿状。

【你需了解】

● 是最常见的甲状腺良性肿瘤。

● 多见于40岁以下的妇女。

【症状表现】

● 多为单发，呈圆形或椭圆形，局限在一侧腺体内。

● 质地稍硬，表面光滑，无压痛，能随吞咽上下移动。

● 腺瘤生长缓慢，大部分患者无任何症状。

● 可因囊壁血管破裂而发生囊内出血，局部出现胀痛。

【处理】

● 原则上应早期切除，一般行患侧甲状腺大部切除。

● 如腺瘤较小，可行单纯腺瘤切除。

【你需就医】

● 发现甲状腺不明原因肿块时都应及时就诊。

● 肿块在短期内迅速增大、疼痛、压迫时，可能产生恶变。

● 肿块固定，质变硬，不随吞咽活动，可能产生恶变。

● 发声改变，呼吸、吞咽困难时可能产生恶变。

【你需注意】

● 甲状腺腺瘤原因不明，较难预防，重要在于及早发现颈部肿块。

【特别提示】

● 甲状腺腺瘤的术前性质诊断较为困难，多需术中行冰冻切片检查，以判定有无恶变。

● 甲状腺腺瘤有引起甲亢和恶变的可能。

● 甲状腺腺瘤术后需定期复查，防止复发。

22 甲状腺癌

甲状腺癌是甲状腺腺体组织过度增生，异常分化所形成的肿块。

【你需了解】

● 是甲状腺最常见的恶性肿瘤。

● 各个年龄段均可能发生。

● 根据病理分型不同，恶性程度也不同。

【症状表现】

● 发病初期多无明显症状。

● 可在甲状腺部位触及一质硬而高低不平的肿块。

● 肿块逐渐增大，吞咽时移动度降低。

● 晚期压迫喉返神经、气管、食管，产生声音嘶哑、呼吸困难或吞咽困难。

● 压迫颈交感神经节，可出现眼睑下垂，瞳孔缩小，眼球下陷，眼结合膜充血，鼻塞，面微红及不出汗。

● 有的肿块不明显，以颈、肺、骨骼的转移癌为突出症状。

● 髓样癌，常有家族史，可出现腹泻、心悸、脸面潮红和血钙降低等症状。

【处理】

● 各型甲状腺癌的恶性程度与转移途径有所不同，故治疗原则也各异。

● 乳头状腺癌　癌肿局限在腺体内，颈部淋巴结无转移，可将患侧腺体连同峡面全部切除，对侧腺体大部切除；颈部淋巴结转移，应同时清除患侧的颈部淋巴结。

● 滤泡状腺癌　手术原则与乳头状腺癌相同，但是有颈淋巴结转移时，即使清除了颈淋巴结，疗效也不满意，可试用放射性碘治疗,但应将全部甲状腺切除。

• 未分化癌 恶性程度高,发展迅速,通常采用外放射治疗。

• 髓样癌 积极采用手术切除或同时清除颈淋巴结,仍有较好疗效。

【你需就医】

• 发现颈部不明原因肿块时。

• 肿块在短期内迅速增大,疼痛,有压迫症状时。

• 肿块固定,质变硬,不随吞咽活动。

• 发声改变,呼吸、吞咽困难时。

【你需注意】

• 甲状腺腺瘤和结节性甲状腺肿都可发生恶变,故早期治疗这两种疾病,能减少甲状腺癌的发生。

【特别提示】

• 早期发现、早期诊断、早期治疗甲状腺癌是延长生存期的关键,因此发现肿块,不要惧怕手术,手术切除疗效显著。

• 术后定期复查 B 超、CT 能够及早发现转移肿瘤或复发肿瘤,及时制订治疗方案。

23 颈淋巴结结核

颈淋巴结结核是由结核杆菌侵入颈部淋巴结所引起的结核疾病。

【你需了解】

• 多见于儿童和青年人。

• 结核杆菌多经扁桃体、龃齿侵入。

• 在人体抗病能力低下时,才引起发病。

【症状表现】

• 颈部一侧或两侧有多个大小不等的肿大淋巴结,一般位于胸锁乳突肌的前后缘。

• 初期,肿大的淋巴结较硬,无痛,可推动。

• 若发生淋巴结周围炎,使淋巴结与皮肤和周围组织发生粘连,各淋巴结也相互粘连,则形成不易推动的结节性肿块。

• 晚期,淋巴结发生干酪样坏死,液化,形成寒性脓肿。

• 脓肿破溃后,形成经久不愈的窦道或慢性溃疡。

• 溃疡边缘皮肤暗红、潜行,肉芽组织苍白、水肿。

• 少部分患者可有低热、盗汗、食欲不振、消瘦等全身中毒症状。

【处理】

• 全身治疗 适当注意营养和休息。口服异烟肼 1～2 年,伴有全身毒性症状或身体他处有结核病变者,加服对氨基水杨酸钠或利福平或加用链霉素肌肉注射。

• 局部治疗 少数局限的、较大的、能推动的淋巴结,可考虑手术切除。已形成寒性脓肿而尚未穿破者,可行潜行性穿刺抽脓。寒性脓肿破溃形成溃疡或窦道者,如继发感染不明显,可行刮除术。寒性脓肿继发化脓性感染者,需先行切开引流,必要时再行刮除术。

【你需就医】

• 原有肺部或支气管结核病变,发现颈部肿块时。

• 低热、盗汗、食欲不振、消瘦等全身中毒症状严重时。

【你需注意】

• 做好卫生宣教,养成不随地吐痰的良好习惯。

• 儿童要接种卡介苗。

• 注意口腔卫生,早期治疗龃齿及切除有病变的扁桃体,在预防方面具有一定的意义。

【特别提示】

• 颈淋巴结结核需正规抗结核治疗,正规治疗是预防结核复发的关键。

24 急性乳腺炎

急性乳腺炎是乳房的急性化脓性感染。

【你需了解】

• 多见于产后哺乳的产妇。

• 发病多在产后 3～4 周。

• 发病原因为产后全身抗感染能力下降,乳汁淤积,使得细菌入侵。

【症状表现】

• 最初感觉乳房肿胀疼痛。

● 患处出现有压痛的硬块,表面皮肤红热。

● 可有寒战、高热、脉率加快等全身症状。

● 患侧腋窝淋巴结常肿大,并有压痛。

● 常在数天内软化形成脓肿。

【处理】

● 使用广谱抗菌药。

● 暂停哺乳,并促使乳汁通畅排出。

● 局部热敷,水肿明显者可用25%硫酸镁湿热敷。

● 形成脓肿后,主要措施是及时排脓。

【你需就医】

● 产后哺乳初期感乳房疼痛时,必须预防乳房感染。

● 有发热、寒战、脉搏加快等全身表现时,应防止感染进一步扩散。

【你需注意】

● 关键在于避免乳汁淤积,同时防止乳头损伤,并保持其清洁。

● 妊娠期应经常用温水、肥皂洗净两侧乳头。

● 养成定时哺乳和使婴儿不含乳头而睡的良好习惯。

● 每次哺乳应将乳汁吸空。

● 哺乳后应清洗乳头。

● 乳头如有破损或皲裂,要及时治疗。

● 注意婴儿口腔卫生,及时治疗口腔炎症。

【特别提示】

● 发生急性乳腺炎时应暂停婴儿哺乳,以保证婴儿健康。

25 乳腺纤维增生症

乳腺纤维增生症是乳腺间质的良性增生,可形成囊肿,也可形成乳头样增生。

【你需了解】

● 为妇女多发病之一。

● 常与月经周期有关。

【症状表现】

● 突出的表现为乳房胀痛和乳房肿块。

● 肿痛的特点具有周期性,常发生或加重于月经前期。

● 肿块常为多发性,可见于一侧,也可见于双侧,可局限于乳房的一部分,或分散于整个乳房。

● 肿块呈结节状,大小不一,质韧而不硬,可被推动。

● 肿块在月经期后可能有所缩小,腋窝淋巴结不肿大。

● 本病病程长、发展缓慢,时有乳头溢液。

【处理】

● 当前对乳腺纤维增生症尚无有效的治疗方法,在发病数月至一两年后常能自行缓解,因此,如诊断确定,多不需治疗。

● 用胸罩托起乳房,口服中药逍遥散,都有缓解疼痛的作用。

【你需就医】

● 乳房出现不明原因的肿块时都应就诊以明确性质。

● 肿块质硬,表面不光滑,与周围组织分界不清楚。

● 肿块短期内增长速度较快。

● 腋窝出现肿大淋巴结。

【你需注意】

● 在每次月经结束时,自我检查,用对侧手指掌面循序扪查乳房各部。

【特别提示】

● 乳腺纤维增生症有恶变可能,占2%～3%。

● 未排除乳腺癌的患者,应密切随访,必要时作活组织切片检查。

26 乳头溢液

轻挤乳晕或乳房肿块,可自乳头流出液体,称为乳头溢液。

【你需了解】

● 可见于终止哺乳后,正常月经期,早期妊娠或囊性增生病。

● 服用雌激素、氯丙嗪或避孕药时可发生。

● 可见于导管内乳突状瘤,乳癌。

【症状表现】

● 乳头流出液体,颜色可为鲜红色、棕色、黄色、黄绿色,乳汁样等。

● 有时可及乳房肿块,可为无痛性。

● 乳头溢液可为双侧性。

【处理】

● 根据不同的原因采取不同的处理方法:若为乳头状瘤,乳癌可采取手术治疗。正常月经期、早期妊娠者可暂时不予处理。服用雌激素、氯丙嗪或避孕药者可暂时停用。

● 溢液涂片找癌细胞有助于确定溢液的原因。

【你需就医】

● 乳头流出鲜红色液体可能为乳管内乳头状瘤。

● 棕色溢液可能为乳管内乳头状瘤或乳腺囊性增生病。

● 黄色或黄绿色溢液常是乳腺囊性增生的表现。

● 乳汁样乳液可见于终止哺乳后。

【你需注意】

● 平时注意普查,预防乳腺疾病。

【特别提示】

● 乳头溢液可有良性或恶性疾病引起,因此确定原因很重要。

27 乳房纤维腺瘤

乳房纤维腺瘤是乳房腺体增生所形成的良性疾病。

【你需了解】

● 好发年龄为性功能旺盛期(18～25岁)。

● 与雌激素作用活跃有密切相关。

● 月经周期对肿块的大小并无影响。

【症状表现】

● 肿块75%为单发,少数属多发性。

● 肿块增大较慢,患者常无自觉症状。

● 肿块质坚韧,边界清楚,表面光滑,极易推动。

【处理】

● 一旦发现,应手术切除。

【你需就医】

● 乳房出现不明原因的肿块时都应就诊以明确性质。

● 肿块质硬,表面不光滑,与周围组织分界不清楚。

● 肿块短期内增长速度较快。

● 腋窝出现肿大淋巴结。

【你需注意】

● 平时注意自我检查,用对侧手指掌面循序扪查乳房各部。

【特别提示】

● 乳房纤维腺瘤虽属良性疾病,但有恶变可能。

28 男性乳房肥大症

男性乳房肥大症是男性乳腺组织增生所出现的乳房肥大。

【你需了解】

● 发病者多为中年和老年,但青春期也可发病。

● 本病发生原因尚不肯定,一般认为与激素失调有关。

【症状表现】

● 乳房出现胀痛和压痛的坚实肿块。

● 肿块小者1～2cm,大者与成年妇女乳房相当。

【处理】

● 一般不需治疗。

● 如因服用雌激素而发病,停药后即逐渐消退。

● 如明显肥大而影响外貌,可手术切除,但应保留乳头。

【你需就医】

● 乳房出现不明原因的肿块时都应就诊以明确性质。

● 肿块质硬,表面不光滑,与周围组织分界不清楚。

● 肿块短期内增长速度较快。

● 腋窝出现肿大淋巴结。

【你需注意】

● 平时注意自我检查,用对侧手指掌面

循序扪查乳房各部。

- 本病发生原因尚不肯定，较难预防。

【特别提示】

- 男性乳房肥大症需与乳癌鉴别，因此及时就诊非常重要。
- 青少年在性成熟期可出现乳房肥大，但多系暂时性，常在短期内消退，不属病理性。

29 腹部损伤

腹部损伤是由于利器、火器等锐性物体所致，或由于挤压、碰撞等钝性暴力所致的腹壁软组织、脏器等的损伤。

【你需了解】

- 分为开放性损伤和闭合性损伤，但结果都可导致内脏损伤。
- 损伤的严重程度取决于暴力的强度、速度、硬度、着力部位和作用方向等因素。还取决于内脏解剖特点、原有情况和功能状态等内在因素。

【症状表现】

- 单纯腹壁损伤表现为局限性腹壁肿、痛和压痛，有时可见皮下淤斑，随时间的推移会缓解。
- 腹腔内脏若仅为挫伤，伤情通常不重，也无明显临床表现。
- 腹腔内脏若破裂，则有明显临床表现。

实质性脏器（肝、脾、肠系膜等）主要表现为内出血，包括面色苍白、脉率加快，严重时脉搏微弱、血压不稳甚至休克。出血多的可有明显腹胀和积血，除非有严重的腹壁挫伤，腹痛一般不重，但肝破裂有胆汁流出，或胰腺胰液溢出则有明显的腹痛、腹胀、恶心、呕吐。

空腔脏器（肠胃、胆囊、膀胱等）损伤，主要表现为腹痛、恶心、呕吐、脉率加快，后期出现全身性感染中毒症状，出现高热、寒战、脉速、呼吸浅快、四肢发凉等。

若两类脏器同时破裂，则两种临床表现可以同时存在。

【处理】

- 腹壁闭合性损伤和盲管伤处理原则只需对症处理。
- 对已确诊或高度怀疑内脏损伤原则是手术治疗。
- 内脏损伤防止休克是一个重要的环节，积极输液。
- 大量运用抗生素防止感染。

【你需就医】

- 任何腹壁损伤，不论大小均应就诊。
- 短期内腹痛、恶心、呕吐、腹胀加重者，说明病情在发展。
- 出现口渴、烦躁、脉率增快或体温上升者，说明病情加重。

【你需注意】

- 避免任何的损伤。

【特别提示】

- 有的腹部损伤，就诊时可能没有脏器的破裂，但是会发生迟发性破裂，因此任何腹部损伤都不应该大意。

30 急性腹膜炎

急性腹膜炎是腹膜受到化学性刺激或细菌污染而引起的炎症。

【你需了解】

- 常由腹腔内器官穿孔，损伤引起的腹壁或内脏破裂，手术污染或吻合口漏等，是急性腹膜炎最常见的原因。
- 机体抵抗力降低的情况下，并发上呼吸道感染，病原菌经血循环而达腹腔也可引起腹膜炎。

【症状表现】

- 可突然发生或渐发，如胃十二指肠溃疡的穿孔，或空腔脏器的损伤破裂可突然发生。阑尾炎、胆囊炎等引起的腹膜炎多先有原发病症状，以后才逐渐出现腹膜炎表现。
- 剧烈腹痛，短时内不能缓解，深呼吸、咳嗽、转动身体时加剧。
- 恶心、呕吐是最早出现的常见症状。
- 体温升高、脉搏加快。
- 严重阶段时，出现高热、脉速、呼吸浅快、大汗、口干，后期面色灰白，虚弱，眼窝凹陷，皮肤干燥，四肢发凉，呼吸急促，口唇发绀，舌干苔厚，体温下降，神志恍惚等。

● 腹部胀气，腹肌紧张，呈木板样。

【处理】

● 在大多数情况下采取以手术为主的综合治疗，手术适用于病情严重或经短时非手术治疗无效者。

● 非手术疗法：取半卧位体位，禁止饮食，用胃管抽出胃内容物，静脉补充水、电解质，选用足量的抗生素，补充热量和营养，镇定、止痛、吸氧。

【你需就医】

● 不明原因的腹部疼痛，怀疑腹内脏器出现毛病时，需及时就医。

● 恶心、呕吐严重时，常表示腹内可能有感染灶。

● 体温升高，口干、大汗都是疾病加重的表现。

【你需注意】

● 避免受到外伤，发生腹内脏器的破裂。

● 平时注意增强体育锻炼，增强抵抗力。

● 积极治疗腹膜内原发病灶，如胃十二指肠溃疡、阑尾炎等。

【特别提示】

● 腹膜炎病情严重，会引起生命危险，因此积极治疗是关键。

31 脐膨出

脐彭出是脐环部突出的腹壁组织或腹腔内容物。

【你需了解】

● 常见于婴儿，常是由于其腹壁环闭锁不全或脐部瘢痕组织不够坚强，在腹压增加的情况下，即可发生。

● 成人脐膨出多见于中年经产妇女。

● 还可见于孕妇或肝硬变伴腹水者。

【症状表现】

● 最常见的症状是发现脐部肿块。

● 肿块可回纳，但在腹压增加时又会膨出。

● 肿块可发生疼痛。

● 当不能回纳时会发生肠梗阻，恶心呕吐，停止排气排便。

【处理】

● 婴儿脐环迟至2岁时多能自行闭锁，若发生嵌顿或穿破等紧急情况时，可采取手术疗法。

● 婴儿2岁后，如脐环直径还大于1.5～2cm，则应手术治疗。

● 成人脐疝多可采取手术疗法。

【你需就医】

● 发现脐部不明原因的肿块时。

● 肿块疼痛时，说明可能发生嵌顿。

● 发生恶心、呕吐，停止排气、排便时说明可能发生肠梗阻。

【你需注意】

● 减少腹压，避免屏气，尽量减少便秘。

【特别提示】

● 脐部的肿块容易复发，需避免引起腹压增加。

32 脐 疝

由脐环部突出的疝称之为脐疝。是因为脐环闭锁不全或脐部瘢痕组织不够结实，在腹腔压力增高的情况下即可引发脐疝。

【你需了解】

● 脐疝多发于婴儿，由于先天性脐环闭锁不全加上婴儿经常啼哭和便秘，婴儿腹内压增高所致。

● 成人脐疝较少见，多数是中年经产妇女。

● 婴儿脐疝多属易回复性，所谓易回复性就是脐疝突出之后可自行回纳，不会引起严重的并发症。偶可发生嵌顿，所谓嵌顿即脐疝突出之后不能回纳，从而引起一系列较为严重的并发症，如持续性进行性加重的腹痛、呕吐，有时有肛门停止排便排气等。

● 成人脐疝多因疝环狭小，易出现嵌顿。

【症状表现】

● 易回复性脐疝在婴儿啼哭和排便时可见脐部一柔软性肿块，有弹性，无红肿、触痛等。

● 婴儿平静或平卧时，软性肿块可消失。

• 用手轻触脐环部可及脐环皮下腹壁肌肉一小缺损。

• 当脐疝出现嵌顿时，可见脐环部一固定的肿块，质地较硬，后期可有触痛；还伴有恶心、呕吐、腹胀及不排便排气等。

• 若为肠管嵌顿，晚期可因肠管缺血坏死，肠内容物流出引起脐周组织炎症，出现皮肤发红，水肿及触痛明显等症状。

【处理】

• 在医生指导下手法回纳疝块，再用一大于脐环的、外包纱布的硬币或小木片抵住脐环，用胶布或绷带固定且勿移动。

• 多食易消化的食物，保持排便通畅。

• 因婴儿不能言语，加强对他们的观察，一旦婴儿出现啼哭不止、腹胀、呕吐等症状应立即就医。

【你需就医】

• 一般情况下，2 岁以内的婴儿脐疝多能自愈，但非手术疗法应在医生的指导下进行，并按医嘱定期到医院检查。

• 一旦婴儿出现啼哭不止、腹胀、呕吐等症状应立即就医，如怀疑脐疝嵌顿，应立即手术治疗。

• 成人脐疝应采取手术疗法。

• 婴儿脐疝经非手术治疗不能自愈且渐增大者也应采用手术治疗。

【你需注意】

• 注意婴儿脐部卫生，防止皮肤发炎。

• 注意饮食卫生和营养。

• 保证婴儿足够的睡眠。

【特别提示】

• 在非手术治疗期间，要经常查看婴儿脐部的情况，以免出现压迫时间过长引起脐部皮肤溃疡。

33 腹股沟斜疝

腹腔内腹膜经腹股沟管突出至皮下，男性可入阴囊，女性可达大阴唇，俗称“气泡”。

【你需了解】

• 斜疝是最多见的腹外疝，好发于儿童和青壮年男性，右侧比左侧多见。

• 儿童多因先天性因素引起，一部分患儿伴发睾丸或精索鞘膜积液。

• 青壮年多因强体力劳动或便秘等使腹内压骤增时发生，在这种情况下发生的斜疝多为嵌顿疝。

• 老年人斜疝因为其腹壁肌肉萎缩，腹壁强度减弱，老年男性患者可由以下疾病引发：慢性支气管炎、肺气肿，经常咳嗽使腹内压增高，前列腺肥大增生长期小便困难致使腹内压增高，慢性便秘引起的腹内压增高等。

【症状表现】

• 主要表现为腹股沟区的软性、可复性肿块，早期可不明显，仅有下腹的轻度坠胀感。

• 肿块常在站立、行走、咳嗽或劳动时出现，多呈带蒂柄的梨形。

• 可降至阴囊或大阴唇。

• 易复性疝除腹股沟区有肿块和偶有胀痛感，一般无其他症状。

• 患者平卧休息或用手将肿块向腹腔推送，肿块可向腹腔回纳而消失。

• 难复性疝的主要特点是肿块不能完全回纳。

• 嵌顿疝表现为肿块紧张发硬，有明显的触痛，可伴有腹痛、恶心、呕吐、便秘等症状。

• 嵌顿时间过长可发生肠管缺血坏死，引起疝周组织急性炎症。

• 若腹腔内肠绊坏死则可出现急性腹膜炎的体征：如剧烈腹痛，腹部拒按，患者不敢移动体位，高热等，严重者可出现感染性休克而引起死亡。

【处理】

• 注意休息，避免强体力的劳动或锻炼。

• 加强营养，可进行适度的体育锻炼以加强腹壁肌肉的强度。

• 保持大小便通畅。

• 饮食上注意营养，多食易消化食物，多纤维素，少辛辣刺激等。

【你需就医】

• 一部分婴儿在医生的指导下经非手术治疗能痊愈，但大部分都需手术治疗，尤其合并有鞘膜积液时。

● 成人腹股沟斜疝都应早期手术治疗。

● 在强体力劳动或锻炼时出现腹股沟包块并感疼痛、恶心、呕吐等应立即就医。

● 疝时间一长可能会出现疝内容物与疝囊壁粘连,转为难复性疝甚至嵌顿疝,进而发生绞窄。

【你需注意】

● 任何治疗都应在医生的指导下进行。

● 注意休息,加强营养。

● 可适度地进行体育锻炼。

● 平时保持大小便通畅。

● 术后保持切口干燥。

● 有慢性肺气肿、前列腺肥大增生、便秘及肝硬化等慢性疾病时应同时治疗这些病。

【特别提示】

● 腹股沟斜疝术后3个月内避免较大强度的体力劳动或锻炼。

34 腹股沟直疝

腹股沟直疝也是腹股沟疝的一种,多见于年老体弱者。

【你需了解】

● 腹股沟直疝突出的位置和途径与腹股斜疝不同,其不入阴囊。

● 从疝表面按之可触及一腹壁缺口。

● 不易发生嵌顿。

● 一部分患者可伴有像腹股沟斜疝一样的慢性疾病。

● 有时可见于双侧。

【症状表现】

● 腹股沟处一半球形肿块,平躺或用手可将疝回纳;

● 无疼痛及其他不适症状。

【处理】

● 休息,加强营养,保持大小便通畅。

● 在处理病因的基础上手术治疗。

● 对无法手术者可在医生的指导下行非手术疗法。

● 饮食上注重多纤维素、易消化、有营养。

【你需就医】

● 一旦发现,早就医,早治疗。

【你需注意】

● 一部分直疝是可预防的。

● 有慢性支气管炎、肝硬化腹水、便秘、前列腺肥大时,应及时治疗这些慢性病。

● 平时应进行适度的体育锻炼。

● 多食水果及蔬菜。

【特别提示】

● 术后预防和治疗慢性病是防止疝复发的重要措施。

35 股 疝

股疝是疝囊自大腿根部的卵圆窝突出。

【你需了解】

● 多发生于中年以上的妇女。

● 极易嵌顿。

● 肿块一般较小。

● 肥胖者有时只有消化道的症状而大腿根部的肿块并不明显,但触摸时可及皮下一肿块。

【症状表现】

● 在无明显症状的患者中,可及大腿根部的无痛性肿块,可以复位。

● 肿块较小,呈小半球形,咳嗽时有冲击感。

● 发生嵌顿时,除局部明显疼痛外,也可有恶心、呕吐、腹痛等症状。

【处理】

● 一旦发现及时就医。

【你需就医】

● 发现大腿根部的肿块应就医。

● 即使没有明显的肿块,若有大腿根部的疼痛及消化道的不适感就应马上就医。

【你需注意】

● 注意休息,加强营养。

● 保持大小便通畅。

● 多食水果及蔬菜。

● 适度的体育锻炼。

● 术后一定要注意休息,避免重体力劳

动及较大强度的活动。

【特别提示】

● 一旦发现大腿根部的肿块，无论是否有症状都应及早就医。

36 先天性肥厚性幽门狭窄

先天性肥厚性幽门狭窄是在新生儿早期引起剧烈呕吐的一种先天性疾病，是新生儿器质性呕吐最常见的原因之一。

【你需了解】

● 多发生于新生儿出生后的1～3周。

● 这种疾病引起的呕吐剧烈，与新生儿饱食后的溢奶不同。

● 早期不影响新生儿对吸乳的渴求，呕吐多发生于吸乳后的几分钟。

● 呕吐呈喷射状，无胆汁。

● 吐后新生儿食欲仍强。

● 新生儿大便少，尿少。

【症状表现】

● 吸乳后即出现喷射性呕吐是本病的特征性表现。

● 呕吐物无胆汁，或呕出头天晚上吸食的奶汁。

● 早期新生儿没有任何精神症状如高热、抽搐等，呕吐后患儿表现如前，又要吸奶。

● 后期可因缺水，缺乏营养，出现"小老人面容"。

【处理】

● 新生儿呕吐后应用软布轻轻擦洗其口腔，清除口腔内乳块，防止误吸入肺部引发严重的并发症。

● 及早就医。

【你需就医】

● 发现上述症状应立即就医。

【你需注意】

● 新生儿饱食后可能会出现溢奶现象，应与此区别。

【特别提示】

● 当怀疑是此病时应暂停喂食，并立即就医。

37 肠梗阻

肠梗阻是肠内容物不能正常、顺利地通过肠道，是外科常见的病症。

【你需了解】

● 引起肠梗阻的原因很多，最常见的是机械性肠梗阻，就是由于各种原因引起的肠腔变狭小，使肠内容物通过发生障碍。

● 腹腔手术后也可引起肠梗阻，如胆囊手术、胃手术等。

● 无手术病史的老年人多由结肠肿瘤、粪石等引起肠梗阻。

● 疝嵌顿也可引起肠梗阻。

● 肠梗阻处理不当或得不到及时处理会引起严重的并发症甚至导致死亡。

【症状表现】

● 腹痛，多为绞痛，且腹痛发作时可自觉有"气块"在腹中串动。

● 肠梗阻患者均会出现恶心、呕吐的症状。

● 有腹胀，与梗阻的位置有关，高位梗阻时呕吐频繁且早，但腹胀不明显，而低位梗阻时则腹胀明显但呕吐较晚。

● 肛门停止排气排便，完全性肠梗阻发生后，患者多不排气排便。但有少数患者在梗阻以下尚残存粪便和气体，仍可排出，故不能因此而否定肠梗阻的存在。

● 晚期可出现体温升高，呼吸急促，血压下降，脉搏增快等表现。

● 有时可听见明显的来自腹腔的"咕噜噜"的声音，声音响亮且频繁。

【处理】

● 禁食，胃肠减压以减轻腹胀。

● 体位选半卧位，以减轻对膈肌的压迫。

【你需就医】

● 当出现腹痛伴有频繁的呕吐，无大便及气体排出，应立即就医。

【你需注意】

● 禁食是减轻肠梗阻症状最基本的手段，未得到医生的允许不得擅自进食。

● 当症状缓解时，应食易消化、少渣食物，且量宜少。

● 平时的饮食也以清淡、易消化、多纤维素为主。

● 注意休息，切忌暴饮暴食。

【特别提示】

● 有些肠梗阻因饱食后即行剧烈运动引起，多见于青壮年，因此饱食后忌过激运动或劳动。

38 蛔虫性肠梗阻

由许多蛔虫在小肠内扭结成团引起肠痉挛而阻塞了肠腔，称为蛔虫性肠梗阻。

【你需了解】

● 多见于2～10岁儿童，农村发病率较高。

● 经口吞入感染期幼虫卵是人体感染蛔虫的主要方式。

● 生食了含有大量受精蛔虫卵的蔬菜、瓜果。

● 驱虫治疗不当常为本病的诱因。

【症状表现】

● 儿童常有腹痛，为脐周不定时的反复腹痛，无压痛，伴食欲减退，恶心，腹泻或便秘，可排出或呕出蛔虫。

● 儿童有时有惊厥、夜惊、磨牙、异食癖等表现。

● 少数患者可并发肠壁坏死穿孔引起急性腹膜炎，不及时治疗可致死。

● 表现为脐周围阵发性腹痛、恶心、呕吐，有时可吐出蛔虫。

● 腹部柔软，往往可扪到蛔虫扭结成团形成的条索状肿块。

● 疼痛可为阵发性也可为持续性，间歇期患者可表现为轻微的腹痛或无腹痛。

【处理】

● 当出现上述症状时应禁食、禁水，可口服豆油及花生油60ml，有松解蛔虫团的作用。

● 注意休息和保暖。

● 腹痛缓解后在医生指导下行驱虫治疗。

【你需就医】

● 当出现腹痛，加上平时有蛔虫便，伴恶心、呕吐等肠梗阻症状时，就应立即就医。

【你需注意】

● 平时注意饮食卫生，生食的水果蔬菜应洗净后再食用。

● 饭前便后要洗手。

● 食易消化、有营养、清淡之食物。

【特别提示】

● 当怀疑有蛔虫症时，不应胡乱用药驱虫，若驱虫不当可致诸多并发症，如胆管蛔虫、蛔虫性腹膜炎等。

39 肠套叠

一段肠管套及相连接的另一段肠管内称为肠套叠。

【你需了解】

● 一般为近侧肠管套入远侧肠管内，但亦有远侧肠管逆向套入近侧肠管的，但极罕见。

● 肠套叠几乎均伴有肠梗阻。

● 4～10个月的健康肥胖婴儿发病率最高。

● 肠套叠是婴幼儿时期特有的常见急腹症，此病来势凶，发展快，若不能早期发现和及时治疗，肠管套叠部分的血液循环就会受阻，肠壁发生坏死和穿孔，甚至致死。

● 婴幼儿是需要添加辅食的年龄，肠内运动规律处于较大变化的时期，因易发生肠道蠕动紊乱会致肠套叠。

● 小儿肠套叠与病毒感染有关，由于病毒所致的炎症反应引起肠蠕动紊乱，导致肠套叠。

● 成年人肠套叠一般均有明显原因。多数在肠壁长有息肉、乳头状腺瘤或有黏膜下脂肪瘤等。

【症状表现】

● **阵发性哭闹** 婴儿突然哭闹不安，面色苍白，手足乱动，呈异常痛苦状，此系腹绞痛的表现。不久痛止，小儿安静如常，间歇数分钟或半小时后又突然哭闹，呈反复阵发性发作。

● **呕吐** 婴儿阵发性哭闹开始后不久就

会出现呕吐，最初吐出物为奶块或食物，后可带有草绿色的胆汁，甚至吐出有粪臭的液体。

● 便血　起病数小时后可排出暗红色血便和黏液的混合物，有时可排出深红色血水。

● 腹块　在疾病初期，腹痛暂停，腹肌放松时，家长可在患儿的腹部摸到一长筒形如腊肠或香蕉状，中等硬度，略带弹性，表面光滑，稍可活动并有压痛的肿块，这是诊断小儿肠套叠最有价值的体征。

【处理】

● 禁水，保暖。

【你需就医】

● 家长若发现宝宝有以上四大症状表现时，应想到发生肠套叠的可能，并立即送孩子去医院外科检查，最好同时将患儿排出的大便带给医生，以便察看或化验。

【你需注意】

● 新生儿及婴幼儿多不会言语，或言语不准确，家长应认真仔细地观察患儿的病情，切勿大意。

【特别提示】

● 此病早期诊断多有困难，请去专科医院就诊。

40 粘连性肠梗阻

腹腔内因粘连而使肠腔受压或牵扯拉变狭小，肠内容物不能顺利通过引起的肠道阻塞称为粘连性肠梗阻。

【你需了解】

● 粘连性肠梗阻除极少数为腹腔内先天性粘连外，大多为获得性。

● 常见的原因为创伤、炎症和异物，如腹部手术，腹膜炎或腹腔内滑石粉或遗留纱布等。

● 粘连性肠梗阻中70%～90%有腹部手术史，主要是妇科、阑尾和下腹部手术。

● 肠粘连不等于肠梗阻，即使腹腔内有广泛的肠粘连，如肠曲未形成锐角，肠内容物通过无困难，亦不发生肠梗阻。

【症状表现】

● 一般有外科手术史或腹部炎症病史。

● 有呕吐、腹痛、腹胀及肛门停止排便排气等。

● 如并发肠坏死则有腹痛突然减轻后又迅速加剧，且患者不敢移动身体，腹部拒按，可有发热。

【处理】

● 与肠梗阻相同。

【你需就医】

● 同肠梗阻。

【你需注意】

● 禁食是减轻肠梗阻症状最基本的手段，未得到医生的允许不得擅自进食。

● 当症状缓解时，应食用易消化、少渣食物，且量宜少。

● 平时的饮食也就以清淡、易消化、多纤维素为主。

● 注意休息，切忌暴饮暴食。

【特别提示】

● 注意饮食规律卫生，切忌暴饮暴食。

41 肠扭转

肠扭转指一段肠曲以其系膜的纵向为轴旋转180°以上甚至转几转，造成的绞窄性肠梗阻。

【你需了解】

● 肠扭转可见于从新生儿到老年的不同年龄。

● 以小肠和乙状结肠为多，盲肠较少见，而横结肠扭转则罕见。

● 最常见的诱因为肠粘连。

● 另一些重要的诱因为肠曲内充盈时剧烈运动或劳动。

● 可反复发作。

【症状表现】

● 发病前可有饱餐和/或剧烈体力活动史。

● 腹痛突起，呈持续性伴阵发性绞痛。

● 小肠扭转时恶心、呕吐早而频繁，便秘和腹胀则不显著。

● 而乙状结肠、盲肠扭转则恶心、呕吐轻，腹胀、便秘明显。

● 扭转严重时可出现腹膜炎，循环衰竭。

【处理】

● 禁食、休息、保暖。

【你需就医】

● 立即就医。

【你需注意】

● 腹部有手术病史或有过腹部炎症病史，平时应注意饮食规律、卫生，切忌暴饮暴食。

● 以易消化、有营养的食物为主，多食水果蔬菜，保持大便通畅。

【特别提示】

● 饱食后忌过剧运动及劳动。

42 阑尾炎

阑尾炎是阑尾部位的急性炎症，俗称"盲肠炎"。

【你需了解】

● 急性阑尾炎是最为常见的急腹症。

● 青壮年多发，男性多于女性。

● 食生冷和不洁食物，便秘，急速奔走，精神紧张，导致肠功能紊乱，妨碍阑尾的血循环和排空，为细菌感染创造了条件，易发阑尾炎；机体抵抗力下降时也易发病。

● 饮食习惯、生活方式也与阑尾炎发病有关。

● 单纯性急性阑尾炎病情轻，治疗效果好。

● 急性阑尾炎未能及早治疗，可发生阑尾穿孔、化脓，引起弥漫性腹膜炎等严重合并症，死亡率较高。即使治愈后也易发生肠道粘连引发肠梗阻，患者十分痛苦。

● 小儿阑尾炎发病前多有感冒、扁桃体炎、腹泻等诱因，极易发生阑尾穿孔。

● 老人的急性阑尾炎，开始症状轻微，疼痛不重，不被重视。而老人因阑尾壁萎缩变薄、变脆，则易发生穿孔和坏死，死亡率随年龄增长而增高。

【症状表现】

● 转移性右下腹痛：典型的急性阑尾炎的腹痛开始多在中上腹或肚脐周围，患者不能准确地辨明疼痛的确切部位。经数小时或十几个小时后，腹痛转移到右下腹部，疼痛呈持续性。大部分患者有上述腹痛史。

● 胃肠道症状：急性阑尾炎一般都伴有恶心、呕吐、食欲减退，有时有腹泻或便秘等症状。

● 显著的压痛点：阑尾炎发作后，一般在右下腹部有一个明显的压痛点，它也是阑尾炎的最重要特征。

● 全身症状：一旦起病，多伴有头晕、头痛、无力等全身症状。如果病情严重还会出现发热、心慌等。

【处理】

● 禁水、休息、保暖。

【你需就医】

● 一旦出现上述症状，要尽快到医院确诊，以免延误病情。

【你需注意】

● 患者肠蠕动恢复后，可进稀粥、菜汤、面条等易消化且有营养的流质、半流质食物。多吃蔬菜，应讲究饮食卫生，以防便秘和腹泻，以免再次引起炎症，发生感染，导致肿胀。

● 患者要适宜地活动，如散步、自理生活、做家务等，促进胃肠蠕动，以减少发生肠粘连的机会。

● 患者出院后应口服抗炎症、抗感染的药物，若出现腹痛、恶心、呕吐应及时到医院就诊，若发生阑尾周围脓肿病，出院后 3 个月应再入院作阑尾切除。

【特别提示】

● 急性阑尾炎与生活习惯有很大关系，养成良好的生活习惯是预防急性阑尾炎的方法之一。

43 肠　瘘

肠壁有孔，致肠内容物由此漏出体表或穿入腹内或其他空腔器官中者，称为肠瘘。

【你需了解】

● 肠瘘是继发于手术、损伤、炎症、感染及肿瘤等的一种严重的并发症。

● 肠瘘患者多因营养吸收障碍而出现严

重的营养不良。

- 患者需长期进行静脉高能营养支持。
- 感染是肠瘘患者死亡的主要原因。

【症状表现】

- 在肠外瘘形成之前，形成瘘口处的腹壁因肠液的腐蚀或感染，出现局部的红、肿、痛等症状。
- 在瘘形成后，瘘口处经常性有肠液甚至大便样液体流出。
- 患者进行性消瘦。
- 合并全身性感染时，可有高热等症状，并可出现肾功能衰竭，少尿甚至无尿。

【处理】

- 禁食、休息。

【你需就医】

- 立刻就医。

【你需注意】

- 当发生腹部外伤时应及早就医，以免病情恶化。

【特别提示】

- 肠瘘患者免疫功能低下，极易合并感染，应特别注意个人卫生。

44 先天性巨结肠

先天性巨结肠主要的病变是某段肠壁(一般是乙状结肠下段和直肠上段)没有神经节细胞或星形神经节细胞数减少。有人认为是一种发育停顿，造成这一段肠壁肌肉失去神经控制，处于肌肉收缩痉挛状态，形成功能性狭窄，引起肠内容物的堆积。这样，就必然增加了病变肠管以上的正常肠管的工作量，久之，引起病变组织部位以上正常肠管逐渐扩张粗大和肠壁肥厚。由于有粗大的结肠存在，所以叫作巨结肠。

【你需了解】

- 病变区并不在粗大的肠管，而是在其下变细的地方。
- 小儿患巨结肠后有便秘、腹胀难忍，影响发育。
- 有些患儿病情有时会突然恶化，威胁其生命安全，必须及时治疗。

【症状表现】

- 胎便排出延迟，顽固性便秘腹胀，多于生后48小时内无胎便排出或仅排出少量胎便，可于2～3天内出现低位部分甚至完全性肠梗阻症状，呕吐、腹胀不排便。
- 营养不良，发育迟缓，长期腹胀便秘，可使患儿食欲下降，影响了营养的吸收。粪便淤积使结肠肥厚扩张，腹部可出现宽大肠型，有时可触及充满粪便的肠袢及粪石。
- 巨结肠伴发小肠结肠炎，是最常见和最严重的并发症，尤其是新生儿时期。其病因尚不明确，近端结肠继发肥厚扩张，肠壁循环不良是基本原因，在此基础上一些患儿机体免疫功能异常或过敏性变态反应体质而产生了小肠结肠炎。也有人认为是细菌和病毒感染引起。

【处理】

- 给小儿食易消化、有营养、高维生素的食物。
- 小儿便秘时，可用温盐水灌肠。

【你需就医】

- 当发现小儿有上述症状时应到医院就诊，以进一步确认。

【你需注意】

- 小儿有便秘且有粗大的便块时。

【特别提示】

- 患本病时应及早就医，以免发生病情突然恶化。

45 直肠脱垂

有的人在排便或下蹲时，由肛门内翻出来一段肠子，在站立或便后有时还需用手托回去称为直肠脱垂，俗称为“脱肛”。

【你需了解】

- 本病可发生于任何年龄，在小儿多为直肠黏膜脱垂。
- 20～40岁的男性及50岁以上的女性多为直肠全层脱垂。
- 婴幼儿消化不良，受凉或肠道感染等原因均可引起腹泻，经常性腹泻是直肠脱垂的主要原因之一。

【症状表现】

● 排便时有肿物从肛门口脱出。

● 初发便秘可回缩如初。

● 严重时则不能回缩。

● 有时有下腹部胀痛，肛门下坠感，亦伴有尿频症状。

● 严重时，直肠黏膜受摩擦、刺激等因素引起黏液分泌增多，充血，出血，水肿等。

【处理】

● 积极除去各种诱发因素，如咳嗽、久坐、久站，腹泻、长期咳嗽、肠炎等，婴幼儿尤要注意。平时要注意增加营养，生活规律化，切勿长时间蹲坐便盆，养成定时排便的习惯，防止大便干燥。便后和睡前可以用热水坐浴，刺激肛门括约肌的收缩，对预防直肠脱垂有积极作用。

● 有习惯性便秘或排便困难的患者，除了要多食含纤维素的食物外，排便时不要用力过猛。

● 妇女分娩和产后要充分休息，以保护肛门括约肌的正常功能。如有子宫下垂和内脏下垂者应及时治疗。

● 经常做肛门体操，即肛门收缩动作，促进提肛肌群运动，有增强肛门括约肌功能的效果，对预防本病有一定作用。直肠脱垂患者多数因中气不足，虚证居多。平时宜多食木耳、茄子、山药、芡实、鸡肉、羊肉、无花果、香菜等食物以增加营养，补其不足。

【你需就医】

● 直肠脱垂伴有炎症水肿时不易回纳，应去医院就诊。

● 习惯性直肠脱垂经保守治疗无效应手术治疗。

【你需注意】

● 直肠脱垂患者饮食宜清淡，容易消化，少渣滓，以免排粪次数增多。

● 有习惯性便秘或排粪不畅的患者，平时要多食含纤维素多的蔬菜、水果，保持粪便柔软，排便时不要太用力或蹲厕过久。注意调理饮食，避免便秘或腹泻，以防直肠脱垂。

【特别提示】

● 患者不宜吃刺激性食物，如辣油、芥末、辣椒等，不宜过食油腻。

46 结肠和直肠息肉

息肉，是指发生在结肠或直肠黏膜上的新生物，从黏膜表面突出到肠腔的隆起状病变，在未确定其性质前统称为息肉。

【你需了解】

● 息肉根据其形成的原因不同有不同的类型：分腺瘤性息肉、炎性息肉、增生性息肉等。

● 息肉有癌变的可能，不同类型的息肉癌变率不同。

● 有些息肉病有家庭史，与遗传因素有关。

● 息肉单发性居多，多发性的占少数。

● 广基底息肉比有蒂息肉易发生癌变。生长在高位息肉要比在直肠内的息肉易恶变。

● 无蒂息肉癌变潜力明显大于有蒂息肉，故息肉一经发现，即是小腺瘤，也应及时切除。

【症状表现】

● 便血　无痛性间歇性便血是直肠息肉的主要临床表现，多为便中带鲜血，小有滴血状。

● 当息肉合并炎症感染时，可有黏液脓血便。

● 肠道刺激症状　当肠蠕动牵扯拉息肉时，可出现肠道刺激症状，如腹部不适、腹痛、腹泻、脓血便、里急后重等。

● 有些长蒂的直肠息肉便时可脱出肛门外，用手可摸及。

【处理】

● 注意休息，加强营养。

● 密切观察大便的情况，如大便的粗细、便中是否带血及脓血便、大便次数等。

● 饮食易清淡，多纤维素，富营养，勿食腥膻之物。

【你需就医】

● 若无明显诱因的经常性腹泻或便秘，

便中带血，脓血便等情况时应及早就医。

【你需注意】

● 注意饮食卫生，多食水果蔬菜之物。

【特别提示】

● 息肉合并炎症时，服用抗生素可治愈脓血便症状，这样也许会耽误病情。

47 肛门闭锁

顾名思义，就是婴儿出生后即肛门、肛管、直肠下端闭锁，外观看不见肛门在何位置，又称低位肛门直肠闭锁。由于原始肛门发育异常，未形成肛管，致使直肠与外界不通。在中医学中称为“肛门闭合”。

【你需了解】

● 肛门闭锁是一种先天发育缺陷性疾病。

● 现在因大多数新生儿在医院出生，故而肛门闭锁可得到早期诊断。

● 手术后大多数孩子在有肛门狭窄的同时，又伴大便失禁，尤其是稀便控制不住，经常有粪便污染内裤。

● 由于手术时将直肠黏膜直接与肛门皮肤缝合，而没有一段“肛管”，所以还常伴有肠黏膜外翻，外翻的肠黏膜受到摩擦和粪便污染后会出现炎症反应，可有黏液血便，肛周皮肤出现湿疹等现象。

【症状表现】

● 本病主要表现为婴儿出生后无胎粪排出，哭闹不安，腹胀、呕吐，不见肛门。

【处理】

● 禁止喂食、喂水。

【你需就医】

● 立即就医。

【你需注意】

● 这类孩子在生活护理上一定要勤洗勤换内衣、内裤。

【特别提示】

● 这类孩子大多因此有心理障碍，故而应从心理上关心和理解他们。

48 肛 裂

肛裂是齿线以下肛管皮肤破裂形成梭形裂口或溃疡。

【你需了解】

● 肛裂是一种常见的肛管疾病，好发于青壮年，儿童也可发生，老年人较少。

● 大便时，粪便刚经过肛门口，即感到烧灼样或刀割样剧烈疼痛，同时伴有粪便表面带有鲜红的血液或肛门滴血，排便后疼痛稍有缓解，接着产生持续的难以忍受的剧痛，长达数小时，甚至1天。

【症状表现】

● 疼痛、便秘和出血是肛裂患者的典型的临床表现。

【处理】

● 注意休息。

● 保持大便通畅和柔软。

● 防治便秘不能依靠泻药，要以合理调配饮食为主。饮食要多样化，杂食五谷粗粮、果肉蔬菜，尤其要多食含有丰富纤维素和维生素的食物。

● 肛裂患者应养成晨起定时排便的习惯。

● 晨起可参加体育活动。

● 用温水坐浴，肛裂创面保持清洁，这是防治肛裂的重要措施。

● 用药物熏洗，起到消炎、止痛，促进裂口愈合的作用。

【你需就医】

● 凡有上述症状应早就医，以防止出现并发症，或与其他症病相鉴别。

【你需注意】

● 应保持大便1～2日1次。

● 干硬粪块形成后，不要硬性排出，可选用温盐水灌肠或石蜡油灌肠，或用开塞露注入肛内，滑润排便。

● 应多吃水果、蔬菜，防止便秘。

【特别提示】

● 应及早就医，以防形成肛瘘、肛周脓肿及大便失禁等。

49 肛管直肠周围脓肿

肛门直肠周围脓肿系指肛门周围软组织发生急慢性化脓性感染，继而形成脓肿的结果。其脓肿多来自肛门腺感染化脓，蔓延到肛管周围间隙，或肛管皮下与黏膜下形成的脓肿。

【你需了解】

- 此病多见于20～40岁的青壮年。男性多于女性。
- 发病急骤，肛门部坠痛剧烈，疼痛难忍，临床症状显著。
- 肛门脓肿形成后，易向周围软组织间隙扩散，形成新脓肿。
- 脓肿溃破后，由于肠腔内的大便可不断地进入脓腔，使脓腔持续感染难以粘连愈合，形成肛门瘘管。
- 结核性肛门直肠周围脓肿的临床表现常常是慢性发病，脓肿经数周或数月才能形成，局部疼痛不剧烈，伴有低热，溃破后流出的脓液呈清稀乳白色，脓口凹陷，常有多个流脓的外口，经久不愈。

【症状表现】

- 发现肛门直肠周围有一个小硬块或肿块。
- 继而突然局部出现剧烈疼痛难忍，红肿发热，坠胀不适，坐卧不宁，里急后重，大便秘结，排尿不畅，有直肠刺激症状。
- 并随之出现如体温升高、食欲不振、寒战、神疲乏力等全身中毒症状。

【处理】

- 注意休息，增强营养。
- 食用清淡易消化的食品为主。忌食腥、辣等刺激性食物，保持大便通畅。
- 平素要多吃含纤维多的食物，如红薯、芹菜、茄子、香蕉、玉米等。
- 保持肛门清洁，勤换内裤，便后清洗肛门。

【你需就医】

- 一旦发生肛门直肠周围脓肿，应早期医治，以防蔓延、扩散。

【你需注意】

- 积极锻炼身体，增强体质，增进血液循环，加强局部的抗病能力，预防感染。
- 保持肛门清洁，勤换内裤，坚持每日便后清洗肛门，对预防感染有积极作用。
- 积极防治其他肛门疾病，以避免肛周脓肿和肛瘘发生。
- 不要久坐湿地，以免肛门部受凉受湿，引起感染。
- 防治便秘和腹泻。

【特别提示】

- 肛门直肠周围脓肿严重时可引起感染性休克，甚至死亡，故切勿小视之。

50 肛 瘘

连接于肛管与肛周皮肤的炎性管道，肛门周围皮肤上的疮口不断地有脓或脓血流出，严重时有粪便流出称为肛瘘。故人们更形象的比喻称之为"老鼠偷粪"。

【你需了解】

- 肛瘘多由肛门周围脓肿演变而成，也可由其他肛管疾病或外伤引起。
- 肛瘘有两个口，即内口和外口，内口位于肛管黏膜表面，外口位于肛周皮肤。
- 肛瘘可形成假性愈合，也就是说外口的暂时性愈合，而内口却没有愈合，过一段时间后，可再次出现外口出脓血或大便性液体。
- 当外口阻塞或假性愈合时，瘘管内脓性液体不能排出，可再形成脓肿。

【症状表现】

- 肛门周围外口不断地有少量脓性分泌物排出，患者内裤常被弄脏。
- 肛周皮肤因炎性物刺激，引起瘙痒不适。
- 瘘与脓肿反复，可形成多个开口的复杂性肛瘘。

【处理】

- 勤洗肛门，保持肛门周围皮肤清洁。
- 温水坐浴，或用1:1000高锰酸钾溶液清洗局部，至少每晚清洗1次，每次30分钟，促进局部血液循环。
- 内裤要勤洗勤换，暴晒灭菌。
- 饮食宜清淡、营养，忌酒、辛辣之物。

【你需就医】

- 肛瘘不能自愈，必须手术治疗。

【你需注意】

● 防治便秘和腹泻，对预防肛周脓肿和肛瘘形成有重要意义。

● 及时治疗肛隐窝炎和肛乳头炎，以避免发展成肛周脓肿和肛瘘。

● 积极治疗可引起肛周脓肿的全身性疾病，如克隆氏病、溃疡性结肠炎、肠结核等。

● 如肛门灼热不适，有下坠感，要及时诊治。

● 建立正常的生活内容，膳食平衡，养成良好的排便习惯，每日排便后坐浴，保持肛门清洁，对预防感染有积极作用。

【特别提示】

● 肛瘘的多发性，可形成直肠阴道瘘、直肠尿道瘘和直肠膀胱瘘，危及周围脏器。并且长期不愈的肛瘘有恶变倾向。

51 痔

直肠下端黏膜和肛管或肛缘皮下的静脉屈曲、扩大所形成的静脉团称为痔。

【你需了解】

● 痔疮是临床上的常见病、多发病，俗话说“十人九痔”。

● 从事久站、久坐、少活动工作的人发病率较高。

● 妇女因妊娠、分娩的原因发病率可略高于男性。

● 痔疮分为内痔、外痔和混合痔。

● 内痔分期　分为三期。

(1) 一期：患者多无明显的痛苦，肛门稍有瘙痒，肛门自觉分泌物较多，偶有便后手纸带血，滴血或射血。

(2) 二期：较一期为重，痔核较大，痔黏膜组织薄弱，用力排便时，痔核脱出于肛门外，便后可自行回到肛门内，大便时粪块摩擦痔黏膜表面，引起便血，便血可为手纸带血、滴血、射血不等。

(3) 三期：为内痔的晚期阶段。由于患内痔时间较长，痔核增大，便后痔核脱出于肛门外，甚至咳嗽、用力、走路及劳动时也可脱出于肛门外，必须用手送回肛门内，或休息后才能送回肛门内。

● 饮食不节，便秘，劳累过度，久病，久泻，久痢，久咳，妊娠，妇女月经不调等因素均可致痔。

【症状表现】

● 便血　便血是内痔的常见症状，但并非每次解大便时均有便血，一般以大便干燥时为多见，出血量不等，可为粪便带血、便后手纸带血或点滴而出，严重者可出现射血。

● 疼痛　疼痛是外痔常见的症状，一旦外痔发炎，肿胀，则疼痛明显。

● 突起和脱出　肛缘突起，有异物感，便时不易擦净，污染内裤是外痔的标志。脱出则是内痔的常见症状。内痔早期无脱出症状，只有在肛门镜检查时才能发现痔核的存在，或大便时由于腹部的压力增高和粪便向下的推力，使内痔脱出于肛门外，少则一处，多则呈一周脱出于肛门外。严重者，可于行走、咳嗽、劳动用力时亦见痔核脱出于肛门外。

● 肛门潮湿和瘙痒　内痔晚期，常有黏液分泌物流出而刺激肛门周围皮肤，引起瘙痒甚至皮肤湿疹。外痔一般无分泌物，只有当外痔发炎、皮肤溃破，炎性分泌物增多时，肛门才经常潮湿，但此种情况，常伴有肛门疼痛。

● 大便困难　由于患者畏惧排便时引起的肛门疼痛，久忍大便，既加重了便秘，又造成排便习惯紊乱，增加了排便困难。

【处理】

● 应加强锻炼，经常参加多种体育活动如广播体操、太极拳、气功等，能够增强机体的抗病能力，减少疾病发生的可能，对于痔疮也有一定的预防作用。另一方面可以用自我按摩的方法发送肛门局部血液循环。方法有两种：一种是临睡前用手自我按摩尾骨尖的长强穴，每次约 5 分钟，可以疏通经络，改善肛门血液循环；另一种方法是用意念，有意识地向上收缩肛门，早晚各 1 次，每次做 30 次，这是一种内按摩的方法，有运化淤血，锻炼肛门括约肌，升提中气的作用。经常运用，可以改善痔静脉回流,对于痔疮的预防和自我治疗均有一定的作用。

- 合理调配饮食,养成定时排便的习惯,预防便秘。
- 保持肛门周围清洁,勤换内裤,可起到预防痔疮的作用。
- 温水坐浴,或用1:1000高锰酸钾溶液清洗局部,至少每晚清洗1次,每次30分钟,促进局部血液循环。

【你需就医】

- 一旦有了上述症状的一种或几种,应尽早就医,以防延误诊治,加重病情。

【你需注意】

- 注意休息,加强营养。
- 多食水果蔬菜之物。
- 应及早就医,因为有些肛管癌早期症状与此相似。

【特别提示】

有些患者痔疮是因为其他一些疾病引起,如肝硬化。应积极治疗原发病。

52 胆管闭锁

胆管闭锁是胚胎期胆管发育畸形,或胆管系统炎性病变的结果,是新生儿和婴儿持续性黄疸的最常见原因。

【你需了解】

- 胆管闭锁并非少见疾病,至少占有新生儿长期阻塞性黄疸的半数病例。
- 其发病率约为1:8000～1:14 000个存活出生婴儿。
- 发病原因尚不明确,与多种因素有关,如发育畸形、母体肝炎病毒感染等。
- 胆管闭锁与新生儿肝炎两者可以同时存在,原发病变最可能是乙型肝炎。
- 第一次排出的胎粪常是正常色泽,提示早期的胆管是通畅的。
- 个别病例在出现灰白色粪便之前,大便的正常颜色可以持续2个月或更长时间。
- 胆管闭锁不接受外科治疗,仅1%生存至4岁。但接受手术也要作出很大的决心,对婴儿和家庭都具有深远的影响,早期发育延迟,第1年要反复住院,以后尚有再次手术等复杂问题。

【症状表现】

- 主要症状为持续存在、渐进性加重的高度黄疸。
- 患儿出生后胎便多为正常墨绿色,1周内表现正常。
- 黄疸一般是在1～2周后正常的生理性黄疸应该逐渐消退时,该症患儿反而逐渐加重。
- 皮肤常呈暗黄色,甚至褐色,黏膜、巩膜也显著发黄。
- 大便在黄疸初现之时变为淡黄色,后逐渐成为黄白色、灰白至陶土样大便。
- 尿色则随着黄疸的加重而变深,犹如红茶色。
- 后期有时粪便又由白陶土色转变为淡黄色,这是由于血液中胆红素浓度过度,胆红素通过肠壁渗入到肠腔,使粪便着色所致。
- 因维生素K吸收差,则肝功能受损,凝血因子的合成受到障碍,而易引致出血倾向,可有鼻衄、皮肤黏膜出血等。

【处理】

- 引起新生儿黄疸的原因较多,注意观察患儿大便情况。
- 有些新生儿黄疸与母乳喂养有关,当怀疑此病时应暂停母乳喂养。
- 黄疸致免疫系统下降,应保持患儿皮肤清洁卫生,以防感染。

【你需就医】

- 当发现新生儿有黄疸时应及时就医,以防延误病情。

53 胆囊炎

胆囊炎可分为急性和慢性两种,胆囊炎常伴有胆囊结石,结石可阻塞胆囊管而引起炎症。

【你需了解】

- 急性胆囊炎好发于中年肥胖者,女性比男性多2～3倍。
- 慢性胆囊炎是由于长期的慢性炎症及

反复的急性发作,70%是由胆囊结石引起。

● 高脂饮食多为慢性胆囊炎急性发作的诱因。

● 胆囊炎的发生与不良的生活习惯及生活规律有很大关系,有些人不吃早餐,可至胆汁在胆囊中浓缩,这样不仅增加了结石形成的概率,同时浓缩的胆汁对胆囊黏膜也有刺激性损伤。

● 胆囊炎多为细菌性炎症,少数为非细菌性,如胰液返流、胆汁浓缩等。

● 胆囊炎可并发胆囊积脓、坏死、穿孔,导致弥漫性腹膜炎,或引起胆源性肝脓肿或膈下脓肿。

● 胆囊结石引起的胆囊炎,可同时存在胆管炎,当小结石从胆囊内落至胆总管,引起急性胆管炎及急性胰腺炎,若处理不及时,均有致命危险。

● 长期高脂饮食发生胆囊炎的机率高,因为高脂饮食导致血中胆固醇增高,故而胆汁中的胆固醇也增高,易在胆囊中结晶形成结石,结石即可损伤胆囊黏膜,又可阻塞胆囊管,从而引起炎症。

● 胆囊炎的经常性发作不仅引起机体本身的不适,还会影响正常饮食引起营养不良,从而也影响正常的工作和生活。

【症状表现】

● 急性胆囊炎和慢性胆囊炎急性发作 起病急,中上腹部或右上腹持续性疼痛,阵发性加剧,疼痛可放射到右肩,多发生在夜间,以饱餐和高脂饮食为诱因。如伴有结石并梗阻在胆囊管,可有间断性胆绞痛,可发生恶心、呕吐,严重者可呕出胆汁,并可造成脱水。当发生化脓性肿囊炎时可出现寒战、高热、烦躁、谵妄等。右上腹有明显压痛,腹部扪诊可触到肿大、压痛的胆囊。可发展成为慢性胆囊炎、胆囊积脓和毒血症;若胆囊壁出现坏死、穿孔,可形成弥漫性腹膜炎。

● 慢性胆囊炎 上腹不适、厌油腻饮食、饱胀等,常因油腻食物而诱发疼痛。右上腹部有轻压痛,B超可以发现胆囊壁增厚、收缩功能差和结石。

【处理】

● 注意休息,低脂饮食,症状严重时应禁食。

● 当疼痛不明显也无其他消化道症状时,可口服消炎利胆药物,以促进胆汁的排出。

● 有上述症状时应去医院进行B超检查。

【你需就医】

● 本病有时起病急,病情发展快,故应及早到医院诊治,以防反复发作变为慢性胆囊炎。

● 当疼痛影响到正常生活和工作时应及时去医院就医。

【你需注意】

● 胆囊炎的发生与生活习惯有关,应养成良好的生活规律。

● 预防本病的关键是少吃含胆固醇高的食物,如动物的内脏、虾蟹等,多吃鱼类、蔬菜。

● 适当进食少量脂肪食物,如肥肉、鸡蛋等,以刺激胆囊收缩,把胆汁排空,防止胆石形成。

● 有些胃、十二指肠溃疡或胃部肿瘤的症状也与胆囊炎的症状相似,应予以注意。

【特别提示】

● 一部分胆囊炎有恶变可能。

54 胆管结石和胆管炎

胆石存在于肝内或肝外胆管系统,分为原发性和继发性两种,原发性是指结石在胆管内形成,而继发性是指胆囊结石落入胆管引起。

【你需了解】

● 胆管内结石形成的原因不同其组成成分不同。

● 原发性多为胆色素结石或混合性结石,胆囊内不一定有结石。

● 继发性指胆囊内结石排至胆管内,多数为胆固醇结石。胆囊内多有结石。

● 当结石引起胆管梗阻时,并发感染后

导致急性梗阻性化脓性胆管炎。

• 感染严重时可因感染性休克而死亡。

• 慢性炎症和梗阻可致胆汁性肝硬化。

• 胆管结石还可引发急性胰腺炎。

【症状表现】

• 主要取决于有无梗阻和感染,结石阻塞胆管并继发胆管炎,则会出现典型的三联征:① 腹痛:为剑突下和右上腹部的阵发性绞痛,呈刀割样,可向右肩部放射。② 寒战高热:胆管梗阻,细菌逆行感染所致。③ 黄疸:因胆管梗阻,胆汁引流不畅致使胆汁逆流至血液引起黏膜、巩膜及皮肤发黄,小便也呈黄色,完全梗阻时间较长时可出现白陶土样大便。

• 有恶心、呕吐等消化道症状。

• 当病变进一步加剧,胆管完全梗阻和胆管内化脓性感染,病情发展迅猛,短时间内即可出现感染性休克征象,神情淡漠,嗜睡,昏迷等,短期内可死亡。

【处理】

• 卧床休息,在饮食方面尤其注意,少量流质,忌油腻,严重时应禁食水。

【你需就医】

• 一旦出现上述症状应立即就医,以免延误病情。

【你需注意】

• 本病除极少数结石能自行排出外,绝大多数都需手术治疗。

• 术后要置一引流管即"T"管,引流管必须妥善护理,一旦滑脱需再次手术,"T"管护理如下:

(1) 妥善固定、结扎固定好T管以免扭曲压迫,造成引流不畅。

(2) 保持引流通畅,随时检查,若有堵塞,应用无菌等渗盐水缓慢冲洗,不可用力推注。

(3) 保持清洁,每天应更换无菌引流瓶,并注意无菌操作。

(4) 每天应观察、记录胆汁量及性状。

(5) 观察患者全身情况,若患者食欲增强,大便颜色加深,黄疸消退,说明胆囊炎症减轻。

(6) 保护引流管口皮肤:应外涂龙胆紫,如有胆汁渗漏,应及时更换湿纱布,局部敷氧化锌软膏保护。

(7) 拔管:拔管前应与医生协助先试行拔管,并观察患者有无腹痛、发热、黄疸等表现。

【特别提示】

• 原发性胆管结石患者,术后有一定的复发率,故术后应经常服用消炎利胆药,也可采用中西医结合治疗;

• 因胆管外科患者对脂肪消化吸收能力降低且肝功不良者,宜给低脂、高糖饮食,并补充维生素 B、C、K,少吃菠菜等胆酸盐高的食物,从而保护肝脏,此外患者要多饮水。

55 胆囊结石

胆囊内胆汁因成分或性质的改变,其内溶质在胆囊内结晶形成结石称胆囊结石。

【你需了解】

• 在胆囊结石开始形成时,常无明显症状,有时仅有轻微的消化道症状。

• 结石形成以后,视结石大小、部位、是否梗阻及有无感染而异。

• 进油腻食物后可使症状发生或加剧。

• 当结石至胆囊颈阻塞时,引起急性胆囊炎。

• 当结石排出至胆总管时,若阻塞胆总管下段,则可引起急性胆管炎,或急性胰腺炎。

• 胆囊结石与胆囊癌的发病也有一定的关系。

【症状表现】

• 腹痛　腹痛是胆囊结石主要临床表现之一。胆囊结石发作时多有典型的胆绞痛。其特点为上腹或右上腹阵发性痉挛性疼痛,伴有渐进性加重,常向右肩背放射。

• 胃肠道症状　胆囊结石急性发作时,继腹痛后常恶心、呕吐等胃肠道反应。呕吐物多为胃内容物,呕吐后腹痛无明显缓解。急性发作后常有厌油腻食物、腹胀和消化不良等症状。

● 发热与寒战 发热与胆囊炎症程度有关。坏疽性胆囊炎及化脓性胆囊炎可有寒战高烧。

● 黄疸 部分胆囊结石患者可以出现一过性黄疸,多在剧烈腹痛之后,且黄疸较轻。

【处理】

● 注意休息,剧烈活动劳累等都可使症状发作。

● 胆囊结石多与长期的高脂饮食有关,油腻食物是引起症状的诱因,故有症状时应低脂饮食。

【你需就医】

● 当经常性出现右上腹不适,且与高脂饮食有明显的关系时,应早就诊,以明确诊断。

● 当出现上述明显症状时就应及时就医,以防并发症的出现。

【你需注意】

● 饮食应注意:高蛋白、高维生素、高纤维素、低脂饮食。多吃鱼,少吃动物内脏,切忌暴饮暴食。

● 胆囊结石的发生与生活习惯有关,应养成良好的生活规律,定时定量就餐。

● 预防本病的关键是少吃含胆固醇高的食物,如动物的内脏、虾蟹等,多吃鱼类、蔬菜。

● 适当进食少量脂肪食物,如肥肉、鸡蛋等,以刺激胆囊收缩,把胆汁排空,防止胆石形成。

【特别提示】

● 胆囊结石可并发胆囊癌,故应早就医。

56 胆囊息肉

胆囊息肉是泛指胆囊壁向腔内呈息肉状生长的所有非结石性病变的总称。

【你需了解】

● 大部分是非肿瘤性息肉,仅少数为肿瘤性息肉。

● 肿瘤性息肉又有良性肿瘤与恶性肿瘤之分,大于1cm者恶性可能性大。

● 即使是良性息肉也有恶变的可能。

● 胆囊息肉应尽早手术治疗。

【症状表现】

● 该病临床症状无特异性,大部分患者为体检时所发现。主要症状为中上腹部隐痛。

【处理】

● 定期到医院检查。

【你需就医】

● 及早就医,及时治疗。

【你需注意】

● 低脂饮食。

【特别提示】

● 胆囊息肉可同时伴有其他部位的息肉,如:结肠直肠息肉、胃息肉等,有家族性。

57 胆管蛔虫症

寄生于肠道内的蛔虫,进入了胆管系统并由此而引起的一系列的临床症状,称为胆管蛔虫症,俗称“蛔虫钻胆”。

【你需了解】

● 胆管蛔虫为肠道蛔虫病的严重并发症之一。

● 卫生条件差的儿童和青壮年发病率较高。

● 当蛔虫寄生环境剧烈变化(如人体发热、饥饿、驱虫不当等),使胃肠功能紊乱,蛔虫盲目上窜至十二指肠内。

● 当钻入胆管的蛔虫,少为1条,多至百余条,常停留并最终死于胆总管内。

● 虫体不完全阻塞胆管,以及带来的肠道细菌,可致严重感染,并发急性化脓性胆管炎、肝脓肿、胆管出血和急性胰腺炎等。

● 蛔虫死亡后,其尸体、角皮和虫卵,常成为胆石的核心。

【症状表现】

● 腹痛 为剑突下偏右方阵发性钻顶样剧痛,可放射至右肩及背部。患者常辗转不安、大汗淋漓、四肢厥冷、异常痛苦,但在间歇期,腹痛则完全消失。

● 恶心、呕吐 多与腹痛相伴发生,约有

30%患者吐出蛔虫。

● 发热、黄疸 畏寒极少，体温升高一般在38℃左右，因虫体之间总有空隙，即使胆管进入蛔虫较多，也仅引起不完全梗阻，黄疸多不太深。若出现寒战、高热、明显黄疸、白细胞计数超过20 000，提示合并胆管严重感染。

【处理】

● 卧床休息，流质饮食或禁食。

● 疼痛剧烈时可服用解痉镇痛药如阿托品、654－2等，必要时肌内注射。

【你需就医】

● 应及早就医，以防并发症的发生。

【你需注意】

● 胆管蛔虫是完全可以预防的疾病，只要注意饮食卫生，即做到以下各点：饭前便后要洗手，生吃瓜果要洗烫，不喝生水，不吃腐烂变质的食物，就可以避免疾病的发生。

● 定期普查粪便，虫卵阳性者，应作驱虫治疗。

【特别提示】

● 驱虫时应在医生指导下进行，切勿擅自服用驱虫药物。

58 门静脉高压

门静脉系统是介于腹腔脏器和肝脏两个毛细血管网之间的静脉系统。当肝脏流出道阻力增加，肝门静脉的血流受到阻碍，发生淤滞，和(或)肝门静脉血流量增加时，引起肝门静脉曲张和上消化道出血、痔疮、腹水等。上述的综合表现称为门静脉高压症。

【你需了解】

● 在我国90%以上的门静脉高压症是由于肝炎后肝硬变引起的。还有一部分因血吸虫性肝硬变引起。

● 两者引起肝硬变的机制不同，肝炎后肝硬变是因肝细胞坏死—再生的反复，使肝内正常结构破坏；血吸虫性肝硬变因血吸虫卵在肝门静脉系统聚集，使门静脉系统管道阻塞。

● 肝脏的恶性肿瘤也可引起门静脉高压。

● 早期肝硬变不一定有门静脉高压。

● 门静脉高压引起门静脉交通支的开放和曲张，曲张的血管破裂后可出现致命性大出血。

● 门静脉高压可引起诸多致命性并发症。

【症状表现】

● 脾肿大、脾功能亢进 正常情况下脾是摸不到的，门静脉高压的患者有时自己能在左上腹扪及，还表现为贫血征象。

● 呕血或便血 曲张的血管一旦破裂，可出现大量呕血，血呈鲜红色，也可解暗红色血便。

● 腹水 肝硬化致肝功能损害，造成低蛋白血症，大出血后可加剧腹水的形成。

● 黄疸 肝功能损害致胆红素在血液中聚集。

● 肝性脑病：肝功能损害，不能处理来自肠疲乏的毒性物质，致使患者早期大脑出现兴奋，后期出现抑制。

【处理】

● 注意休息，避免劳累和紧张的工作状态，保持心情轻松和愉快。

● 经常口服护肝药物。

● 高蛋白、高维生素、低脂、低盐饮食，当有肝性脑病征象时应减少蛋白质的摄入。

● 避免诱发食管胃底静脉曲张破裂出血的因素。

● 不吃硬、煎、炸等食物，将食物嚼碎后咽下，以免粗糙的食物经过食道时擦破曲张的静脉而引起出血。

● 不吃对肝脏和胃有损伤作用的药物及食物，如一些解热镇痛药，禁忌饮酒。

● 有出血时禁食和流质，所有食物均应凉后再食用。

【你需就医】

● 门静脉高压的治疗艰难而复杂，早期多为内科保守治疗，当出现巨脾症、大出血时可行外科治疗。

● 若患者出现嗜睡、烦躁、谵妄等病状，或出现腹痛、腹胀、呕血或便血时，应及时就诊。

• 经常去医院复诊。

【你需注意】

• 门静脉高压的个人保养及护理甚为重要，除了上述的一些处理之外，还应谨遵医嘱。

【特别提示】

• 积极预防和治疗引起门静脉高压症的各种类型的肝炎和早期肝硬化。

59 血栓闭塞性脉管炎

血栓闭塞性脉管炎是一种累及血管的炎症和闭塞性病变，主要侵袭四肢中小动静脉，以下肢血管为主。

【你需了解】

• 我国各地均有发病，而以北方多见，患者绝大多数为男性，好发于 20 ～ 45 岁青壮年；有长期吸烟史。

• 病因未明，与多种因素有关，如吸烟、寒冷、外伤和病原体感染等。

• 也与患者自身免疫功能紊乱或内分泌失调有关。

• 通常起始于动脉，然后累及静脉，下肢发病多见，其次为上肢。

• 起病隐匿，进展缓慢，呈周期性发作，一般要经过 4 ～ 5 年才趋严重。

• 一般无高血压、高血脂、动脉硬化或糖尿病史。

【症状表现】

• *局部缺血期* 表现为患肢麻木、发凉、怕冷，轻度间歇性跛行，要走上 1km 左右后才出现症状，休息后可缓解。患肢皮温稍低，色泽较苍白，足背或胫后动脉搏动减弱。

• *营养障碍期* 上述症状加重，间歇性跛行明显，疼痛转为持续性静息痛，夜间更剧烈，皮肤温度显著降低，益显苍白，或出现紫斑、潮红，皮肤干燥无汗，小腿肌肉萎缩。

• *坏死期* 症状继续加重，患肢缺血坏死变黑，疼痛剧烈，可并发感染。

【处理】

• 适当休息，患肢应保暖、保洁、保持干燥。

• 积极治疗足癣，以免加重感染。

• 忌酒，以清淡食物为宜，忌辛辣、发物。

• 立即戒烟。

• 寒冷季节、在野外工作或做肢体静止不动的工作时，应做好防寒保暖工作，并在工作一段时间后，肢体作屈伸活动的锻炼。

• 患者应注意防寒、防湿，但不宜热敷或热疗，勿穿过紧过硬的鞋、袜，修剪趾甲时避免剪伤足趾。经常做足部运动，方法为：平卧，抬高患肢 45°维持 1 ～ 2 分钟，然后两足下垂于床旁 25 分钟，同时两足和足趾向四周活动 10 次，再将患肢放平休息 2 分钟。如此反复 5 次，每日数回。

• 根据医嘱服中药或扩血管抗凝药物治疗。

【你需就医】

• 当出现上述症状时，除了上述个人保养护理外，应及时就医以免病情加重。

【你需注意】

• 注意休息，在冬天应做好防寒、防冻工作。

【特别提示】

• 吸烟与本病的发生有很大关系，故应绝对戒烟。

60 下肢动脉粥样硬化性闭塞症

动脉粥样硬化性闭塞症是一种全身性疾病，好发于大中型动脉，如腹主–髂动脉–股–腘动脉硬化性闭塞症。

【你需了解】

• 男性多于女性，发病年龄多在 50 岁以上。

• 高脂血症、高血压、糖尿病、肥胖、吸烟等可能是易患因素。

• 多数患者的血胆固醇、甘油三脂及脂蛋白浓度增高。

• 临床以股–腘型多见。

【症状表现】

• 血供障碍而引起下肢发凉、麻木和间歇性跛行，即行走时发生腓肠肌麻木、疼痛以致痉挛,休息后消失,再走时又出现。

● 严重者可有持续性疼痛,下肢动脉尤其是足背动脉搏动减弱或消失。动脉管腔如完全闭塞时可产生坏疽。

【处理】

● 注意休息,适当进行身体活动,走路不宜过快。

● 合理安排工作和生活,生活要有规律,保持乐观、愉快的情绪。

● 避免过度劳累和情绪激动,注意劳逸结合,保证充分睡眠。

● 脚部应经常保持干燥、清洁,剪平趾甲,避免创伤,防止感染,穿合适的鞋、袜。绝对戒烟,吸烟会明显加重病情。

● 控制高血压,注意检查血糖,以及时发现、治疗糖尿病。

● 根据医师的指导服用降血脂、扩血管、抗凝药物。

● 病情严重者应及时住院行手术治疗,以避免延误病情,造成下肢坏死或需截肢的严重后果。

【你需就医】

● 当有高血压、高脂血症、痛风、糖尿病等,又出现上述症状时应及早就医。

【你需注意】

● 饮食以素食为主,多吃新鲜蔬菜、豆制品、植物油及水果。

● 本病需长期服药治疗,故应有耐心和信心。

【特别提示】

● 积极治疗与本病有关的疾病,如高血压、高脂血症、痛风、糖尿病及有关的内分泌病等。

61 急性动脉栓塞

动脉栓塞是指血块或异物突然进入血管内成为栓子,随着血流停顿在口径相似的动脉内,造成血流障碍。特点是起病突然,症状明显,进展迅速,需积极处理。

【你需了解】

● 动脉栓塞主要由血栓造成,此外,肿瘤、空气、脂肪等异物也可能成为栓子。

● 造成栓塞的原因很多,外伤、风湿性心脏病、斑块粥样硬化等。

【症状表现】

● 疼痛　为剧烈疼痛。

● 皮色和温度改变　栓塞以下平面皮色苍白,皮肤温度较低。

● 麻痹　肢腿肌肉及神经缺血,使栓塞以下平面运动及感觉减退甚至障碍。

● 栓塞以下平面无脉搏。

● 还会出现血压下降、休克及心力衰竭等症状。

【处理】

● 绝对卧床休息。

【你需就医】

● 立即就医。

【你需注意】

● 积极治疗原发病。

【特别提示】

● 对有高危倾向者,小剂量服用抗血小板凝集药物有助于预防。

62 动脉瘤

动脉瘤是动脉壁病变或损伤,因而形成的局限性动脉异常扩张或膨出。

【你需了解】

● 动脉瘤可以发生在动脉系统的任何部位,而以胸、腹主动脉和下肢主干动脉瘤较为常见。

● 病因有先天性、损伤性、感染性及医源性等。

● 动脉瘤早期可无任何症状,患者可因瘤体突然破裂,大量出血而迅速死亡。

【症状表现】

● 局部搏动性肿块是最典型的体征。

● 如压迫神经可出现肢体麻木和运动功能失常。

● 如压迫静脉、淋巴管可引起远侧肢体肿胀。

● 瘤体内附壁血栓或粥样斑块碎片脱落,可引起远侧肢体急性栓塞症状。

- 瘤体破裂可引起致命性大出血。

【处理】

- 休息,严禁剧烈活动。

【你需就医】

- 一旦发现有搏动性的肿块需立即就医。

【你需注意】

- 避免高脂饮食,发现高脂血症和高血压应治疗。

【特别提示】

- 在动脉瘤随访期间,突然出现该部位膨胀性的剧痛,提示可能为瘤体破裂的前兆。

63 动静脉瘘

毗邻动静之间异常交通的形成称为动静脉瘘。

【你需了解】

- 多由损伤原因引起,少数为先天性。
- 好发于下肢。

【症状表现】

- 在急性期局部有血肿,有时可见肿块,大多有震颤和杂音,并扪及搏动。
- 慢性期,在瘘的远近侧表浅静脉明显扩张,皮肤温度升高。
- 若远端肢腿因瘘而出现动脉供血减少和静脉淤血,则有色素沉着、溃疡形成等。
- 瘘口大,离心脏近,可引起心脏扩大,导致心力衰竭。

【处理】

- 应做以下检查。

(1) 无损伤动脉搏动描记仪检查。

(2) 对比心动超声图检查。

(3) ^{99m}Te 放射性同位扫描检查。

(4) 动脉造影。

(5) CT、MRI 和 MRA 检查。

这些检查主要是明确诊断,确定病患部位及病患情况。

- 介入病法治疗。
- 手术治疗　曲瘘道切除或结扎。
- 栓塞和手术曲联合治疗。

【你需就医】

- 及早就医。

【你需注意】

- 避免损伤引起瘤体破裂。

【特别提示】

- 扩张的浅静脉一旦破裂,应先加压包扎后急诊就医,因动静脉瘘造成的浅静脉破裂用一般加压包扎难以止血。

64 静脉血栓形成

静脉血栓形成是指血液不正常地在深静脉内凝结,使静脉回流受阻。

【你需了解】

- 好发于下肢,若没有得到及时治疗,将造成深静脉功能不全,严重者可致残。
- 长期卧床的患者尤其是老年人易发。
- 高脂血症的患者,因血液处于高凝状态,当静脉壁受损时也易发生。
- 糖尿病患者也是易发人群。

【症状表现】

- 最常见的临床表现是一侧下肢突然肿胀。
- 患肢可有疼痛及压痛,浅静脉曲张,皮温可稍高。
- 严重者可同时引起动脉强烈痉挛,导致患肢缺血,皮肤紫绀色,足部动脉搏动消失,全身反应强烈,体温超过39℃,可出现坏疽。

【处理】

- 绝对卧床休息,抬高患肢。
- 清淡饮食,禁烟禁酒。

【你需就医】

- 立即就医。

【你需注意】

- 对长期不动者,如大手术、骨折后石膏固定,长期卧床者应指导适当作肢体或足趾的活动(主动或被动)。预防高脂血症。

【特别提示】

- 静脉血栓有复发的可能性,故应长期坚持治疗原发病。

65 下肢静脉曲张

下肢浅静脉系统处于伸长、蜿蜒而曲张状态。

【你需了解】

● 下肢静脉曲张是一种常见病，多见于中年男性。

● 好发于长期站立或负重工作的人，其主要原因是由静脉壁薄弱，静脉瓣膜损坏及静脉内压增高所造成。

● 女性多因怀孕期下肢静脉系统受压引起。

【症状表现】

● 主要临床表现为站立时下肢浅静脉扩张、迂曲，下肢乏力、酸胀，或出现足背及踝周水肿。病程长而曲张显著，小腿下段及踝部皮肤萎缩，变薄，光亮，汗毛稀疏，色素沉着或并发皮炎湿疹，轻微损伤感染时可在曲静脉的远端造成久不愈合的慢性溃疡。

【处理】

● 减少站立时间。

● 防止曲张静脉的损伤。

● 轻症患者的治疗可长期使用弹性绷带或穿长筒弹力袜套缓解症状。

● 症状明显而深静脉无阻塞者可作大隐静脉高位结扎或同时作曲张静脉剥脱术。

● 继发性下肢静脉曲张，应治疗原发病变。

【你需就医】

● 若有下肢的营养性障碍时应及早手术治疗。

【你需注意】

● 长时间站立状态下应适当活动下肢，或抬高下肢。

【特别提示】

● 当曲张的浅静脉出现条索状硬结、疼痛，表明合并血栓性静脉炎，需抗炎治疗。

66 肝移植

肝移植就是对终末期肝病患者，通过手术切除病变肝脏，植入一个或者部分健康肝脏的手术方式。

【你需了解】

● 肝移植是目前治疗终末期肝病患者惟一有效的方法。

● 肝移植后患者的生存率已明显提高，一部分患者可长期存活，且能正常的工作和学习。

● 我国的肝移植发展较迅速，成功率较高。

● 对一些先天性的肝病患者，亲体肝移植效果显著。

● 目前，世界范围内尤其在我国等待肝移植的患者很多，但是肝脏供体却严重缺乏。

【症状表现】

● 肝硬化、急性肝功能衰竭、先天性肝纤维性疾病及局限性肝脏内恶性肿瘤等肝实质性疾病。

● 先天性代谢障碍性疾患。

【处理】

● 首先选择排除手术禁忌证患者。

● 选择合适的手术时机。

● 有合适良好的供体。

● 良好的术前准备。

【你需就医】

● 一旦各条件成熟，应立即就医。

【你需注意】

● 肝移植手术的年存活率，小儿已可达70%～90%，成人较小儿为差。

● 应注意感染。

● 注意排斥反应。

● 血栓形成。

● 肝功能衰竭等并发症。

【特别提示】

● 目前肝移植手术的存活时间相对尚不很长。

● 手术费用较大。

第十八章　骨科疾病

● 运动系统：包括骨、关节和肌肉三部分组成。此外，韧带也参与其中。它的功能是保护、运动和支持作用。

● 骨骼：成人骨骼共有 206 块，分颅骨、躯干骨、上肢骨和下肢骨 4 个部分。① 颅骨：29 块，组成头颅，保护脑、眼和内耳。② 躯干骨：51 块，包括脊柱、肋骨和胸骨。脊柱位于背部正中，由颈椎 7 个，胸椎 12 个，腰椎 5 个，骶骨 1 块和尾骨 1 块组成。脊椎骨叠起来成为脊柱。脊椎中央有管道称椎管，脊髓贯串其中，椎管上接颅腔。肋骨：12 对（24 条），细长弓形。胸骨在前面正中，与上面 10 对肋骨连接。③ 上肢骨：64 块。其中有肩胛骨（三角形，在胸廓的后外方），它与肱骨构成肩关节；锁骨（外端与肩胛骨相连，内侧端与胸骨相接）；肱骨（上端与肩胛相连接，下端与桡骨、尺骨相接，构成肘关节）；前臂骨（桡骨与尺骨）；腕骨 8 块；掌骨 5 块；指骨 14 块。④ 下肢骨：62 块，由髋骨、股骨（大腿骨）、髌骨、胫骨、腓骨、足骨（包括跗骨 7 块、跖骨 5 块和趾骨 14 块组成）。

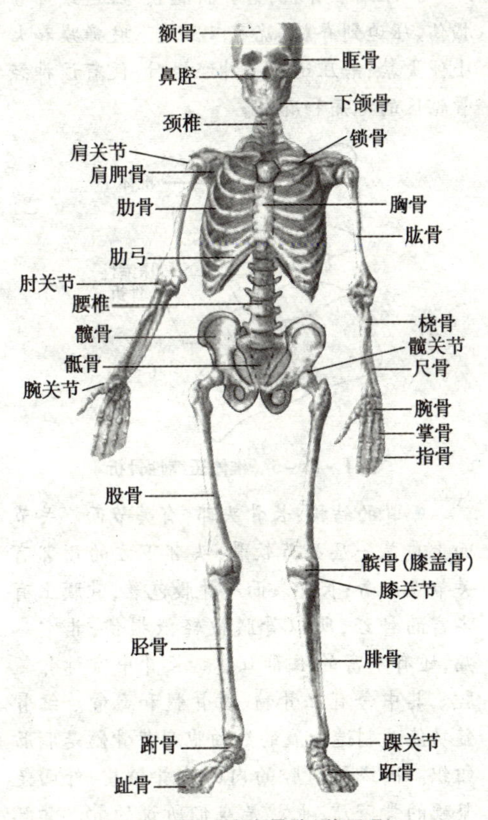

图 1-18-1　全身骨骼（前面观）

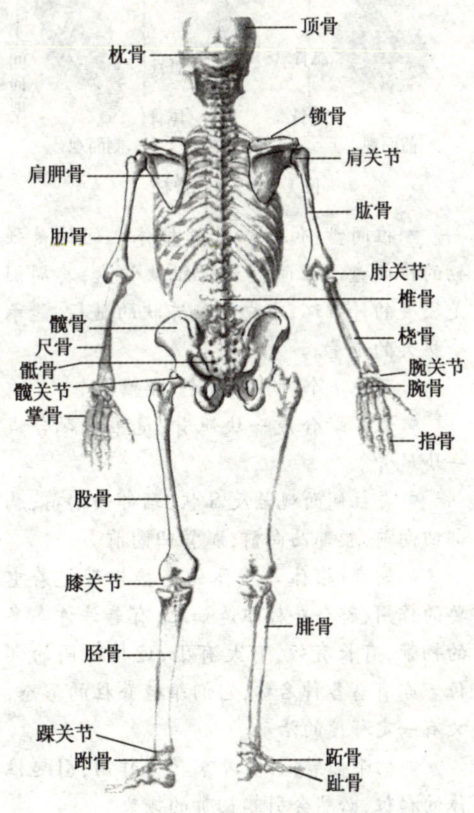

图 1-18-2　全身骨骼（后面观）

● 脊柱：脊柱强壮而又柔韧，它支撑着头部和躯干，保持人体直立，并能使上半身弯曲和左右旋转。由33块环状的椎骨连接而成。

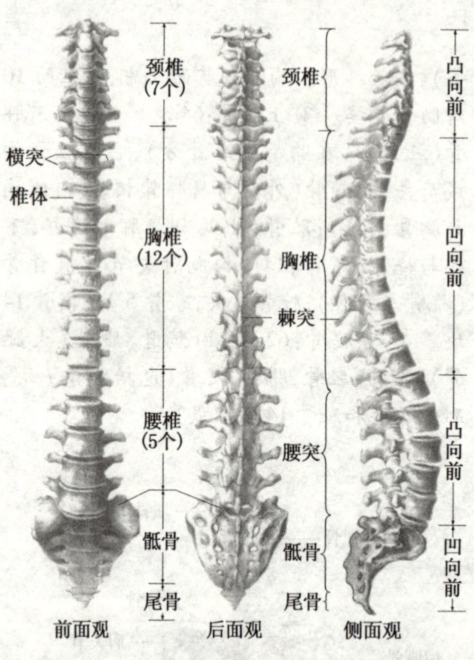

图1-18-3 脊柱

● 椎间盘：位于椎骨的椎体之间的是强韧的椎间盘。椎间盘为纤维软骨盘，其周围是较硬的纤维环，中央为胶冻状的髓核，能承受极大的重量。

● 颈椎7个，胸椎12个，腰椎5个。

● 骶椎融合成一块骶骨，尾椎也融合成一块尾骨。

● 脊柱侧面观呈反S状，颈部凸向前，胸部凹向前，腰部凸向前，骶骨凹向前。

● 韧带：椎体与椎体的连接韧带起着重要的作用，整个脊柱亦是如此，有着许许多多的韧带，有长有短，有大有小，连接不同的部位。亦有着各种名称，它们维持脊柱的形态，又有一定程度的活动。

● 韧带撕裂：若受外来暴力作用，引起椎体的移位，必然会引起韧带的撕裂。

● 椎间盘：正常椎体与椎体之间，有一椎间盘，它连接两椎体在重压下变扁以吸收震荡，像个衬垫，起着缓冲作用。若一个强大的外力作用，可引起椎间盘突出于两椎体之间，便称椎间盘出，可压迫神经根引起疼痛。

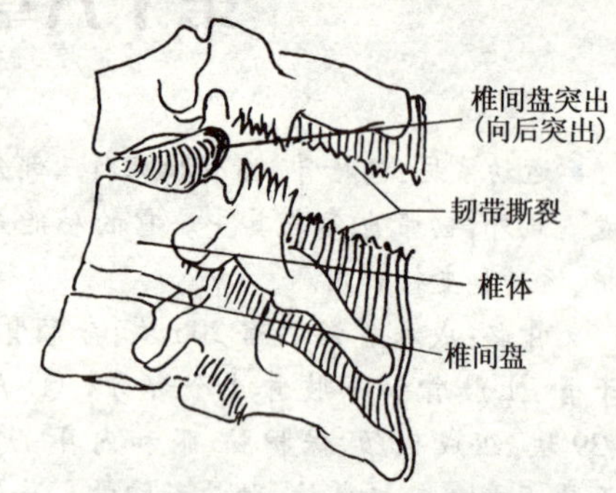

图1-18-4 椎间盘突出，韧带撕裂

● 椎体：呈圆盘状，略扁，外来的沿着脊柱长轴的强大压力，可造成椎体坍陷，成为椎体压缩性骨折。

● 压缩性骨折：若骨折损伤、压迫或部分损伤、压迫到脊髓，就可以出现下肢瘫痪和大小便失禁；若压迫脊髓神经根时，便有该神经管辖区的疼痛和麻木。

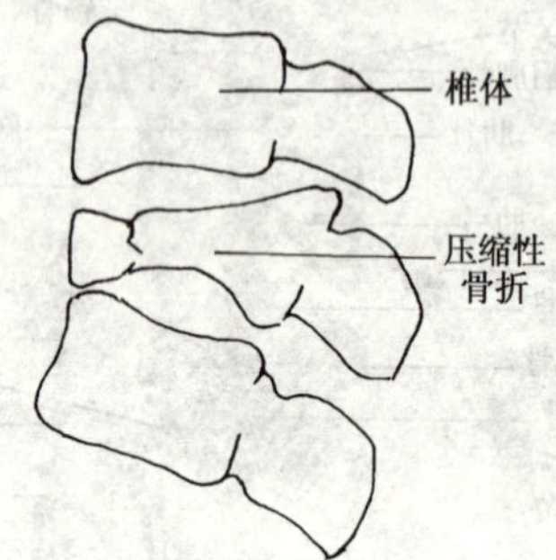

图1-18-5 椎体压缩性骨折

● 骨的结构：长骨头部，有关节面。关节面上覆盖一层关节软骨；头部下方的颈部有关节囊附着；长骨表面有骨膜包裹，骨膜上有丰富的神经，所以骨膜被轻微损伤，非常疼痛，还有丰富的滋养血管。长骨中空称骨髓腔。其中含有红骨髓、黄骨髓和血管。红骨髓功能是制造血液的红细胞。黄骨髓是脂肪组织。围绕骨髓腔的内面为骨松质，外面是坚硬的骨密质，也就是我们所说的骨。骨既像钢一样坚硬，又像铅一样轻。骨是由胶质纤维形成的支架，无机盐（主要是碳）沉积在胶质纤维的支架周围而成。

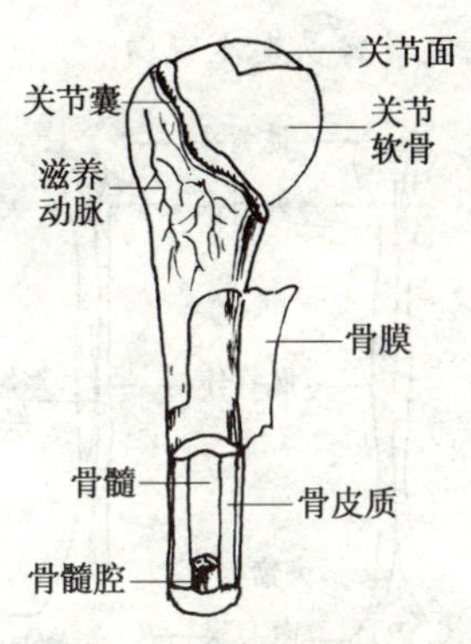

图 1－18－6 骨的结构(长骨)

● 关节:是骨与骨的连接,有的是骨头与骨头的直接连续。活动度极小,如颅骨中的多数是如此;另一种连接是"关节"。构成了灵活的运动。如:① 肩关节:肩胛骨与肱骨头连接形成。② 肘关节:肱骨下端与前臂的尺骨桡骨连接形成。③ 腕关节:尺、桡骨下端与腕骨连接形成。④ 髋关节:髋骨与股骨头(大腿骨)连接组成。⑤ 膝关节:由股骨下端与胫骨、髌骨组成。⑥ 踝关节:由胫、腓骨下端与足的跗骨连接组成。以上是几个大关节。身体中还有许多小的关节。

● 关节的构造:关节有两个组成的骨端相互接触。两骨端均有光滑的关节软骨覆盖,可以减少磨擦,保护关节。关节由一层坚韧、厚实而又密闭的囊包裹着,称关节囊。关节囊内面覆盖滑膜,分泌滑液,关节囊内的间隙称关节腔,其中有少量滑液,起润滑作用。如果有炎症,关节腔内的液体增多,称关节积液,也可化脓,称关节积脓。

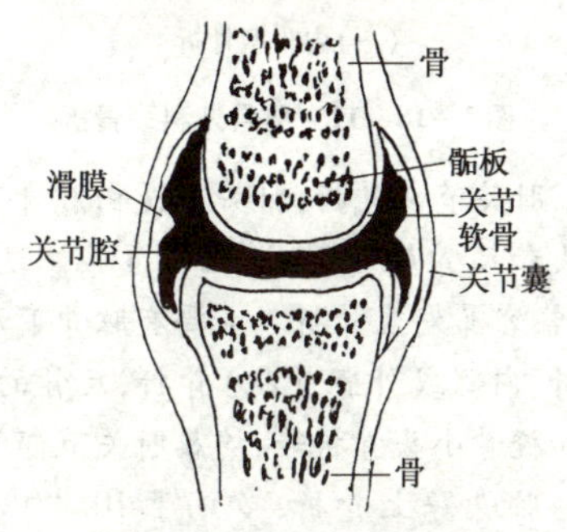

图 1－18－7 关节的构造

● 骨的生长:在长骨的两端,由于软骨覆盖而无骨膜,此区附近有一"骺板"(亦称骨骺),该区的软骨细胞增殖,并将成熟的细胞推向骨干部分。由于软骨细胞的增大并死亡,该空间被新生的骨细胞填充而使骨不断生长。所以大部骨由软骨发生而来。主要为钙的无机盐沉积使软骨转化为骨的过程,称为骨化。在人体生长发育没有完全成熟之前,骨骼生长(即骨化过程)不会停止。青春期之后,软骨细胞便失去增殖能力,骺板被骨组织所代替,骨骺与骨干完全接合,称为骨骺闭后,长骨即停止生长。这时就目前而言,吃什么药也不能使骨再生成变长。

● 肋骨:长条弓形弯曲的骨头,共 12 对。肋骨头和胸椎连接。胸椎也是 12 个,和它相应。在前方肋骨和胸骨相联,共 1～10 肋和胸骨连接,第 11、12 肋游离。

● 肋软骨:是间于肋骨与胸骨之间的软骨,和胸骨组成胸肋关节。

● 肋弓:是第六肋软骨以下的肋软骨相互连接构成的一个弓形。两侧肋弓形成"八"字形。

● 胸骨:位于胸前正中,上为胸骨柄,中为胸骨体,下为剑突,是胸骨体之下的一个似宝剑头部似的软骨,两侧肋弓在此会合。随着年龄的增长,剑突逐渐钙化成为骨。

● 胸廓:是由胸椎、肋骨、肋软骨及胸骨构成,成一中空的桶形"胸腔",称为胸廓。肺、心、纵隔均在其中。下面一层即是横膈(即膈)。保护支持着胸腔内的脏器。正常前后径短,横径长,若患肺气肿,老年慢性支气管炎等前后径变长、横径变短,呈"圆桶状",称"桶状胸"。

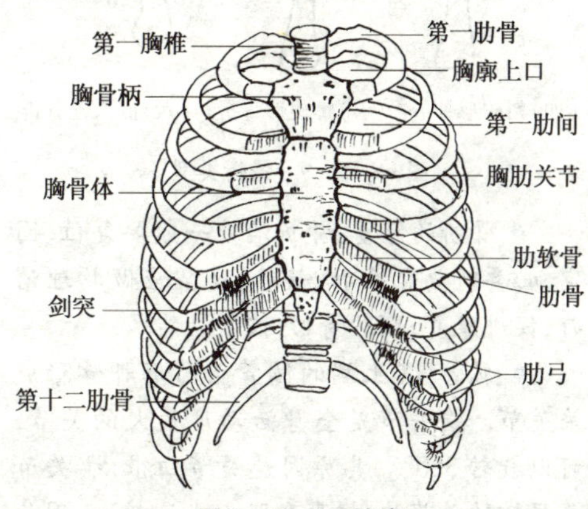

图 1－18－8 胸廓

● 骨折：骨头受异常外力的冲击或重压而受损伤，由骨表面形成小的裂缝（骨裂）直至整个骨头断裂或粉碎，均称骨折。

● 骨折类型：有多种分类，可分为闭合性骨折（骨折发生在皮下，皮肤未被穿破）、开放性骨折（骨折穿破皮肤与外界相通）；或分不完全骨折（骨头未完全断裂，如青枝骨折）、完全骨折（骨头完全断裂，如图中模型、斜形骨折等）；或分单纯骨折（只有骨头损伤，无神经、较大血管或关节损伤）、复杂骨折（骨折同时伴有神经或较大血管、关节等损伤）；或以骨折形态可分为青枝骨折、横形骨折、斜形骨折、螺旋形骨折、嵌入性骨折（骨折一端嵌入另一端骨折内）、粉碎性骨折（骨折碎成3块或以上者）等。

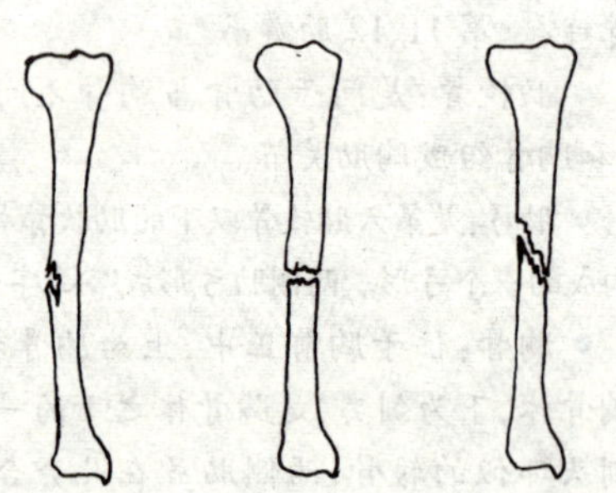

（一）青枝骨折　（二）横形骨折　（三）斜形骨折

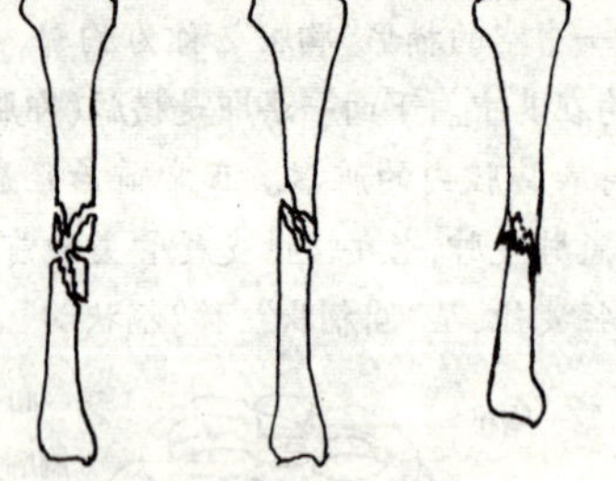

（四）粉碎形骨折　（五）螺旋形骨折　（六）嵌入性骨折

图1－18－9　骨折类型

● 骨折的修复：骨折治疗一般要复位、固定，必要时要做牵引、静养，通常应做物理治疗，促进康复，预防畸形，恢复功能。

● 肱骨：其上端的肱骨头与肩胛骨形成肩关节。肩关节是全身活动度最大的关节，可以旋转360°。其原因是关节臼很浅，关节靠强韧的关节囊、韧带和肌肉来连接，正因为活动度大，也最容易发生脱臼。

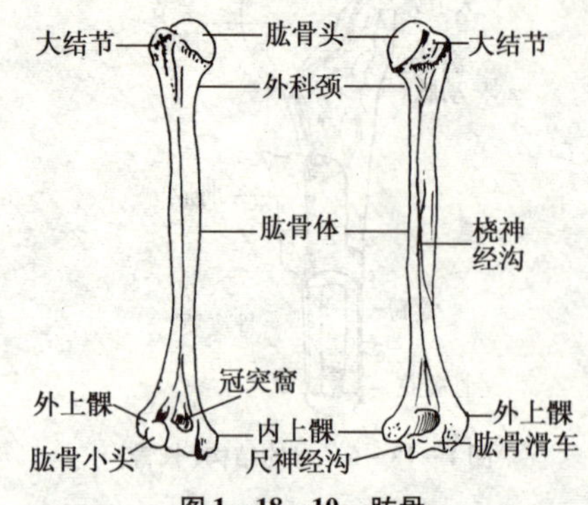

图1－18－10　肱骨

● 肱骨外科颈骨折：肱骨外科颈，在肱骨颈部稍下方，因为这里的骨质薄弱，容易骨折，骨折后要外科处理，故命名为外科颈。① 裂隙骨折：多为骨膜下无移位的嵌入性骨折。② 外展型骨折：骨折线由内上斜向外下方。③ 内收型骨折：骨折线由外上方斜向内下方。

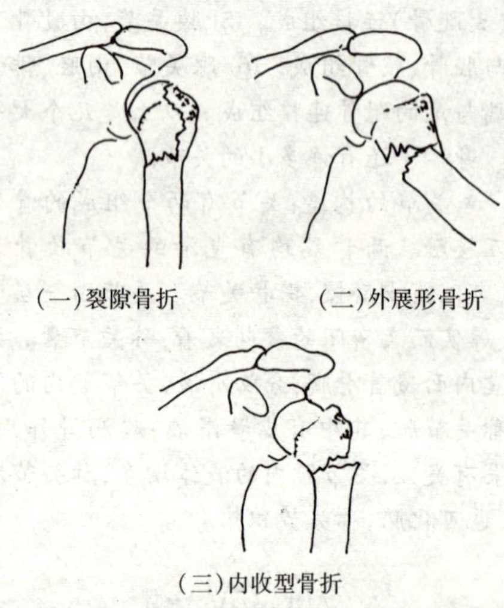

（一）裂隙骨折　（二）外展形骨折

（三）内收型骨折

图1－18－11　肱骨外科颈骨折

● 肘关节部骨折：肘关节是由肱骨下端、挠骨头和尺骨鹰嘴组成，比较复杂。这里比较薄弱，容易发生骨折。主要有肱骨下端（髁上骨折、内髁或外髁骨折）骨折，尺骨的鹰嘴骨折和桡骨小头骨折等，均属肘关节部骨折。

● 肱骨髁上骨折：多见于10岁以下儿童，伸直型占90%。近断端骨折面可损伤肱动脉、正中神经，必须引起注意。如果腕部脉搏减弱或消失，骨折部肿胀，手部发紫、发凉、麻木等，必须到医院骨科专科急诊。

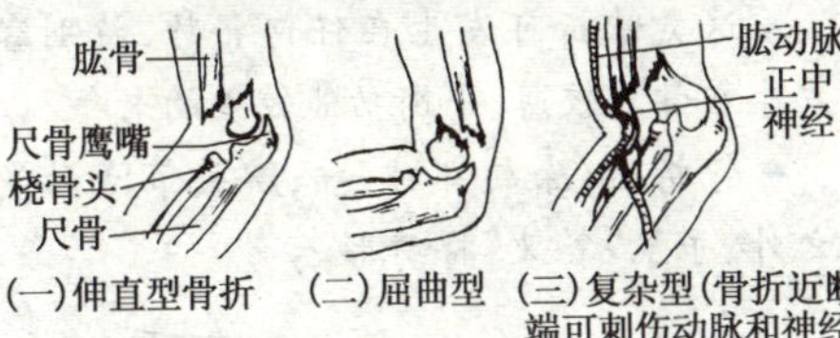

(一)伸直型骨折　(二)屈曲型　(三)复杂型(骨折近断端可刺伤动脉和神经)

图 1－18－12　肱骨髁上骨折

● 肱骨外髁骨折：肱骨下端扁平宽阔，向外侧突出的为肱骨外髁，向内侧突出的部分叫肱骨内髁。此处骨比较薄，易骨折。

● 外髁骨折比内髁骨折多见，多发生于5～10岁儿童。

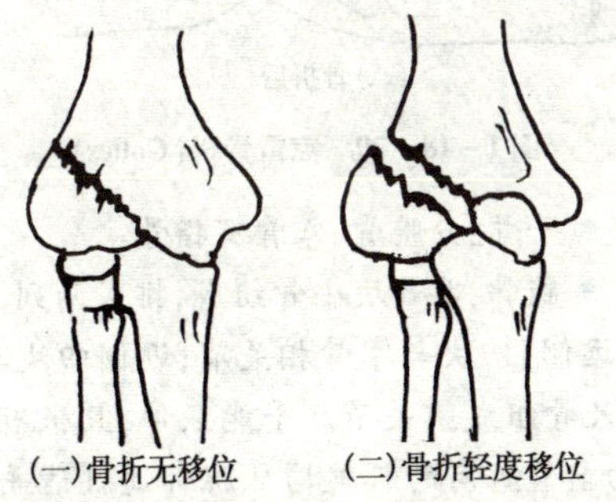
(一)骨折无移位　(二)骨折轻度移位

图 1－18－13　肱骨外髁骨折(左臂)

● 肱骨内上髁骨折：肱骨内上髁骨折远较外上髁骨折多见。多见于儿童。

● 由于内上髁是肌肉附着点，骨折时骨块常被拉向前下方。

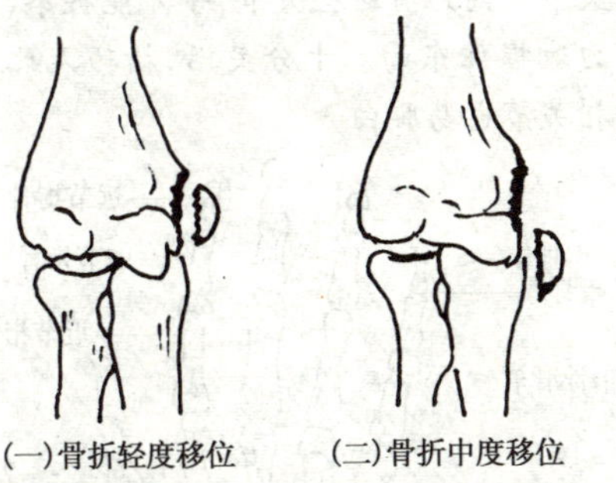
(一)骨折轻度移位　(二)骨折中度移位

图 1－18－14　肱骨内上髁骨折(左臂)

● 桡骨小头骨折：亦属于肘关节部骨折，发病率较高，容易被忽略，而后期造成前臂旋转功能障碍。

● 凡肘部受伤，在桡骨头部位有肿胀、压痛、前臂旋转功能受限，应考虑桡骨小头骨折，要就医看骨科医生，明确诊断。

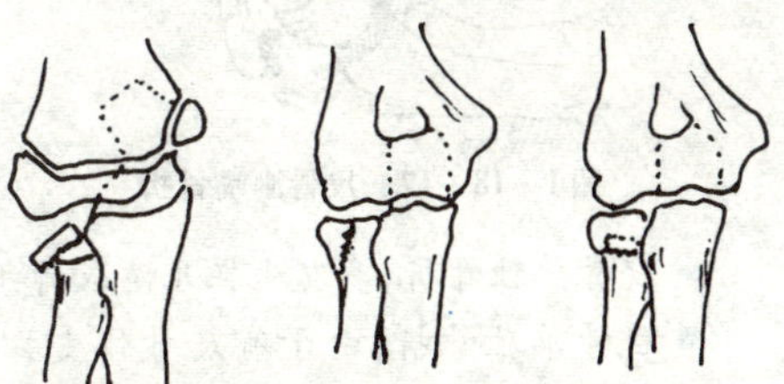
(一)骨折"歪带帽"　(二)裂隙骨折　(三)嵌入性骨折

图 1－18－15　桡骨头骨折

● 桡骨和尺骨：肱骨下端和前臂的桡骨尺骨连接组成肘关节，这是个较复杂的关节。前臂功能除伸屈之外还能旋转。因为前臂的桡尺骨之间还组成了桡尺关节，使手臂能旋转。桡尺骨下端两骨之间也有旋转的关节，和腕关节组合于一起。当手掌朝前时，桡骨在外桡，尺骨在内侧。肘关节主要是：尺骨鹰嘴和肱骨滑车相嵌，肱骨小头和桡骨小头的关节凹相连接；桡骨小头的环状关节面和尺骨桡切迹相接，形成旋转的关节。

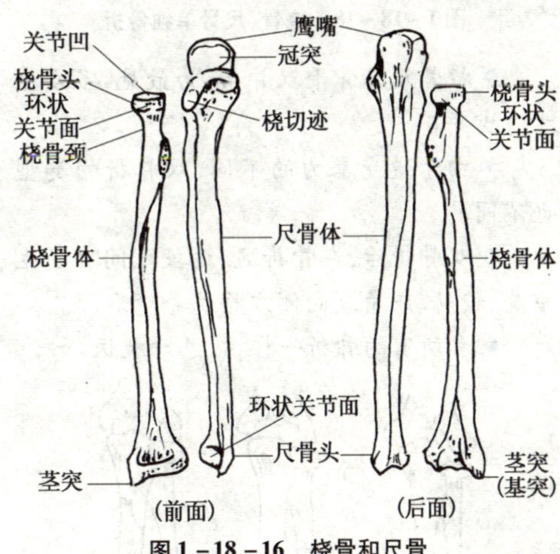

图 1－18－16　桡骨和尺骨

● 肱骨体有桡神经紧贴，因此肱骨骨折，易伤及神经；肱骨下端有尺神经沟，尺神经由此经过，尺骨下端骨折易伤及尺神经。

● 尺骨鹰嘴骨折：多发生于成人，直接暴力常造成粉碎性骨折。

● 该处直接在皮下，很易摸到骨折裂隙，肘关节活动障碍，肿胀、压痛。

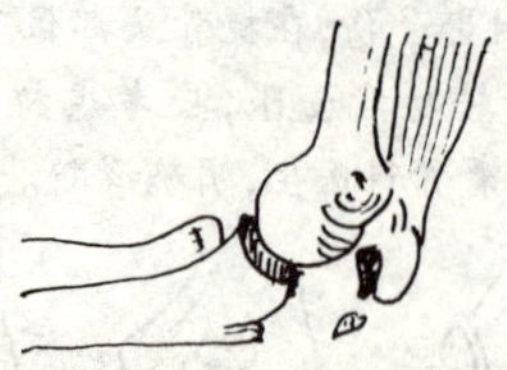

图 1－18－17 尺骨鹰嘴骨折

● 桡骨单独骨折，多发生在儿童或青年。

● 桡骨单独骨折，由于有尺骨体支撑和固定，较尺桡骨双骨折较好处理。

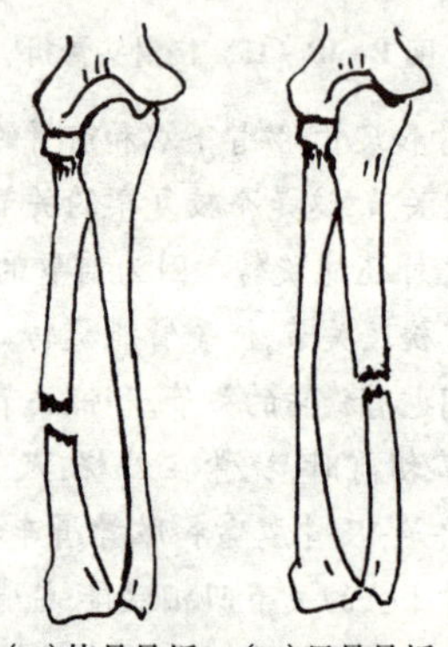

（一）桡骨骨折 （二）尺骨骨折

图 1－18－18 桡骨、尺骨单独骨折

● 桡骨尺骨骨干双骨折：为最见，多发生于青少年。

● 由于遭受暴力的不同，双骨折的类型也不同。

● 双骨折后，在骨折远、近段之间可发生重叠、旋转、成角或向侧方移位等畸形。

● 和所有的骨折一样，应急诊就医。

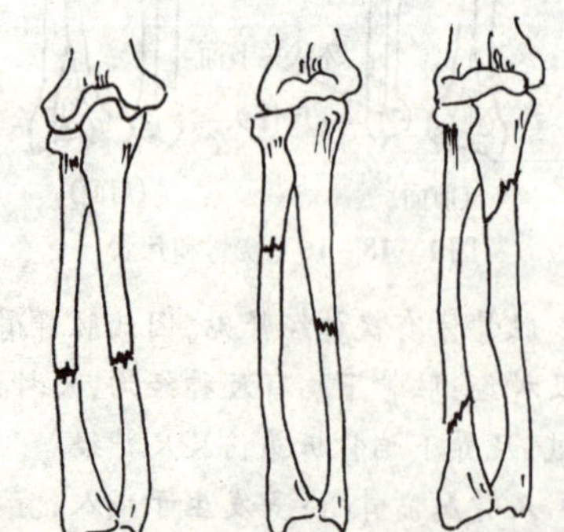

（一）直接暴力 （二）间接暴力 （三）扭转暴力

图 1－18－19 桡骨尺骨双骨折

● 克雷骨折：是桡骨下端和尺骨尖端的骨折。

● 一般跌倒时用手撑地时，有可能造成桡骨下端和尺骨尖端的骨折。

● 这类骨折可发生在任何年龄，特别容易发生在骨质较薄、平衡功能较差的老年人。

● 骨折后，除局部肿、痛；腕关节活动受限之外，手呈“餐叉”样畸形。

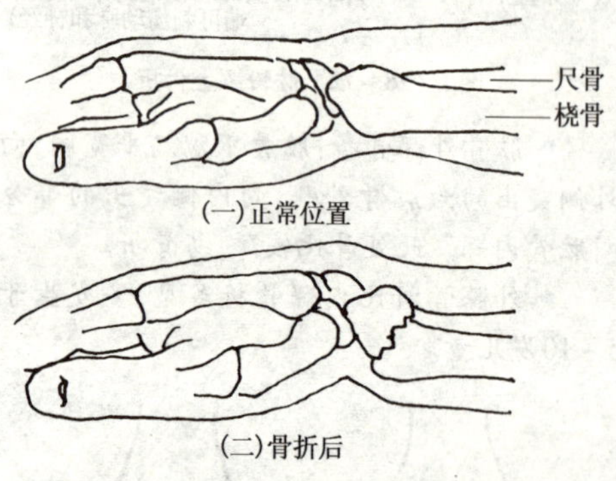

（一）正常位置

（二）骨折后

图 1－18－20 克雷骨折（Colles）

● 手骨：分腕骨、掌骨及指骨。

● 腕骨：共 8 块小骨组成，排成两列。前面（远侧）四块与掌骨相关节；近侧四块与桡骨、尺骨组成腕关节。手能屈伸，且张有力。因为前臂肌肉的肌腱均从腕部通过达手指。血管神经也由此通过。

● 掌骨：有五根，从拇指侧顺序为 1、2、3、4、5 掌骨构成手掌。掌骨与指骨构成掌指关节。

● 指骨：有 14 节，除拇指只有两节外，其余为三节。指骨各节之间也有相接成关节称指关节。因为有这些关节，手才能握拳，并能有力地握住东西。十分灵活，精巧无比。故手指关节也易脱臼。

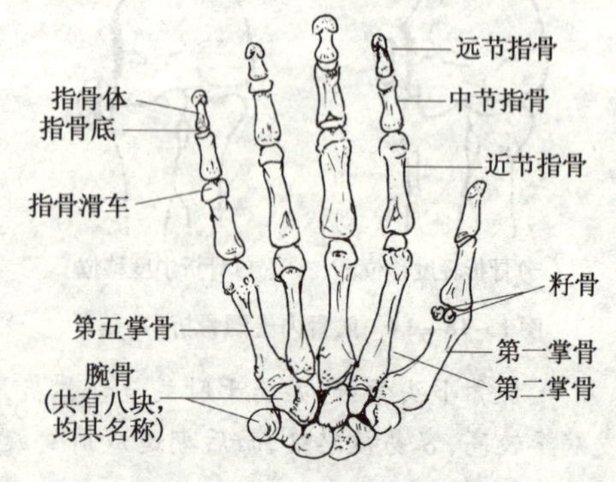

图 1－18－21 手骨（掌面）

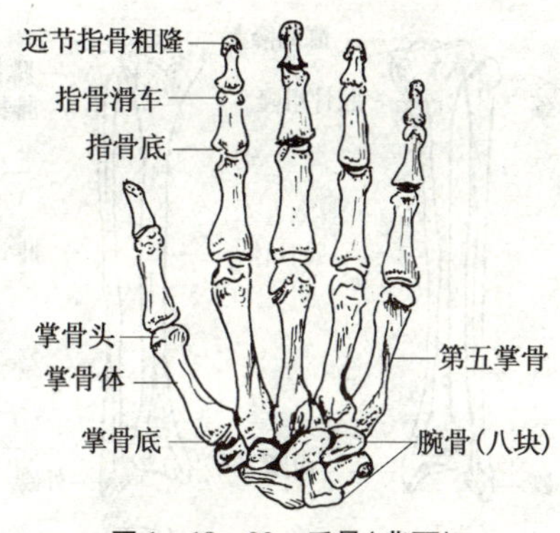

图1-18-22　手骨(背面)

● 对掌活动:即拇指能和其余四指都能相对做精细动作,如能解开绳结,或与食指相对握极细的缝针缝衣,这一拇指对掌活动是任何动物不能做到的,是人类区别与其他动物之特征。

● 腕关节:是指桡骨与三块腕骨形成的桡腕关节,它和邻近桡尺骨关节紧连。关节囊松弛,腕关节活动非常灵活。也容易脱臼。

● 籽骨:是在指骨的关节附近(尤其是拇指)长出的一块或一块以上的小骨,常常是圆形。一般无妨关节活动。

● 髋骨:在小儿时期是由髂骨、耻骨和坐骨三块骨头所组成,随着年龄增长,骨的生长、钙化,逐渐相互融合成一块髋骨。

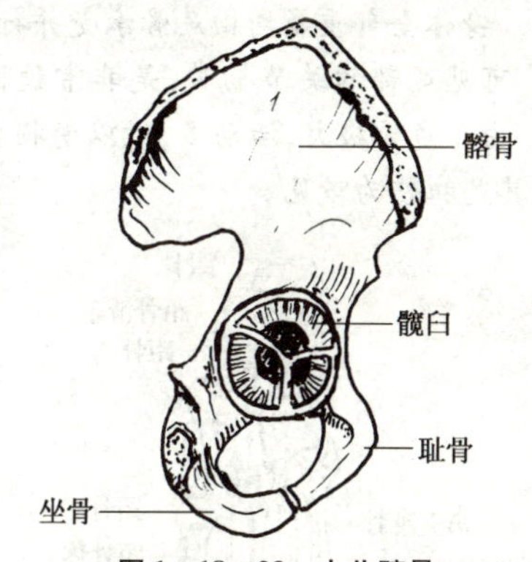

图1-18-23　小儿髋骨

● 髋骨:由髂骨、耻骨和坐骨所组成,小儿时三块骨头是相互分离的。成人后便融为一体,成为髋骨。

● 骨盆:左右两髋骨和骶骨相连接,组成了骨盆,骨盆内侧似一盆腔,称骨盆腔。其中有许多脏器,如直肠、膀胱、女性的子宫、输卵管、阴道,男性的前列腺等。骨盆骨折常常会影响到这些器官。此外髋骨上有一髋臼,与大腿骨(股骨)的股骨头相镶,组成了人体重要的髋关节,支撑上半身的重量。

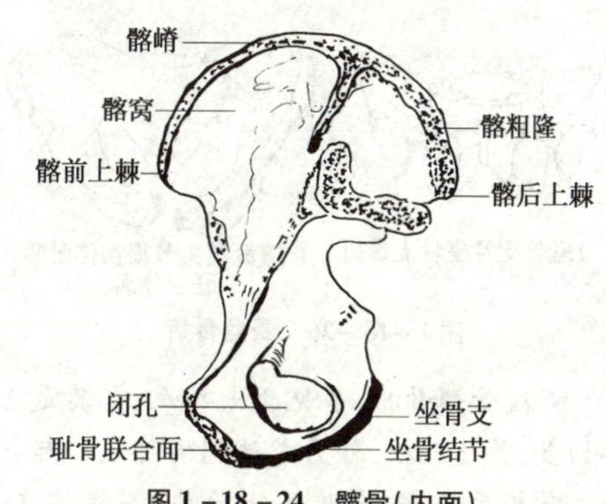

图1-18-24　髋骨(内面)

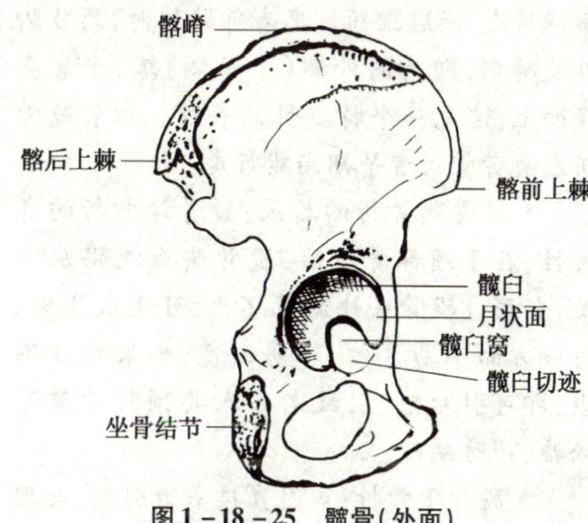

图1-18-25　髋骨(外面)

● 耻骨联合:两块耻骨相互连接的地方,正好是人的正中线上,男性外生殖器就附着在耻骨联合处。人体的上半身和下半身由耻骨联合的上缘为分界。一般上半身和下半身等长。

● 坐骨:顾名思义,是人体坐位时,由此骨接触椅子,着力点在坐骨结节。

● 骨盆由髂骨、坐骨、趾骨组成,其中一块或两块及两块以上的骨折,统称骨盆骨折,它也可以是粉碎性骨折。

● 在多发性损伤中,骨盆骨折较多见,除颅脑损伤外,骨盆骨折亦是常见致死原因,死亡率可达20%。致死原因是由于血管损伤,大出血、脂肪栓、盆腔内脏器损伤继发严重感染等。

● 较大外力作用于骨盆时，若有骨盆疼痛，应引起警惕及时就诊。若有明显骨折症状更要及时急诊，注意不要轻易扶患者起立，或翻动患者，应及时电话联系医院来到现场处理。

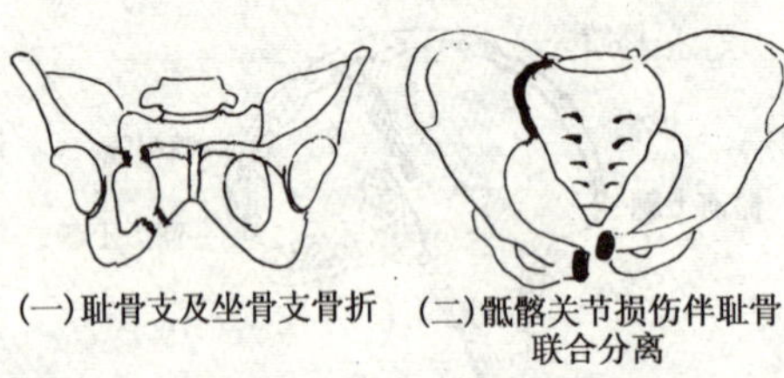

图1－18－26　骨盆骨折

● 股骨颈骨折：多见于老年人，尤其是老年妇女，骨质疏松，外力或跌倒均可能引起骨折。骨折后疼痛，患肢不能活动，不能站立，不能行走，患肢缩短。患者仰卧位时，患肢脚外旋畸形，即脚的外侧（小趾侧）缘，平靠在床面上，这是一个特征性的表现。但裂缝骨折或疲劳骨折者早期尚能行走。

● 股骨颈骨折的后果：股骨颈骨折的危害性，在于颈部骨折后，股骨头血液供应不足，会形成股骨头缺血性坏死，可造成残废；另一方面不易复位，不易固定；如果处理不当，即可引起残废，故老年人要预防骨质疏松症，严防跌跤。

● 股骨干骨折：多因直接暴力引起，处理较股骨颈容易，后果亦较好。

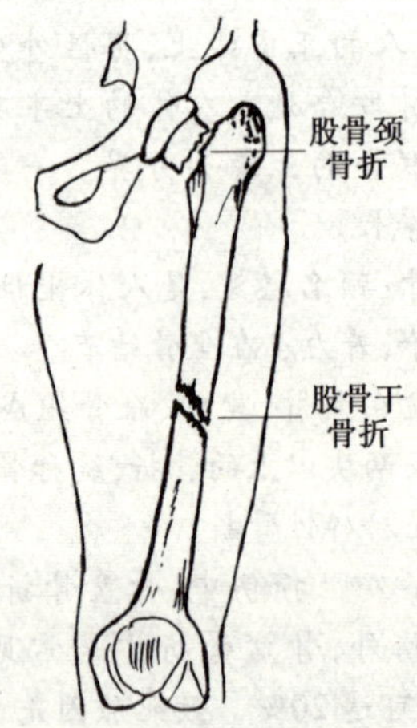

图1－18－27　股骨（大腿骨）骨折

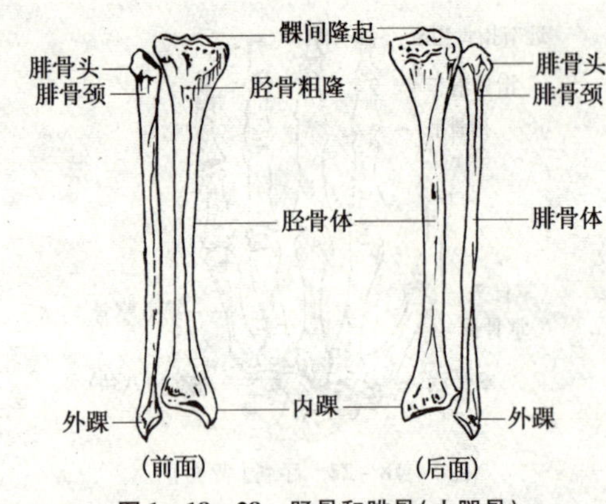

图1－18－28　胫骨和腓骨（小腿骨）

● 膝关节：由股骨下端和胫骨上端相连接，还有前面的髌骨（膝盖骨）参与组成，膝关节内结构很复杂。因此关节的病变也较多，它的功能主要是屈伸动作。

● 胫骨与腓骨：两骨并列，胫骨在内侧，腓骨在外侧，共同组成了小腿骨，胫骨粗大。腓骨相对细小，若单一腓骨骨折，胫骨就是天然的固定支撑，有时会产生双骨折（两骨均骨折，必须急诊就医。）

● 胫腓骨下端关节面和距骨上关节面构成踝关节。

● 足骨：共26块，分跗骨7块，跖骨5块，趾骨14块（趾骨除踇趾为两节外，其余均为三节）。身体全部重量均由足骨承受并行走、跳跃。可见足部的关节韧带，是非常稳固坚韧的。由于负重极大，活动多，所以受损伤也多，尤其是扭伤为多见。

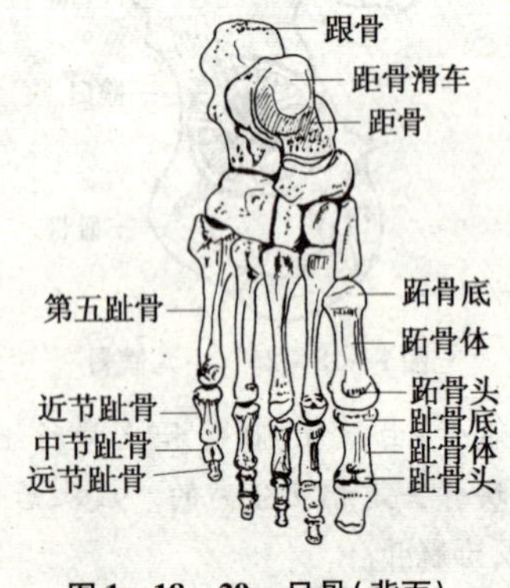

图1－18－29　足骨（背面）

● 踝关节：是由小腿的胫腓下端的关节面

和足的距骨上关节面相连接而构成。主要功能是足屈伸作用。并有小幅度足内翻和外翻功能。此关节囊外有许多坚韧的韧带帮助固定。因此踝部的扭伤,均能引起相关韧带的撕裂、损伤,引起局部肿胀、疼痛、皮下瘀血等。有时甚至韧带起止点处可见小片撕脱骨折。

● 距骨和跟骨:①距骨上方与小腿的胫腓骨形成踝关节。下面由跟骨载着它,它的主要作用是形成踝关节,维持足的活动。并载重、再传于跟骨。②跟骨:是足部最大的一块骨头。它的跟结节就着地。负着全身重量并将一部分传至足底的跖、趾骨。穿鞋时所触及足跟,便是跟骨的后筋。跟骨后面有一强大跟腱附着。它对走路起着重要作用。

● 足弓与平底足:足骨向蹠骨、跖骨及其连结的韧带,形成凸向上方的弓,称足弓。所以湿的光足行走,留下的脚印是足跟和足趾部的印明显,脚的中部内侧则不显印(即足不着地),这便是足弓。足弓对人体的作用很大,由于足弓曲度较大,而且弹性较强,所以足弓具有弹性作用,利于人的跳跃。还可以缓冲行走、跳跃时对身体所产生的震荡和冲击。另外有保护足底的血管和神经避免受压迫等作用。如果维持足弓的组织过度劳损或先天性发育不良、或骨折损伤等,都可引起足弓塌陷,变成扁平足,又称平底足。

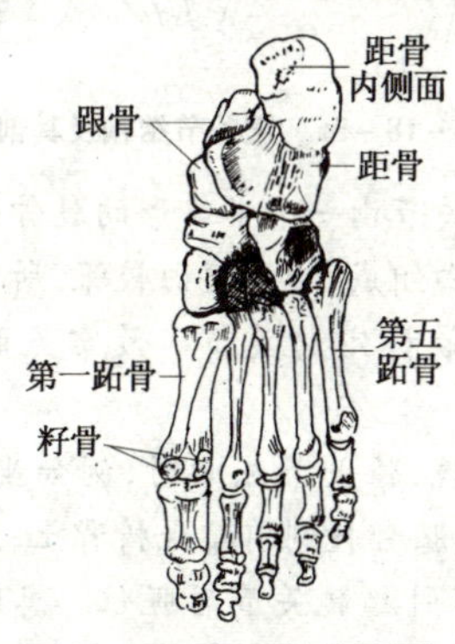

图 1-18-30 足骨(跖面)

● 小腿有两根骨头(胫骨、腓骨)组成。胫骨较粗,在内侧是主要负重骨骼。腓骨较细,在外侧。

● 胫骨容易发生开放性骨折,因为胫骨就在皮下,骨折端易穿破皮肤,而成开放状态,这样容易引起感染,要小心处理,格外注意。

● 单独胫骨或单独腓骨骨折,另一根骨头可作为它的支撑和固定夹板的作用,使其较少的移位。

● 胫骨和腓骨同时都骨折(即胫腓骨骨折),容易引起移位,亦容易引起开放性骨折。

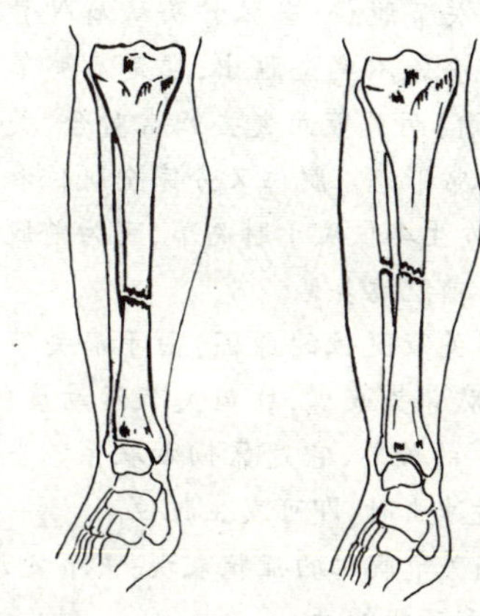

图 1-18-31 胫骨腓骨(小腿骨)骨折

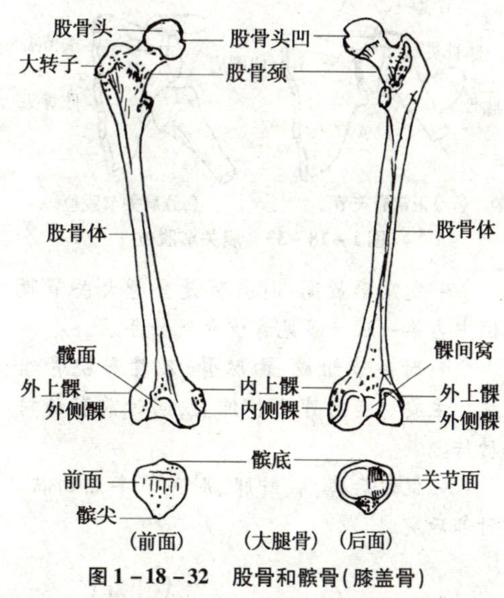

图 1-18-32 股骨和髌骨(膝盖骨)

● 股骨:俗称大腿骨,是全身长骨中最长的一块,上端为股骨头,与髋骨的髋臼组成髋关节。

● 股骨颈:较细长,且与股骨体成一定角度。人体上半身的全部重量都由此承受并下达下肢。所以很容易产生骨折,尤其是老年人,骨质较疏松,一不小心即跌倒,便易发生股骨颈骨折。由于股骨头的血液来自股骨颈部,骨折后头部易缺血坏死,留下残疾,故必须急诊就医。

● 若股骨干严重骨折,必要时需在骨髓腔内插入钢棒固定或在骨外用钢板螺丝钉固定,纠正移位的骨,直至复原。

● 肩关节脱位:当肱骨头从肩胛骨的关节盂里完全或不完全脱出,便是肩关节脱臼(或称脱骱)两关节面失去正常对合,关节外形失去正常形态。脱位又分完全脱位和不完全脱位,发生率仅次于肘关节,可为前脱位与后脱位。前脱位多见。

● 肩关节脱位的原因:由于肩关节的关节盂浅,肱骨头嵌少,故肩关节活动度很大,可做360°的旋转,它是靠韧带联系。当受到强大力量冲击时,即可发生脱位。

● 肩关节脱位的症状表现:关节变形、疼痛、肿胀和不能活动。

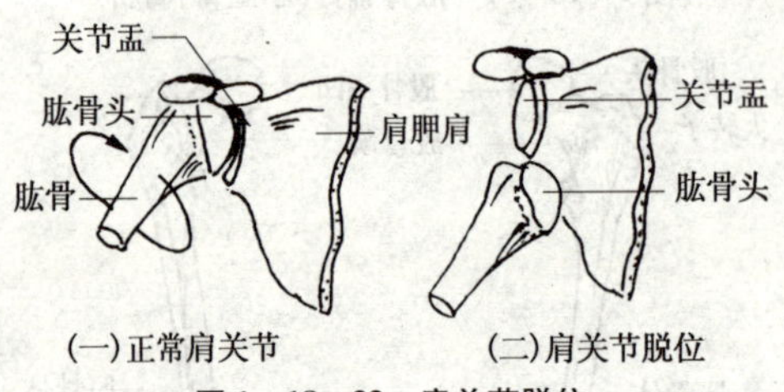

图1-18-33 肩关节脱位

● 发病率最高:肘关节是全身大关节脱位中占第一位。多见青少年及壮年。

● 肘关节组成:由肱骨、尺骨和桡骨组成。主要功能为弯曲和伸直,同时前臂旋转动作。

● 脱位后疼痛、肿胀、肘关节半屈曲状,肘部后突。

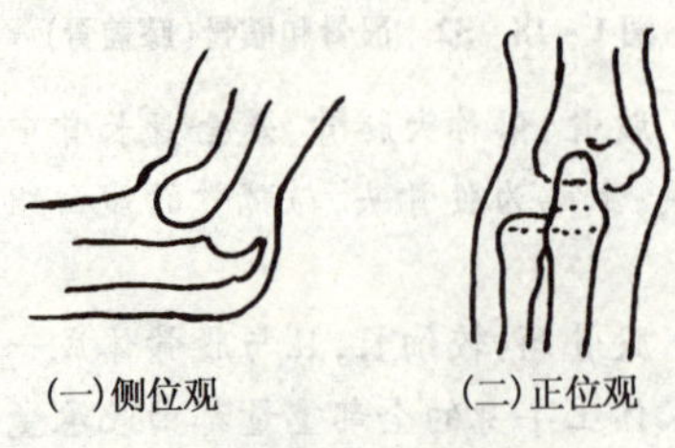

图1-18-34 肘关节脱位

●(一)正常人肘关节伸直时:尺骨鹰嘴与肱骨内上髁、外上髁三点成一直线。

(二)正常人肘关节屈曲时:此三点成一等边三角形。

(三)肘关节脱位后:三点关系改变,成不等边三角形。

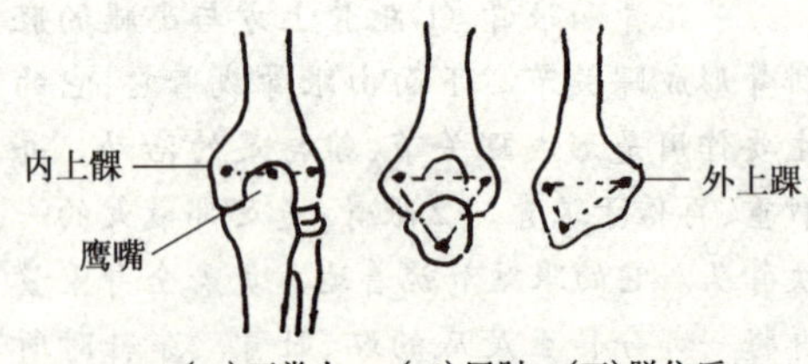

图1-18-35 正常肘关节和脱位时的三点关系

● 髋关节是全身关节中最稳定的关节之一。原因是髋骨有骨性的深凹臼状的髋臼与呈球形的股骨头相嵌而成。除关节囊外有坚强的韧带,关节囊内还有股骨头韧带起着囊内固定作用。

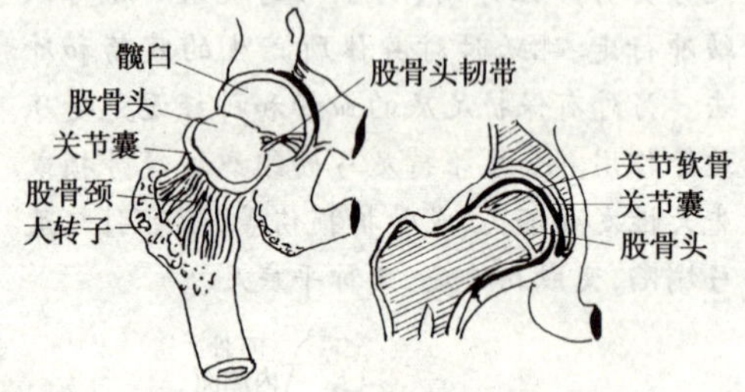

图1-18-36 髋关节结构及其剖面

● 髋关节由一个半球形的股骨头和一个杯状的髋臼组成,由于髋臼较深,所以它是全身关节中最稳定的关节。最常见的是向后脱臼。

● 当髋、膝关节屈曲时,例如坐汽车时,突然刹车,膝部撞到前排坐椅背上,这样外力作用,常可引起髋关节后脱位。患肢不能步行,在臀部可摸到股骨头。

● 有时会影响坐骨神经,需注意。

● 复位后卧床休息3~4周后,可下床活动。

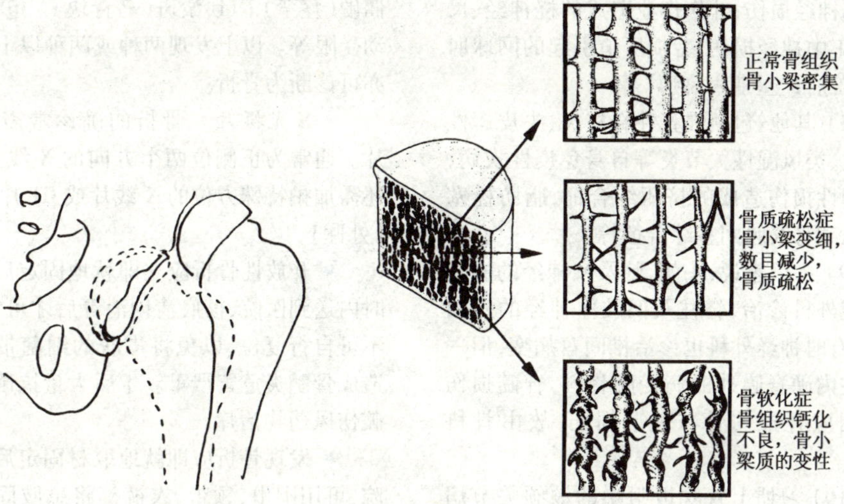

图 1－18－37 髋关节脱位

图 1－18－38 正常骨组织、骨质疏松症及骨软化症

1 骨科基本问题

骨科学也称矫形外科学，是外科的一个分支，是研究人体运动系统损伤和疾病的诊断、防治和康复的一门学科。

【你需了解】

● 骨科，一般指西医骨科、中医称伤骨科或骨伤科。在一些专科医院里，有的还分为：创伤科、手外科、足外科、脊柱外科、小儿骨科等，而在一些基层医院统归入外科诊治。

● 运动系统包括全身的骨、软骨、关节、肌肉、肌腱、筋膜、韧带、腱鞘、神经、血管等。因此，不但骨折、伤筋要看骨科，四肢神经血管的肿瘤、炎症、损伤等也要找骨科，连一些关节炎、腱鞘炎、颈椎病、斜颈、腰突症等也需挂骨科号。

● 骨科主要研究、处理下列病变

（1）急慢性运动系统损伤：急性损伤包括骨折、脱臼和软组织的完全性或不完全性断裂；慢性损伤多因反复多次同样动作造成的，包括职业劳动或生活劳动造成的损伤，老年性退行性变或不正确姿势引起，如颈椎病、腰肌劳损等。

（2）骨与关节感染：包括一般化脓性细菌造成的外伤性或血源性骨髓炎，化脓性关节炎等；也包括特异性感染——如结核菌引起的骨结核（骨痨），梅毒螺旋体的脊髓空洞症；病毒引起的脊髓前角灰髓炎，（俗称小儿麻痹症）和脑炎及脑部病变后遗的脑性瘫痪的矫治，亦是骨科面临的重大课题。

（3）骨的肿瘤与瘤样病损：如软骨瘤、骨软骨瘤、内生软骨瘤、骨巨细胞瘤、骨肉瘤、软骨肉瘤、尤汶氏瘤、骨髓瘤、脊索瘤、骨囊肿、骨纤维异常增殖症、动脉瘤样骨囊肿及转移性骨肿瘤等。其中有良性的，也有恶性程度极高的，也有介乎两者之间的。

（4）先天性畸形：如先天性肌性斜颈、先天性脊柱侧弯、先天性髋关节脱位（髋发育不良征）、先天性马蹄内翻足、先天性狭窄性腱鞘炎、先天性多指（趾）或短肢、缺指（趾）畸形等。

（5）营养代谢性疾病：包括佝偻病，坏血病，维生素 A、维生素 D 过多症，骨质疏松症，骨坏死、骨软化症，各种内分泌紊乱引起的骨损害，肾病引起的骨病，痛风、黏多糖病（怪貌病），软骨发育不全的侏儒症等。

（6）后天性动、静力性畸形：如脊柱侧弯、平底足、踇外翻等。

（7）周围神经损伤与卡压：如产伤造成

的臂丛神经损伤；外伤作业造成的桡神经、尺神经、正中神经损伤；劳损压迫引起的网球肘伤，矿工肘，“星期六麻痹”等。

(8) 其他：包括强直性脊柱炎、牛皮癣性关节炎、类风湿性关节炎等自身免疫性疾病；因急慢性损伤造成的挤压综合征，脂肪栓塞综合征和骨筋膜间室综合征等。

(9) 一般来说，头颅、脑及颅神经的病变由神经外科诊治，脊柱及四肢体神经的病归骨科，有时神经外科也诊治椎间盘病变，但一般脊柱内硬脊膜外的病变归骨科，脊髓损伤常伴相应脊椎的骨与关节损伤，故由骨科处理。

(10) 习惯上管吃饭咀嚼的颞颌关节病变由口腔颌面外科诊治，但急性颞颌关节（下巴骨）脱位常请骨科医师复位。

2 骨与关节损伤

骨的完整性或连续性遭到破坏时称为骨折。

【你需了解】

- 骨折断端或骨折血肿经软组织创口与外界空气相通时称为开放性骨折。故创口即使没见到骨折断端露出，而有带骨髓油滴的血溢出即可明确诊断为开放性骨折。
- 骨折可由外力直接打击引起：如撞车或跌跤时身体重力经手臂或腿骨传至骨质薄弱处造成骨折；也可由自身肌肉剧烈收缩而拉断，故没有跌倒、打到也可能骨折；甚至因为过度反复做同样运动或劳动也可造成骨折，称为疲劳骨折或行军骨折。
- 糖尿病患者、老年人伴严重骨质疏松者，有时坐在车的后部颠了几下，也可造成脊椎压缩骨折。

【症状表现】

- *畸形*　骨折部位肢体发生变形。
- *摩擦感和假关节活动*　骨折端的摩擦感和骨干的假关节活动是骨折的特有体征，具备其中一点即确诊。
- *其他局部表现有*　① 压痛：骨折处的自感痛与压痛。② 局部肿胀。③ 局部肌肉僵硬（痉挛）。④ 淤斑（乌青块）。⑤ 患处活动受限等。以上发现两种或两种以上情况者亦可诊断为骨折。
- *X 光摄片*　骨折的确诊常需拍 X 线片。通常为正侧位两个方向的 X 线片，有时还需加拍特殊方位的 X 线片或 CT 片。

【处理】

- 开放性骨折应立即就地固定后于 8 小时内送到医院，彻底清创消毒后才可复位，绝不可自行复位，以免将皮肤的细菌带入创口造成骨髓炎危害严重。术后大量抗菌药及抗破伤风药物治疗。
- 发现骨折应即就地取材固定后再送医院：可用围巾、领带、衣裤等将患肢固定于躯干或健侧肢体，将骨折上下各一关节捆牢；躯干骨折须用硬板抬；颈部骨折更需立即固定，向两端牵扯拉是一种很好的固定方式。
- 骨折脱落于体外的大块骨片、断肢、断指（趾）应凉藏干燥保存，与患者一起送医院。
- 软组织创口出血尽量用干净纸巾或布压迫包扎止血，抬高患处，并保存远端肢体血管搏动。除非压迫止血失败，一般不用止血带止血。若用止血带须记下上止血带时间，记录卡随患者放在易被发现的地方，每半小时放掉止血带 5 分钟，同时加局部压迫止血。止血带造成远端肢体缺血坏死导致截肢屡见不鲜！
- *复位、固定、功能锻炼是骨折、脱臼处理的三原则。*

(1) 复位：有手法闭合复位、撬拨复位、持续牵引复位、手术切开复位几种。

(2) 固定：有夹板、石膏、器械内外固定等，夹板固定须隔天请医生检查是否太紧或太松，太紧夹坏了皮肤、肌肉、神经、血管后果甚至比骨折更严重，太松造成畸形或延迟愈合，石膏固定后也须按医嘱定期请医生检查。

(3) 功能锻炼：未被固定住的身体要经常活动，解除固定的肢体更要逐步功能锻炼——由轻到重、由主动到被动（健肢或器械帮助）循序渐进。突然大运动量活动易造成骨化性肌炎，反而不能动了，怕痛不肯锻炼则错失时机，关节僵硬了即使再手术，功能也不能完全恢复。

● 骨折后吃些什么药物、食物？别喝骨头汤！汤里没有多少钙，反有大量脂肪。醋可帮助食物中钙的吸收，不会使身体里的钙溶解出来，中药补骨脂等和西药活性维生素D能促进钙吸收与骨愈合，骨折早期适当使用止痛药和活血化瘀药是必要的。

【你需就医】

● 立即找骨科医生　疑有骨折脱臼立即找骨科医生，不可自行胡乱整复，否则易进一步损伤周围神经血管，或将简单骨折变成复杂骨折，后果更严重，或者延误了治疗最佳时机。

● **24** 小时内整复　一般脱臼应在24小时内整复。骨折3周内称新鲜骨折，易于矫治；3周以上称陈旧骨折，大多已有骨痂形成，若再要矫治须重新折断，甚至切除骨痂才能纠正畸形。

● 骨筋膜间隔综合征　骨折后出现远端肢体剧痛、麻木、发凉、无脉、苍白或紫绀可能发生了骨筋膜间隔综合征，须请骨科医生紧急处理。

● 脂肪栓塞　骨折，特别是长骨骨折后近期出现呼吸促迫，咳嗽，时有血痰，口唇青紫、烦躁，皮下出血点等情况时可能并发脂肪栓塞，须急诊送医院抢救。

【你需注意】

● 主动活动　石膏或夹板固定后肢体远端应多主动活动，这样不但可减轻肿胀，还有利于骨愈合。

● 注意观察　骨折脱臼时会同时伤及附近血管、神经和内脏，急救时应同时观察血压、脉搏、呼吸、胸腹痛情况、远端肢体感觉和运动情况，特别是心跳次数越来越快可能暗示有严重内出血，需紧急处理！

【特别提示】

● 注意失血性休克　完全骨折断端的出血是一逐渐发展过程，有时这种渗血量极大（股骨干骨折出血200～2000ml、骨盆骨折500～5000ml）可造成失血性休克，甚至死亡。

● 骨折的并发症　有受伤时的休克，脑、肺、肝、脾、直肠膀胱、尿道等内脏损伤，周围重要血管神经损伤，脂肪栓塞和继发性感染，坠积性肺炎，褥疮，尿路结石和晚期的骨化性肌炎，关节僵硬，创伤性关节炎及骨坏死等。

● 警惕挤压综合征　肢体在瓦砾或机械下受压半天以上，压迫去除后易造成急性肾功能衰竭，称挤压综合征，受压以上扎止血带、记时间送医院抢救。

● 固定的夹板、石膏不可自行拆松　不但使骨折错位，部分拆开会造成局部软组织极度水肿、水泡形成或组织坏死。也不可用筷等插入去搔痒，以免皮肤捅破感染成骨髓炎。

● 早期活动　生命在于运动，长期卧床会给全身带来一系列并发症，股骨颈骨折后长期卧床者50%在一年内死于并发症，手术能使这种患者早起床，年老不是手术禁忌证。

3　桡骨小头半脱位

桡骨小头半脱位又称牵扯拉肘，是婴幼儿的一种损伤。

【你需了解】

● 多发生在4岁以下幼儿，1～3岁发病率最高，男孩比女孩多，左侧比右侧多。

● 幼儿肘关节在伸直旋前位纵向牵扯拉前臂时，容易发生桡骨小头半脱位。

【症状表现】

● 发生桡骨小头半脱位的幼儿常有哭闹。

● 不肯用手取物，不肯活动患侧上肢，不敢屈伸患肘。

● 肘关节被动屈曲时患儿即大声哭叫。

● 检查可发现患儿肘略屈，患肘前臂处于旋前位，不敢旋后，检查可发现桡骨小头部位有明显压痛，但局部无肿胀、无畸形，结合幼儿上肢有被牵拉的外伤史即可确定诊断。

● 桡骨小头半脱位X线检查呈阴性（没有异常发现）。因此，幼儿桡骨小头半脱位只能依靠病史，临床症状和局部体征来诊断而不能依靠 X 线片。

【你需就医】

● 在幼儿前臂伸直位牵拉后出现哭闹并不肯活动上肢时，要意识到幼儿有发生桡骨小头半脱位的可能，并立即送幼儿到医院诊治。

● 桡骨小头半脱位手法复位都可达到满意的效果。

【你需注意】

● 当你牵拉孩子时，注意不要用力过猛，尤其是孩子前臂伸直时。

● 当孩子跌倒在地，要抱起孩子，不要握住孩子的手拉他站起来。

【特别提示】

● 复位后，疼痛立即消失，患儿可很快安静下来，一般能立即屈肘上举，复位后以三角巾悬吊 3 天即可，3 天后可让患儿恢复正常活动。但要注意避免再牵拉患肘，以免复发。

4 腰背痛与腰突症

腰背痛并非单一疾病，是由各种疾病引起的腰背部疼痛症候群。

腰突症是腰椎间盘突出症的俗称，是引起腰背痛主要原因之一。

【你需了解】

● 人体腰椎有 5 节，每节中占最大部分的为椎体，其后面为椎弓、环抱着脊髓和神经根，椎体间以纤维软骨盘相连，称之椎间盘，椎弓间以上下关节突构成椎间小关节。5 节骶椎融合成一整块。

● 引起腰背痛的原因主要有下列几种。

(1) 退行性变：最常见，即老化，年老骨质疏松内部产生微细骨折可致痛，椎体变扁二节间的椎间盘松弛膨出压迫后方的神经根（大部分构成坐骨神经）也造成腰腿痛，关节韧带老化、关节润滑液生产减少也致痛。

(2) 外伤：椎骨、软骨、椎间盘、椎旁肌肉、筋膜、韧带伤均可致痛，长期反复，过度劳累、积劳成疾较外伤更多见，称之劳损。

(3) 内分泌病造成的骨质疏松：如糖尿病、卵巢切除、甲状旁腺功能亢进、可的松类药物长期口服等。

(4) 先天畸形：骶隐裂、椎弓根崩裂、腰椎骶化、骶椎腰化、横突肥大等并不直接引起腰痛，但因这种薄弱环节造成劳损。

(5) 胶原病：如强直性脊椎炎、类风湿性关节炎等。

(6) 感染：脊椎结核、化脓性脊椎炎等。

(7) 肿瘤：特别是乳房、前列腺、肺、肝等恶性肿瘤转移至椎体，有时原发灶还未发现。

(8) 白血病：有时血像变化前椎体已有破坏。脊髓及神经根良性或恶性肿瘤。

(9) 纤维织炎：也称肌筋膜炎，因外伤、受寒、自身免疫等使腰背筋膜弹性减退，皮神经嵌夹粘连引起疼痛。

(10) 其他脏器病：胃十二指肠溃疡、胰腺癌、肾及后腹膜病变、妇科盆腔病均致腰痛。

【症状表现】

● 腰背痛、臀痛　坐卧久后痛加重者多为腰椎间小关节劳损、退行变引起，腰部活动后滑液分泌疼痛减轻；痛放射至大小腿后部或足者为突出的腰椎间盘压迫组成坐骨神经的神经根引起；日轻夜重者为肿瘤转移或骨质疏松引起。

● 间歇性跛行　走一段路后腰痛加重，蹲坐一会又能走一段路者为腰椎管狭窄征，X 线片多可见骨质增生（骨刺）。

● 压痛　腰背臀有一点明显深压痛者为纤维织炎，或称肌皮神经绞窄；腰突症者椎旁有深压痛。

● 腰背僵硬　仅发作期呈现者多为腰突症，此后终生腰背颈僵硬者为强直性脊柱炎。

● 发烧　伴有发烧者多为脊椎结核或化脓性脊椎炎。

● 马尾综合征　坐骨神经痛和肛门外生殖器周围的会阴区麻木感，甚至大小便失控、性功能障碍，下肢不全瘫痪。都是相关神经根受压所致。

【处理】

● 卧床休息（除很软的沙发床外均可），

避免剧烈活动。

● 保暖 腰部湿热敷或热水浴可放松腰肌痉挛。湿热敷比干热敷更能透入深部。

● 消炎止痛 适当服用消炎止痛片、放松肌肉的药片，针灸、火罐、按摩、腰椎牵引，必要时骶管封闭、手术。

● 必要检查 腰骶椎X线摄片、CT、磁共振、骨密度测定、椎管造影、^{99}锝骨扫描等有助于明确诊断，对症治疗。

【你需就医】

● 腰痛日夜不宁超过3～5天者需就医明确诊断，对症下药，以免耽搁病情。

● 腰痛久治不愈者需另换医师、医院，扩大检查范围以便找准病因对症治疗。

【特别提示】

● 许多慢性腰痛是久坐不动"坐出来的"，每小时缓慢扭动颈肩、腰、臀，数分钟可防治颈肩腰背痛，仅靠晨练是不够的。

● 搬重物时要量力而行，多弯膝盖少弯腰可减少腰部损伤。

5 骨关节结核

骨关节结核是由人型或牛型结核杆菌传染的一种全身疾病在骨与关节局部的表现，俗称骨痨。

【你需了解】

● 本病是骨与关节感染化脓病之一种，由特异的结核菌引起，在身体抵抗力差时由患结核的牛或人传染得病。

● 结核病是全身性疾病，本病时可伴有肺、肾、淋巴结结核，亦可单有骨关节结核。

● 本病最多见于脊柱(腰椎尤多、胸椎次之、颈椎少、骶尾椎最少)，其次为髋、膝、肘关节，骨干部结核罕见。

● 及早发现才能及时治疗，才可制止病变发展，保持关节功能，避免畸形和残废。

【症状表现】

● 低烧、消瘦、贫血、乏力、食欲不振、营养不良、盗汗，儿童易哭闹、夜啼哭等。

● 有与结核患者、病牛接触史，本人有结核史。

● 局部痛、肿，肌肉萎缩、畸形、关节不能活动等。膝关节结核有称为鹤膝疯者。

● 脊柱结核可造成鸡胸龟背、后凸畸形。

● 形成的脓肿为干酪样物，皮肤不红不热称为冷脓肿；脊柱结核的冷脓肿可凸出于腹股沟或大腿内侧。脓肿破溃形成的窦道不易愈。

● 脊柱结核压迫可逐渐发展下肢截瘫。

● 相关的骨与关节X线平片、CT、磁共振成像、骨扫描有助于诊断。肺部X线片有助明确有否肺结核共存。

● 血沉增快是结核病活动的一种表现。

● 骨关节结核一般不直接传染他人，开放性肺结核有传染性，卡介苗接种增强对结核病的抵抗力。

【处理】

● 支持疗法 结核病是消耗性疾病，因此应注意全身心性休息，合理又充足的营养。

● 抗痨治疗 为防耐药须同时使用3～4种抗痨药。脊柱、髋、肩等大关节结核用药坚持2年，中小关节1年左右。若有耳鸣、听力降低、肝功能异常时应减停相关药物。

● 局部处理用支架、石膏制动，固定于功能位。

● 病灶清除手术 在术前有效抗痨药治疗下，对部分或完全截瘫者，病灶内有大块死骨或脓肿、窦道经久不愈者尤为需要。

● 穿刺吸脓 对暂不宜手术的巨大脓肿可穿刺吸脓、局部注入抗痨药。

【你需就医】

● 骨与关节肿痛持续数天，特别是坐卧静息时皆痛、日轻夜重者。

● 腰背痛持续数周，伴全身症状及下肢渐进性无力、抬举困难者，可能已并发截瘫，须至骨科专科诊治。及时治疗截瘫可恢复。

【特别提示】

● 久治不愈的骨与关节感染应查有否并存其他疾病，如糖尿病。

● 抗痨治疗有长期性、专业性。有时抵抗力差时还会复发，要定期复查，注意营养和休息。要请骨科或结核病防治院正规治疗，否则形成耐药情况数年不愈造成终身残废，甚至死亡。

6 骨肿瘤

骨与软骨及附近的软组织肿瘤都归入骨肿瘤范围。

【你需了解】

● 骨肿瘤可由骨或软骨细胞形成，亦可由骨内部或周围的脂肪、血管、神经、肌肉、纤维结缔组织或骨髓内造血系统细胞等生成；或由远处肺、肝、乳房、前列腺等恶性肿瘤细胞经血或淋巴转移来。前者为骨原发肿瘤，后者为骨转移性肿瘤（亦称继发肿瘤）。

● 良性肿瘤称之“瘤”，如骨瘤，骨样骨瘤，良性成骨细胞瘤，骨软骨瘤；软骨瘤，良性成软骨细胞瘤，软骨黏液样纤维瘤；成纤维性纤维瘤，骨化性纤维瘤，非骨化性纤维瘤；良性纤维组织细胞瘤，骨巨细胞（破骨细胞）瘤Ⅰ级；血管瘤，淋巴管瘤，血管球瘤；神经鞘瘤，神经纤维瘤，节神经瘤；脂肪瘤；良性间充质瘤等。

● 恶性肿瘤经血液转移的称肉瘤，如骨肉瘤，皮质旁骨肉瘤，恶性成骨细胞瘤；软骨肉瘤，间充质软骨肉瘤，未分化软骨肉瘤，恶性成软骨细胞瘤，恶性软骨黏液样纤维瘤，纤维肉瘤，恶性纤维组织细胞瘤，骨巨细胞瘤Ⅲ级，骨髓瘤，尤文氏肉瘤，恶性淋巴瘤（霍奇金病和非霍奇金病性淋巴瘤），血管肉瘤，恶性血管外皮细胞瘤；恶性神经鞘瘤，脂肪肉瘤，脊索瘤，长骨“基底细胞癌“，长骨滑膜肉瘤，长骨“釉质器瘤”，恶性间充质瘤，骨的横纹肌肉瘤，平滑肌肉瘤，腺泡状肉瘤。

● 介乎良恶性间、恶性程度低的骨肿瘤有：透明细胞软骨肉瘤，骨巨细胞瘤Ⅱ级，血管内皮细胞瘤，侵袭性血管外皮细胞瘤等。

● 骨的瘤样病损：不是真正的肿瘤，但有某些肿瘤特征，属良性，但有的还侵蚀附近组织，如孤立性骨囊肿，纤维异样增殖症，动脉瘤性骨囊肿，组织细胞增生症X（如骨嗜酸性肉芽肿），甲状旁腺功能亢进性“棕色瘤”等。

● 骨肿瘤的分类和良恶性区分随着研究的深入在不断变化。

【症状表现】

● 肿块和肿胀　良性瘤长得慢、数月没变化，有些很小或长在骨内或转移性肿瘤为溶骨性者可摸不到肿块。囊肿长得很快并非恶性。

● 痛　良性瘤长得慢可不痛，恶性瘤长得快，且破坏骨质产生微细骨折故痛越来越重，半夜痛醒。

● 皮温与触痛　局部皮温增高、血管怒张、触痛者多为恶性肿瘤。

● 外伤史　非骨肿瘤起因、却引起痛，造成病理骨折，引起对该处的注意。

● 活动障碍　因肿和痛的影响所致，近关节肿瘤即使属良性至一定大小亦影响关节活动或压迫附近神经血管影响肢体活动。

● 全身症状　恶性者可有发热、消瘦、贫血等，良性一般没有全身症状。

● X线平片、CT、磁共振、骨扫描有助于诊断；血碱性磷酸酶、酸性磷酸酶、血沉等亦对诊断及预后有帮助。

【处理】

● 骨肿瘤治疗方法很多，有手术切除、化疗、免疫治疗等，大多采用综合治疗。

● 有些良性骨肿瘤，生长极慢又不影响美观和活动，不一定要手术，但需定期复查，突然增大时可能开始恶变，再行切除也不晚，如外生骨疣。

● 有些骨肿瘤恶性程度很高，如成骨肉瘤，近年来由于大剂量化疗加手术切除，总生存率可达70%～80%，在有效化疗控制下并发的肺转移瘤也可作肺部灶清扫术，勿轻易放弃。

【你需就医】

● 确诊恶性骨肿瘤必须尽快就医，争取早期诊断、早期治疗，对疾病预后十分重要。

● 骨肿瘤有良恶性之分，有的二者很难区分，某些良性瘤在一些因素刺激下会恶变，因此骨肿瘤一经发现须请有经验的骨科医生根据症状、体征、X线片等影像学检查及验血和病理切片等实验室检查明确该瘤的良恶定性，以决定是否手术或采取其他综合治疗方法。

【特别提示】

● 骨肿瘤的诊断要根据临床表现、X 线片影像检查和病理切片三结合下诊断。病理冰冻切片仅供参考，必要时石碏切片或结合免疫化学的病理结果才可作为确定诊断。穿刺切片正常者可因未穿到肿瘤关键部位而呈假阴性。

● 任何年龄都可能发生骨肿瘤，但各种骨肿瘤好发于某一年龄段：婴儿期以神经母细胞瘤或急性白血病累及骨为多；青少年以成骨肉瘤、尤文氏肉瘤为多；成人以巨细胞瘤及骨肉瘤为多；骨髓瘤与转移性肿瘤多见于 40 岁以后。

7 先天性肌性斜颈

先天性肌性斜颈是因胸锁乳突肌病变引起的儿童常见的先天性疾病。不同于颈椎先天融合或其他骨性斜颈。

【你需了解】

● 若在出生时及时发现本病，及时用手法等措施大多可以治愈。

● 若不在儿童期治疗不但会造成面部发育畸形，颈部血管神经和眼球也会继发畸形，影响今后学习工作、生活。

【症状表现】

● 斜颈畸形，患侧胸锁乳突肌中段有一硬块；4～6 个月后硬块消失，胸锁乳突肌痉挛，头斜向患侧，下颌和面孔转向健侧。

● 若不及时治疗，面自上而下缩小，眼耳不在同一水平，颈胸椎侧弯、凸向健侧，此时再矫正亦会发生斜视。

【处理】

● 半岁以内尽早作手法治疗：最好在每次喂奶时进行，以分散其注意力。将患儿头向健侧屈至耳郭能接近健侧肩，再将头旋向患侧，使下颏对患侧肩，保持 10 秒钟，重复手法 15～20 次，每日 4～6 次。

● 轻揉胸锁乳突肌中部的硬块。

● 婴儿卧床时使健侧靠墙，这样逗引患儿时自动将头转向患侧。喂奶和搂抱时同样来纠正姿势。

【你需就医】

● 手法治疗半年无效或 1 周岁时未经治疗，应在 6 岁之内接受手术，术后石膏固定 4～6 周。

● 成人手术效果差，因为面部及颈血管神经发育已定型，很难纠正，强行矫治尚需面部整容、眼斜视的矫治，甚至造成颈椎损伤。

8 先天性髋脱位、髋发育不良

因遗传或胚胎发育畸形造成出生时婴儿一侧或双侧髋关节发育不良、半脱或完全性脱臼。

【你需了解】

● 本病发生率因地区种族而异，我国一般在 0.7‰～3.8‰之间，男女比例 1:6，单侧为双侧的 1 倍，左右侧比例为 2:1。

● 新生儿用纸尿裤、厚硬尿布、婴儿兜带等经常将髋关节处于屈曲外展位的比用传统“蜡烛包”把两腿紧紧绑在伸直位的发生率低：在我国香港发生率最低为 0.7‰，华北地区较高为 3.8‰。

【症状表现】

● 新生儿和婴儿比能步行的儿童临床表现轻。

● 会阴增宽　双侧者更明显。股内肌痉挛。

● 患侧髋关节活动受限　常处屈曲位，牵拉时可伸直。

● 肢体缩短　尤见于单侧脱位，仰卧屈髋屈膝足踏床面时患侧膝上缩。

● 与健侧比，臀及股内侧皮肤皱褶增多、加深，阴唇与臀裂斜向患侧，股骨大转子上移。

● 有弹响声　牵拉患肢有弹响声或弹跳感。

● 能行走时呈鸭步摇摆跛行，臀扁平，腰椎前突增加，骨盆前倾。青少年时腰髋不适。

● 骨盆 X 线正位平片或 CT 可确诊，特别是对半脱或单纯髋臼发育不良者的早期诊断帮助很大，对疗效观察及股骨头坏死等并发症的随访亦有很大帮助。

【处理】

● **1 岁以内** 手法复位后用夹具或特殊吊带固定于蛙式位。

● **1～3 岁** 内收肌止点切断、手法复位、蛙式石膏、支具固定，每 3 个月复查、换石膏或支具共 2 次。

● **4 岁以上** 骨牵引后切开复位术，骨盆旋转截骨术或股骨颈成形术。

● 成人：一般手术无效、不处理。明显痛或不稳则作髋臼造盖术或骨盆内移截骨术。

【你需注意】

● 小心勿弄坏固定的石膏，特别在换尿布、洗澡时，石膏松软即须至专科医院更换。

【特别提示】

● 本病治疗越早越好，3 岁以内尤佳，至成人因患髋周围骨与软组织畸形疗效很差，不到 50 岁腰髋常痛。

● 出生时在产房作一简单手法检查即可达到普查本病目的，做到早发现、早治疗。

● 本病应找小儿骨科医生诊治，以免耽误。

9 平足症

平足症又称扁平足（或称平底足）。平足症是指足弓低平，患足外翻，无弹性。足内缘接近地面而且在行走和站立时有足疼痛者。

【你需了解】

● 人类足是具有弹性的结构，使日常步行富有弹性并避免身体过度震动。

● 足的弹性是由于足底部弧形结构——足弓而存在，而正常足弓的维持是依赖于小腿部与足部肌肉和足部的坚强韧带。只需以上肌肉韧带正常且坚强，同时不使用过度，则足弓就存在，不会产生平底足。

● 如果由于某种疾病引起小腿部与足部之肌肉衰弱或由于体重过重即载重与支持足弓肌力不相称；或工作需要长期站立或需要过多行走的职业致使肌肉过度劳损；或由于先天性足部跗骨之排列异常，距骨头下倾凸出，则可产生扁平足并出现症状。

【症状表现】

● **足底扁平** 患足底扁平无足弓，足的内侧缘变凸出，足呈外翻状。

● **足部酸痛** 患者常足部酸痛，行走时患者常有疲倦感，最初症状在行走时发生，在休息时消失，但以后疼痛可在任何时间均存在，在活动行走时，症状则更加重。

● **足内侧骨隆起** 可发现足内侧骨隆起部有压痛，在内踝尖端处亦可能找到压痛点。

【处理】

● 疼痛时应休息，少行走，少做剧烈运动。

● 轻者可采用修正鞋跟和垫高足的内缘的方法矫正足的载重力线，锻炼足部肌肉及小腿部肌肉，以期维持和恢复足弓。

【你需就医】

● 保守治疗无效，疼痛明显，严重影响工作、生活的或粘连发生于各关节内，或骨性平底足已形成且畸形外观明显并伴有疼痛者可考虑手术治疗。究竟采取何种疗法，患者到医院找骨科医师检查后，在医师指导下进行治疗。

10 足踇趾外翻症

足踇趾外翻（hallux valgus）是指足踇趾过度外侧倾斜畸形伴有前足疼痛者称足踇趾外翻症。

【你需了解】

● 正常人足踇趾都稍外翻在 0～36°之间，平均外翻 16°，85% 外翻在 20°以内。

● 足踇趾外翻是成人常见的足部畸形，有家族史及遗传因素的，父母亲有足踇趾外翻症时，则子女因家族及遗传因素常也发生足踇趾外翻症。

● 临床发现足踇趾外翻常与穿鞋的种类有密切关系。穿过小或前部过尖的高跟皮鞋，则是引起本病的主要原因。

● 本病的发病是随着年龄增大而增多，女性多于男性，这与女性多穿尖头高跟鞋有密切关系。

【症状表现】

● 本病症状多在足踇趾、跖趾关节处发生疼痛，该处有组织增生突出出现。

● 且滑囊常有红肿压痛。

● 晚期可出现足踇趾强直、压痛加重，行动困难。

【你需注意】

● 足踇趾外翻症重要的应放在预防上，穿鞋时要特别注意鞋的式样，如能避免穿高跟鞋就有可能防止发生足踇趾外翻症。

【处理】

● 足踇趾外翻症的治疗有非手术治疗和手术治疗两种。非手术治疗主要用于早期，可以被动矫形时，可在夜间应用矫形夹板，日间避免穿尖头高跟鞋。如畸形严重而临床症状又明显时，则需用手术治疗，以矫正畸形同时解除疼痛。

【你需就医】

● 如畸形严重而临床症状又明显时，需就医。

11 脑性瘫痪

脑瘫不是一独立病种，是脑部神经伤残综合征。脑部病变就诊时已无活动性、非进行性。

【你需了解】

● 脑瘫是婴儿和小儿常见病：每 1000 名新生儿中有 0.6%～5.9% 发病。

● 引起脑瘫的病因

(1) 妊娠和分娩过程中的伤害：如前置胎盘、先兆子痫、母体肺心病、脐带脱垂扭曲、宫内肺炎、羊水误吸、早产等造成的缺氧、硬膜下血肿等。

(2) 中毒：妊娠时水痘、梅毒、尿毒症、糖尿病、吸毒抽烟及母婴 Rh 因子不配。

(3) 先天发育畸形。

(4) 后天：脑外伤、脑栓塞、颅内脓肿、脑膜炎、脑炎等。

【症状】

● 新生儿期　可出现昏迷、异常啼哭、角弓反张，垂直抱起时握拳、跖屈、头不能控制等，对光、对吮及眨眼反射消失。

● 婴儿期　出生后 4 周不能控制颈部活动、吞咽吸奶困难；生后 3～4 个月持久性颈紧张反射、拥抱反射、持久握拳拇在掌中；半岁时握方饼干时手指张开困难。

● 可有步态蹒跚如醉酒状、眼球震颤、语言断续，可有智力低下、瘫痪、听力与视力障碍，语言和学习困难等。

● 按治疗需要分为　偏瘫型（右侧为多），痉挛性双肢瘫（到 4 岁才会走路），痉挛性四肢瘫（不能站立），锥体外系脑瘫（肌张力低、张口流涎）。

● 半数以上的脑瘫为痉挛性，以下肢痉挛、肌张力增高、剪式步态及肢体畸形为常见。被动牵拉肌肉时起初活动尚可，继则感到有抵抗、活动受阻，此时将肢体放回原位毫无阻力。缓慢活动肢体也不感到阻力。

【处理】

● 非手术治疗

(1) 石膏、支具：控制异常体位、稳定关节。

(2) 药物：以放松肌肉。

(3) 理疗与体疗：各受累关节全范围被动活动以预防挛缩和骨性畸形。练习坐立→扶墙或双杠站立及行走→推载重四轮车行走→扶杖行走→独立行走→骑健身车→骑三轮残疾车；拼积木→串珠子→练习写字→练习打字、打电脑等。

● 手术　对痉挛型有效，对手足徐动、共济失调、僵直型无效。手术只改善功能、矫正部分或全部畸形，不可能完全恢复正常。手术方式有：肌腱延长、松解、移位手术；骨与关节融合术；高选择性脊神经后根切断术。后者最适于智力正常、双肢痉挛性瘫痪、无肌肉挛缩而希望改善步态的患儿，对全身受累型亦有部分疗效。

【你需就医】

● 应去医院康复科，就近长期进行各种功能康复治疗。

【特别提示】

● 脑瘫治疗需小儿内科、神经科、小儿骨

科、理疗、语言训练、职业训练等多学科协同。

• 家长对患儿关心程度和脑瘫治疗所需的认识;家庭的合作和耐心及患儿的信心和毅力有助于治疗的成功。

• 家长对患儿有耐心的反复的站立训练、行走训练、语言训练、生活自理训练、活动能力训练、职业训练是最最重要的。

• 要不断发现患儿每一微小进步,鼓励了孩子也鼓励了家长自己。只要不懈训练,明天定比今天更好!

12 骨质疏松症

骨质疏松症是骨的重量减轻及骨微细结构稀松退行性变为特征的一种全身性骨骼疾病。

【你需了解】

• 绝经后30%~50%的妇女及一半的75岁以上老人均患此病。

• 本病是老人骨折的主因,亦是老人伤残的主因,尤其是髋部骨折25%于半年内死亡。

• 本病分原发和继发性两种。前者又分两型:Ⅰ型为绝经后骨质疏松,Ⅱ型称老年性骨质疏松。继发性者多有明确病因,如可的松类糖皮激素用量过大过久,甲状旁腺功能亢进,慢性肺炎等。

• 18~20岁时骨量为一生最高值(骨密度BMD),遗传、营养、运动或制动、激素及疾病等均影响骨密度。50岁起每年骨量减少0.5%~1%,绝经后妇女10~20年内平均每年减少3%~5%。

• 世界卫生组织于1994年规定:BMD低于同性别骨峰值2.5标准差(SD)可诊断为本病,我国专家经对国人调查谓小于2.0SD即视为本病,小于3.5SD为严重骨质疏松。

• 测定骨密度的仪器很多:单光子SPA法极不可靠,目前常用双能吸收仪DEXA或超声图像仪,其他还有脊柱定量QCT,周围QCT等。

• 除测骨密度外,其他检查方法有:血骨源性碱性磷酸酶BAP、血清骨钙素及前胶元Ⅰ型多肽、尿钙及羟脯氨酸、胶元交联物的尿吡啶啉和脱氧吡啶啉等的测定。其中BAP常用,成人超过200U/L、儿童超过250U/L为骨疏松。血钙值一般恒定,不能反映有否缺钙。

【症状表现】

早期无感觉,骨重缓慢在损失,至一定量时可出现:

• 疼痛　常为腰背痛,可伴关节酸痛,四肢酸麻,双膝酸软无力。

• 椎体变形　身高缩短,脊柱侧弯、驼背等。

• 骨折　可因轻微动作,如咳嗽、推窗、搬稍重物或坐在车尾受颠而骨折,中国50岁以上妇女脊柱骨折发生率为15%,80岁达36.6%。

• 内脏功能障碍　因驼背和胸廓失弹性妨碍心肺及消化系血供,出现胸闷、气急、腹胀、便秘等。

• 其他　可伴骨质增生,骨关节退行性变等。

【处理】

• 运动　青少年时充分锻炼能贮存较高骨量,老年适当运动如打拳、散步、游泳使骨疏松速度变慢;坐卧久不但骨更松,身体发胖亦加重骨负担。但爬楼梯、长跑会增加下肢骨关节的负担。

• 补钙　从小养成喝牛奶的习惯,这样奶中的钙才会充分吸收,睡前喝牛奶吸收好。豆浆、豆制品及鱼虾肉中都有丰富的钙。

• 活性维生素 D_3　是帮助钙吸收和骨钙合成的关键,否则吃再多高钙产品照样不能大量吸收,多晒太阳自身皮肤会合成活性 D_3,骨疏松严重时可服些这类药,但一般鱼肝油丸中的 D_3 还需经体内活化,严重肝肾病者这种活化功能很差,需服已羟化的活性 D_3。

• 补膦　双磷酸盐类药结构与骨基质的焦磷酸盐相似,有明显降低骨吸收、增加骨密度及镇痛作用,药有羟乙膦酸二钠、双磷酸二钠、阿伦膦酸钠等,食物中虾皮、蟹等含磷高。

• 雌激素　是绝经后骨疏松的首选药，不但使骨疏松减慢、增加骨量，并降低血脂及血黏度、对忧郁症、卒中都有益，对提高生活质量和延长寿命都有益。但有些人担心会诱发乳腺和子宫内膜癌，统计表明用此药的比不用的总死亡率低。

• 降钙素　将血钙驱入骨内并抑制破骨细胞活动。起效快，但长期不用骨量又会低落。

• 补氟　要慎重，只增骨皮质硬度和脆性，并不降低骨折发生率，排泄慢，只适用于缺氟地区。

• 异磺酮类　抑制骨吸收、促进骨形成，中药黄芪、仙灵脾等含此成分。

• 其他防治老年骨疏松骨折辅助措施　光线充足，防地滑，防地毯电线绊跤，鞋要合适，跨台阶要看清，视力矫正，勿抬重物，安眠药勿过量等。

【你需就医】

• 固定部位痛越来越重，自服止痛片、补钙未改善者，须至医院拍X线片以排除继发性骨质疏松、转移性肿瘤、压缩骨折等。

• 继发性骨质疏松症除治骨疏松外尚需找出原因对症下药，如糖尿病、甲旁亢等原发病的治疗。

【特别提示】

• 不但要补钙，更应留心所补钙吸收多少？过量补钙易造成肾结石等。骨头汤中因溶解度低含钙少，却含大量脂肪容易引起血脂高。

• 食物中放些醋有助于钙吸收，不会把体内钙溶解出来。

• 长期服用可的松类皮质激素极易造成骨质疏松，但小剂量短期的局封不会造成全身骨质疏松。

13 痛风性关节炎

痛风是体内缺少特有的酶造成蛋白质代谢中嘌呤代谢障碍的疾病。是一种全身病。

【你需了解】

• 痛风性关节炎是痛风病表现的一部分：表现为急性关节炎的反复发作伴血中尿酸过高。晚期可因慢性关节炎症、骨质破坏和痛风尿酸结石形成产生关节畸形及活动障碍。

• 尿酸盐的溶解度为354μmol/L，达413μmol/L时超饱和而在关节和肾中沉淀成痛风石，正常成年男性血尿酸低于336μmol/L，女性约253μmol/L以下，绝经后女性尿酸值近男性。

• 血液病、恶性肿瘤化、放疗使大量细胞核破坏而血尿酸增高；噻嗪类利尿药、速尿及烟酸等药应用抑制了尿酸排泄称继发性痛风。

• 原发性痛风常有遗传史。

• 更年期后妇女患病率迅速上升，接近男性。

【症状表现】

• 多见于中老年，男性占95%，肥胖、营养过剩、贪酒、工作狂者多见。

• 痛风之痛　没有先兆，突然发作刀割样剧痛，初只犯一个关节、多于蹈根的蹈趾关节，多发后发展至全身其他关节，指趾腕踝膝等。受累关节皮红肿热、触痛，喜凉怕捂，扳动此关节则痛加剧。

• 痛风之风　表现为发病快、去病快，2周消退，后又因疲劳、感冒、关节外伤、过度运动、饮食失当等诱发，反复发作。

• 痛风肾损害　尿酸沉淀在肾小管形成肾结石，沉淀于肾实质为痛风性肾病，最后造成肾功能衰竭、死亡。

【处理】

• 休息，局部冷敷，减肥，多喝水和含苏打的碱性饮料、果汁等可促进尿酸排泄。

• 双氯芬酸钠等非甾体类消炎止痛药可止痛，别嘌呤醇可抑制尿酸形成。

• 终身饮食控制是关键！

【你需就医】

• 痛风是全身性疾病，需终身防治，定期至医院复查血中尿酸浓度及肾功能是必要的。

【特别提示】

• 一经证实患痛风每天喝水**3000ml**，终身不得吃高嘌呤食物：如鱼、虾、蟹，贝壳类，动物内脏（舌、心、肺、肝、肠、肾、脑及肫等），菇类，豆类，紫菜，酵母及由其所制的酒类（尤其是啤酒），鱼干、鱼卵、鱼皮及凤尾鱼、沙丁鱼等。

- 低嘌呤食物放心吃：如米麦，高粱，薯类，奶制品，蛋类，猪血，鸡鸭血，大部分叶菜，大部分水果，核桃，榛子等干果，薏仁，海蜇等。

- 急性发作期含中量嘌呤食品少吃：如各种肉（包括鱼肉、禽肉），干豆类（绿豆、赤豆、蚕豆等），豆苗、豆芽、笋、菠菜、花菜等蔬菜，海带，芝麻，花生，腰果，栗子，莲子，银耳等。

14 肩关节周围炎

肩关节周围炎简称肩周炎，俗称凝肩或冻结肩，祖国医学称之为漏肩风。它是肩周肌肉、肌腱、滑囊和关节囊等软组织广泛的慢性无菌性炎症，形成关节内外粘连，阻碍肩关节的活动。肩关节周围炎的临床特征为肩痛和肩活动障碍。肩关节周围炎是老年骨科的常见病。

【你需了解】

- 本病大多发生在40岁以上中老年人身上，女性多于男性。
- 创伤和慢性劳损固然是一个重要原因，机体衰老和退行性变化也是一个原因。
- 一般认为关节周围炎是指肩关节囊及其周围组织发生广泛性创伤性退化病变，而引起关节囊及其周围组织的一种慢性炎症反应。
- 不少患者在发病之前有肩部着凉、肩关节扭伤或关节周围肌腱损伤的病史。
- 有一些患者无外伤史而自动发病，因此有的患者发病的真正原因还不清楚。
- 肩关节附近有7～9个滑囊，任何一滑囊、关节囊、腱鞘的无菌性炎症都是肩周炎的病因。
- 有一些肩周炎是由肩外原因，如颈椎病引起颈脊神经根刺激或压迫，可有肩痛和肩部肌肉痉挛，从而发生肩活动受限和肩关节粘连。

【临床表现】

- 起病缓慢，病程较长。
- 肩痛逐渐加重，且活动失灵，疼痛可向颈、耳、前臂和手放射。严重者夜不能睡或半夜痛醒。
- 肩活动受限严重者，手不能摸口袋，系腰带、摸背、梳头，甚至洗脸、漱牙都很困难。
- 体检时，可发现肩关节周围有明显的压痛点，肩部活动受限，尤其是外展、外旋活动受限更为明显。重症患者，有肩部肌肉萎缩，不能自行穿衣和梳头。

【处理】

- 本病有自愈趋势，经过一段时间的痛苦与不便，然后疼痛减轻，肩部运动渐渐自动恢复，有时恢复不全，遗留部分肩关节活动障碍。
- 急性期需用吊带保证肩部充分静止，同时给予热敷、理疗、针灸等治疗。急性期过后，局部可用曲安奈德（确炎松A）加利多卡因对压痛点封闭。可予推拿治疗，也可在麻醉下应用推扳手法治疗。
- 治疗期间坚持肩关节功能锻炼很重要。方法可有俯身前后内外摆动法、俯身画圈法和爬墙法（立于墙前，手上举，指摸墙，每日争取摸得更高）等功能锻炼，一日数次。
- 对肩外病因引起的肩痛和凝肩，主要治疗其原发疾病。

【特别提示】

- 肩周炎疼痛严重时应制动、强行锻炼则加重病情，若痛基本停止而关节不能活动时才应作推拿、体疗，主动被动拉伸肩关节。
- 肩粘连严重时须麻醉下推拿或手术，强行扳动肩关节会造成骨折，甚至损伤臂丛神经。
- 当腕部骨折时仅需固定腕及前臂，活动肩关节，否则容易造成肩关节粘连、肩周炎。

【你需就医】

- 在肩周类急性期及特别提示中各种情

况时，应就医，按医嘱进行治疗。

15 网球肘和矿工肘

肱骨外上髁炎俗称“网球肘”，是肱骨外上髁前臂伸肌总腱慢性劳损引起的无菌性炎症，因多见于网球运动员故名。同样，肱骨内上髁前臂屈肌腱的慢性劳损因多见于长期屈肘用力的矿工而称为“矿工肘”。

【你需了解】

● 本病是前臂和手反复用力劳作造成，并非只见于网球运动员和矿工，经常拧毛巾、衣被或锄地、提重物等均可积劳成疾造成。

● 本病有自愈倾向，但长期反复肌腱的无菌性炎症、粘连可卡压深部通过的桡神经或尺神经，故又称前臂桡神经或尺神经卡压综合征。

【症状表现】

● 长期反复前臂及手用力劳动或运动史，起病慢。

● 肘关节痛　网球肘痛于肘前外侧、向前臂外侧及拇指、示指放射；矿工肘痛在肘后内，向前臂内侧、小指放射。

● 局限性压痛　网球肘在肘前外，矿工肘在肘后内。

● 被动牵拉痛，严重者可见手肌萎缩。

【处理】

● 局部休息、湿热敷、理疗、局封、非甾体类消炎止痛药等。

● 保守治疗无效者可手术松解肌腱神经。

【特别提示】

● 这种劳损性疾病重在预防：运动和劳动量应逐渐增加，剧烈运动前先做些轻微的准备运动，劳动后热水浴促进局部血液循环、放松肌肉。

【你需就医】

● 如在早期发病时或在长期保守治疗无效，需就医以求治疗。

16 腕管综合征

腕管综合征是正中神经在腕管内受卡压的综合征。病因很多，大多由急慢性损伤引起腕管处滑膜或腱鞘无菌性炎症。

【你需了解】

● 腕管位于手腕的前面，其底面和两侧由腕骨构成，坚厚的腕横韧带横跨其上，管中充满了11条肌腱、神经和血管，极少空隙，任何使腕管缩小（如腕骨骨折移位）或其内容物增粗时均挤压其中通过的正中神经。

● 引起腕管内容增粗的病因：腕中立位时管最松，握拳腕背伸时正中神经受压，如挤牛奶、炊事员或油漆工长时间劳作时。

● 腕管内容物增多　腕管内腱鞘囊肿、脂肪瘤、血管瘤、痛风、创伤性血肿等。

【症状表现】

● 中年女性居多，常双侧，但活动强的一侧严重，常数月、数年迁延。

● 手活动笨拙，拇、示、中指感觉迟钝，刺痛、麻感，日轻夜重，活动或甩手后痛减。

● 大鱼际肌萎缩，拇指无力。

● 挺纳氏征阳性：叩腕前正中有触电感，并放射至拇、示、中、环指。

● 屈腕试验阳性：极度屈腕时诱发腕痛发作。

● 肌电图测腕正中神经传导速度减慢。

【处理】

● 腕部休息、石膏固定、局封。

● 保守治疗无效时手术探查腕管、松解压迫。

【特别提示】

● 痛麻发作时应限制手指和腕活动，此时锻炼有害无益。

● 经常腕部用力操作者，劳动前用护腕或洗净坏掉的长筒丝袜筒扎住腕部以限制其活动过度。

【你需就医】

● 在早期处理仍未愈且有指麻痛者需就医。

17 滑囊炎和滑膜囊肿

滑囊是软组织中囊状间隙，内含少量起润滑作用黏性液体，内层由滑膜构成。凡摩擦频繁或受压较大的地方均有滑囊存在。

外伤或慢性反复过度摩擦或受压后引起滑膜炎症反应，称为滑膜炎、或滑囊炎。当滑液分泌过剩时，滑囊胀成滑膜囊肿。

【你需了解】

- 本病常见的有 髌上滑囊炎、腘窝囊肿、坐骨结节囊肿、踇囊炎、跟后滑囊炎、肩峰下滑囊炎(肩周炎之一种)等。
- 引起本病的原因:主要是过度受压(如久坐引起坐骨结节囊肿)或过度摩擦(如久行、爬山引起髌上滑囊炎)，一般为无菌性炎症，若继发感染则成化脓性滑囊炎，亦有结核性和类风湿性滑膜炎者。

【症状表现】

- 慢性损伤多为老年，常无外伤史，局部出现痛性肿块，缓慢增大，浅者边界清晰、光滑，针刺抽得草黄色黏性液体。
- 急性损伤可有外伤史，突然增大之肿块，可有波动感，抽出液为血性黏稠液，过一段时间抽出棕色液体。

【处理】

- 避免再次受伤，抽液加局封治疗。
- 骨骼畸形引起的，须切骨矫形。
- 感染性的须切开引流。
- 绒毛结节性滑囊炎可作滑膜切除手术。

【你需就医】

- 同“处理”各条，需就医进行处理。

18 腱鞘炎与腱鞘囊肿

腱鞘炎是肌腱及腱鞘因过度强力活动受伤产生无菌性炎症、粘连造成的，故又称狭窄性腱鞘炎。

腱鞘囊肿是手和足部关节或腱鞘的滑膜薄弱和滑液增多后发生的囊性隆起。单囊或多囊。

【你需了解】

- 肌腱俗称筋(但不是血管)，是肌肉附着在骨头那条银白色软组织，外包一层薄如丝袜的滑膜囊，称腱鞘，好似衣袖的衬里便于肌腱伸缩，鞘内含微量润滑的滑液，当滑液生产过剩，并且腱鞘外层如车胎胖胎那样薄弱时，腱鞘囊肿就产生了。
- 当肿大的肌腱通过狭窄、增厚的通道时即发生拨动和响声，故狭窄性腱鞘炎又称板机指或弹响指。
- 腱鞘炎好发于手及腕部，在手指为屈指腱腱鞘炎，如拇指、屈指腱腱鞘炎；腕部为拇长展肌和拇短伸肌腱鞘炎，亦称桡骨茎突狭窄性腱鞘炎。腱鞘囊肿好发于腕和足背。

【症状表现】

- 起病慢，早晨患指僵硬，活动时有弹响声，严重时患指不能伸直。
- 局部压痛，触及黄豆大硬结，牵拉患腱痛。
- 腱鞘囊肿多见于女性和青少年，常为腕背或足背梭形包块，表面光滑、与皮不粘连，压之酸痛感。

【处理】

- 制动、理疗、针灸、局封。
- 囊肿可自行消退，也可挤破或局封。
- 保守无效可手术。

【特别提示】

- 治疗须结合预防才能避免复发。
- 狭窄性腱鞘炎有先天性的，生后即见拇指指间关节不能伸直，多于 2～3 岁内自愈，2 岁以上不愈者宜手术松解。

【你需就医】

- 在保守治疗效果不佳时。
- 需行局封时。
- 需行局部松解术时。

第十九章　胸外科疾病

1 肺癌

肺癌可分为原发性肺癌和继发性肺癌。原发性肺癌指发生在支气管及肺部的癌肿，继发性肺癌指由身体其他部位癌肿转移到肺部的癌肿。

● 一旦确诊为原发性肺癌，应该做各项检查来确定其病期，对制订治疗方案有指导意义。肺癌分期根据：

（1）肿瘤部位、大小、有无侵犯邻近组织及器官。

（2）淋巴结有无转移及转移部位。

（3）身体其他部位有无远处转移而定。一般来说早中期肺癌的治疗原则应以手术治疗或争取手术治疗为主，手术后根据不同病期、癌肿病理组织类型、病变范围综合以化疗、放疗和生物治疗的多学科治疗。晚期肺癌则以化疗、放疗为主，加支持治疗。

● 继发性肺癌是否手术，要根据全身及心肺功能状况，肺部转移癌肿的数目及部位、原发性癌肿是否根治、身体其他部位有无癌肿转移以及距原发癌手术间距的长短等来决定。如无手术禁忌证也应积极争取手术，但手术范围尽量小些，以局部切除为主。

【手术适应证】

● 患者一般情况　详细检查，综合评估其全身状况包括体质、营养状况、既往病史及有无严重合并病。

● 心脏疾患　对冠心病和高血压病患者宜谨慎，必要时应请心脏专科医师会诊决定。

● 肺癌患者多见于老年吸烟者，肺功能低下是影响手术指征最常见的原因。因此肺功能检查应列为常规检查。必要时还应测定动脉血中氧及二氧化碳分压等。

● 年龄　对70岁以上的高龄患者手术宜慎重。但不应将年龄作为手术禁忌证，如虽高龄，但病变不大，手术范围可作肺部分切除，并可根治，手术前后加强处理，手术效果与年龄较轻者相仿。

● 肺部癌肿为早、中期　即无胸内重要组织及器官的侵犯，未发现胸腔外淋巴结及身体其他部位转移。

【手术禁忌证】

● 肺癌侵犯胸内重要器官及组织，如大血管、食管、胸膜。

● 已有身体其他部位转移，如肝、骨骼、脑、肾上腺、胸外淋巴结。

● 严重心肺功能低下，近期内心绞痛发作及3个月内心肌梗死史。

● 全身状况差，合并严重肝肾疾患、糖尿病者。

【特别提示】

● 经过各种检查仍不能确诊为肺癌，但又高度怀疑肺癌者，应及时行剖胸探查术，以免耽误治疗。

● 由于手术前各种检查对病变判断有一定局限性，肺癌手术的切除率在80%～90%。

● 肺癌治疗方式有5种：外科、化疗、放疗、免疫、中医药。应结合患者具体情况加以组合，作出个性化的治疗方案，过度的治疗对患者有害无益。

2 肺大疱

肺大疱一般继发于细小支气管的炎症病变，如肺炎、肺气肿和肺结核，临床上常与肺气肿并存，肺大疱可为单发，也有多发的，肺大疱壁很薄，一旦破裂形成气胸。

单发肺大疱，张力不大时常无症状，如广泛肺气肿或多发肺大疱则常有咳嗽、胸闷、气短等症状，严重肺气肿并发肺大疱可促使肺心病发生，并发气胸时则有突然胸痛、呼吸困难，甚至出现紫绀。

【手术适应证】

● 肺大疱长期存在，又明显影响呼吸功能者应行外科治疗，以解除对肺组织的压迫，从而改善呼吸功能。外科治疗原则是既要解除大疱的压力，又要尽可能保存有功能的肺组织，不轻易进行肺切除术。

● 常用的手术方法有大疱切除术和肺段或肺叶切除术（适用于大疱所在肺叶组织已明显萎陷或有炎症病变，留之无益时）。

● 在大疱切除同时可行胸膜摩擦或撒以滑石粉，以产生胸膜粘连，预防术后自发性气胸，并促进胸膜侧支循环形成，有助于加强肺组织的营养。

【手术效果】

● 肺大疱手术并发率低，大多数效果满意。

3 肺结核

肺结核是结核菌引起的肺部慢性感染性疾病。痰中查到结核菌的是传染性结核病。肺结核病是我国常见病。

肺结核可并发咯血、肺不张、支气管扩张、气胸、肺气肿、结核性脓胸及呼吸衰竭、肺源性心脏病。肺结核可以和肺癌、尘肺及糖尿病等同时存在。

【手术适应证】

● 经规则抗结核药物治疗而痰结核菌不能阴性，病变局限于一侧肺或一叶肺，其余肺无活动性病变。

● 并发肺不张、支气管扩张引起反复感染和大咯血。

● 肺内厚壁空洞。

● 并发支气管胸膜瘘经内科治疗无效。

● 结核球（瘤）不能排除肺癌时。

● 心肺功能和全身状况可以耐受手术。

【手术禁忌证】

● 肺结核中毒症状未控制，如：发热、盗汗、消瘦等。

● 弥漫性肺部病变或病变活动进展期。

● 未得到规则治疗。

【特别提示】

● 肺结核得病后，必须在专科医师指导下进行规则治疗，一般来说可分为初治（首次治疗），初治后肺结核再恶化或复发进行复治（再治疗），初治和复治的抗结核药和应用时间由医师根据病情和治疗方案确定。

● 肺结核在专科医师指导下规则治疗，其初治治愈率在95%以上，复治治愈率在80%～85%，仅少数患者需手术治疗。

● 合并糖尿病的，在治疗肺结核时必须控制糖尿病。

4 肺囊肿

多数肺囊肿是先天性的，也有少数是肺脓肿或肺结核空洞感染愈合后形成。肺囊肿可分为单发或多发，有的在一个肺叶或多个肺叶形成蜂窝样多囊肺，肺囊肿内充满黏液，如未和支气管相通称为液囊肿，如与支气管相通，囊内黏液排出，空气进入囊腔，成为气囊肿。

小的囊肿常无症状，较大囊肿压迫周围肺组织引起咳嗽、胸痛和气急，如囊肿继发感染可出现类似支气管扩张或慢性肺脓肿的症状：如高热，咯血，脓性痰等。

肺囊肿虽为先天性病变，有症状就诊多在青壮年，胸片和CT可以确诊。

【手术适应证】

● 肺囊肿容易并发感染、出血，一旦确诊，只要身体条件许可，均应行外科手术，如怀疑合并支气管扩张，则手术前应作支气管造影，以明确切除范围，手术方式决定于囊肿大小、部位、数目以及有无并发病变，而行肺楔形切除、肺段切除、肺叶切除乃至全肺切除。

【手术效果】

● 肺囊肿手术并发率低，大多数效果满意。

5 肺脓疡

肺脓疡是多种细菌引起的肺部化脓性感染。早期为肺组织感染炎症，继而坏死、液化，外周被肉芽组织包围。

吸入性肺脓疡：病原体经口、鼻吸入，可

发生于神志不清患者或无明显诱因，多发生于壮年男性及体弱多病的老年人。

继发性肺脓疡：肺部原有支气管扩张、支气管囊肿、支气管肺癌、肺结核空洞等病变，继发感染引起或肺部邻近器官如：肾、膈下、食管病变穿破至肺内，或身体其他部位严重感染，脓毒菌经血液播散到肺，往往是多发性，在两肺边缘部。

【手术适应证】

- 经积极内科治疗3～6个月以上无明显吸收，表现为厚壁空洞的慢性纤维组织增生。
- 慢性肺脓疡合并大咯血及反复感染。
- 不能排除肿瘤或异物堵塞气道引起肺部感染的肺脓疡或癌性空洞。
- 全身情况及心肺功能可耐受手术。

【手术禁忌证】

- 肺脓疡急性期及在切除范围以外的肺部有炎症病变。
- 全身情况太差。

【特别提示】

- 慢性肺脓疡手术时机十分关键，手术前必须采用各种方法控制感染，如：

① 抗菌药物治疗：根据痰细菌培养选用敏感抗生素，全身或雾化吸入治疗。② 体位引流。③ 纤支镜吸痰。雾化液中加入肾上腺素或祛痰药以有利痰液排出。手术前痰量应每日少于30～50ml。

- 在积极内科治疗下，肺脓疡内科治疗成功率在90%以上，需作肺切除者低于10%。

6 肺气肿

肺气肿是指终末细支气管远端气腔（包括呼吸性细支气管，肺泡管，肺泡囊和肺泡）的持久性扩张。

- 肺气肿可分为慢性阻塞性肺气肿，大疱性肺气肿，尘肺性肺气肿，老年性肺气肿和代偿性肺气肿等，以下重点介绍慢性阻塞性肺气肿。
- 肺气肿发生病因 ① 随年龄增加而增加，男性多于女性，也与地区分布、气候、肺本身代谢等因素有关。② 吸烟：有报道每日吸烟20支以上者肺气肿发生率52%，每日吸烟少于20支者为39%，而不吸烟者仅3%。③ 大气污染。④ 呼吸道感染。⑤ 遗传及代谢因素。
- 慢性阻塞性肺气肿病变慢性，进行性加重，病变后期主要症状有气短，活动后加重，并有慢性咳嗽，痰多。疲乏等全身症状。内科治疗包括控制呼吸道感染，给氧，康复治疗，支气管扩张药，提高身体免疫功能等可改善症状，但不能阻止病情发展，肺气肿一旦形成，肺组织破坏不能逆转。

【手术适应证】

1994年美国库珀医师首先报道采用肺容积减少术（切除无功能的部分肺组织）治疗慢性阻塞性肺气肿取得良好的近期效果，对比病情相同而采取手术加内科治疗和单纯内科治疗两组患者，手术加内科治疗患者术后肺功能、生活质量和5年生存期均优于单纯内科治疗者，肺容积减少术可两侧肺同时施行或先作一侧肺，身体恢复后再作另一侧，比较安全。

- 年龄小于70岁。
- 积极内科治疗效果不佳，病情逐年加重，平地行走感气促。
- 胸片，CT检查肺容积增大，前后径增大形成桶状胸，横膈下移，肋间隙增宽。
- 肺通气功能检查仅为正常人的30%。
- 同位素肺通气、血流扫描显示有无功能区（靶区）存在，尤其靶区出现在两肺上部及外侧。
- 停止吸烟1年以上。
- 未影响到心脏功能，无其他重要脏器严重疾患。

【手术禁忌证】

- 年龄大于70岁。
- 合并严重呼吸道感染或哮喘。
- 长期应用激素。
- 以往有胸部手术史或胸膜增厚。
- 肺部通气血流扫描无靶区存在。

● 合并重要脏器疾患。

【特别提示】

● 肺容积减少术治疗慢性阻塞性肺气肿的目的是改善气急症状,提高生活质量,从而延长患者生存期。但不能根治肺气肿,随时间延长改善的功能又逐步丧失,一般手术效果维持3～5年。

● 慢性阻塞性肺气肿在我国乃至全世界都是常见病、多发病,经各种检查及筛选仅20%～30%患者适合做肺容积减少术。

7 脓 胸

脓胸是各种因胸膜腔化脓感染造成的积脓。按其起病缓急可分为急性和慢性脓胸。

● 引起脓胸的病原体有各种化脓细菌,结核菌,厌氧菌等。真菌,阿米巴肝脓肿向胸膜腔溃破也可导致脓胸。

● 胸膜腔积脓有发热,白细胞计数增高,如脓液穿通肺组织出现支气管胸膜瘘时,患者咳出脓液。慢性脓胸出现胸廓塌陷,胸膜增厚,贫血及肺功能降低。

● 急性期时除全身抗菌药物治疗及营养、支持治疗外,应每日或隔日做胸腔穿刺排脓,尽量抽清脓液,并冲洗脓腔,然后注入抗菌药物,结核性脓胸应全身和胸内使用抗结核药物。

【手术适应证】

● 闭式引流 适用于穿刺排脓效果不佳,脓液稠厚,可行肋间插管或肋床引流(切除肋骨一小段),闭式引流后可行胸膜腔冲洗。有支气管胸膜瘘时则禁止冲洗。

● 手术治疗 对慢性脓胸,支气管胸膜瘘,年龄小于60岁,全身情况较好的患者可根据病情选择不同的手术方法,如:胸膜纤维板剥脱,胸郭成型合并肌肉瓣或大网膜移植术。合并支气管胸膜瘘或肺部病变者,可同时施行肺切除术。

【特别提示】

● 慢性脓胸手术治疗创伤大,有一定手术风险。

8 食管癌、贲门癌

食管癌在我国发病率较高,尤以北方更为多见,约占所有癌症的5%～10%,山区和农村人口患病率高于城市人口,男性多于女性,发病年龄以50～59岁最多见。

● 食管癌发病因素和长期饮食刺激(如食物粗硬,过烫,咀嚼不细,吞咽偏快,饮烈性酒),食管慢性炎症,食物亚硝胺化合物含量,家族史等有关。

● 食管癌发生部位以中段最多,约占半数,肿瘤临近胸主动脉、气管分叉及肺门,手术切除率低于其他部位。上段癌占10%,易侵犯喉返神经,发生声音嘶哑。下段癌切除率较高,预后较好,贲门癌下咽困难出现较晚,易向腹内转移,预后不如食管下段癌。

● 食管癌初期仅表现为轻微的和偶发的食物下咽不正常,如进干食或吞咽较快时噎住,用汤水冲食后咽下,如此重复间断出现,也有的在下咽时胸骨后或上腹部灼痛或刺痛,病变进展出现下咽困难,胸骨后或上腹部疼痛、呕吐,体重减轻,病变晚期发生癌转移,气管压迫穿孔,神经麻痹及恶液质等。

● 诊断 X线吞钡检查,食管拉网,食管镜检查可确诊,也可做气管镜检查以了解食管癌对气管影响。

● 治疗 主要有手术疗法和放射疗法。

【手术适应证】

● 局限的食管癌或贲门癌行根治性手术。

● 中晚期或已有广泛淋巴结转移者,手术为姑息性手术,术后复发率较高。

● 不能切除的病例为解决进食,可行"转流"手术或其他减少症状的手术。

【手术禁忌证】

● 癌的范围广泛,已侵入邻近重要器官,如气管、肺或纵隔。

● 有远处转移:如锁骨上淋巴结、肝、腹膜等。

● 严重心肺功能不全。

● 高度恶液质。

【手术方法】

● 根据病情及手术者经验可行经左胸食

管癌切除及胸内食管吻合术，经右胸食管癌切除，左颈部或右胸内食管胃吻合术，贲门癌切除术（经胸或经腹），减状手术有食管胃转流术，胃造瘘术，食管插管，不能手术者可考虑放射治疗。

【手术并发症】

● 食管癌手术时间长，创伤较大，并发率高于其他手术，如：肺不张、肺炎，吻合口瘘，脓胸，乳糜胸，声带麻痹等。

【手术效果】

● 手术后 5 年生存率 4.5%～41%。

【特别提示】

● 食管癌早期发现，早期手术效果最好，预防食管癌发生应注意饮食避免过硬过热，进食应仔细咀嚼，从容下咽，饮茶喝酒不可太热，注意口腔卫生，有饮烈性酒习惯者应减少或戒除，在食管癌多发地区和有食管癌家族史者更应注意以上问题。

● 虽然食管癌以 50 岁以上发生率较高，对 40 岁以下有食管癌症状者应提高警惕。

9 食管贲门失弛缓症

食管贲门失弛缓症又名贲门痉挛或巨食管症，主要病因是吞咽时食管下段及贲门不能正常松弛，而使食管排空受阻，食物淤积在食管腔内而致食管异常扩张。

症状是吞咽困难，呕吐和胸骨后疼痛，在精神紧张和情绪波动时更为明显，进食过冷过热和刺激性食物可诱发症状发作。大多数患者在咽下固体食物比液体食物更困难，咽下困难加重时常出现食物返流，平卧位较易出现食物返流，食管内淤积食物可造成食管炎症，长期炎症形成疤痕。而狭窄上方扩张食管压迫胸内脏器而出现气急、干咳、呃逆、声音嘶哑等症状，扩张食管长期慢性炎症可发生癌变。

患者宜少食多餐，软食，避免过热、过冷或刺激性饮食，症状发作时口服解痉药，如硝基甘油片、硝苯啶或吸入亚硝酸异戊酯。内科治疗无效可考虑气囊和探条扩张，严重者手术治疗。

【手术适应证】

● 早期的轻度患者或年老体弱患者不必要手术治疗，可进食易于咽下食物细嚼后用适量汤水冲释缓缓下咽，饭后散步有助于食物下行。现在尚无明显有效药物。有些病例用探条或水囊扩张可缓解症状。

● 中青年，体质好者易行手术治疗。

● 手术方法　可经左胸或上腹部切口行食管贲门肌层切开术。手术效果总体较满意。

【特别提示】

● 外科治疗宜及早施行，不但可改善下咽困难，也可防止食管长期慢性炎症而致癌变。

10 胸壁结核

胸壁结核是常见的结核杆菌引起的胸壁感染性疾病，大多数患者原有肺结核，淋巴结结核和结核性胸膜炎。

病变初期症状不明显，也可有结核病的全身中毒反应，如盗汗、低热、纳差、无力等。胸壁局部肿胀隆起形成冷脓肿（不发热，不发红），脓肿增大，表面皮肤变薄，脓肿破溃后流出黄白色的干酪性脓液，形成通道经久不愈。

胸壁结核治疗：除休息、营养支持外应行正规抗结核药物治疗，在原发结核病灶控制或稳定后行手术清除胸壁病灶，手术后继续抗结核治疗 1 年。

【手术指征】

● 较小的胸壁结核脓肿可穿刺抽脓后注入链霉素 0.25～0.5g，加压包扎，每 2～3 天重复一次。

● 组织破坏较重的病例须行手术治疗，切除脓肿或窦道和相关的肋骨、肋间组织，加压包扎。已有继发感染的需先作切开引流及局部全身抗感染及结核治疗，然后再行胸壁窦道的切除手术。

【特别提示】

● 手术前后应进行抗结核药物规则治疗。

11 支气管扩张

支气管扩张是一种常见的慢性支气管化脓性疾病，因为支气管及其周围的炎症使支气管壁破坏，导致支气管扩张、变形。

临床表现为慢性咳嗽，大量脓痰及反复咯血。

约50%发生在一个肺段，也可发生于双侧多个肺段，多见于左下叶，左下叶与上叶舌段支。

按支气管扩张的形态可分为囊状、柱状或两者混合存在。

【手术适应证】

- 反复呼吸道感染、大咯血，经药物治疗不能控制。
- 病变范围不超过两叶肺。
- 全身状况良好。

【手术禁忌证】

- 不能确定咯血部位。
- 病变范围过于广泛。
- 全身情况差。

【特别提示】

- 内科治疗不能使扩张的支气管复原。
- 手术前必须明确支气管扩张病变部位，胸片及胸CT不能确定病变较轻的部位，因此支气管造影是必要的检查。
- 手术前必须控制感染，选用敏感抗生素静脉或雾化吸入，使体温正常，痰量明显减少，体位引流可以排除积痰，有利于感染控制，减轻全身中毒症状。
- 对咯血来源不能明确，两肺广泛支气管扩张或大咯血，一般情况较差者可行支气管动脉栓塞。

12 自发性气胸

自发性气胸指在无外伤因素下肺破裂，空气进入胸膜腔引起胸膜腔积气，是常见的急症之一，本病男性及青壮年较多见。

自发性气胸病因有：① 胸膜下气肿泡破裂，常见于瘦长体形，20～40岁男性。② 肺大疱破裂，多见于慢性气道阻塞性疾病，肺泡破裂形成肺大疱。③ 肺结核。④ 肺部感染。⑤ 肺部恶性肿瘤等。

正常情况下，胸膜内压应为负压，根据病理生理变化气胸可分为3种类型。① 闭合性气胸：胸膜破口小，抽气后可闭合。② 开放性气胸：胸膜破口较大，抽气后胸膜腔压力又上升。③ 张力性气胸：胸膜破口形成单向活瓣，胸腔内压高，抽气后很快恢复至正压。

气胸可并发胸内出血及纵隔、皮下气肿。

【手术指征】

- 经一般治疗，包括卧床休息，吸氧，止痛，镇咳及抽气或胸腔闭式引流，负压吸引等排气方法1周以上，肺仍不能复张。
- 出现发热，胸腔积液，血白细胞升高。
- 胸片或胸CT有胸膜粘连带或大疱。
- 气胸合并胸膜腔内出血，经引流后出血不止或出现血压下降及休克应及早手术。
- 纵隔气肿和皮下气肿，多见于张力性气胸，单纯皮下气肿可暂不处理，纵隔气肿严重者作纵隔切开排气。

【特别提示】

- 气胸治疗效果和原有病变基础有关，手术后气胸再复发的概率少于2%～4%。

13 纵隔肿瘤

纵隔肿瘤是发生在纵隔（两侧胸膜腔的中间间隔部分，内含心脏、大血管、食管及丰富的神经、淋巴、脂肪和结缔组织等）的肿瘤，统称为纵隔肿瘤。

发生于纵隔肿瘤种类繁多，多数为良性，亦有恶性，常见的有：① 畸胎瘤可以恶变。② 胸腺肿瘤常位于前纵隔的上部，约1/3病例为恶性。可并有重症肌无力（眼睑下垂、呼吸费力、胸闷、气急及吞咽无力等）。③ 胸内甲状腺常位于前纵隔。④ 神经源性肿瘤：多见于后纵隔与脊柱平行，少数为恶性。⑤ 淋巴源性肿瘤，大多数为恶性，病变位于中纵隔。

纵隔肿瘤的症状与肿瘤大小、部位、生长速度和压迫周围组织有关。早期多无症状，常在体检时发现。常见症状有咳嗽、胸闷、胸痛等。有下列症状时提示为恶性：① 肿瘤侵犯压迫上腔静脉，颈静脉怒张，头颈部上肢肿胀，紫绀，呼吸困难。② 侵犯神经系统，出现声音嘶哑，眼裂变窄，上睑下垂，一侧瞳孔缩小，膈肌麻痹，上肢疼痛等。

【手术适应证】

● 一旦确诊为纵隔肿瘤，不论有无症状，都应早期手术切除，理由是良性肿瘤随着肿瘤体积增大，常产生压迫或感染症状，而且部分良性肿瘤可以恶变。淋巴源性恶性肿瘤一般不行手术治疗，可采用放射治疗和化学治疗。

【特别提示】

● 纵隔肿瘤良性者手术效果良好。恶性者手术常不能完全切除肿瘤，预后很差，手术目的是明确诊断，为以后治疗方法提供依据。恶性纵隔肿瘤已明确诊断者可采用非手术治疗，不必勉强手术。

第二十章 神经外科疾病

1 脑震荡

脑震荡是脑部外伤中最轻的一种类型。由于外伤不造成脑结构的病理性改变，因而脑震荡只是短暂的脑功能紊乱，不会遗留任何严重后遗症。

【你需了解】

- 脑震荡后果良好，一般无须特殊治疗。
- 脑震荡可伴发其他类型或其他部位的外伤，使病情复杂化。

【症状表现】

- 有明确的头部外伤病史，如被打击、撞击或头部间接受力致伤。
- 伤后立即出现昏迷，昏迷时间短暂，一般从几秒到几分钟，但不超过 30 分钟。
- 昏迷期间常有面色苍白、出冷汗、心跳缓慢、血压下降、四肢绵软无力及多种神经反射消失。
- 清醒后有头昏、恶心、疲劳等不适，上述症状在数小时至数日内消失。
- 清醒后对受伤经过乃至受伤前一段时间内的经历不能回忆，称为“逆行性遗忘”。

【处理】

- 保持身心愉快有利于病情恢复。
- 如头痛明显，口服止痛片可缓解，睡眠不安者可服少量镇静剂或安眠药缓解之。如佳静安定片 0.4mg 或思诺思片 5～10mg，睡前服用。
- 症状较重者可卧床休息 2～3 天，但长期卧床不利于症状改善。

【你需注意】

- 外伤常常伤及全身许多部位，而且颅脑损伤本身也很复杂、多变。
- 在休息过程中，如有病情变化应按医生意见及时到医院复查。

【你需就医】

- 凡有明确头部外伤病史并有过意识不清过程者，均应送医院检查，以明确诊断，除外更复杂的病情。

【特别提示】

- 脑震荡不会导致“脑震荡后遗症”，过分的心理负担和不适当的治疗只会影响康复。

2 脑挫裂伤

从病名可以看出，这一类脑外伤有明显的脑部病理变化，包括脑结构的断裂、广泛性脑水肿和弥漫性点状出血等。

【你需了解】

- 脑挫裂伤是一类比脑震荡更严重的脑外伤。
- 常伴发其他类型的脑外伤，如颅底骨折、颅内血肿等。

【症状表现】

- 头部外伤后有较长时间的昏迷，常常超过 30 分钟，严重者可长期昏迷不醒。
- 清醒时有头痛、头昏、呕吐及烦躁不安。
- 可有手脚瘫痪或脑神经麻痹现象。
- 重症者影响呼吸和心脏功能，威胁生命安全。

【处理】

- 受伤后应在最短的时间内送医院救治。
- 运送途中注意保持呼吸道通畅，防止呕吐物造成窒息。

【你需就医】

- 脑挫裂伤病情严重，应立即送医院救治。

【特别提示】

- 注意存在复合伤的可能。如有四肢骨折、脊柱骨折和胸腹部外伤时，搬运尤其要当心，以免造成二次损伤(请参考有关章节)。

3 外伤性颅内血肿

严重的颅脑外伤经常继发颅内出血，大量出血的淤积成为血肿。血肿的部位可在硬脑膜外（硬膜外血肿）、硬脑膜下（硬膜下血肿）和脑组织内（脑内血肿）。

【你需了解】

- 颅内血肿是颅脑外伤的严重并发症，如不及时处理或治疗不当会危及患者的生命安全。
- 颅内血肿可在伤后立即发生，也可发生在伤后数小时或数日后（迟发性血肿）。

【症状表现】

- 伤后昏迷逐步加深或清醒后再昏迷。
- 清醒时有剧烈的头痛和呕吐。
- 急性期常有血压异常升高、心跳慢、呼吸深等表现。
- 肢体麻痹和脑神经受伤的症状。
- 如不能及时治疗或治疗无效，则病情进一步恶化，因颅内压力过高而形成"脑疝"，导致呼吸和循环衰竭。

【处理】

- 患者的转运和护理请参考"脑挫裂伤"。
- 限制饮水及输液量，以减轻脑组织水肿。
- 一时无法送医院者应采取降低颅内压的措施，如以 20% 甘露醇 125 ～ 250ml 静脉快速注射，速尿 20 ～ 40mg 肌内注射，或口服利尿药。
- 如合并其他损伤，应注意血压变化，防止休克。
- 大多数颅内血肿需要急诊手术清除血肿，及其他有关的急救治疗措施。

【你需就医】

- 凡疑有颅内血肿者均应该及时送医院治疗。

【特别提示】

- 手术及相应的抢救措施宜及早进行，力求做到分秒必争。

4 慢性硬脑膜下血肿

慢性硬脑膜下血肿是一类特殊的颅内血肿，血肿形成缓慢，常在受伤后 3 周以后才出现症状，而且出血量大，常超过 100ml。

【你需了解】

- 慢性硬膜下血肿病程时间较长，易与其他常见脑部病变相混淆。
- 原发的头部外伤多不严重，有时会被忽略。
- 正确及时的治疗措施可使患者获得较好的康复机会。

【症状表现】

- 仔细追问常发现有受伤病史。
- 症状逐渐进展，以头痛为主。
- 记忆力下降，反应迟钝。
- 后期有明显的偏瘫和意识不清。

【你需注意】

- 虽然慢性硬膜下血肿和一些慢性脑血管病十分相似，但轻微的头部外伤史可作为重要鉴别依据。

【处理】

- 慢性硬膜下血肿需要手术治疗，钻孔引流是目前普遍采用的方法。一般效果良好。

【你需就医】

- 全面的神经系统检查和影像学诊断方法（如 CT 扫描）可提供明确的诊断。

【特别提示】

- 早期诊断及时治疗是康复的惟一途径。

5 颅骨骨折

头颅是一个密封的骨性体腔，结构严实，以保证脑组织有一个安全的环境。但在外力的打击下，头颅骨可能发生断裂——骨折。发生在颅骨顶盖部位的骨折称为颅顶骨折，发生在脑下面的骨折称为颅底骨折。

【你需了解】

- 单纯的颅骨骨折对人的健康不构成严重影响，但大多数颅骨骨折者都伴有不同程度的其他类型脑外伤。
- 颅骨通常只是作为支架保护脑组织，无须承载重量，因而颅骨骨折的愈合也不像四肢骨折那样修复得“天衣无缝”。

【症状表现】

● 受打击的部位头皮肿胀或裂伤。

● 颅顶骨骨折也可以没有外观异常，有时可摸到局部骨质下陷。

● 颅底骨折症状多样，有时可见两侧眼窝皮下淤血（俗称“熊猫眼”）及各种脑神经症状；脑脊液漏是颅底骨折的特征性表现（血水样或清澈的液体自鼻腔或外耳道流出）。

● 小儿头顶部受到打击，可发生局部的骨质凹陷，而不伴有骨的断裂，称“乒乓球样骨折”。

【处理】

● 应尽早专科就诊。

● 骨折本身，特别是线形骨骨折不需要特殊治疗。如骨折片向颅内陷入（如粉碎性凹陷骨折、乒乓球样骨折），压迫重要神经或血管则需要手术治疗，以解除压迫。

● 如有脑脊液漏应卧床休息，取头高位。保持口鼻腔清洁，禁止擤鼻涕以免将鼻腔内的污染物“吹”入颅内，造成颅内感染。

● 为预防感染可考虑应用抗生素。

【你需就医】

● 凡有头颅受伤，有骨折可能者需速去医院就医。

【特别提示】

● 脑脊液漏患者极易发生颅内感染，切忌鼻孔和外耳道填塞或冲洗，以免诱发细菌性脑膜炎。

6 脑外伤后综合征

脑外伤后综合征不包括严重的脑外伤后遗症，如颅骨缺损、外伤性癫痫、瘫痪和智能低下等情况，而只是患者自觉不适的症状，神经系统常规检查不能发现任何异常。

【你需了解】

● 脑外伤后综合征发生的机会和程度并不与外伤的程度相关，但外伤的确是患病的基础。

● 患者的心理状态对疾病的发生和发展有重要影响。如担心疾病是否能满意恢复、工作和生活是否因此受到影响等，都可能成为影响康复的因素。

● 不适当的医学治疗和心理暗示与本病的发生和发展有重要关系。

【症状表现】

● 头痛是最常见的症状，充分休息后可以缓解，而紧张、疲劳、失眠等因素可使头痛加重。并常有持续性头昏、头胀和记忆力下降。

● 心神不安、易激动，常感心跳、耳鸣。

● 神经系统检查以及CT和MRI（磁共振）均无异常发现。

【处理】

● 应当相信脑外伤后综合征不会造成严重后果，而且可以完全康复。

● 对疾病的正确理解和轻松的心态是康复的必要条件。

● 对症治疗常常是必要的，药物治疗宜在医师建议下进行。有止痛和镇静作用的非处方药物有助于改善症状。敏使郎片对头昏有一定疗效，常用剂量为6mg，3次/日口服。一些中成药如养血清脑颗粒、天麻片等，对脑外伤后综合征亦有相当好的治疗效果。症状经久不愈者，可试用黛力新片段10mg，2次/日（早晨和中午各1次），症状缓后改为每晨服1次。

● 适度的文艺生活和体育活动是必不可少的康复措施。

【你需就医】

● 脑外伤后综合征的诊断是一件专业性很强的工作，应由专科医师负责。

● 心理学医师常能提供有益的帮助。

7 低颅压综合征

为了保证神经中枢的正常工作环境，颅腔必须维持在一定的压力范围内，任何因素引起的长时间颅压过低都会影响脑的工作环境，产生一系列不适症状，称之为“低颅压综合征”。

【你需了解】

● 正常情况下，人体有良好的颅内压调

节功能，颅内压一般不会长时间的过高或过低。

● 严重的脱水（如重病时水分丧失、休克等）、脑脊液过度流失（因医疗行为抽取了过多的脑脊液、外伤性脑脊液漏等）是低颅压综合征的常见原因。

【症状表现】

● 头痛，坐位和站立时明显，平卧或头低位时头痛减轻或消失。

● 头痛常伴有头晕、恶心、呕吐甚至昏倒，平卧片刻后自动清醒。

【处理】

● 平卧以改善头痛症状。

● 增加饮水量可促使颅压加快回升。

【你需就医】

● 必须早日就医，以明确诊断和去除造成颅内压过低的原因。

8 脑肿瘤

脑肿瘤是指生长在颅腔内的各种肿瘤。

【你需了解】

● 大部分脑肿瘤为良性，早期治疗多能获得理想的治疗效果。

● 尽管有近一半的脑肿瘤为恶性肿瘤，但其中部分患者经过合理的治疗可望长期缓解。

● 现代医学技术，如 CT 和 MRI 的广泛应用，使脑肿瘤的早期诊断成为可能。

【症状与表现】

● 一般症状　为颅内压升高引起的症状，也是多数患者常有的症状。头痛、呕吐和眼底水肿被医学家称为颅内压升高的“三主征”。

（1）头痛：大多与肿瘤部位无关，一般痛在额颞或项枕部。初起为短时间的阵痛，常发生在半夜或黎明（夜间痛醒或晨起头痛），起床后少事活动头痛可自行缓解。晚期呈持续性头痛，咳嗽、屏气可使头痛加重，头痛严重时伴有呕吐，呕吐后头痛可以有所减轻。

（2）呕吐：常发生在头痛剧烈时，呕吐突然发生，常无恶心先兆。

（3）眼底水肿：早期不影响视力，只在检查时发现。晚期视力下降乃至完全失明，失明后头痛有时会自行缓解。

（4）由于长期颅压升高患者常有反应迟钝、智力下降。急性颅内压升高还会有血压升高心跳缓慢等情况发生。

● 定位症状　系指肿瘤部位神经受损害的表现。大脑分两个半球，左侧半球管理右侧身体，而右侧半球管理左侧身体。所以大脑半球肿瘤常表现为对侧肢体的症状。

（1）额叶肿瘤：常有对侧肢体的抽搐或瘫痪，有时有语言困难或精神不正常。

（2）颞叶肿瘤：常见丰富的精神症状、癫痫等。

（3）枕叶肿瘤：病变对侧的视力消失（同向偏盲）。

（4）脑干肿瘤：广泛的脑神经破坏症状和不同程度的四肢无力或麻痹。

（5）小脑肿瘤：走路不稳和持物摇晃不定，称为“小脑共济失调”。

（6）垂体肿瘤：出现内分泌功能失调和视力障碍。

【你需注意】

● 几乎每一个人都有头痛的体验，而几乎每一种疾病都可能有头痛的症状，因而应当认为绝大多数头痛与脑肿瘤无关。

● 头痛、呕吐并伴有其他神经症状者必须想到脑肿瘤的可能性。

【处理】

● 对症处理。

（1）早期头痛可为止痛片所缓解。

（2）癫痫的治疗请参考有关章节。

（3）降颅压措施包括限制入液量和使用脱水药、利尿药。

● 病因治疗。手术切除肿瘤及放疗和化疗。

【你需就医】

● 及时就医是获得良好效果的关键措施。

9 脊髓肿瘤

脊髓肿瘤系指来自椎管及椎管腔内的

肿瘤。

【你需了解】

● 脊髓肿瘤大多为良性肿瘤，早期治疗易取得良好效果。即使为恶性肿瘤亦有望使症状缓解。

● 早期症状易与其他慢性脊柱病相似，容易被忽视或延误。

【症状表现】

● 疼痛。疼痛的部位与肿瘤部位相符。如颈髓肿瘤痛在颈部并向上肢放射，腰髓肿瘤为腰部疼痛，痛连下肢。

● 下肢麻木无力，并进行性加重。

● 较晚出现大小便失禁。

【处理】

● 一般止痛片可减轻疼痛。

● 长期卧床应注意预防褥疮和尿路感染。

● 在诊断明确之前，不要任意应用镇痛剂如杜冷丁、吗啡等，以免是病情复杂化，不利于诊断和治疗。

● 对大多数患者来说，手术切除肿瘤是有效和彻底的治疗方法。

【你需就医】

● 脊髓肿瘤几乎都需要住院治疗。最好的手术时机是症状轻微的疾病早期。一旦下肢迅速发展成完全瘫痪时，应作为急诊手术进行。

【特别提示】

● 手术时机影响手术效果，应力求做到早期诊断和早期治疗。

10 脑脓肿

脑脓肿常继发于全身或颅腔外的化脓性感染。炎性反应和脓性包块形成造成的压迫作用严重影响脑功能。

【你需了解】

● 脑脓肿是全身性疾病的一部分，寻找并发现身体其他部位的化脓病灶对脑脓的早期诊断和及时治疗有重要意义。

● 头部外伤或手术可以成为脑脓肿的起因。

● 体质虚弱如存在慢性病、嗜酒和吸毒者可能是发病的诱因。

【症状表现】

● 近期有外伤、手术或其他感染病史(如肺炎、中耳炎等)。

● 畏寒、发热以及常规血液学化验时发现白细胞增多等表明可能存在化脓性感染。

● 常有颅压增高的症状，如头痛、呕吐等。

● 不同部位的脑组织受到破坏则产生不同的神经症状，如瘫痪、动作不协调及各种类型的精神症状。

● 严重者可出现昏迷、抽搐，表明后果严重。

【处理】

● 针对原发化脓病灶的检查和治疗应该是脑脓肿治疗的重要组成部分。

● 虽然抗生素应用是必要的，但在病原菌明确之前的药物选择非常困难，需要由有经验的医师掌握，盲目滥用抗生素可能适得其反。

● 手术治疗常常不可避免，但手术时机必须掌握适当，且需要在抗生素使用的前提下进行。

【你需就医】

● 脑脓肿病情发展迅速，治疗难度较大，及时就医是最合理的选择。

【特别提示】

● 发烧头痛的患者在明确诊断之前不要随意使用抗生素，以免使病情更复杂化。

11 先天性脑积水

先天性脑积水为先天性脑发育异常。是由于引流不畅致使脑脊液大量郁积在脑室内的结果。

【你需了解】

● 先天性脑积水可伴有其他先天畸形，如严重的颅面畸形、枕大孔区畸形和脊膜膨出等。少数患者可能有家族史。

● 大多数先天性脑积水患儿不能正常发育成人。

● 多数患儿可因手术治疗获得正常存活

的机会。

【症状表现】

● 出生后数周或数月内头颅迅速增大，头发稀少，囟门膨隆张力高，头皮静脉怒张。

● 眼球活动受到限制，常呈“向下看”状态，又称“落日症”。

● 精神萎靡不振，反应迟钝甚至抬头困难，智力低下。

● 因颅内压增高可有头痛、呕吐和视力下降。

● 晚期出现失明和四肢瘫痪。

【处理】

● 注意喂养方法，保证充分的营养供应。

● 康复期应给予充分的功能训练。

● 反复呕吐不仅使营养状况恶化，并极易产生各种并发症，尤其要注意水分和电解质的平衡问题。

● 注意其他畸形的存在。

● 药物治疗可缓解症状，常作为手术治疗的准备。

● 手术是目前治疗脑积水的主要方法，包括脑脊液分流和脑室造漏术。

【你需就医】

● 新生儿体检至关重要，如发现有任何异常应坚持随访。

● 一旦发现可疑的症状应及时就医。

【特别提示】

● 早期诊断和早期治疗有利于脑的正常发育，盲目等待和心存侥幸有可能失去治疗机会或影响治疗效果。

12 成人脑积水

多发生在一些脑部疾病之后，如脑血管病、脑外伤和脑膜炎等。脑肿瘤引起的脑积水是脑肿瘤发展的一个过程，不应视为一般的脑积水。

【你需了解】

● 急性脑积水因颅内压力急剧升高，症状进展迅速，如不及时治疗常威胁生命安全。

● 慢性脑积水进展缓慢易与其他脑病相混淆，造成误诊。

● 正常压力脑积水病程更长，因而诊断更困难。

【症状表现】

● 头痛、呕吐和晚期的视力下降是颅内压增高的表现。

● 逐渐加重的精神不振和行为失常，伴记忆力和计算力下降。

● 四肢僵硬不灵活，下肢更明显，走路易跌跤。

● 正常压力脑积水常缺少颅内压增高的症状，而代之以典型的所谓“三联征”，即：

(1) 智能减退。反应迟钝，记忆力下降，逐步发展成生活不能自理。

(2) 步态不稳。初起为行走缓慢、起步困难、小步行走、易倾跌，晚期则卧床不起。

(3) 排尿控制功能差。常有尿急和尿裤现象，且对家人的提醒和埋怨不以为然。

【处理】

● 继续原发脑病的治疗。

● 患者多因久病而体质虚弱，极需增强体质，预防并发症。

● 不要单独行动，外出或就医均应有人陪同，以免走失。

● 目前脑积水的治疗仍以手术为主，最常采用重建脑脊液循环的方法是脑脊液分流术。

● 口服利尿药或脱水剂有时可缓解症状，但应在医师的监护下进行。

【你需注意】

● 许多患者为老年患者，自身抵抗力差，原发病已不易，并发症更可使病情复杂化，应尽力避免。

【你需就医】

● 如各种脑病后上述症状逐步发生应早期就医。

【特别提示】

● 任何原因引起的脑积水都有可能治愈，而发展到晚期则治疗难度很大。

13 脑动脉瘤

脑动脉瘤并不是真正的肿瘤，而是脑动

脉壁上鼓起的"小泡"样病变。血管壁的结构缺陷使局部强度不够,加上血管内高压血流的持续冲击,血管壁可能会像"吹气球"样膨出而形成动脉瘤。可以想象,动脉瘤一旦被高压血流冲破,大量血液涌入脑表面的蛛网膜下隙,即所谓"蛛网膜下隙出血",后果十分严重。

【你需了解】

• 少数患者的脑动脉瘤可以终身不出血,但多数难免破裂。

• 不破裂的脑动脉瘤很少有症状,故而也很难被诊断。

• 动脉瘤引起的蛛网膜下隙出血是一种危险性极高的疾病。

【症状表现】

• 动脉瘤未破裂之前可无任何症状,少数有脑神经受压损害症状,如动眼神经损害造成的眼睛睁不开和眼球斜视等。

• 一旦破裂则为蛛网膜下隙出血的症状。主要包括:

(1) 剧烈头痛。突然发生,患者常形容为"刀劈样"痛。

(2) 呕吐。可与头痛同时发生,或在头痛剧烈时发生。

(3) 起病时有时会发生呼吸短暂停止,数秒至十数秒后呼吸自动恢复,严重者可能不再恢复。

(4) 重症者都伴有不同程度的意识不清,从朦胧到深度昏迷。

(5) 暂时性或永久性肢体瘫痪。

【处理】

• 保持绝对安静,避免激动和易引起血压升高的刺激。有时需要使用镇静和镇痛剂。卧床休息直到外科治疗结束或至少3周,而后逐步恢复正常活动。

• 昏迷患者应取头侧向一边的卧位,维持呼吸道通畅,防止因呕吐物进入气管而发生窒息。

• 无论病情轻重,在就诊和运送过程中均应采取卧位。

• 止血药可以在一定程度上减少再出血的机会,常作为常规治疗或外科治疗的补充。

• 现代医学技术为脑动脉瘤的治疗提供了有利条件,开颅直接处理动脉瘤的方法已经很成熟,新的血管内介入治疗法则不用开刀也可治疗动脉瘤。

【你需注意】

• 如果病情不迅速恶化,及时的诊断和治疗有可能挽救患者的生命。

• 第一次出血后的好转并不一定是真正的痊愈,随时会发生再次出血并可能因此而致命。

【你需就医】

• 突然发生的剧烈头痛伴有呕吐时,你应当立即去医院检查,在没有充分理由排除蛛网膜下隙出血之前,你不可掉以轻心。

【特别提示】

• 脑动脉瘤随时可能破裂出血,将其比作"定时炸弹"十分形象。你的惟一正确选择是及时就诊、早期治疗。

14 小脑扁桃体下疝畸形

正常情况下小脑扁桃体位于颅腔内。在发育异常时,扁桃体自颅内经枕骨大孔嵌入脊椎管上端,造成神经压迫和脑脊液循环不畅。

【你需了解】

• 该病是一种病因尚未明确的先天性畸形。

• 症状出现早晚不一,多数患者起病时已是成年人。

• 由于脑脊液循环受阻,脑脊液涌入脊髓中央管并使之受压扩大,是神经受损害的主要原因之一。

• 常伴随有其他畸形,如短颈畸形、脑积水、扁平颅底等。

【症状表现】

• 颈部或项枕部疼痛,疼痛可牵涉到躯干和四肢。

• 躯干或上肢区域性痛觉消失,而触觉常常仍存在。

• 肌肉萎缩以上肢为主,呈渐进性发展,

同时伴肌肉无力,晚期行走困难甚或瘫痪。

● 小脑共济失调及吞咽困难等神经损害症状有时亦会发生。

● 病程发展缓慢,可长达几年乃至几十年。

● 如伴有其他先天性畸形,则症状出现较早且进展较快。

【处理】

● 患者和家属能够做的主要是防止并发症,由于皮肤感觉丧失容易遭受烫伤或其他损伤。卧床不起的患者应注意褥疮发生。

● 药物可以缓解疼痛症状。

● 手术可使大部分患者的症状得以缓解。手术方法主要为扩大枕大孔的空间,解除神经压迫和再建脑脊液循环。

● 康复期功能训练对肢体功能恢复很重要。

【你需注意】

● 小脑扁桃体下疝畸形虽然发展缓慢,但总的趋势是逐步恶化。

● 该病伴发的其他畸形也要同时治疗。

【你需就医】

● 早期手术是必要的。

【特别提示】

● 早期就医是早期治疗和获得良好效果的先决条件。

15 颅缝早闭

颅腔是由许多块扁平的颅骨组成,每块颅骨之间由骨缝相互连接。随着脑的发育,与骨缝相邻的颅骨不断增殖,使颅腔的容积相应扩大。如果颅缝过早闭合,颅腔的发展就会受到限制,无法适应脑容量的增加,这不仅造成头颅外形的异常,而且还会影响脑的发育。

【你需了解】

● 颅缝早闭是一类严重的先天性畸形,有些患儿在出生时即被发现,而有些则是在发育过程中才逐步出现症状的。

● 有些患者有明显的家族遗传史。

● 可伴有其他部位和其他系统的严重畸形。

● 颅缝早闭可以被纠正,手术应及早进行。

【症状表现】

● 头型外观异常。如前后径增大(舟状头畸形)、前后径过短(短头畸形)、头型不对称(斜头畸形)等。

● 伴发面部发育不良。两眼之间的距离过大——“眶距增宽”、脸中部扁平、眼球突出等。

● 神经系统发育不良。脑积水、智力低下等。

● 其他先天性畸形。如多指(趾)或并指(趾)畸形。

【处理】

● 像其他严重的头面部畸形一样,颅缝早闭应采取手术治疗。现代外科技术可以重建骨缝,不仅在很大程度上改善外形,同时能减少因畸形造成的神经系统损害。

● 伴发畸形如脑积水、四肢畸形一般均需手术治疗。

【你需就医】

● 外表的畸形容易被发现,但常不被重视而失去最佳治疗时机。建议发现婴儿有头面部外观形态异常,应及时到专科就诊。

【特别提示】

● 颅缝早闭不仅造成外观丑陋,影响神经系统发育,而且会引起严重的心理障碍,早期治疗是保持身心健康的关键措施。

第二十一章　泌尿外科疾病

● 男性泌尿系统：是指从肾→输尿管→膀胱→尿道→尿道外口，常称它为泌尿道，或简称尿路。肾脏制造尿，就从以上途径排出体外。

● 男性生殖系统：指睾丸→附睾→输精管→精囊腺→射精管→尿道→阴茎（尿道包于其中）→尿道外口，还包括前列腺。睾丸功能是制造精子，精子就从上述途径排出体外。

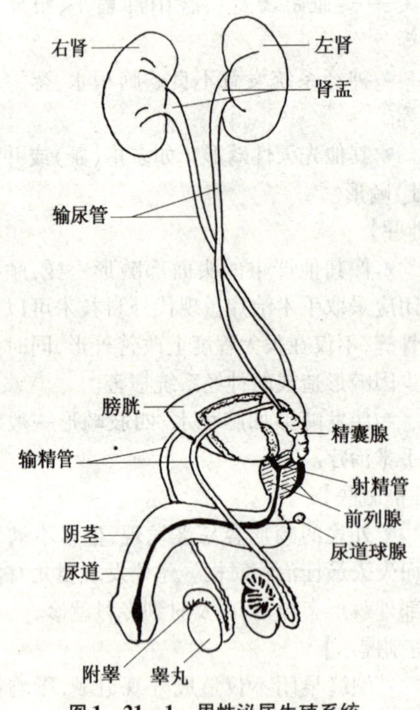

图 1－21－1　男性泌尿生殖系统

● 肾：是一对位于腹腔深部后腹壁，脊柱两侧的实质性器官。它的主要功能是排尿，调节体内的水量，维持人体的液体和酸碱平衡。肾脏通过过滤血液，以尿的形式排泄废物和过剩水分，实现它的功能。

● 肾解剖：肾周围为肾皮质，其内侧为肾髓质，它是由许多个肾锥体的圆锥组成。肾组织是由许许多多的肾单位（肾小球）和肾小管（泌尿集合小管）组成。滤过后的尿从这些小管子排入集合小管，开口于肾乳头，依次流入肾小盏、肾大盏、肾盂、输尿管。

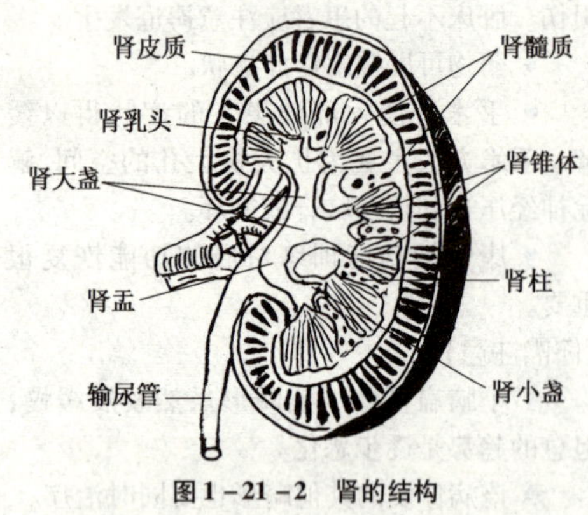

图 1－21－2　肾的结构

● 膀胱结构：膀胱是中空的器官，呈锥体形，顶端细小，底部膨大。膀胱底的内面为三角形区域，称膀胱三角，三角形的尖端向下，接尿道内口，三角形的两侧角区有输尿管开口，肾脏分泌的尿液由此入膀胱。三角区是肿瘤好发部位。膀胱壁主要由肌肉组成，在充盈时能被拉长。

● 膀胱功能：储尿和排尿。储尿到一定程度，膀胱内压升高，刺激膀胱壁上的感受器，冲动经神经传至中枢，产生尿意，如果环境允许，则膀胱收缩、尿道括约肌松弛，尿液即被排出。

● 尿道：男性尿道从尿道内口至阴茎头部的尿道外口，尿道上段被前列腺所包绕。前列腺分泌管和两侧射精管都开口于此段尿道。因此，男性尿道具有排尿和排精的双重功能。与女性尿道相比，①男性尿道细长，弯曲，所以少感染；女性尿道短而粗直，外部细菌易侵入膀胱，故易感染。②男性尿道有排尿和排精双重作用；女性只有排尿作用。当前列腺肥大时，可以压迫尿道，发生尿细及排尿困难。

● 前列腺：前列腺形态似栗子，位于膀胱下方，包绕着尿道的起始部分。前列腺后面是直肠，所以用手指插入肛门，向前在直肠上可以摸出前列腺的大小、硬度及表面情况，用以诊断前列腺疾病，称此为"肛门指诊"检查前列腺。前列腺的分泌管开于该部的尿道。老年人的前列腺，由于衰老退化而纤维化，变大变硬，称前列腺肥大（增生），压迫尿道，使尿流变细，排尿困难。前列腺也是男性多发病部位。

● 精囊腺：左右各一，在膀胱底的后面，输精管的外侧。精囊腺分泌管和输精管末端合并成射精管，穿过前列腺开口于尿道。精囊腺和前列腺等分泌物合成精液。

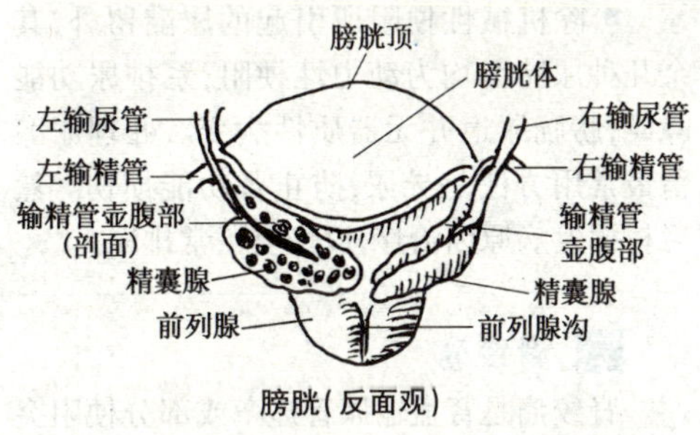

膀胱（反面观）

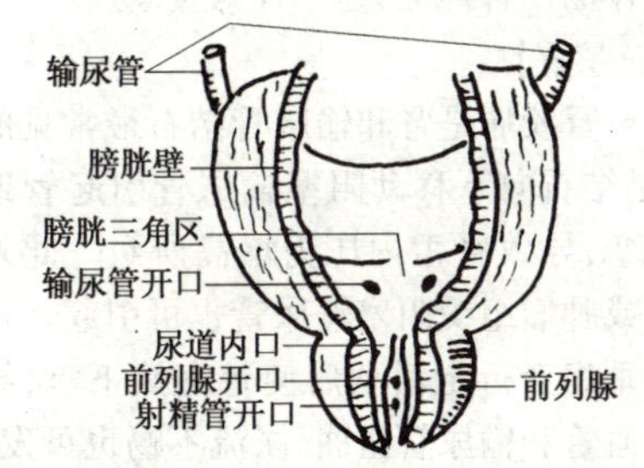

图 1-21-3 膀胱、尿道及前列腺（前面观）

● 男性生殖系统：包括睾丸、输精管、精囊腺、前列腺及阴茎。尿道排尿，也有排精功能。生殖系统的功能是繁衍下代。

● 睾丸：在阴囊内，左右各一，有阴囊隔将其分隔左、右两边，形态为卵圆形。睾丸内有许多精细管，是精子生成的部位。睾丸还是个内分泌腺，分泌男性激素。

● 附睾：连接睾丸，在睾丸的背部，精子在精细管内成熟后，输入附睾。附睾是贮存和输送精子的结构。精子在附睾中生存 1 个多月。

● 输精管：是附睾的延续部分，是输送精子的管道，其末端和精囊腺的分泌管合成射精管，开口于尿道。

● 精子和精液：精子在睾丸中成熟后，到排精所经过的途径是：睾丸→附睾（贮存可达 1 月余）→输精管→射精管→尿道→尿道外口（阴茎头部）。精液是精囊腺和前列腺等的分泌物混合而成。每次射精的精液量约 2～7ml，每毫升精液约含 1 亿个精子，如果精子小于 2000 万个/ml，受精机会则明显减少；若少于 400 万个/ml，则不易受精。

● 阴囊：是睾丸所在的皮肤囊袋。睾丸不在腹内而在腹外的阴囊内，对精子的形成很有利。因外阴囊内的温度低于体温，有利于精子活动。阴囊皮肤多皱褶，它随着温度而变化。外界温度高时，阴囊皮肤松弛下垂而变薄，易散热；温度低时，阴囊收缩变小，阴囊壁变厚而保温。胚胎时期胎儿的睾丸不降入阴囊，而在腹腔内。一般胎儿出生前睾丸即降入阴囊，但个别是出生后不久才下降至阴囊。如果出生后睾丸一直没有下降，仍停留在腹腔或腹股沟内，称为隐睾症。必须在 1 岁内手术将其放入阴囊，超过 1 岁即可能使睾丸永远失去功能。

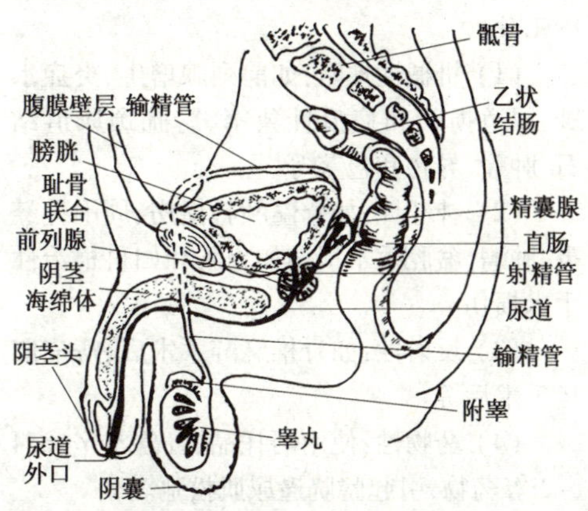

图 1-21-4 男性生殖器官

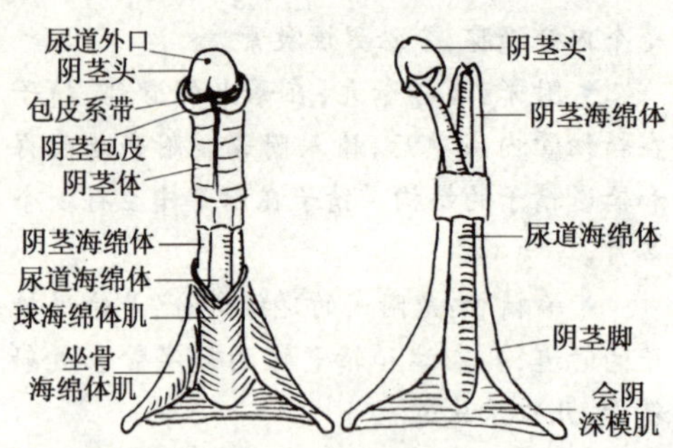

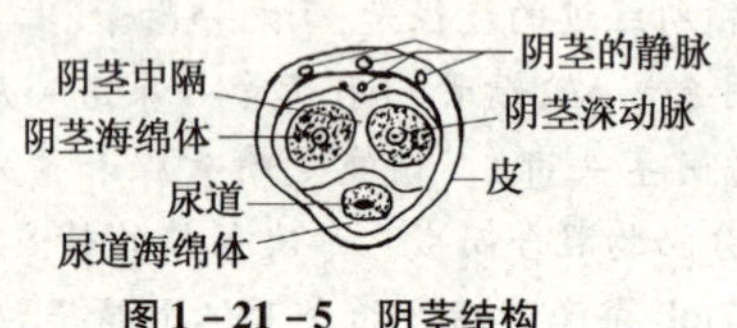

图 1－21－5 阴茎结构

● 在胎儿时期睾丸是在腹腔内，出生前就下降到阴囊内，也有在出生后不久下降至阴囊的。

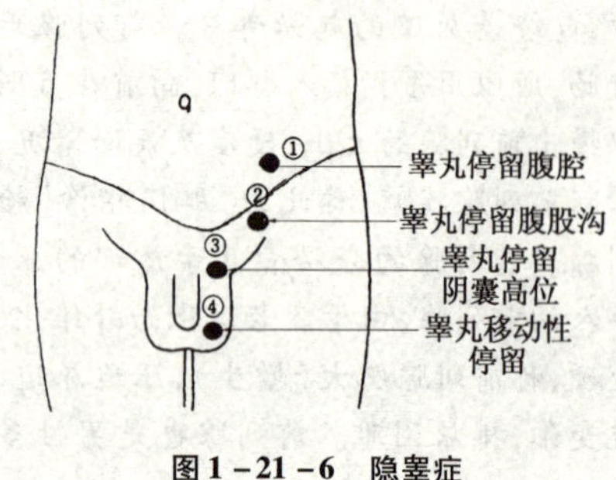

图 1－21－6 隐睾症

泌尿外科疾病的常见症状

1 尿潴留

膀胱内潴留大量小便而不能排出称尿潴留。

【你需了解】

● 尿潴留分急性和慢性两类，急性者发病突然，膀胱胀满而滴尿不出，患者非常痛苦。慢性者起病缓慢，历时长久，膀胱虽胀满但并无多大痛苦，由于膀胱过度膨胀，可有尿失禁或滴沥不觉。长期尿潴留，可引起双侧肾积水而导致肾功能受损。

● 尿潴留发病原因很多，归纳起来有以下几种：

(1) 机械性梗阻：如前列腺增生、炎症水肿、尿道损伤和疤痕性狭窄、膀胱颈尿道结石、肿瘤、异物和包茎等。

(2) 神经性：如脊髓颅脑损伤、周围神经炎、肿瘤、盆腔手术损伤如直肠和妇科根治性手术损伤。

(3) 反射性：如脊椎麻醉手术后，痔疮肛瘘手术后等。

(4) 药物性：使用阿托品、普鲁本辛、654－2 等药物，引起膀胱逼尿肌松弛。

(5) 其他：高龄老年病高热昏迷、不习惯卧床排尿等。

● 除机械性梗阻所引起的尿潴留外，其余几种尿潴留均为动力性梗阻，系排尿功能障碍，膀胱尿道并无器质性病变。处理尿潴留最常用方法是导尿，防止肾功能损伤。然后根据发病原因治疗，以恢复正常排尿。

2 肾绞痛

肾绞痛是肾盂输尿管痉挛或部分梗阻突然发作的一种疼痛，是一种急腹症。

【你需了解】

● 肾绞痛是肾和输尿管结石最常见的症状，是结石向下移动阻塞输尿管引起管壁肌肉痉挛，导致肾盂内压力增高所致。此外凝血块或肿瘤组织阻塞输尿管也可引起。还有肾下垂患者行走活动后使肾突然下垂，导致肾蒂血管和输尿管扭曲，尿流不畅也可发生，而平卧休息即可缓解。

【症状表现】

● 肾绞痛的典型表现为一侧腰部突然发作剧烈绞痛，沿输尿管走行的方向向下腹部、腹股沟、睾丸，女性为外阴部，或大腿内侧放射。常伴有恶心、呕吐。疼痛呈间歇性阵发性发作，严重时如刀割样难以忍受，在床上翻滚痛苦不堪。这时往往面色苍白，全身出冷汗，脉率细速，甚至呈虚脱状态。疼痛常持续数小时，也可数分钟即行缓解。

【特别提示】

● 肾绞痛是急腹症之一，值得注意的是除上述发病原因外，还应与其他急腹症如急性阑尾炎、急性胆囊炎胆石症、急性胰腺炎、胆管蛔虫，以及妇科的急性盆腔炎、卵巢囊肿扭转、宫外孕等注意鉴别，以免误诊。

3 尿失禁

尿失禁是由各种原因丧失排尿自控能力，引起间断或持续性不自主经尿道漏尿现象。

【你需了解】

● 尿失禁是排尿障碍性疾病的常见症状，并非一个独立性疾病，而是某些疾病累及膀胱功能的结果。

● 尿失禁病因是多方面的，有4种类型：真性尿失禁、充溢性尿失禁、压力性尿失禁和急迫性尿失禁。

【症状表现】

● 真性尿失禁　主要见于脑溢血、脑肿瘤和大脑发育不全的患者，中枢神经病变导致支配膀胱的神经功能失调引起的尿失禁。尿道括约肌损伤也可引起，如前列腺增生摘除术后发生的永久性尿失禁。此外泌尿系先天性畸形，如尿道下裂发生的尿失禁。

● 充溢性尿失禁　由膀胱慢性尿潴留，膀胱充盈过度使尿液不自主地溢出。常见于老年人前列腺增生引起的尿潴留。

● 压力性尿失禁　主要见于中老年经产妇女。由于盆腔支持组织松弛和萎缩，使膀胱尿道变形，造成尿道括约肌控制力减弱所致。表现为在安静状态下无失禁，当有咳嗽、打喷嚏、大笑、跑跳或提取重物时，尿即不自主地漏出来，平卧后即可消失。

● 急迫性尿失禁　大多由膀胱急性炎症刺激，引起膀胱收缩功能亢进所致。患者尿频尿急，有强烈尿意而迫不及待地排出来。如近期前列腺增生摘除术后，神经原性膀胱逼尿肌亢进，逼尿肌不稳定等引起膀胱无抑制性收缩发生的尿失禁。此外精神过度紧张、焦虑者偶尔也可发生急迫性尿失禁。

4 排尿困难

排尿困难是指排尿不畅、费力有排不尽感。

【你需了解】

● 排尿困难原因很多，最常见的是膀胱出口以下机械性梗阻所致，多见于老年人的前列腺增生症、包茎、尿道或尿道口狭窄、膀胱或尿道结石，晚期膀胱癌、子宫肌瘤或子宫脱垂压迫膀胱颈等。其次为中枢或周围神经损害造成支配膀胱的神经功能失调，使膀胱壁肌肉松弛收缩力减弱，或尿道括约肌痉挛等。多见于颅脑脊髓损伤、脊柱裂、脊膜膨出等。糖尿病、直肠癌或子宫癌根治术损伤骨盆神经或阴部神经也可引起。

【症状表现】

● 排尿困难程度轻者尿流缓慢、尿线无力。较重者尿流变细断续、滴沥不成线，排尿时需用力。严重者需用手按压腹部帮助排尿。病程长的可伴有痔疮、脱肛。前尿道梗阻特别是道口狭窄时，尿流细而急。后尿道梗阻时尿流缓慢、射程不远。

【特别提示】

● 检查会阴部皮肤有感觉减退、肛门括约肌松弛，插导尿管无困难者多为神经性，据此可与机械性梗阻鉴别。患者有尿流中断伴有尿痛、阴茎头痛，变动体位后尿液又可排出，这种情况多见于膀胱结石、异物、输尿管囊肿、膀胱颈部带蒂肿瘤等。

5 阴囊肿胀

阴囊肿胀是指阴囊内发生异常肿物而引起的阴囊肿大。

【你需了解】

● 阴囊肿胀最常见于腹股沟斜疝、交通性鞘膜积液。腹股沟斜疝肿物来自腹腔，站立时可见肿物出现，平卧时肿物可缩小或消失。如用手指压迫腹股沟外环处，让患者起立，肿物即不再出现。移去手指压迫，可见肿物自腹股沟下降进入阴囊。

● 局限于睾丸上的肿物质硬呈实质性而有沉重感者首先应考虑为睾丸肿瘤。睾丸附睾有肿大并有触痛者，常为睾丸炎、附睾炎。附睾头部有圆形肿物常为精液囊肿。附睾尾部有硬结，输精管呈串珠状增粗者多为附睾结核。附睾精索肿大或有结节，而输精管正常者多为血丝虫病。

● 精索静脉曲张也可使阴囊肿胀，但多在左侧，精索肿胀如一团蚯蚓状柔软，立位时明显而平卧后不显。

● 睾丸鞘膜积液呈圆形或椭圆形肿物，通常摸不到睾丸有囊性感。精索鞘膜积液也为囊性肿物，大多椭圆形。鞘膜积液作透光试验均为阳性，而实质性肿物则为阴性。但是鞘膜积液内含乳糜、化脓、出血或囊壁年久增厚，或囊壁有钙化时则透光试验也为阴性。必要时可作肿物穿刺检查可明确。

● 阴囊外伤、出血时也可使阴囊肿胀，阴囊皮肤常有淤血呈紫褐色，质地柔软而不透光。

泌尿系统结石病

尿石症是泌尿系统的常见病，是肾结石、输尿管结石、膀胱结石和尿道结石的统称。其中以肾结石最为重要，肾的输尿管结石又称上尿路结石，膀胱结石和尿道结石称下尿路结石。

● 泌尿系结石可使尿路阻塞发生梗阻引起肾积水，较大而粗糙的结石可使局部黏膜受压损伤、发炎、感染，长期的慢性刺激有个别的甚至可发生癌变。

● 泌尿系结石与自然界的石块不一样，各部位的结石其化学成分也不同，但多数结石均含钙，所以在X线片上不透光而可显影的称为阳性结石。少数结石因不含钙可以透过X线片而不显影，需通过造影才能看出称阴性结石。

● 结石发生原因极其复杂，一般认为气候、遗传、营养、尿路梗阻、感染以及新陈代谢异常等多种原因所致。好发于中青年，男性多于女性。

● 泌尿系结石大多原发于肾脏，肾结石可下降至输尿管、膀胱和尿道，但部分膀胱结石也可原发，如老年人前列腺增生和小儿营养不良均可引起。

● 泌尿系统结石可以单个，也可多发，小如米粒、黄豆大，也有大如鸡蛋（如膀胱结石）或鹿角状（如肾盂结石），形态各异。可以发生在一侧，也可两侧同时发生。

1 肾结石

位于肾盂、肾盏和肾盂输尿管连接部的结石统称肾结石。

【你需了解】

● 肾结石好发于青壮年，男性多于女性3～9倍，10岁以下和60岁以上则较少见。

● 泌尿系任何部位的结石都可以开始发生于肾脏，而肾结石比其他部位的结石更直接影响肾脏。近30年来肾结石患病率明显增多，因而肾结石在泌尿系结石中占重要地位。

● 肾结石可单发或多发，可单侧也可双侧都有。结石大小相差悬殊，小的如粟米粒大或泥沙样，大的可充满整个肾盂肾盏，形成鹿角样或铸造形结石。结石位于下尧和肾盂输尿管连接部的最多。

● 肾结石对肾的损害与结石所在部位、形态、大小、活动度和梗阻程度有关。小的肾结石活动度大，对肾局部损害轻。大的固定的肾结石对肾损害大，结石梗阻和感染直接危害肾实质。梗阻感染又是肾结石形成和增大的原因，反过来又加重梗阻和感染。故两者互为因果，使肾功能进一步恶化。

● 肾结石引起的梗阻常是不完全性梗阻，梗阻程度和结石所在部位、形态和肾盂解剖有关。梗阻严重引起肾积水，肾实质可被挤压变薄而使肾功能减退。

● 肾结石的化学成分以含钙的草酸钙结石和磷酸钙结石为多见，在X线片上容易显影称阳性结石，纯尿酸结石可透过X线不显影称阴性结石。

【症状表现】

● 疼痛是最常见的症状,多数患者可在腰部和上腹部突然发作钝痛,间歇性阵发性发作。疼痛轻的仅感酸胀或不适,常放射到下腹部、腹股沟和大腿内侧,男性可放射到阴囊睾丸,女性放射到阴唇。但也有少数患者结石已很大而无疼痛,多在体检时发现。严重的疼痛为绞痛,突然发作,剧烈时如刀割样难以忍受,有阵发性加剧。患者常面色苍白、出冷汗,伴有恶心呕吐、排尿不畅,发作可持续数小时,也可数分钟后即缓解,并感倦怠乏力。

● 血尿也很常见,疼痛发作后可见肉眼血尿或镜检血尿,以后者为多见。血尿随身体活动增加而加重。少数人也可无血尿或为无痛性血尿。

● 肾结石常并发感染时,可有尿频、尿痛、脓尿和低热等。感染严重的也可出现高热。

【你需就医】

● 初次突然发作一侧腰腹部疼痛,应去医院就诊明确诊断,已知小的肾结石而无明显症状的可待其自行排出。

【处理】

● 肾绞痛发作时可用药物、针刺、热敷等解痉止痛,恶心呕吐严重的可静脉输液补充电解质。

● 小的无症状的结石可暂不处理,多饮水,等待自然排出。也可配合中药、针刺治疗促其排出。一时难以排出的结石应定期复查,观察结石大小和部位变化。

● 较大的结石并发肾积水,药物治疗难以排出者可选用体外冲击波碎石(ESWL)或手术治疗。

● 有感染的结石应用抗生素治疗控制感染。

2 输尿管结石

结石位于输尿管内者称输尿管结石。

【你需了解】

● 输尿管结石90%以上是肾内形成的结石下降到输尿管内的。原发于输尿管的结石除非输尿管有梗阻病变,如狭窄、囊肿和粘连等。

● 输尿管结石大多是单个的,左右两侧的发病率基本相同。本病也好发于青壮年,男女患病比例为4.5:1。

● 输尿管内结石大多是圆形或卵圆形,结石性质以草酸钙结石为多。可能由于草酸钙结石表面较粗糙,不易自行排出有关。

● 输尿管结石多停留在输尿管的生理性狭窄部位:① 输尿管肾盂连接部。② 输尿管经过男性输精管处、女性阔韧带底部。③ 输尿管进入膀胱处。④ 输尿管膀胱壁内段。70%的结石多位于输尿管下段。

● 输尿管结石除擦伤黏膜引起血尿外,最主要的危害是引起尿流梗阻。输尿管管腔较小,小的结石就可引起梗阻,导致不同程度的肾积水。双侧输尿管结石梗阻可造成少尿或无尿,发生肾功能衰竭。

【症状表现】

● 疼痛是最常见的症状,多由结石局部刺激、梗阻,使近端尿路内压增高或感染引起。结石在输尿管内下降的刺激,可使输尿管蠕动、痉挛而引起剧烈绞痛。其表现与肾绞痛相同,但比肾结石更易发作。输尿管上段的结石疼痛与肾结石相似。中下段结石疼痛沿输尿管向下放射。输尿管末端结石疼痛时,伴有尿频尿急尿痛和排尿困难,有里急后重感。

● 有不同程度的血尿,是由结石下降擦伤黏膜或结石嵌顿引起局部充血所致。

● 并发急性感染时,有寒战、发热、血白细胞增高,以及尿频、尿急、尿痛等膀胱刺激症状。双侧输尿管结石或独肾(先天性或后天切除一侧)的输尿管结石可出现少尿或尿闭。

【你需就医】

● 突然发作一侧腰腹部疼痛或体检发现有输尿管结石,均应去医院就诊。

【处理】

● 对症治疗 疼痛发作时应用药物、针

刺、热敷等解痉止痛。严重的可适当静脉输液,有感染的适当应用抗生素控制感染。

• 对小于0.4cm的结石,大多能自行排出,可多饮水、多活动,等待排出,也可配合中药针刺治疗。

• 较大的输尿管上段结石(0.4～0.6cm)并有轻度肾积水者,可用体外冲击波碎石(ESWL),配合中药排石治疗。输尿管中下段结石伴有轻度肾积水者,中药治疗无效可用输尿管镜激光碎石治疗。

• 病史长结石较大并发肾积水较重,非手术疗法无效者应积极手术治疗。

• 双侧输尿管结石需手术时应先对损伤较轻、功能较好的一侧先行手术,以保障肾功能。

• 双侧输尿管结石发生严重梗阻或感染,出现少尿或尿闭时,应立即手术引流,待肾功能恢复再择期作进一步处理。

3 膀胱结石

结石位于膀胱内者称膀胱结石。

【你需了解】

• 膀胱结石可发生于任何年龄,但以10岁以下儿童和50岁以上老年人多见。儿童膀胱结石常与营养不良有关。随着人民生活水平提高,儿童膀胱结石已大为减少。由于老年人寿命延长,老年人由前列腺增生引起的膀胱结石患病率大大增加。

• 膀胱结石主要是男性疾病,据有关资料统计,男女之比为24:1。结石分原发性和继发性两类,原发性结石起源于膀胱,如前列腺增生并发的膀胱结石。继发性的均由肾或输尿管下降至膀胱内。膀胱外来异物或感染情况下形成的结石亦为继发性。

• 膀胱结石可以单个,也可为多发性,可多达数十个。结石大小不一,小的如砂石、黄豆大,大的如鸡蛋,形态以卵圆形略扁为多。

【症状表现】

• 疼痛和血尿　结石刺激膀胱底部可引起耻骨上或会阴部钝痛,并可放射到阴茎头和阴囊。疼痛在排尿末时最剧烈,平时也可仅有微痛,运动时可加重,平卧时消失。血尿是结石擦伤膀胱黏膜或感染引起,活动时加重。大的膀胱结石也可无症状。

• 排尿紊乱　排尿时出现尿流中断,阴茎头部疼痛,是结石嵌入尿道内所致。患者用力排尿不成,而改变体位使结石移动,排尿又复通畅,疼痛亦减轻或消失。

• 儿童膀胱结石常疼痛难忍,大声哭吵,手拉阴茎或抓会阴部,可有阴茎异常勃起和夜间遗尿。

【你需就医】

• 当膀胱区有疼痛或排尿中断等现象时,应想到本病可能,应去医院就诊。

【处理】

• 单个膀胱结石小于2.0cm,尿道无狭窄者可用体外冲击波碎石(ESWL),也可经膀胱镜用碎石钳轧碎,然后用水冲洗出来。

• 较大的结石或多发性者可手术切开膀胱取石。

• 针对发病原因,消除导致结石形成的因素,如前列腺增生、尿道狭窄、膀胱憩室等,及时进行治疗。

4 尿道结石

结石发生于尿道内者称尿道结石。绝大多数为男性,女性罕见。

【你需了解】

• 尿道结石一般为单个较小,在尿道憩室内的结石可有多个。

• 尿道结石常见于后尿道,其次位于尿道球部或尿道前端的舟状窝内。

• 尿道结石可引起局部刺激、尿流梗阻和感染,导致尿道炎、尿道溃疡、脓肿、狭窄或瘘管。

【症状表现】

• 主要有局部疼痛和排尿困难,表现为尿频尿急,尿流变细无力或尿滴沥,阴茎部疼痛,严重者尿失禁,可致慢性尿潴留。有时可在尿道摸到结石。

• 并发感染时,尿道口流脓性分泌物或血尿。

【你需就医】

● 尿道有疼痛和排尿困难时应去医院就诊。

【处理】

● 尿道前端舟状窝结石可直接用钳子取出。

● 后尿道结石可用探条将结石推进膀胱内、然后按膀胱结石处理。

● 前尿道结石可使用润滑剂注入尿道，然后用手轻轻挤压或嘱患者用力排尿，有时可将结石排出。也可用尿道镜取石。

● 嵌顿于后尿道和尿道球部的结石固定不动者可手术治疗。

泌尿系统损伤

1 肾损伤

肾损伤是由于患者腰腹部受到外力打击或挤压，或从高处跌下，足跟或臀部着地，使肾脏受到剧烈震动而造成的损伤。

【你需了解】

● 肾损伤通常分开放性和闭合性两类。开放性损伤由刀刺、枪弹、锐利的金属铁片、或玻璃碎片刺伤肾脏。创伤处与体表相通，伤情复杂严重。闭合性损伤体表无创口，平时所见肾损伤多为闭合性。

● 闭合性肾损伤因所受外力大小不同，其受伤的程度也不同，通常分以下两类：

① 肾挫伤：最常见，肾内产生淤血、血肿或浅裂伤，但肾包膜、肾内黏膜没有撕裂，这种损伤仅有轻度血尿。

②肾裂伤：如肾包膜完整，形成包膜下血肿。包膜破裂则血渗到肾周围组织形成血肿，如肾组织碎裂，严重出血，可造成休克死亡。

● 肾损伤的主要后果是出血和感染。肾周围组织血肿易使细菌侵入而感染，严重出血可致休克死亡。

【症状表现】

● 血尿　最常见，轻的为镜检血尿，较重的为肉眼血尿，可数日内自行停止，也可用力后再出现。

● 疼痛　伤侧腰部肿胀，腹壁强直剧烈疼痛，也可散布到全腹或放射到肩、髋、腰骶部。局部皮肤青紫淤血。

● 贫血休克　肾损伤严重出血量多，可发生贫血、休克。如抢救不及时可导致死亡。

【你需就医】

● 凡是腰部受过外力直接打击或间接受伤(如跌伤)，均应去医院检查是否有肾损伤可能。

【处理】

● 单纯性肾挫伤，采用支持疗法，镇静止痛，服用抗生素预防感染，卧床休息观察变化。

● 疑有肾裂伤要紧急处理，包括输液、抗休克，必要时手术探查。

● 开放性损伤需立即手术清创。根据创伤具体情况进行止血、修补或切除碎裂肾脏。

【特别提示】

● 单纯性肾挫伤患者在家观察时，尽管症状轻，仍应卧床休息 2 周以上。密切观察血尿变化，不宜过早活动，以免病情反复。

2 膀胱损伤

膀胱为骨盆内器官，一般情况下不易损伤。但在膀胱充盈时可高于耻骨联合时，在外力作用下易受损伤。

【你需了解】

● 膀胱空虚时位于骨盆深处，受到骨盆和软组织保护，很少为外部暴力损伤。但当膀胱充满尿液时，膀胱壁紧张变薄，体积增大，高出于耻骨联合而成为腹部器官，易遭受损伤。儿童处于发育过程中，膀胱稍有充盈即可突出至腹部，故较成人易受损伤。

● 膀胱损伤分闭合性和开放性两类。闭合性多由外界暴力直接作用下损伤，如猛击、踢伤和碰撞等，较常见，容易发生膀胱破裂。间接暴力如高处堕落、交通事故等，常发生骨盆骨折，骨折断端或骨片刺破膀胱亦可引起膀胱破裂。开放性损伤多由锐器、弹片所致，以战时多见。常合并其他脏器损伤。

● 膀胱损伤据其损伤程度可分为：① 挫

伤:膀胱壁受外力打击后并未破裂,仅有不同程度的挫伤,最轻。② 膀胱破裂:外力打击严重,膀胱壁全层破裂。根据破裂部位不同,分腹膜内型和腹膜外型两类。前者破裂口多在膀胱顶部或后壁,与腹腔相通,尿液可进入腹腔引起腹膜炎。后者破裂口多在膀胱侧壁或底部,与腹腔不相通,尿液向腹膜外周围组织渗透。

● 若膀胱本身存在病变,如结核、神经性膀胱功能障碍,已使膀胱壁变薄,膀胱过度膨胀时也可发生膀胱破裂,称自发性膀胱破裂,多为腹膜内型。

【症状表现】

● 膀胱挫伤　症状轻,仅有下腹部不适或隐痛,可有少量终末血尿,短期内可消失。

● 膀胱破裂　撕裂口位置、大小而有不同表现。

● 疼痛和休克　下腹部疼痛伴腹壁强直,可放射到会阴、直肠、阴茎和下肢。如有严重创伤和出血,患者可有面色苍白,血压下降,发生休克。

● 排尿障碍和血尿:患者常有尿急、尿意,常无尿液排出或仅有少量血液,血块阻塞尿道。开放性损伤时,血尿可从创口漏出。

● 腹膜内型破裂　尿液流入腹腔常感腹部胀痛,伴有恶心、呕吐、腹壁强直、压痛剧烈等急性腹膜炎症状。

● 腹膜外型破裂　几乎均伴有骨盆骨折,腹下部和耻骨区疼痛。由于尿或血外渗,耻骨上区可形成肿块,随后可有蜂窝组织炎症状。

【你需就医】

● 当下腹部受到直接或间接外力打击时,下腹部有剧烈疼痛和排尿障碍,应及时去医院急诊。

【处理】

● 膀胱挫伤而无排尿障碍,可多饮水,适当服用抗菌药预防感染。有尿潴留者应留置导尿。

● 有严重疼痛出血休克者,应镇痛止血抗休克治疗。

● 明确膀胱破裂者均应手术修补破裂口,开放性损伤者应及时清创。

3 尿道损伤

男性尿道为一较长的肌肉黏膜管。因其解剖上特点,容易受损伤,是尿路损伤中最常见。女性者极少见。

【你需了解】

● 男性尿道分前后两段,前段尿道为海绵体部,包括阴茎头部、阴茎部和球部。能活动不易受伤,后段尿道包括膜部和前列腺部。膜部尿道薄弱固定,易受损伤。

● 尿道损伤是泌尿系损伤中最常见的损伤,多见于青壮年男性。常见的损伤均由外来暴力引起。轻的造成尿道壁挫伤或部分断裂,重的造成尿道全层断裂,尿液外渗,局部出血形成血肿。尿道断裂后治愈易发生尿道狭窄。

● 常见的尿道损伤有尿道球部损伤,多为骑跨伤。会阴部跨压在硬物上将尿道挤压向耻骨联合下方而引起。后尿道损伤多由骨盆骨折合并伤,因骨盆骨折受压变形,将膜部尿道撕裂,膀胱及前列腺向后上方移位,使尿道两端分离。

【症状表现】

● 疼痛休克　损伤处剧烈疼痛,可放射到尿道外口。严重者尤其伴有骨盆骨折时,可有不同程度休克发生。

● 尿道出血　前尿道损伤致尿道外口流血与排尿无关,后尿道破裂出血多见于排尿时,排尿前后有少量滴血。

● 排尿困难　大多数尿道损伤不能排尿,或初期可能有少量血尿,随后多有尿潴留。

● 肿胀与瘀血　受伤局部肿胀、淤血,以会阴部为显著,可遍及阴囊和下腹部。周围组织由于尿外渗,如不及时治疗可继发感染,脓毒血症危及生命。

【你需就医】

● 当会阴部有骑跨伤、骨盆外伤时都有可能发生尿道损伤,应去医院就诊检查。

【处理】

● 首先应注意有无早期休克,应及时输液纠正。

● 插导尿管 如能顺利插入,表示尿道损伤轻或部分破裂,应留置导尿管支撑尿道,有利损伤处止血修复。

● 如导尿失败,表示尿道已断裂。有条件的可手术修补,如无条件则可先行耻骨上膀胱造瘘使尿流改道,让断裂处炎症水肿消退,有自行恢复排尿可能。如不能恢复排尿,则送有条件医院择期进行尿道修补术。

● 尿道损伤后,如有尿外渗,应切开引流。所有患者均应适当应用抗生素预防感染。

【你需注意】

● 尿道损伤治愈后,为防止疤痕收缩造成尿道狭窄,均应定期进行尿道扩张。这一点很重要,切勿因害怕尿道扩张痛苦而不去作尿道扩张。尿扩需按病情进展有计划地进行,勿满足于一时排尿通畅而随意停止尿道扩张。

男性生殖系统感染

1 急性睾丸炎

急性睾丸炎大多由邻近的泌尿生殖器官炎症扩散而引起的睾丸急性感染。急性腮腺炎睾丸炎则是由流行性腮腺炎病毒引起的睾丸急性感染。

【你需了解】

● 常见的急性睾丸炎大多发生于有尿道炎、膀胱炎、前列腺炎和留置导尿管的患者。感染经淋巴管或输精管扩散至附睾引起附睾睾丸炎,故急性睾丸炎实际上多为附睾睾丸炎。由血行播散到睾丸的单纯的急性睾丸炎少见。

● 流行性腮腺炎可引起特异性急性睾丸炎,多见于青春期后期男性。此病后遗症为睾丸萎缩,可引起不育。

【症状表现】

● 本病多为单侧性,发病时有高热、寒战,睾丸疼痛并向腹股沟放射。常有恶心、呕吐。

● 发病阴囊皮肤发红、水肿,睾丸明显肿大、触痛,可伴有鞘膜积液。

● 腮腺炎引起的睾丸炎一般在腮腺炎发生后3～4天,睾丸症状比一般睾丸炎严重。高热可达40℃,可有虚脱。

【处理】

● 卧床休息,托高阴囊,可用热敷或冷敷减轻症状。

● 主要用抗生素治疗,常用青霉素、头孢拉定等。高热时可输液静脉滴注抗生素或肌注加口服抗生素。

● 腮腺炎睾丸炎应用中药治疗,因系病毒感染,抗生素治疗无效,可以适当应用激素、丙种球蛋白、精索普鲁卡因封闭,可减低热度和疼痛,对预防睾丸萎缩可能有效。发现腮腺炎时应及早积极治疗,减少并发睾丸炎可能。

● 因留置导尿管而发病的应及早拔除导尿管。

【特别提示】

● 1岁以下儿童应注射腮腺炎病毒疫苗,预防或减轻腮腺炎的发生发展。

2 慢性附睾炎

慢性附睾炎是附着于睾丸后外侧的半月小体即附睾的慢性发炎。是阴囊内炎症中最常见的一种。

【你需了解】

● 慢性附睾炎是一种非特异性感染,由一般细菌引起,大多继发于后尿道炎、前列腺炎、精囊炎。

● 慢性附睾炎,细菌经输精管进入附睾,尿道狭窄、留置导尿等也可引起附睾炎。

● 慢性附睾炎可发生于一侧或两侧,双侧性附睾炎由于病变反复发作,可闭塞管腔引起男性不育。

【症状表现】

● 慢性附睾炎常无明显症状,仅有附睾轻度肿大或有硬结,大多光滑仅有轻微触痛或胀感。如有急性发作则有明显压痛，甚至波及睾丸肿大。

● 结核性附睾炎多见于 20 ～ 40 岁男性，附睾尾部有肿大硬块，无明显疼痛，肿块与阴囊皮肤常粘连形成冷脓肿，脓肿破溃后可形成窦道。少数患者可继发感染引起局部红肿疼痛和高热。

【你需就医】

● 在睾丸后外方摸到肿块或有疼痛时应去医院检查。

【处理】

● 早期附睾结核行抗结核药物治疗，大多可以治愈。如局部肿块较大，药物治疗效果不佳时可手术治疗，有冷脓肿窦道形成时要引流换药。

● 一般细菌感染的附睾炎如无明显症状不需治疗，如有急性发作或有疼痛时则用抗生素治疗。

● 中医中药对慢性附睾炎也有一定疗效。

3 精囊炎（血精）

精囊位于前列腺、输精管和膀胱附近，是附属性腺之一。精囊炎往往由邻近泌尿生殖系其他器官的炎症感染而来。

【你需了解】

● 精囊炎的发病原因和感染途径，基本上与慢性前列腺炎相同。

● 精囊由于结构特点，引流不畅，易转为慢性。

● 患精囊炎时常同时有前列腺炎，慢性精囊炎又常为复发性附睾炎的病因。

【症状表现】

● 血精是精囊炎的特征，多在性生活后发现精液带血，并有射精时疼痛。

● 精囊局部可有疼痛，有时可因邻近器官伴发感染而引起腹痛。

● 急性精囊炎时常伴有精液潴留，因而尚感有胀痛。

【你需就医】

● 当精液发现有血时应就医。

【处理】

● 同慢性前列腺炎。

● 可用中西医结合药物治疗。

● 血精中出血较多时可肌注止血敏、口服安络血等。

【特别提示】

● 患有精囊炎时，应同时检查前列腺是否有感染，以便同时治疗。

4 急性前列腺炎

急性前列腺炎是前腺继发于体内其他部位的感染而引起的急性感染性疾病，是男性成人常见病。

【你需了解】

● 急性前列腺炎的发病常由身体内的某一感染部位的细菌，经血流或淋巴管进入前列腺，也可由前列腺邻近部位的感染病变直接蔓延侵入前列腺。此外不洁的性生活引起的上行性感染，感染的尿液逆流至前列腺也可引起。

● 过度饮酒、全身受寒、劳累、感冒、性欲过度及会阴部损伤等任何引起前列腺充血，均可诱发本病。

● 急性前列腺炎时，抗生素对前列腺的通透性增加，治疗反应良好，应积极治疗，以防病程迁延转变成慢性。

【症状表现】

● 突然发热、寒战，常伴有尿频、尿急、尿道灼热痛及排尿不畅。

● 全身常有肌肉痛、关节痛、浑身不适。

● 会阴部和直肠内有沉重感或疼痛，可以放射到耻骨上和阴茎。

【处理】

● 急性发作时应卧床休息，输液静脉滴注抗生素（如氨苄青霉素、头孢霉素等）。热退后可肌注丁胺卡那或庆大霉素等 1 周。

● 口服首选复方新诺明（进入前列腺组织内浓度高），其次可选头孢拉定、氧氟沙星等。可交替应用，每种 7 ～ 10 天，持续 2 ～ 3 周。

● 用药前最好能作中段尿培养、计数及

药物敏感试验,以便治疗时参考。

【特别提示】

● 急性前列腺炎经治疗后症状基本缓解就任其自然,不作进一步检查,治疗不彻底,易变成慢性难治和反复发作,故应特别注意。

5 慢性前列腺炎

慢性前列腺炎是男性泌尿生殖系统的常见病,可以由急性前列腺炎转变而来。但大多数慢性前列腺炎并无急性发作史。其病因还不十分清楚。本病可发生于各个年龄段,但以中青年男性较多见。

【你需了解】

● 慢性前列腺炎可分为细菌性和非细菌性两类。两者症状相似,但细菌性前列腺炎在前列腺中分泌物培养有细菌生长,患病率以非细菌性居多。

● 大多数慢性前列腺炎发病原因不清楚,故治疗效果也不甚满意,容易反复发作。

● 慢性前列腺炎的感染途径基本上与急性前列腺炎相似,诱发原因也相同。

● 慢性前列腺炎由于前列腺的外层包膜对药物的通透性差,抗生素在前列腺内达不到足够有效的浓度,是本病难治和易反复发作的原因。

【症状表现】

● 慢性前列腺炎症状表现变异很大,有些患者甚至毫无症状偶尔发现。

● 大多数患者有不同程度尿频、尿急、尿痛、尿增多。尿末常有白色黏液。

● 会阴部、肛门周围、小腹部、腰骶部、腹股沟、阴囊睾丸以及大腿内侧有疼痛。尿道有不适感。

● 少数患者有射精痛、血精、早泄和性功能减退。

● 此外也可有头晕头痛、失眠、精神抑郁等。

【处理】

● 抗生素首选复方新诺明,其他如强力霉素、头孢拉定、红霉素、环丙沙星等。排尿不畅可用马沙尼。

● 非细菌性前列腺炎疼痛可用布洛芬、芬必得等。

● 有尿频尿急症状时膀胱灵、津源灵有一定疗效。

● 中医中药可按辨证论治,应用清热解毒、疏肝理气、活血化瘀、补肾益气等治疗。

● 此外可配合定期前列腺按摩、热水坐浴、前列腺区药物离子透入、超声波微波照射等综合治疗。

【特别提示】

● 平时要注意劳逸结合、避免劳累、受寒、感冒。

● 忌酒(特别是烈性酒)、少食辛辣食物。

● 不要长途骑自行车、久站久坐,要节制房事,以免前列腺长期充血。以上都是容易诱发本病的因素。

男性生殖系统疾病

1 隐 睾

隐睾是睾丸的先天性反常。胎儿成长时,睾丸自后腹膜下降,经腹股沟最后进入阴囊。出生后睾丸仍未下降进入阴囊内称隐睾(又称睾丸下降不全)。

【你需了解】

● 大约有 1%～7% 的人在出生时睾丸未降,多在 1 周内下降,也可延迟到青春期时才下降。如至此时仍未下降者,此后就没有下降的可能。

● 睾丸下降时可中途停止,停在腹内的约 8%,腹股沟部 70%,阴囊上部 20%。

● 未降的睾丸因阴囊以外部位温度较高,可使精子生长障碍。双侧性的可因无精而不能生育。

● 位于腹股沟或阴囊上部的睾丸,由于接近体表容易受伤、扭转,可并发腹股沟疝而有腹痛或嵌顿。

● 患儿因阴囊形态和功能异常,常有自卑感。

【症状表现】

● 一侧或两侧阴囊内无睾丸,阴囊发育

不良而较小。

• 在腹股沟或阴囊上方皮下或摸到未下降的睾丸。但停留在腹内的睾丸摸不到。

• 隐睾可发生在单侧，也可双侧，但以单侧为多见，约占2/3。

【处理】

• 双侧隐睾宜及早进行内分泌治疗，可促使睾丸下降。

• 单侧隐睾内分泌治疗多无效，应尽早手术治疗，但对在腹股沟不能摸到的睾丸，行内分泌治疗可能有帮助。

【你需就医】

• 出生后1年内睾丸尚未下降者，以后下降机会甚少，应去医院就诊。

【特别提示】

• 隐睾观察期间，位于体表未下降的睾丸要注意防护，防止外伤。

• 隐睾应及时处理，延误诊治，未下降的睾丸因发育不良影响日后生育。

• 隐睾如长期不作任何处理有恶变可能，其恶变的发生率要比正常部位的睾丸多20～80倍。

2 包茎和包皮过长

包茎是指包皮口狭小、紧包着阴茎头而不能上翻显露阴茎头。若包皮虽然盖住阴茎头，但能向后翻转显露阴茎头时称包皮过长。

【你需了解】

• 新生儿及婴儿包皮与阴茎头常有粘连不能退缩，称为先天性包茎。大约3～4年后，包皮粘连吸收自行逐渐退缩而露出阴茎头，但并不能都自愈。

• 包茎随年龄增长，至青春期前包皮多能自行退缩而显露阴茎头，如此时仍不能显露阴茎头时属不正常。

• 包茎时包皮口狭小者可影响排尿。尿液滞留在包皮内可刺激阴茎头引起发炎，其内之分泌物可聚积形成包皮垢，均易引起包皮阴茎头发炎，反复发炎可导致包皮与尿道外口粘连狭窄。

• 包茎患者由于慢性刺激与阴茎癌的发生有关。

【症状表现】

• 包茎时包皮口狭小，有的可成针尖样狭窄，排尿不畅，排尿时包皮可呈泡状鼓起。

• 包皮口较小，患者若将包皮勉强上翻而未及时复原，常可引起包皮嵌顿水肿。

【你需就医】

• 学龄儿童发现阴茎头被包皮包裹而不能显露时应就医。

【处理】

• 包皮口较松的可反复试行将包皮上翻扩大包皮口，并予清洗，但需将包皮及时复原以防包皮嵌顿。

• 包茎如有排尿不畅，常有包皮阴茎头发炎和包皮嵌顿者均应及时手术。

• 患者至青春期前仍有包茎、不能自行上翻的均应做包皮环切术。包皮过长虽可上翻但常包住阴茎头者亦行手术。

【特别提示】

• 男孩年长后都有怕羞心理，生殖器不愿随意显露，家长应关心小孩阴茎包皮发育情况，以便及时发现本病而去医院就医。

3 精索静脉曲张

精索静脉曲张是指精索静脉回流受阻引起血液淤滞，导致蔓状静脉丛异常扩张、伸长、迂曲。

【你需了解】

• 本病分原发性和症状性两类，原发性多见于青壮年男性。症状性患病年龄较大，常由后腹膜肿瘤压迫使精索静脉回流受阻引起，较少见。

• 原发性精索静脉曲张大多数发生在左侧，主要原因是左侧精索静脉垂直进入肾静脉，血液回流受阻较大。多见于青壮年。本病较多见。

• 精索静脉曲张可使睾丸发生病理改变，睾丸组织精子成长发生障碍，精子数量减少而导致男性不育。

【症状表现】

• 病变轻的无症状，患者站立时阴囊胀

大,有沉重及坠胀感,可向下腹部、腹股沟部或腰部放射。行走劳动时加重,平卧休息后减轻。

- 患侧精索可触到如一团蚯蚓状柔软增粗血管,站立时增粗,平卧后可缩小不明显。
- 症状性精索静脉曲张多突然出现,曲张的静脉不受体位改变而变化。

【你需就医】

- 左侧精索部如表现比右侧增粗且有发胀不适时应去医院就诊,明确诊断。

【处理】

- 无症状者可不必治疗,症状轻的可穿紧身三角裤托起阴囊,即可减轻症状。
- 症状明显、保守治疗无效者可手术治疗。
- 患者如有不育症、精液化验异常时亦应手术治疗。
- 症状性精索静脉曲张应查明发病原因,治疗原发疾病。

4 鞘膜积液

睾丸的鞘膜囊内,积聚超过正常量的液体,形成囊肿样,称为鞘膜积液。

【你需了解】

- 大多数鞘膜积液原因不明,多数人认为系感染、反复损伤所致。
- 出生前,睾丸在后腹膜间隙下降。经腹股沟进入阴囊过程中,形成一小管道称为鞘状突,出生后此管道即自然闭塞,如闭塞不全,形成3种类型的鞘膜积液。

(1) 睾丸鞘膜积液:通道完全闭合,睾丸固有的鞘膜内积液增加。此型最常见。

(2) 交通性鞘膜积液:通道未完成闭合,与腹腔间有一小管相通,为先天性,阴囊肿物大小随体位改变而变化。

(3) 精索鞘膜积液:小管道两端闭合,在精索部形成囊状肿物。

【症状表现】

- 睾丸鞘膜积液　一侧阴囊内有椭圆形光滑囊状肿块,小的积液可无症状,大的阴囊有沉重下坠感。囊内摸不到睾丸。
- 交通性鞘膜积液　多见于小儿,阴囊内囊状肿块平卧时变小,起立后又慢慢增大。
- 精索鞘膜积液　在精索部可摸到长圆形囊状肿物,睾丸在肿物下方可以摸到。

【你需就医】

- 在阴囊或其上方发现无痛性囊样肿物时,即应去医院就诊,明确诊断。

【处理】

- 2岁以内的婴儿单纯性鞘膜积液,往往不需治疗而可能自然消失。
- 小的鞘膜积液而无症状,长期不增大者也可不必治疗。
- 成人较大的鞘膜积液需手术治疗。穿刺抽液疗法虽然可以减轻症状,但易复发和并发感染、出血,非不得已不要随便采用。

5 尿道下裂

尿道下裂是男性泌尿生殖器的先天性畸形,为胚胎时期尿道沟未能在中线闭合而发生的尿道外口异常。

【你需了解】

- 尿道下裂是男性尿道常见的先天性畸形,是先天发育过程中有障碍。尿道沟不能完全闭合到阴茎头的尖部,从而形成尿道外口处于阴茎腹侧的异常部位。其解剖特点是尿道外口异位、阴茎下弯、系带缺如、阴茎缝和包皮不对称发育。因而不仅阴茎外形畸形,且可能影响排尿和生殖功能。
- 本病为常染色体显性遗传,妊娠期如用求偶素与孕激素可增加本病的患病率。胎儿由于睾酮缺乏或作用不足,尿道沟由近向远端演化障碍,未能在中线闭合而停顿于不同阶段,发生不同类型的尿道下裂。
- 尿道下裂通常分4种类型:① 阴茎头型。② 阴茎型。③ 阴茎阴囊型。④ 会阴型。而以阴茎头型最常见。

【症状表现】

- 阴茎头型　最常见,尿道口在包皮系带部,系带常缺如,阴茎头扁平向腹侧弯曲,腹侧无包皮,背侧为头巾样包皮覆盖,排尿时尿流方向不正常。

● 阴茎型 阴茎呈星月样弯曲。尿道口位于阴茎腹侧冠状沟与阴茎阴囊连接处之间。常需用手提高阴茎来控制尿流方向。

● 阴茎阴囊型 阴茎短小扁平向下弯曲,甚至与阴囊缝相连,尿道口位于阴茎与阴囊交界处,患者需坐位排尿。

● 会阴型 发育不全的阴茎为头巾样包皮和分裂的阴囊所覆盖,阴茎高度弯曲似女性,阴囊内睾丸可有可无,前尿道缺如而后尿道口在肛门之前如漏斗而敞开。

【你需就医】

● 发现小孩外生殖器有畸形和排尿方向异常应就医。

【处理】

● 需手术矫正畸形,常分二期手术,第一期使阴茎伸直,第二期尿道成形术,将尿道口移到正常部位。

● 除阴茎头型患者可待儿童成长后作尿道成形术,其余三类手术宜在学龄前进行。

泌尿系统、男性生殖系统结核

泌尿生殖系结核病是全身结核病的一部分,而其中最重要的是肾结核,泌尿生殖系的其他器官结核多继发于肾结核。因此每一器官的结核病,应看作是整个系统结核病的一部分。由于我国防痨工作的大力开展和人民生活水平的提高,结核病已日趋减少。近年来由于艾滋病的出现,患者免疫力低下,结核病患者人数又有上升趋势。且症状不典型,容易误诊,应提高警惕。

1 肾结核

肾结核是结核杆菌经血行侵入肾脏而引起的一种特异性感染。患者全身或局部抵抗力低下,病变进行性发展到一定阶段,引起临床症状时称肾结核。

【你需了解】

● 肾结核常见于 20～40 岁,但幼年和老年均可发生。男性多于女性。

● 肾结核的发病是来源于肺结核、骨关节结核和肠结核。但发现肾结核时其原发病灶大多已痊愈。

● 肾结核可经尿路向下蔓延,引起输尿管、膀胱结核。有时也可蔓延到尿道或对侧肾脏。

● 20 世纪 50 年代肾结核患病率很高。随着医疗条件的改善和生活水平的提高,现今本病已少见。但近年又有增加趋势,且症状不典型,容易漏诊,应提高警惕。重在早期发现,容易治愈。

【症状表现】

● 早期往往无症状,仅有尿检查时发现有异常。尿常呈酸性,有少量蛋白和红白细胞,尿中可能查出结核杆菌,但患者很少能在这一阶段就医。

● 典型症状是尿频尿痛和血尿。发病过程缓慢,最初症状是尿频,以夜尿频为明显。尿频从每日 3～5 次逐渐增多至 10～20 余次。当引起结核性膀胱炎时尿频尿急尿痛显著,随后出现血尿,最常见的终末血尿。

● 脓尿 一般均有不同程度的脓尿,小便浑浊如米汤样,也可混有血液,尿中常有大量脓细胞。

● 全身症状多不明显,除非肾结核破坏严重,有肾积脓或伴有其他器官结核时可有消瘦、疲乏、低热、盗汗等。

【你需就医】

● 有逐渐加重的尿频、血尿,或有慢性膀胱炎有脓细胞而尿培养无细菌生长,抗生素治疗无效时,应想到患本病可能,应去医院作进一步检查诊断。

【处理】

● 全身治疗 加强营养,注意休息,避免劳累。

● 抗结核药物治疗 肾结核早期病变轻,药物治疗可以治愈,一般需治疗1～2年。近年来由于药物的进展和经验积累,主张用短程疗法 6 个月即可。

● 手术治疗 肾结核病灶破坏严重或药物治疗效果不佳的均可手术治疗。手术前均需作2～4周的抗结核药物治疗后再进行。

【特别提示】

• 中青年男性有尿频、尿急、尿痛持续进行性加重时应想到患有本病可能。

• 女性慢性膀胱炎，抗生素治疗无效而有进行加重的也可能是肾结核，应进一步检查。

• 发现有附睾结核时，应同时检查肾脏是否有结核存在。

• 患有肺结核时要及时治疗，是预防肾结核的根本方法。

2 膀胱结核

膀胱结核是由尿中结核杆菌侵入后引起的特异性感染，通常由肾结核沿输尿管向下蔓延所致。

【你需了解】

• 膀胱结核由肾结核向下蔓延引起，是肾结核发生明显症状的原因，也是肾结核治疗中影响治疗效果的重要因素。膀胱结核轻，肾切除或药物治疗后即能恢复，如膀胱结核严重且已引起挛缩，膀胱容量小，往往愈合困难。

• 膀胱结核是从有肾结核的一侧输尿管口开始，逐渐蔓延到整个膀胱。可以影响对侧输尿管口，引起狭窄或闭合不全，最终导致对侧输尿管和肾积水。

• 严重膀胱结核，最终造成膀胱挛缩，膀胱容量可小于50ml。

【症状表现】

• 早期症状与肾结核相同，尿频、尿急、尿痛，排尿次数频繁，甚至有尿失禁。可伴有血尿，尿如米汤水样。

• 膀胱结核晚期，膀胱容量缩小，每小时有数次小便。伴有肾积水时，如达到一定程度时可有轻度腰痛或腰部摸到肿物。如继发感染时有泌尿系感染症状。

• 全身状况差，严重时可有贫血、水肿、肾功能不全等症状。

【处理】

• 膀胱结核治疗必须先解决肾结核病变后才能逐步治愈。早期治疗肾结核是防止膀胱结核发展的关键。

• 对侧输尿管肾积水的治疗，根据积水原因进行手术治疗。

• 膀胱挛缩治疗：做病肾切除或药物治疗，使结核病变治愈后可做膀胱扩大术增加膀胱容量，或做尿流改道手术。

3 附睾结核

附睾结核是由结核杆菌侵入附睾引起的特异性感染，是临床上最明显的男性生殖系结核病。

【你需了解】

• 本病是肾结核的继发病，肾结核尿中的结核杆菌，经后尿道首先引起前列腺和精囊结核，再经输精管蔓延到附睾。少数患者也可由原发病灶经血行感染。前列腺精囊结核病变轻，多无症状而不易被发现。

• 患附睾结核，肾结核原发病灶早已愈合或未出现临床症状。附睾结核也可在肾结核症状发生之前出现，所以发现附睾结核时，要注意泌尿系统的检查。

• 双侧附睾结核，常导致输精管梗阻而失去生育力。

【症状表现】

• 本病与肾结核一样，也好发于20～40岁青壮年。

• 本病发展过程缓慢，附睾逐渐增大而无明显疼痛，可长期不为患者发现。肿大的附睾可与阴囊粘连，阴囊也逐渐肿胀形成寒性脓肿而不痛，当脓肿有继发感染时可有红肿疼痛，脓肿溃破流出脓液和干酪样坏死组织，形成窦道经久不愈。

• 附睾结核病变轻时，仅附睾尾部或整个附睾有硬结，多无明显压痛，如波及睾丸时则附睾与睾丸分界不清。输精管常增粗或呈串珠状。

【你需就医】

• 当发现睾丸与附睾和阴囊粘连在一起或发现有硬结时，应去医院检查。

【处理】

• 全身药物治疗与肾结核相同，早期多

可使病变愈合，附睾遗留的硬结不必手术。

• 严重的附睾结核有寒性脓肿与窦道形成时，均需手术治疗。

• 附睾结核累及睾丸时，如手术应尽量保留睾丸。

4 阴茎尿道结核

阴茎与尿道结核是由结核杆菌侵入引起的特异性感染，临床较少见。

【你需了解】

• 阴茎结核是阴茎直接接触结核杆菌而引起的感染。如性交时阴茎头接触有结核的子宫颈。血行感染者极少见。此外阴茎结核也可继发于严重的尿道结核，发展成尿道周围炎时，可直接侵犯阴茎海绵体和阴茎头。

• 尿道结核大多数是从前列腺精囊结核直接蔓延到后尿道。尿道发生结核后，尿道可引起狭窄和梗阻。

【症状表现】

• 尿道结核早期因黏膜溃疡，尿道常有分泌物和流血，排尿时有尿痛和血尿。以后尿道发生狭窄时出现排尿困难，尿流变细而无力。严重时结核性炎症容易向尿道周围发展和继发感染，容易形成周围脓肿和尿道瘘。

• 阴茎结核表现为阴茎头发生结核结节、溃疡，一般无疼痛，溃疡边缘硬而清楚，底部有肉芽或干酪样坏死组织。溃疡经久不愈，可破坏阴茎头和海绵体。

【你需就医】

• 有尿痛、血尿和尿道有分泌物，或阴茎头部发现有硬结溃疡时，应及早去医院就诊。

【处理】

• 阴茎结核早期作抗结核药物治疗可以治愈。

• 尿道结核是泌尿生殖系结核病的一部分，如有肾结核、附睾结核应首先治疗，尿道结核才能治愈。

• 尿道结核愈合过程中必将引起尿道狭窄，在未引起尿道狭窄时，就应先在抗结核药物治疗下，做膀胱造瘘，待尿道结核病变治愈后再作尿道扩张术。

• 尿道结核已引起严重尿道狭窄或尿道瘘，无法进入尿道扩张者应手术治疗，切除狭窄和瘘管。

男性性功能障碍

男子性活动过程包括性欲、阴茎勃起、性交、性高潮和射精等环节。任何一个环节发生改变均可影响性生活进行称性功能障碍。常见的有勃起功能障碍、早泄、遗精。

1 阳痿（ED）

勃起功能障碍是指成年男性，有性欲但阴茎持续无法达到或维持充分的勃起以获得满意性生活，简称 ED，俗称阳痿。

【你需了解】

• 性欲与年龄、全身健康状况有密切关系，个体也有差别。50 岁以后性能力逐渐减退，到 65 岁左右往往消失，但也有 70 岁以上仍保持一定的性能力。

• 男性的正常性功能是在大脑皮层的控制下，通过神经、内分泌的反馈机制完成性生理过程。

• 全身性疾病造成阴茎内无法流入足够的血液，如高血压、高血脂、动脉硬化、糖尿病、抑郁症、内分泌失调等；因外伤造成神经系统与阴茎之间的联系受阻，如脊髓损伤、多发性硬化症等；精神状况如长期工作过度紧张、焦虑、夫妻关系不协调；以及服用某些药物如利尿剂，治疗高血压、糖尿病、癌症、抑郁、癫痫等病的药物、镇静剂等。是引起 ED 的生理、心理因素。

【你需就医】

• 你是否患有 ED 症，可参看国际权威机构研究制订的 ED 自测表，根据过去 6 个月内性生活情况，选出 5 个问题中的合适选项计分。如总分低于 21 分时，你应去医院做进一步检查。

表1-11 ED自测表

题目 \ 评分标准	0分	1分	2分	3分	4分	5分	得分
1. 你对获得勃起和维持勃起的自信程度如何		很低	低	中等	高	很高	
2. 你受到性刺激而有阴茎勃起时，有多少次能够插入	无性活动	几乎没有或完全没有	少数几次(远少于一半时候)	有时(约一半时候)	大多数时候(远多于一半时候)	几乎总是或总是	
3. 你性交时，阴茎插入后，有多少次能够维持勃起状态	没有尝试性交	几乎没有或完全没有	少数几次(远少于一半时候)	有时(约一半时候)	大多数时候(远多于一半时候)	几乎总是或总是	
4. 你性交时，维持阴茎勃起直至性交完成，有多大困难	没有尝试性交	困难极大	困难很大	困难	有点困难	不困难	
5. 你性交时，有多少次感到满足	没有尝试性交	几乎没有或完全没有	少数几次(远少于一半时候)	有时(约一半时候)	大多数时候(远多于一半时候)	几乎总是或总是	

【处理】

● 消除影响勃起的因素，纠正以往的错误认识，接受科学的性知识，夫妻双方在治疗中应通力合作。

● 中医中药、针灸按辨证论治，对中老年心理性 ED 有一定疗效。

● 内分泌治疗如十一酸睾酮、丙睾等对原发性性机能低下和中老年性机能减退有效。

● 自我注射疗法(又称化学性假体)：将血管活性药物注入到阴茎海绵体内使阴茎勃起。

● 口服万艾可是目前治疗 ED 较为有效方便的处方药，在性生活前1小时服用。

● 对血管性 ED(阴茎静脉漏)可手术治疗，改善阴茎供血不足。

● 阴茎假体植入疗法：各种治疗无效的患者，可在阴茎内置入对人体组织无刺激、长期使不变质的人工假体，使之勃起并能进行性生活。

2 早泄

阴茎未及进入阴道、或正在进入、或刚进入即发生射精，以致不能继续性交时称早泄。

【你需了解】

● 健康男性壮年，一般性交 2～6 分钟左右时射精，有的甚至更短。射精的快慢在不同人可以有很大差别，同一人不同时期也可有较大变化。

● 大部分夫妻，双方经过一段时间性生活体验之后，性交持续时间可以适当延长。决不应用一时性交时间较短而出现射精就认为是“早泄”而为此烦恼。

● 早泄的病因多为功能性，对性生活不满意而产生的焦虑也可引起早泄。另外泌尿生殖系统炎症，如前列腺炎、尿道炎等病变也可能有一定关系。

【你需就医】

● 偶然出现“早泄”现象，不应就认为是病态，只有经常如此，根本不能性交时应去医院检查。

【处理】

● 首先要消除对“早泄”的焦虑和恐惧，夫妻要合作和谅解，消除顾虑，树立信心。

● 改进性交技巧，避免急躁情绪，适当减慢阴茎抽动频率，有时改变性交体位也有助射精时间延缓。

• 在阴茎头部涂沫表面麻醉剂、应用避孕套,以及适当服用镇静剂,以减轻神经兴奋性。

• 应用抗生素治疗生殖道炎症。

• 中医中药辨证论治和中成药固精丸、大补阴丸等。

3 遗精

在无性交或手淫情况下发生射精称遗精。在睡梦中发生的称梦遗,在清醒时发生的称滑精。

【你需了解】

• 遗精在未婚青壮年是正常生理现象。遗精次数个体有很大差别。从每周1～2次到4～5周1次不等。

• 在有正常性生活时,仍经常出现遗精是病理现象。或仅有性欲观念即出现遗精也不正常。

• 性兴奋时尿道有分泌黏液或虽无性兴奋,在尿初或尿末小便如牛奶样发白,是前列腺液排出不是遗精。

• 男孩13～15岁后青春期开始有遗精,有时内裤过紧等可引起反射性遗精,也是正常生理现象,不用紧张。

【你需就医】

• 遗精过于频繁或有正常性生活时仍有遗精,应去医院就诊检查。

【处理】

• 青少年要正确认识性生理知识,戒除不良手淫习惯,不要阅读色情书刊和观看淫秽录像,积极参加文体活动以充实自己的精神生活,分散对性的注意力。

• 治疗泌尿生殖系统的炎症,有包茎者作包皮环切。

• 适当服用安定、消炎痛有助降低性过度兴奋。

• 中医中药、针灸治疗对遗精有较好疗效。如固精丸、知柏地黄丸等中成药也有效。

男性不育

育龄夫妇婚后同居3年以上,性生活正常,未采取任何避孕措施,女方未有怀孕原因单纯在男方者)称男性不育症。

【你需了解】

• 婚后妻子1年以上未怀孕者,夫妇双方应一起去医院检查,了解不孕是妻子还是丈夫的原因或双方都有不育疾病。通常男性检查较简单,应男方先检查。

• 男性不育症原因很多,可以从以下几方面去了解。

(1) 精子生成障碍:如先天性睾丸发育不全(小睾丸)、隐睾、腮腺炎并发的睾丸炎、睾丸萎缩等。

(2) 输精管道阻塞:先天性无输精管、附睾结核、淋病性附睾炎等使输精管梗阻,阻碍精子通过。

(3) 精液异常:如少精、无精、精液不液化、精子活力差、死精等。

(4) 其他原因:如免疫异常、营养失调、内分泌紊乱(如糖尿病、甲状腺疾病等),以及精索静脉曲张等,均可导致不育。

• 日常生活中某些理化因素也可影响生育,如工作过度紧张劳累、焦虑、嗜烟、酗酒、高温环境、某些药物(如抗癌药、激素等)。

【你需就医】

• 婚后1年以上妻子未有怀孕者应去医院检查。

【处理】

• 针对不同病因进行治疗。

• 输精管阻塞、精索静脉曲张可手术治疗。

• 中医中药辨证论治,对少精、死精、精液液化不良、精子活力差等原因引起者有一定疗效。

• 人工授精　用丈夫的精子置入妻子生殖道内,以达到妊娠目的。适用于丈夫少精、不射精、勃起功能障碍等。对无精症可用他人捐献的精子进行人工授精。

• 试管婴儿　用高科技方法,从女方卵巢取出成熟卵子和丈夫的精子,在试管内使之受精发育,再植入女方子宫内发育成长成胎儿。适用于妻子输卵管阻塞和丈夫无精症。

【特别提示】

● 婚后1年妻子未有怀孕时，就应去医院查明原因，早发现早治疗效果好。

女性泌尿系统疾病

1 尿道肉阜

尿道肉阜是女性尿道口出现良性息肉样组织，称为尿道肉芽肿或血管性息肉。是女性尿道常见病。

【你需了解】

● 本病真正原因不十分明确，可能与雌性激素降低、局部慢性刺激如炎症、卫生纸、性交等有关。

● 本病多发生在20～60岁间的妇女，很少发生恶变，但如肉阜较大，有时与尿道早期肿瘤难以区分，应手术作病理切片检查，以免误诊。

【症状表现】

● 常无症状，多在妇科检查时发现。排尿时可有烧灼样疼痛。也可在与内裤、卫生纸接触、性交时疼痛和少量出血。

● 在尿道口下部可见淡红色、约0.5～1.0cm大小的柔软肿物。大的可呈环状，环绕尿道口。

【你需就医】

● 在尿道口触及小肿块，局部有疼痛出血时应就医。

【处理】

● 局部外用雌激素软膏可使肉阜缩小萎缩。

● 若肉阜较大，药物治疗无效者可电灼或手术切除。

2 压力性尿失禁

女性压力性尿失禁是指当腹压突然增高时（如咳嗽、打喷嚏），排尿失去控制，尿液不随意地漏出。

【你需了解】

● 女性尿道、膀胱是靠骨盆内诸多肌肉、韧带、筋膜支撑在正常解剖位置，当这些支撑组织松弛、萎缩、退化，就可使膀胱与尿道的正常解剖位置发生改变而发病。

● 本病多发于中老年妇女，由于营养不良、疾病所致体质衰弱、多次分娩或产伤、绝经后女性激素减退等，均可使膀胱尿道的支撑组织削弱、退化、萎缩，是本病的发病原因。

● 盆腔内有巨大肿块，如妊娠、子宫肌瘤、卵巢肿瘤等压迫也可引起尿失禁，但切除肿块或分娩后尿失禁可自愈。

【症状表现】

● 患者在哭笑、咳嗽、喷嚏、提重物、体位改变等因腹压突然增加，小量尿液即可不随意流出，但平时安静或平卧时则无尿失禁。

● 本病随病程进展，年龄增大，尿失禁症状有逐渐进展加重趋势。

【你需就医】

● 当发现有一时性的尿失禁现象时应去医院诊治。

【处理】

● 中医中药、针灸治疗对症状轻的有效。

● 绝经期的妇女可应用雌激素治疗。

● 提肛肌锻炼疗法　每天躺在床上弯膝，做肛门、会阴部肌肉收紧放松动作。4～6周后症状可改善。

● 症状严重，非手术治疗无效时可手术治疗。

其他疾病

1 前列腺增生

前列腺增生症是由位于膀胱下方和尿道之间的前列腺组织增生增大，压迫后尿道使其伸长、弯曲、狭窄引起尿路梗阻的疾病。是一种老年病。

【你需了解】

● 老年人尿频（尤其是夜尿在2次以上）、排尿不畅常是前列腺增生症的早期表现。把它看作是老年人的自然现象而任其自然是错误的，应该引起重视。

● 前列腺增生病变从40岁就已开始变

化，患病率随年龄增大而增加，但早期症状不明显。国内大多在50～60岁左右出现较明显症状。

● 前列腺增生的基本病变是引起不同程度的尿路梗阻，最终可引起尿潴留和肾功能损害。常并发膀胱结石。

【症状表现】

● 尿频是最早期症状，尤其是夜尿次数增多（2次以上），每次尿量不多。

● 排尿不畅，排尿起始要等待，尿流细而缓慢，射程短而无力，排尿时间延长。

● 排尿困难是前列腺增生压迫尿道加重尿路梗阻的结果。尿后余沥是膀胱内尿液不能完全排空有残余尿，最后可发生急性尿潴留。

● 尿路梗阻容易发生尿路感染、血尿、尿失禁，也可并发膀胱结石。长期靠增加腹压排尿，可引起或加重腹股沟疝、痔疮和脱肛等。

【你需就医】

● 老年人有尿频、排尿不畅时不要当作是老年人自然现象，应去医院检查诊治。

【处理】

● B超测定前列腺大小、膀胱有无结石、残余尿测定以及尿流率测定等，了解尿路梗阻的程度。

● 早期大多药物治疗，如保列治、哈乐、马沙尼等。

● 发生急性尿潴留时应留置导尿1～2周，使膀胱逼尿肌休息恢复其张力，消除尿道水肿，以便及时恢复排尿。

● 药物治疗无效，可手术切除前列腺，彻底解除尿路梗阻。也可选择前列腺电切、尿道放置支架管、前列腺微波、激光治疗等。

● 高龄老人伴有严重心脑血管病变发生排尿困难，药物治疗无效时，可作膀胱造瘘或长期留置导尿。定期更换导管，保证尿流通畅，防止肾功能损伤。

2 肾积水

肾积水是由于尿路（包括肾、输尿管、膀胱和尿道）梗阻使尿从肾的排泄受阻，引起肾盂压力增高而逐步形成。如梗阻持续存在，最终可引起肾功能损害和肾实质破坏。

【你需了解】

● 肾积水分原发性和继发性两类。原发性见于先天性发育反常，如肾盂输尿管连接部狭窄，多见于小孩，至成人病变多较重。继发性的可由尿路结石、肿瘤、狭窄等引起，也可由尿路邻近的肿瘤、器官压迫引起。

● 尿路梗阻开始多为部分性，部分尿液仍能通过梗阻处，以后逐步发展成完全梗阻。如梗阻能及早去除，肾积水可以消除。

● 肾积水可以是单侧，也可以是双侧，膀胱以下梗阻常为双侧性。一侧肾积水致肾功能受影响时，另一侧健肾可以代偿。但双侧同时肾积水，严重时可损伤肾功能，最后可引起尿毒症。

【症状表现】

● 肾积水本身并无典型症状，由于梗阻原因、部位和发生快慢不同，其症状也不同，如梗阻原因是结石、肿瘤，则可有其本身的特殊症状，如肾绞痛、血尿等。

● 大多数肾积水因梗阻是一侧性、部分性，发展慢多无明显症状。肾积水较重时可能有同侧腰部酸胀，肾积水达到一定体积时才出现腹部肿块。若有并发症时则有并发症的相关症状，如并发感染则可有发热、腰痛等。

【你需就医】

● 肾积水一般症状轻，常由体检发现，应去就医，进一步查明肾积水原因，及时对症治疗。

【处理】

● 根据发病原因，除去梗阻，肾积水就有可能消除。

● 先天性肾积水，如较轻也无症状，可定期复查观察积水变化，严重的需手术。

【特别提示】

● 肾积水轻且又无症状时切勿掉以轻心，仍应及时就诊以免延误。

● 先天独肾或已手术切除一个肾的患

者，对仅有的肾脏如发现有肾积水，更应高度重视检查治疗。

3 肾下垂

正常人直立位时，呼吸运动使肾脏有上下移动约 2～4cm，若超过这一范围者称肾下垂。少数人肾蒂较长而松弛，肾脏可在腹部各个方向自由移动者称游走肾。如吸气时双手可摸到半个肾脏以上者称活动肾。

【你需了解】

● 肾下垂多见于瘦长型女性，男女患病率之比约为 1∶10，这是由于女性的肾窝较浅而狭窄，撑托肾脏力量较弱。如腹壁肌肉先天性发育不良而松弛，或消瘦致肾周脂肪减少，或怀孕分娩后腹压突然降低等因素均易引起肾下垂。此外慢性咳嗽、便秘也可促进肾下垂发生。全内脏下垂者肾蒂长，从事长时站立职业者易患肾下垂。

● 肾下垂以右肾居多，约占 70%～80%。可能与右侧肾窝较左侧浅，且右肾上方有肝脏覆盖，当呼吸时有冲力将右肾向下推挤有关。

● 肾下垂时可牵拉肾蒂血管使之扭曲而造成肾血流障碍，肾充血肿胀可引起少尿、血尿和蛋白尿。肾下垂也可导致输尿管扭曲或成角而引起肾积水，容易并发感染、结石。肾脏位置突然下移可刺激腹膜后神经系统、反射性引起消化道症状。

● 肾下垂程度分Ⅲ度：Ⅰ度者在肋缘下可触及肾脏，称可触及肾；Ⅱ度者可摸到肾上极，称活动肾；Ⅲ度者能在全腹部摸到移动肾，称游走肾。此外用超声波检查肾脏立卧位活动度，可以精确测出其下垂的程度。

【症状表现】

● 肾区隐痛或牵扯痛　多在行走或久立久坐以及劳动时明显，月经期疼痛可加重，平卧后即可消失。

● 肾绞痛　当肾蒂血管或输尿管发生扭曲时可发生剧烈绞痛，伴恶心呕吐、面色苍白、脉率快、血尿等，甚至虚脱，称之为 Dietl 危象。

● 消化道症状　有腹胀、恶心、呕吐、便秘、腹泻、胃酸过多等。是由于肾下垂时刺激腹腔神经丛和牵拉胃、十二指肠有关。

● 精神神经症状　患者体质差、易受刺激、疲乏及月经不调等原因，常出现失眠、眩晕、心悸和过敏等。

【你需就医】

● 当你有腰痛及右腰部摸到肿块时应去医院检查。

【处理】

● 一般治疗　注意劳逸结合，增加营养以增加体重，适当锻炼腹肌（如仰卧起坐运动）。也可用宽腰带增加腹压，或使用肾托，不使肾脏下垂。

● 症状较重者也可在肾周围注射硬化剂，使肾脏与周围组织发生粘连而不致下垂。

● 手术疗法　对症状严重而影响工作，或合并感染、肾积水、结石等并发症，非手术疗法无效时可用手术作肾固定。

● 中医中药辨证论治，补肾益气，中成药补中益气丸等，对症状较轻改善症状或治疗并发症有一定疗效。

肾移植

将一个体的肾脏用手术方法移植到另一个体身上，以恢复其肾功能的一种方法，称肾移植。

【你需了解】

● 肾移植是治疗终末期肾病（肾功能衰竭）最理想的方法。我国自 20 世纪 60 年代开始肾移植以来，移植技术不断提高，成活期最长的达 20 年。长期存活的患者其工作、生活、心理和精神状态均较满意。在各类器官移植中，肾移植的疗效最稳定最显著。

● 肾移植的供肾来源，国内目前最主要的是尸体肾，其次是亲属和非亲属肾。须先作 HLA 抗原和 ABO 血型配型，配型一致方可移植。活体供肾比尸体供肾为优，亲属供肾即使 HLA 配型欠理想也优于尸体肾。而同卵双生供肾最佳，未经配型也能得到长期存活。

● 肾移植后存在的主要问题是排斥反应。因为人类白细胞抗原(HLA)的抗原性最强,具有个体特异性。移植肾如 HLA 配型不相配,就容易发生排斥反应,影响肾移植的成活率。若供体与受体两者基因完全相同,如同卵双生之间的移植就不会发生排斥。近年来由于外科技术的不断进步,免疫抑制药的应用积累了较丰富的经验,由于防治并发症措施的提高,因而大大提高了肾移植成功率。

【适应证】

● 最适合做肾移植的原发病是肾小球肾炎,占 70%～90%,其次是慢性肾盂肾炎。间质性肾炎以及囊性肾病等,其成活率较低。

● 接受肾移植的人其年龄范围不断扩大,但以 15～45 岁较为理想,45 岁以上的患者成活率比不上作透析的患者。

【禁忌证】

● 一般认为患有恶性肿瘤、顽固性心衰、慢性呼吸衰竭、严重血管病变、严重泌尿系先天性畸形、慢性感染、凝血机制紊乱、精神病等 8 种情况之一者均不宜做肾移植。

【移植方法】

● 在患者髂部作切口,显露髂内动脉和髂总静脉,然后将供肾的肾动脉与髂内动脉吻合,供肾的肾静脉与髂总静脉吻合。通常若供肾为右肾者,移植于患者的左髂窝部,反之左肾则移植于右髂窝部。供肾的输尿管则种植于同侧膀胱,然后缝合切口。

● 患者原有的病肾可以根据不同情况作切除或保留。

第二部分

急救与康复

第一章　现场急救

● 当患者昏迷或(和)肌肉松弛时，舌根由于重力关系向后压迫并阻塞呼吸道。

● 由于食物、呕吐物或其他异物直接阻塞呼吸道。

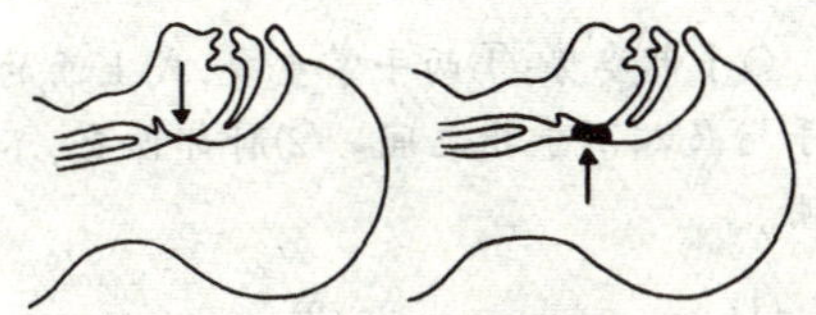

图2-1-1　呼吸道阻塞的原因

● 确认有无呼吸的方法：患者平卧，可将脸贴近患者，用耳朵或面颊部贴近患者鼻部，来感受患者有无呼吸。同时，看胸部有无规则的起伏运动。如感觉不到有呼吸，胸部又无起伏的规则运动，则确认为无呼吸。

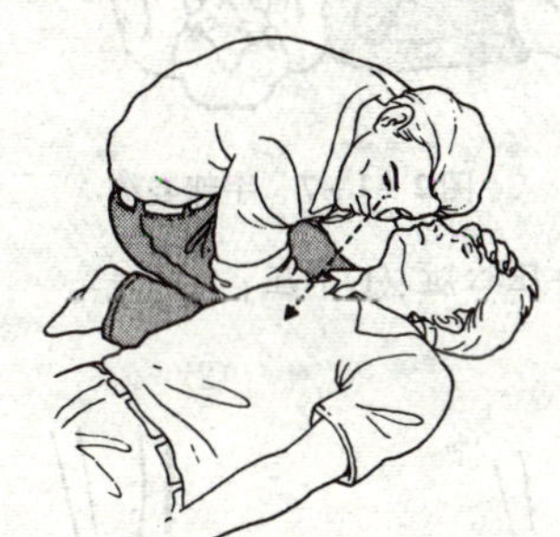

图2-1-2　确认有无呼吸的方法

● 确保呼吸气通畅的方法：① 舌根向后下压迫阻塞呼吸道。② 确认有无呼吸，同时将两手如图，一手放于头后(枕后)部，一手放在额部，以箭头方向用力，使头后仰。③用②方法不能达到目的时，将放在头后(枕后)部的手移出，以食指和中指抵于下颌骨，向上抬起至口闭的程度。

①

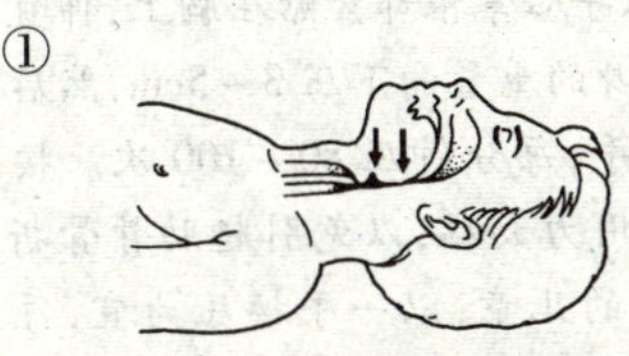

②

③

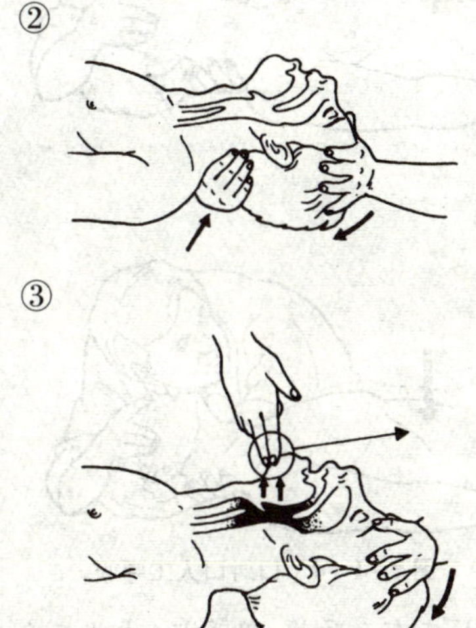

图2-1-3　确保呼吸气通畅的方法

● 口对口人工呼吸：①捏紧鼻子：在确保呼吸道通畅情况下，使患者头部稍后仰，以另一手的食指和拇指捏紧患者的鼻子，使其不漏气。②口对口吹气：大吸一口气，然后以口对着患者的口，吹气约1～1.5秒钟，此时胸部扩张，可见向上抬起，抬高的程度表明吹入的气量的大小。③从口或鼻出气：放开捏鼻的手，并移开口对口，空气从口鼻排出，扩张的胸部又回复，向下降低。如此口对口吹气，到移开口，放松鼻，约间隔5秒钟反复进行一次。

①

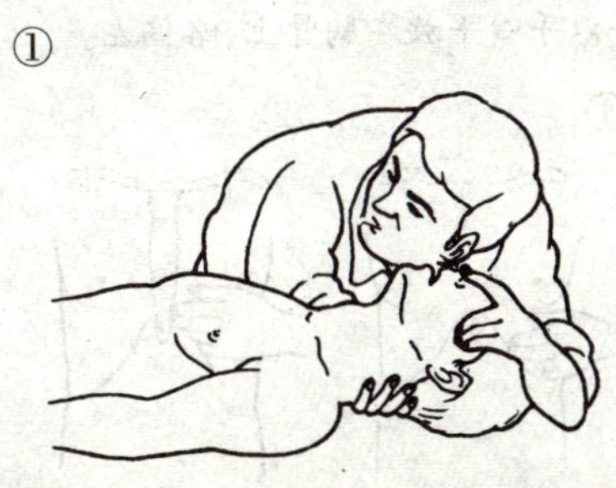

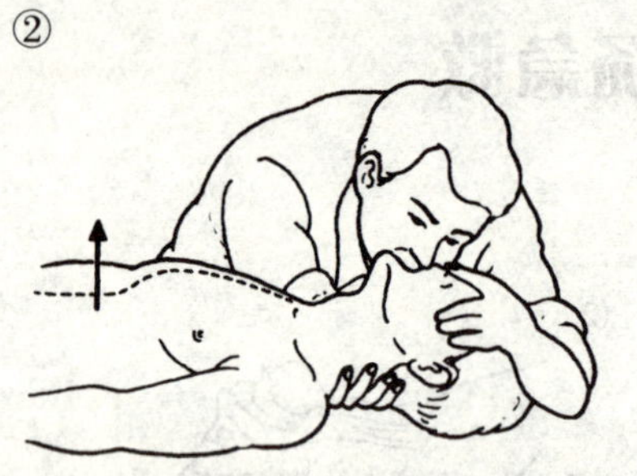

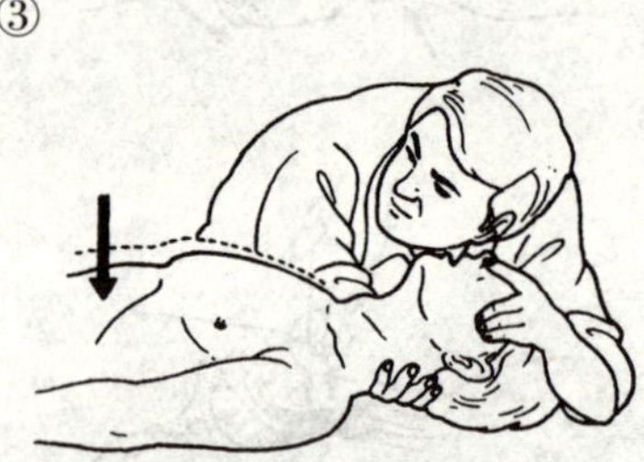

图2-1-4 口对口人工呼吸

● 检查有无脉搏:用手指(中指及食指)轻放在喉结处,然后如图箭头所示,轻柔地横向逐渐移动,并静静地寻找有无搏动,触到搏动即有脉搏,说明有心跳。注意不要用力太大地压迫。如此检查5~10秒钟。

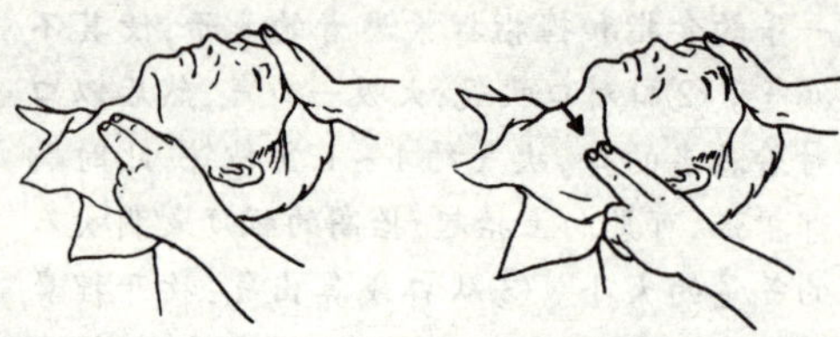

图2-1-5 检查有无脉搏

● 心脏按压法(旧称心脏按摩):

○心脏按压部位:①摸到右肋缘。②顺肋缘向上摸到剑突。③以另一手放在剑突上方,并以手心平放在胸骨上,略偏左。

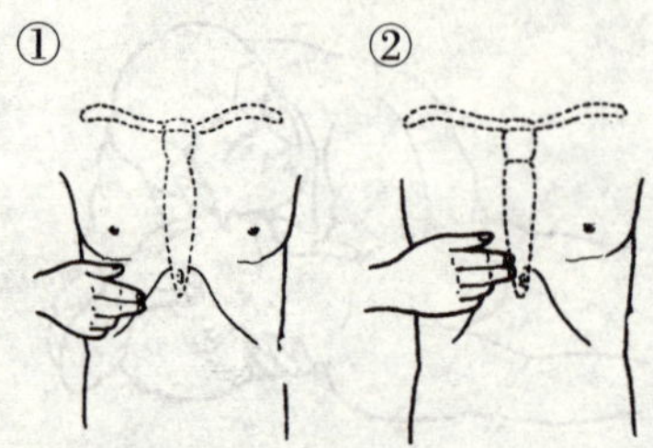

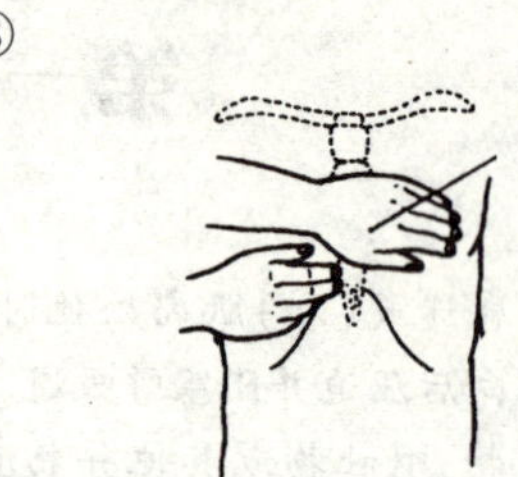

图2-1-6 心脏按压部位

○手部姿势:①两手掌重叠,或上面的手的手指嵌入下手指之间。②肘部伸直,不能弯曲。

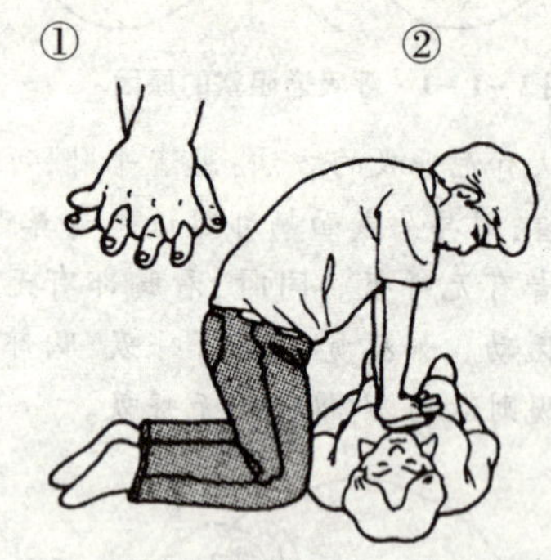

图2-1-7 手部姿势

○按压心脏:①下压;②抬起。

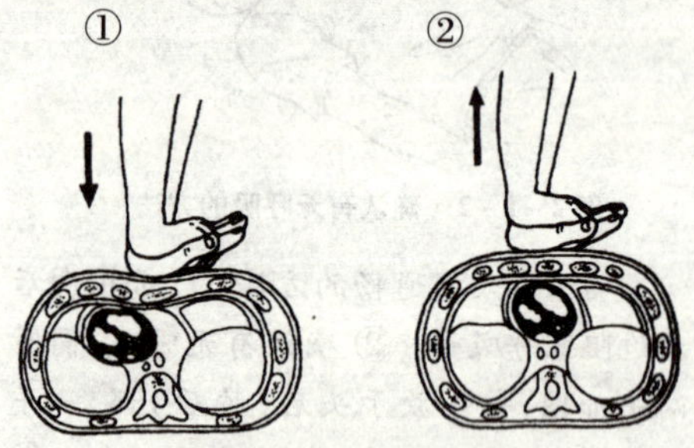

图2-1-8 按压心脏

(躯体横断面所见)

○心脏按压法:当手放在正确的部位,两手重叠,以手心掌根部紧贴在胸上,伸直双臂利用上半身的重量向下压3~5cm,然后即抬起按压之手,每分钟压80~100次。按压中注意不要用力太猛,以免引起肋骨骨折。①10岁以下的儿童,以一手按压为宜,每分钟

80～100 次。②年龄在 1 岁以下者，如图以两指（食指及中指）按压，每分钟约 100 次。

①

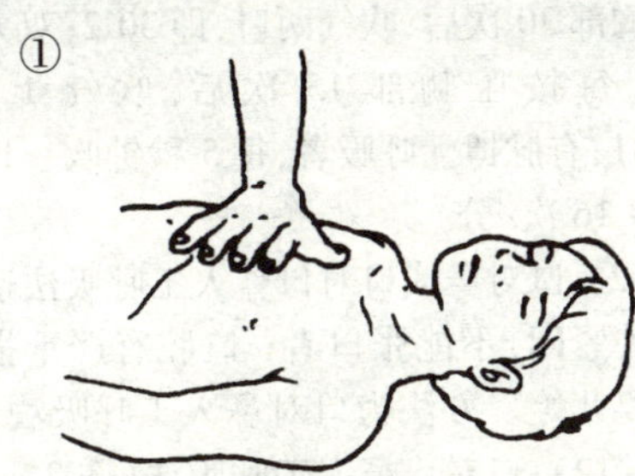

②

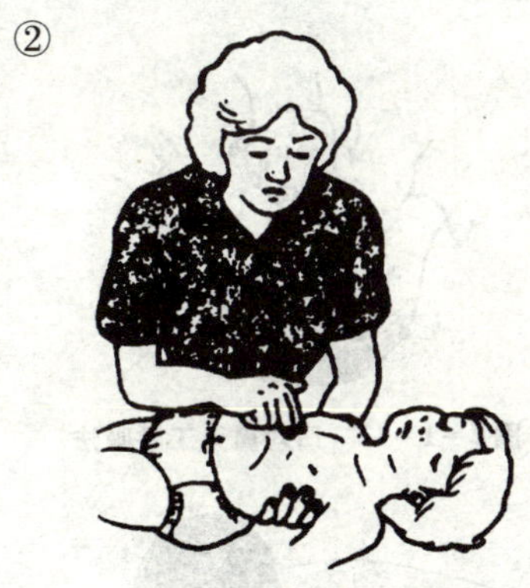

图 2－1－9 心脏按压法

● 一个人同时进行口对口人工呼吸及心脏按压：一个人同时进行口对口人工呼吸及心脏按压时。首先，口对口进行人工呼吸 2 次。然后检查脉搏，若无脉搏，即进行心脏按压 15 次，再进行口对口人工呼吸 2 次。如此反复进行。

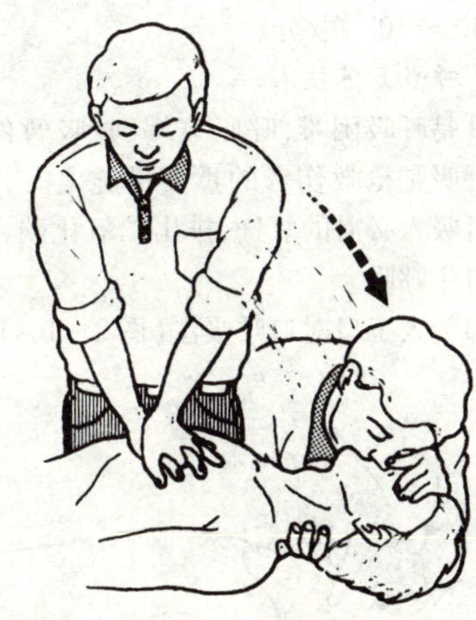

图 2－1－10 一个人同时进行口对口人工呼吸及心脏按压

1 心肺脑复苏术

复苏是指抢救心跳呼吸骤停伤病员的科学技术和实践。复苏包括院外复苏（紧急复苏）、院内复苏（后续复苏）和重症监护。

【你需了解】

● 外伤、疾病、低温、中毒、高温、淹溺、电击等原因，都会致使心跳、呼吸骤停。

● 在常温情况下，意识突然丧失、颈动脉搏动消失即可诊断为心跳停止。心跳停止 3 秒钟即发生头晕，10～20 秒钟即发生昏厥，40 秒钟出现抽搐，30～40 秒钟后瞳孔散大。呼吸停止 60 秒后大小便失禁，4～6 分钟后脑细胞发生不可逆转的损害。

● 院外复苏技术 包括头后仰抬颌（A）、人工呼吸（B）、胸外心脏按压（C），称为“复苏 ABC 三部曲”。

● 开始复苏时间必须在数分钟内（愈快效果越好）采取急救措施，促使心脏、呼吸功能恢复正常，从而保护和促进脑功能的恢复，故称心肺脑复苏。心肺脑复苏（即胸外心脏按压，口对口呼吸等），开始越早存活率越高。4 分钟内开始复苏者可能有 50% 存活；4～6 分钟内开始复苏者只有 10% 可能存活；6 分钟后开始复苏者可能仅有 4% 存活；10 分钟以上开始复苏者 100% 不能存活。

【呼吸心跳骤停复苏】

● 急救原则

（1）呼叫：立即呼叫患者，确定是否存在意识。

（2）呼救：高声呼唤周围的人，以求援救，立即通知医院，拨打 120。

（3）体位：迅速将患者置于仰卧位，头后仰，下颌抬起。

（4）气道：将患者口鼻的异物（包括义齿）掏出。

（5）人工呼吸：先口对口或口对鼻呼吸

（尤其可用于婴幼儿），应持续到有自主呼吸为止。

（6）换人：人工呼吸持续时间长时，应有人接替，但中断不能超过5秒钟。

（7）频率：同时进行人工呼吸和胸外按压，常由两位抢救者同时在一个患者身上进行。每30次胸外按压做2次人工呼吸，按压频率80～100次/分。

● 呼吸复苏技术

凡是呼吸困难，呼吸衰竭、呼吸暂停者，人工呼吸是抢救伤者的重要措施之一，以帮助患者吸入必需的氧气，排出二氧化碳，直至恢复自主呼吸。

（1）人工口对口呼吸法（图2－1－11）

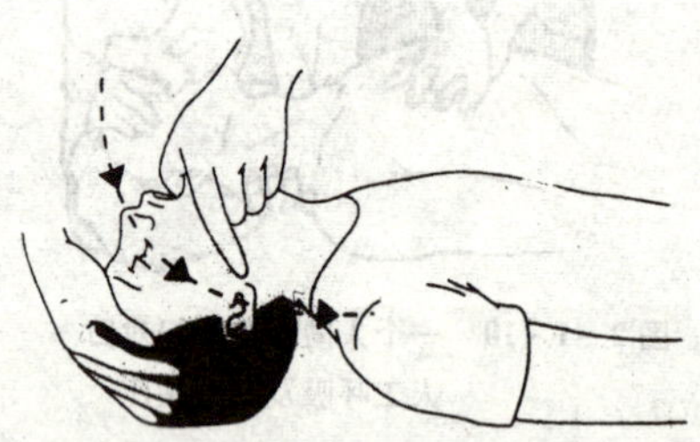

图2－1－11 人工口对口呼吸法

呼吸道要通畅，如患者口鼻内有呕吐物、泥沙、血块、假牙等异物时，用纱布包住食指伸入口腔进行清除；松开衣领、裤带、乳罩、内衣等；舌后坠者用纱布或手巾包住拉出口唇外，清洗伤者口鼻异物后，口对口呼吸前先向患者口中吹两口气，以扩张已萎缩的肺，以利气体交换。患者仰卧位，头后仰，颈背后用枕头或衣物垫起。下颌抬起，口盖两层纱布，急救者用一手扶前额，另一手拇、食指捏紧患者鼻翼，以防吹进的气体从鼻孔漏出。抢救者吸一口气后，张大口将患者的口全包住，而患者的口应张开。注意捏鼻动作，快而深地向患者口内吹气，并观察病者胸廓有无上抬下陷活动。一次吹完后，脱离患者之口时捏鼻翼的手同时松开，慢慢抬头再吸一口新鲜空气，准备下次口对口呼吸。每次吹气量以急救者吸入的气体不要过度饱满为度。口对口呼吸的次数成人8～10次/分，儿童18～24次/分，婴儿30～40次/分。单人急救时，每按压胸部30次后，吹气两口，即30:2；双人急救时，每按压胸部15次后，吹气1口，即15:1；有脉搏无呼吸者，每5秒钟吹一口气（12～16次/分）。

（2）口对鼻或口对口鼻人工呼吸法适用于牙关紧闭，不能张口者；口腔有严重损伤时及婴儿等。方法为口对鼻人工呼吸法（图2－1－12）；口对口鼻人工呼吸法（图2－1－13）。

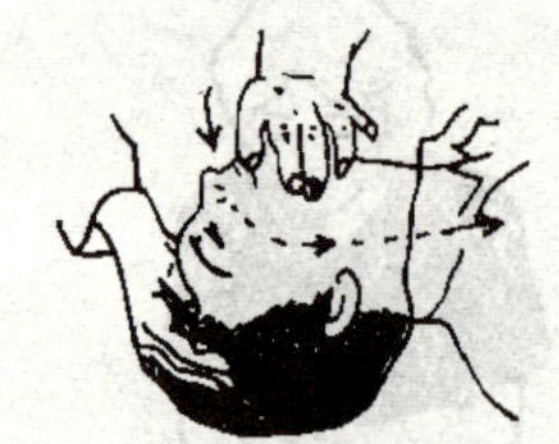

图2－1－12 口对鼻人工呼吸法

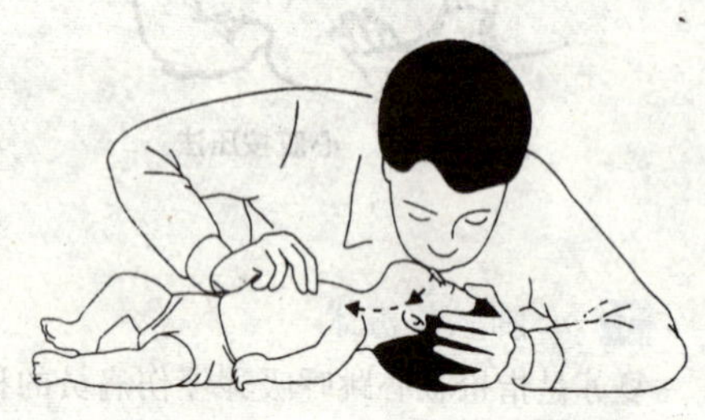

图2－1－13 口对口鼻人工呼吸法

● 胸外心脏按压术（图2－1－14）

（1）使伤病者平卧于硬板床或平地上，注意保暖。

（2）急救者以左手掌根置于胸骨中下1/3交界处，右手压于左手背上，借操作者的体重向脊柱方向按压，以使胸骨与其相连肋骨下降3～4cm为宜，间接压迫心脏；接着迅速放松，使胸骨复原，心脏舒张；

（3）挤压与放松之间的时间百分比，前者占60%，后者占40%，或前后两者各占50%。

（4）按压速度成人为80～100次/分，小儿为100～120次/分。

（5）按压必须持续到有效的心跳恢复

为止。

(6) 小儿只用一掌根的压力即可，新生儿只用 2～3 指的压力即达目的。

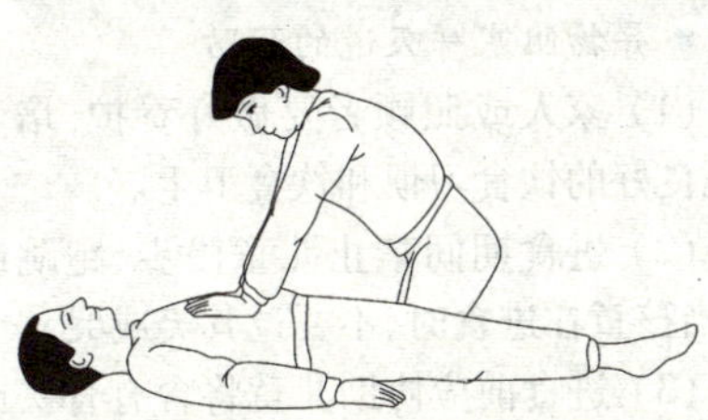

图 2－1－14 胸外心脏按压术

【有效复苏指标】

- 瞳孔由大变小或出现对光反射。
- 出现睫毛反射，触睫毛后眨眼。
- 有吞咽反射。
- 挣扎的出现。
- 自主呼吸恢复。

【特别提示】

- 脑组织需要氧供应量很大，心跳停止 10 秒钟脑内会出现神志不清，随之呼吸停止 2～4 分钟，低能的无氧代谢也会停止。4～5 分钟内所有反应均停止，导致脑细胞缺氧、肿胀、损伤，引起水肿、出血、坏死，最终导致脑死亡。
- 脑缺氧与心跳、呼吸骤停密切相关，临场做好呼吸心跳复苏抢救就是促进脑复苏。
- 有条件时，立即给氧。恢复血压，并维持在 90～100mmHg 为宜。有肌肉痉挛或抽搐者，可用安定类药物。
- 如果现场只有一人，则必须立即进行心肺复苏术，不要慌乱，按步骤进行。应一面进行，一面高声呼喊，待来人后，立即拨打“120”，但不要放下对患者的抢救而打电话。心肺复苏一定要待呼吸心跳恢复后，才能停止，不然要一直等到医护人员来到后，让医护人员进行，并由医护人员判定下一步抢救措施。

2 婴幼儿心肺复苏术

婴幼儿的心肺复苏术与成人的基本相同，也是保持呼吸道通畅、人工呼吸、人工循环。遇到小儿心跳呼吸突然停止，在请救护车的同时，应该及时抢救，亦即要同时进行心肺复苏，最好应有两人合作。

【你需了解】

- 小儿心肺复苏因解剖生理及致病因素与成人有异，故复苏技术与成人不完全相同。
- 婴幼儿气道解剖特点使保持气道通畅较困难。
- 复苏时静脉开放困难。
- 心跳骤停常继发于呼吸系统疾病如严重缺氧、高碳酸血症、气道梗阻。
- 循环骤停类型大都为心搏停止或心电机械分离(EMD)，室颤类型少见。
- 心肺复苏预后令人失望，院外心跳停止经心肺复苏死亡率达 90%～95%。
- 手术室、急诊科、PICU 存活率有所提高。

【呼吸复苏】

- 首先清除患儿口、咽和气管内的分泌物，使呼吸通畅。
- 随即进行口对口人工呼吸。
- 将患儿放于硬板上呈仰卧位，稍抬起颈部，使头尽量后仰，使气管伸直。
- 操作者一手托起患儿颈部，一手捏住其鼻孔，深吸气后，对准患儿口内吹气，直到患儿胸部稍膨起，则停止吹气，放松鼻孔，让患儿肺部气体排出(图 2－1－15)。
- 吹气与排气的时间之比应为 1:2。人吹气频率 3 岁以上为 20～24 次/分，3 岁以内为 30～40 次/分。

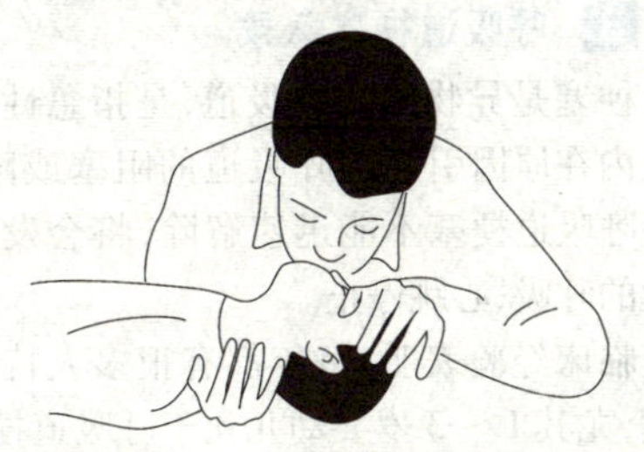

图 2－1－15 小儿口对口人工呼吸

【心脏复苏】

- 可采用胸外心脏按压，抢救者以手掌根部按压心前区胸骨处。
- 3 岁以内小儿心脏位置较高，应在胸骨中 1/3 处按压(相当于双侧头连线的中间)。

● 3 岁以上小儿则在胸骨下 1/3 处按压，频率为 80～100 次/分。

● 对 1 岁以内小儿可用双手环抱患儿胸部，使第 2～5 指并拢置于背部，双手大拇指与其余 4 指同时相对按压，深度约 2cm，频率为 100 次/分。

● 通气/压胸比例为 1:5。

● 成功的标志是能摸颈、肱、股动脉搏动，口、唇、牙床颜色转红，听到心音。

【特别提示】

● 婴幼儿运送到医院后，在紧急情况下为争取时间仍可使用成人型电击板，对小婴儿二电击板可分别置于心脏胸壁前后壁，避免二电击板接触，以免电击短路有损心脏。

● 终止复苏问题，由于父母感情的原因对小儿的复苏常遇到极大困难。长时间的尽力复苏可能使心脏复跳，但脑复苏难免失败，尤其是院外循环骤停的小儿。

● 婴幼儿在提供足够通气及氧后，有效的胸外按压，开放静脉并经 3～5 分钟肾上腺素反复用药，且第 2 次剂量达首量的 10 倍，并能排除药物中毒、体温过低，小儿仍未恢复则可考虑终止复苏。

● 就时间而言因大动脉搏动消失及心脏停止经上述复苏急救无效 15～20 分钟以上可考虑终止复苏。

3 呼吸道梗塞急救

梗塞是异物阻塞呼吸道，是指急性的外在或内在原因引起的呼吸道的阻塞或障碍。如果呼吸道梗塞不能迅速解除，将会发生完全性的呼吸、心跳停止。

临床经验表明，每年都有很多人特别是儿童，尤其 1～3 岁婴幼儿死于呼吸道梗塞。

【你需了解】

● 异物梗塞呼吸道的原因

(1) 最常见的原因是食物阻塞。尤其是 1～3 岁的婴幼儿，最常见的是吸入小玩具、花生米、未成熟葡萄粒或其他小物品和小食品，如纽扣、玻璃弹球、钱币、枣核、果冻等，多发生在玩耍时或家人看护不当时。

(2) 上呼吸道感染，如咽炎、会厌炎、扁桃体炎所致喉头水肿等，是造成呼吸道阻塞的内在原因。

● 异物阻塞呼吸道的预防

(1) 家人或照顾者要做好看护，培养婴幼儿良好的饮食习惯和饮食卫生。

(2) 进食期间禁止儿童漫步、跑跳或嬉戏；当孩童在进食时，不要逗其笑或哭。

(3) 进食前应协助儿童将含有骨头或刺的食物剔除干净。

(4) 不要给婴幼儿吃花生米、玉米、需咀嚼的水果、未经剁碎的肉类或是任何含有种子、核仁的食物。

(5) 教导已懂事的儿童不要将任何物品都置于口中。

(6) 将类似玻璃弹球、纽扣、钱币类的，以及可能造成孩童意外吞咽或吸入的小物品，放置在远离婴儿或儿童所能触及的地方。

(7) 选购玩具时，应买坚固、安全的，且不可分为小部分的玩具。

【梗塞的紧急处理】

● 当发现或确定家人或他人出现较严重的气短、呛咳、呼吸困难、发绀，应及时想到是发生了异物阻塞呼吸道，必须紧急将阻塞呼吸道的异物彻底清除，最重要的是争分夺秒地抢救患者，而非仔细了解病史。解除异物阻塞呼吸道，常用的有击背法或手指清除法。

● 击背法　俗称背部叩打法。就是通过击背，可使胸内压迅速上升，使异物部分或完全地移出呼吸道。具体做法是：

(1) 对于儿童，援救者要跪在地板或地面上，让儿童趴在其大腿上，并保持儿童的头部低于其胸部，一只手扶住或搂住儿童的身体，用另一只手的手掌在儿童两肩间迅速地给予 4 次适量的击背，但其力量应较成人小，较婴儿大。

(2) 对于婴儿，先将婴儿躺平在你的前臂上，再将你的手臂担在你的大腿上方，并保持婴儿的头部低于躯干，将手固定婴儿下颏或胸部；用另一只手的手掌在婴儿两肩间迅速地给予 4 次击背，其力量小于儿童。

●手指清除法 手指清除法就是用手清除在会厌之上的异物。在进行手指清除前，首先应打开当事人的口，检视异物在口腔的哪一处。在进行手指清除时，当事人可仰卧，头抬高，或侧卧，用拇指、示指握住当事人的舌头与下颌，此法可将舌驱向前，以解除部分阻塞，用另一手的示指与中指将异物取出。另一种替代方法是交叉手指（示指和中指）与拇指，打开当事人的口，一旦打开口，滑动另一只手的示指，沿着面颊至舌底，以检视异物的存在与否，若遇到阻塞物时，则曲起示指，以似钩状，将异物取出。

【特别提示】

● 当援救者帮助当事人取出阻塞物后，急救工作并未结束；相反却应立即开始做心肺复苏术。因为，异物阻塞呼吸道可使当事人产生缺氧，而缺氧时间越长，肌肉松弛越严重。当缺氧加剧时，身体器官的无氧代谢所产生的影响将会持续，其影响的大小则与阻塞的时间成正比。

● 一旦移出阻塞的异物，援救者要在不离开当事人的原则下，试着求援。由于援救者清除完呼吸道后，可能已筋疲力尽，而无余力进行心肺复苏术，急需他人帮助做心肺复苏。如果当事人呼吸道阻塞时间较长，在行心肺复苏的同时还要紧急呼叫120，力争短时间内把当事人送往条件、技术好的医院。

● 异物阻塞呼吸道是一种紧急而又严重的急症，最重要的一点，是家长要预防孩子发生这样严重的急症。

4 心搏骤停

心脏突然停止跳动，造成了有效心排血的停止，又称为心跳骤停。

【你需了解】

● 发生心搏骤停的原因很多，主要有以下几种：

（1）心脏病：发生在严重心律失常的基础上，尤其是冠心病的急性心肌梗死和急性心肌炎。

（2）意外事件：电击伤、严重创伤、溺水、窒息等。

（3）麻醉和手术中的意外。

（4）电解质的紊乱：高血钾症、低血钾症、严重的酸中毒都可促使心搏骤停。

（5）药物中毒：如洋地黄、奎尼丁、灭虫宁等药物中毒都可引起心搏骤停。

● 心搏骤停后循环骤停，呼吸也就停止，由于脑细胞对缺血、缺氧最为敏感，一般4分钟就可发生不可逆的损害，10分钟就可能发生脑死亡。所以心搏骤停后，应立即进行有效的人工呼吸和人工循环，方可取得心肺复苏的成功两者不可废。

【症状表现】

心搏骤停诊断要点：

● 突然意识丧失或伴有全身抽搐。

● 呼吸停止或呈叹息样呼吸。

● 大动脉（颈、股动脉）搏动消失。

● 心电图检查示心室颤动、心室停搏、慢而无效的室性自主节律，或心脏无活动，呈一直线。

【特别提示】

● 心脏骤停的抢救必须争分夺秒，千万不要坐等救护车到来再送医院救治。要当机立断采取急救措施进行心肺复苏。

5 止血

任何人如果意外受伤，首先要就地采取止血措施，然后尽快去就近医院急诊或立即向有条件的大医院电话呼救，医院将派救护车进行现场急救。

【你需了解】

● 各种创伤一般多会有出血，这是因为来自血管内的压力使血液流出。出血可分为动脉出血、静脉出血和微血管出血。

● 动脉出血时，鲜红色的血随心脏的收缩而大量涌出，呈喷射状，出血速度快，出血量大，尤其是四肢大的动脉出血，如不及时止住，很快导致失血性休克，甚至死亡。

● 静脉出血时，暗红色的血缓缓流出，出血速度较快，出血量逐渐增多，如不及时止血，逐渐形成失血性休克。

• 微血管出血只是渗血，常可自行凝固止血。

• 人体自身具有止血凝血的生理功能。在受伤出血时，血管断裂端会自行收缩，减少失血，血液中的凝血因子因为出血而激活，加速凝血的过程，使血形成凝块，像栓子一样堵住血管出血的通路。伤口血流越慢，越易形成血凝块而止血，反之亦然。

【常用止血方法】

就地采取的初步止血措施：可用一块干净的布（如果没有布可以用手）直接按压伤口，按到不出血为止，通常要按15分钟左右，有时需压1小时以上；肢体伤可用绷带加压包扎伤口。若以上方法不能止住出血，或患者已出血很多，应迅速作如下处理：

• 继续压住伤口。

• 尽量抬高受伤部位。

• 在上臂或大腿近伤口处绑上止血带，要绑得很紧，才能够止血。

• 止血带可用布折叠起来或用宽皮带代替，但绝不能用细绳、铁丝或电线。但要注意：只有在用按压及加压包扎仍流血不止的情况下才使用止血带止血；上止血带应记录时间，每隔半小时松解1次，观察出血情况，并使缺血部恢复血液循环，如止血带绑得太久，腿和臂的缺血部分可能发生组织缺血坏死，甚至造成截肢的严重后果。

• 若有严重出血或损伤，患者应躺下，头低脚高位，以预防休克。

• 切勿用香灰、煤油、石灰、泥土等污物洒到伤口里止血。

【各种止血方法的具体应用】

• 一般止血法　针对小的创口出血。需用生理盐水冲洗消毒患部，然后覆盖多层消毒纱布用绷带扎紧包扎。注意：如果患部有较多毛发，在处理时应剪、剃去毛发。

• 指压止血法　只适用于头面颈部及四肢的动脉出血急救，注意压迫时间不能过长。

(1) 头顶部出血：在伤侧耳前，对准下颌耳屏上前方1.5cm处，用拇指压迫颞浅动脉。

(2) 头颈部出血：4个手指并拢对准颈部胸锁乳突肌中段内侧，将颈总动脉压向颈椎。注意不能同时压迫两侧颈总动脉，以免造成脑缺血坏死。压迫时间也不能太久，以免造成危险。

(3) 上臂出血：一手抬高患肢，另一手的4指对准上臂中段内侧压迫肱动脉。

(4) 手掌出血：将患肢抬高，用两手拇指分别压迫手腕部的尺、桡动脉。

(5) 大腿出血：在腹股沟中稍下方，用双手拇指向后用力压股动脉。

(6) 足部出血：用两手拇指分别压迫足背动脉和内踝与跟腱之间的胫后动脉。

• 屈肢加垫止血法　当前臂或小腿出血时，可在肘窝、膝窝内放以纱布垫、棉花团或毛巾、衣服等物品，屈曲关节，用三角巾作8字形固定。但骨折或关节脱位者不能使用。

• 橡皮止血带止血　常用的止血带是3尺左右长的橡皮管。方法是：掌心向上，止血带一端由虎口拿住，一手拉紧，绕肢体2圈，中、示两指将止血带的末端夹住，顺着肢体用力拉下，压住“余头”，以免滑脱。注意使用止血带要加垫，不要直接扎在皮肤上。每隔45分钟放松止血带2～3分钟，松时慢慢用指压法代替。

• 绞紧止血法　把三角巾折成带形，打一个活结，取一根小棒穿在带子外侧绞紧，将绞紧后的小棒插在活结小圈内固定。

• 填塞止血法　将消毒的纱布、棉垫、急救包填塞、压迫在创口内，外用绷带、三角巾包扎，松紧度以达到止血为宜。

【特别提示】

• 正常成人一次流失500ml血液对身体影响不大（例如一次献血量可达200～400ml），但失血超过2 000ml，后果就很严重了，剩余的血不能保证心、脑、肾等重要脏器的供血，造成生命危险，必须快速正确止血。

• 如何判断出血的量呢？当出血量超过800ml时，患者出现口渴、面色苍白、出冷汗、皮肤湿冷、心慌，脉搏快达每分钟100次以上。继续失血使大脑的血供减少，出现头昏、眼花、晕厥、四肢无力，严重的出血使患者出现休克、血压下降,很快神志不清,濒临死亡。

6 包扎技术

包扎伤口是各种外伤中最常用、最重要、最基本的急救技术之一。

【你需了解】

- 包扎得法能起到压迫止血、保护伤口、防止感染、固定骨折和减少疼痛等效果。
- 在紧急情况下,往往手中无消毒药和无菌纱布、绷带等,只好用比较干净的衣服、毛巾、包袱布、白布替用。
- 平时在医院必须用无菌镊子夹上无菌棉,蘸上消毒液消毒不太干净的创伤,然后用无菌的纱布覆盖伤口,再用无菌的绷带捆住,就连术者的双手都要消毒。
- 在紧急情况下最好用碘酒、酒精消毒伤口周围,用生理盐水将伤口中的污物冲洗干净,再用经过高压灭菌的纱布包扎伤口。
- 包扎时不能过紧,以防引起疼痛和肿胀;也不宜过松,以防脱落。

【伤口止血包扎的原则】

- 止血 可根据具体情况及时止血。
- 包扎 伤口包扎得当,可使其少出血,少化脓,少痛苦。扎时要做到快、准、轻、牢。快即动作迅速敏捷;准即部位准确、严密;轻即动作要轻,不碰伤口;牢即包扎牢靠,松紧适当。具体步骤是:

(1) 先用碘酒后用酒精消毒,沿着伤口的边缘由里向外擦,不要把碘酒、酒精涂入伤口内。伤口内如有异物,要慎重处理,大而易取的,可取出;深而小不易取出的不要勉强取,以免把细菌带入伤口或增加出血量。

(2) 小伤口可以在其浅表涂一点红汞(红药水)或紫药水,较大伤口则不宜涂上述药水,以免给下步处理增加困难。伤口上用消毒纱布或敷料覆盖,并用绷带(或三角巾)包扎。遇有肠或组织膨出时,应用干净饭碗,纱布圈套扣住膨出物再包扎,以防挤压损伤组织。

(3) 在处理较大的创伤伤口时,必须进行详细检查,不能只顾伤口表面而忽略内在损伤,头部伤口合并颅脑外伤者,患者一般都有神志异常,两侧瞳孔不一般大;胸部伤口合并有脑膜、肺腔损伤时,患者一般都有呼吸困难;腹部伤口合并脏器损伤时,患者一般都有腹肌紧张、腹痛等表现;肢体伤口合并骨折时,会有肢体活动障碍,骨异常活动等现象。

【常用包扎方法】

- 绷带使用法

(1) 环形法:将绷带作环形缠绕,第1圈作环绕稍呈斜形,第2圈应与第1圈重叠,第3圈作环形。环形法通常用于肢体粗细相等部位,如胸、四肢、腹部(图2-1-16)。

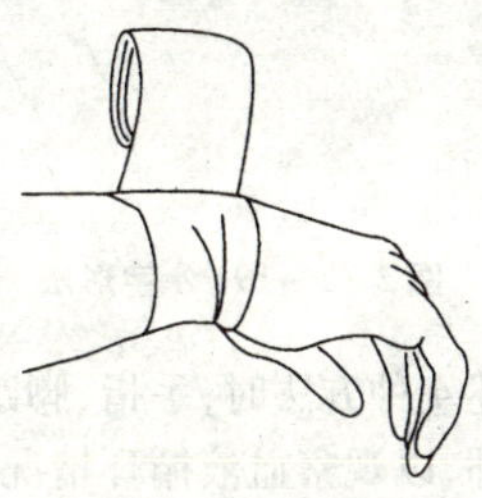

图2-1-16 环形法

(2) 螺旋反折法:先作螺旋状缠绕,待到渐粗的地方就每圈把绷带反折一下,盖住前圈的1/3～2/3,由下而上缠绕(图2-1-17)用于四肢包扎。

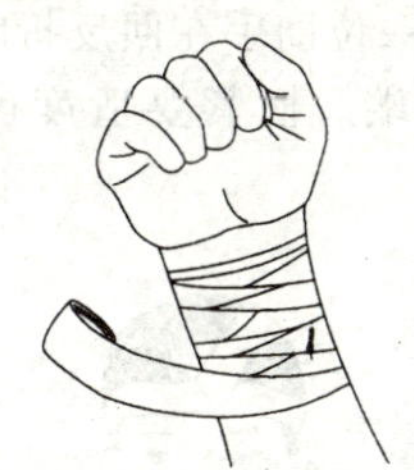

图2-1-17 螺旋反折法

(3) 螺旋法:使绷带螺旋向上,每圈应压在前一圈的1/2处(图2-1-18)。适用于四肢和躯干等处。

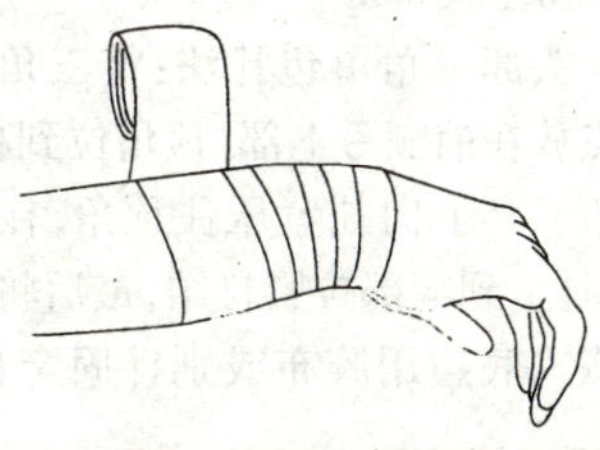

图2-1-18 螺旋法

(4) 8 字形法:本包扎法是一圈向上,再一圈向下,每圈在正面和前一圈相交叉,并压盖前一圈的1/2(图2-1-19)。多用肩、髂、膝、髁等处。

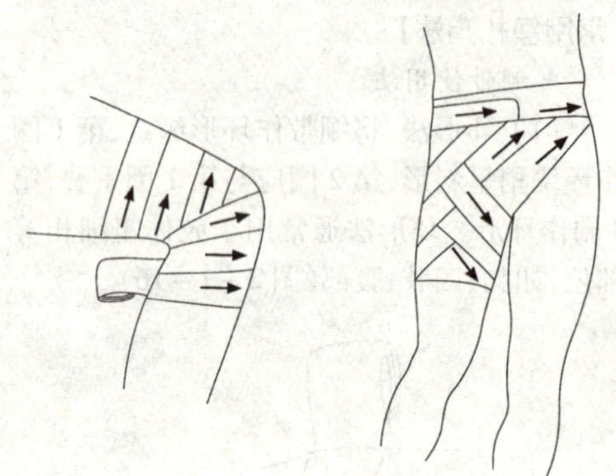

图2-1-19 8字形法

用上述4种方法时,手指、脚趾无创伤时应暴露在外,以观察血液循环情况如疼痛、水肿、发紫等。

(5) 回反法:本法多用于头和断肢端。用绷带多次来回反折。第1圈常从中央开始,接着各圈一左一右,直至将伤口全部包住,用作环形将所反折的各端包扎固定。此法常需要一位助手在回反折时按压一下绷带的反折端。松紧要适度(图2-1-20)。

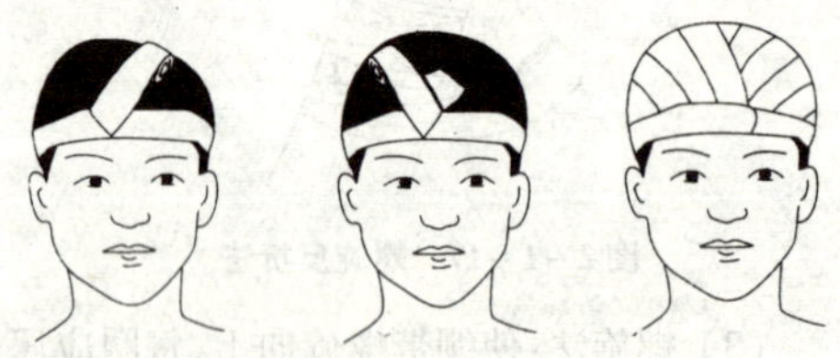

图2-1-20 回反法

- 三角巾使用法

(1) 头部三角巾包扎法:将三角巾底边的正中点放在前额弓上部,顶角位到枕后,然后将底边经耳上向扎紧压住顶角,在颈后交叉,再经耳上到额部拉紧打结,最后将顶角向上反折嵌入底边用胶布或别针固定(图2-1-21)。

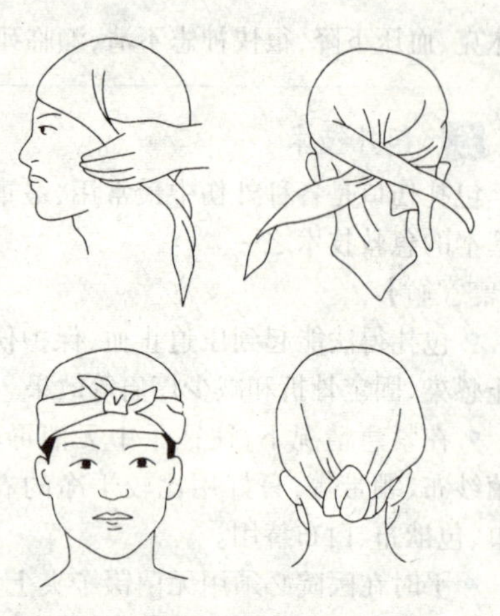

图2-1-21 三角巾使用法

(2) 三角巾上肢包扎法:将三角巾铺于伤员胸前,顶角对准肘关节稍外侧,屈曲前臂并压住三角巾,底边两头绕过颈部在颈后打结,肘部顶角反折用别针扣住。

【特别提示】

- 大创伤断肢的处理 遇到断肢或断手指时,既要保护好创面,更要将断肢冷藏好,及时地送到医院,尽量为断肢再植成功创造条件。
- 正确的作法是 用消毒过的纱布(或干净纱布)将断肢、断指包好,放进无漏洞的塑料或橡皮口袋中,紧扎袋口,周围再敷以冰块冷冻。
- 千万不要在断肢上面涂擦消毒液或把断肢浸入酒精或其他消毒液中,这样做会使组织细胞凝固、变质,失去再植的机会,结果事与愿违。
- 将断肢、断指泡在各种高渗或低渗的溶液中同样也是错误的,前者使细胞瘪缩,后者使细胞破裂。因此,一定要冷静地按着上述正确的方法,将断肢冷藏好,并以最快的速度送往医院。

7 骨折固定

骨折后及时恰当的固定对骨折、关节严重损伤、肢体挤压伤和大面积软组织损伤等能起到很好的固定作用。固定技术在急救中占有重要位置，及时、正确的固定，对预防休克，防止伤口感染，避免神经、血管、骨骼、软组织等再遭损伤有极好作用。

【你需了解】

● 骨折后及时恰当的固定可以临时减轻痛苦，减少并发症，有利于伤员的运送。

● 对开放性骨折损伤应先止血，后包扎，再固定。

● 固定时松紧适度，牢固可靠，固定技术分外固定和内固定两种。

● 院外急救多受条件限制，只能做外固定。

● 目前最常用的外固定有小夹板、石膏绷带、外展架等。

【常用骨折固定方法】

● 小夹板固定

(1) 方法：可用木板、竹片或杉树皮等，削成长宽合适的小夹板。固定骨折时，小平板与皮肤之间要垫些棉花类东西，用绷带或布条固定在小夹板上更好，以防损伤皮肉。此法固定范围较石膏绷带小，但能有效防止骨折端的移位，因其不包括骨折的上下关节，故应及时进行功能锻炼，防止发生关节僵硬等并发症，具有确实可靠、骨折愈合快、功能恢复好、治疗费用低等优点。

(2) 适应证：四肢闭合性管状骨折；四肢开放性骨折，创面小，经处理后创口已愈合者；陈旧性四肢骨折适合于手法复位者。

● 石膏绷带固定

(1) 方法：用无水硫酸钙(熟石膏)的细粉末，均匀撒在特制的稀纱布绷带上，做成石膏绷带，经水浸泡后缠绕在肢体上数层，使成管型石膏；或做成多层重叠的石膏托，用湿纱布绷带包在肢体上，待凝固成坚固的硬壳，对骨折肢体起有效的固定作用。其优点是固定作用确实可靠。其缺点是无弹性，固定范围大，不利于患者肢体活动锻炼，且有关节僵硬等后遗症和妨碍患肢功能迅速恢复的弊病。

(2) 适应证：小夹板难于固定的某些部位的骨折，如脊柱骨折；开放性骨折，经清创缝合术后，创口尚未愈合者；某些骨、关节手术后(如关节融合术后)；畸形矫正术后；治疗化脓性骨髓炎、关节炎者。

● 外展架固定

(1) 方法：用铅丝夹板、铅板或木板制成的外展架，再用石膏绷带包于患者胸廓侧方后，可将肩、肘、腕关节固定于功能位(图2-1-22)。患者站立或卧床，均可使患肢处于高抬位置，有利于消肿、止痛、控制炎症。

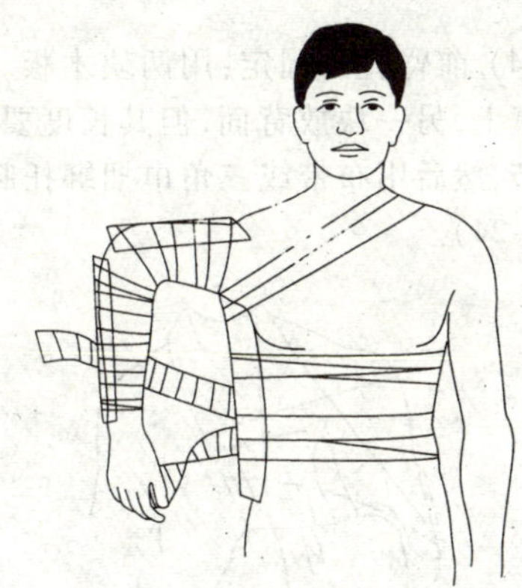

图2-1-22 外展架固定的方法

(2) 适应证：肿胀较重的上肢闭合性损伤；肱骨骨折合并神经损伤；臂丛牵拉伤，严重上臂或前臂开放性损伤；肩胛骨骨折；肩、肘关节化脓性炎症及结核。

● 几种院外常用骨折固定　院外急救骨折固定时，常不能按医院那样要求，而常就地取材，代替正规器材。如各种2～3cm厚的木板、竹竿、竹片、树枝、木棍、硬纸板、枪支、刺刀以及伤者健(下)肢等可作为固定代用品。

(1) 颈椎骨折固定：使伤者的头颈与躯干保持直线位置，用棉布、衣物等将伤者颈项、头两侧垫好，防止左右摆动，用木板放置头至臀下，然后用绷带或布带将额部、肩和上胸、臂固定于木板上，使之稳固。

(2) 锁骨骨折固定：用绷带在肩背做8字形固定，并用三角巾或宽布条于颈上吊托前臂。

(3) 肱骨骨折固定:用代用夹板2～3块固定患肢,并用三角巾、布条将其悬吊于颈部(图2-1-23)。

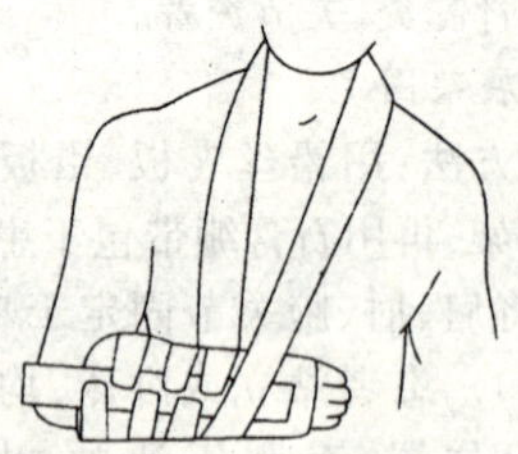

图2-1-23 肱骨骨折固定

(4) 前臂骨折固定:用两块木板,一块放前臂上,另一块放背面,但其长度要超过肘关节,然后用布带或三角巾捆绑托起(图2-1-24)。

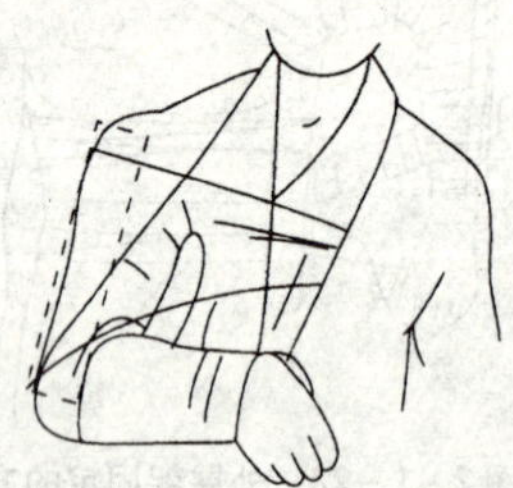

图2-1-24 前臂骨折固定

(5) 股骨骨折固定:用木板2块,将大腿小腿一起固定。置于大腿前后两块长达腰部,并将踝关节一起固定,以防这两部位活动引起骨折错位(图2-1-25)。

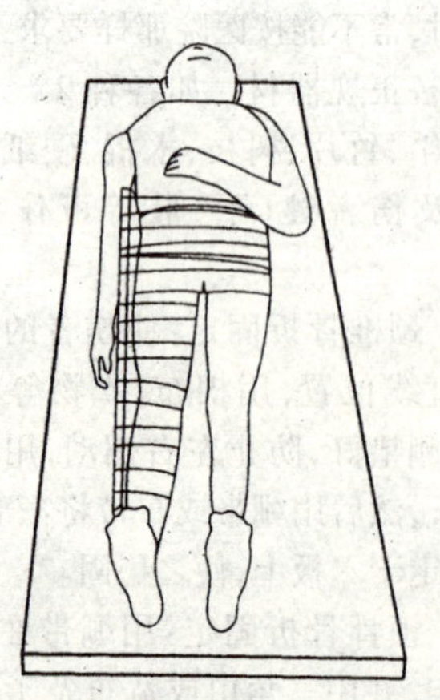

图2-1-25 股骨骨折固定

(6) 小腿骨折固定(图2-1-26):腓骨骨折在没有固定材料的情况下,可将患肢固定在健肢上。

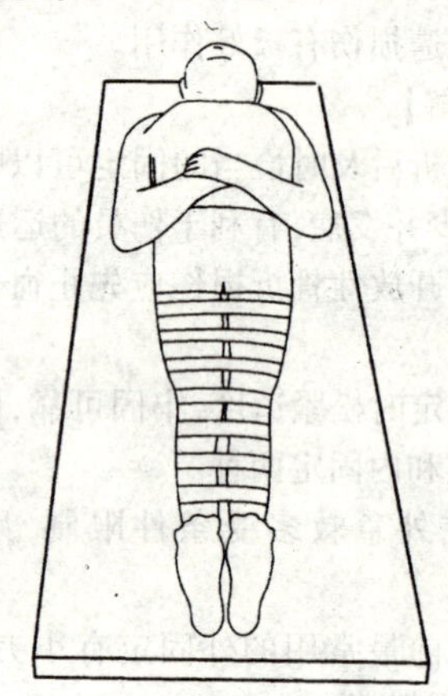

图2-1-26 小腿骨折固定

(7) 脊柱骨折:脊柱骨折和脱位是常见伤害之一,常常是骨和脊髓伤情比较严重而复杂。脊柱骨折由各种暴力使颈椎、胸椎、腰椎、尾椎骨折或错位,以及脊髓损伤,常使致残废,危及生命,需要及时、正确地急救。正确搬运应伤者两下肢伸直,两上肢垂于身两侧,3～4名急救者在伤者一侧,两人托臂和双下肢,另两人分别托头、腰部,置伤者于担架或门板上,不要使伤者躯干扭曲,千万不能一人抬头一人抬足,用枕头、沙袋、衣物垫堵腰和颈两侧。如果颈、腰部脱臼错位或骨折时应将颈下、腰下垫高,保持颈或腰过伸状态。

【特别提示】

- 遇有呼吸、心跳停止者先行复苏措施,出血休克者先止血,病情有根本好转后进行固定。
- 院外固定时,对骨折后造成的畸形禁止整复,不能把骨折断端送回伤口内,只要适当固定即可。
- 代用品的夹板要长于两头的关节并一起固定。夹板应光滑,夹板靠皮肤一面,最好用软垫垫起并包裹两头。
- 固定时应不松、不紧而牢固。
- 固定四肢时应尽可能暴露手指(足趾)

以观察有否指(趾)尖发紫、肿胀、疼痛、血循环障碍等。

8 患者的搬运

当身边有人受到伤害或患急重症时，除在现场采取相应的急救措施外，还要尽快准备好运载工具，将患者送至医院救治。把患者从发病现场搬至担架，或从担架搬至救护车、船、飞机，然后搬下车、船、飞机，用担架送到医院内，这个过程就是搬运。

【你需了解】

- 搬运的过程虽短暂，但关系到患者途中的安全，处理不当会前功尽弃。
- 如脑出血的患者搬运不当可使出血加重形成脑疝死亡。
- 脊椎损伤者，随便抱扶行走，可以导致损伤脊髓造成截瘫。

【对搬运转送患者的要求】

- 首先必须妥善处理好患者(如外伤患者的止血、止痛、包扎、固定)之后才能扭动。除非立即有生命危险或救护人员无法在短时间内赶到，都应等救护人员先处理病情稳定后再转送医院。
- 在人员、器材未准备妥当时，切忌搬运患者，尤其是搬运体重过重和神志不清者。否则，途中可能因疲劳而发生滚落、摔伤等意外。
- 在搬运过程中要随时观察患者的表现，如气色、呼吸等，注意保暖，但也不要将头面部包盖太严，影响呼吸。
- 在火灾现场浓烟中搬运患者，应匍匐前进，离地面约30cm以内，这里烟雾稀薄，否则容易被浓烟呛住。

【常用的搬运方法】

- 担架搬运法　最常用的方法，适于病情重和运送远途的患者。现在常用的有走轮担架、帆布担架，也可用替代品(绳索、被服)制成结实的担架。担架搬运时的具体方法是，由3～4人合成一组，将患者移上担架，患者头部在后，脚在前，抬担架的人脚步、行动要一致，向低处抬时(下楼)，前面的人要抬高，后面的人要放低，使患者保持在水平状态，上台阶时则相反，走在担架后面的人要注意观察患者情况。脊柱损伤患者要用硬板担架，并将患者身体固定在担架上，搬运时注意保持脊柱的稳定。用胶布固定。
- 徒手搬运法　适用于病情轻、路途近又找不到担架时。可用背负、抱持、托举等方法搬运。这里特别要指出的是，有些错误的搬运方法导致了患者，主要是脊椎骨折患者病情的恶化。因此，在救护现场，切忌对脊椎受伤的患者随意搬动。
- 骨折患者的搬运

(1) 单纯的颜面骨折、上肢骨折，在做好临时固定后可搀扶患者离开现场。

(2) 膝关节以下的下肢骨折，可背运患者离开现场。

(3) 颈椎骨折：一人双手托住枕部、下颌部，维持颈部伤后位置，另两人分别托起腰背部、臀部及下肢。

(4) 胸腰椎骨折：一人托住头颈部，另两人分别于同侧托住胸腰段及臀部，另一人托住双下肢，维持脊柱伤后位置。

(5) 髋部及大腿骨折：一人双手托住腰及臀部，患者用双臂抱住救护者的肩背部，另一人双手托住患者的双下肢。

【特别提示】

- 当患者受伤后，不要在不明受伤情况时，马上搬动患者，若患者神志清楚，则让他活动一下上下肢，了解有无骨折及颈、胸、腰椎损伤，然后确定用何种方法搬运。
- 患者在车上宜平卧，一般情况下，禁用头低位。以免加重脑出血、脑水肿，如遇昏迷患者，应将其头偏向一侧，以免呕吐物吸入气管，发生窒息。
- 头部应与车辆行进的方向相反，以免晕厥，加重病情。
- 运送途中如患者有生命危险，应及时进行抢救。

第二章 灾害急救

1 火灾

火灾的火焰会造成烧伤，伤情轻者皮肤表面损伤，严重者可伤致肌肉、骨骼及全身，烧伤面积越大，深度越深则全身反应就越严重。另外火灾可使呼吸道灼伤，甚至烟雾中毒致窒息死亡。

【你需了解】

● 烟雾中毒致窒息死亡是火灾致死的首要原因。因为烟中含有大量一氧化碳，吸入后立即与血红蛋白结合成为碳氧血红蛋白。当人体血液中含有10%的碳氧血红蛋白时，就会发生中毒，占50%时就会窒息死亡。

● 被火烧死。

● 跳楼摔死　多数发生在高楼失火，又缺乏自救知识，被火逼得走投无路而跳楼摔死。

【处理】

● 沉着冷静　根据火势实情选择最佳的自救方案，千万不要慌乱。

● 防烟堵火　当火势尚未蔓延到房间内时，紧闭门窗、堵塞孔隙，防止烟火窜入。若发现门、墙发热，说明大火逼近，这时千万不要开窗、开门，可以用浸湿的棉被等堵封，并不断浇水，同时用折成8层的湿毛巾捂住口鼻，一时找不到湿毛巾可以用其他棉织物替代，其除烟率达60%～100%，可滤去10%～40%的一氧化碳。

● 设法脱离险境　利用各种地形、设施选择各种比较安全的办法下楼。首先是正常楼梯下楼，如果没有起火或火势不大，可以裹上一件雨衣（尼龙、塑料禁用）或用水浸湿的毯子、棉被包裹全身后，快速从楼梯冲下去。如果楼梯脱险已不可能，可利用墙外排水管下滑；或利用绳子顺绳而下，二三楼可将棉被、席梦思垫等扔到窗外，然后跳在这些垫子上。跳时，可先爬到窗外，双手拉住窗台，再跳，这样可减少一人加一手臂高度，还可保持头朝上体位，减少内脏特别头颅损伤。

● 显示求救信号　发生火灾，呼叫往往不易被发现，可以用竹竿撑起鲜明衣物，不断摇晃，红色最好，黄色、白色也可以，或用手电筒或不断向窗外掷不易伤人的衣服等软物品，或敲击面盆、锅、碗等。

● 勿因财物而贻误逃生良机　一旦发生火灾，则应因火制宜，在可能情况下，顾及财物，但危急火势下切不可舍命救物。

【你需注意】

● 尽快脱去易着火的衣服，特别是化纤类衣服。

● 用水将火浇灭，或跳入附近水池、河沟内。

● 迅速卧倒后，慢慢的在地上滚动，压灭火焰。

● 衣服着火时切勿站立或奔跑呼叫。

● 迅速离开密闭和通风不良的现场，以免发生吸入性损伤和窒息。

● 用身边不易燃的材料，迅速覆盖着火处，使与空气隔绝。

● 热力烧伤后及时冷疗，可防止热力继续作用于创面使其加深，并可减轻疼痛、减少渗出和水肿。

● 热力烧伤后宜尽早进行。越早效果越好。方法是将烧伤创面在自来水龙头下淋洗或浸入水中（水温以患者能忍受为准。一般为15～20℃，热天可在水中加冰块），后用冷水浸湿的毛巾、纱垫等敷于创面。时间无明确限制，一般掌握到冷疗之后不再剧痛为止，多需0.5～1小时。冷疗一般适用于中小面积烧伤，特别是四肢的烧伤。

● 对于大面积烧伤，冷疗并非完全禁忌，但由于大面积烧伤采用冷水浸泡，患者多不能忍受，特别是寒冷季节。为了减轻寒冷的刺激，如无禁忌，可适当应用镇静剂，如吗啡、杜冷丁等。

● 应检查一下鼻毛有无烧焦，如被烧焦，有可能会烧伤呼吸道，可能会发生肺水肿引起呼吸困难。

● 注意有无睫毛烧糊变卷，如有则可能烧伤眼球。

【特别提示】

● 如果可能是由于错误用电引起火灾，不能用水，先切断电源，最好是切断总开关，煤气管道也要关掉，同时关闭总管道最好。

● 千万不要在伤口上涂麻油、酱油、烟丝或油膏之类，易引起细菌感染。

● 在自救的同时，立即拨打火警电话“119”。

2 地震

地震虽是目前人类还不能完全避免和控制的，但是只要能掌握自救互救技能，就能使灾害降到最低限度。

【你需了解】

● 地震造成的伤害主要由房屋倒塌造成人体砸伤、压伤。头颅、胸腹、四肢、脊柱均可受伤。

● 不少无辜者并不因房屋倒塌而被砸伤或挤压伤致死，而是由于精神崩溃，失去生存的希望，乱喊、乱叫，在极度恐惧中“扼杀”了自己。乱喊乱叫会加速新陈代谢，增加氧的消耗，使体力下降，耐受力降低。同时，大喊大叫必定会吸入大量烟尘，易造成窒息，增加不必要的伤亡。

● 正确态度是在任何恶劣的环境，始终要保持镇静，分析所处环境，寻找出路，等待救援。

● 排污系统的破裂、水污染和废墟中的尸体能引起疾病的传播，这与地震本身一样可以致命。

【处理】

● 逃到空旷处最理想，但如果没有足够的时间，呆在屋内可能更安全，在大街上的话，破裂的煤气管道或电线会增加危险性。

● 进进出出的人最危险，极易被建筑物上的砖石击伤。

● 当地震发生时，如果在户内，就待在里面，将火熄灭，远离玻璃特别是大的窗户（包括镜子等）。

● 屋中的角落或有好的支撑的内部门道是好的避难处。

● 较低的地面或地下室或许能提供最好的存活机会。

● 躲进桌底或别的坚固的家具下，这不仅能给你提供防护，而且也有较大的呼吸空间。

● 若在商店时，应远离大的货物展厅，这些货物可能会倒下来。

● 在多层楼房且装有电梯的办公室里，可原地躲进办公桌底。

● 不要进入电梯，楼梯处也可能会拥挤着惊恐的人们。

● 尽可能快和安全地停车——但待在车内可以免于被下落的物体击中。

● 当地震停止下来，注意观察障碍物和可能出现的危险：如破坏了的电缆、破损的道路和坍陷的桥梁。

● 在户外时就平躺在地面，不要跑，不然会摔倒，也可能被裂缝所吞没。

● 远离高大建筑。不要往地下走或进入坑道，这会导致被困。

● 到山顶更安全。

● 斜坡上的土石容易滑落。

● 只要不在悬崖下就会相当的安全，但由于海啸经常伴随地震而来，所以当地震停止后，尽快离开滩地向更高的开阔地转移。

【注意事项】

● 保持镇静。

● 开放性创伤，外出血应首先止血（参见止血法），抬高患肢，同时呼救。

● 对开放性骨折，不应作现场复位，以防止组织再度受伤，一般用清洁纱布覆盖创面，作简单固定后再进行运转。不同部位骨折按不同要求进行固定（见现场急救基础知识）。

● 妥善处理伤口挤压伤时，应设法尽快

解除重压。

● 大面积创伤者,要保持创面清洁,用干净布包扎创面,应立即与医院联系,及时诊断和治疗。

● 大面积创伤和严重创伤者,清醒者要多喝水,预防休克发生。

● 防止火灾,地震常引起许多"次生灾害",火灾是常见的一种。

● 不要躲避在破损的建筑物或废墟中。

● 特别小心环境卫生和个人卫生,过滤并煮沸饮用水。

● 预防疾病流行。

3 车祸

车祸已成为当今社会公害,为城市人口死亡的四大原因之一。

【你需了解】

● 车祸造成的伤害大体可分为减速伤、撞击伤、碾挫伤、压榨伤及跌扑伤等,其中以减速伤、撞击伤为多。

● 减速伤是由于车辆突然而强大的减速刹车所致伤害,如颅脑损伤、颈椎损伤、主动脉破裂、心脏及心包损伤,以及"方向盘胸"等。

● 撞击伤多由机动车直接撞击所致。

● 碾挫伤及压榨伤多由车辆碾压挫伤,或被变形车厢、车身和驾驶室挤压伤害同时发生于一体。

● 车祸伤多为复合伤,伤势重、变化快、死亡率高。

【处理】

● 不要随便移动患者,并按以下程序迅速抢救。① 取昏睡体位:即让伤者侧卧,头向一侧后仰,保证呼吸道畅通。② 若呼吸停止则进行人工呼吸,若脉搏消失则进行心脏按摩。③ 压迫止血,若头皮出血时,用纱布或干净布直接压迫止血。

● 对意识丧失者宜用手帕、手指清除伤员口鼻中泥土、呕吐物、假牙等,随后让伤者侧卧或俯卧。

● 发现受伤者,应尽快检查头部有无外伤,是否处于危险状态。

● 如果头受伤后,有血液和脑脊液从鼻、耳流出,就一定要负伤者平卧,患侧向下。即左耳、鼻流出脑脊液时左侧向下,右侧流时右侧向下。如果喉和鼻大量出血,则容易引起呼吸困难,应让受伤者取昏睡体位,以使其呼吸方便。

● 胸部外伤时,最危险的是每当呼吸时伤口有响声(即开放性气胸)。此时应立即用铝片或塑料片密封伤口,再用胶布固定,不让空气通过。

● 密封时只要把伤口封严即可,覆盖物不必太大。一时找不到密封用的铝片时,可立即用手捂住患部向下侧卧,等待救护车。

● 胸部发生骨折会有各种各样的情形。如相连的几根肋骨同时骨折,叫"浮动骨折"(连枷胸)。让伤者患部向下安静地平卧。

【注意事项】

● 受伤后仅有头痛、头晕说明是轻伤;若除此外还有瞳孔散大、偏瘫或抽风,那至少是中等以上的脑伤了。

● 脑外伤患者一旦出现频繁呕吐、头痛剧烈和神志不清等症状,那就决不可大意,应速送医院诊治。

● 受伤后如有脑脊液流出时,最好不要用纱布、脱脂棉等塞在鼻腔或外耳道内,因为这样会引起感染。

● 如果胸部骨折只是裂纹,断端未错开,问题不大,只紧裹胸部即可。要是断端成叉,就要警惕,万一叉端又戳破了胸腔,甚至伤及血管和肺,那么,血积在胸腔里就成了血胸;肺破气泄,气积在胸腔里,就成了气胸,进而把心肺压迫向对侧。此时,应让患者向下平卧。若呼吸停止,则进行人工呼吸,注意保持呼吸道畅通,等待救护车。

● 心肺是维持生命的重要脏器,都位于胸腔,当胸部受伤时,要尽快地做急救处理,如密封伤口等,以防万一。

● 不论在何种情况下,特别要预防颈椎错位、脊髓损伤。

● 若腹部持续性痛,阵发加剧,腹壁紧张

如板状，压痛明显者。应避免进食、饮水或用止痛剂，速送往医院诊治。

【特别提示】

● 现场急救后伤员根据轻重缓急由急救车运送。千万不要现场拦车运送危重伤者，否则由于其他车辆缺乏特殊抢救设备，伤者多半采用不正确半坐位、半卧位、歪侧卧位等而加重伤势，甚至死于途中。

4 触电

电击伤俗称触电，是由于电流通过人体所致的损伤。大多数是因人体直接接触电源所致，也有被数千伏以上的高压电或雷电击伤。

【你需了解】

● 接触1000V以上的高压电多出现呼吸停止，200V以下的低压电易引起心肌纤颤及心搏停止，220～1000V的电压可致心脏和呼吸中枢同时麻痹。

● 触电局部可有深度灼伤，而呈焦黄色，与周围正常组织分界清楚，有2处以上的创口，1个入口、1个或几个出口，重者创面深及皮下组织、肌腱、肌肉、神经，甚至深达骨骼，呈炭化状态。

● 触电后的损伤与电压、电流以及导体接触体表的情况有关。电压高、电流强，电阻小而体表潮湿，易致死；如果电流仅从一侧肢体或体表传导入地，或肢体干燥、电阻大，可能引起烧伤而未必死亡。

【处理】

● 立即切断电源，或用不导电物体如干燥的木棍、竹棒或干布等物使伤员尽快脱离电源。

● 急救者切勿直接接触触电伤者，防止自身触电而影响抢救工作的进行。

● 当伤者脱离电源后，应立即检查伤者全身情况，特别是呼吸和心跳，发现呼吸、心跳停止时，应立即就地抢救。

● 对轻症者即神志清醒，呼吸心跳均自主者，应将伤者就地平卧，严密观察，暂时不要站立或走动，防止继发休克或心衰。

● 对呼吸停止，心搏存在者，应就地平卧，解松衣扣，通畅气道，立即口对口人工呼吸。亦可针刺人中、十宣、涌泉等穴。

● 对心搏停止者，应立即做胸外心脏按压。

● 现场抢救最好能两人分别施行口对口人工呼吸及胸外心脏按压，以1:15的比例进行，即人工呼吸1次，心脏按压15次。如现场抢救仅有1人，用30:2的比例进行胸外心脏按压和人工呼吸，即先作胸外心脏按压15次，再口对口人工呼吸1次，如此交替进行，抢救一定要坚持到底。

● 处理电击伤时，应注意有无其他损伤。如触电后弹离电源或自高空跌下，常并发颅脑外伤、血气胸、内脏破裂、四肢和骨盆骨折等。如有外伤、灼伤均需同时处理。

【特别提示】

● 现场抢救中，不要随意移动伤者，若确需移动时，抢救中断时间不应超过30秒。

● 移动伤者或将其送医院，除应使伤者平躺在担架上并在背部垫以平硬的阔木板外，应继续抢救，心跳呼吸停止者要继续人工呼吸和胸外心脏按压，在医院医务人员未接替前救治不能终止。

5 煤气中毒

煤气中毒通常指的是一氧化碳中毒。基本病变就是缺氧，主要表现是大脑因缺氧而昏迷。

【你需了解】

● 一氧化碳无色、无味，比空气轻，易于燃烧，燃烧时为蓝色火焰。

● 空气中一氧化碳含量如果达到0.04%～0.06%时，就可使人中毒，与空气混合达12.5%时，还可能产生爆炸。

● 在密闭居室中使用煤炉取暖、做饭，由于通风不良，供氧不充分，可产生大量一氧化碳积蓄在室内。

● 城区居民使用管道煤气，其一氧化碳量为25%～30%。如果管道漏气、开关不紧，或烧煮中火焰被扑灭后，煤气大量泄出，可造成中毒。

● 使用燃气热水器，通风不良，洗浴时间过长。

● 在车库内发动汽车或开动车内空调后在车内睡眠，都可能引起煤气中毒。

● 其他如矿井下爆破产生的炮烟，化肥厂使用煤气为原料，设备故障、管道漏气等均可造成煤气中毒。

【症状表现】

● 轻度中毒　感觉头晕、头痛、眼花、耳鸣、恶心、呕吐、心慌、全身乏力。

● 中度中毒　除上述症状外，尚可出现多汗、烦躁、走路不稳、皮肤苍白、意识模糊、嗜睡感、困倦乏力。

● 重度中毒　多已神志不清，牙关紧闭，全身抽动，大小便失禁，面色口唇呈现樱红色，呼吸脉搏增快，血压上升，心律失常，肺部有啰音，体温可能上升。

● 极度危重　持续深度昏迷，脉细弱，不规则呼吸，血压下降，也可出现高热40℃。

【处理】

● 应尽快离开中毒环境，并立即打开门窗，流通空气。

● 应安静休息，避免活动后加重心、肺负担及增加氧的消耗量。

● 有自主呼吸，充分给以氧气吸入。

● 神志不清的中毒患者必须尽快抬出中毒环境，在最短的时间内，检查患者呼吸、脉搏、血压情况，根据这些情况进行紧急处理。

● 呼吸心跳停止，立即进行人工呼吸和心脏按压。

● 呼叫“120”急救服务，急救医生到现场救治患者。

● 病情稳定后，将患者护送到医院进一步检查治疗。

● 争取尽早进行高压氧舱治疗，减少后遗症。即使是轻中度，也应进行高压氧舱治疗。

6 塌方伤

塌方伤是指包括塌方、工矿意外事故或房屋倒塌后，伤员被掩埋或被落下的物件压迫之后的造成的创伤。

【你需了解】

● 塌方伤除易发生多发伤和骨折外，易发生挤压综合征。

● 肢体和肌肉丰富的部位长期受压，组织血供受损，缺血缺氧，易引起坏死。

● 肌肉坏死对全身影响极为明显，横纹肌分解释出的肌红蛋白进入血流通过肾脏排出体外。

● 由于缺血缺氧，有酸中毒存在，肌红蛋白在酸性尿中大量沉积在肾小管，可引起急性肾功能衰竭。

【处理】

● 开放性创伤引起的外出血应首先止血（参见止血法），抬高患肢。

● 对开放性骨折，不应作现场复位，以防止组织再度受伤，一般用清洁纱布覆盖创面，作简单固定后再进行运转。不同部位骨折按不同要求进行固定（见现场急救基础知识）。

● 妥善处理伤口挤压伤时，应设法尽快解除重压。

● 对大面积创伤者，要保持创面清洁，用干净布包扎创面，应立即与医院联系，及时诊断和治疗。

● 从塌方中救出，必须急送医院抢救，方可及时采取防治肾功能衰竭的措施。

第三章　中毒急救

1 有机磷农药中毒

有机磷农药属有机磷酸酯类化合物。是我国目前使用最广的杀虫药。有机磷农药大多为油状液体，少数为结晶体，具有蒜臭味。绝大多数有机磷农药遇碱即分解失效，故可用碱性药物解毒，但敌百虫遇碱可生成毒性更大的敌敌畏。有机磷农药的毒作用是抑制胆碱酯酶的活性。

【你需了解】

常见有机磷农药按其毒性大小可分为：

- 剧毒类　包括甲拌磷(3911)、内吸磷(1059)、对硫磷(1605)等。
- 高毒类　包括甲基对硫磷、甲胺磷、敌敌畏、喹硫磷等。
- 中毒类　包括伏杀硫磷、亚胺硫磷、乐果、稻瘟净、敌百虫等。
- 低毒类　包括马拉硫磷(4049)、溴硫磷、灭蚜松等。
- 有机磷农药对人畜均有毒性，所以在生产、运输、使用过程中，违反操作规程，不注意个人防护，不合理使用农药均可发生生产性中毒。生活性中毒大多由于自杀、误服中毒，或误食被农药毒死的家禽、家畜以及被农药污染的蔬菜、水果而引起中毒。

【症状表现】

- 急性中毒　口服中毒潜伏期短，一般为10分钟～2小时，如口服量大或空腹服入，则可在数分钟内发病。乐果中毒发病时间较慢，可迟到数小时。皮肤接触引起急性中毒，潜伏期较长，多在2～6小时。

(1) 毒蕈碱样症状：恶心、呕吐、腹痛、腹泻、瞳孔缩小、多汗、流涎、心跳减慢、支气管分泌增多、呼吸困难，严重者发生肺水肿，甚至呼吸衰竭。

(2) 烟碱样症状：肌肉纤维震颤。全身紧束感、肌痛、发音含糊、动作不灵活，甚至全身强直性痉挛，严重者全身软瘫，甚至呼吸肌麻痹致死。

(3) 中枢神经系统症状：头痛、头晕、乏力、烦躁、谵妄，甚至昏迷、抽搐，最终因脑水肿而发生呼吸心跳停止。

(4) 皮肤可发生接触性皮炎。

- 迟发性猝死　在急性有机磷中毒抢救好转，病情稳定，已进入恢复期时，可突然发生“电击式”死亡。常发生于中毒后3～15天。多见于口服中毒者。
- 迟发性神经病　一般发生于重度中毒症状消失后2～3周，出现腓肠肌痉挛性疼痛，肢端有感觉障碍，下肢瘫痪，四肢肌肉萎缩等。
- “中间综合征”　极少数患者急性中毒后2～4天，个别可在7天后，出现肌无力、不能抬头、垂足、垂腕等症状，可持续4～18天。

【急救处理】

- 清除毒物

(1) 生产性中毒时，将患者立即脱离现场，脱去污染的衣服、手套、鞋、袜等，用清水彻底冲洗。眼部污染可用2%碳酸氢钠或生理盐水连续冲洗(敌百虫污染用生理盐水冲洗)。

(2) 口服中毒者用温水或2%碳酸氢钠溶液反复洗胃(敌百虫用温水)，直至洗出液澄清无味为止。洗胃后给予硫酸镁或硫酸钠泻药导泻。

- 特效解毒剂应用　特效解毒剂有抗胆碱类药物和胆碱酯酶复能剂两类。

(1) 抗胆碱剂　常用阿托品和654－2(山莨菪碱)。阿托品能拮抗乙酰胆碱对副交感神经和中枢神经的作用，清除和减轻毒蕈碱样症状，对抗呼吸中枢抑制。阿托品应用原则为快、早、足量、反复应用。山莨菪碱为胆碱能神经阻滞剂，作用与阿托品相似。

(2) 胆碱酯酶复能剂 应早期用药，常用的有解磷定、氯磷定及双复磷等。复能剂对不同品种有机磷农药中毒效果不一，对对硫磷、内吸磷等中毒有效，对敌百虫、敌敌畏、乐果、马拉硫磷等效果不明显，对谷硫磷、二嗪农等中毒不仅无效，反而有不良反应。

注意：3 种复能剂相互不能并用，否则增加其毒性。

(3) 对症治疗 保持呼吸道通畅，应及早控制肺水肿、脑水肿，积极纠正呼吸衰竭。对乐果中毒应进行心脏监护，保护心肌，防止猝死，病情好转后，也要严密观察，继续治疗 7～10 天。为了避免反复，急性重度中毒患者即使病情缓解，症状消失后，仍需维持治疗观察 3～7 天。

【特别提示】

- 给中毒者进行清洗的工作人员，也要做好个人防护如戴手套等，因部分有机磷农药剧毒，极少量皮肤接触也可以造成危害。
- 在护送患者途中，要密切观察病情，发现患者呼吸微弱或停止立即进行人工呼吸。
- 救护中应备好阿托品，便于在护送患者过程中重复注射。

2 氨基甲酸酯类农药中毒

氨基甲酸酯类农药，近年来在杀虫、除草方面应用越来越广。日常生活中用于杀灭苍蝇、蚊子、臭虫等。

【你需了解】

- 我国常用的氨基甲酸酯类农药有呋喃丹、西维因、速灭威、叶蝉散等。
- 氨基甲酸酯类农药属中等毒类。多为无色或白色结晶，无特殊气味。在碱性条件下不稳定易分解失效。
- 主要毒作用也是抑制胆碱酯酶活性，但比有机磷农药弱，且易逆转。

【症状表现】

- 中毒时出现头晕、头痛、出汗、流涎、视物模糊、瞳孔缩小、呼吸道分泌物增多，恶心、呕吐、腹痛、肌肉抽搐、痉挛，严重者有肺水肿、昏迷、惊厥、呼吸衰竭。
- 胆碱酯酶中度抑制。
- 皮肤严重污染可引起接触性皮炎。

【急救处理】

(1) 迅速清除毒物，脱去污染衣服，受污染皮肤、指甲等用清水或肥皂水冲洗。口服中毒者用清水或 2% 碳酸氢钠溶液彻底洗胃。然后用硫酸镁或硫酸钠导泻。

(2) 给阿托品，轻者 0.5～1mg，皮下或肌内注射，重者 3～5mg 肌内注射或静注。1 小时后无效可重复使用 1 次。

(3) 对症治疗：保持呼吸道通畅，严重烦躁不安者给予安定。切忌不适当的大量补液，以免诱发或加重肺、脑水肿。

(4) 禁用胆碱酯酶复能剂，因可增加氨基甲酸酯类农药的毒性，并降低阿托品的疗效。

【特别提示】

- 不宜用抑制呼吸的巴比妥类镇静剂。
- 发现有中毒症状，应即去医院就医。

3 杀虫脒农药中毒

杀虫脒又称氯苯脒，属有机氮杀虫剂。是常见的杀虫、杀螨剂。

【你需了解】

- 无色结晶。属中等毒类。
- 职业中毒主要由于皮肤长时间大量被污染引起。临床上常见口服中毒。
- 杀虫脒进入人体后代谢为 4－氯磷甲苯胺，引起高铁血红蛋白症。由于代谢产物从泌尿道排出，可造成膀胱损害。

【症状表现】

- 头痛、头晕、恶心、呕吐、乏力、嗜睡等，严重者呈昏睡状态。
- 明显紫绀。
- 尿频、尿急、尿痛、血尿等出血性膀胱炎症状。
- 皮肤接触杀虫脒可出现潮红、灼热感、痱子样丘疹。

【处理】

- 皮肤污染者脱去污染衣服，用清水或肥皂水冲洗。

● 洗胃口服中毒者用2%碳酸氢钠溶液或清水彻底洗胃，洗胃后从胃管内注入硫酸镁或硫酸钠60ml导泻。

● *紫绀明显者* 除吸氧外，用亚甲蓝1～2mg/kg，加入25%～50%葡萄糖注射液20～40ml缓慢静脉注射，以治疗高铁血红蛋白症。

● *出血性膀胱炎* 5%碳酸氢钠100～250ml静脉滴注，或口服较大剂量碳酸氢钠以分解残留在消化道中的杀虫脒，碱性尿液，缓解膀胱炎及胃部刺激。

【特别提示】

● 部分患者可出现心肌损害和心律失常，应予以重视。

4 拟除虫菊酯类农药中毒

拟除虫菊酯类农药，是一种高效低毒的农药。目前常用的有溴氰菊酯（敌杀死）、戊氰菊酯（速灭杀丁）、二氢苯醚菊酯、氯氰菊酯（灭百可）等。除用作农业杀虫剂外，日常生活中用于杀灭蚊子、蟑螂等。在碱性溶液中易被分解。属中等毒性。可经皮肤、呼吸道和消化道吸收而引起中毒。

【症状表现】

● *神经系统症状* 头痛、头晕、乏力、精神萎靡、嗜睡、烦躁不安，严重者有阵发性抽搐、意识不清、昏迷、肺水肿、呼吸循环衰竭。

● *消化道症状* 口服中毒者，主要症状为恶心、呕吐、腹痛、腹泻等。

● *皮肤黏膜反应* 面部灼烧感、刺痒、粟粒状丘疹、红斑、流泪、流涕、咳嗽等刺激症状。

【急救处理】

● *离开现场* 生产性中毒者，应立即脱离现场，皮肤污染者用清水或肥皂水反复冲洗。

● *彻底洗胃* 口服中毒者，用2%～5%碳酸氢钠溶液或清水彻底洗胃。

● *注射药物* 尚无特效解毒药物，可用葛根素静脉注射，对溴氰菊酯中毒可用硫代硫酸钠静注。

● *对症治疗和支持治疗* 适当补液，给予B族维生素、能量合剂，有神经症状者给安定、巴比妥类药物等镇静剂。心血管症状较重者，可用肾上腺糖皮质激素，必要时用升压药。

【特别提示】

● 拟除虫菊酯农药与有机磷农药混用发生急性中毒时，因有机磷农药能抑制拟除虫菊酯的水解而增强其毒性，应立即用阿托品和胆碱酯酶复能剂先抢救有机磷农药中毒，然后根据病情治疗拟除虫菊酯中毒。

● 一旦发现有中毒症状应立即就医。

5 灭鼠药——抗凝血灭鼠剂中毒

抗凝血灭鼠剂为缓效药，中毒后要经过一段时间的潜伏期才会出现症状。主要有敌鼠（双苯杀鼠酮）、华法灵（灭鼠灵）、杀鼠酮（鼠完）等。其中敌鼠有代表性，是一种高效、低毒抗凝血杀鼠剂，常用其钠盐，称敌鼠钠，为黄色片状结晶。多因口服引起中毒。

【症状表现】

● 发病缓慢，潜伏期长，一般口服后3～4天出现症状。

● 口服急性中毒，出现恶心、呕吐、腹痛、食欲减退、精神不振等。

● *出血症状* 鼻出血、牙龈出血、咯血、呕血、便血、血尿、阴道出血、皮下出血等，严重者可发生出血性休克而死亡。

● 出凝血时间和凝血酶原时间延长。

【急救处理】

● *催吐洗胃* 口服中毒者立即催吐，用高锰酸钾溶液或清水彻底洗胃，然后用硫酸钠导泻。

● *注射解毒* 特效解毒药维生素K_1静脉注射。

● *其他药物* 大量维生素C、肾上腺糖皮质激素，可降低血管通透性，促进止血。出血严重者可输鲜血。

【特别提示】

● 禁用碳酸氢钠洗胃。维生素K_3、维生

素 K_4 无效。

6 灭鼠药——安妥中毒

安妥(a－萘硫脲)为速效药,毒性大,作用快,多于食后短时间内出现中毒反应。纯品为白色结晶。成人口服致死量为4～6g,小儿更敏感。中毒多为误服所致。

【症状表现】

- 口服后出现恶心、呕吐、口部灼烧感、头晕等,严重者可发生呼吸困难、紫绀、烦躁不安、肺水肿、休克、昏迷等。
- 部分患者出现肝、肾损害。

【急救处理】

- 催吐洗胃 口服中毒者立即催吐,用1:5000高锰酸钾溶液或清水彻底洗胃,然后用硫酸镁或硫酸钠导泻。
- 防治肺水肿 积极防治肺水肿,用肾上腺糖皮质激素,用抗生素预防肺部感染。
- 解毒治疗 用10%硫代硫酸钠静脉注射,以降低安妥毒性。
- 对症和支持治疗 呼吸困难者给氧,保护肝、肾等。

【注意事项】

- 禁用碳酸氢钠洗胃。
- 忌食脂肪类食物和碱性食物,忌用油类泻剂,以免加速毒物吸收。

7 灭鼠药——磷化锌中毒

磷化锌化学名为二磷化三锌。速效药,为黑色或灰黑色粉末,有较强的类似大蒜的气味。遇酸则分解放出磷化氢。成人中毒量为0.2～0.9g,致死量为2～3g。

【症状表现】

- 一般误食后15分钟到3小时内出现症状。
- 胃肠道症状 恶心、呕吐、腹痛、腹泻。
- 神经系统症状 头晕、头痛、乏力、烦躁,严重者出现意识障碍、抽搐、呼吸困难、昏迷、肺水肿、呼吸衰竭。
- 肝、肾损害 肝肿大、肝功能异常,血尿、蛋白尿等。

【急救处理】

- 催吐洗胃 口服中毒者,先刺激咽部催吐,立即用1%硫酸铜溶液催吐。禁用吐酒石催化。然后用0.1%～0.5%硫酸铜溶液或1:2000高锰酸钾溶液洗胃。洗胃后用硫酸钠(忌用硫酸镁)导泻。
- 对症处理:呼吸困难时,给予吸氧、氨茶碱等对症处理,必要时用肾上腺皮质激素和利尿剂。

【注意事项】

- 禁用吗啡等麻醉剂。
- 禁用胆碱酯酶复能剂,因可增加锌的毒性。
- 忌食油脂食物。

8 灭鼠药——乙酰胺中毒

氟乙酰胺(又名灭蚜胺),1081为有机氟杀鼠剂。速效药,纯品为无臭、无味的白色结晶。易吸收空气中的水分而潮解。在体内代谢缓慢,易引起蓄积中毒。急性中毒因误食由氟乙酰胺毒死的畜肉所致。人的中毒剂量约10mg,致死量约78mg。

【症状表现】

- 潜伏期:一般食后1～2小时发病。
- 消化道症状:恶心、呕吐、上腹部烧灼感、口渴、食欲不振。
- 神经系统症状:头晕、头痛、烦躁不安、疲倦、肌肉颤动,严重者昏迷,全身阵发性强直性抽搐,可导致呼吸衰竭而死亡。
- 心血管系统症状:心慌、胸闷、心动过速,严重者心律紊乱,心力衰竭。

【急救处理】

- 催吐洗胃 催吐,洗用用1:5000高锰酸钾溶液或清水彻底洗胃。洗胃后给予豆浆、牛奶、蛋清或热的糖水等。再用硫酸镁导泻。
- 口服钙剂 口服葡萄糖酸钙或氯化钙、乳酸钙、碳酸钙等。
- 特效解毒剂 乙酰胺(解氟灵)是氟乙烷酰胺中毒的特效解毒剂。在无乙酰胺时,可用无水乙醇溶于葡萄糖溶液中静脉滴注。

● 对症支持治疗:控制抽搐可用安定或苯巴比妥钠等。给予保护心脏药物,呼吸不规则施行人工呼吸,并注射呼吸兴奋剂。

9 灭鼠药——毒鼠强中毒

毒鼠强(又名没鼠命)。多因误食或自杀引起中毒。

【你需了解】

● 速效药,为白色粉末,不溶于水和酒精。

● 毒鼠强不能完全经皮肤吸收,经胃肠道吸收快。在体内代谢较慢,易造成二次中毒。

● 毒鼠强是一种中枢神经系统刺激剂,能兴奋中枢神经和周围神经,引起强直性痉挛和惊厥。

【症状表现】

● 毒鼠强口服中毒者,多数在服后数分钟到30分钟出现头痛、头昏、恶心、呕吐、口唇麻木,强直性、阵发性抽搐,类似癫痫发作。

● 部分患者出现肝肿大,肝功能异常及心肌损害等。

【急救处理】

● 口服中毒者立即催吐、彻底洗胃、导泻,减少毒物吸收。

● 用安定、苯比妥钠等止痉剂,以控制癫痫发作。

● 对症和支持治疗　保护脑、肝、心脏的治疗。

【特别提示】

● 灭鼠药必须妥善保存,防止偷盗,误取误用。

● 家庭灭鼠应用灭鼠药,一定要在晚间放毒饵的地方及数目加以清点记录,要放到其他家禽、家畜、宠物不能取食到的地方,第二天清晨要加以清点核数,不用时必须把毒饵收掉。

● 如家中有儿童,更应注意防止儿童的误食。

● 一旦发现有中毒现象,立即送医院抢救。

10 急性酒精(乙醇)中毒

急性酒精(乙醇)中毒,俗称醉酒。

【你需了解】

● 乙醇为无色、易燃液体,有芳香气味。

● 由于饮入过量的乙醇或酒类饮料而引起中毒。

● 其毒性主要是引起中枢神经系统的兴奋和抑制状态。

【症状表现】

● 饮酒引起中毒症状的早晚因人而异。

● 轻者有兴奋、欣快感,面部潮红,言语增多,语无伦次等。严重者出现共济失调、躁动、昏睡、昏迷、呼吸浅表,甚至发生呼吸衰竭而死亡。

【急救处理】

● 休息保暖　大多数酒醉者一般可不必治疗,应适当休息,注意保暖。

● 催吐洗胃　严重者催吐,用1%碳酸氢钠或盐水洗胃。

● 药物治疗　静脉注射高渗葡萄糖,肌内注射维生素 B_6 和烟酸等,以加速乙醇氧化及促进中毒者清醒。

【特别提示】

● 饮酒要适量,不要饮烈性酒,尤其不要空腹饮酒。

11 急性砷(砒霜)中毒

常见于生活性中毒,因误服、投毒或水源污染而引起。

【你需了解】

● 元素砷无毒性,其毒性主要是砷化合物,尤其是三氧化二砷(又称砒霜或白砒)。

● 为白色粉末。可经消化道、呼吸道和皮肤吸收。

【症状表现】

● 口服后数分钟到2小时发病,患者口腔、咽喉有烧灼感,随后出现恶心、呕吐、腹痛、腹泻,大便呈米汤样,有时混有血液。

● 严重者可致脱水,引起休克。可有蛋白尿、少尿、尿闭和急性肾功能衰竭。

● 部分严重者出现中枢神经系统症状,

表现为烦躁不安、谵妄、幻觉、抽搐、昏迷和惊厥等，常因呼吸衰竭而死亡。

● 部分患者可发生中毒性肝炎、中毒性心肌炎、皮肤瘙痒和皮疹等。

● 患者急性中毒症状缓解后，可出现多发性周围神经病，表现为四肢麻木，四肢末端感觉减退或消失，伴肌萎缩等。

【急救处理】

● 催吐洗胃　口服中毒者应立即催吐、彻底洗胃，用清水或生理盐水洗胃。洗胃后给予牛奶、鸡蛋清或活性炭，再给硫酸镁导泻。

● 解毒治疗　可用二巯基丙磺酸钠或二巯基丁二酸钠解毒治疗。

● 积极补液　以纠正脱水。

● 对症治疗　保肝、肾上腺皮质激素等。

【特别提示】

● 对砒霜和其他砷化合物要严加保管，特别要提高警惕，以防止坏人盗窃或投毒，也要防止误服。

● 一旦中毒立即送医院抢救。

12 急性一氧化碳（煤气）中毒

一氧化碳是一种窒息性气体。日常生活中多因煤气灶、煤气取暖器、热水器、煤炉等燃烧不完全，均可产生一氧化碳，如果门窗紧闭、通风不良、烟筒堵塞等，均可引起急性一氧化碳中毒。

【你需了解】

● 一氧化碳进入人体后与血红蛋白结合，生成碳氧血红蛋白，失去携带氧的能力，引起组织缺氧。

● 中枢神经系统对缺氧最敏感，中毒后出现一系列神经系统症状。

【症状表现】

● 轻者头痛、头昏、四肢无力、恶心、呕吐、胸闷等。

● 进一步加重可出现烦躁、步态不稳、神志模糊、口唇黏膜呈樱桃红色，甚至虚脱、昏迷。及时抢救可较快苏醒，一般不留后遗症。

● 严重中毒患者迅速进入昏迷，出现抽搐或强直性痉挛，心律失常，大小便失禁等，也可出现中毒性心肌损害、肺水肿、脑水肿、消化道出血、急性肾功能衰竭等。

● 最后因呼吸、循环衰竭而死亡。

● 少数重症患者经抢救苏醒后，经2～60天的“假愈期”，突然出现精神意识障碍，锥体外系或锥体系神经损害为主的中毒性脑病表现，称迟发性脑病。

【急救处理】

● 脱离现场、开窗通风　一旦发现急性一氧化碳中毒者，迅速脱离现场，移到空气新鲜地方，注意保暖，解开衣领，保持呼吸道通畅。轻症者脱离接触，吸入新鲜空气，症状立即消失。患者本身发现有一氧化碳中毒迹象，立即打开门窗，使新鲜空气进入室内。

● 人工呼吸、心肺复苏　若发现中毒者呼吸微弱或停止，立即进行人工呼吸，并要坚持2小时以上。必要时进行口对口呼吸。如心跳停止，进行心脏复苏。

● 充分给氧　吸氧，有条件的应尽早采用高压氧治疗。

● 昏迷的处理　对昏迷较深者用葡萄糖加肾上腺皮质激素静脉注射。头部用冰袋降温，以防止脑水肿的发生，并转送医院。

● 对症治疗　抽搐者可用安定等镇静剂。必要时用冬眠疗法。防止脑水肿、肺水肿，用抗生素防止继发感染。

【特别提示】

● 在易产生一氧化碳场所应安装通风设备和自动报警器。

● 家庭用煤炉、煤气取暖器等，要注意室内通风，不要在密闭房间内使用。

● 发现漏气、烟道阻塞应及时报修。

● 要了解一些预防煤气中毒知识。

13 急性硫化氢中毒

硫化氢（H_2S）为无色、臭鸡蛋气味的气体。常存在于某些生产和生活环境中，常见于含硫矿石提炼、人造纤维、合成橡胶等生产过程。疏通阴沟、粪池、污水池、菜窖等，均可产生硫化氢而引起中毒。

【你需了解】

● 硫化氢是强烈的神经毒物,进入人体后影响细胞氧化过程,造成组织缺氧。

● 低浓度时对黏膜和呼吸道刺激作用明显,高浓度时对中枢神经系统的损害明显。

【症状表现】

● *低浓度硫化氢接触时* 出现流泪、流涕、畏光、眼刺痛、咽喉灼热感、头昏、头痛、咳嗽、恶心等。

● *吸入高浓度硫化氢后* 出现明显头痛、头晕、恶心、呕吐、心悸、咳嗽、胸闷、短暂意识障碍,视物模糊,肺部可闻及干湿啰音,甚至昏迷、肺水肿,常因呼吸衰竭而死亡。

● *吸入极高浓度硫化氢后* 即倒地而猝死,称"电击式"死亡。

【急救处理】

● 迅速将患者移到空气新鲜地方。解开衣领、裤带等,保持呼吸道通畅。

● 给予氧气吸入。

● 对窒息者应立即进行人工呼吸,直到呼吸恢复。

● 给呼吸兴奋剂。昏迷者要加压给氧,有条件者进行高压氧治疗。

● 积极防治脑、肺水肿,可应用肾上腺皮质激素治疗。

【特别提示】

● 抢救人员必须戴防毒面具,必要时使用安全带。

● 在下井、下坑、下窖前,要先通风,进入时要有人在外面监护,做好急救准备工作。

● 进入高浓度硫化氢场所,要戴好供氧式防毒面具。

14 曼陀罗中毒

因误食曼陀罗种子引起中毒。

【你需了解】

● 曼陀罗(别名洋金花、风茄花、大喇叭花),全株有毒,以种子毒性最大。

● 主要有毒成分为东莨菪碱、莨菪碱和阿托品。

● 中毒大部分为种子,成人服用 15～30 粒引起中毒,儿童误服 3～8 粒即可引起中毒。但也有误服 4 粒种子,因延误抢救时机而致死者。

【症状表现】

● 误食后 0.5～2 小时发病。

● 轻者头晕、头痛、口干、皮肤潮红、皮肤干燥、吞咽困难、声音嘶哑、呼吸加深、心动过速、烦躁不安等。

● 重者谵妄、意识模糊、哭笑无常、幻觉、阵发性抽搐及痉挛,体温升高可达 40℃。最后昏迷,呼吸衰竭而死亡。

【急救处理】

● *催吐、洗胃、导泻* 立即催吐、洗胃、导泻,可用 1:5000 高锰酸钾溶液,4% 鞣酸溶液或茶水洗胃,洗胃后用硫酸镁或硫酸钠导泻。

● *解毒治疗* 可用毛果芸香碱或水杨酸毒扁豆碱治疗,甘草绿豆汤解毒。

● 即送医院救治。

【特别提示】

● 有的家庭培植洋金花以作观赏,要严格注意,不能食用洋金花种子、叶、果实,更要防止儿童误食。

15 桐油中毒

因误食桐油引起急性中毒。

【你需了解】

● 桐树全株均有毒,尤以油桐子最毒。桐油是由油桐子榨取的工业用油。

● 桐油的色、味与一般植物油相似,多因误食而中毒。若误食纯桐油可引起急性中毒;如食用油中混有桐油,多次食用可引起亚急性中毒。

● 桐油主要有毒成分为桐酸,对胃肠道有强烈的刺激作用,吸收后可引起肾、肝功能和神经系统损害。

【症状表现】

● *急性中毒* 一般在食后 0.5～4 小时后发病,表现为上腹部不适、恶心、呕吐、腹痛、腹泻,甚至便中带血。头痛、头晕、乏力、全身酸痛、胸闷等。严重者引起肝、肾损害,表现为蛋白尿、血尿、肝区疼痛、肝肿大、肝功能异常等。甚至出现呼吸困难、抽搐、意识模糊，进而引起昏迷和休克。

• **亚急性中毒** 少量长期误食引起亚急性中毒。表现为恶心、食欲不振、胃部烧灼感、腹泻等。以后出现四肢麻木，下肢凹陷性水肿，严重者全身浮肿。体温升高，皮肤潮红，出现紫红色网状斑纹。少数患者有肝肿大、心脏扩大、心动能损害，可发生心力衰竭。

【急救处理】

• **急性中毒** ① 立即催吐、洗胃，以排除毒物，用 1:5000 高锰酸钾溶液或温水洗胃，洗胃后给米汤、牛奶或蛋清、面糊等保护胃黏膜。② 静脉输液或口服糖盐水，以促进毒物排泄。③ 对症治疗，抽搐给镇静剂，心力衰竭者用强心剂。④ 保护肝、肾功能的措施。

• **亚急性中毒** ① 立即停止使用混有桐油的食用油。② 静脉输液促进毒物排出。③ 水肿严重者给利尿剂。④ 保护心脏药物及强心剂。

【特别提示】

• 加强管理，贮存食用油的容器及桐油之桶均应专用。

• 切勿将食用油桶与盛装桐油的桶放在一起，以免混杂而误食。

16 苦杏仁中毒

因食用苦杏仁而中毒。

【你需了解】

• 苦杏仁，别名杏核仁、杏子、杏仁、杏梅仁等。

• 苦杏仁主要有毒成分为苦杏仁甙，经苦杏仁酶作用生成氰氢酸。

• 苦杏仁甙致死量约为 1g。小儿食 6 粒，成人食 10 粒苦杏仁即可引起中毒，小儿食 10～20 粒，成人食 40～60 粒苦杏仁可致死。

【症状表现】

• 一般误食后 1～2 小时后发病，最短半个小时，最长 12 个小时发病。

• 早期症状有口中苦涩、恶心、呕吐、流涎、头痛、头晕、乏力、心悸等。重者胸闷、呼吸有苦杏仁味，呼吸困难，呼吸不规则。

• 严重者神志不清，呼吸微弱，四肢冰冷，昏迷、瞳孔散大，全身阵发性痉挛，牙关紧闭，最后因呼吸衰竭而死亡。

• 部分患者可出现多发性神经炎，四肢远端痛触觉减退，腱反射减弱或消失。

【急救处理】

• **催吐、洗胃、导泻** 分秒必争，就地抢救。立即催吐、洗胃、导泻。静脉输液促进毒物排泄。

• **解毒疗法** 亚硝酸异戊酯吸入，静脉注射亚硝酸钠溶液，然后静脉注射硫代硫酸钠溶液。

• **对症治疗** 根据循环和呼吸功能情况，给予吸氧，人工呼吸，呼吸兴奋剂、强心剂及升压药物等。

【特别提示】

• 禁吃苦杏仁。

• 在杏仁生产地区，家长要特别告诫儿童不要吃各种核仁。

• 一旦食用苦杏仁之后，有不适症状，应立即就医，重者急送医院。

17 白果（银杏）中毒

因食用白果而中毒。

【你需了解】

• 白果又名银杏。银杏中主要有毒成分为白果酸和白果二酚。加热能使毒性减弱。

• 无论成人或儿童均可因食大量白果而发生中毒。一般中毒剂量为连续进食 10～50 颗。儿童年龄越小，越易中毒，症状越重。一般认为儿童吃 5～10 颗就可中毒死亡。

【症状表现】

• 一般多在进食白果后 1～12 小时发病。

• **胃肠道症状** 恶心、呕吐、腹痛、腹泻、食欲不振。

• **神经系统症状** 头晕、乏力、反应迟钝、极度恐慌、怪叫、轻微刺激引起抽搐。严重者可发生肢体瘫痪、呼吸困难、肺水肿，甚至昏迷，最后死于心力衰竭和呼吸衰竭。

【急救处理】

- 立即催吐、洗胃、导泻。
- 静脉输液促进毒物排出。
- 控制抽搐　用鲜米那尔肌内注射或安定肌内注射，水合氯醛灌肠。
- 急送医院救治。

【特别提示】

- 家长教育儿童不要生食白果。要煮熟煮透后食用。即使食用也应尽量少食。
- 食后有不良反应，立即去医院就诊，严重者急送医院，切勿延误。

18 蓖麻籽中毒

因食蓖麻籽而中毒。

【你需了解】

- 蓖麻籽中含有毒性极强的蓖麻毒素和蓖麻碱。这两种毒素加热后可被破坏。
- 中毒多因生食蓖麻籽所致。成人误食10余粒，儿童误食4～6粒即可致死。

【症状表现】

- 一般食后1～3天出现恶心、呕吐、腹痛、腹泻、血性粪便。剧烈头痛、嗜睡、抽搐、昏迷。
- 严重者出现黄疸、出血、蛋白尿、血尿、尿闭等，最后因脱水、休克、心力衰竭而死亡。

【急救处理】

- 立即催吐、洗胃、导泻，口服米汤、蛋清或牛奶保护胃黏膜。禁食脂肪或油类食物。
- 口服碳酸氢钠，以碱化尿液，防止急性肾功能衰竭。
- 静脉输液。
- 对症治疗。严重者急送医院急救。

【特别提示】

- 要了解蓖麻籽有毒，不可食用。
- 教育孩子说清蓖麻籽有毒不可吃，并管理好蓖麻籽，不让孩子能拿到，以预防误食中毒。

19 棉籽和棉籽饼中毒

因食用棉籽油、棉籽饼而中毒。

【你需了解】

- 棉籽系棉植物种子，可以榨油，供工业用，精制后可食用。
- 我国广大棉区居民有食棉籽油和棉籽饼的习惯。若食用未经妥善处理或处理不当的粗制棉籽油或棉籽饼均会发生中毒。
- 其有毒成分是游离棉酚，是一种原浆毒。对中枢神经、血管、心、肝、肾等均有毒性。

【症状表现】

- 潜伏期　一般在食后2～4天发病，短者数小时，长者可达6～7天。
- 轻者为恶心、呕吐、食欲不振、胃部灼热、腹痛或腹胀、便秘或腹泻等。并有头晕、乏力、四肢麻木、嗜睡等。
- 严重者出现烦躁不安、昏迷、抽搐、黄疸、肝昏迷、尿毒症等，最后可因呼吸及循环衰竭而死亡。

【急救处理】

- 立即催吐、洗胃及导泻，洗胃越早越彻底越好。
- 输液可用葡萄糖盐水，加维生素B族、维生素C等。
- 保护心、肝、肾。严重者即送医院救治。

【特别提示】

- 不要食用生棉籽粗制油及榨油后的棉籽饼。
- 粗制油需加碱精炼后才能食用。

20 夹竹桃中毒

夹竹桃（别名构那夷、柳叶桃、红花夹竹桃等），全株有毒，含有多种有毒的强心甙类，药理作用与洋地黄相似，干燥的夹竹桃3g可致人死亡。

【症状表现】

- 夹竹桃中毒症状类似于洋地黄中毒。主要表现为头晕、头痛、乏力、恶心、呕吐、腹痛、腹泻、心悸、胸闷、心跳缓慢、心律紊乱、室颤、晕厥、昏迷、抽搐，最后死于循环衰竭。

【急救处理】

● 洗胃 用1:5000高锰酸钾溶液或0.5%鞣酸反复彻底洗胃，然后用硫酸镁导泻。

● 输液 用高渗葡萄糖液可利尿，促进毒物排泄，并对症治疗。

● 送医院急救。

【特别提示】

● 夹竹桃因其花有红、白等色，且花多茂盛，常用来绿化、观赏，亦有人略知其有药用，偶有人用其花或叶片泡开水，当饮料用。要知道，这样很难掌握其量的大小，很易引起中毒，应切实注意。

21 芦荟中毒

芦荟(又名油葱、象胆)。芦荟主要毒性为芦荟甙，存在于芦荟液汁中。

【症状表现】

● 中毒表现为恶心、呕吐、腹痛、腹泻、血便等，可有肾脏损害，表现为蛋白尿、血尿、尿少等。

● 孕妇可发生流产。

【急救处理】

● 早期可服蛋清、活性炭等，并可进行洗胃。

● 输液及对症治疗。

【特别提示】

● 孕妇要注意保胎。

● 禁用吗啡。

22 亚硝酸盐中毒(肠源性青紫症)

因食用含亚硝酸盐类食物而中毒。

【你需了解】

● 亚硝酸盐在自然界中广泛分布。在日常生活中的蔬菜如青菜、韭菜、菠菜、大白菜等，苦井水中也含有硝酸盐。在某些情况下，如腐烂变质的蔬菜，放置过久的煮熟蔬菜，腌制时间不久的咸菜，均会在硝酸盐还原菌作用下，转化成亚硝酸盐而引起中毒。

● 误将亚硝酸钠作为食盐而引起中毒。

● 亚硝酸盐中毒量为0.3～0.5g，致死量为1～3g。

【症状表现】

● 潜伏期 亚硝酸盐中毒发病急骤，潜伏期长短不一，误服亚硝酸盐一般为10分钟，大量食用蔬菜而引起中毒者，一般为食后1～3小时，长者可达20小时发病。

● 主要症状 为头晕、头痛、乏力、嗜睡、烦躁不安、恶心、呕吐、腹痛、腹泻，口唇、指甲以及全身皮肤出现紫绀。

● 严重者心跳减慢、呼吸困难、昏迷和惊厥，呼吸衰竭而死亡。

【急救处理】

● 催吐 用羽毛或棉花签刺激咽部催吐。

● 洗胃 洗胃越早、越彻底，效果越好。用清水或1:5000高锰酸钾溶液洗胃。

● 导泻 给硫酸镁或硫酸钠导泻。

● 特效解毒剂 亚甲蓝1～2mg/kg，加25%葡萄糖溶液缓慢静脉注射，或亚甲蓝口服3～5mg/kg，每6小时1次或3次/日。

● 严重者急送医院急救。

【特别提示】

● 不要吃腐烂变质的蔬菜和新近腌制的酸菜、咸菜。

● 严禁食用苦井水。

● 加强硝酸盐和亚硝酸盐保管，防止误食。

23 麦角中毒

因食用含有麦角的食物而中毒。

【你需了解】

● 麦角(又名麦角菌、黑麦乌米)。通常寄生在黑麦上，也可侵害大麦、小麦和稻谷。

● 若面粉中混入的麦角，按重量计超过7%时，可能会引起急性中毒。

● 麦角成分复杂，含有多种麦角胺类和麦角碱类。麦角的毒性非常稳定，保存数年之久不受影响，焙烤也不会被破坏。成人口服麦角的最小致死量为1g。

【症状表现】

● 主要症状 剧烈口渴、流涎、上腹烧灼性疼痛、呕吐、腹泻、头晕、头痛、嗜睡、发冷、脉搏缓慢细弱，知觉消失（主要是手部），皮肤刺痒。

- 严重者肌肉强直性收缩、惊厥、昏迷、心力衰竭及呼吸麻痹。
- 孕妇可引起流产或早产。

【急救处理】

- 立即洗胃、导泻。
- 给予血管扩张药以改善微循环，如妥拉苏林、盐酸罂粟碱等。
- 对症治疗。

24 毒蕈中毒

因食用毒蕈而中毒。

【你需了解】

- 毒蕈（又名毒菰、毒菌蘑菇等），是有毒的野生蘑菇，有80余种，其中含有剧毒可致死的不到10种。
- 常引起中毒的毒蕈有朴蝇蕈、斑毒蕈、马鞍蕈、白帽蕈、绿帽蕈、牛肝蕈等。
- 毒蕈的有毒成分较复杂，含有多种毒素，主要有：① 毒蕈碱，中毒时出现毒蕈碱样症状。② 毒蕈毒素，主要引起肝、肾、心等实质细胞损害。③ 毒蕈溶血素。④ 神经毒素。毒蕈碱成人致死量约50mg。

【症状表现】

- 胃肠毒型　潜伏期短，约0.5～6小时，主要症状为恶心、呕吐、腹痛、腹泻、水样便，经适当对症处理可迅速恢复，一般病程2～3天，严重者可有休克、谵妄、昏迷。
- 神经精神型　潜伏期1～6小时，最短5分钟，主要有流涎、流泪、多汗、瞳孔缩小、心动过缓等。严重者出现谵妄、精神错乱、幻觉、躁狂、呼吸困难、休克、昏迷。
- 溶血型　潜伏期6～12时，除胃肠道症状外，发病3～4天后出现黄疸、贫血、血红蛋白尿。严重者可并发肝、肾功能衰竭。
- 肝肾损害型　潜伏期12～24小时，最长可达30小时。除胃肠道症状外，1～2天后缓解进入假愈期，自觉好转，实际上毒素已逐渐进入内脏，引起肝、肾、脑、心等脏器损害，以肝损害最严重，迅速出现黄疸、肝肿大，转氨酶升高，肝坏死、肝昏迷而死亡。侵犯肾脏发生少尿、血尿、尿毒症、肾功能衰竭，少数病例因中毒性心肌炎或中毒性脑病而暴发死亡。经及时抢救治疗的中毒者在2～3周后进入恢复期而逐渐痊愈。

【急救处理】

- 清除毒物　用手指或棉签刺激咽部引起呕吐，也可口服硫酸铜催吐。洗胃用1:5000高锰酸钾溶液或浓茶反复洗胃，吐泻剧烈者可不必洗胃，给大量活性炭吸附毒素。洗胃后口服硫酸钠导泻。
- 解毒治疗　阿托品适用于捕蝇蕈、斑毒蕈等中毒者；巯基络合剂适用于白、绿毒帽蕈中毒，可用二巯基丙磺酸钠或二巯基丁二酸钠；肾上腺皮质激素，适用于严重中毒病例，特别是溶血型中毒病例，对心、肝、肾、脑和出血倾向均有治疗作用。
- 对症治疗　输液加速毒物排出，应用保护肝、肾、脑等药物。兴奋、烦躁者给镇静剂。

【特别提示】

- 采集或食用野蘑菇时要学会鉴别毒蘑菇，凡外形怪异，颜色鲜艳，有黏质物的蘑菇常含有毒蕈碱、毒蕈毒素等有毒物质，可引起中毒。
- 食用野蘑菇时要切实弄清有毒蕈和无毒蕈，方能食用。
- 若一旦误食而有不适，应立即就医。

25 人参中毒

人参（又名山参、园参），含有人参皂甙。服用过量（每日0.3g以上，连续服用）则可出现中毒反应。

【症状表现】

- 失眠，不能入睡，可有抑郁、体重减轻等症状。
- 大剂量服用人参可引起血糖明显降低、血压下降。
- 严重者可因呼吸麻痹而死亡。

【急救处理】

- 立即停止服用人参。

● 口服葡萄糖水或静脉注射葡萄糖有一定效果。用萝卜干煎水服,具有解除人参毒性反应作用。

● 对症治疗。

26 发芽马铃薯中毒

因食用发芽马铃薯引起中毒。

【你需了解】

● 马铃薯别名土豆、洋山芋等。主要毒性成分为马铃薯毒素,又称为茄碱、龙葵碱或龙葵素,是一种弱碱性糖苷。

● 发芽马铃薯中该毒素含量较成熟马铃薯高5～6倍甚至更高。成人最小致死量约0.2g。

● 马铃薯毒素对胃肠道黏膜有较强的刺激性和腐蚀性,对中枢神经系统有麻痹作用,对红细胞有溶解作用可引起呼吸中枢麻痹和溶血作用。

【症状表现】

● 潜伏期　食后几十分钟至数小时发病。多数为2～4小时。

● 消化道症状　口腔、咽喉部瘙痒及烧灼感,恶心、呕吐、上腹部烧灼感、腹痛、腹泻,严重者可发生脱水、电解质紊乱和血压下降。

● 神经系统症状　头痛、头晕、烦躁不安、谵妄、昏迷、全身痉挛、呼吸困难,甚至呼吸中枢麻痹死亡。

● 其他　有报道可引起肠源性紫绀症。

【急救处理】

● 立即进行催吐,反复彻底洗胃,尽快排除残余毒素。可用浓茶水或1:5000高锰酸钾溶液彻底洗胃。

● 轻者仅需口服淡盐水或糖盐水,严重者给予静脉输液以补充血容量及促进毒素排泄。

● 对症治疗　呼吸困难者积极给氧,呼吸兴奋剂。如出现肠源性紫绀症可用葡萄糖、维生素C及亚甲蓝治疗。

【特别提示】

● 发芽过多或表皮变青紫部分不能食用。

● 发芽较少的马铃薯可挖去发芽部分后,用冷水浸泡30～40分钟,并煮透去皮后再食用。如煮时加适量醋,可加速龙葵素的破坏。

27 野芹菜中毒

因食用野芹菜而中毒。

【你需了解】

● 野芹菜分毒芹和水毒芹两种。毒芹又称野芹菜花、毒人参等。

● 其有毒成分为毒芹碱,对运动神经末梢、中枢神经有麻痹和抑制作用。成人中毒量约60mg,致死量约0.1～0.3g。

● 水毒芹有毒成分为毒芹毒素及毒芹醇,其毒副作用与印防己毒素相似。

【症状表现】

● 潜伏期　食后数分钟到1小时发病。

● 首先出现口、咽、胃部烧灼感,恶心、呕吐、流涎、腹痛,甚至便血。严重者出现四肢无力、行走困难、站立不稳、意识不清,继而四肢麻痹以下肢麻痹为重。呼吸困难、呼吸不规则,紫绀,严重者可因呼吸衰竭而死亡。

● 水毒芹中毒其特征表现为阵发性惊厥。

【急救处理】

● 立即用1:5000高锰酸钾溶液或3%～5%鞣酸溶液彻底洗胃。洗胃后再服浓茶水或4%鞣酸溶液200～400ml。

● 静脉输液,促进毒素排泄。

● 对症处理呼吸麻痹者给氧,呼吸兴奋剂,四肢无力麻痹者可用新斯的明1～2mg皮下注射。

● 水毒芹中毒者可用镇静止痉药物如安定、巴比妥类等。

【特别提示】

● 切记只能外用,不可内服。禁用金属器械加工。

28 木薯中毒

因服用木薯而中毒。

【你需了解】

● 木薯又名树薯、葛薯等。木薯的表皮、

内皮、薯肉及薯心均含有不同量的氰苷类物质,其中以内皮含量最多。

● 木薯中有毒物质为氢氰酸,含量最高可达92.3mg,最低6.6mg。生食木薯400g可引起中毒,1000g左右可致命。

【症状表现】

● 潜伏期 一般为5～6小时,最短2～3小时,最长可达12小时。

● 中毒症状 恶心、呕吐、腹痛、头晕、头痛、流涎、心悸、乏力、脉速,较重者呼吸先快后慢、面色苍白、出冷汗。

● 极重者呼吸困难、烦躁不安、抽搐、瞳孔散大,意识模糊、昏迷,少数牙关紧闭、全身阵发性痉挛,腱反射亢进,最后因呼吸衰竭而死亡。

【急救处理】

● 立即催吐、洗胃及导泻。用大量10%硫代硫酸钠溶液或1:5000高锰酸钾溶液洗胃,然后用硫酸镁导泻。

● 解毒治疗 立即将亚硝酸异戊酯1～2支放在手帕或纱布内压碎吸入,然后2%亚硝酸钠10～15ml(儿童用量6mg/kg)缓慢静注,同一针头给25%硫代硫酸钠50ml缓慢静注,必要时可在1小时后重复上述药物半量。

● 对症治疗 抽搐用安定、苯妥英钠等,呼吸困难用呼吸兴奋剂。

【特别提示】

● 要了解木薯的毒性,必须加工后方可食用,严禁生食。木薯食用前先剥去薯皮,放入锅内煮,等水开后换水再煮一次,然后放水中浸泡24小时,取出煮熟或蒸熟食用。

● 老、弱、孕妇及幼儿不宜用木薯作为食物。

● 食用木薯时不宜空腹吃,也不要一次吃得太多。

29 蚕豆病

因进食蚕豆或蚕豆制品而引起中毒。

【你需了解】

● 蚕豆病俗称胡豆黄。由于进食蚕豆、蚕豆制品而引起的急性溶血性疾病。

● 缺乏6-磷酸-葡萄糖脱氢酶(G-6-PD)遗传性伴不完全显性遗传缺陷的患者易于发病。

● 发病有季节性,以3～5月多发。多见于儿童,男性多于女性。

【症状表现】

● 潜伏期 一般为1～2天,短者2小时,最长达15天。

● 早期有食欲不振、头昏、低热、腹痛等。

● 溶血性贫血表现 皮肤黏膜黄染,一般数日内消失,血红蛋白尿,肝肿大,球结膜水肿,苍白,黄斑水肿。

● 家属中可能有遗传病史。

【急救处理】

● 进食短者可洗胃、灌肠及导泻。

● 输新鲜血液,必要时反复多次输血。

● 肾上腺皮质激素应用。严重病例注意纠正酸中毒。

● 对症治疗。

30 荞麦花及荞麦苗中毒

因食荞麦花或荞麦苗而引起中毒。

【你需了解】

● 荞麦花含荞麦素。荞麦苗含原荞麦素,遇日光变为荞麦素。食后中毒主要表现为皮炎。

【症状表现】

● 潜伏期 一般约2～7天。

● 面部潮红、烧灼感、斑疹、局部痛痒,日晒后加重。皮肤暴露部位有麻木感。下肢浮肿。

● 全身症状可有头晕、头痛、恶心、呕吐、腹痛等。

【急救处理】

● 立即停止食用荞麦花或荞麦苗。

● 保护皮肤,避免日光照射。

● 给予抗过敏药物如扑尔敏、苯海拉明等,也可用10%葡萄糖酸钙10ml静注。

● 严重者可用糖皮质激素。

31 灰菜中毒

因食用或接触灰菜而引起中毒。

【你需了解】

● 灰菜又称灰苋菜、沙苋菜、银粉菜等。灰菜中含毒成分尚不十分明确。推测中毒的原因可能是由于灰菜中的卟啉类感光物质进入人体内，在日光照射后，产生光毒性反应所致。多见于经期妇女。

● 食用或接触灰菜均可引起中毒。

【症状表现】

● 潜伏期 一般多在食后1～2天发病，短者3小时，长者15天。

● 暴露部位如颜面、耳、手臂、小腿、足背等处皮肤，有不同程度的局限性水肿，充血和淤斑，口唇也可水肿。局部刺痒、肿胀及麻木感。严重者出现水疱、溃烂。一般1～2周才消退。

● 全身症状 低热、头痛、倦怠无力、食欲不振、恶心、腹痛、胸闷等。

【急救处理】

● 立即停止食用灰菜或不接触灰菜。避免日光照射。

● 皮损部位用炉甘石洗剂，或用白矾水，或蒲公英等煎液冷敷。

● 给抗过敏药物如苯海拉明、氯苯那敏、葡萄糖酸钙等。

● 对症治疗。

【特别提示】

● 灰菜如供食用，食用前先用冷水浸泡半天，常换浸泡水，然后捞出，煮熟后食用。

● 有灰菜中毒史者，应禁止再食或采摘。

32 荔枝病

因大量食用荔枝引起的疾病。

【你需了解】

● 荔枝又名丹荔、丽枝、勒荔、丹枝等。

● 荔枝病由于连续大量食用荔枝，以突然发作性低血糖为主要表现的疾病。

● 中毒机制尚不明了。荔枝种子含a－次甲基环丙基甘氨酸，有降低血糖的作用。

【症状表现】

● 以低血糖症状为主要表现。多在清晨或半夜发病，头晕、出汗、面色苍白、疲乏无力、四肢厥冷、心悸、口渴、腹痛或腹泻等。

● 严重者昏迷、阵发性抽搐、血压下降、瞳孔缩小、呼吸不规则、皮肤紫绀等，此时血糖偏低。

【急救处理】

● 立即给予口服糖水或葡萄糖水，昏迷者立即静脉注射50%葡萄糖40～60ml。

● 对症治疗 氧气吸入，给予保护心脏药物等。

【特别提示】

● 荔枝连续大量食用会引起疾病，不宜吃得太多，以免发生荔枝病。

33 皂荚（皂角）中毒

因服用过量皂荚引起中毒。

【你需了解】

● 皂荚别名称皂角。皂荚的果实做中药材，它的种子称皂荚子，棘刺称皂角刺，叶子称皂角叶，均可做中药。

● 皂角所含化学成分为皂苷，有溶血作用，对胃肠道有刺激作用，对黏膜有强烈的刺激性，特别对鼻黏膜有刺激作用。

● 皂荚有祛痰作用、抑菌和杀虫作用。中毒原因主要是用量过大，配伍不当或误食种子造成中毒。

【症状表现】

● 消化道症状 咽干、上腹饱胀、烧灼感、恶心、呕吐、腹泻，大便呈水样。

● 溶血症状 面色苍白、黄疸、血红蛋白尿、腰痛等。

● 全身症状 头昏、头痛、全身乏力等。

● 严重者可脱水、休克、心悸、谵妄、呼吸麻痹，最后因呼吸中枢抑制及肾功能衰竭而危及生命。

【急救处理】

● 早期催吐、洗胃。口服牛奶、蛋清保护胃黏膜。

● 静脉输液，促进毒素排泄，维持水、电

解质及酸碱平衡。

● 严重者输血、吸氧，酌情使用激素，口服碳酸氢钠以碱化尿液。

● 对症治疗　精神烦躁给镇静剂，腹痛剧烈给阿托品。

【特别提示】

● 服用皂角控制用量十分重要，研磨成粉末冲服每次 0.9 ~ 1.5g，内服煎剂一次用量为 1 ~ 2g，最大量不超过 6g。

● 合理配伍，煎汤内服宜配生姜、甘草等，不能与明矾配伍（会增强毒性）。不能与醋配伍。

● 皂荚及其种子有毒，不可食用。

34 苦参中毒

因口服苦参过量而中毒。

【你需了解】

● 苦参又名野槐、牛人参、地槐等。

● 苦参根有毒，其主要有毒成分为苦参碱，属神经毒。

● 内服过量可引起中毒。小鼠腹腔注射苦参碱 LD_{50} 为 0.15g/kg，家兔腹腔注射苦参碱 LD_{50} 为 0.125g/kg 可引起中毒。

【症状表现】

● 主要临床表现为头晕、恶心、呕吐、流涎、呼吸急促、脉搏增快、步态不稳。

● 严重者出现痉挛、惊厥、呼吸慢而不规则，甚至呼吸停止。

【急救处理】

● 早期催吐、洗胃及导泻，以排除残留的苦参。

● 停止服用苦参。

● 静脉输液，促进排泄。

● 对症治疗　痉挛、惊厥者给安定。呼吸抑制时给氧或人工呼吸。

35 万年青中毒

因过多服用万年青而引起中毒。

【你需了解】

● 万年青又名千年蕴、白河车、九节连等。

● 万年青含有万年青甙 A、B、C、D。有强心、利尿和止血作用。连续服用会发生蓄积中毒。

【症状表现】

● 中毒症状有食欲减退、头晕、眼花、口舌麻木、恶心、呕吐、腹痛、腹泻、出汗，甚至大汗淋漓，心率减慢，室性早搏，有的亦可发生房室传导阻滞。

【急救处理】

● 立即停止使用万年青。

● 洗胃用 1:5000 高锰酸钾溶液，然后用硫酸镁导泻。

● 对症治疗　氧吸入，苯妥因钠治疗早搏及快速心率失常。阿托品治疗房室传导阻滞。

36 巴豆中毒

因服用巴豆而引起中毒。

【你需了解】

● 巴豆又称巴仁、双眼龙、毒鱼子等。

● 主要有毒成分为巴豆油、巴豆毒素及巴豆甙等，以巴豆油毒性最强，服 1 滴甚至 1/4 滴即可引起中毒，内服 20 滴即可致死。最小致死量为 1g。

● 巴豆油是一种腹泻剂，对胃肠道黏膜有强烈的刺激、腐蚀作用。

● 巴豆毒素的毒性类似蓖麻碱，是一种细胞原浆毒，能溶解红细胞，使局部细胞坏死。巴豆毒素遇热即失去毒性。

【症状表现】

● 消化道症状　食后口腔黏膜可发生红肿，口腔、咽、喉、食道及胃部均有烧灼感，流涎、恶心、呕吐、腹痛、剧烈腹泻，大便呈米汤水样，重者有呕血或便血。

● 泌尿系统症状　少尿或无尿，可引起急性肾功能衰竭。

● 全身症状　头晕、头痛、口渴、脱水、四肢厥冷、呼吸困难、肌肉痉挛、昏迷、休克，常因呼吸循环衰竭而死亡。

● 皮肤直接接触可出现皮疹，发疱水肿，并有烧灼感。巴豆油入眼，可致结膜、角膜发炎,肿痛流泪。

【急救处理】

● 用温水洗胃,洗毕注入活性炭,吸附毒素。

● 保护胃黏膜,给予牛奶、蛋清、豆浆等。

● 静脉补液,纠正水和电解质紊乱。

● 对症治疗 腹痛剧烈者给阿托品,呼吸衰竭者吸氧或人工呼吸、呼吸兴奋剂。

【特别提示】

● 应了解巴豆的毒性,防止误食。

● 在加工巴豆时,应先曝晒,再用木棒敲裂等方法去其外壳,不可用手直接剥脱。

● 孕妇、年老体弱及肾功能不良者忌服。

37 苍耳中毒

因误食或用药过量而引起中毒。

【你需了解】

● 苍耳又名野茄、苍子棵、地葵等。全株有毒,其中以果实毒性最大。

● 主要有毒成分为苍耳甙、毒蛋白、氢醌等。可损害心、肝、肾,并能使毛细血管扩张,血管渗透性增加,可引起广泛性出血等。

● 中毒原因以误食和用药过量为主,误食苍耳芽50g以上,儿童食苍耳子5～6粒,都可引起中毒。

【症状表现】

● 潜伏期 一般食后2～3天发病,短者4小时,长者可达5～7天发病。

● 起病突然,轻者头晕、头痛、乏力、全身不适、恶心、呕吐,常有腹泻或便秘。误服量较大时可有烦躁不安、精神萎靡,倦怠无力、嗜睡等,可有肝肿大、黄疸、胃肠道出血、少尿、血尿等。

● 严重者可见休克、抽搐、昏迷,全身广泛出血,呼吸、循环或肾功能衰竭。也可有中毒性肠麻痹。

【急救处理】

● 无胃肠道出血者,可催吐、洗胃、导泻,给予1:5000高锰酸钾溶液洗胃,然后用硫酸镁导泻,或用2%温盐水高位灌肠。

● 静脉补液,促进利尿,加速毒物排出。

● 保护肝脏、肾脏功能。防止出血。

● 对症治疗 出血者给予维生素 K_1 及其他止血药,出血严重者给予输血。

【特别提示】

● 了解苍耳的毒性,避免食用。

● 家中有苍耳子,一定保存在儿童不能拿到的地方,并教育儿童切不可服苍耳子。

38 樟树油及樟脑中毒

因应用或误食樟树油或樟脑而引起中毒。

【你需了解】

● 樟树油是从樟树中分馏而得的挥发油。油中的主要成分为樟脑、桉脑、黄樟脑油等。樟脑油为高毒。

● 樟脑又名树脑、油脑、韶脑等。樟脑对皮肤刺激性较强,并可刺激胃肠黏膜,反射的引起肠蠕动增加,对中枢神经系统有兴奋作用,中毒剂量可引起癫痫样惊厥。大剂量对中枢有抑制作用,严重者可引起衰竭及中枢麻痹。

● 内服0.5～1.0g即可引起中毒。成人最小致死量为2g,有报道儿童摄入0.75g即可引起死亡。

【症状表现】

● 消化道症状 咽及胃部烧灼感,流涎、口渴、恶心、呕吐、腹痛、腹泻。

● 神经系统症状 头昏、头痛、烦躁不安、兴奋及癫痫样惊厥,瞳孔散大,严重者可发生休克、皮肤冷湿、呼吸困难、昏迷、呼吸衰竭。

● 其他症状 血压升高,尿中有樟脑味,尿道烧灼痛,少尿或无尿。皮肤可有猩红热样皮疹。

【急救处理】

● 立即用5%乙醇反复洗胃,直至洗胃液中无樟脑味止。

● 为避免增加吸收,洗胃后给予内服活性炭20g,以吸附未被洗去之毒物。再用硫酸镁导泻。

- 静脉输液，以加速毒物排泄。
- 用巴比妥类、安定等控制兴奋与惊厥。
- 对症治疗 呼吸障碍时给予吸氧、呼吸兴奋剂，必要时行人工呼吸。

【注意事项】

- 忌用油剂及乳汁（可促进樟脑的吸收）。

39 何首乌中毒

服用过量的何首乌引起中毒反应。

【你需了解】

- 何首乌又称黑首乌、山首乌、土首乌、药乌藤等。其有毒成分为大黄酸、大黄素等蒽醌类物质。何首乌有降血脂、降血糖作用、抗菌作用。过量服用可引起中毒反应。
- 对肠黏膜可产生强烈的刺激作用，引起肠道充血炎症。能促进神经兴奋，引起肌肉麻痹。

【症状表现】

- 消化道症状 恶心、呕吐、腹痛、腹泻。
- 神经系统症状 烦躁不安、神经紧张、呼吸困难、抽搐痉挛，甚至循环衰竭，呼吸麻痹。

【急救处理】

- 洗胃、导泻，用1:5000高锰酸钾溶液洗胃，然后用硫酸镁导泻。
- 口服活性炭或鞣酸。
- 用5%葡萄糖盐水静滴，必要时加糖皮质激素。
- 抽搐痉挛时用苯巴比妥类药物或苯妥英钠。
- 对症治疗。

【特别提示】

- 补气时应用炮制后的首乌，常用制首乌。
- 控制使用生首乌用量，不可过量应用。

40 益母草中毒

因应用大剂量的益母草制剂而引起中毒。

【你需了解】

- 益母草又称益母蒿、野艾等。其有毒成分为益母草素。中毒量为90g以上。
- 益母草素可使子宫收缩力增强，易导致流产。
- 大剂量具有麻痹中枢神经系统和麻痹神经末梢的箭毒样作用，使呼吸先兴奋后衰竭，也可引起溶血。

【症状表现】

- 潜伏期 一般4～6小时。
- 突然发生全身无力、下肢瘫痪、周身酸麻疼痛、胸闷、出汗、心跳变慢、呼吸浅表，最后呼吸循环衰竭。
- 孕妇中毒可引起先兆流产或流产。

【急救处理】

- 催吐、洗胃、导泻。
- 静脉输液，促进毒素排泄。
- 对症治疗 血压下降者给升压药。用维生素B族及维生素C。维持水和电解质平衡。

【特别提示】

- 孕妇忌用。
- 按规定剂量用药，常用剂量为10～30g。

41 麻黄碱中毒

因应用过量的麻黄碱而引起中毒反应。

【你需了解】

- 麻黄碱又名麻黄素，是拟交感药，可直接激动α、β肾上腺素受体。可松弛气道平滑肌，扩张支气管，减轻鼻黏膜充血。临床上用于治疗支气管哮喘和抗过敏等。
- 口服麻黄碱达治疗剂量的5～10倍即可引起中毒，致死量为50mg/kg。

【症状表现】

- 中枢神经系统症状 头痛、头晕、失眠、焦虑不安、多汗、震颤等。严重者惊厥、昏迷。
- 心血管系统症状 血压升高、心悸、心律失常等。
- 消化道症状 食欲不振、恶心、呕吐。

● 其他　排尿困难，亦可出现皮肤过敏反应。

【急救处理】

● 立即停止服用可疑药物。

● 催吐、洗胃、导泻。

● 氯丙嗪有抗麻黄碱中毒的效果。

● 静脉补液，促进毒物排泄。

● 对症治疗，给镇静剂。

【特别提示】

● 应用麻黄碱时，应该不用或慎用氨茶碱，当有中毒反应 时，禁用氨茶碱。

42 利血平中毒

因应用利血平过量而引起中毒反应。

【你需了解】

● 利血平为抗去甲肾上腺素能神经末梢药，有中枢镇静作用。

● 用于治疗轻中度高血压，现在几乎不单独应用。过量应用可引起中毒反应。

【症状表现】

● 主要表现为鼻塞、乏力、颜面潮红、嗜睡、腹泻、心律减慢、体温下降、意识不清、眼睑下垂、瞳孔缩小等。有的可出现震颤麻痹、精神抑郁症。

【急救处理】

● 洗胃、无腹泻者用硫酸镁导泻。

● 及时停药。

● 静脉输液。

● 对症治疗　控制精神抑郁及震颤。

43 阿托品中毒

因过大剂量应用或误服阿托品引起中毒反应。

【你需了解】

● 阿托品经胃肠吸收迅速，大部在体内经肝脏水解酶破坏。随尿排出体外。

● 中毒原因在于治疗用量过大或误服过量而引起。

● 阿托品中毒剂量为每次 5mg 静脉注射（抢救有机磷农药中毒例外）。阿托品最小致死量为每次 80～130mg。

【症状表现】

● 轻者皮肤干燥潮红、口干、少汗、吞咽困难、心悸、发热、瞳孔散大等。

● 重度中毒表现为脉速、体温升高可达 40℃以上，并有幻觉、谵妄、视力模糊、呼吸麻痹、惊厥、昏迷，呼吸浅表等。

【急救处理】

● 洗胃用 2%～4% 鞣酸溶液，1∶5000 高锰酸钾溶液洗胃，然后用硫酸镁导泻。

● 用对抗阿托品类药物如毒扁豆碱或毛果芸香碱，也可用新斯的明。

● 对症治疗　静脉补液加速药物排泄。烦躁惊厥者给安定、水合氯醛等。呼吸困难时，吸氧，人工呼吸或气管插管。

【特别提示】

● 当用阿托品时，禁用阿片类药物。

● 妊娠晚期应谨慎使用，以防新生儿出现阿托品样作用。

44 阿司匹林中毒

因大量服用或误服阿司匹林而引起中毒反应。

【你需了解】

● 阿司匹林又名乙酰水杨酸。主要抑制体内环氧酶。

● 口服后主要在小肠吸收，有一部分在胃内吸收，通过肾脏排泄。

● 急性中毒多由于一次吞服大量，或在治疗中剂量过大及频繁使用所致。中毒量为 8～10g，致死量为 30～40g。

【症状表现】

● 消化系统症状　阿司匹林对胃黏膜有直接刺激作用，引起胃黏膜糜烂、溃疡、出血甚至穿孔。出现恶心、呕吐、腹痛、消化道出血（呕血或便血）。

● 神经系统症状　头痛、头晕、耳鸣、皮肤潮红、大量出汗、视力和听力减退，呼吸困难、过度换气，严重者精神错乱、谵妄、惊厥、昏迷、休克、呼吸衰竭等。

● 电解质紊乱，代谢性酸中毒，酸碱平衡失调。

● 其他 肝、肾、心肌损害。皮肤出血、皮疹等。

【急救处理】

● 洗胃、导泻 用2%～5%碳酸氢钠洗胃，然后给予硫酸镁导泻。

● 静脉输液，纠正脱水、酸中毒及电解质紊乱。

● 对症治疗 出血用止血药，精神错乱及惊厥用镇静剂及止痉剂。呼吸困难者给予吸氧，呼吸兴奋剂。碱化尿液。

【特别提示】

● 凡胃和十二指肠有消化性溃疡患者，慎用或忌用阿司匹林。

● 凡哮喘患者应避免服用阿司匹林，因可加重哮喘。

● 饮酒前后不可服阿司匹林，因可引起胃出血。

45 苯妥英钠中毒

因应用或误服大量的苯妥英钠而引起中毒反应。

【你需了解】

● 苯妥英钠又名大仑丁。苯妥英钠口服易吸收，但吸收慢而不完全。

● 主要在肝内代谢，经尿排泄。

● 急性中毒常由于过量口服、误服或企图自杀而大量口服者或快速静注引起。

【症状表现】

● 消化系统症状 厌食、恶心、呕吐、上腹痛、肝功异常。齿龈增生。

● 神经系统症状 眩晕、头痛、嗜睡、视力模糊、眼球震颤、共济失调等。严重者可发生精神错乱、昏睡、昏迷。

● 血液系统症状 由于抗叶酸作用，使叶酸缺乏，引起巨细胞性贫血。

● 其他 小儿可引起软骨病。少数患者可引起多毛症。

【急救处理】

● 洗胃、导泻 用1:5000高锰酸钾溶液洗胃，用硫酸镁导泻。以尽快排除毒物。

● 静脉补液 用5%葡萄糖液静滴。维持水电解质平衡。

● 对症治疗 震颤、精神错乱者给予安定等镇静剂。利尿剂帮助药物排泄。贫血用叶酸等。

【特别提示】

● 静脉注射速度不宜过快，以防引起房室传导阻滞、血管性虚脱、心跳突然停止等。

● 老年及心血管病患者，静注时可出现低血压、呼吸抑制，宜注意。

46 氯丙嗪中毒

因应用过量的氯丙嗪引起中毒反应。

【你需了解】

● 氯丙嗪又名冬眠灵、氯普马嗪、可乐静。

● 氯丙嗪经口服或注射进入人体后迅速吸收，分布于全身组织，以中枢神经和肺组织含量最多，主要经肝脏代谢，药物排泄时间较长，主要经肾脏排泄。

● 氯丙嗪的致死量不易确定，一般认为剂量达到2～4g可引起严重中毒。

【症状表现】

● 中枢神经系统症状 嗜睡、乏力，明显锥体外系症状如表情呆板、震颤、肌肉强直及运动不能等，严重时意识障碍，昏睡，最后昏迷。

● 心血管系统症状 脉细数、心率加快、四肢发冷、直立性低血压，严重时可发生持续性低血压及休克。可见心律失常，心肌炎。

● 消化系统症状 恶心、呕吐、腹痛、腹泻或便秘，肝损害。

● 其他症状 接触性皮炎，光敏性皮炎，剥脱性皮炎等，尿潴留，肠麻痹等。

【急救处理】

● 洗胃、导泻 用1:5000高锰酸钾溶液彻底洗胃，用硫酸镁或硫酸钠导泻。

● 输液 积极补充血容量，以纠正低血压及休克。

● 严重者血液透析疗法。

● 对症治疗 应用中枢兴奋剂，惊厥时用苯妥英钠，震颤麻痹用安坦、东莨菪碱。

保护肝脏用大量维生素C及葡萄糖醛酸静滴。

● 保持呼吸道通畅 必要时气管切开。

47 新斯的明中毒

因过量应用新斯的明而引起中毒反应。

【你需了解】

● 新斯的明是可逆性抑制蛆碱酯酶,对心血管、腺体和支气管平滑肌作用较弱,对胃肠道及膀胱平滑肌有较强兴奋作用。有较强兴奋骨骼肌作用。

● 用于治疗重症肌无力,术后肠胀气及尿潴留等。

【症状表现】

● 消化道症状 恶心、呕吐、流涎、腹痛、腹泻。

● 神经系统症状 头痛、眩晕、不安、焦虑、震颤、共济失调、惊厥、昏迷等。

● 呼吸道症状 刺激性咳嗽、气管痉挛、分泌增加。

● 心血管系统症状 心率加速或减慢、心律失常、血压下降等。

● 其他症状 瞳孔缩小、视物模糊、骨骼肌痉挛、肌束颤动,尿频、尿急等。

【急救处理】

● 应用阿托品治疗毒蕈碱样作用。

● 心血管症状严重者,可用升压药如多巴胺、阿拉明等维持血压。

● 对症治疗 吸氧、呼吸困难者气管插管。有惊厥者可用安定。

【特别提示】

● 凡有支气管哮喘,机械性肠梗阻及尿路梗塞的疾病者,禁用新斯的明。

● 凡患有甲状腺机能亢进、消化性溃疡、癫痫、震颤麻痹者,应慎用新斯的明。

48 肾上腺素中毒

应用过量肾上腺素而引起中毒反应。

【你需了解】

● 肾上腺素别名副肾素。对α、β肾上腺素受体有强大兴奋作用,引起皮肤黏膜和内脏血管的强烈收缩,有松弛支气管平滑肌作用,并有强大的平喘作用。

● 用于抢救过敏性休克、心脏骤停及治疗支气管哮喘等。

【症状表现】

● 神经系统症状 头痛、头晕、恐惧、焦虑、心悸、震颤、抽搐、昏迷等。

● 心血管系统症状 胸闷、血压升高、心律失常,严重者可引起心室纤颤而致死。

● 其他症状 恶心、呕吐、瞳孔散大,光反应迟钝。出现皮疹等过敏反应。

【急救处理】

● 肾上腺素多半为临床短期应用,发生急性中毒机会很少,一旦出现中毒症状,立即停药后迅速消失。

● 血压过度升高时,给予利血平0.5mg肌注,并严密观察血压变化。

● 心律失常可给予利多卡因,发生室颤时,迅速给予电击除颤,必要时给以人工心脏起搏。

● 对中枢兴奋如焦虑、不安、惊厥等症状可用安定。

● 过敏反应可用肾上腺皮质激素或抗组织胺药。

【特别提示】

● 凡患有高血压、器质性心脏病、糖尿病、甲状腺机能亢进等疾病者,应慎用肾上腺素。

● 凡有眼压增高倾向的患者,点眼能诱发青光眼急性发作,应禁用肾上腺素。

● 本品遇光渐被分解变色,应避光贮存,如注射液呈棕色或有沉淀,则不宜再用。

49 保泰松中毒

因服用过量保泰松而引起中毒反应。

【你需了解】

● 保泰松作用类似氨基比林。解热镇痛作用较弱,抗炎作用较强。有促进尿酸排泄作用。

● 用于治疗风湿性关节炎、类风湿性关节炎及痛风。

【症状表现】

● 消化道症状　恶心、呕吐、腹痛、消化性溃疡、出血、肝肿大、肝功能异常。

● 神经系统症状　头昏、头痛、乏力、谵妄、惊厥、昏睡，甚至昏迷。

● 血液系统症状　骨髓造血功能明显抑制，引起粒细胞减少、再生不良性贫血。

● 皮肤反应　皮疹，血管神经性浮肿。

【急救处理】

● 口服中毒者催吐、洗胃、导泻。也可用活性炭悬液。

● 骨髓造血功能障碍者，给予核甘酸、利血生、维生素 B_4 等，必要时用激素治疗或输鲜血。

● 保肝治疗，用保肝药物。

● 严重惊厥者用镇静剂。

【特别提示】

● 保泰松可抑制骨髓造血功能，引起粒细胞减少，甚至再生障碍性贫血，应用保泰松时经常验血，一旦有所发现，及时停药可避免严重中毒反应。

● 高血压、水肿、心衰患者禁用。

● 用药期间限制食盐摄入。

50 胰岛素中毒

注射胰岛素过量引起低血糖等中毒反应。

【你需了解】

● 胰岛素主要是对糖代谢的作用，能加速葡萄糖的无氧酵解和有氧氧化，使葡萄糖的利用增加，合成减少，从而降低血糖。

● 胰岛素溶解度高、吸收快。适用于各类糖尿病患者。胰岛素使用过量可引起中毒反应。

【症状表现】

● 低血糖反应　饥饿感、头晕、心慌、大量出汗、心动过速、震颤，严重者惊厥、昏迷，出现低血糖休克。

● 过敏反应　局部皮肤发红、肿胀、发痒或荨麻疹、血管神经性水肿，高度过敏者可发生过敏性休克。

● 注射局部硬结、溢血　注射部位形成有痛性的硬结、出血，也有形成梗性肉芽肿。

【急救处理】

● 低血糖反应　给予进食、或口服糖水、糖块等。

● 低血糖昏迷或低血糖休克时，立即静脉注射50%葡萄糖40～60ml。并监测血糖变化。

● 过敏反应　给予抗过敏治疗。

● 局部反应　一般不需特殊处理，可自然消退，严重者可用抗组织胺药或氢化可的松。

【特别提示】

● 胰岛素注射和就餐之间应有一定间隔时间，一般就餐前30分钟注射。如果注射时间和进食时间太接近时，可出现饭后高血糖。此时若增加胰岛素的剂量可引起低血糖。

● 应用胰岛素时，应在身边备有糖果，倘有低血糖时，及时含服，可以防止反应的进展；若低血糖反应严重时，可冲白糖开水即服。

● 若应用胰岛素出现昏迷，分不清是低血糖昏迷还是酮症酸中毒昏迷，应及时急诊就医。

51 哌哔嗪中毒

由于过量服用或误服哌哔嗪或哌哔嗪排泄障碍而引起中毒。

【你需了解】

● 哌哔嗪又名驱蛔灵。能抑制蛔虫的神经肌肉接头的乙酰胆碱受体，阻断神经冲动的传递，使蛔虫肌肉麻痹，不能附着在宿主肠壁，而随粪便排出体外。

● 常用剂量毒性很胝。通常由于药物过量或药物排泄障碍（如肝肾功能障碍）所引起的中毒反应。

【症状表现】

● 胃肠道症状　恶心、呕吐、食欲不振、腹痛、腹泻。

● 神经系统症状　头晕、头痛、惊厥、共济失调、震颤、肌肉抽搐等症状。

● 感觉器官　眼球震颤、视力模糊、麻痹性斜视等。

● 过敏反应　寒战、发热、关节痛、荨麻疹、湿疹性皮肤反应。

【急救处理】

● 立即停药。

● 洗胃、导泻：1:5000 高锰酸钾溶液洗胃，硫酸镁导泻。

● 输液、利尿以促进药物排泄。

● 口服抗组织胺药物如苯海拉明或氯苯那敏。

【特别提示】

● 有癫痫等惊厥性疾病者禁用。

● 有肝、肾功能不良的患者禁用。

● 应避免过量药物长期反复使用。

52 甲状腺素中毒

由于过量应用或误服甲状腺素引起中毒反应。

【你需了解】

● 甲状腺素的主要作用为维持正常生长发育、促进代谢和增加产热。

● 主要用于治疗黏液性水肿及甲状腺功能减退症等。过量应用可引起各种中毒反应。

【症状表现】

● 心动过速、气短，有的可发展为心房纤颤等心律失常。

● 失眠、多汗、精神兴奋、神经过敏、震颤、体重减轻等。

● 发热、肝功能异常、嗜酸性白细胞增多等过敏反应。

【急救处理】

● 洗胃、导泻。

● 输液促进药物排泄。

● 对症治疗　给镇静剂，保肝治疗。

【特别提示】

● 新近心肌梗死患者禁用。

● 凡有心绞痛、陈旧性心梗、动脉硬化、高血压等重症心血管病、糖尿病者慎用。

53 洋地黄中毒

由于应用过量或误服洋地黄引起中毒反应。

【你需了解】

● 洋地黄又名毛地黄，属于强心甙类药物。

● 由于洋地黄药物的饱和量和中毒量比较接近，而中毒量和致死量也非常接近，在临床应用中，一旦不慎，很容易发生洋地黄中毒。

【症状表现】

● 消化道症状　食欲不振、恶心、呕吐、大量流涎、腹痛、腹泻。

● 神经系统症状　头晕、头痛、耳鸣、全身不适、眼花、黄视、绿视、精神错乱、兴奋不安等。

● 心血管系统　心律失常如室性早搏、心动过缓、房室传导阻滞等。

【急救处理】

● 洗胃、导泻　用高锰酸钾溶液或浓茶反复彻底洗胃，口服活性炭以吸附洋地黄，用硫酸镁导泻。

● 立即停药　如系服毒自杀症状较重者用 20% 依地酸二钠（EDTA－2Na）加入 5% 葡萄糖中静脉滴注。

● 对症治疗　精神失常及严重心律失常时，可用氯化钾 1.5～3.0g 加入 5% 葡萄糖 500ml 中静脉滴注（但肾功能不全、高血钾，或重度房室传导阻滞者不宜用钾盐）。房室传导阻滞者可用阿托品或 654－2。

【特别提示】

● 心率慢到 60 次/分以下应立即停药。

● 洋地黄中毒时忌用钙剂。

● 有心肌梗死或冠状动脉供血不足者慎用洋地黄。

54 氨茶碱中毒

由于应用或误服氨茶碱过量而引起中毒反应。

【你需了解】

● 氨茶碱是茶碱和乙烯二胺的结合物，

具有解痉、强心、平喘、兴奋心肌和兴奋中枢神经系统作用，广泛应用临床。

● 因用药不当、误服或自杀而大量吞服，而引起严重中毒，甚至危及生命。

● 氨茶碱治疗量和中毒量很接近，中毒量和致死量与机体的敏感性、耐受性有关。最小致死量口服为 2.6mg/kg，静脉注射为 6～7mg/kg，肌内注射为 17～28mg/kg。儿童较敏感，6 岁以下儿童容易中毒。

【症状表现】

● 胃肠道症状　恶心、呕吐、上腹部灼痛、腹泻、呕血或便血。

● 神经系统症状　头痛、烦躁、失眠、精神不安，严重者谵妄、抽搐、惊厥，甚至昏迷。

● 其他　可出现高血糖、酸中毒、低血钾等，肾损伤者出现蛋白尿。

【急救处理】

● 立即洗胃、导泻　以排除毒物。用 1:5000 高锰酸钾反复彻底洗胃，然后用硫酸镁导泻。

● 输液利尿　促进毒物排泄，并防治脱水和酸中毒。

● 对症治疗　烦躁、抽搐者给镇静剂如安定、巴比妥类。心动过速，给苯妥英钠。

● 腹膜透析　氨茶碱是小分子化合物，可经腹膜透出，对血液浓度 >0.5g/L 者应考虑腹膜透析。

【特别提示】

● 忌用肾上腺素、麻黄碱、吗啡类药物，以免氨茶碱毒性增强。

55 异烟肼中毒

由于过量服用或误服异烟肼而产生中毒反应。

【你需了解】

● 异烟肼又称雷米封，是广泛应用的抗结核药物。

● 一次大量口服可引起急性中毒。最小中毒量为 1.5g/d，致死量为每次 6～10g。

【症状表现】

● 中枢神经系统症状　头痛、失眠、眩晕、精神激动、肌肉抽搐、强直性痉挛、惊厥，甚至昏迷。

● 胃肠道症状　恶心、呕吐、食欲不振、腹痛或腹胀、腹泻或便秘。

● 肝脏损害　肝肿大、黄疸、肝功能异常等。

● 其他　蛋白尿、氮质血症，白细胞减少，出血倾向，药疹等。

【急救处理】

● 口服中毒者反复彻底洗胃　用 1:5000 高锰酸钾溶液洗胃，硫酸镁导泻，活性炭吸附毒物。

● 输液、利尿　促进药物排泄，维持水和电解质平衡。

● 特效治疗　给予大剂量维生素 B_6 1～5g/d，烟酰胺口服 400mg/d，分次口服。

● 对症治疗　保肝、镇静、抗惊厥，止血用维生素 K_1、维生素 K_3 或安络血等。抗过敏治疗。

56 磺胺类药物中毒

因应用磺胺类药过量而引起中毒反应。

【你需了解】

● 磺胺类药物主要有磺胺嘧啶（SD）、磺胺甲基恶唑（SMZ）等。

● 磺胺类药物具有抗菌谱广、可口服、吸收较迅速、较为稳定、不易变质等优点。有抑制细菌生长繁殖的作用。除能抑制大多数革兰氏阳性及一些阴性细菌外，对少数真菌、病毒亦有抑制作用。

【症状表现】

● 胃肠道症状　恶心、呕吐、纳差、腹痛、腹泻、肝肿大、肝功能异常。

● 神经系统症状　头痛、头晕、重听、失眠、耳鸣、精神错乱、共济失调，多发性神经炎等。

● 过敏反应　药疹、药热、剥脱性皮疹、过敏性休克。

● 造血系统损害　粒细胞、血小板减少，严重者再生障碍性贫血。

● 肾脏损害　尿急、尿痛、血尿、尿闭，甚至急性肾功能衰竭。

【急救处理】

● 口服中毒者立即进行催吐、洗胃、导泻。

● 输液、多饮水,促进排泄。给予碳酸氢钠碱化尿液。

● 保肝治疗 用保肝药物。

● 抗过敏治疗 可用抗组织胺药物,严重者用肾上腺皮质激素。

● 对症支持治疗。

57 海蜇螫伤

海蜇螫伤人体引起的中毒。

【你需了解】

● 海蜇(又称水母),生活在海水中,我国沿海一带最多。海蜇的触须上刺丝囊内含海蜇毒素毒液,海蜇螫伤人体可引起中毒。

● 在海蜇加工过程中,接触触手或刺丝囊,毒液溅到皮肤上也可引起损伤。海蜇离水后很快失去毒性。

【症状表现】

● 局部症状 螫伤部位皮肤有触电样刺痛,有红斑、丘疹,严重者出现淤斑、水疱,甚至皮肤坏死。

● 全身症状 头晕、乏力、胸闷、恶心、全身肌肉酸痛、发冷等。严重者可出现吞咽困难,喉头水肿,心跳减慢,血压下降,呼吸困难等,有的可发生中毒性肺水肿。

【急救处理】

● 接触毒液或局部螫伤后立即用大量海水或肥皂水冲洗,浸泡伤口,或用5%醋酸(或食醋)浸泡,或用明矾水湿敷。

● 应用抗组织胺类药物如氯苯那敏或10%葡萄糖酸钙溶液。病情严重者可用肾上腺皮质激素等。

● 对症治疗。

【特别提示】

● 不要在海蜇多的海域游泳。

● 避免用手直接捕捞海蜇。

58 海胆中毒

全球有海胆约600~700种。已知有毒的海胆有28种。我国常见的有8种有毒海胆:刺冠海胆(俗称海针)、环刺棘海胆、冠刺棘海胆、喇叭毒棘海胆、白棘三列海胆、马粪海胆、石笔海胆和饭岛囊海胆。海胆生殖腺中产生生殖腺毒素,海胆叉棘内有一种黏性透明的毒液,这种毒素热稳定性强,煮沸15分钟都不能破坏其毒性。摄食海胆的生殖腺或被叉棘刺伤可引起中毒。

【症状表现】

● 局部症状 被叉棘刺伤局部出现剧痛、红肿、烧灼感,伤口变成紫色,疼痛持续1小时逐渐消失,3~4天后伤口颜色恢复正常。

● 全身症状 眩晕、心悸、呼吸急促,唇、舌、睑麻痹,四肢肌肉松弛等。几小时后可恢复。

【急救处理】

除去叉棘,必要时可手术切开除去。伤口用5%高锰酸钾溶液冲洗或湿敷。0.25%~0.5%普鲁卡因局部封闭。对症治疗。

【特别提示】

● 处理标本时要戴手套,以防刺伤。

● 不要吃有毒海胆。

● 捕捞时避免用手直接捕捉。

59 河豚中毒

因食或误食河豚而中毒。

【你需了解】

● 河豚(又名屯鱼),主要分布于我国沿海地区。

● 河豚鱼毒素主要有河豚鱼毒和河豚鱼酸两种,其中卵巢和肝脏毒素最强。肌肉不含毒素。

● 河豚鱼毒素对热稳定,炒煮、盐腌或日晒均不被破坏。

● 其毒作用主要是对胃肠黏膜刺激作用,对中枢神经和末梢神经麻痹作用。

【症状表现】

● 潜伏期 一般在食后10分钟到3小时迅速发病。

● 胃肠道症状　恶心、呕吐、腹痛、腹泻。

● 神经系统症状　首先出现口唇、舌尖和四肢麻木，感觉消失，眼睑下垂，然后肌肉瘫痪，共济失调，甚至全身麻痹瘫痪，最后言语不清，呼吸浅表而不规则，血压下降，瞳孔散大，昏迷，呼吸衰竭死亡。

【急救处理】

主要对症治疗。必须迅速抢救，否则会造成死亡。

● 催吐、洗胃、导泻，用1:5000高锰酸钾溶液反复彻底洗胃，也可用清水洗胃，口服硫酸镁导泻。

● 有条件者可静脉滴注10%葡萄糖溶液或5%葡萄糖盐水。

● 对症处理肌肉麻痹者用盐酸士的宁，严重时用肾上腺皮质激素。

● 催吐、洗胃后即送医院急救。

【特别提示】

● 应了解河豚有毒，食用危险。

● 不食河豚。

● 渔民必须把河豚和其他鱼类分别装舱，不得混杂。

60 动物甲状腺中毒

甲状腺中含有甲状腺素，人因误食猪、羊、牛等动物的甲状腺后，可在短时间内发生类似甲状腺机能亢进的症状和体征。

【症状表现】

● 潜伏期　一般在食后10～20小时发病，也可短到1小时或长达10天以上发病。

● 主要表现　头痛、头晕、四肢无力、发热、失眠、易激动、烦躁、食欲亢进或减退。

● 严重者恶心、呕吐、腹痛、腹泻、大汗、心悸、视物模糊、嗜睡、谵妄，甚至昏迷。可产生心力衰竭、肺水肿。

【急救处理】

● 催吐、洗胃、导泻。

● 静脉输液。给高蛋白、高糖饮食，维生素B_1等。

● 抗甲状腺药物治疗很快即可痊愈。给他巴唑、丙基硫氧嘧啶或甲基硫氧嘧啶。

● 严重者急送医院救治。

61 蟾蜍中毒

因误食被蟾蜍毒液污染的蟾蜍肉，或服用过大剂量的蟾酥制备的药物而引起中毒。

【你需了解】

● 蟾酥俗称蛤蟆、癞蛤蟆。其耳后腺和皮肤腺中含有毒液。

● 蟾酥是由此种毒液加工制成的。有类似洋地黄作用。蟾酥是制备六神丸、金蟾丸、蟾蜍丸的主要成分。用量过大可引起中毒。

【症状表现】

● 潜伏期　多数在食后半小时发病，少数可至2小时发病。

● 消化道症状　恶心、频繁呕吐、腹痛、腹泻，呕吐物呈咖啡样，大便呈稀水样，严重者可脱水。

● 神经系统症状　头晕、头痛、嗜睡、出汗、口唇及四肢麻木、膝反射迟钝或消失。

● 循环系统症状　心悸、胸闷、心跳缓慢、心律不齐，严重者血压下降，四肢冰冷，甚至休克。

● 少数患者可发生剥脱性皮炎。

【急救处理】

● 催吐、洗胃、导泻，用清水或1:5000高锰酸钾溶液反复彻底洗胃，洗胃后用硫酸镁导泻。

● 大量饮水和浓茶或静脉滴注葡萄糖盐水。

● 对症治疗。

● 急送医院救治。

62 毒蛇咬伤中毒

由于被毒蛇咬伤而中毒。

【你需了解】

● 由于毒蛇种类不同，分泌不同的蛇毒，主要毒作用分神经毒和血循毒两类。

● 神经毒主要引起四肢肌肉麻痹和呼吸

肌麻痹。

● 血循毒影响造血和心血管功能，引起凝血机制紊乱、出血和溶血，以及心肌变性、坏死，导致心律失常，心力衰竭，甚至心脏骤停等。

【症状表现】

● 神经毒症状　毒蛇咬伤后，局部症状不明显，仅有麻木感。1～3小时后出现全身中毒症状，主要有视力模糊，眼睑下垂，声音嘶哑，吞咽困难，共济失调，牙关紧闭等。严重者出现四肢瘫痪、呼吸困难、昏迷、休克、呼吸麻痹而死亡。

● 血循毒症状　咬伤局部明显肿胀、剧痛，伴出血、水疱和坏死，局部淋巴结肿痛。伴有发热、心悸、烦躁不安、谵妄、便血、血尿、少尿或无尿，皮肤黏膜有淤斑、淤点，心律紊乱、黄疸等。严重者有循环衰竭，肾功能衰竭，甚至心脏骤停等。

【急救处理】

● 立即抢救　必须分秒必争，积极采取抢救措施。被咬伤者要镇静，不要惊慌奔走，以免加速毒液的吸收和扩散。

● 局部结扎　立即在伤口近心端用绳束、布条、止血带或绷带结扎，结扎的松紧度以压迫静脉但不影响动脉血供为准(即在结扎远端仍可摸到动脉搏动)，2小时后松绑。在2小时内足以完成伤口内蛇毒的清除以及全身蛇毒的中和等治疗。

● 冲洗伤口　立即用清水、生理盐水或1:2000高锰酸钾溶液反复冲洗伤口去毒。

● 扩创排毒　尽快用手术刀沿毒蛇牙痕作“十”形切口，进行冲洗和排毒。

● 特效解毒　应用抗蛇毒血清越早越好，应用前要作过敏试验，阴性者方可应用。口服蛇药，如南通蛇药片、上海蛇药、湛江蛇药等均有显著的解毒作用。

● 外敷中药　用蛇药敷伤口。

● 对症治疗　肾上腺皮质激素可减轻毒血症和组织细胞损害。低分子右旋糖苷，补充血容量。必要时输鲜血。

● 急送医院救治。

【特别提示】

● 在野外条件困难时，被蛇咬伤后也可用火柴或打火机烧灼伤口，以破坏蛇毒。

● 在伤口上方用带子结扎，然后急送附近医院急救处理。

● 应了解一些防治毒蛇咬伤知识。

● 在毒蛇较多的地区劳动或夜间外出时，要穿厚长裤、长袜和鞋子，戴帽子，随身带棍棒驱赶或打死毒蛇。同时要随身带蛇药，以防万一。

63 毒蜘蛛蜇伤

毒蜘蛛蜇伤主要发生在亚热带和热带地区。毒蜘蛛主要有黑寡妇蜘蛛、澳洲蜘蛛和狼蜘蛛等。毒蜘蛛有一对角质蜇，可分泌毒液。其毒素主要有神经毒素和坏死毒素。

【症状表现】

● 局部症状　蜇伤局部红、肿、疼痛，以后起疱、坏死及溃疡。

● 全身症状　寒战、发热、头晕、头痛、软弱无力、流涎、大汗、四肢麻木、全身肌肉痉挛。严重者出现溶血、急性肾功能衰竭和呼吸衰竭。

【急救处理】

● 局部伤口处理伤口上方用布带、止血带或绷带结扎，每15分钟放松1分钟。局部用0.5%普鲁卡因封闭。切开伤口进行清创处理。

● 用肾上腺糖皮质激素，以减轻中毒症状。

● 对症治疗，积极防治急性肾功能衰竭。

【预防措施】

● 人们尽量避免去毒蜘蛛活动地方，如果一定要去，必须做好头颈及四肢等部位的防护工作，并密切观察。

● 尽量避免接触毒蜘蛛。

64 蜈蚣咬伤

被蜈蚣咬伤而中毒。

【你需了解】

● 蜈蚣俗称百脚、百足虫，前面有一对钩状毒足，可排出毒汁。

● 毒汁主要成分是组织胺、5-羟色胺和溶血蛋白，此外还有酪氨酸、亮氨酸和蚁酸等。毒汁呈酸性。

【症状表现】

● *局部症状* 蜈蚣咬伤后，局部剧烈疼痛、红肿，亦可有淋巴管炎和淋巴结炎，局部还可有水疱和坏死。

● *全身症状* 并有头晕、头痛、发热、恶心、呕吐等全身中毒症状。

● *严重者* 出现呼吸加快、出汗、惊厥，甚至昏迷。少数人可发生过敏性休克，而危及生命。

【急救处理】

● 局部用3%氨水或5%碳酸氢钠溶液清洗干净。可选用鱼腥草、鲜扁豆叶、蒲公英或鲜桑叶等中的任何一种捣烂外敷。伤口周围用0.5%普鲁卡因封闭。

● 重症者可用激素。也可用蛇药。

● 对症治疗。

【特别提示】

● 保持室内干燥、整洁，防止蜈蚣潜入。

● 儿童不要在易生蜈蚣的地方玩耍，以免被咬伤。

● 应了解一些蜈蚣咬伤后的中毒表现，并学会急救处理的办法。

65 蝎子蜇伤

被蝎子蜇伤而中毒。

【你需了解】

● 蝎子种类很多，毒性大小不一。我国有钳蝎（东北蝎）和问荆蝎（全蝎）两种毒蝎，东北蝎毒性最强，相当于眼镜蛇的蛇毒，常可危及生命。

● 蝎子蜇刺人时，其毒腺分泌出毒液，引起中毒反应。主要有毒成分为神经毒素、溶血毒素、出血毒素和心血管收缩毒素。

【症状表现】

● *局部症状* 被蝎子蜇伤处灼痛、红肿、麻木、水疱等，被剧毒蝎子蜇伤后，疼痛可蔓延到整个肢体，甚至出现组织坏死。

● *全身症状* 剧毒蝎子蜇伤后1～2小时出现头晕、头痛、畏光、流泪、流涎、出汗、恶心、呕吐、呼吸加快、口和舌肌强直、抽搐等，严重者可有惊厥、昏迷，甚至呼吸和循环衰竭。

【急救处理】

● 立即取出毒刺，切开伤口用吸乳器或拔火罐吸出毒液。

● 用3%氨水、石灰水上清液或高锰酸钾溶液冲洗伤口。

● 局部用蛇药片以冷开水调成糊状敷在伤口周围，也可用明矾1g研成细末以醋调敷。

● 严重中毒时可用肾上腺皮质激素。可用蛇药内服，并对症治疗。

66 蜂蜇伤

被毒蜂蜇伤中毒。

【你需了解】

● 常见的毒蜂有黄蜂和蜜蜂两种。蜜蜂的毒液呈酸性含有蚁酸、组胺等；

● 黄蜂的毒液呈碱性，含有组胺、5-羟色胺、缓激肽等，可导致溶血、出血和神经损害。

【症状表现】

● *局部症状* 被蜂蜇伤处红、肿、刺痛、烧灼感，局部形成水疱，甚至组织坏死。

● *全身症状* 头痛、发热、恶心、呕吐、腹痛、腹泻、咳喘、胸闷等，严重者出现烦躁不安、呼吸困难、痉挛、昏迷、循环衰竭和呼吸麻痹而死亡。被黄蜂蜇伤还可引起溶血、急性肾功能衰竭及肝脏损害。

【急救处理】

● 蜇伤处先用镊子拔出蜂刺，然后用吸乳器或拔火罐吸出毒液。蜜蜂蜇伤局部用3%氨水或5%碳酸氢钠溶液冲洗伤口，黄蜂蜇伤用食醋等酸性溶液冲洗伤口，以中和毒素。2%碘酊或清凉油外涂。

● 输液促进蜂毒排出。也可用蛇药治

疗。严重者用肾上腺糖皮质激素。

- 对症治疗 保护肝、肾,可用高渗葡萄糖、钙剂及维生素 B、维生素 C 等。

67 斑蝥中毒

斑蝥(又称斑猫、盘蝥虫),其毒性成分是斑蝥素。斑蝥素毒性剧烈,对皮肤黏膜有刺激作用,内服可引起胃肠炎症,黏膜坏死,吸收后可引起肾脏损害。外用引起水疱。斑蝥中毒剂量约 1g,致死量为 3g,斑蝥素致死量为 300mg。

【症状表现】

- 皮肤接触后局部红、肿、灼痛、水疱及溃疡。
- 内服者口腔、咽喉烧灼感、口麻、恶心、呕吐、水样便或血便。头痛、头晕、视物模糊、四肢麻木或抽搐等。尿频、尿道烧灼感和排尿困难等,严重者少尿、尿闭,高热、昏迷或急性肾功能衰竭而死亡。

【急救处理】

- 立即用 1:1000 高锰酸钾溶液反复洗胃,然后给牛奶、蛋清保护胃黏膜。硫酸镁导泻减轻毒素吸收。
- 静脉补液,维持电解质和水平衡。
- 对症治疗 抗休克治疗,保护肾功能,B 族维生素和维生素 C 等治疗。
- 皮肤损害 局部用水冲洗,然后涂龙胆紫。

【特别提示】

- 斑蝥素系脂溶性,忌用油类食物和药物,以免加速毒素吸收。

68 鱼胆中毒

鱼胆中毒由于生吞或熟食鱼胆而引起中毒。鱼越大,吞服胆汁越多,中毒越严重。

【你需了解】

- 已知胆汁有毒的鱼类有草鱼、青鱼、鲢鱼、鲤鱼、鲳鱼、白鲫鱼等,其毒性仅次于河豚。
- 胆汁中含有氰化物、组织胺和胆汁毒素等,可引起肝、肾、心脏损害,也可引起消化道黏膜充血、水肿、出血。

【症状表现】

- 潜伏期 一般 5 ~ 12 小时,最短半个小时,最长 14 小时。
- 首先出现胃肠道症状,表现为恶心、腹痛、呕吐、腹泻。2 ~ 3 天后出现肝、肾损害,出现肝肿大、触痛、黄疸、肝功异常,肾区叩击痛,蛋白尿、血尿、尿少,甚至尿闭等,急性肾功能衰竭是主要死亡原因。
- 严重者可出现肺水肿、脑水肿,伴有全身阵发性抽搐、谵妄、昏迷等。也可引起心肌损害,心跳加快,心律紊乱等。

【急救处理】

- 排除毒素 由于鱼胆在胃内停留时间较长,必须彻底洗胃,用清水或 1:5000 高锰酸钾溶液反复彻底洗胃,以排除毒素。然后用硫酸镁或硫酸钠导泻。
- 对症治疗 保护肝脏、心脏、肾脏,碱化尿液。早期应用肾上腺糖皮质激素。
- 透析疗法 尽早应用血液透析或腹膜透析。
- 尽早送医院救治。

【特别提示】

- 应了解鱼胆有毒,食用鱼胆可引起中毒,以及鱼胆中毒的危害。
- 切不要滥用鱼胆治病。
- 一旦发现鱼胆中毒,立即送医院救治。

69 泥螺中毒

因食用大量泥螺引起的中毒。

【你需了解】

- 泥螺(又名青螺、梅螺),产于沿海,尤以东海为多。
- 泥螺的肉除食用外,还可做药,中药名为吐铁,有补肝肾、润肺、生津、明目的功能。
- 泥螺体中含有对日光敏感的化学物质,大量食用可引起日光过敏性皮炎。

【症状表现】

- 见于泥螺过敏者。一般食后 3 天内

发病。在面、颈、四肢暴露部位，在阳光照射后，出现皮肤潮红、红斑、水肿以及全身荨麻疹。

【处理意见】

- 避光，皮肤潮红用氯苯那敏或考的松软膏外涂。水疱可用 0.1% 明矾液湿敷。溃烂期用1:1000 高锰酸钾溶液湿敷，无渗出时用肤轻松或考的松软膏涂于局部。

【特别提示】

- 注意不要过量食用泥螺。

第四章　常见危重病症急救

1 割脉自杀

割脉会引起大量出血，使肢体循环血量骤减，若延误抢救时间则会出现休克而死亡。

【处理】

- 迅速将无菌棉垫或消毒纱布多层压迫止血，或加压包扎伤口。
- 加压包扎后出血仍不止者，应在心脏近端按规定方法行止血带止血，或在血管搏动明显处采用血管钳止血。
- 自杀者取头低足高位，以保证脑部和重要脏器的血液供应。

【你需就医】

- 立即送医院急救。
- 刎颈造成颈部动静脉或气管、食管断裂，致脑部无血供及过多失血而休克死亡。其中血管断裂远较气管断裂更为致命。

【处理】

- 刎颈最重要的现场急救是止血，无论是动脉还是静脉破裂，均应迅速将无菌棉垫或消毒纱布多层压迫止血。
- 若出血不多，而气管、食管破裂，则应及时擦净血污或食残渣等，防止从气管断裂处吸入气道而造成窒息。

【你需就医】

- 立即送医院急救。

2 犬咬伤

被犬咬伤。

【你需了解】

- 被犬咬伤后仅作清创包扎的处理是不够的，要对肇事犬作追踪观察，看它是家犬还是野犬，了解该犬是否受过狂犬病疫苗预防接种。要是野犬，应马上通知有关部门，将该犬隔离观察。
- 狂犬病是以狂犬病病毒引起的以中枢神经病变为主的急性传染病。狂犬病病毒进入人体有潜伏期，短者半个月或1～2个月，长者可达半年至数十年。得病者，表现为狂躁不安、惊惧、恐水、咽喉部肌肉痉挛、抽搐及肢体瘫痪，最后呼吸麻痹而死亡。死亡率极高。
- 被犬咬伤后有沾染破伤风菌危险，有些人容易化脓，发生全身感染。

【处理】

- 应脱去遮蔽伤口的衣服，彻底用清水或肥皂冲洗伤口，要漂清肥皂。可用吸奶器或拔火罐吸拔出局部的血液。
- 洗后拭抹干净，涂些消毒药，盖以清洁纱布，迅速送医院诊治。尤其是脸部、眼部受伤时，尽早请医生治疗。

【你需就医】

- 应去医院进一步检查和清创处理，使用抗生素，注射破伤风抗毒素和狂犬病疫苗。

【特别提示】

- 日常生活中，不要突然地用手去摸狗的头部或见到狗就急速地奔跑。被可疑的狗咬伤，应立即通知有关部门。

3 猫咬伤、抓伤

被猫咬伤或抓伤。

【你需了解】

- 猫咬伤或抓伤后有沾染破伤风菌危险，有些人容易化脓，发生全身感染。
- 怀孕早期的孕妇如被感染弓形虫的猫咬伤后，可能会使胎儿发生畸形。
- 如果猫感染狂犬病，咬伤人后，就会发生狂犬病的危险。

【处理】

- 应脱去遮蔽伤口的衣服，彻底用清水或肥皂冲洗伤口，要漂清肥皂。可用吸奶器或拔火罐吸拔出局部的血液。
- 洗后拭抹干净，涂些消毒药，盖以清洁

纱布，迅速送医院诊治。尤其是脸部，眼部受伤时，尽早请医生治疗。

【你需就医】

● 应去医院进一步检查和清创处理，使用抗生素，注射破伤风抗毒素。

● 如果怀疑猫感染狂犬病，处理同犬咬伤。

4 溺水

溺水是由于人体淹没在水中，呼吸道被水堵塞或喉痉挛引起的窒息性疾病。

【你需了解】

● 溺水时可有大量的水、泥沙、杂物经口、鼻灌入肺内引起呼吸道阻塞，缺氧和昏迷直至死亡。

● 溺水整个过程十分迅速，常常在5～6分钟内死亡。

【症状表现】

● 溺水者常全身浮肿、发紫，双眼充血，口鼻充满血性泡沫、泥沙或藻类，手足皮肤皱缩苍白，四肢冰冷，昏迷，瞳孔散大，双肺有啰音，呼吸困难，心音低且不规则，血压下降，胃充水扩张。

● 恢复期可能出现肺炎、肺脓肿。

【处理】

● 对溺水者的抢救，必须争分夺秒。不习水性而落水者，不必惊慌，迅速采取自救，头后仰，口向上，尽量使口鼻露出水面，进行呼吸，不能将手上举或挣扎，以免使身体下沉。会游泳的人如肌肉疲劳、肌肉抽筋也应采取上述自救法。

● 救护者要镇静，迅速游到溺水者附近，看准位置用左手从其左臂或身体中间握其右手或拖头部，然后仰游拖向岸边。

● 如救护者不习水性，可带救生圈、救生衣、木板或塑料泡沫板，注意不要被溺水者紧抱缠身，以免累及自身。

● 溺水者被救起后应立即清除口鼻中的泥沙污物，将舌拉出，保持呼吸道通畅。

● 如尚有心跳、呼吸，可将其俯卧、头低，腹垫高，压其背部排出肺及胃内积水。

● 如心跳、呼吸停止，立即行人工呼吸和胸外心脏按压，并立即送医院急救。

【你需就医】

● 现场积极救治的同时应通知急救部门送医院救治。

5 鼻腔异物

鼻腔异物多见于小孩子玩耍时，无意中将豆类、花生、纽扣、玻璃球、蜡笔或其他硬物等异物塞入鼻腔；成人多为意外事故如金属片、玻璃片等飞入鼻腔。

【症状表现】

● 若为一般钝性异物，症状不明显，如豆类、花生可数小时内在鼻腔膨胀，堵塞鼻孔，打喷嚏，腐烂时有脓性分泌物。

● 若为锐性或粗糙性异物，易致鼻腔损伤。出血、溃疡，不及时取出，易形成感染化脓等。

【处理】

● 根据进入鼻腔异物形式不同，处理方法各异。异物刚入鼻腔大多停留在鼻腔口，成人可压住健侧鼻孔，用力擤鼻涕。对懂事小孩，也可以用此法排出异物。但对3岁以下小孩不宜使用。若配合不好易把异物吸入气管内，发生气道堵塞而致窒息。

● 对鼻腔异物擤不出或已进入鼻腔深处，可用探针查找，判明异物部位形态和性质，后用钩或镊子取出。对圆形异物不可用镊子挟，以免滑向深处。

【你需就医】

● 对尖锐异物或过大异物刺入，速送医院。

● 异物取不出，甚至吸入气管。

● 异物取出后鼻腔出血不止。

【特别提示】

● 平时告诉小孩吃的或玩的东西不能塞进鼻内。

6 咽部异物

咽部异物常见的是鱼刺、骨片渣、果核、针、麦芒等，老年人的假牙托等亦可引起。其异物所在部位有鼻咽、口咽和喉部3处。

【处理】

● 鼻咽和喉咽的异物，必须在医院由专科医生处理。

● 口咽异物，无论鱼刺、骨片渣、缝针等都易刺在口咽部扁桃腺或其附近组织上，要光线充足，直射在口咽部，让患者张大口，安静地呼吸，用压舌板或筷子把舌面向下压，使咽部暴露清楚，用镊子或钳子挟拔出。

【你需注意】

● 民间有让患者饮醋或漱口咽，软化鱼刺异物等后取出的方法，这是没有科学根据，不可取。

● 不要吞咽饭团，以免使异物刺入气管或食管，难以取出异物甚至造成更严重的后果。

【你需就医】

● 自取不出者，不要强求，速至医院就诊。

7 食道异物

食道异物多发生在食道上端开口处，常为戒指、针刺金属类等异物在下咽时刺入食道，表现有异物感、疼痛。

【处理】

● 食道异物发生后，应暂禁饮食保持安静，切忌以喝水下冲异物，以免将异物推向更深处，加重损伤和危险。

● 进入食道的光滑异物或环状异物可随大便自行排出，让患者多食富含粗纤维的蔬菜，如长韭菜等，不要导泻。

● 进入食道的尖锐异物，如缝针、小刀、鱼刺等易引起食道及胃肠穿孔，应严密观察，预防出血和感染。

【你需就医】

● 如进入食道的为尖锐异物，如缝针、小刀、鱼刺，应至医院进一步检查处理。

【特别提示】

● 当孩子还不能识别危险的年龄，请在他能及的范围内不要放小东西，如瓜子、图钉、别针、钱币、小首饰、小钥匙等。更不可以用这类小东西当玩具。

8 气管异物

气管异物多发生于儿童，成人偶见。由于某种原因，不慎将花生米、瓜子、枣核、图钉、别针、纽扣、硬币等吸入气管或将呕吐物、食物吸入气管。

【症状表现】

● 由于气管受到刺激，突然出现剧烈呛咳、哮鸣。

● 异物堵塞气管时，可有憋气、声嘶、面色苍白或青紫、呼吸困难，甚至窒息。

【处理】

● 首先清除鼻内和口腔内呕吐或食物残渣。

● 排除气管异物的手法　①膈肌下腹压拳击法。救护者站在患者身侧后，双臂转绕患者腰腹部。一手握拳，用拇指桡侧顶在剑突与脐连线的中点上，另一手重叠在握拳的手上，向上向内猛烈压上腹部，挤压要快而有力，压后放松，反复操作，以排出异物为止，但应注意不要按压中线两侧。②叩打背法。立位急救时，抢救者站在患者侧后，一手臂置于患者胸部，围扶患者，另一手掌根在肩胛间区脊柱上给予连续、急促而有力的4次拍击，以利异物排出。对卧位患者，让患者屈膝蜷身，面向抢救者，而抢救者用膝和大腿抵住患者胸部，用掌根在肩胛间区脊柱上连续有力的4次拍击，使异物排出。

● 儿童急救手法　让患儿俯卧在两腿间，头低足高，然后用手掌用力在患儿两肩胛间脊柱上连拍4次，若不见效，把患儿翻成仰卧背贴抢救者腿上，然后抢救者用食指和中指用力向上向后挤压上腹部，压后放松反复进行，以助异物排出。

【特别提示】

● 对尚不懂事的幼儿，要注意不能让他拿到花生米、瓜子、纽扣、硬币等物，更不能让他往嘴里塞。对已懂事的儿童要教育他不要把上述之物放于口中玩耍，以免误入气管。

● 近年来由于果冻食物流行，孩子们很喜欢吃，且常常喜欢吸食，而误入气管，引起呼吸道堵塞，产生严重后果。因此，孩子吃果冻时，教育孩子要特别小心，细嚼慢咽。

● 孩子进食时，千万别逗孩子或打骂孩子，以免突然大笑或啼哭后吸气时，异物滑入呼吸道。

9 外耳道异物

外耳道异物多发生于儿童，成人偶见。异物种类包括昆虫、豆类、果核、石子、铁屑、玻璃珠等。

【症状表现】

● 小而无刺激的异物可能无任何不适，大的异物可能会阻塞外耳道，引起耳闷胀感、耳痛及听力减退，并可继发外耳道炎。

● 尖锐的异物可损伤鼓膜。

● 活昆虫可爬行，引起剧烈耳痛和噪声，甚至使人惊恐不安，如在鼓膜处活动，可引起眩晕及耳鸣。

【处理】

● 肉眼可见且未塞紧外耳道的异物一般位置不深，可尝试用耵聍钩直接钩出。

● 较大且于外耳道深部嵌顿较紧的异物，需就医，在局麻或全麻下行耳后或耳内切口取出。

● 活昆虫类异物，先用油类、酒精或杀虫剂滴入耳中，或用浸有乙醚的棉球塞于外耳道数分钟，将昆虫麻醉或杀死后用镊子取出。

【你需就医】

● 小儿难以在家中配合取出异物，应去医院。

● 较大较深的异物应去医院取出。

● 外耳道有感染怀疑是异物引起应去医院检查，应用抗生素消退炎症后取出异物。

【特别提示】

● 日常生活中教育小儿不要将吃的、玩的小玩意塞进耳朵里。

10 烧伤

因热力（气体、火焰、沸液）、电击、化学物质及放射线等引起的皮肤损伤称烧伤。

【你需了解】

● 烧伤的严重程度与烧伤面积有密切联系。烧伤深度可分为三度：Ⅰ度最轻，仅是表皮的烧伤，伤后皮肤红肿、灼痛、愈后无疤痕及色素沉着。Ⅱ度较重，伤及表皮和真皮，伤后皮肤出现水泡、红肿，创面有渗液、剧痛，愈后可短期留有色素沉着或疤痕。Ⅲ度最重，伤及皮肤全层、皮下脂肪、肌肉及骨骼。受伤处皮肤呈焦炭坏死，因神经烫坏无痛感，后期行植皮才能愈合，伤后呈疤痕修复状。

● Ⅱ度烧伤大于5%或Ⅲ度烧伤患者可能出现休克、肾功能障碍及伤口感染的情况，必须去医院诊治。

● 有些烧伤可伤及其他部位，如火焰伤可有咽喉及气管烧伤，化学伤可有口、喉及食管烧伤。

【处理】

● 烧伤发生后，应立即除去火源，脱去着火的衣服、被毯等，用干净的凉水冲洗受伤部位或冷水浸泡，可减轻局部疼痛和污染。

● 如有出血、窒息应迅速抢救。

● 受伤部位可用干净毛巾、衣被包扎，疼痛剧烈时可用止痛剂。

● 饮用大量含盐凉开水。

● Ⅱ度烧伤大于5%或创面污染严重者，则须肌内注射破伤风抗毒素。

● Ⅰ度烧伤经上述处理后，可局部涂清凉油、烧伤油，可促进愈合，无需包扎3～5天可痊愈。

● Ⅱ度烧伤必须清洁创面，消毒周围皮肤，小水泡可不刺破，涂上烧伤油，大水泡经消毒后可用无菌针穿刺抽吸后再涂用烧伤油或用烫伤膏包扎再换药，2～3天可愈合。

【你需就医】

● Ⅱ度烧伤大于5%或Ⅲ度烧伤患者可能出现休克、肾功能障碍及伤口感染的情况，必须去医院诊治。

● 头、面、手、足、会阴部及有呼吸道、消化道合并烧伤者，应急送医院。

11 高热

高烧体温在 39℃以上称高热。

【你需了解】

• 发热是人体对疾病的反应。

• 一般体温每升高 1℃呼吸频率可增快 4 次,脉搏增加 10 次左右。

• 如发热过高,体温超过 41℃,持续时间长会影响人体各组织系统及器官发生功能障碍,特别是对脑、肝、肾等重要脏器造成损害,故应及时采取必要的降温措施,改善机体机能。

【症状表现】

• 面色潮红,皮肤烫手,呼吸和脉搏增快。

【处理】

• 物理降温法 ①用毛巾或冰袋冷敷头额部、颈部枕部以保护脑组织。②用 30%~50%的酒精或 32℃~36℃温热水擦拭患者颈、腋窝、胸背及腹股沟等处。

• 药物降温法 ①成人口服阿司匹林或复方阿司匹林 0.3~0.5g。②小儿服用小儿解热灵。

【你需就医】

• 高热经上述处理后仍未消退,应送医院找出病因,给予针对性治疗。

12 惊厥

惊厥是指四肢、躯干与颜面骨骼肌非自主的强直与阵挛性抽搐,引起关节运动,常为全身性、对称性,伴有或不伴有意识丧失(抽搐俗称抽风)。最常见的是小儿高烧惊厥,以高烧为主要表现,多发生在 6 个月至 5 岁的婴幼儿。

【你需了解】

• 惊厥可起因于脑部病变(称症状性癫痫)或先天性脑部不稳定状态(称特发性癫痫)。

• 此外尚有一重要的类型,即小儿惊厥。最常见的是小儿高烧惊厥,以高烧为主要表现,多发生在 6 个月至 5 岁的婴幼儿。

• 据临床经验,高热惊厥的发作次数愈多,持续时间愈长,则发展为无热惊厥(癫痫)的机会愈多。

• 小儿高烧惊厥多因中枢神经系统发育不全,大脑皮质调节控制能力差所致。

【症状表现】

• 突然意识模糊或丧失,两眼上翻或斜视,双手握拳,全身强直,持续半分钟左右。

• 继而四肢阵挛性抽搐、口吐白沫、呼吸不规则或暂停,皮肤先苍白后发绀。

• 发作持续数分钟后自行停止,也有反复发作或呈持续状态。

• 发作时可有瞳孔散大、对光反应迟钝、腱反射亢进、病理神经反射阳性等。

• 小儿高烧惊厥起病突然、寒战、四肢发凉;继之体温上升、面色潮红、眼结膜充血、呼吸加快;继而四肢阵挛性抽搐。

• 发作停止后不久,患者意识恢复。

【处理】

• 让患者平卧,头侧向一边,以防舌后坠和口腔分泌物反流而堵塞气管。

• 在上下牙齿间可填垫毛巾或手帕,防止咬破舌头。

• 头部物理降温。

• 用针刺(见高烧处理)或手指掐人中、合谷止痉。

【你需就医】

• 应速送医院救治。

13 昏迷

昏迷是指突然出现意识不清的状况,为危重症。患者无法被叫醒,用手压一下他的眼眶,可能他的眼会稍动或皱一下眉头,有一点反应,称浅昏迷。如果怎么压都没有反应,称深昏迷。

【你需了解】

• 昏迷多见于老年人,多半是老病复发或恶化,如高血压致脑溢血或脑栓塞,冠心病致急性心肌梗死等。

• 昏迷与嗜睡及昏睡不同,嗜睡指患者每次都能被叫醒,紧接着又睡了,但你问的问题他都能回答得很清楚。昏睡指每次都能叫醒患者,有点反应,但回答问题模糊,不能给出正确答案。

【处理】

● 将患者就地平卧,解开领扣和裤带,头部稍垫高15°左右,并侧向一边,以利呕吐物排出,防止窒息发生。

● 不可随意翻动患者,也不必摇晃或呼唤患者,可搜寻一下患者身上是否有急救药物。

● 有抽搐者,可用手帕卷成小卷,塞于患者上下牙齿之间,防止咬伤舌头。

● 有假牙者取出,还要及时清除鼻腔及口腔的分泌物,保持呼吸道的通畅。

● 立即观察一下患者有无呼吸及心跳,若无呼吸心跳应立即现场心肺复苏并通知医院。

● 有严重损伤和外伤出血者,要及时包扎止血,并立即送医院。

【你需就医】

● 经过上述的处理后仍应急送医院,进行必要的检查,确定昏迷的原因,并对症治疗。

【特别提示】

● 若无呼吸心跳,必须立即现场进行心肺复苏(参阅“心肺脑复苏术”)不能停止。同时紧急通知医院,倘现场只有患者本人,不能停止心肺复苏可高喊:“救命!救命!”,待救助者到来后,请他打电话给医院,心肺复苏术要一直进行到急救车和医务人员来到时,由医生进行,并进一步判断。

14 喉阻塞

喉阻塞是因喉部或其邻近组织的病变,使喉部通道发生阻塞,也称喉梗阻。

【你需了解】

● 喉阻塞为急症,如不速治,可引起严重的后果。

● 幼儿由于声门狭小,喉黏膜下组织松弛,喉部神经易受刺激而引起痉挛,发生喉阻塞的机会比成人多。

● 引起喉阻塞的原因有急性喉炎、急性会厌炎、喉脓肿、喉部外伤、喉部异物、喉部水肿、喉部肿瘤及两侧声带外展性瘫痪。

【症状表现】

● 吸气性呼吸困难是主要的特征,其他症状有吸气时喉鸣,吸气时胸骨上窝,锁骨上、下窝、剑突下或上腹部,肋间隙的凹陷,称四凹征,声嘶;紫绀。

● 严重的喉阻塞因缺氧和二氧化碳增多,患者出现面色青紫或苍白,焦虑、烦躁不安、脉搏加快甚至心律不齐、血压下降。

● 如不及时抢救可因窒息、昏迷及心力衰竭而死亡。

【你需就医】

● 应立即去医院就诊,由专科医生检查喉阻塞的程度和原因,并及时治疗。

● 如为喉部异物可现场处理后再去医院。

第五章　康复医学

●卧床康复运动有手指运动、肘部运动、手臂上下运动、手臂水平运动、下肢水平运动、膝关节和髋关节屈曲运动、脚的运动、下肢上下运动。

●手指运动：将患者手指轻捏做回旋活动，手心向上，做屈曲运动。

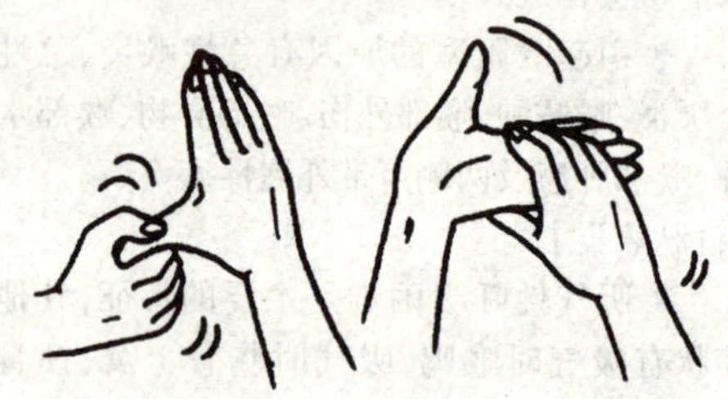

图2－5－1　手指运动

●肘部运动：将患者肘部屈曲成90°，然后向下活动，再提起还原，如此反复活动。

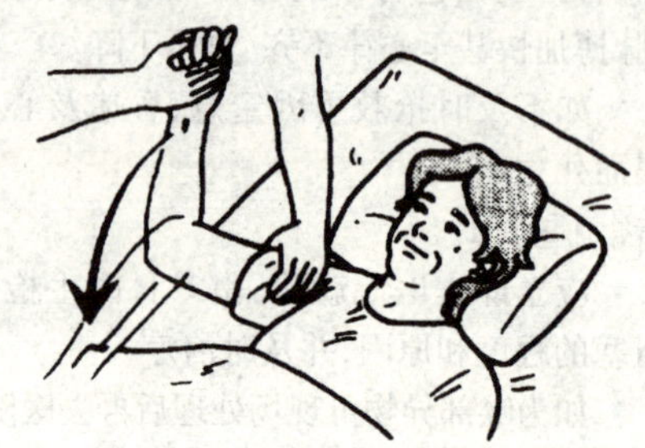

图2－5－2　肘部运动

●手臂上下运动：将患者手臂伸直，把患者手臂如图样上下反复运动。

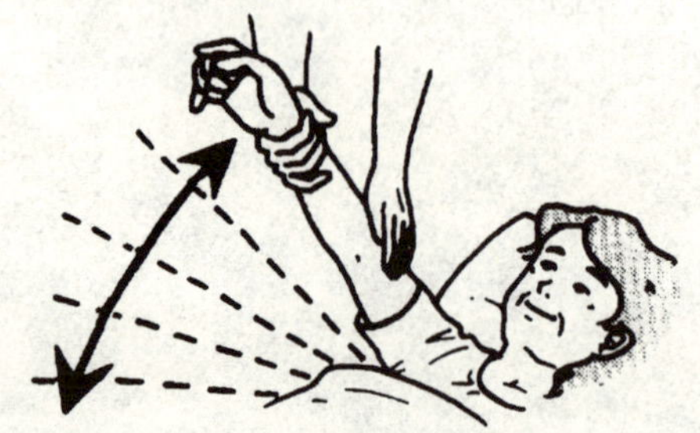

图2－5－3　手臂上下运动

●手臂水平运动：将患者手臂伸直，水平展开到和肩平（如图），然后回复到原位，紧贴躯干，再反复运动。

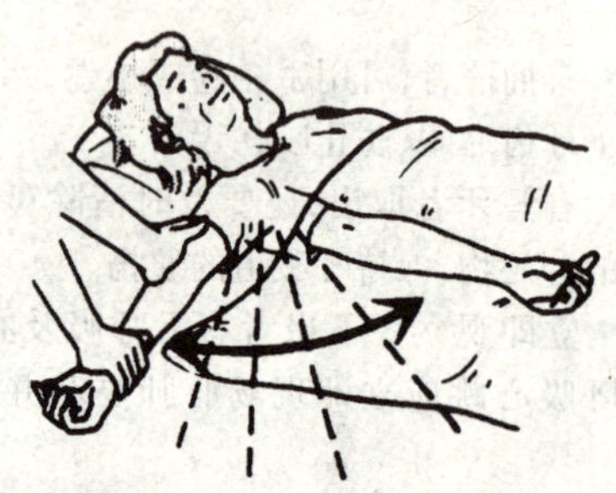

图2－5－4　手臂水平运动

●下肢水平运动：将患者下肢伸直，然后两下肢向两侧展开，再合拢，如此反复。

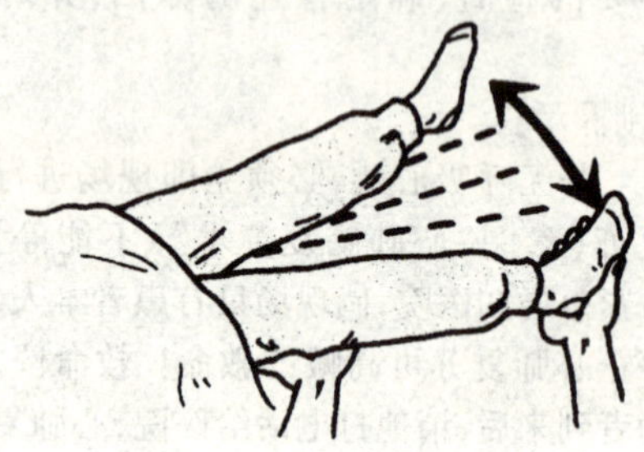

图2－5－5　下肢水平运动

●膝关节和髋关节屈曲运动：把膝关节和髋关节慢慢地在患者不痛的前提下，向头部屈曲。

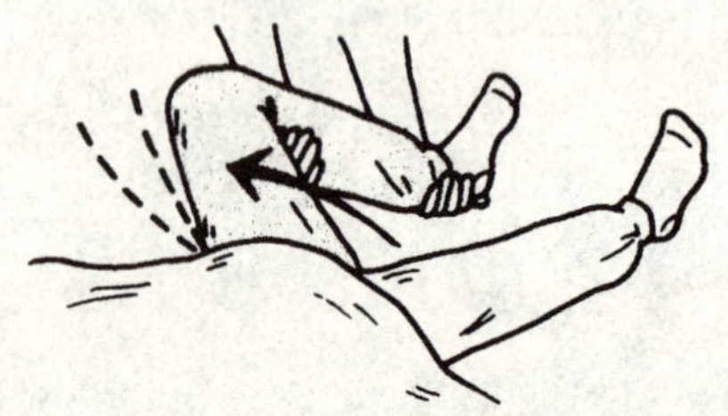

图2－5－6　膝关节和髋关节屈曲运动

• 脚的运动:握住患者的足跟,另一手压住踝关节上部,将脚作屈伸运动。

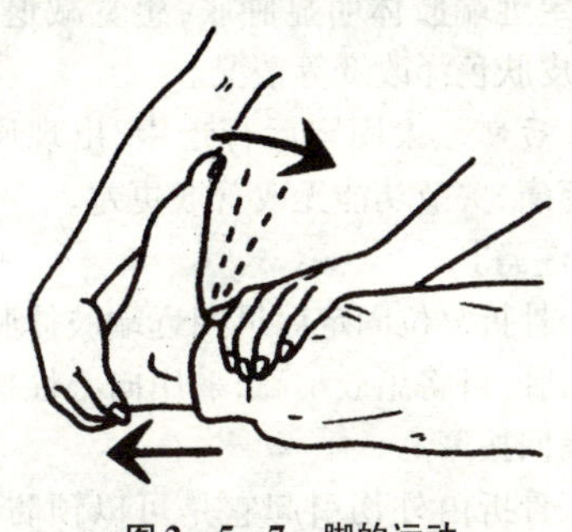

图 2-5-7 脚的运动

• 下肢上下运动:用手托起患者一侧的下肢,向上抬起,然后放下,反复活动。

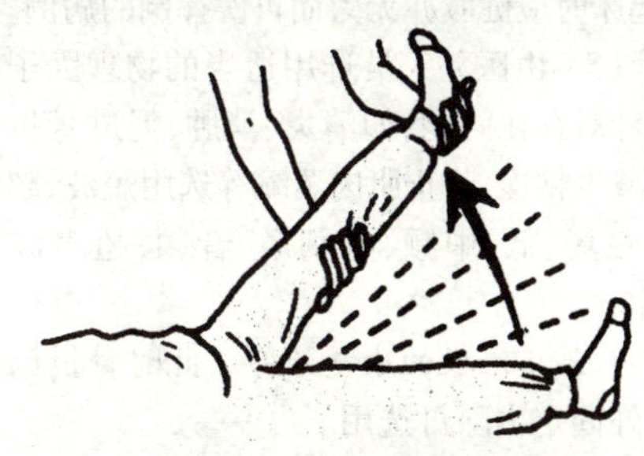

图 2-5-8 下肢上下运动

1 四肢骨折的康复

骨或软组织遭到暴力引起骨组织部分或全部连续性中断称为骨折。常可同时伴有肌肉、韧带、关节囊、血管、神经等损伤,患病后可引起各种功能障碍,需进行康复治疗以恢复其功能。

【你需了解】

• 从骨折到愈合需 1 个月至数月的漫长过程。

• 为了保证骨的良好愈合需经过复位、固定、功能锻炼 3 个阶段。

• 由于长期固定可引起肌肉萎缩,局部脱钙骨质疏松,软骨退行性改变、关节粘连而导致关节功能障碍。

• 骨折经复位、固定或牵引、手术后,康复必须早期介入,一般待休息数日、出血停止、肿胀、疼痛减轻,如全身情况良好即可开始适宜的康复治疗。

【症状表现】

骨折后可有局部肿胀与淤斑,疼痛与压痛,功能障碍,活动异常或假关节活动,骨擦音。

• 肌肉萎缩,肢体周径变小(肢体变细),肌肉力量减弱。

• 关节挛缩、僵硬、活动功能障碍。

• 上肢功能主要为辅手功能,故上肢任何部位骨折均影响手功能的发挥。

• 下肢主要功能站立和步行,故下肢任何部位骨折可导致暂时或永久性跛行以及站立和行走功能障碍。

【处理】

• 一般将骨折后康复分为两个阶段。第一阶段是从骨折复位到愈合外固定(如石膏、夹板)去除之前,又称愈合期康复。第二阶段是骨折已愈合,外固定去除,又称恢复期康复。

• 第一阶段的康复治疗 主要为:

(1) 末被固定的关节要早期活动,如老年人因骨质疏松常易患腕部骨折,经固定后用颈腕悬带 4～6 周,其间肩关节必需要活动否则腕部骨折愈合,但肩关节粘连致疼痛和活动功能障碍。

(2) 用石膏固定一般固定上下两个关节,如小腿骨折则膝关节和踝关节均被固定而造成关节不能活动,此时可用医学上称为等长收缩即肌肉用力收缩时张力明显增强,但不产生肉眼所能见的关节活动,俗称肌肉屏一屏。

(3) 对关节面的骨折,复位要求要尽可能恢复原来解剖复位,由于松质骨愈合较快但不坚固,故这种部位骨折宜早期活动(可以在 2～3 周,需根据具体情况遵医嘱),如是下肢则又不宜过早负重(站立),以免变形。

(4) 对未受伤的肢体和躯干应尽可能维

持正常活动，如病情允许，尽早起床活动，必须卧床者在床上做操。曾有因骨折卧床数月，结果起床时应健肢亦无力而再次摔倒的病例。

(5) 由医务人员选用适当的物理因子治疗：针对存在问题，如消炎、消肿，促进骨折愈合，减少粘连，防止肌肉萎缩等选用短波、超短波、磁场、低、中频、电刺激、音频、超声波等治疗。

● 第二阶段的康复治疗　此时骨折已愈合，外固定去除可选用。

(1) 恢复关节活动范围

○助力运动：由患肢主动关节活动并可由健肢或医务人员给予帮助但动作轻柔不引起明显疼痛。

○主动运动：患肢关节主动活动幅度应逐渐增大，重复多次每日数遍，但不引起明显疼痛为限。

○被动活动：对粘连较重者可用，但运动方向要符合功能范围，决不可引起明显疼痛和肌肉痉挛，尤其在肘关节部位的损伤否则易引起骨化性肌炎更加重关节功能障碍。

○对于较僵硬的关节在医务人员指导下可行关节牵引。

○为保持功能训练效果，减少弹性回缩可在休息时加用石膏托等。例如患者手外伤虎口挛缩（缩小）可在白天增大虎口训练的基础上，夜间在虎口中用石膏、绷带、棉团以维持虎口撑大的姿势。

○适当的物理因子治疗由医务人员选用，蜡疗、水疗、热疗、超声等。

(2) 恢复肌肉力量，要逐步增加肌肉的工作量，引起肌肉适度疲劳，肌肉力量练习是恢复和增强肌肉功能的惟一途径，但肌力练习应在无痛的运动范围内进行。在肌肉较弱时可练习摆动和水中运动（利用水的浮力），当肌肉增强时可给予适当阻力，如下肢远端放一沙袋作抬腿运动。

(3) 恢复期在不伤害的前提下，日常活动家务活动尽可能参与。

【你需就医】

骨折后康复治疗一般应在专业人员指导下进行，可回家适当操练。

● 早期　石膏固定范围内某部位持续疼痛，固定远端肢体明显肿胀，感觉减退，皮温降低，皮肤色泽改变等情况。

● 后期　去固定后行走中，出现原骨折部位疼痛，关节功能无改善或更差。

【你需注意】

● 骨折复位固定后早期远端肢体肿胀需及时消肿，可将患肢抬高，采用向心性按摩而不要来回按摩。

● 骨折由外伤引起它是可以预防的，一旦发生骨折后为恢复日后良好的功能必须适时并持续进行康复治疗直至完全恢复回归社会。

● 骨折虽是局部问题但对严重骨折、躯干骨折等均可对全身情况带来影响，如呼吸、消化、睡眠、心脏等，所以必须注意全身情况的改善。

【特别提示】

● 骨折后为恢复肌肉力量和关节功能进行康复训练是十分必要的，操练要引起肌肉的适度疲劳，关节功能要逐渐有所进步，但必须要按照循序渐进的原则，在可以忍受疼痛的范围内进行，切不可操之过急，这会适得其反。

当关节功能不能完全恢复时，则必须保证其起码的活动范围，如肘关节为60°～120°。

2 胸腰椎骨折的康复治疗

人体胸椎12节，腰椎5节，外伤引起骨折以胸腰段分界处胸12至腰2为多见。脊柱骨折分为稳定、不稳定骨折或伴有脊髓损伤而导致截瘫，后两者一般需要手术治疗，本文只讨论稳定骨折，其中绝大多数均为屈曲型损伤所致椎体压缩骨折的康复治疗。

【你需了解】

● 由于骨折后愈合过程缓慢，长期卧床可引起各种全身并发症如肺炎、褥疮等。

● 脊柱骨折由外伤引起，但老年人骨质疏松轻微损伤亦可造成脊柱压缩骨折。

● 老年圆背是由于骨质疏松椎体小梁骨

折，在不经意中逐渐多个椎体压缩楔型改变。

【症状表现】

● 脊柱骨折临床表现可有疼痛、压痛或叩痛，活动受限等。

● 由于创伤及卧床致脊柱周围肌肉废用性萎缩，使脊柱稳定性受到影响易引起劳损而常可导致慢性腰痛。

【处理】

● 伤后卧硬板床（上可垫棉胎），在骨折后突部位下垫一约10cm高的软枕，因骨折为屈曲型垫枕目的使脊柱处于过伸位。

● 伤后3～5天病情稳定可在床上做深呼吸练习，四肢运动，卧位保健体操，但练习中应避免脊柱前屈和旋转的活动。动作应缓慢、平稳，以不引起明显疼痛为度。

● 两周以后急性症状缓解如病情允许可鼓励在床上作腰部过伸和翻身练习，但翻身时脊柱维持伸展位，肩与骨盆同步翻转。须遵循循序渐进的原则。

● 3～4周俯卧位背肌练习，可按以下步骤逐渐增加。

(1) 双上肢支撑抬起上身和头，但髋部不离床。

(2) 在保持膝关节伸直条件下，作双下肢交替后伸。

(3) 不用上肢支撑，抬起上身和头。

(4) 上下肢同时后伸而上身保持不动。

(5) 抬起上身和头，在肘、膝伸直条件下，双侧上、下肢同时后伸，即“燕式”动作。

● 2～3月练习俯卧位下床，方法是翻身俯卧位，一腿下地然后双上肢支撑抬起上半身，待躯干接近直立位时，另一腿再下地。整个过程要避免脊柱前屈。

● 骨折愈合后加强背肌练习和适当腹肌练习以减少将来慢性腰痛。

【你需就医】

● 急性损伤立即就医以明确治疗方案。

● 有全身并发症发生时。

● 准备下床站立之前。

【你需注意】

● 功能训练要适度，不引起明显疼痛并且严格遵照循序渐进的原则。

● 由于长期卧床必须注意并发症。如预防感冒、咳嗽时要促进排痰，注意个人卫生，尤其卧位受压骨突部位的清洁、按摩。

● 翻身时忌脊柱前屈及旋转。

【特别提示】

● 老年人骨质疏松轻微损伤容易引起骨折，而脊柱骨折是好发部位之一，锻炼身体时要注意预防摔倒，尤其练习倒走，请千万注意安全。

3 肩关节周围炎的康复

肩关节周围炎简称肩周炎，俗称冻结肩、五十肩。病因未明，一般认为随着年龄的增长，软组织产生退行性变，加上反复微细损伤和肩部缺乏活动所致。

【你需了解】

● 多发生在50岁以上的中老年人。

● 多数患者最后可基本或完全恢复，少数遗留轻度功能障碍。

【症状表现】

● 主要表现为疼痛和肩关节活动限制。

● 临床上常分3个阶段，即早期、冻结期和恢复期。

● 早期以肩部疼痛为主，严重者半夜翻身痛醒。

● 冻结期肩部活动受限，严重者穿套衫发生困难。

● 恢复期症状逐渐减轻“解冻”。

【处理】

● 早期以镇痛为主，可用消炎镇痛药加理疗。

● 超短波、短波、微波用微热量作用消炎、镇痛。

● *超声波*　用接触移动法，松解粘连。

● 中频电疗。

● 推拿、按摩。

● *运动运疗*　增加肩关节活动范围，每日要锻炼2～3次，每次20～30分钟，开始时作内外摆动和划圈运动，以后做肩关节外展和旋转运动，亦可用墙壁或肩梯作手指攀高运动,用体操棒或绳索滑轮装置以健肢帮助患肢作各方向活动。

【你需就医】

● 虽多数患者能基本痊愈,但时间很长,约半年到两年不等,对工作生活带来影响,所以患病后仍需就医积极治疗。

【你需注意】

● 中老年人易患肩周炎,故要保持肩关节的活动度。

● 腕部骨折后常常前臂石膏固定4～6周,其间必须每天肩关节活动,否则腕部骨折愈合后,肩部活动限制。

● 某些疾病如中风后患侧肩部不能主动活动,需由健侧肢体或他人帮助患肩活动。

【特别提示】

● 肩关节疼痛和活动限制可能是肩周炎亦可能由其他疾病引起如老年人肩部转移性肿瘤,故需到医院检查明确诊断。

4 颈椎病的康复

颈椎病是一种进展缓慢的颈椎退行性疾病。

【你需了解】

● 颈椎病是一种全身性退行性疾病之一,因此多见于中老年人。

● 青少年亦可发病与生活工作有关,如长期低头伏案工作。

● 由于颈椎间盘变性、颈椎骨质增生、刺激或压迫了周围的神经、血管而引起相应的一系列临床表现。

● 颈椎病是一种常见病、多发病。

● 随着年龄的增长,颈椎退行性改变从其本质来讲是不能治愈,但经过治疗症状可以缓解,但有诱发因素时又可以加重。

【症状表现】

临床上可分为6种类型:

● 颈型　症状多较轻,颈部酸痛不适,可伴颈部活动受限。

● 神经根型　是最常见的一种类型,表现为颈僵不适,活动受限,颈、肩、臂酸痛,可伴有上肢麻木和感觉障碍。

● 脊髓型　是颈椎病中最严重的一种类型,表现为下肢发麻无力、酸胀、抬腿困难,逐渐步态笨拙、行走困难。上肢亦可表现麻木乏力。

● 椎动脉型　头痛、头晕,当头部转动时亦出现发作性眩晕甚至突然摔倒,有时伴有恶心、呕吐、视物模糊、耳鸣、听力减退等。

● 交感神经型　头痛、头晕、心跳加快或缓慢,肢体发红怕热或发凉怕冷、视物模糊、易疲劳等。

● 混合型

【处理】

● 颈椎牵引:宜颈椎前倾10°～20°,重量为6～15kg,10～30分钟。

● 物理治疗

(1) 直流电药物离子导入。

(2) 高频电疗。

(3) 中、低频电疗:治疗时按病所需选择不同处方。

(4) 超声波治疗:常用接触移动法,声头置于颈后及患侧肩背部。

(5) 热疗:红外线、中药热敷。

(6) 按摩、推拿:手法宜轻柔。

(7) 针灸、火罐。

(8) 运动疗法:适用于症状缓解期的患者,包括颈部活动和肌力练习。

● 药物　应用消炎、镇痛、缓解肌肉痉挛、扩张血管和营养神经的药物。

【你需就医】

● 颈痛活动限制影响生活和工作。

● 眩晕、恶心、呕吐甚至突然摔倒要去查原因,因为除了颈椎病外,还可能有其他疾病引起。

● 下肢发麻,抬腿困难无力,步态笨拙,可能有脊髓压迫。

【你需注意】

● 工作中尽量将所视物件与眼保持平视,如不要过分低头看书,对于经常需伏案工作或使用计算机者工作一段时间后,如一小时左右需做颈部活动1～2分钟。

● 睡眠姿势与枕头:枕高度一般15cm左

右，平卧时颈部要有枕头依托，侧卧时应枕与肩同高，保持头与颈在一个水平面上，使在睡眠中颈部肌肉放松。

- 不要斜依或躺在床上看书。
- 行走及看电视时两眼平视前方。
- 日常喝水、洗脸、刮胡子不要过分仰头。
- 需要低头的家务劳动时间不宜太长，应经常改变姿势。

【特别提示】

- 用旋转手法时注意安全，否则有引起严重后果的可能。
- 当有颈椎病引起的下肢无力、行走不稳一定要及早就医，目前意见有主张早期手术以免脊髓压迫产生非可逆性变化。

5 腰椎间盘突出症的康复治疗

腰椎间盘突出症是常见的腰腿痛疾患。发病部位以 $L_4 \sim L_5$ 和 L_5S_1 椎间盘为最多见。

【你需了解】

- 其发生主要是在椎间盘退变的基础上，受到急性或慢性损伤，而导致椎间盘的纤维环破裂，其间的髓核突出而刺激或压迫相应神经根而造成腰痛，单侧，偶双侧下肢的坐骨神经痛。
- 多见于体力劳动、搬重物不慎、汽车驾驶员等腰部容易损伤或慢性劳损者。

【症状表现】

- 腰痛和下肢后侧放射痛。
- 疼痛于咳嗽、喷嚏、站立时加剧，卧位可缓解。
- 受压神经支配区的麻木常位于小腿和足部。
- 由于脊柱侧突所以双侧肩胛可以高低不一。
- 疼痛症状明显时可以影响工作和生活，甚至连床上翻身、下地行走都感困难，需他人搀扶。
- 发作时可发现平卧于床，在膝伸直位时，患侧下肢抬不高。

【处理】

- 消炎镇痛药应用，必要时应用激素以减轻神经根急性水肿。
- 发作时卧硬板床（可铺一定厚度的棉垫）休息，因为卧位时椎间盘内压力最低。
- 需站立时用腰围保护但不宜长时间应用，待症状缓解后去除不用。
- 腰椎牵引。宜行对抗牵引，牵引重量按体重或稍增减 10%，每次 20 ～ 30 分钟，1 ～ 2 次/日。
- 物理治疗因子　短波、超短波、超声波、干扰电、磁热等。
- 推拿、按摩。
- 腰背和腹肌训练　常用于症状缓解后，可用下列疗法。

(1) 俯卧位抬头、昂胸。

(2) 俯卧位燕式：即手、上臂、躯干、下肢（伸肢位）均用力后伸，人呈弓状反张。

(3) 站立位：腰后伸练习。

(4) 仰卧位抬头。

(5) 仰卧位抬起双下肢

- 其他方法　骶骨封闭，受压神经根周围药物介入治疗、胶原酶注射等。

【你需就医】

- 初发腰腿痛需去就医，以明确诊断免延误病情。
- 发作症状明显时。

【你需注意】

- 保护腰部免受急、慢性损伤，尤其相关职业者。
- 抬重物时宜以屈膝、屈髋位下蹲姿势提起，而避免用双膝伸直位弯腰提重物，需携带重物时，尽量将重物贴近胸腹部。
- 已有腰痛者，宜选平跟或低跟鞋。
- 腰痛患者症状缓解或不发时应加强腰背肌的训练以减少复发机会。

【特别提示】

- 腰椎间盘突出症是常见的腰腿痛疾患，尤其是体力劳动者和专职汽车驾驶员，应避免急慢性损伤以减少发病和复发。
- 腰腿痛不一定就是腰椎间盘突出症，其他类似症状如椎管狭窄症、椎管内占位性病变等需到医院做检查以明确诊断，必要时作 CT 或 MR 检查。

6 退行性关节炎的康复

它是一种常见病，为退行性非炎性关节炎，伴关节软骨退行性改变和骨增生，形成边缘性骨赘，故又常称骨性关节炎、肥大性关节炎和增生性关节炎，发病缓慢，随着年龄增长而发病率增高。本病最常累及的是膝、髋、手指关节，腰椎，颈椎等，本文以膝关节退行性关节炎为例叙述。

【你需了解】

- 本病是随着年龄增长的自然规律，但发病的早晚可因人而异。
- 病情发展与慢性劳损、疲劳过度和负担过重有关，如过度肥胖、下肢易患本病，尤其膝关节。
- 本病属退行性改变要彻底治愈是不可能的，但治疗可改善症状。

【症状表现】

发病隐匿

- 初起时症状轻微。以后逐渐出现活动时疼痛。
- 晨起或长时间休息后、过久处于一定位置后，关节僵硬活动不灵活，但持续时间不长约 15 分钟，随着活动而症状改善，但活动过多后又会加重。
- 随着病情的发展关节活动时可有响声或摩擦感。
- 肌肉萎缩、关节畸形和功能障碍。
- X 线片可见到“骨刺”等变化。

【处理】

- 适当休息　当累及的关节是负重关节(如膝关节、髋关节)或多动的关节时，发病时适当限制活动，但一般不必卧床休息。过多休息会引起关节僵硬，故应适当关节活动并肌肉力量练习，而过多活动又可使症状加重，所以二者均需适当而保持平衡。
- 药物　症状明显时可适当应用非类固醇消炎镇痛药，如目前常用的芬必得、扶他林、氨糖美辛、戴芬、莫比可、奥湿克、西乐葆等任选一种口服。
- 可选维骨力或葡立口服，症状明显可用玻璃酸钠关节内注射。
- 物理治疗　有热疗如红外线、蜡疗，低中频电疗可消炎、镇痛，高频电疗如超短波、短波、微波，可改善循环、消炎，其他如超声波治疗等均可选用。

【你需就医】

- 疾病早期症状虽轻，但需明确诊断。
- 疼痛伴肿胀。
- 下肢负重关节力线不正(通俗讲大腿和小腿歪，二腿并拢时膝关节和双足内踝不能同时并拢)。

【你需注意】

- 适当锻炼身体，不可过分肥胖，否则下肢易患退行性关节炎。
- 一旦患病又症状明显时，应减肥但不宜大运动量全身训练，一般以运动后无不适感为准，如运动后造成关节疼痛和僵硬，说明活动要慎重。

【特别提示】

- 请适当控制体重增长，不要等到肥胖后再减肥。
- 老年人易患骨关节炎，其症状轻重不等，症状轻的需要活动，但又要适当，建议做体操、打太极拳等为宜。

7 周围神经损伤的康复治疗

人体神经分为中枢神经和周围神经，前者指脑和脊髓，后者指出中枢神经以外的神经节、神经丛、神经干及神经末梢，它是传递中枢神经和躯体各组织间信号的装置。

【你需了解】

- 周围神经病损可由感染、中毒、缺血、营养缺乏、代谢障碍、外伤等引起。
- 属炎症性质的一般称神经炎。
- 由损伤因素如切割伤 、挤压伤、牵拉伤、挫伤、撕裂伤、灼伤、注射伤引起的称周围神经损伤。
- 周围神经损伤按程度不同可分为 3 种类型。

(1) 神经失用：神经纤维轻度损伤，但无断裂，如浅表神经部位不慎的绷带包扎，引起的腓总神经损伤致足下垂，酒后熟睡上臂后侧受压，引起桡神经损伤致腕下垂。此为神经功能的暂时丧失，一般在2～3周后可恢复。

(2) 轴索断裂：神经纤维有较重的闭合性损伤，出现神经损伤的各种症状，神经纤维须由远端逐渐生长经数月后可恢复。

(3) 神经断裂需通过手术缝合，其功能可能恢复、不全恢复或不恢复。

【症状表现】

- 运动功能障碍表现为松弛性瘫痪，肌张力低下，肌肉萎缩。
- 感觉功能障碍表现为感觉减退或麻木、灼痛、刺痛、感觉过敏。
- 反射障碍表现为腱反射减弱或消失。
- 自主神经功能障碍表现为局部皮肤光润、发红或发绀，汗液分泌改变，少汗、无汗或多汗，指甲粗糙、脆裂。

【处理】

- 药物治疗病损早期或其他治疗时的辅助治疗。
- 手术治疗用于神经断裂或其他保守治疗无效时。
- 康复治疗则无论在病损的早期、恢复期或手术治疗的前后均需要。

(1) 神经损伤后肢体位置需置于受累神经的松弛位或关节功能位。

(2) 促进神经再生，可用短波、超短波、微波、激光等。

(3) 保持肌肉质量，减缓肌肉萎缩，可用电刺激、生物反馈治疗、按摩等。

(4) 恢复和增强肌力，当肌力微弱时可被动活动帮助或请患者用力，另外，加用健肢或他人帮助下的助力运动，亦可借助水的浮力在水中运动，当肌力增强但仍低于正常时可用抗阻运动，可以用人工的阻力亦可加负荷如伸膝时在小腿上加沙袋。

(5) 感觉功能训练：

○保护觉训练：用轻针刺，装冷、温水的试管进行反复训练，让患者学会代偿能力。

○当手指感觉有所恢复时进行实物和形状觉得训练，可在布袋内放入不同形状不同质地的日常小物件如方形、三角形小木块、小玻璃球、钥匙等，用患者手指拿指定物件。

○当患者手感觉过敏时，可先用轻刺激逐渐加强以适应，如先用棉签轻擦，再用粗布擦，再叩击等。

【你需就医】

- 外伤后远端肢体有感觉、运动等功能障碍需立即就医。
- 闭合性损伤或神经缝合手术后，按神经生长速度的规律，神经生长停滞不前，无恢复征象。
- 有些大的神经丛损伤例臂丛神经牵拉伤它可能同时伴有多种不同损伤程度的类型，一般保守治疗观察3个月，无恢复征象时一般需手术探查。

【你需注意】

- 由于神经生长过程缓慢，损伤后最初两周神经产生瓦勒氏变性，而不长，以后平均以每天1～2mm的速度向远端生长，在这漫长的过程中可产生各种合并症如肿胀、疼痛、肌肉萎缩、关节功能障碍、继发性外伤（抽烟者常手指灼伤）等，须加以预防和治疗，可采取各种措施如患肢抬高、向心性按摩、适当理疗，主动、被动活动等。
- 由于受累肌瘫痪和拮抗肌挛缩可出现关节功能障碍如桡神经损伤手腕下垂，长久后导致屈腕肌挛缩，腕将被动亦不能伸影响手功能，所以早期宜置腕于背伸的功能位，并适当活动腕关节。
- 待有部分神经恢复时，结合日常生活活动练习，如梳头、穿衣、进食、站立、行走等。

【特别提示】

- 有感觉障碍者要注意预防意外伤害如灼伤、刺伤等。
- 神经未愈合之前受累神经不可受到牵拉。
- 训练要适度，掌握循序渐进原则。

第三部分

影像学・核医学・其他特殊检查方法

第一章 影像学

X 线诊断

△ 什么是 X 线诊断技术

【定义】

X 线是一种波长很短的电磁波,具有很强的穿透性以及荧光效应和感光效应。当 X 线穿透人体不同密度和厚度的组织与器官时,由于吸收程度的不同,而产生荧光与胶片明暗黑白不同的影像对比,利用这一原理来进行透视和摄片称 X 线诊断技术。

【优点】

X 线诊断有一定的成像清晰度,且经济、简便,对肺、心脏、骨骼、胃肠道的检查仍是目前影像诊断中最基本、最普及的检查方法。

△ X 线诊断技术的方法

【普通检查】

包括透视和普通摄片。

- 透视　目前影像增强电视系统的广泛应用,大大增加了原荧光透视的效果及减少了操作者及被检查者的曝射量。它检查时可转动体位,能了解部分器官的动态,如心脏的活动、胃肠道的蠕动。费用较低,且当时即可得出结论。主要缺点是缺乏客观的记录。
- 普通摄片　通过人体的自然对比,利用 X 线的穿透性和对胶片的感光作用所获得的照片,也称平片。它能显示较微细的结构,又有客观的记录,可作为复查对比以及会诊用。缺点是不能动态观察以及有时需多方位摄片,如正、侧、斜位片等。

【特殊检查】

通过特殊的装置或技术进行摄影而获得的影像,如高千伏摄影、软 X 线摄影等。后者在乳腺疾病的诊断上应用较广,而且具有一定的诊断价值。

【造影检查】

由于人体许多的器官与周围组织缺乏自然对比,用普通检查方法无法显示其内部结构。因此要引入一种高或低于它本身密度的物质来改变其密度差别,这种方法称造影检查。引入的物质称造影剂,如胃肠道检查时用的硫酸钡。

- 造影方法　一般分下列两种。

(1) 直接引入:通过口服、灌注或穿刺注入等,如胃肠道口服灌注硫酸钡。

(2) 间接引入:通过吸收或生理排泄,使造影剂聚集在要检查的某一器官内,如静脉肾盂造影等。

- 造影前准备　为保证造影的效果及被检查者的安全,必须严格执行造影前准备,如肠道的清洁,有否做过碘过敏试验等。
- 造影反应的处理　造影过程中产生不良反应,特别碘过敏是较常见的。故需充分了解患者有无造影检查的禁忌证,如过敏体质、严重心肾功能不佳等。造影前必须进行碘过敏试验;同时要具备充分的抢救设备及积极处理的能力。

△ 常用几种特殊造影检查

1 食道钡餐造影

【适应证】

- 食道炎症。
- 食道憩室,食道畸形。
- 食道异物,食道破裂。
- 食道良性、恶性肿瘤。
- 食道静脉曲张。
- 食道瘘:食道气管瘘、食道纵隔瘘等。

【禁忌证】

- 重度衰竭、昏迷、神志不清不能自主吞咽。
- 有严重食道气管瘘伴有纵隔炎症或脓

肿者。

【注意事项】

• 检查一般不需禁食,但如食道下段及胃连接部位的病变须空腹。

• 有严重梗阻症状的晚期食道癌及重度贲门失弛缓症者,不宜重复检查。

• 按有无梗阻及不同程度梗阻情况而选用合适的造影剂及不同的检查方法。

2 胃肠道气钡造影

【适应证】

• 食道裂孔疝、反流性食道炎。

• 贲门失弛缓症。

• 胃底静脉曲张。

• 胃肠道先天性发育异常。

• 胃肠道溃疡、息肉、炎症、憩室。

• 胃肠道良性、恶性肿瘤。

• 胃肠道手术后复查吻合口等情况。

• 腹部肿块,如胰腺肿瘤等与胃肠道的关系。

【禁忌证】

• 严重急性或低位梗阻。

• 急性胃肠道穿孔。

• 上消化道出血未止者。

【注意事项】

• 检查前一日晚餐后就要禁食,必要时服泻药及清洁灌肠。

• 胃内有过多滞留,必须先做一定处理,以免影响造影检查的效果。

3 结肠气钡造影

【适应证】

• 结肠炎性病变,如过敏性或溃疡性结肠炎等。

• 结肠息肉、肉芽肿等病变。

• 结肠良性及恶性肿瘤。

• 结肠术后了解吻合口等情况。

【禁忌证】

• 结肠急性穿孔或可疑引起急性穿孔者。

• 有活动性出血者。

• 中毒性巨结肠及直肠活检后。

【注意事项】

• 检查前的准备是做好造影的关键,要尽量做到肠腔内无粪便及液体。

• 检查前2天要吃少渣或无渣饮食,多饮水。检查前2天服用轻泻剂。

4 口服胆囊造影

【适应证】

• 胆囊病变。

• 胆管病变。

【禁忌证】

• 肝、肾功能显著减退。

• 胃肠病影响小肠吸收者,如出门梗阻等。

【注意事项】

• 造影前的准备及造影剂的服法必须严格遵照医嘱,如造影前1天午餐用油脂食物。

• 口服造影不显影要全面分析原因。

5 静脉胆囊造影

【适应证】

• 胆系疾病,如结石、炎症、肿瘤等。

• 口服胆囊造影不显影或不能明确诊断者。

• 胆囊疾患术后,要了解胆总管情况。

【禁忌证】

• 心、肝、肾功能严重受损者。

• 有明显黄疸,如胆红素超过68.4μmol/L(4mg%)。

• 造影剂过敏者。

【注意事项】

• 造影前的准备必须严格遵照医嘱,如造影前2天服少渣、少产气食物;造影前1天午餐用油脂食物,睡前服轻泻剂。

• 造影前做碘过敏试验。

6 经内镜逆行胰胆管造影(ERCP)

【适应证】

• 胆管及胰腺癌。

• 胆总管结石或胆系手术后残余结石。

- 胆管手术后或炎症所致狭窄。
- 慢性胰腺炎或胰腺良性占位等。

【禁忌证】

- 急性胰腺炎或胆系感染。
- 病毒性肝炎。
- 造影剂过敏者。

【注意事项】

- 造影检查前6小时禁食。
- 简略向被检查者解释说明检查过程以取得配合。
- 造影前做碘过敏试验。

7 经皮穿刺胆管造影(PTC)

【适应证】

- 原因不明的梗阻性黄疸。
- 经其他检查如X线、CT、ERCP等仍未明显诊断或不能肯定诊断者。
- 先天性胆管畸形,如闭锁狭窄等。
- 损伤引起的胆管狭窄。
- 肝外胆管的内外胆瘘。
- 胆系要行介入治疗术前的常规检查。
- 胆管已行多次手术,目前有胆管梗阻症状。

【禁忌证】

- 严重凝血机制障碍。
- 严重梗阻性化脓性胆管炎。
- 全身情况不佳、年龄过大者。
- 造影剂过敏者。

【注意事项】

- 造影前禁食6小时。
- 测定凝血酶原时间,如时间延长或长期黄疸可注射维生素K。
- 有细菌性胆管炎者或行胆系引流术者,术前1～2天应用抗生素。
- 造影前做碘过敏试验。

8 静脉尿路造影(普通剂量)

【适应证】

- 泌尿系结石、结核、肿瘤、囊肿等。
- 泌尿系位置异常,如肾下垂、游走肾及先天性的畸形等。
- 了解腹膜后肿块与泌尿系的关系。
- 肾性高血压、肾血管狭窄等需了解肾脏的功能情况。
- 泌尿系的外伤。

【禁忌证】

- 一般情况衰竭,肝肾功能严重受损者。
- 造影剂过敏者。

【注意事项】

- 检查前1天少渣饮食及晚服轻泻剂,效果不佳者检查前1～2小时清洁灌肠。
- 检查前6小时禁水、禁食。
- 造影前做造影剂过敏试验。
- 造影前排空膀胱内尿液。

9 大剂量静脉尿路造影

【适应证】

- 静脉尿路造影显影不良或不显影者。
- 要观察全尿路、特别需显示输尿管全长者。
- 肾性高血压者。
- 不能禁水或检查时不能加腹压者。

【禁忌证】

- 尿闭患者及多发性骨髓瘤患者禁用本检查。
- 造影剂过敏者。

【注意事项】

- 老年人及心脏病患者要严格掌握指征,且滴注速度不宜过快。
- 肾功能不佳者,应注意检查后有无少尿或无尿情况,以便及时处理。

10 逆行肾盂造影

【适应证】

- 肾功能不佳,不宜做静脉尿路造影者。
- 静脉尿路造影不显影或显影不佳者。
- 了解邻近病变对肾、输尿管等有无侵犯。

【禁忌证】

- 有尿路感染、急性膀胱炎、急性肾盂肾炎。
- 不宜做膀胱镜者,如尿道狭窄等。

● 严重全身衰竭,严重血尿者。

【注意事项】

● 检查后应用抗生素。

● 严重出血者必要时应用止血药物。

11 子宫输卵管造影

【适应证】

● 了解原发与继发不孕症原因。

● 先天性生殖道畸形。

● 子宫异常出血原因。

● 绝育后,观察输卵管通畅情况。

【禁忌证】

● 生殖系统急性炎症,或慢性炎症急性发作期。

● 月经期、排卵期、分娩后6个月内,以及刮宫术后30天内,不宜行此手术。

● 生殖道恶性肿瘤患者。

● 造影剂有关禁忌证。

【注意事项】

● 此检查在月经完毕后4～10天内进行。

● 造影前3天及造影后2周内避免性交和盆浴。

△ X线诊断技术方法的选择

● 首选安全、简便,能准确诊断而又经济的方法。

● 对可能产生不良反应以及危险的检查要严格掌握适应证及禁忌证。尤其当前影像诊断迅速发展,有更多更安全的、更有价值的检查方法可选择,如CT、MRI等。

● X线检查当前仍属有价值的检查方法,但它也有一定的限制,尤其一些早期或微小的病变,还得依靠于其他的影像诊断技术。

△ X线检查中的防护

接触过多的X线会产生放射效应,甚至严重的放射损害。

● 做好防护　必须重视和做好有效防护,特别操作者应熟悉和了解及严格执行各种防护措施,如备带铅围裙、铅帽、铅手套,使用铅屏风等。孕妇、小儿和长期接触放射线的工作人员更要重视。

● 设备改善,损害减少　近年来X线检查设备显著改进,大大减少了X线的曝射量。

● 患者检查安全　患者接受X线诊断检查,接受剂量小、接触时间短,是不会产生放射损害的,是安全的,可放心接受X线检查。

△ 介入性放射学

【定义】

是指在X线电视透视或B型超声波、CT、MRI的导向下,将特殊的导管和器械插入到人体的病变部位,从而进行诊断或同步(或者事后)进行各种特殊的治疗。

【介入性放射学包括哪些内容】

● 按基本内容分

(1) 介入诊断学:应用介入技术来达到诊断的目的。

(2) 介入治疗学:应用介入技术来达到治疗的目的。

● 按诊疗技术分

(1) 血管性介入技术:在血管内进行诊断和治疗的操作。例如:

○经皮血管内血管成形术,包括血管内放入支架和球囊成形术等。

○心脏瓣膜狭窄经皮球囊成形术,如二尖瓣、主动脉瓣成形术等。

○经导管栓塞术,可治疗出血,如食道静脉曲张破裂的出血等。

○经血管内灌注药物治疗,如消化道大出血时可灌注血管收缩药物,肿瘤化疗时可灌注化疗药物,血管栓塞或血栓形成时注入溶栓药物等。

○其他。经皮取血管内异物、肝门再建术等。

(2) 非血管性介入技术:在血管以外进行诊断和治疗的操作。

○管道狭窄扩张成形术,如食道、胆管、气管等狭窄可采用球囊或支架扩张的方法。

○结石的介入处理,如胆管或尿路的结石。

○经皮穿刺引流与抽吸,如胆管阻塞穿刺引流,尿路囊肿或脓肿引流等。

○经皮穿刺活检,如肺部、肝肾等性质不明肿块的穿刺活检。

○其他,如经皮椎间盘脱出切除术等。

【介入性放射学的前景】

介入性放射学是在影像诊断基础上逐渐发展起来的一门诊断与治疗相结合的新兴学科,已成为与内科、外科并列的三大治疗学之一。当前国际上介入新技术发展迅猛,日趋成熟,其发展的远景是极其广阔的。

CT 检查(电子计算机体层成像)

1 CT 的定义及 CT 成像的基本原理

● CT 即电子计算机体层成像。即用 X 线束对人体一个层面、一个层面地进行扫描,取得信息,经计算机处理后建成的图像。

● CT 成像的基本原理 做 CT 扫描时,X 线线束通过人体某一层面时,由于通过了不同密度的器官和组织,X 线线束有不同程度地被吸收。通过高密度的器官和组织的 X 线线束被吸收较多,在图介上形成白色的点;通过低密度的器官和组织的 X 线线束被吸收较少,在图像上形成黑色的点。这些黑白不一的点按纵向、横向有规则地排列可以组成一幅幅 CT 图像。这就是 CT 成像的基本原理。

2 与 X 线检查相比,CT 检查的长处

【引入了 CT 值概念】

读 X 线片时,只能根据影像黑白程度不一来大致估计该影像所代表的组织、器官密度的高低。读 CT 片时,不但可以根据 CT 片的影像黑白程度来估计该影像所代表的组织、器官密度的高低,还可以根据测量 CT 值,来了解密度高低的程度。

【CT 有较高的密度分辨力】

肺组织、软组织、脂肪和骨之间密度高低差别很大,故不难从 X 线片上区分。当两种组织密度仅略有差别时(如脑实质中的白质和灰质),X 片不能区分两者,而 CT 有较高的密度分辨力,可在 CT 片上区分白质和灰质。

【CT 可通过数据处理得到多方位图像】

人的器官是立体的,为了显示整个器官,常需从人体的正、侧等不同方向进行观察。当某一患者拍了胸部正位 X 线片,而医师需要看胸部侧位片,则需让患者再次拍片。作 CT 检查时,对某一患者某一体层作 CT 扫描时,可直接得到该层面的横断面图像。如医师需观察其他方向(如冠状面、矢状面)图像,不必再次对患者进行 CT 扫描,只需通过计算机对原先 CT 扫描所得之数据进行又一次处理,即可重建成该层面的冠状面、矢状面图像。

3 CT 检查的临床应用和限度

● CT 对中枢神经系统疾病(颅内肿瘤、脓肿、血肿、椎管内肿瘤、椎间盘脱出)的诊断价值较高。

● CT 对胸部疾病、腹部、盆腔疾病和部分五官科和眼科疾病的诊断也很有价值。

● 胃肠道肿瘤主要依靠内窥镜检查和钡剂造影。已确诊为胃肠道肿瘤疾病,CT 检查可有助于明确肿瘤向胃肠道腔外侵犯和转移情况。

● 骨关节疾病:多数情况下可通过 X 线检查确诊,因此使用 CT 检查的病例相对较少。

4 平扫 CT 及增强 CT

什么是平扫 CT? 什么是增强 CT? 为什么有些患者做了平扫 CT 后,还需作增强 CT?

● 平扫 CT 是指不注射碘造影剂,就对患者进行扫描的 CT 检查。当病灶和周围正常组织密度相差很大(如脑外伤、脑血管意外患者的血肿或胆囊、胆管和泌尿系结石患者的结石)时,这类患者只做平扫 CT 就可作出诊断。

● 多数患者先做平扫CT，然后给患者静脉注射碘造影剂再做CT扫描，这就是增强CT。

● 为什么某些患者做了平扫CT后，还得做增强CT？

(1) 当病灶和周围正常组织的密度比较接近时，平扫CT难以发现病灶。注入碘造影剂后，病灶及其周围正常组织分别有不同程度的密度上升，且两者间密度差增大。因此，增强CT比平扫CT能更好地发现病灶。

(2) 不同性质的病灶，注射碘造影剂后，病灶密度上升幅度不同、上升速度和形式不同。因此，可有助于病灶的定性。

5 碘造影剂

做增强CT时所注射的碘造影剂有“进口”、“国产”两种，“进口”碘造影剂很贵，它有什么优点？是否每个做增强CT的患者都需注射“进口”碘造影剂？

● 做增强CT所注射的碘造影剂有非离子型、离子型两种，前者都从国外进口，俗称“进口”造影剂；后者为国内生产，俗称“国产”造影剂。离子型造影剂的不良反应较非离子型高，约3～8倍。因此，非离子型造影剂相对安全。

● 非离子型造影剂价格昂贵，离子型造影剂虽不良反应较高，但不等于被禁止使用。因此，在选择碘造影剂上较合理的原则为：凡属碘造影剂高危人群必须使用非离子型造影剂；对于普通人群，在经济条件许可的情况下，注射非离子型造影剂也为最佳选择。

● 对碘造影剂的高危人群

(1) 肝、肾功能损害者；

(2) 婴幼儿和高龄患者；

(3) 各种心脏病患者；

(4) 糖尿病患者；

(5) 多发性骨髓瘤患者；

(6) 虚弱和癌肿患者，接受激素治疗的患者；

(7) 过敏性疾病患者(如哮喘、枯草热、荨麻疹、湿疹)；

(8) 以往对药物、造影剂有过敏史的患者。

磁共振(MR)

1 磁共振(MR)现象及其成像原理

● 磁共振现象　氢原子核(如水分子中的氢原子核)在人体中广泛存在。将患者放入MR机的静磁场内，以一定频率的射频信号进行激发，氢原子核吸收一定能量而发生共振，即为磁共振现象。

● 磁共振成像原理　停止发射射频信号后，氢原子核把原先被激发时所吸收到的能量逐步释放出来，恢复到原先状态。这一恢复过程所需的时间称为弛豫时间；它又分纵向弛豫时间(T_1)、横向弛豫时间(T_2)。人体各不同器官的正常组织和病灶的病理组织各有相对固定的T_1、T_2，而且它们之间有一定差别。不同组织间T_1、T_2的差别反映到MR片上形成许多黑白不一的点，这些点按纵向、横向有规则地排列，就可以组成一幅幅MR图像。

2 MR检查比CT检查的长处

● CT成像只有一个参数(即X线线束被吸收多少)，且CT机扫描一次只能得到一层图像。MR检查有T_1、T_2等几个参数，且MR机扫描一次，可得到T_1、加权图像(T_1WI，主要反映各组织间T_1的差别)和T_2、加权图像(T_2WI，主要反映各组织间T_2的差别)等几幅图像，从而提高了鉴别各种不同组织的能力。例如在T_1WI上，脑脊液、骨都是黑色的，无法区分，而在T_2WI上，脑脊液是白色的，骨是黑色的，不难区分。

● 流空效应　心脏、血管内的血液是在迅速流动的。MR机测不到流动着的血液的MR信号。因此，不需注射造影剂，就可以在T_1WI、T_2WI图像上看到无信号的心腔、大血管腔。这是CT检查不能比拟的。

● 三维成像　做一次MR检查即可获得

检查部位的横断面、矢状面、冠状面三种断面的直接图像，它们都很清晰。

● CT 检查只能直接获得横断面图像，需通过重建才能获得冠状面、矢状面图像。通过重建获得的 CT 图像不及直接获得的横断面图像那么清晰。

3 MR 检查的临床应用和限度

● 在神经系统的应用最为成熟：在显示后颅窝病变（如小脑、脑干等）、脊髓、椎间盘病变明显优于 CT。

● *胸部病变* 对纵隔病变、心脏大血管内腔的显示较好。

● 在显示恶性肿瘤对血管的侵犯方面较好。

● 能较好地显示骨髓的病变（如肿瘤、感染等）。

● MR 检查在显示骨骼和胃肠道肿瘤及其他病变方面受到限制。

4 哪些患者不适宜作 MR 检查

● 带有心脏起搏器或体内安有金属装置的患者。

● 由于 MR 检查需时较长，危重患者、不能很好配合 MR 检查的患者。

● 处于监护下的患者（因为监护设备不能进入 MR 机房）。

第二章 核医学

核医学(俗称同位素)是利用放射性同位素(又称放射性核素)发出的射线诊断、治疗和研究疾病的医学。在元素周期表中,处在同一位置,原子序数相同,质子数不同的元素称为同位素。能发射出 α 射线、β 射线和 γ 射线的同位素称为放射性同位素。人体由数十种元素组成,其中许多是同位素。利用放射性同位素与人体相同元素的生理、生化、代谢等特点,可以探察到细胞、组织、器官和人体的微细的生理、病理、生化代谢、功能和形态的变化。作为一种新的方法和手段,用来诊断、治疗和研究疾病,能达到其他医学方法不能获得的资料和信息。由于放射性核素在医学中的应用,解决了医学中的疑难问题,使医学在某些方面取得突破性进展,推动医学发展作出了重大贡献,因此曾获得诺贝尔医学奖金。核医学是核能和平利用事业中,应用最广泛和最重要的组成之一。核医学也是变毁灭人类的战争武器为造福人类子孙后代的医疗保健事业的重要典范。

核医学一般分成诊断和治疗两大内容。核医学同内、外科不同,它有许多不同的特殊性。如核医学必须有核医学药物(即放射性药物)及核医学仪器设备,二者缺一不可。所谓核医学药物是用放射性核素与化合物或药物结合,成为有放射性的标记物,称之为放射性药物,具有以下特点:① 有放射性,能发出 α、β、γ 射线;② 放射性药物不同于医学中其他药物,它不稳定,有半衰期,随着时间的流逝,它在不断衰变中减少,例如常用的放射性药物^{99m}锝,它的半衰期约为 6 小时,按其自然衰变规律,每经过 6 小时,放射性减少 1/2,直至消亡。所以放射性药物在医学中应用是绝对安全的。

由于药物在人体内经过排泄及代谢,经几小时或几天,放射性即消失没有了,所以放射性药物需预先订药,取到后立即使用,不能存放或带回家中应用。只允许到医院有特殊设备的核医学科服用或注射。常用的放射性核素有:^{99m}锝(^{99m}Tc)、^{131}碘(^{131}I)、^{201}铊(^{201}Tl)、^{67}镓(^{67}Ga)、^{18}氟(^{18}F)、^{89}锶(^{89}Sr)和^{153}钐(^{153}Sm)等。

核医学诊断包括体外检查法、体内检查法。前者放射性核素无需引入体内,最具代表性的为放射免疫分析(radioimmunossay)简称 RIA,是一种超微量检测生物活性物质的方法。后者需把放射性核素引入体内,进行功能及显像检查。进入到人体的放射性药物,放出射线,需用特殊的仪器设备来监测。常用的有单光子计算机断层成像术(single photon emission computed tomography, SPECT 或简称为 ECT)和正电子计算机断层成像术(positron emission computed tomography, PET)。

核医学治疗,是利用放射性药物被特定的病变组织、器官吸取及浓集,它放出的射线能抑制或破坏病变的细胞及组织,似外科手术切除病变组织,达到治疗疾病的目的。

核医学诊断

核医学诊断分为脏器的功能与显像检查和体外配体结合分析。

放射性核素显像的原理是把显像剂即放射性药物引入到人体内,由于正常细胞、组织和器官与病变细胞、组织和器官的生理、病理、生化和代谢的不同,它们摄取、分布和浓集以及清除和排除发射性药物也会不相同,造成有疾病的和正常的组织器官中的放射性分布有差别。利用放射性探测仪探测放射性核素发射的穿出体外的射线,就能了解造影剂在组织中的分布差异。通过计算机技术可以得到某一脏器的图像和功能参数。

放射免疫分析是以抗原抗体结合反应为基础，是一种特异性好、灵敏度高的超微量分析。过去所谓的“一滴血检查”可知道受检者是否生病或患肿瘤，这可能有点夸大其词，但说明该检查可测定人体内极微量的某些重要物质，对诊断疾病有极大的帮助。现代科学技术可以非放射性标记物替代放射性核素，发展成高度自动化的体外配体分析方法，如化学发光、时间分辨荧光免疫技术等。

核医学功能与显像检查

【放射性核素显像的特点】

- 同时提供功能和解剖结构，有助于疾病的早期诊断。
- 定量的参数显示。
- 核素显像具有较高的特异性。
- 放射性核素检查为一种无创伤、无痛苦检查。
- 一般通过静脉注射或口服显像剂。
- 缺点是细微结构显示不够精确。

【放射性核素检查的安全性】

- 天然辐射对成年人所致年平均有效剂量为2.4mSv（毫西伏特）。
- 一次骨显像检查的有效剂量为6.3 mSv。
- 一次CT检查，受检人员有效剂量当量为2～10mSv。
- PET检查中，以^{18}F－FDG全身显像的有效剂量当量约为10mSv。
- 通常认为一次放射性核素检查患者所受的辐射与一颗原子弹的能量的关系，如同一碗水同太平洋的关系，所以核医学检查是绝对安全的。

【核医学检查前、后你应注意】

- 详细阅读各种核医学检查的预约单及说明。
- 在检查后24～48小时增加饮水量，并频繁排尿，促使检查药物排出。

【育龄妇女、孕妇须知】

- 如果认为自己已经怀孕，或在哺乳期，在接受检查之前告诉医生，接受医生的指导。
- 完成一次核医学诊断程序后，要求怀孕的妇女，在医学上无需等待、间隔一段时间。

【哺乳妇女检查以后应注意】

- 使用标记的^{131}I和^{125}I，^{67}Ga和^{201}Tl放射性药物，停止哺乳3周；
- 使用^{99m}锝（^{99m}Tc化合物）停止哺乳至少12小时。
- 使用^{99m}Tc标记的红细胞、磷酸盐等停止哺乳至少4小时。
- 使用^{51}Cr－EDTA，不需要停止哺乳。

【核医学诊断显像的仪器】

- 分为SPECT（ECT）和PET两种。

单光子计算机断层成像术（SPECT）的功能与显像检查

单光子计算机断层成像术（SPECT，简称ECT）是计算机断层技术在核医学显像中的应用，是医学影像学重要组成部分。不同于常见的X线CT。显像原理主要区别是，ECT的射线是从进入体内的显像剂发出的，X线CT的射线则从机器发出，穿过人体而显像。SPECT自20世纪70年代末应用于医学，广泛用于肿瘤、心血管系统、神经系统、消化系统等疾病的诊断和疗效评价。

内分泌系统

1 甲状腺显像

【检查的目的】

- 了解甲状腺大小、形状、体积、位置，肿块的情况，甲状腺组织的功能。

【你需了解】

- 大多数医院使用的显像剂是$^{99m}TcO_4^-$，静脉注射或口服，但口服效果明显低于静脉注射。
- 检查前无需特殊准备，静脉注射显像剂后需等待20分钟左右后检查。
- 甲状腺癌转移灶显像和异位甲状腺显

像需用^{131}I 口服,24～48 小时后检查。

【检查前准备】

● 详细阅读核医学检查的预约单及说明。

● 用$^{99m}TcO_4$- 显像剂,无需特殊准备,检查前可用餐。

● 用^{131}I 显像,服药前注意事项见第 700～702 页,服药后第 2 日检查。检查当日无需特殊准备,检查前可用餐。

【检查中的注意事项】

● 静脉注射$^{99m}TcO_4$ - 显像剂后,20 分钟左右后开始显像。

● 口服^{131}I 者,第 2 日进行检查。

● 检查中颈部不能移动,尽量不要咽口水。

【检查结果的临床应用】

● 甲亢分型　Grave's 病,甲状腺弥漫性肿大;功能自主性甲状腺瘤为"热结节"。

● 异位甲状腺的诊断　异位甲状腺多为胚胎发育异常的结果,常见的异位部位有舌根下、舌骨下、胸骨后等,核医学显像对本病的诊断有独特的价值。

● 甲状腺结节的良恶性鉴别诊断　根据结节摄取放射性核素的情况,一般将结节分为 4 类。

(1) 热结节:结节放射性分布高于周围正常甲状腺组织。

(2) 温结节:结节放射性分布与正常甲状腺相同或接近。温结节多数属于有功能良性腺瘤,恶变发生率国内统计约为 5%。

(3) 凉结节:结节放射性分布稍低于正常甲状腺组织。

(4) 冷结节:结节无放射性分布,恶变几率相对较大。特别单发冷结节,国内统计恶性发生率为 7.1%～54.5%,平均 20.8%。但甲状腺癌中冷凉结节占 90% 左右。80% 左右的单发冷结节由良性腺瘤、囊性变、出血、钙化和桥本氏甲状腺炎引起。多发的凉结节和冷结节恶变几率有明显下降,不足 10%。

进一步鉴别冷结节的良恶性,可以用以下方法:

(1) 甲状腺核素血管造影:甲状腺静态显像为冷结节,甲状腺动态核素血管造影提示血供少或无,则为囊性变、腺瘤伴出血,以良性可能性大。但甲状腺癌的血流不一定丰富,也有部分腺瘤血流丰富。

(2) 亲肿瘤核素甲状腺显像:使用亲肿瘤显像剂^{210}Tl 或^{99m}Tc - MIBI 显像。如果常规甲状腺显像的冷结节部位出现上述显像剂异常浓集,则恶性可能性大。反之,仍无放射性浓集,良性可能性大。但亲肿瘤显像剂无特异性,供医师参考。使用^{99m}Tc - DMSA,可使甲状腺髓样癌显影,灵敏度、特异性均较高。

● 甲状腺癌转移灶的探测　甲状腺乳头状癌和滤泡状癌,大部分有不同程度的摄取^{131}I 的功能。通常只有在施行甲状腺全切或用治疗量^{131}I 清除正常甲状腺组织后,才进行寻找甲状腺癌转移灶,否则不易检查出来。甲状腺髓样癌可用^{99m}Tc - DMSA 或^{210}Tl 寻找转移灶。

● 颈部肿块与甲状腺的关系　甲状腺外肿块不浓集^{131}I,位于甲状腺轮廓外。

● 甲状腺炎的诊断　急性、亚急性甲状腺炎,由于摄取^{131}I 和$^{99m}TcO_4$ - 功能下降,所以显影不清晰或不显影。

2 甲状腺吸^{131}I 率

【检查的目的】

● 甲状腺吸^{131}I 率(又称甲状腺功能检查)用来判断甲状腺功能的状况。

【你需了解】

检查的方法

● 口服^{131}I 胶囊或水溶液,^{131}I 吸收到血液后,大部分被甲状腺吸收。用探测仪在甲状腺部位测定不同时间^{131}I 发出的 γ 射线,计算出甲状腺的吸^{131}I 率。

【检查前准备】

● 详细阅读核医学检查的预约单及说明。

● 检查当天空腹去医院。

● 停用含碘食物和药物及抗甲状腺药物等。

(1) 停止食用海带、紫菜、苔条等食物或海藻、昆布等中药 2～4 周。

(2) 停止服用复方碘溶液、碘化钾、碘含片等药物 2～6 周。

(3) 停用碘液造影剂半年以上。

(4) 停用乙胺碘呋酮等有机碘制剂 1 年以上。

(5) 停止服用甲状腺激素(T_4)4 周。

(6) 停用他巴唑、硫脲嘧啶类抗甲状腺药物 1～2 周。

(7) 停用含溴类药物(水合氯醛、普鲁本辛等)、过氯酸盐、硝酸盐、硫氰酸盐 1 周以上。

(8) 停用激素、抗结核药物 2 周以上。

【检查中注意】

- 颈部不要移动;
- 不要咽口水;
- 每次检查的时间为 1 分钟左右。

【检查的结果】

- 吸^{131}I 率的结果,受生理变化(年龄、性别)以及居住地区影响。每个地区吸^{131}I 率有差异。一般 3 小时 20% 左右,24 小时 40% 左右。

【检查结果的临床应用】

- 甲状腺功能亢进(甲亢):甲亢患者甲状腺吸^{131}I 率高于地区正常值,吸^{131}I 率曲线高峰前移,但甲状腺吸^{131}I 率的高低不能反应甲亢的程度。

- 甲状腺功能减退(甲减):吸^{131}I 率低于正常值。但吸^{131}I 率低不一定是甲减,因为吸^{131}I 率易受含碘食物、药物的影响,其他甲状腺或非甲状腺疾病亦可影响吸^{131}I 率。

- 单纯性甲状腺肿　包括地方性缺碘性甲状腺肿和散发性甲状腺肿。前者由于空气、水、土壤缺碘,摄入碘减少,引起甲状腺代偿性肿大,吸^{131}I 率高于正常。

- 甲状腺炎　急性、亚急性甲状腺炎时,甲状腺吸^{131}I 率降低,恢复期时吸^{131}I 率正常或增高。慢性淋巴细胞性甲状腺炎时,早期甲状腺吸^{131}I 率高于正常,晚期低于正常,且难以恢复。

- 甲状腺腺瘤、囊肿、甲状腺癌　甲状腺吸^{131}I 率正常或偏低,功能自主性腺瘤可升高或正常。

3 甲状旁腺显像

【检查的目的】

- 甲状旁腺功能亢进(甲旁亢)主要由甲状旁腺腺瘤和甲状旁腺增生引起。本检查为甲旁亢病因诊断的主要手段之一,并为手术提供依据。

【你需了解】

- 通常有两种显像方法,一种方法使用的显像剂为^{210}Tl 和$^{99m}TcO_4^-$,另一种显像剂为^{99m}Tc－MIBI。前者需静脉注射显像剂两次,时间相隔一般为 30 分钟,分别显像。后者静脉注射显像剂 1 次,10 分钟后显像,120 分钟后再显像一次。

- 检查前无需特殊准备。

【检查的结果】

- 正常甲状旁腺不显影或显影不清。
- 80% 以上的异常甲状旁腺可显影。

4 肾上腺髓质显像

【检查的目的】

- 了解肾上腺髓质功能及肾上腺以外嗜铬细胞的功能。

【你需了解】

- 主要的显像剂为^{131}I－间位碘代苄胍(^{131}I－MIBG),缓慢静脉注射。

- MIBG 化学结构类似于去甲肾上腺素,肾上腺髓质及其他交感神经分布丰富的组织能较多地摄取 MIBG。

【检查前的准备】

- 详细阅读核医学检查的预约单及说明。

- 封闭甲状腺,以减少游离^{131}I 的摄取。在检查前 3 天开始服用复方碘溶液,每天 3 次,每次 5～10 滴,直至检查结束。如同时服用 T_4,可加强封闭效果。或服用过氯酸钾,剂量为每次 200mg,每天 4 次,封闭效果较好。

• 停用影响^{131}I－MIBG摄取的药物，如可卡因、利血平及三环抗抑郁剂。

• 注射显像剂后，分别于24、48、72小时显像，需连续检查3次。

• 检查前晚服用轻泻剂，清洁肠道，以免肠道内放射性影响检查结果。

• 检查前排空小便，以免膀胱内放射性掩盖邻近部位的肿瘤。

【检查中注意事项】

• 患者仰卧，身体不能移动，每次检查仅需几分钟。

【检查结果临床应用】

• 正常肾上腺髓质在24小时后，只有2%的人可见模糊的髓质影像。

• 肾上腺内嗜铬细胞瘤及异位嗜铬细胞瘤：肾上腺髓质部位有放射性明显浓集，以注射显像剂24小时后最明显。本法是诊断嗜铬细胞瘤的首选方法，与CT和B超相比，其灵敏度及特异性均较胜出，特别是诊断异位嗜铬细胞瘤。

• 恶性嗜铬细胞瘤：注射显像剂24小时后显影，72小时后最为清晰。恶性嗜铬细胞瘤占嗜铬细胞瘤的10%。同时大剂量的^{131}I－MIBG可起到治疗作用。

• 神经母细胞瘤、副神经节细胞瘤及类癌等亦摄取^{131}I－MIBG，但病灶阳性摄取率仅50%左右，^{131}I－MIBG不是诊断此类肿瘤的首选方法。但一旦诊断确立，^{131}I－MIBG显像对病灶定位有重大帮助。

5 肾上腺皮质显像

【检查的目的】

• 了解肾上腺皮质的功能，定位病变的肾上腺皮质组织。

【你需了解】

• 使用的显像剂为^{131}I－胆固醇。能被肾上腺皮质特异性吸收。

【检查前的准备】

• 详细阅读核医学检查的预约单及说明。

• 保护甲状腺，以减少游离^{131}I的摄取。在检查前3天开始服用复方碘溶液，每天3次，每次5～10滴，直至检查结束。如同时服用T_4，可加强封闭效果。或服用过氯酸钾，剂量为每次200mg，每天4次，封闭效果较好。

• 停用影响显像剂摄取的药物，如地塞米松、抗皮质醇药物。

• 注射显像剂后，分别于第3、5、7、9天进行检查。

• 检查前晚服用轻泻剂，清洁肠道，以免肠道内放射性影响检查结果。

• 检查前排空小便，以免膀胱内放射性掩盖邻近部位的肿瘤。

【检查过程及注意事项】

• 患者仰卧，身体不能移动，每次检查仅需几分钟。

【检查结果的临床应用】

正常肾上腺皮质在第5～9天显影。

• 肾上腺皮质功能亢进的定位诊断。

• 寻找皮质醇增多症术后复发病灶。

• 异位肾上腺定位。

• 肾上腺皮质癌的诊断。

泌尿生殖系统

1 肾动态显像

【检查的目的】

一次注射显像剂同时获得双肾血流灌注影像，肾、输尿管、膀胱图像，以及通过计算机计算分别获得双肾的肾小球滤过率(GFR)和肾有效血浆流量(ERPF)。

【你需了解】

• 肾动态显像的优点 无创伤性，可分别了解左右肾的功能和形态。

【检查前的准备】

• 尽可能检查前3天停服任何利尿剂，前两天不进行静脉肾盂造影。

• 检查当日可正常饮食。

• 检查前20～30分钟饮水300ml。

• 检查前排尿，需要记录身高、体重。

【检查中的注意事项】

• 受检者仰卧，腰部不能移动，整个检查

过程需要 20～30 分钟。

【检查的结果】

● 正常的肾血流灌注图像 腹主动脉上段显影 2 秒后，双肾几乎同时显影。肾血流灌注显影后，肾影逐渐增浓，2～3 分钟后肾影最浓。20～30 分钟后肾影基本消退。

● GFR 与 ERPF 正常值受年龄、体表面积及测定方法的影响，略有差别。一般 GFR 正常值为 80～120ml/min 左右，ERPF 为 600～800ml/min。50 岁以后，年龄每增长 10 岁，GFR 下降 10ml/min，ERPF 下降 70～80ml/min。

● 动态曲线见下节肾图曲线。

【检查结果的临床应用】

● GFR 和 ERPF 降低，表明肾脏有病变。

● 该法能动态观察泌尿系统的功能及形态和病变情况。

2 肾图

【检查的目的】

● 将放射性药物通过肾脏的过程用时间—活度曲线表示，从而分别评价双肾的血流灌注、摄取及排泄变化。

【你需了解】

● 随着单光子计算机断层成像术(SPECT)在国内的普及，目前均与肾动态显像同时完成，即进行肾动态显像时，在获得 GFR 值和 ERPF 值的同时，又可得到肾图信息。

● 检查前的准备和检查中的注意事项同肾动态显像。

【检查的结果】

● 正常的肾图 分为 3 段：a 段又称血管段或示踪剂出现段；b 段又称摄取段；c 段又称为排泄段。

● 异常肾图的意义

(1) 急剧上升型：发生在单侧者，见于急性上尿路梗阻；两侧者，多见于下尿路梗阻后的双侧上尿路引流不畅，或急性肾功能衰竭期。

(2) 高水平延长型：见于上尿路梗阻伴明显积水和肾功能受损。

(3) 抛物线型：主要见于肾缺血、肾功能受损和上尿路引流不畅伴轻、中度积水，也可能为水负荷不足。

(4) 低水平延长型：多见于肾功能严重受损以及慢性上尿路梗阻，偶见于未及时解除的急性上尿路梗阻者。

(5) 低水平递降型：肾功能严重受损或衰竭。

(6) 阶梯状下降型：多见于精神紧张，剧痛者。

(7) 两侧对比异常：无论两侧的肾图曲线是否异常，两侧对比时曲线形态的差别明显表明两侧肾功能差异或尿路通畅性的差异。

【检查结果的临床应用】

● 筛选肾血管性高血压。

● 诊断上尿路梗阻。

● 评估实质性肾脏病变的肾功能状态。

● 了解移植肾是否成功，排异及功能情况。

● 先天性肾脏疾病的诊断。

● 为了诊断扩张的肾盂是机械性梗阻还是非机械性尿路扩张所致，可以进一步检查，做利尿肾图。

3 膀胱显像

【检查的目的】

● 了解有无膀胱输尿管尿逆流及逆流的程度。

● 了解膀胱残余尿量。

【你需了解】

● 约 1/3～1/2 的儿童尿路感染者伴有膀胱输尿管尿逆流。

● 核医学检查的优点 辐射剂量低，可多次使用；无创伤性；可定量计算膀胱残余尿量。

● 检查前的准备同肾动态显像。

【检查中的注意事项】

● 先完成肾动态显像。

● 取坐位，女孩坐尿盆上，男孩用尿收集瓶，背靠检查仪器，需采集 2 分钟的膀胱静态显像。

● 患者排尿，动态观察膀胱输尿管情况。

● 排尿结束后还需采集 2 分钟的膀胱静态显像，才能计算出膀胱残余尿量。

【检查结果的临床应用】

● 反复泌尿系统感染的原因探讨。

● 下尿路梗阻和神经性膀胱患者，观察有无尿返流及其程度。

● 尿返流经治疗后的疗效观察。

● 膀胱残余尿量的测定。

4 阴囊显像

【检查的目的】

● 鉴别急性睾丸蒂扭转与急性睾丸附睾炎。

【你需了解】

● 急性睾丸疼痛，医师很难鉴别急性睾丸蒂扭转与急性睾丸附睾炎，但必须确定诊断及鉴别。因为前者必须手术，后者只需保守治疗。

● 使用的显像剂是^{99m}Tc－自体红细胞。

【检查前的准备】

● 检查前口服 200mg 过氯酸钾，以保护甲状腺。无其他特殊准备。

【检查过程及注意事项】

● 先静脉注射亚锡焦磷酸。

● 患者仰卧，两大腿外展，阴茎用胶带固定于耻骨联合上方。

● 20 分钟后，在床边注射显像剂，观察睾丸血流灌注情况。

● 10 分钟后采集睾丸血池相。

【检查结果临床应用】

● 急性睾丸蒂扭转，血流灌注减低，图像呈放射性稀疏缺损区。

● 急性睾丸附睾炎，血流丰富，图像呈放射性异常浓集区。

消化系统

1 唾液腺显像

【检查目的】

● 了解腮腺的摄取、分泌、排泄功能，鉴别疾病引起的口腔干燥症和精神性口干。

【你需了解】

● 使用的显像剂为$^{99m}TcO_4^-$，可被腮腺从血液中摄取，并浓聚，在酸刺激下能向口腔中分泌排泄。

【检查前的准备】

● 停服阿托品等影响唾液腺功能的药物。

● 准备维生素 C 200mg。无须其他特殊准备。

【检查过程及注意事项】

● 受检者仰卧，床边注射显像剂。整个过程 30～40 分钟。患者头部不能移动。

● 30 分钟时，受检者含服维生素 C 200mg，继续显像 5 分钟。

【正常的显像结果】

● 腮腺摄取显像剂，显影清晰。

● 腮腺导管通畅时，酸刺激后，唾液很快分泌到口腔。

【异常显像结果的临床应用】

● 干燥综合征的疗效的观察。

● 腮腺肿瘤的鉴别诊断：腮腺肿块呈放射性异常浓集区为淋巴乳头状囊腺瘤；如呈稀疏缺损区，则肿瘤的良恶性均有可能。

● 鉴别疾病引起的口腔干燥症和精神性口干。

2 胃食管反流显像

【检查的目的】

● 胃食管反流主要是食道下端括约肌功能障碍，胃内容物反流至食管。本法主要了解有无胃食管反流，评价其反流的程度。

【你需了解】

● 使用的显像剂加入 150ml 橘子汁和 150ml 稀盐酸水溶液。

● 胃食管反流显像检查的优点是无需插管，无创伤、无痛苦，较 X 线和内腔镜更符合生理状况，灵敏度高达 90% 以上。

【检查前的准备】

● 详细阅读核医学检查的预约单及说明。

● 受检者禁食 4 小时以上，停服胃肠动力药物。

● 腹部缚上可充气的腹带。

【检查过程及注意事项】

● 受检者坐位，口服显像剂混合液体，再饮清水 30～50ml，冲洗食道。

● 15 分钟后仰卧于检查床。

● 腹部逐渐充气加压，在不同时间内显像。

【检查结果的临床应用】

腹部加压后，食管部位出现放射性分布为阳性。

● 寻找反酸和胸骨后灼热的原因。

● 早期发现胃大部切除后易并发的胃食管反流，以便及时处理。

● 诊断吸入性肺炎。临睡前口服显像剂混合液体，第 2 天显像，如肺部有放射性，便找到吸入性肺炎的病因。

3 胃排空试验

【检查的目的】

● 了解胃的运动、排空功能。

【你需了解】

● 固体示踪剂使用 ^{99m}Tc－鸡肝的小碎块 300g。

● 液体示踪剂使用 ^{113m}In 的葡萄糖或盐水溶液 300ml。

● 一般两种示踪剂同时使用。因为胃对固体和液体的排空率不同。

● 胃排空试验的优点：无创伤，定量，生理状态的胃运动。

【检查前的准备】

● 详细阅读核医学检查的预约单及说明。

● 检查前禁食至少 6 小时以上，禁用影响胃肠运动的药物。

【检查过程及注意事项】

● 受检者坐位口服上述显像剂，10 分钟内完成。

● 受检者仰卧，每 15 分钟显像一次，至 120 分钟结束。

【正常检查结果】

● 固体胃排空一半的时间平均是 90 分钟。

● 液体胃排空一半的时间平均是 40 分钟。

【检查结果的临床应用】

● **胃排空加速** 糖尿病、十二指肠溃疡、甲状腺功能亢进、胃泌素瘤等。

● **胃排空减慢** 胃下垂、幽门梗阻、胃癌等。

4 十二指肠胃反流的测定

【检查的目的】

● 了解有无十二指肠胃反流，及其反流的程度。

【你需了解】

● 通常十二指肠内容物不进入胃，显像剂从肝胆系统排除，不被胃摄取。

● **本法的优点** 无创伤性、无刺激。较胃镜相比更符合生理状况下的条件，减少假阴性、假阳性。

【检查前的准备】

● 详细阅读核医学检查的预约单及说明。

● 检查前禁食 4 小时以上。准备脂肪餐（荷包蛋两只或牛奶 400ml）。

● 检查前 1 小时口服 400mg 过氯酸钾，以避免胃黏膜摄取显像剂干扰诊断。

【检查过程及注意事项】

● 显像至十二指肠出现时，受检者口服荷包蛋两只，或牛奶 400ml，再继续检查 1 小时。

【检查结果的临床应用】

● 胆汁反流性胃炎的诊断及疗效观察：正常受检者胃不显影，胆汁反流者胃显影。

● 判断胃大部切除术后合并症与胆汁反流的关系。

5 肝静态显像

【检查的目的】

了解肝脏及肝内病变的位置、大小、形状。

【你需了解】

● 通常使用的显像剂为^{99m}Tc－硫胶体，显像剂随血流进入肝脏中，被正常肝脏中吞噬细胞吞噬，且能在肝脏中停留较长时间。病变部位（肝癌、肝囊肿、肝脓肿、肝血管瘤等）不能摄取显像剂。

● 检查前无需特殊准备。

【检查过程及注意事项】

● 静脉注射显像剂20分钟后开始检查。受检者仰卧，身体不能移动。

【检查结果的临床应用】

● 肝脏良、恶性占位病变的定位诊断和鉴别诊断。

● 确诊腹部肿块与肝脏的关系。

● 了解肝外肿瘤是否肝转移。

● 肝脏手术、化疗或放疗后的随访。

● 了解移植肝的情况。

6 胆管系统动态显像

【检查的目的】

● 观察药物被肝脏摄取、分泌、排出至胆管和肠道的动态过程，了解肝胆系统的形态及功能。

【检查前的准备】

● 了解血中胆红素的水平，因为不同的胆红素水平注射^{99m}Tc－EHIDA的剂量将不同。

● 受检者隔夜禁食。

【检查过程及注意事项】

● 详细阅读核医学检查的预约单及说明。

● 患者仰卧位，整个检查过程需30～60分钟。检查期间胸腹部不能移动。

● 在检查床边注射显像剂。

● 了解胆囊收缩功能者，60分钟后，肌肉注射胆囊收缩素或进食脂肪餐，15～30分钟后显像。

【正常的影像】

● 注射显像剂后心、肾、肝依次显影。注射显像剂1～3分钟后肝显像清晰，15～20分钟后放射性分布最浓，之后肝脏显像逐渐变淡。

● 左右肝管、肝总管、胆总管、胆囊管和胆囊依次显影。

● 胆囊约在45分钟时显影。

● 放射性药物被排入肠道，一般不迟于45～60分钟。

【异常显像的临床应用】

● 诊断急性胆囊炎　肝脏、胆管、肠道排泄显像均正常，胆囊持续不显影，临床上有特殊诊断作用。

● 鉴别诊断肝外胆管梗阻和肝内胆汁淤积　肝外梗阻型黄疸肝影正常，梗阻部位以上肝胆管放射性滞留。肝细胞型黄疸则肝影淡、模糊不清，但胆囊、肠道逐渐集聚放射性。

● 鉴别诊断先天性胆管闭塞和新生儿肝炎　先天性胆管闭塞24小时后肠道不出现放射性，新生儿肝炎肠道内可见放射性。

● 诊断胆总管囊肿等先天性胆管异常　胆总管扩张部位放射性滞留，在肝影、胆囊影消退甚至进食后仍有残存放射性。

● 肝胆系手术后的疗效观察和随访　术后有无胆管闭塞，通畅情况，有无胆汁—胃—食管反流，有无胆漏等。

● 异位胆囊的确定。

● 移植肝的监测　移植后有无排斥反应，有无感染或胆管梗阻。

● 肝细胞癌、肝腺瘤、肝血管瘤、肝局灶性结节增生的鉴别诊断可使用特殊的显像剂。

7 胃肠道出血显像

【检查的目的】

● 诊断消化道急性（新鲜的）和间歇性出血，并对下消化道出血定位。

【你需了解】

● 使用的显像剂是^{99m}Tc－红细胞。

● 对于健康人，显像剂不会流出到血管外面；而血管破裂出血时，显像剂就能流出到血管外，在出血部位浓聚，与周围组织形成鲜明的对比。

● 出血量很少（小于0.1～0.2ml/min）

时,或出血部位停止出血时,本检查不能显影。

- 可以找出出血部位,但不能作出病因诊断。
- 胃肠道出血显像的优点是能发现内腔镜不能到达的地方或盲区。

【检查前的准备】

- 注射显像剂之前1小时必须口服200毫克过氯酸钾,以封闭甲状腺。
- 检查之前必须停用止血药。

【检查结果的临床应用】

- 出血部位可见放射性药物浓聚。本法能对下消化道的小量渗血、间歇性出血、急性出血作出定位诊断,为临床治疗提供重要线索。

8 ^{14}C-尿素呼气试验

【检查的目的】

- 诊断幽门螺杆菌,监测疗效及是否复发。

【你需了解】

- 幽门螺杆菌是引起慢性胃炎、胃溃疡、十二指肠溃疡的主要病因,与胃癌发生有密切的关系。
- 幽门螺杆菌产生尿素酶,能分解^{14}C-尿素为$^{14}CO_2$和NH_3,检测从肺呼出的$^{14}CO_2$的水平,可判断是否有幽门螺杆菌感染。

【检查前的准备】

- 停止服用止酸剂和抗生素两周以上。
- 急性消化道出血1月后才能做此检查。

【检查结果的临床应用】

- 测定值大于2.0即为阳性,提示有幽门螺杆菌感染。

骨骼系统

1 骨显像

骨显像是放射性核素显像常做的检查之一。全身骨显像与其他影像学相比能提供更早诊断、发现更多的病变。常规X线的骨骼片在显示骨的矿物质密度变化时,只有在矿物质密度变化50%以上,才能显示破坏性骨病。骨显像反映的是成骨活性和局部血流,是骨对肿瘤、外伤或炎症等疾病过程的代谢反应。通常认为全身骨显像发现肿瘤骨转移较X线早3～6个月。但骨显像对各种骨病变无特异性。为了正确的诊断病变,骨显像常需结合X线片或磁共振显像等一起综合分析。

【检查的目的】

- 了解全身骨血流、代谢情况,诊断骨肿瘤或病变,以及其他肿瘤有无骨转移。

【你需了解】

- 常规使用的显像剂是^{99m}Tc-MDP,它能与骨组织结合。
- 影响^{99m}Tc-MDP与骨结合的因素有骨的代谢活性、局部骨的血流量、交感神经的兴奋。
- 显像的方法有三相骨显像、全身骨显像、骨断层显像。通常肿瘤患者一般只做2小时以上的延迟显像。

【检查前准备】

- 严重骨痛者适当使用镇痛或镇静剂,以利于保持检查体位。其他受检者无需特殊准备。

【检查过程及注意事项】

- 静脉注射显像剂前后均需大量饮水,促进显像剂的排泄,提高骨与软组织的对比,使骨显像图像清晰。
- 从注射显像剂到显像需等待2小时以上。
- 患者排尿时因注意防止尿液污染身体和衣服。
- 骨显像前需把膀胱中的尿液排干净。
- 骨显像时间,一般需30分钟左右。在检查过程中受检者体位不能移动。

【正常的骨显像】

- 正常的骨显像图像的特点:全身骨放射性分布均匀、对称。

【骨显像的临床应用】

- *肿瘤骨转移* 骨显像是发现肿瘤骨转移高灵敏的诊断手段。一般骨转移是多发性的。前列腺癌、肺癌等骨转移可使全身骨摄取显像剂增高,称为“超级显像”。但一些骨代谢病也可出现超级显像。

• 原发性肿瘤　原发性恶性骨肿瘤的三相骨显像,三个时相病变部位放射性异常浓聚。良性骨瘤在灌注相和血池相不出现放射性异常浓聚。

• 骨外伤　就大多数骨外伤来说,骨显像较X线无优势。但骨显像可发现X线较难发现的早期而较小的骨折,即隐匿性骨折。也可发现应力性骨折。对诊断无菌性股骨头坏死、评价无菌性股骨头坏死的疗效有一定的作用。

• 骨显像可以检测移植骨的活性。

• 良性非肿瘤骨病　代谢性骨病(骨质疏松、骨软化、甲状旁腺功能亢进、畸形性骨炎)、关节炎等良性非肿瘤骨病的显像均有各自特点。

2 骨密度测定

【检查的目的】

• 了解有无骨量减少和骨质疏松及其程度。

【哪些人需要骨密度检查】

• 绝经后妇女。

• 老年男性。

• 长期服用类固醇类激素。

• 患有甲状腺疾病、甲状旁腺疾病、糖尿病、皮质醇增多症等内分泌疾病。

• 慢性肾衰患者,多次骨折者。

【检查前的准备】

• 去除检查部位的金属物质,无其他特殊准备。

【检查结果的临床应用】

• 骨质疏松的诊断及治疗的疗效监测。

血液系统

1 红细胞破坏部位的测定

【检查目的】

了解红细胞在体内的主要破坏部位,有助于贫血的鉴别诊断、脾功能的评估。

【你需了解】

• 使用的放射性核素为^{51}Cr标记的自身红细胞。

• 使用该放射性药物还可测定红细胞寿命及有效循环血容量。

• 检查前无需特殊准备。

【检查的过程】

• 静脉注射放射性核素,30分钟后采集心前区、肝区和脾区的放射性记数率。

• 自24小时起,上述部位每天测定一次。直至胸前区放射性记数减半。

【检查结果的临床应用】

• 脾功能亢进(脾亢):脾放射性记数持续上升,而心、肝记数无明显变化,说明是脾亢,是脾切除的指征。

• 脾肿大而无亢进:脾脏肿大,放射性记数无上升趋势。

• 肝脏明显集聚:表明肝脏是红细胞破坏的主要场所。

• 肝脾均无明显异常集聚:可见于阵发性血红蛋白尿。

2 骨髓显像

【检查目的】

• 了解全身骨髓的分布,造血组织的总容量和各部位骨髓功能状况的差别。

【你需了解】

• 正常人的功能性的造血骨髓主要分布在躯干骨(脊柱骨、肩胛骨、胸骨、肋骨、骨盆)和颅骨,肱骨和股骨近端1/4～1/3的髓腔,其他髓腔为脂肪组织。

• 最常用的显像剂是^{99m}Tc－硫胶体。

• 检查前无需特殊准备。

【检查的过程】

• 静脉注射显像剂,20分钟后行全身显像。

【显像结果的临床应用】

• 协助选择骨髓穿刺(骨穿)或活检部位:再生障碍性贫血常常有骨穿的病理结果与临床表现不符的情况出现,可用此法确定最佳穿刺部位。

- 骨髓栓塞的诊断。
- 多发性骨髓瘤的定位诊断：图像上可见单个或多发性骨髓缺损区。

3 脾显像

【检查目的】

- 了解脾脏的位置、形态、大小以及功能。

【你需了解】

- 可使用^{99m}Tc－硫胶体或^{99m}Tc－热变性红细胞两种显像剂。
- 检查前无需特殊准备。

【检查的过程】

- 静脉注射显像剂后15分钟行脾脏静态显像。

【检查结果的临床应用】

- 了解有无脾肿大。
- 左上腹肿块的鉴别诊断。
- 脾内占位行病变的诊断　脾脏肿瘤、脓肿和血管瘤均表现为放射性分布稀疏或缺损区。
- 脾破裂、脾梗塞的诊断　脾破裂表现为放射性缺损，轮廓异常。脾梗塞表现为楔形放射性缺损区。
- 脾发育异常（无脾、多脾、副脾）的诊断。
- 自体脾移植后的检测。

淋巴系统显像

1 淋巴显像

【检查目的】

- 了解淋巴结、淋巴管的分布、形态、大小、通畅程度。

【你需了解】

- 通常使用的显像剂为^{99m}Tc－右旋糖酐。
- 核素淋巴显影的优点：与X线直接淋巴管造影相比，核素淋巴管显像是在生理条件下反映淋巴管通畅程度和淋巴结的功能，而X线造影则是非生理性的侵入检查，不显示淋巴结，而且造影后淋巴结易发生退行性变化。
- 检查前无需特殊准备。

【检查的过程】

- 选择一个部位淋巴流的起点为注射部位，将显像剂注射皮下、组织间隙或黏膜下。
- 注射后鼓励受检者积极活动打针的相应部位，增加显像剂随淋巴回流。
- 1小时后显像。

【正常淋巴显像图像】

- 淋巴显影清晰、淋巴管相连，无中断，淋巴结呈圆、卵圆分布均匀对称。

【异常图像的临床应用】

- 转移性淋巴结损坏的定位。
- 淋巴瘤的辅助诊断　淋巴瘤一处或多处淋巴结影增大，并出现放射性浓聚。
- 淋巴梗阻的定位诊断　诊断肢体软组织肿胀与淋巴流或血循环的关系，乳糜尿的定位诊断。

2 前哨淋巴结显像

前哨淋巴结是指引流肿瘤淋巴液的第一站淋巴结，通常认为前哨淋巴结未见肿瘤累及，则肿瘤远处转移的几率大大降低，手术范围可缩小。目前前哨淋巴结在乳腺癌、黑色素瘤中应用广泛。

【检查的目的】

- 寻找到前哨淋巴结。

【你需了解】

- 使用的显像剂有^{99m}Tc－右旋糖酐、^{99m}Tc－硫胶体或^{99m}Tc－DMSA等
- 检查前无需特殊贮备。

【检查过程】

- 通常在肿块4周注射显像剂，可同时注射亚甲蓝。
- 分别于30分钟、1、2、4小时行静态显像。

【检查结果的临床应用】

- 根据显像提示的前哨淋巴结的位置，

术前或术中利用手持性γ探测仪，找到前哨淋巴结，送病理检查。根据肿瘤是否累及前哨淋巴结，决定手术的范围，对估计预后有一定的帮助。

心血管系统

1 心肌灌注显像

【检查的目的】

● 了解缺血性心脏病或心肌病变中心肌受损的部位、范围及其程度，了解心肌梗死后梗死区心肌是否存活。

【你需了解】

● 检查使用的显像剂主要有两种：^{99m}Tc－MIBI 和^{201}Tl。

● 正常心肌摄取显像剂；病变心肌不摄取显像剂。

● 需进行两次显像，负荷运动显像和静息显像（或延迟显像）。

● 使用^{99m}Tc－MIBI 做显像剂，两次显像隔天完成；用^{201}Tl 做显像剂的两次显像一天完成。

● 负荷运动显像分为药物负荷试验和运动负荷试验。

【检查前的准备】

● 受检者检查前两日停服β受体阻滞剂（心得安、倍他乐克等）及血管扩张剂（硝酸甘油等）。

● 使用^{99m}Tc－MIBI 做显像剂者，检查当日空腹4小时以上，需准备脂肪餐（荷包蛋两只或全脂牛奶200ml）备用。

● 使用^{201}Tl 做显像剂者，无需空腹和准备脂肪餐。

【检查的过程及注意事项】

● 注入显像剂后半小时进食脂肪餐。

● 运动负荷试验时，运动前先建立通畅的静脉通道。

● 运动量由小至大，心肌耗氧量逐渐增大。出现下列情况时停止运动，立即告诉医生：

（1）心率达到预计最大心率的85%；

（2）心电图 ST 段水平下移超过2mm；

（3）严重心绞痛；

（4）血压下降；

（5）严重心律失常。

● 停止运动后立即从预先建立的静脉通道注射显像剂。

● 药物负荷试验时，通常使用的药物是潘生丁。2～4分钟后注射显像剂。

● 潘生丁的不良反应有头晕、胸闷、心悸、恶心等，如出现注射潘生丁后有不适，请立即告诉医生。

● 有周围血管疾病、关节炎、脑血管疾病、慢性肺部疾病的患者不宜使用潘生丁进行负荷试验，应与检查的医生联系。

● 检查过程中，受检者仰卧，双手抱头。

● 检查过程约为8～15分钟，期间受检者呼吸尽量平稳，胸腹部不能移动。

【检查结果的临床应用】

● 诊断心肌缺血：了解有无心肌缺血，评价冠状动脉病变的范围。

● 心肌梗死：诊断心肌梗死，了解梗死灶的位置、大小和范围。但不能鉴别急性或陈旧性心肌梗死。了解梗死区心肌是否仍有存活。

● 扩张型心肌病、肥厚型心肌病的辅助诊断。

● 观察动脉搭桥术后及支架术（PTCA）后心肌缺血改善的情况。

2 心肌梗死阳性显像

【检查的目的】

● 了解是否存在急性心肌梗死（心梗）及梗死的范围。

【你需了解】

● 使用的显像剂是^{99m}Tc－PYP。

● 急性坏死的心肌组织摄取显像剂，正常心肌细胞则不能摄取显像剂。

● 检查前无需特殊准备

【检查的过程及注意事项】

● 静脉注射显像剂后1～2小时后显像。

● 身体保持不动。

【检查结果的临床应用】

● 心脏出现放射性浓集区意味着有急性心肌梗死，为临床治疗和预后提供帮助。

3 门控心血池平面显像

● 门控心血池平面显像又称心功能显像。

【检查的目的】

● 观察心室室壁的收缩和舒张运动，计算出心室功能的各项参数。

【你需了解】

● 使用的显像剂是^{99m}Tc－自体红细胞。

【检查前的准备】

● 检查前口服 200mg 过氯酸钾，以封闭甲状腺。

● 无其他特殊准备。

【检查过程及注意事项】

● 检查过程中，受检者仰卧，双手抱头，连接促发器（类似心电图）的胸导联。

● 检查过程约为 8～15 分钟，期间受检者呼吸尽量平稳，胸腹部不能移动。

【检查结果的定量分析】

● 局部室壁运动。

● 心室容积曲线。

● 收缩功能：可准确地了解局部和整个左心室的射血分数（EF 值）。

● 舒张功能。

● 时相分析。

【检查结果的临床应用】

● 对冠心病的诊断。

● 心肌疾病治疗前后心功能的判断。

● 室壁瘤的诊断。

● 慢性阻塞性肺病的右心室功能评价。

4 双下肢深静脉造影

【检查的目的】

● 了解双下肢深静脉回流是否通畅，确定静脉内血栓形成的梗阻部位，以及血栓局部显影。

【你需了解】

● 在双下肢足背静脉同时注射显像剂，同时在双侧踝关节上方扎紧止血带。

● 检查前需停用肝素等抗凝药。

● 无需其他特殊准备。

【检查过程及注意事项】

● 检查过程中，受检者双下肢及身体不能移动。

● 双侧踝关节上方扎紧的止血带至检查结束后取下。

【检查结果的临床应用】

● 双下肢有静脉血栓：静脉不通、连续中断，侧支循环静脉显影。新鲜的血栓及其位置能见到显影。

神经系统

1 局部脑血流断层显像

【检查的目的】

● 了解脑局部血流量（rCBF），脑部缺血的定位、范围。

● 有无脑肿瘤或肿瘤颅内转移。

● 有无脑萎缩、痴呆等。

【你需了解】

● 使用的显像剂是^{99m}Tc－HMPAO 或 ^{99m}Tc－ECD。

● 显像剂为脂溶性物质，能通过血脑屏障，被正常脑皮质摄取。

【检查前的准备】

● 检查当日无需空腹。

● 检查前 1 小时口服 200mg 过氯酸钾，以封闭甲状腺。

● 受检者戴眼罩和耳塞，5 分钟后注射显像剂。

【检查过程及注意事项】

● 静脉注射显像剂，5 分钟后可取掉眼罩和耳塞。

● 受检者平卧，头部在头托中。10～15 分钟后开始显像。

● 显像过程中，房间内灯光调暗，并保持安静。受检者头部保持不动。

【检查结果的临床应用】

● 脑萎缩、早老性痴呆的应用　全脑血流灌注减少。本法不仅可早期诊断早老性痴呆，而且对痴呆的分型也有一定的帮助。

• 短暂性脑缺血发作(TIA)的诊断　TIA的诊断主要依靠临床分析。本法较CT、MRI检查的阳性检出率明显增高。

• 脑梗塞的诊断　可早期诊断脑梗塞，而CT则要在脑梗塞24小时后才能发现。

• 癫痫病灶的诊断　癫痫发作时，病变部位rCBF增加，癫痫发作间歇期则减低。

• 脑外伤或脑手术后的脑血流观察。

• 恶性肿瘤(肺癌、乳腺癌等)有无颅内转移。

• 脑瘤诊断及治疗后(手术、放疗)的随访。

2 脑脊液显像

【检查的目的】

• 了解脑脊液的生成、吸收和循环的动力学，显像的内容包括脑池显像和脊髓蛛网膜下腔显像等。

【你需了解】

• 使用的显像剂是^{99m}Tc－DTPA。

• 检查前无需特殊准备。

【检查过程及注意事项】

• 脑池显像和脊髓蛛网膜下腔显像均需常规腰椎穿刺。

• 在穿刺针中注入显像剂。

• 注射显像剂1小时后开始显像。

【检查结果的临床应用】

• 脑脊液耳漏或鼻漏的定位诊断。

• 交通性脑积水。

呼吸系统

1 肺通气显像

【检查的目的】

• 评估肺局部通气功能。

【你需了解】

• 使用的显像剂是^{99m}Tc－气溶胶。

• 检查前无需特殊准备。

【检查过程及注意事项】

• 吸入显像剂之前，一定要按医生的指示吸气或呼气。

• 吸入显像剂后即可行肺通气显像。

【检查结果的临床应用】

• 慢性阻塞性肺部疾患(COPD)　肺通气显像可早期显示慢性阻塞性肺部疾患异常的肺通气。表现为显像剂向心性沉积伴大片肺段的通气缺损。

• 肺动脉血栓栓塞症(PE)在下节肺灌注显像时一起介绍。

2 肺灌注显像

【检查的目的】

• 观察肺各部分的肺动脉血流灌注情况。

【你需了解】

• 使用的显像剂是^{99m}Tc－MAA。

• ^{99m}Tc－MAA的直径略大于肺毛细血管，但暂时栓塞的肺毛细血管仅占肺毛细血管的几十万分之一，所以检查是安全的。

【检查前准备】

• 受检者如患有室间隔、房间隔闭和不全，血流右向左分流者，请告诉医生。

• 注射显像剂前15分钟，受检者休息，减少肺血管痉挛。

【检查过程及注意事项】

• 注射显像剂时，受检者必须仰卧位，躺平。

• 注射完显像剂后开始显像。

【检查结果的临床应用】

• 肺动脉血栓栓塞症(PE)　诊断PE必须把肺通气显像和肺灌注显像结合起来看。肺通气显像正常、肺灌注显像有肺显像图形上缺损区，可明确诊断为PE。

• 肺源性心脏病　肺动脉高压引起血液动力学改变，多发性血运受损。

• 肺部手术前的功能评估。

3 肿瘤显像

【检查的目的】

• 了解肿瘤的良恶性，寻找恶性肿瘤的转移灶。

【你需了解】

● 肿瘤显像的方法有很多种。通常使用的亲肿瘤显像剂有：^{210}Tl、^{99m}Tc－MIBI、^{67}Ga显像、^{99m}Tc－DMSA、^{18}F－FDG等（^{18}F－FDG肿瘤显像见下章）。这些显像剂可被肿瘤组织摄取。也可使用^{99m}Tc标记的肿瘤特异性抗体进行肿瘤阳性显像。

● 一般检查前无需特殊准备。

【检查过程及注意事项】

● 使用^{67}Ga作为显像剂的受检者，停用铁剂1周。

● 检查前晚上服用轻泻剂，避免肠道内放射性物质影响检查结果，检查当日早晨禁食。

● 使用其他显像剂者，无需特殊准备。

【检查结果的临床应用】

● 恶性肿瘤及其转移灶：在病变部位可见放射性浓聚区。

● 肿瘤良恶性的鉴别。

● 恶性肿瘤的疗效监测。

● 受各种原因的影响，可能产生假阳性及假阴性。

正电子计算机断层成像术（PET）和SPECT符合显像

● PET是当今临床医学上最先进和最有潜力的分子显像技术之一。使用正电子核素能动态、连续、无创伤地在分子水平观察显像剂在体内的吸收、分布、排泄、代谢、病变器官浓集、生理及生化反应。可以对活体组织的血流灌注、代谢等进行定量分析。

● PET的空间分辨率，最精细可达到4mm，一般临床医学型PET可达到6～8mm。即便如此，有时对器官的解剖定位还是比较困难。于是出现了PET/CT一体机，同时采集图像，然后把两种显像的结果融合。这样把两种显像的优点进行互补，大大提高了诊断的准确性。

● 由于PET仪器价格昂贵，国内购买PET的单位不多。大多单位购买的是带符合线路的双探头SPECT，它能代替PET显像的部分工作。同样为了提高解剖定位的准确性，出现了许多SPECT/CT一体机，也可进行图像融合。

● 氟脱氧葡萄糖（^{18}F－FDG）是葡萄糖的类似物，一种常用的PET显像剂。在高糖代谢的恶性肿瘤组织内大量积聚^{18}F－FDG，显示放射性"热区"，在无血流灌注的组织或无活性的组织，就不会摄取^{18}F－FDG，显示为"冷区"，这就是PET显像的基本原理。

● ^{18}F－FDG在正常组织中也有一定量的分布。泌尿系统中以输尿管和膀胱最浓；消化道中，^{18}F－FDG可浓集在各个部位；肌肉骨骼中，运动着的肌肉会摄取较多的^{18}F－FDG。其他非校正的影像见到肺、纵隔、肝、脾稍有显影。儿童见到胸腺，妇女月经后期有乳房显影甚至乳头显像，在哺乳期更明显。

心脏疾病

【检查的目的】

● 诊断冠心病及心肌梗死，了解梗死心肌有无存活。

● 监测冠心病介入治疗的疗效。

【你需了解】

● 详细阅读核医学检查的预约单及说明。

● 显像剂常用^{18}F－FDG和^{11}C－棕榈酸。

● 正常心肌在一定的血糖范围内会摄取^{18}F－FDG。

● 正常禁食情况下，血糖浓度较低，心肌主要利用血内浓度较稳定的游离脂肪酸（FFA），进行有氧氧化代谢。可用^{11}C－棕榈酸做显像剂。

【检查前准备】

● 检查之前停用或减少使用会影响心脏的药物，检查前不饮用咖啡等有较强刺激性的饮料，不需禁食。

● 注射^{18}F－FDG前测血糖。血糖浓度应在140～160mg/dl左右。如果空腹血糖过高，则应立即给胰岛素控制血糖。一般禁食状态下血糖偏低，可在^{18}F－FDG 注射前口服 50 克蔗糖。

● 高血脂患者，可口服 acipimox，acipimox 可抑制外周组织的脂代谢，降低血浆游离脂肪酸的水平，从而增加心肌组织对 FDG 的摄取。

【检查过程及注意事项】

● 注射^{18}F－FDG 显像剂，40～60 分钟后进行心肌显像。这段期间受检者减少运动，少说话，静卧或选择舒适的坐姿。

● 检查时受检者双手抱头，整个过程需要 10～20 分钟，受检者身体不能移动。

【检查结果的临床意义】

● 诊断冠心病及心肌梗死：梗死的心肌即使有血流也没有葡萄糖代谢，所以呈放射性缺损区。

● 心肌存活测定：在常规^{99m}Tc－MIBI 心肌灌注显像所示的血流灌注减少甚至无血流灌注区，摄取^{18}F－FDG 者为有存活心肌，进行冠状动脉搭桥术、TPCA 术或溶栓治疗效果好。无摄取者，存活心肌少，治疗效果差。

肿瘤显像

【你需了解】

● ^{18}F－FDG 显像已在肿瘤疾病中较多地应用，其作用毋庸置疑。尤其对肿瘤的早期诊断、肿瘤的分期等明显优于 CT 和 MRI。与 CT 和 MRI 等现代影像检查相结合可大大提高诊断的准确率。

● ^{18}F－FDG 肿瘤显像在临床的决策处理、疗效评价和预后判断等方面表现出愈来愈重要的临床价值。

● 近年来，^{18}F－FDG 肿瘤显像甚至应用于健康检查，早期发现隐匿性的亚临床病灶，对疾病的防治更有重要意义，已逐步被临床医师认可和接受。

● ^{18}F－FDG 肿瘤显像的灵敏度虽然很高，但仍有一定的假阳性和假阴性。

除生理性摄取外，非恶性肿瘤病变，如感染、炎症灶，活动性结核，手术吻合口，手术损伤甚至一些良性甲状腺肿瘤等也可摄取^{18}F－FDG，造成假阳性。

生理因素血糖过高，使肿瘤灶摄取降低；分化程度较好，肿瘤细胞数量较少，生长缓慢的肿瘤，如类瘤、支气管肺泡癌，高糖代谢不明显，致使摄取较低；有些肿瘤对^{18}F－FDG 分解加速，致使不易积聚，如肝细胞癌、肾透明细胞癌等，从而易成假阴性。

此外，在治疗过程中，由于暂时性的代谢抑制导致病灶不显示。

【^{18}F－FDG 肿瘤显像的目的】

● 恶性肿瘤的诊断、良恶性病变的鉴别和全身转移灶的探查，包括肺癌、淋巴瘤、头颈部肿瘤、消化道肿瘤（食道、胃、胰腺、结直肠，转移性肝癌）、乳腺癌、卵巢癌、黑色素瘤、肾上腺肿瘤和转移性甲状腺癌等。

● 肿瘤的分期和再分期。

● 肿瘤术后复发和疤痕的鉴别。

● 放疗后复发和照射性坏死的鉴别。

● 肿瘤治疗（放疗、化疗等）的疗效监测。

● 血肿瘤标志物如 CEA、AFP、CA 类等持续增高者，寻找肿瘤原发处和转移灶。

【美国经医保财政管理局（HCFA）认可的肿瘤 PET 显像项目】

● 肺癌　单个肺结节（全身或局部显像），非小细胞肺癌 NSLC 分期、再分期（全身）。

● 结直肠诊断分期、再分期（全身显像）。

● 黑色素诊断分期、再分期（全身显像）。

● 淋巴瘤诊断分期、再分期（全身显像）。

● 头颈部肿瘤（除甲状腺和脑肿瘤）分期、再分期（全身显像）。

● 食道癌诊断分期、再分期（全身显像）。

● 乳腺癌（全身）。

● 难治性癫痫手术前定位。

● 早老性痴呆（AD）、痴呆（Dementia）。

● 心肌活力（心肌 SPECT 检查无定论者）。

【^{18}F－FDG 显像检查前准备】

● 详细阅读核医学检查的预约单及说明。

• 检查前禁食 4 ～ 6 小时(心肌显像除外)。

• 手指采血,测空腹血糖。

• 检查前和注射药物后,在等待检查时应避免紧张及过度活动,保持安静休息。

• 全身显像前排清尿液。

• 消化道检查,必要时服轻泻剂或灌肠。

• 应用溴苯辛减少胃肠道泌酸及运动,以减少^{18}F－FDG 的浓集。

• 不能坚持平卧不动者,如疼痛或儿童患者,应告诉医生,必要时予止痛或镇静剂。

• 提早到达检查处,避免匆忙赶时间前来检查,否则显像结果表现为小腿和前臂肌肉的高度浓集。

• 如做过化疗,有急性或慢性炎症、结核病史,务必告诉检查医师。

【检查中的注意事项】

• 静脉注射显像剂,检查一般在注射显像剂 1 小时后进行,检查过程需时为 30 分钟至 1 小时,尽量少动。

• 避免四肢、腰部等肌肉长时期处于紧张状态,否则造成异常^{18}F－FDG 浓集,干扰相应部位病灶的检出。

• 禁止讲话,否则导致嚼肌、咽部甚至口腔旁^{18}F－FDG 浓集,干扰头颈部病灶的检出。

【检查结果的临床应用】

• 恶性肿瘤的诊断。

• 良、恶性肿瘤病变的鉴别,以指导正确的处理方案;还可用于鉴别手术后肿瘤复发或疤痕组织形成;放疗后坏死或肿瘤复发。

• 病程分期和再分期,治疗前后寻找转移灶,观察其扩展及散布有利于治疗方案的制定和再制定。

• 监测疗效,如淋巴瘤及淋巴转移,CT 的观察指标以肿瘤及淋巴结大小为依据,而^{18}F－FDG 可监测细胞活力,如病灶仍摄取^{18}F－FDG 表示肿瘤仍有活力应继续治疗。

• 判断预后:根据病灶部位^{18}F－FDG 摄取的程度可判断预后,如肿瘤标准摄取值(SUV)值高者比低者的生存期短,一定程度上表示低分化,应采取更积极的治疗措施。

• 恶性肿瘤转移灶的寻找。

神经系统显像

【检查的目的】

• 鉴别脑瘤良性或恶性、复发及疤痕。

• 癫痫灶的定位。

• 诊断早老性痴呆等。

【你需了解】

• 详细阅读核医学检查的预约单及说明。

• 外界声音、光线等刺激将影响受检者相应脑神经的代谢增加,导致皮质摄取显像剂不均匀,影响检查结果。故患者最好能避免外界的刺激。

【检查的过程及注意事项】

• 静脉注射显像剂后,为了避免对受检者的脑部神经产生影响,受检者在注射后应在暗室静心等待。

• 受检者平卧,头部在头托中。10 ～ 20 分钟后开始显像。

• 显像过程中,房间内灯光调暗,并保持安静。受检者头部保持不动。整个检查需要 10 ～ 20 分钟。

【检查结果的临床应用】

• 脑肿瘤的诊断。

• 脑瘤良恶性的鉴别、复发及疤痕的鉴别。

• 癫痫灶的定位。

• 早老性痴呆等的诊断。

放射免疫及发光分析检查

体外放射配体结合分析法,是一种以放射性核素标记的受体为示踪剂,与欲测的微量生物活性物质结合,在体外测出微量物质的量。这种特异性的结合可以形象的理解为“锁和钥匙”的关系,所以特异性很强。测量微量物质的量可达到 10^{-9} ～ 10^{-15}g。测量的活性物质广泛，如激素、蛋白质、抗原、抗体、维生素和药物等，达300多种。这类技术中，以放射免疫最具代表。1959年Yalow和Berson创建上述方法，1977年获诺贝尔奖。随后发展了免疫放射分析、放射受体分析、酶免疫分析、荧光免疫分析，近年来随着计算机、物理学的发展，时间分辨荧光分析、化学发光、电化学发光分析在临床上逐渐使用，应用范围更加广泛。以下列出常见的检测项目。

1 甲状腺–垂体轴激素测定

表3–2–1

项 目	参考范围	临床意义	备 注
游离三碘甲状腺原氨酸（FT_3）	0.8～2.0 μg/dl	甲亢↑ 甲减↓	空腹抽血
游离甲状腺素（FT_4）	0.14～0.44 μg/dl	甲亢↑ 甲减↓	同上
三碘甲状腺原氨酸（TT_3）	70～200 μg/dl	甲亢↑ 甲减↓	同上
甲状腺素（TT_4）	5～13μg/dl	甲亢↑ 甲减↓	同上
反三碘甲状腺原氨酸（rT_3）	35～95 μg/dl	甲亢↑ 甲减↓	同上
超灵敏促甲状腺激素（S–TSH）	0.5～3μU/ml	甲亢↓ 甲减↑	同上
甲状腺球蛋白抗体（TGAb）	<20%	患桥本氏甲状腺炎	同上
甲状腺微粒体抗体（TMAb）	<30%	患桥本氏甲状腺炎	同上
甲状腺过氧化物酶抗体（TPOAb）	<8U/ml	患桥本氏甲状腺炎	同上
甲状腺受体抗体（TRAb）	<8%	甲亢↑ 停药指标	同上
甲状腺球蛋白（Tg）	10～160ng/ml	甲状腺癌术后复发监测	

2 性激素测定

表3–2–2

项 目	参考范围			备 注
	卵泡期	排卵期	黄体期	
泌乳素（PRL）（μg/L）	12.24±6.21	16.86±8.86	13.43±7.46	空腹抽血
促卵泡生成素（FSH）（IU/L）	13.07±3.79	25.19±10.41	6027±3.45	同上
促黄体生成素（LH）（IU/L）	8.08±4.79	86.11±65.29	4.6±3.97	同上
雌二醇（E_2）（pmol/L）	234±107	751±330	445±110	同上
孕酮（P）（nmol/L）	1.12±0.79	3.35±1.68	42.67±18.8	同上

表3–2–3

项 目	参考范围	备 注
睾酮（T）（nmol/L）	男性：12.7～39.7 女性：0.25～5.31	空腹抽血
绒毛膜促性腺激素（HCG）（IU/L）	<3.1	同上

【临床意义】

● 高 PRL 血症　多见于闭经－溢乳综合征、垂体病变、肿瘤伴"异位性"PRL 分泌症候群。

● PRL 降低　全垂体前叶功能减退症、单一性 PRL 分泌缺乏症。

● 高 FSH、LH 血症　多见于卵巢性闭经。

● 低 FSH、LH　多见于垂体下丘脑性闭经。

● 高雌激素血症　多见于多胎妊娠、糖尿病孕妇、卵巢癌。

● 低雌激素　多见于妊娠高血压综合征、无胎儿、卵巢囊肿。

● 高孕酮血症　多见于葡萄胎、多胎。

● 低孕酮　多见于原发性或继发性闭经、死胎。

● 高睾酮血症　多见于睾丸良性间质细胞瘤、女性特发性多毛症。

● 高 HCG　多见于早孕、绒癌、葡萄胎、早期宫外孕。

3 脑垂体激素和肾上腺轴

表 3－2－4

项　目	参考范围	临床应用
促肾上腺皮质激素(ACTH)	7.8～52pg/L	库欣病、类癌综合征↑ 肾上腺皮质亢进↓
尿 17－羟类固醇 (17－OHCS)	男 11～30μmol/L 女 8.6～24.8μmol/L	肾上腺皮质功能亢进↑ 低下↓
尿苦杏仁酸(VMA)	13.4～32.3nmol/L	嗜铬细胞瘤、神经母细胞瘤↑
血浆醛固酮(Ald)	0.14～0.8nmol/L	醛固酮增多症、肝硬化↑ 阿狄森病↓
尿醛固酮	3～28nmol/L	同上
血皮质醇(F)	5～20 μg/dl	肾上腺皮质功能亢进↑ 低下↓
生长激素(GH)	男性:0.34±0.3ng/ml 女性:0.84±0.3ng/ml	巨人症、指端肥大症↑ 垂体性侏儒↓
抗利尿激素(ADH)	6～17pg/ml	中枢性尿崩症↓
催产素(OxT)	5～9 pg/ml	先兆流产、妊高征↑
加压素(VP)	2～8ng/ml	高血压、心衰↑

注：检测 F 必须上午 8 点和下午 16 点两次空腹采血。
检测 ACTH，血样需抗凝。
检测 17－OHCS、VMA 时，需以浓盐酸 5～10ml 为防腐剂，留 24 小时尿量，取 10ml 送检。

4 心血管系统

表 3－2－5

项　目	参考范围	临床应用
肾素	0.6～1.9nmol/L	原发性高血压肾素型↑ 低血压↓

（续表）

项目	参考范围	临床应用
血管紧张素Ⅰ(AT－Ⅰ)	11～88μg/L	肾炎、低钠饮食↑ 原发高血压↓
血管紧张素Ⅱ(AT－Ⅱ)	12～36ng/L	原发性高血压↑ 醛固酮增多症↓
血浆肾上腺素(Ad)	<88pg/L	嗜铬细胞瘤↑
心钠素(NAP)	30～70ng/L	原发性高血压、肾功能不全↑
前列环素(PGI_2)	127～361pg/L	高血压↓
血栓素($TXTA_2$)	71～230 pg/L	高血压↑
肌红蛋白(Mb)	<80ng/ml	心肌梗死、肾功能障碍↑
心肌球蛋白(CM－LC)	<2ng/ml	心肌梗死↑

5 代谢

表3－2－6

项目	参考范围	临床应用
胰岛素(Insulin)	空腹1.2～25.5μU/ml 餐后2小时17～52μU/ml	糖尿病分型诊断
C肽(C－peptide)	空腹0.3～0.9pmol/ml 餐后2小时1.1～2.1μU/ml	糖尿病分型诊断
胰高血糖(Glucagon)	38±6pg/ml	胰高血糖素瘤特异诊断
抗胰岛素抗体(AIA)	0～7.3%	胰岛素抵抗↑
维生素D_3(VD_3)	25羟VD_3 7～36ng/ml	骨质疏松↓
1,25羟VD_3	21～62pg/ml	骨质疏松↓
甲状旁腺素(PTH)	10～65pg/ml	甲状旁腺亢进↑
降钙素(CT)	<36 pg/ml	甲状腺髓样癌↑ 骨质疏松↓
骨钙素(BGP)	4.1～10.9ng/ml	甲旁亢、骨质疏松↑ 肝病↓
尿羟脯氨酸(HYP)	4.4～53pg/ml	骨质疏松↑
尿游离脱氧吡啶(Dpd)	11.6～96ng/ml	骨质疏松↑

注：检测HYP时，禁食胶原食物(肉皮、蹄筋、明胶等)1天以上，晨尿弃取。之后收集空腹2小时尿，取10ml尿供测定。

检测Dpol时，取晨尿或随意尿2ml供测定。

检测CT、GH、PTH必须上午空腹采血。

6 肿瘤标志物测定

表 3-2-7

项　目	参考范围	临床应用
甲胎蛋白(AFP)	10～25 ng/ml	原发性肝癌、肝炎、某些妇产科疾病↑
甲胎蛋白异质体	<2.5%	原发肝癌↑
癌胚抗原(CEA)	10～15ng/ml	消化道恶性肿瘤、监测肿瘤复发↑
胰胚抗原(POA)	<15μg/L	胰腺等消化道肿瘤↑
糖类抗原(CA-199)	<37 ng/ml	胰腺等消化道肿瘤↑
糖类抗原(CA50)	3.1～15U/ml	结直肠癌、胃癌、肝癌↑
糖类抗原(CA125)	5～38 ng/ml	卵巢癌↑
糖类抗原(CA-153)	5.7～28.4 ng/ml	乳腺癌↑
糖类抗原(CA-242)	0～17 U/ml	乳腺癌、子宫内膜癌↑
糖类抗原(CA-724)	<6μg/L	消化道肿瘤↑
鳞癌相关抗原(SCCA)	<1.5ng/ml	肺、子宫颈鳞癌↑
前列腺特异抗原(PSA)	0～2.5μg/L	前列腺癌↑
前列腺抗原游离/总(PSA F/T)	>25%	前列腺癌↑　特异性高
前列腺酸性磷酸酶(PAP)	2.5～160ng/ml	前列腺癌↑
烯醇化酶(NSE)	5.4～12.9 ng/ml	小细胞肺癌↑
组织多肽抗原(TPA)	<120U/L	恶性肿瘤↑

7 消化系统

表 3-2-8

项　目	参考范围	临床意义	备注
胃泌素(Gastrin)	<100ng/L	胃泌素瘤、A 型胃炎↑	空腹
胆囊收缩素(CCK)	0.8pm/L	胰腺外分泌功能减退↑	同上
胰泌素(SEC)	0.7～3.8pmol/L	胃泌素瘤↑	同上
血管活性肠肽(VIP)	20～100ng/L	肝硬化、短肠综合征↑	同上
抑胃肽(GIP)	30～500ng/L	肥胖病、十二指肠溃疡↑	同上
生长抑素(SST)	<100ng/L	生长抑素瘤↑	同上
胃动素(Motilin)	5～300pmol/L	胃泌素瘤和 VIP 瘤↑	同上
甘胆酸(CG)	0.6～5μmol/L	肝炎、胆石症↑	同上
透明质酸(HA)	2～111μg/L	肝炎、肝硬化↑	同上

（续表）

项　目	参考范围	临床意义	备　注
III 型前胶原（hpcIII）	40～150μg/L	肝炎、肝硬化↑	空腹
IV 型胶原（Col IV）	〈210μg/L	肝炎、肝硬化↑	同上
层粘连蛋白（LN）	〈162μg/L	肝炎、肝硬化↑	同上

8 血液系统

表 3－2－9

项　目	参考范围	临床意义	备　注
铁蛋白（SF）	20～300ng/ml	缺铁性贫血、肿瘤、肝炎↑	
血小板球蛋白（TG）	30～57ng/ml	血栓性疾病↑	
血小板 IV 因子（PF_4）	1.1～7.7ng/ml	缺血性脑血管病、心梗↑	
维生素 B_{12}（$VitB_{12}$）	183～382pmol/L	恶性贫血、巨幼细胞贫血↑	
叶酸（F）	7.8～15.7nmol/L	巨幼细胞贫血↑	

9 肝炎及病毒指标测定

表 3－2－10

项　目	参考范围	临床意义
甲型肝炎抗体（HAV－IgM）	阴性	阳性表示感染过甲肝病毒
甲型肝炎抗原（HAV－Ag）	阴性	阳性表示甲肝急性感染
乙型肝炎表面抗原（HbsAg）	阴性	阳性为乙型肝炎病毒感染标志
乙型肝炎 e 抗原（HbeAg）	阴性	阳性表示乙型肝炎病毒感染和复制标志
抗乙型肝炎表面抗原抗体（HbsAb）	阴性	阳性表示保护性抗体，感染过乙肝阳性
抗乙型肝炎 e 抗原抗体（HbeAb）	阴性	阳性表示感染过乙肝
PreS 蛋白（PreSP）	阴性	阳性表示乙肝急性感染期
抗 PreS 蛋白（PreSAg）	阴性	阳性表示乙肝急性感染期
丙型肝炎抗体（HCV－IgM）	阴性	阳性表示感染过丙肝病毒
丙型肝炎抗原（HCV－Ab）	阴性	阳性表示丙肝病毒急性感染
戊型肝炎抗体（HDV－IgM）	阴性	阳性表示感染过戊肝病毒
戊型肝炎抗原（HDV－IgM）	阴性	阳性表示戊肝病毒急性感染
丁型肝炎抗体（HEV－IgM）	阴性	阳性表示感染过丁肝病毒
丁型肝炎抗原（HEV－IgM）	阴性	阳性表示丁肝病毒急性感染

（续表）

项目	参考范围	临床意义
艾滋病病毒抗体(HIV－Ab)	阴性	阳性表示感染艾滋病病毒
巨细胞病毒抗体(CMV－Ab)	阴性	阳性表示感染过巨细胞病毒
EB 病毒抗体(EB－Ab)	阴性	阳性表示感染过 EB 病毒
柯萨奇病毒抗体(KS－Ab)	阴性	阳性表示感染过柯萨奇病毒

10 肾脏功能检测

表 3－2－11

项目	参考范围	临床意义	备注
红细胞生成素(EPO)	5～20IU/L	贫血、骨髓造血障碍↑	血
免疫球蛋白 G(IgG)	1～20μg/ml	肾功能损伤程度评价	尿 2ml
尿 β_2－微球蛋白(Uβ_2－M)	100～150ng/L	肾小管功能障碍↑	同上
尿白蛋白(U－A)	5.4～13.5μg/L	肾小球功能障碍↑	同上
尿 α_1－微球蛋白(α_1－M)	1.0～5.4μg/mg	肾小管功能障碍↑	同上

11 自身免疫抗体

表 3－2－12

项目	参考范围	临床意义
抗核抗体(ANA)	阴性	阳性表示自身免疫性疾病
核蛋白抗体(DNP－Ab)	阴性	同上
抗 DNA 抗体(DNA－Ab)	阴性	同上
抗核糖核蛋白抗体(RNP－Ab)	阴性	同上
抗 Sm 抗体(Sm－Ab)	阴性	同上
抗 SS－A 抗体(SS－AAb)	阴性	同上
抗 SS－B 抗体(SS－Bab)	阴性	同上
抗核糖体抗体(Rib－Ab)	阴性	同上
抗组蛋白抗体(AHA)	阴性	同上
抗胃壁细胞抗体(PCA)	阴性	阳性表示恶性贫血
抗内因子抗体(IFA)	阴性	阳性表示恶性贫血

12 细胞因子

表 3-2-13

项　目	参考范围	临床意义
白介素 1(IL-1)	0～11IU/ml	类风湿关节炎↑
白介素 2(IL-2)	0.1～1.16IU/ml	全身性血管炎↑ 感染性疾病↓
白介素 6(IL-6)	0～8.5pg/ml	组织创伤、内毒素血症↑
白介素 8(IL-8)	0～47pg/ml	银屑病、类风湿关节炎↑
白介素 10(IL-10)	0～5.6pg/ml	淋巴瘤↑
肿瘤坏死因子(TNF)	26～52μg/ml	感染性疾病↑
老年痴呆症蛋白(βAP)	0.25～10ng/ml	老年痴呆↑
胰岛素样生长因子(IGF-1)	53～98ng/ml	组织损伤后修复、肿瘤复发↑

13 药物浓度测定

表 3-2-14

项　目	参考范围	临床意义	备　注
地高辛	0.5～2.0μg/L	>2.0 为中毒；<0.5 为用量不足	
环孢素	400～800μg/L	>800 为中毒	服药 12 小时后抽血
苯妥英钠	<20μg/ml	>20 为中毒	
苯巴比妥	<40μg/ml	>40 为中毒	
可卡因(COCN)	阴性	阳性表示中毒	
吗啡(MOR)	阴性	阳性表示中毒	

核医学治疗

核医学治疗是利用放射性药物发出的射线(α 射线、β 射线)来治疗疾病。原理是把放射性药物引入体内,病变组织特异性摄取放射性药物,射线发出的能量作用在病变组织上,使之生长过程受到抑制或破坏,从而达到治疗的目的。α、β 射线在组织中的射程很短,一般不超过几个毫米,因此对周围正常组织影响不大。其他正常组织不能选择性摄取放射性药物,所以不会受到损坏。放射性核素治疗方便、简单,治疗效果好。

1 甲状腺功能亢进症

甲状腺功能亢进症,简称甲亢,最常见的是 Grave's 病。是甲状腺分泌甲状腺激素过多,引起突眼,怕热、多汗,饭量大、易饥饿、消瘦,易激动,手抖,失眠,月经不调等症状,好发于女性。

【你需了解】

- 放射性核素^{131}I 治疗甲亢有特效。^{131}I 被甲状腺特异性吸收,在甲状腺组织内放出 β 射线破坏或抑制部分甲状腺组织,类似外科手术切除部分甲状腺,从而达到治疗目的。
- ^{131}I 治疗甲亢优点:简便,安全,经济,疗效快、好,疗程短,无痛苦。
- ^{131}I 治疗甲亢的不良反应:

(1) 甲状腺功能减退,分为早发甲减和晚发甲减。前者指^{131}I 治疗后 1 年内发生,其中暂时性甲减发生率为 10%,永久性甲减发生率为2%～5%。后者指¹³¹I治疗1年后发生甲减，每年发生率以3%递增。

(2) 其他甲状腺癌、白血病、染色体畸变的发生率同一般健康人群的发生率无差别。

● 什么样的甲亢患者可以进行¹³¹I治疗

(1) 对抗甲状腺治疗药物有过敏反应者，长期服用抗甲状腺药物无效者。

(2) 甲亢或服用抗甲状腺药物引起白细胞减低。

(3) 甲亢并发心脏病、糖尿病、肝脏损坏的患者。

(4) 甲亢手术后复发。

● 什么样的患者不能进行¹³¹I治疗

(1) 妊娠或哺乳期。

(2) 严重的肾功能不全或心肌梗死。

(3) 甲状腺极度肿大伴明显压迫症状者。

【治疗前的准备】

● 详细阅读核医学检查的预约单及说明。

● 忌服含碘食物及药物4周以上。

● 停服抗甲状腺药物及甲状腺激素至少2周以上。

● 患者须做肝、肾功能，血常规等检查，以判断是否有不宜做¹³¹I治疗的禁忌证。

● 患者须做吸¹³¹I率、甲状腺显像。

● 治疗前准备完毕后，可根据医师嘱咐空腹到医院服用¹³¹I，服用¹³¹I 2小时后方能进食。

● ¹³¹I治疗一般无需住院。

【¹³¹I治疗后注意事项】

● 休息2～4周，预防感冒等感染。

● 高蛋白、低脂肪、高热量、忌碘饮食。

● 定期按医师嘱咐到医院随访。

● 未治愈者，可进行第2次或第3次¹³¹I治疗。

2 功能自主性甲状腺腺瘤

功能自主性甲状腺腺瘤是一部分甲状腺组织功能自主，不受下丘脑和垂体调节，使血液中的甲状腺激素水平增高，且这部分腺体形成结节或腺瘤，其余甲状腺组织的功能处于不同程度的抑制状态。

【你需了解】

● 放射性核素¹³¹I用于治疗功能自主性甲状腺腺瘤时，患者服用¹³¹I，¹³¹I被甲状腺特异性吸收，在甲状腺组织内放出β射线破坏或抑制部分甲状腺组织，类似外科手术切除功能自主性甲状腺腺瘤，从而达到治疗目的。

● ¹³¹I主要被腺瘤吸收，而被抑制的甲状腺组织不吸收¹³¹I。

● 什么样的人可行¹³¹I治疗

(1) 年龄大，不宜手术或有手术禁忌证。

(2) 甲状腺摄¹³¹I率不低于35%，有效半衰期大于3天。

(3) "热"结节外甲状腺组织基本被抑制。

【检查前的准备】

● 与甲亢治疗不同，一般无需特殊准备。

● "热"结节外甲状腺组织抑制不全者，需口服甲状腺激素1～2周。

【治疗后注意事项】

● 功能自主性甲状腺腺瘤¹³¹I治疗后，甲减发生率较低。但即使如此，仍需按医师要求定期门诊随访。

● 未治愈者，可进行第2次或第3次¹³¹I治疗。

3 甲状腺癌及转移灶

甲状腺癌大部分恶性程度不高、病程进展缓慢，但往往发生转移，手术、化疗治疗困难。而应用¹³¹I治疗，可得到良好的效果。

【你需了解】

● 甲状腺癌病理类型分为4种

(1) 滤泡状甲状腺腺癌，大多有聚碘能力，可行¹³¹I治疗。

(2) 乳头状甲状腺腺癌约一半有聚碘能力，可行¹³¹I治疗；若无聚碘能力，¹³¹I治疗效果较差。

(3) 未分化癌，大多聚碘能力差，¹³¹I治疗基本无效果。

(4) 甲状腺髓样癌,无聚碘能力,单纯^{131}I 治疗无效果。

● 使用的^{131}I 剂量较大,要多次治疗,患者需要住院治疗。

● 什么样的人可行^{131}I 治疗

(1) 具有聚碘功能的滤泡型、乳头状型甲状腺腺癌的患者

(2) 甲状腺癌的原发灶已经手术切除,并且必须去除正常甲状腺组织的患者。

(3) 已经"临床治愈"的甲状腺癌患者,经^{131}I 全身显像,证实存在转移灶。

● 什么样的患者不能进行^{131}I 治疗

(1) 未分化甲状腺癌、甲状腺髓样癌。

(2) 甲状腺全切后,使用各种方法刺激转移灶,仍无聚^{131}I 功能者。

(3) 妊娠患者。

(4) 白细胞低于3.0×10^9/L 者。

(5) 肾功能严重不良者。

【治疗前的准备】

● 忌服含碘食物及药物4周以上。

● 停服甲状腺激素至少6周以上。监测血清 TT_3、TT_4、FT_3、FT_4、TSH 及 Tg 的水平。

● 患者需做肝、肾功能检查,拍摄 X 线胸片等,其他可疑转移部位需进行 X 线检查。

● 患者需做^{131}I 全身显像。

【治疗后的注意事项】

● 治疗在医院进行,待患者体内^{131}I 衰减到可以接受的范围,患者方可出院。

【治疗后的随访】

● 服用^{131}I 后3～6月进行随访,以后根据情况1～2年随访1次。

● 随访前停服甲状腺激素4～6周,以便随访时可进行胸片、^{131}I 全身显像、血清甲状腺球蛋白(TG)测定及相关检查。

4 恶性肿瘤骨转移疼痛

恶性肿瘤骨转移的发生率较高。我国女性肿瘤发生率占第二位的乳腺癌,约有50%发生骨转移,男性肿瘤占第二位的前列腺癌,约80%发生骨转移。肺癌、甲状腺癌等也常发生骨转移。骨转移患者中约50%有骨痛症状,且多为难治性骨痛,影响睡眠和生活质量。溶骨性病变又会引起高钙血症。

通常的诊断、治疗手段有手术、化疗、麻醉镇痛药等,但效果多欠佳,特别是多发性骨转移。

【你需了解】

常用的放射性治疗药物有^{89}SrCl、^{153}Sm-EDTMP、^{82}Re-HEDP 等,病变骨摄取放射性核素能力大大高于正常骨。

● ^{89}Sr 发射纯 β 射线,最大能量为1.46 MeV,半衰期为50.6天。

● ^{153}Sm 发射 β 射线的平均能量为0.725MeV,在组织内的射程为3mm;γ 射线占30%的能量,其半衰期为46.3小时。

● ^{82}Re 发射 β 射线的平均能量为1MeV,同时还有少量的 γ 射线,其半衰期为90.6小时。

● 放射性核素治疗的优点

(1) 对全身性多处骨转移灶均有作用,对正常骨组织的破坏较小。

(2) 对骨髓造血系统作用较小,一般不引起永久的骨髓抑制。

(3) 与一般的麻醉镇痛药相比,可显著延长存活期,提高生活质量。

(4) 可与其他治疗,如化疗同时进行。

(5) 与外照射相比,可多次治疗仍有效。

● 治疗前无需特殊的准备,所用药物均为静脉注射,一般无需住院。

【什么样的人可行^{89}SrCl、^{153}Sm-EDTMP、^{82}Re-HEDP 治疗】

● 多发性骨转移伴骨痛者。

● 一般认为治疗的疗效与原发肿瘤的病理类型关系不大。

【治疗后的注意事项】

● 上述放射性药物未被组织吸收的,第1天内大多从泌尿系统中排出。注射完放射性药物后应多饮水、勤排尿。

● 特别注意,小便不要滴在身上、马桶边、地板上,如果沾到小便应用水冲洗。

● 用药数天后或数月后疼痛会缓解。有

个别患者疼痛加剧,但几天后会自行缓解。

● 使用^{89}Sr者,有效率约为80%。有效者一般3~6个月后再进行下一次治疗。

● 使用^{153}Sm-EDTMP者,有效率约为80%。有效者一般1个月后再进行下一次治疗。

● 治疗后还可以进行体外骨显像,监测治疗效果。

5 恶性嗜铬细胞瘤及神经母细胞瘤

嗜铬细胞瘤是起源于肾上腺髓质、交感神经节或身体其他部位的嗜铬组织。肾上腺嗜铬细胞瘤产生去甲肾上腺素和肾上腺素,肾上腺以外的嗜铬细胞瘤只产生去甲肾上腺素,引起阵发性高血压等一系列临床症状。其中恶性肿瘤占10%。

【你需了解】

● 恶性嗜铬细胞瘤对放疗、化疗均不敏感。核医学治疗有一定的效果。

● 治疗的药物为^{131}I-间位碘代苄胍(^{131}I-MIBG),静脉缓慢注射。

● ^{131}I-MIBG也为肾上腺髓质和神经母细胞瘤的显像剂。

● 肾上腺髓质和神经母细胞瘤治疗的原理和过程与恶性嗜铬细胞瘤的治疗相似。

【什么样的人可行^{131}I-MIBG治疗】

● 患者不是终末期,预期可存活1年以上。

● 因故不能进行手术或化疗、放疗效果不佳的患者。

● 经^{131}I-MIBG显像诊断后,证明恶性嗜铬细胞瘤及其转移灶能良好摄取^{131}I-MIBG者。

【治疗前的准备】

● 用药物封闭甲状腺,以减少游离^{131}I的摄取。

● 停用影响^{131}I-MIBG摄取的药物,如可卡因、利血平及三环抗抑郁剂。

● 治疗前2天,每天注射5%的葡萄糖及0.9% NaCl溶液2L,疗效更好。

【治疗中的注意事项】

● 由于注射的^{131}I-MIBG剂量较大,所以患者需住院治疗。

● 为防止心血管意外,上述放射性药物静脉滴注速度需缓慢。

【治疗后的注意事项】

● 由于注射的^{131}I-MIBG剂量较大,须待患者体内^{131}I衰减到可以接受的范围,患者方可出院。

● 定期到治疗医院随访。

6 真性红细胞增多症及原发性血小板增多症

骨髓增生性疾病是一系或多系骨髓细胞持续不断地异常增生引起的一组疾病的统称。常见3种疾病:真性红细胞增多症、原发性血小板增多症和原发性骨髓纤维化症。

【你需了解】

● 治疗的药物是^{32}P,发射β射线,最大能量1.7MeV,其半衰期为14.3天。

● 药物有两种剂型,可口服或静脉注射。

● ^{32}P治疗真性红细胞增多症、原发性血小板增多症的优点:不良反应和毒性小,可以多次重复治疗。

【什么样的真性红细胞增多症、原发性血小板增多症患者可行^{32}P治疗】

● 确诊为真性红细胞增多症、原发性血小板增多症。

● 真性红细胞增多症患者红细胞记数大于$6.0 \times 10^{12}/L$,血红蛋白大于170g/L,白细胞大于$3.0 \times 10^{9}/L$。

● 原发性血小板增多症患者血小板记数大于$1000 \times 10^{9}/L$。

【什么样的患者不能进行^{32}P治疗】

● 妊娠或哺乳期。

● 严重肾功能障碍,有急性脑出血或脑梗。

● 白细胞低于$3.0 \times 10^{9}/L$,血小板低于$100 \times 10^{9}/L$。

【治疗前准备】

● 详细阅读核医学检查的预约单及说明。

● 低磷饮食 1～2 周。

● 服药前放血 250～300ml，使红细胞压积维持在 42%～47%。

【治疗后注意事项】

● ^{32}P 治疗真性红细胞增多症，3 个月内红细胞逐渐下降，有效者可缓解半年至 10 年，平均两年多。复发者可再次行 ^{32}P 治疗。

● ^{32}P 治疗原发性血小板增多症，平均缓解期 1 年。复发者可再次行 ^{32}P 治疗。

● 定期到治疗医院随访。

7 放射性核素敷贴治疗

【你需了解】

● 放射性核素敷贴治疗是外放射治疗，它利用 β 射线的射程短、能量大的特点，把敷贴器直接紧贴在病变部位上。射线只作用在紧贴病变表面，不会引起深部和邻近组织损伤。

● 敷贴治疗的优点 效果好、经济、方便。

● 可以治疗的病种

（1）局限性神经性皮炎。

（2）局限性慢性湿疹。

（3）局限性毛细血管瘤。

（4）非特异性角膜炎、结膜炎、翼状胬肉、角膜移植后新生血管等。

● 不可以治疗的疾病

（1）过敏性皮肤病，如日光性皮炎，夏令湿疹等。

（2）广泛性神经性皮炎、湿疹、牛皮癣。

● 治疗前无需特殊准备。

【治疗中的注意事项】

● 受检者手不可直接接触治疗用的敷贴器。

● 严格保管好治疗敷贴器，不能遗失。

第三章 其他特殊检查方法

检查部位

1 颅脑检查

主要观察：

- 脑中线结构，侧脑室有无位置、大小、形态变化，第三脑室有无形态、大小及其他异常情况出现。
- 有无其他各区血流情况变化及异常情形出现等。

2 眼检查

主要了解眼轴长度、前房深度、晶体状厚度、玻璃体厚度、眼球壁厚度、球后间隙长度、视神经横径及球内有无异常情况出现和眼底及球后血流状况等。

3 甲状腺检查

主要观察：甲状腺厚度及大小范围，甲状腺内是否有包块存在，血流分布情况。

4 乳腺检查

主要观察：乳腺内有无肿块及其大小和范围，肿块边缘侵犯情况，肿块血流情况。

5 胸腔和纵隔检查

主要观察：胸腔纵隔内有无肿块、胸壁是否增厚、有无异形形态出现、胸腔积液等情况；肿块大小、范围、边缘清晰度及血流情况。

6 肝脏检查

主要观察：肝外形及各种数据是否正常，轮廓是否正常、光滑；右叶左侧缘及右叶下缘角度是否正常（左45度右75度）；肝内回声是否正常。有无肿块，其部位、大小、清晰度及边缘是否正常等。

肝脏血管分布及直径大小情况，与周围脏器的关系是否正常等。

7 胆囊、胆管检查

主要观察：胆囊形态、大小；胆囊壁厚度、清晰度；胆囊内有无结石及异物，其数量、大小等情况。

胆管需了解胆管管径是否正常，大小有无变化，胆管壁有无增厚，有无阻塞情况，有无占位病变等。

8 胰腺检查

主要观察：胰腺形态、大小；胰腺头的形态、大小，前后径和胰体及胰尾的形态、大小等变化；胰管的变化等。尚需了解胰腺与周围脏器相互位置及关联等。

9 脾脏检查

主要观察：大小、范围、位置、形态、边界是否整齐清楚，与周围脏器的关系（肾、膈、胸腔、胃等）。了解脾门区各血管情况。

10 肠道检查

主要观察：从剑突下贲门开始直至肠道，主要看胃、各肠段形态、蠕动、脏管壁有无增厚、积液、积气、梗阻、肠套、肿块等占位性病变，及腹腔内有无转移病灶、腹腔积液等情况。

11 肾检查

主要观察：形态、大小（长、厚、宽）和形态变化；皮质区、肾窦区的形态大小及数据比例变化；了解肾区血流情况和有无肿块存在；肾与周围组织、脏器的相互关系等。

12 前列腺检查

主要观察：前列腺的大小（横径、前后

径）、形态、与周围组织的关系；有无肿块及其他不正常的情形出现；了解其血流情况。

13 膀胱检查

主要观察：膀胱的形态、轮廓的正常完整性；壁的厚度；有无异常情形出现；有无残余尿存在。

14 产科检查

主要观察：早孕，子宫大小，胎囊形态、大小、位置等；有无原始心血管搏动及其频率；胎儿在宫内位置及其变化，胎儿头及骨骼、肢体等发育有无异常；胎盘位置、羊水情况；也可了解宫外孕时有无出血情况。

15 妇科检查

主要观察：子宫、附件的大小、形态；盆腔有无肿块，各附件血流供应；阴道、宫颈、宫体形态、大小、位置，有无异常及联系、关系等；子宫、宫颈有无肿块等。

检查方法

1 胃肠道钡餐常规检查（GI）

【适应证】

- 由食道至直肠的肿块、畸形、静脉曲张、溃疡、炎症等。

【禁忌证】

- 消化道梗阻、胃肠道穿孔及出血等。

【注意事项】

- 检查前24小时内禁服含碘、铁、钙、铋等重金属的药物，禁用影响消化道功能的药物，以及有上述情况的食品。
- 结肠、直肠检查应于检查前24小时作肠道准备：检查前24小时不吃有渣食物；检查前晚上8时服用泻药，必要时可行肠道清洗1～2次。
- 一般检查前6小时需禁食禁水。

2 胆管系统造影

【适应证】

- 有关胆管系统的慢性疾病。

【禁忌证】

- 碘过敏。
- 严重肝功能不全，黄疸。
- 胆囊炎急性发作期。
- 幽门梗阻、呕吐、腹泻、甲状腺机能亢进、胆囊切除等。

【注意事项】

- 检查前应进行碘过敏试验。
- 检查前24小时食少渣食物。
- 检查前1天午餐为高脂食物，以便使胆囊排空，晚餐食素食。
- 清洁肠道　检查前晚服缓泻剂或检查当日清晨灌肠。

3 泌尿生殖系统造影检查

【适应证】

- 生殖泌尿系统的肿瘤、畸形、结石、出血、结核，以及与周围、后腹膜等肿块的关系等。

【禁忌证】

- 碘过敏。
- 严重肝、肾功能不良。
- 急性肾炎及肾盂肾炎。
- 严重心脏疾患。
- 甲亢。
- 妊娠期。
- 生殖系统急性炎症期。

【注意事项】

- 检查前2～3天禁止服含碘、铋、铁、钙等重金属的药物。
- 检查前日晚上清洁肠道。
- 检查前应做碘过敏试验。
- 检查当日清晨禁食、禁水。
- 检查前排尿。
- 检查膀胱时检前不排尿。

4 淋巴系统造影

【适应证】

- 淋巴系统肿瘤。
- 淋巴系统流通障碍。
- 慢性淋巴系统炎症。
- 畸形。
- 乳糜胸及尿等。

【禁忌证】

- 碘过敏。
- 淋巴系统急性炎症期。
- 肺、纵隔放疗后。

【注意事项】

- 检查前须做碘过敏试验。
- 检查前应清洁肠道。
- 检查术后约有 5%～10% 的患者有低热发生，24 小时可恢复正常，不需处理。
- 局部手术则口及淋巴管有感染可能。
- 少数病例可发生肺油栓、支气管肺炎，应及时处理。故有慢性心肺疾病的患者应慎用该项检查。

5 血管造影

【适应证】

- 各系统血管感染、畸形、阻塞；及各组织供血不足、组织占位性病变及血管手术后观察等。

【禁忌证】

- 造影剂、麻醉药过敏。
- 凝血系统功能障碍。
- 心、肝、肾内分泌系统严重疾患。
- 手术局部感染。
- 腹水。

【注意事项】

- 了解手术的并发症。
- 局部备皮。
- 术前应禁食。
- 术前半小时镇静剂肌注。
- 注意压迫血管手术部位 24 小时，以防局部血肿出现。
- 造影剂过敏试验。

泌尿外科内腔镜检查

新一代的内腔镜有许多不同功能的操作附件，构成不同用途的内腔镜。它不用开刀，对组织损伤小、恢复快。泌尿内腔镜是经尿道插入泌尿系腔内检查病变的精密医疗器械。通过检查可以作出正确的诊断，并可进行治疗，是泌尿外科常用的诊疗手段。现将几种内腔镜介绍如下：

1 膀胱尿道镜

膀胱尿道镜是最常用的泌尿系内腔镜。它由圆管状镜鞘、观察镜、操作镜和若干操作附件组成。它通常分金属硬镜和纤维软镜两类。后者较细，操作时可向不同方向转动观察不同部位，应用光导纤维作光源。

【适应证】

- 确定膀胱病变性质、部位、大小并作活组织检查。
- 静脉肾盂造影显影不满意时需作逆行肾盂造影者。
- 通过膀胱镜作各种治疗，如肾盂灌洗、输尿管扩张、肿瘤电灼、取结石和取异物等。
- 了解邻近器官病变是否累及泌尿系者。
- 需要分别检查两侧肾盂尿和两侧肾功能者。

【禁忌证】

- 急性膀胱炎、尿道炎时禁忌检查，以免炎症加重或扩散。且炎症时不易看清病变，亦可增加痛苦。
- 全身病情严重或肾功能极度不佳者。
- 膀胱容量小、尿道狭窄及有关节疾病影响体位等。

【你需了解】

- 单纯膀胱镜检查一般做尿道表面麻醉，需要进行电灼、切除、碎石等治疗时需半身麻醉。
- 患者要正确认识膀胱镜检查的必要性，消除恐惧心理，主动配合医生检查。
- 做逆行尿路造影时，检查前一天晚上服 1 次泻药，第二天清晨排空大便并禁食。然后进行检查以使 X 光拍片显影清晰。
- 检查前一天开始服用 3 天抗生素以预防感染。

【注意事项】

- 膀胱镜检查后，尿道可有轻度不适和

血尿。通常不严重的情况下，可多饮水，血尿会自行消失。

● 做逆行肾盂造影时，可能有腰部酸痛不适，少数人反应可能稍重，如恶心呕吐，过后会逐渐减轻，必要时可对症治疗。

2 前列腺切除镜

前列腺切除镜的结构与形状和膀胱尿道镜相似，但其操作附件还有专用的高频电刀和电极等。操作要求高，均需住院。

【适应证】

● 经尿道作前列腺切除（Turp）。需作硬膜外麻醉。适用于较小的前列腺增生，具有创伤小、恢复快等优点。

● 经尿道切除膀胱肿瘤（TurBT），适用于较小的浅表性肿瘤。可以代替膀胱部分切除术。

● 经尿道切除膀胱颈部增生挛缩等。

3 输尿管肾镜

输尿管肾镜也分硬性和软性两种，其结构也和膀胱尿道镜相似，但镜体较细长。检查时需麻醉，经尿道插入膀胱，再插进输尿管、肾盂。

【适应证】

● 确定输尿管造影时出现的可疑病变性质，不明原因的输尿管梗阻，以及发现输尿管喷血、找到癌细胞但造影未能显示其病变者。

● 用于摘除输尿管中下段的结石或进行碎石。

● 位于输尿管和肾盂内较小的肿瘤做活检、电灼或切除。

4 经皮肾镜

经皮肾镜是泌尿内腔镜技术的重要发展。其结构与其他泌尿内腔镜相似，也分硬性肾镜和软性肾镜两种。所不同的是经皮肾镜不从尿道插入，而是在超声波引导下直接经皮穿刺进入肾内，扩张此通道，然后将肾镜经通道直接插进肾内检查。再用特制器械进行碎石、取石等操作。

【适应证】

● 肾及输尿管上段结石的碎石和取石。

● 肾内肿瘤活检、电灼或切除。

● 肾盂肾内占位性病变的进一步明确诊断。

5 腹腔镜

腹腔镜是在腹壁开一小孔，将其插入腹腔或后腹腔观察病变脏器进行诊断和治疗的一种内腔镜。最早仅用于外科、妇科疾病，目前因其创伤小、痛苦少、恢复快，已被各科临床广泛应用，手术品种也逐渐扩大。

【适应证】

● 泌尿外科主要用于精索静脉曲张结扎术、腹腔淋巴结切除、腹腔内睾丸切除、肾切除以及输尿管结石摘除等。

6 体外冲击波碎石疗法

体外冲击波碎石疗法是20世纪80年代初发明的，不用手术而在体外可以粉碎上尿路结石的一项高新技术。其原理是利用高压电，在水中电极间以瞬间放电产生冲击波，将其置于半椭圆金属反射体内，使冲击波聚焦，增大数百倍能量，作用在结石上而使之粉碎。早期碎石机为避免冲击波所产生的能量在空气中传递时损耗，碎石时需将患者卧于水槽中治疗，很不方便，后改用干式水囊代替从而克服了上述缺点。

碎石机的结构可分为冲击波发生系统、结石定位系统、治疗床（含水囊冲击波发生器）和操作台（把定位、监测、调整治疗条件集中在台面上），共4部分组成，冲击波源有液电、电磁波、激光等。定位方法分超声定位和X光定位两种，也有两种结合在一起的。

【你需了解】

● 应用体外冲击波碎石治疗时，对人体组织无损伤、无痛苦、不用麻醉，而能使体内结石粉碎，随尿液排出体外。使90%的尿石症患者免除开刀之苦，方便而安全，是泌尿结石治疗上的重大变革。本法初期只用于肾盂内 <2.0cm 的结石和输尿管上段结石粉碎，现国内已积累了大量临床经验，可用于多种结石粉碎，并可用来粉碎肝胆管结石。

- 结石粉碎的难易度与结石的成分、大小、部位和病史长短等因素有关。如小的结石一次就可粉碎，过大的结石则难以完全粉碎，且过多的结石排出时可使输尿管阻塞；肾盂内结石较易粉碎，而肾盏结石疗效就不理想；停留在输尿管内时间过久的结石，常因结石周围慢性炎症和纤维包裹等变化而使结石难以击碎。

- 体外冲击波碎石一般都可在门诊进行，不必住院；但对少数病情较复杂，或体质较差的患者可以住院治疗，治疗前应做体检和相关化验检查。

- 患者治疗前对体外冲击波碎石治疗应有正确的了解和认识，消除不正确的看法和顾虑，与医生很好配合。

- 碎石机定位有超声定位和X线定位两类。超声定位操作简便，阴性结石和较小结石均可显示，但对输尿管中下段结石常受肠道气体干扰而不易找到。X线定位对大多数结石皆可显示，也可显示输尿管全长部位的结石，但对小结石和阴性结石不易找到，需要X线防护设备。目前有的碎石机同时具有上述两种定位手段，可取长补短。

【注意事项】

- 治疗当天可适当休息，自由活动，观察尿液颜色，通常血尿几乎不可避免，但一般不严重，不需特殊治疗，大多1～2天后消失。

- 每天要多饮水以增加尿量，有利结石排出。每日注意碎石排出情况，也可适当服用排石中药促进结石排出。

- 碎石治疗后数天内，当碎石排出过程中，腰部常有酸痛，一般不严重。少数患者可发作典型的肾绞痛，必要时可补液对症治疗。

- 治疗后1～2周，可作B超检查或做X线拍片，了解碎石效果和排出情况，必要时可重复治疗1～2次，或决定是否需要改用其他方法治疗。

【特别提示】

- 治疗一次未能碎石的可以酌情重复治疗1～2次，但两次治疗间隔不宜少于1周。

- 对难以粉碎的结石，不宜随意反复多次碎石，以免造成组织损伤，应改用其他治疗方法。

耳鼻喉科检查

1 鼻检查

鼻分为外鼻及鼻腔两部分，鼻部检查除外鼻较易观察外，鼻腔检查需要专科设备和器械，并要求受检者保持一定的体位（图3-1）。常规的有前鼻镜和后鼻镜检查。这里仅介绍鼻腔内窥镜。

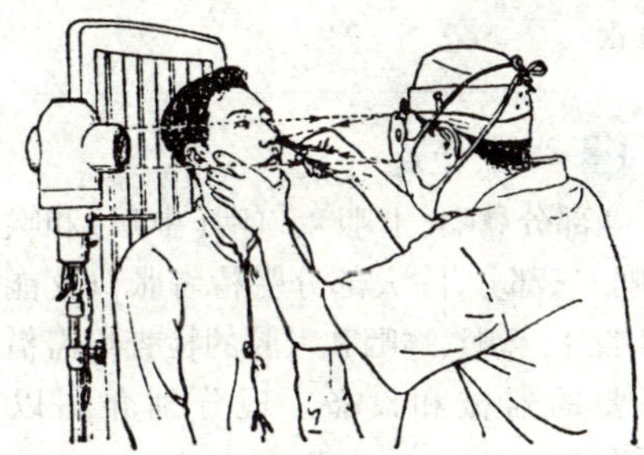

图3-3-1 对光及鼻前孔镜检查时的姿势

【鼻腔内窥镜】

- 常规的前鼻镜和后鼻镜检查，对鼻腔的观察范围非常有限，鼻腔内许多重要部位，尤其是位于狭窄和隐蔽部位的各个鼻窦开口的情况更是无法直视，这给鼻部疾病的诊断和病情判断带来困难。鼻腔内窥镜的发明与应用，使上述问题迎刃而解。

- 鼻腔内窥镜是近年来兴起的一项新技术，配有一套完整的冷光源及电视摄像和照明系统，并且带有不同视角的内窥镜头，因而提高了鼻内各处的照明度和可见度。能清晰看到鼻腔的各个部位，并可在荧光屏上显示。

所以不但可作为检查,而且还可以在内窥镜下进行各种手术。

● 鼻腔内窥镜镜身长约 20～30cm,直径有 1.9mm、2.7mm 和 4.0mm3 种。通常由 5 根不同视角的内窥镜组成一套。其视角分别为 0°、30°、70°、90°、120°,可看清鼻腔内各个部位。

● 鼻腔内窥镜检查的优点还表现在:① 可在检查时吸取鼻腔内分泌物进行细菌学和细胞学检查;② 取病变标本做活组织检查;③ 在检查同时做一些简单的治疗。因此,鼻腔内窥镜已成为目前鼻部疾病必备的诊断手段。

● 至于鼻炎是否需要鼻腔内窥镜检查,这要看所患的鼻炎诊断是否已经明确。如果已经确定为某种鼻炎,就没有必要再花时间、花钱去检查。除非诊断有疑问时才需考虑。但在鼻窦手术前准备时,为求了解病变累及鼻窦的范围,以及鼻窦与邻近的颅底和眼眶等处危险地方的关系,还应该配合作鼻窦 CT 的检查。

2 咽喉检查

咽部分鼻咽(上咽)、口咽(中咽)和喉咽(下咽)三部分,除大部分受检者张口就能看到口咽外,鼻咽、喉咽和喉腔的检查均需借助于必要的器械和设备。现分别介绍以下几项:

【口咽部检查】

● 受检者需要有正确的端坐姿势,配合医生检查。检查者用压舌板轻压受检者舌前 2/3,以便详细观察口腔及口咽,这是咽部最常见、最简便的检查方法。患者如果手执小镜子,亦可取得同样的观察效果。为观察软腭运动,经常有医生嘱受检者发"啊"音,这样还可扩大咽腔,有利于观察口咽部病变。

【间接鼻咽镜检查】

● 检查者一手用压舌板压受检者的舌前中部,使舌背变低,另一手持小圆镜(间接鼻咽镜),镜面朝上,轻轻越过软腭与悬雍垂,主要观察鼻咽部(包括后鼻孔)(图 3－3－2)。

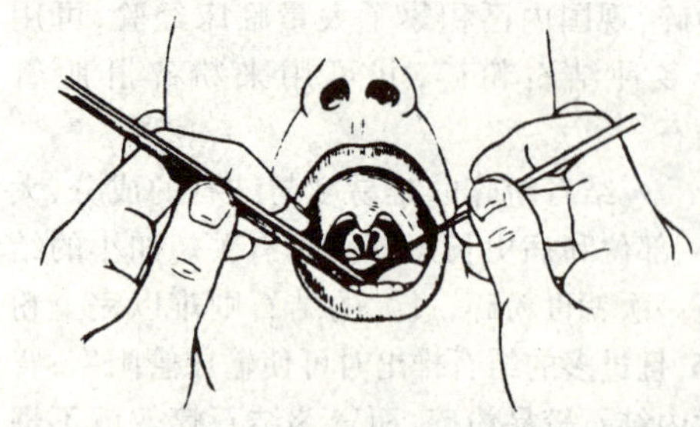

图 3－3－2　间接鼻咽镜检查法

【纤维鼻咽镜检查】

● 纤维鼻咽镜镜体细长柔软,长 25cm,直径 3.9mm,前端可上下弯曲及左右旋转,能在弯曲的条件下导光和导像,所以可通过鼻腔深入到鼻咽部进行检查、诊断或治疗。受检者几乎没有什么痛苦,观察较全面细致,既可施行活检,还可直接照相、摄像。

【间接喉镜检查】

● 检查者一手拿消毒纱布,一手持间接喉镜,嘱受检者张口伸舌,将纱布包住舌尖,并拉向前下方,轻度加热喉镜镜面后,伸入口咽部,镜背贴于悬雍垂上,在镜中观察喉咽(下咽)部情况(图 3－3－3)。检查喉部时,应嘱受检者发"衣"音,使充分暴露喉腔后,可观察声门及声带运动。

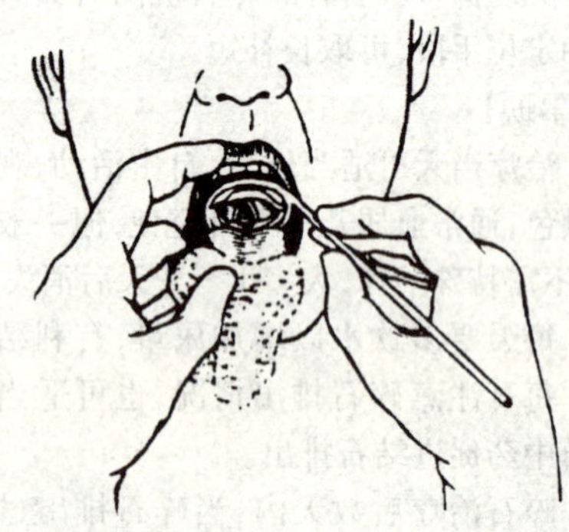

图 3－3－3(a)　间接喉镜检查法

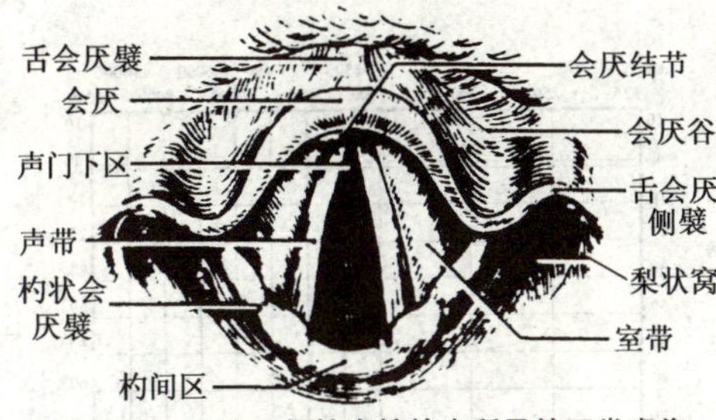

图 3-3-3(b) 间接喉镜检查所见的正常喉像

【纤维喉镜检查】

● 纤维喉镜与纤维鼻咽镜相似，仅长度较长，约30厘米(图3-3-4)。检查时受检者取坐位或卧位，用1%地卡因表面麻醉后，纤维喉镜从鼻腔或口腔进入，可以检查鼻腔、鼻咽、喉咽、喉及声门下区。有利于会厌喉面、喉室、声带下面、声门下区病变的早期诊断。

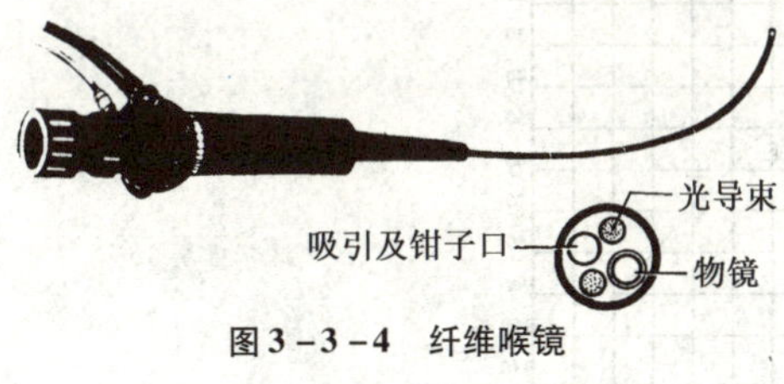

图 3-3-4 纤维喉镜

3 耳检查

当耳朵患病时，为了解疾病对听力的影响、判断耳聋的性质和程度、中耳病变的范围和程度，需要进行许多相应的检查，常见的耳科检查方法包括耳镜检查、咽鼓管功能检查、听力检查、前庭功能检查等。所有这些检查对正确的诊断和治疗方案的设计有着十分重要的参考价值。现将其中较为重要的内容介绍如下：

【听力检查】

听力检查方法很多，可分为主观测听法和客观测听法两类。主观测听法要求被测试者配合，因此其结果就会被测试者主观意识所影响，而且难以为婴幼儿或不合作的患者进行检查。客观测听法无需受试者配合，测试可在睡眠或意识丧失时进行，其结果就显得客观、可靠。所有听力检查均需到医院专门设计的隔声密闭的听力检查室进行，以保证有一个相对安静的环境。

● 音叉试验

(1) 声波传至内耳，再由听神经传导到大脑，由听觉中枢产生听觉。声波的传导途径有两条，即空气传导和骨传导。空气传导将声波经过外耳道、鼓膜和内耳听小骨传导至内耳，骨传导则是由耳朵周围的颅骨将声波传导至内耳。

(2) 音叉试验是最常见的听力检查方法之一，因其器械简单、操作方便，对鉴别耳聋性质和程度均有重要价值。

(3) 音叉是优质合金钢或铝镁合金所制成。音叉经敲击后所产生的声音属纯音，不同体积和长度的音叉可发出不同频率的高低音。轻敲音叉，然后将振动中的音叉放在头部待查一侧的附近，正常时可以听到声音。此测试是检查受试者听力传导过程中的空气传导是否正常。

(4) 继续试验：当耳朵恰好听不到音叉振动发出的声音以后，立刻将音叉的尾部置于耳后颞骨乳突上，正常时又可以听到声音。此测试则是检查受试者听力传导过程中的骨传导是否正常(图3-3-5)。

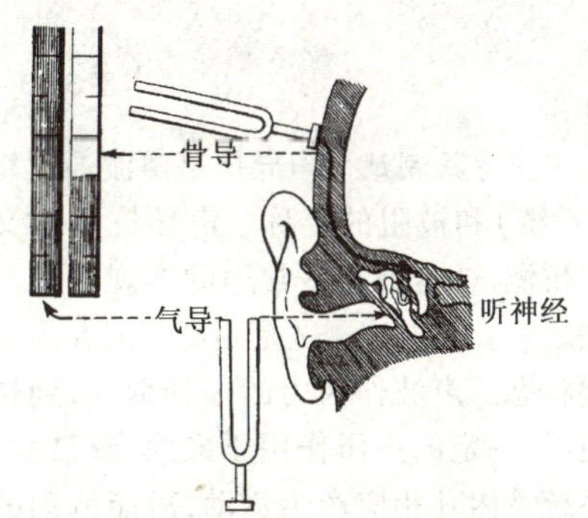

图 3-3-5 音叉试验

● 电测听 电测听是听力检查中最常用和较有价值的检查方法。受试者进入测听室后戴上耳机，按指令倾听耳机内的声音，在每次听到声音时应以手势作出反应。测听者将反应结果一一记录，并绘制成听力曲线图(图3-3-6)，从而能确定耳聋程度以及耳聋性质。电测听检查是无痛苦的，但需要在检查时予以配合，方可测出准确的听力状况。

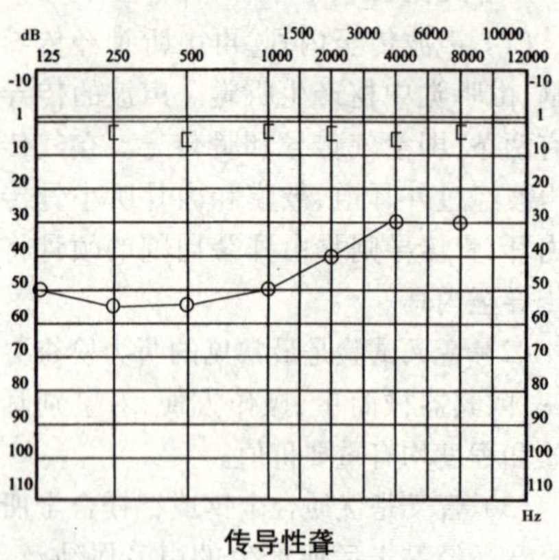

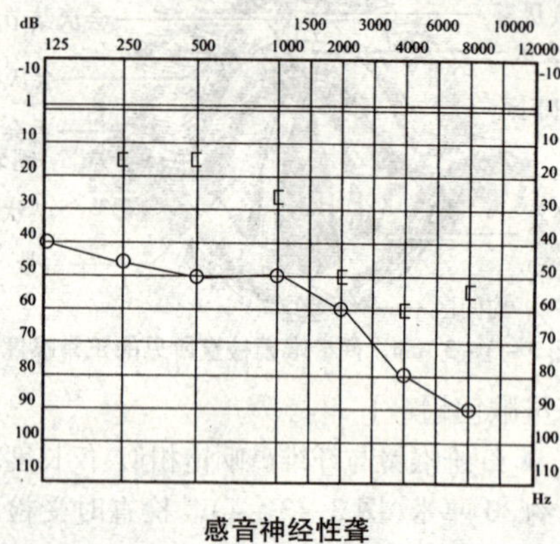

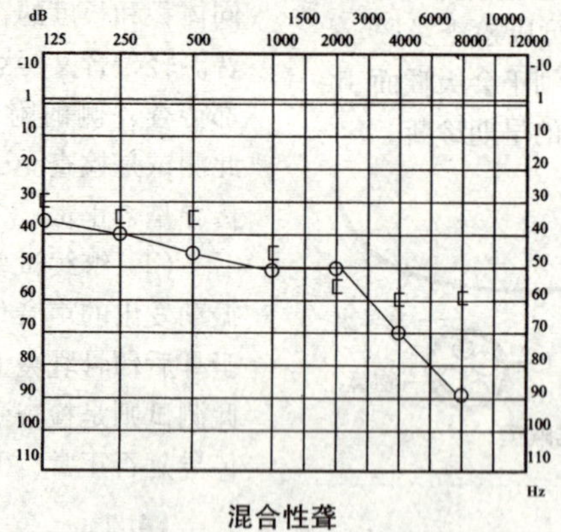

图 3-3-6　电测听听力曲线图

● 声导抗测试　声导抗是声波通过媒质(或系统)和被阻的统称。声导抗测试又称声阻抗测试,是临床最常用的客观听力测试方法之一。声导抗测试是测试声能在人耳的传递状态。声波作为力的一种形式,到达外耳道后,一定的声压作用于鼓膜,致鼓膜、中耳系统及内耳相应产生运动,声能流动的过程,可通过对鼓膜外侧面的能流进行测量声能大小,再经过计算机分析结果,反映中耳传音系统和脑干听觉通路功能。

声导抗测试可分为 3 部分:① 中耳功能曲线测试;② 咽鼓管功能测试;③ 镫骨肌活动能力测试(声反射)。

中耳功能曲线可分 3 型(图 3-3-7),反映传音系统的各种异常。

(1) A 型表示传音机制正常。

(2) B 型表示中耳积液和(或)广泛听骨固定。

(3) C 型表示中耳负压偶尔有少量积液,对于鼓膜完整的患者,可怀疑咽鼓管功能不良。

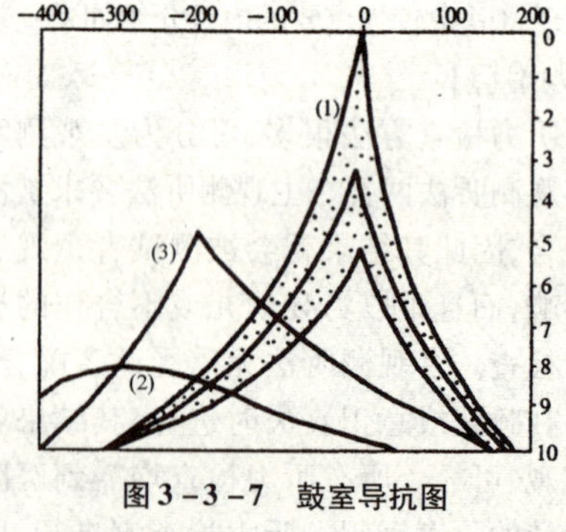

图 3-3-7　鼓室导抗图

(1)A 型　(2)B 型　(3)C 型

镫骨肌反射可由音响刺激诱发出来,因为镫骨肌收缩时会使中耳的声阻抗发生改变。外耳道内探测音的声压级也会随之改变。作为对听觉刺激反应而发生的镫骨肌收缩就称为声反射。用镫骨肌反射阈可判断听阈。

声导抗测试的主要意义在以下几个方面:① 鉴别传音性聋和感音性聋;② 诊断非化脓性中耳炎;③ 核实电测听结果;④ 估计听阈;⑤ 有助于面瘫定位和脑干部分病变定位等。

声导抗测试前要进行外耳道检查并清理耵聍,将耳塞塞进外耳道并与仪器连接。测试时受试者保持安静,避免说话吞咽或擤鼻动作,否则会影响测试结果。测试完成后将由计算机打印出测试结果。测试过程一般需要 20 分钟左右,通常无任何痛苦和危险性。

● *电反应测听* 电反应测听是近年发展起来的一种高科技测听方法,是通过电生理技术来反映听觉系统的功能状态,其结果能客观地判断有无耳聋、听力的阈值以及耳聋的定性和定位,以指导临床治疗、康复和预防。

听觉的产生是一个复杂的声能—电源—化学能—神经冲动直到听觉中枢转化过程。内耳的听觉末梢感受器将外界传来的声音变换成生物电,然后由听神经传送到上一级神经核最后到达大脑听觉中枢产生听觉。在传递过程中产生的微弱电流,通过叠加仪的叠加放大,使之能在荧屏上显示,并能描绘成听觉诱发电位图(图 3-3-8)。电反应测听时,需在受试者耳垂、前额部安装电极,给声音的耳塞放在外耳道并与仪器连接。测试过程一般需要 40 分钟,既无痛苦,也无危险性,但费用稍贵。

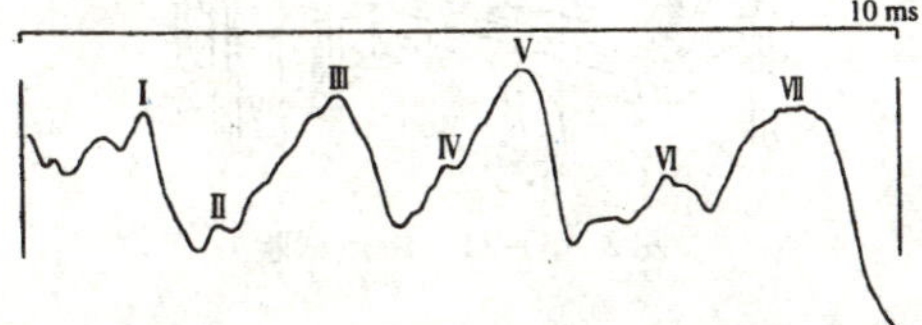

图 3-3-8 正常 ABR 波形

● *耳声发射* 耳声发射是指发源于耳蜗的声信号。耳声发射的原理是由于内耳毛细胞是听神经的终末感受器,感受来自外界的各种声音,而内耳中的外毛细胞在听到声音即时将声能转换成电化能的同时,还会主动向外发射出另一种声音,这就称之为"诱发性耳声发射"。更为奇特的是外毛细胞即使没有听到声音,它也不时地发出声音,这就称之为"自发性耳声发射"。此外还有"刺激性耳声发射"和"畸变产物耳声发射",均是外毛细胞在受到外界声刺激时产生的耳声发射。

用高精密度的微音拾音器放置在外耳道内,就可以记录到外毛细胞运动时发出的种种声音,通过计算机记录分析,即可绘制成耳声发射图。它可作为一种客观听力检查在诊断耳病时有重要参考价值。

耳声发射根据刺激-记录装置不同而分为 4 种:① 自发性耳声发射:它是在无任何声刺激情况下在外耳道记录到的稳态声信号。每个人的自发性耳声发射相对稳定不变,但外界刺激可引起变化。由于自发性耳声发射在正常耳出现率较低,故其临床应用受到限制,一般可作为正常耳测试的补充检查说明。② 诱发性耳声发射:主要指瞬态诱发耳声发射。瞬态诱发耳声发射的检测率在正常人为 100%,如果消失,表明存在听觉通路的病变。在病变耳,瞬态诱发耳声发射的出现与听力损失有密切关系,因此可作为听力损失的筛选方法。在儿童听力测试中,由于瞬态诱发耳声发射具有客观、简易和无创伤性特点,因而可作为婴幼儿和儿童听功能筛选的重要方法。③ 刺激性耳声发射:其信号强度和出现率均较瞬态诱发耳声发射低,因而在人体中的研究较少,一般只能在某些动物检测到,刺激性耳声发射的测试和临床意义尚有待进一步研究。④ 畸变产物耳声发射:畸变产物耳声发射具有客观、无创、敏感的特性,它还具有准确的频率选择性。与瞬态诱发耳声发射相比,瞬态诱发耳声发射可客观、简便地反映低频和中频区的听功能状况，畸变产物耳声发射更能准确反映高频区的听功能。所以两者结合就能客观、准确、无损伤地了解耳蜗功能状态，有较高的临床应用价值。

【前庭功能检查】

人体在静止时和在运动中，无时无刻不受重力（地球引力）的影响。人体在运动中还受直线加速度和角加速度的影响。人通过视觉、本体感觉和位觉来了解自己和外界环境之间的关系，并随时调整自己的姿势，使自己能站稳、坐稳、走稳，而且能在从事各种活动时维持身体的平衡。

耳朵参与平衡，内耳中的三个半规管和前庭中的椭圆囊和球囊，就是前庭神经末梢所在地，它们起着平衡调节作用，由于它们与小脑和大脑之间的神经联系，才能使我们的身体处于平衡状态。

前庭功能检查，包括观察自发性前庭反应，和采用不同方法引出诱发性前庭反应，并对反应是否正常进行观察分析。在观察前庭反应方面，除眩晕、恶心、呕吐、倾倒、苍白、出汗等客观指标外，最重要的客观指标是眼球震颤。

前庭功能检查的目的主要是：① 判断前庭系统有无病变，病变的性质、程度及部位。② 为职业选择做鉴定，如航空、航海、航天工作者。

● 自发性平衡障碍检查

（1）静平衡检查法

闭目难立试验：受检者双脚并拢，直立闭目1分钟。如内耳受刺激时，患者将出现自发性向一侧倾倒。

（2）动平衡检查法

闭目步态检查法：患者闭目前进5步，后退5步，重复10次（图3-3-9），正常人偏斜度不超过15°，而内耳有病变者，偏斜度明显增大。凡大于90°提示两侧前庭功能强弱差别显著。

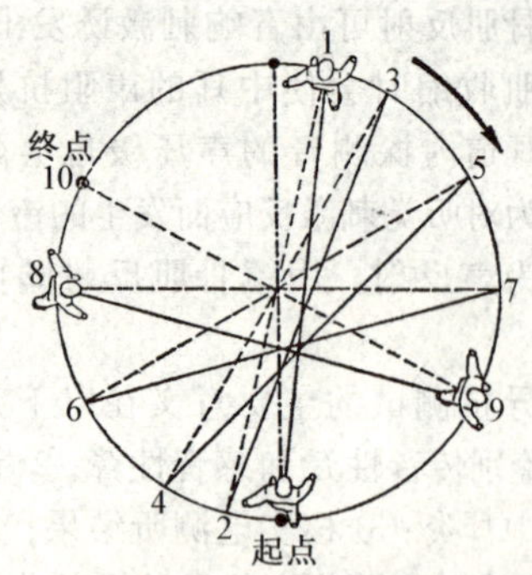

图3-3-9 闭目步态检查法示右侧迷路机能较弱

● 诱发性前庭功能检查

（1）旋转试验：受检者坐在旋转椅上，头前倾30°，以每秒1圈的速度向右方（顺时针方向）或左方（逆时针方向）旋转10圈后突然停止（图3-3-10），观察有无眼球震颤。

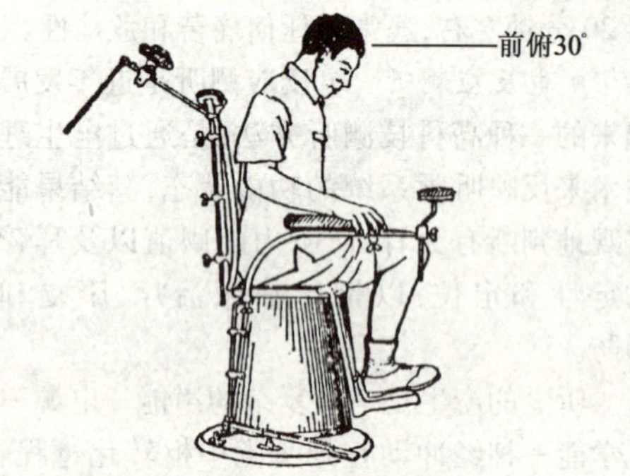

图3-3-10 旋转试验

（2）冷热试验：用高于或低于体温7℃的水冲洗外耳道（图3-3-11），形成对半规管壶腹的刺激。停止注水后，立即观察眼球震颤。

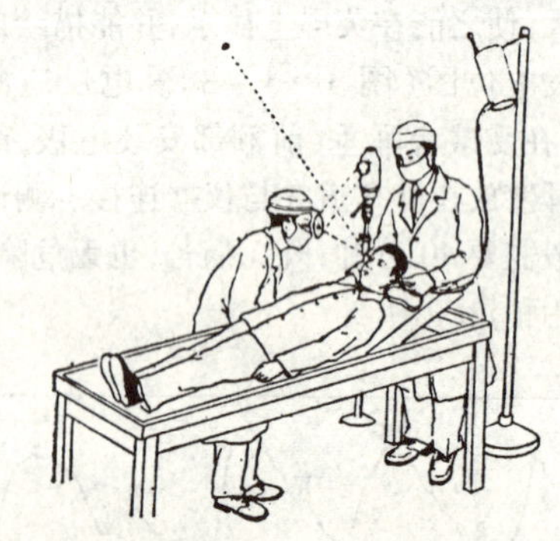

图3-3-11 冷热试验

【中耳内窥镜的检查】

中耳深藏于颞骨之中，一般的耳镜检查仅能看到鼓膜，透过鼓膜穿孔也只能窥视少许中耳的病变。近年来中耳内窥镜检查技术为耳科检查提供清晰的中耳病变图像，可以对中耳病变进行拍照、录像，因此，常用于中耳炎的检查。目前最先进的纤维中耳内窥镜的管径仅0.45mm，可以通过鼓膜的微小穿孔进入中耳，由此可观察到听骨链的情况，这就大大有助于中耳炎治疗方案的抉择和中耳手术方案的设计。中耳内窥镜不仅是重要的检查手段，同时亦是某些中耳疾病的治疗工具。可以经咽鼓管进行中耳抽液，探查咽鼓管，还可以配合应用激光，以清除中耳腔内的早期细微病变。

第四部分

检验学

第一章　临床基本检验

血液一般检测

1 红细胞计数(RBC)

红细胞计数(RBC)是指单位体积血液中所含的红细胞数目。红细胞旧称红血球。红细胞计数以往用手工法毛细血管采血显微镜镜检计数，现在一般用抗凝静脉血标本经血液分析仪测定。

【你需了解】

● 参考值　男性$(4.0 \sim 5.5) \times 10^{12}/L$；女性$(3.5 \sim 5.0) \times 10^{12}/L$；新生儿$(6.0 \sim 7.0) \times 10^{12}/L$。

● 红细胞计数值的高低对于提示累及红细胞系统的疾病有重要意义。

● 减少　见于各种贫血、白血病、各种原因引起的大量失血(如产后、手术后)、重症寄生虫病等。

● 增高　见于肺源性心脏病、先天性心脏病、严重脱水、大面积烧伤、慢性一氧化碳中毒及真性红细胞增多症。药物如雄激素及其衍生物、肾上腺皮质激素类等可引起红细胞增多。此外高山居民、新生儿等可见生理性增高。

【你需就医】

● 红细胞计数减少，伴疲倦、乏力、头晕、耳鸣、记忆力减退、注意力不集中、皮肤苍白；

● 有心悸、心率加快、活动后气促、食欲不振、恶心、腹胀表现；

● 查寻红细胞计数异常的原因。

【特别提示】

● 贫血严重者可发生踝部浮肿、低热、蛋白尿、闭经和性欲减退等。

2 血红蛋白测定(Hb)

血红蛋白旧称血色素，是红细胞的主要成分，能结合和运输氧和二氧化碳。以往用手工比色法测定，现在一般用抗凝静脉血标本经自动血液分析仪检测。

【你需了解】

● 参考值(氰化高铁血红蛋白法)　男性120～160g/L；女性110～150g/L；新生儿170～200g/L。

● 血红蛋白增高、减低的临床意义基本与红细胞计数相同，但血红蛋白能更好地反映贫血的程度。

【你需就医】

● 同红细胞计数。

【特别提示】

● 血红蛋白低于正常下限为轻度贫血。

● 血红蛋白低于90g/L为中度贫血。

● 血红蛋白低于60g/L为重度贫血。

● 血红蛋白低于30g/L为极度贫血。

3 血细胞比容测定(PCV或Hct)

血细胞比容测定(PCV或Hct)旧称红细胞比积或压积。将抗凝血在一定条件下离心沉淀，由此测得的红细胞在全血中所占体积的百分比，称为血细胞比容。血细胞比容的高低主要与红细胞数量及其大小有关，常用来诊断贫血并判断其严重程度。

【你需了解】

● 参考值(温氏法)　男性0.40～0.50(L/L)或40%～50%；女性0.36～0.46(L/L)或36%～46%；新生儿0.44～0.64(L/L)或44%～64%；儿童0.34～0.40(L/L)或34%～40%。

● 增高　见于原发性和继发性红细胞增多症。

● 降低　见于各种贫血。

【你需就医】

● 同红细胞计数。

【特别提示】

● 在做治疗后，常测红细胞比容作为疗效的判断指标。

4 网织红细胞计数(RC)

网织红细胞计数(RC)是指计数单位体积血液中的网织红细胞数。网织红细胞是没有完全成熟的红细胞，红细胞内残存的核糖核酸经特殊染色后成“网状”结构。网织红细胞计数，传统用手工法(毛细血管采血)计数，现可用专用仪器或血液分析仪计数(静脉采血)。

【你需了解】

● 参考值(手工法) 成人 0.5% ~ 1.5%，绝对计数(24 ~ 84) × 10^9/L；新生儿 2.0% ~ 6.0%，绝对计数(144 ~ 336) × 10^9/L。

● RC 数值可反映骨髓造血的功能状态，亦可作为观察贫血疗效的指标。

● 增高 表示骨髓造血功能旺盛，见于溶血性贫血、失血性贫血及缺铁性贫血、巨幼细胞性贫血有效治疗时。

● 降低 见于再生障碍性贫血、单纯红细胞再生障碍性贫血和严重化疗、放疗后。

【你需就医】

● 网织红细胞计数增高或降低，伴贫血症状。

● 查寻网织红细胞计数异常的原因。

【特别提示】

● 网织红细胞计数为 0 或绝对计数低于 5 × 10^9/L 为再生障碍性贫血的诊断指标之一。

5 红细胞沉降率(ESR)

红细胞沉降率指血液加抗凝剂后，置于特制的玻璃管中，观察血沉管中红细胞在一定时间内沉降的距离(mm)，称为红细胞沉降率，简称血沉。手工法测定常用魏氏法，现可用抗凝静脉血标本经自动红细胞沉降仪测定。

【你需了解】

● 参考值(魏氏法) 男性 0 ~ 15mm/h；女性 0 ~ 20mm/h。

● 生理性增快 见于妊娠 3 个月至产后 1 个月、婴幼儿、60 岁以上老人。病理性增快见于各种炎症、贫血及恶性肿瘤、心肌梗死、严重肾病、高胆固醇及高球蛋白血症、结核病和风湿病的活动期等。

【你需就医】

● 查寻血沉加快的原因。

【特别提示】

● 血沉增快常提示病理状态，但缺乏特异性；反之，血沉正常，也不能排除疾病的存在。

● 恶性疾病血沉往往明显加快。

● 结核病、系统性红斑狼疮(SLE)和风湿病等疾病检测出血沉加快常提示为疾病的活动期。

6 白细胞计数(WBC)

白细胞计数(WBC)是指计数单位体积血液中所含的白细胞数目。白细胞旧称白血球，是机体防御系统的重要组成部分。以往用人工显微镜计数，现在一般用静脉血标本经血液分析仪测定。

【你需了解】

● 参考值(显微镜法) 成人(4.0 ~ 10.0) × 10^9/L；儿童(5.0 ~ 12.0) × 10^9/L；新生儿(15 ~ 20) × 10^9/L。

● 白细胞计数增高 见于急性感染(特别是细菌性感染)、严重烧伤、急性大出血、组织损伤、大手术后和白血病等。

● 减低 见于病毒性感染、伤寒及副伤寒、疟疾、再生障碍性贫血、急性粒细胞缺乏症、脾功能亢进、急性白血病、放射病和使用某些抗癌药物等。

【你需就医】

● 白细胞计数增高，伴感染、发热、疼痛等。

● 白细胞计数减低，伴感染、发热、出血等。

● 查寻白细胞计数增高或减低的原因。

【特别提示】

● 白细胞计数异常，伴血涂片可见原始、幼稚血细胞，应进一步做骨髓和其他检查，并结合临床以排除白血病。

● 白细胞计数持续低于 4.0×10^9/L 为白细胞减少症；若伴中性粒细胞减低（$<1.5\times10^9$/L）常为中性粒细胞缺乏症。

7 白细胞分类计数（DC）

白细胞分类计数（DC）是指对不同类型的白细胞分别计数并计算百分比。血液中的白细胞根据其形态和着色性不同可分为中性粒细胞、嗜酸性粒细胞、嗜碱性粒细胞、淋巴细胞、单核细胞等。以往用手工显微镜计数分类，现在一般用自动血液分析仪检测，但尚不能完全取代手工分类。

【你需了解】

● 参考值（血涂片检查） 中性粒细胞 0.5～0.7（50%～70%）；嗜酸性粒细胞 0.005～0.05（0.5%～5%）；嗜碱性粒细胞 0～0.01（0%～1%）；淋巴细胞 0.2～0.4（20%～40%）；单核细胞 0.03～0.08（3%～8%）。

● 白细胞分类计数 有助于对临床上累及白细胞的疾病作大致的分类。

● 中性粒细胞计数 增多见于急性化脓性细菌感染、粒细胞白血病、急性大出血、脓毒症、心肌梗死、尿毒症、糖尿病酸中毒等；减少见于伤寒、副伤寒、流感、疟疾、粒细胞缺乏症、化学药物中毒、X 线和放射线照射、抗癌药物治疗等。

● 嗜酸性粒细胞计数 增多见于过敏性疾病、寄生虫病、某些皮肤病、传染病、血液病；减少见于伤寒和副伤寒及使用肾上腺皮质激素后。

● 嗜碱性粒细胞计数 增多见于慢性粒细胞白血病、嗜碱性粒细胞白血病、霍奇金病、某些转移癌等。

● 淋巴细胞计数 增多见于病毒感染、结核病、百日咳、淋巴细胞白血病、白血性淋巴肉瘤；减少见于细胞免疫缺陷病、某些传染病的急性期、放射病等。

● 单核细胞计数 增多见于某些细菌感染（如伤寒、结核、疟疾、亚急性感染性心内膜炎）、单核细胞白血病、淋巴瘤及急性传染病恢复期等。

【你需就医】

● 自动血液分析仪检测结果各类白细胞的百分比异常，必须做手工显微镜下白细胞分类，以便核实。

● 分类计数时见形态异常血细胞或原始、幼稚血细胞。

【特别提示】

● 血涂片中如原始、幼稚血细胞数量增多，应进一步做骨髓和其他检查，并结合临床以排除恶性血液病。

8 血液自动分析仪常用检测项目

现在各级医院普遍使用自动血液分析仪，它能同时快速检测多份标本，且一次能提供多项检测指标，为临床诊断提供便利。但目前自动血液分析仪尚不能完全取代手工法显微镜白细胞分类计数。

【你需了解】

● 参考值（见表 4－1－1）

表 4－1－1 血液自动分析仪常用检测项目及其参考值

常用检测项目	参考值
WBC（白细胞计数）	$(4\sim10)\times10^9$/L
RBC（红细胞计数）	$(3.8\sim5.5)\times10^{12}$/L
Hb（血红蛋白量）	$(110\sim160)\times$g/L
Hct（血细胞比容）	36%～50%
MCV（红细胞平均体积）	6.5～12fL
MCHC（红细胞平均血红蛋白浓度）	320～360g/L
MCH（红细胞平均血红蛋白量）	27～32Pg

（续表）

常用检测项目	参考值
RDW（红细胞分布宽度）	11.6%
PLT（血小板计数）	(150～450)×10^9/L
MPV（血小板平均体积）	6.5～12fL
LY（淋巴细胞百分率）	20%～40%
MO（单核细胞百分率）	2%～10%
GR（粒细胞百分率）	40%～80%
LY#（淋巴细胞绝对值）	(0.8～4)×10^9/L
MO#（单核细胞绝对值）	(0.08～1)×10^9/L
GR#（粒细胞绝对值）	(1.6～8)×10^9/L

注：不同仪器、不同实验室的参考值有所不同。

● WBC、RBC、Hb、Hct及白细胞分类参见血液检查。

● RDW代表红细胞大小的一致程度，当红细胞大小不均时RDW值增大。红细胞三个平均指数MCH、MCV、MCHC及RDW指标在临床用于贫血类型的鉴别，如巨幼细胞性贫血，MCV增大、MCH增大、MCHC正常、RDW增大。

● MPV是指平均每一个血小板的体积。血小板的大小和其功能有关。增高见于特发性血小板减少性紫癜、妊娠后期伴浮肿和蛋白尿者；减低见于非免疫性血小板破坏、再生障碍性贫血、血小板减少反复感染综合征、慢性粒细胞白血病等。

【你需就医】

● RBC、Hb、Hct减低，伴临床有贫血症状。

● PLT减低伴临床有出血症状。

● PLT增高伴血栓形成或出血症状。

● 白细胞计数增高，伴发热、感染、肝脾肿大。

● 白细胞计数减低，临床有感染症状。

● 查寻血液自动分析仪检测结果异常的原因。

【特别提示】

● 血液自动分析仪检测结果异常，应做血涂片和显微镜检查以弥补仪器的不足。

尿液一般检查

1 尿量

尿液理学检查包括尿量、颜色、透明度、气味和比密（比重）的检查。尿量主要取决于肾的浓缩和稀释功能。尿量的变化与气候、饮水量和食物等有关。尿量一般由临床医护人员观察测定。尿量对急性肾功能不全患者是重要的观测指标。

【你需了解】

● 尿量参考值　成人1.0～1.5L/24h；新生儿0.03～0.06L/24h；婴儿0.10～0.15L/24h；儿童0.5～1.0L/24h；60岁以上0.25～2.4L/24h。

● 尿量增多　生理性见于饮水过多、精神紧张、妊娠后期；病理性见于尿崩症、肾盂肾炎、高血压肾病、多发性骨髓瘤、肾动脉狭窄、急性肾小管坏死多尿期、结节病、原发性醛固酮增多症、甲状旁腺亢进、造影剂、慢性肾病、服用利尿剂。

● 尿量减少　生理性减少见于饮水少、出汗多；病理性减少见于急性肾功能衰竭少尿期、急性肾小球肾炎、弥散性血管内凝血、休克、肾病综合征、尿路梗阻、肝肾综合征、肾动脉栓塞、肿瘤压迫、慢性肾小球肾炎急性发作、各种慢性疾病肾功能不全、水肿、腹膜炎、肠梗阻失液、急性肾小管坏死。

【你需就医】

● 尿量增加伴血或尿糖异常。

● 少尿或无尿，伴晨起眼睑浮肿或全身浮肿。

【特别提示】

● 急性肾功能不全患者的尿量观察是至关重要的指标。

2 尿色检验

尿液的颜色简称尿色。健康人尿色主要源于尿色素及尿胆原。尿色素由肾产生,其产量较恒定,故尿色的深浅一般与相对密度成正比,与单位时间的尿量成反比。尿液颜色除了疾病因素,还容易受到饮食、药物的影响。尿色检查不能作为一个有效的诊断指标,但可提供进一步检查的线索。

【你需了解】

- 正常结果　淡黄色或黄色。
- 红色　血尿(尿中有红细胞)见于急性肾小球肾炎、肾结核、肾肿瘤、肾泌尿道结石、肾盂肾炎、膀胱炎、特发性血小板减少性紫癜、血友病;血红蛋白尿(尿中有血红蛋白)见于蚕豆病、阵发性睡眠性血红蛋白尿、血型不合输血反应;肌红蛋白尿(尿中有肌红蛋白):挤压综合征等。
- 深黄色　胆红素尿、阻塞性或肝细胞性黄疸(泡沫黄色)。
- 乳白色　乳糜尿、脓尿、大量磷酸盐或碳酸盐沉淀、菌尿。
- 无色尿　尿崩症、糖尿病、神经性多尿、多囊肾、慢性间质性肾炎。
- 其他色素尿　亚甲蓝等色素或药物所致。

【你需就医】

- 尿液出现红色外观,伴有腰痛、腰酸。
- 排尿时有痛感,新鲜排出的尿液即呈明显浑浊。

【特别提示】

- 有泌尿系统肿瘤的患者会出现无痛性血尿,即使未感到腹、背部疼痛,小便也无疼痛,也应引起警惕。

3 尿透明度检验

尿液的透明度又称为尿液混浊度。健康人新鲜尿液,除女性的尿可见微浑外,多数是清晰透明的。正常尿液混浊的主要原因是因含有结晶,是尿液酸碱度(pH)或温度改变后形成或析出的。泌尿系统如有病理性改变可有多量血细胞、上皮细胞、黏液、脂肪、细菌等从而使尿液变成混浊。

【你需了解】

- 正常结果　新鲜尿透明,放置后可出现轻微浑浊。
- 新鲜尿冷却后混浊:酸性尿常为尿酸盐沉淀,碱性尿常为磷酸盐和碳酸盐沉淀。
- 新鲜尿排出即混浊则多为脓尿、菌尿或脂肪尿。

【你需就医】

- 新鲜排出的尿液即呈明显混浊。

【特别提示】

- 血性混浊尿应排除泌尿系肿瘤的可能。

4 尿气味检验

正常尿液的气味是由尿液中的脂类和挥发酸共同产生的。新鲜尿具有特殊微弱的芳香气味。尿液搁置过久,细菌污染繁殖、尿素分解,可出现氨臭味。尿液气味也可受到食物和某些药物的影响。

【你需了解】

- 正常结果　新鲜尿有挥发性酸味,常受饮食的影响。
- 新鲜尿即有氨味　常见慢性膀胱炎,慢性尿潴留或尿久置后。
- 烂苹果味　糖尿病酮症酸中毒。
- 其他气味　某些药物、毒物可出现蒜、葱等气味。
- 新鲜尿恶臭　尿路炎症或感染。

【你需就医】

- 新鲜尿有明显的恶臭。
- 新鲜尿有异常的气味并伴有混浊。

【特别提示】

- 尿液有明显恶臭伴有血性混浊应排除肿瘤和感染的可能。

5 尿酸碱度(pH)值测定

尿液的酸、碱度变动范围较大,它受饮食种类、运动、饥饿、服用药物及疾病类型的影响,由不断排出的组织代谢过程中所产生的非挥发性酸所致。正常新鲜尿液常为弱酸性;食用蔬菜、水果时,因植物内钾、镁等呈碱性的元素增多而使尿液可呈碱性。

【你需了解】

• 参考值 pH 值为 4.5～8.0,平均 6.0。

• pH 值增高 见于频繁呕吐、泌尿系统感染、服用重碳酸盐药、碱中毒。

• pH 降低 见于糖尿病、痛风、酸中毒、慢性肾小球肾炎等。

【你需就医】

• 有泌尿系统病变的症状。

【特别提示】

• 对于有形成酸性结石倾向的患者,可用药使尿 pH 值保持碱性,就不会形成酸性结石;反之当患者有形成碱性结石倾向时,可用药使尿 pH 值保持酸性。

6 尿比密(比重)测定

尿比密是指在 4℃时尿液与相同体积纯水重量之比。因尿中含 3%～5% 的固体物质,故尿比密大于纯水。尿比密的高、低随尿中水分、盐类及有机物含量而异。在病理情况下还受尿蛋白、尿糖及细胞成分等影响。如无水代谢失调,尿比密测定可粗略反映肾小管的浓缩和稀释功能。

【你需了解】

• 参考值 晨尿或通常饮食条件下尿比密为 1.015～1.025;随机尿为 1.003～1.035。

• 尿比密增高 见于高热、脱水、心功能不全、周围循环衰竭等尿少时;也可见于尿中含葡萄糖和碘造影剂时。

• 比密降低 见于尿毒症、休克、肝肾综合征、心力衰竭、尿崩症、神经性多尿、肾小管损害、恶性高血压、慢性肾小球肾炎、肾盂肾炎、肾功能衰竭。

【你需就医】

• 有泌尿系统病变的症状。

【特别提示】

• 如尿比密变化不大,一般固定在 1.010,呈等渗尿,表示肾实质有严重损害。

7 尿蛋白检验

健康人尿中的蛋白质含量甚微,其中 2/3 来自血浆蛋白,其余是来自肾及尿路的组织蛋白。尿中蛋白质含量超过 150mg/24h 时称为蛋白尿。

【你需了解】

• 参考值 定性检查参考值为阴性。定量检查参考值为儿童小于 40mg/24h,成人 20～80mg/24h。

• 尿蛋白阳性 生理性增高见于高蛋白饮食、剧烈运动和精神激动等;病理性增高见于多发性骨髓瘤、各种肾小球肾炎、肾病综合征、肾功能不全以及药物对肾功能的损害等。

【你需就医】

• 尿蛋白定性为阳性时或尿蛋白定量超过 150mg/24h 时,尤其是伴晨起眼睑浮肿者。

• 晨起眼睑浮肿甚至全身浮肿者。

【特别提示】

蛋白尿严重程度

• 轻度:尿蛋白在 120～500mg/24h 尿;
• 中度:尿蛋白在 500～4000mg/24h 尿;
• 重度:尿蛋白超过 4000mg/24h 尿。

8 尿本周蛋白(B-JP)检验

以发现者命名(Bence-Jones 蛋白)。尿中出现该蛋白反映恶性浆细胞产生大量克隆性免疫球蛋白的轻链部分。因分子量较小,本周蛋白可从肾脏滤出。当滤出的本周蛋白在 40～60℃时凝固,而在 100℃煮沸时又可溶解,再冷却时又可重新凝固,故也称为凝溶蛋白。筛检试验以往多用加热凝固法,现采用苯磺酸法,灵敏性较高;如将尿液浓缩后用电泳法确诊,则阳性检出率达 97%。

【你需了解】

• 参考值 定性检查指标为阴性;新生儿可呈弱阳性。

• 本周蛋白阳性 见于多发性骨髓瘤、良性单克隆免疫球蛋白血症、巨球蛋白血症、淀粉样变、恶性淋巴瘤、慢性肾炎、转移癌等。

● 摄入如氨基水杨酸、氯丙嗪、大剂量青霉素等药物可出现假阳性;碱性尿、严重尿道感染等可出现假阴性。

【你需就医】

● 本周蛋白阳性,伴骨痛或有肿块,及肝、脾、淋巴结肿大。

● 本周蛋白阳性,伴鼻出血、牙龈出血,皮肤紫癜。

● 本周蛋白阴性,但出现上述临床症状。

● 查寻本周蛋白阳性的原因。

【特别提示】

● 本周蛋白的出现是浆细胞肿瘤的一种表现,50%～70%骨髓瘤患者尿中可出现本周蛋白。

● 如尿中排出大量本周蛋白,同时伴有尿白蛋白和其他球蛋白时,易发生肾功能不全。

9 尿蛋白电泳测定

尿蛋白常用十二烷基硫酸钠聚丙烯胺凝胶电泳,称为SDS盘状电泳检测。由于尿蛋白可与SDS反应,形成带有负电荷的复合物,加之聚丙烯胺凝胶交联网有分子筛效应,使尿蛋白在电场中按分子量大小分离出蛋白区带。

【你需了解】

● 参考值 白蛋白39%,α_1球蛋白29%,α_2球蛋白20%,β球蛋白8%,γ球蛋白4%。

● 电泳区带在白蛋白部位附近以肾小球损害为主:急性肾小球肾炎、慢性肾小球肾炎早期、肾病综合征。

● 电泳区带在白蛋白及以下部位以肾小管损害为主:慢性肾盂肾炎、肾小管性酸中毒、慢性间质性肾炎、重金属及药物引起肾损害。

● 电泳区带在白蛋白带,以整个肾单位受损为主:慢性肾小球肾炎晚期、慢性肾盂肾炎晚期、各种原因的慢性尿毒症、急性肾功能衰竭。

● 电泳区带在球蛋白区带出现清楚而尖锐的峰域:单克隆丙球蛋白病。

【你需就医】

● 尿蛋白检查呈阳性反应。

● 肾病患者治疗过程中病情监测。

【特别提示】

● 当患者蛋白尿表现为中分子型或小分子型,其意义须结合临床,但出现混合型或大分子型,则肯定为不正常。

10 尿 β_2微球蛋白测定

β_2微球蛋白(β_2-M)是细胞膜上完整组织相容性抗原(HLA)的一部分,除成熟红细胞和胎盘滋养层细胞外,其他细胞均含有β_2-M。β_2-M容易通过肾小球滤过膜,但在肾小管被重吸收。因此β_2-M测定是鉴别肾小球和肾小管损害最简便的实验指标。

【你需了解】

● 参考值 0.03～0.14mg/L。

● 增高 急性肾小管坏死、急性或慢性肾盂肾炎、自身免疫性疾病、恶性肿瘤、系统性红斑狼疮(SLE)活动期、慢性淋巴细胞白血病、慢性镉中毒、某些药物对肾脏的损害等。

【你需就医】

● 查寻尿β_2-M含量增高的原因。

【特别提示】

● 当血β_2-M小于5mg/L,尿β_2蛋白升高时反映肾小管损伤。

● IgA肾病,尤其是肾小球硬化者,即使肾功能正常,β_2-M也增高。

● 肾移植后均使用可抑制β_2蛋白生成的免疫抑制剂,若仍出现尿β_2-M增多,表明排斥反应未能有效控制。

11 尿隐血试验

健康人血浆中有微量血红蛋白,与结合珠蛋白结合,至单核-吞噬细胞系统被代谢,不能从尿中排出,因此尿中血红蛋白含量极低。可利用血红蛋白具有类似过氧化物酶反应作定性和定量检验，目前常用化学试纸法。

【你需了解】

● 参考值　阴性。

● 阳性　溶血性黄疸、血尿、血红蛋白尿、肌红蛋白尿等；见于尿路结核、肿瘤、白血病、紫癜、血友病、阵发性睡眠性血红蛋白尿（PNH）及各种中毒、感染、脓毒症、烧伤、输血不合等。

【你需就医】

● 新鲜排出的尿液呈红色和酱油色。

【特别提示】

● 尿中血红蛋白有两个来源：一是发生血管内溶血，血浆血红蛋白超过了结合珠蛋白的结合能力，游离血红蛋白从尿中排出。另一个来源是尿路出血，应结合尿沉渣显微镜检查予以鉴别。

12 尿葡萄糖检验

正常人尿液中可有微量葡萄糖，尿内排出量用普通定性方法检查为阴性。当血中葡萄糖浓度大于 8.8mmol/L（160mg/L）时，肾小球滤过的葡萄糖量超过肾小管重吸收能力即出现尿糖。

【你需了解】

● 参考值　定性检查指标为阴性；定量检查参考值为小于 2.8mmol/24h。

● 阳性　糖尿病、甲状腺功能亢进、肢端肥大症、嗜铬细胞瘤、库欣综合征、家族性糖尿、慢性肾小球肾炎、肾病综合征、脑垂体前叶功能亢进、急性心肌梗死、妊娠期糖尿、肾小管酸中毒、慢性肾盂肾炎、应急性糖尿（如颅脑外伤、脑血管意外）等。

● 维生素 C、尿酸、葡萄糖醛酸、药物如异烟肼等可引起假性糖尿。

【你需就医】

● 尿糖增高，尤其伴多饮、多尿、多食，体重减轻。

● 尿糖增高，临床发生酮症酸中毒的倾向。

● 查寻尿糖增高的原因。

【特别提示】

● 尿糖检查是诊断糖尿病的重要依据。

● 尿糖常用作糖尿病判断病情和疗效的指标，也是估计胰岛素治疗用量增减的依据之一。

● 糖尿病病情严重或应激时可发生急性代谢紊乱如酮症酸中毒。

13 尿酮体试验

酮体为乙酰乙酸、β－羟丁酸及丙酮的总称，为人体脂肪氧化产生的中间代谢产物。正常人尿酮体定性试验为阴性。尿中出现大量酮体称酮体尿，简称酮尿。

【你需了解】

● 参考值　阴性。

● 阳性　糖尿病酮症酸中毒、妊娠呕吐、腹泻脱水、糖原累积症、妊娠中毒症、消化吸收障碍、严重饥饿、运动和寒冷刺激等。

【你需就医】

● 尿酮体试验阳性，尤其伴临床有糖尿病症状。

● 尿酮体试验阴性，临床有糖尿病症状。

● 查寻尿酮体阳性的原因。

【特别提示】

● 酮尿是糖尿病性昏迷的前期指标。

14 尿胆原试验

尿胆原为结合型胆红素排入肠道，经细菌作用而生成的胆素原被重吸收后从尿中排出的部分。在酸性环境中，尿胆原可与对－二甲氨基甲醛发生醛化反应，生成红色化合物，显色程度与尿胆原量相关。

【你需了解】

● 参考值　尿 1:20 稀释后为阴性或弱阳性。

● 阳性　肝细胞性黄疸、溶血性黄疸、心力衰竭、脓毒症、猩红热、肠道感染、便秘等。

● 阴性　检查为阴性，但若有皮肤黄、巩膜黄染，肝区有不适感或隐痛，则有阻塞性黄疸可能。

【你需就医】

● 尿胆原阳性，伴皮肤、巩膜黄染，发热、腰背酸痛。

● 尿胆原阳性，伴皮肤、巩膜黄染，肝区不适或隐痛。

● 尿胆原阴性，伴皮肤、巩膜黄染，肝区不适或隐痛。

● 查寻尿胆原阳性的原因。

【特别提示】

● 溶血性贫血时，尿胆原为阳性，可与其他贫血鉴别。

● 是鉴别肝细胞性黄疸和阻塞性黄疸的指标之一。

● 尿胆原不很稳定，经空气氧化或光线照射后转变成黄色的尿胆素。为防止因尿液标本久存尿胆原被氧化，造成尿胆原检测的假阴性，应同时检测尿胆素。

15 尿胆素试验

在无胆红素的尿液中，加入碘液，使尿中尿胆原氧化成尿胆素，当与试剂中的锌离子作用，形成带绿色荧光的尿胆素－锌复合物。

【你需了解】

● 参考值　阴性。

● 阳性　同尿胆原试验。

【你需就医】

● 同尿胆原试验。

【特别提示】

● 同尿胆原试验。

16 尿乳糜试验

经肠道吸收的脂肪经皂化后成乳糜液，不能按正常的淋巴道引流至血液，而逆流至泌尿系淋巴管中时，以致淋巴管内压力升高、曲张破裂、乳糜液流入尿中，使尿液呈不同程度的乳白色，称乳糜尿。

【你需了解】

● 参考值　阴性。

● 阳性　肾周围或广泛腹部淋巴管阻塞，见于丝虫病、腹腔肿瘤、结核、手术或外伤性胸导管或乳糜池破裂、糖尿病脂血症、类脂性肾病综合征、长骨骨折骨髓脂肪栓塞。间隙性乳糜尿见于过度疲劳、妊娠或分娩等。

【你需就医】

● 尿液外观呈乳白色。

【特别提示】

● 在我国，乳糜尿绝大多数是由班氏丝虫病引起的，而由结核、恶性肿瘤等所引起的乳糜尿较为少见。

17 尿沉渣细胞学检验

尿液细胞学检查是观察尿标本中有无恶性肿瘤细胞。泌尿系统包括肾脏、输尿管、膀胱和尿道，由柱状上皮细胞、移行上皮细胞和鳞状上皮细胞组成。通常要求将新鲜尿液标本及时送检，离心沉淀后涂片，用显微镜观察有无肿瘤细胞。

【你需了解】

● 正常结果　未找到肿瘤细胞。

● 本检查主要用于泌尿系统恶性肿瘤检测，约95%为移行上皮细胞癌。鳞状上皮细胞癌和腺癌少见。

【你需就医】

● 新鲜排出的尿液外观异常。

● 尿自动分析仪检测结果异常。

【特别提示】

● 见到恶性细胞提示泌尿系统存在恶性肿瘤。

18 尿沉渣管型检验

尿管型是指在肾小管和集合管腔中形成的圆管状体。管型为尿沉渣中最有临床意义的病理成分。管型可分为透明管型、颗粒管型、细胞管型、蜡样管型、宽幅管型等。

【你需了解】

● 正常结果　无或偶见透明管型。

● 透明管型　急性肾小球肾炎、急性肾盂肾炎、肾病综合征、肾淤血及肾血管硬化、心力衰竭、发热、剧烈运动、麻醉后。

● 颗粒管型　肾小球或肾小管的器质性病变。

● 红细胞管型　急性肾小球肾炎、溶血

性输血反应。

• 白细胞管型　感染性肾脏病变、急性肾小球肾炎、狼疮性肾炎晚期。

• 宽管型　肾功能衰竭、慢性肾小球肾炎晚期。

• 上皮细胞管型　肾病综合征、淀粉样变性、妊娠中毒症、重金属中毒及高热等。

• 脂肪管型　类脂性肾病、肾病综合征、慢性肾小球肾炎等。

• 混合管型　活动性肾小球肾炎、肾病综合征、狼疮性肾炎、结节性动脉周围炎等。

• 细菌管型　尿路感染。

• 血红蛋白管型　急性出血性肾炎、血红蛋白尿。

【你需就医】

• 尿沉渣镜检可见透明管型增多或见其他管型。

• 尿沉渣镜检即使未见管型，但临床有泌尿系统病变的症状。

【特别提示】

• 肾移植后出现上皮细胞和淋巴细胞混合性管型提示急性排斥反应发生。

• 蜡样管型多提示有严重的肾小管变性坏死，预后不良。

• 慢性肾衰竭少尿期出现宽幅管型提示预后不良。

19 尿沉渣结晶检验

尿中溶解的各种物质在不同的 pH 值、温度和胶体浓度下，可有不同的溶解度。根据晶体形态特征、溶解性及尿 pH 值，用普通或偏振光显微镜可鉴别其种类。

【你需了解】

• 正常结果　无病理性结晶。

• 生理性结晶常见的有草酸钙、尿酸、磷酸铵镁结晶。病理性结晶主要有胱氨酸结晶、亮氨酸结晶、酪氨酸、胆固醇结晶、放射造影剂结晶、磺胺类药物结晶、阿司匹林结晶、磺基水杨酸结晶等。

【你需就医】

• 尿沉渣镜检见病理性或药物结晶存在。

【特别提示】

• 服用某些药物后，产生药物结晶会对肾脏造成损害，因此尿结晶的检查可指导药物剂量的调整或停药。

20 尿妊娠试验（HCG）

本试验是定性检查尿中绒毛膜促性腺激素，反映女性是否怀孕及其状态，也用于女性生殖系统疾病的诊断。女性怀孕后，子宫内胎盘的滋养层细胞产生大量绒毛膜促性腺激素，可通过孕妇血液循环排入尿中。现多采用抗 β 绒毛膜促性腺激素的单克隆抗体进行特异性检测，其灵敏性、特异性均比胶乳凝集抑制试验法、酶联免疫吸附试验为高。目前家用的绒毛膜促性腺激素试剂盒药房有售。标本要求用无污染的新鲜晨尿。

【你需了解】

• 参考值　非怀孕妇女，显示为阴性。怀孕妇女，采用胶乳凝聚抑制试验，在第一次月经期过后 1～2 周检测呈阳性；采用酶联免疫吸附试验，在受精卵子宫着床后 1 周或在第一次闭经前 4～5 天即可检出。

• 在怀孕最初 3 个月内，绒毛膜促性腺激素水平每天可升高 1 倍，孕 40 天时大于 500U/L，孕 60 天大于 80 000～320 000U/L。

【你需就医】

• 决定做人工流产。

• 妊娠妇女阴道流血。

• 妊娠时，HCG 的升高低于正常。

【特别提示】

• 孕 60 天 HCG 低于正常范围，92% 的妊娠失败。

• 不完全流产者子宫内尚有胎盘组织存活时，妊娠试验仍可呈阳性。

• 完全流产或死胎，HCG 可由阳性转为阴性。

21 尿液自动分析仪常用临床检测项目

尿液分析仪又称为干化学尿液分析仪。由于仪器操作简便、快速、重复性好、标本用量少，故已成为临床尿液检验的主要手段。

【你需了解】

● 参考值（见表4-1-2）

表4-1-2　尿液分析仪的常用检测项目和参考值

常用检测项目	参考值
pH	5～7
比密（SG）	1.015～1.025
蛋白质（PRO）	阴性
葡萄糖（GLU）	阴性
酮体（KET）	阴性
胆红素（BIL）	阴性
亚硝酸盐（NIT）	阴性
白细胞（LEU/WBC）	阴性（<25个/μl=
红细胞（RBC/ERY/BLD）	阴性（<10个/μl=
维生素C（VitC）	20～100mg/L

● 临床意义见上述相应的检验项目。

【你需就医】

● 新鲜排出的尿液外观异常，颜色异常或混浊。

● 有泌尿系统病变的症状。

● 查寻尿液自动分析仪检测结果异常的原因。

【特别提示】

● 目前还不能完全取代传统显微镜对尿液有形成分的检查，检测结果易受药物等多种因素的干扰。因此，临床上常与显微镜检查互相配合。

粪便检查

1 粪颜色及性状检验

正常人的粪便因含粪胆素而呈黄色或棕黄色，成形，质软。婴儿粪便因含未转变的胆红素则呈黄绿色。粪便颜色可因食物、药物或病理原因而发生改变。

【你需了解】

● 正常结果　成人便呈黄褐色，柱状软便。

● 黏液便　见于各种肠炎、痢疾。

● 稀便　见于急性胃肠炎、假膜性肠炎、艾滋病伴肠道隐孢子虫感染。

● 脓血便　见于痢疾、溃疡性结肠炎、结肠或直肠癌。

● 鲜血便　见于直肠息肉、结肠癌、肛裂、痔疮。

● 柏油样黑便　见于胃、十二指肠溃疡及上消化道大量出血；食用芝麻、服用活性炭、铋剂、铁剂的药物，也可出现无光泽黑便。

● 米泔水样便　见于霍乱、副霍乱等传染病。

● 白陶土样（灰白色）便　见于各种原因引起的胆管梗阻、阻塞性黄疸。

● 干硬便　可呈球形，见于习惯性便秘，尤其是老年人。

● 细条状便　提示直肠狭窄，见于直肠癌或息肉等。

● 黄白色乳凝块便　见于乳幼儿消化不良性腹泻。

【你需就医】

● 腹泻伴或不伴发热、腹痛。

● 粪便中见寄生虫虫体。

● 粪便的性状异常，伴或不伴血液。

【特别提示】

● 当出现脓血便、血便或扁平带状便时应排除恶性肿瘤的可能。

2 粪黏液检验

正常粪便含少量黏液而不易检出，一旦出现肉眼可见的黏液表明其量增加。

【你需了解】

● 正常结果　在粪便表面沾有少量黏液，不易查见。

● 肉眼可见黏液时，即表明黏液增多。明显黏液：急性肠炎和慢性结肠炎等。

【你需就医】

● 黏液量增加以致肉眼可见。

【特别提示】

● 细菌性痢疾粪便多为黏液性脓血便，

以黏液脓血为主,可无粪质。

3 粪隐血试验

隐血是指消化道出血量少,肉眼不见血色,而且少量红细胞又被消化、分解以致显微镜下也无从发现的出血状况。

【你需了解】

- 正常结果 阴性或弱阳性
- 阳性 消化性溃疡的阳性率为40%~70%,呈间断性阳性;消化道癌(胃、肠癌等)阳性率可达95%,呈持续性阳性。
- 本试验可作为消化道恶性肿瘤的筛检指标,有助于早期诊断消化道肿瘤。

【你需就医】

- 粪便呈柏油样或混有血液,隐血试验阳性。
- 隐血试验阳性,粪便外观有或无异常。
- 查寻隐血试验阳性的原因。

【特别提示】

- 隐血试验持续阳性应排除消化道恶性肿瘤的可能。

脑脊液检验(CSF)

1 脑脊液压力测定

通常在腰椎穿刺时,由医生做脑脊液压力测定,任何疾病使脑脊液量增加时,脑脊液压力均可升高。

【你需了解】

- 参考值 侧卧位时,新生儿0.29~0.78kPa,儿童0.69~1.96kPa,成人0.69~1.76kPa。
- 增高 颅脑炎症、占位性病变、出血性疾病、缺血性病变、颅脑外伤、脑积水以及高血压和动脉硬化等。
- 降低 脑脊液循环受阻、流失过多和低颅压症群、失水、慢性消耗性疾病、休克、椎管部分或完全性阻塞等。

【你需就医】

- 恶心、呕吐,不明原因头痛、昏迷、瘫痪、惊厥和意识障碍等中枢神经系统症状。
- 存在脑膜刺激症。

【特别提示】

- 对疑有脑肿瘤、颅内压明显增高和视盘水肿的患者,不宜做脑脊液穿刺检查,以免发生脑疝等并发症。
- 结核性脑膜炎,一般脑压增加;但有脊髓梗阻者,则减低。

2 脑脊液外观检验

正常脑脊液是无色透明液体。在病理情况下,脑脊液可呈不同颜色改变。

【你需了解】

- 正常结果 无色透明,无凝块、无薄膜形式。
- 红色:蛛网膜下腔出血、脑出血、硬膜下血肿或穿刺损伤。黄色:脑血栓形成。陈旧性出血:重度黄疸、脑瘤等。米汤样:化脓性感染。微混:流行性乙型脑炎、脊髓灰质炎、脑脓肿。淡绿色:绿脓杆菌或甲型链球菌脑膜炎。褐色或黑色:中枢神经系统黑色素细胞瘤。
- 自发性凝固(Froin 征)示蛋白质显著增高;结核性脑膜炎常有薄膜形成;化脓性脑膜炎则易出现凝块。

【你需就医】

- 不明原因剧烈头痛、昏迷、瘫痪。
- 存在脑膜刺激症。

【特别提示】

- 对疑有脑肿瘤和颅内压明显增高、视盘水肿的患者,不宜做脑脊液穿刺检查,以免发生脑疝。
- 血性脑脊液应鉴别脑蛛网膜下腔出血是否是由于穿刺损伤引起的。

3 脑脊液比密(比重)测定

当颅脑病变时,脑脊液中细胞、蛋白等成分增多使脑脊液比密增加。

【你需了解】

- 参考值 1.006~1.008。

● 增高　脑膜炎、尿毒症、糖尿病、脑炎、脑出血、脑寄生虫病、脊髓肿瘤等。

【你需就医】

● 不明原因的剧烈头痛、昏迷、瘫痪、惊厥、意识障碍。

● 存在脑膜刺激症。

【特别提示】

● 对疑有脑肿瘤和颅内压明显增高、视盘水肿的患者，不宜做脑脊液穿刺检查，以免发生脑疝。

4 脑脊液pH值测定

因CO_2易通过血脑屏障，使脑脊液PCO_2比动脉血高0.5～1.5kPa（4～11mmHg）；而[HCO_3^-]不易通过血脑屏障，脑脊液中[HCO_3^-]浓度一般比动脉血低。脑脊液pH值比较恒定，即使全身酸碱失衡时对它的影响也甚小。

【你需了解】

● 参考值　7.31～7.34。

● 增高　重症代谢性碱中毒。

● 降低　化脓性和结核性脑膜炎、代谢性酸中毒及脑缺血、缺氧等。

【你需就医】

● 不明原因剧烈头痛、昏迷、瘫痪和意识障碍。

● 存在脑膜刺激症。

【特别提示】

● 对疑有脑肿瘤和颅内压明显增高、视盘水肿的患者，不宜进行脑脊液穿刺检查，以免发生脑疝。

5 脑脊液氯化物测定

正常脑脊液中电解质要维持平衡，故氯化物水平比血浆高。当脑脊液中蛋白质增多时，为维持脑脊液渗透压平衡，氯化物多减少。

【你需了解】

● 参考值　120～130mmol/L。

● 降低　见于化脓性脑膜炎，尤以结核性脑膜炎时最为明显。病毒性脑炎时无显著变化。在低氯血症时（呕吐、脱水等）脑脊液氯化物也会减少。

● 增高　尿毒症、肾炎和心力衰竭。

【你需就医】

● 有头昏、恶心、呕吐等中枢神经系统的症状时。

【特别提示】

● 对疑有脑肿瘤和颅内压明显增高、视盘水肿的患者，不宜做脑脊液穿刺检查，以免发生脑疝。

● 脑脊液中氯化物含量如低于85mmol/L时，有可能导致中枢抑制而出现呼吸停止，故脑脊液中氯化物明显降低时应及时向临床医师通报，以便及早处理。

6 脑脊液蛋白测定

因存在血脑屏障，正常情况下脑脊液中蛋白以白蛋白为主，蛋白定性试验呈阴性或弱阳性。蛋白质的含量与穿刺部位、年龄都有关。

【你需了解】

● 参考值为脑池：儿童0.10～0.25g/L，成人0.15～0.25g/L；脑室：0.05～0.15g/L；腰椎：新生儿0.20～1.20g/L，儿童0.20～0.40g/L，成人0.15～0.45g/L。

● 增高　化脓性脑膜炎（高度增加）、结核性脑膜炎（中度增加）、脊髓灰质炎及病毒性脑炎（轻度增加）、脑出血、蛛网膜下腔出血、蛛网膜下腔梗阻、多发性神经炎等。

● 降低　各种急性颅内感染早期、交通性脑积水等。

【你需就医】

● 不明原因剧烈头痛、昏迷、瘫痪等神经系统症状。

● 存在脑膜刺激症。

【特别提示】

● 对疑有脑肿瘤和颅内压明显增高、视盘水肿的患者，不宜做此项检查，以免发生脑疝。

● 脑脊液蛋白质含量增高，是血脑屏障被破坏的标志，应受到重视。

7 脑脊液细胞计数和分类

健康人脑脊液内无红细胞，白细胞很少，主要是淋巴细胞。某些中枢神经系统疾患的脑脊液中细胞数可增多，其增多的程度、细胞种类与病变性质、严重程度有关。

【你需了解】

● 参考值　成人(0～5)×10^6/L；新生儿(0～30)10^6/L；儿童(0～15)×10^6/L。主要为单个核细胞，其中，淋巴细胞：单核细胞=7:3，偶见内皮细胞，无红细胞。

● 轻度增加[(10～30)×10^6/L]为脑瘤、浆液性脑膜炎；中度增加为病毒性脑膜炎、结核性脑膜炎、流行性乙型脑炎；高度增加为化脓性脑膜炎、脑脓肿、流行性脑脊髓膜炎。

● 中性粒细胞增多　为急性化脓性脑膜炎和脑出血等。

● 淋巴细胞增多　为结核性、真菌性及病毒性感染和无菌性脑膜炎等。

● 嗜酸粒细胞增多　为脑寄生虫病、结核感染、药物或食物过敏。

● 浆细胞增多　为浆细胞瘤、多发性硬化症、病毒感染、神经梅毒等。

● 吞噬细胞增多　为中枢神经系统出血、炎症等。

● 肿瘤细胞　为原发性及转移性肿瘤。

【你需就医】

● 不明原因剧烈头痛、昏迷、瘫痪等神经系统症状。

● 存在脑膜刺激症。

【特别提示】

● 对疑有脑肿瘤和颅内压明显增高、视盘水肿的患者，不宜做脑脊液穿刺检查，以免发生脑疝。

浆膜腔液检验

1 浆膜腔液外观检验

人体的胸腔、腹腔、心包腔及关节腔统称为浆膜腔。生理情况下，腔内有少量液体起润滑作用。病理情况下，腔内液体增多成为浆膜腔积液。浆膜腔液的外观检验包括量、颜色、透明度、凝块、比密。

【你需了解】

● 参考值　淡黄色、清或微混，量少，比密小于1.015。

● 漏出液为淡黄色或黄绿色，清晰透明或微混，比密小于1.015。渗出液为深黄色或草黄色，不同程度混浊，比密大于1.018。红色为结核性、肿瘤性、穿刺伤；乳白色为丝虫病、淋巴瘤、结核、慢性肾小球肾炎肾病型、晚期肝硬化、腹膜癌；绿色为绿脓杆菌感染；棕红色、咖啡色为内脏损伤、恶性肿瘤、出血性疾病、结核病；乳酪色为化脓性感染。

【你需就医】

● 出现浆膜腔积液，伴胸部、腹部、心脏及关节的相应症状。

● 无浆膜腔积液，胸部、腹部、心脏及关节的疼痛不适。

【特别提示】

● 癌性积液多见血性外观。

2 浆膜腔液蛋白测定

浆膜腔液蛋白测定是指测定积液中蛋白含量。测定方法与血液中蛋白质测定方法相同。

【你需了解】

● 参考值　小于25g/L。

● 小于30g/L为漏出液；大于40g/L为渗出液。

● 充血性心力衰竭、肾脏病变(含量最低：1～10g/L)；肝硬化性腹水(5～20g/L)；恶性肿瘤(20～40g/L)；结核性、化脓性炎症(大于40g/L)；Budd-Chiari综合征(40～60g/L)。

【你需就医】

● 出现浆膜腔积液，伴胸部、腹部、心脏及关节的疼痛不适。

● 无浆膜腔积液，胸部、腹部、心脏及关节的疼痛不适。

【特别提示】

● 蛋白质在 25～40g/L 难以判断性质，选择蛋白电泳有助于漏出液和渗出液的鉴别。

3 浆膜腔液细胞计数和分类

浆膜腔细胞计数是测定积液中的细胞的数量。一般用显微镜计数法和标本稀释法。直接计数法适用于外观清晰、细胞数量少的积液。稀释法适用于外观混浊、细胞数量多的积液。细胞分类则是积液离心后，取沉淀物涂片瑞氏染色后镜检。

【你需了解】

● 正常结果　正常人无积液。

● 漏出液细胞数多低于 $100\times10^6/L$，渗出液细胞数多高于 $500\times10^6/L$。红细胞数如超过 $0.1\times10^{12}/L$，可见于肿瘤、肺栓塞、创伤和结核病等。白细胞数如超过 $200\times10^6/L$，可见于结核病、肿瘤等；如超过 $1000\times10^6/L$，可见于化脓性细菌感染等。

● 分类：

(1) 中性粒细胞：增高达 85%～95% 以上，见于急性化脓性细菌感染、结核早期感染。

(2) 嗜酸性粒细胞：增高达 2%～5% 以上，见于过敏性疾病、寄生虫病、反复多次穿刺采集积液、结核病的吸收期、气胸、系统性红斑狼疮、肺梗死、真菌感染和肿瘤等。

(3) 淋巴细胞：增高，见于结核病、梅毒、肿瘤、骨髓瘤和慢性非结核性胸膜炎等。

(4) 间皮细胞：通常占 15%～20%，多出现在漏出液中，也可见于渗出液，表示胸膜受到刺激。

【你需就医】

● 出现浆膜腔积液，胸部、腹部、心脏及关节的相应症状。

● 无浆膜腔积液，胸部、腹部、心脏及关节的疼痛不适。

【特别提示】

● 涂片中如见异常细胞应引起重视，以排除恶性肿瘤可能。

4 关节腔液白细胞计数和分类

关节滑膜检查对关节病的诊断十分重要，正常滑膜液中有多种细胞，其种类及数量因关节而异，白细胞偶见。滑膜液的白细胞计数是鉴别关节炎脓毒性、炎性和非炎性的重要依据。

【你需了解】

● 参考值　小于 $200\times10^6/L$。主要是单核细胞，其次为淋巴细胞，中性粒细胞小于 25%。

● 增高　外伤、风湿热、系统性红斑狼疮、痛风、类风湿性关节炎、结核。

【你需就医】

● 关节腔白细胞计数增高或分类异常，伴关节红肿、疼痛，活动受限。

【特别提示】

● 化脓性关节炎时，中性粒细胞比例大于 90%；类风湿关节炎时，中性粒细胞比例常大于 50%；风湿性关节炎时，中性粒细胞比例常小于 50%。

5 漏出液和渗出液的鉴别

漏出液为非炎症性积液，形成原因有① 血管内胶体渗透压下降；② 毛细血管静脉压增高；③ 淋巴管阻塞。

渗出液为炎性积液，形成原因有① 细菌感染；② 恶性肿瘤；③ 其他原因，如统性红斑狼疮和外伤等。

【你需了解】

● 参考值（见表 4－1－3）。

● 漏出液和渗出液的鉴别（见表 4－1－3）。

表 4－1－3　漏出液和渗出液的鉴别

检查项目	漏出液	渗出液
外观	多清晰、透明、淡黄色	浑浊，可呈黄色、血性、脓性、乳糜性
凝固性	不凝固	能凝固
黏蛋白定性	阴性	阳性
总蛋白	<25g/L	>30g/L
积液/血清蛋白比值	<0.5	≥0.5
LD 活性	<200IU	>200IU
积液/血清 LD 比值	<0.6	≥0.6
有核细胞计数	100×10^6/L	>500×10^6/L
有核细胞分类	以淋巴、间皮细胞为主	以中性粒细胞为主，结核或风湿以淋巴为主
有核细胞计数	100×10^6/L	>500×10^6/L
细菌检查	无细菌发现	可找到病原菌

【你需就医】

● 出现浆膜腔积液。

痰液检验

1 痰颜色检验

痰液是肺泡、支气管或气管的分泌物，由于支气管内上皮细胞的运动而移行至气管上部，通过咳嗽反射咳出体外。正常人偶有少量白色或灰白色黏液痰。

【你需了解】

● 正常结果　无色或灰白色。

● 红色、棕红色为肺癌、肺结核、支气管扩张、急性肺水肿、急性心力衰竭、肺栓塞、肺炎。黄色、黄绿色为慢性支气管炎、肺结核、干酪性肺炎。棕褐色为阿米巴肺脓肿、慢性充血性心脏病、肺淤血。黑色为长期吸烟、肺尘埃沉着症。绿色为铜绿假单胞菌感染。铁锈色为大叶性肺炎。

【你需就医】

● 咳出的痰液颜色呈异常改变，伴或不伴胸痛、咳嗽。

● 咳出的痰液外观无异常，临床有胸痛、咳嗽等症状。

【特别提示】

● 咳出的痰液有腥臭味，带血丝或大量红色泡沫样痰，并有胸痛伴进行性消瘦。应引起重视，排除恶性疾病的可能。

2 痰气味检验

正常人新咳出的少量痰液无气味。

【你需了解】

● 正常结果　无臭味。

● 腐臭　肺部化脓、肺脓肿、支气管扩张、厌氧菌感染、膈下脓肿与肺穿通。

● 腥臭　晚期肺癌或伴化脓性感染。

【你需就医】

● 新咳出的痰有臭味，伴或不伴胸痛、咳嗽。

【特别提示】

● 咳出的痰液有腥臭味，带血丝或大量红色泡沫样痰，并有胸痛伴进行性消瘦。应引起重视，排除恶性疾病的可能。

3 痰色素细胞检验

肺泡吞噬细胞吞噬了炭尘时称为尘细胞；当肺淤血时，肺泡吞噬细胞吞噬了血红蛋白而将之转变为含铁血黄素，此时胞浆内见有大量粗大的棕色颗粒，称心力衰竭细胞。

【你需了解】

● 正常结果　阴性。

● 阳性　心力衰竭细胞见于心功能不全肺淤血、肺含铁血黄素沉着症、肺梗塞、肺炎、肺气肿、肺出血；尘细胞见于炭末沉着症、吸入多量烟尘者。

【你需就医】

● 咳出的痰液外观异常，伴胸痛、咳嗽。

【特别提示】

● 心力衰竭引起肺淤血的患者，痰液检查可见心力衰竭细胞。

4 痰夏科–雷登结晶体检验

痰中见两端锐利的无色菱形结晶，折光性强、大小不一。常与嗜酸性粒细胞及库施曼螺旋体共存。

【你需了解】

● 正常结果　阴性。

● 阳性　过敏性疾病、支气管哮喘、肺吸虫病。

【你需就医】

● 咳出的痰液外观异常，伴胸痛、咳嗽。

【特别提示】

● 新咳出的痰中往往查不到，稍放置后可大量出现，可能是由嗜酸性粒细胞裂解而来。

精液与前列腺液检验

1 精液外观检验

精液主要由精浆和精子组成。当精浆和精子的质量发生改变，便会影响生育能力，造成男性不育。

【你需了解】

● 正常结果　灰白色，久未排精者呈淡黄色、黏稠混浊液。

● 棕红色为精液中含红细胞，见于精囊炎、前列腺炎、生殖道肿瘤等；黄色或棕色脓性见于前列腺炎和精囊炎。

【你需就医】

● 射出精液外观异常，呈血性或脓性。

【特别提示】

● 精液的外观异常示精子的活力和代谢受影响，不利生育。

2 精液量测定

精液是保持精子活动的介质，精液过少不利于精子进入宫颈口；精液过多则被稀释，也不利于受精。精液量需待精液标本完全液化后测定。

【你需了解】

● 参考值　2～5ml(一周以上未排精者)。

● 增高或降低均可为不育原因。降低为睾丸功能不全、睾丸炎、精囊炎、淋病、前列腺切除术后、老年人、无精症、性交过频等；增高大于8ml，为垂体性腺激素分泌过高。

【你需就医】

● 男女同居3年以上，未采取避孕措施而不孕。

● 查寻精液量异常的原因。

【特别提示】

● 若5～7天未排精而精液量小于1.5ml视为异常，若不射精称为无精。

● 若一次射精量超过8ml，精子被稀释，亦影响生育。

● 若宫颈黏液穿透试验结果正常，精液量异常就缺乏诊断价值。

3 精液凝固和液化检验

正常情况下排出的精液呈胶冻黏稠状，在前列腺分泌的蛋白溶解酶作用下，30～60分钟自行液化(25～35℃)。

【你需了解】

● 参考值　排精后数秒钟内凝固，15～20分钟内自行液化，30分钟后完全液化。

● 不凝固　精囊阻塞、损伤、炎症、液化障碍。

● 不液化或延缓液化　前列腺切除手术后、蛋白酶缺乏、前列腺炎等。

【你需就医】

● 男女同居3年以上，想怀孕未采取避孕措施而不孕。

● 查寻精液凝固和液化异常的原因。

【特别提示】

精液不凝固或不液化都可导致不育。

4 精液pH值测定

精液pH值应在排精后1小时内用精密的pH试纸测定。正常精液为弱碱性,能中和阴道酸性分泌物,有利于精子正常活动。精液放置1小时以上也可变为酸性。

【你需了解】

• 参考值　新鲜精液pH值为7.2～8.0。

• 精液pH值小于7或大于9时,精子活力明显下降。pH值小于7.0时,示前列腺或精囊炎症或阻塞。

【你需就医】

• 男女同居3年以上,未采取避孕措施而不孕。

【特别提示】

• 精液pH值小于7,精子的活力和代谢降低,不利于生育。

5 精子计数

精子计数指单位体积精液中精子的数目。即用碳酸氢钠减低精液的黏稠性,甲醛固定精子,精液定量稀释后,滴入计数池计数。

【你需了解】

• 参考值　大于20×10^9/L。

• 降低　生精能力下降,精液射出受阻及精子存活力降低等原因所致男性不育症。

【你需就医】

• 男女同居3年以上,未采取避孕措施而不孕。

• 查寻精子计数减低的原因。

【特别提示】

• 一般认为致孕精子数低限为20×10^9/L。

• 正常人精子计数存在明显的个体差异,同一人在不同时间内差异也较大,因此应连续3次检查皆减低才可确定为少精子症。

6 精子活动率和活动力测定

精子活动率是用完全液化精液直接涂片检查,在镜下观察100个精子,计数活动精子和不活动精子数,求出活动精子所占比值。精子活动力是反映正常精子活动的质量,是测定精子活动能力定性的方法。

【你需了解】

• 参考值　精子活动率测定的参考值为射精后1小时内有活性的精子大于或等于50%,6小时内大于或等于20%;精子活动力测定的参考值为80%～90%的精子活动能力在Ⅲ级以上。

• 精子活动率减低反映精子活动力降低,多见于精索静脉曲张。由于静脉回流不畅造成阴囊内温度过高,睾丸内CO_2蓄积、缺氧使精子活力降低。

• 其他如泌尿生殖系的感染,某些药物如抗疟药、雌激素及氧化氮芥等也可使精子活力减低。

【你需就医】

• 男女同居3年以上,未采取避孕措施而不孕。

• 查寻精子活动率和活动力减低的原因。

【特别提示】

• 射精后1小时,精子活动率小于40%,精子活动力为0级和Ⅰ级大于40%,为男性不育症原因之一。

7 精子形态学检验

正常精子分头、体、尾三部分,外形略似蝌蚪,全长约为50～60μm,头部呈梨形,体部细长均匀,尾部长而弯曲。

【你需了解】

• 参考值　形态正常值大于或等于50%;畸形精子小于20%。

• 畸形精子大于20%为异常,常见于精索静脉曲张、生殖系感染、放射线损伤、先天性睾丸疾病以及某些药物,如硝基呋喃妥英等所致。

【你需就医】

• 男女同居3年以上,未采取避孕措施而不孕。

- 查寻畸形精子量过多的原因。

【特别提示】

- 畸形精子超过20%，是男性不育的重要原因之一。

8 精子子宫黏液贯通试验

精子子宫黏液贯通试验是利用载玻片上精液与宫颈黏液间形成的交界面，观察精子对宫颈黏液的穿透能力。

【你需了解】

- 参考值 采用 Sims-Huhner 法检测，阴道分泌物中精子数大于 15 个/高倍镜视野，运动(阳性)；宫颈黏液中精子数大于 15 个/高倍镜视野，运动(阳性)。
- 异常结果 精子贯通受阻、精子无力症、精子减少症或精液流出均可能引起不育。

【你需就医】

- 男女同居 3 年以上，未采取避孕措施而不孕。
- 查寻精子子宫黏液贯通试验异常的原因。

【特别提示】

- 结果低于正常值，影响精子穿越子宫颈和进入输卵管，不利于受孕。

9 精液果糖试验

精浆中富含果糖，是由血液葡萄糖经精囊转变而来。果糖是精子能量代谢的主要来源，其含量的高低直接影响精子的活力。

【你需了解】

- 参考值 阳性或大于 8.3mmol/L。
- 降低 精囊炎、雄激素不足及老年人；精浆果糖为 0 也可见于先天性精囊缺如、输精管或精囊发育不良所致的无精症及逆行射精。
- 单纯性输精管阻塞性无精症果糖含量正常。

【你需就医】

- 男女同居 3 年以上，未采取避孕措施而不孕。
- 查寻精液果糖减低的原因。

【特别提示】

- 精液果糖含量下降，可能为不育原因之一。

10 精液细胞学检验

正常精液可见少量生精细胞，生精细胞包括精原细胞、初级精母细胞、次级精母细胞和发育不全的精子细胞。

【你需了解】

- 参考值 红细胞无或偶见；白细胞小于或等于 5 个/高倍镜视野；精原细胞等幼稚细胞小于 1%。
- 红细胞增高 生殖系炎症、损伤、出血、肿瘤。
- 白细胞增高 生殖系感染或炎症。
- 病理性幼稚细胞增高 睾丸曲精管生殖功能受到药物等影响或伤害。

【你需就医】

- 精液的外观异常，带血性或脓性。

【特别提示】

- 出现恶性肿瘤细胞，提示生殖系统恶性病变存在。

11 抗精子抗体

精子的抗原性很强，不仅可引起异种免疫和同种异体免疫，还可引起自身抗精子抗体的产生。测定精液抗精子抗体方法很多，常用的有精子凝集试验、精子制动试验、间接混合抗人免疫球蛋白试验、间接免疫珠试验和免疫标记法。

【你需了解】

- 正常结果 阴性。
- 阳性 见于输精管阻塞、睾丸损伤、生殖系统感染等疾病。

【你需就医】

- 男女同居 3 年以上，未采取避孕措施而不孕。

【特别提示】

- 抗精子抗体阳性可引起免疫性不育。

12 前列腺液细胞学检验

前列腺液是精液的重要组成部分，约占精液的30%。前列腺液的主要成分有无机盐、卵磷脂、蛋白质、酶，并有少量的上皮细胞和白细胞。

【你需了解】

- 参考值 红细胞小于5个/高倍镜视野；白细胞小于10个/高倍镜视野、散在；颗粒细胞小于5个/高倍镜视野；上皮细胞少量。
- 红细胞增高见于感染、结核、损伤、出血、癌肿等。
- 白细胞、颗粒细胞和上皮细胞增高见于感染或炎症。
- 癌细胞见于癌肿。

【你需就医】

- 前列腺肿痛，排尿困难。

【特别提示】

- 细胞学检查见癌细胞，提示有恶性病变存在。

阴道分泌物与羊水检验

1 阴道清洁度检验

在生理状态下，女性阴道具有自净作用。卵巢功能不足、雌激素减低、阴道上皮增生较差时可见到阴道杆菌减少，易感染杂菌。将阴道分泌物加生理盐水作涂片，用高倍镜检查，通过观察白细胞、上皮细胞、阴道杆菌与杂菌的多少划分清洁度。

【你需了解】

- 参考值 Ⅰ～Ⅱ度。
- Ⅲ～Ⅳ度为不清洁，常可检见阴道霉菌或滴虫。

【你需就医】

- 阴道清洁度减低，伴白带量、外观和臭味异常。
- 阴道清洁度减低，伴外阴瘙痒或灼痛感。

【特别提示】

- 单纯清洁度不好而未发现病原微生物，为非特异性阴道炎。
- 当清洁度为Ⅲ～Ⅳ度并发现病原微生物时，提示存在感染引起的阴道炎；如需做阴道手术，应先治疗炎症，然后手术。

2 阴道分泌物寄生虫检查

阴道寄生虫最常见的是阴道毛滴虫和阿米巴滋养体。

【你需了解】

- 正常结果 阴性。
- 阳性 阴道毛滴虫见于滴虫性阴道炎；阿米巴滋养体见于阿米巴阴道炎。

【你需就医】

- 白带性状异常，外阴有灼热痛、瘙痒。

【特别提示】

- 泡沫状脓性白带常见于滴虫性阴道炎。

3 阴道分泌物真菌检查

阴道真菌有时在阴道中存在而无害，在阴道抵抗力减低时容易发病。真菌性阴道炎以找到真菌为诊断依据。阴道真菌多为白色假丝酵母菌，偶见阴道纤毛菌、放线菌等。

【你需了解】

- 正常结果 阴性。
- 阳性 真菌性阴道炎。

【你需就医】

- 白带性状异常，外阴瘙痒。

【特别提示】

- 豆腐渣样白带并伴有外阴瘙痒者常见于念珠菌阴道炎。

4 阴道菌群和线索细胞检查

阴道菌群的生态平衡发生紊乱，优势菌群乳酸杆菌减少或消失，阴道加特纳菌和某些厌氧菌大量繁殖，引起细菌性阴道炎。

【你需了解】

- 参考值 阴道菌群可见乳酸杆菌大于或等于6～30个/油镜视野，加特纳菌无或少许，无线索细胞。

● 乳酸杆菌 1～5 个/油镜视野或缺乏，有加特纳菌和其他细小革兰阳性或革兰阴性菌，出现线索细胞，均提示细菌性阴道炎。

【你需就医】

● 外阴瘙痒，内阴有烧灼感。

● 阴道分泌物增多，呈灰白色、质均匀，有较明显的腥臭味。

【特别提示】

● 线索细胞是诊断细菌性阴道炎的重要依据。

5 阴道毛滴虫胶乳凝集快速试验

近年来采用阴道毛滴虫单抗制备的胶乳免疫凝聚法试剂盒可提高滴虫性阴道炎的诊断率。

【你需了解】

● 正常结果　阴性。

● 阳性　诊断阴道毛滴虫阳性率可达 98%，适用于轻症、带虫者和慢性患者的诊断和疗效观察。

【你需就医】

● 白带呈稀薄、泡沫状或呈脓性、绿黄色，有恶臭。

● 外阴瘙痒，或有尿痛、尿频、尿急等症状。

【特别提示】

● 感染滴虫严重者可引起不孕。

6 羊水色泽检验

妊娠期间，羊膜腔内的液体称为羊水。妊娠早期羊水主要是由母体血浆通过胎膜进入羊膜腔的漏出液，其成分和血浆相似。随着妊娠的发展，羊水的成分发生了很多改变，因混有胎脂、脱落的上皮等有形成分，而呈微乳白色。羊水颜色的明显改变常与母体及胎儿的病理状态有关。

【你需了解】

● 正常结果　妊娠前半期呈无色透明或淡黄色，后半期呈乳白色。

● 黄绿色混有胎粪，提示胎儿可能呈窘迫现象。

● 棕红色可能为死胎。

● 棕黄色为羊水胆红素过多，可能为母婴血型不合。

● 黏稠黄色为过期妊娠或胎盘功能不良。

● 混浊脓性且有臭味说明宫内感染。

【你需就医】

● 孕妇有腹痛，胎动过频或胎动消失。

【特别提示】

● 羊水性状异常，提示可能存在相关疾病，临床应进一步检查。

7 羊水脂肪细胞检验

羊水中的脂肪细胞出现率，随妊娠周数的增加而逐渐增加，本试验是测定胎儿皮肤成熟的指标。

【你需了解】

● 参考值　妊娠 37 周前小于 20%，38 周后大于 20%。

● 羊水脂肪细胞出现率大于 20%，即表示胎儿皮肤和皮脂腺已成熟；小于 10% 为未成熟；大于 50% 为过期妊娠。如羊水脂肪细胞超过 10%，妊娠期则已在 36 周以上，故本试验可估计妊娠期限。

【你需就医】

● 孕妇有腹痛，胎动过频或胎动消失。

【特别提示】

● 胎儿成熟值为大于 20%，警戒值为 10%～20%，危险值小于 10%。

8 羊水卵磷脂/鞘磷脂比值

胎儿肺泡表面类脂活性物质主要为卵磷脂(L)和鞘磷脂(S)，是维持肺泡稳定性的重要物质，两者均可进入羊水内。在妊娠 35～37 周时，卵磷脂合成达高峰，其在羊水中含量上升，而鞘磷脂在整个妊娠期无明显变化，因此通过检测卵磷脂和鞘磷脂及其比值(L/S)可判断胎儿肺的成熟度。

【你需了解】

● 参考值　妊娠 35 周后 L/S 大于 2；38

周后 L/S 大于 4。

- L/S 小于 1 表示肺不成熟；L/S 为 1.5～1.9 表示肺不够成熟；L/S 为 2.0～3.4 表示肺成熟；L/S 为 3.5～3.9 表示肺肯定成熟；L/S 大于 4 表示过熟儿。

【你需就医】

- 孕 35 周羊水的 L/S 仍小于 2。
- 孕 34 周后每周应到医院做产前检查。

【特别提示】

- L/S 小于 2 提示胎肺发育不全或未成熟，出生后新生儿易发生呼吸窘迫综合征。

9 羊水与尿鉴别试验

临产时，羊水破裂，必须立即听胎心及肛检一次，以便早期发现脐带脱垂。但产妇常不能判断是羊水破裂还是排尿。

【你需了解】

- 正常结果　尿中蛋白及糖阴性，肌酐较高；羊水中蛋白及糖阳性，肌酐微量。
- 若蛋白和糖均为阳性，提示羊水破裂；反之，为尿液。

【你需就医】

- 孕妇有分娩先兆。
- 孕妇感到阵缩间隔期为 10～15 分钟，每次持续 15 秒以上，连续有 4～5 次，则可去医院待产。

【特别提示】

- 若破膜超过 12 小时，应给抗生素预防感染；破膜 24 小时可给引产，以期尽快结束分娩。

10 羊水泡沫试验

羊水中的一些物质可降低水的表面张力，经振荡后，在气液界面可以形成稳定的泡沫。在抗泡沫剂乙醇的存在下，蛋白质、胆盐、游离脂肪酸和不饱和磷脂等形成的泡沫在几秒钟内即被迅速破坏消除。而羊水中的肺泡表面活性物质饱和磷脂是既亲水又亲脂的两性界面物质，它所形成的泡沫在室温下可保持数小时，故经过振荡后可在气液界面出现环绕试管边缘的稳定泡沫层。

【你需了解】

- 正常结果　1、2 管均阳性。
- 阴性　胎儿肺尚未成熟。
- 阳性　胎儿肺已成熟。

【你需就医】

- 孕妇有腹痛，胎动过频或胎动消失。

【特别提示】

- 胎儿肺未成熟即出生易患新生儿呼吸窘迫综合征（又叫新生儿肺透明膜病）。

11 羊水染色体检验

羊水染色体检验是遗传性疾病产前诊断必不可少的手段。抽取 16～24 周孕妇的少许羊水进行培养，制成染色体标本，以分析胎儿染色体是否畸变的一种产前诊断方法。

【你需了解】

- 正常结果　羊水培养细胞为正常染色体 46，XX（女性）或 46，XY（男性）。
- 染色体异常　已发现 70 多种染色体异常的遗传性疾病。

【你需就医】

- 有家族遗传性疾病，需靠羊水预测胎儿的罹患情况。

【特别提示】

- 染色体异常时应考虑终止妊娠。

临床脱落及细针吸取细胞学检验

1 浆膜腔液脱落细胞学检验

人体的胸腔、腹腔、心包腔及关节腔统称为浆膜腔。病理情况下，腔内液体增多成为浆膜腔积液。浆膜腔液细胞学检验可用于良性与癌性积液的鉴别及病原体的诊断。

【你需了解】

- 正常结果　未见恶性肿瘤细胞。
- 良性病变　结核、肝硬化、尿毒症、系统性红斑狼疮、充血性心力衰竭、低蛋白血症、肺炎、肺梗塞、寄生虫感染、过敏性疾病等。
- 恶性疾病　转移癌（如肺癌、胰腺癌、

乳腺癌、大肠癌、卵巢癌、肝癌等），其中鳞癌约 2%～10%、腺癌约 50%～80%、未分化癌约 2%～4%、恶性淋巴瘤和白血病约 5%～17%、恶性黑色素瘤约 2%～3%、肉瘤、神经母细胞瘤、肾母细胞瘤、精原细胞瘤约 3%～6%，恶性间皮瘤（罕见）。

【你需就医】

- 出现浆膜腔积液。

【特别提示】

- 细胞学检查见恶性肿瘤细胞，提示有恶性病变存在，需进一步检查。
- 良性与癌性积液的鉴别（见表 4－1－4）。

表 4－1－4　良性积液和恶性积液的鉴别项目

检查项目	良性	癌性
外观	血性少见	血性多见
总蛋白	炎性多＞40g/L	20～40g/L
铁蛋白	＜500μg/L	＞500μg/L
纤维连接蛋白	137.9±65.9μg/L	13.4±6.8μ μg/L
纤维蛋白降解产物	≤1000mg/L	≥1000mg/L
积液癌胚抗原/血浆癌胚抗原比值	＜1.0	＞1.0
腺苷脱氨酶	＞40U/L	＜40U/L
细胞学检查	仅为炎性细胞	可找到癌细胞

2 肺脱落细胞学检验

肺癌发病隐匿，早期常无明显临床症状，易被忽略，大多数病例确诊后已是晚期。肺部脱落细胞学检验是肺癌早期诊断的方法之一。

【你需了解】

- **正常结果**　未见恶性肿瘤细胞。
- **恶性病变**　原发性肺癌（鳞癌约 30%、腺癌约 50%、未分化癌约 20%）、转移性肺癌。

【你需就医】

- 胸痛，咳出的痰有异常的颜色和臭味。

【特别提示】

- 细胞学检查见恶性肿瘤细胞，提示有恶性病变存在，需进一步检查。

3 胃脱落细胞学检验

胃癌是我国最常见的恶性肿瘤之一。胃癌好发于 40 岁以上的男性，以幽门部小弯侧发病率最高，其次为贲门部，胃体部和胃底部发病都很少见。近年来由于纤维胃镜的应用及胃脱落细胞学检查技术的改进，已大大提高了胃癌的早期诊断率。

【你需了解】

- **正常结果**　未见恶性肿瘤细胞。
- **恶性病变**　胃癌（鳞癌罕见、腺癌约 95%、未分化癌约 5%）。

【你需就医】

- 上腹疼痛，胃纳差，食无味，体重减轻。

【特别提示】

- 细胞学检查见恶性肿瘤细胞，提示有恶性病变存在，需进一步检查。

4 大肠脱落细胞学检验

大肠恶性肿瘤的发病率仅次于胃癌。大肠癌的好发部位以直肠最为多见，其次为乙状结肠，再次为盲肠。

【你需了解】

- **正常结果**　未见恶性肿瘤细胞。
- **恶性病变**　结、直肠腺癌或肛管、肛门鳞癌等。

【你需就医】

- 便血、便秘、大便变细、腹泻、腹痛，伴有消瘦、贫血。

【特别提示】

- 细胞学检查见恶性肿瘤细胞，提示有

恶性病变存在，需进一步检查。

5 乳腺脱落细胞学检验

乳腺疾患以良性居多，但乳腺癌发病率亦相当高。乳头溢液是多种乳腺疾病的常见症状，并且常常是某些疾病的首发症状。

【你需了解】

- 正常结果　未见恶性肿瘤细胞。
- 良性病变为炎症、导管扩张症、导管内乳头状瘤、男性乳腺发育症等。恶性病变为乳腺腺癌。

【你需就医】

- 乳房有肿块。
- 非哺乳期妇女乳头有溢液。

【特别提示】

- 细胞学检查见恶性肿瘤细胞，提示有恶性病变存在，需进一步检查。

6 女性生殖道脱落细胞学检验

阴道脱落细胞绝大多数是子宫颈及阴道上皮细胞，阴道涂片常用苏木素－伊红和巴氏染色检查。

【你需了解】

- 正常结果　细胞为Ⅰ～Ⅱ级分化或未发现恶性肿瘤细胞。
- Ⅰ级为基本正常；Ⅱ级为有异型细胞，但属良性病变范围；Ⅲ级为有可疑恶性细胞；Ⅳ级为有癌细胞，待证实细胞具有恶性特征，但不够典型，或虽然典型但数目太少，需进一步证实；Ⅴ级为有癌细胞，细胞恶性特征明显，且数目较多。恶性病变为子宫鳞癌（约90%）、子宫内膜腺癌、宫颈内膜腺癌。

【你需就医】

- 白带性状异常，外阴瘙痒、糜烂或性交出血、疼痛。

【特别提示】

- 细胞学检查见恶性肿瘤细胞，提示女性生殖系统恶性肿瘤，需进一步检查。

7 食管脱落细胞学检验

纤维内镜的使用极大地加强了观察胃肠道及获得细胞组织学评价标本的能力。而细胞学的评价经常是组织学诊断的补充。

【你需了解】

- 正常结果　未见恶性肿瘤细胞。
- 恶性病变　食管癌（鳞癌约95%、腺癌约2%～3%、未分化癌少见）。

【你需就医】

- 吞咽困难伴近期消瘦。

【特别提示】

- 细胞学检查见恶性肿瘤细胞，提示有恶性病变存在，需进一步检查。

8 脑脊液脱落细胞学检验

脑脊液脱落细胞学检验有助于对累及软脑膜和蛛网膜下腔疾病的诊断。

【你需了解】

- 正常结果　未见恶性肿瘤细胞。
- 良性病变　化脓性脑膜炎、结核性脑膜炎、病毒性脑膜炎、真菌性脑膜炎、寄生虫感染、脑室及蛛网膜下腔出血等。
- 恶性病变　转移癌（如肺癌、乳腺癌、胃癌、大肠癌、肾癌、膀胱癌）、恶性淋巴瘤和白血病；原发性肿瘤为星形细胞瘤、室管膜瘤、神经管母细胞瘤、松果体瘤、脑膜瘤等。

【你需就医】

- 不明原因的头痛、呕吐。
- 存在脑膜刺激症。

【特别提示】

- 细胞学检查见恶性肿瘤细胞，提示有恶性病变存在，需进一步检查。

9 泌尿道脱落细胞学检验

泌尿道脱落细胞学的应用范围包括肾、膀胱和尿道的脱落细胞。在男性还有从前列腺和精囊腺而来的细胞。与手术探查相比，本法具有操作简便、安全迅速的优点。

【你需了解】

- 正常结果　未见恶性肿瘤细胞。
- 恶性病变　肾盂、输尿管、膀胱和尿道肿瘤（移行细胞癌约90%、鳞癌约5%～

7%、腺癌约2%)及肾腺癌等。

【你需就医】

● 有血尿、脓尿,排尿异常。

【特别提示】

● 细胞学检查见恶性肿瘤细胞,提示有恶性病变存在。

10 肝脏细针吸取细胞学检验

B型超声导向的细针吸取细胞学,特别是对肝占位性病变的鉴别是近年来国内、外开展的一项新技术。

【你需了解】

● 正常结果　未见恶性肿瘤细胞。

● 良性病变　肝炎、阿米巴肝脓肿、肝囊肿、肝硬化、肝细胞性腺癌、血管瘤等。

● 恶性病变　原发性肝癌、胆管腺癌、转移癌等。

【你需就医】

● 肝区持续疼痛,肝进行性肿大。

【特别提示】

● 细胞学检查见恶性肿瘤细胞,提示有恶性病变存在,需进一步检查。

11 乳腺细针吸取细胞学检验

细针穿刺细胞学检查是乳腺病变的诊断方法之一,具有简单、廉价的特点。目的是确定或排除恶性病变。

【你需了解】

● 正常结果　正常未见恶性肿瘤细胞。

● 良性病变　急性乳腺炎、浆细胞性乳腺炎、结核性乳腺炎、乳汁潴留囊肿、乳腺小叶增生、纤维腺瘤、导管内乳头状瘤、脂肪坏死、男性乳腺发育症等。

● 恶性病变　乳腺腺癌(导管内癌和浸润导管癌约75%、小叶癌约20%、髓样癌和黏液癌罕见)、转移性肿瘤等。

【你需就医】

● 乳房有肿块,有或无胀痛。

● 非哺乳期乳头有溢液。

【特别提示】

● 细胞学检查见恶性肿瘤细胞,提示有恶性病变存在,需进一步检查。

12 胰腺细针吸取细胞学检验

胰腺癌好发于胰头部,常有阻塞性黄疸;胰体、胰尾癌一般症状较隐蔽。在B型超声、CT、经皮的肝胆管造影、选择性腹部动脉造影或逆行胰胆管造影等影像诊断技术的引导下,经皮经腹腔穿刺入胰腺或胰周肿物,取得细胞,可获得较高的诊断准确率。

【你需了解】

● 正常结果　正常未见恶性肿瘤细胞。

● 良性病变　慢性胰腺炎、假性囊肿、胰岛细胞瘤等。

● 恶性病变　胰腺腺癌(导管癌约90%)、转移性肿瘤、胰岛细胞癌等。

【你需就医】

● 有持续性腰背痛。

【特别提示】

● 细胞学检查见恶性肿瘤细胞,提示有恶性病变存在,需进一步检查。

13 卵巢细针吸取细胞学检验

在B型超声、腹腔镜或剖腹探查术中,对有良性特点的单房囊肿病例选择性运用细针穿刺技术对诊断和治疗均有帮助。

【你需了解】

● 正常结果　正常未见恶性肿瘤细胞。

● 良性病变　良性囊肿、良性畸胎瘤、卵巢黏液性或浆液性囊腺瘤、子宫内膜异位症、纤维瘤、纤维上皮瘤等。

● 恶性病变　卵巢黏液性或浆液性囊腺癌、转移性肿瘤、恶性畸胎瘤、恶性淋巴瘤等。

【你需就医】

● 盆腔疼痛、腹部或盆腔包块及腹胀。

● 行经期妇女经期紊乱。

【特别提示】

● 细胞学检查见恶性肿瘤细胞,提示有恶性病变存在,需进一步检查。

14 中枢神经系统细针吸取细胞学检验

中枢神经系统细针穿刺主要用于占位性病变的诊断。

【你需了解】

● 正常结果 正常未见恶性肿瘤细胞。

● 良性病变 脑出血、炎症、真菌感染、神经鞘瘤、颈动脉体瘤等。

● 恶性病变 脑膜瘤、星形细胞瘤、恶性胶质瘤、室管膜瘤、少突神经胶质瘤、神经管母细胞瘤(髓母细胞瘤)、转移性肿瘤等。

【你需就医】

● 不明原因头痛、呕吐。

● 有脑膜刺激症状。

【特别提示】

● 细胞学检查见恶性肿瘤细胞,提示有恶性病变存在,需进一步检查。

15 淋巴结细针吸取细胞学检验

淋巴结转移癌比淋巴瘤更多见,针吸细胞学检查除用于诊断外,还应根据细胞学形态及临床表现,判断原发肿瘤的来源。

【你需了解】

● 正常结果 正常未见恶性肿瘤细胞。

● 良性病变 急性淋巴结炎、慢性淋巴结炎、结核性淋巴结炎、嗜酸性淋巴肉芽肿等。

● 恶性病变 转移癌、白血病淋巴结浸润、恶性黑色素瘤、神经母细胞瘤、精原细胞瘤等;原发性恶性肿瘤为恶性淋巴瘤(分为霍奇金病和非霍奇金病两大类)。

【你需就医】

● 发热,淋巴结肿大,无痛或有压痛。

【特别提示】

● 细胞学检查见恶性肿瘤细胞,提示有恶性病变存在,需进一步检查。

16 甲状腺细针吸取细胞学检验

对甲状腺实质性病变,细针吸取细胞学检查的正确率较高。此法简便无并发症。但对细胞丰富的滤泡性腺瘤和分化很好的滤泡性癌有时不能确定诊断,需作病理切片。

【你需了解】

● 正常结果 正常未见恶性肿瘤细胞。

● 良性病变 急性甲状腺炎、亚急性甲状腺炎、慢性淋巴细胞性甲状腺炎(桥本病)、结节性甲状腺肿、良性囊肿、甲状腺舌管囊肿等。

● 恶性病变 甲状腺癌(腺癌最多,鳞癌和未分化癌少见)、转移癌(如肺癌约11%、乳腺癌约21%、肾癌约12%等)。

【你需就医】

● 发热,甲状腺肿大伴或不伴压痛,伴或不伴结节。

【特别提示】

● 细胞学检查见恶性肿瘤细胞,提示有恶性病变存在,需进一步检查。

17 肾脏细针吸取细胞学检验

需在放射线的引导下进行肾脏细针穿刺,实际临床中并不作为一项常规检查方法。

【你需了解】

● 正常结果 正常未见恶性肿瘤细胞。

● 良性病变 肾囊肿、脓肿、腺瘤、嗜酸细胞瘤等。

● 恶性病变 肾腺癌、转移性肿瘤、肾母细胞瘤等。

【你需就医】

● 肾区不适或疼痛,伴有寒战、发热。

● 排出尿液性状异常,出现血尿、脓尿等。

● 晨起眼睑浮肿,或波及全身。

● 腹部有肿块。

【特别提示】

● 细胞学检查见恶性肿瘤细胞,提示有恶性病变存在,需进一步检查。

18 皮肤细针吸取细胞学检验

皮肤是人体最体表的部分,虽然用病理

组织活检方法能够比较容易对皮肤肿块进行检查，但采用细针吸取损伤小，患者乐于接受。

【你需了解】

- 正常结果 正常未见恶性肿瘤细胞。
- 良性病变 炎症、皮脂腺囊肿、皮样囊肿、异物肉芽肿、钙化上皮瘤等。
- 恶性病变 皮肤癌(基底细胞癌或鳞癌)、恶性黑色素瘤、转移性肿瘤等。

【你需就医】

- 皮肤有肿块且生长迅速。
- 皮肤有肿块且出现溃疡、出血、糜烂，生长成乳头状、菜花状、息肉状或蕈样。

【特别提示】

- 细胞学检查见恶性肿瘤细胞，提示有恶性病变存在，需进一步检查。

19 骨和软骨组织细针吸取细胞学检验

对于骨和软骨的病变的诊断，除细针检查所见到的细胞学形态变化外，还需要紧密地结合临床及放射学检查才能得出比较准确的诊断结论。

【你需了解】

- 正常结果 正常未见恶性肿瘤细胞。
- 良性病变 骨结核、骨髓炎、囊肿、软骨肉瘤、多发性骨髓瘤、骨巨细胞瘤、Ewing 瘤、脊索瘤、骨纤维肉瘤等。

【你需就医】

- 进行性骨局部疼痛或出现肿块。
- 查寻病理性骨折的原因。

【特别提示】

- 细胞学检查见恶性肿瘤细胞，提示有恶性病变存在，需进一步检查。

20 软组织细针吸取细胞学检验

软组织的肿块或结节常用细针穿刺，这些病变常发生于纤维组织、脂肪组织、筋膜、肌肉、滑膜、血管及神经组织。结合临床及影像学检验，用细针穿刺能作出恶性肿瘤的明确诊断。

【你需了解】

- 正常结果 正常未见恶性肿瘤细胞。
- 良性病变 脓肿、滑膜囊肿、腱鞘囊肿、纤维瘤、脂肪瘤、平滑肌瘤、滑膜瘤、血管瘤、淋巴管瘤、神经鞘瘤、神经纤维瘤、结节性筋膜炎、腱鞘巨细胞瘤等。
- 恶性病变 纤维肉瘤、脂肪肉瘤、平滑肌肉瘤、横纹肌肉瘤、滑膜肉瘤、血管肉瘤、黏液肉瘤、恶性纤维组织细胞瘤、转移性肿瘤等，其中部分肿瘤应以病理活检为诊断依据。

【你需就医】

- 皮下软组织有肿块，伴有疼痛或无痛。
- 关节疼痛或有压痛。

【特别提示】

- 细胞学检查见恶性肿瘤细胞，提示有恶性病变存在，需进一步检查。

21 涎腺细针吸取细胞学检验

人体的三大涎腺为腮腺、颌下腺及舌下腺，可发生多种病变，临床表现为肿胀的肿瘤性和非肿瘤性病理变化。细针穿刺涎腺取样本方便。

【你需了解】

- 正常结果 正常未见恶性肿瘤细胞。
- 良性病变 炎症、腮裂囊肿、黏液囊肿、多形性涎腺腺瘤(涎腺混合瘤)、腺淋巴瘤、单形性涎腺腺瘤、嗜酸性腺瘤等。
- 恶性病变 涎腺癌(腺癌最多，鳞癌和未分化癌少见)、恶性混合瘤、恶性淋巴瘤、转移性肿瘤等。

【你需就医】

- 颜面部疼痛或麻木，并可局部出现溃疡。

【特别提示】

- 细胞学检查见恶性肿瘤细胞，提示有恶性病变存在，需进一步检查。

22 腹后膜细针吸取细胞学检验

腹膜后是一个从壁层腹膜的后面到后腹壁的肌肉之间前后延展的潜在腔隙，上下延伸从膈肌到盆腔腹膜黏着处，包括腰髂区。累犯腹膜后腔的肿瘤大部分是转移性的。原发于腹膜后恶性肿瘤非常罕见。

【你需了解】

● 正常结果　正常未见恶性肿瘤细胞。

● 良性病变　脂肪瘤、神经纤维瘤、良性间皮瘤等。

● 恶性病变　恶性间皮瘤、纤维肉瘤、脂肪肉瘤、平滑肌肉瘤、横纹肌肉瘤、恶性淋巴瘤、转移性肿瘤等。

【你需就医】

● 腰背酸胀、疼痛，腹部有肿块。

【特别提示】

● 细胞学检查见恶性肿瘤细胞，提示有恶性病变存在，需进一步检查。

23 睾丸细针吸取细胞学检验

睾丸肿瘤大部分是来自生殖细胞的肿瘤，其次是间质肿瘤。睾丸针吸细胞学的指证多为睾丸的占位性病变。

【你需了解】

● 正常结果　正常未见恶性肿瘤细胞。

● 良性病变　阴囊鞘膜积液、睾丸囊肿、结核等。

● 恶性病变　精原细胞瘤、滋养细胞肿瘤等。

【你需就医】

● 睾丸肿胀、有坠感，伴有疼痛或有轻压痛。

● 睾丸局部有肿块，无痛或有压痛，或进行性肿大。

● 排出的精液颜色异常呈暗红色。

【特别提示】

● 细胞学检查见恶性肿瘤细胞，提示有恶性病变存在，需进一步检查。

24 肾上腺细针吸取细胞学检验

原发的肾上腺肿瘤非常少见，在放射线指导下实施细针穿刺活检，对确定各类肾上腺病变极为有用。

【你需了解】

● 正常结果　未见恶性肿瘤细胞。

● 良性病变　肾上腺囊肿或脓肿、肾上腺腺瘤、嗜铬细胞瘤等。

● 恶性病变　肾上腺皮质腺癌、神经母细胞瘤等。

【你需就医】

● 有肾上腺皮质功能减退的临床表现。

● 有醛固酮增多的临床表现。

【特别提示】

● 细胞学检查见恶性肿瘤细胞，提示有恶性病变存在，需进一步检查。

第二章　临床血液学检验

血液学一般检测

1 平均红细胞指数测定

平均红细胞指数即平均红细胞体积(MCV)、平均红细胞血红蛋白含量(MCH)及平均红细胞血红蛋白浓度(MCHC)。通过测定平均红细胞指数可分析患者红细胞的形态特征,有助于贫血的形态学分类和鉴别。

MCV 指红细胞的平均体积。MCH 指红细胞内所含血红蛋白的平均量。MCHC 指每升红细胞中平均所含血红蛋白浓度。平均红细胞指数可通过红细胞比容(Hct)、血红蛋白含量(Hb)和红细胞计数(RBC)等指标推算出来,现在这些指标可直接经自动血细胞分析仪测得。

【你需了解】

● 参考值　MCV 80～92fl;MCH 27～31pg;MCHC 320～360g/L 或 32%～36%。

● 平均红细胞指数的临床意义(见表4-2-1)

表4-2-1　平均红细胞指数的参考值和临床意义

贫血形态血分类	MCV(fl)	MCH(pg)	MCHC(g/L)	临床意义
正常细胞性贫血	80～100	27～31	320～360	急性失血、溶血、造血功能低下(再生障碍性贫血)等
大细胞性贫血	>100	>31	320～360	营养性巨幼细胞贫血、恶性贫血、肝病等
单纯小细胞性贫血	<80	<27	320～360	尿毒症、慢性炎症等
小细胞低色素性贫血	<80	<27	<320	缺铁性贫血、慢性失血等

【你需就医】

● 查寻平均红细胞指数异常的原因。

● 平均红细胞指数异常伴临床有明显的贫血征象。

● 平均红细胞指数正常但临床伴有明显的贫血征象或出血、感染症状。

【特别提示】

● 平均红细胞指数均正常,但贫血极难纠正,同时伴外周血全血细胞减少时,应高度怀疑是再生障碍性贫血的可能。

● 平均红细胞指数均低于正常,最常见于缺铁性贫血。对于生长发育期的婴幼儿、青少年和育龄期女性尤其应注意及时补铁。

2 红细胞体积分布宽度测定(RDW)

红细胞体积分布宽度是反映外周血红细胞体积异质性的参数,由血细胞分析仪测量获得。RDW 可以克服测量红细胞直径时人为制片条件和主观因素的影响,对贫血的诊断有重要意义。

【你需了解】

● 参考值　11.6%～14.0%。

● RDW 增高表明红细胞大小不均,见于缺铁性贫血、巨幼细胞贫血、异常血红蛋白病等。

● RDW 正常见于正常人、轻型珠蛋白生成障碍性贫血、急性失血、再生障碍性贫血和肝病等。

【你需就医】

● RDW 增高伴贫血症状。

● 临床有典型的贫血表现,而 RDW 正常时。

【特别提示】

● RDW 异常结合平均红细胞指数有明

显变化均说明贫血较严重。

3 红细胞形态检查

随着贫血程度的加重,常见红细胞发生质的变化,可从瑞氏染色血涂片上红细胞的大小、形态、颜色等方面反映出来。结合红细胞形态检查与血红蛋白含量测定、红细胞计数的结果可粗略推测出贫血原因,对贫血的诊断和鉴别诊断有重要的临床意义。

【你需了解】

- 正常红细胞　直径约7.5μm,染淡粉红色,中心部的1/3着色浅,呈生理性中心浅染现象。见于正常人、再生障碍性贫血、白血病和急性失血性贫血。

- 低色素红细胞　为红细胞淡染或中央苍白区增大。低色素红细胞胞体多明显变小,直径可小至5～6μm,也可大至10μm以上,前者称为小细胞低色素性,见于缺铁性贫血、珠蛋白生成障碍性贫血等;后者称为大细胞低色素性,见于混合营养不良性贫血(如妊娠)。

- 高色素大红细胞　为红细胞体积增大,细胞浓染或中央淡染区消失。胞体直径大于9μm者称为大红细胞,代表新生的红细胞,见于急性溶血性贫血和巨幼细胞贫血;大于12μm称为巨红细胞,见于巨幼细胞贫血。

- 嗜多色性红细胞　整个红细胞或其中一部分呈灰蓝色,属尚未完全成熟的红细胞,故胞体较大。正常人血片中不见,于各种增生性贫血,特别是急性溶血时见到。

- 球形红细胞　为高色素小红细胞,直径缩短(小于6μm)而厚度增加(大于2.6μm),染色较正常为深,细胞中央无淡染区,呈小球状。主要见于遗传性球形红细胞增多症和自身免疫性溶血性贫血,亦见于脾切除后、烧伤、感染或化学因素所致溶血性贫血。

- 椭圆形红细胞　红细胞呈椭圆形或卵形,此种细胞横径缩短,长径增大,横径/长径小于0.78。正常人可见少量(小于10%),其增多见于缺铁性贫血、巨幼细胞贫血、珠蛋白生成障碍性贫血等,但不超过25%。患遗传性椭圆形红细胞增多症时,此类细胞可占25%～90%,而且有的长如棒状或成腊肠样。

- 口形红细胞　此种红细胞中央淡染区呈嘴状、长方形或条状,正常人此种细胞小于4%。增多时见于遗传性口形红细胞增多症、急性酒精中毒等。

- 锯齿形红细胞(皱缩红细胞)　红细胞膜呈数量多、分布规则、短而尖的突起,可见于多种原因,包括与低镁、低磷引起轻度溶血有关的营养不良,尿毒症和长距离步行引起的溶血性贫血。但更多见的是涂片太厚、玻片带碱性等造成的人为假象(常累及多数红细胞)。

- 棘形红细胞　红细胞有数个长度和宽度不一、分布不规则的棘状突起。多因膜脂质成分改变所致,见于β-脂蛋白缺乏症、肝硬化、脾切除术后等。

- 靶形红细胞　红细胞中心染色深,其四周染色淡或无色,边缘又染色深,形似射击之靶。见于阻塞性黄疸、肝病、脾切除术后、缺铁性贫血,尤其在珠蛋白生成障碍性贫血患者的血片中更为常见,而且形态典型。

- 镰形红细胞　此类红细胞由于血红蛋白S的聚集而呈现狭长且两端尖,形如镰刀或冬青树叶。见于镰形红细胞性贫血。

- 卡波环　在成熟红细胞或有核红细胞的胞质中可见一条紫红色细线,绕成环状或"8"形,称为卡波环。见于溶血性贫血、巨幼细胞贫血、白血病、铅中毒等。

- 嗜碱性点彩颗粒　在瑞氏染色条件下,红细胞胞质中存在嗜碱性蓝色颗粒,其颗粒大小、多少不一。此种细胞在正常人中极少见,约占0.01%。铅中毒患者,此种细胞明显增多,是重要诊断指标之一。亦见于白血病、巨幼细胞贫血、珠蛋白生成障碍性贫血等存在病态造血的血液系统疾病。

- 豪-焦小体　在成熟红细胞或有核红细胞胞质中,出现一个或数个圆形,约1～2μm大小的紫红色颗粒,此即为豪-焦小体。见于多种严重贫血和白血病,在巨幼细胞贫血和脾切除术后最为多见。

● 有核红细胞 正常成人该类细胞均存在于骨髓中，外周血中绝对见不到。1周之内婴儿血片中可见少量。常见于多种溶血性贫血、急慢性白血病。可作为髓外造血存在的依据之一。

● 红细胞排列异常 红细胞排列成串(缗)钱状可见于正常血片较厚部分，在高纤维蛋白原血症、高球蛋白血症时表现明显，特别是在多发性骨髓瘤尤为突出，常可为诊断提供线索。如红细胞不规则地凝集成堆，则常见于自身免疫性溶血性贫血。

【你需就医】

● 查明出现上述红细胞形态异常的病因。

【特别提示】

● 外周血出现有核红细胞和红细胞内的病态物质，同时伴白细胞和血小板的异常，应注意及时就诊以排除白血病和其他骨髓造血功能异常的疾病。

4 红细胞容量测定(RCM)

红细胞容量是全血容量的一部分(全血容量 = 血浆容量 + 红细胞容量)。有些红细胞疾病会引起血容量的改变，如真性红细胞增多症患者的红细胞容量明显增高，因此，RCM的测定对于真性红细胞增多症的诊断有重要价值。可用放射性核素(如^{32}P、^{51}Cr、^{99m}Tc)标记红细胞测定。

【你需了解】

● 参考值 男性 (31.6 ± 3.5)ml/kg；女性 (23.7 ± 1.6)ml/kg。

● RCM增高见于真性红细胞增多症和继发性红细胞增多症，减低见于各类贫血。

【你需就医】

● RCM增高伴多血症表现(头痛、头晕、视物模糊、高血压、酒醉面容等)和脾肿大。

● RCM减少伴贫血表现。

● 查寻RCM异常的原因。

【特别提示】

● RCM增高有血栓形成及出血的危险。

5 白细胞形态检查

白细胞形态学检查主要是针对外周血中的中性粒细胞(如毒性变化、畸形改变等)、淋巴细胞(异型淋巴细胞)的形态变化以及是否出现幼稚白细胞等进行观察，有助于某些白细胞系统疾病和遗传性疾病的诊断和鉴别诊断。

【你需了解】

● 中性粒细胞的毒性变化 包括出现中毒颗粒、空泡 pohle 体、Döhle 体和退行性变(如胞体肿大、结构模糊、边缘不清、核固缩、核肿胀和核溶解等)。正常无此变化，但严重感染、药物、理化因素作用下可出现。

● 中性粒细胞分叶过多(核右移) 正常中性粒细胞一般分2～5叶，分叶过多见于巨幼细胞贫血、尿毒症、细胞毒药物治疗后。

● 中性粒细胞不分叶 不分叶或分叶不明显可见于中毒状态、核左移、慢性粒细胞白血病以及某些健康孕妇。

● Pelger-Huët 畸形 即中性粒细胞缺乏核分叶能力，使核分成等量的两个部分。见于某些严重感染、白血病、骨髓增生异常综合征(MDS)和肿瘤转移等。

● Chediak-Higashi 畸形 在 Chediak-Higashi 综合征患者骨髓和血液各期粒细胞中，含有数个至数十个直径2～5μm的包涵体，即异常巨大的紫蓝色或紫红色颗粒。患者容易感染，常伴白化病。

● Alder-Reilly 畸形 在中性粒细胞中含巨大深染的嗜天青颗粒，染深紫色。此异常颗粒与中毒颗粒的区别是颗粒较大，不伴有白细胞数增高、核左移和空泡等其他毒性变化。患者常伴有脂肪软骨营养不良或遗传性黏多糖代谢障碍。

● May-Hegglin 畸形 患者粒细胞终身含有淡蓝色包涵体，与 Döhle 体相同，但常较大而圆。

● 棒状(Auer)小体 正常白细胞无。急性粒细胞、单核细胞白血病时可在相应白血病细胞中出现深色的单个或呈束的棒状(Auer)小体。

● **皱缩中性粒细胞** 当感染时或血在体外时间超过12～18小时，均可能出现这种细胞。

● **异型淋巴细胞** 正常小于2%。可分为空泡型、不规则型和幼稚型等。增多见于病毒感染性疾病，如传染性单核细胞增多症；药物过敏；输血、血液透析或体外循环术后；其他如免疫性疾病、粒细胞缺乏症、放射治疗等。

● **幼稚白细胞** 正常人血片中可见小于0.5%～1.0%的晚幼粒细胞。超过这个比例或出现其他幼稚细胞通常认为有白血病、溶血、重度感染、类白血病反应、骨髓纤维化、失血等。

【你需就医】

● 外周血出现异常白细胞或白细胞内有异常物质，同时临床伴有相应的感染或其他症状。

【特别提示】

● 外周血的中性粒细胞出现形态学改变，有发生严重感染、巨幼细胞贫血或其他粒细胞疾病的可能。

● 外周血的淋巴细胞形态异常，有发生病毒感染或淋巴细胞系统疾病的可能。

● 外周血出现一定数量的幼稚白细胞，有发生白血病或类白血病的可能。

6 红细胞血型测定

血型是人类血液的主要特征之一，是以血液抗原形式表达出来的一种遗传特征。根据血型抗原的差异及其相互系统和遗传规律，可分成不同血型系和组别。红细胞血型系统主要包括ABO血型和Rh血型，此外还有P、Kell、Duffy、Kidd、Diego、Lurtheran、Xg、MnSs、I以及一些高频抗原和低频抗原如An、Chr、En、Yk等血型。

【你需了解】

● **ABO血型系统** 分为A型、B型、O型和AB型。必须严格同型，完全符合交配试验合格方可输血，否则会产生严重甚至致命的输血反应。另外ABO系统还存在某些亚型，如A_1、A_2、A_3、A_x及B_3、B_x、B_m和Bel等亚型。必须注意的是ABO胎、母不合引起的溶血和流产也时有发生。

● **Rh血型系统** Rh血型系可能是红细胞血型系统中最复杂的一个血型系统。分为Rh阳性、Rh阴性。中国人Rh阳性占99%以上，Rh阴性不到1%。Rh阴性的受血者，当输入Rh阳性血液时会产生严重输血反应；Rh阴性母体可引起Rh阳性胎儿（新生儿）的严重溶血（常发生在第二胎，但也不排除第一胎的可能）。

● **P、Kell、Duffy、Kidd、Diego、Lurtheran血型系统** 这些血型系统的相应抗体可产生输血反应和新生儿溶血。其中Kidd和Lurtheran系统亦可引起迟发性输血溶血反应。

● Xg、MnSs、I以及一些高频抗原和低频抗原如An、Chr、En、Yk等，可引起新生儿溶血症。

【你需就医】

● 血型不合引起的任何异常反应，包括新生儿溶血病。

【特别提示】

● 血型不合可引起严重输血反应，甚至致命。

● 血型不合可引起器官移植中的超急性排斥。

● Du型受血者应作Rh阴性论，应当输注Rh阴性血液；供血者为Du型应作Rh阳性论，不应当输血给Rh阴性患者。

● Du型妇女与Rh阳性丈夫生育的婴儿可以产生新生儿溶血病。

● Pk与P型人血清中抗体可致早期流产。

7 配血试验

配血试验主要是为检查受血者血清中有无能破坏供血者红细胞的抗体。是确保患者安全输血必不可少的试验。

【你需了解】

● **盐水介质配血试验** 发生红细胞凝集

现象不能输血。主要用于复核血型鉴定结果,并可发现不规则凝集素。可用于 ABO 血型系统。但属 IgG 的不完全抗体不能检出。

● *酶介质配血试验* 包括菠萝酶、木瓜酶、胰蛋白酶等。红细胞凝集表明存在不完全抗体(如 IgG),则不能输血。

● *抗人球蛋白配血试验* 红细胞凝集不能输血。不完全抗体主要是 IgG,少数为 IgM 和 IgA,一般用间接抗人球蛋白试验。

● *Polybrene(聚凝胺)试验* 红细胞凝集不能输血。是快速检测不规则抗体的方法,但对检测 Kell 系统的抗体不理想,故对阴性结果需进行抗人球蛋白试验复核。

【你需就医】

● 配血试验发现受血者血清中存在能破坏供血者红细胞的抗体。

● 查寻存在抗体的原因。

【特别提示】

● 配血试验发现有不配合时,首先应考虑受血者及供血者 ABO 血型是否错误,必须正、反定型复查血型。必要时进行 Rh 血型鉴定及抗体筛检。

8 血小板血型(抗原型)测定

血小板表面具有复杂的血型抗原,包括血小板与其他血细胞共有的抗原和血小板特有的抗原。前者主要与红细胞 ABO 血型系统以及人类白细胞抗原(HLA)有关;后者由血小板特有的抗原决定簇组成,表现出血小板独特的遗传多态性,在其他细胞和组织上不能发现。血小板血型的检测对于反复输血治疗的患者、需要输血小板治疗的患者十分重要。

【你需了解】

● 血小板具有 HLA－Ⅰ类抗原和 A、B、H、Le、I 及 P 抗原,而没有 HLA－Ⅱ类抗原,也没有 Rh、Duffy、Kell、Kidd、Ss、MN 及 Lutheran 系统的抗原表达。HLA－Bw4 及 B_{44} 密度很高,比淋巴细胞高 40 倍。而 HLA－B_8、$^1B_{13}$、B_{14}、B_{12}抗原较少,这对于输血小板制剂选择血型非常重要。

● 至今被国际输血协会确认的血小板特异性抗原已有 5 个系统,计 10 个抗原,正式命名为 HPA1～HPA5,这 5 个系统中最重要的是 HPA－1a 及 HPA－1b。

● 血小板血型抗原可引起输血后血小板减少性紫癜、新生儿同种免疫性血小板减少性紫癜(NATP)及血小板输注无效、发热反应等。

【你需就医】

● 血小板表面存在同种抗体,临床伴有出血、发热等症状。

● 查寻血小板血型抗原改变的原因。

【特别提示】

● 血小板表面的同种抗原可产生同种免疫反应,可造成不同抗原型血小板输入后的同种免疫性血小板减少。故在有条件时应输入同型血小板或同型血小板的全血。

有关铁指标的检测

1 铁染色

铁染色是利用骨髓细胞外组织的含铁血黄素(细胞外铁)和骨髓幼红细胞内的铁(细胞内铁)与酸性亚铁氰化钾发生普鲁氏蓝反应,形成蓝色的反应产物,定位含铁的部位。能敏感和准确地反映全身铁的贮存情况,是诊断缺铁的重要指标之一,也是确定贫血类型的重要检测项目。

【你需了解】

● *参考值* 细胞外铁(＋)～(＋＋),大多为(＋);铁粒幼细胞 19%～44%。

● 细胞外铁和铁粒幼细胞增高见于非缺铁性贫血(如溶血性贫血、营养性巨幼细胞贫血、铁粒幼细胞贫血、再生障碍性贫血、骨髓增生异常综合征和白血病等)、感染、肝硬化、慢性肾炎及尿毒症、血色病和多次输血后。减少主要见于缺铁性贫血。

● 环铁粒幼细胞增高见于铁粒幼细胞贫血和骨髓增生异常综合征(铁粒幼细胞增多的难治性贫血)。

【你需就医】

- 细胞外铁和内铁均减少伴贫血征象。
- 细胞外铁和内铁均增高伴贫血征象。
- 环铁粒幼细胞增高伴贫血征象。
- 查寻细胞外铁和内铁含量异常的原因。

【特别提示】

- 铁染色可作为缺铁性贫血患者指导铁剂治疗的方法之一，即治疗前细胞外铁减低经有效铁剂治疗后增多，说明治疗有效。
- 铁染色示骨髓铁小粒可染铁消失，铁粒幼红细胞小于15%，有发生缺铁性贫血的可能。
- 环铁粒幼细胞大于15%，有发生铁粒幼细胞贫血和骨髓增生异常综合征（铁粒幼细胞增多的难治性贫血）的可能。

2 血清铁测定（SI）

血清铁指血浆中与转铁蛋白结合的铁的含量。是测定机体铁含量的一种方法，它只能代表当时进入和离开血浆的铁的暂时平衡，而不代表血流中铁的总量，日内波动范围较大。血清铁测定主要用于鉴别贫血的原因。

【你需了解】

- 参考值（采用亚铁嗪比色法检测） 新生儿 18～45μmol/L；婴儿 7～18μmol/L；儿童 9～22μmol/L；成年男性 11～30μmol/L；成年女性 9～27μmol/L。
- 生理性变化 女性比男性低；6 周内的新生儿因生理性溶血有暂时性血清铁升高，1 岁内比成人低；老年人血清铁趋向降低。妊娠期、哺乳期妇女、婴儿生长期因需要量增加而降低。
- 病理性变化 血清铁增高见于红细胞破坏过多（溶血性贫血）；铁的利用减少（再生障碍性贫血、巨幼细胞贫血）；机体贮存铁释放增加（急性肝炎、肝坏死）；铁吸收增加（长期反复输血、铁剂治疗等）。降低见于缺铁（饮食或吸收不良）；急慢性失血（胃溃疡、钩虫病、月经过多等）；严重感染、恶性肿瘤、肝硬化等。

【你需就医】

- 血清铁减低伴贫血征象。
- 血清铁增高伴贫血征象。
- 查寻血清铁异常的原因。

【特别提示】

- 血清铁小于 8.95μmol/L，有发生缺铁性贫血的可能。

3 血清总铁结合力测定（TIBC）

血清总铁结合力指血清（浆）中转铁蛋白全部与铁结合后的最大铁量。间接反映了转铁蛋白的水平。

【你需了解】

- 参考值（采用亚铁嗪比色法检测） 成年男性 50～77μmol/L；成年女性 54～77μmol/L。
- 生理性变化 新生儿减低，2 岁以后与成人相同，女青年和妊娠期也增高。
- 病理性变化 血清总铁结合力增高见于缺铁性贫血、肝细胞坏死和反复输血。降低见于肝硬化、遗传性转铁蛋白缺乏症、慢性肾病、尿毒症、急慢性感染、溶血性贫血和恶性肿瘤等。

【你需就医】

- 血清总铁结合力增高伴贫血征象。
- 血清总铁结合力降低伴贫血征象。
- 查寻血清总铁结合力异常的原因。

【特别提示】

- 血清总铁结合力大于 64.44μmol/L，有发生缺铁性贫血的可能。

4 血清铁蛋白测定（SF）

血清铁蛋白是在肝脏合成的一种棕色含铁蛋白。血清铁蛋白测定是检查体内铁缺乏最灵敏的指标，也是恶性肿瘤的标志物之一。临床用放射免疫法及酶免疫分析法检测。

【你需了解】

- 参考值（采用放射免疫法检测） 男性 15～200μmol/L；女性 12～150μmol/L。

● 生理变化　在出生后一个月最高，男、女相同，3 个月后开始下降，9 个月时最低。十几岁时开始再现男、女差别，女性低于男性。妊娠时也有不同程度降低。

● 病理变化　血清铁蛋白增高见于体内贮存铁增加（原发性血色病、继发性铁负荷过大，如依赖输血的贫血患者）、铁蛋白合成增加（炎症、恶性疾病如急性粒细胞白血病、肝肿瘤、胰腺癌、甲状腺功能亢进）、组织内的铁蛋白释放增加（肝坏死、慢性肝病等）；降低见于体内贮存铁减少（缺铁性贫血）、铁蛋白合成减少、维生素 C 缺乏等。

【你需就医】

● 血清铁蛋白降低伴贫血征象。

● 血清铁蛋白增高疑恶性疾病。

● 查寻血清铁蛋白异常的原因。

【特别提示】

● 血清铁蛋白增高有恶性肿瘤的可能。

● 血清铁蛋白小于 14μg/L 有发生缺铁性贫血的可能。

5 转铁蛋白饱和度测定

转铁蛋白饱和度指血清铁在总铁结合力中所占百分比，比血清铁和总铁结合力能更敏感地反映缺铁。

【你需了解】

● 参考值　20%～55%。

● 生理波动大　增高见于血色病、过量铁摄入、珠蛋白生成障碍性贫血；减低见于缺铁性贫血、炎症。

【你需就医】

● 转铁蛋白饱和度降低伴贫血征象。

● 转铁蛋白饱和度增高伴贫血征象。

● 查寻转铁蛋白饱和度异常的原因。

【特别提示】

● 转铁蛋白饱和度小于 15%，结合病史可诊断缺铁。

6 血清转铁蛋白测定

转铁蛋白是一种能结合 Fe^{3+} 的糖蛋白，主要由肝细胞和吞噬细胞合成。正常情况下有 1/3 的转铁蛋白与绝大部分的血浆铁结合，结合后被转运至需铁组织再将铁释放，转铁蛋白自身不变。可用免疫比浊法、免疫扩散法、酶免疫法和放射免疫法检测。

【你需了解】

● 参考值（采用免疫比浊法检测）28.6～51.9μmol/L。

● 血清转铁蛋白测定可反映缺铁性贫血等多种疾病。增高见于妊娠中、晚期及口服避孕药，反复出血、铁缺乏等，尤其是缺铁性贫血。减低见于遗传性转铁蛋白减低症、急性白血病、慢性肝炎、肝癌、肾病、营养不良、严重蛋白质缺乏、腹泻、肾病综合征、溶血性贫血、某些炎症及恶病质等。

【你需就医】

● 转铁蛋白增高伴贫血征象。

● 转铁蛋白减低伴营养不良的征象。

● 查寻转铁蛋白异常的原因。

【特别提示】

● 转铁蛋白可用作肝细胞损伤的指标，降低提示有肝细胞损伤。

● 异质转铁蛋白可作为肝癌标记物。

● 尿微量转铁蛋白测定可用作肾小球损伤的早期诊断指标。

7 红细胞内游离原卟啉测定（FEP）

红细胞内游离原卟啉血红蛋白合成过程中，原卟啉和铁在铁络合酶的作用下形成血红素。当铁缺乏或不能利用铁时，则影响血红素合成，因而红细胞内游离的原卟啉增多，这是与缺铁有关的间接指标。红细胞内游离原卟啉测定对缺铁的敏感性仅次于血清铁蛋白，但特异性较差。

【你需了解】

● 参考值　男性 0.56～1.0μmol/L；女性 0.68～1.32μmol/L。

● 增高　见于缺铁性贫血、铁粒幼细胞贫血、铅中毒等。

● 降低　见于巨幼细胞贫血、恶性贫血和红白血病等。

【你需就医】

● 红细胞内游离原卟啉增高伴贫血征象。

● 红细胞内游离原卟啉降低伴贫血征象。

● 查寻红细胞内游离原卟啉异常的原因。

【特别提示】

● 红细胞内游离原卟啉大于 0.9μmol/L（全血），或大于 4.5μg/g(Hb)，有发生缺铁性贫血的可能。

8 血清转铁蛋白受体测定(TfR)

血清转铁蛋白受体是一种细胞膜受体，在调节细胞铁的摄取中发挥着关键的作用。血清转铁蛋白受体测定一般采用酶联免疫法。

【你需了解】

● 正常人 80% 以上的 TfR 存在于骨髓红系细胞上，红系各阶段细胞所表达的 TfR 数各不相同。

● 血清转铁蛋白受体水平升高　见于缺铁性贫血及溶血性贫血。

● 血清转铁蛋白降低　见于骨髓增生低下的疾病，如再生障碍性贫血、慢性病贫血及肾功能衰竭患者。

【你需就医】

● 血清转铁蛋白受体水平升高伴贫血征象。

● 血清转铁蛋白受体水平降低伴贫血征象。

● 查寻血清转铁蛋白受体水平异常的原因。

【特别提示】

● 国外有采用血清可溶性转铁蛋白受体浓度大于 8mg/L 作为缺铁性红细胞生成的指标。

叶酸和维生素 B_{12} 的检测

1 血清叶酸和红细胞叶酸测定

叶酸是一种水溶性维生素，与维生素 B_{12} 统称为红细胞成熟因子。叶酸参与嘌呤和嘧啶的合成，促进脱氧核糖核酸(DNA)的合成。叶酸的测定方法主要为放射免疫法。血中叶酸水平随食物的摄入而改变，故应在空腹状态下检测。红细胞叶酸的水平是血清叶酸的 30 倍。

【你需了解】

● 参考值(采用放射免疫法测定)　血清叶酸 4 ～ 20nmol/L；红细胞叶酸 168.13 ± 57.89ng/ml。

● 叶酸测定主要用于巨幼细胞贫血的病因诊断。增高与进食大量含叶酸的食物或叶酸制剂有关；维生素 B_{12} 缺乏时叶酸无法进入细胞内贮存，也表现为血清叶酸升高。减低见于巨幼细胞贫血、溶血性贫血和骨髓增生性疾病等。

【你需就医】

● 血清(红细胞)叶酸减低伴贫血的征象。

● 查寻血清(红细胞)叶酸减低的原因。

【特别提示】

● 血清叶酸测定小于 6.91nmol/L，红细胞叶酸小于 100ng/ml 有叶酸缺乏性巨幼细胞贫血的可能。

● 由于红细胞叶酸不受叶酸摄入状况的影响，故更能代表体内叶酸的实际情况。在叶酸缺乏及维生素 B_{12} 缺乏时，红细胞叶酸均会降低。

2 血清维生素 B_{12} 测定

维生素 B_{12} 与叶酸二者统称为红细胞成熟因子。维生素 B_{12} 在体内能促使叶酸形成四氢叶酸，后者是叶酸参加各种代谢过程的主要形式。故维生素 B_{12} 缺乏可间接地影响叶酸参与 DNA 的合成。临床用放射免疫法检测。

【你需了解】

● 参考值(采用放射免疫法测定)　成人 103 ～ 516pmol/L；60 岁以上(包括 60 岁) 81 ～ 590pmol/L。

● 血清维生素 B_{12} 升高　见于骨髓增生

性疾病。

● 血清维生素 B_{12} 降低　见于维生素 B_{12} 缺乏性巨幼细胞贫血、绝对素食者、胃全部切除者、回肠疾患、肿瘤、炎症或手术及恶性贫血者。

【你需就医】

● 维生素 B_{12} 水平降低伴贫血征象。

● 维生素 B_{12} 升高伴多血质表现。

● 查寻维生素 B_{12} 异常的原因。

【特别提示】

● 血清维生素 B_{12} 小于 74 ～ 103pmol/L 有发生维生素 B_{12} 缺乏性巨幼细胞贫血的可能。

● 血清维生素 B_{12} 大于 666pmol/L 有发生真性红细胞增多症的可能。

有关溶血的检测

△ 溶血的一般检测

1 血红蛋白尿测定

血红蛋白尿测定指血管内有大量红细胞破坏，血浆中的游离血红蛋白超过 1000mg/L 时，血红蛋白可随尿排出，尿中血红蛋白检查阳性。其特点为外观呈浓茶色或透明的酱油色，显微镜检查无红细胞，但隐血试验呈阳性反应。

【你需了解】

● 正常结果　阴性。

● 阳性见于血型不合的输血、大面积烧伤、恶性疟疾、某些传染病、遗传性或继发性溶血性贫血，如蚕豆病、阵发性冷性血红蛋白尿症、行军性血红蛋白尿及阵发性睡眠性血红蛋白尿症（PNH）。

【你需就医】

● 血红蛋白尿或血红蛋白尿试验阳性伴贫血征象。

● 查寻引起血红蛋白尿的原因。

【特别提示】

● 血浆游离血红蛋白如未超过肾滤过阈（小于 1000mg/L），血红蛋白尿试验可呈阴性，但不能排除溶血发生。

2 尿含铁血黄素试验（Rous 试验）

慢性血管内溶血时产生的血红蛋白尿中一部分血红蛋白被肾小管上皮细胞吸收，并在细胞内代谢成含铁血黄素，当这些细胞脱落至尿中时，可用铁染色法（普鲁蓝）查出。

【你需了解】

● 正常结果　阴性。

● 阳性主要见于阵发性睡眠性血红蛋白尿症和其他慢性血管内溶血。

【你需就医】

● 尿含铁血黄素试验阳性伴贫血征象。

● 查寻尿含铁血黄素试验阳性的原因。

【特别提示】

● 在急性血管内溶血初期，血红蛋白尿可呈阳性而 Rous 试验可呈阴性。

3 血浆游离血红蛋白测定

通常血红蛋白存在红细胞内，当红细胞破坏血红蛋白释放入血，则称为游离血红蛋白。测定方法有色原比色定量法、直接分光光度法和免疫学检测法。常采用色原比色定量法，以邻-甲联苯胺作为试剂。

【你需了解】

● 参考值　小于 40mg/L。

● 增加是血管内溶血的佐证，见于蚕豆病、PNH、阵发性冷性血红蛋白尿和冷凝集素综合征等。珠蛋白生成障碍性贫血、自身免疫性溶血性贫血、镰状细胞贫血等患者血浆游离血红蛋白的水平常呈轻度或中度增高。

【你需就医】

● 血浆游离血红蛋白增加伴贫血征象。

● 血浆游离血红蛋白正常但出现贫血、黄疸和脾肿大等表现。

● 查寻血浆游离血红蛋白异常的原因。

【特别提示】

● 血浆游离血红蛋白达 10g/L 仅见于严重的血管内溶血。

● 大多数遗传性溶血性贫血患者该指标正常；100 ～ 600mg/L 的轻度增加，见于镰状细胞贫血和轻型地中海贫血。

- 严重的获得性免疫性溶血,可达1g/L。
- 如血浆游离血红蛋白大于500mg/L,血浆出现肉眼可见的淡红色。

4 血清结合珠蛋白(Hp)测定

血清结合珠蛋白是血浆中一组由肝脏产生的 α_2 糖蛋白,作用似血红蛋白的转运蛋白质,能与血浆中的血红蛋白结合形成稳定的复合物。后者在酸性条件下具有过氧化物酶样活性,可催化过氧化氢氧化愈创木酚而显色。也可用层析和免疫化学的方法测定。

【你需了解】

- 参考值(免疫火箭电泳法) 0.5～2.2g/L。
- Hp增高见于感染、恶性肿瘤、SLE、类风湿性关节炎、胆管梗阻、激素疗法等。
- Hp降低见于各种溶血性贫血、肝病疾病或结合球蛋白血缺乏症、巨幼细胞贫血、先天性无结合珠蛋白血症。

【你需就医】

- 血清结合珠蛋白减低伴贫血征象。
- 查寻血清结合珠蛋白异常的原因。

【特别提示】

- 血清结合珠蛋白明显降低,提示有发生血管内溶血的可能。
- 新生儿一般在出生3个月后才可能检测到血清结合珠蛋白,20岁以前达到成人水平。

5 血浆高铁血红素白蛋白试验

血浆中游离的血红蛋白很易氧化为高铁血红蛋白,随后分解为高铁血红素。后者与血浆白蛋白结合形成高铁血红素白蛋白。

【你需了解】

- 正常结果 阴性。
- 血浆高铁血红素白蛋白试验阳性,强烈提示血管内溶血的存在,并且是严重溶血的指标。

【你需就医】

- 血浆高铁血红素白蛋白试验阳性伴严重血管内溶血征象(如发热、畏寒、尿色加深、腰背酸痛等症状)。
- 血浆高铁血红素白蛋白试验阴性,但出现轻微溶血的表现。
- 查寻血浆高铁血红素白蛋白试验阳性的原因。

【特别提示】

- 阴性不能排除血管内溶血的存在。
- 出血性坏死性胰腺炎的患者也能观察到这种色素,但并非为溶血。

6 ^{51}Cr 标记红细胞寿命测定

很多贫血,尤其是溶血性贫血患者的红细胞寿命较正常人的短。红细胞寿命测定对于诊断和了解各种贫血和红细胞破坏的原因很有价值。用 ^{51}Cr 标记红细胞测定红细胞寿命是最常用且简便的方法。

【你需了解】

- 参考值 正常红细胞半寿期为25～32天。
- 红细胞寿命缩短见于各种溶血性贫血。

【你需就医】

- 红细胞寿命缩短伴溶血和贫血的征象。
- 查寻红细胞寿命缩短的原因。

【特别提示】

- 红细胞半寿期小于15天说明有溶血存在。

△ 细胞膜缺陷的检测

1 红细胞渗透脆性试验

本试验是测定红细胞在不同浓度的低渗NaCl溶液内的吸水膨胀能力,主要受红细胞膜表面积和体积比率的影响。正常红细胞在低渗NaCl中膨胀的适应性较大,当红细胞膜有缺陷时,其适应性降低,脆性增加。

【你需了解】

- 参考值 开始溶血0.42%～0.46% NaCl溶液;完全溶血0.28%～0.32% NaCl

溶液。

● 脆性增高见于遗传性球性红细胞增多症、椭圆形红细胞增多症、自身免疫性溶血性贫血、丙酮酸激酶缺陷症。

● 脆性降低见于珠蛋白生成障碍性贫血、某些异常血红蛋白病(血红蛋白C、D、E病)、低色素性贫血(缺铁性贫血)、阻塞性黄疸和脾切除术后等。

【你需就医】

● 红细胞渗透脆性增高伴贫血征象。

● 红细胞渗透脆性减低伴贫血征象。

● 查寻红细胞渗透脆性异常的原因。

【特别提示】

● 开始溶血率在0.50%～0.75%有发生遗传性球性红细胞增多症的可能。

2 红细胞孵育渗透脆性试验

红细胞经37℃、24小时孵育后，再置于不同浓度的低渗NaCl中温育一定时间，找出溶解50%红细胞的低渗NaCl浓度(中间脆性)。本试验比红细胞渗透脆性试验敏感。

【你需了解】

● 参考值　中间脆性0.465%～0.590% NaCl溶液。

● 中间脆性增高见于遗传性球形红细胞增多症、椭圆形红细胞增多症和丙酮酸激酶缺陷症等。

● 中间脆性降低见于珠蛋白生成障碍性贫血、某些异常血红蛋白病(血红蛋白C、D、E病)、低色素性贫血(缺铁性贫血)、阻塞性黄疸和脾切除术后等。

【你需就医】

● 红细胞孵育渗透脆性增高伴贫血征象。

● 红细胞孵育渗透脆性减低伴贫血征象。

● 查寻红细胞孵育渗透脆性异常的原因。

【特别提示】

● 中间脆性在0.60% NaCl溶液以上有发生遗传性球形红细胞增多症的可能。

3 自身溶血试验及其纠正试验

本试验是测定患者血液在37℃孵育48小时后，自发产生的溶血程度。正常人红细胞会有轻微溶血，而遗传性球形红细胞增多症和遗传性非球形红细胞溶血性贫血等，自身溶血呈不同程度的增强。当加入葡萄糖、三磷酸腺苷(ATP)后，可使溶血现象回复。故本试验可用于某些溶血性贫血的鉴别。

【你需了解】

● 参考值　48小时内不加纠正物小于3.5%，加葡萄糖溶血度小于1.0%，加ATP的溶血度小于1.0%。

● 自身溶血率增高见于遗传性球形红细胞增多症、葡萄糖-6-磷酸脱氢酶缺陷症(G6PD)、丙酮酸激酶缺陷症(PK)、自身免疫性溶血性贫血、不稳定血红蛋白病等。

【你需就医】

● 自身溶血率增高伴贫血、溶血等征象。

● 查寻自身溶血率异常的原因。

【特别提示】

● 自身溶血率增高且能被葡萄糖和ATP明显纠正，提示有遗传性球形红细胞增多症的可能。

● 自身溶血率增高且能被葡萄糖和ATP部分纠正，提示有G6PD缺陷症的可能。

● 自身溶血率增高不能被葡萄糖纠正，但能被ATP明显纠正，提示有丙酮酸激酶缺陷症的可能。

4 酸化甘油溶血试验($AGLT_{50}$)

在20～28℃时，正常人红细胞在酸化甘油缓冲液中会发生缓慢溶血，随细胞溶解增加光密度逐渐下降，当光密度下降为起始光密度一半所需时间，即为$AGLT_{50}$。正常红细胞加入酸化甘油30分钟后，光密度仅有轻度下降，而遗传性球形红细胞增多症患者进行该项试验，光密度很快降到一半以下。

【你需了解】

● 参考值 正常成人、新生儿和脐血 $AGLT_{50}$ 大于 30 分钟。

● $AGLT_{50}$ 缩短见于遗传性球形红细胞增多症、自身免疫性溶血性贫血、肾功能衰竭、慢性白血病和妊娠期妇女等。

【你需就医】

● $AGLT_{50}$ 缩短伴贫血征象。

● 查寻 $AGLT_{50}$ 缩短的原因。

【特别提示】

● $AGLT_{50}$ 为 25～150 秒有发生遗传性球形红细胞增多症的可能。

△ 红细胞酶缺陷的检测

1 高铁血红蛋白还原试验

本试验是用亚硝酸钠使血液中的亚铁血红蛋白氧化成高铁血红蛋白，当红细胞内的 G6PD 含量正常时，由磷酸戊糖代谢途径生成的还原型烟酰胺腺嘌呤二核苷酸磷酸(NADPH)，可作为血液中高铁血红蛋白还原酶的辅酶，在递氢体亚甲蓝的参与下，使高铁血红蛋白还原为亚铁血红蛋白。通过测定高铁血红蛋白的还原速度来间接反映 G6PD 活性。

【你需了解】

● 参考值 高铁血红蛋白还原率达于 75%。

● 高铁血红蛋白还原率减低见于 G6PD 缺陷引起的蚕豆病和伯氨喹啉型药物溶血性贫血。不稳定血红蛋白病、HbH 病、高脂血症或巨球蛋白血症患者也可出现减低。

【你需就医】

● 高铁血红蛋白还原率减低伴急性溶血征象(进食蚕豆或服用药物后出现全身不适、头晕、乏力、发热等前驱症状，继而出现黄疸、尿色深黄等症状)。

● 查寻高铁血红蛋白还原率减低的原因。

【特别提示】

● 高铁血红蛋白还原率在 74%～31% 之间，可能为杂合子患者(中间缺乏值)。

● 高铁血红蛋白还原率小于 30%，可能为纯合子患者(严重缺乏值)。

2 变性珠蛋白(Heinz)小体试验

G6PD 缺乏的红细胞易氧化变性，变性后的珠蛋白在红细胞内沉淀，用结晶紫活体染色或相差显微镜检查，可见红细胞上有蓝色颗粒，此即 Heinz 小体。

【你需了解】

● 参考值 阳性细胞小于 30%。

● 阳性率增高见于 G6PD 缺陷症、不稳定血红蛋白病、HbH 病等。

【你需就医】

● 阳性率增高伴溶血、贫血征象。

● 查寻阳性率增高的原因。

【特别提示】

● 阳性率达 45%～92% 有 G6PD 缺陷症的可能。

3 葡萄糖－6－磷酸脱氢酶(G6PD)测定

G6PD 是红细胞糖代谢磷酸己糖旁路中的一个关键酶，如果缺陷会导致以溶血为主要表现的疾病。G6PD 检测包括荧光斑点试验和活性检测，前者是目前国内常用的红细胞 G6PD 缺乏的筛选试验，后者为 G6PD 缺陷症的确诊试验。

【你需了解】

● 参考值 荧光斑点试验的正常值应在 10 分钟内出现荧光。

G6PD 活性测定，Zinkham 法(WHO 推荐)为12.1±2.09IU/gHb(37℃)；

Glock 与 Mclean 法(ICSH 推荐)为 8.34±1.59IU/gHb(37℃)；

Chapman 和 Dern 法为 2.8～7.3IU/gHb(37℃)。

● 利用荧光斑点试验可对流行区人群或疑诊的新生儿进行筛检。

● G6PD 活性增高见于新生儿和网织红细胞酶活性较高等。降低见于 G6PD 缺乏症、药物反应(如伯氨喹啉、磺胺吡啶、乙酰苯胺等)、蚕豆病、感染等。

【你需就医】

● G6PD 活性减低伴溶血征象。

● 查寻 G6PD 活性减低的原因。

【特别提示】

● 出现荧光的时间为 10～30 分钟提示 G6PD 活性中间缺乏;30 分钟仍不出现荧光提示 G6PD 活性严重缺乏。

● G6PD 活性减低者应避免接触蚕豆、蚕豆制品或蚕豆花粉等。

● G6PD 活性减低者应慎用喹啉或磺胺类药物。

● G6PD 活性减低者应尽量避免发生感染(如肺炎、肝炎、流行性感冒、水痘或腮腺炎等)。

4 丙酮酸激酶(PK)测定

PK 是红细胞无氧糖酵解通路中的一个关键酶,如果缺陷会导致以慢性溶血为主要表现的疾病。PK 检测包括荧光斑点法活性筛选试验和活性定量测定,后者是 PK 缺陷症的确诊试验。

【你需了解】

● 参考值 荧光斑点试验的正常值为 25 分钟内荧光消失;

● PK 活性测定,Blume 法(ICSH 推荐),为 15.0±1.99IU/g(Hb,37℃)。

● PK 活性降低见于遗传性 PK 缺陷症、某些获得性 PK 缺陷(如粒细胞白血病、骨髓增生异常综合征等)。

【你需就医】

● PK 活性减低伴贫血、黄疸或脾肿大征象。

● 查寻 PK 活性减低的原因。

【特别提示】

● 荧光 25～60 分钟消失提示 PK 活性中间缺乏,荧光 60 分钟不消失提示活性严重缺乏。

● PK 活性在正常值的 25% 以下提示为纯合子患者,PK 活性为正常值的 25%～50% 提示为杂合子患者。

● 水杨酸制剂(如阿司匹林)对严重 PK 缺陷症患者,有诱发溶血的潜在危险,故患者应尽量避免应用水杨酸制剂。

△ 异常血红蛋白的检测

1 血红蛋白电泳测定

血红蛋白(Hb)是成熟红细胞的主要蛋白质,如果组成血红蛋白的珠蛋白合成不足或有结构异常均可导致血红蛋白病的发生。通过血红蛋白电泳,将患者与正常人的血红蛋白电泳图谱进行比较,可发现异常血红蛋白区带,对每条异常区带进行电泳扫描,以确定各种血红蛋白的含量。常用醋酸纤维薄膜作支持物进行血红蛋白电泳。

【你需了解】

● 参考值 正常人血红蛋白在 pH 8.5 的缓冲液中电泳,由正极向负极依次出现的条带为 HbA、HbF 和 HbA_2,HbA 占 96%～98%,HbF 占 1%～2%,HbA_2 占 1.2%～3.5%。

● 本实验可用于确诊是否有异常血红蛋白存在,以及各种血红蛋白的比例。pH8.5 TEB 缓冲液适合检出 HbA、HbA_2、HbS、HbC、HbF。血红蛋白电泳除 HbA_2 含量升高对轻型β-珠蛋白生成障碍性(地中海)贫血有一定诊断意义外,对于出现异常区带,仅以 HbA 为标准,比 HbA 慢者为慢速异常区带,比 HbA 快者为快速异常区带。

【你需就医】

● 出现异常血红蛋白区带伴贫血、溶血等征象。

● 血红蛋白含量异常伴贫血、溶血等征象。

● 查寻血红蛋白含量异常及出现异常血红蛋白区带的原因。

【特别提示】

● 快速异常血红蛋白 HbH、HbBart、J 组在 pH8.5 缓冲液中电泳的泳速相似,如在 pH6.5 缓冲液中电泳可加以区分,向阳极泳动，且具有抗碱性者提示为 HbBart，泳向阴极者为 J 组异常 Hb。

2 胎儿血红蛋白（HbF）酸洗脱试验

胎儿血红蛋白（HbF）具有抗碱和抗酸双性作用，其抗酸能力较 HbA 强，因此，经固定后的血片，置酸性缓冲液中保温一定时间，只有含 HbF 的红细胞不被洗脱，再用伊红染色而呈鲜红色。HbF 酸洗脱试验有助于某些血红蛋白病，尤其是 β－珠蛋白生成障碍性贫血的诊断。

【你需了解】

- 参考值　成人阳性细胞小于 1%；1 个月后婴儿阳性细胞可达 60%～70%，4～6 个月后偶见。
- 阳性细胞增多见于 β－珠蛋白生成障碍性贫血、遗传性 HbF 持续综合征患者，再生障碍性贫血及溶血性贫血也可出现数量较少的阳性红细胞。

【你需就医】

- 阳性红细胞增多伴溶血、贫血等征象。
- 查寻阳性红细胞增多的原因。

【特别提示】

- 阳性红细胞达 100% 有遗传性 HbF 持续综合征的可能。
- 阳性红细胞明显增多有重型地中海贫血的可能，仅少数红细胞呈阳性则提示可能为轻型（杂合子）地中海贫血。

3 抗碱血红蛋白测定

抗碱血红蛋白测定又称碱变性试验。胎儿血红蛋白（HbF）具有抗碱能力，在碱性溶液中不发生变性，而其他 Hb 可变性并被加入的酸性半饱和硫酸铵沉淀而终止反应。测定其滤液中 Hb 含量求出抗碱血红蛋白的百分含量。抗碱血红蛋白测定对 β－珠蛋白生成障碍性贫血的诊断有重要价值。

【你需了解】

- 参考值　2 岁至成人小于 2.5%；新生儿为 55%～85%，2～4 个月后逐渐下降，1 岁左右接近成人水平。
- 抗碱血红蛋白增高见于胎儿血红蛋白持续增多综合征及某些异常血红蛋白病、β－珠蛋白生成障碍性贫血、再生障碍性贫血、白血病和某些恶性肿瘤等。

【你需就医】

- 抗碱血红蛋白增高伴溶血、贫血等征象。
- 查寻抗碱血红蛋白增高的原因。

【特别提示】

- 抗碱血红蛋白不能完全代表 HbF，如 Hb Bart 等亦有抗碱变性能力，抗碱血红蛋白亦增高。

4 血红蛋白 A_2 定量测定

HbA_2 是正常人血红蛋白的次要成分，含量不会超过 3.5%。进行 HbA_2 定量测定可检测出某些贫血，尤其是诊断 β－珠蛋白生成障碍性贫血的重要依据。一般用微柱层析法测定。

【你需了解】

- 参考值　1.2%～3.5%。
- HbA_2 增高见于 β－珠蛋白生成障碍性贫血、个别恶性贫血、叶酸缺乏所致巨幼细胞贫血、某些不稳定血红蛋白病等。
- HbA_2 降低见于 α 和 δ 珠蛋白生成障碍性贫血、重度缺铁性贫血及铁粒幼细胞贫血、遗传性 HbF 持续综合征等。

【你需就医】

- HbA_2 增高伴溶血、贫血等征象。
- HbA_2 减低伴贫血征象。
- 查寻 HbA_2 异常的原因。

【特别提示】

- HbA_2 高至 4%～8%，多数为轻型 β－珠蛋白生成障碍性贫血。
- HbA_2 高至 10% 以上，提示为 HbE。

5 血红蛋白 H 包涵体试验

HbH 是无 α 珠蛋白链配对的 β 链自行聚合形成的 $β_4$ 四聚体，它不仅氧亲和力高，向组织释放氧少，而且不稳定，易在红细胞内发生沉淀形成 HbH 包涵体，导致红细胞在脾内破坏。HbH 包涵体试验是诊断 HbH 病的过筛试验。

【你需了解】

● 参考值　0～5%。

● 增高主要见于含有不稳定血红蛋白所引起的溶血性贫血，以 HbH 病常见，轻型珠蛋白生成障碍性贫血时阳性红细胞亦可升高。

【你需就医】

● HbH 增高伴溶血、贫血等征象。

● 查寻 HbH 增高的原因。

【特别提示】

● 阳性红细胞达 50% 以上有 HbH 病的可能。

6 血红蛋白 S 胶溶试验

HbS 是 β 肽链第 6 位谷氨酸被缬氨酸取代而致。浓的 HbS 溶液在 37℃ 可呈胶体状态，而 0℃ 时则呈溶液状态。据此可以鉴别 HbS 与其他也可以形成镰形红细胞的异常 Hb。

【你需了解】

● 正常结果　不形成胶状物。

● 形成胶状物见于 HbS 病。

【你需就医】

● 出现胶状物伴溶血、贫血等征象。

● 查寻胶状物形成的原因。

【特别提示】

● 正常 HbA 及其他也可形成镰形细胞贫血的异常 Hb 在 37℃ 不形成胶体状态，而 HbS 病在 5 分钟即可呈胶状。

7 红细胞镰变试验

在低氧分压条件下，HbS 转变为还原状态后溶解度降低，从而聚合成短棒状凝胶使红细胞变形，呈镰刀状。红细胞镰变试验可作为对 HbS 的过筛试验。

【你需了解】

● 正常结果　正常不出现镰状红细胞。

● 镰变试验阳性见于镰状细胞贫血。

【你需就医】

● 镰变试验阳性伴溶血、贫血征象。

● 查寻镰变试验阳性的原因。

【特别提示】

● 出现镰状细胞的多少、快慢与 HbS 的含量有关。

8 异丙醇试验

在含有异丙醇的溶液中，不稳定血红蛋白珠蛋白肽链容易解裂，不稳定血红蛋白则在 10 分钟内出现混浊，20 分钟开始出现绒毛状沉淀。异丙醇试验是诊断不稳定血红蛋白病或 HbH 病的过筛试验。

【你需了解】

● 正常结果　37℃、40 分钟无明显沉淀为阴性。

● 阳性提示存在不稳定 Hb 或 HbH，需做进一步检查。

【你需就医】

● 异丙醇试验阳性伴溶血、贫血等征象。

● 查寻异丙醇试验阳性的原因。

【特别提示】

● HbF 大于 10% 及存在高铁血红蛋白也可发生混浊。

9 热不稳定(热变性)试验

不稳定血红蛋白不耐热，因而可通过加热促使其变性产生沉淀。本试验是检查不稳定血红蛋白的常用方法。

【你需了解】

● 参考值　沉淀 Hb 小于 5%。

● 阳性提示有不稳定 Hb 存在。

【你需就医】

● 热不稳定阳性伴溶血、贫血等征象。

● 查寻热不稳定试验阳性的原因。

【特别提示】

● 沉淀 Hb 大于 5% 时，提示存在不稳定 Hb。

△ 自身免疫性溶血的检测

1 抗人球蛋白试验（Coombs 试验）

抗人球蛋白是完全抗体，可与多个不完全抗体的 Fc 段相结合，导致红细胞凝集。本试验是检测血液中不完全抗体的一种方法，分为直接试验和间接试验两种。抗人球蛋白试验是诊断自身免疫性溶血性贫血（AIHA）常用的筛选试验。

【你需了解】

- 正常结果　直接、间接法均呈阴性。
- 阳性见于自身免疫性疾病（如自身免疫性溶血性贫血、冷凝集素综合征、阵发性冷性血红蛋白尿症、SLE、结节性动脉周围炎）、药物免疫性和同种免疫性溶血性贫血等。
- 间接法主要用于 Rh 或 A、B、O 血型妊娠免疫性新生儿溶血病母体血清中不完全抗体的检测。很少用于 AIHA 诊断。

【你需就医】

- 抗人球蛋白试验阳性伴溶血、贫血等征象。
- 查寻抗人球蛋白试验阳性的原因。

【特别提示】

- AIHA 大多为 IgG 型抗体，除了有 IgG 外，还有 IgG + C3 型、C3 型、极少数 IgG 亚型、IgA、IgM 型，故应使用广谱的抗人球蛋白血清进行试验，必要时需加用上述各种单价抗血清，以提高检出阳性率。

2 冷凝集素试验

冷凝集素是一种可逆性抗体，在低温时可与自身红细胞、“O”型红细胞或与患者同型红细胞发生凝集，当温度升高时，凝集块又复消失。本试验对诊断冷凝集素综合征有重要价值。

【你需了解】

- 参考值　效价小于 1:40。
- 效价升高见于冷凝集素综合征、支原体肺炎、传染性单核细胞增多症、疟疾、肝硬化、多发性骨髓瘤、淋巴瘤等。

【你需就医】

- 冷凝集素效价升高伴寒冷刺激后出现溶血征象。
- 冷凝集素效价升高伴感染症状。
- 查寻冷凝集素效价升高的原因。

【特别提示】

- 冷凝集素效价很高，若为 1:1000 以上有发生冷凝集素综合征的可能。

3 冷热溶血试验

主要检测冷热双相溶血素（D－L 抗体），它在 0～4℃时与红细胞结合，并吸附抗体，但不溶血；当升温至 30～37℃则发生溶血。本试验对诊断阵发性冷性血红蛋白尿症（PCH）有重要意义。

【你需了解】

- 正常结果　阴性。
- 阳性见于阵发性冷性血红蛋白尿症。某些病毒感染，如麻疹、流行性腮腺炎、水痘、传染性单核细胞增多症也可有阳性反应。

【你需就医】

- D－L 抗体阳性伴寒冷刺激，温度回升后出现溶血征象。
- 查寻 D－L 抗体阳性的原因。

【特别提示】

- 阵发性冷性血红蛋白尿症者，溶血症状缓解后，D－L 抗体可持续存在。

△ 阵发性睡眠性血红蛋白尿症的检测

1 酸溶血试验（Ham 试验）

酸溶血试验主要反应红细胞对补体的敏感性，敏感性增高的红细胞在酸化的正常血清中，经 37℃孵育，易发生破坏溶血。是目前用于诊断阵发性睡眠性血红蛋白尿症（PNH）的确诊试验。

【你需了解】

- 正常结果　阴性。
- 阳性主要见于 PNH，某些 AIHA、遗传性球性红细胞增多症发作严重时也可见阳性。

【你需就医】

● 酸溶血试验阳性伴睡眠后出现尿色加深(或酱油色尿)及其他溶血征象。

● 查寻酸溶血试验阳性的原因。

【特别提示】

● 遗传性球性红细胞增多症及自身免疫性溶血性贫血时也可出现阳性,但 PNH 者溶血度一般大于10%。

2 蔗糖溶血试验

蔗糖溶液离子浓度低,经37℃孵育可加强补体与红细胞膜的结合,使 PNH 患者的红细胞膜上形成小孔,促使蔗糖进入红细胞而导致溶血。本试验是诊断 PNH 重要的筛选试验。

【你需了解】

● 正常结果 阴性。

● 阳性见于阵发性睡眠性血红蛋白尿、巨幼细胞贫血、再生障碍性贫血、自身免疫性溶血、遗传性球形红细胞增多症等。

【你需就医】

● 蔗糖溶血试验阳性伴睡眠后出现尿色加深(或酱油色尿)及其他溶血征象。

● 查寻蔗糖溶血试验阳性的原因。

【特别提示】

● 如本试验阳性,同时 Ham 试验也阳性,可确诊为 PNH 患者。

● 蔗糖溶血试验定性检测呈阳性,定量检测值大于5%也可诊断 PNH。

3 热溶血试验

利用患者的红细胞与患者自身的血清(含补体),在37℃下温育后,由于葡萄糖分解产酸而使血清酸化,此时可使 PNH 患者的红细胞溶解。

【你需了解】

● 正常结果 阴性。

● 阳性见于阵发性睡眠性血红蛋白尿。

【你需就医】

● 热溶血试验阳性伴睡眠后出现尿色加深(或酱油色尿)及其他溶血征象。

● 查寻热溶血试验阳性的原因。

【特别提示】

● 正常人无溶血发生;PNH 患者为阳性。

● 进行热溶血试验,PNH 患者在保温6小时其溶血的程度、Hb 量常超过5g/L 血液;其他溶血性贫血患者溶血少于1g/L 血液。

4 蛇毒因子溶血试验

蛇毒因子是从眼镜蛇毒中提取的一种相对分子量为144 000的蛋白质,它能直接激活血清中的补体3(C3),通过旁路途径激活补体系统,进攻 PNH 患者红细胞,造成溶血。

【你需了解】

● 参考值 溶血度小于5%。

● 阳性见于阵发性睡眠性血红蛋白尿症。

【你需就医】

● 蛇毒因子溶血试验阳性伴睡眠后出现尿色加深(或酱油色尿)及其他溶血征象。

● 查寻蛇毒因子溶血试验阳性的原因。

【特别提示】

● 溶血度大于10%,有发生阵发性睡眠性血红蛋白尿症的可能。

● 溶血度越高,说明 PNH 异常红细胞所占比例越多。

骨髓细胞学检查

△ 正常血细胞形态检查

1 红细胞系统

红系细胞依分化顺序分为红系祖细胞、原始红细胞、早幼红细胞、中幼红细胞、晚幼红细胞、网织红细胞和红细胞。红系祖细胞目前尚缺乏形态学的了解。对红系细胞进行形态学检查有助于各类贫血的诊断。

【你需了解】

● 参考值 红系细胞的基本特征为胞体核圆形、规则(形状基本一致);大小和着色

（胞质）则变化显著，胞质内始终无颗粒。红系细胞各阶段细胞数占整个有核细胞数的20%～30%。原始红细胞小于1%，早幼红细胞小于2%，原始红细胞加早幼红细胞小于5%，中幼红细胞小于20%，晚幼红细胞小于10%

- 红系细胞增多见于：① 各类增生性贫血，如溶血性贫血、失血性贫血、小细胞低色素性贫血等，以中幼及晚幼红细胞增多为主；② 巨幼细胞贫血，以巨幼红细胞增多为主；③ 急性红白血病，以原始及早幼红细胞增多为主，并伴幼红细胞巨幼样变。
- 红系细胞减少见于再生障碍性贫血（包括纯红细胞性再生障碍性贫血），但在部分慢性型再生障碍性贫血病例，骨髓呈局灶性增生部位所采取的骨髓标本，红细胞比例也可增多。
- 红系细胞出现巨幼样改变或多核幼红细胞见于巨幼细胞贫血、骨髓增生异常综合征（MDS）、红白血病等。
- 小型幼红细胞见于缺铁性贫血。异常红细胞（球形红细胞、椭圆形红细胞、口形红细胞、锯齿形红细胞、棘形红细胞、靶形红细胞、镰形红细胞、卡波环、嗜碱性点彩颗粒、豪－焦小体等）见于各类贫血，尤其是溶血性贫血。
- 红细胞排列异常，如串钱状见于高纤维蛋白原血症、高球蛋白血症，特别是在多发性骨髓瘤尤为突出；不规则凝集见于自身免疫性溶血性贫血等。

【你需就医】

- 红系细胞数量异常伴贫血征象。
- 红系细胞形态异常伴贫血征象。
- 红系细胞排列异常伴贫血征象。
- 查寻红系细胞异常的原因。

【特别提示】

- 若中幼红细胞在5%～10%以下，而粒细胞、巨核细胞两系大致正常者，可考虑纯红细胞再生障碍性贫血。
- 红系细胞大于50%伴形态异常，同时原始细胞比例增高（大于30%），有发生红白血病的可能；若同时伴有粒（单核）系原始和幼稚细胞比例增多（大于30%），有发生红白血病的可能。

2 粒细胞系统

粒系细胞按分化顺序分为粒单核系祖细胞、粒系祖细胞、原始粒细胞、早幼粒细胞、中幼粒细胞、晚幼粒细胞、杆状核粒细胞和分叶核粒细胞，并从中幼粒细胞开始依颗粒特性又可分为中性、嗜碱性和嗜酸性3种。对粒系细胞进行形态学检查有助于白细胞系统疾病的诊断。

【你需了解】

- 参考值　粒系分化中最显著的特点是胞核的变化，胞核从原始及早幼阶段的圆形变化成成熟阶段的杆状、分叶。划分细胞阶段的主要依据是其胞核发育中的变化，而胞质颗粒则对区分颗粒属性及是否为其他系细胞有意义。粒系细胞各阶段细胞数占整个有核细胞数的40%～60%。原始粒细胞小于2%，早幼粒细胞小于2.5%，原始粒细胞加早幼粒细胞小于5%，分叶核粒细胞大于20%，嗜酸性粒细胞小于4%，嗜碱性粒细胞小于1%。
- 粒系细胞增多

（1）以原始粒细胞增多为主，见于：①急性粒细胞性白血病，常伴有早幼粒细胞增多；②慢性粒细胞性白血病急性变，常伴有粒系的细胞核和细胞质发育不平衡及嗜酸性、嗜碱性粒细胞增多。

（2）以早幼粒细胞增多为主，见于：①急性早幼粒细胞白血病和急性粒细胞性白血病；②粒细胞缺乏的恢复期。

（3）以中性中幼粒细胞增多为主，见于：①慢性粒细胞性白血病，可伴核、质发育不平衡及嗜酸性、嗜碱性粒细胞增多；②粒细胞性类白血病反应，病因解除后恢复正常。

（4）以中性晚幼粒、杆状核粒细胞增多为主，见于：①慢性粒细胞性白血病，常伴嗜酸性、嗜碱性粒细胞增多；②类白血病反应；③代谢障碍，如尿毒症、糖尿病酮症酸中毒；

④中毒,包括药物、毒物及异种蛋白注射;⑤其他,如严重创伤、急性失血、大手术后等。

(5) 嗜酸性粒细胞增多见于:①某些血液病,如慢性粒细胞性白血病、嗜酸性粒细胞白血病、淋巴瘤等;②寄生虫感染;某些变态反应性疾病及皮肤病;③家族性嗜酸性粒细胞增多症。

(6) 嗜碱性粒细胞增多见于:①慢性粒细胞性白血病;②嗜碱性粒细胞白血病;③放射反应、应用氮芥药物。

• 粒系细胞减少见于:① 粒细胞减少症,粒细胞缺乏症;② 再生障碍性贫血;③ 急性造血停滞。

• 粒系细胞形态异常

(1) 胞核异常:分叶过多见于严重感染、肿瘤、巨幼红细胞性贫血等;Pelger-Huet 畸形见于先天性或继发于骨髓增生异常综合征(MDS)、白血病等。

(2) 胞质异常:中毒颗粒、空泡、吞噬异常见于感染等;胞质中出现棒状(Auer)小体见于髓细胞性白血病;胞质中出现 Chediak-Higashi 颗粒见于 Chediak-Higashi 综合征,偶见于淋巴瘤及白血病;胞质中出现 DÖhle 包涵体见于急性感染、严重代谢障碍、中毒等。

【你需就医】

• 粒系细胞数量增多伴发热、贫血、出血、胸骨压痛或肝、脾、淋巴结肿大等症状。

• 粒系细胞数量减少伴感染症状。

• 粒系细胞形态异常,如出现中毒颗粒、空泡变性等伴感染症状。

• 查寻粒系细胞异常的原因。

【特别提示】

• 原始及早幼粒细胞大于 30%,有发生急性粒细胞白血病或急性早幼粒细胞白血病的可能。

• 以中幼粒、晚幼粒及杆状核粒细胞明显增多,原始及早幼粒细胞小于 10%,有发生慢性粒细胞白血病的可能。

3 单核细胞系统

依分化顺序分为粒单核系祖细胞、单核系祖细胞、原始单核细胞、幼稚单核细胞和单核细胞。对单核系细胞进行形态学检查有助单核细胞白血病的诊断。

【你需了解】

• 参考值 单核细胞小于4%,原始单核和幼稚单核细胞不见。

• 单核系细胞增多见于急性单核细胞性白血病、急性粒-单细胞性白血病、慢性单核细胞性白血病、粒细胞缺乏症、病毒感染、结核病、疟疾等。

【你需就医】

• 单核细胞增多伴感染症状、牙龈肿胀、骨骼压痛、出血、肝脾淋巴结肿大等症状。

• 查寻单核细胞增多的原因。

【特别提示】

• 单核系细胞大于或等于 20%,伴原始和早幼粒细胞增高,有发生急性粒-单核细胞白血病的可能。

• 原始和幼稚单核细胞大于30%有发生急性单核细胞白血病的可能。

• 在白血病缓解期中,单核细胞逐渐减少而淋巴细胞逐渐增多示有复发的可能性。

4 巨核细胞系统

依分化顺序分为巨核系祖细胞、原始巨核细胞、幼稚巨核细胞、颗粒型巨核细胞、产血小板型巨核细胞、裸核型巨核细胞和血小板。对巨核系细胞进行形态学检查有助于巨核细胞系统疾病的诊断。

【你需了解】

• 参考值 在一张标准骨髓液涂片(3cm×1.5cm)上,正常人巨核细胞为7~35个,其中原始巨核细胞为0%,幼稚巨核细胞为0%~5%,颗粒型巨核细胞为10%~27%,产生血小板型巨核细胞为44%~60%,裸核为2%~3%,变异型巨核细胞为2%~3%。

• 巨核系细胞数量增多

(1) 巨核细胞增多呈现左移现象见于特

发性血小板减少性紫癜(ITP)、免疫性血小板减少性紫癜、脾功能亢进。

(2) 以产生血小板型巨核细胞增多为主见于急性失血性贫血、特发性血小板增多症、过敏性紫癜等。

(3) 巨核细胞增多呈现左移现象且伴有形态异常、畸形见于巨核细胞性白血病。

(4) 巨核细胞数正常或稍增多,形态异常见于巨幼红细胞性贫血及白血病。

- 巨核细胞数量减少见于再生障碍性贫血、急性白血病、阵发性睡眠性血红蛋白尿等。
- 小巨核细胞和巨核细胞形态异常见于骨髓增生异常综合征(MDS)、巨核细胞白血病等。
- 异常血小板,包括巨大血小板(直径大于4μm)、畸形血小板(长轴状、三角形、花生形等)、蓝色血小板(为年青血小板),见于血小板更新增快的疾病和无凝集功能的血小板(单个散在,见于血小板无力症)。

【你需就医】

- 巨核细胞增多伴成熟障碍且临床有出血倾向或血小板数减少。
- 巨核细胞减少伴临床有出血倾向。
- 出现小巨核细胞伴贫血、出血倾向。
- 出现异常血小板伴临床有出血倾向。
- 查寻巨核细胞异常的原因。

【特别提示】

- 原始巨核细胞大于30%有发生巨核细胞白血病的可能。

5 淋巴细胞系统和浆细胞系统

淋巴细胞及浆细胞系包括淋巴干细胞、淋巴祖细胞、原始淋巴细胞、幼稚淋巴细胞、淋巴细胞,并分T淋巴细胞和B淋巴细胞两个系统。在抗原刺激下,B淋巴细胞最后转化成浆细胞,T淋巴细胞也可发生转化。

【你需了解】

- 参考值　淋巴细胞系统各阶段细胞数占整个骨髓有核细胞数的20%左右,儿童占30%～40%;原始淋巴细胞和幼淋巴细胞不见或十分罕见。浆细胞系统小于2%,原始浆细胞及幼浆细胞不见。
- 淋巴系细胞增多

(1) 恶性增生:

○以原始淋巴细胞及幼稚淋巴细胞增多为主,见于急性淋巴细胞白血病。

○以成熟淋巴细胞增多为主,见于慢性淋巴细胞白血病。

(2) 良性增生:

○形态异常:见于传染性单核细胞增多症、流行性出血热。

○形态正常:见于传染性淋巴细胞增多症、百日咳及淋巴细胞性类白血病反应。

- 浆细胞系统的增多

(1) 恶性增生:见于多发性骨髓瘤、浆细胞性白血病。

(2) 反应性增多:见于疱疹、风疹、传染性单核细胞增多症、梅毒、肝炎、结缔组织病、再生障碍性贫血及粒细胞缺乏症(浆细胞也可相对性增多)。

【你需就医】

- 淋巴系细胞增多伴感染、出血、骨骼压痛、肝脾淋巴结肿大等症状。
- 浆细胞增多伴贫血、出血、骨骼疼痛等症状。
- 查寻淋巴系细胞增多的原因。

【特别提示】

- 原始和幼稚淋巴细胞大于30%,有发生急性淋巴细胞白血病的可能。
- 淋巴细胞大于或等于40%,外周血淋巴细胞大于或等于50%,淋巴细胞绝对值大于或等于5×10^9/L,有发生慢性淋巴细胞白血病和再生障碍性贫血的可能。
- 在白血病诱导化疗中,淋巴细胞先于其他细胞回升示骨髓开始缓解。
- 外周血中异常浆细胞大于20%,浆细胞绝对值大于1.0×10^9/L,有发生浆细胞白血病的可能。
- 骨髓中异常浆细胞大于15%有发生多发性骨髓瘤的可能。

△ 骨髓细胞学改变的临床意义

1 骨髓有核细胞计数

骨髓有核细胞包括所有造血细胞和非造血细胞(如浆细胞、成骨细胞、破骨细胞、组织嗜碱细胞、脂肪细胞、网状细胞、吞噬细胞等)。骨髓有核细胞的多少,可以反映骨髓的造血功能。

【你需了解】

- 参考值　$(10\sim180)\times10^9$/L。
- 骨髓有核细胞计数增高　见于白血病、增生性贫血及某些骨髓增生性疾病等。
- 骨髓有核细胞计数减少　见于再生障碍性贫血、理化因素对骨髓的抑制,尤其放疗、化疗后。

【你需就医】

- 骨髓有核细胞计数增高伴贫血、出血、感染、肝脾肿大等症状。
- 骨髓有核细胞计数减低伴贫血、出血、感染等症状。
- 查寻骨髓有核细胞计数异常的原因。

【特别提示】

- 骨髓有核细胞计数主要反映造血细胞各系统、各阶段的比例是否正常,若主要的粒细胞、红细胞、淋巴细胞系统比例改变,或该三系统中各自的细胞发育阶段分布异常,则提示造血系统病变,在诊断上有较高价值。

2 有核细胞增生程度的改变

骨髓有核细胞增生程度一般分为5级:增生极度活跃、增生明显活跃、增生活跃、增生减低和增生极度减低。骨髓有核细胞的多少,可以反映骨髓的造血功能,对某些血液系统疾病的诊断有重要意义。

【你需了解】

- 参考值　骨髓有核细胞增生程度的分级,见表4-2-2。

表4-2-2　骨髓有核细胞增生程度的分级

	低倍视野 成熟红细胞/有核红细胞	高倍视野 平均有核细胞数(个)	油镜视野 有核细胞占整个细胞数(%)
增生极度活跃	1.8:1	大于100	大于50
增生明显活跃	5.9:1	50～100	10～50
增生活跃	27:1	20～50	1～10
增生减低	90:1	5～10	0.5～1.0
增生极度减低	200:1	1～5	小于0.5

- 增生极度活跃　表示骨髓造血功能异常亢进,常见于各种类型白血病(尤其是慢性粒细胞性白血病)和严重的增生性贫血。
- 增生明显活跃　表示骨髓造血功能旺盛,常见于各种增生性贫血、白血病、骨髓增生性疾病、特发性血小板减少性紫癜、脾功能亢进等,以及正常儿童和青年的骨髓象。
- 增生活跃　表示骨髓造血功能正常,常见于正常骨髓象和代偿性增生较差的增生性贫血,也可见于部分慢性型再生障碍性贫血病例,骨髓有局灶性代偿性增生者。
- 增生减少　表示骨髓造血功能低下,常见于再生障碍性贫血(慢性型)、粒细胞减少症或粒细胞缺乏症、骨髓纤维化等。此外,也可见于老年人骨髓象。
- 增生极度减少　表示骨髓造血功能衰竭,为典型的再生障碍性贫血(急性型)、骨髓坏死等。

【你需就医】

- 增生极度/明显活跃伴贫血、出血、肝脾淋巴结肿大等症状。
- 增生减低/极度减低伴贫血、出血、感染等症状。
- 增生活跃但仍有贫血发生。
- 查寻骨髓有核细胞增生异常的原因。

【特别提示】

● 骨髓增生程度的检查结果受到骨髓穿刺部位、骨髓液是否稀释、细胞计数数量以及采取标本的部位、检查者技术熟练程度等多种因素的影响，必要时需多部位、多次检查才能确定。

3 粒红比例的改变

指骨髓粒系细胞与有核红细胞的比例。粒红比例反映了粒系细胞和红系细胞的相对增生程度，有利于粒细胞、红细胞两系统疾病的分析，可帮助某些血液系统疾病的诊断。

【你需了解】

● 参考值 (3～4):1。

● 粒红比例正常见于：① 正常骨髓象；② 粒、红两系细胞平行增多或平行减少，前者如红白血病，后者如再生障碍性贫血；③ 粒、红两系细胞基本不变，如多发性骨髓瘤、骨髓转移瘤、特发性血小板减少性紫癜等。

● 粒红比例增高指粒/红比例大于5:1，可由于粒细胞系增多，或由于红细胞系减少所致。常见于：① 急性或慢性粒细胞白血病；② 急性化脓菌感染、中性粒细胞性类白血病反应；③ 纯红细胞性再生障碍性贫血。

● 粒红比例降低指粒/红比例小于2:1，可由于粒细胞系减少，或由于红细胞系增多所致。常见于：① 粒细胞系减少，如粒细胞缺乏症；② 红细胞系增多，如各种增生性贫血、真性或继发性红细胞增多症等。

【你需就医】

● 粒红比例增高伴感染、贫血、出血等症状。

● 粒红比例减低伴贫血、感染等症状。

● 粒红比例正常仍有贫血或出血等症状。

● 查寻粒红比例异常的原因。

【特别提示】

● 尚有部分疾病的早期均以正常粒红比例表现，因此切不可孤立地以粒红比例来判断检查意义。

4 特殊病理细胞和寄生虫

特殊病理细胞包括转移瘤细胞、霍奇金细胞(镜影细胞，R－S细胞)、戈谢细胞、尼曼－匹克细胞、海蓝组织细胞等。如出现在骨髓中，往往提示某些恶性疾病的出现，可为诊断提供线索。若在骨髓中发现疟原虫、黑热病小体、蚴丝虫等，可分别帮助确诊疟疾、黑热病、丝虫病等寄生虫病。

【你需了解】

● 正常结果　正常骨髓象中无特殊病理细胞和寄生虫。

● 转移瘤细胞　细胞大小不匀，常成堆出现，染色深。细胞的大小、核的大小、细胞的形态和染色质等均有多变性，因而差异很大。胞核圆或椭圆形，亦可为凹陷形或分叶状，核占细胞的绝大部分，可由于异常的分裂而出现多叶状，染色质网状，聚集成堆，核仁较大，可数个，染深蓝色。胞浆嗜碱性强，染色不匀，常有空泡，颗粒无或极少。如腺癌、鳞癌、未分化癌细胞等，多自血行播散转移至骨髓，原发部位多见于前列腺、乳腺、甲状腺、肺、肾、胃、结肠、胰腺及子宫等。

● 淋巴肉瘤细胞　形态各异，见于非霍奇金淋巴瘤。

● 霍奇金细胞(镜影细胞，Reed-sternberg细胞，R－S细胞)　为霍奇金病特有的细胞。其大小约30～80μm。胞核1～3个，典型的具有2个核呈镜影状排列，圆形或不规则形。染色质呈海绵状。核仁大而多，可数个，染深蓝色呈鸽眼状。胞浆淡蓝或深蓝色，边缘部分深染可有空泡。偶见少量紫红色嗜苯胺颗粒。

● 戈谢(Gaucher)细胞　为戈谢病特有的细胞，呈圆形或椭圆形，直径20～80μm，核小，通常一个，也可多个，偏一侧，染色质粗糙，染色较深，偶可见核仁。胞浆量多，色蓝而微紫，边界逐渐模糊，含有很多淡紫蓝色波纹状纤维样物，排列如蜘蛛网状。

● 尼曼－匹克(Niemann-Pick)细胞　为尼曼－匹克病特有的细胞，呈圆形、椭圆形或多边形，直径约为40μm。核小，圆形或椭圆形，常为单个亦可为两个。可有核仁。胞浆丰富，充满类脂质（神经磷脂）。

● 海蓝组织细胞　见于海蓝组织细胞增生症。此细胞属吞噬细胞，细胞大小为20～60μm，核小，圆形，偏位，染色质致密，有一个核仁。胞浆丰富，瑞氏加姬姆沙染色后，胞浆内充满大小、深浅不一的海蓝色颗粒，颗粒直径为1～5μm。

● 恶性组织细胞　恶性组织细胞呈不同程度增生伴形态异常，可见淋巴样组织细胞、单核样组织细胞、吞噬型组织细胞、多核巨型组织细胞、怪异的异常组织细胞，后两种异形组织细胞常见于恶性组织细胞病。

【你需就医】

● 骨髓中出现上述特殊病理细胞或寄生虫伴临床相应症状。

● 查寻出现上述特殊病理细胞或寄生虫的原因。

【特别提示】

● 骨髓中出现转移瘤细胞说明肿瘤细胞已发生骨髓转移，预后较差。

● 骨髓中出现淋巴肉瘤细胞或R－S细胞说明淋巴瘤细胞已侵犯骨髓，属临床四期淋巴瘤，预后较差。

△ 常用血细胞化学染色检验

1 过氧化物酶（POX）染色

细胞中的过氧化物酶能催化过氧化氢释放出氧，使联苯胺氧化成联苯胺蓝，再与亚硝基铁氰化钠结合成稳定的蓝黑色颗粒定位于细胞质中。POX染色对急性白血病的分类有重要价值。

【你需了解】

● 阳性者在细胞内有蓝黑色颗粒沉着。

● POX主要存在于粒系细胞，除原始粒细胞外，随细胞成熟，POX阳性反应增强（嗜碱性粒细胞呈阴性）。单核细胞系从幼稚单核细胞起呈弱阳性反应。淋巴细胞系、红细胞系及巨核细胞系则任何阶段均呈阴性反应。急性髓系细胞白血病时的白血病细胞多呈阳性反应，急性淋巴细胞白血病时多呈阴性反应，急性单核细胞白血病时多呈弱阳性或阴性反应。

【你需就医】

● 病理性细胞呈POX染色阳性伴临床有出血、贫血、发热、骨骼压痛及肝脾淋巴结肿大等症状。

● 查寻出现POX染色阳性的病理性细胞的原因。

【特别提示】

● 分化较差的粒系细胞或单核系细胞白血病时，POX染色可呈阴性，此时不能排除髓系细胞白血病的可能。

● 阳性率大于3%者可排除急性淋巴细胞白血病，小于3%者不能排除有淋巴细胞白血病的可能。

2 苏丹黑B（SB）染色

苏丹黑是一种理想的脂溶性染剂，可溶解于细胞质内的中性脂肪、磷脂及类固醇结构中，而使脂类物质得以显示，即使对细胞内微细结构的脂类物质也可显示。

【你需了解】

● 同POX染色。

【你需就医】

● 同POX染色。

3 中性粒细胞碱性磷酸酶（NAP）染色

血细胞内的碱性磷酸酶在pH值为9.4～9.6的缓冲液中将基质液中的α－磷酸萘酚钠水解，释放出磷酸钠与α－萘酚，α－萘酚与重氮盐偶联形成不溶性灰黑色或黑色沉淀，定位于酶活性所在之处。NAP染色对某些血液系统疾病的鉴别有重要意义。

【你需了解】

● 参考值　阳性者在细胞内有灰黑色或黑色沉淀，NAP阳性率小于40%，积分小于80分。

● NAP主要存在于成熟的中性粒细胞中。NAP积分增高见于类白血病反应、急性淋巴细胞白血病、再生障碍性贫血、细菌性肺炎、真性红细胞增多症等。在新生儿、妊娠期及应用肾上腺皮质激素后，NAP 的活性要比正常人强。

• 降低见于急、慢性粒细胞性白血病、阵发性睡眠性血红蛋白尿症、病毒性肺炎等。

【你需就医】

• NAP 活性增高伴感染、贫血、出血或肝脾淋巴结肿大等症状。

• NAP 活性降低伴肝脾淋巴结肿大、感染或睡眠后出现尿色加深等症状。

• 查寻 NAP 活性异常的原因。

【特别提示】

• NAP 积分大于 200 分，外周血中出现幼稚细胞伴临床有感染症状时有发生类白血病反应的可能。

• 慢性粒细胞白血病患者的 NAP 积分减低，若积分逐渐升高，有进入加速期或发生急性变的可能。

4 酸性磷酸酶(ACP)染色

细胞中的 ACP 能使底物萘酚 AS－BI 磷酸水解，释放出不溶性萘酚，后者与偶氮染料坚固石榴红 GBC 结合，形成有色物质。ACP 染色有助于某些白血病的鉴别。

【你需了解】

• 阳性者在细胞内有红色反应产物生成。

• 正常原始粒细胞阴性；早幼粒、中幼粒和晚幼粒细胞中度阳性；成熟中性粒细胞弱阳性；幼稚及成熟单核细胞弱至强阳性；淋巴细胞极弱阳性；浆细胞及巨核细胞中度阳性；血小板弱阳性，幼红细胞及成熟红细胞则为阴性。单核细胞、网状细胞、吞噬细胞、组织细胞中此酶呈阳性反应。T 淋巴细胞、戈谢细胞、巨球蛋白血症、多毛细胞白血病和传染性单核细胞增多症中异常淋巴细胞亦呈阳性反应。

【你需就医】

• 病理性细胞呈 ACP 染色阳性伴临床有出血、贫血、发热、骨骼压痛或肝脾淋巴结肿大等症状。

• 查寻出现 ACP 染色阳性的病理性细胞的原因。

【特别提示】

• 出现 ACP 染色阳性的多毛细胞，且具有对抗左旋(L－)酒石酸的特性(不被 L－酒石酸抑制)，有发生多毛细胞白血病的可能。

5 过碘酸雪夫反应(PAS)(糖原染色)

过碘酸能将细胞内糖原的乙二醇基的 C－C 键打开，氧化成二醛基，后者与雪夫(Schiff)试剂作用，使无色品红变成紫红色染料而沉积下来。糖原染色有助于某些血液系统疾病的鉴别诊断。

【你需了解】

• 胞质中有红色颗粒或弥漫状的物质者为阳性

• 粒细胞系统　原粒大多呈阴性，亦可呈弥漫淡红色弱阳性。早幼粒细胞呈弥漫红色；中性粒细胞随细胞逐渐成熟而阳性逐渐加强。中性分叶核粒细胞阳性最强。嗜酸性粒细胞颗粒本身不着色，但颗粒间的细胞质呈弥漫性阳性反应；嗜碱性粒细胞阳性。

• 淋巴细胞系统　正常淋巴细胞呈阴性，约 20% 有 PAS 弱阳性。

• 红细胞系统　正常幼红细胞及成熟红细胞 PAS 阴性。

• 巨核细胞及血小板 PAS 均阳性。

• 单核细胞　一般呈阴性，亦可呈阳性。红色颗粒往往在细胞质边缘。浆细胞一般呈阴性，亦有少数阳性。网状细胞阴性，吞噬细胞可呈阳性。

• 恶性淋巴细胞增生性疾病(如淋巴细胞白血病)的淋巴细胞一般为阳性或强阳性。

• 幼红细胞出现 PAS 强阳性反应可见于红血病和红白血病、部分严重缺铁性贫血、重型珠蛋白生成障碍性贫血及某些铁粒幼细胞贫血。

• 急性粒细胞白血病细胞 PAS 反应阴性

或弱阳性反应，常呈细颗粒状或均匀淡红色；急性单核细胞白血病细胞PAS反应呈弥漫性阳性常累集于胞质边缘；急性淋巴细胞白血病的PAS反应呈粗颗粒，甚至大块状。

● R－S细胞阴性或弱阳性，而不典型巨核细胞为强阳性；Niemann－Pick细胞阴性或弱阳性，而Gaucher细胞为强阳性；腺癌细胞呈阳性反应，骨髓转移时PAS染色可帮助与白血病细胞鉴别。

【你需就医】

● 病理性细胞呈糖原染色阳性伴临床有出血、贫血、发热、骨骼压痛或肝脾淋巴结肿大等症状。

● 查寻出现糖原染色阳性的病理性细胞的原因。

【特别提示】

● 巨幼细胞贫血和骨髓增生异常综合征（MDS），两者均会出现病态造血，此时进行PAS染色可将其区分：前者的病态红系细胞呈阴性结果；后者则呈阳性结果。

6 特异性酯酶（SE）染色

特异性酯酶又称氯化醋酸AS－D萘酚酯酶（AS－DCE）或粒细胞酯酶。氯化醋酸AS－D萘酚被细胞内酯酶水解，产生萘酚AS－D，再与坚牢紫酱GBC偶联，生成不溶性有色沉淀。AS－DCE染色有助于急性白血病的分型诊断。

【你需了解】

● 阳性反应为橘红色或深红色颗粒状沉淀，定位于胞质内（重氮盐：坚牢紫酱GBC）。

● 正常人骨髓及外周血中性粒细胞呈强阳性反应，其中早幼和中幼阶段的中性粒细胞酶活性最强，成熟中性粒细胞减弱；嗜碱性粒细胞、嗜酸性粒细胞、单核细胞和组织嗜碱细胞反应微弱。淋巴细胞、红系细胞及巨核细胞皆为阴性。

● 急性粒细胞白血病时，原粒及早幼粒细胞的酶活性显著增强；急性单核细胞白血病时一般呈阴性反应；急性淋巴细胞及巨核细胞性白血病时均呈阴性反应。

【你需就医】

● 出现AS－DCE染色阳性的原始或早期幼稚粒细胞，伴临床有贫血、出血、发热或肝脾淋巴结肿大等症状。

● 查寻出现AS－DCE染色阳性的病理性细胞的原因。

【特别提示】

● 特异性酯酶染色呈阳性可肯定此类细胞为粒系细胞，若阴性不能排除是粒系细胞，因为分化较差的原粒细胞可呈阴性。

7 非特异性酯酶（NSE）染色

非特异性酯酶包括醋酸AS－D萘酚酯酶（AS－DAE）、α－醋酸萘酚酯酶（α－NAE）、α－丁酸萘酚酯酶（α－NBE）等。非特异性酯酶可与基质、重氮盐反应生成不溶性的有色沉淀，位于酶活性所在处。非特异性酯酶染色有助于急性白血病的分型诊断。

【你需了解】

● AS－DAE阳性反应在细胞质内有蓝色颗粒沉淀（重氮盐：坚牢蓝BB）；α－NAE阳性反应在细胞质内有灰黑色或棕黄色弥漫形或颗粒状沉着，尤其在近核膜处明显（重氮盐：坚牢蓝B）；α－NBE阳性反应为胞质内出现红褐色颗粒状沉淀（重氮盐：六偶氮付品红）

● AS－DAE染色阳性主要存在于单核细胞系，从原单细胞到成熟单核细胞其活性逐渐增强。在急性单核细胞白血病时呈强阳性反应，但其活性能被氟化钠（NaF）抑制。急性粒细胞白血病及急性淋巴细胞性白血病时，有部分病例可呈弱阳性反应，但其活性不能被氟化钠（NaF）抑制，有助于急性单核细胞白血病与急性粒细胞白血病的鉴别。

● α－NAE染色在单核细胞、吞噬细胞、淋巴细胞、巨核细胞和血小板呈阳性反应。在急性单核细胞性白血病时呈强阳性反应，但其活性能被氟化钠（NaF）抑制。急性粒细胞性白血病呈阴性或弱阳性反应，其活性不能被氟化钠（NaF）抑制。有助于急性单核细胞性白血病与急性粒细胞性白血病的鉴别。

● α－NBE 染色在粒系细胞各期均呈阴性反应。单核细胞呈阳性反应，可被氟化钠（NaF）抑制；组织细胞呈阳性反应，不被氟化钠（NaF）抑制。淋巴细胞、外周血 T 淋巴细胞可呈致密的局限性点状阳性反应；B 淋巴细胞呈阴性反应；非 T 非 B 淋巴细胞也可呈散在颗粒状阳性反应。巨核细胞、幼红细胞和浆细胞呈阴性或弱阳性反应。在急性单核细胞白血病时呈强阳性反应，但其活性能被氟化钠（NaF）抑制。急性粒细胞白血病呈阴性或弱阳性反应，其活性不能被氟化钠（NaF）抑制。急性淋巴细胞白血病一般呈阴性反应；毛细胞白血病的多毛细胞阳性反应为弥漫分布的细小颗粒，且可聚成半月形的粗颗粒，不被氟化钠（NaF）抑制，呈持续阳性反应。

【你需就医】

● 出现非特异性酯酶染色阳性的病理性细胞，伴临床有贫血、出血、发热或肝脾淋巴结肿大等症状。

● 查寻出现非特异性酯酶染色阳性的病理性细胞的原因。

【特别提示】

● 非特异性酯酶染色中以 α－NBE 染色的价值最高，对单核系细胞的检出率较高。

△ 血细胞免疫标记检测

血细胞免疫标记检测即用特异的抗体检测血细胞的胞核、胞质和胞膜上的抗原。是白血病深入分型中不可缺少的一部分，也是临床观察疗效和预后判断的重要指标之一。目前实验室常用的方法有免疫荧光细胞化学技术、免疫酶细胞化学技术、链霉素合素－生物素技术以及复合免疫细胞化学染色等。

【你需了解】

● 髓系细胞的标记：CD11b、CD13、CD14、CD15、CD33、CD68、MPO、HLA－DR 等；巨核系细胞的标记：CD41、CD42b、CD61 等（见表 4－2－3）；B 系淋巴细胞的标记：CD10、CD19、CD20、CD21、CD22、HLA－DR 等（见表 4－2－4）；T 系淋巴细胞的标记：CD2、CD3、CD4、CD5、CD7、CD8 等（见表 4－2－5）；干细胞和早期细胞的标记：CD34、CD38、TDT 等。（CD：白血病分化抗原）

表 4－2－3 急性髓细胞性白血病（AML）的表型分型（M:AML 分型）

单克隆抗体	M_0	M_1	M_2	M_3	M_4	M_5	M_6	M_7
HLA－DR	+	+	+	−	+	+	+/−	+/−
TdT	−/+	−/+	−	−	−	−	−	−
CD_{34}	+	+	+/−	−	+/−	+/−	−	+/−
CD_{33}	+	+	+	+	+	+	+/−	+/−
CD_{13}	+	+	+	+	+	+	−	NR
CD_{11}	−	−	+	+/−	+	+	−	NR
CD_{15}	−	−	+	+/−	+	+	+/−	NR
CD_{14}	−	−	+/−	−	+	+	−	NR
GlycophorinA	−	−	−	−	−	−	+	−
CD_{41}/CD_{42}	−	−	−	−	−	−	−	+

注：+ 阳性；− 阴性；NR 未报告；HLA－DR 人类白细胞抗原 DR；GlycophorinA 血型糖蛋白 A；TdT 末端脱氧核酸转移酶。

表 4-2-4 非-T-ALL 细胞表型分型

组别	免疫亚型	表型特征						
		HLA-DR	CD_{19}	CD_{10}	CD_{22}	CD_{20}	CyIgM	SmIg
I	早前 B-ALL (propre-B-ALL)	+	-/+	-	-	-	-	-
II	普通型-ALL (common-ALL)	+	+	+	-/+	-/+	-	-
III	前 B 细胞型-ALL (pre-B-ALL)	+	+	+	+	+	+	-
IV	B 细胞型-ALL (B-ALL)	+	+	-/+	+	+	-	+

注：CyIgM 胞质免疫球蛋白 M；SmIg 膜表面免疫球蛋白

表 4-2-5 T-ALL 细胞表型分型

组别		表型特征							
		CD_7	CD_5	CD_2	CD_3	$CyCD_1$	$SmCD_3$	CD_4	CD_8
早前 T-ALL	幼稚胸腺细胞型 (immature T-ALL)	+	-/+	-/+	-	-/+	-	-	-
T-ALL	普通胸腺细胞型 (common T-ALL)	+	+	+	+	+	-/+	+	+
T-ALL	成熟胸腺细胞型 (mature T-ALL)	+	+	+	-	+/-	+	+/-	-/+

注：$CyCD_1$ 胞质 CD_1；$SmCD_3$ 膜表面 CD_3

【你需就医】

● 出现不同类型细胞标记阳性的病理性细胞，伴临床有贫血、出血、发热或肝脾淋巴结肿大等症状。

● 查寻出现不同类型细胞标记阳性病理性细胞的原因。

【特别提示】

● 诊断急性混合细胞型白血病、急性极微分化型髓细胞性白血病（AML-M_0）和急性巨核细胞白血病（AML-M_7）等疾病一定要做细胞免疫标记检测。

● B-ALL 时，CD_{10} 和 CD_{34} 协同表达于白血病细胞，则对化疗反应较好，且可提升生存时间。

● 若 B-ALL 中表达有 T 细胞受体（TCR）重排，尤其是 T 细胞受体 δ（TCRδ）重排时，则预后极差。

● T-ALL 的预后都很差，尤其当 CD_4 阴性、CD_8 阴性，而 CD_7 阳性者。

● AML 的白血病细胞若表达 CD_{34}，则预后较差；但 AML-M_2 和 M_{4EOS} 中的白血病细胞 CD_{34} 阳性，且呈现 t(8;21) 或 inv(16)，则预后较好。

● 一般而言，髓系白血病细胞 CD_{13} 阴性、CD_{14} 阴性和 HLA-DR 阳性均有较好预后。

● 所有髓系白血病细胞，除表达 CD_2 外，有其他淋巴分化抗原的表达都是预后不佳的因素。尤其是合并 CD_7 阳性、TdT 阳性或髓系淋巴双表型白血病。

△ 骨髓细胞培养

1 多向祖细胞集落形成细胞（CFU-Mix）培养

多向祖细胞是由造血干细胞分化而来但失去了自我更新能力的过渡性、增殖性细胞群，可进一步分化成单向祖细胞。人类多向祖细胞培养，提供了对多向祖细胞生理功能及祖细胞异常血液疾病进行研究的方法，有助于发病机制及临床治疗研究。

【你需了解】

● 参考值 (10.8～30.6)/(2～8)×10^5有核细胞。

● 集落数增多见于骨髓增生性疾病；减少见于急性白血病、再生障碍性贫血等。

【你需就医】

● CFU－Mix 集落数增多伴临床有髓外造血表现（肝、脾肿大）、贫血、出血等症状。

● CFU－Mix 集落数减少伴临床有肝脾淋巴结肿大、贫血、出血、感染等症状。

● 查寻 CFU－Mix 集落数异常的原因。

2 粒细胞－单核细胞祖细胞集落形成细胞（CFU－GM）培养

粒细胞－单核细胞祖细胞可分化为粒系各阶段细胞和单核系各阶段细胞。CFU－GM 培养后形成集落的多少可反映所培养的造血细胞中粒－单核细胞系造血祖细胞的量，有助于粒、单核系细胞疾病的诊断。

【你需了解】

● 参考值 骨髓集落数为(178.5±9.5)/2×10^5有核细胞；外周血集落数为4.5～21.6/10^6有核细胞。

● 白血病时，簇与集落比值和数量发生异常，疾病缓解后可恢复正常，复发前又出现异常。慢性粒细胞性白血病时 CFU－GM 常高于参考值的 5～10 倍，集落细胞分化正常；发生急变时 CFU－GM 数量下降或缺如，簇与集落比值增高且细胞发生异常分化，CFU－GM 对集落刺激因子敏感度下降。

● 再生障碍性贫血 多数人集落、簇生长均减少，其中 CFU－GM 数不减少者预后好，缓解病例可见 CFU－GM 上升。

● 真性红细胞增多症 如伴白细胞增高，则 CFU－GM 增多；如转变为急性白血病，则 CFU－GM 减少。

● 骨髓纤维化 CFU－GM 减少。

【你需就医】

● CFU－GM 集落数增多伴临床有肝脾淋巴结肿大、贫血、出血等症状。

● CFU－GM 集落数减少伴临床有肝脾淋巴结肿大、贫血、出血、感染等症状。

● 查寻 CFU－GM 集落数异常的原因。

【特别提示】

● 按 CFU－GM 的生长类型将骨髓增生异常综合征（MDS）分两类：Ⅰ型为非白血病生长型，Ⅱ型为白血病生长型，后者易转变为 AML，且中数生存期短。

3 红系祖细胞集落形成细胞（CFU－E、BFU－E）培养

红系祖细胞可分化为红系各阶段细胞，CFU－E、BFU－E 培养后集落生长的多少可反映所培养的造血细胞中红系祖细胞的量。

【你需了解】

● 参考值 骨髓 BFU－E 为(25.3±7.6)/2×10^5有核细胞；CFU－E 为(141.6±68.4)/2×10^5有核细胞。

● 红系祖细胞集落增多见于慢性粒细胞性白血病、真性红细胞增多症等骨髓增生性疾病。减少见于再生障碍性贫血、单纯红细胞再生障碍性贫血、急性白血病、原发或继发性铁粒幼细胞贫血等。

【你需就医】

● CFU－E、BFU－E 集落数增多伴临床有肝脾淋巴结肿大、贫血、出血、高血压等症状。

● CFU－E、BFU－E 集落数减少伴临床有贫血、出血、感染或肝脾淋巴结肿大等症状。

● 查寻 CFU－E、BFU－E 集落数异常的原因。

【特别提示】

● 先天性再生障碍性贫血者根据骨髓单个核细胞在体外生成 BFU－E 和 CFU－E 的多少，可分成 5 个等级。

(1) 无任何红系细胞生长，骨髓增生重度减低；

(2) 无 BFU－E 生长,骨髓增生重度减低;

(3) BFU－E 减少,骨髓增生重度减低,但不需输血,雄激素治疗有效;

(4) BFU－E 稍减少,轻度贫血和/或血小板减少和/或大红细胞增多;

(5) BFU－E 和 CFU－E 正常或稍少,血象基本正常,不需治疗。

- 再生障碍性贫血　BFU－E、CFU－E 均减少,以后者更重要,与疾病严重程度一致。
- 单纯红细胞再生障碍性贫血　CFU－E 减少,对红细胞生成素(EPO)反应低下。
- 急性白血病细胞浸润明显时　CFU－E、BFU－E 均减少,对 EPO 反应低下。
- 慢性粒细胞性白血病　BFU－E、CFU－E 均增高并可分化成熟。
- 原发或继发性铁粒幼细胞贫血　BFU－E、CFU－E 集落形成均减少。
- 真性红细胞增多症　BFU－E、CFU－E 均增高,且后者对 EPO 感受性增强。

4 白血病细胞集落形成细胞(CFU－L)培养

应用 PHA－LCM 作为刺激因子,可使急性非淋巴细胞白血病细胞在体外增殖形成白血病细胞集落与丛,以此能反映 CFU－L 的数量和增殖能力。

【你需了解】

- 正常结果　正常外周血或骨髓均无生长。
- 由于各实验室细胞培养的条件及试剂不同,对急性髓细胞白血病初发时 CFU－GM 生长类型与预后的关系标准不一。但 CFU－L 培养仍对临床上白血病预后及预示复发有所帮助。急性髓细胞白血病集落的药敏试验也对白血病治疗提供了实验室依据。

【你需就医】

- 外周血或骨髓出现白血病细胞集落,临床伴贫血、出血、感染或肝脾淋巴结肿大等症状。
- 查寻外周血或骨髓出现白血病细胞集落的原因。

血栓与止血检测

△ 血管壁检测

1 束臂试验

束臂试验又称毛细血管脆性试验。于上臂加压,使静脉血流受阻,给毛细血管以负荷,检查一定范围内新出现的皮下出血点来判断血管壁的通透性和脆性。毛细血管壁的完整性有赖于毛细血管壁的结构以及血小板数量正常。束臂试验可反映毛细血管功能,是诊断出血性疾病的项目之一。

【你需了解】

- 参考值　5cm 直径圆圈内新出血点的数目:正常男性少于 5 点,正常女性及儿童少于 10 点。
- 新出血点的数目超过正常为阳性,表示由于毛细血管脆弱,功能不佳或血小板质、量缺陷。可见于①血管壁结构和(或)功能缺陷:遗传性毛细血管扩张症、过敏性紫癜、单纯性紫癜及其他血管性紫癜;②血小板的量和(或)质异常:原发性和继发性血小板减少症、血小板增多症、先天性和获得性血小板功能缺陷性疾病;③血管性血友病(vWD)。

【你需就医】

- 束臂试验阳性伴临床有出血倾向。
- 查寻束臂试验阳性的原因。

【特别提示】

- 毛细血管的脆性与体内雌激素水平有关,故男性的阳性反应价值较女性为大。

2 出血时间测定(BT)

出血时间测定(BT)即皮肤毛细血管被刺伤后,血液自行流出到自然止血所需要的时间。出血时间的长短与毛细血管的功能、皮肤的弹力、血小板数量、血小板的黏附、活化和释放以及聚集功能等因素有关。出血时间测定是诊断出血性疾病的重要检测项目。

目前推荐使用标准化出血时间测定器法(TBT)。

【你需了解】

● 参考值(采用TBT法检测) 6.9±2.1分钟。

● BT延长见于血小板数量异常,如血小板减少症;血小板质量缺陷,如先天性和获得性血小板病和血小板无力症等;某些凝血因子严重缺乏,如血管性血友病(vWD)、低(无)纤维蛋白原血症和DIC等;还见于血管疾病,如遗传性出血性毛细血管扩张症等;药物影响,如服用乙酰水杨酸、双嘧达莫(潘生丁)等。

● 缩短见于某些严重的高凝状态和血栓形成时。

【你需就医】

● BT延长伴临床有出血倾向。

● BT缩短伴血栓形成倾向。

● 查寻BT异常的原因。

【特别提示】

● 出血时间延长者应避免创伤或手术。

● 出血时间延长者应避免服用影响血小板功能的药物,如阿司匹林等。

● 出血时间测定可作为抗血小板药物治疗的监测指标之一,用药治疗过程中维持凝血时间为治疗前的2.0～2.5倍。

△ 血管内皮细胞检测

1 血管性血友病因子(vWF)测定

包括血管性血友病因子抗原检测(vWF:Ag)、血管性血友病因子交叉免疫电泳、vWF多聚体分析、vWF瑞斯托霉素辅因子测定(vWF:Rcof)等。通过对vWF的结构与功能进行检测,有助于血管性血友病(vWD)的诊断和分型。

【你需了解】

● 参考值(采用火箭免疫电泳法检测) vWF:Ag值为94.1%±32.5%;vWF:Rcof值为50%～150%。

● vWF:Ag浓度增高见于剧烈运动后、肾上腺素受体被兴奋、妊娠中后期、气脑造影、电休克、胰岛素所致低血糖、注射生长激素后、心肌梗死、心绞痛、脑血管病变、肾小球疾病、尿毒症、肺部疾病、肝脏疾病、糖尿病、妊娠高血压综合征、大手术后、周围血管病变等。

● vWF:Ag浓度降低、vWF:Rcof活性减低、vWF结构异常见于vWD。

【你需就医】

● vWF:Ag浓度减低、vWF:Rcof活性减低、vWF结构异常,伴临床有出血倾向。

● vWF:Ag浓度增高伴血栓形成倾向。

● 查寻vWF抗原含量和结构功能异常的原因。

【特别提示】

● vWF的多聚体检测能鉴别Ⅰ型和Ⅱ型vWD,正常提示为Ⅰ型vWD,异常提示为Ⅱ型vWD。

2 6-酮-前列腺素 $F_{1\alpha}$ 测定

6-酮-前列腺素 $F_{1\alpha}$ 是血小板花生四烯酸代谢中前列环素(PGI_2)的终产物,PGI_2 能抑制血小板聚集和扩张血管,在血栓与止血过程中起了重要的作用。6-酮-前列腺素 $F_{1\alpha}$ 检测是诊断血栓性疾病及临床某些疾病的重要检测项目之一。检测方法有放射免疫法和酶联免疫吸附法。

【你需了解】

● 参考值(放射免疫法) 22.9±6.3pg/ml。

● 6-酮-$PGF_{1\alpha}$ 减少见于糖尿病、动脉粥样硬化、急性心肌梗死、心绞痛、脑血管病变、肿瘤转移、周围血管血栓形成及血栓性血小板减少性紫癜(TTP)。

【你需就医】

● 6-酮-$PGF_{1\alpha}$ 减少伴临床有血栓形成倾向。

● 查寻6-酮-$PGF_{1\alpha}$ 减少的原因。

【特别提示】

● 去甲基-6-酮-前列腺素 $F_{1\alpha}$(DM-6-酮-前列腺素 $F_{1\alpha}$)是体内6-酮-前列

腺素 $F_{1\alpha}$ 经肝脏氧化酶代谢的产物，因此能比前者更准确地反映体内前列环素生成情况。

● 血栓形成倾向的疾病，早期可能增高，晚期往往降低，反映了血管内皮细胞的激活与损伤。

3 凝血酶调节蛋白(TM)测定

凝血酶调节蛋白是由血管内皮细胞合成的活性蛋白，它在血浆中含量的多少反映了内皮细胞的损伤程度，是诊断血栓性疾病的重要检测项目之一。凝血酶调节蛋白测定包括抗原含量(TM: Ag)和活性(TM: A)测定。

【你需了解】

● 参考值(采用放射免疫法) 血浆 TM: Ag 值为 20～35ng/ml；TM: A 值为 1.0±0.13。

● 血浆中 TM 增高见于糖尿病、系统性红斑狼疮、DIC、血栓性血小板减少性紫癜。

● 急性心肌梗死、脑血栓、肺栓塞和闭塞性脉管炎的部分患者血中 TM 亦可增高。

【你需就医】

● 血浆中 TM 增高伴临床有血栓形成的倾向。

● 查寻血浆中 TM 增高的原因。

【特别提示】

● 血浆中 TM 增高仅代表血管内皮细胞的损伤，不一定都会导致血栓的形成。

4 血浆内皮素-1测定(ET-1)

内皮素-1是由血管内皮细胞合成的活性物质，是体内已知最强的缩血管物质，可刺激心钠素释放，提高全身血压、抑制肾素释放等。血浆内皮素-1检测是反映血管内皮细胞功能的较佳指标之一，往往需与 TM 同时检测。

【你需了解】

● 参考值 血浆 ET-1 小于 5ng/L。

● 增高见于各类型心绞痛和心肌梗死发作期、冠状动脉手术患者、原发性高血压、肺动脉高压、醛固酮增多症、急慢性肾衰竭、细菌毒素引起的休克患者或 DIC 血管内皮广泛受损等。

【你需就医】

● 血浆中 ET-1 增高伴临床有血栓形成的倾向。

● 查寻血浆中 ET-1 增高的原因。

【特别提示】

● 血浆中 ET-1 持续增高达正常人 10 倍以上有导致或加重肾衰竭的可能。

● 血浆中 ET-1 超过正常的 3～5 倍，有发生血栓形成的可能，如心肌梗死等。

△ 血小板的检测

1 血小板计数测定(PLT)

血小板计数测定(PLT)是指单位体积(公升，L)血液中所含的血小板数目($\times 10^9$)。血小板是血液中最小的细胞，可保护毛细血管的完整性，参与人体的止血过程。血小板计数是诊断出血性疾病及临床某些疾病的重要检测项目。以往用手工法毛细血管采血显微镜计数，现在一般用抗凝静脉血标本，经血液分析仪测定。

【你需了解】

● 参考值 $(100\sim300)\times10^9/L$。

● 血小板计数减少见于血小板生成减少(见于急性白血病和再生障碍性贫血等)、血小板破坏过多(见于原发性血小板减少性紫癜、脾功能亢进等)、血小板消耗增加(见于 DIC、血栓性血小板减少性紫癜等)。

● 血小板计数增多见于原发性血小板增多症、慢性粒细胞白血病、真性红细胞增多症、急性大出血、急性溶血、恶性肿瘤、感染、缺氧、创伤、骨折等。

【你需就医】

● 血小板计数减低伴临床有出血倾向。

● 血小板计数增高伴血栓形成或出血症状。

● 无论血小板计数是多少，临床有出血或血栓症状。

● 查寻血小板计数异常的原因。

【特别提示】

- 血小板小于 20×10^9/L，有发生严重出血的危险性。
- 血小板大于 80×10^9/L，有发生原发性血小板增多症的可能。
- 血小板计数减低或增高都应避免创伤和手术。

2 平均血小板体积测定（MPV）

指每个血小板的平均体积。平均血小板体积测定对诊断血小板结构和功能有缺陷的疾病有重要诊断价值。目前采用全自动血液分析仪可直接显示出血小板平均体积的值。

【你需了解】

- 参考值　11.3±1.7fl（中国医学科学院血液学研究所）。
- 平均血小板体积增大见于特发性血小板减少性紫癜、巨大血小板综合征、慢性粒细胞白血病、血栓性疾病。
- 平均血小板体积减小见于再生障碍性贫血、脾功能亢进及急性白血病化疗期。

【你需就医】

- 平均血小板体积增大伴临床有出血或血栓形成倾向。
- 平均血小板体积减小伴贫血、出血等症状。
- 查寻平均血小板体积异常的原因。

【特别提示】

- 平均血小板体积减小者应避免使用抗血小板药物，如潘生丁、阿司匹林等；
- 平均血小板体积增大伴血栓形成者可使用抗血小板药物。

3 血小板生存时间测定

血小板生存时间测定即血小板寿命测定。血小板生存时间的长短反映了血小板结构和功能是否有缺陷，对一些出血或血栓性疾病的诊断有重要意义。检测方法有核素法、丙二醛法、血栓烷 B_2 法等。

【你需了解】

- 参考值　核素法测定值为 8～12 天；丙二醛法测定值为 7～15 天；血栓烷 B_2 法测定值为 7～11 天。
- 血小板生存时间缩短见于血小板破坏增多或消耗过多性疾病，如特发性血小板减少性紫癜、输血后血小板减少性紫癜、脾功能亢进、弥散性血管内凝血、各种血栓性疾病（心肌梗死、糖尿病、外科手术、恶性肿瘤等）。

【你需就医】

- 血小板生存时间缩短伴临床有出血或血栓形成倾向。
- 查寻血小板生存时间缩短的原因。

【特别提示】

- 血小板生存时间缩短者应避免创伤和手术，避免使用抗血小板药物。

4 血小板相关抗体和补体 3（PAIg/PAC_3）测定

血小板相关抗体包括 PAIgG、PAIgA 和 PAIgM。PAIg 或 PAC_3 检测是免疫性血小板减少性紫癜诊断、疗效及预后估计的有用指标，也有助于对其他疾病的免疫机制研究。血小板相关抗体和补体可采用液相放免法、亲和素－生物素辣根过氧化物酶复合物酶标法、酶联免疫吸附竞争法等进行测定。

【你需了解】

- 参考值　PAIgG 的参考值为 0～78.8ng/10^7 血小板；PAIgM 的参考值为 0～7ng/10^7 血小板；PAIgA 的参考值为 0～2ng/10^7 血小板；PAC_3 的参考值为 0～129ng/10^7 血小板。
- PAIg 和 PAC_3 增高见于原发性血小板减少性紫癜（ITP）、同种免疫性血小板减少性紫癜（多次输血、输血后紫癜）、药物免疫性血小板减少性紫癜、恶性淋巴瘤、慢性淋巴细胞白血病、慢性活动性肝炎、系统性红斑性狼疮、多发性骨髓瘤等。

【你需就医】

- PAIg 和 PAC_3 增高伴临床有出血倾向。
- 查寻 PAIg 和 PAC_3 增高的原因。

【特别提示】

● 90%以上ITP患者的PAIgG增高，若同时测定PAIgM、PAIgA、PAC_3，则阳性率可高达100%。

● 对ITP而言，本试验为非特异性。

● 对肾上腺皮质激素有效的ITP患者，治疗后PAIg和PAC_3的水平可以降低。

5 血小板黏附试验（PAdT）

血小板黏附是指血小板黏着于伤口或其他异物表面的功能，是血小板的止血功能之一。血小板黏附试验是诊断血小板功能缺陷性疾病和血栓性疾病的检测项目之一。常用玻球法、玻璃滤器法和玻珠柱法进行检测。

【你需了解】

● *参考值（采用玻珠柱法检测）* 血小板黏附率为62.5%±8.6%。

● 血小板黏附率增加见于血栓前状态和血栓性疾病，如糖尿病、心肌梗死、心绞痛、脑血管病变、深静脉血栓形成、肾小球肾炎、妊娠高血压综合征、动脉粥样硬化、肺栓塞、口服避孕药等。

● 血小板黏附性降低见于血管性血友病（vWD）、巨血小板综合征、血小板无力症、肝硬化、骨髓增生性疾病、急性白血病、尿毒症、服用抗血小板药物、低（无）纤维蛋白原血症等。

【你需就医】

● 血小板黏附率增高伴或不伴血栓形成症状。

● 血小板黏附率降低伴临床有出血倾向。

● 查寻血小板黏附率异常的原因。

【特别提示】

● 血小板黏附率降低者应避免服用抗血小板药物。

6 血小板聚集试验（PAgT）

血小板聚集是指血小板与血小板之间相互黏附形成血小板团的功能，亦是血小板的止血功能之一。血小板聚集试验是诊断血小板功能缺陷性疾病和血栓性疾病的重要检测项目之一。常用血小板聚集仪比浊法进行测定。

【你需了解】

● *参考值* 各实验室应建立自己的正常值。中国医学科学院血液学研究所测得的最大聚集率为：① 用11.2μmol/L ADP为：70%±17%；② 用5.4μmol/L肾上腺素为：65%±20%；③ 用20mg/L花生四烯酸为：69%±13%；④ 用20mg/L胶原为：60%±13%；⑤ 用1.5g/L瑞斯托霉素为：67%±9%。

● 血小板聚集率增高见于血栓前状态和血栓性疾病，如糖尿病、急性心肌梗死、静脉血栓形成、脑血管病变、高β脂蛋白血症、抗体－抗原复合物反应、人工瓣膜、口服避孕药、高脂饮食或吸烟等。

● 血小板聚集率降低见于血小板无力症、巨血小板综合征、ITP、血小板贮存池病、低（无）纤维蛋白原血症、肝硬化、尿毒症、亚急性细菌性心内膜炎、急性白血病、抗血小板抗体及服用血小板抑制药物等。

【你需就医】

● 血小板聚集率增高伴或不伴血栓形成症状。

● 血小板聚集率降低伴临床有出血倾向。

● 查寻血小板聚集率异常的原因。

【特别提示】

● 本试验受外界影响大、采血方法、pH、抗凝剂比量、血小板数量等都能影响其结果，故各实验室应严格控制测定条件，并应有自己的参考值。

● 血小板聚集率增高者适当饮茶可使血小板的聚集和释放受到抑制，从而可预防血栓形成。

● 血小板聚集率增高者应避免口服雌激素类避孕药。

● 血小板聚集率降低者应避免服用抗血小板药物（如抵克力得、阿司匹林等）。

● 血小板聚集试验可作为抗血小板药物

治疗的监测指标之一，用药治疗过程中维持其降至正常的20%～30%为宜。

7 血浆β-血小板球蛋白(β-TG)和血小板因子4(PF_4)测定

血浆β-血小板球蛋白和血小板因子4均是由血小板α颗粒释放的血小板特异蛋白质，两者都具有促进血栓形成的作用。β-TG和PF_4测定是诊断血栓性疾病的重要检测项目。用双抗体夹心法测定两种蛋白血浆浓度，可作为检测血小板体内激活的指标。

【你需了解】

- 参考值 β-TG的参考值为25.3±3.0μg/L；PF_4的参考值为3.2±0.8μg/L。
- 血浆β-TG及PF_4含量增高见于各种血栓栓塞性疾病及血栓前状态，如急性心肌梗死、脑血管病变、尿毒症、妊高征、糖尿病、弥散性血管内凝血、静脉血栓形成以及肾病综合征等。
- 减低见于先天性或获得性血小板贮存池病(α颗粒缺陷症)。

【你需就医】

- 血浆β-TG及PF_4含量增高伴或不伴血栓形成症状。
- 血浆β-TG及PF_4含量减低伴临床有出血倾向。
- 查寻血浆β-TG及PF_4含量异常的原因。

【特别提示】

- 血浆β-TG及PF_4含量增高者应避免口服雌激素类避孕药。

8 P-选择素测定

P-选择素曾称血小板α颗粒膜蛋白-140(GMP-140)。受刺激的血小板，其α颗粒膜蛋白在血小板膜表面表达，用抗GMP-140抗体即能与血小板膜表面的GMP-140结合。P-选择素在调节细胞与内皮细胞的相互作用中可能起重要作用。

P-选择素测定是反映血小板释放反应的常用指标，对血栓性疾病的诊断有重要意义，同时还可判断体内血小板的破坏程度。包括血小板表面和血浆P-选择素测定，前者采用放射性核素表记法测定，后者应用酶联免疫夹心法测定。

【你需了解】

- 参考值 正常全血中血小板表面P-选择素含量为780±490分子数/血小板；血浆P-选择素(1.61±0.72)×10^{10}分子数/ml。
- 血小板表面的P-选择素表达增强发生在血小板激活时，在血栓性疾病，如急性心肌梗死、脑梗死时，由于血小板激活，其表面P-选择素含量增高。在自身免疫性疾病、糖尿病、心肌梗死、脑梗死时，血浆P-选择素浓度增高。

【你需就医】

- P-选择素增高伴临床有或无血栓形成症状。
- 查寻P-选择素增高的原因。

【特别提示】

- P-选择素增高者应避免口服雌激素类避孕药。

9 血小板因子3有效性测定(PF_3aT)

血小板因子3(PF_3)是血小板膜的磷脂组分，在血小板被激活聚集时，由于膜磷脂的重新排列，磷脂组分表露于膜表面，形成促凝活性。通过血小板因子3有效性测定可了解PF_3是否有缺陷，是诊断血小板功能缺陷性疾病的检测项目之一。

【你需了解】

- 本试验是用正常人和患者富含血小板血浆(PRP)和乏血小板血浆(PPP)相互交叉配合，以白陶土作活性剂促使PF_3形成来测定血浆凝血时间，通过比较各组时差，从而得出PF_3是否有缺陷。
- 参考值：患者PRP加正常人PPP的凝固时间较患者PPP加正常人PRP的凝固时间不超过5秒，大于5秒者为PF_3减低。
- PF_3aT减低见于先天性PF_3缺乏、血小板无力症、肝硬化、尿毒症、弥散性血管内凝血、异常蛋白血症、血小板减少、服用抗血小板药物、系统性红斑狼疮、急性白血病等。

【你需就医】

- PF_3aT 减低伴临床有出血倾向。
- 查寻 PF_3aT 减低的原因。

【特别提示】

- 血小板因子 3 有效性减低者应避免创伤或手术。
- 血小板因子 3 有效性减低者应避免服用抗血小板药物。

10 血块回(收)缩试验

全血在试管内凝固后，在血小板收缩蛋白作用下，发生血块回(收)缩。血块回缩取决于血小板数及纤维蛋白原含量。血块收缩试验是诊断血小板疾病和其他出血性疾病的检测项目之一。可采用血浆再钙化法或定量法检测。

【你需了解】

- 参考值　血浆再钙化法的参考值为(56±14)mg；定量法的参考值为37℃，1小时的血块收缩率为48%～64%。
- 血块回缩减少见于血小板无力症、低(无)纤维蛋白原血症、重度血小板减少、血小板增多症、红细胞增多症、多发性骨髓瘤、原发性巨球蛋白血症等。然而血小板阿司匹林样缺陷、血小板贮存池疾病及巨大血小板综合征时血块回缩正常。
- 血小板回缩增加见于先天性(遗传性)因子XⅢ缺乏症。纤维蛋白原增高时血块回缩加速。

【你需就医】

- 血块回缩减少伴临床有出血倾向。
- 血块回缩增高伴临床有出血倾向。
- 查寻血块回缩异常的原因。

【特别提示】

- 血块回缩减少者应避免服用抗血小板药物。
- 血块回缩减少或增高者都应避免创伤或手术。

11 血栓烷 B_2 测定(TXB_2)

血栓烷 B_2(TXB_2)是血小板花生四烯酸代谢中血栓烷 A_2(TXA_2)的产物，TXA_2 能促进血小板聚集和血管收缩，在血栓与止血过程中起了重要的作用。TXB_2 检测是诊断血栓性疾病及临床某些疾病的检测项目之一。

【你需了解】

- 参考值　男性 132±55ng/L；女性 116±30ng/L；男女平均值 127±48ng/L。
- TXB_2 增高见于血栓前状态和血栓性疾病，如动脉粥样硬化、急性心肌梗死、糖尿病、妊高征、深静脉血栓形成、肺梗塞、肾小球疾病、高脂血症、大手术后等。
- TXB_2 减少见于血小板环氧酶或血栓烷合成酶缺乏症、服用抑制环氧酶或血栓烷合成酶的药物，如阿司匹林、苯磺唑酮、咪唑及其衍生物等。

【你需就医】

- TXB_2 增高伴临床有血栓形成症状。
- TXB_2 减少伴临床有出血倾向。
- 查寻 TXB_2 异常的原因。

【特别提示】

- TXB_2 减少者应避免服用抑制环氧酶或血栓烷合成酶的药物，如阿司匹林、苯磺唑酮、咪唑及其衍生物等。
- TXB_2 增高者应避免服用雌激素类避孕药。

12 血小板膜糖蛋白测定(GP)

血小板膜糖蛋白包括 GPIb－IX、V 复合物、GPⅡb－Ⅲa 复合物、GPIa－Ⅱa 复合物、GPIc－Ⅱa 复合物、GPV 等。它们在维持血小板膜结构的完整性、血小板的形态及止血功能等方面有重要作用。血小板膜糖蛋白测定是诊断血小板疾病的重要检测项目之一，也可用于血栓性疾病、体外循环、急性呼吸窘迫综合征等的血小板膜改变的研究。通过放射免疫分析法可以定量测定血小板膜 GP

的含量。

【你需了解】

● 参考值　每个血小板含 GPIb 分子数为$(1.54 \pm 0.49) \times 10^4$；含 GPⅡb/Ⅲa 分子数为$(5.45 \pm 1.19) \times 10^4$。

● 血小板膜糖蛋白减少见于血小板无力症、巨大血小板综合征等。

【你需就医】

● 血小板膜糖蛋白减少伴临床有出血倾向。

● 查寻血小板膜糖蛋白减少的原因。

【特别提示】

● 巨大血小板综合征缺乏 GPIb，其杂合子 GPIb 减少

● 血小板无力症缺乏 GPⅡb/Ⅲa，其杂合子 GPⅡb/Ⅲa 含量减少。

△ 凝血系统检测

1 全血凝固时间测定(CT)

全血凝固时间测定(CT)是指离体静脉血与普通玻璃试管接触后，因子Ⅻ和内源性凝血系统被激活，最后生成纤维蛋白致血液凝固所需的时间。它是内源性凝血系统的一种筛选试验。检测方法有普通玻璃试管法、涂硅试管法、塑料试管法和激活的凝血时间测定(ACT)，其中 ACT 是内源性凝血系统敏感的筛选试验之一。

【你需了解】

● 参考值　普通玻璃试管法 5～12 分钟；涂硅试管法 15～30 分钟；塑料试管法 10～20 分钟；ACT 1.70±0.76 分钟。

● CT 延长见于

(1) 因子Ⅷ、Ⅸ和Ⅺ血浆水平减低，分别见于血友病 A、B 及凝血因子Ⅺ缺乏症；因子Ⅷ减少还见于获得性血友病和部分血管性血友病患者；

(2) 严重的凝血酶原、因子Ⅴ、因子Ⅹ和纤维蛋白原缺乏，如肝脏疾病、阻塞性黄疸、新生儿出血症、肠道灭菌综合征、吸收不良综合征、口服抗凝剂、应用肝素以及纤维蛋白原缺乏血症等；

(3) 纤溶活性增强，如继发性、原发性纤溶亢进及循环血液中有纤维蛋白(原)降解产物(FDP)；

(4) 血循环中有抗凝物质，如抗因子Ⅷ或Ⅸ抗体，狼疮抗凝物质等。

● 缩短见于：

(1) 高凝状态，如弥散性血管内凝血的高凝血期、促凝物质进入血流以及凝血因子的活性增高等；

(2) 血栓性疾病，如心肌梗死、不稳定性心绞痛、脑血管病变、糖尿病伴血管病变、肺梗塞、深静脉血栓形成、妊娠高血压综合征和肾病综合征，以及严重的灼伤等。

【你需就医】

● CT 延长伴临床有出血倾向。

● CT 缩短伴临床有血栓形成症状。

● 查寻 CT 异常的原因。

【特别提示】

● 普通试管法与硅化试管法的 CT 结果基本一致，提示因子Ⅻ缺乏。

● 体外循环时监测肝素的用量，转流期间，激活凝血时间(ACT)保持在 360～450 秒为宜，在鱼精蛋白中和后 ACT 应小于 130 秒。

● 体内适用肝素，可使 ACT 维持为正常对照值的 1.5～2.5 倍。

● 普通玻璃试管法测定 CT，由于不敏感，故很少使用。

2 活化部分凝血活酶时间测定(APTT)

在 37℃下，以白陶土、硅土或鞣花酸为激活剂活化凝血因子Ⅻ和Ⅺ，以脑磷脂(部分凝血活酶)代替血小板提供凝血的催化表面，在钙离子的参与下，观察乏血小板血浆凝固所需要的时间即 APTT。APTT 测定是目前最常用的内源性凝血系统的筛选试验。可采用手工法或血液凝固分析仪检测。

【你需了解】

● 参考值　因试剂不同而异，男性

37 ±3.3 秒；女性：37.5 ±2.8 秒。一般认为测定值比正常对照值延长 10 秒以上有临床意义。

● 临床意义同 CT。

【你需就医】

● APTT 延长伴临床有或无出血倾向，特别应注意因子 VIII、IX 和 XI 缺乏。

● APTT 缩短伴临床有血栓形成症状。

● 查寻 APTT 异常的原因。

【特别提示】

● APTT 是监测普通肝素的首选指标，应用中等剂量肝素（10 000 ～ 20 000U/24h）和大剂量肝素（20 000 ～ 30 000U/24h）的情况下，中国人应使 APTT 较正常对照延长 1.5 ～ 2.0 倍可取得最佳抗凝效果而出血风险最小。

3 血浆凝血酶原时间测定（PT）

在受检血浆中加入过量的组织因子（TF）（兔脑、人脑、胎盘、肺组织等浸出液）和 Ca^{2+} 使凝血酶原转变为凝血酶，后者使纤维蛋白原转变为纤维蛋白，以观察血浆凝固所需要的时间即 PT。它是外源性凝血系统常用筛选试验之一，也是监测口服抗凝剂的常用指标。可采用手工法或血液凝固分析仪检测。

【你需了解】

● *参考值*

（1）以秒数表示：平均值为12 ±1 秒。男性 11 ～ 13.7 秒；女性 11 ～ 14.3 秒。一般认为超过正常对照值 3 秒作为异常。

（2）凝血酶原时间比值（PTR）：PTR = $\frac{\text{测得患者 PT(秒)}}{\text{正常人 PT(秒)}}$，参考值为 1.00 ±0.05。

（3）国际正常化比值（international normalized ratio，INR）：

$INR = PTR^{ISI} = \left[\frac{\text{测得患者 PT(秒)}}{\text{正常人 PT(秒)}}\right]^{ISI}$，参考值因国际敏感指数（international sensitivity index，ISI）而异，要求 ISI 小于 2.0。

● PT 延长见于先天性因子 Ⅱ、Ⅴ、Ⅶ、Ⅹ缺乏和无（或）低纤维蛋白原血症；见于获得性弥散性血管内凝血、原发性纤溶症、维生素 K 缺乏症、口服抗凝剂（如华法令等）、肝脏疾病；血循环中有抗凝物质（如肝素，FDP），以及抗因子 Ⅱ、Ⅴ、Ⅶ、Ⅹ的抗体存在等情况。

● 缩短见于口服避孕药、高凝状态和血栓性疾病等。

【你需就医】

● PT 延长伴临床有出血倾向。

● PT 缩短伴临床有血栓形成症状。

● 查寻 PT 异常的原因。

【特别提示】

● PT 和 INR 是监测口服抗凝剂的首选指标，中国人 INR 在 2.0 ～ 2.5 用药较为安全和有效。

4 因子 XⅢ 定性试验

凝血因子 XⅢ 又称纤维蛋白稳定因子，激活后的因子 XⅢ（F XⅢ a）可使不稳定的可溶性纤维蛋白单体复合物转变成稳定的交联纤维蛋白。含因子 XⅢ 的血浆凝固后不溶于 5mol/L 尿素溶液或 2% 单氯（碘）醋酸溶液。如果受检血浆中缺乏因子 XⅢ，则聚合物可溶于上述溶液。因子 XⅢ 定性试验是检测因子 XⅢ 缺乏症的筛选试验之一。

【你需了解】

● *参考值*　24 小时内纤维蛋白凝块不溶解。

● 若纤维蛋白凝块在 24 小时内，尤其在 2 小时内完全溶解，表示因子 X Ⅲ 有先天性或获得性缺乏。获得性者见于肝脏病、系统性红斑狼疮、类风湿性关节炎、淋巴瘤、转移性肝癌、恶性贫血、弥散性血管内凝血及原发性纤溶等。

【你需就医】

● 24 小时内纤维蛋白凝块溶解伴临床有出血倾向。

● 查寻纤维蛋白凝块溶解的原因。

【特别提示】

● 临床有出血而 APTT 和 PT 正常时，首先应怀疑是否为因子XIII缺陷,考虑做本试验。

5 凝血因子VIII、IX、XI和XII的凝血活性测定(一期法)(FVIII: C,FIX: C,FXI: C,XII: C)

凝血因子VIII、IX、XI和XII均属内源性凝血系统的凝血因子,其凝血活性的测定可采用APTT法进行。这些因子的活性测定是诊断出血性疾病重要的检测项目。

【你需了解】

- 参考值(采用一期法检测) 因子VIII: C(103.0±25.7)%;因子IX: C(98.1±30.4)%;因子XI: C(100.0±18.4)%;因子XII: C(92.4±20.7)%。
- 血浆中因子VIII: C、IX: C、XI: C和XII: C的水平或单一因子的水平增高见于高凝状态和血栓性疾病,尤其是静脉血栓形成性疾病,如深静脉血栓形成、肺栓塞、肾病综合征、口服避孕药、妊娠高血压综合征、恶性肿瘤等,肝病时VIII: C升高。
- 血浆中因子VIII C减低见于血友病A,其次见于血管性血友病(1型、3型)和弥散性血管内凝血(DIC);抗VIII: C抗体所致获得性血友病A较为少见。
- 因子IX C减低见于血友病B,其次见于肝脏疾病、维生素K缺乏症、DIC和口服抗凝剂等。
- 因子XI C减低见于因子XI缺乏、肝脏疾病和DIC等。
- 因子XII C减少见于先天性因子XII缺乏(Hageman特征)、DIC和肝脏疾病等。

【你需就医】

- 凝血因子VIII、IX、XI和XII的凝血活性减低伴临床有出血倾向。
- 凝血因子VIII、IX、XI和XII的凝血活性增高伴临床有血栓形成症状。
- 查寻凝血因子VIII、IX、XI和XII的凝血活性异常的原因。

【特别提示】

- F VIII: C或FIX: C小于或等于2%提示为重型血友病,有发生严重的肌肉或关节自发性出血的危险,甚至出现关节畸形等。
- F VIII: C或FIX: C大于2%,小于5%提示为中型血友病。
- F VIII: C或FIX: C大于5%,小于25%提示为轻型血友病。
- F VIII: C或FIX: C大于25%,小于45%提示为亚临床型血友病,如能避免创伤或手术,可与正常人一样生活。
- 凝血因子VIII、IX、XI的凝血活性减低都应避免创伤和手术。

6 凝血因子II、V、VII和X的凝血活性测定(一期法)(FII: C,FV: C,FVII: C,FX: C)

凝血因子II、V、VII和X均属外源性凝血系统的凝血因子,其凝血活性的测定可采用PT法进行,这些因子的活性测定是诊断出血性疾病重要的检测项目。

【你需了解】

- 参考值(采用一期法检测) 因子II: C(97.7±16.7)%;因子V: C(102.4±30.9)%;因子VII: C(103±17.3)%;因子X: C(103±19.0)%。
- 血浆中FII: C、FV: C、FVII: C、FX: C的水平或单一因子的水平增高见于高凝状态和血栓性疾病。
- 减少见于先天性因子II、V、VII、X缺乏,但较少见。获得性减少者见于维生素K缺乏症、肝脏疾病(最多和最先减少的是因子VII,其次和中度减少的是因子II和X,最后和最少减少的是因子V)、DIC和口服抗凝剂等。在血循环中有上述凝血因子的抑制物时,这些因子的血浆水平也减少。

【你需就医】

- 凝血因子II、V、VII、X的凝血活性减低伴临床有出血倾向。
- 凝血因子II、V、VII、X的凝血活性增高伴临床有血栓形成症状。
- 查寻凝血因子II、V、VII、X的凝血活性异常的原因。

【特别提示】

● 凝血因子Ⅱ、Ⅴ、Ⅶ、Ⅹ的凝血活性减低都应避免创伤和手术。

7 凝血因子Ⅻ活性测定(FⅫ:C)和亚基抗原测定(FⅫα:Ag和FⅫβ:Ag)

根据未经因子ⅩⅢa作用的纤维蛋白单体聚合物可以溶解于2%单碘(氯)醋酸或5mol/L尿素溶液的原理,以受检血浆对乏因子ⅩⅢ基质血浆的纠正程度来测定受检血浆中因子ⅩⅢ的活性。测定因子XIII亚基抗原含量可采用免疫火箭电泳法。凝血因子XIII活性和亚基抗原测定是检测因子ⅩⅢ缺乏症的重要指标之一。

【你需了解】

● 参考值 FXⅢ:C:100%;FXⅢα:Ag:100.4% ± 12.9%;FXⅢβ:Ag:98.8% ± 12.5%。

● 临床意义 同血浆因子ⅩⅢ定性试验。

【你需就医】

● 凝血因子ⅩⅢ活性减低伴临床有出血症状。

● 查寻凝血因子ⅩⅢ活性减低的原因。

【特别提示】

● FXⅢα:Ag<1%,FXⅢβ:Ag轻度减低,提示为先天性因子ⅩⅢ缺乏症纯合子型患者,出血症状较严重。

● FXⅢα:Ag<50%,FXⅢβ:Ag正常,提示为先天性因子ⅩⅢ缺乏症杂合子型患者,出血症状较纯合子型轻。

● FXⅢα:Ag有不同程度减低,而FXⅢβ:Ag正常往往提示为获得性因子ⅩⅢ缺乏。

8 组织因子测定(TF)

组织因子是存在于血管内皮细胞、单核细胞、吞噬细胞及各种组织的一种穿膜糖蛋白,参与外源凝血系统的激活,在血液凝固过程中起重要作用。组织因子测定包括活性测定(TF:A)和抗原含量测定(TF:Ag)。

【你需了解】

● 参考值 有待确定,TF:Ag下限为10pg/ml。

● 血浆TF含量增高见于DIC、血栓性疾病、内毒素血症、感染性休克、恶性肿瘤等。

【你需就医】

● 血浆TF含量增高伴感染、血栓形成倾向。

● 查寻血浆TF含量增高的原因。

【特别提示】

● 组织因子广泛存在于多种组织中,故当怀疑凝血系统异常引起出血时,一般不必考虑组织因子缺陷。

● 由于TF是一个早期出现的敏感显示凝血系统变化的指标,故若TF含量增高,但患者的其他指标并不符合DIC的诊断标准,必须考虑DIC前期(pre-DIC)状态的可能性,从而达到早防早治的目的。

9 纤维蛋白原检测(Fg)

纤维蛋白原是由肝脏细胞合成的大分子糖蛋白。Fg除作为凝血因子I直接参与凝血过程外,还介导血小板聚集反应、参与动脉粥样硬化形成及肿瘤血行转移等。纤维蛋白原检测是诊断出血和血栓性疾病的重要检测项目之一。目前广泛使用WHO推荐的Clauss法(凝血酶凝固法)进行检测。

【你需了解】

● 参考值 2～4g/L。

● 纤维蛋白原增高见于糖尿病和糖尿病酮症酸中毒、动脉粥样硬化(急性心肌梗死发作期)、急性传染病、结缔组织病、急性肾炎和尿毒症、放射治疗后、灼伤、骨髓瘤、休克、外科大手术后、妊娠晚期和妊高征、轻型肝炎、败血症、急性感染和恶性肿瘤等。

● 纤维蛋白质减少见于DIC和原发性纤溶症、重症肝炎和肝硬化等。也见于蛇毒治疗(如抗栓酶、去纤酶)和溶栓治疗(UK,t-PA),是治疗效果的监测指标之一。

【你需就医】

● 纤维蛋白原增高伴血栓形成倾向或感染等症状。

● 纤维蛋白原减少伴临床有出血倾向。

● 查寻纤维蛋白原异常的原因。

【特别提示】

● 纤维蛋白原增高是心、脑血管血栓病的重要危险因素。

● 纤维蛋白原测定是溶栓治疗的监测指标,溶栓后2小时即可减到小于2g/L,以不小于0.5～1.0g/L为宜。

10 可溶性纤维蛋白单体复合物测定(SFMC)

可溶性纤维蛋白单体复合物是凝血酶的标志物,各种原因引起机体的凝血功能增强时,凝血酶溶解纤维蛋白原使之释放出纤维蛋白肽A(FPA)、纤维蛋白肽B(FPB)后,均产生较多量的纤维蛋白单体,后者自行、或与纤维蛋白原结合形成可溶性复合物。可溶性纤维蛋白单体复合物测定是反映凝血酶形成和高凝状态的敏感指标。应用ELISA法和放射免疫分析法(IRMA)可以检测血浆SFMC的含量。

【你需了解】

● 参考值　参考值为48.5±15.6ng/ml;采用IRMA法为50.5±26.1ng/ml。

● SFMC水平升高见于心肌梗死、脑血栓形成、糖尿病、严重感染、急性早幼粒细胞白血病和DIC等。

【你需就医】

● SFMC水平升高伴血栓形成或感染等症状。

● 查寻SFMC水平升高的原因。

【特别提示】

● DIC患者SFMC升高明显,是诊断DIC的敏感和特异的标志物之一。

△ 抗凝系统检测

1 抗凝血酶测定

抗凝血酶是由肝脏、血管内皮细胞和巨核细胞合成的生理性抗凝因子。抗凝血酶检测在诊断是否存在高凝状态、对有家族性血栓形成人群进行流行病学调查以及对青少年型血栓性疾病的病因检查和肺梗死等致死病因的调查等方面有重要价值。抗凝血酶的缺乏是易栓症的主要原因。另外,也可作为肝素治疗的实验室监测指标。包括抗原检测(AT: Ag)和活性检测(AT: A)。

【你需了解】

● 参考值　AT: Ag (0.29±0.03)g/L;AT: A 108.5±5.3%。

● 抗凝血酶水平增高见于血友病A和血友病B、口服抗凝药物、使用黄体酮类药物等。

● 下降见于遗传性AT缺乏症、获得性AT缺乏。

(1) AT合成降低主要见于肝硬化、重症肝炎、肝癌晚期等情况,常与疾病严重程度相关,可伴发血栓形成;

(2) AT丢失增加,见于肾病综合征;

(3) AT消耗增加,见于血栓前期和血栓性疾病,如心绞痛、心肌梗死、脑血管疾病、弥散性血管内凝血、外科手术后、口服避孕药、深部静脉血栓形成、肺梗塞、妊娠高血压综合征等。

【你需就医】

● 抗凝血酶水平增高伴临床有出血倾向。

● 抗凝血酶水平下降伴临床有血栓形成倾向。

● 查寻抗凝血酶水平异常的原因。

【特别提示】

● 抗凝血酶水平在正常人的50%以下时,提示有先天性抗凝血酶缺乏的可能。

● 抗凝血酶活性低于60%,肝素效果减低时,要考虑补充抗凝血酶。

● 婴儿抗凝血酶约为成人含量的40%～87%,需在出生后6周左右才能接近成人水平。

2 凝血酶-抗凝血酶复合物测定(TAT)

凝血酶形成后迅速与抗凝血酶以1:1相

结合而形成凝血酶-抗凝血酶复合物(TAT),从而灭活凝血酶。检测血浆中TAT含量可了解是否曾有凝血酶活性增高,因而有助于血栓前状态的诊断,是凝血酶生成的分子标志物。另外,也可用于抗凝和溶栓治疗的监测。凝血酶-抗凝血酶复合物检测可用酶联免疫双抗体夹心法进行。

【你需了解】

● 参考值 国外pelzer报道为1.45±0.4μg/L。

● 凝血酶-抗凝血酶复合物升高见于血栓形成前期和血栓性疾病,如冠心病、心绞痛、急性心肌梗死、深静脉血栓形成、脑血栓、DIC、白血病等。

【你需就医】

● 凝血酶-抗凝血酶复合物升高伴临床有血栓形成倾向。

● 查寻抗凝血酶-抗凝血酶复合物升高的原因。

【特别提示】

● 肝素治疗后,升高的TAT降低,急性心肌梗死患者溶栓治疗后TAT升高,若大于6μg/L有再梗死的可能。

3 肝素辅因子Ⅱ活性测定(HC-Ⅱ:A)

肝素辅因子Ⅱ是由肝脏合成的另一生理性抗凝因子,是丝氨酸蛋白酶抑制剂,与凝血酶形成1:1复合物使凝血酶丧失活性。肝素辅因子Ⅱ在体内凝血-抗凝反应中可能占有重要地位,它的减少亦可能与血栓形成有密切的关系,但目前临床资料尚少。

【你需了解】

● 参考值 发色底物法(100±15.3)%。

● 肝素辅因子Ⅱ活性下降见于先天性Hc-Ⅱ缺陷(罕见),获得性Hc-Ⅱ缺陷,如DIC、重型肝炎,且与AT有平行关系。

【你需就医】

● 肝素辅因子Ⅱ活性下降伴临床有血栓形成倾向。

● 查寻肝素辅因子Ⅱ活性下降的原因。

【特别提示】

● 肝素辅因子Ⅱ活性下降者应避免高脂饮食、酗酒、吸烟等利于血栓形成的危险因素。

4 蛋白C测定(PC)

蛋白C是蛋白C系统的组成物之一,是由肝脏合成的依赖维生素K的生理性抗凝物质。蛋白C检测是诊断血栓性疾病以及肝脏病变和维生素K缺乏对凝血与抗凝蛋白的影响的重要检测项目之一。包括活性(PC: A)和抗原检测(PC: Ag)。

【你需了解】

● 参考值 发色底物法PC: A(100.24±13.18)%;火箭免疫电泳法PC: Ag(102.5±20.1)%。

● 蛋白C活性和抗原含量均下降见于先天性PC缺陷,获得性PC缺陷,如DIC、急性呼吸窘迫综合征、肝功能不全、手术后及口服双香豆素类抗凝剂等。

● 蛋白C水平升高见于冠心病、糖尿病、肾病综合征、妊娠后期、炎症及其他疾病的急性期。

【你需就医】

● 蛋白C水平下降伴临床有血栓形成倾向。

● 查寻蛋白C水平异常的原因。

【特别提示】

● 蛋白C抗原含量与活性均降低提示为Ⅰ型先天性PC缺陷症。

● 蛋白C抗原含量正常,而活性降低提示为Ⅱ型先天性PC缺陷症。

5 蛋白S测定(PS)

蛋白S亦是蛋白C系统的组成物之一,是由肝脏和血管内皮细胞合成的依赖维生素K的生理性抗凝物质,是PC的辅因子。血浆蛋白S检测也是诊断血栓性疾病以及肝脏病变、维生素K缺乏对凝血与抗凝蛋白的影响的重要检测项目之一。蛋白S检测包括总蛋白 S(TPS)、游离蛋白 S(FPS)及结合蛋白 S(C_{4b}PS)。

【你需了解】

● 参考值(采用火箭免疫电泳法检测)TPS(96.6±9.8)%;FPS(100.9±11.6)%。

● 蛋白 S 水平下降见于先天性 PS 缺陷,获得性 PS 缺乏,如肝功能障碍、口服双香豆素类抗凝药物、口服避孕药、炎症等。

【你需就医】

● 蛋白 S 水平下降伴临床有血栓形成倾向。

● 查寻蛋白 S 水平异常的原因。

【特别提示】

● 0.4% 的新生儿有蛋白 C 或蛋白 S 缺乏,小于 10% 不会表现血栓性疾病。

● 单纯蛋白 S 缺乏作为高凝状态的证据比单纯蛋白 C 缺乏的价值更低,可以认为这种危险度低于蛋白 C 抗体和活化蛋白 C 抵抗现象。

6 组织因子途径抑制物测定(TFPI)

组织因子途径抑制物是一种体内天然抗凝蛋白,它对外源性凝血途径具有特异性抑制作用。组织因子途径抑制物检测对诊断血栓性疾病有重要价值。包括抗原含量测定(TFPI: Ag)(ELISA 法)和活性测定(TFPI: A)(发色底物法)。

【你需了解】

● 参考值　采用 ELISA 法测定血浆 TFPI: Ag 的参考值为 97.5±26.6μg/L;采用发色底物法测定 TFPI: A 的参考值为 1.16±0.19U。

● 组织因子途径抑制物减低见于先天性 TFPI 缺乏、大手术、DIC、脓毒血症。

● 升高见于脓毒症和尿毒症等。

【你需就医】

● 组织因子途径抑制物减低伴临床有血栓形成倾向。

● 查寻组织因子途径抑制物减低的原因。

【特别提示】

● 老年健康人血浆中 TFPI 含量较高。妊娠时血浆 TFPI 也增高,但胎儿血浆 TFPI 含量较低。

7 复钙交叉试验

当怀疑血浆中存在病理性抗凝物质或鉴别凝血因子缺乏与病理性抗凝物质增多,可首选本试验。

【你需了解】

● 参考值　若受检血浆与正常血浆等量混合的样本,血浆复钙时间检测不在正常范围(2.2～3.8 分钟),则认为受检血浆中存在病理性抗凝物质。

● 本试验可区别复钙时间延长的原因,是筛选血液循环中有或无病理性抗凝物质的一项试验。延长的复钙时间,如果能被 1/10 量的正常血浆所纠正(复钙时间回复正常),表示受检血浆中缺乏凝血因子;如果不能被等量的正常血浆所纠正,则提示受检血浆中有抗凝物质。

【你需就医】

● 延长的复钙时间,能被 1/10 量的正常血浆所纠正,临床伴有出血倾向。

● 延长的复钙时间,不能被等量的正常血浆所纠正,临床伴有出血倾向。

● 查寻复钙交叉试验异常的原因。

【特别提示】

● 在内源凝血途径因子抑制物存在时,可出现 1/10 正常血浆量不能恢复,等量混合时部分回复的情形,这提示需进一步做凝血因子抑制物测定的必要。

8 因子Ⅷ抑制剂检测

受检血浆与正常人血浆混合,温育一定时间后,检测剩余因子Ⅷ的活性,以 Bethesda 单位来计算抑制物的含量。1 个 Bethesda 单位相当于灭活 50% 因子Ⅷ的量。为确定血浆中存在因子Ⅷ抑制物造成临床类似血友病 A 表现或对血友病 A 患者的替代治疗效果下降时,或血浆复钙交叉试验检测怀疑因子抑制物存在均可选择此项试验。

【你需了解】

● 参考值　剩余因子Ⅷ:C 小于 60% 为存在因子Ⅷ抑制物。正常人体内应无因子Ⅷ抑制物。

● 因子Ⅷ抑制物见于重型血友病 A 患者反复输注血液或血浆制品后、孕妇、产后、婴儿、自身免疫性疾病、变态反应性疾病以及 DIC,甚至有部分患者无原因可寻。

【你需就医】

● 存在因子Ⅷ抑制物临床伴有出血倾向。

● 查寻出现因子Ⅷ抑制物的原因。

【特别提示】

● 本法多用于血友病 A 患者出现抗因子Ⅷ:C 抗体者的检测。也用于非血友病 A 患者出现抗因子Ⅷ:C 抗体者的检测。

9 抗心磷脂抗体检测(ACA)

抗心磷脂抗体属抗磷脂抗体(APA)的一种,为异质免疫球蛋白,在体内可以与带负电的磷脂结合,在参与凝血过程时,影响多种依赖磷脂的反应体系,可引起凝血功能的紊乱,与血栓形成和(或)DIC 的发生密切相关。用酶联免疫法可测定血清中与心磷脂结合的抗心磷脂抗体的含量。

【你需了解】

● 参考值　IgG 型抗心磷脂抗体小于或等于 26%,IgM 型抗体小于或等于 21%,IgA 型抗体小于或等于 25%。

● 抗心磷脂抗体增高见于各种自身免疫性疾病(系统性红斑狼疮、特发性血小板减少性紫癜及类风湿性关节炎)、病毒感染、肝硬化、恶性肿瘤、冠心病、高血压、脑梗死、某些药物(如氯丙嗪、吩噻嗪等)等。

【你需就医】

● 抗心磷脂抗体增高伴临床有血栓形成倾向。

● 查寻抗心磷脂抗体增高的原因。

【特别提示】

● 少数健康老年人中也能检出抗心磷脂抗体。

10 狼疮抗凝物质测定

狼疮抗凝物质亦属抗磷脂抗体的一种,是一种免疫球蛋白,多数为 IgG,它可影响凝血酶原酶的生成和凝血酶原的激活。狼疮抗凝物质检测对诊断出血和血栓性疾病有重要意义。可用起筛选作用的 Lupo 试验和起确诊作用的 Lucor 试验进行检测。

【你需了解】

● 参考值　Lupo 试验为 31～44 秒;Lucor 试验为 30～38 秒;Lupo 试验/Lucor 试验比值为 1.0～1.2;Lupo 试验和 Lucor 试验均比正常延长 20%,提示有狼疮抗凝物质存在。

● 狼疮抗凝物质增高见于各种自身免疫性疾病(如系统性红斑狼疮)、恶性肿瘤、药物所致的免疫反应等。

【你需就医】

● 狼疮抗凝物质增高伴临床有出血或血栓形成倾向。

● 查寻狼疮抗凝物质增高的原因。

【特别提示】

● Lupo 试验/Lucor 比值大于 2.1,表示有大量狼疮抗凝物质存在。

● Lupo 试验/Lucor 比值为 1.5～2.0,表示中等量狼疮抗凝物质存在。

● Lupo 试验/Lucor 比值为 1.3～1.4,表示少量狼疮抗凝物质存在。

● Lupo 试验和(或)Lucor 凝固时间延长,Lupo 试验/Lucor 比值小于 1.2,也可见于因子Ⅱ、Ⅴ、Ⅹ缺乏的患者,或者应用华法林或肝素的患者。

11 游离肝素时间测定

游离肝素时间测定即甲苯胺蓝纠正试验。甲苯胺蓝有中和肝素的抗凝作用。当凝血酶时间延长,可在受检血浆中加入甲苯胺蓝,测定凝血酶时间。若延长的凝血酶时间回复正常或明显缩短,则表示受检血浆中肝素或类肝素增多,否则为其他抗凝血酶类物质。

【你需了解】

● 参考值 凝血酶时间(TT)延长的患者,加入甲苯胺蓝后TT明显缩短,两者相差大于5秒,提示患者血浆中有肝素或类肝素增多;如TT并不因加入甲苯胺蓝而缩短,提示TT延长不是由肝素或类肝素物质所致。

● 血浆中类肝素物质增多见于严重肝病、DIC、过敏性休克、使用氮芥、放疗后、肝叶切除后、肝移植后等。

【你需就医】

● 加甲苯胺蓝被纠正,即血浆中类肝素物质增多伴临床有出血倾向。

● 加甲苯胺蓝不纠正,临床有出血倾向。

● 查寻游离肝素时间异常的原因。

【特别提示】

● 加入甲苯胺蓝后TT明显缩短者,应避免使用氮芥类药物进行放射治疗。

● 单纯的甲苯胺蓝纠正试验有时对肝素类物质不一定敏感,而众多的肝素类物质增多的病理状态,往往伴有高水平FDP、异常纤维蛋白原增多等情况,故最好与正常血浆、硫酸鱼精蛋白等纠正物同时检测。

12 普通肝素浓度测定

抗凝血酶(AT)是血浆中凝血酶、FXa和其他丝氨酸蛋白酶的抑制物。正常情况下,AT的抑制作用较慢,而普通肝素可使之提高数千倍。低分子量肝素(LMWH)制品对FXa和AT间反应的催化作用较其对凝血酶和AT间反应的催化更容易,而普通肝素对两者的催化作用相同。FXa抑制试验是了解肝素制品疗效最有效的试验。当FXa和AT都过量存在时,肝素对FXa的抑制速率直接与其浓度成正比。剩余FXa活性可用特异性FXa发色底物来检测,该值与肝素浓度呈负相关。

【你需了解】

● 参考值 正常人用本法检测普通肝素为0。根据普通肝素的剂量不同,本检测值有相应变化。本法检测普通肝素的范围是0.2～0.4IU/ml为宜

● 在过敏性休克、使用氮芥、放疗后、严重肝病、DIC、肝叶切除后、肝移植后等患者血浆中肝素增多。

【你需就医】

● 血浆中普通肝素增多伴临床有出血倾向,提示普通肝素应用过量,此时应选硫酸鱼精蛋白中和。

【特别提示】

● 在普通肝素抗凝治疗时,使肝素浓度在0.2～0.4IU/ml时抗凝疗效较为安全、有效。

△ 纤溶系统的检测

1 组织型纤溶酶原激活剂测定(t-PA)

t-PA是由血管内皮细胞合成的一种纤溶酶原激活剂,是纤溶系统的成分之一,在促进纤维蛋白凝块溶解的过程中起重要作用。组织型纤溶酶原激活剂检测包括抗原含量测定(t-PA: Ag)和活性检测(t-PA: A)。

【你需了解】

● 参考值 采用ELISA法检测t-PA: Ag的参考值为1～12μg/L;采用发色底物法检测t-PA: A的参考值为0.3～0.6U/ml。

● t-PA抗原或活性增高表明纤溶活性亢进,见于原发性及继发性纤溶症,如DIC;也见于应用纤溶酶原激活剂类药物(SK、UK、rt-PA)。

● t-PA抗原或活性减低表示纤溶活性减弱,见于高凝状态和血栓性疾病。

【你需就医】

● t-PA抗原或活性增高伴临床有出血倾向。

● t-PA抗原或活性减低伴临床有血栓形成倾向。

● 查寻t-PA抗原或活性异常的原因。

【特别提示】

● 肥胖会导致t-PA抗原或活性减低,

易于形成血栓,故患者应避免高脂饮食。

● 在静脉血流停滞、运动、应激以及各种引起血中肾上腺素升高情况下,血管内皮细胞分泌 t-PA 增加,有利于防止或减少血栓形成。

2 尿激酶型纤溶酶原激活剂测定(u-PA)

u-PA 是泌尿系统上皮细胞合成的另一种纤溶酶原激活剂,也是纤溶系统的成分之一。u-PA 全身性纤溶作用较 t-PA 强,它与 t-PA 有协同激活纤溶的作用。

【你需了解】

● *参考值*

(1) 乳腺组织提取液:

良性组织 0.02～1.22 ng u-PA/m;

蛋白(中数为 0.23 ng u-PA/mg 蛋白);

恶性或原发性肿瘤 0.13～15.17 ng u-PA/mg;

蛋白(中数为 2.32 ng u-PA/mg 蛋白)。

(2) 胃组织提取液:

正常黏膜组织 0.06～0.35 ng u-PA/mg;

蛋白(中数为 0.14 ng u-PA/mg 蛋白);

肿瘤完全切除后 0.14～30.2 ng u-PA/mg;

蛋白(中数为 1.57 ng u-PA/mg 蛋白)。

● 在使用尿激酶治疗血栓性疾病时,血液中尿激酶含量升高,血浆尿激酶的检测,可指导合理用药。

【你需就医】

● u-PA 水平增高伴临床有出血倾向。

● u-PA 水平减低伴临床有血栓形成倾向。

● 查寻 u-PA 水平异常的原因。

【特别提示】

● 对乳腺癌患者,u-PA 可作为判断预后的独立指标。其含量的高或低对高、低危患者的鉴别有一定意义。当提取液中 u-PA 含量大于 2.97 ng u-PA/mg 蛋白,或从常规制备的细胞液中其含量大于 1.15 ng u-PA/mg 蛋白,提示有复发的危险。

● 对胃癌患者,u-PA 含量增高表明预后较差。

● 如肿瘤患者,u-PA 含量大于 1.5 ng u-PA/mg 蛋白,提示患者生存时间将缩短。

3 纤溶酶原测定(PLG)

纤溶酶原是由肝脏合成的纤溶系统最基本的成分,在内外活化剂的作用下被激活为纤溶酶,参与纤维蛋白的溶解。纤溶酶原检测是诊断血栓性疾病重要的检测项目之一,包括抗原检测(PLG: Ag)和活性测定(PLG: A)。

【你需了解】

● *参考值* 采用 ELISA 法检测 PLG: Ag 的参考值为 0.22±0.03g/L;采用发色底物法检测 PLG: A 的参考值为(85.55±27.83)%。

● 纤溶酶原抗原或活性增高,见于血栓前状态和血栓性疾病。

● 减低见于原发性纤维蛋白溶解、重症肝炎、肝硬化、肝叶切除术、门静脉高压症、肝移植、大型手术、前置胎盘、胎盘早剥、肿瘤播散、严重感染、DIC、先天性 PLG 缺乏症等。

【你需就医】

● 纤溶酶原抗原或活性增高伴临床有血栓形成倾向。

● 纤溶酶原抗原或活性减低伴临床有出血倾向。

● 查寻纤溶酶原水平异常的原因。

【特别提示】

● 纤溶酶原检测是溶栓治疗的监测指标。溶栓后 2 小时,PLG 活性可减低到 50% 以下,48 小时后逐渐恢复到正常水平。

4 纤溶酶-抗纤溶酶复合物测定(PAP)

纤溶酶-抗纤溶酶复合物是纤溶酶与 α_2 抗纤溶酶(α_2AP)形成的 1:1 复合物,可灭活纤溶酶。PAP 标志着体内纤溶酶生成和纤溶水平,与机体许多生理病理状态有关,为进行着的血栓形成－血栓溶解事件的良好标志物。纤溶酶－抗纤溶酶复合物检测可用于高纤溶酶血症和溶栓治疗的临床监测。用双抗体夹心法进行检测。

【你需了解】

- 参考值　0～150μg/L。
- 纤溶酶－抗纤溶酶复合物增高见于DIC前期、DIC、血栓性疾病、急性髓细胞白血病(AML)、严重肝病与恶性实体瘤。

【你需就医】

- 纤溶酶－抗纤溶酶复合物增高伴临床有血栓形成倾向。
- 查寻纤溶酶－抗纤溶酶复合物增高的原因。

【特别提示】

- 除溶栓治疗外，一旦PAP浓度高于150μg/ml，则可视为血栓形成倾向或预示纤溶亢进。

5 凝血酶时间测定(TT)

以标准凝血酶溶液加入受检血浆，使凝血酶裂解血浆中的纤维蛋白原形成纤维蛋白，造成血浆凝固所需的时间即TT。凝血酶时间检测对了解纤维蛋白原含量、了解FDP和肝素类物质在血浆中存在对凝血过程的影响有重要意义。另外，也可作为链激酶(SK)、尿激酶(UK)溶栓治疗以及肝素、水蛭素等抗凝治疗的监护指标。

【你需了解】

- 参考值　16～18秒，超过对照3秒以上为异常。
- 凝血酶时间延长见于：

(1) 肝素增多或类肝素抗凝物质存在，如肝素治疗、系统性红斑狼疮、肝病、肾病等；

(2) 低(无)纤维蛋白原血症，异常纤维蛋白原血症；

(3) FDP增多；

(4) 溶栓治疗等。

【你需就医】

- 凝血酶时间延长伴临床有出血倾向。
- 查寻凝血酶时间异常的原因。

【特别提示】

- 当凝血酶浓度为5U/ml时，TT对中等和小剂量肝素反应良好，此时TT维持正常对照的2.0～2.5倍为最佳选择。
- 在溶栓治疗时，FDP增高能反映治疗效果，此时TT多维持在正常值的1.5～2.5倍。

6 纤维蛋白(原)降解产物测定(FDPs)

纤维蛋白原降解产物(FgDP)和纤维蛋白降解产物(FbDP)统称为纤维蛋白(原)降解产物(FDPs)，具有抗血液凝固的作用。纤维蛋白(原)降解产物检测对诊断出血和血栓性疾病都有重要意义。通常以胶乳凝集法或酶联免疫法测定。

【你需了解】

- 参考值　血清小于10mg/L；尿液含量为0。
- FDPs含量升高见于原发性纤溶亢进，高凝状态、DIC、肺栓塞、器官移植的排异反应、妊娠高血压综合征、恶性肿瘤、心、肝、肾疾病及静脉血栓、溶栓治疗等所致的继发性纤溶亢进等。

【你需就医】

- FDPs含量升高伴临床有出血或血栓形成倾向。
- 查寻FDPs含量升高的原因。

【特别提示】

- FDPs检测对早期诊断DIC以及对DIC的病情评估都有一定的指导意义。
- 急性DIC患者常检测值大于20mg/L。
- 溶栓治疗后FDPs可急剧升高。

7 D－二聚体试验(D－D)

D－二聚体是交联纤维蛋白的特异降解产物之一，为继发性纤溶的特有代谢物，它的生成或增高反映了凝血和纤溶系统的激活。D－二聚体试验是诊断血栓性疾病的重要检测项目之一，也是反映临床某些疾病的严重程度、发展变化以及疗效观察和预后的有用指标。D-二聚体可通过胶乳法和ELISA法分别进行定性和定量检测。

【你需了解】

● 参考值 定性检测为阴性；定量检测值为0～256μg/L。

● D-二聚体升高见于深静脉血栓(DVT)、肺栓塞(PE)、DIC、心肌梗死、动脉粥样硬化、高血压、重症肝炎、恶性肿瘤、手术或创伤后、溶栓治疗后、脑血管疾病、严重感染、脓毒血症、绝经后激素替代治疗、先兆子痫、妊娠等。

【你需就医】

● D-二聚体升高伴临床有血栓形成倾向。

● 查寻D-二聚体升高的原因。

【特别提示】

● 陈旧性血栓患者血浆中D-二聚体并不升高，故对新鲜血栓形成更有意义。

● D-二聚体小于500μg/L有排除深静脉血栓形成(DVT)和肺栓塞(PE)的可能。

8 血浆纤溶酶原激活物抑制剂测定(PAI)

人体内存在多种血浆纤溶酶原激活物抑制剂，其中以PAI-1和PAI-2最为重要。PAI-1主要由血管内皮细胞产生，能灭活t-PA和双链u-PA(tcu-PA)；PAI-2合成于胎盘的滋养层上皮细胞、单核-吞噬细胞、白细胞、角化细胞，存在于血管内皮细胞主要是抑制tcu-PA，同时调节体内正常妊娠时的纤溶活性。血浆纤溶酶原激活物抑制剂检测对诊断血栓性疾病有重要意义。包括活性检测(PAI-1: A)和抗原检测(PAI-1: Ag)。

【你需了解】

● 参考值 采用ELISA法检测PAI-1: Ag的参考值为0～12ng/ml；PAI-2: Ag的参考值为0～5ng/ml。采用发色底物法检测PAI-1: A的参考值为0.1～1AU/ml(AU,抑制单位)。

● PAI-1抗原含量或活性增高见于高凝状态和血栓性疾病，如深静脉血栓、心肌梗死和败血症等。

● 减低见于原发性和继发性纤溶亢进症。

● 正常情况下血浆PAI-2水平很低，妊娠期、粒单核细胞白血病患者、小儿淋巴瘤、各种肝、脑疾病、胃癌等患者血浆PAI-2水平增高。

【你需就医】

● PAI抗原含量或活性增高伴临床有血栓形成倾向。

● 查寻PAI抗原含量或活性增高的原因。

【特别提示】

● 正常妊娠后期，PAI-1: Ag含量可呈3～6倍增高。

● 妊娠后期，PAI-2可达100～300ng/ml。

● PAI-1的分泌早晨高于午后，其活性男性高于女性，且随着年龄而增高。

9 α_2-抗纤溶酶测定(α_2-AP)

α_2-抗纤溶酶是肝脏合成分泌的血浆中主要的生理性纤溶酶抑制物。α_2-抗纤溶酶检测是诊断出血性疾病和血栓性疾病重要的检测项目之一。一般采用发色底物法检测其活性(α_2-AP: A)，ELISA法检测其抗原含量(α_2-AP: Ag)。

【你需了解】

● 参考值 采用ELISA法检测α_2-AP: Ag的参考值为66.9±15.4mg/L；采用发色底物法检测α_2-AP: A的参考值为(95.6±12.8)%

● α_2-AP活性或抗原升高见于动脉和静脉血栓形成、产后、恶性肿瘤等。

● 降低见于严重肝病、手术后、DIC、先天性α_2-AP缺乏症等。

【你需就医】

● α_2-AP活性或抗原升高伴临床有血栓形成倾向。

● α_2-AP活性或抗原降低伴临床有出

血倾向。

- 查寻α_2－AP活性或抗原异常的原因。

【特别提示】

- α_2－AP在DIC的早、中期即下降，在DIC晚期下降明显。α_2－AP的下降出现很早，有利于早期诊断DIC。
- α_2－AP/AT比率可判断各种原因导致的DIC抗凝系统和纤溶系统的平衡情况。低比率(＜0.6)常在脓毒症中出现，与器官衰竭有关；高比率(＞1.0)及显著下降的α_2－AP水平说明存在着继发性纤溶，当临床出现出血时应采用抗凝治疗；当比率为1.0时，常出现在实体瘤患者的DIC中。

第三章 临床病原生物学检验

临床微生物学检测

1 血液和骨髓液的微生物学检验

正常人体的血液及骨髓液是无菌的。当人体局部感染且向全身播散时,血液中可能出现细菌,引起菌血症或脓毒症。细菌侵入骨髓腔,可引起严重的骨髓炎。目前血液和骨髓液培养常用自动化血液培养仪器,阳性结果再转接于合适的培养基继续培养,然后再进行分离、鉴定和做药敏试验。

【你需了解】

- 正常结果 阴性或无微生物生长。
- 阳性即见微生物生长,常表示有菌血症或脓毒症。引起脓毒症的主要病原菌是:

(1)由疖、痈、脓肿引起的多见于金黄色葡萄球菌和溶血性链球菌;

(2)尿路、胆管、胃肠道炎症黏膜损伤引起的脓毒症以大肠埃希菌最为多见,其次是变形杆菌、产气肠杆菌等;

(3)急性细菌性心内膜炎以金黄色葡萄球菌、β-溶血性链球菌、脑膜炎奈瑟菌为常见;

(4)亚急性细菌性心内膜炎的病原菌主要为α-溶血性链球菌,少数为肠球菌;

(5)化脓性心包炎可由金黄色葡萄球菌、β-溶血性链球菌、肺炎链球菌等引起;

(6)血液病和肝硬化等患者常以金黄色葡萄球菌、铜绿假单胞菌最为常见;

(7)烧伤多由铜绿假单胞菌、金黄色葡萄球菌引起;

(8)弥散性血管内凝血以革兰阴性菌为多见;

(9)肠热症的病原菌是伤寒和副伤寒沙门菌;

(10)布鲁菌是布鲁菌病的病原菌。

【你需就医】

- 血液及骨髓液培养阳性或检出微生物。

【特别提示】

- 血培养对检出结果的判断标准为:

(1)两次培养均检出同一种微生物;

(2)患者于发病2～3周后,血中病原体特异性抗体滴度上升,均应作为相应病原菌所致脓毒症处理。

2 脑脊液的微生物学检验

正常人的脑脊液是无菌的。在病理情况下,血脑屏障受到破坏,病原微生物及其产物进入脑脊液,引起中枢神经系统损害。脑脊液检查需观察脑脊液的外观,标本离心沉淀物涂片染色检查,并根据涂片结果和临床要求,将标本接种于合适培养基,放置适宜孵育环境,进行培养、鉴定和做药敏试验。

【你需了解】

- 正常结果 脑脊液培养阴性或无微生物生长。
- 脑脊液检测阳性或检出微生物,表示中枢神经系统感染。引起急性化脓性脑膜炎的病原菌主要为脑膜炎奈瑟菌、肺炎链球菌、流感嗜血杆菌、金黄色葡萄球菌、大肠埃希菌和铜绿假单胞菌等;慢性脑膜炎常由结核分支杆菌、新型隐球菌感染所致;无菌性脑膜炎可由柯萨奇病毒、埃可病毒引起;脑炎通常因乙型脑炎病毒、森林脑炎病毒和疱疹病毒感染所致。

【你需就医】

- 脑脊液培养阳性或检出微生物。

【特别提示】

- 脑膜炎 奈瑟菌能产生自溶酶,离体后迅速自溶;肺炎链球菌和流感嗜血杆菌很易死亡,因此,标本采集后应立即送检或作床边接种。

● 天冷时宜将标本置于35℃的条件下保温送检。

3 上呼吸道标本的微生物学检验

上呼吸道包括喉及喉以上呼吸道，与外界直接接触，存在有正常菌群，因此分离到的细菌不一定与疾病相关。上呼吸道标本检验一般用咽拭子法，标本通过特殊染色和革兰染色检查白喉棒状杆菌、麻风分支杆菌、结核分支杆菌、奋森螺旋体及梭杆菌等，并根据涂片检查结果和临床要求，将标本接种于合适培养基，放置适宜孵育环境，进行培养、鉴定和做药敏试验。

【你需了解】

● 正常结果　鼻咽部正常菌丛细菌生长。

● 与鼻咽部感染有关的病原菌主要为：

(1) 急性细菌性鼻炎、鼻前庭炎、鼻腔疖肿、鼻中膈脓肿等多由金黄色葡萄球菌、化脓性链球菌和铜绿假单胞菌引起；

(2) 急性鼻窦炎主要由肺炎链球菌引起，而慢性鼻窦炎多为厌氧菌和需氧菌混合感染；

(3) 化脓性链球菌是引起急性咽喉炎的最常见菌种，其他有金黄色葡萄球菌、流感嗜血杆菌、肺炎链球菌和厌氧链球菌等；

(4) 化脓性链球菌引起的上呼吸道感染可继发于猩红热；

(5) 淋病奈瑟菌引起扁桃体炎；

(6) 小肠结肠耶尔森菌引起成人渗出性咽炎；

(7) 白喉患者可从喉部分泌物中检出白喉棒状杆菌；

(8) 百日咳鲍特菌常引起小儿百日咳；

(9) 麻风分支杆菌是麻风病的病原菌；

(10) 口腔鹅口疮的病原菌是白色念珠菌，可从口腔、咽部黏膜分泌物中分离到。

【你需就医】

● 上呼吸道标本培养出致病微生物。

【特别提示】

● 鼻腔、口腔和咽喉有许多微生物菌群正常寄居，可为多种杂菌生长，故仅有草绿色链球菌等正常菌群生长而无致病菌检出的一般为正常现象。

4 下呼吸道标本的微生物学检验

下呼吸道感染是常见的呼吸道感染，标本一般采用痰液。痰液标本检验需肉眼观察标本的颜色、黏度、有无血丝或脓。取痰标本涂片革兰染色，计算白细胞数及鳞状上皮细胞，同时观察细菌的种类和数量。疑为结核患者，也可做抗酸染色。根据涂片结果和临床要求，标本接种于合适培养基上，放置适宜孵育环境，进行培养、鉴定和做药敏试验。

【你需了解】

● 正常结果　呼吸道正常菌丛细菌生长。

● 常见的下呼吸道感染的病原菌为：

(1) 肺炎链球菌常引起大叶性肺炎，也可致小叶性肺炎和中毒性肺炎；

(2) 葡萄球菌肺炎多为金黄色葡萄球菌引起，常继发于流行性感冒样呼吸道感染，还可继发于皮肤感染后的血源性感染；

(3) 新生儿肺炎产前或产时感染以病毒、大肠埃希菌、铜绿假单胞菌、变形杆菌为最常见，而产后感染则以金黄色葡萄球菌、链球菌、肺炎链球菌为多见；

(4) 流感嗜血杆菌多为儿童细菌性肺炎的病原菌；

(5) 肺脓肿是由多种化脓性细菌所致混合感染，亦可由厌氧菌引起；

(6) 慢性支气管炎的病因是多方面的，主要是流感嗜血杆菌和肺炎链球菌引起的继发感染；

(7) 医院获得性肺炎的常见病原菌为革兰阴性杆菌，主要有大肠埃希菌、肺炎克雷伯菌、铜绿假单胞菌、沙雷菌属和肠杆菌属细菌等；

(8) 痰液中还可培养出多种能引起肺部感染的人畜共患病原菌，如鼠疫耶尔森菌引起烈性传染病肺鼠疫，土拉热弗朗西斯菌引起的肺型土拉菌病，炭疽芽孢杆菌引起肺炭疽，以及鼻疽假单胞菌和类鼻疽假单胞菌引起的鼻疽和类鼻疽等；

(9) 肺部真菌病可由多种真菌引起，最常见的是白色假丝酵母菌和曲霉菌，其次是新型隐球菌和毛霉菌；

(10) 从痰液中检出结核分支杆菌、放线菌、奴卡菌以及嗜肺军团菌等具有重要临床意义，是确诊和治疗的依据。

【你需就医】

● 下呼吸道标本培养检出致病性微生物。

【特别提示】

● 下呼吸道感染的判断标准　3 次培养均检出同一种微生物或培养结果显示某种潜在病原菌呈优势生长。

● 痰或气管洗液中检出结核分支杆菌及肺组织活检中发现嗜肺军团病杆菌，有确诊意义。

5 穿刺液的微生物学检验

正常人的无菌体腔穿刺液是无菌的。因此，在穿刺液中检出病原微生物，都可视为该部位炎症的病原菌。穿刺液包括胸水、腹水、心包液、关节液和鞘膜液等，一般由临床医师行穿刺术抽取。标本的离心沉淀物制成涂片，染色（革兰染色和抗酸染色）、镜检。并根据涂片结果和临床的要求，脓性标本选择适宜培养基和孵育环境；非脓性标本先接种肉汤培养基进行增菌培养后，再移种于平板进行分离培养及鉴定。

【你需了解】

● 正常结果　阴性或无微生物生长。

● 在穿刺液中检出病原微生物，都可视为该部位炎症的病原菌。

(1) 脑膜炎以结核分支杆菌感染最常见；

(2) 引起化脓性胸膜炎的病原菌有肺炎链球菌、金黄色葡萄球菌、化脓性链球菌、大肠埃希菌、流感嗜血杆菌等；

(3) 细菌性腹膜炎的病原菌为结核分支杆菌、肺炎链球菌、淋病奈瑟菌、葡萄球菌、铜绿假单胞菌、大肠埃希菌等；

(4) 结核性心包炎的病原菌是结核分支杆菌；

(5) 化脓性心包炎的病原菌主要有金黄色葡萄球菌、β 溶血性链球菌、肺炎链球菌、肺炎克雷伯菌、流感嗜血杆菌和铜绿假单胞菌等；

(6) 化脓性关节炎的病原菌主要是革兰阳性球菌，其中金黄色葡萄球菌、肺炎链球菌、化脓性链球菌和 α－溶血性链球菌占多数；

(7) 人工关节感染主要由金黄色葡萄球菌引起；

(8) 慢性进行性关节炎多由结核分支杆菌引起；

(9) 慢性肉芽肿性关节炎的病原菌为非典型分支杆菌；

(10) 真菌性关节炎是由念珠菌等真菌引起的。

【你需就医】

● 穿刺液培养阳性或检出微生物。

【特别提示】

● 因脑膜炎奈瑟菌对外界环境敏感，故脑脊液标本应立即送检，最好床边接种。

6 引流液的微生物学检验

引流液包括胃液、胆汁、十二指肠引流液等。引流液检验需做涂片染色、镜检，并根据涂片结果结合临床要求，接种合适的培养基做分离培养、鉴定及药敏试验。

【你需了解】

● 正常结果　正常胃液、十二指肠引流液中可含葡萄球菌、乳酸杆菌及酵母菌；胆汁为阴性或无微生物生长。

● 浅表性胃炎、萎缩性胃炎及胃溃疡多由幽门螺杆菌引起。无菌穿刺留取的胆汁培养阳性应视为感染。

【你需就医】

● 引流液培养检出病原微生物。

【特别提示】

● 胆管感染的判断标准：

(1) 由无菌穿刺或经手术取得胆汁,经培养检出细菌;

(2) 十二指肠引流采集的胆汁,检出大肠埃希菌、肺炎克伯雷菌或粪肠球菌并细菌计数大于 10^4/ml;

(3) 感染除需氧菌外,尚有类杆菌属和消化链球菌等厌氧菌感染。

7 尿液的微生物学检验

怀疑尿路感染时需要做尿液培养。尿样采集方法有中段尿采集、肾盂尿采集法和膀胱穿刺采集法等。尿液离心沉淀后,取沉淀制成涂片、革兰染色或抗酸染色、镜检。根据涂片结果结合临床医师要求,标本定量接种于合适培养基,计数每毫升尿中的细菌数,培养鉴定和做药敏试验。

【你需了解】

- **正常结果** 无微生物生长或细菌计数革兰阴性菌小于 10^5 CFU/ml,革兰阳性球菌小于 10^4 CFU/ml。
- 细菌计数大于 10^5 CFU/ml(革兰阴性杆菌)或大于 10^4 CFU/ml(革兰阳性球菌)时可诊断尿路感染。肾盂肾炎和膀胱炎的病原菌以大肠埃希菌最多见,其他如肠球菌、金黄色葡萄球菌、腐生葡萄球菌、肠杆菌属、变形杆菌属、枸橼酸杆菌属、克雷伯菌属、沙雷菌属、铜绿假单胞菌和不动杆菌均可引起感染。尿道炎可由淋病奈瑟菌、金黄色葡萄球菌、不动杆菌属、沙眼衣原体及解脲脲原体引起,也可见厌氧菌造成感染者。肾和膀胱结核的病原菌为结核分支杆菌。真菌感染多为白色假丝酵母菌引起,偶见新型隐球菌。

【你需就医】

- 尿定量培养细菌数超过正常结果。

【特别提示】

- 在外尿道寄居正常菌群,如大肠埃希菌、表皮葡萄球菌,故采集尿液标本时应严格无菌操作。
- 留取尿液通常取晨尿。

8 生殖道分泌物的微生物学检验

正常人的内生殖道是无菌的,当发生感染时需做生殖道分泌物的微生物学检验。标本涂片做革兰染色、或暗视野显微镜检查或镀银染色镜检查,并根据涂片结果和临床要求,标本接种合适培养基,进行分离鉴定及药敏试验。

【你需了解】

- **正常结果** 未检出致病性微生物。
- 生殖系统感染可由多种致病性微生物引起:

(1) 急性淋病由淋病奈瑟菌引起;慢性淋病常合并有葡萄球菌、链球菌、大肠埃希菌或其他细菌的混合感染;

(2) 梅毒的病原体是梅毒螺旋体梅毒亚种,镀银染色镜检可见致密的螺旋;

(3) 葡萄球菌和链球菌常引起包皮炎和急性前列腺炎;

(4) 子宫内膜炎多见于链球菌感染;

(5) 前列腺炎、精囊炎、副睾炎常为淋病奈瑟菌感染所致;

(6) 葡萄球菌和链球菌的混合感染见于急性前列腺炎,而慢性前列腺炎除上述细菌外,大肠埃希菌或其他细菌的混合感染亦多见;

(7) 化脓性链球感染子宫内膜时可引起产褥热;

(8) 细菌性阴道病与阴道加特纳菌、类杆菌和消化链球菌的感染有关;

(9) 假丝酵母菌引起外阴阴道念珠菌病。

【你需就医】

- 生殖道分泌物培养检出病原微生物。

【特别提示】

- 外生殖器和尿道口存在着正常菌群和条件致病菌,标本采集应严格遵循无菌操作。

9 粪便的微生物学检验

当发生肠道感染时需做粪便的微生物学检验。粪便标本一般不作直接涂片检查,当怀疑霍乱弧菌、葡萄球菌、难辨梭菌引起的伪膜性肠炎、真菌性腹泻及肠结核时，可分别作革兰染色和抗酸染色、镜检，并根据涂片结果和临床的要求，选择适宜的增菌液或选择性培养基，置于合适孵育环境，进行分离培养，做生化反应及血清玻片凝集试验。

【你需了解】

- 正常结果　无肠道致病菌生长。
- 细菌、病毒、真菌均可引起感染性腹泻。常见的病原菌主要有：

(1) 产毒素型腹泻：病原菌为霍乱弧菌、产肠毒素大肠埃希菌、肠出血性大肠埃希菌、嗜水气单胞菌等；

(2) 侵袭型腹泻：志贺菌属、致病性大肠埃希菌、侵袭型大肠埃希菌、小肠结肠耶尔森菌、空肠弯曲菌及罕见的结肠弯曲菌；

(3) 食物中毒：沙门菌、副溶血性弧菌、金黄色葡萄球菌、产气荚膜梭菌、肉毒梭菌、蜡样芽孢杆菌；

(4) 假膜性肠炎：多由艰难梭菌引起，金黄色葡萄球菌较少见；

(5) 慢性腹泻：结核分支杆菌感染。

- 病毒性感染：婴儿以轮状病毒为主，腺病毒、肠道病毒、诺瓦基病毒、冠状病毒偶也可引起。成人以诺瓦基病毒居多，其他如轮状病毒、腺病毒、肠道病毒也可引起感染。
- 真菌性少见，多由白色假丝酵母菌引起，其他可有荚膜组织胞浆菌、毛霉菌。

【你需就医】

- 粪便标本培养检出病原微生物。

【特别提示】

- 健康人肠道内存在大量正常菌群，多种需氧菌，如大肠埃希菌等，以及厌氧菌，如梭杆菌属、类杆菌属等，一般不引起疾病。检出这些常见正常菌群一般属正常现象。

10 脓性及创伤分泌物的微生物学检验

脓肿、创伤及烧伤后感染是常见的外科感染。对采集的标本应肉眼观察外观性状，进行涂片、革兰染色检查，对疑有结核杆菌的标本，涂片应做抗酸染色，并根据涂片结果和临床的要求，选择适宜培养基和孵育环境，进行分离培养及鉴定。

【你需了解】

- 正常结果　阴性或无微生物生长。
- 化脓性感染可由单一或两种以上细菌引起。需氧菌所致感染，最常见为金黄色葡萄球菌，其他如化脓性链球菌、肺炎链球菌、大肠埃希菌、变形杆菌、铜绿假单胞菌、不动杆菌属等。厌氧菌中以梭菌属、类杆菌属等多见。结核分支杆菌可造成冷脓肿。真菌感染常发生在受压、潮湿的隐蔽部位，如腋窝、腹股沟、足趾等处。

【你需就医】

- 脓性及病灶分泌物培养检出病原微生物。

【特别提示】

- 皮肤表面有大量正常菌群，临床对常居菌作为感染的病原菌，特别是在感染伴有细菌污染时，通常要依靠检测优势菌群来确定。

抗微生物药物敏感性试验

△ 细菌的耐药性

1 细菌耐药的类型

细菌的耐药遗传类型有突变和质粒转移两种，即细菌通过染色体耐药基因的突变和耐药质粒的转移获得耐药。

2 细菌耐药机制

常见的细菌耐药生物化学机制如下：

(1) 细菌产生灭活抗生素的酶和钝化酶，使抗生素失效或效力下降。以前者为代表的如β－内酰胺酶，它是多种不同类型以β－内酰胺类为底物的降解酶。

(2) 细菌细胞膜通透性发生改变导致药物进入细菌的量减少。

(3) 基因突变引起细菌靶结构的改变。

(4) 细菌抗生素结合蛋白发生改变以至不能够有效的与抗生素结合或者亲和力下降。

(5) 细菌产生针对抗生素代谢产物的拮抗剂。

(6) 产生代谢旁路。

△ 药物敏感试验的方法

1 稀释法

该试验是定量测定抗菌药物抑制细菌生长的体外方法之一。检测某抗菌药物能抑制检测菌肉眼可见生长的最低药物浓度为最小抑菌浓度。试验的结果以 MIC(μg/ml)数值报告。

【你需了解】

• 参考值　以在试管内或小孔内完全抑制细菌生长的最低药物浓度为 MIC(μg/ml)。根据 NCCLS 标准判断“敏感”、“耐药”和“中度敏感”。

• 该试验是临床上较为广泛使用的定量耐药性检测方法。

2 K-B 纸片琼脂扩散法

该试验是将含有定量抗菌药物的纸片贴在已接种测试菌的琼脂平板上,纸片中所含药物吸收琼脂中水分溶解后不断向纸片周围扩散,在纸片周围形成递减的梯度浓度,在纸片周围抑菌浓度范围内测试菌生长被抑制形成无菌生长的透明菌即抑菌圈。抑菌圈的直径大小反映接种菌对测定药物的敏感程度。

【你需了解】

• 参考值　根据 NCCLS 标准,对量取抑菌圈直径作出“敏感”、“耐药”和“中度敏感”的判断。

• 该试验是临床上最广泛使用的药敏试验,可用来检测细菌对抗生素的耐药状况。

3 E 试验

E 试验结合了稀释法和扩散法原理及特点,是一种直接定量的药敏试验技术。该试验使用商品化的试条,内含干化、稳定的,浓度由高至低呈指数梯度分布的某种抗生素,放置于涂布有待测菌的平板上,35℃孵育16～18 小时后椭圆形抑菌圈和试条横向相交处的读数刻度即为最低抑菌浓度。

【你需了解】

• 参考值　试验采用 NCCLS 标准判别敏感、中度敏感或耐药。

• 该试验是定量和定性药敏试验相结合的一种方式,试条价格较昂贵,适用于科研工作。

4 最低杀菌浓度(MBC)测定

该试验是了解药物对致病菌杀菌效力的试验,是指能杀灭 99.9% 以上测试菌量的最低药物浓度。方法与 MIC 测定方法相同。

【你需了解】

• 参考值　当存活菌总数小于或等于最初接种菌落数的 0.1%,该管的最低药物浓度即为 MBC。

• 在发生危及生命的严重感染以及免疫低下机体细菌感染时,可用于了解药物对致病菌的杀菌效力。

5 联合药敏试验

有时为提高治疗效果,减少用药剂量及减轻药物的毒性反应需要同时应用两种药物,其效果可以用联合药敏试验观察。

【你需了解】

• 参考值　根据结果可报告“协同”、“累加”、“无关”和“拮抗”。

• 协同作用是临床和实验室期盼结果,是指同时使用两种药物观察其对细菌的作用显著大于单独作用的总和,即 $1+1>2$。拮抗作用是指两种药物联合作用效果显著低于单独使用的抗菌活性,即 $1+1<1$。累加作用为两种药物联合作用时的活性等于两种药物单独使用时活性之和,即 $1+1=2$。无关作用指两种药物同时使用时的活性等于单独使用时

的活性，即 1+1=1。

● 当下列情况发生时，需作体外联合药敏：

（1）治疗混合性感染；

（2）预防或推迟细菌抗生素耐药性的发生；

（3）联合用药可以减少剂量以避免达到毒性剂量；

（4）联合用药比单一用药时效果更好。

6 血清抗菌药物浓度测定

当抗生素用于治疗感染性疾病时，需要保证感染组织中有一定的药物浓度，即有效药物浓度（一般应为最低杀菌浓度的两倍以上）。另一方面通过对血药浓度的监控，可避免过高浓度的药物导致的毒性反应。试验需测量患者给药后的血药浓度峰值和谷值。峰值一般是在静脉给药后 30 分钟，肌注给药后 1 小时，口服给药后 1～3 小时采血；谷值则在下剂药物给予前进行，计算抑菌商数（inhititory quotient，IQ），即体液抗菌药物浓度/MIC。

【你需了解】

● 参考值　血清抗菌药物浓度一般应为最低杀菌浓度的两倍以上。

● 根据 IQ 可帮助调整临床抗菌药物种类、给药方式和剂量。

7 血清抗菌活性测定

体内抗菌药物活力的测定方法即为抑菌力和杀菌力的测定，其方法采用的是与体外抑菌试验和体外杀菌试验相同方法。其原理与肉汤稀释法抑制试验和最低杀菌浓度测定试验相同。

【你需了解】

● 参考值　血清抑菌力/血清杀菌力大于 1:8，提示治疗方案有效。

● 该试验是对感染部位经分离确证的病原菌做抑菌或杀菌能力得测定，可用于考核及评价抗菌药物的疗效。

△ 耐药性监测方法

1 耐甲氧西林葡萄球菌（MRS）检测

当 1μg 苯唑西林纸片的抑菌圈直径小于或等于 10mm，或其 MIC 大于或等于 4μg/ml 的金黄色葡萄球菌；对 1μg 苯唑西林纸片的抑菌圈直径小于或等于 17mm，或其 MIC 大于或等于 5μg/ml 的凝固酶阴性的葡萄球菌称耐甲氧西林葡萄球菌（methecillin resistance staphylococcus，MRS）。

【你需了解】

● 参考值　同上。

● 不论其体外药敏试验结果，MRS 对所有的 β-内酰胺类药物和 β-内酰胺/β-内酰胺抑制剂均无临床疗效；绝大多数的 MRS 常显示多重耐药，包括四环素类、氨基糖苷类、大环内酯类的药物。

2 耐青霉素肺炎链球菌（PRSP）检测

对 1μg 苯唑西林纸片的抑菌圈直径小于 20mm 或 MIC 大于 0.06μg/ml 的肺炎链球菌视为耐青霉素肺炎链球菌（penicillin resistant strepttococcus paeumonia，PRSP）。

【你需了解】

● 参考值　同上。

● PRSP 对临床治疗选用氨苄西林/舒巴坦、头孢唑肟的疗效很低。但应检测对头孢曲松、头孢噻肟和美咯培南的 MIC 以判断是否对这些抗生素敏感。

3 耐万古霉素肠球菌（VRE）检测

对 30μg 耐万古霉素纸片抑菌圈直径小于或等于 14mm 或其 MIC 大于或等于 32μg/ml 的肠球菌视为耐万古霉素肠球菌（vancomycin reisstant enteroccoccus，VRE）。

【你需了解】

● 参考值　同上。

● VRE 目前尚无有效的治疗方法，但是对青霉素敏感的 VRE 可用青霉素和庆大霉素联合治疗，若对青霉素耐药而不是高水平耐氨基糖苷类可用壁霉素加庆大霉素。

4 超广谱β-内酰胺酶肠杆菌科细菌(ESBL)检测

超广谱β-内酰胺酶是一种水解青霉素、头孢菌素及单环酰胺类的酶，主要由克雷伯菌和大肠埃希菌、肠杆菌等细菌产生，当通过筛选法时对头孢泊肟、头孢他啶(10μg/片)抑菌圈小于或等于22mm或氨曲南、头孢噻肟(30μg/片)小于或等于27mm的菌株，经头孢他啶(30μg/片)、头孢他啶/克拉维酸(30μg/片)；头孢噻肟30μg、头孢噻肟/克拉维酸(30μg/片)二组确证试验，其结果为二组中任何一组药物，加克拉维酸与不加克拉维酸的抑菌圈相比，增大值大于或等于5mm时即判定为产ESBL菌株。

【你需了解】

● 参考值　同上。

● 产ESBL克雷伯菌和大肠埃希菌不论其体外药物敏感试验结果如何，对青霉素、头孢菌素和氨曲南治疗无效。

感染免疫学检测

△ 感染免疫检测

1 链球菌溶血素“O”(ASO)测定

A群溶血性链球菌产生的溶血素“O”(SLO)能溶解红细胞。通过的ASO测定可辅助诊断A群溶血性链球菌的感染。目前通常用乳胶凝集法。

【你需了解】

● 正常结果　阴性。

● ASO阳性常见于A群溶血性链球菌感染引起的疾病，如感染性心内膜炎、风湿热、扁桃体炎及链球菌感染后肾小球肾炎等。

【你需就医】

● 临床出现发热、咽痛、乏力、胸闷、血尿等症状，ASO测定阳性。

【特别提示】

● 正常人群中链球菌感染相当常见，故正常人血清中也有一定量的ASO，但一般在500U以下。

● 抗溶血性链球菌抗体可持续几个月或几年，因此ASO阳性不一定表示近期感染。

2 肥达(Widal)反应

肥达反应是诊断伤寒和副伤寒的传统血清血试验。人类感染伤寒或副伤寒沙门菌后1～2周可在血清中出现抗体，用已知的伤寒沙门菌的O、H抗原和甲、乙副伤寒沙门菌H抗原与不同稀释度的患者的血清做定量凝集试验，从而测定患者体内抗体含量的多少及增长情况。检测此抗体可辅助诊断伤寒及副伤寒。

【你需了解】

● 正常结果　O凝集价低于1:80；伤寒H凝集价低于1:160；副伤寒A、B、C凝集价低于1:80。

● O升高，H正常　伤寒发病早期或其他沙门菌感染的交叉反应。

● O正常，H升高　不久前曾患过伤寒或伤寒疫苗接种后，或非特异性回忆反应。

● O升高，H升高　伤寒可能性大。

● O升高，A、B、C任何一项升高　可能分别为副伤寒甲、乙、丙。

【你需就医】

● 临床出现发热、腹部不适、缓脉、皮疹等，肥达试验阳性。

【特别提示】

● 肥达反应单次效价增高，判断的可靠性差，必要时进行动态观察，若双份血清效价增高超过4倍，则诊断价值较大。

● 早期使用抗生素和肾上腺皮质激素及免疫力低下的伤寒患者，肥达反应可出现阴性。

3 结核分支杆菌抗体和DNA检测

结核分支杆菌分离培养所需时间比较长，实验室可用抗体及DNA检测辅助诊断结核分支杆菌的感染。

【你需了解】

● 正常结果 ELISA 法检测结核抗体阴性;PCR 法检测结核分支杆菌 DNA 阴性。

● ELISA 法为血清学方法测结核抗体,灵敏度和特异度可达 90%,比传统的痰涂片找结核分支杆菌和细菌培养方法简便、快速、灵敏。

● PCR 方法检测结核分支杆菌 DNA 灵敏度高,特异性强而且速度快,但应防止标本污染引起的假阳性。

【你需就医】

● 临床上出现盗感汗、乏力、午后潮热、体重下降、咳嗽、胸部不适,上述检测有阳性发现。

【特别提示】

● ELISA 测结核抗体可能出现一定的假阳性,因为结核菌素试验阳性的健康人也可出现低水平结核抗体。

4 反应蛋白(CRP)测定

CRP 是人体血浆中的一种正常蛋白组分,含量甚微,当机体发生各种炎症时,肝脏合成及分解 CRP 的速率增加。通过 CRP 测定可辅助诊断各种炎症。检测方法主要为免疫比浊法。

【你需了解】

● 正常结果 新生儿低于 0.6mg/L;婴儿低于 1.6mg/L;成人低于 8.2mg/L。

● 风湿热活动期,CRP 有明显升高,可达 200mg/L 以上。

● 各种组织创伤时 CRP 常可在发病后的数小时内迅速升高,如心肌梗死、烧伤、严重创伤大手术等。

● 恶性肿瘤、器官移植后的排异反应及妊娠时也可见 CRP 的明显升高。

【你需就医】

● 不同的疾病有不同的临床表现,当出现一定的临床症状伴 CRP 反应性升高。

【特别提示】

● CRP 可以作为细菌性感染和病毒性感染的鉴别诊断指标。

● 细菌感染特别是革兰阴性杆菌感染,CRP 常明显增高。

● 病毒性感染时 CRP 升高不明显或轻度增高。

△ 病毒感染免疫检测

1 甲型肝炎病毒(HAV)抗原、抗体检测

甲型肝炎病毒通常经口感染,可留取粪便检测其中的 HAV。在甲型肝炎的隐性感染及显性感染时期都可以检测甲型肝炎病毒抗体。

【你需了解】

● 甲型肝炎病毒(HAV)抗原的检测

(1) 正常结果 阴性。

(2) 阳性表示患者粪便中有 HAV,表明该患者为甲型肝炎患者。

● 甲型肝炎病毒抗体的检测

(1) 正常结果 HAV - IgM、HAV - IgG 均阴性。

(2) 阳性表示该患者患甲型肝炎。可先后出现两种抗体:HAV - IgM 抗体出现较早,可用作甲型肝炎的早期诊断和鉴别诊断;其后可出现 HAV - IgG 抗体阳性,表明甲型肝炎感染或接种疫苗后机体获得对 HAV 免疫力。如两者均呈阴性,可排除感染。

【你需就医】

● 临床上有乏力、纳差、恶心、呕吐、尿黄等前驱症状,上述检测有阳性发现。

【特别提示】

● 患者对周围人群有传染性,应采取隔离措施。甲型肝炎慢性变或恶化的可能性小,预后较好。

2 乙型肝炎病毒(HBV)抗原、抗体检测

乙肝病毒主要通过血液传播,也可经性接触、唾液及母婴传播。实验诊断主要可检测乙肝病毒的抗原或抗体。

【你需了解】

● 乙型肝炎病毒表面抗原(HBs - Ag)检测

(1) 正常结果:阴性。

(2) 阳性为 HBV 早期感染和持续感染的指标,也可能是无症状的 HBV 携带者。

● 乙型肝炎病毒表面抗体(HBs - Ab)检测

(1) 正常结果:阴性。

(2) 是上述表面抗原的抗体。出现 HBs - Ab 表明机体对 HBV 产生免疫。HBs - Ab 可出现于乙型肝炎恢复期或经注射乙型肝炎疫苗后,也可通过输血等途径被动获得。

● 乙型肝炎病毒 e 抗原(HBs - Ag)检测

(1) 正常结果:阴性。

(2) 在 HBs - Ag 呈阳性后不久即可出现,是急性活动性感染的早期指标,在感染的高峰出现。携带者如检出 HBe - Ag,表明其有较高的传染性。

● 乙型肝炎病毒 e 体(HBe - Ab)检测

(1) 正常结果:阴性。

(2) 是上述 e 抗原的抗体。急性期从患者出现 e 抗原到产生 e 抗体的转变,表明病情好转;携带者如检出 Hbe - Ab,表示其传染性降低。

● 乙型肝炎病毒核心抗体(HBc - Ab)检测

(1) 正常结果:阴性。

(2) 是针对乙型肝炎病毒核心抗原的抗体。HBc - IgM 抗体:在乙型肝炎的急性期可检出高滴度的 HBc - IgM,是鉴别既往感染和现在感染的指标。HBc - Ab200 倍稀释后检测:高滴度和低滴度的意义不同。低滴度:稀释 200 倍后,效价下降 80% 以上,表示既往感染。高滴度:稀释 200 倍后,效价下降 10% 以下,表明是现在的 HBV 感染,可同时伴有 HBs - Ag 阳性。

● 前 S_2 抗原($PreS_2$ - Ag)检测

(1) 正常结果:阴性。

(2) 该抗原与传染性密切相关。阳性提示病毒复制活跃。

● 抗前 S_2($PreS_2$ - Ag)检测

(1) 正常结果:阴性。

(2) 是 HBV 的中和抗体,如较早出现提示预后良好。

【你需就医】

● 临床上有乏力、纳差、恶心、呕吐、肝区不适、尿黄等前驱症状,上述检测有阳性发现。

【特别提示】

● “大三阳”及“小三阳”的意义 所谓“大小三阳”是指进行“乙型肝炎抗原二对半检查”(简称为乙肝二对半)的两种不同结果。“二对半”中的第一对是指表面抗原(HBsAg)和表面抗体(抗 - HBs),第二对是 e 抗原(HBeAg)和 e 抗体(抗 - HBe),另外第三对是核心抗体(抗 - HBc)和核心抗原(HBcAg)。由于在肝细胞中,核心抗原已被全部装配成乙肝病毒,血清中没有游离的核心抗原,故在周围血液中只能检测到第三对中的半对,即核心抗体,故称二对半。“大三阳”是指表面抗原、e 抗原和核心抗体检测均是阳性。一般认为,“大三阳”传染性相对较强,同时演变成慢性乙型肝炎的可能性也比较大。“小三阳”是指表面抗原、e 抗体和核心抗体检测均是阳性。“大三阳”区别“小三阳”在于其 e 抗原阳性。“小三阳”通常是由“大三阳”转变而来,是人体针对 e 抗原产生了一定程度的免疫力。一般认为“小三阳”的传染性较小。

● 乙肝感染标志或乙肝病毒表面抗原携带者不能献血。

3 丙型肝炎病毒(HCV)抗体检测

丙型肝炎主要通过血液传播,常见于输血后感染。急、慢性患者及亚临床状态均是传染源,实验室可检测 HCV - IgM、IgG。

【你需了解】

● 正常结果 HCV - IgM、IgG 均阴性。

● 患丙型肝炎后 HCV 抗体出现较迟,一般在 2～6 月后 HCV - IgM 出现,对急性丙型肝炎的诊断具有意义。持续存在则预示疾病有慢性化趋势，所以与疾病的活动性有一定相关性。

● HCV－IgG 出现较迟，阳性可作为丙型肝炎诊断的标志，但不能用以区分慢性感染或估测感染的活动状态。

【你需就医】

● 临床上有乏力、纳差、恶心、呕吐、肝区不适、尿黄等前驱症状，抗体检测阳性。

【特别提示】

● HCV 抗体检测阳性者不能献血。

4 丁型肝炎病毒（HDV）抗体检测

丁型肝炎可通过血液、体液、性接触及母婴传播，主要传染源是患者和丁肝病毒携带者。实验室主要检测丁型肝炎病毒（HDV）抗体。

【你需了解】

● 正常结果　阴性。

● 血清丁肝抗体一般在感染 6 周以后出现。持续存在的高滴度血清丁肝抗体是慢性感染的指标。

● 在 HBV 存在的基础上合并 HDV 感染，合并感染后更容易发病，也容易形成重症或暴发型肝炎。

【你需就医】

● 临床上有乏力、纳差、恶心、呕吐、肝区不适、尿黄等前驱症状，抗体检测阳性。

【特别提示】

● 患者及慢性病毒携带者对周围人群有传染性，应采取隔离措施。

● 因常在 HBV 存在的基础上合并 HDV 感染，故对献血员进行 HBsAg 筛选。

5 戊型肝炎病毒（HEV）抗体检测

戊型肝炎是经粪－口途径传播，常由饮水污染引起爆发流行。实验室主要检测戊型肝炎病毒抗体抗 HEV－IgM 及抗 HEV－IgG。

【你需了解】

● 正常结果　两者均阴性。

● 抗 HEV－IgM 阳性表示感染早期或现症感染，抗 HEV－IgG 阳性表示戊型肝炎感染或接种疫苗后机体获得对 HEV 免疫力。如两者均呈阴性，可排除感染。

【你需就医】

● 临床上有乏力、纳差、恶心、呕吐、肝区不适、尿黄等前驱症状，抗体检测阳性。

【特别提示】

● 患者对周围人群有传染性，应采取隔离措施。

6 柯萨奇病毒（Cox）抗体检测

柯萨奇病毒临床上可引起多种疾病。实验室主要检测柯萨奇病毒抗体 IgM 及 IgG。

【你需了解】

● 正常结果　阴性。

● 柯萨奇病毒特异性 IgM 抗体阳性提示现症感染，特异性 IgG 阳性表示既往感染。柯萨奇病毒的血清型与所致疾病的关系见表 4－3－1。

表 4－3－1　柯萨奇病毒的血清型与所致疾病的关系

A 群（1－24 型）	B 群（1－6 型）
无菌性脑膜炎、脑炎（2、4、7、9、10 型）	无菌性脑膜炎、脑炎（1－6 型）
四肢麻痹（7、9 型）	四肢麻痹（2－5 型）
流行性胸痛或肌痛（4、6、9、10 型）	新生儿全身感染（2－5 型）
手足口综合征（4、5、9、10、16 型）	流行性胸痛或肌痛（1－5 型）
上呼吸道感染（2、10、21、24 型）	急性心包炎（1－6 型）

（续表）

A 群(1-24 型)	B 群(1-6 型)
新生儿肺炎 9、16	上呼吸道感染、肺炎(4、5 型)
皮疹(4、5、6、16 型)	皮疹(5 型)
肺炎(4、9 型)	肺炎(5 型)
急性出血性结膜炎(24 型)	不明发热(1-6 型)

【你需就医】

● 柯萨奇病毒所致的不同疾病有不同的临床表现，当出现相应的不适症状及抗体检测阳性时应就医。

【特别提示】

● 柯萨奇病毒主要为粪-口途径传播，应做好粪便管理，切断传染源。

7 EB 病毒(EBV)衣壳抗体检测

EB 病毒属于疱疹病毒科，它与多种疾病有关，如鼻咽癌、霍奇金病和其他淋巴瘤。EBV 感染的细胞中可产生多种特异性病毒抗原，如 EBV 早期抗原(EA)，EBV 衣壳抗原(VCA)，EBV 膜抗原等。以上抗原都能产生相应的抗体。实验室主要检测 EB 病毒抗体。

【你需了解】

● 正常结果　阴性。

● 病毒衣壳抗原(VCA)刺激产生的抗-VCA IgM 阳性是近期感染的指标，一般持续 4～8 周，常见于传染性单核细胞增多症。抗-VCA IgA 阳性则常见于咽癌，支气管肺癌、甲状腺癌、慢性鼻咽部炎症也可见阳性。

● 正常人也可出现阳性，阳性率约为 3.4%。

【你需就医】

● EB 病毒所致的不同疾病有不同的临床表现，当出现相应的临床症状，EB 病毒抗体检测阳性时需就医。

【特别提示】

● EB 病毒主要通过唾液传播，注意做好防护，切断传染源。

8 脊髓灰质炎病毒抗体检测

脊髓灰质炎病毒是引起脊髓灰质炎的病原体。该疾病传播广泛，是一种急性传染病。病毒常侵犯中枢神经系统，损害脊髓前角运动神经细胞，导致肢体松弛性麻痹，多见于儿童，故又名小儿麻痹症。

【你需了解】

● 正常结果　阴性。

● 机体感染该病毒数天后，血清中依次出现 IgM、IgG。IgG 是中和抗体，能够阻止病毒向中枢神经系统扩散并将病毒清除，对同型病毒有免疫力，在机体内持续时间很长，因此双份血清抗体效价升高 4 倍或 4 倍以上具有诊断价值。

● IgM 出现较早，消失较快，可做近期诊断。

【你需就医】

● 病程的不同阶段及类型，其临床表现轻重程度不一，表现有发热、乏力、头痛、肌痛、颈项强直及脑膜刺激症状，甚至松弛性麻痹。脊髓灰质炎病感染后果严重，当出现上述症状，抗体检查阳性时应及时就医治疗。

【特别提示】

● 应早期发现、早期治疗，隔离患者。

● 脊髓灰质炎病毒主要为粪-口途径传播，应管理好患者的分泌物及粪便，切断传播途径。

9 麻疹病毒抗体检测

麻疹病毒是引起麻疹急性传染病的病原体。实验室主要检测麻疹病毒的抗体。

【你需了解】

● 正常结果　阴性。

● 典型的麻疹患者不通过实验室检查即可诊断,但轻型及不典型的患者仍需借助实验室检测麻疹病毒特异性 IgM 抗体进行早期诊断。

【你需就医】

● 临床上出现发热,皮疹(自上而下发展)、口腔黏膜斑,麻疹病毒抗体阳性。

【特别提示】

● 主要通过前驱期和出疹早期患者鼻咽分泌物及飞沫传染,在此期间应隔离患者。

10 人类轮状病毒(HRV)抗体检测

人类轮状病毒是引起婴幼儿急性肠胃炎的主要病原体,也可引起较大儿童和成人腹泻。实验室主要检测 HRV 抗体。

【你需了解】

● 正常结果　阴性。

● 检测发病初期及第 2、3 周的双份血清抗体,其效价呈 4 倍或以上升高者,有诊断价值,但不能早期诊断。

【你需就医】

● 临床上有呕吐、腹痛、腹泻、发热,HRV 抗体检测阳性。

【特别提示】

● 人类轮状病毒通常在寒冷的季节流行,主要经口－粪途径传播,需做好粪便和水源的管理。

11 流行性乙型脑炎病毒抗体检测

流行性乙型脑炎由乙型脑炎病毒引起,为人畜共患的自然疫源性疾病。实验室主要检测流脑病毒抗体。

【你需了解】

● 正常结果　阴性。

● 流行性乙型脑炎病毒特异性抗体 IgM 一般在发病的 3～4 天出现,在发病第二周可以在脑脊液中检测到,可用于流行性乙型脑炎的早期诊断。

● IgG 抗体出现较晚,但维持时间可达 5～15 年,用于人群免疫水平的流行病学调查。两者均阴性可排除感染。

【你需就医】

● 临床上出现高热、惊厥、意识障碍、脑膜刺激征及其他神经症状,乙脑病毒抗体检测阳性。

【特别提示】

● 蚊子是乙脑的传播媒介,灭蚊是切断传播途径的手段之一。

12 人免疫缺陷病毒(HIV)抗体检测

人免疫缺陷病毒是引起人类免疫缺陷病,即艾滋病的病原体。实验室主要检测 HIV 抗体。实验室抗体检测主要包括:① 初筛试验,包括 ELISA 法、凝集法、斑点印迹法等;② 确诊试验,包括 Western 印迹法、免疫荧光组化等。

【你需了解】

● 正常结果　上述检测均阴性。

● 诊断 HIV 感染一般用 ELISA 法检测血清或其他体液中的 HIV 抗体来进行初筛,阳性标本需进行第 2 次,甚至第 3 次 ELISA 检测,仍为阳性者,需用 Western 印迹法或抗原检测来确证。结果阳性者表明感染了 HIV。但是,对于近期感染者,要在 2～6 周或更长的时间才能产生 HIV 抗体。当血清学不能确诊时,需做病毒核酸检测,尤其是对于一些需要早期诊断和治疗的高危人群。

【你需就医】

● 有不洁性接触及血、注射器接触史,临床出现持续性低热、盗汗、乏力、体重下降,皮肤出现斑丘疹等,HIV 抗体或抗原检测阳性。

【特别提示】

● 艾滋病通过性接触、血液、母婴传播,可疑感染时应注意做好防护。

13 流感病毒抗体检测

流感病毒是引起流感的病原体,流感病毒经呼吸道传播,具较强的传染性。实验室通过检测流感病毒抗体进行病原体诊断。

【你需了解】

● 正常结果　阴性。

● 同时检测患者急性期和恢复期血清中

病毒相应抗体的效价,当恢复期抗体效价比急性期时升高4倍或4倍以上,可以确诊。采集发病近期血清并检出特异性病毒抗体(IgM/IgA)也有助于诊断。

【你需就医】

● 临床上出现发热、上呼吸道感染症状、肌痛,甚至呼吸困难等,流感病毒抗体检测阳性。

【特别提示】

● 流感病毒传染性强,播散迅速,在易感人群中易形成大流行。流行期间应尽量避免人群聚集,公共场所如剧院、宿舍应常通风换气,必要时进行空气消毒。

14 腮腺炎病毒抗体检测

流行性腮腺炎是由腮腺炎病毒引起的急性、全身性感染,多见于儿童及青少年,以痛性腮腺肿大为主要临床特征。实验室主要检测腮腺炎病毒抗体。

【你需了解】

● 正常结果 阴性。

● 采集早期及恢复期双份血清测定抗体效价,如效价4倍以上升高可认为是腮腺炎病毒感染。

● IgM抗体在疾病早期出现,可作为早期诊断的指标。

【你需就医】

● 有发热、畏寒、头痛、咽痛、食欲不佳、恶心、呕吐、全身疼痛等,数小时腮腺肿痛,抗体检测阳性。

【特别提示】

● 腮腺炎病毒通过飞沫传播,应早期隔离可疑患者直至腮腺肿完全消退为止。

△ TORCH感染免疫检测

TORCH是一组病原微生物的英文名称缩写。T指弓形虫,O指其他病原微生物,R为风疹病毒,C为巨细胞病毒,H为单纯疱疹病毒。这组病原体常可通过胎盘传给胎儿,引起围生期感染,导致流产、死胎、早产、先天畸形和智力障碍等各种异常。在许多地区以TORCH抗体检查作为孕期检查的常规项目。

1 弓形虫抗体检测

弓形虫病是由刚地弓形虫引起的全身性感染,以淋巴结肿大及多脏器受累为特征,实验室可通过检测抗体来辅助诊断。

【你需了解】

● 正常结果 阴性。

● 抗体检测阳性可辅助诊断弓形虫感染。

【你需就医】

● 有发热、咳嗽、厌食、精神萎靡、虚弱,眼和鼻有分泌物,黏膜苍白,呼吸困难,出血性腹泻等临床表现,抗体检测阳性。

【特别提示】

● 猫和其他宠物是弓形虫病的主要传染源,应注意管理传染源。

● 弓形虫可经胎盘感染胎儿,引起流产及死胎。孕妇应常规检查弓形虫,如检查阳性应终止妊娠。

2 风疹病毒(RV)抗体检测

风疹是由风疹病毒引起的出疹性呼吸道感染病。实验室通过检测RV抗体来辅助诊断风疹。

【你需了解】

● 正常结果 阴性。

● 采集早期及恢复期双份血清测定抗体效价,如效价4倍以上升高可认为是风疹病毒感染。

● 如出生时即有高效价抗体,可确诊为先天性风疹。

【特别提示】

● 风疹病毒由密切接触及飞沫传播,发病全程及亚临床感染者均可排出病毒,不易全面隔离,可疑感染时应注意管理好呼吸道分泌物以及尿、粪等。

3 巨细胞病毒(CMV)抗体检测

CMV可引起全身感染,多脏器受累。实验室通过检测CMV抗体来辅助诊断。

【你需了解】

● 正常结果 阴性。

● 采集早期及恢复期双份血清测定抗体效价，如效价 4 倍以上升高可认为是巨细胞病毒感染。

【你需就医】

● 新生儿出现黄疸、低体重、嗜睡、肝脾肿大等，成人出现发热、淋巴结炎，抗体检测阳性。

【特别提示】

● CMV 可通过胎盘传染胎儿致先天畸形，如孕妇发现感染应终止妊娠。

● CMV 可通过密切接触患者、血液途径传染，尤其是器官移植，故需对供者进行 CMV 抗体筛查。

4 单纯疱疹病毒（HSV Ⅰ、Ⅱ）抗体检测

单纯疱疹是由 HSV 引起。临床特征是皮肤与黏膜出现簇状水泡，全身症状较轻。HSV－Ⅰ型引起上半身（口唇型）感染，HSV－Ⅱ型引起下半身（生殖器型）感染。实验室可通过测定单纯疱疹病毒抗体辅助诊断单纯疱疹。

【你需了解】

● 正常结果　阴性。

● 采集早期及恢复期双份血清测定抗体效价，如效价 4 倍以上升高可认为是巨细胞病毒感染。

【你需就医】

● 临床上皮肤与黏膜出现簇状水泡伴发热、肌痛等不适，抗体检测阳性。

【特别提示】

● HSV－Ⅰ型主要通过接触患者分泌物或飞沫传播，HSV－Ⅱ型主要通过性接触及产道传播。当发生感染时应注意控制好传染源，做好防护。

性传播疾病检测

1 梅毒

本病为梅毒螺旋体梅毒亚种引起的性传播疾病。侵入人体的梅毒螺旋体在皮肤黏膜下增殖，并迅速沿着淋巴管到达附近淋巴结，在侵入部位产生的炎症反应为硬下疳。当局部淋巴结中的病原体进入血液，沿血流播散全身皮肤黏膜引起皮肤损害。检测方法有梅毒螺旋体暗视野显微镜检查、梅毒螺旋体镀银染色检查、非梅毒螺旋体血清试验、梅毒螺旋体血清试验。

【你需了解】

● 梅毒螺旋体暗视野显微镜检查

（1）正常结果　不能查见密螺旋体。

（2）标本查见密螺旋体即可确诊，尤其对一期和二期梅毒的诊断有重要价值。

● 梅毒螺旋体镀银染色检查

（1）正常结果　不能查见密螺旋体。

（2）标本查见密螺旋体即可确诊；当标本为阴性时，不能完全排除梅毒。

● 非梅毒螺旋体血清试验

临床常用的有性病研究实验室试验（VDRL）、快速血浆反应素试验（RPR）两种方法。

（1）正常结果：均为阴性。

（2）VORL 阳性者出现＋～＋＋＋＋；RPR 阳性者卡片圆圈中出现黑色颗粒沉淀物。

（3）非梅毒螺旋体试验阳性表示：现症感染，接受治疗或未经过治疗的近期感染，生物学假阳性结果。上述试验特异性不高，若阳性者需用特异性梅毒螺旋体血清试验证实。该试验还可用于疗效观察。

● 梅毒螺旋体血清试验

包括有荧光梅毒螺旋体抗体吸收试验（FTA－ABS）、抗梅毒螺旋体微量血球凝集试验（TPHA）、螺旋体 IgM 抗体检测试验。

（1）FTA－ABS 和 TPHA 均以＋～＋＋＋＋为判断结果。

（2）为排除假阳性，所有标本必须用特异性螺旋体试验进行确诊。梅毒螺旋体试验阳性表示：现症感染，接受或未接受过治疗的近期感染，既往感染。该试验为梅毒的确证

试验。

【你需就医】

● 有不洁性接触史，皮肤、黏膜出现损害，上述检测有阳性发现。

【特别提示】

● 一期梅毒首选梅毒螺旋体显微镜检查法。

● 二期选用梅毒血清学检测，包括筛选和确证试验。

● 当血清学试验结果不一致时应重复试验，或重新采集标本检测。

● 早期梅毒可能出现 3 种检测结果：① PRP（+）但 TPHA（-）；② RPR（-）但 TPHA（+）；③ RPR 和 TPHA 均为（-）。为了确诊或排除梅毒，必须在 2～3 周后重新采取血清进行试验，或做 FTA-ABS 检测，因为 FTA-ABS 是原发早期梅毒最敏感的试验。

2 淋病

本病为淋病奈瑟菌引起的性传播疾病。患者有尿急、尿频、尿痛，尿道口、宫颈口及阴道口有脓性分泌物。检测方法有泌尿生殖道分泌物涂片显微镜检查，淋病奈瑟菌分离、培养和鉴定，淋病抗体检测和淋病奈瑟菌核酸检测。

【你需了解】

● 泌尿生殖道分泌物涂片显微镜检查

（1）正常结果：不能查见革兰阴性双球菌。

（2）该方法对男性淋菌性尿道炎患者的检出敏感性和特异性达 95% 以上，具有初步诊断价值。对女性患者的检出敏感性仅 50% 左右，主要受女性宫颈分泌物中形态类似淋病奈瑟菌的正常菌群影响，WHO 不推荐涂片法作为女性患者诊断标准。

● 淋病奈瑟菌分离、培养和鉴定

（1）正常结果：淋病奈瑟菌培养阴性。

（2）该方法是 WHO 推荐的淋病筛查的唯一方法，也是诊断的“金标准”，对男性及女性患者均适用。

● 淋病抗体检测

（1）正常结果：阴性。

（2）用胶乳凝集法、免疫荧光、补体结合试验、血凝试验、ELISA 方法等血清学试验都可检测血清中的淋球菌抗体，但是敏感性和特异性均不高，且不能区分现症感染还是既往感染。

● 淋病奈瑟菌核酸检测

（1）正常结果：阴性。

（2）PCR 目前不作为常规诊断方法。若用衣原体、支原体、淋病奈瑟菌混合 PCR 引物，可同时检测几种性病病原体核酸，在科研上较为广泛应用。

【你需就医】

● 有不洁性接触史，临床上有尿急、尿频、尿痛和尿道流脓等急性淋菌性尿道炎症状，上述检测有阳性发现。

【特别提示】

● 淋病奈瑟菌的分离、培养鉴定法是实验诊断的“金标准”，若标本分离、培养出革兰阴性双球菌，鉴定结果为淋病奈瑟菌，那么淋病的诊断是肯定的。

● 非培养方法中，涂片直接镜检在男性患者中有初步诊断价值。

● 免疫学方法检测淋病奈瑟菌抗原或核酸检测方法尚不是常规的临床应用方法。

● 取样方法的正确与否与实验诊断结果密切相关。由于淋病奈瑟菌对干燥和寒冷抵抗力弱，应立即送检，最好床边接种。

3 软下疳

软下疳是由杜克嗜血杆菌引起急性多发性疼痛性生殖器溃疡和腹股沟淋巴结炎。检测方法主要有下疳渗出物涂片显微镜检查、杜克嗜血杆菌分离培养鉴定。

【你需了解】

● 下疳渗出物涂片显微镜检查

（1）正常结果：阴性。

（2）敏感性低于 50%，又由于生殖器溃疡中有多种微生物寄居，因此观察不便。

（3）不推荐用于诊断软下疳。

● 杜克嗜血杆菌分离培养鉴定

(1) 正常结果:阴性。

(2) 分离培养鉴定为软下疳实验室诊断的"金标准",该试验的敏感性为56%~90%,特异性为100%。

【你需就医】

● 有不洁性接触史,外生殖器出现疼痛性溃疡,上述检测有阳性发现。

【特别提示】

● 由于生殖器溃疡中有多种微生物寄居,不推荐用下疳渗出物涂片显微镜检查,杜克嗜血杆菌分离培养鉴定阳性是诊断软下疳的金标准。

4 生殖道沙眼衣原体感染

本病是由沙眼衣原体引起的性传播疾病,在外生殖器可出现溃疡。主要检测方法有沙眼衣原体培养、沙眼衣原体抗原检测、直接免疫荧光法。

【你需了解】

● 沙眼衣原体培养

(1) 正常结果:阴性。

(2) 临床意义:本试验可作确证试验和治疗后的判愈试验,其特异性可达100%。

● 沙眼衣原体抗原检测

(1) 正常结果:阴性。

(2) 阳性标本在"结果窗"见一条颜色细线,"质控窗"显示一条细线。

(3) 此法仅可诊断女性宫颈沙眼衣原体感染,敏感性为87%,特异性为98.8%。

● 直接免疫荧光法

(1) 该试验利用荧光标记的抗沙眼衣原体外膜蛋白或脂多糖单克隆抗体与标本中沙眼衣原体抗原结合,在荧光显微镜下,阳性者可见到亮苹果绿的原体和网状体。

(2) 正常结果:阴性。

(3) 特异性和敏感性低于培养法,但已有商品化试剂盒供应,使用方便。判断结果时,易受主观因素影响。

【你需就医】

● 有不洁性接触史,外生殖器出现溃疡,上述检测有阳性发现。

【特别提示】

● 衣原体细胞培养法为生殖道沙眼衣原体感染的确证试验,但由于费时费力,临床上较难以普遍开展。

● 免疫荧光抗原检测方法需要一定的实验设备,且要求在衣原体流行率较高(大于10%)的状况下使用。

● 快速抗原检测方法必须在标本中有足够数量的沙眼衣原体抗原才能被检测到,厂家仅推荐用于诊断女性生殖道沙眼衣原体感染。

5 生殖器疱疹

生殖器疱疹主要由单纯疱疹病毒(HSV)引起,临床上外生殖器出现成群疱疹。主要检测方法有HSV分离培养和鉴定、HSV细胞学检查、抗原检测法、HSV抗体检测。

【你需了解】

● HSV分离培养和鉴定

(1) 正常结果:阴性。

(2) 临床意义:细胞培养是HSV检测"金标准",特异性强,标本中含有1~10个感染性病毒颗粒即可检出。

● HSV细胞学检查

(1) 正常结果:阴性。

(2) 该方法有助于临床诊断,该法敏感性为病毒培养法的50%~70%,特异性不高,目前不主张用此方法作生殖器疱疹的诊断。

● HSV抗原检测

(1) 正常结果:阴性。

(2) 免疫荧光试验敏感性是病毒分离培养方法的70%~90%,由于方法简单,敏感性特异性极强,是目前临床HSV检测的常用方法。

● HSV抗体检测

(1) 正常结果:阴性。

(2) IgM型抗体阳性具有诊断意义;恢复期抗体滴度较急性期增加4倍或4倍以上时有诊断意义。

(3) HSV 型特异性血清抗体检测是发现亚临床 HSV 感染的最可行手段,对防止 HSV 的性传播和母婴传播有着重要意义。

【你需就医】

● 有不洁性接触史,外生殖器出现成群疱疹,上述检测有阳性发现。

【特别提示】

● 病毒的分离培养是检测 HSV 的"金标准",尤其是改良的培养法可缩短检测病毒时间,临床上对有症状患者首先使用该方法。

● 免疫荧光检测抗原由于方法简单、敏感性和特异性好,是目前临床上检测 HSV 的常用方法,亚临床无症状生殖器疱疹感染则采取 HSV 型特异性血清抗体检测。

6 尖锐湿疣

尖锐湿疣是由人类乳头瘤病毒(HPV)感染所致的生殖器、会阴和肛门部位的表皮瘤样增生物。主要检测方法有免疫组织化学染色法检查 HPV 抗原、核酸杂交试验和聚合酶链反应(PCR)检测 HPV。

【你需了解】

● 免疫组织化学染色法检查 HPV 抗原

(1) 正常结果:阴性。

(2) 该法敏感性不高,但特异性强。阳性结果基本确定为 HPV 感染。

● 核酸杂交试验检测 HPV

(1) 正常结果:阴性。

(2) 杂交方法有很高的检出敏感性及特异性,一般无假阳性反应。印迹法和组织原位杂交法阳性结果还可进行组织定位观察,采用不同的探针还能进行 HPV 分型研究。目前在 HPV 感染性疾病的诊断中,是一种敏感而可靠的方法。

● 聚合酶链反应(PCR)

(1) 正常结果:阴性。

(2) 该方法是目前检查 HPV 感染最敏感的方法,且简便、快速,临床上广泛应用。

【你需就医】

● 有不洁性接触史,外生殖器、会阴及肛周部位出现表皮瘤样增生物,上述检测有阳性发现。

【特别提示】

● 由 HPV 病毒感染所致尖锐湿疣实验室诊断方法有两大类,一是检查 HPV 感染的间接证据,如组织学和细胞学检查,它的方法简便,易于临床;另一大类 HPV 感染直接证据,即免疫组化、核酸杂交及 PCR 检查,由于这些方法相对繁杂,临床使用有一定的限制。

7 细菌性阴道病

细菌性阴道病(BV)是一种独立的临床疾病,BV 患者阴道微生态系统发生改变,乳杆菌减少或消失,而阴道加德纳菌、厌氧菌及人型支原体过度生长,导致厌氧菌代谢产物胺类增加而乳杆菌的代谢产物乳酸减少,使阴道分泌物 pH 值增加。主要检测方法有阴道分泌物 pH 测定和胺试验、线索细胞检查和阴道分泌物涂片菌群检查。

【你需了解】

● 阴道分泌物 pH 测定和胺试验

(1) 正常结果:阴道分泌物 pH <4.5;胺试验阴性。

(2) pH 值测定敏感性较高,达 92%~97%,但特异性不高。

● 线索细胞检查

(1) BV 病时阴道正常菌群发生变化,过度生长的阴道加德纳菌和厌氧菌吸附在阴道鳞状上皮细胞表面,使细胞边缘模糊不清呈锯齿状,形成特殊外观的线索细胞。

(2) 线索细胞占全部上皮细胞 20% 以上时可以作为诊断 BV 标准。

● 阴道分泌物涂片菌群检查

(1) BV 患者阴道内乳杆菌减少或消失,而阴道加德纳菌、厌氧菌及人型支原体过度生长,取阴道分泌物做涂片菌群检查。

(2) 可通过 Nugent 评分标准(0~10 分)判断,6 分以上为 BV 病。

【你需就医】

● 阴道分泌物增多伴臭味,上述检测有

阳性发现。

【特别提示】

● 阴道分泌物常因月经血污染，宫颈黏液或滴虫感染会致 pH 升高，阴道分泌物 pH 测定和胺试验宜回避经期。

● 诊断 BV 病主要根据临床特征，实验诊断标准为下述4项中之3项即可诊断。①阴道壁上附有稀薄、均匀的灰白色分泌物；②阴道分泌物 pH >4.5；③胺试验阳性；④分泌物查见线索细胞。故上述试验是检测 BV 病的必做试验。细菌的培养、Nugent 计分均可判断阴道菌群，有助于 BV 病的诊断。

8 生殖道假丝酵母菌病

本病由白色念珠菌引起。妇女常有外阴刺激症状和皂片状阴道分泌物，往往刺激症状严重时而分泌物增多不明显；男性常为无症状带菌者，偶尔也可见尿道少量分泌物。可用直接镜检、分离培养、芽管形成试验、厚膜孢子形成试验进行检测。

直接镜检：患者分泌物做涂片染色，查见出芽的酵母菌与假菌丝。分离培养：接种沙保培养基分离培养，培养物镜检见假菌丝及芽生孢子。芽管形成试验：镜检可见芽生孢子和芽管形成。厚膜孢子形成试验：在菌丝顶端、侧缘或中间见厚膜孢子。

【你需了解】

● 正常结果　上述检测均阴性。

● 从阴道、阴茎或包皮取分泌物涂片，在显微镜下检查找到酵母菌即可作出诊断。作培养基接种可使阳性率提高 25%，并进一步做芽管形成及厚膜孢子形成试验。

【你需就医】

● 临床上妇女常有外阴刺激症状和阴道分泌物，男性阴茎和包皮刺激症状和疼痛，特别在性交之后，阴茎和包皮可发红并有白色奶酪样物质。上述试验有阳性发现。

【特别提示】

● 诊断时应注意结合临床，避免把非致病性假丝酵母菌误认为病原菌。

● 阴道假丝酵母菌病发生率高的原因与广泛使用广谱抗生素和妇女大量服口服避孕药有关，有时需改变或停服口服避孕药。

9 阴道毛滴虫病

该病由阴道滴毛虫引起，女性阴道分泌物可呈泡沫状，男性尿道口轻度红肿，有少量分泌液（脓性或血性）。检测方法可有悬滴法、涂片染色法、培养法、间接免疫荧光法。悬滴法镜下见犁形或水滴状、无色透明或淡蓝绿色虫体。涂片染色法镜下可见结构清楚的虫体。培养后取培养物作悬滴法或染色法查见虫体。间接免疫荧光法可在荧光显微镜下见染成黄绿色的虫体。

【你需了解】

● 正常结果　上述检测均为阴性。

● 悬滴法是常规检查方法，可初步确诊。涂片染色法查见虫体即可初步确诊。培养法是检查阴道滴毛虫最为敏感的方法，特异性强。免疫荧光法敏感性、特异性较高，操作简便。

【你需就医】

● 女性阴道分泌物增多呈泡沫状，上述方法或试验有阳性发现。

● 男性尿道口轻度红肿，有少量分泌液（脓性或血性），可伴膀胱炎或肾盂肾炎，上述方法或试验有阳性发现。

【特别提示】

● 阴道毛滴虫除性传播外，也可间接传染，主要媒介为被污染的各种浴具或场所（如浴盆、浴巾、脚盆、衣物、公共浴池、游泳池、厕所），或被污染的医疗器械、敷料等，故须严格隔离治疗患者及带虫者。

10 阴虱病

阴虱病由阴虱叮咬引起，阴毛附近部位瘙痒。检测主要依据体毛上发现阴虱或阴虱卵。

【你需了解】

● 正常结果　未找到阴虱或阴虱卵。

● 体毛上发现阴虱或阴虱卵即可确诊。

【你需就医】

● 阴毛部位及附近瘙痒，体毛上发现阴虱或阴虱卵。

【特别提示】

● 一旦发现阴虱或阴虱卵，首先应尽可能剃除阴毛并用火将阴毛烧毁，内衣、衬裤要煮沸或熨烫。

寄生虫感染病的检测

1 阿米巴病

阿米巴病是由溶组织内阿米巴原虫感染引起，临床上出现腹痛、腹泻、里急后重等痢疾感染症状。检测方法可有生理盐水直接涂片法查阿米巴滋养体、碘染色法查包囊、肠镜或肝穿刺查阿米巴滋养体。

【你需了解】

● 正常结果　未检出病原体。

● 查见阿米巴滋养体可确诊。对于慢性阿米巴痢疾患者的粪便，可在直接涂片的基础上作碘液染色以检查包囊。此外也可行乙状结肠镜检或纤维肠镜做活组织检查，或者可行肝穿刺抽取阿米巴脓肿边缘液体，检出阿米巴滋养体可确诊。

【你需就医】

● 临床上出现腹痛、腹泻、里急后重等痢疾感染症状，上述检测方法有阳性发现。

【特别提示】

● 阿米巴病急性期标本采集应取黏液脓血便。

● 乙状结肠镜可在病灶表面直接取材，发现病原体的机会较多。

2 疟疾

疟疾是由疟原虫引起的传染病。临床典型表现为周期性的寒战、发热和出汗热退3个连续的阶段。检查方法有血涂片染色镜检法查病原体、酶联免疫吸附试验（ELISA）、DNA探针杂交试验。

【你需了解】

● 正常结果　采用血涂片染色镜检法查病原体未见疟原虫；采用ELISA法小于1:20；采用DNA探针杂交试验：阴性。

● 血涂片染色镜检法查见病原体，ELISA法被检血清抗体滴度大于等于1:20，DNA探针杂交试验查见特异性DNA可确诊为疟疾患者。

【你需就医】

● 有疫地接触史、有典型的临床表现，上述检测方法有阳性发现。

【特别提示】

● 因病原体在外周血出现有一定的周期性，采血应在发作开始（恶性疟）或发作后数小时至数十小时（三日疟、间日疟）进行。

3 弓形虫病

本病由刚地弓形虫引起，为全身性感染，以淋巴结肿大及多脏器受累为特征。主要表现为发热、咳嗽、厌食、精神萎靡、虚弱，眼和鼻有分泌物，黏膜苍白，呼吸困难，甚至发生剧烈的出血性腹泻。检测方法有直接涂片法查病原体、抗体检测（检弓形虫的抗体检测）、染色试验、间接血凝试验等。

【你需了解】

● 正常结果　直接涂片法查病原体未见弓形虫整党殖子或包囊；采用染色试验法，抗体滴度小于1:64；间接血凝试验的参考值为小于1:64

● 直接涂片法查见病原体可确诊。染色试验抗体滴度大于或等于1:256可作为活动性感染依据，有诊断价值，1:1024以上为急性感染。

【你需就医】

● 有发热、咳嗽、厌食、精神萎靡、虚弱，眼和鼻有分泌物，黏膜苍白，呼吸困难，出血性腹泻等临床表现，上述检测方法检出病原体或有阳性发现。

【特别提示】

● 猫和其他宠物是弓形虫病的主要传染源，应注意管理传染源。

● 弓形虫可经胎盘感染胎儿，引起流产及死胎。孕妇应常规检查弓形虫，如检查阳性应终止妊娠。

4 血吸虫病

血吸虫病是血吸虫成虫寄生人体引起的疾病。临床上有不明原因的发热但中毒症状不明显，肝脾肿大，反复腹泻。检测方法有沉淀孵化法、改良加藤氏涂片法、直肠黏膜检查、环卵沉淀试验(COPT)等方法。

【你需了解】

● 沉淀孵化法

(1) 阴性。

(2) 粪便中成熟的血吸虫卵内含毛蚴，本法采用光照加速毛蚴孵出。此法比较敏感，适用于早期血吸虫病患者的粪便检查。见毛蚴孵出即可确诊。

● 改良加藤氏涂片法

(1) 正常结果：未见虫卵。

(2) 本法查见虫卵即可确定诊断并且可做虫卵计数。

● 直肠黏膜检查

(1) 正常结果：未见虫卵。

(2) 血吸虫虫卵主要侵犯肠壁及肝脏组织，可行纤维肠镜取病变组织查找虫卵。查见虫卵即可确诊，但本法费用较高且有一定的危险性。

● 环卵沉淀试验(COPT)

(1) 正常结果：阴性。

(2) COPT 阳性率平均为 97.3%，与肺吸虫、华支睾吸虫病可出现交叉反应，故应充分结合病史及根据临床表现作出诊断。

【你需就医】

● 临床上有不明原因的发热但中毒症状不明显，肝脾肿大，反复腹泻。上述检测有阳性发现。

【特别提示】

● 上述各种检查方法各有优缺点，宜将几种检测方法做合理组合。一般在重型流行区，粪便检出率较高，同时辅以其他检测方法。在非血吸虫流行地区，多以免疫诊断为主。

5 蛔虫病

蛔虫寄生于人体小肠或其他器官。粪－口途径传播。人体感染蛔虫后一般无症状，多因并发症就医，如蛔虫性肺炎、肠蛔虫病、胃及十二指肠蛔虫病而就医。检测方法有生理盐水直接涂片法、沉淀集卵法、改良加藤氏涂片法等查找病原体。

【你需了解】

● 正常结果　未检出病原体。

● 蛔虫成虫寄生于人体小肠产出的卵随宿主粪便排出体外，可用不同的方法查找粪便中的蛔虫卵，阳性即可确诊。蛔虫成虫及童虫可随粪便自然排出体外，也可用驱虫药，查见虫体可确诊。

【你需就医】

● 有不洁食物摄入史，临床上有寒战、咳嗽、咳痰、腹痛、纳差、反复呕吐，上述方法检出病原体。

【特别提示】

● 当发现感染时应妥善处理粪便、管理好水源，切断传染源。

6 蛲虫病

蛲虫寄生于人体的盲肠、阑尾、结肠、直肠及回肠下段。传播途径为肛门－口－手的直接感染和人群的间接接触感染。主要表现为烦躁不安、失眠、食欲减退等。检测方法主要有透明胶纸法和夜间查肛周雌虫。

【你需了解】

● 正常结果　未检出病原体。

● 透明胶纸法可在清晨大便前或洗澡前用透明胶纸或棉签在肛周或会阴部皮肤处采卵检查，查见蛲虫卵即可确定感染。若首次检查阴性，可连续检查 2～3 天。夜间查肛周雌虫是于夜间患者入睡 1～3 小时后在肛门周围查找成虫，查见成虫即可确诊。

【你需就医】

● 临床上出现烦躁不安、失眠、食欲减

退等，用上述方法检出病原体。

【特别提示】

● 成虫在体外出现有一定的时间性，检测时应注意。

● 发现感染时应注意卫生，防止相互感染和自身反复感染。

7 鞭虫病

成虫主要寄生在人体盲肠。通过粪－口途径传染。轻症感染一般无明显症状，严重者出现腹痛、腹泻、头晕、消瘦等。检测可采用直接涂片法、离心或水洗自然沉淀法、饱和盐水浮聚法等。

【你需了解】

● 正常结果　未检出病原体。

● 粪便中找到虫卵或成虫即可确诊。

【你需就医】

● 检出病原体伴相应的临床症状。

【特别提示】

● 发现感染时应妥善处理粪便、管理好水源，切断传染源。

8 其他寄生虫病

其他寄生虫病如丝虫病、钩虫病、旋毛虫病、吸虫病、绦虫病等大都可采用病原检查、免疫诊断及DNA探针技术进行检测。病原检查目的是采用适当的方法寻找病原寄生虫，一旦发现病原体即可做出诊断，准确率极高。免疫诊断法常用作筛选试验，可查明早期、轻度、深部、隐性或单性感染，同时应注意假阳性的发生。DNA探针技术灵敏度高、特异强，其意义相当于检测到虫体。

第四章 临床生物化学检验

糖尿病相关检测

1 血葡萄糖测定

血葡萄糖测定(blood glucose, glu)是指血液中的葡萄糖浓度。血葡萄糖测定是诊断糖尿病的检测项目之一,糖尿病患者均有不同程度的血葡萄糖增高。一般禁食8～12小时后空腹抽取静脉血,1小时内送检。采用血浆标本,经生化分析仪测定。

【你需了解】

● 参考值(葡萄糖氧化酶法) 3.9～6.1mmol/L。

● 血葡萄糖浓度减低 见于胰岛素分泌过多或对抗胰岛素的激素分泌不足、甲状腺功能不全、肾上腺功能不全、长期营养不良、严重肝病(肝炎、肝硬化、肝癌等)、饥饿或剧烈运动后等。

● 血葡萄糖浓度增高 见于糖尿病、升高血糖的激素分泌增多(见于垂体前叶功能亢进、肾上腺皮质功能亢进、甲状腺功能亢进、嗜铬细胞瘤等)、吃高糖食物或情绪激动的正常人等。

【你需就医】

● 血葡萄糖浓度减低伴临床相关症状。

● 血葡萄糖浓度增高伴临床相关症状。

【特别提示】

● 血糖浓度极度升高超过33.6mmol/L,会出现高渗性高血糖昏迷,死亡率高。

2 餐后2小时血糖测定

饮食后2小时血液中的葡萄糖浓度。测定方法同血葡萄糖测定。

【你需了解】

● 参考值(葡萄糖氧化酶法):餐后2小时小于6.7mmol/L。

● 餐后2小时血糖浓度减低 见于胰岛素分泌过多或对抗胰岛素的激素分泌不足、甲状腺功能不全、肾上腺功能不全、长期营养不良、严重肝病如肝炎、肝硬化、肝癌等。

● 血糖浓度增高 见于糖尿病、升高血糖的激素分泌增多(见于垂体前叶功能亢进、肾上腺皮质功能亢进、甲状腺功能亢进、嗜铬细胞瘤等)、吃高糖食物或情绪激动的正常人等。

【你需就医】

● 餐后2小时血糖浓度减低伴相关临床相关症状。

● 餐后2小时血糖浓度增高伴相关临床相关症状。

【特别提示】

● 若餐后2小时血糖浓度大于7mmol/L,可怀疑为糖尿病。

3 口服葡萄糖耐量试验(OGTT)

分别测定被检者空腹和口服一定量葡萄糖后30分钟、60分钟、90分钟、120分钟血中的葡萄糖浓度,是一种葡萄糖负荷试验,用以了解机体对葡萄糖的调节能力。

【你需了解】

● 参考值(葡萄糖氧化酶法) 空腹3.9～6.1mmol/L;口服75g葡萄糖后,血糖于1/2～1小时达到高峰,一般在7.78～8.89mmol/L,应小于10mmol/L;2小时左右恢复至空腹水平。

● 糖尿病性糖耐量 典型的糖尿病性糖耐量为空腹血糖大于等于8.0mmol/L;服糖后1/2～1小时血糖急剧升高,峰值超过10mmol/L,并出现尿糖;延迟(2小时后)恢复到空腹水平。重要的判断指标是服糖后2小时血糖浓度仍高于空腹水平。原因为糖尿病患者胰岛素绝对和相对缺乏,对糖负荷的耐受能力降低。

● 糖耐量受损　非妊娠的成年人空腹血糖小于8.0mmol/L；服糖后60、90分钟血糖大于等于11.0mmol/L；2小时血糖为8.0～11.0mmol/L；血糖到达峰值时间可延至1小时后，恢复正常时间可延至2～3小时后，且有尿糖阳性。此为轻度耐糖能力下降，多见于Ⅱ型糖尿病、痛风、肥胖病、甲状腺功能亢进症、肢端肥大症及皮质醇增多症等。

【你需就医】

● 糖尿病性糖耐量。

● 尚未出现糖尿病临床症状但糖耐量受损。

【特别提示】

● 空腹血糖已明显升高的严重糖尿病患者、已确诊的糖尿病患者不必再做此试验，以免一次食入大量葡萄糖而加重患者的症状。

● 对肥胖、直系亲属有糖尿病、有流产、畸胎或滞胎史的孕妇应进行口服葡萄糖耐量试验，以便发现糖尿病，尽早治疗。

4 血胰岛素和C-肽的测定

指血液胰岛素和C-肽的浓度测定。胰岛素是由胰岛β细胞分泌的一种蛋白激素，是唯一的降血糖激素，在糖代谢中起重要作用。C-肽与胰岛素等分子释放，所以它的测定与胰岛素测定意义相同。

【你需了解】

● 参考值(免疫放射法)　空腹胰岛素为10～20mu/L；空腹C-肽为0.3～0.6nmol/L。

● 血胰岛素和C-肽浓度减低　见于糖尿病、腺垂体功能低下症、促肾上腺皮质激素(ACTH)缺乏症、肾上腺功能不全、饥饿状态等。

● 血胰岛素和C-肽浓度增高　见于高胰岛素血症、胰岛β细胞瘤、肢端肥大症、巨人症等。

【你需就医】

● 血液胰岛素和C-肽的浓度异常伴或不伴相关临床症状。

【特别提示】

● 胰岛β细胞瘤术后血清C-肽仍升高，提示肿瘤未完全切除或复发。

5 血液丙酮酸测定

血液丙酮酸(blood pyruvic acid)测定是指血液丙酮酸的浓度。组织严重缺氧可导致三羧酸循环中丙酮酸氧化的障碍，丙酮酸还原成乳酸的酵解作用增强。血液丙酮酸测定主要用于维生素B_1缺乏症的诊断，因为维生素B_1缺乏时体内丙酮酸的氧化发生障碍，使丙酮酸含量升高。以往用静脉血标本手工分光光度法测定，现用生化分析仪测定。

【你需了解】

● 参考值(生化分析仪)　空腹静息状态0.03～0.1mmol/L

● 血丙酮酸浓度增高　见于维生素B_1缺乏症、糖尿病、充血性心力衰竭、腹泻及其他消化障碍、某些急性感染及肝脏疾病等。

【你需就医】

● 血丙酮酸浓度增高伴呼吸增强、虚弱、疲劳等症状。

【特别提示】

● 丙酮酸是机体缺氧及无氧糖酵解增强的指标。

6 血酮体测定

酮体包括乙酰乙酸、β-羟丁酸、丙酮，是体内脂肪代谢的中间产物，在肝脏中产生，进入其他组织氧化生成二氧化碳和水。当糖供应不足和组织中葡萄糖氧化降低时，脂肪氧化增强，在肝脏中脂肪氧化不完全生成酮体增多，超过组织处理能力，血中酮体增高。血酮体测定是糖尿病酮症酸中毒及其他临床疾病的重要指标之一。

【你需了解】

● 参考值　0.03～0.34mmol/L。

● 血酮体增高　见于糖尿病酮症酸中毒、甲状腺功能亢进、肢端肥大症、库欣综合征、持续呕吐等。

【你需就医】

● 血酮体增高伴糖尿病性酮症酸中毒症状。

【特别提示】

● 酮症酸中毒是糖尿病急性并发症，一旦发生，应及早诊断，及时治疗。

7 糖化血红蛋白测定（HbA1c）

糖化血红蛋白是在红细胞生存期间，HbA1c与血中己糖（主要为葡萄糖）的非酶促反应产物。它的形成取决于血糖浓度和作用时间，生成量与血葡萄糖浓度成正比。糖化血红蛋白测定是糖尿病长期监控的良好指标，能反映测定前1～2个月内平均血糖水平，尤其对I型糖尿病和妊娠期糖尿病的治疗、监测有用。

【你需了解】

● 参考值　采用温控微柱法检测的正常值为4.5%～8.5%；采用电泳法检测的正常值为5.0%～7.6%。

● 糖化血红蛋白增高　见于糖尿病。

【你需就医】

● 糖化血红蛋白增高伴糖尿病症状。

【特别提示】

● 临床随机测糖化血红蛋白，若低于8%，多不考虑糖尿病。

● 用胰岛素治疗的糖尿病患者，若糖化血红蛋白高于10%，胰岛素剂量需作调整。

蛋白质检测

1 血清总蛋白测定（TP）

血清总蛋白测定是指血清中总蛋白浓度。血清蛋白质是血清固体成分中含量最多的一类物质，具有维持血液胶体渗透压、pH值、运输多种代谢物、调节被运输物质的生理作用等多种功能。血清蛋白质水平主要反映肝脏合成功能和肾脏排泄功能。取静脉血，双缩脲法测定。

【你需了解】

● 参考值（双缩脲法）　60～80g/L。

● 血清总蛋白减低　见于营养不良、长期饥饿、结核病、恶性肿瘤，蛋白质合成障碍（肝功能受损）、蛋白质吸收不良（慢性腹泻、慢性肠胃炎等）、蛋白质丢失过多（严重烧伤、肾病综合征、慢性肾炎、急性大出血等）。

● 血清总蛋白增高　见于多发性骨髓瘤，血液浓缩，严重脱水，体液丧失过多，如腹泻、呕吐、肠梗阻、肠瘘等。

【你需就医】

● 血清总蛋白浓度减低伴相关临床症状。

● 血清总蛋白浓度增高伴相关临床症状。

【特别提示】

● 多发性骨髓瘤患者总蛋白可超过100g/L。

● 肾病综合征患者由于白蛋白丢失过多使总蛋白明显减低。

2 血清白（清）蛋白测定（Alb）

血清白（清）蛋白测定是指血清中白蛋白浓度。白蛋白是止常人体血清总蛋白中的主要蛋白质成分，由肝脏合成，在维持血浆胶体渗透压、体内代谢物质的运输、支持机体营养等方面起重要作用。取静脉血，经生化分析仪测定。

【你需了解】

● 参考值（溴甲酚紫法）　成人36～46g/L。

● 血清白蛋白浓度减低和增高的意义基本同血清总蛋白。白蛋白浓度减少主要见于肝脏疾病，也可发生于罕见的先天性白蛋白缺乏症。

【你需就医】

● 血清白蛋白浓度减低伴相关临床症状。

● 血清白蛋白浓度增高伴相关临床症状。

【特别提示】

● 肾病综合征患者由于白蛋白丢失过多使血浆白蛋白低于30g/L。

3 血清白蛋白/球蛋白比例(A/G)

血清白蛋白/球蛋白比例是指血清中白蛋白浓度与球蛋白浓度的比值。肝脏疾病白蛋白含量、球蛋白含量及其比例会有变化。在蛋白质正常摄入又没有其他途径丢失的情况下，白蛋白减少主要是肝脏疾病所致。

【你需了解】

● 参考值　1.5～2.5:1。

● 慢性肝炎、肝硬化、肝癌时，白蛋白减少，球蛋白增加，A/G比值可正常、减低，甚至可倒置。病情愈严重，白蛋白愈减少，球蛋白愈增高。

【你需就医】

● A/G比例下降或倒置。

● A/G比例正常，临床伴典型肝病症状。

【特别提示】

● 白蛋白持续低于30g/L表示预后较差。

● 治疗后白蛋白提高至正常或接近正常，A/G比值接近正常，表示肝功能有改善。

4 血清蛋白醋酸纤维素薄膜电泳检测

血清蛋白质是一种胶体物质，在一定条件下带有电荷并在电场中泳动。各种蛋白质所带电荷不同，在电场中的迁移速度也各不相同，从而将蛋白质分成白蛋白及α_1、α_2、β、γ球蛋白，并可计算出各种蛋白质相互间的比例。一般用醋酸纤维素薄膜电泳作检测。

【你需了解】

● 参考值(醋酸纤维素薄膜电泳)　白蛋白占62%～71%；α_1球蛋白占3%～4%；α_2球蛋白占6%～10%；β球蛋白占7%～11%；γ球蛋白占9%～18%

● 白蛋白减低见于严重肝病、营养不良、肾病；增高：见于脱水、灼伤等。

(1) α_1球蛋白减低见于严重肝病；增高见于肝硬化、肝癌、肾病综合征、营养不良。

(2) α_2球蛋白减低见于肝病；增高见于胆汁性肝硬化、肝脓肿、营养不良。

(3) β球蛋白减低见于严重肝病；增高见于阻塞性黄疸、胆汁性肝硬化、高脂血症。

(4) γ球蛋白减低见于慢性肾炎、肾病综合征；增高见于慢性肝炎、肝硬化、急性肾炎、多发性骨髓瘤、风湿病、急性血吸虫病。

【你需就医】

● 指标异常伴相关肝、肾等疾病。

【特别提示】

● 血清蛋白电泳的结果是非特异性的，必须结合其他有关指标及临床症状作出判断。

● γ球蛋白持续增高，白蛋白进行性下降，表明肝病趋向慢性。

5 血清前白蛋白测定(p-Alb)

血清前白蛋白测定是指血清中所含前白蛋白的浓度。前白蛋白由肝脏合成，在电场中移动速度比白蛋白快，是反映肝脏合成和分泌蛋白质功能的重要检测项目，有助于肝病的早期诊断和疗效观察。常用的检测方法是醋纤电泳法。

【你需了解】

● 参考值(醋纤电泳法)　0.28～0.35g/L。

● 血清前白蛋白减少见于急性炎症、恶性肿瘤、肝功能不全、阻塞性黄疸、肝硬化、肝癌、肾炎、营养不良等。

● 血清前白蛋白增高见于急性肝脏疾病、肾病综合征等。

【你需就医】

● 血清前白蛋白减少伴有炎症、发热等症状。

● 查寻血清前白蛋白增高的原因。

【特别提示】

● 肝脏疾病时前白蛋白比白蛋白、球蛋白测定更为敏感。

● 前白蛋白可作为肝病预后指标。

● 肾病综合征时前白蛋白不仅不减少，饮食充分时还可以升高。

6 血清肌钙蛋白测定(Tn)

血清肌钙蛋白测定是指血清中肌钙蛋白的浓度。肌钙蛋白是心肌组织一种特有的调节蛋白，是反映心肌损伤的特异性血清标志物，严重心肌缺损时释放入血。由3个亚基组成，即肌钙蛋白结合亚基(Tn-T)、肌钙蛋白抑制亚基(Tn-I)和肌钙蛋白钙结合亚基(Tn-C)，其中前两者的测定为临床常用。抽取静脉血，用免疫学方法测定，现在可经化学发光分析仪测定。

【你需了解】

● 参考值(免疫法) Tn-T的正常值为0～0.1μg/L；Tn-I的正常值为0～0.6μg/L。

● 肌钙蛋白增高见于急性心肌梗死、心绞痛、不稳定型心绞痛或心脏手术等。

【你需就医】

● 肌钙蛋白增高伴心前区疼痛或有急性心肌梗死病史。

【特别提示】

● 肌钙蛋白对微小心肌梗死的诊断很有价值，但需及时测定。

7 肌红蛋白测定(Mb)

肌红蛋白是一种含血红素的蛋白质，具有携氧能力，能增进氧在肌肉组织中的扩散，并可将氧从细胞膜运输到线粒体，主要存在于骨骼肌和心肌细胞中，血中含量随年龄增大略有增加。以往用放射免疫法或免疫比浊法测定，现多用化学发光分析仪测定。

【你需了解】

● 参考值(放射免疫法) 男性19～92μg/L；女性12～76μg/L。

● 肌红蛋白测定是骨骼肌和早期心肌损伤的敏感指标。增高可见于急性心肌梗死早期、急性心肌损伤、肌营养不良、肌萎缩、多发性肌炎、急慢性肾功能衰竭、严重充血性心力衰竭和长期休克等。

【你需就医】

● 肌红蛋白增高伴或不伴临床症状。

【特别提示】

● 急性心肌梗死时肌红蛋白早期出现高峰值，有助于提示心肌梗死的范围和估计梗死的扩展。

● 肌红蛋白水平大于2000μg/L是预后不良的指标。

● 肌红蛋白可作为心肌成功再灌注的有效指标。

8 α_1微球蛋白测定(α_1-MG)

α_1微球蛋白产生较恒定，分为游离型和结合型两种，游离型可被肾小球滤过，并可被肾小管重吸收。α_1微球蛋白是肾脏疾病诊断的重要指标之一。一般用放射免疫法测定。

【你需了解】

● 参考值(放射免疫法) 尿0.68～4.24mg/L；血清19±4mg/L。

● 单纯性α_1微球蛋白增高 见于早期肾小球损害。血与尿中都增高多见于肾小管与肾小球功能障碍，如慢性肾功能衰竭，少数可见于体内合成过多，如淋巴细胞破坏、释放过多等。尿中出现结合型α_1微球蛋白时，提示肾小球滤过膜受损。

【你需就医】

● α_1微球蛋白增高伴临床相关肾功能损害症状。

【特别提示】

● 血清和尿中α_1微球蛋白均升高表明肾小球滤过功能和肾小管重吸收功能均受损。

9 β_2微球蛋白(β_2-MG)

β_2微球蛋白是一种分子量相对较低，主要由淋巴细胞产生。肿瘤细胞合成β_2微球蛋白的能力非常强。β_2微球蛋白是肾脏疾病和多种血液疾病的诊断指标之一，也可作为某些恶性肿瘤的辅助诊断指标，还是某些癌细胞膜上的肿瘤相关抗原。抽取静脉血或留取尿液、脑脊液，目前主要用酶联免疫抑制试验测定。

【你需了解】

• 参考值（酶联免疫抑制试验） 血清2.14～4.06mg/L；尿0～0.65 mg/L；脑脊液1.16～1.38 mg/L。

• β_2微球蛋白增高见于近端肾小管损害、自身免疫性疾病、肝病、器官移植后的排斥反应、恶性肿瘤、风湿病（干燥综合征、类风湿性关节炎、系统性红斑狼疮）、艾滋病等。

• 尿β_2微球蛋白减低见于急慢性肾小球肾炎、肾病综合征等。

【你需就医】

• β_2微球蛋白增高伴自身免疫性疾病症状或器官移植术后等。

• 查寻尿β_2微球蛋白减低或增高的原因。

【特别提示】

• 肾移植后使用可抑制β_2微球蛋白生成的免疫抑制剂，若尿β_2微球蛋白仍增多，表明未有效控制排斥反应。

10 C－反应蛋白测定（CRP）

C－反应蛋白是一种能与肺炎球菌C多糖体反应形成复合物的急性时相反应蛋白，在急性创伤和感染时其血浓度急剧升高。最早采用半定量的沉淀试验测定，现在可用免疫化学检测方法作定量测定。

【你需了解】

• 参考值（免疫扩散法或免疫浊度法）800～8000μg/L。

• 血浆中C－反应蛋白浓度在急性心肌梗死、创伤、感染、炎症、手术、恶性肿瘤浸润时可迅速显著增高，可达正常水平的2000倍。

【你需就医】

• C－反应蛋白浓度显著增高伴感染、发热等症状。

【特别提示】

• C－反应蛋白也被作为肿瘤标志物，但需排除急性时相反应。

氨基酸及其代谢产物检测

1 血清肌酐测定（Cr）

血清肌酐测定是指血清中肌酐浓度的测定。血中肌酐极少量来源于食物，主要来源于体内肌肉组织。肌酐是体内肌酸代谢产物，由肾小球滤过，不被肾小管重吸收，排泌很少，每天的生成量相对稳定，是反映肾小球滤过功能的重要指标。抽取静脉血，用生化分析仪测定。

【你需了解】

• 参考值（生化分析仪） 男性44～133μmol/L；女性70～106μmol/L。

• 血清肌酐减低 见于肝功能障碍、肌肉萎缩、白血病、贫血、妊娠等。

• 血清肌酐增高 见于各种肾脏疾病、急慢性肾功能衰竭、重度充血性心力衰竭、急性心肌炎、肌肉损伤、大量进食蛋白质、使用水杨酸等。

【你需就医】

• 血清肌酐减低伴肝区不适、贫血、发热等症状。

• 血清肌酐增高伴肾脏疾病等。

【特别提示】

• 血清肌酐浓度只有在肾小球滤过率降到正常的50%以下时才明显升高，所以不敏感。

2 尿肌酐测定

尿肌酐测定是指尿中肌酐的浓度，即由肾滤过经尿排出的肌酐含量。大部分肌酐是由肾小球滤过，不被肾小管重吸收，由尿中排出。尿肌酐浓度的减低表明肾小球滤过率减低，是反映肾小球功能的一个特异性指标。测定方法原理同血肌酐测定。

【你需了解】

• 参考值 男性5.3～16mmol/24小时；女性7～18 mmol/24小时。

● 尿肌酐减低　见于碱中毒、肾功能衰竭、严重肌萎缩、贫血、瘫痪、进行性肾小球肾病、白血病活动期、硬皮病、进行性肌营养不良、甲状腺功能亢进等。

● 尿肌酐增高　见于进食肌酐丰富的食物(烤牛肉等)、肢端肥大症、巨人症、糖尿病、严重感染、甲状腺功能减退、感染性疾病(伤寒、斑疹伤寒、破伤风)等。

【你需就医】

● 尿肌酐减低或增高伴相应临床症状。

【特别提示】

● 尿肌酐浓度只有在肾小球滤过率降到正常的50%以下时才明显降低,所以不敏感。

3 血浆尿素测定

尿素氮是血中非蛋白氮的主要成分,是体内氨的主要代谢产物,主要通过肾小球滤过后随尿液排出体外。血尿素测定是肾小球滤过功能的重要指标之一,常用测定方法有脲酶-波氏比色法。

【你需了解】

● 参考值(脲酶-波氏比色法)　1.78～7.14mmol/L。

● 血尿素减低　见于蛋白质摄入不足、严重肝功能障碍、妊娠后期、尿崩症、甘露醇利尿等。

● 血尿素增高　见于各种肾脏病、急慢性肾小球肾炎、肾功能衰竭、肾结核、肾淀粉样变;也见于长期发热、使用肾上腺皮质激素类药物、消化道溃疡出血、心力衰竭、休克、酸中毒、烧伤、腹水、高血压、尿路梗阻、尿路肿瘤、高蛋白饮食等。

【你需就医】

● 血尿素减低伴肝功能障碍和其他相关疾病等。

● 血尿素增高伴肾脏病或肾功能障碍等。

【特别提示】

● 尿素氮测定不是肾功能损害的早期指标。

4 血清尿酸测定(UA)

尿酸是体内嘌呤代谢的最终产物,是血浆非蛋白氮的成分之一。血中尿酸少部分由肝脏分解破坏,大部分经肾小球滤过,90%由肾小管重吸收。嘌呤代谢紊乱或肾脏排泄功能下降,血尿酸增高。血尿酸测定对痛风诊断最有帮助。抽静脉血,用尿酸脲酶法测定。

【你需了解】

● 参考值(尿酸脲酶法)　男性149～416μmol/L;女性89～357μmol/L。

● 血清尿酸减低　见于恶性贫血、范可尼综合征、妊娠、急性肝坏死、肝豆状核变性、使用阿司匹林等。

● 血清尿酸增高　见于痛风、急慢性肾炎、肾结核、肾盂积水、白血病、多发性骨髓瘤、真红细胞增多症、恶性肿瘤、溶血性贫血、恶性贫血、妊娠、糖尿病、食用含核酸多的食物、氯仿和铅中毒、甲状腺功能减退、高脂血症、酒精中毒等。

【你需就医】

● 血清尿酸减低伴贫血或相关疾病。

● 血清尿酸增高伴趾(指)关节疼痛等痛风症状。

【特别提示】

● 严格禁食富含嘌呤食物3天可排除外源性尿酸干扰,此时测得的血尿酸浓度改变较有临床意义。

5 尿尿酸测定

尿酸是体内嘌呤代谢的最终产物。体内2/3的尿酸由肾脏排泄,由肾小球滤过,近端小管重吸收98%,远端小管分泌尿酸排入尿中。常用磷钨酸还原法测定。

【你需了解】

● 参考值(磷钨酸还原法)　2.4～5.9mmol/24h。

● 尿尿酸减低　见于高糖、高脂、低蛋白饮食、肾功能不全、痛风发作前期等。

● 尿尿酸增高　见于痛风、高嘌呤饮食、剧烈运动、禁食、肺炎、范可尼综合征、肝豆状核变性粒细胞白血病、骨髓细胞增生不良、溶血性贫血、恶性贫血、甲状腺功能减退、红细胞增多症等。

【你需就医】

● 尿尿酸减低伴肾功能不全。

● 尿尿酸增高见于伴脚趾关节疼痛等。

【特别提示】

● 严格禁食富含嘌呤食物3天可排除外源性尿酸干扰，此时测得的尿酸浓度改变较有临床意义。

脂类及其代谢产物检验

1 血清甘油三酯测定(TG)

血脂是体内脂类转运的主要形式，甘油三酯是血脂的主要成分之一。血清甘油三酯主要存在于乳糜微粒和极低密度脂蛋白中，它的主要功能是为体内细胞提供能量。血清甘油三酯测定是脂蛋白代谢紊乱的重要指标之一。其测定易受饮食影响，应空腹12小时后抽取静脉血，常用磷酸甘油氧化酶法测定，现在可用生化分析仪测定。

【你需了解】

● 参考值(磷酸甘油氧化酶法)　0.56～1.70mmol/L。

● 血清甘油三酯减低　较少见，见于慢性阻塞性肺病、脑梗塞、肝功能严重损害、甲状腺功能亢进、肾上腺皮质功能减退、营养不良、吸收不良、先天性α-β脂蛋白缺乏症等。

● 血清甘油三酯增高　见于动脉粥样硬化、心肌硬化、肾病综合征、甲状腺功能减退、极度贫血、急性胰腺炎、阻塞性黄疸、胆管梗阻、原发性甘油三脂血症等。

【你需就医】

● 空腹血清甘油三酯增高。

【特别提示】

● 我国居民TG合适范围为小于1.70 mmol/L，若TG大于4.50 mmol/L为动脉粥样硬化的高危人群。

2 血清总胆固醇测定(TC)

血清总胆固醇测定是指测定血清中游离胆固醇和胆固醇酯的总量。总胆固醇含量与年龄、性别、饮食有关。高胆固醇血症是动脉粥样硬化疾病的独立危险因素，是诊断冠心病的重要指标。采空腹静脉血，一般用三联酶法测定。

【你需了解】

● 参考值(三联酶法)　2.8～5.2 mmol/L。

● 血清总胆固醇减低　见于吸收不良、肝脏疾病、甲状腺机能亢进、贫血、败血症、药物治疗过程中(抗生素)、溶血性黄疸、严重感染、消耗性疾病晚期、低脂蛋白血症、营养不良。

● 血清总胆固醇增高　见于粥样硬化类疾病、Ⅰ～Ⅴ型高脂血症、阻塞性黄疸、甲状腺机能低下、肾病综合征、黄色瘤、糖尿病活动期、肥胖。

【你需就医】

● 血清总胆固醇减低。

● 血清总胆固醇增高，肥胖，高脂，并伴有相应临床症状。

【特别提示】

● 我国居民TC合适范围为小于5.20 mmol/L，若在5.23～5.69 mmol/L之间属于边缘性升高，5.72 mmol/L以上即为升高。

3 血清高密度脂蛋白胆固醇(HDL-C)及其亚组分测定

高密度脂蛋白胆固醇是一种清除总胆固醇(TC)的物质，它有抑制细胞摄取低密度脂蛋白胆固醇的作用，从而减少细胞内TC的堆积，故亦被称为抗动脉粥样硬化保护因子。HDL-C含量与冠状动脉狭窄程度呈显著的负相关。血清中HDL是由HDL_3、HDL_2和超高密度脂蛋白(VHDL)等亚组分组成，其中HDL_3-C含量相对稳定，而HDL_2-C含量在各种疾病时变化较大，测定 HDL－C 亚组分比单一测定 HDL－C 价值更大。采用空腹静脉血，常用酶法测定。

【你需了解】

● *参考值(酶法)* HDL－C 1.04～1.55mmol/L；HDL_2－C 0.34～0.70mmol/L；HDL_3－C 0.65～1.01mmol/L。

● HDL－C *减低* 见于冠心病、家族性α脂蛋白血症、甲状腺功能亢进、肝病晚期、糖尿病、肥胖、长期体力活动不足、某些药物(如避孕药)、吸烟、高甘油三酯血症等。

● HDL－C *增高* 见于慢性肝病和慢性中毒性疾病、长时间的需氧代谢(如长跑运动员的 HDL－C 水平较高)等。

【你需就医】

● 血清高密度脂蛋白胆固醇(HDL－C)含量减低。

【特别提示】

● 我国居民 HDL－C 合适范围为大于1.04mmol/L，若小于0.91 mmol/L 为减低，患动脉粥样硬化的危险性增加。

4 血清低密度脂蛋白胆固醇测定(LDL－C)

血清低密度脂蛋白胆固醇(LDL－C)是由血清极低密度脂蛋白胆固醇转变而来，是转运肝合成的内源性 TC 的主要形式，它将 TC 由肝脏转运至周围组织。LDL－C 是冠心病的独立危险因素，被称为冠心病的致病因子。它的测定是心血管疾病及临床某些疾病的重要检测项目。常用酶法测定。

【你需了解】

● *参考值(酶法)* 2.07～3.11mmol/L。

● 血清低密度脂蛋白胆固醇(LDL－C)增高见于家族性Ⅱ型高脂蛋白血症、高胆固醇及高饱和脂肪饮食、甲状腺功能减退、肾病综合征、多发性肌瘤、肝脏疾病、妊娠、糖尿病、服用某些药物等。

【你需就医】

● 血清低密度脂蛋白胆固醇(LDL－C)增高。

【特别提示】

● 我国居民 LDL－C 合适范围为小于3.12mmol/L，若在3.15～3.61 mmol/L 之间属于边缘性升高，3.64 mmol/L 以上即为升高。

5 血清脂蛋白电泳检测

脂蛋白(LP)颗粒表面带有电荷，不同脂蛋白其表面电荷不同，因此可用电泳方法将其分开。电泳时泳动最快的脂蛋白是α－脂蛋白，其次为前β－脂蛋白、β－脂蛋白，而乳糜微粒(CM)在原点不动。常用的电泳支持物为醋酸纤维素薄膜或琼脂糖凝胶。脂蛋白电泳是高脂蛋白诊断和分型的重要依据。

【你需了解】

● *参考值(琼脂糖凝胶电泳)* 以百分值计：乳糜微粒0%；α－脂蛋白20%～40%；前β－脂蛋白13%～25%；β－脂蛋白50%～60%。

● 根据脂蛋白电泳可将高脂蛋白血症分成5型：

(1) Ⅰ型：为高乳糜微粒血症，除原发性Ⅰ型高脂蛋白血症外，以外源性甘油三酯增高为主，多见于进食过量脂肪、重度糖尿病、胰腺炎、急性酒精中毒等。

(2) Ⅱ型：又可分为Ⅱa 型及Ⅱb 型。Ⅱa 型为高β－脂蛋白血症，原发性见于家族性高胆固醇血症；继发性见于肾病综合征、黏液性水肿、肝内外胆管阻塞、多发性骨髓瘤及高脂饮食等。Ⅱb 型为高β－脂蛋白及前β－脂蛋白血症，是临床最多见的一种原发性高β－脂蛋白血症，见于冠心病、糖尿病、高尿酸血症、肾病综合征等。

(3) Ⅲ型：为宽β高脂蛋白血症，本型 LDL－C 结构异常，电泳时常常弥散到前β－脂蛋白处产生宽β－脂蛋白带。

(4) Ⅳ型：为高前β－脂蛋白血症，又称内源性高脂蛋白血症。常见于家族性高甘油三酯血症、重型糖尿病、肾病综合征、皮质醇增多症、痛风、甲状腺机能减退等。

(5) Ⅴ型：为混合型高脂蛋白血症，乳糜微粒阳性,前β-脂蛋白增高伴TC、TG明显增高。可见于糖尿病未控制、肾病综合征、多发性骨髓瘤、急性胰腺炎、酒精中毒、巨球蛋白血症等。

【你需就医】

● 任何成分出现异常。

【特别提示】

● 血清脂蛋白电泳是高脂蛋白血症诊断和分型的重要依据。

6 血清脂蛋白(a)测定[LP(a)]

血清脂蛋白(a)是血液中脂蛋白的成分之一,由肝脏合成,结构复杂,是一种与血纤维蛋白溶解酶原有相同性质的糖蛋白。血清脂蛋白(a)结合其他脂蛋白、载脂蛋白检测对动脉粥样硬化的防治有积极意义。抽静脉血,常用酶联免疫吸附法测定。

【你需了解】

● 参考值(酶联免疫吸附法) 10～140nmol/L。

● 血清脂蛋白(a)减低 见于肝脏疾病、酗酒、摄入新霉素药物等。

● 血清脂蛋白增高 见于动脉粥样硬化性心脑血管病、急性心肌梗死、家族性高胆固醇血症、糖尿病、大动脉瘤及某些癌症等。

【你需就医】

● 血清脂蛋白(a)减低伴肝功能障碍。

● 血清脂蛋白(a)增高并有血脂和或胆固醇增高或伴冠心病。

【特别提示】

● 血清脂蛋白(a)是心、脑血管疾病的独立危险因素,增高是引起血栓形成的重要原因。

7 血清载脂蛋白 A_1 测定(apo-A_1)

脂蛋白中的蛋白部分称为载脂蛋白。载脂蛋白 A_1(apo-A_1)主要在肝脏和小肠合成,是HDL-C的主要结构蛋白,负责清除肝外组织中的胆固醇,在胆固醇及脂蛋白代谢中起重要作用。抽静脉血,常用免疫透射(或散射)比浊法测定。

【你需了解】

● 参考值(免疫透射比浊法) 1.10～1.58g/L。

● 载脂蛋白 A_1 减低 见于冠心病、动脉粥样硬化、未控制的糖尿病、肾病综合征、营养不良、活动性肝炎、急性肝炎、慢性肝炎、肝硬化、肝外胆管阻塞、人工透析等。

● 载脂蛋白 A_1 增高 见于酒精性肝炎、高α-脂蛋白血症等。

【你需就医】

● 载脂蛋白 A_1 减低或增高并伴临床相关症状。

【特别提示】

● 载脂蛋白 A_1 的测定直接反映HDL水平,比脂蛋白亚组分的测定更有价值。

8 载脂蛋白B测定

载脂蛋白B(apo-B)包括载脂蛋白 B_{100}(apo-B_{100})和载脂蛋白 B_{48}(apo-B_{48})。目前临床主要检测载脂蛋白 B_{100}。载脂蛋白 B_{100} 主要在肝脏合成,是除了高密度脂蛋白以外的其他脂蛋白的主要结构蛋白,它的测定值反映了低密度脂蛋白的含量,是高脂血症及动脉粥样硬化性疾病的危险因素。抽静脉血,常用免疫透射(或散射)比浊法测定。

【你需了解】

● 参考值(免疫透射比浊法) 0.7～1.1g/L。

● 载脂蛋白B增高 见于Ⅱ型高脂血症、胆汁淤积、肾脏疾病、甲状腺功能低下、冠心病、动脉粥样硬化性疾病、未控制的糖尿病、肾病综合征、营养不良、活动性肝炎、肝硬化、甲状腺功能亢进等。

【你需就医】

● 载脂蛋白B增高。

【特别提示】

● apo-A_1/apo-B比值更能精确反映冠心病危险因素,且与冠状动脉狭窄程度及范围呈负相关。

临床酶学检测

1 血清丙氨酸氨基转移酶测定

丙氨酸氨基转移酶(ALT)主要存在于肝细胞胞质中,当富含ALT的组织细胞受损时,ALT从细胞中释放进入血液,导致血清ALT活力增高。ALT是世界卫生组织推荐的最敏感的肝细胞损害指示酶之一,是常用和重要的肝胆疾病酶学诊断指标。抽静脉血,现在多用连续监测法在生化分析仪测定。

【你需了解】

- 参考值(连续监测法) 6～24 U/L。
- ALT增高 见于肝脏疾病(如病毒性肝炎、肝癌、肝硬化失代偿期、中毒性肝炎、脂肪肝、阻塞性黄疸等)、胆管疾病(胆管炎、胆囊炎)、心血管疾病(心肌梗死、心力衰竭时的肝脏淤血)、内分泌疾病、胰腺疾病、重症糖尿病、甲状腺机能亢进、传染性单核细胞增多症、疟疾、流行性感冒、外伤、严重烧伤、休克、药物中毒、早期妊娠、剧烈运动等。

【你需就医】

- 血清ALT增高并有黄疸等肝炎症状。

【特别提示】

- 部分急性重症肝炎患者ALT先升高,以后随着黄疸加重而急剧下降甚至降至正常,称为胆－酶分离,表明有大片肝细胞坏死,提示预后险恶。

2 血清门冬氨酸氨基转移酶测定

门冬氨酸氨基转移酶(AST)主要存在于心肌、肝、肌肉和肾脏,以这些组织的细胞浆和线粒体中最丰富。正常时血清中该酶活力较小,当组织受损伤时,细胞内酶释放到血液中,该酶的活力升高。AST的检测对心肌梗死、肝病及肌营养不良具重要临床价值。抽静脉血,现在多用连续监测法在生化分析仪测定。

【你需了解】

- 参考值(连续监测法) 8～20U/L。
- 血清AST减低 见于中枢神经系统疾病等。
- 血清AST增高 见于心肌梗死、肝脏疾病(肝癌、肝硬化、慢性肝炎、药物中毒性肝炎、肝细胞坏死等)、胆管疾病、内分泌疾病、急性胰腺炎、肺梗塞、溶血性疾病、药物中毒、白血病等。

【你需就医】

- 血清AST减低伴中枢神经系统疾病症状。
- 血清AST增高,特别伴有冠心病和肝脏病。

【特别提示】

- 急性心肌梗死时,AST升高程度与心肌梗死范围及程度有关。
- 急性心肌梗死时,AST下降后又再次升高,提示出现新梗死或梗死范围又有扩大。

3 血清肌酸磷酸激酶测定

肌酸磷酸激酶(CK)在心肌和骨骼肌中有很高的含量,在脑组织中含量较低,可以作为心肌和骨骼肌损伤的特异性指标。在心肌梗死诊断中具有重要意义,也是骨骼肌疾病,如肌肉营养不良的可靠指标。抽静脉血,常用生化酶偶联法测定。

【你需了解】

- 参考值(酶偶联法) 男性24～170U/L;女性24～150U/L。
- 血清CK减低 见于甲状腺功能亢进等。
- 血清CK增高 见于急性心肌梗死、病毒性心肌炎、急性脑血管疾病、脑膜炎、休克、进行性肌营养不良、一氧化碳中毒、黄疸、钩端螺旋体感染、伤寒、甲状腺机能减退、急性神经系统疾病、心脏手术、心脏电复律等。

【你需就医】

- 血清肌酸磷酸激酶(CK)减低或增高并伴相应临床症状。

【特别提示】

● 在重症肌无力和多发性硬化症时,血清肌酸磷酸激酶值正常。

4 血清肌酸磷酸激酶同工酶测定

肌酸磷酸激酶(CK)由3种同工酶组成,即CK-MM、CK-MB、CK-BB。CK-MM是正常人血中CK的主要组成成分;骨骼肌主要含CK-MM;心肌含CK-MM(70%)和CK-MB(30%);脑组织、胃肠及泌尿生殖系统主要含CK-BB。肌酸磷酸激酶同工酶检测可以区分肌酸磷酸激酶是来自心肌(MB)或骨骼肌(MM),CK-MM升高表明骨骼肌损伤,CK-MB升高表明心肌坏死,具有较高的特异性和敏感性。取静脉血,可用电泳方法分离,也可用层析法或免疫法测定。

【你需了解】

● 参考值(电泳法) CK-MM大于94%~96%;CK-MB小于5%;CK-BB 0~痕量。

● CK-MM增高 见于肌肉创伤、肌肉注射、休克、外科大手术后、心肌梗死等。

● CK-MB增高 见于急性心肌梗死、心肌缺血、假肥大性肌营养不良、多发性肌炎、严重肌红蛋白尿、Reye综合征等。

● CK-BB增高 见于胆管梗阻、乳腺癌、小细胞癌、肺癌、前列腺癌、部分严重休克患者及脑损伤等。

【你需就医】

● 肌酸磷酸激酶同工酶增高。

【特别提示】

● CK-MM心肌梗死后升高可维持4~5天。

● CK-MB急性心肌梗死后4~6小时升高,24~36小时后即恢复正常水平。

● 胸痛患者48小时后仍无CK-MB升高可排除急性心肌梗死的诊断。

5 血清乳酸脱氢酶测定

乳酸脱氢酶(LDH或LD)参与各种组织中糖酵解的中间代谢,是一种糖酵解酶。在心肌组织有氧代谢中,LD使乳酸转变为丙酮酸,进入柠檬酸循环提供能源。LD广泛分布于机体许多组织中,如骨骼肌、肝脏、心、肾、红细胞等,当上述组织细胞破坏时,释放入血,使血清LD含量增高。临床常用于诊断和鉴别诊断心、肝、骨骼肌的疾病。一般用乳酸-丙酮酸法测定。

【你需了解】

● 参考值(乳酸-丙酮酸法) 50~150U/L。

● 血清LD增高 见于巨幼红细胞性贫血、广泛性转移癌、休克、急性心肌梗死、肺梗塞、粒细胞性白血病、溶血性贫血、感染性单核细胞增多症、进行性肌营养不良、肝炎、肝硬化等。

【你需就医】

● 血清LD增高。

【特别提示】

● 心绞痛与心包炎时LD正常。

● LD水平下降说明癌症治疗效果较好。

● 红细胞溶血可引起LD增高。

6 血清乳酸脱氢酶同工酶测定

血清乳酸脱氢酶(LD)共有5种同工酶形式,即LD_1、LD_2、LD_3、LD_4、LD_5。LD同工酶在人体分布有明显特异性。LD_1和LD_2主要来自心肌、红白细胞、肾脏。LD_3主要来自脾、胰、甲状腺、肾上腺。LD_4和LD_5主要来自肝脏和骨骼肌。血清乳酸脱氢酶同工酶的测定比血清乳酸脱氢酶测定更具有特异性。常用的测定方法是电泳法。

【你需了解】

● 参考值(醋酸纤维素薄膜电泳法) LD_1 24%~34%;LD_2 35%~44%;LD_3 19%~27%;LD_4 0%~5%;LD_5 0%~2%。

● 急性心肌梗死时LD_1和LD_2均升高,LD同工酶酶谱为$LD_1>LD_2>LD_3>LD_4>$LD5。心肌炎、溶血性贫血等LD_1可升高。脾、胰、甲状腺、肾上腺病变时LD_3升高。

急性肝炎早期 LD_5 在黄疸出现之前即升高，慢性肝炎 LD_5 持续升高，肝硬化、肝癌、骨骼肌损伤、手术后 LD_5 也升高。阻塞性黄疸时 LD_4 和 LD_5 均升高，但以 LD_4 升高多见。

【你需就医】

● 血清乳酸脱氢酶同工酶发生变化。

【特别提示】

● 心肌梗死如 LD_1 和 LD_5 均升高应考虑有心源性休克或有心力衰竭引起肝损害。

7 血清碱性磷酸酶测定

碱性磷酸酶(ALP)主要存在于骨骼、肝脏、肾脏、小肠和胎盘等组织中，当骨骼及肝脏发生病变或胆管受阻时，血清 ALP 升高。血清 ALP 活性测定常作为肝胆疾病和骨骼疾病的临床辅助诊断指标。不同年龄、性别存在 ALP 活性的差异。抽取静脉血，目前常用连续监测法测定。

【你需了解】

● 参考值(连续监测法) 成人 32～92U/L；儿童(小于 10 岁) 36～213U/L。

● 血清 ALP 活性减低 见于重症慢性肾炎、乳糜泄、贫血、恶病质、儿童甲状腺功能减退、维生素 C 缺乏症、营养不良、呆小症、遗传性低磷酸酶血症等。

● 血清 ALP 活性增高 见于肝胆疾病(如阻塞性黄疸、急慢性黄疸性肝炎、肝癌等)、骨骼疾病(如成骨细胞瘤、佝偻病变形性骨炎等)、甲状腺及甲状旁腺功能亢进、肾小管酸中毒、遗传性磷酸酶过多症、妊娠、生长期儿童等。

【你需就医】

● 血清 ALP 活性减低或增高，伴有临床相应疾病。

【特别提示】

● 胆管阻塞的程度和持续的时间与血清 ALP 呈正相关，肝细胞性黄疸血清 ALP 可正常或轻度增高，溶血性黄疸多正常，所以血清 ALP 对黄疸的鉴别诊断有重要意义。

● 如在无黄疸肝脏疾病患者血中发现有 ALP 升高应警惕有无肝癌可能。

● ALP 来源广泛，特异性较差。

8 血清碱性磷酸酶同工酶测定

碱性磷酸酶(ALP)同工酶可分 6 种：ALP_1 是细胞膜中的一种组分与 ALP_2 形成的复合物，ALP_2 来自肝脏(称肝胆 ALP)，APL_3 来自骨骼(称骨性 ALP)，ALP_4 来自胎盘(称胎盘 ALP)，ALP_5 来自小肠(称小肠 ALP)，ALP_6 是 IgG 和 ALP_2 的复合物。血清碱性磷酸酶同工酶测定较血清 ALP 测定有更高特异性。现在常用电泳法测定，但很难定量，只能定性。

【你需了解】

● 参考值(琼脂糖凝胶电泳法) 正常人血清以 ALP_2 为主(约占全部的 90%)，出现少量 ALP_3；血型为 A、B、O 型的正常人可出现微量 ALP_5；健康儿童 ALP_3 占 60% 以上，其次为 ALP_2；孕妇可出现 ALP_4。

● ALP_1 主要出现于肝外阻塞性黄疸、转移性肝癌。急性肝炎以 ALP_2 增加为主，也可出现少量 ALP_1。ALP_3 升高主要见于骨肉瘤、转移性肝癌、软骨病、甲状腺机能亢进等。妊娠末期血清 ALP_4 升高，分娩后血清 ALP_4 迅速降至正常。肝硬化时 ALP_5 明显升高可达 40% 以上，且不出现 ALP_1。酒精中毒性肝硬化 ALP_5 升高更明显。ALP_6 见于溃疡性结肠炎活动期。

【你需就医】

● 血清碱性磷酸酶同工酶酶谱发生变化。

【特别提示】

● 癌性黄疸 ALP_1 100% 阳性，且 ALP_1 大于 ALP_2。

● 重症癌症可出现 ALP_4。

9 血清 γ 谷氨酰转肽酶测定(γ－GT)

血清 γ 谷氨酰转肽酶(γ－GT)在人体内广泛存在，主要在肾、胰、肝、肠、脑等组织。正常人血清中 γ－GT 主要来自肝脏，由肝细胞线粒体产生，再由胆管排出，具有较高的特异性。γ－GT测定应用很广，它是肝胆疾病中阳性率最高的酶。常用检测方法有连续监测法等。

【你需了解】

● 参考值(连续监测法)　3～17U/L。

● 血清γ－GT增高　见于急性病毒性肝炎、肝硬化失代偿期、肝内纤维增生、肝癌、阻塞性黄疸、心肌梗死、胰腺疾病、服用巴比妥类药物等。

【你需就医】

● 血清γ－GT增高。

【特别提示】

● 肝癌术后γ－GT迅速下降，当肝癌复发时，再度升高，故它对肝癌诊断有重要意义，可判断疗效和预后。

● 肝内纤维增生时，γ－GT升高的程度与纤维化增生的程度呈正相关。

10 血清淀粉酶测定

血清淀粉酶(AMY)主要来自胰腺，其次是唾液腺等。来源于胰腺的α淀粉酶称为胰型淀粉同工酶，能促进淀粉、糖原等分解，当胰腺疾病尤其是急性胰腺炎时常明显增高，是临床诊断急性胰腺炎的重要指标。抽取静脉血，现在一般在生化分析仪测定。

【你需了解】

● 参考值(生化分析仪)　20～160U/L。

● 血清淀粉酶减低　见于肝硬化、肝癌、肝炎、急慢性胆囊炎等。

● 血清淀粉酶增高　见于急慢性胰腺炎、胰腺肿瘤、溃疡病穿孔、急性腹膜炎、肠梗阻、流行性腮腺炎、唾液腺化脓性感染、胰管阻塞或结石、胆石症和急性胆囊炎等。

【你需就医】

● 血清淀粉酶减低或增高伴相应临床症状。

【特别提示】

● 新生儿缺乏淀粉酶，满月后才逐步增高。

● 急性胰腺炎时应及时抽血和取尿检验，否则易有假阴性结果。

11 血清淀粉酶同工酶测定

淀粉酶有2种同工酶，来源于胰腺的称胰型(P型)淀粉酶，来源于唾液腺的称唾液型(S型)淀粉酶。正常人血清中所含淀粉酶以S型为主，尿中以P型为主。一般以电泳方法检测血清淀粉酶同工酶，电泳时可见7条区带，其中1、2、4、6条为P型淀粉酶，3、5、7条为S型淀粉酶。

【你需了解】

● 参考值(电泳法)　P型0.415±0.087；S型0.585±0.087。

● 急性胰腺炎的特异淀粉酶谱是S－AMY3、5消失，P－AMY4、6出现。S－AMY3、5消失，出现P－AMY4表示胰腺炎病情严重。腮腺炎时，S－AMY3、5、7活性增高，P－AMY1活性不变；腮腺炎反复发作时，S－AMY3无变化，只有P－AMY1、2活性增加。

【你需就医】

● 血清淀粉酶同工酶酶谱异常。

【特别提示】

● 恶性肿瘤时，血、尿淀粉酶活性都可以升高，升高的淀粉酶是一种与S－AMY型相似的异常淀粉酶。

12 尿液淀粉酶测定

胰腺等组织分泌的淀粉酶随血液循环于尿中排出，当该酶增高时，尿中的排泄量也增高。一般用碘－淀粉比色法或酶偶联法测定。

【你需了解】

● 参考值(酶偶联法)　1～17U/L。

● 临床意义同血清淀粉酶测定。

【你需就医】

● 尿液淀粉酶增高。

【特别提示】

● 尿淀粉酶于发病12～24小时才开始升高，但下降较慢，一般维持5～7天。

13 血清脂肪酶测定

血清中的脂肪酶(LPS)主要来自胰腺，由胰腺腺泡合成并随胰管分泌，舌下、胃、肺和小肠黏膜也分泌少量脂肪酶。脂肪酶是诊断胰腺疾病的重要诊断指标之一。抽静脉血，现在一般用生化分析仪测定。

【你需了解】

● 参考值(生化分析仪) 28～280U/L。

● 脂肪酶增高 见于急慢性胰腺炎、胰腺癌、胆管炎、胃穿孔、肝癌、肝硬化、肠梗阻、十二指肠溃疡、乳腺癌、骨折、软组织损伤、急慢性肾脏疾病、总胆管结石、总胆管癌等。

【你需就医】

● 血清中的脂肪酶增高。

【特别提示】

● 血清脂肪酶在急性胰腺炎时明显增高可持续10～15天，在疾病后期，诊断意义较血清淀粉酶测定为大。

14 血清胆碱酯酶测定

胆碱酯酶(CHE)能水解乙酰胆碱，可分两类，即乙酰胆碱酯酶(AchE)，又称真胆碱酯酶或胆碱酯酶Ⅰ，以及酰基胆碱酯酶(SchE)，又称假胆碱酯酶或胆碱酯酶Ⅱ。AchE主要存在于细胞及中枢神经系统的灰质中，血清中含量很少；SchE主要分布于肝、胰、心、脑及血清中。胆碱酯酶测定主要用于诊断先天性遗传变异体。抽取静脉血，用连续监测法于生化分析仪测定。

【你需了解】

● 参考值(连续监测法) 女性(16～39岁)4300～11500U/L；其余5410～32000U/L。

● 血清胆碱酯酶减低 见于有机磷中毒、肝炎、肝硬化、营养不良、恶性贫血、急性感染、心肌梗死、肺梗塞、肌肉损伤、慢性肾炎、妊娠晚期、摄入雌激素等。

● 血清胆碱酯酶增高 见于神经系统疾病、甲状腺功能亢进、糖尿病、高血压、支气管哮喘、Ⅳ型高脂蛋白血症、肾功能衰竭等。

【你需就医】

● 血清胆碱酯酶减低或增高。

【特别提示】

● AchE主要用于有机磷中毒的诊断。

● SchE测定一般用于反映肝功能障碍。

无机元素检验

1 血清钾测定

血清钾测定是指血清中钾离子(K^+)浓度。人体钾主要分布在细胞内，其主要生理功能是维持细胞内液的渗透压平衡，参与细胞内糖、蛋白质代谢及酶的活动，维持体液的酸碱平衡，保证神经、肌肉的正常应激性。人体钾的来源完全依靠从外界摄入，摄入的钾除少数为组织细胞利用外，大部分经肾脏排出，血清钾是反映肾功能的重要指标之一。抽静脉血，现在一般用电解质分析仪测定。

【你需了解】

● 参考值 3.5～5.1mmol/L。

● 血清钾减低 见于钾摄入不足，如长期禁食、厌食、吞咽困难、消化道梗阻、长期滴注无钾液体等；钾排泄增加，如严重呕吐、腹泻、大量出汗、长期大量应用肾上腺糖皮质激素等；肾上腺皮质功能亢进症、原发性或继发性醛固酮增多症、肾小管损伤；应激反应，如大手术、烧伤、脑出血等；长期大量使用某些抗生素、细胞外钾进入细胞内等。

● 血清钾增高 见于钾输入过度，如输入含钾溶液速度过快或钾浓度过高、输入大量库存血、输入大量含钾抗生素等；钾排泄障碍，如急慢性肾功能衰竭、肾上腺皮质功能减退、低醛固酮血症、长期使用保钾利尿剂等；细胞内钾移入细胞外液，如大面积烧伤、严重电灼伤及创伤早期、溶血、组织缺氧、酸中毒等。

【你需就医】

● 血清钾减低或增高。

【特别提示】

● 分析血清钾测定结果时，应注意结合病史，特别注意分析引起血清钾减低或升高的原因。

● 采取血标本时应严格防止溶血，以免影响检验结果。

2 血清钠测定

钠离子(Na^+)是细胞外液中含量最多的阳离子。它的主要生理功能为维持细胞外液的容量和渗透压；组成细胞外液的缓冲体系，维持酸碱平衡；促进有机溶质的运转；增强神经、肌肉兴奋性；使组织蛋白质处于正常的胶体状态等。水与钠的正常代谢及平衡是维持人体内环境稳定的重要因素。抽静脉血，现在一般用电解质分析仪测定。

【你需了解】

● 参考值　135～145mmol/L。

● 血清钠减低　见于大量钠丢失，如严重呕吐、腹泻或胃肠造瘘后、慢性肾功能衰竭、大量应用利尿剂、肾上腺皮质功能减退、大面积烧伤或出汗过多、大量放胸腹水等。

● 血清钠增高　见于过多输入含钠盐的溶液；肾排钠减少，如肾上腺皮质功能亢进、垂体前叶肿瘤、原发性醛固酮增多症、脑外伤或脑血管意外等；摄入水不足或丢失水过多，如禁食、吞咽困难、渗透性利尿、尿崩症、婴儿腹泻、呕吐等。

【你需就医】

● 血清钠减低或增高。

【特别提示】

● 高脂血症或高蛋白血症时可出现假性低钠血症。

3 血清氯测定

血清氯测定是指血清中氯离子(Cl^-)浓度。氯是细胞外液中最主要的阴离子，它与钠离子一起对调节机体的酸碱平衡、渗透压、水电解质平衡具有重要作用。氯转移在二氧化碳(CO_2)运输中发挥重要作用，氯离子在胃内参与盐酸生成，氯离子有稳定血红蛋白结构的作用，是淀粉酶的激活剂。抽静脉血，现在一般用电解质分析仪测定。

【你需了解】

● 参考值　96～108mmol/L。

● 血清氯离子浓度减低　见于严重呕吐、腹泻、消化液大量丢失、糖尿病性昏迷、肺炎、肠梗阻、幽门梗阻、长期限制氯化钠摄入等。

● 血清氯离子浓度增高　见于脱水引起的高钠血症、高氯性代谢性酸中毒、肾后因素引起的排尿障碍等。

【你需就医】

● 血清氯减低或增高。

【特别提示】

● 血清中氯离子浓度与钠基本平行，只有当大量丢失胃液时才出现以失氯为主，而失钠很少的现象。

● 大量丢失肠液时失钠很多而失氯很少。

4 阴离子隙测定(AG)

阴离子隙(AG)是指血清中所测定的阳离子总数与阴离子总数之差，阴离子隙主要受有机酸根、HPO_4^{2-}、SO_4^{2-}等酸性物质的影响，是评价酸碱状况的一项重要指标，可鉴别不同类型的代谢性酸中毒。临床上一般利用血清阴、阳离子的测定值算出阴离子隙。

【你需了解】

● 参考值　8～16mmol/L。

● 阴离子隙减低　临床意义不大，可见于未测定阴离子浓度的降低(如细胞外液稀释、低蛋白血症等)、未测定阳离子浓度的增加(如各种原因所致的高钾血症、高钙血症、高镁血症、实验室误差等)。

● 阴离子隙增高　见于高阴离子隙代谢性酸中毒(如乳酸性酸中毒、酮症酸中毒等)、各种原因所致的低钾血症、低镁血症、低钙血症、大量输入含有钠盐和阴离子的药物等。

【特别提示】

● 高血氯性代谢性酸中毒时阴离子隙

正常。

5 血清钙测定

血清钙测定是指血清中钙离子（Ca^{2+}）浓度。钙盐是人体中含量最高的无机盐。钙离子的生理功能有组成骨骼和牙齿、降低神经和肌肉兴奋性、维持心肌及其传导系统的兴奋性和节律性、参与肌肉收缩和凝血过程等，是维持人体正常新陈代谢必不可少的重要成分之一。抽取静脉血，现在一般于生化分析仪测定。

【你需了解】

- *参考值（甲基百里香酚蓝法）* 成人2.25～2.75mmol/L；儿童2.50～3.0mmol/L。
- *血清钙减低* 见于甲状腺功能减退、维生素D缺乏、肾移植后或血液透析、婴儿手脚抽筋等。
- *血清钙增高* 见于甲状旁腺功能亢进、维生素D或维生素A中毒、胰腺炎、骨髓瘤、阿狄森（Addison）病等。

【你需就医】

- 血清钙减低并易抽筋。
- 血清钙增高。

【特别提示】

- 血清钙低于1.25 mmol/L极易产生肌肉抽搐。

6 血清无机磷测定

磷是构成人体细胞多种重要成分的原料，也是构成骨骼和牙齿的主要成分之一。人体磷元素还不能直接测定，通常测定其无机磷酸盐含量。血清磷的测定反映机体对磷的代谢及调节。空腹采静脉血，现在一般用生化分析仪测定。

【你需了解】

- *参考值（还原钼蓝法）* 成人0.97～1.62mmol/L；儿童1.29～1.94mmoL/L。
- *血清磷减低* 见于甲状旁腺功能亢进、胰岛素瘤、维生素D缺乏、肾小管重吸收功能障碍、严重感染、慢性胃肠道疾病导致吸收不良、家族性血磷过低佝偻病等。
- *血清磷增高* 见于甲状旁腺功能减退、维生素D过多症、阿狄森（Addison）病、糖尿病酮症酸中毒、多发性骨髓瘤等。

【特别提示】

- 高血钙患者血清无机磷低于25mg/L，则支持甲状旁腺功能亢进。
- 血清无机磷如大于50mg/L，则存在肾功能不全，应寻找引起高磷血症的原因。

酸碱平衡与血气分析

1 血酸碱度测定

血酸碱度（pH）是血液内氢离子（H^+）浓度的负对数值。pH对生命活动有重大影响。机体细胞内生化的变化，细菌、病毒的繁殖，伤口愈合，细胞与细胞的黏附等，均受pH的影响。pH测定主要用于反映血液酸与碱的程度。人体血液pH比较恒定，抽取动脉血，用血气分析仪测定。

【你需了解】

- *参考值* 7.35～7.45。
- pH高于7.45为碱血症，pH低于7.35为酸血症。

【你需就医】

- pH大于7.45，临床伴碱中毒症状。
- pH小于7.35，临床伴酸中毒症状。
- pH正常，但临床伴酸中毒或碱中毒症状。

【特别提示】

- 当血液pH低于6.9或超过7.7时，会有生命危险。
- pH正常不能排除酸碱平衡紊乱。
- 温度对pH有很大影响。

2 动脉血二氧化碳分压

动脉血二氧化碳分压（PCO_2）是指动脉血浆中物理溶解的CO_2所产生的压力。由于二氧化碳分子具有较强的弥散能力，故血液

PCO_2基本反映了肺泡 PCO_2 的平均值，即代表了呼吸成分，能反映酸碱平衡中的呼吸因素，在呼吸性酸碱平衡中具有决定性作用。抽取动脉血，用血气分析仪测定。

【你需了解】

- 参考值　4.65～5.98kPa（35～45mmHg）。
- 动脉血 PCO_2减低　提示通气过度（如呼吸加深、加快），有原发性和继发性两种，结果使体内二氧化碳排出过多，为呼吸性碱中毒。
- 动脉血 PCO_2 增高　提示存在肺泡通气不足，可以是原发性或继发性（或代偿性），结果使体内二氧化碳潴留，为呼吸性酸中毒。

【特别提示】

- 当 PCO_2达 7.315 kPa（55mmHg）时，有抑制呼吸中枢形成呼吸衰竭的危险；更高时，将出现 CO_2麻醉，甚至危及生命。
- 在代谢性酸中毒时，机体通过呼吸调节使 PCO_2发生代偿性变化，切勿将其看作是原发性通气功能障碍而加以纠正，以免加重病情。

3 血浆二氧化碳含量测定

血浆二氧化碳含量测定是指血浆二氧化碳总量（CO_2），即存在于血浆中的一切形式的二氧化碳总量，为真实碳酸氢盐和碳酸的总和。抽动脉血，用血气分析仪，在 37℃～38℃，与大气隔绝的条件下，所测得的 CO_2 含量。

【你需了解】

- 参考值　24～32mmol/L。
- 血浆 CO_2 含量减低　见于代谢性酸中毒。
- 血浆 CO_2 含量增高　见于代谢性碱中毒。

【你需就医】

- 血浆二氧化碳含量减低伴代谢性酸中毒症状。
- 血浆二氧化碳含量增高伴代谢性碱中毒症状。

【特别提示】

- 血浆二氧化碳含量一般不单独作为评价酸碱平衡的指标应用。

4 实际碳酸氢盐测定

实际碳酸氢盐（AB）又称真实碳酸氢盐，是指未经气体平衡处理的人体血浆中碳酸氢根（HCO_3^-）的真实含量。实际碳酸氢盐受呼吸和代谢两种因素的影响，结合标准碳酸氢盐分析，对酸碱平衡紊乱诊断有一定参考价值。抽动脉血，用血气分析仪测定。

【你需了解】

- 参考值　21.4～27.3mmol/L。
- 实际碳酸氢盐与标准碳酸氢盐均低于正常为失代偿性代谢性酸中毒。实际碳酸氢盐与标准碳酸氢盐均高于正常为失代偿性代谢性碱中毒。实际碳酸氢盐高于标准碳酸氢盐为呼吸性酸中毒。实际碳酸氢盐低于标准碳酸氢盐为呼吸性碱中毒。

【特别提示】

- 正常人实际碳酸氢盐与标准碳酸氢盐应相等。实际碳酸氢盐与标准碳酸氢盐之差反映了它们对酸碱平衡影响的程度。

5 标准碳酸氢盐测定

标准碳酸氢盐（SB）是指在 37℃以及全血血红蛋白完全氧合的条件下，经二氧化碳分压为 5.33kPa（40mmHg）的气体平衡后所测得的血浆碳酸氢根浓度。SB 不受呼吸因素影响，是判断代谢性酸碱平衡紊乱的定量指标。抽取动脉血，用血气分析仪测定。

【你需了解】

- 参考值　21.4～27.3mmol/L。
- 标准碳酸氢盐（SB）减低　见于代谢性酸中毒。
- 标准碳酸氢盐增高　见于代谢性碱中毒。

【特别提示】

- 标准碳酸氢盐（SB）与实际碳酸氢盐（AB）一起分析，有助于对酸碱平衡的全面了解。

6 缓冲碱测定

缓冲碱(BB)是指血中一切具有缓冲作用的碱的总和,也即血中具有缓冲作用的阴离子的总和。细胞内液(红细胞除外)的缓冲碱不易测定,临床实际应用的是测定全血缓冲碱和血浆缓冲碱。缓冲碱能反映机体酸碱失衡的总的缓冲能力。抽取动脉血,用血气分析仪测定。

【你需了解】

● 参考值 45～52mmol/L。

● 缓冲碱降低 见于代谢性酸中毒或代偿性呼吸性碱中毒。

● 缓冲碱增高 见于代谢性碱中毒或代偿性呼吸性酸中毒。

【特别提示】

● 缓冲碱易受血液的 pH 值和电解质因素影响,不能确切反映代谢酸和碱的内部稳定情况。

7 全血碱剩余测定

全血碱剩余(BE)是指在标准条件下(37℃、二氧化碳分压 5.33kPa,即 40mmHg 时),血红蛋白 100% 氧合时,用酸或碱滴定全血或血浆至 pH = 7.4 时,所消耗的酸或碱的量。需加酸者 BE 为正值,加碱者 BE 为负值。BE 是酸碱内稳定中反映代谢性因素的一个客观指标。抽取动脉血,用血气分析仪测定。

【你需了解】

● 参考值 -3～+3mmol/L。

● 全血碱剩余小于 -3 时,表示碱缺失,即缓冲碱减少,固定酸过剩,提示代谢性酸中毒或代偿性呼吸性碱中毒。

● BE 大于 +3 时,表示碱多余,即缓冲碱增加,固定酸缺乏,提示代谢性碱中毒或代偿性呼吸性酸中毒。

【特别提示】

● 血液血红蛋白的变动会影响全血碱剩余(BE),所以测定全血碱剩余时必须用实际血液血红蛋白浓度加以校正。

8 血液氧分压测定

氧分压(PO_2)是指物理溶解于血浆中的氧所产生的压力。吸入空气时,绝大部分氧在血液中以与血红蛋白结合的形式来运输,物理溶解在血中的氧只占很少的比例。但这小部分物理溶解氧具有重要的生物学意义,在肺或组织中进行交换的每一个氧分子必须通过物理溶解状态。氧分压是反映机体缺氧情况的重要指标之一。

【你需了解】

● 参考值 10.666～13.322kPa(80～100mmHg)。

● 氧分压(PO_2)降低 见于肺部疾患导致换气功能障碍(如新生儿肺炎、先天性畸形、新生儿自发性呼吸窘迫综合征、肺炎、气喘性支气管痉挛等)、左心室衰竭合并肺水肿、手术后早期的老年患者、吸入空气的氧含量低等。

【特别提示】

● 血液中氧分压低于 7.333kPa(55mmHg)即有呼吸衰竭。

● 血液中氧分压低于 4kPa(30mmHg)即有生命危险。

9 血氧饱和度测定

血氧饱和度(SaO_2)是指血液在一定的氧分压下氧合血红蛋白占全部血红蛋白的百分比。血氧饱和度(SaO_2)是反映机体有无缺氧的客观指标之一,受血红蛋白的影响,与血红蛋白与氧的结合能力有关。抽取动脉血,用血气分析仪测定。

【你需了解】

● 参考值 92%～99%。

● 血氧饱和度降低 见于肺气肿等缺氧性肺疾病、循环性缺氧、组织性缺氧等。

● 血氧饱和度增高 见于高压氧治疗。

【特别提示】

● 血红蛋白和氧的结合能力与氧分压直接有关,氧分压低时,血氧饱和度也低,氧分压高时，血氧饱和度也高。

10 动脉血 P_{50} 测定

动脉血 P_{50} 指血氧饱和度达到50%时的氧分压，即正常人在体温37℃、pH7.40、PCO_2 5.33kPa(40mmHg)、BE 为 0，50% 血红蛋白(Hb)被饱和时的氧分压。P_{50} 表明 Hb 对氧亲和力大小或对氧较敏感的氧解离曲线的位置。抽取动脉血，用血气分析仪测定。

【你需了解】

- 参考值　3.546kPa(26.6mmHg)。
- 动脉血 P_{50} 降低　表示氧解离曲线左移，即血红蛋白与氧亲和力增加而不利于组织摄取氧。
- 动脉血 P_{50} 增高　表示氧解离曲线右移，即血红蛋白与氧亲和力减低而有利于组织摄取氧。

【特别提示】

- 氧解离曲线高度左移时，即使 PO_2 与 SaO_2 正常，组织仍有发生缺氧的可能。
- 氧解离曲线高度右移时，即使 PO_2 与 SaO_2 降低，组织也可能不缺氧。

表 4-4-1　酸碱平衡紊乱血气分析鉴别表

类　型	pH	PCO_2(kPa)	BE(mmol/L)	HCO_3^-(mmol/L)
正常	7.35～7.45	4.8～1.867	+3.0～ -3.0	22～31
代谢性酸中毒(代偿)	不变	下降或不变	往负值降低	下降
失代偿	小于7.35	下降	往负值降低	明显下降
呼吸性酸中毒(代偿)	不变	明显上升	往正值增加	上升
失代偿	小于7.35	明显上升	往正值增加	明显上升
代谢性碱中毒(代偿)	不变	上升或不变	往正值增加	上升
失代偿	大于7.35	上升	往正值增加	明显上升
呼吸性碱中毒(代偿)	不变	明显下降	往负值降低	下降
失代偿	大于7.35	明显下降	往负值降低	明显下降

胆汁酸和胆红素检测

1 总胆汁酸测定

胆汁酸(TBA)由肝脏合成，人胆汁中存在的胆汁酸主要有胆酸(CA)、鹅脱氧胆酸(CDCA)，脱氧胆酸(DCA)，还有少量石胆酸(LCA)及微量熊脱氧胆酸。血清胆汁酸水平是反映肝实质损伤的一个重要指标。

【你需了解】

- 参考值(放射免疫分析法)　1～7μmol/L。
- 血清总胆汁酸水平增高　见于各种肝脏疾病(急慢性肝炎、肝硬化、中毒性肝病、胆汁淤积等)。

【你需就医】

- 血清总胆汁酸明显增加伴有食欲下降、右上腹隐痛、黄疸等肝病症状。

【特别提示】

- 胆管梗阻，肝内胆汁淤积时，由于胆汁排出受阻，胆汁酸返流入血，引起血液中胆汁酸增高，其增高的程度与病情轻重基本平行。
- 胆汁酸的测定对肝硬化的诊断有较大意义。对于一个慢性肝病患者，如果胆汁酸的增高与转氨酶和胆红素的增高不成比例，要考虑肝硬化的可能性。

2 总胆红素测定

总胆红素(total bilirubin, TBil)包括结合胆红素和未结合胆红素两种，是各种含血红素蛋白中血红素的分解产物，其中约85%来源于衰老红细胞被破坏后释放出的血红蛋白，其余来源于骨髓中破坏的幼稚红细胞及全身组织中相似蛋白质（如肌红蛋白、过氧化物酶、细胞色素等）的转化。

【你需了解】

● 参考值（改良J－G法测定） 3.4～17.1μmol/L。

● 总胆红素增高 见于中毒性或病毒性肝炎、溶血性黄疸、恶性贫血、阵发性血红蛋白血症、红细胞增多症、新生儿黄疸等。

【你需就医】

● 总胆红素升高伴有黄疸（皮肤、黏膜等组织黄染）症状。

【特别提示】

● 总胆红素的测定能正确反映黄疸的程度。

3 结合胆红素测定

未结合胆红素（Conjugated bilirubin）在肝细胞内转化，与葡萄糖醛酸结合形成结合胆红素，也称为直接胆红素。结合胆红素升高说明肝细胞处理胆红素和处理后胆红素从胆管排泄发生障碍。

【你需了解】

● 参考值（改良J－G法） 小于3.4μmol/L。

● 结合胆红素增高 见于肝细胞性黄疸、阻塞性黄疸、新生儿高胆红素血症等。

【你需就医】

● 结合胆红素升高伴有黄疸症状。

【特别提示】

● 临床上多用于黄疸的诊断和黄疸性质的鉴别。

4 非结合性胆红素测定

非结合胆红素（Unconjugated bilirubin）是不与葡萄糖醛酸结合的胆红素，也称间接胆红素。

【你需了解】

● 参考值（高效液相色谱法） 小于19μmol/L。

● 非结合胆红素增高 主要见于各种溶血性疾病、严重烫伤、恶性贫血、脓毒症、药物性黄疸、脾功能亢进、血型不合输血等。

【你需就医】

● 非结合胆红素异常增高，伴有相应溶血性疾病症状。

【特别提示】

● 临床上多用于黄疸的诊断和黄疸性质的鉴别。

肾功能检测

1 内生肌酐清除率测定

肌酐（Ccr）主要由肌肉代谢产生，每天生成量相对稳定。肌酐通过血流经肾小球滤过后基本不被肾小管吸收，随尿排出体外。在控制条件下，尿中肌酐排除率相当稳定。测定单位时间内肾脏将若干毫升血中的内生肌酐全部清除出去，可反映肾功能损害的程度。

【你需了解】

● 参考值 85～160ml/min。

【你需就医】

● 内生肌酐清除率下降，伴有腰酸、腰痛、尿量异常等肾功能损害症状。

【特别提示】

● 51～70ml/min为肾功能轻度损害；31～50ml/min为肾功能中度损害；小于30ml/min为重度损害；11～20 ml/min为早期肾功能不全；6～10 ml/min为晚期肾功能不全；小于5 ml/min为肾功能不全终末期。

2 血尿素氮测定

血尿素氮（BUN）是体内氨主要代谢产物。尿素氮主要通过血流经肾小球滤过后随尿液排出体外。

【你需了解】

● 参考值（生化脲酶－波氏比色法） 2.5～71vmmol/L。

● 血液中尿素氮的含量是肾功能变化的

一项重要指标。

● 血尿素氮增高 见于各种肾病(急慢性肾小球肾炎、肾功能衰竭、肾结核、肾淀粉样变性等)、尿路梗阻、尿路肿瘤、长期发热、使用肾上腺皮质激素类药物、消化性溃疡出血、心力衰竭等。

● 血尿素氮降低 见于重症肝病、妊娠后期、营养不良等。

【你需就医】

● 尿素氮升高伴有肾功能减退症状。

● 尿素氮降低伴有上述疾病相关症状。

【特别提示】

● 血中尿素氮平均浓度男性较女性略高,且随年龄增大而有增高的趋势。

● 肾脏疾病肾功能损害时,若尿素氮出现异常,则有效肾单位的60%以上已受损害,故尿素氮测定不宜作为早期测定指标。

3 血尿酸测定

血尿酸(UA)是体内嘌呤代谢的最终产物,由肾脏排泄。血尿酸的测定有助于对痛风及早期肾脏病变的诊断。

【你需了解】

● 参考值(尿酸脲酶法) 男性149～416μmol/L;女性89～357μmol/L。

● 血尿酸增加 见于嘌呤代谢紊乱(如痛风等)、肾脏对尿酸的排泄障碍(如急性或慢性肾小球肾炎、肾结核、肾盂积水、尿毒症性肾炎等)、尿酸生成过多(如白血病、白血病化疗、烧伤、真性红细胞增多症等)。

● 血尿酸降低 见于肾脏对尿酸排泄过多(如Fanconi综合征等)、恶性贫血等。

【你需就医】

● 血尿酸值增加伴有全身关节酸痛或肾功能损害症状。

● 血尿酸值减低伴有相关症状。

【特别提示】

● 剧烈运动、摄入过多含核蛋白的食物(如瘦肉、动物内脏等)可使尿酸假性增高。

● 使用阿司匹林可使血尿酸值降低。

4 β_2-微球蛋白测定

β_2-微球蛋白(β_2-M)是从肾病患者尿中分离到的一种蛋白质。血清β_2-M不仅对肾脏疾病的诊断有很大的帮助,而且还可作为某些恶性肿瘤的辅助指标。

【你需了解】

● 参考值(酶联免疫吸附法) 血清2.14～4.06mg/L;尿液0～0.65mg/L;脑脊液1.16～1.38mg/L

● 血清β_2-微球蛋白增高 见于近端肾小管损害、自身免疫性疾病、恶性肿瘤、肝病等。

● 尿中β_2-微球蛋白增高 见于急性或慢性肾小球肾炎、尿毒症、糖尿病肾病、系统性红斑狼疮累及肾病变、肾盂肾炎等。

【你需就医】

● 尿β_2-微球蛋白增高伴有肾功能损害等症状。

【特别提示】

● 摄入庆大霉素、硝苯地平(心痛定)、妥布霉素等药物可使尿中β_2-微球蛋白升高。

激素及其代谢产物检测

1 甲状腺激素测定

甲状腺激素包括甲状腺素(Thyroxine,T4)和三碘甲腺原氨酸(Triiodothyronine,T3)。T_4是由甲状腺滤泡细胞合成和分泌,T_3除了在甲状腺滤泡细胞合成外,主要由外周组织中的甲状腺素转换而来。它们的合成和分泌受垂体促甲状腺素(TSH)的调节,而TSH的分泌又受下丘脑促甲状腺激素释放激素(TRH)的控制。甲状腺激素以游离形式释放入血循环中,并迅速与血浆甲状腺结合球蛋白(TBG)、白蛋白、甲状腺结合前白蛋白结合,仅极少部分呈游离状态。

【你需了解】

● 参考值(放射免疫分析法)

(1) 甲状腺素(T_4):成人65～155nmol/L,儿童129～270nmol/L。

(2) 游离甲状腺素(FT4):10～31pmol/L。

(3) 三碘甲腺原氨酸(T3):0.62～3.14 vnmol/ L。

(4) 游离三碘甲腺原氨酸(FT3):3.5～10.1pmol/L。

● 血清甲状腺激素的测定是甲状腺功能的基本筛选试验,在 TBG 正常时,增高见于甲状腺功能亢进;减低见于甲状腺功能减退。

【你需就医】

● T_4、FT_4增高伴有食多消瘦、怕热、多汗、烦躁易激动,突眼伴甲状腺肿大等症状。

● T_4、FT_4减低伴有乏力、畏寒、少汗、精神迟钝及非凹陷性水肿等症状。

【特别提示】

● 肝素的使用可导致 FT_4升高,锂盐的使用可导致 FT_4减低。

● 导致 TBG 浓度或其结合力升高的因素(雌激素及含雌激素的避孕药,病毒性肝炎,妊娠,遗传性高 TBG 症等),可使甲状腺激素升高;导致 TBG 或其结合力减低的因素(雄激素、糖皮质激素、肾病综合征、各种原因所致蛋白营养不良及应激状态等),可使甲状腺激素降低。

2 降钙素测定

降钙素(CT)是由甲状腺素滤泡旁细胞合成和分泌的肽类激素。可减低血浆中钙、磷浓度,抑制钙、磷的吸收,是甲状旁腺激素的拮抗物,是体内调节血钙浓度的重要激素。

【你需了解】

● 参考值(放射免疫分析法) 男性小于或等于 100ng/L;女性小于或等于 30ng/L。

● 降钙素增高 见于甲状腺细胞良性腺瘤、甲状腺癌、恶性贫血、急慢性肾功能衰竭、甲状腺功能亢进,也可见于小细胞肺癌、胰腺癌、子宫癌、乳腺癌、前列腺癌等。

● 降钙素降低 见于重度甲状腺功能亢进、甲状腺发育不全等。

【你需就医】

● 降钙素升高伴有手足抽搐等低血钙或相关症状。

【特别提示】

● 甲状腺髓样癌患者血清降钙素水平高于正常数十到数百倍。如经手术治疗,则降钙素水平恢复正常。

● 肺小细胞癌患者降钙素的水平明显升高。缓解时降低至正常水平,复发后再升高。故降钙素测定有助于发现此症,也可作为临床估计本病发展变化的指标。

3 甲状旁腺素测定

甲状旁腺素(PTH)是由甲状旁腺合成和分泌,受血清钙、降钙素和1,25－二羟胆骨化醇[1,25－$(OH)_2$－D_3]调节,可使破骨细胞的活性和数量增加,抑制肾小管对磷的重吸收,促进肠对钙、磷的吸收,维持血钙在正常水平。

【你需了解】

● 参考值(放射免疫分析法) 430～1860ng/L。

● PTH 增高 见于原发性、异位性以及继发于肾病的甲状旁腺功能亢进,假性甲状旁腺功能减退。

● PTH 降低 见于甲状腺手术切除所致的甲状旁腺功能减退、肾功能衰竭和甲状腺功能亢进所致的非甲状旁腺性高钙血症。

【你需就医】

● PTH 明显增高伴有全身骨、关节疼痛,骨畸形等症状。

● PTH 明显降低并伴有手足抽搐等低血钙症状。

【特别提示】

● PTH 促进肾小管重吸收钙和镁,而增加磷和重碳酸盐的排泄。故甲状旁腺功能亢进的患者常伴有低磷血症。

4 孕酮测定

孕酮是由卵巢、胎盘及肾上腺皮质分泌的一种甾体激素,为类固醇激素代谢的中间产物。血液中的孕酮几乎都是由黄体或胎盘分泌。孕酮测定主要用于了解黄体的功能及有无排卵，应当在月经的各个时期取血才有意义。

【你需了解】

● 参考值（放射免疫分析法） 男性正常值为0.4～3.1nmol/L；女性卵泡期正常值为0.5～2.2nmol/L；黄体期6.4～79.5nmol/L；孕7～13周32.6～139.9nmol/L；孕14～37周62.0～262.4nmol/L；孕30～42周206.7～728.2nmol/L。

● 孕酮增高 孕酮在孕9～32周时显著增高，可达正常人的10～100倍，双胎较单胎为高。

● 先天性肾上腺性变态综合征患者的孕酮水平可高于正常人10倍。

● 脂质性卵巢瘤、黄体囊肿、葡萄胎及绒毛膜上皮细胞癌患者均见孕酮增高。

● 孕酮降低 见于先兆流产、溢乳性闭经综合征。

【你需就医】

● 妊娠伴有孕酮水平异常。

【特别提示】

● 药物氯米芬可使孕酮增高，孕三酮及其他孕激素与孕酮有交叉免疫反应。氨卞西林、口服避孕药可使孕酮水平减低。

5 睾酮测定

睾酮主要在男性睾丸间质细胞中生成，女性血液中存在的少量睾酮为脱氢异雄酮的代谢产物，是反映人体内雄激素水平的主要指标，抽静脉血，用放射免疫分析法测定。

【你需了解】

● 参考值 男性0.52～38.17nmol/L；女性0.52～2.43nmol/L。

● 睾酮增高 见于特异性性早熟和儿童的肾上腺皮质增生、部分肾上腺皮质肿瘤、男性分泌促性腺激素的肿瘤、妊娠期的绒毛膜上皮疾病、睾丸女性化、原发性多毛症。

● 睾酮降低 见于唐氏综合征、尿毒症、肌强直性营养不良症、肝功能不全、原发性和继发性性腺功能不全、隐睾症。

【你需就医】

● 儿童睾酮升高伴有性早熟征象或其他相应症状（如多毛症等）。

● 睾酮明显降低伴有性发育迟缓或退化等症状。

【特别提示】

● 摄入巴比妥类镇静剂、氯米芬、促性腺激素及口服避孕药等药物可使睾酮水平增高。

● 摄入雄激素、地塞米松、地高辛等药物及酗酒使结果偏低。

● 女性睾酮较男性为低，女性男性化患者可升高7.0nmol/L以上。

6 雌二醇测定

雌二醇（E_2）是最具有活性的内源性雌激素，主要由卵巢滤泡、黄体及妊娠时胎盘生成，极少量由睾丸产生或为睾酮的代谢产物，是男性激素的主要来源。

【你需了解】

● 参考值（放射免疫分析法） 男性参考值为29～132pmol/L。女性卵泡期参考值为37～330pmol/L；黄体期180～880pmol/L；排卵期370～1840pmol/L；绝经期小于或等于73pmol/L。

● E_2可用于监测性发育及妊娠过程，鉴别不孕症。增高见于儿童女性化、产生雌激素的肿瘤、男性乳房发育症、肝硬化失代偿期、肾上腺皮质增生。

● 降低见于特纳综合征、原发性和继发性性功能减退症。

【你需就医】

● E_2异常伴有原因不明的闭经或月经异常。

【特别提示】

● 正常妊娠，男性吸烟者E_2水平增高。

● 妊娠期吸烟妇女E_2水平显著下降。

7 人绒毛膜促性腺激素测定

人绒毛膜促性腺激素（hCG）是胎盘分泌的一种糖蛋白激素。健康的非妊娠妇女的尿液中不含有或含有极少量的hCG(一般小于或等于10U/L)。怀孕后,hCG含量就不断增高,2个月达高峰,以后逐渐下降。

【你需了解】

● 参考值(乳胶凝集法)

(1)血清hCG含量:男性、非孕期女性hCG含量小于5U/L。孕期孕1周内5～50U/L;孕2周50～500U/L;孕3周100～10 000U/L;孕4周3500～115 000U/L;孕6～8周12 000～270 000U/L;孕12周13 000～105 000U/L。

(2)尿液中hCG含量 孕期13 000～105 000U/L。

● hCG的测定用于妊娠诊断和绒毛膜癌等恶性肿瘤的诊断。增高见于正常怀孕、早孕、绒毛膜癌、葡萄胎、宫外孕、子宫颈癌、卵巢癌、睾丸肿瘤、胃癌、肝癌、胰腺癌、乳腺癌、妊娠毒血症等。降低见于先兆流产等。

【你需就医】

● 月经周期正常的女性停经2周以上伴有hCG明显升高。

● hCG明显升高伴有阴道异常流血、流液等妇科恶性肿瘤症状。

【特别提示】

● hCG定量测定是诊断早期妊娠的一个敏感而可靠的指标。

● 先兆流产时,如hCG含量逐渐上升能保胎,如不断下降应尽早处理。

8 生长激素测定

生长激素(GH)是由垂体前叶合成和分泌的一种蛋白质激素。生长激素在青春期大量分泌,具有刺激组织发育和生长(包括骨骼、肌肉和内脏等)的作用。

【你需了解】

● 参考值(放射免疫分析法) 男性小于4μg/L;女性小于18μg/L。

● 血清(浆)生长激素增高 见于垂体功能亢进(巨人症、肢端肥大症等)、外源性生长激素分泌瘤(胃、肺肿瘤等)、营养不良、肾功能衰竭、体育锻炼、长时间禁食。

● 血清(浆)生长激素降低 见于垂体功能降低(侏儒症等)。

【你需就医】

● 生长激素增高伴儿童身材异常高大或成人手足肢端变粗等症状。

● 生长激素减低伴有儿童生长迟缓但智力正常。

【特别提示】

● 摄入胰岛素、左旋多巴、尼古丁可使生长激素增高。

● 摄入肾上腺皮质激素和葡萄糖可使生长激素减低。

● 正常人血中生长激素浓度很低,因此不能单凭生长激素水平偏低而诊断生长激素分泌不足,常需要做生长激素兴奋试验。

9 促甲状腺激素测定

促甲状腺激素(TSH)是垂体前叶分泌的一种糖蛋白激素,具有促进甲状腺滤泡上皮细胞增生、甲状腺激素合成和释放的作用,单独或配合甲状腺激素测定及动态功能试验,对甲状腺功能紊乱及确定病变部位很有价值。在体内受T_3、T_4和中枢神经系统的调节,呈昼夜节律变化,清晨2～4时最高,下午6～8时最低。

【你需了解】

● 参考值(放射免疫分析法) 0.4～8.9mU/L。

● TSH增高 见于原发性甲状腺功能减退、伴甲状腺功能低下的桥本甲状腺炎、外源性促甲状腺素分泌的肿瘤(肺、乳腺)、亚急性甲状腺炎的恢复期。

● TSH减低 见于垂体性甲状腺功能低下、非促甲状腺激素瘤所致的甲状腺功能亢进。

【你需就医】

● 促甲状腺激素浓度异常伴有甲状腺激素的功能紊乱。

【特别提示】

● 摄入金属锂、碘化钾可使TSH升高;

摄入阿司匹林、皮质激素及静脉使用肝素可使TSH减低。

10 抗利尿激素测定

抗利尿激素(ADH)也称血管加压素,是由下丘脑神经垂体合成、分泌的一种激素。能增加肾远曲小管及集合管对水的重吸收作用,因此对肾的浓缩功能有很大的影响。常采用放射免疫分析法来测定。

【你需了解】

- 参考值(放射免疫分析法) 血浆渗透压为270～280mmol/L时,血清抗利尿激素小于1.4pmol/L;血浆渗透压为280～285mmol/L时,血清抗利尿激素小于2.3pmol/L;血浆渗透压为285～300mmol/L时,血清抗利尿激素为0.9～11.1pmol/L。
- 抗利尿激素增高 见于恶性分泌性肿瘤(肺癌、胸腺癌、淋巴瘤等)、中枢系统疾患(脑膜炎、脑外伤等)、肺疾患(肺炎、肺结核、肺脓肿等)等。
- 抗利尿激素降低 见于尿崩症等。

【你需就医】

- 多尿(每日尿量大于4000ml)、多饮症状伴有抗利尿激素浓度降低。

【特别提示】

- 夜间站立体位、疼痛、摄入镇静剂、降糖药可使抗利尿激素水平增高。
- 摄入锂盐及四环素等药物可使抗利尿激素水平降低。

11 促肾上腺皮质激素测定

促肾上腺皮质激素(ACTH)为腺垂体分泌的微量多肽激素,是肾上腺皮质功能的主要调节者,分泌受促肾上腺皮质激素释放激素的控制。促肾上腺皮质激素释放激素由下丘脑分泌,响应低浓度皮质醇和应激的反馈作用。

【你需了解】

- 参考值(放射免疫分析法) 小于26pmol/L(早晨8时)。
- ACTH增高 见于应激状态、原发性肾上腺功能不全、库欣综合征、Nelson综合征、先天性肾上腺皮质增生、垂体促肾上腺皮质激素细胞瘤。
- ACTH降低 见于垂体功能减退、肾上腺皮质肿瘤、垂体瘤、垂体前叶受损。

【你需就医】

- ACTH升高常伴有满月脸、向心性肥胖等症状。
- ACTH降低伴有精神萎靡等肾上腺皮质功能不全症状。

【特别提示】

- 正常ACTH分泌存在与皮质醇相同的昼夜节律,早晨高,下午和晚上低。故采血时间宜选择在早晨8时。

12 催乳素测定

催乳素(PRL)是一种由垂体前叶泌乳素细胞所合成和分泌的蛋白质激素。主要的作用是促进乳腺发育和发动泌乳,以及维持黄体功能。PRL水平的变化对了解生理或病理情况下下丘脑及垂体功能有重要意义。

【你需了解】

- 参考值(放射免疫分析法) 男性3.0～14.7μg/L;女性3.8～23.2μg/L,妊娠后期95～473μg/L。
- 催乳素增高 见于垂体瘤、泌乳素瘤、泌乳闭经、各种下丘脑疾病、原发性甲状腺功能低下、肾功能衰竭、多囊卵巢综合征、外源性催乳素分泌增多症。
- 催乳素降低 见于垂体前叶功能减退。

【你需就医】

- 催乳素水平下降伴有性功能障碍、闭经溢乳等症状。

【特别提示】

- 摄入促甲状腺激素释放激素和口服避孕药可使催乳素水平增高。
- 接受左旋多巴等治疗可使催乳素水平降低。

13 促卵泡激素测定

促卵泡激素(FSH)是腺垂体促卵泡激

素细胞分泌的糖蛋白激素，对于女性有促进卵泡发育成熟的作用，与黄体生成素一起促进雌激素分泌，引起排卵；对于男性协调睾酮促进睾丸精曲小管的生成及精子的形成。女性促卵泡激素水平随月经周期会有所改变。

【你需了解】

● 参考值（放射免疫分析法） 男性1.42～15.2U/L。女性卵泡期1.37～9.9U/L；排卵期6.17～17.2U/L；黄体期1.09～9.2U/L；绝经期19.3～100.6U/L。

● 血清FSH水平增高 见于原发性闭经、原发性性功能减退、早期腺垂体功能亢进、睾丸精原细胞瘤、特纳综合征、克兰弗尔特综合征等。

● 血清FSH水平降低 见于雌激素或孕酮治疗、继发性性腺功能减退、希恩综合征（又称席汉综合征）、晚期垂体功能低下等。

【你需就医】

● 血清促卵泡激素异常伴有相关症状。

【特别提示】

● 摄入氯米芬、左旋多巴等药物会使FSH水平升高；

● 摄入口服避孕药、性激素等药物会使FSH水平降低。

14 黄体生成素

黄体生成素（LH）与促卵泡激素协同作用，对女性有促排卵，促进雌激素、孕激素的形成和分泌的作用；对男性有促进睾丸合成、分泌雄激素的作用。但受白天和月经周期等因素的影响。测定血清中黄体生成素的含量有助于判断下丘脑－垂体－性腺轴功能状态。

【你需了解】

● 参考值（放射免疫法） 男性1.2～7.8U/L。女性卵泡期1.65～15U/L；排卵期21.9～56.6U/L；黄体期0.61～16.3U/L；绝经期14.2～52.3U/L。

● 黄体生成素增高 见于原发性性腺功能低下、卵巢功能衰竭而致闭经综合征。

● 黄体生成素降低 见于垂体或下丘脑功能低下、溢乳－闭经综合征、Kallman综合征等。

【你需就医】

● 血清黄体生成素异常伴有相关症状。

【特别提示】

● 摄入氯米芬、螺内酯等药物会使LH水平升高。

● 摄入地高辛、孕酮、口服避孕药等药物会使LH的水平降低。

15 尿17－羟皮质类固醇和尿17－酮类固醇测定

尿17－羟皮质类固醇（17－OHCS）和尿17－酮类固醇（17－KS）都是肾上腺皮质分泌激素的代谢产物，尿17－OHCS主要有皮质醇、四氢皮质醇、皮质素、四氢皮质素等；尿17－ KS主要有雄酮、表雄酮、去氢表雄酮等，它们可以反映肾上腺皮质的分泌功能，尿17－KS还能反映睾丸的功能。收集24小时尿液于干净的容器中，预加浓盐酸防腐，记录尿总量，留尿前应禁用可能干扰结果的药物，如含植物色素的药物、甲丙氨酯（安乐神）、普鲁卡因胺、氯丙嗪和类固醇激素等。

【你需了解】

● 参考值（放射免疫分析法）

（1）尿17－羟皮质类固醇：男性8.2～27.1μmol/24小时；女性5.5～22.1μmol/24小时。

（2）尿17－酮皮质类固醇：男性17～78μmol/24h；女性10～51μmol/24小时。

● 尿17－OHCS增高 见于肾上腺皮质功能亢进、肾上腺皮质增生、肾上腺皮质肿瘤、甲状腺功能亢进等；降低见于肾上腺皮质功能减退、腺垂体功能低下性甲状腺功能减退等。

● 尿17－KS增高 见于睾丸间质细胞瘤；降低见于睾丸功能减退。

【你需就医】

● 皮质醇水平异常升高伴有相应症状（向心性肥胖，满月脸等）。

【特别提示】

● 使用促肾上腺皮质激素、雄性激素、皮质激素可导致尿 17 - OHCS 或尿 17 - KS 偏高。

16 皮质醇测定

皮质醇(cortisol)是由肾上腺皮质产生和分泌的甾体糖皮质激素,其分泌受腺垂体促肾上腺皮质激素的控制,存在昼夜节律。是检测肾上腺皮质功能的重要指标,能反映肾上腺皮质分泌功能。

【你需了解】

● 参考值(放射免疫分析法) 血清皮质醇 138 ~ 635nmol/L(8:00am ~ 10:00am),83 ~ 359nmol/L(4:00pm ~ 6:00pm);尿游离皮质醇 55 ~ 276nmol/L。

● 皮质醇测定增高 见于肾上腺皮质增生和肿瘤、单纯性肥胖。

● 皮质醇测定降低 见于肾上腺皮质结核及萎缩、垂体功能减退、甲状腺功能减退和一些慢性消耗性疾病。

【你需就医】

● 皮质醇水平升高伴有向心性肥胖(脂肪堆积在面颈、躯干部等)。

【特别提示】

● 使用苯丙胺、促肾上腺皮质激素、酒精、口服避孕药等可使皮质醇增高。

● 使用地塞米松、左旋多巴和金属锂可使皮质醇减低。

17 醛固酮测定

醛固酮(aldosterone)是体内影响水、盐代谢最重要的甾体激素,由肾上腺皮质合成及分泌,其作用是促进肾远曲小管上皮细胞重吸收钠,并促进钾的排出。

【你需了解】

● 参考值(放射免疫分析法) 男性 0.17 ~ 0.61nmol/L;女性 0.14 ~ 0.83 nmol/L。

● 醛固酮增高 见于原发性醛固酮增多症、充血性心力衰竭、肝硬化并发腹水、肾病综合征和妊娠尿毒症。

● 醛固酮降低 见于醛固酮减少症、垂体前叶功能减退和肾上腺皮质功能减退等。

【你需就医】

● 醛固酮水平降低伴有电解质紊乱(低钠、高钾)。

● 醛固酮水平升高伴有持续性高血压、阵发性肌无力等症状。

【特别提示】

● 使用血管紧张素、呋塞米(速尿)、口服避孕药等药物可使醛固酮水平增高。

● 使用抗惊厥药、脱氧皮质酮、普萘洛尔(心得安)等药物可使醛固酮水平降低。

18 儿茶酚胺测定

儿茶酚胺(catecholamine)包括多巴胺、去甲肾上腺素和肾上腺素三种。肾上腺髓质只释放肾上腺素和去甲肾上腺素,且以肾上腺素为主。

【你需了解】

● 参考值(高效液相色谱法) 小于 591nmol/24h。

● 儿茶酚胺增高 见于嗜咯细胞瘤,其值高正常人 10 ~ 100 倍。还见于心肌梗死、进行性肌营养不良、重症肌无力、剧烈运动之后。

● 儿茶酚胺降低 见于营养不良、家族性自主神经功能失常、肾上腺切除和神经节药物封闭。

【你需就医】

● 儿茶酚氨水平异常增高伴有持续不明原因的高血压。

【特别提示】

● 检查前避免食用香蕉、香草素、四环素、氯丙嗪、水杨酸、维生素 B_2、降压药物等。

● 应停饮用茶、咖啡等兴奋性饮料一周,并避免劳累和情绪紧张。

19 香草扁桃酸测定

香草扁桃酸(VMA)是肾上腺素与去甲肾上腺素的最终代谢产物,收集 24 小时尿液于干净的容器中，预加浓盐酸防腐，记录尿总量，用对硝基苯胺法测定。

【你需了解】

● 参考值（对硝基苯胺法） 10～35μmol/L。

● 测定尿 VMA 可帮助了解体内儿茶酚胺的分泌水平，主要用于嗜咯细胞瘤的鉴别和诊断。

● 尿 VMA 增高 见于嗜咯细胞瘤、交感神经母细胞瘤、原发性高血压和甲状腺功能减退等。

● 尿 VMA 降低 见于甲状腺功能亢进、原发性慢性肾上腺皮质功能减退等。

【你需就医】

● 同儿茶酚胺。

【特别提示】

● 测定前2天要停用水杨酸盐、咖啡因、利舍平、单胺氧化酶抑制剂、氯丙嗪等药物，不要饮茶、咖啡，以免干扰。

20 胰高血糖素测定

胰高血糖素（glucagon）是胰岛 α 细胞合成和分泌的。血糖降低时分泌增加，高糖饮食后分泌减少，可反映 α 胰岛细胞功能。抽静脉血，采用放射免疫分析法测定。

【你需了解】

● 参考值 20～100ng/L。

● 胰高血糖素增高 见于对胰岛素不敏感的糖尿病、胰高血糖素瘤、急性胰腺炎、急性心肌梗死伴心源性休克。

● 胰高血糖素降低 见于先天性 α 细胞缺乏症。

【你需就医】

● 胰高血糖素明显增高伴有贫血、糖尿病等症状时。

【特别提示】

● 慢性严重胰腺炎伴有继发性糖尿病患者、婴儿与儿童患“特发性低血糖症”、生长激素释放抑制激素分泌过多时，可有胰高血糖素减低。

21 胰岛素测定

胰岛素（insulin）是由胰岛 β 细胞分泌的蛋白激素。血中葡萄糖或氨基酸浓度增高时，可促进胰岛素的分泌，可反映胰岛 β 细胞的功能。抽静脉血，采用放射免疫分析法测定。

【你需了解】

● 参考值 29～172pmol/L。

● 胰岛素增高 见于肝硬化、2型糖尿病、胰岛素瘤、甲状腺功能亢进、肢端肥大症、营养不良型肌强直、胰腺增生导致的低血糖症。

● 胰岛素降低 见于1型糖尿病、部分2型糖尿病、垂体功能低下症、肾上腺皮质功能低下、继发性胰腺损伤和慢性胰腺炎。

【你需就医】

● 胰岛素水平降低伴有“三多一少”（多饮、多食、多尿和体重减轻）症状。

● 胰岛素水平升高伴有低血糖症状。

【特别提示】

● 使用胰高血糖素、部分氨基酸、睾酮、生长激素及口服避孕药可使血中胰岛素水平增高。

● 使用儿茶酚胺、β 受体阻滞剂及利尿剂可使胰岛素水平下降。

第五章　肺功能测定

肺通气功能

1　潮气量测定

潮气量(VT)是平静呼吸时,每次吸入或呼出的气量。可由肺量计直接测定。

【你需了解】

● 参考值　500ml/次。

● 呼吸变浅时(如肺限制性疾病等),潮气量减少。

【你需就医】

● 潮气量减少,伴有呼吸困难症状。

【特别提示】

● 运动时氧耗量增加,潮气量相应增加。

2　补吸气量测定

补吸气量(IRV)是指平静吸气后所能吸入的最大气量。可由肺量计直接测定。

【你需了解】

● 参考值　男性2160ml;女性1560ml。

● 肺限制性疾病时IRV减少。

【你需就医】

● IRV减少,伴有呼吸困难症状。

【特别提示】

● IRV是反映呼吸肌力和肺、胸弹性的一个指标。

3　补呼气量测定

补呼气量(ERV)指平静呼气后所能继续呼出的最大气量。补呼气量反映了呼吸肌和腹肌的力量。

【你需了解】

● 参考值　男性约910ml;女性约560ml。

● 补呼气量降低,见于阻塞性通气障碍患者。

【你需就医】

● 补呼气量降低伴有呼吸困难症状。

【特别提示】

● 体位对补呼气量有显著影响。仰卧位较立位明显减少。

● 妊娠、肥胖、腹水和肠胀气时可出现补呼气量减少。

4　功能残气量测定

功能残气量(FRC)是指平静呼吸后残留在肺内的气量。功能残气量在生理上起稳定肺泡气体分压的作用,减少了通气间歇对肺泡内气体交换的影响。

【你需了解】

● 参考值　男性2330ml;女性1580ml。

● 功能残气量增加　见于肺弹性减退(肺气肿)、气道阻塞(支气管哮喘、慢性阻塞性肺疾病)等。

● 功能残气量降低　见于肺组织损害(肺炎、肺不张、肺间质纤维化、肺巨大占位性病变、肺水肿、肺叶切除术等)、胸廓或肺限制性疾病(胸廓畸形、腹腔病变、肥胖、气胸、胸腔积液、广泛胸膜增厚等)。

【你需就医】

● 功能残气量异常伴有呼吸系统症状。

【特别提示】

● 体力劳动者和运动员功能残气量亦可增加,不应视为病变。

5　肺活量测定

肺活量(VC)是指最大吸气后能呼出的最大气量,它反映了胸廓活动及肺胸弹性。由于肺活量受性别、年龄等生理因素影响,故判断时应以实际测定值占预定测定值的百分比为指标。

【你需了解】

● 参考值 100% ±20%。

● 肺活量降低 见于肺组织损害(弥漫性肺间质纤维化、肺炎、肺充血、肺水肿、肺不张、肺肿瘤以及肺叶切除术后等),胸廓或肺活动受限(胸廓畸形、膈神经麻痹、广泛胸膜增厚、渗出性胸膜炎、气胸、膈疝、气腹、腹水等)、气道阻塞(支气管哮喘、慢性阻塞性肺病、支气管癌和肿大淋巴结压迫支气管等)。

【你需就医】

● 肺活量明显降低伴有呼吸困难等呼吸系统症状。

【特别提示】

● 肺活量明显减低为限制性通气功能障碍的特点。

6 残气量测定

残气量(RV)是指补呼气后残留在肺内的气量。残气量 = 补呼气量 - 功能残气量得出。一般残气量以其占肺总量的百分比作为判断标准。

【你需了解】

● 参考值 20%～30%。

● 残气量增加 见于阻塞性疾病(如肺气肿、慢性支气管炎、肺叶切除等)。

【你需就医】

● 残气量增加伴有呼吸困难等症状。

【特别提示】

● 残气量占肺总量比例的明显减低为限制性通气功能障碍的特点。

7 深吸气量测定

深吸气量(IC)是指平静呼气后能吸入的最大气量,由 VT + IRV 组成。与吸气肌力量的大小、胸肺弹性(顺应性)的大小有关系,是最大通气量和肺活量的主要组成成分(约占肺活量的 75%),因此足够的深吸气量方能保证肺活量和最大通气量的正常。

【你需了解】

● 参考值 男性 2660ml;女性 1900ml。

● 深吸气量降低 见于限制性通气障碍。

【你需就医】

● 深吸气量降低伴有呼吸困难等限制性通气障碍症状。

【特别提示】

● 若最大通气量降低,而深吸气量正常,可能与体质虚弱使呼吸肌力减弱有关,待体力恢复后,最大通气量会增加。

8 肺总量测定

肺总量(TLC)是指深吸气后肺内所含有的总气量,指肺所能容纳的最大气量,即肺活量与残气量之和。

【你需了解】

● 参考值 男性 3.61～9.41L;女性 2.81～6.81L。

● 肺总量增加 见于肺部或胸廓限制性疾病(如肺浸润性病变、肺不张、肺水肿、肺间质纤维化、气胸、胸腔积液以及神经肌肉疾病)。

● 肺总量减少 见于阻塞性疾病(支气管哮喘、肺气肿等)。

【你需就医】

● 肺总量大小与肺及胸廓的弹性、呼吸肌收缩力的大小有关,肺总量异常伴有相关呼吸系统症状。

【特别提示】

● 肺总量正常并不一定提示肺功能正常,因为肺活量与残气量的增减可互相弥补。

通气功能检测

1 每分钟静息通气量测定

每分钟静息通气量(V_E)是指在静息状态下每分钟所呼出的气量。V_E = VT × RR(呼吸频率)。

【你需了解】

● 参考值 5～8L/min。

● 正常情况下,肺的通气储备功能极

大，许多肺部疾病患者肺功能已明显受损，但每分钟通气量仍无明显变化。只有通气功能严重受损或通气调节障碍时，才会发生改变。

【你需就医】

- 每分钟静息通气量降低伴有呼吸系统症状。

【特别提示】

- 每分钟通气量的大小与受检者的年龄、性别、身高和体重均有关，并受情绪影响。

2 最大通气量测定

最大通气量（MVV）是指在单位时间内以尽快的速度和尽可能深的幅度重复最大自主努力呼吸所得到的通气量。是一种简单的负荷试验，用以衡量肺组织的弹性、气道阻力、胸廓的弹性和呼吸肌的力量。判断时以实测值占预测值的百分比作为指标。

【你需了解】

- 参考值　男性 104 ± 2.31L/min；女性 85.5 ± 2.17L/min。
- 最大通气量降低　见于气道阻力增加（如支气管哮喘、慢性阻塞性肺疾病等），胸廓畸形或神经肌肉病变（脊柱后侧突、膈肌麻痹、格林－巴利综合征、重症肌无力等），肺组织病变（肺间质病变、肺实质病变、肺水肿等）。

【你需就医】

- 最大通气量降低伴有呼吸系统症状（呼吸困难等）。

【特别提示】

- 凡影响气道、肺及胸廓的病变均可使最大通气量降低，其中以气道阻塞降低最为明显。

3 时间肺活量（forced vital capacity，FVC）

时间肺活量是指在单位时间内，最大吸气至肺总量（TLC）位后以最大的努力、最快的速度呼气达 RV 位，所测得的肺活量称为用力肺活量（FEC）。同时测定 1、2、3 秒时间内呼出的气量，并分别以第一秒用力呼气量（FEV_1）、第二秒用力呼气量（FEV_2）、第三秒用力呼气量（FEV_3）表示，FEV_1/FEC 称为第一秒用力呼气率。FEV_1 绝对值变化的意义不如 FEV_1/FEC（以百分比表示），因而临床上评价通气障碍主要用 FEV_1 占 FEC 的百分比（即 FEV_1/FEC%）表示。可由肺量计测定或由流量－容积测定仪测定。

【你需了解】

- 参考值　FVE_1 值为男性 3179 ± 117ml；女性 2314 ± 48ml。
- 阻塞性肺病 FEV_1/FEC% 低于预测值的 70%，而限制性病变 FEV_1/FEC% 正常或升高。

【你需就医】

- FEV_1/FEC% 异常伴有相关呼吸系统症状（呼吸困难等）。

【特别提示】

- 阻塞性肺病早期 FVC 可无明显降低，而仅有 FEV_1 的下降，故 FEV_1/FEC% 降低能敏感地发现气流阻塞的存在。但病情发展到后期，FVC 亦逐步降低，使 FEV_1/FEC% 无相应降低，反而不能反映气道阻塞的程度。

第六章　免疫学检验

体液免疫学检测

1 血清免疫球蛋白 G、A、M (IgG、IgA、IgM) 测定

免疫球蛋白是 B－淋巴细胞受抗原刺激后,引起一系列细胞形态与生化特性变化,转化为淋巴母细胞并增生繁殖,最后演化为浆细胞,合成免疫球蛋白。免疫球蛋白普遍存在于生物体的血液、体液、外分泌液及某些细胞(如淋巴细胞)的细胞膜上。免疫球蛋白是一组具有抗体特性的球蛋白,其分子量很大,含有 1000 个以上的氨基酸分子,均由其共同抗原的两个相同的轻链(L 链)和具有特异性抗原的两个不同的重链(H 链)组成。根据重链的氨基酸组成不同,免疫球蛋白可分为 5 类:免疫球蛋白 G(IgG)、免疫球蛋白 A(IgA)、免疫球蛋白 M(IgM)、免疫球蛋白 D(IgD)和免疫球蛋白 E(IgE)。免疫球蛋白的测定可用单向环状免疫扩散法、火箭免疫电泳法、免疫比浊法、速率散射比浊法及酶免疫测定法(EIA)等方法,目前实验室都使用免疫化学自动分析仪进行测定。

【你需了解】

- 参考值　成人:IgG 7.6～16.6g/L;IgA0.71～3.82g/L;IgM0.63～2.72g/L。
- 高 Ig 血症

(1) 多细胞株蛋白血症:如各种感染,特别是慢性细菌性感染;结缔组织病,尤其是系统性红斑狼疮(SLE)及类风湿性关节炎(RA)。前者以 IgG 增高为主,后者以 IgM 增高为主。肝实质性病变时伴有多种 Ig 增高。此外,某些淋巴瘤、转移性癌症等患者血清中 Ig 也增高。

(2) 单细胞株蛋白血症:主要见于浆细胞性恶性病变,包括各类 Ig 型多发性骨髓瘤、巨球蛋白血症和其他浆细胞瘤。

- 低 Ig 血症

(1) 先天性低 Ig 血症:主要见于体液免疫缺陷病和联合免疫缺陷病。一种是 Ig 全缺,如 Bruton 型无 Ig 血症。另一种情况是 3 种 Ig 缺一或缺二(减少或无功能),其中以 IgA 缺乏为多见,患者易患呼吸道反复感染;缺乏 IgG 者易患化脓性感染;缺乏 IgM 者易患革兰阴性菌脓毒症。

(2) 获得性低 Ig 血症:原发性患者血清中往往 IgG 小于 5g/L,而继发性可能与以下疾病有关:严重胃肠道疾患、肾病综合征、恶性肿瘤骨转移、重症传染病以及一些原发性肿瘤。

【你需就医】

- Ig 增高伴相应疾病。
- Ig 减低伴相应疾病。

【特别提示】

- 免疫球蛋白 G 变化:

(1) 小于 6.0g/L:多与免疫缺陷病有关,需要及时就医。

(2) 大于 17.0g/L:多怀疑是否有 IgG 型多发性骨髓瘤,此时应通过骨髓细胞学检查、血清蛋白电泳和固定免疫电泳来协助诊断。

(3) 大于 50g/L:应高度怀疑患有 IgG 型单克隆性 γ－球蛋白病变(如 IgG 型多发性骨髓瘤等)。

2 血清免疫球蛋白 D 测定

免疫球蛋白 D(IgD)与过敏反应有关。据报道,IgD 可对某些抗原起反应,如青霉素、胰岛素、核抗原、甲状腺抗原等。它存在于 B 淋巴细胞表面,构成早期的膜受体,具有识别抗原、制动 B 淋巴细胞分化的作用。可用单向环状免疫扩散方法测定。

【你需了解】

- 参考值　成人:0.6～2mg/L。

● IgD 增高　IgD 型骨髓瘤、流行性出血热、特应性皮炎、系统性红斑狼疮、类风湿关节炎、过敏性哮喘、慢性淋巴细胞性甲状腺炎。

● IgD 降低　先天性体液(或联合)免疫缺陷病。

【你需就医】

● IgD 增高伴相应疾病。

● IgD 减低伴相应疾病。

【特别提示】

● 妊娠末期,吸烟者中 IgD 也可出现生理性增高。

3 血清免疫球蛋白 E 测定

免疫球蛋白 E 与 I 型变态反应有关。IgE 通过其 Fc 段与肥大细胞、嗜碱性粒细胞上的 Fc 受体结合,当机体再次接触同种抗原后,过敏原(抗原)即与结合在细胞表面的 IgE 作用,使细胞释放有活性的物质,引起平滑肌收缩痉挛、血管通透性增加等过敏反应。可以用放射免疫测定(RIA)和酶免疫测定(EIA)等灵敏的方法测定血清中总 IgE 及特异性 IgE。

【你需了解】

● 参考值　成人 男 31 ~ 5535μg/L;女 31 ~ 2000μg/L。

● IgE 增高　见于过敏性疾病、高 IgE 综合征及肠寄生虫病、过敏性哮喘、过敏性鼻炎、支气管肺曲菌病、嗜酸性粒细胞增多症、急慢性病毒性肝炎等。

● IgE 降低　见于先天性体液(或联合)免疫缺陷病、肿瘤及化疗药物应用后等。

【你需就医】

● IgE 增高伴相应疾病。

● IgE 减低伴相应疾病。

【特别提示】

● IgE 又称反应素或亲细胞抗体,血清含量极低,正常由呼吸道和消化道黏膜的浆细胞产生。IgE 易与皮肤组织、肥大细胞、嗜碱性粒细胞和血管内皮细胞结合,它是导致 I 型超敏反应的主要抗体。

● 血清总 IgE 和特异性 IgE 检测对于变态反应性疾病的诊断、治疗及发病机制研究均有重要意义。

● 正常人 IgE 血浓度随年龄不同而有变化。

4 血清单克隆丙种球蛋白测定

血清单克隆丙种球蛋白(M 蛋白)是由 B 淋巴细胞或浆细胞单克隆异常增殖而分泌的一种均一性免疫球蛋白。这种均一性蛋白质的氨基酸顺序、空间构象、电泳特性皆相同。M 蛋白血症的免疫学检测首先应进行血清蛋白区带电泳,以证实 M 蛋白的存在,继而进行 Ig 测定与免疫电泳,作进一步定量分析和分类(Ig 类型等)鉴定。

【你需了解】

● 参考值

(1) 血清蛋白区带电泳法:M 蛋白在 α_2-γ 区形成狭窄而浓密的条带。用光密度计扫描可绘出基底较窄、高而尖锐的蛋白峰。判定 M 蛋白的标准为:在 γ 区,蛋白峰的高与宽之比应大于或等于 2:1;在 β 区或 α_2 区应大于或等于1:1。

(2) 免疫电泳正常结果:无明显沉淀弧。

● M 蛋白血症大致可分为恶性和良性两类:恶性 M 蛋白血症见于多发性骨髓瘤(包括轻链病)、巨球蛋白血症、重链病、7S IgM 病(Solomen-Konkel 病)、恶性淋巴瘤和半分子病等;良性 M 蛋白血症见于肝胆疾病、类风湿病、慢性炎症、冷球蛋白血症、良性单克隆丙球蛋白血症。

【你需就医】

● M 蛋白增多,无论伴有或不伴有临床症状均需就医,以查明原因。

【特别提示】

● M 蛋白检出率正常人群约为 2%,可以查出异型蛋白,60 岁以上约为 6%,70 岁以上可达 8%。

● M 蛋白 IgG 类大于 20g/L,往往是恶性 M 蛋白血症;M 蛋白 IgG 类小于 20g/L 可能是良性M蛋白血症，均需查明原因。

● 1%的多发性骨髓瘤患者血清中无M蛋白，称为“不分泌型多发性骨髓瘤”。

5 血清冷球蛋白测定

冷球蛋白(cryoglobulin,CG)是指血清中在4℃时沉淀，30℃易于聚合，而在37℃时溶解的一种病理性蛋白质。其他一般理化性质则与正常Ig无异。多数是IgG或IgM。

【你需了解】

● 参考值　阴性(红细胞比容管法)或小于80mg/L(分光光度计法)。

● 阳性常见于淋巴细胞恶性增殖性疾病和其他多种疾病。它能结合补体产生炎症，类似于免疫复合物引起的疾病，可导致周围血管的损伤和肾小球病变。它还可促进高黏度血症。

【你需就医】

● 单株(Ⅰ)型　多发性骨髓瘤、原发性巨球蛋白血症、慢性淋巴细胞白血病。

● 单株混合(Ⅱ)型　结缔组织病、冷球蛋白血症。

● 多株混合(Ⅲ)型　结缔组织病、感染。

【特别提示】

● 若血清中冷球蛋白大于或等于2mg/ml常为单克隆型，小于或等于2mg/ml多属多克隆型。

6 脑脊液IgG、IgA、IgM测定

方法与测定血清中免疫球蛋白相同，只是脑脊液中免疫球蛋白含量很低，因此脑脊液样本不必稀释，而且必须调整相应的抗血清浓度。若用单向免疫扩散法，制备琼脂板时抗血清用量要比测定血清中免疫球蛋白时少1/5～1/10。

【你需了解】

● 参考值　IgG小于40mg/L；IgA小于10mg/L；IgM无或0。

● 增高多见于脑部炎症、肿瘤、血管病变及多发性神经根炎；IgG显著升高见于结核性脑膜炎。

【你需就医】

● 脑脊液Ig升高并伴相应疾病。

● 脑脊液Ig降低并伴相应疾病。

【特别提示】

● 以上指标不仅可以反映中枢神经系统体液免疫功能的变化，而且可以提示血脑屏障功能是否完整。

7 分泌液中IgA测定

IgA在血清和组织液中含量相对较少，但在外分泌液，如初乳、唾液、眼泪、肠道分泌液和支气管分泌液中含量较高。在外分泌液中IgA分子以双体形式存在，两单体间由J链和分泌片连接。由于IgA主要存在于外分泌液中，故在第一线抗感染防御中起重要作用。

【你需了解】

● 参考值(放射免疫双抗体－PEG法或抗分泌片(sc)SIgA－RIA测定法)　尿液中含量为0.74～1.49mg/24h；粪便中含量为0～0.5g/L；唾液中含量为0.17～0.46g/L。

● IgA增高　尿液中IgA含量增高见于膀胱癌；粪便中IgA含量增高见于结肠炎。

● IgA降低　唾液中IgA含量降低见于复发性口疮、IgA缺乏症。

【你需就医】

● IgA增高并伴相应疾病。

● IgA降低并伴相应疾病。

【特别提示】

● IgA不能通过胎盘，故初生婴儿易患呼吸道和肠道感染。初生后4～6个月，才开始合成IgA，以后逐渐升高，青少年时达成人水平。

8 总补体测定

补体是由存在于人和动物新鲜血清中具有潜在酶活力且不耐热的一组球蛋白以及多种具有精确调节作用的蛋白成分所组成的一个复杂系统。目前已发现该系统有30多种成分，其中大部分成分由肝、脾中的巨噬细

胞合成，少数成分在机体其他部位合成，如C1由肠上皮细胞合成。补体具有溶解靶细胞、促进吞噬、参与炎症反应等功能，同时补体还在免疫调节、清除免疫复合物、稳定机体内环境、参与变态反应及自身免疫性疾病等方面起重要作用。

【你需了解】

- 参考值　30～40U/ml（Mayer改良法）；50～100U/ml（微量法）。
- 总补体溶血活性测定，主要反映补体（C1～C9）经传统途径活化的活性。在急性炎症、感染、组织损伤（如风湿热急性期、结节性动脉周围炎、皮肌炎、伤寒、Reiter综合征和多发性关节炎等）、癌肿、骨髓瘤等情况下，常可见补体活性的升高。
- 低补体活性血症多见于急性肾小球肾炎、膜增殖性肾小球肾炎、全身性红斑狼疮活动期、类风湿性关节炎、亚急性感染性心内膜炎、急性乙型病毒性肝炎、慢性肝病和遗传性血管神经性水肿等。
- CH_{50}活性增高　常见于各种急性期反应，如急性炎症（风湿热急性期、皮肌炎、伤寒、天花、麻疹、肺炎、阻塞性黄疸等）、组织损伤、肿瘤，特别是肝癌等情况下。
- CH_{50}活性降低　先天性补体缺乏症比较少见，可由补体基因缺损或基因突变引起，主要导致补体成分或调节成分缺陷；后天性见于急性肾小球肾炎、SLE、大面积烧伤、冷球蛋白血症、严重感染、肝炎、肝硬化、组织损伤缺血等。

【你需就医】

- CH_{50}活性增高并伴相应疾病。
- CH_{50}活性降低并伴相应疾病。

【特别提示】

- CH_{50}测定应联合检查单个补体组份，有助于提高敏感性及先天性补体缺乏的诊断。
- 跟踪测定补体含量，一般可以准确监测患者的临床病程。
- 用于补体检测的血清必须新鲜，最好在2小时之内检测。超过2小时则补体活性明显下降。试验中的各个环节均应严格质量控制，否则结果不可靠。

9 补体旁路途径活性测定

补体旁路活化，参与的成分有补体C3、C5～C9、P因子、D因子、B因子等，其中任何成分的异常都可引起旁路溶血活性的改变。AP－CH_{50}溶血活性显著增高见于某些自身免疫病、肾病综合征、慢性肾炎、肿瘤和感染等。降低则见于肝硬化、慢性活动性肝炎、急性肾炎等病症。

【你需了解】

- 参考值　16～27U/ml。
- 活性增高见于RA、SLE等自身免疫性疾病以及肿瘤、慢性肾炎、急性感染等。
- 活性降低见于慢性活动性肝炎、肝硬化、急性肾炎等。

【你需就医】

- 活性增高并伴相应疾病。
- 活性降低并伴相应疾病。

【特别提示】

- 反应中采用的未致敏的家兔红细胞（RE）对测定结果有影响。

10 补体C1q测定

C1q是补体C1的3个亚单位中的一个（另为C1r、C1s），其分子量为385 000，由肠上皮细胞合成，主要作用为参与补体的经典激活途径。它可用酶联免疫吸附方法进行测定。

【你需了解】

- 参考值　180～190mg/L（ELISA法）。
- C1q增高　SLE、类风湿性关节炎、骨髓炎、血管炎、痛风、硬皮病、过敏性紫癜、某些肿瘤患者。
- C1q降低　先天性C1q缺陷病，混合性结缔组织病活动期等。

【你需就医】

- C1q增高并伴相应疾病。
- C1q降低并伴相应疾病。

【特别提示】

- 测定的血清必须新鲜、当日不测的样

品可以置于-20℃保存。

● 活动期过敏性紫癜患者的血清 Clq 含量明显增加,而活动性混合性结缔组织病患者的血清 Clq 含量则显著降低。

11 补体 C3 测定

补体 C3 是血清中含量最高的补体成分,也是连接补体经典激活途径与旁路途径的枢纽,主要由肝细胞合成,属 β_1-球蛋白,分子量为 18 万。它还作为急性时相反应物质,增高常见于急性炎症和某些肿瘤患者。

【你需了解】

● 参考值 0.85～1.93g/L(单向扩散或浊度法)。

● C3 增高与降低的意义基本与 CH_{50} 相同,但敏感性更高。移植排斥反应时 C3 常升高;C3 降低的临床意义较大,70% 以上的急性肾小球肾炎早期 C3 下降,链球菌感染后的肾炎患者 85% 以上 C3 下降,而病毒性肾炎则 85% 以上含量正常。借此有助于肾炎的诊断,而对于狼疮性肾炎 C3 测定有助判断疗效(一般患者均有所下降,而病变完全控制后,则 C3 含量恢复正常)。

【你需就医】

● C3 增高并伴相应疾病。

● C3 降低并伴相应疾病。

【特别提示】

● 先天性 C3 缺乏通常伴有反复严重的化脓性感染,例如奈瑟氏菌脑膜炎和链球菌肺炎。

12 补体 C4 测定

补体 C4 属 β_1-球蛋白,分子量为 20 万,由 3 条不同的多肽链组成,分别称为 α 链、β 链、γ 链,由肝细胞、巨噬细胞合成。C4 被裂解为 C4a、C4b 两种片断。C4a 为一弱过敏毒素;C4b 参与形成 C3 转化酶。在激活补体、促进吞噬,防止复合物沉淀和中和病毒方面发挥作用。

【你需了解】

● 参考值 0.12～0.36g/L(浊度法)。

● C4 含量升高 常见于风湿热的急性期、结节性动脉周围炎、皮肌炎、心肌梗死、Reiter 综合征和各种类型的多关节炎等。

● C4 含量降低 常见于自身免疫性慢性活动性肝炎、SLE、多发性硬化症、类风湿性关节炎、IgA 肾病、亚急性硬化性全脑炎等。系统性红斑狼疮患者 C4 的降低常早于其他补体成分,且缓解时较其他成分回升迟。狼疮性肾炎较非狼疮性肾炎 C4 值显著低。

【你需就医】

● C4 增高并伴相应疾病。

● C4 降低并伴相应疾病。

【特别提示】

● 单扩散法不适宜测定 C4 含量正常而活性明显下降的先天性补体 C4 缺乏者,此时应采用平板溶血法。

● C4 值还可以鉴别狼疮性肾炎和非狼疮性肾炎,前者 C4 降低,而后者多数正常。脑脊液中 C4 含量测定有助于神经系统狼疮的诊断和观察。

13 B 因子(BF)测定

B 因子(BF)又称 C3 激活剂前体(C3PA),是补体旁路活化途径的一个重要成分,也是补体旁路激活的主要代表。属 β_2 球蛋白,分子量 10 万,仅有一条多肽,富含甘氨酸,对热不稳定,56℃情况下,30 分钟即被灭活。B 因子在 D 因子作用下裂解成抗原性不一的 a 与 b 两个片段。Bb 因子能与 C3b 结合形成 C3bBb,该复合物具有 C3 转化酶活性,作用于 C3 生成更多 C3b。在有 P 因子条件下形成 C3bBbP,即为替代途径中转化酶。

【你需了解】

● 参考值 采用火箭电泳法为 0.1～0.35g/l;采用改良溶血法为 64～138u/ml。

● BF 增高 常见于某些自身免疫性疾病、肾病综合征、慢性肾炎、可见于某些癌肿患者。

● BF 降低 可见于系统性红斑狼疮、肝脏病变、肾小球病变、镰刀状贫血。

【你需就医】

- BF 升高并伴相应疾病。
- BF 降低并伴相应疾病。

【特别提示】

- BF 升降的真正意义目前尚不完全明了。

细胞免疫检测

1 E 花结形成试验

E 花结形成试验(E - RFC)是 T 淋巴细胞表面有特异性绵羊红细胞(E)受体和 T 细胞抗原识别受体(TCR),可黏附一定数量的绵羊红细胞形成细胞花环,所以称为 E 花结形成试验,也称 T 细胞花环试验。形成的细胞花环数代表人体血液的 T 淋巴细胞总数。其中 E 受体可被用作鉴定和计数 T 淋巴细胞的标志,作为 T 淋巴细胞免疫的一个指标,代表 T 淋巴细胞数字和检测 T 淋巴细胞比例。

【你需了解】

- 参考值 60%～80%。
- 减低 见于 DiGeoge 和 Nezelof 等综合征、恶性肿瘤、病毒感染、放射病、某些自身免疫病等。
- 增高 见于甲状腺功能亢进症、传染性单核细胞增多症、某些急性淋巴细胞性白血病、器官移植后出现超级性或急性排异反应时等。

【你需就医】

- 增高和降低可以去医院的免疫科做进一步相关检查,以确诊、治疗。
- 如果是肿瘤患者,可以利用这一个指标进行疗效观察和预后判断。降低是一个不良信号。
- 如果是器官移植患者,出现指标增高时,应该密切注意,以防排斥发生。

【特别提示】

- 这类花环试验多种多样,但影响因素较多,操作稍有不同,所得结果差异较大,因此渐渐被白细胞分化抗原(CD)取代。
- E 花结形成试验仅代表周围血中的 T 淋巴细胞的相对数量,不反映 T 淋巴细胞的绝对数量。

2 EAC 花结形成试验

B 细胞花环试验(EAC - RFC)是测定 B 淋巴细胞功能和数量的一种方法,原理大致同 E 花结形成试验。B 淋巴细胞和单核细胞表面有补体 C3 的受体,可与带有抗体的某些细胞形成花环。花环代表了 B 淋巴细胞数量,用于检测 B 淋巴细胞比例。

【你需了解】

- 参考值 10%～15%。
- 降低 低丙球蛋白血症、选择性 IgG(IgM、IgA)缺乏症及淋巴瘤、肾病综合征、多发性骨髓瘤、放射病、应用免疫抑制剂。
- 增高 慢性淋巴细胞白血病、系统性红斑狼疮。

【你需就医】

- 增高和降低可以去医院的免疫科做进一步相关检查,以确诊、治疗。

【特别提示】

- 试验过程较复杂,EAC 试验已较少应用,而膜表面免疫球蛋白分子测定和流式细胞术(FCM)技术更趋实用。
- 除 B 淋巴细胞外,在吞噬细胞和其他抗原递呈细胞以及血小板和红细胞上也可检出 C3b 受体。
- 为避免与 T 淋巴细胞形成 E 花结,应以胰酶预先处理绵羊红细胞,严格控制实验温度于 37℃。
- 并非所有体液免疫缺陷患者均有降低。

3 活性 E 花结形成试验

活性 E 花结形成试验(A - ERFC)在 T 淋巴细胞群中有一种亚群,对羊红细胞有较高的亲和力,它们离心后不经孵育,就很快形成花环,这类细胞称为活性花环形成细胞。这类细胞被认为是效应 T 细胞,比测定总 E 花结形成试验更能确切地反映机体细胞免疫活性。

【你需了解】

● 参考值 22%～30%。

● 代表T淋巴细胞的活性,数量的增高见于甲状腺功能亢进、甲状腺炎、重症肌无力、移植排斥。数量减少见于原发性特异性细胞免疫缺陷性疾病、原发性细胞免疫缺陷伴体液免疫缺陷疾病、自身免疫性疾病、病毒感染(如麻疹、腮腺炎、流感、带状疱疹)、放疗及免疫抑制剂等。

【你需就医】

● 增高和降低可以去医院的免疫科进一步做相关检查,以排查、确诊、治疗。

【特别提示】

● 癌症患者中如该指标降低预示病情的恶化或复发。

● 临床上免疫增强剂的应用会使该指标增高。

4 B淋巴细胞表面膜免疫球蛋白测定

B淋巴细胞表面的Ig(SmIg)的生物功能相当于受体,用于感受抗原刺激,激活细胞,是膜蛋白的一部分,并非血中Ig的吸附。用直接免疫荧光法检测。凡与荧光标记抗体结合的细胞则细胞膜呈现荧光,为SmIg阳性细胞,B细胞。

【你需了解】

● 参考值 IgM5.2%～17.2%;IgG 4.2%～10.8%。

● 可检测淋巴器官冰冻组织切片上具有补体受体淋巴细胞的分布,可以用于免疫缺陷病和淋巴细胞增生性疾病的病因、诊断和治疗,也可用于淋巴细胞白血病的免疫学分型。测定的意义基本同EAC花结形成试验。同时通过Ig分类测定,可判断B细胞分化程度。

【你需就医】

● 当出现增高时,应去医院排查慢性淋巴细胞性白血病及淋巴肉瘤疾患的可能。减少时,注意排查免疫缺陷病的可能。

【特别提示】

● 由于该法采用荧光抗体标记,稳定性较EAC为佳。如应用FCM测定,结果更可靠、准确。

● 防止和有的阳性单核细胞混淆,可用过氧化物酶染色法排除。

5 CD2淋巴细胞表面标志测定

CD2分子即绵羊红细胞受体,是T细胞E花环试验的介导分子,在95%人外周血T细胞表达。该CD分子参与细胞的免疫功能,对T细胞受体的抗原识别有辅助作用,同时,CD2分子还是补体C_3的受体成分之一。CD2分子并非在全部T细胞上有表达,CD2分子本身也有一个分化成熟与否的问题。用单抗称记CD2分子阳性的细胞,有时E花环试验会呈阴性反应。

【你需了解】

● 参考值 荧光法77.46%±9.27%。

【你需就医】

● 增高和降低可以去医院的免疫科做进一步相关检查,以确诊、治疗。

【特别提示】

● CD2代表E花环受体,测定CD2淋巴细胞即代表E花环细胞,临床意义同ERFC。

6 CD3淋巴细胞表面标志测定

CD3分子是泛T细胞标记,在成熟胸腺细胞、所有的外周血T细胞(包括静息态和激活态)都有表达,而在粒细胞、单核细胞上不表达,是总T细胞的最重要标志。CDa构成TCR的一部分,对T细胞活化有重要影响,抗CDa抗体可促进T细胞产生白介素-2(IL-2)、肿瘤坏死因子(TNFa)等多种细胞因子,增强细胞毒T淋巴细胞(CTLs)、淋巴因子激活的杀伤细胞(LAK)、自然杀伤细胞(NK)的瘤细胞杀伤活性。

【你需了解】

● 参考值 荧光法65.86%±9.27%;花结法40%～70%。

● 代表全T淋巴细胞总数,也代表有活

性的T淋巴细胞。细胞免疫低下时,如恶性肿瘤、放射病、艾滋病、免疫抑制剂治疗时和某些自身免疫病皆表现为CD3总数减少。升高除T淋巴细胞肿瘤,也常见于慢性活动性肝炎、重症肌无力。

【你需就医】

- 增高和降低可以去医院的免疫科做进一步相关检查,以确诊、治疗。

【特别提示】

- 应用与CD3淋巴细胞分型的抗CD3单克隆抗体,可以用于治疗器官移植后的排异反应,作用类似抗淋巴细胞血清。

7 CD4淋巴细胞表面标志测定

CD4分子是公认的辅助、诱导T淋巴细胞的标记,在人外周血淋巴细胞中的阳性率约为47%,同时低水平表达于单核细胞和巨噬细胞。CD4分子的主要作用是辅助TCR的抗原接受和信号传导,$CD4^+$细胞的抗原识别受MHC-Ⅱ类分子限制。CD4分子还是HIV的病毒受体,是病毒外壳蛋Gpl20的结合位点,这也是HIV主要侵犯$CD4^+$细胞的原因,已有众多应用$CD4^+$封闭法治疗AIDS患者的报道。

【你需了解】

- 参考值　荧光法55%~65%。
- 是辅助性T(T_H)淋巴细胞。
- 降低　低、无丙球蛋白血症和某些病毒、细菌感染。
- 增高　急性移植物抗宿主反应、肉瘤、硬皮病及皮肤黏膜淋巴结综合征。

【你需就医】

- 增高和降低可以去医院的免疫科做进一步相关检查,以确诊、治疗。

【特别提示】

- 重视病史,特别是慢性肝炎、恶性肿瘤及艾滋病史。
- 异常者结合其他免疫指标综合分析。

8 CD8淋巴细胞表面标志测定

与$CD4^+$细胞相对应,$CD8^+$是淋巴细胞中的另一亚群,T抑制细胞和CTLs细胞的标记,正常人外周血阳性率低于$CD4^+$细胞,约为18%~38%。$CD8^+$分子也与T细胞的激活有关,其抗原识别受MHC-I类分子限制,$CD8^+$分子也表达在人外周血的裸细胞上(Null cells)。

【你需了解】

- 参考值　荧光法20%~30%。
- 是抑制性T淋巴细胞。
- 降低　急性移植物抗宿主反应、系统性红斑狼疮、溶血性贫血、高IgE综合征、类风湿关节炎。
- 增高　无丙球蛋白血症、病毒感染、慢性移植物抗宿主反应、结核病、真菌和原虫感染。

【你需就医】

- 增高和降低可以去医院的免疫科做进一步相关检查,以确诊、治疗。

【特别提示】

- 由于$CD8^+$细胞代表了CTLs群,所以其数量变化在一定程度上反映了机体的细胞免疫功能,特别是细胞毒介导的免疫损伤。抗CD8抗体对预防骨髓移植物抗宿主反应有效。

9 CD4/CD8比值测定

免疫功能失调表现为免疫功能低下、亢进或紊乱,$CD4^+/CD8^+$细胞群间的功能协调与否至关重要。很容易想象,一个亚群的功能异常必然表现为机体的免疫失调,所以,测定两者的平衡关系对指导临床有特别的意义。

【你需了解】

- 参考值　(2~3):1。
- T淋巴细胞各亚群之间有制约和相互辅助作用,任何一方的增多或减少皆影响另一亚群,导致失调。
- 降低　肿瘤、病毒感染、真菌感染、免疫缺陷病。
- 增高　自身免疫性和变态反应性疾病。

【你需就医】

● 当 CD4/CD8 比值升高时，对于自身免疫病患者说明进入活动期；对于变态反应则说明体内有变态反应发生。

● 当 CD4/CD8 比值降低时，多见于各种感染性疾病。尤其是对于器官移植者来说，表明有可能发生排斥反应，应高度警惕。

【特别提示】

● 免疫缺陷病，两种细胞都低下表明整体免疫功能低下，体液免疫低下多反映在 $CD4^+$ 细胞上，细胞免疫功能低下多反映在 $CD8^+$ 细胞上。

● 某些自身免疫病，如 SLE 的活动期多表现为 $CD4^+$ 细胞升高、$CD8^+$ 细胞升高不明显或下降，但比值升高；进行性多发性硬化症患者多见两者都降低，但比值升高。

● 器官移植后的监护，$CD8^+$ 细胞升高，比值缩小时警惕排异的可能。

10 CD19 淋巴细胞表面标志测定

CD19 分子广泛表达于 B 淋巴细胞，从最早期的 B 前体到成熟期的 B 细胞，至 B 细胞分化为浆细胞时消失，但在外周血的 T 淋巴细胞、中性粒细胞、单核细胞都不表达，所以 CD19 是最重要的 B 细胞标记分子。一般认为 CD19 分子与 B 细胞的信号传导有关，参与 B 细胞的免疫反应。

【你需了解】

● 参考值　荧光法 12.0% ±4.5%。

● CD19 代表全 B 淋巴细胞，临床价值同 EAC 花结形成试验。

【你需就医】

● 增高和降低可以去医院的免疫科做进一步相关检查，以确诊、治疗。

【特别提示】

● 体液免疫缺陷患者，$CD19^+$ 细胞可减少；B 细胞系统的肿瘤患者，$CD19^+$ 细胞常明显升高。

11 CD25 淋巴细胞表面标志测定

CD25 代表 IL－2 受体，活化的 T 淋巴细胞表达 CD25，临床价值同 A－ERFC。

【你需了解】

● 参考值　荧光法 14.34% ±5.41%。

【你需就医】

● 增高和降低可以去医院的免疫科做进一步相关检查，以确诊、治疗。

【特别提示】

● 癌症患者中如该指标降低预示病情的恶化或复发。

● 临床上免疫增强剂的应用会使该指标增高。

12 混合淋巴细胞培养试验

混合淋巴细胞培养试验（MLC）是用于 HLA－D 和 DP 位点抗原分型的鉴定方法。该试验几乎是器官移植前配型工作的专用试验，其他领域应用甚少。

【你需了解】

● 正常结果　阴性。

● 采用形态计数法，转化率大于 10% 为阳性；采用同位素计数法，cpm 大于对照组 10% 为阳性。

● 肾移植时，宜选用转化率小于 10% 的供肾者（在亲属中较易找到）；在无关供肾者中，转化率一般都大于 10%，宜选用其中转化率较低者。

【特别提示】

● 阳性结果，不宜进行移植手术。

● 器官移植要求混合淋巴细胞反应越小越好，说明供体和受体排斥几率和程度小。

13 Ⅰ类 HLA 抗原定型试验

HLA（HumanLeukocyteAntigen，HLA）人类白细胞抗原是人类的主要组织相容性抗原（MHC），它与同种异体器官移植中的急性排斥反应有密切关系。HLA 基因位于人类第 6 号染色体的短臂上，其基因产物分为 3 类：Ⅰ类产物为细胞膜上的 HLA，包括 A、B、C 抗原，它主要分布在任何有核细胞表面，主要参与递呈外来抗原给细胞毒性 T 细胞；Ⅱ类产物为 HLA - DR、HLA - DP、HLA - DQ 等;Ⅲ类产物是血清中的补体、p 因子等。

【你需了解】

● 正常结果　血清法,较常用是 HLA(人类白细胞抗原型别)A、B 的检测,结果以 A、B 的血清型表示,如某人的 HLA 为 A1、A2、B8、B35 等。

【你需就医】

● 器官移植配型时,若供体和受体型别不同,不宜进行移植手术。

【特别提示】

● HLA 检测在临床上可用于组织配型、脏器移植、减少输血反应、法医上亲子鉴定、个人识别以及对某些易感疾病的分析。

● 器官移植配型时,宜选择与受体 HLA 型别相同或部分相同的供体为好。亦用于亲子鉴定。

14 自然杀伤细胞测定

NK 细胞是体内不依赖抗体和补体,能直接杀伤多种肿瘤细胞及其他靶细胞。

【你需了解】

● 参考值　采用 ^{51}Cr 释放法,自然释放率小于 10%～15%;自然杀伤率为 47.6%～76.8%;^{51}Cr 利用率为 6.5%～47.8%。

● 增高　见于某些病毒感染性疾病的早期、长期服用干扰素、骨髓移植后、习惯性流产等。

● 降低　肿瘤、多发性硬化症、某些感染性疾病、系统性红斑狼疮等。

【你需就医】

● 增高和降低可以去医院的免疫科做进一步相关检查,以确诊、治疗。

【特别提示】

● NK 活性与肿瘤相关密切,一般认为,肿瘤患者的 NK 活性多呈降低状态,此与瘤细胞的免疫逃避有关。通过免疫调节,增强免疫措施,体外法或体内提高 NK 活动,有助于肿瘤的控制。

肿瘤相关检测

1 甲胎蛋白检测

甲胎蛋白(AFP)是指胎儿发育早期由肝脏和卵黄囊合成的一种血清糖蛋白。正常情况下,主要在胎儿体内存在,胎儿出生后一年,血清 AFP 应降至正常成人水平。目前血清 AFP 升高是临床上诊断肝癌等疾病的重要指标。取静脉血,分离血清,可用酶联免疫法、放射免疫法等测定。

【你需了解】

● 参考值(酶联免疫法)　成人小于 25μg/L;3 周～6 个月婴儿小于 39μg/L。

● 血清 AFP 含量升高　见于原发性肝癌、胚胎细胞瘤(如恶性畸胎瘤、卵巢胚胎性肿瘤)、胃癌肝转移者、病毒性肝炎、肝硬化。

● 妊娠 3 个月后的妇女血清 AFP 含量升高,7～8 个月达高峰,分娩后 3 周恢复正常。孕妇血清 AFP 异常升高可能是胎儿神经管缺损畸形。

【你需就医】

● 血清 AFP 含量超出正常范围,需做其他方面检查。

【特别提示】

● 血清 AFP > 400μg/L,有发生肝癌的可能。

● 孕妇血清 > 400μg/L,应考虑胎儿有神经管缺损的可能性。

2 癌胚抗原检测

癌胚抗原(CEA)是一种具有人胚胎抗原决定族的酸性糖蛋白。胎儿出生后组织内含量很低,一些肿瘤及非肿瘤性疾病患者血清中癌胚抗原可见增高。正常人群中部分严重吸烟者亦可见轻度增高。取静脉血,分离血清,用酶联免疫法或放射免疫法等测定。

【你需了解】

● 参考值(酶联免疫法)　小于 2.5 μg/L。

● 血清 CEA 升高多见于结肠/直肠癌、胰腺癌、胃癌、肝癌、肺癌、乳腺癌等。其他恶性肿瘤也有不同程度升高。

【你需就医】

● 血清 CEA 含量超出正常范围,并需做其他方面检查。

【特别提示】

● 癌胚抗原随肿瘤的变化而变化,一般情况下,病情好转时血清癌胚抗原浓度下降,恶化时浓度增高。

● 慢性结肠炎、结肠/直肠息肉、萎缩性胃炎、肝硬化等,癌胚抗原可轻度增高,但动态观察呈稳定低水平者以良性疾病可能性大。

3 糖类抗原 CA15-3 检测

CA15-3 是一种与乳腺癌等恶性肿瘤相关的抗原,是监测乳腺癌患者术后复发的重要指标。取静脉血,分离血清,用放射免疫法或酶联免疫法等测定。

【你需了解】

● 参考值(酶联免疫法) 小于 28 KU/L。

● CA15-3 增高 多见于乳腺癌、肺癌、结肠癌、宫颈癌。胰腺癌、原发性肝癌等也有不同程度阳性率。

【你需就医】

● 血清 CA15-3 含量超出正常范围,并需做其他方面检查。

【特别提示】

● 乳腺癌早期阳性率为 60%,转移性乳腺癌阳性率为 80%。CA15-3 是监测乳腺癌患者术后复发的最佳指标,尤其对原发性和转移性病变。

● 肝脏、胃肠道、肺、乳腺、卵巢等器官患非恶性肿瘤性疾病时,阳性率一般小于 10%。

4 糖类抗原 CA19-9 检测

CA19-9 是一种与胰腺癌、胆囊癌、结肠癌和胃癌等相关的肿瘤标志物。胚胎期,胎儿的胰腺、胆囊、肝、肠等组织存在这种抗原,正常人体组织中含量很低。消化道恶性肿瘤,尤其是胰腺癌、胆囊癌患者血清中含量明显增高。取静脉血,分离血清,用放射免疫法、酶联免疫法、微粒酶免疫分析法等测定。

【你需了解】

● 参考值 放射免疫法小于 37 000 U/L;酶联免疫法小于 60KU/L。

● 血清 CA19-9 增高 多见于胰腺癌、胆囊癌、胃癌、结肠癌、肝癌等。急性胰腺炎、胆囊炎、肝炎等也有不同程度升高。

【你需就医】

● 血清 CA19-9 含量超出正常范围,并需做其他方面检查。

【特别提示】

● 消化道恶性肿瘤,尤其是胰腺癌、胆囊癌患者血清中 CA19-9 含量明显增高,早期诊断价值不大,主要作为病情监测和预示复发的指标。

● 与 AFP、CEA 等联合检测,对诊断肠胃道肿瘤效果更好。

5 糖类抗原 CA50 检测

CA50 是一种以唾液酸酯和唾液酸糖蛋白为主的肿瘤标志物。在正常成熟的组织中一般不存在。当细胞恶变时,细胞表面糖类结构性质发生变化可形成。取静脉血,分离血清,用放射免疫法、酶联免疫法等测定。

【你需了解】

● 参考值(酶联免疫法) 小于 20 KU/L。

● CA50 增高 见于胰腺癌、结肠/直肠癌、胃癌、肺癌、肝癌、卵巢癌、乳腺癌等恶性肿瘤。溃疡性结肠炎、肝硬化、黑色素瘤、淋巴瘤、自身免疫性疾病也增高。

【你需就医】

● 血清 CA50 含量超出正常范围,并需做其他方面检查。

【特别提示】

● CA50 是一种普遍的肿瘤相关抗原,而非某器官的肿瘤标志物。对于肿瘤早期诊断、判断预后、监测病情均有价值。

● 非肿瘤性疾病,如胰腺炎、结肠炎、肺炎可有一过性增高,随炎症消除而下降。

6 糖类抗原 CA72-4 检测

CA72-4 是一种高分子糖蛋白,各种消化道肿瘤和胰腺肿瘤均可产生,是胃肠道和卵巢癌的肿瘤标志物。取静脉血,分离血清,可用酶联免疫法测定。

【你需了解】

● 参考值(酶联免疫法) 0～4.0 ng/ml。

● CA72-4 是胃肠道和卵巢癌的肿瘤标志物,连续监测残余肿瘤时很有价值。CEA 和 CA72-4 的检测有互补作用。CA125 联合检测可作为诊断原发性及复发性卵巢肿瘤的标志。

【你需就医】

● 血清 CA72-4 含量超出正常范围,并需做其他方面检查。

【特别提示】

● CA72-4 在良性肿瘤和炎症时很少发现升高。

7 糖类抗原 CA125 检测

CA125 是指与卵巢癌等恶性肿瘤相关的抗原,是一种大分子多聚糖蛋白,存在于上皮性卵巢癌组织和患者血清中。主要用于辅助诊断恶性浆液性卵巢癌、上皮性卵巢癌,同时也是手术切除、化学治疗后疗效观察的指标,有较大临床价值。测定方法有放射免疫法、酶联免疫法等。

【你需了解】

● 参考值 血清 CA125 低于 35 KU/L。

● CA125 主要用于辅助诊断恶性浆液性卵巢、卵巢上皮癌,同时也是疗效考核、判断有无复发的良好指标。血清 CA125 增高见于卵巢癌、乳腺癌、胰腺癌。非恶性肿瘤,如子宫内膜异位症、盆腔炎、卵巢囊肿等也增高;另外良性和恶性胸水、腹水中也可见 CA125 增高,妊娠前 3 个月内也有 CA125 增高的可能。

【你需就医】

● 血清 CA125 含量超出正常范围,并需做其他方面检查。

【特别提示】

● 卵巢癌复发时,临床诊断前几个月便可出现 CA125 增高;尤其卵巢癌转移患者更明显增高。

● 手术后 CA125 水平很快下降,若持续性增高,可能与进行性恶性病变或治疗效果不佳有关。

8 糖类抗原 CA242 检测

CA242 是一种用人结肠癌细胞系免疫小鼠所得单抗而新发现的一个肿瘤相关抗原,是胰腺癌的特异性标志物。取静脉血,分离血清,用荧光免疫分析法或放射免疫法等测定。

【你需了解】

● 参考值(放射免疫法) 小于20KU/L。

● CA242 与 CEA 肿瘤诊断相关性不完全一致,作为胰腺癌单项指标,CA242 优于 CEA。二者合用,胰腺癌诊断率达 100%。

【你需就医】

● 血清 CA242 含量超出正常范围,并需做其他方面检查。

【特别提示】

● 联合检测 CA242 和 CA19-9 能显著提高胰腺癌检测的敏感性和特异性。

9 前列腺特异性抗原检测

前列腺特异性抗原(PSA)是一种由前列腺上皮细胞分泌的特异性蛋白。正常人含量极微,患前列腺癌时,正常腺管结构遭破坏,而导致血清中含量升高。临床上将 PSA 测定用于前列腺癌辅助诊断,也可作为监测前列腺癌病情变化和疗效判断的指标。取静脉血,分离血清,用酶联免疫法、放射免疫法或微粒免疫分析法测定。

【你需了解】

● 参考值(酶联免疫法) 4.0μg/L。

● 血清 PSA 增高多见于前列腺癌、前列腺肥大、前列腺炎、泌尿生殖系统疾病等，因此必须结合其他检查进行鉴别。

【你需就医】

● 正常男性 PSA 小于 2.5μg /L，随着年龄增大，PSA 浓度可略增高，但一般不超过5.0 μg/L。凡 PSA 大于 4.0μg/L，需做其他方面检查。

【特别提示】

● PSA 血清浓度、阳性率随病程的进展而增高。前列腺癌手术后，PSA 浓度可逐渐降至正常，若手术后不降或下降后再次升高，应考虑肿瘤转移或复发。

● 前列腺酸性磷酸酶与 PSA 同时检测可提高前列腺癌阳性检出率。

10 鳞状上皮细胞癌抗原检测

鳞状上皮细胞癌抗原（SCC）是从子宫颈鳞状上皮细胞癌组织中分离出的糖蛋白，是一种特异性很好的鳞癌肿瘤标志物。取静脉血，分离血清，用放射免疫法测定。

【你需了解】

● 参考值（放射免疫法）　小于 1.5 μg/L。

● 血清 SCC 含量增高　见于鳞癌，如子宫颈癌、肺癌、头颈部癌。肝炎、肝硬化、肺炎、结核病等也有增高。

【你需就医】

● 血清 SCC 含量超出正常范围，并需做其他方面检查。

【特别提示】

● 宫颈癌、肺癌、头颈部癌时，血清鳞状上皮细胞癌抗原含量增高，其浓度随病情加重而增高。测定鳞状上皮细胞癌抗原可监测这些肿瘤的疗效、复发、转移及评价预后。

11 神经元特异性烯醇化酶检测

神经元特异性烯醇化酶（NSE）是神经元和神经内分泌细胞所特有的一种酸性蛋白酶，是小细胞癌和神经母细胞癌的肿瘤标志物。可用于鉴别诊断、病情监测、疗效评价和复发预报。

【你需了解】

● 参考值　放射免疫法 0.6～5.4μg；酶联免疫法小于 12.5μg/L。

● 血清 NSE 增高　见于小细胞癌、神经母细胞瘤、神经内分泌细胞肿瘤（如嗜铬细胞瘤、胰岛细胞瘤、黑色素瘤）、甲状腺髓样癌、转移性精原细胞癌等。

【你需就医】

● 血清 NSE 含量超出正常范围，并需做其他方面检查。

【特别提示】

● NSE 大于 100μg/L 时，预后凶险。

● 小细胞支气管肺癌时，NSE 增高比磷癌、腺癌和大细胞型肺癌高，尤其在肿瘤扩散时，且比临床确定复发要早 4～12 周。

12 EB 病毒检测

EB 病毒是一种嗜 B 细胞的人疱疹病毒。主要感染成熟 B 细胞，表达多种抗原，产生相应抗体。EBV 与鼻咽癌及儿童淋巴瘤的发生密切相关，被列为可能致癌的人类肿瘤病毒之一。血清学检查 EBV 特异性抗体有助于该肿瘤的辅助诊断。

【你需了解】

● 结果　正常人应为阴性。

● EBV 感染 B 细胞后表达多种抗原，分别为 EBV 核抗原（EBNA）、潜伏感染膜蛋白（LMP）、EBV 早期抗原（EA）、EBV 衣壳蛋白（VCA）、膜抗原（MA）。其产生相应的抗体，如抗 VCA、抗 EA、抗 EBNA 等，可用血清学方法测得。正常人应为阴性。

【你需就医】

● 抗 VCA、抗 EA、抗 EBNA 等抗体阳性，且效价较高，并需做其他方面检查。

【特别提示】

● EBV 特异性抗体的检查可作为肿瘤的辅助诊断。抗 VCA 在健康人群中阳性率很低，在地方流行性儿童淋巴瘤阳性率为 28%，鼻咽癌患者阳性率达 90%。以上淋巴瘤和鼻咽癌患者抗 VCA、抗 EA、抗 EBNA 的效价比健康人群明显增高。

自身抗体检测

1 抗核抗体试验

抗核抗体又名抗核因子(antinudearfactors,ANF),是以细胞核成分为靶抗原的抗体的总称。抗核抗体试验由许多不同抗体所组成,依其与何种核抗原成分起反应而分为抗核蛋白抗体、抗双链 DNA 抗体、抗单链 DNA 抗体、抗可溶核成分抗体及抗核仁抗体等。

【你需了解】

- **正常结果** 采用酶联免疫吸附测定方法测得阴性或阳性小于 1:10。
- 活动期系统性红斑狼疮(SLE)的 ANA 几乎 100% 呈阳性。类风湿关节炎、硬皮病、皮肌炎、干燥综合征、慢性淋巴细胞性甲状腺炎、胆汁性肝硬化及慢性活动性肝炎也可呈阳性。

【你需就医】

- 对于 SLE 患者而言,出现阳性结果说明 SLE 又进入了活动期。
- 阳性结果并伴有临床症状,查明阳性原因。

【特别提示】

- ANA 对系统性红斑狼疮(SLE)的诊断有重要意义。ANA 滴度可作为病情判断的参考指标。
- 其他疾病如类风湿性关节炎、干燥综合征、硬皮病、皮肌炎、慢性活动性肝炎、溃疡性结肠炎、肾小球肾炎、恶性贫血、自身免疫性溶血性贫血、慢性淋巴性甲状腺炎、传染性单核细胞增多症、结核病、瘤型麻风、恶性肿瘤及慢性白血病等,可见 ANA 滴度的升高,但不如 SLE 明显。
- 某些药物亦可使 ANA 滴度增高,如肼苯哒嗪、异烟肼、苯妥英钠、三甲双酮、普鲁卡因酰胺、磺胺类、保泰松及对氨基水杨酸等,但停药后即可降至正常水平。
- 根据被检血清中针对不同的抗原成分的抗核抗体所显示的荧光类型,可分为以下 5 型:① 均质型;② 绒毛边缘型;③ 斑点型;④ 核仁型;⑤ 核膜型。

2 抗单链 DNA 抗体试验

抗单链(ss－)DNA 抗体(ss－DNA)可用间接荧光抗体法、间接酶标抗体法、ELISA 方法检测。

【你需了解】

- **正常结果** 为阴性。

【你需就医】

- 检测结果阳性并伴有临床症状。

【特别提示】

- **阳性** 系统性红斑狼疮、自身免疫性疾病。

3 抗双链 DNA 抗体试验

抗双链 DNA(ds－DNA)抗体属于抗核抗体之一,对于 SLE 有较高的特异性,因此美国和中国对 SLE 的诊断标准中都已列入ds－DNA－Ab 测定阳性。可用间接荧光抗体法、间接酶标抗体法、ELISA 方法检测。

【你需了解】

- **正常结果** 阴性。
- **阳性** 为系统性红斑狼疮。

【你需就医】

- 出现阳性结果就需就医,看是否患有结缔组织性疾病以及是否进入 SLE 活动期。

【特别提示】

- 抗 ds－DNA 抗体的检测对于 SLE 的诊断和治疗监控极为重要。其他结缔组织性疾病患者抗 ds－DNA 抗体也可出现阳性,但此类患者一般是 SLE 重叠综合征,故抗 ds－DNA 抗体是 SLE 诊断标准之一。
- 红斑狼疮患者血清中可发现 3 种类型的抗 DNA 抗体,其中抗 ds－DNA 抗体见于活动性狼疮肾炎或有广泛皮肤损害的红斑狼疮。所以,抗 ds－DNA 抗体对系统性红斑狼疮来说,几乎是特征性的,其增高的程度与疾病的活动相关。可以用来作为系统性红斑狼疮诊断和疗效观察的一项指标。

4 ENA 多肽抗体谱检测

核抗原有 3 个组成部分：组蛋白、DNA、可溶性核抗原。可溶性核抗原因可溶于磷酸盐缓冲液（或生理盐水）中，故名可提取核抗原（extractable nuclear antigen，ENA）。从分子水平识别 ENA 多肽抗体是 20 世纪 80 年代抗核抗体研究的重大进展，现已发现这类抗体有十余种，与临床关系密切的主要包括抗 Sm 抗体、抗 U_1RNP 抗体、抗 SS－A 抗体、抗 SS－B 抗体等，抗 ENA 抗体为其总称。可用间接荧光抗体法、间接酶标抗体法、ELISA 方法检测。

【你需了解】

- 正常结果　阴性。
- 抗 Sm 抗体是 SLE 特征性标志抗体之一，对 SLE 特异性高，有高度诊断价值。但敏感性差，阳性率约 30%，在其他疾病很少有阳性。
- 抗UlRNP 抗体（anti-RNP antibody）在血清中高滴度出现提示为混合性结缔组织病（MCTD）。
- 抗 SS－A 抗体又称抗 Ro 抗体。抗 SS－B 抗体，其阳性者常见于干燥综合征，部分 SLE 患者也可出现阳性。RNP 抗体在多种结缔组织病中存在，其阳性率分别为 MCTDl00%，SLE28%，SSl6%，重叠结缔组织病 27%，皮肌炎 7%。抗 RNP 抗体同某些症状密切相关，如雷诺氏现象、肌炎、肢端硬皮等。

【你需就医】

- 结果阳性并伴有临床症状。

【特别提示】

- 阳性结果，还需别的免疫学检查进行区别诊断。

5 抗 Sm 抗体试验

该抗体在一名为 Smith 的患者中首次发现，便以其名字前两个字母命名。Sm 抗原系非核酸性糖蛋白，对 Dnase 及 Rnase 均不敏感，但经碘酸盐及胰酶处理后可被水解。

【你需了解】

- 正常结果　阴性。
- 阳性　系统性红斑狼疮。

【你需就医】

- 出现阳性结果就需就医，看是否患有结缔组织性疾病以及是否进入 SLE 活动期。

【特别提示】

- 抗 Sm 抗体是 SLE 的特异性标志之一，但阳性率偏低，约为 30%。抗 Sm 抗体可能是 SLE 抗体的一种回忆性抗体，在非活动期亦可检出。
- 若将抗 ds-DNA 抗体和抗 Sm 抗体同时检测，可提高 SLE 的诊断率。

6 类风湿因子试验

类风湿因子是类风湿关节炎（RA）和其他自身免疫性疾病患者血清中出现的一种自身抗体，其靶抗原为变性 IgG 的 Fc 部分。检测 RF 对于 RA 的诊断、分型和疗效观察有重要意义。RF 有 IgG、IgA、IgM、IgD、IgE5 种类型。除 RA 外，也见于其他多种疾病。

【你需了解】

- 正常结果　阴性。
- 阳性　类风湿关节炎、系统性红斑狼疮、结缔组织病。

【你需就医】

- 结果阳性伴有临床症状。

【特别提示】

- 某些结缔组织病，如干燥综合征、系统性红斑狼疮和幼年型类风湿性关节炎，其阳性率分别为 75%、30%及 25%。
- 皮肌炎、硬皮病及结节性多动脉炎也可以出现阳性。风湿活动、慢性支气管炎、病毒感染、恶性贫血、自身免疫性溶血性贫血、多发性硬化症、慢性活动性肝炎、肝硬化等，以及少数正常人特别是老年人亦可见阳性反应。

7 抗平滑肌抗体试验

抗平滑肌抗体（anti-smoothmuscleantibody,ASMA)见于多种自身免疫病。目前认为,SMA 的出现与肝细胞的损伤有关。肝细胞内含有平滑肌的肌动蛋白类似的蛋白成分,当肝细胞感染病毒后该蛋白发生变性,刺激机体产生能与平滑肌抗原发生交叉反应的SMA(主要属 IgG 型)。

【你需了解】

● 正常结果　阴性;滴度小于 1:10(间接免疫荧光法)。

● SMA 主要见于自身免疫性(狼疮样)肝炎,可用以同 SLE 鉴别。原发性胆汁性肝硬化和慢性活动性肝炎时,此抗体检出率也高,但后者 SMA 效价甚低。急性病毒性肝炎时 SMA 阳性率可达 80%,多在发病第 1 周出现。

● 正常人 SMA 为阴性,中、老年人群中阳性率可达 5% 左右。

【你需就医】

● 结果阳性伴有临床症状。

【特别提示】

● SMA 可见于与自身免疫反应相关的 3 种慢性肝脏疾患:慢性活动性肝炎、原发性胆汁性肝硬化、隐匿性肝硬化、其检出率分别为 50%、33% 和 25%。

● 对狼疮细胞阳性的慢性活动性肝炎患者,检出率可达 80% 以上。急性病毒性肝炎检出率可达 80%,但其滴度很少超过 1:80,若超过者常为慢性活动性肝炎或暴发型肝炎。

● 慢性活动性肝炎有 SMA,但系统性红斑狼疮极少见有 SMA,因此有鉴别意义。

● 一些病毒性感染可出现暂时 SMA 滴度升高。80% 的传染性单核细胞增多症患者血清中发现 SMA,于疾病恢复期消失。某些原发性非典型肺炎、上呼吸道感染以及类风湿性关节炎患者亦可检出 SMA。

● 恶性肿瘤也常出现阳性,正常人不到 2%。

8 抗线粒体抗体试验

抗线粒体抗体(anti-mitochondrialanti-body,AMA)是一种抗线粒体内膜脂蛋白抗原的自身抗体,可属于任何一种免疫球蛋白,主要用来辅助诊断黄疸和肝病的病因。

【你需了解】

● 正常结果　阴性。

● 阳性　常见于原发性胆汁性肝硬化。原发性胆汁性肝硬化患者 AMA 阳性率可达 90% 以上,且抗体滴度甚高,半数以上患者可达1:200～1:6 000。

● 胆总管阻塞性肝硬化、继发性胆汁性肝硬化患者,抗线粒体抗体皆为阴性。阻塞性肝硬化患者阳性率在 3% 以下,而慢性活动性肝炎阳性率为 90%。正常人阳性率低于 1%。据此,抗线粒体抗体的检查可作为原发性胆汁性肝硬化和肝外胆管阻塞性肝硬化症的鉴别诊断。

● 另外,由于在慢性活动性肝炎时此抗体阳性率亦较高,故对鉴别诊断肝炎也有参考价值。

【你需就医】

● 结果阳性伴有临床症状。

【特别提示】

● 临床上常见的原发性胆汁性肝硬化患者,AMA 检出率可达 90%～96%,且滴度较高。慢性活动性肝炎、隐匿性肝硬化及肝外梗阻性胆汁性肝硬化也可出现阳性,但检出率仅20%～30%。

● 其他疾病如甲状腺功能亢进、慢性淋巴性甲状腺炎、恶性贫血、阿迪森病、重症肌无力和自身免疫性溶血性贫血均可有低滴度的 AMA 出现,其检出率约 1.5%～3.0%。

● 结缔组织病中的检出率,类风湿关节炎为 2%,系统性红斑狼疮为 5%,干燥综合征和系统性硬化症为 8% 以上,正常人极少出现阳性。

9 抗甲状腺球蛋白抗体试验

甲状腺功能亢进(甲亢)、慢性甲状腺炎、甲状腺功能减退(甲减)具有自身免疫病的性质。在这些疾病的患者中，常可测出循环抗甲状腺抗体，如抗甲状腺球蛋白抗体（ATGA）、抗甲状腺微粒体抗体（ATMA）、抗第二胶原抗体、抗甲状腺细胞膜抗体、甲状腺刺激抗体。前两者在临床实验中应用最广，诊断价值也较大。可用间接血凝法、间接免疫荧光法、ELISA法检测。

【你需了解】

- 正常结果　阴性或阳性小于1:20。
- 阳性见于慢性淋巴细胞性甲状腺炎、甲状腺功能减退症、系统性红斑狼疮、自身免疫性疾病。

【你需就医】

- 结果阳性伴有临床症状。

【特别提示】

- 血清ATGA是诊断甲状腺自身免疫疾病的一个特异性指标。ATGA阳性者倾向于诊断为慢性淋巴细胞性甲状腺炎，而较少考虑甲状腺肿瘤，故可作为甲状腺肿块的鉴别。
- 抗甲状腺球蛋白抗体（ATGA）与抗微粒体抗体（ATMA）的阳性率以慢性淋巴性甲状腺炎最高，其次为原发性甲状腺功能减退症。弥漫性甲状腺肿伴有功能亢进症者上述两种抗体的阳性率及效价均不如前两种疾病高。患慢性淋巴性甲状腺炎时，甲状腺质地较坚实，易误诊为甲状腺癌，但后者血中往往检不出抗甲状腺抗体，或其滴度甚低，故抗甲状腺抗体的测定有助于两者的鉴别。

10 抗甲状腺微粒体抗体试验

抗甲状腺微粒体抗体（anti-thyromicrosomal antibodies, ATMA）是自身免疫性甲状腺疾病（桥本氏甲状腺炎、原发性甲状腺功能低下、桥本甲亢）等患者体内的一种主要的自身抗体，其对应的靶抗原为甲状腺微粒体。

【你需了解】

- 参考值　阴性或阳性小于1:40。
- 阳性见于慢性甲状腺炎、甲状腺功能减退症、甲状腺肿瘤。

【你需就医】

- 结果阳性伴有临床症状。

【特别提示】

- 与抗甲状腺球蛋白抗体测定同时进行，可以提高特异性诊断价值，还可以弥补漏检的不足。

11 抗胰岛细胞抗体试验

胰岛素依赖型糖尿病（1DDM）是典型的器官特异性自身免疫疾病。IDDM在发病后，常可检出一种或多种抗胰岛自身抗体，其中抗胰岛细胞抗体（anti-isletcells antibody, AICA）被认为是重要的血清标志，与ICA作用的抗原存在于胰岛细胞的胞浆内，可能为一种糖脂。

【你需了解】

- 正常结果　阴性。
- ICA多见于胰岛素依赖型糖尿病（IDDM）患者，检出率达60%～70%。而非胰岛素依赖型糖尿病（NIDDM）患者阳性率仅为6.2%。因此，ICA的检测对上述两型糖尿病的鉴别诊断有一定意义。

【你需就医】

- 结果阳性伴有临床症状。

【特别提示】

- 正常人多数为阴性，也有0.9%～1.7%为阳性或弱阳性。

12 抗心肌抗体试验

当心肌受炎症、缺氧、缺血及手术等各种因素损害时，可释放出心肌抗原，能引起机体产生抗心肌抗体，可用抗心肌抗体试验（AMA）检测。

【你需了解】

- 正常结果　阴性。
- 阳性见于病毒性心肌炎、风湿热、心肌梗死。

【你需就医】

- 结果阳性伴有临床症状。

【特别提示】

- 临床上发现因炎症、缺血、缺氧及损

伤等引起心肌损伤，如冠心病反复心绞痛发作、心肌梗死、风湿热及心脏手术时使心肌受损，均可以呈现抗心肌抗体阳性，其中尤以严重的病毒性心肌炎，抗心肌抗体滴度较高且持续时间长，经激素治疗后可转阴性。

13 抗精子抗体试验

男性体内的血－睾屏障可使精子与免疫系统隔离。但当此种屏障因疾病或创伤而受损时，精子或其可溶性抗原逸出，可导致机体产生自身抗精子抗体（anti-spermatozoa antibody，ASA），从而抑制精子产生，造成男性不育。女性生殖道具有酶系统，能降解进入的精子抗原，使其不能参与免疫系统。此种酶系统的缺陷可使精子抗原保持完整而刺激同种抗精子抗体产生。大约10%～30%原因不明的女性不孕症可能由于ASA所致。

【你需了解】

- 正常结果 阴性。
- 阳性见于男性精子自身免疫性不育症及精子同种免疫性不孕妇女。

【你需就医】

- 结果阳性伴有临床症状。

【特别提示】

- ASA通常在不育者血清中检出率为10%～30%，尤其是梗阻性无精症患者，ASA阳性率高达60%。
- ASA升高以及滴度升高是造成不育、不孕的根本原因，因而ASA的检测对不育的临床治疗和预后的判断提供了有价值的指标。

14 抗磷脂（APL）抗体试验

各种带负电荷的磷脂是细胞膜的主要构成成分，其中心磷脂最为重要。抗心磷脂抗体是以心磷脂为靶抗原的一种自身抗体，能干扰磷脂依赖性的凝血过程，抑制内皮细胞释放前列环素，与血栓形成、血小板减少、反复自然流产、SLE、心脑血管缺血性疾病都有密切关系。

【你需了解】

- 正常结果 阴性。
- ACL测定对SLE、类风湿关节炎、干燥综合征、动静脉血栓形成、自发性流产、死胎、血小板减少、神经系统的累及和抗磷脂抗体综合征有预报价值。

【你需就医】

- 结果阳性伴有临床症状。

【特别提示】

- 风湿病中，以IgG型ACL为主，且滴度高，亲和力高；肿瘤、感染及药物不良反应等情况下，以IgM型ACL为主。所以ACL的测定对疾病的治疗有指导意义。

15 抗卵巢（黄体细胞、间质细胞）抗体试验

抗卵巢抗体最早发现于卵巢早衰、过早闭经患者，已证实该病与自身免疫性病理反应关系密切。近年来发现抗卵巢（黄体细胞、间质细胞）抗体（AoAb）的存在可以影响卵巢功能，且有显著的抗生育效应，因此更引人注目。

【你需了解】

- 正常结果 阴性。
- 阳性见于卵巢早衰，在不孕和流产患者中，AoAb阳性率（42.4%～52.2%）显著高于健康孕妇的阳性率（3.2%）。由于卵巢损伤、感染、炎症等原因造成卵巢抗原的外溢，在免疫功能存在某种紊乱的个体，诱导产生AoAb。AoAb会进一步加重卵巢的损伤，并导致子宫、胎盘的功能不健全，引起不孕和流产。

【你需就医】

- 结果阳性伴有临床症状。

【特别提示】

- AoAb的存在与不孕和流产的发生之间有着密切关系。

16 抗心磷脂抗体检测

抗磷脂抗体是一组针对各种带负电荷磷

脂的自身抗体，包括抗心磷脂抗体(ACA)、抗磷脂酰丝氨酸、抗磷脂酰胺醇、抗磷脂酰甘油、抗磷脂酸抗体等。国内一些机构对SLE、习惯性流产、神经系统疾病、急慢性白血病、肾脏疾病、消化系统疾病等研究发现，ACA与这些疾病的凝血系统改变、血栓形成、血小板减少等密切相关，并与疾病的发生机制也有关联。ACA较其他4种负电荷性磷脂抗体阳性率高，且敏感，故ACA检测日益受到重视。

【你需了解】

● 正常情况下应为阴性或弱阳性。

● P/N大于或等于2.1为阳性。

【你需就医】

● 结果阳性伴有临床症状。

【特别提示】

● 各种带负电荷的磷脂是细胞膜的主要构成成分，其中心磷脂最为重要。

● 抗心磷脂抗体(ACA)是以心磷脂为靶抗原的一种自身抗体，能干扰磷脂依赖性的凝血过程，抑制内皮细胞释放前列环素，与血栓形成、血小板减少、反复自然流产、系统性红斑狼疮、心脑血管缺血性疾病都有密切关系。

● ACA见于系统性红斑狼疮、类风湿关节炎、干燥综合征、反复自然流产、抗磷脂抗体综合征，以及肿瘤、感染(AIDS、麻风、疟疾等)、血小板减少症、脑卒中、心肌梗死等患者。在风湿病中，以IgG型ACA为主，亚型为IgG2和IgG4，且滴度高，亲和力高。在肿瘤、感染及药物不良反应等情况下，以IgM型ACA为主。ACA测定对疾病的治疗有指导意义。

17 前列腺酸性磷酸酶检测

前列腺酸性磷酸酶(PAP)是前列腺合成的一种糖蛋白，在酸性条件下能水解磷酸酯。血清中酸性磷酸酶同工酶来源于包括前列腺在内的多种组织中，因此PAP无器官特异性。但是血清PAP值升高出现的频率与前列腺癌分级的高低成正比，即分级越高，PAP阳性率也越高。因此PAP测定可用作肿瘤定级的辅助指标。

【你需了解】

● 参考值　酶免疫法小于2.0 ug/L；放射免疫法小于3.0 ug/L。

【你需就医】

● 结果增高并伴有临床症状。

【特别提示】

● 血清中的酸性磷酸酶同工酶来源于包括前列腺在内的多种组织中，如肝脏、脑、肺、睾丸、胆囊、心脏、骨骼肌、脾脏和血小板，因此PAP无器官特异性。

● 可根据PAP值来监控患者对治疗的反应。治疗有效时，PAP水平可恢复正常，治疗后PAP水平升高则提示肿瘤复发或有残留病灶。

● 血清PAP测定敏感性、特异性较差，30%～40%发生转移的前列腺癌患者为假阴性。排除肿瘤因素，一天中PAP值可上下波动50%，只有1%～2%发生转移的患者可见PAP单独升高。

● 血清PAP测定应与其他临床检查手段联合使用来诊断前列腺癌，如前列腺特异抗原(PSA)测定、B超、直肠检查和活检等。

感染免疫检测

1 甲型肝炎病毒抗体检测

甲型肝炎病毒(HAV)抗体是机体针对甲型肝炎病毒产生的抗体。该抗体的检测是甲型肝炎诊断的重要检测项目之一。目前主要通过酶联免疫吸附剂试验(ELISA)或放免实验(RIA)检测抗－HAV IgM和抗－HAV IgG两种血清标志物，对甲型肝炎进行病原学的检测。

【你需了解】

● 正常结果　ELISA法、RIA法均为阴性。

● 抗－HAV IgM阳性是新近感染甲型肝炎的有效指标，出现在疾病早期。感染HAV

后，患者血中很快就可出现此抗体，且在血中存在3～6个月。早期单份血清抗－HAV IgM抗体显著增高，或双份血清效价增高4倍以上者，可确诊甲型肝炎。

● 抗－HAV IgG较IgM抗体晚1周出现，可持续几年或终生，是一种保护性抗体，对同型病毒有免疫力。IgG抗体阳性表示过去曾感染过HAV。

【你需就医】

● 抗体阳性，伴或不伴肝功能异常。

● 抗体阴性但有临床表现。

【特别提示】

● 甲型肝炎病毒（HAV）为甲型病毒性肝炎的病原体，主要由粪便污染的饮水、手、食物等传播，注意预防。

● 有少数患者感染后可能不出现抗－HAV IgM抗体，此时诊断应当慎重，应进一步进行其他检测，以排除感染的存在。

2 乙型肝炎病毒表面抗原检测

乙型肝炎病毒表面抗原（HBsAg）是乙型肝炎病毒（HBV）颗粒的外壳部分，为乙型肝炎患者血清中首先出现的病毒标志物。常存在于血液、唾液、精液、乳汁、阴道分泌物中。现在多用酶联免疫吸附剂试验（ELISA）和放免试验（RIA）检测血清中HBsAg的存在。

【你需了解】

● 正常结果　ELISA法、RIA法均为阴性。

● HBsAg阳性常为慢性HBsAg携带者，急性乙型肝炎潜伏期、早期，慢性迁延性肝炎与慢性活动性肝炎，肝硬化等。还可见于输血后患者。急性黄疸性乙型肝炎患者病情好转HBsAg可消失。如半年不消失则称为慢性携带者。

【你需就医】

● HbsAg阳性，伴或不伴肝功能异常。

● HBsAg阴性但有临床表现。

【特别提示】

● HBsAg是乙型肝炎病毒感染的标志。HBsAg阴性不能完全排除乙型肝炎，需与其他指标结合综合分析。

3 乙型肝炎病毒表面抗体检测

乙型肝炎病毒表面抗体（抗－HBs）是机体针对乙型肝炎病毒表面抗原产生的抗体，能够中和病毒抗原，对乙型肝炎的感染有保护作用，其存在表明机体有一定的免疫力。常用酶联免疫吸附剂试验（ELISA）和放射免疫试验（RIA）检测。

【你需了解】

● 正常结果　ELISA法、RIA法均为阴性。

● 抗－HBs阳性提示既往感染过乙型肝炎病毒，或已注射过预防乙型肝炎疫苗或注射过抗－HBs免疫球蛋白者，体内有一定的免疫力。

【你需就医】

● 抗体阳性（近期没有注射过疫苗），伴或不伴肝功能异常。

● 抗体阴性但有临床表现。

【特别提示】

● 抗－HBs阳性并不意味对所有乙型病毒肝炎具有免疫力，仅提示具有相对较高的免疫力。非同型乙肝病毒仍可感染致病。高滴度抗体并不能排除乙肝的可能，需结合其他指标综合判断。

● 阴性提示体内无保护性抗体，对乙肝易感。最好在医生的指导下进行疫苗免疫。

4 乙型肝炎病毒e抗原检测

乙型肝炎病毒e抗原（HBeAg）是一种可溶性球蛋白，多存在于HBsAg阳性的血清中，常在HBsAg出现同时或数日后出现，在HBsAg转阴前转阴。常用酶联免吸附剂试验（ELISA）或放射免疫试验（RIA）检测。

【你需了解】

● 正常结果　ELISA法、RIA法均为阴性。

● HBeAg阳性表明是乙型肝炎患者，多处于早期或慢性活动期。它的存在是乙型肝炎有传染性的标志，表示肝内病毒复制活跃。若患者 HBeAg 持续阳性，则急性乙型肝炎易转为慢性肝炎。

【你需就医】

● 抗原阳性，伴或不伴肝功能异常。

● 抗原阴性但有临床表现。

【特别提示】

● HBeAg 阳性患者具有强的传染性。若孕妇 HBeAg 阳性，可以垂直传播给新生儿。

5 乙型肝炎病毒 e 抗体检测

机体在 HBeAg 的刺激下产生乙型肝炎病毒 e 抗体（抗 - HBe），多出现于急性乙型肝炎恢复期患者的血清中，比抗 - HBs 转阳早。常在 HBsAg 将消失时或已经消失时检出。常用酶联免吸附剂试验（ELISA）或放射免疫试验（RIA）检测。

【你需了解】

● 正常结果　ELISA 法、RIA 法均为阴性。

● HBeAg 消失和抗 - HBe 的出现提示病情好转，传染性明显或相对降低。抗 - HBe 出现的早晚及是否持续阳性与乙肝的转归有关。持续阳性可能是慢性肝炎或肝硬化的信号。

【你需就医】

● 抗体阳性，伴或不伴肝功能异常。

● 抗体阴性但有临床表现。

【特别提示】

● 抗 - HBe 阳性可提示病情好转但不能作为无传染性的标志，试验证实抗 - HBe 阳性患者仍有一定的传染性。

6 乙型病毒肝炎核心抗体检测

机体对乙型肝炎病毒核心抗原产生的特异性抗体，常包括 IgG 和 IgM 两种类型。多继 HBsAg 转阳后较早地出现于乙型肝炎病毒感染患者血清中，常出现在症状尚未出现之前，且在肝炎早期呈现高滴度。常用酶联免疫吸附剂试验（ELISA）和放射免疫试验（RIA）检测。

【你需了解】

● 正常结果　ELISA 法、RIA 法均为阴性。

● 抗 - HBc 阳性（特别是 IgM 型），对急性乙型肝炎的诊断、病情监测、预后的判断有较大意义。急性乙型肝炎早期，抗体呈高滴度，且在体内 HbsAg 降至测不出时，该抗体成为急性乙肝的唯一标志，此时即所谓的“窗口期”。病愈后转阴，若持续阳性一年，可能转为慢性，慢性活动期也可出现阳性。单一抗 - HBc 阳性可见于 HBsAg 携带者、过去的感染、免疫期。抗 - HBc 可作为献血员的筛选指标。

【你需就医】

● 抗体阳性，伴或不伴肝功能异常。

● 抗体阴性但有临床表现。

【特别提示】

● 高滴度抗 - HBc（IgM）提示肝内 HBV 复制活跃，具有较强的传染性，低滴度可能为既往感染。

● 抗 - HBc IgG 只表示有过 HBV 感染，它可以在体内存在很长时间。仅抗 - HBc IgG 阳性时，应综合各项指标分析判断。

● 肝炎病毒抗原及其抗体检测的结果及临床意义见表 4 - 6 - 1。

表 4 - 6 - 1　肝炎病毒抗原及抗体检测结果与临床意义

序号	HBsAg	抗 - HBs	HbeAg	抗 - HBe	抗 - HBc	临床意义
1	+	-	+	-	+	急性期、慢性活动期、有较强传染性，俗称“大三阳”

（续表）

序号	HBsAg	抗-HBs	HbeAg	抗-HBe	抗-HBc	临床意义
2	+	-	-	-	+	急性或慢性期，传染性较弱
3	+	-	-	+	+	恢复期，传染性弱，长期持续易癌变，俗称“小三阳”
4	-	-	-	-	-	未感染过乙肝病毒
5	-	+	-	-	+	既往感染，仍有免疫力，非典型恢复期
6	-	-	-	+	+	既往感染，急性乙肝恢复期，基本无传染性
7	-	-	-	-	+	急性感染“窗口期”，既往感染过后恢复期
8	-	+	-	-	-	被动或主动免疫后，或感染后已恢复，有免疫力
9	-	+	-	+	+	急性感染后康复期，既往感染，具有免疫力
10	+	-	-	-	-	急性早期慢性 HBsAg 携带者，传染性弱
11	+	-	-	+	-	慢性期，传染性弱
12	+	-	+	-	-	早期感染或慢性携带者活动期，传染性强

7 沙眼衣原体抗体检测

沙眼衣原体可引起沙眼、泌尿生殖道感染，是性病中最常见的病原体。机体对沙眼衣原体可以产生特异性的抗体。常用酶联免疫吸附剂试验、补体结合试验或荧光抗体染色法检测该抗体，以间接证明沙眼衣原体感染的存在。

【你需了解】

- **正常结果** 酶联免疫吸附剂试验、补体结合试验或荧光抗体染色法均为阴性。
- 阳性见于沙眼或人包涵体结膜炎、性病淋巴性肉芽肿、泌尿生殖道感染（如女性的宫颈炎、盆腔炎、男性的附睾炎、两性的尿道炎）及肛周炎、直肠炎。还可见于新生儿结膜炎、肺炎。

【你需就医】

- 抗体阳性，需进一步检查明确病因。
- 抗体阴性但有临床表现。

【特别提示】

- 部分感染者仅产生低效价的抗体，可能出现假阳性，应结合临床表现诊断。

8 人类免疫缺陷病毒抗体检测

人类免疫缺陷病毒抗体（抗-HIV）的检查是目前诊断艾滋病（AIDS）最常用的方法。主要检测方法有酶联免疫吸附剂试验（ELISA）、间接免疫荧光（IFA）、蛋白印迹试验（WB）、常以 ELISA 法进行血清抗 HIV 的筛选，以 WB 作为确证试验。

【你需了解】

- **正常结果** 筛选试验采用酶联免疫吸附剂试验（ELISA）法，正常结果为阴性；确证试验采用蛋白印迹试验（WB）法，正常结果为阴性。
- ELISA 法筛检试验阳性标本，应进一步作 WB 试验，若也为阳性可以确诊 HIV 感染。若为阴性可以排除。若测脐血 HIV-IgM 有助于诊断先天性 HIV 感染。

【你需就医】

- 抗体阳性，进一步检查病因。
- 抗体阴性但有临床表现。

【特别提示】

- 个别 AIDS 患者末期，测不到特异抗体，是由于晚期人体 T 细胞耗竭，抗体产生下降所至，应慎重对待。

9 梅毒螺旋体抗体检测

梅毒螺旋体也称苍白密螺旋体，是性传播疾病梅毒的病原体。机体对梅毒螺旋体的感染可产生体液和细胞免疫，梅毒螺旋体抗体是诊断梅毒的依据之一。主要有筛选试验和确证试验来检测。筛选试验检测血清中抗心磷脂抗体，即反应素，常用方法包括：性病实验室玻片试验（VDRL）、血清不加热的反应素玻片试验（USR0）、快速血浆反应素环状卡片试验（PRP）。确证试验检测血清中特异的抗梅毒螺旋体抗体，常用方法包括荧光螺旋体抗体吸收试验（TTA－ABS）、梅毒螺旋体抗体血凝试验（TPHA）、梅毒螺旋体制动试验（TPI）等。

【你需了解】

● 正常结果　筛选试验为阴性；确证试验为阴性。

● 筛检试验检出率与病情程度有关，第一期梅毒1～2周后即可检出，二期梅毒时效价最高，阳性率达95%～100%。

● 确证试验敏感度和特异性均高，在梅毒早期可首先出现阳性。若确证试验为阳性者可确诊为梅毒患者。

【你需就医】

● 抗体阳性进一步检查病因。

● 抗体阴性但有临床表现。

【特别提示】

● 筛检试验属非特异性试验，可能出现假阳性，常见于麻风、结核、传染性单核细胞增多症、回归热、钩端螺旋体病、系统性红斑狼疮（SLE）、血吸虫病、包虫病、支原体肺炎等。若确证试验为阴性，可以排除为梅毒患者。

● 确证试验检测血清中特异性抗体，其阳性可以确诊为梅毒患者。

10 外－斐反应

外－斐反应又称变形杆菌凝集反应。该试验用与立克次体有共同抗原的变形杆菌OX19、OX2、OXK与待检血清进行凝集效价的测定。根据凝集效价增高的情况或动态变化来辅助诊断斑疹伤寒和恙虫病。

【你需了解】

● 参考值　凝集效价小于1:25。

● 单份血清效价大于1:160时，或双份血清测定，后一次效价上升4倍以上，有诊断意义。

● 阳性常见于以下疾病：流行性斑疹伤寒、地方性斑疹伤寒、洛杉矶斑疹热和恙虫热。

【你需就医】

● 外－斐反应阳性，需做进一步检查明确病因。

● 外－斐反应阴性但有临床表现。

【特别提示】

● 外－斐反应是一种非特异性反应。由变形杆菌引起的疾病，患者血清可出现阳性反应，但一般不超过1:80。

11 柯萨奇病毒抗体检测

柯萨奇病毒感染后，机体可产生非特异性抗体（IgM、IgG）。检测该抗体可以辅助柯萨奇病毒感染的诊断。常用的检测方法有中的试验、补体结合试验、酶联免疫吸附试验（ELISA）等。

【你需了解】

● 正常结果　中和试验、补体结合试验、酶联免疫吸附试验（ELISA）均为阴性。

● 柯萨奇病毒抗体阳性（IgM）可作为近期感染的指标。而IgG的增高表示既往感染。

● 阳性患者可见于柯萨奇病毒引起的多种临床疾病，如无菌性脑膜炎、脑炎及瘫痪性疾病、心脏疾病（心肌炎、心包炎）、疱疹性咽峡炎、呼吸道感染、手足口病及急性流行性眼结膜炎。

【你需就医】

● 抗体阳性，需进一步检查。

● 抗体阴性但有临床表现。

【特别提示】

● 抗体检测可辅助柯萨奇病毒感染的诊断，但不能作为确诊指标。以从标本中分离到病毒为可靠的诊断依据。

12 艾柯病毒抗体检测

艾柯病毒感染可引起人类多种疾病，检测血清中特异的艾柯病毒抗体，有助于诊断是否存在艾柯病毒的感染。常用的检测方法有血凝抑制试验（HIA）、酶联免疫吸附剂试验（ELISA）和中和试验。

【你需了解】

- 正常结果　血凝抑制试验（HIA）、酶联免疫吸附剂试验（ELISA）、中和试验均为阴性。
- 中和试验法检测，若恢复期比急性期上升4倍以上，可认为存在感染；如指标同样高则多为既往感染。
- ELISA测IgM型抗体有助于确定近期感染。阳性可见于艾柯病毒引起的无菌性脑膜炎、麻痹症、脑炎、皮疹、呼吸道疾病、腹泻、流行性肌病、心包炎、心肌炎和肝病等。

【你需就医】

- 抗体阳性。
- 抗体阴性但有临床表现。

【特别提示】

- 抗体检测可辅助艾柯病毒感染的诊断，从标本中分离到病毒为可靠的诊断依据。

13 钩端螺旋体抗体检测

钩端螺旋体病是钩端螺旋体引起的急性传染病。病原体侵入人体后可刺激机体产生特异的抗体，患者发病6～12天后，可出现IgM型抗体，继之出现IgG型抗体。用血清学试验检测抗体是诊断钩端螺旋体病的主要手段之一。常用胶乳凝集试验（LA）、间接免疫荧光试验（IFA）、酶联免疫吸附剂试验（ELISA）等方法检测。

【你需了解】

- 参考值　LA、ELISA法检测为阴性；IFA法检测为小于1:100。
- 阳性见于钩端螺旋体病患者。IFA、ELISA敏感度高，对于早期诊断有重要意义。

【你需就医】

- 抗体阳性，需进一步检查。
- 抗体阴性但有临床表现。

【特别提示】

- 钩端螺旋体抗体检测并非确证试验，当从标本中分离到螺旋体时可以确诊。

14 血吸虫抗体检测

血吸虫病患者体内存在针对血吸虫特异的抗体，检测该抗体可作为血吸虫病的辅助诊断指标。常用环卵沉淀试验、间接血凝试验或胶乳凝集试验检测。

【你需了解】

- 正常结果　环卵沉淀试验、间接血凝试验或胶乳凝集试验均为阴性。
- 阳性见于血吸虫病。环卵沉淀试验阳性率高，血吸虫病好转后仍可持续存在很长时间，亦可以作为观察疗效的指标。

【你需就医】

- 抗体阳性。
- 抗体阴性但有临床表现。

【特别提示】

- 该抗体与其他吸虫或丝虫病可能存在交叉反应，应结合临床表现和其他检测综合判断，避免误诊。

15 伤寒与副伤寒沙门菌免疫检测

伤寒沙门菌含有菌体“O”抗原与鞭毛“H”抗原，甲、乙、丙副伤寒沙门菌有各自的菌体抗原和鞭毛抗原。机体对各抗原产生特异的抗体，测定血清中特异的抗体可用来诊断伤寒与副伤寒。常用伤寒血清凝集试验，又称肥达反应，测定患者血清内对病原菌反应的凝集抗体。

【你需了解】

- 参考值　正常值为阴性（H小于1:160 O小于1:180 副甲小于1:80 副乙小于1:80 副丙小于1:80）。
- 各效价大于上述正常值时为阳性。若患者“O”、“H”均高于正常值，提示伤寒杆菌感染的可能性大；两者均低，则可能性较小。

过去感染过或接种过伤寒杆菌的受检者血清出现较高效价的“H”、“O”。单次测定效价增高诊断可靠性差，双份血清抗体效价升高4倍以上，有肯定的诊断价值，可作为是否感染的指征。

【你需就医】

- 抗体阳性。
- 抗体阴性但有临床表现。

【特别提示】

- 约有10%的患者凝集试验阴性或效价不高，可能为早期使用抗生素所致，应注意防止漏检。

16 汉坦病毒抗体检测

汉坦病毒是肾综合征出血热的病原体，检测患者血清中汉坦病毒抗体是诊断肾综合征出血热的重要依据。患者感染病毒1～2天后可测到IgM；2～3天后可测到IgG，并可持续较长时间。常用的检测方法有血凝抑制试验、酶联免疫吸附剂试验（ELISA）、间接免疫荧光法。酶联免疫吸附剂试验（ELISA）特异性高，敏感度高，最为常用。

【你需了解】

- **正常结果** 血凝抑制试验、酶联免疫吸附剂试验（ELISA）、间接免疫荧光法检测均为阴性。
- IgM抗体阳性可用于早期诊断，表示新近感染。IgG抗体可长期存在，可以用于辅助诊断和回顾性诊断。若两次测定血清效价升高4倍以上，有确诊价值。

【你应了解】

- 抗体阳性。
- 抗体阴性但有临床表现。

【特别提示】

- 肾综合征出血热早期临床表现类似流感，不易诊断。抗体检测有早期诊断意义。
- 发病早期，从患者血、尿、骨髓等标本中分离到病毒为确诊的指标。

17 阿米巴原虫抗原和抗体检测

阿米巴原虫为阿米巴病的病原体，检测患者血清中阿米巴抗原和抗体的存在，对于诊断阿米巴感染者是一种十分有效的手段。常用的检测方法有酶联免疫吸附试验或间接血凝试验。

【你需了解】

- **正常结果** 酶联免疫吸附试验、间接血凝试验检测抗原和抗体均为阴性。
- 阳性见于阿米巴病或无症状阿米巴原虫携带者。

【你需就医】

- 抗原或抗体阳性。
- 抗原和抗体均阴性，但有临床表现。

【特别提示】

- 本试验部分患者呈现假阳性，应结合镜检及培养等方法检测。

18 疟原虫抗原和抗体检测

疟原虫为人类疟疾的病原体，检测患者体内的疟原虫抗原和抗体，可作为诊断的重要指标之一。检测疟原虫抗原可用固相免疫抑制试验、酶联免疫吸附试验和免疫金试剂条等方法检测。检测疟原虫抗体可用酶联免疫吸附试验的间接血凝试验等方法检测。

【你需了解】

- **正常结果** 酶联免疫吸附试验的间接血凝试验检测抗原、抗体均为阴性。
- 疟原虫抗原阳性表明为疟疾患者或带虫者。当治愈后抗原检测很快转为阴性；疟疾发病后一周，可检测到抗体阳性。

【你应了解】

- 抗原或抗体阳性。
- 抗原和抗体阴性但有临床表现。

【特别提示】

- 不同检测方法可能存在部分假阳性，应结合临床及血片检查综合分析。

19 弓形虫抗体检测

弓形虫病是一种人畜共患病，可以侵犯全身很多的组织和器官，患者机体可产生针对弓形虫特异的抗体，为弓形虫的诊断提供依据。常用的检测方法有弓形虫染色试验和酶联免疫吸附剂试验(ELISA)。

【你需了解】

● 正常结果 染色试验为阴性;ELISA法为阴性。

● 弓形虫病患者发病1～2周,可检出弓形虫抗体阳性,为该病的诊断提供可靠依据。

【你应了解】

● 抗体阳性。

● 抗体阴性但有临床表现。

【特别提示】

● 本试验特异性高,仅与肉孢子虫可能存在交叉反应,应注意与之感染的鉴别诊断。

20 风疹病毒抗体检测

风疹病毒(RV)是人类风疹的病原体,检测患者体内的风疹病毒抗体水平,可作为对患者,尤其早孕妇女风疹病毒感染的确定方法。常用的检测方法有酶联免疫吸附剂试验(ELISA)、血凝抑制试验(HIA)、补体结合试验(CF),其中以ELISA更为敏感可靠。

【你需了解】

● 参考值 采用ELISA、CF法,正常结果应为阴性;HIA法,正常结果为小于1:8。

● ELISA测IgM阳性提示近期感染,IgG型双份血清效价测定升高4倍,具有诊断意义。常见于风疹病毒感染引起的儿童发热性皮疹以及妊娠妇女感染者。单一IgG阳性表示既往感染,具有免疫力,还可评价疫苗接种的效果。

【你需就医】

● 抗体阳性。

● 抗体阴性但有临床表现。

【特别提示】

● 风疹病毒可经飞沫传播,经呼吸道侵入机体。孕妇在妊娠早期感染可导致胎儿发育障碍、畸胎、流产等严重后果,应特别注意。

21 巨细胞病毒抗体检测

检测巨细胞病毒(CMV)抗体有助于CMV感染的诊断,尤其特异性IgM抗体对近期或活动性感染意义更大。常用检测方法有补体结合试验、间接免疫荧光、酶联免疫吸附剂试验(ELISA)。以ELISA最常用,敏感度较高。

【你需了解】

● 正常结果 补体结合试验、间接免疫荧光、酶联免疫吸附剂试验(ELISA)法均为阴性。

● IgM阳性可帮助诊断近期CMV感染。当新生儿血清或脐血中检出时,表示有先天感染。血清中1次检测阳性表示目前或过去曾有过感染。双份血清抗体有4倍以上增高表明活动性感染。巨细胞病毒感染可引起孕妇、新生儿、输血或器官移植后的持续感染,并有致癌性。常见于巨细胞包涵病、单核细胞增多症、肝炎或间质性肺炎等疾病。

【你需就医】

● 抗体阳性。

● 抗体阴性但有临床表现。

【特别提示】

● 新生儿IgG阳性难以鉴别先天或围产感染,应定期复查。

● 抗体检出率较低,多用于筛检。对于器官移植或免疫抑制患者CMV感染先天性感染的早期诊断应检测病毒抗原或病毒DNA或mRNA。

22 单纯疱疹病毒抗体检测

单纯疱疹病毒(HSV)分为1型和2型,能引起多种感染。患者感染后1周血清中出现特异性抗体,检测该抗体对于HSV感染的诊断有重要意义。常用的检测方法有补体结合试验、中和试验、间接血凝试验、间接免疫荧光试验、酶联免疫吸附剂试验等。

【你需了解】

● 正常结果 补体结合试验、中和试验、间接血凝试验、间接免疫荧光试验、酶联免疫吸附剂试验检测均为阴性。

● 阳性提示HSV感染,常见于HSV引起的口龈炎、咽炎、疱疹性湿疹角膜炎、结膜炎、生殖道疱疹、肛周炎及直肠炎等。孕妇感染可使胎儿先天感染,诱发流产、早产、死胎、畸形等严重后果。

【你需就医】

- 抗体阳性。
- 抗体阴性但有临床表现。

【特别提示】

- HSV-1型主要引起皮肤黏膜感染,HSV-2主要引起生殖道感染和新生儿感染。

23 流感病毒抗体检测

流感病毒引起急性呼吸道疾病,可引起地方性或世界大流行。根据病毒核蛋白的不同可分为A、B两型,检测特异性抗体可用于诊断和流行病学调查。常用的检测方法有补体结合(CF)、血凝抑制试验(HAI)、免疫荧光试验。

【你需了解】

- **正常结果** 补体结合(CF)、血凝抑制试验(HAI)、免疫荧光试验均为阴性。
- CF阳性表示新近感染,可作为大规模流行病学调查。HAI可检测不同亚型的流感病毒感染,该抗体存在时间长,可作为继往感染的指标。免疫荧光试验可作快速诊断。

【你需就医】

- 抗体阳性。
- 抗体阴性但有临床表现。

【特别提示】

- 流感病毒极易发生变异(特别是A型),可能会造成检测的复杂性,故在对其进行诊断时,应当结合临床及多种试验结果综合判断。

第五部分

卫生保健篇

第一章　卫生保健

日常卫生保健

● 晨醒后，慢起床，活动缓，动作轻，先坐起，再下床

(1) 晨起后慢起床。是因为脑血管意外多出现于午夜到8点之间，尤以清晨5～8时为多。这3小时的发病人数占总发病人数的37.7%。因此，晨醒后，先静静地适应3～5分钟。

(2) 活动缓，动作轻。伸伸懒腰，翻翻身，再仰卧，抱起双膝贴近胸部，数次之后，再以手撑床，腰部立起，将双下肢放于床下，上、下肢做轻缓活动。这是静止一夜后四肢开始恢复工作前的准备工作。

(3) 先坐起，再下床。在床沿稍坐，以使心脏调整压出血量平稳供应脑部。

(4) 穿鞋袜应坐下来穿，忌屁股朝天、头朝地的姿势。这个体位极易造成脑部血流突然大量增加，局部血管压力增大，从而造成脑血管疾患的发生。

● 察颜观色，了解当日身体情况

面色可以反映每个人的健康状况及是否有内脏疾患。

(1) 双眼有神，面色红润、并有光泽，说明一夜休息疲劳已消除，并示健康状况良好。

(2) 双眼萎靡无神，面色晦暗、萎黄，口唇紫而不鲜红，眼周发青等情况，提示有病在身或疲劳并未消除，应减轻工作量或继续有效的休息，必要时可请医生协助诊治。

(3) 看舌苔。舌苔可以反映脾胃情况(即所谓胃肠功能情况)。舌苔应薄白且均匀分布，即舌面上中心略厚，舌质淡红滋润，说明肠胃功能和身体的内环境良好(也可说体内的水电解质平衡良好)。若为焦苔说明内热或是胃肠功能差；若舌苔红且干燥，说明内环境不平衡。如还有其他症状需请医生协助诊治。

(4) 再观发。乌黑、油光亮丽的头发表示健康良好，蓬松枯黄的头发提示健康营养状况不良或有病在身。

(5) 眼睑和面部水肿，要引起特别重视。排除过分疲劳，特别要注意肾脏和营养不良性疾患，有疑问时及时请医生协助诊治。

● 卧室通风应记住

(1) 通风时间选择：在闹市区马路、高架路二侧等灰尘及有害气体日间大量增加的地方，应选择灰尘浓度较低的早晨开窗通风。但应注意勿使冷风直吹身体，或使卧室温度骤降而引起伤风感冒等症。一般情况下应等室内外温差较小时给予卧室充分通风。

(2) 开窗时选择向阳面的窗户，但如阳面面临高架或公路及闹市等繁忙地段，空气污染大时，则选择其他方向空气污染相对较小处为好。

● 刷牙、漱口

(1) 刷牙是保护牙齿的最经济方法。刷牙需1日2次——起床和睡前。刷牙的方法也是需要注意的，应顺牙缝上、下刷。左右刷牙对牙缝中残留的食物不易清除，而且牙刷和牙膏微粒对牙釉质长年累月的摩擦将给牙齿表面造成很大的伤害，被伤害的牙齿将引起对冷、热、酸等的过敏。每次刷牙应坚持3分钟和3个面，即颊面、舌面及咬ptwo面。若能坚持3餐后都刷牙，当然是更好的卫生习惯。

(2) 浴室和厕所中不要放牙刷。浴室和厕所是居室中最不卫生的地方，每次冲洗马桶时，细菌便会散发到屋中每个角落，当然也包括牙刷上。牙刷毛上会留下牙膏和食物的残渣小屑，从而成为细菌繁殖的温床，长久使用同一支牙刷，可引起胃部不适，头晕呕吐等。所以，应定期更换牙刷，一个月更换一次。如有伤风、感冒流行，应及早

更换。不可与其他人同用一把牙刷，每次用完应清洗干净牙刷，最好能放在消毒漱口水中浸一会儿，然后再拿出放在通风处吹干。放牙刷时应将刷头朝上，以保持干燥。

(3) 不用盐水漱口。口腔医学调查表明，无论是用清水还是盐水漱口，都能有效减少口腔细菌数量。但调查发现用盐水漱口后，60 分钟后细菌即恢复到漱口前水平，而清水漱口却需 85 分钟后方可达到漱口前水平。此外，长期用盐水漱口，易引发牙周病或加重牙龈炎和牙周炎，所以，不建议用盐水漱口。

● 洗脸或沐浴　寒冷易引发消化系统及心血管疾患，如使血管收缩或血压突然增高等。但若常用冷水洗脸及 2～3 分钟的冷水浴，则可兴奋神经，刺激锻炼心血管功能以适应天气骤变的影响，提高对外界的适应力，当然这种锻炼应是长期的，突然的随意或长时间的冷水浴，则有害无益。

● 护肤

(1) 护肤就是使用有益于本人皮肤的产品，从而对皮肤起到营养、保护、美容等作用。

(2) 对护肤品的选择，一定要结合本人的肤质谨慎选择。

一般讲，干性皮肤最明显特征是皮脂分泌少，皮肤毛孔细小而不明显，宜选用滋润度高的护肤品。油性皮肤则是皮脂分泌旺盛，额头、鼻翼有油光，毛孔粗大。护肤品的选择以清洁、平衡、保湿产品为主。中性皮肤是介于上述两者之间的一种皮肤类型。

(3) 用化妆品的季节性选择也是很重要的：冬天选择滋润度高一些的产品，而夏季则选用较为清爽的产品。

(4) 化妆品中的化学成分可能会引起皮肤损害。

○急性刺激性皮炎(亦可称为广义的接触性皮炎)是化妆品不良反应最常见的一种，一般在应用某种化妆品 2～4 天后发生于接触部位，出现红斑、丘疹、丘疱疹、水肿，严重者可出现大水疱，皆伴有瘙痒、灼烧、发热感觉。引起这类反应的常见物质有芳香剂、防腐剂及羊毛脂的衍生物、丙烯乙二醇等成分。

○慢性刺激性皮炎，包括因化妆品使用所引起的慢性皮肤炎症，如痤疮、湿疹、脂溢性皮炎等，一般是长期使用某种化妆品所引发，发病率较低，临床表现大多与湿疹、痤疮、脂溢性皮炎相似。导致此类反应的化学物质大多是香料、香水，包括男性用的刮胡须水，这些产品中含有很高成分的酒精及人工香料，还含有甲醛、酚、三氯乙烯和甲酚，这些化学溶剂极易引起皮肤过敏反应，而香味有时是头痛及恶心的原因之一。精油一定要稀释后再用，而且绝对不可用于黏膜部位。一般用基底油稀释。注意将精油放在小孩不易拿到的地方储存。

○选择护肤品还要注意看护肤品的保质时间，过长的容易变质；再看颜色，护肤品一般颜色都偏淡，若发现颜色变深或有深色斑点者，都表示该护肤品变质可能；还要注意护肤品中有无气泡产生，或护肤品由瓶盖中外溢等现象也是该护肤品变质的表象；护肤品膏霜变稀薄也是变质的特征之一；护肤品变混浊或有酸味、异样味、臭味等，皆说明该护肤品变质。有这些情况出现时应立即停止使用该护肤品，如有不适应及早就医。

● 晨饮一杯水　水是生命之源，没有水就没有生命。为什么要晨饮一杯水呢？这主要是补充睡眠中呼吸、汗液及尿液等所致的水分的丧失，故早晨起来补充一杯约 300～500ml 的水为好。但过多的一次性补充亦不宜采用。

● 合理适当的运动　人体每时每刻都在运动，一旦有一部分停止运动，轻则为疾病，重则显示生命的终结，如心脏、呼吸停止活动，即意味生命的丧失；而其他部分脏器运动的丧失，即表示其功能丧失，开始出现局部疾病。合理适当的活动是预防、消除疲劳和保持健康长寿的重要因素。从另一方面来讲，运动可以提高人体对环境的适应能力和抗病能力，推迟各脏器的衰老变化。从分子水平讲，适度的运动体内可产生大量的抗自由基的歧化酶，其量远远多于体内所产生的自由基量,这样就保护 DNA、RNA、蛋白质等体内正常的大分子物质减少或避免了被自由基损伤;其次适当的运动还能增强细胞 DNA 等的修复能力,这就可减少组织的退行性变化,推迟人体的衰老变化。

体育锻炼贵在坚持,重在适度,应把它作为一天生活中的必修课,持之以恒,时间以半小时左右为宜,广播操、太极拳、气功、练功十八法、健身跑步、散步、爬山、球类等皆可。但务必要适度,一般以锻炼结束后,夏天感觉全身微微出汗、但不觉得心跳为度,冬天则以感到全身暖和即可。千万不可平时很少锻炼,练时大汗淋漓,心跳、气喘,这样特别对中老年及体弱多病者,非但无利反而有害,严重时可发生意外,不可不戒。

需要注意的是晨间锻炼对高血压和心脑血管患者就不合适。因晨起这类人的血压会升高,锻炼容易出意外,故最好安排在下午或傍晚为好。

现介绍一些简单易行,不需特别设备即可完成、各年龄段皆可,尤以中老年更合适的活动方式。

(1) 梳头:梳头是一项随时随地都能进行的活动,既可在早晨洗漱时,用木梳或手指梳理头部,左右各梳 20 ～ 30 次每分钟,每次 3 ～ 5 分钟;也可在工作略感疲倦之时,坐在椅子上做此动作,它有减轻疲劳、调节神经及经络、改善局部血循环、刺激皮下腺体分泌的作用,从而达到健身的目的。但进行此运动时,一定要用木梳,不可用金属或塑料制品的梳子。每日 1 ～ 2 次即可。

(2) 浴手、搓面:孙思邈在《摄养枕中方》中说:常常用两手搓面,可使人面有光泽,并不生皱纹。这样坚持五年,可以使人面色如少女一样红润。所以,日常生活中可每日数次、每次搓面十余回。方法:先将身体坐直,排除杂念,心静神凝,耳不闻声,意心丹田,双手合掌,由慢至快,反复轻柔搓摩至热,然后将搓的手平放于面部,由双手中指沿鼻二侧至前额,由上至下,双目自然闭合,双手反复轻柔按摩面部,双拇指则上下按摩双耳两侧,至感面部温热,心醒目明为止,约十数次即可。这种运动特别适合对长时间伏案工作或不宜于外出活动的人。

(3) 颈部运动:当作完面部的活动之后,即可将双手平放于办公书桌之上,直立、坐位皆可,将颈部左右轻轻转动各 5 ～ 6 次,然后用左、右手掌按摩颈部肌群至感微热,长期坚持这项运动可减轻颈椎病的发病程度。

(4) 伸伸腿、弯弯腰:这项运动对长期坐办公室的白领非常适合。长久坐着工作疲劳之时,活动一下肢体,会使你感到舒适、精神焕发。首先将膝关节伸直再缩回,在此同时髋关节也会自然而然地进行屈伸活动。3 ～ 5 次之后,可取坐位,使膝关节处于直角位置,双手轻柔按摩抖动双大腿肌肉 1 ～ 3 分钟。再直立行弯腰,并小幅度旋转腰部,左右各 3 次。双上肘关节行屈伸活动 3 ～ 5 次,肩关节行扩胸运动 2 ～ 3 次,并前后各旋转活动 2 次。这些活动,动作简单、轻柔,也不需特别场地、时间,在疲劳之后的数分钟即可完成。长期坚持,对减少疾患、消除疲劳、增强体力、提高工作效率,都颇有成效。

(5) 散步:中国有句俗语"饭后百步走,活到九十九"。虽不尽然,但也说明了散步对健身的益处。散步应全身放松,调匀呼吸,平静和缓,步履轻松,这样周身百脉流通,血气方可调达平和。散步应注意宜缓不宜速,一切量力而行,一般开始缓缓而行,每分钟 60 ～ 70 步即可,速行在 120 步/分钟即可。不要在晚餐后立即散步,所谓"饭后百步走"是指饭后至睡前段时间,我认为以睡前为好。

(6) 慢跑:一般在环境好、空气新鲜的地方进行,或在家中用跑步机进行亦可,一般 50m/分,以后可根据自身情况逐步增加,但应注意脉搏一般不宜超过 170 次/分,中老年人一般维持在 130 次/分以下为好。

(7) 健身机的各种运动:现在有各种功能的健身机,且有监控心跳呼吸等功能,一般价格在 2000 ～ 5000 元之间。如果家中有足够的空间,且通风良好、空气清新,也是肌肉、关节等锻炼的不错选择。

● 每天有三便 中国古代医学非常重视消化、排泄在养生保健中的作用。据统计,西方人的肠癌发病率比亚洲人高,西方人食物中粗纤维质含量较低,而亚洲人则多得多。粗纤维促进大便排泄,预防高胆固醇、高血脂,也对预防肠癌有明显帮助。所谓粗纤维,是指大分子含量较高、对肠道蠕动有刺激作用的食物,如玉米、魔芋、全麦等。

● 合理的膳食

(1) 合理膳食的四项原则:饮食要全面且相互平衡,即不挑食、不偏食。①谷类和薯类:主要提供糖、蛋白质和 B 族维生素;②动物类食品:如鱼、肉、蛋、乳等,主要提供蛋白质、脂肪、矿物质、维生素等;③大豆类制品:主要提供植物蛋白、脂肪、纤维素、矿物质、维生素等;④蔬菜水果类:主要提供纤维素、矿物质、维生素及胡萝卜素等。

(2) 膳食的合理需要量:需要量是指维持身体正常生理所需之量,低于需要量可发生营养缺乏病;多可引起肥胖及各种消化、循环系统疾患。一般维持极轻度劳动,每日能量供给男性为 2400 千卡(兆焦)、女性为 2100 千卡(兆焦),老年男性 2000 千卡、老年女性 1700 千卡即可。

(3) 三餐安排要合理:早饭吃得好,中饭吃得饱,晚饭吃得少。根据世界卫生组织统计,人类 80% 以上的疾病都与"吃"有关,高血脂、肥胖、动脉粥样硬化还会增加罹患癌症、心脑血管病、高血压、糖尿病、胆石症、急慢性胰腺炎等疾病的危险性。中国的诸子百家对饮食都强调节制,墨子说:"古者圣王制为饮食之法曰:'足以充虚继气,强股肱,耳目聪明,则止。'"《管子》中有"饮食节,身利而寿命益;饮食不节,则形累而寿命损。"黄帝内经中则说"饮食自倍,胃肠乃伤"、"饮食有节……度百岁乃去。"

○早饭要吃好。就是每日早餐要保证足够的蛋白质(一杯牛奶或豆浆或一个鸡蛋),其他可食适量面包或其他主食。因为一日的主要工作皆集中于上午,故需足够全面的营养要素方能维持一个上午工作所需用的能量。早餐以高蛋白、低脂肪为宜,而不吃甜食,特别是白糖及其制品。世界卫生组织在一项人口各种死亡原因分析报告中指出:长期吃高糖(白糖)的人,其寿命平均比吃正常食物的人缩短 10 ～ 20 年。故少吃糖,对身体健康是至关重要的。

○中饭要吃饱。要保证下午的工作质量,继续保持旺盛的精力,同样需要能量供给,所以午饭也应保证足够的量和质。

○晚饭要吃得少。指进食的质量和数量皆应少。晚上主要是睡眠休息,故对身体能量需求不多。吃得多,体内能量产生多,消耗不掉,就只能积存于身体之内,形成脂肪积于皮下或腹腔内、血管体液内,部分代谢物沉积于血管壁上,引起高血压、冠心病、高血脂、高胆固醇、高血糖或胰腺的炎症,严重者可诱发猝死。同时过量的代谢活动也伴随产生许多需要排出体外的废物,因此又增加了体内脏器,如肝脏、循环系统、肾脏、肠道的负担,减低了机体免疫抗病功能,并增加了体内自由基的产生,加速了对机体细胞的损害。所以俗语说:"少吃一口,活到九十九"。

(4) 饮水要适量:水是良好溶剂,是机体这一部自动化程度最高、最精密、复杂机器的"润滑剂"。人随年龄的老化而皮肤弹性变差、出现皱纹、大脑反应开始迟钝,这都是因人到老年,机体的调节功能随年龄的增长而减退,容易脱水,并引发其他疾病。故一定要养成喝水的好习惯,但不能过量,因过量则加重心脏和肾脏的负担,总之要掌握平衡,以出多少、入多少为准。比如夏天出汗多,则多喝水,而冬天则应减量。

(5) 中国人喝茶是一个良好习惯,茶内含有茶多酚、维生素等有益于身体的化学成分。这些物质在体内相互协同作用,起到保健和防病的作用。儿童和青年人都喜欢喝各种饮料,而饮料中有糖(精)、香料,碳酸及乳酸等酸性物质,经常喝易使机体摄入过多糖而使人发胖;糖精及香料亦不宜过多摄入。另外,过多摄入酸性物质而使体液酸化,这对人体的内环境不利,容易造成疲劳、免疫力下降,酸性尿也容易引起肾或尿路、膀胱结石等。

(6) 喝什么水最好? 冷开水最好。美国学者发现经常喝冷开水的人,其肌肉组织内乳酸代谢充分,因而不易疲劳。需要引起注意的是老年人是最易引起缺水的群体,老年人许多疾病的发生都与缺水有些关系。而老年人对口渴反应又不敏感,所以一定不要忘记提醒老人饮水,特别是在睡眠前后尤为重要,睡前、睡后各喝一杯白开水,对身体保健将有非常大的好处。

(7) 少饮酒。

○酒文化的发展已有数千年,它已溶于中华文化的各个方面,社交、娱乐、庆功、宴席、婚丧、失败成功、团圆离别等所有喜怒哀乐中,无不借酒加以表达和发泄。故酒与人们关系是十分密切的。

○酒可用谷物为原料酿制而成,如白酒、黄酒、啤酒;也可以水果为原料而酿制成,如葡萄酒及各种果酒;而药酒则是用以上两种酒为基础浸泡药材的浸出液。

○白酒主要是以乙醇(即酒精)和水为主。

○葡萄酒(各种果子酒)、黄酒和啤酒,都含有大量人体所必需氨基酸、维生素及部分微量元素,营养价值高,含有高热量。啤酒更是有"液体面包"之称,一般人都知常喝啤酒人易发胖,即是此理。许多资料称,适量饮酒可增加营养、维生素、微量元素的摄入,增加食欲、促进消化、降血脂等,可预防多种疾病,但过量则有百害而无一利。而世界卫生组织对此说给予反驳:"鼓励乙醇的适饮性是缺乏根据的""很大程度上是为牟利而蛊惑人心""乙醇是仅次于烟草的第二号杀手,它引起的死亡率比所有非法药物引起的死亡率加在一起还多"。故对酒类应以少量饮用为佳。

(8) 不吸烟。吸烟既害人、又害己,百害无一利。吸烟所引起的疾病死亡率在我国占最高死亡率的前三位。吸烟对人体的循环系统、肾脏、呼吸系统、生殖系统、运动系统等均有损害,并可引发组织癌变,特别是肺部。而被动吸烟者受到的危害更大,烟草中有400种化学成分,而烟草烟雾中的化学成分可达1200～3600种之多,且多有害,所以为了自己、为了孩子、为了亲属朋友及众多的无辜人群,应该不吸烟,或戒烟。

(9) 不吸毒,远离毒品! 无论是好奇,或是为了消愁解闷,都要切记不可沾染毒品。它可毁灭你的事业、家庭,甚至生命。故不可不防,不可不戒。

(10) 和谐、适度的性生活。"食色性也",这是儒家孟子的一句名言。他提出了人生难以回避的两大问题,即饮食和性生活。现代医学认为,有节制、有规律、和谐的性生活有益于健康,许多疾病和性压抑有关。正常的性需要满足,可降低癌症的发生;性交时可使β-内啡肽分泌增多,神经免疫调节功能增强,自然杀伤细胞和单核巨噬细胞活力增强,故有利健康长寿。所谓和谐的性生活即指夫妇双方在性生活过程中都能得到快感、满足,而非单方面的满足。只有这样才能增进健康和美满的夫妻关系。合理或者说适度的性生活主要是指性生活的频率。适度的性生活对人体的健康有利,可预防疾患的发生;过频则有害,可引起许多疾患的产生。性生活的频率应顺其自然,年纪轻时,性生活次数可多一些;而随着年龄的增长,性生活次数亦应随之减少。性生活频率也应与本人身体强壮程度相应,强者可多一些,反之,体弱、多病、年老者则适当减少性生活频率。

(11) 热水坐浴泡足。我国向来重视洗脚健身,故有民谣曰:"春天洗脚,升阳固脱;夏天洗脚,暑湿可祛;秋天洗脚,肺润肠濡;冬天洗脚,丹田温灼。"现代医学认为人的手、脚掌上密布着许多血管,用热水洗脚可使局部血管及毛细血管扩张,从而加速血流循环,使脚及腿的新陈代谢旺盛起来,同时热又刺激足部数百条神经末梢,并与大脑相通,促使大脑反应兴奋和抑制其过度兴奋,使其得以平衡,使人疲劳得以恢复,放松舒适,使人可以很快入睡,并有一个高质量的深沉的睡眠。足浴的方法:赤足,开始水温不宜太高,水温在40～50℃足矣，先浸泡足趾。几分钟后，再加热水，使水深达足踝关节处，此时水温需达50～60℃（亦有用30～40℃的水温者），伴有双足相互搓动，持续10～30分钟。使身体感到微温，即可擦干，再用手按摩足部数分钟，以使足浴达到最佳的健身、改善睡眠的良好疗效。

(12) 坐浴：将浴盆放于适合高度的方凳上，放以温水（40～50℃），可使水量达半面盆，臀部坐于浴盆中，每次约5～10分钟，每晚一次。坐浴时配合做深呼吸，吸气时收缩肛门，呼气时放松肛门，一收一放为一次，每次坐浴反复做10～20次。如有痔疮或前列腺炎的患者可于大便后增加一次坐浴，则对疾患有很好的治疗作用。

(13) 良好的睡眠：行住坐卧四威仪，唯睡眠最为安适。中国古代对睡眠就非常重视，在黄帝内经中就有“饮食有节，起居有常”之说。睡眠可保护大脑，促进生长激素分泌，增强机体免疫力，消除疲劳，提高人体抵抗疾病能力，延缓衰老。一般讲睡眠可使血中的T和B淋巴细胞明显升高，而这两种淋巴细胞是人体免疫功能的主要力量。所以睡眠不足可降低自身免疫功能，而人的睡眠时间长短又与脑内松果体分泌的褪黑激素有关，量多时睡眠佳且长，而少时短。一般儿童血中含褪黑激素为300U，成人则为100U，而老人最高也不过40U。也有人认为前列腺素E_2具有影响睡眠的作用。睡眠是生理需要，它关系到人的生长发育、健康长寿。

○每日需多少睡眠时间。一般讲，新生儿为18～22h/d，1岁以下为16～18h/d，1～2岁为13～14h/d，2～4岁为12h/d，4～7岁为11h/d，7～15岁为10h/d，15～20岁为9～10h/d，20～70岁为8h/d，70～90岁为9h/d，90岁以上为10～12h/d。人体睡眠，是受体内生物钟控制的，最新研究表明，成人的睡眠与觉醒的节律是双相位，第一个高峰出现于凌晨2时左右，第二个高峰则出现于下午2时许，其节律相差约为12小时许，故常常熬夜或习惯于夜生活的人就失去了最好的第一个睡眠高峰期，即失去了睡眠对大脑及身体的休眠及恢复、代谢等，因而使身心不能很好休整恢复，使免疫处于低下状态。睡眠的第二个高峰恰恰是处于午睡时间。据统计，过度疲劳而致心脑血管病猝死者，多在午后2～3时发生。同时此时也是世界车祸好发的高峰时间。故片刻的午睡可预防与缓解死亡及车祸的发生。所以晚眠与午眠是相互补充，互为表里。

○睡眠消耗人生1/3时间，因此要为这1/3的时间创造最佳条件，以获得最佳的睡眠效果。

(14) 首先要有一个安静、无污染、空气新鲜、舒适的居住环境。

○良好舒适的卧室。通风良好，经常保持清新的卧室空气，不可有异味及引起兴奋的香味。灯宜柔和暗淡朦胧，灯光随手可关闭，卧室设备宜简单适用，不可安装过多的电器电子设备。卧具枕头要大小高低、厚薄适中，并随季节、温热冷暖而变更，不可过热，也不可过冷，要柔软舒适，最好用天然棉制品为好。具有静电的合成材料，有心脏病者最好不用。

○睡姿。对多数人来说以右侧卧为佳，即右下肢伸直，左下肢屈成45度压于右下肢上，右上肢屈曲放置于枕边，左上肢直伸，放在左下肢之上，头与躯干向前倾，即所谓的“卧佛式”。这种睡姿有利于全身肌肉的放松，消除疲劳，又有利于胃中食物进入十二指肠，也避免心脏受躯干、肺等压迫。蒙头盖面、仰卧和睡眠时张口呼吸，或睡前饱食，饮用茶、咖啡等刺激性饮料的习惯皆不可取。且睡前饱食油腻过重之物极易引发急性胰腺疾病，造成不良后果；同时还会因摄入营养过剩，致使身体肥胖。睡前要清心寡虑，休闲百步走，热水泡足后，熄灯睡眠。一般可得一个良好的休眠。午睡很重要，午睡可保下午精力充沛的工作，午睡时间最好在半小时至1小时，在这方面美国康奈尔大学曾作过有关研究，午睡后投入工作可提高工作效率，提高注意力及工作的积极性，减少工作中的差错和事故。但午睡对于肥胖的人来讲,并非是好事,因可更增加其肥胖,各种并发症可越来越多,故肥胖者不宜提倡午睡。

(15) 一日三餐要定时,脂类、食盐宜限量。合适、适时的活动和娱乐对消除疲劳很重要。

生活卫生

1 饮食卫生

● 食物的营养宜平衡、合理　我国有"中国居民膳食指南",指南共分八条:① 食物多样化;② 多吃蔬菜、水果和薯类;③ 每天吃奶类豆类及其制品;④ 经常吃适量的鱼、禽、蛋、瘦肉,少吃肥肉和荤油;⑤ 食量与体力活动要平衡,保持适宜的体重;⑥ 吃清淡少盐的膳食;⑦ 如饮酒要限量;⑧ 吃清洁卫生、不变质的食物。

● 饮食的注意　所谓"朝不可虚,夜不可实"即是早饭不缺,晚饭不可饱。元代"饮食正要"(忽思慧)即云:凡是热的进食后有汗,不要当风,否则易发痉病、头痛、眼睛干涩、嗜睡。晚上不要多吃东西。凡吃完了东西,用温水漱洗口腔,以减少牙齿疾患和口臭。而刘祠集在"混俗颐生录"更提出了现代都被证实的要旨,他认为:"饮食不要粗和速",即吃东西应细嚼慢咽,帮助胃对食物的消化;而慢则使食物在口腔中与消化液充分混合,亦即帮助食物的消化、吸收。另外,他的几个观点,如"夜晚不适宜吃肉面生脍,不饱食煎饼"等,同时也提出油腻多的东西及咸的东西皆不适宜,如果偏多食入,对身体会有所损伤,这些至今仍是有科学道理的。夜晚食油脂类饮食除高脂疾患外,很易诱发急性胰腺炎这类较为严重的疾患。

● 营养要素　人体通过饮食增加或补充每日身体所需的能量,而补充能量所需的物质,即平日所讲的营养。而营养物质的要素是什么呢?它们是蛋白质、糖类、脂肪、纤维素、微量元素及无机盐。各种营养素所供能量,及人们每日所需量是多少呢?

● 一般而论,在合理的饮食中,糖类所占热卡数的百分比应为60%～70%,蛋白质为10%～15%,而脂类则不应超过30%。人类各个生长阶段对蛋白质有不同的要求:婴幼儿为2g/kg,成人为1～1.2g/kg,而孕妇需增加15g/d,乳母则需增加25g/d。对于用牛乳或其他食物喂养的婴幼儿对蛋白质的需求量以3.5～4g/kg为好。食物中的纤维素的功用主要是利于排便,使食物消化吸收后废物质、有害物质较快地排出体外,并能有益于肠道菌生长。

● 微量元素及无机盐　水溶性维生素,主要是维生素 B_1(硫胺素)、维生素 B_2(核黄素)、维生素 PP(烟酸)、维生素 C(抗坏血酸)。

表 5-1-1　几种重要维生素每日需要量(mg)

	维生素 B_1	维生素 B_2	维生素 PP	维生素 C
男	1.2	1.2	12	60
女	1.1	1.1	11	60

(1) 孕妇则为1.8mg/d。

(2) 脂溶性维生素:主要是维生素 A、维生素 D、维生素 E、维生素 K。

(3) 维生素 A 以维生素 A 加上 β-胡萝卜素计量,即为视黄醇当量。男性需为800当量(相当于维生素 A 2666IU),孕妇、乳母需要1010～1020视黄醇当量(相当于维生素 A 3333～4000IU)。维生素D在食物中含量很少,主要靠日光照射下由皮肤中合成,成人需要5μg,孕妇、婴幼儿、儿童、青少年需要10μg。

(4) Fe(铁):男性10mg/d,女性需要15 mg/d,孕妇25 mg/d,每日摄入量则应为男性12 mg/d,女性需要18 mg/d,孕妇28 mg/d。

(5) Ca(钙):因钙的吸收差异故每日供应量应为800～1500mg。

(6) Zn(锌):15 mg/d,孕妇20 mg/d。

(7) Se(硒):50μg,孕妇50μg。

(8) I(碘):150μg,孕妇175μg。

2 饮水卫生

人体重量的60%是水，水是人体细胞重要组成部分，它与营养要素一起参与机体内生化反应及代谢过程。人不可一日无水，一般人体每天需要水为2500ml左右，摄入体内过多或过少都对身体没有好处，故只有适量饮水，才是合理的。

人类生存四大元素水、阳光、空气和营养物质，水是其中之一。可见水对人类生存之重要。有了水，体内的各种生化反应才能进行，故水是维持人体生理活动的重要物质之一，人体缺水较缺食物更易于导致死亡。

● 各种饮用水区别和利弊

(1) 硬水和软水：8度以上的水为硬水(每升水中含10mg CaO为1度)。

○硬水中无机盐的主要成分是钙、镁。对硬水现在有两种相反的看法：有的地区长期饮用硬水，心血管疾病死亡率较长期饮用软水的人为少，这种现象在英、美、日等国皆有存在，而中国北京地区的调查统计显示相反的结果，故有关硬水对预防心血管疾病的作用，理论上尚无立论。有人认为可能是某些地区硬水中另含有某些微量元素起了作用。所以认为硬水并不宜作为直接饮用水。除上述理由外，硬水口感不佳，还有增高某些结石病的发病率，如肾结石就是随其硬水硬度增加而增加。一些高氟和苦水区的饮用水，水的软化更为必要。

○使硬水软化最简单的方法，是加热煮沸，以除去某些化学物质，使水的硬度降下来。因此，应饮用白开水，但一般要饮用存放不超过24小时的白开水，主要是预防细菌污染。

(2) 自来水：自来水一般讲它是清洁、干净的，但现在的自来水尚不能做到直接饮用的程度。因为自来水的水取之于江河大湖中，含有有机物的水需加氯清洁，这样就形成了多种化合物，最具代表性的化学物质为三氯丙烷和四氯化碳。它们均属致癌物质。为了消除这些有害物质，自来水厂一般都应用活性炭吸附处理，以使自来水达到无害程度。

○自来水中最普遍的水污染物质是各种三卤素甲烷。如三氯甲烷，它主要是由于加氯消毒水而与水中的有机体相结合而成。根据中国环保局的调查，几乎所有中国境内的水源，只要是氯化过，都含有三氯甲烷，三氯甲烷对肝肾有损伤的作用。

○另一个自来水的污染途径是输送自来水的管道和水箱。金属水管中会溶解出铁、锌、铅、铜、镉等，而镉对肾脏有损伤，并可引起贫血、心脏病、高血压、畸形、致癌等。而管中的铅在晚上停用自来水后至第二日清晨，水中铅浓度最高。常年喝这种水，可危害身体健康，导致铅中毒。所以一般情况早晨的自来水不要作为饮用水，即使用PVC水管，亦有被有致癌作用的氯乙烯污染的可能性。

○所以自来水的安全问题，是应关注的重要问题。

(3) 纯净水：除去水中浮物，及对人体有害的有机化合物、无机化合物、重金属、细菌、藻类等称之为净化。而对含有某些盐的水进行脱盐处理称之为纯化，如海水的纯化即是如此。

(4) 净水器：既然目前饮用水——自来水大部分尚不能达到直饮水的要求，那么一种补充的方法就是净水器，可用净水器处理饮用水，以达到健康安全的目的。

○净水器的关键组成部分是净水的材料，主要是用高分子PE材料、活性炭纤维、载银活性炭柱、补碘灭藻材料及中空超滤膜元件等组成。一般分为高、中、低级三种。

○具有一级滤器装置者为低级滤水器，价格便宜，净水功能小；具有两级过滤装置的中级滤水器，它可除去水中异味、铁锈、混浊物、悬浮物、农药、有害的高分子物质等；具有3～4级等多级过滤功能的是超净滤水机，原水经过滤后已成为纯净水，可直接饮用。

○用净水器后亦应注意安全使用，定时更换功能不良的机芯，及时清理余水，防止净水器对水的"二次污染"。

● 对几种饮用水的选择

(1) 电解水：电解水是以清除人体血中

的过多自由基为目的，故对那些消化不良、胃酸过多等胃肠病者有显著疗效；但是对于肾脏病患者则不宜多饮；对心脏病患者不是特别需要，最好不用或慎用。

(2) 纯净水：一些微量元素存在于水中，如硒就是其中之一。人一旦缺少，易引发心肌炎，而儿童处于发育阶段，需要各种微量元素，故儿童不宜长期饮用纯净水。

(3) 矿泉水：因其含有矿物质及微量元素，故对特定人群有一定的保健作用。因矿泉水内含有矿物质种类不同，所以应当根据自己身体情况适当选用矿泉水，将矿泉水想成比自来水“更好”，这实际是一种误解。因儿童的肾功能发育尚未成熟，故不可将其作为主导饮料。

(4) 酸性饮料：酸性饮料摄入过多，可使血液变酸，血液过酸可导致人精神萎靡不振，减弱人的抵抗力，导致各种疾病的发生。蛋白质等营养物质在微碱性的环境下更容易被吸收、利用。所以，不应用饮料来代替白开水，饮料多喝可带来不良作用。

(5) 饮料中糖及色素：糖属酸性食物，糖的吸收过多可使人体发胖，还易造成蛀牙。色素过多蓄于体内可干扰体内多种酶的活性，对糖、蛋白质、脂肪的代谢不利。

(6) 妇女妊娠期应慎饮汽水。汽水里含有少量磷酸盐，在体内与铁质发生反应，使体内的铁转化成不能被吸收的铁而排出体外，造成缺铁性贫血。

总观现在所有饮料，皆不可作为日常饮用水的替代品，最好的饮用水还是白开水。

3 居室环境卫生

【空气】

● 空气及周围环境的污染，会对人类造成极大的危害。如果，当你的家人越来越多的患有呼吸道疾患，特别是过敏性哮喘，并且抵抗力日益减弱时，就应注意环境的空气污染问题。

● 装修居室时，用的墙纸、壁布、涂料、油漆、地板、家具都会造成不同程度的污染，这些物质所挥发出的甲醛、氨等有害气体，在夏天最少要3个月以上才能挥发干净。这些挥发物中除可致敏外，尚有致癌物质存在。据调查，现在80%白血病患者与居室的空气污染有关。所以装修完毕的居室应测试居室空气的污染状况，测试正常方可搬入居住。勿因小而失大，切记。

● 改善居室环境卫生。目前除适时通风外，尚可在室内养些花草，如吊兰、琵琶螺、常春藤、沼兰、耳厥、无花观赏桦、红鹳花、扶郎花，都可对有害气体进行吸收分解，有利居室空气的清新。一般讲它们可分解吸收甲醛、苯、尼古丁、氨等，故是美化居室，清新空气，绿化环境的优秀花卉。

【居室空气的污染及防治】

● 一氧化碳气体的污染及防治

(1) 污染的来源：①居室内煤气的泄漏；②燃料的不完全燃烧，特别是煤气、火炉、热水器(燃气)等设备的使用所致；③室外环境对居室空气的影响，特别是闹市区汽车尾气排放过量，致使污染物进入室内。

(2) 防治：①使用燃料取暖、做饭、热水洗浴等，必安装熄火自动停排气装置，或安装煤气、一氧化碳浓度过量报警装置。但最为重要的是使用这些燃料时，必须有良好的通风设备，万不可大意，因为这些事故每年都夺去许多健康人的生命。②居室保持通风。一般把通风时间安排在早晨，最好不要放在晚上。若中午或晚上不得不进行通风时，可选择车辆或各种活动较少的阴面窗户进行，以减少污染程度。

● 二氧化碳的污染　二氧化碳虽为正常空气组成部分，但空气中二氧化碳含量过高对人体也是有一定不良作用。

(1) 来源：①人和其他生物，包括花、鸟等的呼吸产物；②燃料燃烧后的产物。

(2) 防治：①保持室内空气的流通。②晚间，卧室内不宜放置植物。③可用某种化学物品吸收室内二氧化碳，如钠石灰类化学物质。④室内一定要留有通风口，以避免有害气体集聚。

● 氮氧化合物的污染

(1) 氮氧化合物大部分是矿物燃料燃烧后的产物,特别是汽车尾气。高速行驶的汽车产生的氮氧化合物量更大,从一氧化氮到五氧化二氮等各种形式都存在,其中又以二氧化氮为主。它主要是一种腐蚀剂,其毒性是一氧化氮的4～5倍,主要影响呼吸系统。急性引起肺水肿,慢性可引起支气管炎和咽喉炎至肺气肿等不同程度的损害,同时亦可增加呼吸道对细菌和病毒的易感性,导致头痛、头昏、无力、食欲减退。故居室内或周围空气污染严重时,特别是处在闹市区或主要交通要道附近,极易感染上呼吸道疾患,此亦其中原因之一。

(2) 防治:①选择居室时,远离闹市和繁忙交通要道;②居室通风应选择在早晨,千万不要在大气污染较重的下午或晚上,如必须通风也需在阴面进行。

● 室内装潢污染

(1) 随着人们居住条件的改善,室内装潢越来越精致,因此而遭受健康伤害的人也越来越多。一项调查表明,目前80%左右的白血病患者与室内环境污染有关。而又以甲醛等污染为首。

(2) 防治:室内装潢和使用新家具后,入住新居前,应请有关部门测试,待空气指标正常时,再入住新居。

● 空气中微粒粉尘的污染

(1) 来源:空气中粉尘的来源大部是燃烧燃料而产生飘浮在大气中的固体微粒,如烟、炭黑;液体有水滴和各种化学物质的烟雾。亦可有面粉、亚麻、棉纺、水泥厂等所产生的固体粉尘。除此之外尚有部分金属粉尘。这些都对呼吸系统有较大的危险。它们可使痰液增多,引起肺部疾患的易感性。部分物质有致癌作用,所以应对家居的粉尘污染给予足够的重视。

(2) 防治:最好早晨空气污染少时通风,有条件时家居应装有滤过防护的通风装置,以滤过空气中的粉尘。

● 香烟对居室空气的污染

(1) 对于香烟污染,各种书刊报纸上已有很多介绍,其害大家亦非常清楚。这种烟雾含有约30种有毒和致癌物质。但瘾君子的人数仍不在少数,究其原因,第一,它很少有急性严重反应;第二,人们把它作为社交的工具;第三,它有一定的成瘾性。

(2) 防治:①自律;②家庭成员,特别是子女的监督。

【家用电器的污染】

家用电器的兴起,它象征着家庭现代化的到来。它为家庭带来无穷的欢乐和享受,然而同时它也带来了伤害和不幸。

● 彩电　彩电为人们带来生活质量革命性的变化。在生活中越来越离不开它,它为我们带来大量生活信息和足不出户也能享受到各种娱乐。但我们在享受这些之余也应避免它的伤害:

(1) 成瘾:长时间地看电视节目而影响睡眠,致使健康受损,并造成精神萎靡、工作学习效率差、自身免疫力下降;还使生长激素分泌减少,从而导致发育中的儿童身材矮胖。所以,不应因看电视而影响八小时睡眠。

(2) 小儿迷恋看电视,而荒废学业。

(3) 长时间看电视,引发眼睛的眼肌疲劳,致使视力减退。

(4) 由于电视节目的欢乐或紧张,常常引发一些心脏病患者的不良反应,如有的心脏病、高血压的老年人会因观看激烈的体育竞赛而引起脑血管意外、心肌梗死、心绞痛等,故不可不防。

(5) 如何减少看电视的不良反应:首先应注意观看时间,不可连续观看过长的时间,儿童一般不宜超过1.5小时。注意室内光线亮度,使电视亮度柔和,不耀眼、清晰、舒服为佳。与电视机的距离要适当,以减少电视机荧光屏辐射的影响。

● 电脑

(1) 电脑进入家庭,给我们的工作和生活带来革命性变化。但它带来的长时间眼睛注视屏幕而引起的视力减退、视网膜感光功能的减退、眼球屈光度的变化,是其重大缺陷。还有因长时间坐位及双手不断的键盘操作使手腕、双肩、颈部、腰、腿等处疲劳和强迫状态,易造成这些部位的劳损综合征。

(2) 故应在工作适当时间后,活动一下身体各部位,做各关节、四肢、头颈、眼的保健操,有利于防止和减少其综合征的发生。

(3) 长期使用电脑会导致心理状态的失衡,会出现易怒、失眠、多梦、月经不调等,这是因长期操作电脑后思维定式错位所造成的生理、心理失衡,以致身心疲惫、内心紧张、丧失自信心。

(4) 预防

○屏幕前用防护板,防止辐射。

○控制工作时间,一般工作 1 ～ 2 小时应休息 15 分钟。

○适合各部位的电脑工作台,使各关节及部位处于放松舒适的位置。

○养成用最佳的工作姿势工作。

○良好用眼卫生:适合的光亮度,定时进行眼保健活动。

○有病及时就医。

● 空调

(1) 生理学家认为,人体最舒适的环境温度夏季为 25 ～ 27℃,相对湿度为 50% ～ 60%;冬季 18 ～ 20℃,相对湿度为45%～55%。而空气的流速为每分钟 4.5 ～ 7.6m 为宜。

(2) 现代的空调可为人们带来最为舒适的环境温度。但由于室内空气的封闭,室内外环境温差大,空调滤网的灰尘、细菌、寄生虫的生长存在,致使长期在空调环境中工作、生活的人,极易患感冒及呼吸系统疾患、卒中及心脑血管病;由于环境温差大,老人调节功能不良,也极易造成中暑,还可能造成内分泌失调等。

(3) 预防:

○保证居室有较好的通风换气。空调环境中严禁吸烟等污染空气的行为,定时开窗通风,不使居室闭不通风,这些都能使居室常有新鲜空气。

○控制适当的室温。

○避免对着空调吹风。

○及时改变着衣情况。

○适当的室外活动。

● 电冰箱　冰箱主要的功能是冷冻、冷藏食品、饮料等。它最大的作用是降低了饮食中,特别是蔬菜中 N－亚硝基化合物的含量,从而降低了人们胃癌的发病率。但必须知道冰箱不能长期保鲜,冰箱只能抑制细菌病毒生长、繁殖,不能杀灭细菌、病毒,所以不要认为放在冰箱的食物就保险了,这是非常错误的,否则亦可造成食物中毒及肠道细菌性疾患发生。

● 手机　手机电磁辐射的存在是确定的,所以在飞机上、医院的重大设备周围皆不可开手机,否则可对其造成干扰。有人认为手机电磁波辐射对神经系统发育尚未完善的青年人影响较大。但 1996 年世界卫生组织在 23 个国家、为期 5 年的专题调查研究中指出,迄今为止,尚不能证明其对人体造成损伤,故是否造成损害尚无定论。但不管如何,认为有影响的病例时有出现,所以我们认为,使用配备有耳机的手机,双耳轮流听话,可最大限度地减少手机的辐射。另外,在工作场所,如机场、加油站等电磁波可造成干扰及引爆之处,应关闭手机,以免造成伤害。

● 微波(微波炉)　微波是电磁波,微波炉即利用微波振荡频率迅速振荡食品内部水分及脂肪分子(每秒振动达 24.5 亿多次),使其相互摩擦和撞击而自行加热。一般微波炉所用微波为 2450 兆赫的微波。微波辐射可造成头昏、睡眠障碍、记忆力减退、心动过缓、血压下降等症状,直接损伤眼睛,可造成白内障。

在微波炉开启或不能完全关闭的情况下,不能打开微波炉;微波炉出现故障应尽快请专业人员修理,故障未排除不可启动微波炉。

● 居室内的噪声　主要是指电视、音响设备的音量过高,使之成为影响听觉的噪音。所以在用音响或发音设备时,不可音量过高,要做到适可而止,否则会引起不良反应。一般情况下,白天不应超过 50 分贝,夜晚不应超过45分贝。

● 其他电器　如电扇、电热水器、电取暖器、电饭锅、电炉、电烤箱、电热杯、电吹风、电熨斗、电吸尘器等。使用这些电器时，要注意防漏电、触电；还有用吸尘器时，应打开窗户使室内空气充分通风，把吸尘器排出的微细灰尘及时排出室外，否则亦可造成室内空气污染。

日常情绪卫生

● 保持乐观的情绪　对生活中的喜怒哀乐要适可而止，不可过分。为达此目的，需培养适合自己的各种良好娱乐活动，如音乐、京剧、钢琴、舞蹈、养鱼、养花、阅读、写作、看电视等等。

● 享受祖孙三代之乐　把祖孙三代关系搞融洽是享受老年“天伦之乐”的基本保证。

● 正确对待老年的到来　这是每一个人都要面对的事情，不管你是达官贵人，还是凡夫俗子，大家都是平等的，没有人可以超越，所以只有正确对待才能愉快度过晚年。

● 以平常之心来对待老年性疾病　年纪大了，各种器官功能都衰退了，如各关节功能，心脏、肾脏、胰腺等功能障碍。记忆力也会减退。这些都是器官功能老化所致。我们应尽可能按照正确卫生知识防止或减缓其衰退的进行。若能注意饮食卫生，科学的调节饮食对心血管疾患、糖尿病、痛风等疾病有良好预防和治疗作用。

● 对一些有孤独、睡眠不良等有某些精神紊乱倾向的人需在医生指导下进行适当的药物治疗。保持愉悦的心情和针对性心理治疗都是必要的。

灭害防病

1 蚊子的危害及防治

蚊子可传染疟疾、丝虫病、流行乙型脑炎、登革热等。

● 如有庭院则首先应处理好积水，改造、控制和消灭不同类型的积水，便可控制和消灭蚊子的早期发育阶段。

● 驱蚊、防蚊、杀蚊　使用各种市售蚊子驱避剂，涂于身体裸露部位，以驱蚊使之不能叮咬；或用市售各种蚊香（固体、液体、电热驱蚊片等，大部分含有驱虫菊之类驱虫药），以驱逐蚊子不进屋内；亦可用纱窗、纱门，使蚊子无法进入屋内；或用蚊帐使蚊子无法接触到人体。

2 苍蝇的危害和防治

苍蝇是消化道传染疾病的一个重要传播媒介，故灭蝇防蝇是减少消化道传染疾病重要措施之一。苍蝇可传播痢疾、伤寒、霍乱、传染性肝炎等。

● 保持良好的环境卫生，消灭各种蝇蛆孳生地是灭蝇的主要环节。

● 消灭成蝇　可用诱捕、机械捕打，或用化学药。如0.5%敌百虫+0.04%氯氰菊酯——敌氯合剂等。

● 防蝇　可用纱门、纱窗、诱捕、机械拍打等。

3 蟑螂的危害和防治

● 危害性很大，不仅咬坏各种物品，而且携带有各种病原体，传播开来，导致疾病发生。

● 防治　① 保持室内、室外清洁的环境，消灭缝隙和孔洞，清除蟑螂的栖息之地。② 化学药物：喷洒毒饵等可消灭蟑螂。③ 物理方法：如用火烧、开水烫等皆可。④ 断粮：把所有蟑螂能吃到的食物和水都收拾好，以使其因无食物和水而死亡。

4 螨的危害性与防治

螨有恙螨、革螨、疥螨和尘螨等。

恙螨主要是传染人畜寄生虫，可引致皮炎、流行性出血热、鼠型斑疹、伤寒等，防治途径主要为灭鼠、灭蚊等。

革螨，可携带多种病原体，能引发皮炎、流行性乙型脑炎、流行性出血热等疾患，防治方法亦为灭鼠、灭蚊、灭蛉，并不要在住宅区域内饲养家禽等。可用化学药物方法，亦可合用物理方法，铲除其孳生根源。

- 疥螨　为体外寄生虫，可导致疥疮、剧痒无比。防治：需注意个人卫生，勤洗澡、更衣，被褥等皆需隔离。所接触的衣物都需煮沸或蒸汽消毒，以免传染给别人。患者可去医院请皮肤科医生诊治，一般用硫磺软膏等含硫药物治疗。

- 尘螨　存在于居室、办公室和书房等工作、学习、休息的环境中，是一种较强烈的过敏源，可导致多种过敏性疾患，如哮喘、过敏性皮炎和过敏性鼻炎等。

防护：① 房屋需有良好的采光和通风，保持室内干燥。② 保持室内环境整洁、无尘。③ 保证个人卫生，勤换衣服和床单等。④ 夏季初用草席时需先暴晒数日，或用灭螨剂，如含除虫菊酯、对羟基苯甲酸甲酯等药物灭螨后方可使用。⑤ 已沾染尘螨的衣物等需用高温杀螨。

已被尘螨致敏患者可用免疫方法治疗，即用尘螨浸液对患者进行脱敏治疗，需去医院由医护人员按病情进行适当可靠的治疗。

- 蜒蚰　俗称鼻涕虫，既危害花卉、蔬菜、瓜果等幼嫩植物，又能污染食物及器皿等，可间接造成人类疾患的传播。防治：主要是搞好环境卫生，保持环境干燥，减少孳生地，常用药物为生、熟石灰或5%煤粉皂溶液，医用磺胺结晶粉（氨基苯磺酰氨）灭蜒蚰效果佳。

- 鼠　老鼠种类很多，通过鼠类传染的疾患较多，如鼠疫、流行性出血热、斑疹伤寒、钩端螺旋体病等，多为严重危害人类健康的流行性疾病。故灭鼠防病十分重要。

- 灭鼠最重要的措施就是灭鼠加防鼠。消灭老鼠生存的环境，首先应使居住环境无超过0.6cm的缝隙，下水道口加盖勿使老鼠通过；家中将食物等保存好，勿给老鼠提供食物；还可采用毒饵、鼠夹及其他多种多样的捕鼠方法。

5 垃圾粪便的卫生管理

垃圾粪便的卫生管理，关系到我们每个人的生活质量，环境的优良、美化等，也是减少蚊蝇孳生地，对防止流行性传染性疾患的传播起到十分重要的作用。粪便的管理特别对血吸虫病、一些消化系统传染病，如菌痢、伤寒等，是起决定性预防作用的，故此是十分重要的工作，必须从我做起，从每个人、每户、每村做起。

家庭垃圾粪便管理的卫生要求：居民应将垃圾倒入垃圾箱内，有可能时最好将垃圾分类处理，以利垃圾充分得到回收循环再利用。

在城镇有马桶化粪池的家庭，一般应注意，对于血吸虫病和消化道系统的传染病患者的粪便，要进行处理消毒，切勿使患者大小便与正常人粪便一起进入下水道，以使该传染疾病得到更大范围的播散，造成大范围疾病的流行，给人类造成很大的灾害。

对患有传染疾患的患者应及时去医院进行诊治，切勿延误以免造成本人和周围人员的损失。对患者的大、小便应集中，用漂白粉杀菌处理。

患者应用的食具应立时进行煮沸消毒处理，一般需消毒30分钟以上，衣、被、书、用品等，需行熏蒸或暴晒消毒，与其他正常人群需行食具及床边隔离，以免被传染。

第二章 家庭用药

家庭常用药物

人类在生长发育的各个阶段，皆有不同的生理变化，因此，不同的阶段一定要注意正确用药。本章主要是介绍一般家庭常用药物，虽是非处方用药，但人们常说“凡药三分毒”，即使保健药亦非绝对无不良作用。故用药前了解药物的性能及其不良作用和用药剂量十分重要，千万不可凭经验用药。用药前仔细阅读药物说明书，根据其作用、剂量、不良作用合理用药，不了解时应请教医生等相关人员。

居家治疗

1 居家治疗常用的方法

随着医疗护理知识的普及和提高，基层医疗机构的建设和推广，目前正在提倡设立家庭病床，对于一些无需住院的轻微病、康复中的慢性病、常见病都采用居家治疗。

- 不需看医生的病　有些病本身可以不需看医生，在家休息治疗。
- 不需住院的病　有些病不需住院，门诊后带药回家，在家中治疗。
- 不是必须住院的病　有些病可住院，也可以在医生指导下，带药回家治疗，并及时和医生联系。
- 康复中的患者　如骨折患者，住院治疗后，需在家休养康复一段时间；又如恶性肿瘤患者手术治疗后，可在家治疗、休养、康复。
- 传染病　孩子有某种传染病，暂时不宜入幼儿园或学校，亦需居家治疗。
- 家庭病床　目前正推广家庭病床，有些病过去需要住院，现在也可居家治疗，由社区医生定期来家中指导。

2 居家治疗的内容

- 居家治疗主要包括休息、饮食、锻炼、护理，以及用药等方面。
- 休息、饮食、锻炼、护理等内容，在有关章节中已有介绍。这里重点讲解居家用药问题。

3 家庭用药中的误区

正确的用药方法，可利用药物的治疗作用达到治病目的，同时也可避免不良作用。但目前家庭用药中存在很多误区，主要表现在以下 10 个方面。

- 时断时续　药物发挥疗效，主要取决于药物在血液中是否能保持恒定的有效浓度。如果不按时服药，时断时续，不能维持有效浓度，也就难以达到控制病情、治愈疾病的目的。
- 时间错位　药物的疗效既然取决于血液中的有效浓度，那么掌握正确的服药时间便很重要。服药时间，不能理解为白天，而忽略夜间。例如每日 2 次，应是每隔 12 小时服 1 次；1 日 3 次，就不能理解为三餐饭时服用，而是每 8 小时 1 次（必须饭后服的药，应在三餐之后服用）。否则药物的血液浓度时高时低，显然对治疗不利。
- 疗程不定　药物治疗任何一种病，都有一定的用药时间，称为“疗程”，有的甚至要几个疗程。一定要按疗程规定的时间服药，例如尿路感染至少用药 7 ～ 10 天（一个疗程），才能治愈，若服药 2 ～ 3 天见症状有所缓解便停药，会引起病情的反复发作，增加治疗难度。反之，如果完成了疗程，达到了预期疗效后，应及时停药，否则用药时间过长，也易引起不良反应。
- 随意换药　药物产生疗效需要一定的时间，有的要一个疗程，有的要几个疗程，例如结核病用药有时需长达一年。因此不能随意换药，必须要观察一定的时间，无效时才能更换药物，以避免因此而带来治疗的复杂性和不良的后果。
- 改变药量　药物在血液中的浓度到达

治疗效果时(称有效量),就能治病;如果加大服用的量,血液中浓度增高到出现中毒反应时(称中毒量),患者就会中毒;如果再加大服用的药量,会使患者致死(称致死量)。所以不能错误理解为服药剂量越大越有效,随意加大剂量,这是相当危险的。相反,有人怕药物可能产生不良反应而随意减小剂量,这样会使治疗无效,贻误病情。

● 突然停药　有些慢性病居家治疗,需要相当长的时间坚持服药,才能达到治疗目的,不应随便突然停药,不然,会引起旧病复发,或病情加重。如果服药中出现不良反应,或确实需要停药,应请示医生,在医生指导下停药,以免产生"停药反应"等不良后果。

● 兵多利战　有的人错误认为"药多利病",用药时多多益善,心想总有一种有效。然而两种以上的药物联合应用,有的可以增加疗效、减少不良反应;但有的配合不当(医学上称"配伍禁忌"),两者会发生对抗作用,不但会降低效力或无效,甚至还会引起不良反应。

● 小儿用成人药　小儿用药切不可简单地按体重比例来计算用药量。小儿有小儿的生理特征,如小儿肝、肾等发育尚不成熟,解毒功能很弱,故用药时必须注意。还有些成人药是小儿不宜应用的,例如氟哌酸可引起小儿关节病变、影响软骨生长发育,故小儿禁用。

● 乱用偏方　这里并不评价偏方有效还是无效,只谈"有病乱求医",尤其是患了疑难杂症,久治不愈时,便会寻求偏方、验方、单方等来治疗,在不了解药理作用、确实剂量等情况下,随便服用,有的明知有毒,还在"以毒攻毒"的思想指导下服用,结果酿成悲剧的情形也并非偶见。

● 服过期药　每一药物都有一定的有效期,在包装盒或药瓶上都有注明。药物会因过期而失效,有的药还会变质,产生有害成分,均不宜使用。由于疏忽,或原包装已丢失,不知有效期而误服的情况在居家治疗中也颇常见。

因此,服药应遵医嘱,准量、准时、准疗程地服药,切勿擅自更动。遇有问题,应及时与医生联系。

家中应备急救用品

每个家庭都应准备一个简单的急救用品箱,以应对一些破皮、擦伤的小伤害或在严重受伤时进行紧急处理。任何的医疗用品都应放在孩子拿不到的地方,以下物品供参考。

【常用急救用品】

- 绷带:有不同尺寸
- 弹性绷带
- 三角巾
- 创可贴
- 胶布(橡皮胶布):1.5～2.5cm 宽。
- 电毯或热水袋
- 消炎药膏
- 解热镇痛药
- 抗过敏药
- 剪刀
- 75%酒精棉片(球)或75%酒精
- 无菌洗眼溶液
- 消毒纱布绷带及棉垫子
- 清凉油或万金油
- 体温计(口表、肛表)
- 药棉
- 棉棒
- 小夹子

【特别提示】

● 消毒无菌的纱布或药棉购置一段时间后,便不能保持无菌,需要更换。

● 药品注意有效期。

● 急救箱中的药品或用品,你应熟悉它并能正确使用它。凡药品一定要保存其说明的(方单)在箱中,以备查考。

● 急救箱及一切医疗用品,一定要放在孩子不能拿到的地方。

家庭药箱

家庭药箱包括常备药、急用药、选择性备用药和一些简易器材。

1 常备药

(见表5-2-1)。

表5-2-1 家庭药箱——常备药

药名	作用与用途	剂型与规格	用法与用量	注意
布洛芬 Ibuprofen	退热、止痛、消炎,用于关节痛、肌肉痛、神经痛、头痛、牙痛、痛经,减轻感冒及流感症状(详见解热镇痛药)	片剂: 0.1g/片、0.2g/片	成人:口服0.2g/次,1~3次/d,一日量不超过0.8g	①胃痛、阿司匹林过敏、孕妇及乳母禁用。②饮酒使胃肠道反应增加
对乙酰氨基酚(泰诺、扑热息痛) Paracetamol	退热,止痛,用于关节痛,肌肉痛,神经痛,头痛,牙痛,痛经,感冒及流感(详见解热镇痛药)	片剂: 0.3g/片、0.5g/片; 糖浆: 160 mg/ml	成人:口服0.25~0.5g/次,2~3次/d。 儿童:2~6岁,50~150mg/次,2~3次/d,1岁以下不用	①如有红斑、水肿,立即停药。②肝肾功能不全及对本药过敏者禁用
复方阿司匹林 APC	同布洛芬	片剂: 0.3g/片、0.5g/片	成人:口服1~2片/次,3次/d。 儿童:10~15mg/kg·次,每日3~4次	同布洛芬
地西泮(安定) Diazepam	抗焦虑,镇静,催眠,抗惊厥。用于焦虑,失眠,癫痫,神经官能症	片剂: 2.5mg/片、5mg/片	成人:口服①抗焦虑:2.5~5mg/次,3次/d ②失眠:5mg/次,睡前	①嗜睡,步态不稳,思维不集中,勿驾车及高空作业。②孕妇,乳母禁用。③长期服用者应逐渐停药,以免出现失眠、烦躁等戒断症状
艾司唑仑(舒乐安定) Estazolam	抗焦虑,镇静,催眠,作用强,毒性小,比较安全。入睡较快,持续5~8小时。醒后舒适	片剂: 1mg/片、 2mg/片	成人:口服1~2mg,睡前	重症肌无力者禁用。连服不得超过7天,久用可成瘾
氯美扎酮(芬那露) Chlormezanone	有弱安定及肌松弛作用,可镇静,助眠	片剂: 200mg/片	成人:口服200mg,睡前	①有疲倦,药疹,眩晕,水肿,头痛等反应。②孕妇及乳母慎用。③连服不得超过7天,需集中精力者禁用
安特诺新(安络血) Carbazochrome Salcylate	使血管收缩,用于鼻、牙龈、痔疮、皮肤伤口出血及月经过多	片剂: 2.5mg/片、 5mg/片	成人:口服2.5~5mg/次,3次/d。 6岁以下1.25~2.5mg/次,3次/d	①反复应用可致头痛,耳鸣,视力减退。②若出现皮肤瘙痒、荨麻疹等过敏现象,立即停药
马来酸氯苯那敏(扑而敏) Chlorpheniramine Maleate	抗过敏,用于荨麻疹,过敏性鼻炎,皮炎,结膜炎等	片剂: 4mg/片	成人:口服4mg/次,3次/d。 儿童:一日0.35mg/kg,分3次服	①有口干,眩晕,嗜睡及胃肠道反应。儿童可有烦躁。②癫痫,婴儿及乳母禁用。③老人易致低血压,慎用

（续表）

药 名	作用与用途	剂型与规格	用法与用量	注 意
茶苯海明（晕海宁） Dimenhydrinate	用于因车、船、飞机引起的眩晕、呕吐（详见抗过敏及抗眩晕药）	片剂： 50mg/片	成人：口服 5mg/次，3 次/d。乘车、船、飞机前 30 分钟服用	
表飞鸣（乳酶生） Biofermin	用于消化不良，腹胀气，腹泻，绿便。（详见助消化药）	片剂： 0.3g/片	成人：口服，0.3～0.9g/次，3 次/d	用时不宜与抗生素、收敛药等配伍
干酵母（食母生） Dried Yeast	用于食欲不振，消化不良，维生素 B 族缺乏（详见助消化药）	片剂： 0.3g/片、0.5g/片	口服，0.5～4g/次，3 次/d	
盐酸小檗碱（黄连素） Berberine Hydrochloride	用于痢疾，急性肠胃炎，腹泻等胃肠道感染（详见抗菌药）	片剂： 50mg/片、 100mg/片	成人：口服，0.1～0.4g/次，3 次/d	
鞣酸蛋白（旦那平） Albumin Tannate	用于消化不良性腹泻（详见止泻药）	片剂： 0.25g/片、 0.5g/片	成人：口服，1～2g/次，3 次/d	用量过大可致便秘
复方甘草合剂（棕色合剂） Brown Mixture	用于急性支气管炎（详见祛痰药）	口服液	成人：口服，每次 10ml，3 次/d	有微弱的恶心、呕吐反应
盐酸溴已新 Bromhexine Hydrochloride	用于支气管炎，肺气肿，哮喘等（详见祛痰药）	片剂： 4mg/片、 8mg/片	成人：口服，8～16mg/次，3 次/d	胃溃疡患者慎用
环丙沙星（环丙氟哌酸） Ciprofloxacin	广谱，抗菌活性强，用于敏感菌引起的呼吸道、胃肠道、泌尿道及妇科感染（详见抗菌药）	片剂： 250mg/片、 500mg/片、 750mg/片	成人：口服，0.2g/次，2～3 次/d	婴幼儿慎用或不用。
复方磺胺甲恶唑（复方新诺明） SMZ Compound	用于尿路及多种感染性疾病（如痢疾，中耳炎，呼吸道感染及慢性前列腺炎等）（详见抗菌药）	片剂	成人：口服，2 片/次，2 次/d	孕妇，新生儿及对磺胺类药过敏者禁用
多潘立酮（吗丁啉） Domperidone	用于胃肠胀气，胃饱胀，返流性食道炎，恶心，呕吐（详见胃动力药）	片剂： 10mg/片	成人：口服，1 片/次，2～3 次/d	饭前 15～30 分钟服用
风寒感冒冲剂	用于风寒感冒（详见感冒药）	冲剂： 每袋 8g	成人：冲服，1 袋/次，3 次/d	服药期间，饮食宜清淡；高血压、心脏病患者慎用
风热感冒冲剂	用于风热感冒（详见感冒药）	冲剂： 每袋 10g	成人：冲服，1 袋/次，3 次/d	

（续表）

药　名	作用与用途	剂型与规格	用法与用量	注　意
午时茶 Wushi Grain	发散风寒，健胃消食。用于风寒感冒（怕冷发热，头痛、鼻塞、清水鼻涕，舌苔白腻），消化不良，腹痛，呕吐，腹泻	冲剂： 2.5g/袋	成人：冲服，1袋/次，2次/d	①不用于风热感冒。②趁热服，使汗出，效果更好
双黄连口服液 Shuanghuanglian Oral Liquid	清热解毒，辛凉解表，用于风热感冒，咽喉疼痛，咳嗽脓痰	口服液： 10mg/支	成人：口服，2支/次，3次/d。 儿童减量	含蔗糖，糖尿病患者慎用
十滴水 Shidi Aqua	清热解毒，健胃。用于中暑，头痛，发热，吐泻，腹胀	酊剂	成人：口服，1～2ml/次。 儿童减半	孕妇、新生儿禁用
六神丸 Liushen Pill	清热解毒，消肿止痛。用于咽喉肿痛，流感热疖，口疮，中耳炎，乳腺炎等	微粒丸	成人：口服，10粒/次，3次/d。 儿童：6岁以下，每岁增1粒（一岁1粒，两岁2粒），3次/d。 外用，六神丸10粒，研细调醋敷于患处可治腮腺炎，带状疱疹，静脉炎	①孕妇，新生儿禁用。②内含雄黄，不要和多本科片，阿托品，山莨菪碱合用。③内含蟾酥，不要和洋地黄类强心药及钙剂合用
三七片 Sanqi Tablet	散瘀止血，消肿止痛，用于跌打损伤，各种出血（鼻衄，吐血，便血）	片剂： 0.5g/片	3～5g/次，3次/d	孕妇慎用
云南白药 Yunnan Baiyao	止痛，止血，消肿，用于跌打损伤，创伤出血，胃十二指肠溃疡出血及妇科出血	胶囊剂： 0.25g	1～2粒/次，4次/d，用酒调服也可外敷于清创后的出血性伤口	①每次量小于0.5g，小儿减量。②孕妇禁用
益母草冲剂 Yimucao Granule	活血调经。用于月经不调，经来腹痛，产后瘀血不净	冲剂： 15g/袋	冲服，1袋/次，2次/d	孕妇禁用
妇乐冲剂	清热，止痛，消肿，用于妇科炎症所致的白带多，腰痛，下腹痛	冲剂： 15g/袋	冲服，1袋/次，2次/d	
麝香解痛膏 Shexiangjietong Emplastra	活血，散瘀，止痛，用于扭伤，肌痛，关节痛	帖剂	洗净患处，擦干，一日换贴1次	①孕妇禁用。②局部奇痒，起泡，立即停用

（续表）

药　名	作用与用途	剂型与规格	用法与用量	注　意
风油精 Fengyoujing	清凉醒脑，解暑镇痛，驱风止痒。用于感冒，中暑，晕车晕船，腹痛腹胀，关节腰背酸痛，虫咬	油剂	外用，搽于患处或太阳穴	①不可接触眼睛及皮肤破损处。②过敏者停用
乙醇（酒精）Alcohol	75%浓度常用于皮肤消毒		外用	①易燃，应防火、防热。②不可用于黏膜消毒
甲紫（紫药水）Methylrosanilinium Chloride	抗菌，并在伤口形成保护膜，无刺激性，用于黏膜损伤		外用	用于口腔时，不要吞入，以免引起食道炎
过氧化氢（双氧水）Hydrogen Peroxide	3%～5%双氧水冲洗伤口可杀菌，除臭，止血		外用	避光、避热保存

2 急用药

（见表5－2－2）。

表5－2－2　家庭药箱——急用药

药　名	作用与用途	剂型与规格	用法与用量	注　意
硝酸甘油 Nitroglycerin	舒张冠状动脉，缓解心绞痛。速效，短效	片剂：0.3mg/片、0.5mg/片	舌下含服0.3mg，2～4分钟起效，持续10～45分钟	①如心绞痛不缓解，隔5分钟再舌下含服0.3～0.6mg，如再不缓解，应急诊就医。②片剂有效期6个月，应及时更换
硝苯地平（心痛定）Nifedipince	扩血管，降血压，增加冠状动脉血流，预防和治疗心绞痛	片剂：5mg/片、10mg/片	成人：口服5～10mg/次，3次/d。急时舌下含服5～10mg	①与硝酸甘油有协同作用。②有头痛，面红，心悸，尿频，恶心等不良反应

3 选择性备用药

（见表5－2－3）。

表5－2－3　家庭药箱——选择性备用药

药　名	作用与用途	剂型与规格	用法与用量	注　意
盐酸雷尼替丁（呋喃硝胺）Ranitidine Hyd rochloride	用于胃、十二指肠溃疡，迅速缓解烧心症状（详见抗溃疡药）	片剂：150mg/片	成人：口服，150mg/次，2～3次/d	孕妇、哺乳期妇女禁用

（续表）

药 名	作用与用途	剂型与规格	用法与用量	注 意
硫酸沙丁胺醇（舒喘灵）Salbutamol Sulfate	用于哮喘急性发作（详见平喘药）	片剂：2mg/片	成人：口服，2～4mg/次，3次/d	长期使用能产生耐药性
复方丹参片 Fufangdanshen Tablet	活血，化淤，理气，止痛，用于冠心病，胸闷不舒，心悸气短	片剂	成人：口服3片/次，3次/d	孕妇慎用
消渴丸 Xiaoke Pill	益气养阴，清热生津，用于糖尿病	丸剂：0.25g	成人：口服5～10丸/次，3次/d	①对轻型、中型、稳定型糖尿病疗效好。②孕妇禁用
复方左旋炔诺孕酮三相片（三相避孕片）Compound Levonorgestrel Triphase Tablets	常住避孕药（详见避孕药）			
醋酸甲地孕酮探亲避孕片1号 Megestrol Acetate	用于探亲避孕（详见避孕药）			

4 简易器材

● **避孕套** 男性阴茎套既能避孕，又能预防性病传染。

● **创可贴** 药垫含苯扎溴胺0.5mg，具有止血，消炎，护创功效。当手指或皮肤有小伤口，先行局部清洁，将药垫对准创面贴上；若创面出血，可压迫3～5分钟。受潮后及时更换。

● **血压计** 常用水银血压计或表式血压计。测量前先安静休息15分钟。①让患者暴露一臂，将衣袖卷至上臂上1/2处，袖子不可太紧，必要时可脱下一侧衣袖。伸直肘部，手掌向上，外展约45度。坐位时上肢搁放高度与心脏呈水平位。②将血压计袖带气袋的中部对着肘窝，袖带下缘距离肘窝2～3cm，平整地将袖带束于上臂，松紧以能放入一指为宜。③戴好听诊器，在肘窝内侧处摸到肱动脉搏动点，将听诊器头紧贴肘窝肱动脉处，但不要压得太重，用左手固定听诊器头。④右手紧握输气球，关闭气门上的螺旋帽，向袖带内打气，同时目视压力表读数缓慢下降。当从听诊器中能听到的第一声搏动声，此时压力表上所指的刻度压力即为收缩压。随后搏动声继续存在并增大，当搏动声突然变弱或消失，此时压力表所指刻度即为舒张压。⑤测量完毕，排尽袖带气袋内余气、拧紧气门、解开袖带，整理后妥善放置。

● **体温计** ①测口温：测温前不宜进食，饮水或剧烈活动。口腔体温计水银端较细，置于舌下3分钟，紧闭口唇，不可用牙齿紧咬。正常口温为36～37℃。②测腋温：体温计置于腋下5～10分钟。正常比口温低0.5℃。③测肛温：肛门体温计水银端较粗，圆钝。用凡士林润滑后插入肛门3分钟，所得体温较口腔高0.5℃。肛测常用于婴幼儿，昏迷抽筋及呼吸困难患者。体温计使用后应用70%酒精消毒、备用。

家庭常用药物

1 抗菌和抗病毒药

细菌分为球菌和杆菌，它们对革兰染色显不同颜色。显紫色者为革兰阳性（G^+），显红色者为革兰阴性（G^-）。球菌中除脑膜炎双球菌和淋球菌外多为G^+菌，杆菌中除破伤风等杆菌外多为G^-菌。大多数G^+菌对头孢菌素、红霉素、青霉素、环丙沙星敏感，而大多数G^-菌对庆大霉素、卡那霉素、诺氟沙星敏感，可供选药时参考（见表5-2-4）。

表5-2-4　家庭药箱——抗菌和抗毒药

药　名	作用与用途	剂型与规格	用法与用量	注　意
阿莫西林（羟氨苄青霉素）Amoxicillin	广谱，对G^+、G^-菌均有良好疗效，但对耐药金葡菌、铜绿假单胞菌（绿脓杆菌）不敏感，用于敏感菌所至的呼吸、泌尿、肠道、胆管、皮肤、软组织感染，伤寒及伤寒带菌者	片剂：0.125g/片、0.25g/片；胶囊剂：0.125g、0.25g；干糖浆：0.125g	成人：口服0.5～1.0g/次，3～4次/d。儿童：每日40～80mg/kg，分3～4次服	①口服吸收好，在痰液及胆管中的浓度高于同类药。②用前做青霉素皮试，过敏者禁用。③过敏反应为皮疹，荨麻疹，红斑及休克
头孢拉定（先锋霉素Ⅵ）Cefradine	广谱，对G^+、G^-菌均有良好疗效，对耐药金葡菌也敏感（但对肠球菌无效），用于敏感菌所致的呼吸道、生殖泌尿道、皮肤软组织感染及预防术后感染	胶囊剂：0.25g；颗粒剂：0.125g	成人：口服0.25～0.5g/次，3～4次/d。严重感染4g/d。儿童：每日25～100mg/kg，分3～4次服	①青霉素过敏者，对本药有5%～10%可能发生过敏。②肝肾功能不全者应减量。③偶有胃肠道反应、皮疹等不良反应。④可能有尿糖试验假阳性
红霉素 Erythromycin	对G^+、G^-菌（包括耐药金葡菌）作用强，对螺旋体、立克次体、支原体也有效，用于各种感染，是军团病、百日咳、支原体肺炎的首选药，对梅毒、破伤风、淋病也有效	肠溶片：0.1g/片、0.125g/片、0.2g/片；眼膏：0.5%；软膏：1.0%；栓剂：0.1g、0.2g；粉剂：每瓶0.3g	成人：口服0.25～0.5g/次，4次/d。儿童：每日30～50mg/kg，分4次服	①宜空腹服，但口服吸收差，严重感染宜静脉滴注。②有恶心，上腹不适，食欲减退，腹泻、药疹等不良反应。③不宜和青霉素、林可霉素、氨茶碱合用
琥珀酸红霉素（乙琥红霉素）Erythromycin Ethylsuccinate	抗菌谱，抗菌活性及用药指征同红霉素，无苦味，尤适于儿童	片剂：0.25g/片、0.125g/片；咀嚼片：0.2g/片	成人：口服0.25～0.5g/次，4次/d。儿童：每日12.5mg/kg，分4次服	①有胃肠道反应。②孕妇、乳母慎用。③肝肾功能不全者慎用

（续表）

药 名	作用与用途	剂型与规格	用法与用量	注 意
乙酰螺旋霉素 Acetylspiramycin	抗菌谱同红霉素，抗菌活性不如红霉素，但对红霉素、青霉素耐药菌仍敏感，用于各种感染及对红霉素、青霉素耐药者。	片剂：0.1g/片、0.2g/片	成人：口服 0.2～0.3g/次，4 次/d。儿童：每日 20～40mg/kg，分 4 次服	①不良反应少。②肝肾功能减退者慎用。③对该药过敏者禁用
环丙沙星（环丙氟哌酸）Ciprofloxacin	广谱，抗菌活性强，对 G^+、G^-（包括对青霉素，头孢菌素耐药菌），铜绿假单胞菌，衣原体，支原体均有较强作用，用于敏感菌引起的呼吸道、胃肠道、泌尿道、妇科感染	片剂：0.25g/片	成人：口服 0.25g/次，2 次/d。严重感染可用至 1.5g/d，分 2～3 次服	①可有恶心，腹泻，眩晕，皮疹，瘙痒等反应。②偶有神志不清，癫痫发作，幻觉，复视。③不用于小儿，孕妇，乳母。④不与茶碱类，咖啡因及口服抗凝药合用
诺氟沙星（氟哌酸）Norfloxacin	广谱，对 G^- 及流感杆菌，淋球菌有强大抗菌活性，用于泌尿道、胃肠道、骨关节感染，耐药伤寒及其他沙门菌属感染	片剂：0.1g/片；胶囊剂：0.1g/粒	成人：口服 0.1～0.2g/次，4 次/d。耐药伤寒可至0.4g/次，4 次/d。急性淋病用单剂 0.8～1.2g，分 2 次服	同环丙沙星
氧氟沙星（氟嗪酸、泰利必妥）Ofloxacin	对 G^+ 菌的抗菌活性大于诺氟沙星，小于环丙沙星，对 G^- 菌的抗菌活性和环丙沙星相仿，用于泌尿道等多种感染	片剂：0.1g/片；胶囊剂：0.1g/粒	成人：口服 0.1～0.2g/次，3 次/d。严重感染可增至 0.4g/次，2 次/d	①不良反应少见。②对茶碱类，咖啡因的代谢影响少。③婴幼儿不用或慎用
复方磺胺甲恶唑（复方新诺明）SMZ-TMP 片 Sulfamethoxazole Trimethoprim Compound	广谱，中效，对 G^+、G^-，放线菌，沙眼衣原体，恶性疟原虫，弓形虫有效，用于呼吸道、肠道、泌尿道（中、轻度）感染	成人片：（每片含 SMZ 400mg，TMP80mg）；小儿片：（每片含 SMZ 100mg，TMP20mg）；口服混悬液：SMZ 8%，TMP1.6%	成人：口服成人片，2 片/次，2 次/d。小儿：口服小儿片，2～6 岁 1～2 片/次，2 次/d；6～12 岁 2～4 片/次，2 次/d。混悬液：成人 10ml/次，2～3 次/d	①有过敏反应，重者有剥脱性皮炎，多形红斑，应停药就医，并禁用任何磺胺类药。②应用青霉素、头孢菌素时不加用本药。③妊娠后期和新生儿禁用

（续表）

药　名	作用与用途	剂型与规格	用法与用量	注　意
盐酸小檗碱（黄连素）Berberine Hydrochloride	对痢疾杆菌作用强，有抗心率失常作用，用于菌痢，胃肠炎，伤寒，消化性溃疡及室性早博	片剂：0.1g/片	成人，口服0.1～0.4g/次，3次/d。儿童：每日5～10mg/kg，分3次服	禁用于患蚕豆病的儿童
甲硝唑（灭滴灵）Metronidazole	对G^+、G^-的厌氧菌作用强大，对需氧菌无效，能杀灭阴道滴虫及阿米巴滋养体，用于败血症，脑脓肿及阴道滴虫病等多种感染	片剂：0.2g/片；栓剂：0.5g/粒、1.0g/粒	成人：口服0.2～0.6g/次，4次/d，7日为一疗程。儿童：每日20～50mg/kg，分3～4次服	①有头晕，肢麻，胃肠道等反应，并口有金属味。②脑动脉硬化，癫痫患者禁用。③妊娠初期前3个月及乳母禁用。④忌酒
阿昔洛韦（无环鸟苷）Aciclovir	抗病毒，用于各种疱疹病毒感染，乙型肝炎及病毒性脑炎	胶囊剂：200mg/粒；注射剂：500mg/针	成人：口服200～400mg/次，4次/日，疗程7～10天。病毒性脑炎需静脉内用药	①有恶心，头晕，关节痛，咽痛，肌痉挛等不良反应。②小儿及乳母慎用，孕妇禁用
利巴韦林（病毒唑）ribavirin	广谱抗病毒，阻止病毒复制，但不能直接杀灭。用于单纯疱疹，带状疱疹，病毒性呼吸道感染，急性流行性角膜炎，甲肝	片剂：0.1g/片	成人：口服0.1～0.3g/次，3次/d。儿童：每日15～30mg/kg，分3次服	①不良反应少见。长期用药可至贫血，皮疹。②孕妇禁用

2　祛痰药

（见表5-2-5）。

表5-2-5　家庭药箱——祛痰药

药　名	作用与用途	剂型与规格	用法与用量	注　意
盐酸溴已新（必嗽平）Bromhexine Hydrochloride	减低痰液黏稠度，使易咳出，用于支气管炎，哮喘，矽肺，支气管扩张，肺气肿感染等稠痰难以咳出者	片剂：4mg/片、8mg/片	成人：口服8～16mg/次，3次/d。儿童：4～8mg/次，3次/d	①偶有胃肠反应，转氨酶暂时升高。②胃溃疡患者慎用
复方甘草合剂（棕色合剂）Brown Mixture	止咳，祛痰，用于咳嗽多痰，咳痰不爽的气管炎，咽喉炎，支气管哮喘等	溶液剂：100ml、80ml	成人：口服10ml/次，3次/d。儿童：1ml/岁·次（<6ml/次），3次/d	长期服用注意水肿、血压升高

（续表）

药 名	作用与用途	剂型与规格	用法与用量	注 意
鲜竹沥（淡竹沥）	祛痰，用于急、慢性支气管炎，肺脓疡，支扩，肺炎等症	溶液剂：20ml、30ml	成人：口服 20～30ml/次，3 次/d。儿童：5～10ml/次，3 次/d	无不良反应
乙酰半胱氨酸（痰易净）Acetylcysteine	溶解黏痰使易咳出，对黏性痰和脓性痰均有效，用于急、慢性呼吸道感染及术后咳痰困难者	片剂：40mg/片；气雾剂：0.5g/瓶、1.0g/瓶	成人：口服 40～80mg/次，3 次/d。气雾剂吸入 0.25～0.5g/次（加生理盐水 3～4ml），2～3 次/d	①不宜用于支气管哮喘。②不和青霉素、四环素、头孢菌素合用
强力稀化黏素 Gelomyrtol forte	溶解黏液，增强纤毛清除能力，减轻支气管黏膜肿胀，消除呼气臭味，对上、下呼吸道均有作用，用于急、慢性支气管炎，支气管扩张，肺炎等	胶囊剂：300mg/粒、120mg/粒	成人：口服 300mg/次，3 次/d。儿童：120mg/次，3 次/d。均饭前服	①偶有胃肠反应及过敏。②胶囊不可嚼破

3 镇咳药

（见表 5-2-6）。

表 5-2-6 家庭药箱——镇咳药

药 名	作用与用途	剂型与规格	用法与用量	注 意
氢溴酸右美沙芬（右甲吗喃）Dextromethorphan Hydrobromide	中枢性止咳，不成瘾，毒性低，用于刺激性干咳	片剂：10mg/片、15mg/片；糖浆剂	成人：口服 15～30mg/次，3 次/d，最大量 120mg/d。儿童：6～12 岁，5～15mg/次；1～6 岁，2.5～7.5 mg/次，均 3 次/d	①偶有头晕及胃肠道反应。②孕妇，哮喘，肝及心肺功能不全者慎用。③痰多者慎用
枸橼酸喷托维林（咳必清）Pentoxyverine	选择性抑制咳嗽中枢，松弛支气管平滑肌，减轻呼吸道阻力，用于各种原因引起的干咳	片剂：25mg/片；糖浆剂	成人：口服 25mg/次，3～4 次/d；儿童：5 岁以上，6.25～12.5 mg/次，2～3 次/d	①痰多者宜和祛痰药并用。②青光眼、心功能不全、孕妇、乳母慎用。③偶有便秘，头晕，口干
磷酸苯丙哌林（咳快好）Benproperine Phosphate	兼有中枢及外周止咳作用，不抑制呼吸，无成瘾性，止咳作用强，适用于各种原因引起的干咳	片剂：20mg/片；胶囊剂：20mg/粒	成人：口服 20～40mg/次，3 次/d。仅夜间咳嗽者于睡前服 40mg	①痰多者宜和祛痰药并用。②偶有口干，头晕，食欲不振，药疹，停药后自行消失。③整片吞服，以免口腔麻木感

（续表）

药 名	作用与用途	剂型与规格	用法与用量	注 意
沙丁胺醇（舒喘灵）Salbutamol Sulfate	舒张支气管，用于哮喘急性发作，剧烈运动前吸入，可预防运动性哮喘，吸入后5分钟起效，可持续4～6小时。控释片昼夜平喘，尤适于治疗哮喘夜间发作	片剂：2mg/片；控释片：4mg/片、8mg/片；气雾剂：100μg/揿	片剂：成人，口服2～4mg/次，3次/d。控释片：成人，口服4～8mg/次，2次/d。儿童，4mg/次，2次/d。气雾剂：成人100～200μg/次，3～4次/d（24小时最大剂量800μg）。儿童100μg/次，3～4次/d	①剂量过大可引起心动过速，早搏。②控释片不能咬碎。③心功能不全，高血压，甲状腺机能亢进及孕妇慎用
二羟丙茶碱（喘定）Diprophylline	松弛支气管平滑肌，强心，利尿，缓解喘息症状，适用于支气管痉挛及哮喘性支气管炎，也适用于伴有心动过速的哮喘患者	片剂：0.1g/片、0.2g/片	成人，口服0.1～0.2g/次，2～3次/d	①偶有口干，头痛，心悸，胃部不适。②儿童不用。③酒精中毒，严重心脏病，急性心肌损害者慎用
特布他林（喘康速）Terbutaline	明显舒张支气管平滑肌，用于哮喘急性发作，气雾剂吸入5分钟起效，维持4～6小时。干粉剂吸入率高，疗效更著	气雾剂：250μg/揿；干粉剂：500μg/吸；片剂：2.5mg/片	气雾吸入：成人250～500μg/次，2～3次/d；儿童250μg/次，3次/d 干粉吸入：成人500～1000μg/次，3～4次/d；儿童500mg/次，3次/d。片剂：成人，口服2.5mg/次，3次/d，儿童每日0.25mg/kg，分3次服	①剂量过大可引起心动过速，早搏。②心功能减退，高血压，甲状腺机能亢进及孕妇慎用
丙酸倍氯米松（必可松）Beclomethasone Dipropionate	有很强的抗呼吸道过敏性炎症作用，吸入1周后方能奏效，常和沙丁胺醇，特布他林合用治疗哮喘急性发作。本药常用于预防季节性哮喘发作，在预期发作前两周开始规则吸入	气雾剂：50μg/揿、100μg/揿、150μg/揿；干粉泡囊剂：100μg、200μg/泡；干粉胶囊：100μg/粒、200μg/粒	气雾剂：成人，吸入100～300μg/次，3～4次/d；儿童，50μg/次，3～4次/d 干粉泡囊剂：刺破小泡，平静吸气即可吸入药粉	①不适用于哮喘持续状态。②用药3周无效者，停止吸入

4 解热镇痛药

（见表5－2－7）。

表5-2-7 家庭药箱——解热镇痛药

药 名	作用与用途	剂型与规格	用法与用量	注 意
阿苯片（阿司匹林，苯巴比妥片）Aspirin Phenolbarbital Tablets	解热，镇痛，安眠，抗惊厥，用于儿童退热及抗惊厥	片剂	儿童，口服3岁以下1～2片/次，3岁以上2～4片/次，每4小时1次至热退	
布洛芬（异丁苯丙酸）Ibuprofen	解热，镇痛，抗炎，抗风湿，作用较强，胃肠道不良反应较轻。用于关节痛，神经痛，肌肉痛，头痛，牙痛，痛经，感冒及流感症状	片剂：0.1g/片、0.2g/片；缓释胶囊：0.3g/粒；栓剂：50mg/粒、100mg/粒。	成人：口服，片剂：0.2g/次，1～3次/d，小于0.8g/d；缓释胶囊：0.3g/次，1～2次/d。儿童：片剂，小于1岁，20～30mg/次；1～3岁，60mg/次；4～6岁，100mg/次；7～9岁150mg/次；10～12岁180mg/次；大于12岁，200mg/次，均3次/d	①用药期间有胃肠出血，肝肾功能损害，视力减退及过敏反应，立即停药就医。②对阿司匹林及同类药过敏者，鼻息肉患者，孕妇，乳母禁用。③出血性疾病，心肾功能不全，高血压者慎用
对乙醯氨基酚（泰诺，扑热息痛）Paracetamol	解热，中度镇痛，对胃肠道刺激性小，口服吸收快而完全。用于关节痛，神经痛，肌痛，头痛，痛经，牙痛，感冒，流感	片剂：0.5g/片；儿童泰诺膜片：60mg/片；小儿退热栓：125mg/粒、300mg/粒	片剂：成人，口服0.25～0.5g/次，2～3次/d。儿童，2～3岁，50～100mg/次；4～6岁，100～150mg/次；7～9岁，150～200mg/次；10～12岁，200～250mg/次；12岁以上，250～500mg/次，均2～3次/d。1岁以下避免使用	①不宜长期、大剂量服用，成人小于10天，小儿小于3天。②服药期间禁酒，肝肾功能不全、孕妇、乳母慎用。③可用于对阿司匹林过敏或不宜用阿司匹林的患者，但偶有轻度支气管痉挛反应者宜慎用

5 抗感冒药

（见表5-2-8）。

表5-2-8 家庭药箱——抗感冒药

药 名	作用与用途	剂型与规格	用法与用量	注 意
氨酚伪麻片 Paracetamol and Pseudoephedrine Hydrochloride Tablets	解热，镇痛，消除鼻黏膜充血、肿胀，用于感冒，头痛，鼻塞	片剂	成人：口服，1～2片/次，3次/d	①不宜用于高血压，冠心病，甲亢，青光眼，前列腺肥大伴排尿困难者。②避免同时服用降压药及饮酒。③孕妇和乳母慎用

（续表）

药 名	作用与用途	剂型与规格	用法与用量	注 意
双分伪麻片（日片）/美朴伪麻片（夜片） 日夜百服宁 Bufferin cold	用于感冒引起的发热，头痛，四肢酸痛，鼻塞流涕，咳嗽等症状。日片无嗜睡，夜片能镇静	片剂： 0.3g/片、0.5g/片	成人：口服，日片1～2片/次，3次/d；夜片1片，睡前	①有轻度头晕，乏力，口干，食欲不振。②夜片服后不可驾车，饮酒。③高血压，心脏病，糖尿病，前列腺肥大伴排尿困难，肺气肿，呼吸困难痰多、黏稠者禁用
风寒感冒冲剂 Fenhan Ganmao Granule	用于风寒感冒（怕冷，发热，不出汗，头痛，清水鼻涕，尿色淡）	冲剂： 10g/袋	成人：温开水冲服，1袋/次，3次/d。儿童减半	①多饮水，助出汗。②高血压、糖尿病患者慎用
风热感冒冲剂 Fenre Ganmao Granule	发散风热，解毒利咽，用于风热感冒（发热，出汗，头痛，咽痛，黄脓鼻涕，尿黄）扁桃体炎，咽喉炎，支气管炎，流行性腮腺炎	冲剂： 10g/袋	成人：温开水冲服，1袋/次，3次/d。儿童减半	见风寒感冒冲剂
板蓝根冲剂 Banlangen Granule	清热解毒，凉血消肿，用于病毒感染，腮腺炎，咽喉肿痛	冲剂： 5g/袋、10g/袋	成人：冲服，10g/次，4次/d。儿童减半	①多饮水。②含蔗糖，糖尿病患者慎用
双黄连口服液 Shuanghuanglian Oral Liquid	清热解毒，辛凉解表，用于风热感冒，咽喉疼痛，咳嗽脓痰	口服液： 10ml/支	成人：口服，20ml/次，3次/d。儿童减半	含蔗糖，糖尿病患者慎用

6 抗过敏与抗眩晕药

（见表5-2-9）。

表5-2-9 家庭药箱——抗过敏与抗眩晕药

药 名	作用与用途	剂型与规格	用法与用量	注 意
曲尼司特 （利喘平） Tranilast	减轻外源性和内源性刺激引起的支气管痉挛，用于防治支气管哮喘，过敏性皮炎和其他过敏性疾病，口服吸收迅速	胶囊剂： 0.1g/粒	成人：口服0.1～0.2g/次，3次/d。儿童：每日5mg/kg，分3次服	①有轻度胃肠道反应。②肝病患者慎用，孕妇禁用

（续表）

药 名	作用与用途	剂型与规格	用法与用量	注 意
色甘酸钠 Sodium cromoglycate	用于预防过敏性哮喘，疗效显著，对儿童疗效更好，但对哮喘急性发作无治疗作用	干粉剂：20mg；气雾剂：0.7g/瓶，2mg/揿	成人：干粉剂吸入20mg/次，4 次/d；气雾剂 2～4 揿/次，3～4 次/d。儿童酌减。对季节性哮喘，在好发季节前4周开始预防性吸入；对运动性哮喘，在运动前10～15分钟吸入	①不良反应少。偶有胸闷，皮疹。②若出现严重支气管痉挛，应停药
盐酸雷尼替丁（善胃得）Ranitidine Hydrochloride	抑制作用比西米替丁强，不良反应小，安全。用于消化性溃疡，返流性食道炎，预防应激性溃疡，幽门螺杆菌及药物（如阿司匹林）引起的十二指肠溃疡	片剂：150mg/片；胶囊剂：150mg/粒	成人：口服 150mg/次，2 次/d，或200～300mg，服1次	①偶见肝功能损害，心动过缓，头痛，幻觉。②过敏者及卜啉症病史者禁用。③严重肾功能障碍，孕妇，乳母慎用
法莫替丁（信法丁）Famotidine	抑酸作用比雷尼替丁强 14 倍，用于治疗消化性溃疡，胃酸过多	片剂：20mg/片、40mg/片	成人：口服 20mg/早晚各一次或40mg/睡前一次。24 小时不超过40mg，4～6 周为一疗程	①偶有腹部不适，心率增快，乏力，头晕。②16 岁以下不推荐使用。③无抗雄激素作用
硫糖铝（胃溃宁、舒可捷、达喜）Sucralfate	抑制胃蛋白酶，形成保护膜，覆盖溃疡面，抗酸，收敛，用于消化性溃疡	片剂：0.25g/片、0.5g/片；胶囊剂：0.25g/粒；混悬液：1g/袋。	成人：口服 0.5～1.0g/次，3 次/日。饭前服用，连服数月	①偶有口干，恶心，胃痛，可加适量东碱。②不宜和多酶片合用。③甲亢患者不宜久服

7 胃肠解痉药

（见表5-2-10）。

表5-2-10 家庭药箱——胃肠解痉药

药 名	作用与用途	剂型与规格	用法与用量	注 意
硫酸阿托品 Atropine Sulfate	缓解平滑肌痉挛，抑制腺体分泌，加快心率，兴奋呼吸，用于胃痛，肠绞痛，肾绞痛，严重心动过缓，解救有机磷农药中毒	片剂：0.3mg/片；注射液：0. 5mg/1ml、1mg/2ml、5mg/1ml、10 mg/2ml	缓解胃肠痉挛：成人，口服0.3～0.6 mg/次，3 次/d，极量为1mg/次，3 mg/d；儿童，0.01mg/kg·次，3 次/d。抗心动过缓：成人，0.5～1.0 mg/次，静脉注射；儿童，0.01～0.03 mg/kg，静注	①不良反应为易口干，视力模糊，心率加快，排尿困难。②青光眼，麻痹性肠梗阻者禁用。③前列腺肥大，严重心功能减退者慎用

（续表）

药　名	作用与用途	剂型与规格	用法与用量	注　意
丁溴东莨菪碱（解痉灵）Scopolamine Butylbromide	缓解内脏平滑肌痉挛，对腺体、心脏等作用弱，无中枢不良反应，用于缓解内脏绞痛	片剂：10mg/片	成人：口服 10～20mg/次，3 次/d。必要时在 30 分钟后加服 1 次	同硫酸阿托品，对心脏及中枢的作用较硫酸阿托品小
颠茄流浸膏（颠茄浸膏）Belladonna Liquid Extract	和阿托品相似，但作用温和，用于轻症胃肠道及胆管痉挛性痛	片剂：10mg/片、15mg/片	成人：口服 10～15mg/次，3 次/d	① 见阿托品。② 幼儿及儿童对颠茄敏感，天热时要注意体温骤升

8 胃动力药和镇吐药

（见表 5－2－11）。

表 5－2－11　家庭药箱——胃动力药和镇吐药

药　名	作用与用途	剂型与规格	用法与用量	注　意
多潘立酮（吗丁啉）Domperido-ne	促进胃肠蠕动，松弛幽门，加速胃排空，用于胃肠胀气，排空延迟，返流性食道炎，呕吐，嗳气	片剂：10mg/片；栓剂：10mg/粒、30mg/粒、60mg/粒	成人：口服 5mg/次，2～3 次/d，饭前15～30分钟服；儿童：0.3mg/kg·次，3～4 次/d	① 未见不良反应。② 1 岁以下慎用。

9 助消化药

（见表 5－2－12）。

表 5－2－12　家庭药箱——助消化药

药　名	作用与用途	剂型与规格	用法与用量	注　意
干酵母（食母生）Dried yeast	助消化，用于消化不良和 B 族维生素缺乏	片剂：0.2g/片、0.3g/片、0.5g/片	成人：口服 1～2 片/次，3 次/d。儿童：0.3～0.5g/次，3 次/d	① 剂量过大可致腹泻。② 不宜和碱性药同服
乳酶生（表飞鸣）Lactasin	抑制肠内腐败菌生长，防止蛋白发酵产气，用于消化不良，腹胀，小儿腹泻，绿便及肠道菌群失调	片剂：0.1g/片、0.3g/片	成人：口服 0.3～0.9g/次，3 次/d，饭前服；儿童：5 岁以上 0.3～0.6 g/次，5 岁以下0.1～0.3 g/次，1 岁以下0.1 g/次，均为 3 次/d	① 如必须用口服抗菌药，则间隔 2～3 小时，不宜同时服。② 密封防潮

（续表）

药 名	作用与用途	剂型与规格	用法与用量	注 意
胰酶－米曲菌酶（康彼身）Combizym	可代替消化道自然分泌的酶，刺激胃和胰的自然分泌，促进食物消化，用于各种原因引起的脂肪、蛋白质、糖类消化失调（如胰、胆、肝疾病，胃肠酶不足，进食油腻食物，老年及术后消化不良）	糖衣片	成人及儿童口服1～2片/次，3次/d。如需要，剂量可适当增加	①急性胰腺炎及过敏者禁用。②耐受性良好，可长期服用

10 止泻和缓泻药

（见表5－2－13）。

表5－2－13 家庭药箱——止泻和缓泻药

药 名	作用与用途	剂型与规格	用法与用量	注 意
鞣酸蛋白（旦那平）Albumin Tannate	在小肠炎症表面形成保护膜，减少渗出，减少肠蠕动，具有消炎，止痛，止泻的作用，用于消化不良性腹泻	片剂：0.25g/片、0.3g/片、0.5g/片	成人：口服1～2g/次，3次/d，空腹服。儿童：2～7岁0.25～0.5g/次；1岁以下0.125g/次，均3次/d，空腹服	①若有细菌引起的肠炎，应先控制感染。②长期用可致便秘
比沙可啶（便通片）Bisacodyl	刺激肠壁，增加肠蠕动，促进排便，用于急、慢性便秘和习惯性便秘，服后6～12小时起作用	肠溶片：5mg/片；栓剂：10mg/粒	肠溶片：成人，口服5～10mg，每晚1次栓剂：塞入肛门，1小时后起作用	①偶有腹绞痛或腹泻，泻后即好。②整片吞服，不得嚼碎，服药2小时不要服用牛奶和制酸药。③连续使用小于1周。④急腹症禁用
保济丸 Bao Ji pill	和胃，化湿，解表，用于胃肠不适，腹痛，腹泻，消化不良，恶心，呕吐及感冒发热，头痛	水丸：3.7g/瓶	成人：口服半瓶～1瓶/次，4次/d。儿童：3岁内减半	可研末冲服，用于小儿

11 肝胆疾病辅助药

（见表5－2－14）。

表 5-2-14 家庭药箱——肝胆疾病辅助药

药 名	作用与用途	剂型与规格	用法与用量	注 意
肌苷(次黄嘌呤核苷) Inosine	活化肝功能,有助恢复受损肝细胞,防止脂肪在肝中积存,用于急、慢性肝炎,肝硬化的辅助治疗,也用于脂肪肝及高血脂症	片剂: 0.1g/片、0.2g/片	成人:口服 0.2 ~ 0.5g/次,3 次/d	偶有胃部不适
葡醛内脂(肝泰乐) Glucurolactone	保肝,促进肝细胞解毒,促进肝糖原贮量,用于急、慢性肝炎及肝病的辅助治疗	片剂: 0.05g/片、0.1g/片	成人:口服 0.1 ~ 0.2g/次,3 次/d	偶有面红,胃肠不适,减量或停药后消失
熊去氧胆酸 UDCA Ursodeoxycholic Acid	收缩胆囊,松弛括约肌,促进胆汁分泌和排出,并能促胆石溶解,用于体积小、数量不多的胆固醇性结石,也用于胆汁性消化不良及胆管炎症	片剂: 50mg/片	溶石: 口服 8 ~ 10mg/kg 体重,清晨顿服或分 3 次服,疗程为 6 个月。 消炎利胆: 50 ~ 150mg/次,3 次/d	① 常见腹泻,偶有便秘,瘙痒,头晕,上腹不适。② 胆管完全阻塞,严重肝功能减退者禁用。③ 孕妇慎用。④ 长期用可有血小板增加
柳胺酚 利胆酚 Osalmid	促进胆汁分泌,稀释胆汁,松弛括约肌,有利排石。用于胆囊炎,胆石症,胆管手术后综合征和慢性肝炎	片剂: 0.25g/片	成人:口服 0.25 ~ 0.5g/次,3 次/d,饭前服	偶有荨麻疹或恶心

12 抗高血压药

(见表 5-2-15)。

表 5-2-15 家庭药箱——抗高血压药

药 名	作用与用途	剂型与规格	用法与用量	注 意
西拉普利(一平苏) Cilazapril	使小动脉、小静脉扩张,心脏前后负荷降低,血压下降,用于治疗各种程度的原发性高血压和肾性高血压,也可和洋地黄、利尿剂合用治疗慢性心衰	片剂: 2.5mg/片、5mg/片	成人:口服 2.5 ~ 5mg/次,1 次/d	① 不良反应为头痛,头晕,咳嗽,偶见乏力,低血压,消化不良,轻中度反应无需停药。② 孕妇,乳母禁用。③ 在每天同一时间服

（续表）

药 名	作用与用途	剂型与规格	用法与用量	注 意
卡托普利（开搏通）Captopril	扩血管，降血压，减少水钠潴留，明显降低心衰患者的外周血管及肺血管阻力，增加心排量，用于各型高血压，尤适于常规治疗无效的严重高血压及对洋地黄类治疗无效的心衰	片剂：12.5mg/片、25mg/片	高血压：成人，口服，初量12.5～25mg/次，2～3次/d，如1～2周内降压不明显，可增至50mg/次，2～3次/d 心衰：成人，口服，初量12.5～25mg/次，3次/d，可视病情增至50mg/次，3次/d。服利尿药，低钠及低血容量者，初量宜减半试用	①有面红或发白，四肢、口唇、喉部血管性水肿及胃肠道反应，偶有心动过速，胸痛。②可增加血钾，和保钾利尿药（安体舒通等）合用应慎重。③孕妇，乳母禁用
培哚普利（雅施达）Perindopril	抑制内生的血管紧张素的生成，抑制外来的血管紧张素的升压反应而降压，用于高血压、充血性心力衰竭	片剂：4mg/片	高血压：成人，口服4mg，每日1次，1月后按需增至8mg，1次/d，老年减半。 充血性心力衰竭：初量，2mg，1次/d，维持量为4mg，1次/d	①孕妇，乳母，儿童及过敏者禁用。②高龄，肾功能不全，服利尿剂者慎用。③偶见胃肠道不适，眩晕，头痛，疲劳，待血压稳定后会自行消失

13 抗心律失常药

（见表5-2-16）。

表5-2-16 家庭药箱——抗心律失常药

药 名	作用与用途	剂型与规格	用法与用量	注 意
胺碘酮（乙胺碘呋酮）Amiodarone	为广谱抗心律失常药，用于房性及室性早搏，房性及室上性心动过速，房颤及预激综合征，对心肌抑制少，可用于心功能不全伴心律失常者。对其他抗心律失常药无效的顽固性阵发性心动过速，常能奏效，也可用于冠心病，心绞痛伴心律失常	片剂：200mg/片；注射剂：150mg/剂	成人：口服100～200mg/次，1～4次/d或200mg/次，3次/d，3天后用维持量200mg/次，1～2次/d	①有胃肠道反应及角膜色素沉着。②房室传导阻滞，心动过缓，甲状腺功能减退及碘过敏者禁用

（续表）

药 名	作用与用途	剂型与规格	用法与用量	注 意
苯妥因钠（太仑丁）Phenytoin Sodium	抗心律失常，抗癫痫，适用于洋地黄中毒所致的室上性和室性心律失常及利多卡因无效的心律失常	片剂：50mg/片、100mg/片	成人：口服100mg/次，1次/d，逐增至3次/d。儿童：每日剂量为5mg/kg，分2～3次服，最大量不超过300mg/d	①严重心衰，心动过缓，低血压，房室传导阻滞，孕妇及对本药过敏者禁用。②不良反应为恶心，呕吐，头晕，共济失调

14 抗心绞痛药

（见表5-2-17）。

表5-2-17　家庭药箱——抗心绞痛药

药 名	作用与用途	剂型与规格	用法与用量	注 意
硝苯地平（心痛定）Nifedipine	扩血管，降血压，增加冠状动脉血流，用于缓解心绞痛。治疗冠心病，各型高血压和心力衰竭，舌下含2～3分钟起效，口服缓释片，作用持续12～14小时	片剂：5mg/片、10mg/片；缓释片：20mg/片、30mg/片	成人：口服缓释片20mg/次，2次/d。急性发作时舌下含服片剂5～10mg	①低血压，头胀，头痛，孕妇慎用。②缓释片应整片吞服，不可掰开或咬碎
硝酸异山梨醇酯（消心痛）Isosorbide Dinitrate	舒张血管，减少心脏做功和氧耗，用于治疗、预防心绞痛及对洋地黄、利尿剂无效的心力衰竭	片剂：2.5mg/片、5mg/片、10mg/片；缓释剂：20mg/片	成人：口服片剂，5～10mg/次，3～4次/d；缓释片，20～40mg/次，2次/d。急性发作时，舌下含服片剂5～10mg。用于心绞痛	低血压，头痛，孕妇慎用

15 降脂药

（见表5-2-18）。

表5-2-18　家庭药箱——降脂药

药 名	作用与用途	剂型与规格	用法与用量	注 意
非诺贝特（力平脂）Fenofibrate	能迅速而显著降低血胆固醇及三酰甘油，清除胆固醇在血管壁的沉积，用于高三酰甘油，高胆固醇及混合型高脂血症的治疗与预防	片剂：100mg/片；胶囊剂：100mg/粒	成人：口服100mg/次，3次/d，连服3月，血脂下降后改为100mg/次，2次/d	①若和抗凝血剂同用，后者剂量应减少，并根据凝血酶原时间调整。②孕妇，乳母禁用。③肝肾功能不全者慎用

16 降糖药

（见表5－2－19）。

表5－2－19 家庭药箱——降糖药

药　名	作用与用途	剂型与规格	用法与用量	注　意
格列齐特（达美康）Gliclazide	刺激胰岛合成和释放胰岛素，降低血糖，尤适于老年糖尿病伴心血管和微血管并发症患者。口服后作用持续12～24小时	片剂：80mg/片	成人：口服，每天80～240mg，分2～3次，餐前30分钟服，根据血糖、尿糖而增减剂量，以维持空腹及餐后尿糖在（＋）为宜	①胰岛素依赖型（1型）糖尿病患者不能用。②非胰岛素依赖型（2型）糖尿病患者，在应激情况下（如手术、外伤）及酸中毒时，应改用胰岛素治疗。③注意低血糖反应，孕妇禁用
东室降糖胶囊	用于多种类型的糖尿病，对轻、中度糖尿病疗效更佳	胶囊剂	成人：口服1～2粒/次，3次/d	主要成分为知母，人参皂苷，五味子，干姜，小劈碱等

17 抗抑郁药

（见表5－2－20）。

表5－2－20 家庭药箱——抗抑郁药

药　名	作用与用途	剂型与规格	用法与用量	注　意
帕罗西汀（赛乐特）Paxil	用于各种类型的抑郁症，口服吸收完全，抗抑郁作用强，不良反应小	片剂：20mg/片、30mg/片	成人：口服20～30mg/次，1次/d，早晨服用	①有轻度胃肠道反应，头痛，失眠及性欲减退。②孕妇，乳母慎用。③和抗惊厥药合用可增加不良反应。
氟西汀（百忧解）fluoxetine	用于治疗各型抑郁症及焦虑状态，尤宜于老年性抑郁症	胶囊剂：20mg/粒	成人：口服20～40mg/次，1次/d。最大剂量不超过80mg/d	①有恶心，口干，头痛，视物模糊等不良反应。②大剂量可诱发癫痫

18 泌尿系统常用药

（见表5－2－21）。

表 5-2-21 家庭药箱——泌尿系统常用药

药 名	作用与用途	剂型与规格	用法与用量	注 意
螺内酯（安体舒通）Spironolactone	利尿，留钾排钠，服后 2～3 日出现最大作用，作用持久，停药后仍可持续 2～3 天，用于肾病，心衰，腹水及水肿患者	片剂：20mg/片	成人：口服 10～30mg/次，3～4 次/d。儿童：每日 2mg/kg，分 3～4 次服。若用药 5 日后，利尿效果不满意，加用其他利尿药	①大剂量、长期使用及肾功能减退者应定期检测血钾、血钠。②与其他利尿剂合用，疗效增加
氨苯蝶啶（三氨蝶呤）Triamterene	利尿，留钾排钠，用于治疗心衰，肝硬化，肾炎引起的顽固性水肿、腹水及激素，醛固酮增多症所致的水肿，也用于螺内酯等利尿药无效者	片剂：50mg/片	成人：口服 50～100mg/次，3 次/d，一个疗程为 7 日。	①有荧光尿。②定期检查血钾。③严重肝肾功能不全及高钾倾向者禁用
氢氯噻嗪（双氢克尿噻）Hydrochlorothiazide	利尿作用强，快而持久，并可降压，用于多种类型的水肿及高血压，毒性低，耐受性好	片剂：10mg/片、25mg/片	成人：口服 25mg/次，3 次/d。儿童：每日 1～2mg/kg，分 2 次口服	①重症肝病禁用。②痛风，糖尿病及肾功能减退者慎用。③多食含钾食物（新鲜蔬菜，水果）或口服氯化钾 1～2g/d
消石素（复方消石片）Uralyt	能溶解尿路结石，增加肾血流，利尿、抗炎，有助于结石随尿排出，用于尿路结石的预防	片剂	成人：口服 2 片/次，3 次/d	若无肾功能减退，鼓励引水

19 妇科常用药

（见表 5-2-22）。

表 5-2-22 家庭药箱——妇科常用药

药 名	作用与用途	剂型与规格	用法与用量	注 意
制霉菌素泡腾阴道片（米可定泡腾阴道片）Nystatin	用于霉菌感染的含珠菌性阴道炎，泡腾片可均匀分布于阴道壁，疗效比栓剂更好	泡腾片：10 万单位	塞入阴道深部，每晚 1 片，连用 10～15 天	①在经期及妊娠期均可使用。②对本药过敏者禁用
复方甲硝唑阴道栓 Compound Metronidazole Pessary	用于滴虫性、细菌性、霉菌性及混合性阴道炎，宫颈炎，宫颈糜烂	栓剂	洗净外阴后，将阴道栓 1 粒塞入阴道深部，每晚 1 次，连用 7 天	①用药期间，每晚更换内裤，消毒洗涤用具，以防重复感染。②对本药过敏者禁用。③一般认为对人致癌致畸危险很小

（续表）

药 名	作用与用途	剂型与规格	用法与用量	注 意
当归丸 Danggui pill	活血，调经，止痛，用于月经不调，经期腹痛	蜜丸： 9g/丸； 浓缩丸： 2.5g/10 丸	蜜丸： 成人，口服 1 丸/次，2 次/d。 浓缩丸： 成人，口服 20 丸/次，2 次/d	无不良反应
乌鸡白凤丸 Wuji Baifeng pill	用于气血两虚，月经不调，经期腹痛、腰酸，肢体浮肿，苍白无力，也适用于妇女更年期及男子性功能减退而伴有气血两虚症状者	蜜丸： 9g/丸	成人，口服 1 丸/次，2 次/d	孕妇禁用

20 避孕药

（见表 5-2-23）。

表 5-2-23 家庭药箱——避孕药

药 名	作用与用途	剂型与规格	用法与用量	注 意
复方左旋炔诺孕 （酮三相片、三相避孕片） Compound Levonorgestrel Triphase Tablets	口服短效妇女用避孕药，用于常住避孕，目前国际上应用最广		21 片/盒，日历盘装，其中淡黄色 6 片，白色 5 片，棕色 10 片，各含不同剂量，符合每月性激素的生理变化规律。月经周期第 1 天起，每晚 1 片，依次为淡黄色，白色，棕色，共 21 天，停药 7 天，月经来潮，不管是否干净，于第 8 天开始服下一周期	① 停药 7 天，若无月经，当晚开始下一周期避孕药。若二周期仍无月经，应停药就医。② 若计划妊娠，以停药 6 个月后受孕为妥
醋酸甲地孕酮 （探亲避孕片 1 号） Megestrol Acetate	用于探亲避孕	片剂： 2mg/片	口服，在探亲当日中午及晚上各服 1 片，以后每晚服 1 片，直到探亲结束。末次性交后 8 小时再服 1 片	① 可有恶心，头痛，乳房不适，阴道出血。② 肝肾病患者禁用
醋炔诺酮污 Norethisterone Oxime Acetate	高效孕激素，用于探亲避孕及事后避孕	片剂： 1mg/片、 2mg/片	探亲避孕：同居当天口服 2mg，以后每晚 1mg，至预期行经前 1～2 天停药。 事后避孕：每次性交后口服 2mg	一般无不良反应

（续表）

药 名	作用与用途	剂型与规格	用法与用量	注 意
复方醋酸甲地孕酮 （口服避孕片 2 号）	口服短效妇女用避孕药，用于常住避孕	片剂： 全量片、 1/2 量片、 1/4 量片、 1/8 量片。 常用为 1/4 量片（22 片/板）	口服，来月经后第 5 日开始，每天睡前服 1 片，连服 22 日，停药等待月经（一般停药后 3～4 天来月经）。在月经来潮后第 5 天，继续服下一周期的药，产妇或流产后，应待月经来潮后再服	① 有恶心，呕吐，厌食等类早孕反应。大于 35 岁的吸烟者，心肌缺血的危险性增加。② 若漏服，应于 24 小时内加服 1 片。③ 少数人有阴道出血，若量不多，加服炔雌醇 1～2 片，即可止血；若停药后第 7 天不来月经，于当晚开始服下一个月药，若连续闭经，则咨询医生，排除妊娠。④ 生殖器官肿瘤，肝功能异常，深静脉栓塞，高血压，糖尿病，抑郁症患者禁用
复方炔诺酮 （口服避孕片 1 号） Compound Norethisterone	口服短效妇女用避孕药，用于常住避孕	片剂： 全量片、 1/2 量片、 1/4 量片、 1/8 量片。 常用为 1/4 量片（22 片/板）	见复方醋酸甲地孕酮	① 见复方醋酸甲地孕酮。② 少数人有雄性化现象。致食欲、体重增加，痤疮
复方炔诺酮 - 甲地孕酮 - 炔雌醇口服避孕片 0 号 Norothisterone Megestrol and Ethinylestradiol	口服短效妇女用避孕药，用于常住避孕。对口服避孕片 1 号或 2 号有闭经或出血的避孕者，可改服 0 号片	片剂： （22 片/板）	见复方醋酸甲地孕酮	见复方醋酸甲地孕酮
附：炔雌醇 Ethinylestradiol 用于避孕药引起的阴道出血。	片剂： 5mg/片	口服避孕药引起阴道出血，若出血量不多，可口服炔雌醇 1～2 片，即可止血		

第三章　家庭护理

1　居室环境

患者在家治疗和休养，应根据实际情况，尽量创造一个安静、舒适、安全、清洁的环境。室内的温度、湿度、通风、光线、用具、整洁、噪音等条件的变化，直接影响着患者的身心舒适和疾病的康复。家庭每个成员都要了解并尽力创造这样的环境。

【温度】

● 以 18～20℃为最适宜　这个温度使人感到轻松、舒适，身体的消耗减少，各个器官的功能发挥良好。

● 一般夏天室温控制在 25～30℃，冬天控制在 10～20℃之间，患者均能适应。

● 温度过高　使患者情绪不安、烦躁、出汗，影响身体热量的散发。

● 温度过低　寒冷刺激会使患者畏缩、缺乏活力，肌肉紧张而产生不安，以致发抖，甚至不能维持体温，容易受凉，感冒。

● 夏天　酷热时可在室内应用电扇或空调，应注意以下事项：

(1) 电扇要避免直接对着患者吹。

(2) 可在室内放置冰块，冰块融化，冷气扩散，可降低室内温度。

(3) 使用空调时，注意室内外温差不要超过 8℃。

● 冬天　寒冷时可以用取暖器、空调、火炉、热水袋等，应注意以下事项：

(1) 控制室内温度不可过高，并维持比较稳定的室温。

(2) 使用火炉要注意安全，一定要装置烟囱通向窗外，防止一氧化碳中毒。

(3) 在被窝中放热水袋时，一定要用毛巾或布将热水袋包好，最好要包 2～3 层；不能直接接触患者的脚或身体，应该离患者身体 15～20cm，以防止烫伤。

● 老年人和婴幼儿患者　更应注意控制室温和保证其安全。

● 温度计　室内放置温度计和湿度计，应挂在避风和避免太阳直射的地方。

【湿度】

● 以 50%～60% 的湿度为最理想　适宜的湿度可促进患者的康复。

● 湿度过高　空气潮湿，影响人体水分蒸发，使人感到憋闷难受。应注意：

(1) 打开门窗通风换气。

(2) 室内放置氧离子发生器。

(3) 注意哮喘患者是否有诱发因素。

● 湿度过低　空气干燥，增加人体水分丢失，可引起口渴、咽痛或鼻出血等。

● 夏季　可地上洒水。

● 冬季　可在暖气片或取暖器上放水壶加热后蒸发，以增加湿度，亦可用雾化加湿器来调节。

【通风】

● 定时通风　使室内空气新鲜，预防呼吸道传染病。

● 空气不流通　细菌容易生长繁殖；二氧化碳含量增高、氧气不足，会使人出现烦躁、疲乏、头晕、食欲减退等。

● 冬天

(1) 定时开窗：一般根据温差和风力适当掌握，每日 2～3 次，每次 15～20 分钟。

(2) 防止受凉：开窗时，注意不使对流风直接吹患者，尤其是老人、小儿、体弱多病者，以免受凉感冒。

● 室内禁烟　室内切勿吸烟，以免污染空气。

● 室内装饰　采购装饰材料时应注意材料的环保性能，墙纸、家具、各种涂料等释放挥发性物质的程度，防止引起过敏的因素，甚至对健康造成的危害。

【光线】

● 光线明亮　可以使人心情舒畅，对康复有利。

● 朝阳房间　能让阳光直接照到室内，接受适量日光照射可增强人体抵抗力、促进食欲，尤其是冬天，照射部位血管扩张、血流增加、皮肤温暖，使人感觉舒适愉快。

● 紫外线　日光中的紫外线有强大的杀菌作用，因此，经常开窗使阳光直接射入，但应注意以下事项。

(1) 避免阳光直射患者的面部。

(2) 午睡时可拉上窗帘，不使阳光直射室内。

● 阳光与婴幼儿　阳光对于婴幼儿是十分重要的，既能预防疾病，又助健康成长。

● 人工照明　居室光线较差时，要适当调节人工照明强弱。电灯要有灯罩，避免光线直接刺眼，产生疲劳，导致头痛影响休息。

● 睡眠照明　睡眠时可用壁灯、地灯。按个人的生活习惯布置，以利睡眠，但又不影响夜间对患者的照顾。

【整洁】

● 清洁　能使人感到舒适、平静、温馨，心情愉快，精神爽朗。每日清扫尘埃，定期检查瓜果，防止腐烂。

● 整齐　可使人保持良好的精神状态和战胜疾病的信心。室内物品放置要妥当合理，不要有尖锐棱角。

● 鲜花和盆景　显得有生气，更会有一种温馨安全的氛围。应注意夜间睡觉时不要把鲜花放在室内。

● 防害虫　消灭苍蝇、蚊子、蟑螂、老鼠等虫害。食品柜保持清洁无味，可放一些杀虫药，使虫害无繁殖场所。

2 家庭病床

家庭病床设置的原则是使患者在家庭治疗或休息期间能有一个安静、舒适、清洁的休息条件，这是直接影响患者健康的重要问题。

【床单位】

● 病床

(1) 患者宜单独卧床，卧床应舒适、清洁，床周围应留有适当的空间，便于治疗和护理，又可以防止患者咳嗽时飞沫传播。

(2) 一般床高 76cm、长 198cm、宽 91cm，结构简单牢固，平整柔软。

(3) 床不宜面对窗口，以免冷风直接吹向患者。

(4) 房间最好朝南，安置窗帘和纱窗防蚊蝇虫害。

(5) 病床置南北向（患者头朝南脚向北），适应地球磁场效应而有利安静和睡眠。

(6) 患者可睡木板床、钢丝床或棕棚床。骨折、腰椎损伤患者要睡木板床。床可稍高些，方便治疗和护理。

● 床垫　长宽规格要与床相同，尽量柔软平整，可用海绵床垫及棉花胎垫。

● 床单　宜用棉布制品，床单要清洁、柔软。

● 盖被　要选用轻而柔软的棉被或毛毯，外面用棉布的被套，被套口不要缝合，便于换洗。

● 枕头　应柔软、舒适，枕头要稍大些。夏季加用枕席，或用凉枕。枕头下面及四周保持清洁，不要堆放杂物。

● 床单、被子、枕套应经常换洗，被子、床垫及枕头要定期翻晒，如染有污物，应立即洗净暴晒，以保持清洁、舒适。

【辅助设备】

● 橡皮单　对于长期卧床不起、大小便失禁或伤口经常有脓血流出的情况，应在褥子上铺橡皮单或塑料单，然后再铺上床单，便于换洗。橡皮单和塑料单铺放位置应视患者的情况而定，铺在床中部、床头或床尾。

● 尿垫　大小便失禁的患者可使用尿垫。尿垫有一次性尿垫和自制尿垫。

(1) 一次性尿垫：不可重复使用及刷洗。

(2) 自制尿垫：可用棉布制成，可重复使用，但需洗净、晾干、烘晒后再使用。

(3) 尿垫需经常保持干燥、平整、清洁，染有污物立即更换及刷洗。

• 靠垫和气圈　年老体弱或瘫痪患者应备有靠垫或气圈。

(1) 靠垫或气圈放在骨突处及易受压的部位,以架空受压部位,减轻压力。

(2) 气圈充气应控制在总容量的1/2～2/3,不可充气过度,套上布套。

(3) 布套应平整无折,气圈若放在臀部,气门应向下放于两腿之间。

(4) 水肿及肥胖者不宜用橡胶气圈,因局部压力重,反而影响血循环,且妨碍汗液蒸发而刺激皮肤。可根据不同的部位制作柔软及大小合适的棉圈,使受压部位悬空,随时注意所垫棉圈的位置有无移动,如潮湿应及时更换。

⑤ 有条件的患者可以使用大小不等的特制的水袋及气垫床。

【安全设施】

• 对高热、谵妄、昏迷、躁动及危重患者,要防止意识不清而发生坠床、撞伤、抓伤等意外,要采取必要的保护措施,以确保安全。

(1) 患者床旁不要放置不必要的物件。

(2) 患者随时需用的东西,如痰盂、茶杯等,应放在患者最易拿到的地方,便于患者自己取用。

• 对患儿或神志不清的患者应加用床围,防止跌伤。

• 对悲观失望的患者,要防止他们产生自杀的念头,床旁不可放置刀、剪等利器。

• 对谵妄、躁动的患者,必要时可用约束带,使用约束带时应注意:

(1) 用宽绷带约束手腕及踝部。

(2) 使用特定的肩部约束带固定肩部、膝部约束带固定膝部,限制患者的活动。

• 对肢体瘫痪患者可用支被架,防止盖被压迫肢体。

• 对灼伤患者采用暴露疗法而又需保暖时也可用支被架。

3 头发护理

不洁散乱的头发除散发难闻的气味外,还可以导致脱发及头皮疾患,并会产生萎靡不振的感觉;梳发和洗发可以按摩头皮,促进血液循环,祛除污垢头屑,预防头部皮肤继发感染,使人舒适、整洁、焕发精神。

【床上梳发】

• 用物　木梳1把、干毛巾1块、50%乙醇(酒精)、纱布1块。

• 方法

(1) 将毛巾垫于患者头下,协助患者头转向一侧,并躺于舒适体位。

(2) 将头发分成左右两半,梳理好一半再梳理另一半(遇有头发打结或长发患者可用纱布蘸50%酒精搽于头发上用木梳梳理)。

(3) 头发过多或过长者可在头的两侧梳理后编成发辫,使患者躺卧舒适。

(4) 全部梳理后,移去毛巾扫去枕头上及床上头发、皮屑,置患者于舒适的体位。

【床上洗发】

长期卧床者每星期洗发1次。

• 用物

(1) 购置或自制简易的马蹄形洗发垫。

(2) 用报纸数张紧卷成条索状,外用毛巾包裹,再用塑料纸一端外包后曲成马蹄形,将开口端垂入盆中。

(3) 水壶:内盛热水,温度为40～45℃。

(4) 洗发乳、干湿毛巾各一块。

(5) 面盆或水桶(盛接污水)、电吹风、棉球或耳塞。

• 方法

(1) 对患者做必要的解释,以取得合作,根据季节注意保暖。

(2) 将患者移至床边仰卧,松开衣领,颈部围上浴巾,将枕头移于患者肩下,使患者颈部枕于马蹄形垫突起部,头部在槽中,其垫的开口端塑料延伸于水桶中,以便冲洗时水可延塑料布流入桶内。

(3) 用棉球或耳塞塞耳,用手巾遮眼,或洗发过程中嘱患者闭眼,以防水流入耳内或眼内。

(4) 用温水湿发,洗发乳洗发,揉搓时用力适中，再用清水冲洗直至清洁。洗完后用干毛巾擦干脸部与头发，去除遮眼手巾或耳塞。

(5) 将患者移于床中，浴巾及枕头移至头部，用电吹风将头发吹干，梳理头发后撤去用物，将患者置于舒适的体位。

4 饮食护理

对任何人来说，适时、适量、科学合理的饮食是有益于健康的。对于一名患者来说，如何选择适当的食物更是促进康复的重要护理内容之一。

【一般饮食护理】

- 创造和提供一个舒适的环境，以免影响患者的进食情绪。
- 饭前询问或协助患者解大小便，督促并协助患者饭前洗手，扶助老弱患者坐起，按病情给予舒适的体位。
- 设法妥当放置饮食，餐具放于患者面前，便于取用摄入。
- 对危重疾病、自己不能进食者，护理人员应耐心喂食，速度适中，温度适宜，干湿适当。
- 卧床者应使其头部转向一侧，以免食物呛入气管。
- 对进流质者可用小壶或吸管吸吮。
- 对有眼部疾患、不能看见者应告知其饮食的内容。
- 进食后协助患者漱口或进行口腔护理。
- 传染病患者的餐具、残留食物按消毒隔离法严格消毒。

【鼻饲护理】

鼻饲是将胃管经鼻腔插入胃内，从胃管内灌注流质食物的方法。

- *用物* 50ml 注射器、流质 200ml、温开水适量（38 ～ 40℃）、清洁纱布、橡皮筋、别针、毛巾、石蜡油等。
- *方法*

(1) 对神志清醒者做好解释，铺毛巾于胸前。

(2) 松开胃管开口的橡皮筋与纱布，打开胃管口的小塞，接上注射器，先回抽见有胃液抽出，再注入少量温开水。

(3) 灌注流质，每次鼻饲量不超过 200ml，间隔时间不少于 2 小时，灌注速度不宜过快，并随时注意患者的情况。

(4) 灌注完毕，再注入少量温开水，避免流质沉积在管腔中变质或堵塞管腔。

(5) 将胃管开口端的小塞盖好，纱布包好，用橡皮筋圈紧，用别针固定于患者的枕边。

(6) 清理用物。长期进行鼻饲的患者做好口腔护理，定期换胃管，沿胃管壁鼻腔处滴入石蜡油，防止管壁与黏膜粘连。

5 口腔护理

每个人在患病时，由于机体抵抗力降低，饮水、进食减少，为细菌在口腔繁殖创造了条件，常可导致口腔炎症、溃疡、口臭，影响食欲及消化功能，甚至导致其他并发症的发生。有些患者长期使用抗生素或激素，也易发生真菌感染，保持口腔清洁十分重要。能自己漱口的患者尽量自己漱口，不能漱口的应给予口腔护理。

【用物】

- 生理盐水或漱口液：朵贝尔溶液、1%～3%过氧化氢（双氧水）溶液、2%～3%硼酸溶液、1%～4%碳酸氢钠溶液、0.1%醋酸溶液等，均应在医生的指导下应用。
- *药碗* 也可用患者的专用漱口杯替代。
- 棉球 14 ～ 16 只，用漱口液浸湿。
- 干毛巾、电筒、石蜡油、1%龙胆紫、锡类散、血管钳 2 把。

【方法】

- 向患者作好解释工作，争取患者的配合。
- 患者取侧卧位，面向做口腔护理的操作者（或仰卧头侧向操作者），毛巾围于颈下。
- 有假牙者，由操作者清洗双手后取出，刷洗后浸入冷开水内备用。

● 漱口,昏迷患者禁止漱口。

● 用血管钳夹紧棉球(湿度要适宜,以水分不滴出为宜)按序擦净口腔内部、上下牙齿、内外齿缝、咬羚面、软腭、硬腭、舌部和两颊部。

● 口唇干裂者可用石蜡油。

● 检查口腔内有无溃疡,如有溃疡,用龙胆紫或锡类散。

● 如患者使用假牙,操作者再次洗手,洗刷净假牙,协助装上假牙。

● 撤去用物,应注意:

(1) 用过的棉球可焚烧。

(2) 用具煮沸消毒或1000mg/L有效氯消毒液浸泡后备用。

6 皮肤护理

人体皮肤有排泄作用,汗液、油垢和其他的代谢产物与外界细菌尘埃结合黏附于皮肤表面,如不及时清除,时间长了就可致皮肤炎症。尤其长期卧床患者,及时做好皮肤护理,不仅能去除皮肤污垢,保持皮肤清洁,而且还能促进血液循环,预防皮肤感染和褥疮的发生。

【沐浴】

● 用物　毛巾、浴巾、沐浴乳、清洁衣裤。

● 方法

(1) 根据家庭设施可采取淋浴或盆浴。

(2) 能自行沐浴者,沐浴时应做好环境准备,调节好室内温度和水温。注意水温的调节方法,防止受凉或烫伤。沐浴时间不宜过长,一般不超过15分钟。沐浴时不宜锁门,且需有人在家,呼叫时能及时赶到。

(3) 不能自行沐浴者,护理人员应协助脱衣服、沐浴及穿衣,并注意观察病情。患者不宜过度疲劳,注意安全。

【床上沐浴】

● 用物　毛巾、浴巾、清洁衣裤及被服、肥皂、面盆、足盆、冷热水、50%酒精。

● 方法

(1) 向患者做好适当的解释以取得合作。

(2) 根据季节调节室温,避免通风,预防受凉。

(3) 床上沐浴时应注意将所有的用物事先准备好,有2个人合作更理想。

(4) 擦洗部位下面铺浴巾。

(5) 先洗脸(注意眼眦、鼻翼两侧、耳后等),再依次洗颈部。

(6) 解开衣扣,擦洗胸腹部,然后脱下一侧的袖管(如有外伤,先脱健侧肢体,后脱患肢)。

(7) 协助患者侧卧擦洗后颈部、背臀部,换上清洁的衣服(如有外伤,应先穿患肢,再穿健肢),然后再按顺序擦洗对侧,让患者平卧。

(8) 协助脱裤,擦洗下肢、会阴部、足部(也可将足浸在水中清洗)。

(9) 擦洗时应注意及时更换水、盆、毛巾,肥皂擦洗后应用清水擦净为止,后用干浴巾边按摩边擦干。

(10) 擦洗手法要敏捷,用力适当,避免不必要的暴露,严防受凉。并注意骨突部位的按摩(可用50%酒精),在皮肤皱褶处扑爽身粉。

(11) 为患者修剪指甲,更换床单、褥单等。

7 褥疮预防与护理

当身体局部受压时间过长,血液循环受到阻碍,组织营养缺乏,容易发生褥疮。发生褥疮时不仅给患者增加痛苦,加重病情,延长病程,而且严重时可因继发感染引起败血症而危及生命。因此预防褥疮是一项重要的护理工作。

【褥疮预防】

● 保持床铺清洁、平整、干燥、柔软。

● 鼓励协助卧床患者每2小时更换1次卧位,使骨突部位交替受压。

● 保护骨突部位的皮肤,可垫气圈或海绵垫等,有条件的可用气垫床,降低骨突部位的受压,并定时给予按摩,促进血液循环。

● 大小便失禁或呕吐及出汗多的患者应

及时擦洗干净,不要使用破损的便器。

● 及时清洁床单和扫床,除去床上的食物碎屑和颗粒性的杂物,以免损伤患者的皮肤,引起褥疮。

【褥疮护理】

● 淤血红润期

(1) 局部皮肤有红、肿、触痛。

(2) 去除诱发因素。

(3) 可用红外线照射,但切记预防烫伤。

● 炎症浸润期

(1) 受压部位皮肤呈紫红色,皮下硬结,表皮可有小水疱。

(2) 勤翻身,每2小时1次。

(3) 如有水疱要减少摩擦,防止破裂感染,让其自行吸收。

● 溃疡期

(1) 轻者可有浅层组织感染,脓液流出,溃疡形成。重者有坏死组织,发黑。

(2) 脓性分泌物增多,有异味,感染向周围组织或深部扩展,甚至可达骨骼,或引起全身性感染、发热、脓毒症。

(3) 设法清洁创面,用生理盐水500ml、石蜡油10ml、庆大霉素1支,清洗伤口。

(4) 医院配制的褥疮膏贴敷创面,并每日或隔日更换。

8 排泄护理

排泄是维持生命的必要条件,指导和帮助患者排泄是维持和促进健康的需要。

【排便护理】

● 训练患者建立良好的排便习惯,根据个人的生活节奏相对固定排便时间,对便秘者即使无便意也应按时上厕所训练便意反射。

● 密切观察排便的形状、颜色、气味。如出现糊状便、水样便、陶土色、柏油样便、酸臭味、腐臭味等,及时就诊检查、治疗。

● 指导患者取适当的排便体位和姿势,以蹲位最为合适,但要考虑患者的体力是否可行。

(1) 对行动不便的患者应扶持或设法护送至厕所。

(2) 对不能起床、不去厕所的患者可将便器置于患者床边,使其易于取用。

(3) 对卧床患者应协助放置便器,放置便器时应托起患者的臀部,避免用力安插而磨损皮肤。

(4) 患者便后应立即清洗便器,协助患者做好臀部皮肤清洁,并协助患者洗手。

● 对便秘者应加以指导

(1) 进行适量的运动,以增加肠蠕动,如散步、打太极拳等。

(2) 卧床的患者可采用腹部按摩,必要时可用开塞露。

(3) 调整饮食,多吃蔬菜、水果、多饮水等。

(4) 也可在医护人员的指导下给予缓泻剂、灌肠和人工挖粪便法。

● 对腹泻的患者应在医生的指导下,及时采用止泻剂,严重者应及时就医。

● 腹泻者每次排便后应用软纸轻擦,用温水清洗,涂油膏于肛门周围,以保护局部的皮肤。

● 二便失禁的患者应使用尿垫,有污染及时更换,保持床单干燥清洁,定时做好肛门周围皮肤清洁,发现有粪便污染及时用温水清洗,并涂油膏,预防褥疮的发生。

【排尿护理】

● 出现以下情况及时就医。

(1) 当患者尿量24小时少于400ml或大于2500ml。

(2) 尿液出现红色、棕色、酱油色、乳白色、黄褐色等。

(3) 出现氨臭味、烂苹果味。

● 对前列腺肥大排尿困难、尿潴留的患者,应注意:

(1) 做好解释工作,以缓解焦虑的情绪。

(2) 卧床患者可略抬高上身或扶持患者坐起,助其采用习惯解尿姿势。

(3) 用下腹部热敷、按摩、听流水声、用温水冲洗会阴部等条件反射来诱导解尿。

(4) 在医护人员的指导下,采用针灸、药物或导尿术。

● 对尿失禁者(即排尿失去控制,尿液不自主流出),应采用:

(1) 使用尿不湿或尿垫,并定时用尿壶接取尿液。

(2) 男性患者可用阴茎套连接于集尿袋取尿,要注意保护阴茎部的皮肤,时间不宜过长。

(3) 长期尿失禁可用留置导尿。

(4) 保持臀部皮肤的干燥。

(5) 保持床单的清洁、平整,有潮湿立即更换,并用温水清洗臀部皮肤,再以干毛巾擦干。

9 热敷和冷敷

冷和热对人体是一种温度刺激,无论用于局部或全身均可引起皮肤和内脏器官的血管收缩和扩张,改变机体的新陈代谢活动,以达到治疗的目的,如消除炎症,缓解疼痛等。

【热敷】

● 干热敷 用于保暖、解痉、镇静。

(1) 用物:热水袋、布袋。

(2) 温度:热水袋内装水的温度约70℃。

(3) 对意识不清、老年人、婴儿和知觉差的患者,使用时水温要低,一般为50℃,并用布包好,不要直接接触皮肤以防烫伤。

(4) 盛水量:一般热水袋内盛水量控制为容量的2/3即可,排空袋内气体,并检查有无漏水后套上布套,置于患者所需要的部位。

(5) 使用中若发现皮肤潮红或患者自觉有疼痛,应立即停止使用,并于局部涂上油膏,如凡士林等。

● 湿热敷 其穿透力比干热敷强,常用于解痉、消炎、止痛。

(1) 用物:小水盆、小毛巾、塑料垫(以保护床单)、凡士林、橡皮手套、干毛巾。

(2) 向患者做好解释,以取得配合,暴露需热敷部位,局部涂上少许凡士林,以及覆盖一层纱布以保护皮肤。

(3) 水盆内盛水,温度以60℃为宜,内置小毛巾。

(4) 操作者戴上橡皮手套,取出小毛巾拧至不滴水为宜,抖开后热敷于患处,并盖上大毛巾以维持温度,3～5分钟更换1次。注意维持水温,一般持续15～20分钟,若患者热敷过程中感觉过热,可揭起小毛巾的一角散热。

(5) 热敷完毕注意观察局部皮肤,擦去凡士林,清理用物。

● 热敷时应注意

(1) 急性腹部疼痛在无明确诊断前不能采用热敷,以免掩盖病情真相。

(2) 面部危险三角区(即鼻子两侧与唇沟内侧形成的三角区)红肿忌用热敷,因该处血管丰富易使炎症扩散或造成颅内感染、脓毒症等。

(3) 软组织挫伤、扭伤,3天内不宜热敷,防止加重皮下出血。

(4) 内脏出血忌用热敷。

【冷敷】

● 局部冷敷

(1) 用于降温、控制炎症扩散、减轻疼痛、减少局部充血。

(2) 用物:自制冰袋(用塑料袋装入小冰块)或化学冰袋、冰毛巾(用湿毛巾置于冰水或冰块中备用)、包布。

(3) 高热降温时冰袋或冰毛巾置于前额、头顶部两侧或腹股沟两侧体表大血管处。其他患部则一般采用冰毛巾冷敷于局部,3～5分钟更换1次毛巾,持续15～20分钟。

● 全身冷疗法

(1) 用酒精或冰水擦浴,常用于高热40℃时。

(2) 25%～35%酒精、250ml或低于体温的温水一盆(30℃)和毛巾。

(3) 先置冰袋或冰毛巾于额部,防止擦洗时全身皮肤血管收缩而致血容量增加。

(4) 先置热水袋于足底,促进局部血管扩张,有利于散热。

(5) 脱去患者的上衣,解松裤带,按序柔擦四肢、背部、腋部、肘部,腹股沟等大血管处应稍加用力,适当延长时间直至局部皮肤发红,以助散热。

(6) 按床上沐浴擦洗的顺序擦洗完，再用干毛巾擦干。

● 冷敷时应注意

(1) 擦洗过程中应注意全身情况，如有面色苍白、打寒战等应停止。

(2) 局部皮肤变色，有麻木感，应停止。

(3) 老、弱、幼者不宜采用全身冷疗法。

(4) 降温冷疗后 1/2 ～ 1 小时测量体温，如体温降至 38 ℃时应停止。

⑤ 胸前区、腹部、后颈、足底对冷刺激较敏感区禁止擦洗。

10 功能锻炼

功能锻炼在康复医学概念中称为运动疗法，是利用人体肌肉关节的运动，以达到防治疾病、促进心身功能恢复和发展的一种方法。它适用于偏瘫、截瘫、高血压、冠心病、四肢脊柱骨折、颈椎病、糖尿病、肿瘤切除术后的患者，但对于处在疾病的急性期、休克期、有出血倾向的患者或运动器官损伤后未复位固定的患者，以及剧烈疼痛患者不宜进行功能锻炼。常用的方法有以下几种。

【按摩(又称推拿)】

● 按摩的方法有 推摩法、擦摩法、叩击法、揉捏法等。

● 按摩时应注意

(1) 按摩方向：如为改善血液循环，应从远端至近端；如为促进瘫痪肌功能恢复，宜从近端至远端。

(2) 视病情选择合适的按摩手法。

(3) 按摩部位宜处于放松、舒适位，可裸露按摩部位，以观察局部反应。

(4) 若皮肤有感染、有瘢痕或有出血倾向的患者不宜按摩。

【被动活动】

● 在患者患肢已适宜进行活动，但尚不能随意进行时，可做被动活动，由家属或患者的健肢帮助进行。

● 适用于各种原因导致的肢体关节功能障碍，能起到放松痉挛的肌肉、牵伸肌腱和韧带、恢复或维持关节活动度的作用。

● 进行被动活动时应注意

(1) 患者应处于舒适自然的体位，要活动的关节应固定或支托好肢体近端，使活动充分自由。

(2) 支托的手应尽可能靠近关节。

(3) 动作应缓慢柔和、平稳有节律性，逐步增大活动关节的范围。

(4) 避免冲击性动作，切忌暴力，以免造成损伤。

(5) 操作一般应在无痛范围内进行。

【主动活动】

● 当患者的肌力在 2 ～ 3 级以上时应鼓励患者进行主动活动。

● 主动活动时采用的体位有：侧卧位、仰卧位、俯卧位、半坐位、前倾坐位、骑坐位、跪位、站立位、悬挂位等。

● 主动活动的常用种类有

(1) 发展呼吸功能的呼吸练习；

(2) 改善平衡、协调功能的平衡和协调性训练；

(3) 牵伸挛缩肌群的牵伸和放松练习；

(4) 发展肌力的抗阻练习；

(5) 增进心肺功能的有氧耐力训练(行走，健身跑等)。

● 主动活动时应注意

(1) 运动的强度要适宜，逐步适应，如出现其他疾病时立即停止运动。

(2) 运动后切勿立即进行热水浴或桑拿浴，以免血压突然下降，诱发心律失常，一般在运动后 20 分钟出汗停止后为宜。

(3) 运动后不宜有疲劳感，运动中有任何不适应马上终止运动。

(4) 要定期到医院检查，以观察运动疗效。

(5) 运动时衣服要合身，避免穿过紧或过小的衣服，以免影响循环和活动。

● 运动中可借助一些器材，如体操凳、单轮固定脚踏车、哑铃、沙袋、皮球等。

● 在主动活动的基础上可辅助加一些其他康复疗法。

(1) 传统医学疗法：针灸、气功疗法。

(2)物理疗法:电疗法、超声疗法、光疗法、水疗法。

(3)作业疗法:家务劳动训练、日常生活活动训练。

(4)其他疗法:音乐疗法、营养疗法、矿泉疗法、言语疗法。

11 氧气吸入法

任何急、慢性疾病引起的缺氧,通过医生诊断并建议氧疗者,均可以通过不同方式的给氧来提高血氧含量及动脉血氧饱和度而纠正缺氧。

- 准备用物 氧气筒、氧气表或氧气袋、双通鼻导管、棉签、冷开水、湿化瓶等。
- 在医护人员或送氧中心人员的指导下进行氧气流量表、湿化瓶等安装,并调试。
- 氧气筒 一般为圆柱形钢瓶,顶部有总开关,侧面有气门可与氧气表连接。
- 氧气表 包括压力表、流量表、湿化瓶、减压器、安全阀。
- 吸氧前先向患者作好解释,以取得合作。
- 用棉签清洁鼻腔。
- 设置所需氧流量并联接鼻导管,确定氧气流出通畅。
- 用双通鼻导管插于双侧鼻孔,并绕过双侧耳后,在颈部固定。
- 停用氧气时先取下鼻导管,再关流量表及总开关。
- 避免因开关错误而使大量氧气突然冲入呼吸道而损伤呼吸道。
- 对持续用氧者,应每日清洁鼻腔,鼻导管每日清洁 1～2 次,以保证有效供氧。
- 氧气袋一般适用于运送患者的途中或氧气筒准备不及时。

12 体温测量法

观察人体的体温变化,可为诊断、预防、治疗、护理提供第一手资料。

【口腔测量法】

- 正常值 口腔舌下平均温度为 37℃,其正常范围在 36.5～37.2℃之间。
- 口腔测量法适用于成年人、学龄后儿童。
- 不适用人群 精神异常、昏迷、婴幼儿、口鼻腔手术、呼吸困难者及不能合作者等不能使用。
- 测量时应注意

(1)测量前先检查口表是否完好,水银柱显示在 35℃以下,并向患者说明。

(2)测量前 30 分钟患者停止进食、饮水及面部的冷热敷。

(3)将口表水银端斜放于患者的舌下近臼齿处。嘱患者闭嘴用鼻呼吸、勿用牙咬体温计,并核对测量时间。

(4)3 分钟后取出口表,用酒精棉球擦净,看清度数。记录好测量结果、日期、时间。

- 口表消毒 将体温计浸泡于 75% 酒精或 1000mg/L 有效氯消毒液中 30 分钟,取出后冷开水冲净擦干备用。
- 若不慎咬破口表,首先清洗口腔内玻璃碎屑,立即口服蛋清和牛奶,并可摄入粗纤维食物,以延缓汞的吸收,加快汞的排出。

【腋下测量法(可用口表测量)】

- 先擦干腋窝下的汗液,将体温计水银端放于腋窝深处,紧贴皮肤,屈臂过胸,夹紧体温计,核对测量起始时间。5～10 分钟后取出,看清度数,按口表消毒方法消毒温度计备用。
- 腋下测量时要注意必须直接接触皮肤,并夹紧,避开测量部位的多种热源(如热水袋、电热毯等)。

【直肠测量法(用肛表)】

- 卧位 侧卧位、俯卧位或屈膝仰卧位露出臀部。
- 用少量油剂润滑肛表水银端,轻轻插入肛门 3～4cm,婴儿测量时插入肛门即可,核对测量时间。
- 3 分钟后取出,用消毒棉球擦清,看清读数,按口表消毒法消毒体温计备用。
- 协助患者擦清肛门,取舒适位,做好日期时间结果记录。

• 肛表测量时，腹泻及肛肠手术者不宜使用，坐浴或灌肠后应过30分钟后测量。

【耳温测量法（用耳温计）】

• 测量方法

（1）每次测温时务必使用一个新的、清洁的保护胶套，以确保获得准确的读数。

（2）拉直耳道，使测温头可以清楚地探测到耳鼓（1岁以下的幼儿，将耳背垂直向后拉；1岁以上儿童至成人，将耳背向后上方拉）。并按下测温钮。听到“哗”声后松开测温钮，确定测温结束。

（3）将体温计从耳道拿出，液晶显示屏显示测得的温度。

• 测温技巧

（1）右耳与左耳的温度读数可能不同，因此，请在同一只耳朵测温。

（2）耳内需无阻塞物及过多的耳垢堆积，才可以获得准确读数。

（3）外部因素会影响耳朵温度，这些外部因素包括：侧卧使一耳受压；耳朵被覆盖；耳朵暴露于很热或很冷的环境中；刚游过泳或洗过澡。

遇以上情况，恢复正常使用条件并等20分钟后再进行测温。

（4）戴助听器或耳塞的人取下设备并等20分钟后再进行测温。

（5）耳道中使用了滴耳药等药物时，应在未用药的耳朵来进行测温。

13 呼吸测量法

机体在新陈代谢过程中，不断从外界吸入氧气、排出二氧化碳，这一过程形成了呼吸。

• 正常人每分钟呼吸约16～20次，频率与深度均匀、平稳并有一定的节律。

• 一般呼吸与脉搏的比例为1:4，呼吸的频率与深浅度会受年龄、性别、运动、情绪等因素的影响而改变。幼儿比成人快，同年龄的女性比男性稍快，运动较休息为快。

• 观察呼吸的正常与否可为临床的诊断、治疗、护理提供信息。

• 用有秒针的表来测量呼吸。

• 呼吸的测量方法

（1）一般呼吸测量时应使患者处于不知觉的自然状态中，用眼观察患者的胸部或腹部的起伏，一起一伏为一次呼吸。

（2）以30秒计数，将所得数乘以2，即为每分钟的呼吸次数。

（3）当危重患者呼吸不易被观察时，可用少许棉花置于患者鼻孔前，观察1分钟棉花被吹动的次数，即为每分钟的呼吸次数。

（4）测得结果做好记录，以备参考。

（5）对呼吸异常者应及时就诊。

14 脉搏测量法

脉搏是人体表浅动脉上可以摸到的动脉搏动，正常情况下，脉率和心率是一致的，它可以为临床的诊断、治疗、护理提供信息。

• 正常人脉搏每分钟约60～100次，有规律、均匀、间隔时间相等。

• 脉搏会受年龄、性别、活动和情绪等因素的影响而变动。

• 一般幼儿比成人快，同年龄的女性比男性快，活动较休息快。

• 用有秒针的表来测量。

• 脉搏测量的注意事项。

（1）做好解释：测量脉搏前向患者做好解释，让患者保持安静。

（2）测量部位：桡动脉处最为常见。让患者手臂放于舒适位置，腕部伸展，呈放松状态。

（3）测量方法：测量脉者以示指、中指、无名指的指端放在桡动脉处，压力大小以能测得脉搏为宜。

（4）计数时间：以30秒计数，将所得脉率乘以2，即为每分钟的脉搏数；对心脏病患者以计数一分钟为宜。

（5）个别患者：如偏瘫患者测脉搏应选择健侧肢体；一侧无脉症者应选择另侧肢体测脉搏；一侧肢体受伤，选择健侧肢体测量脉搏。

(6) 及时就诊:发生脉搏异常时应及时就诊。

(7) 及时记录:测量完毕,做好日期、时间、测得结果的记录。

15 血压测量法

当心脏收缩时,血液射入主动脉,此时动脉管壁的压力最高,称为收缩压。当心脏舒张时动脉瓣壁弹性回缩,此时动脉管壁压力最低,成为舒张压。

- 正常范围　成年人收缩压为 12 ~ 19 千帕(90 ~ 140 毫米汞柱),舒张压为 8 ~ 12 千帕(60 ~ 90 毫米汞柱)。
- 影响因素　血压可受到年龄、睡眠、环境、情绪、药物、测量部位等不同而发生生理变化。
- 重要资料　定时测量血压可为患者诊断、治疗、护理提供第一手资料。
- 测量器具　血压计(一般家庭可购买表式血压计或电子血压计)、听诊器。
- 测量体位　可取坐位或卧位。
- 测量部位　一般采用上肢测量法。
- 做好解释　测压前向患者做好解释,以取得合作,并应消除劳累或紧张等因素。
- 测量方法(见 P920 血压计)
- 若用电子血压计请按说明使用。
- 测量血压应做到定时、定部位、定体位、定血压计,保证其准确性及可比性。
- 测压时应避免测患肢。
- 当测压听不清或异常时,应先排除外界的因素,如血压计的各部件完好性、袖带气袋过紧或过松,必要时可重复 1 次。但 2 次测量需间隔片刻,且在血压计及袖带气囊恢复原状后启用。
- 做好记录　对测量日期、时间、结果做好记录,血压肯定异常者应立即就医。

16 消毒隔离法

在家庭护理中,遇有传染性疾病的患者,为防止疾病的传播及交叉感染,掌握和应用常用的消毒法是维护患者及家人健康的重要措施。

【传染病患者的隔离】

- 发现传染病患者需及时将患者送往医院采取隔离和治疗。
- 如因某种原因不能送往医院时,必须在家中采取多种防护措施,并立即向地区卫生防疫部门传报。
- 有条件者让患者独居一室,无条件者至少让患者单睡一床,与健康人床位距离 1.5m 以上。
- 家庭其他人员勿吃患者吃剩的食物,在各种护理操作后需严格进行各种消毒。
- 患者使用物品尽量简单,便于消毒,并需专人处理。
- 患者尽可能不直接接触或使用家中他人的用物,如水龙头、食具、被服、厕所等。

【常用的消毒法】

- 手的消毒　用 500mg/L 的含氯消毒液,洗刷 1 分钟后用流动水冲洗。
- 食具的消毒　一般采用煮沸消毒,即用后食具放入备用锅内煮沸 20 分钟,然后冲净。请注意,剩残食物也可煮沸 20 分钟后弃去。
- 被服类消毒　患者使用的被服应在处理后再拆洗。当有强烈日光条件时,将被服直接放在日光下暴晒 6 小时,其间应定时翻动;无强烈日光条件时,可将被服煮沸 20 分钟后再按常规步骤清洗。
- 书、报等不能浸泡的物品　可在强烈的日光下暴晒 6 小时。
- 塑料、玻璃物品消毒　可采用 200mg/L 含氯消毒液浸泡 60 分钟。
- 木制品及其他用物消毒　可用每升 200mg/L 含氯消毒液擦洗。
- 房间消毒　室内定时开窗通风,地面、桌面、墙、床可用 200mg/L 含氯消毒液擦洗。室内空气可用食醋熏蒸消毒(食醋少许放入碗内用火加热蒸发)。
- 排泄物消毒

(1) 尿液、呕吐物、痰液消毒:尽可能集于痰盂中,用 3% 的漂白粉(即 100ml 水加 3g

漂白粉），或用1000mg/L的含氯消毒液浸泡30分钟后倒弃。

（2）粪便消毒：以1份大便加1/5份漂白粉，充分搅匀后放置2小时后处理。

• 对不明原因的非典型性肺炎的呕吐物消毒：10 000mg/L的含氯消毒液浸泡30分钟后倒弃。

• 便器、痰杯消毒　200mg/L的含氯消毒液浸泡60分钟，冲净备用。

• 接触有呼吸道传染病患者，如肺结核、流感、白喉等患者时要戴口罩，口罩使用后应每日清洗煮沸10分钟再晾干使用。使用时污染的手不应接触口罩。

• 接触有不明原因的非典型性肺炎的患者时要戴12层纱布口罩并每4小时更换1次。

17 糖尿病的家庭护理

糖尿病患者应该要了解本病的常识，树立打持久战的决心，建立规律的生活习惯，注意饮食控制，劳逸结合，注意个人卫生，预防感染。了解各种药物的治疗方法，对于胰岛素治疗者，要学会注射胰岛素、计算和调整胰岛素剂量。学会血糖监测。

【心理护理】

• 要掌握患者的心理变化，及时解释、开导。让患者明白心理因素对疾病的不利影响，树立战胜疾病的信心，并配合治疗。

【饮食护理】

饮食护理是治疗糖尿病最关键的环节。

• 总原则　控制糖类食品，但要保证有足够的营养。

• 控制法　主要是控制每日三餐的主食量，轻体力劳动者每日主食250～300g，重体力劳动者每日300～500g，根据胖瘦可略增、减。

• 分配法　主食在三餐中的分配是早1/5，午、晚各2/5，条件许可也可分4～5次进餐。

• 控制饮食初期，患者常有饥饿感，可以加吃“三煮菜”，即把蔬菜煮3次，将营养成分去掉，吃剩下的粗纤维，可以起到充饥的作用。一般多选用白菜、芹菜和菠菜。

• 副食与其他人相同，如有条件可增多一点。副食种类可更换，但其质量和数量应大致恒定。

• 应注意

（1）每2～3个月测量一次体重，只要体重维持正常，则可保持饮食不变。

（2）若病情控制不满意，必要时可稍减主食。

（3）活动量大时则可加餐。患者要仔细琢磨、摸索适合自身的规律，维持食量的恒定。

【药物治疗】

• 常用药物　口服降糖药有磺脲类和双胍类。

• 服药时应注意以下事项。

（1）要注意服药时间。

（2）注意有无低血糖发生。

（3）注意药物反应。

（4）定期复查血象及肝功能。

（5）药物剂量的调整要在医生的医嘱下进行。

【运动疗法】

• 适用于多数1、2型糖尿病患者。

• 禁用于重症糖尿病患者及有严重并发症的患者。

• 应注意

（1）运动时要遵循循序渐进的原则，逐步增加运动量。

（2）运动过量可加重病情。

【自我护理】

• 预防感染的自我护理　注意个人卫生，防止损伤。

（1）由于长期高血糖，血渗透压升高，抑制白细胞的吞噬能力，机体对感染的抵抗力降低，因此糖尿病患者更易受感染。

（2）高血糖利于大肠杆菌、链球菌和肺炎球菌的生长繁殖。

（3）由于代谢紊乱，糖尿病患者血管神经病变、肢体末端麻木，痛、温、触觉减退，容易遭受损伤和感染。

(4) 易患肺炎和肺结核、泌尿道感染、皮肤黏膜及软组织感染、糖尿病足等。

(5) 应注意预防感冒。

● 糖尿病足的预防

(1) 保持足部卫生。

(2) 鞋袜清洁、宽松、柔软,透气良好。

(3) 洗脚热水不宜超过40℃。

(4) 慎用热水袋热敷及火炉烤脚。

(5) 预防外伤及冻伤。

● 防止糖尿病高渗性昏迷和酮症酸中毒

坚持药物治疗,不可中断。及时调整降糖药物用量。

● 胰岛素注射的注意事项。

(1) 注意消毒无菌操作,使用一次性注射器。

(2) 注射时间:胰岛素注射时间一般在进餐前15～30分钟。

(3) 注射部位:注射时选皮下脂肪丰富的部位,常用上臂、臀部外侧、大腿外侧及腹部。

(4) 药物保存:胰岛素应存放在干燥、阴凉处,温度以2～8℃为宜。

(5) 注射时间、剂量要准确,注射部位经常更换,防止在硬结、破损处注射,影响药物吸收。

(6) 注射期间防止低血糖的发生。

(7) 胰岛素用量不可擅自减停,剂量的调整在医生详细检查血尿糖的基础上进行。

● 低血糖反应的自我护理

(1) 患者血糖控制越好,低血糖发生率越高。

(2) 低血糖的表现:强烈饥饿感、手抖、心慌、出冷汗、脉搏增快,重者神志不清、昏迷。

(3) 处理方法:立即口服饼干、巧克力、糖块等。神志不清者,立即静脉推注50%葡萄糖20～40ml。如血糖仍低于<2.8mmol/L,可再次处理。出现神志不清,紧急送医院处理。

(4) 患者外出,应携带食品和个人卡片,注明姓名、住址、患何种病。

18 昏迷患者的家庭护理

昏迷是由各种原因引起的脑功能高度抑制的一种状态,是最严重的意识障碍。临床上表现为意识丧失、对外界刺激不起反应,并有运动、感觉和反射功能障碍。

● 首先要分清是深睡还是昏迷。

(1) 睡眠:对呼唤、触动等刺激有反应。

(2) 昏迷:触动和呼唤后鼾声减轻或停止,并有一些动作,呼而不醒。

● 及时清除呼吸道的分泌物,保持呼吸道的通畅,平卧时头侧向一边以免口腔分泌物及舌堵塞气道。

● 有条件的立即持续吸入氧气,氧流量为2～4L/min。

● 了解血压、脉搏、呼吸、瞳孔的情况,并随时观察。如血压变化不大,病情允许搬动者,应立即送医院。

● 维持循环血量及水、电解质平衡。

(1) 立即输液以保证入量和给药途径。

(2) 有明显颅内压升高者,原则上每日输液不宜超过1500～2000ml,并注意补钾。

(3) 多汗、高热、呕吐者应根据病情增加1000ml左右。

● 治疗感染,控制高热。

● 要配合医生积极查找昏迷的病因及诱因,对症处理。

● 饮食的护理。

(1) 长期昏迷的患者可由鼻饲补充水分及营养。

(2) 鼻饲饮食的内容和数量应根据患者的消化能力及其热量需要而定。

(3) 一般给以高热量、高蛋白、易消化的流质饮食。

● 做好口腔、皮肤护理,预防并发症的发生。

● 眼睛的护理

(1) 每日用生理盐水或1%硼酸水洗眼1～2次,然后用无菌生理盐水湿纱布覆盖眼部或用眼罩保护。

(2) 也可用1%氨苄青霉素溶液滴眼,或用鱼肝油纱布或凡士林纱布覆盖眼部。

● 昏迷患者无法控制排尿,易造成尿潴留及尿失禁,应加强护理,必要时留置导尿管,防止泌尿道感染。留置导尿管时应注意:

(1) 每4小时放尿1次,并每天更换集尿袋。

(2) 每周1次更换导尿管,并每日用1:5000呋喃西林溶液或无菌生理盐水冲洗膀胱,每日2～4次,每次50～200ml,冲洗时保留冲洗液20分钟,然后放出,注意无菌操作。

(3) 及时清洗尿道外口分泌物,女性患者要注意会阴部的清洁,每日用1:5000高锰酸钾液冲洗外阴部2次。

(4) 大便后肛门周围也应用1:5000高锰酸钾溶液冲洗干净,注意防止污染导尿管。

(5) 清醒后,自主排尿功能恢复应及时去除导尿管。

● 有肢体瘫痪体征者,应将肢体放置于功能位,防止足下垂。按摩肢体每日1～2次,并且对瘫痪的肢体早期做被动活动。

● 促进脑细胞代谢,可用胞二磷胆碱、能量合剂、脑活素等药物。

19 高热患者的家庭护理

当机体体温调节中枢受致热原作用或本身功能紊乱时,人体体温升高超过正常范围的高限,称为发热。高温是指体温达39.1～41℃。

● 卧床休息,减少肌肉活动,减少体力的消耗和热量的产生。

● 给予高蛋白、高热量、高维生素、易消化的饮食。保证水分的摄入,应少量多次给予水的补充。

● 室内保持安静及舒适的温、湿度,注意通风,保持空气新鲜,一般室温应维持在16～18℃,湿度60%。

● 保持衣着与盖被适中,寒战时可增加盖被或热水袋、电热褥使全身保暖;大量出汗时应注意更换内衣。

● 物理降温:可采用冰袋降温、温水降温、酒精擦浴等方法。

(1) 用凉毛巾分别放于前额、颈双侧、双腋下及双腹股沟处冷敷。

(2) 如冷敷效果不理想,可用50%酒精擦浴。

(3) 高龄老人在物理降温时应注意:

○可在脚底部放置热水袋,但不宜过烫,以免引起皮肤烫伤。

○胸前部不可用酒精擦浴。

○高热寒战时不予退热处理,应注意保暖。

○寒战过后体温迅速上升时才能应用物理降温。

● 物理降温后30分钟、1小时应再次测量体温,观察降温效果。

● 药物降温 一般不要轻易应用,以免改变原有热型,给诊断和治疗带来困难。如果必须使用,应注意用量不宜过大,以免引起大量出汗、血压下降,甚至虚脱。

● 保持口腔、皮肤的清洁。

● 如持续高热不退,应送医院做进一步处理。

20 心肌梗死患者的家庭护理

患者突然发生剧烈的心前区疼痛,持续时间超过1小时,经舌下含服硝酸甘油无效,考虑为急性心肌梗死可能。

【心绞痛发作期护理】

● 休息 心绞痛发作时让患者保持镇静,立即卧床休息,将上身抬高,并解开上衣,保持安静,尽可能减少活动,减少心脏负担。

● 空气 打开窗户使空气流通。

● 吸氧 如果家里备有氧气袋或氧气筒,可立即给予氧气吸入,氧流量3～5L/min。

● 药物 舌下含服硝酸甘油。解除疼痛可用杜冷丁50～100mg肌肉注射或吗啡5～10mg皮下注射,必要时1～2小时后重复注射1次。

● 护送 立即打电话通知救护车将患者

送往附近医院救治。

(1) 最好用平板车将患者抬上救护车。

(2) 切忌让患者步行或乘公共汽车去医院。

【恢复期的护理】

● 休息

(1) 第1周:绝对卧床休息,日常生活由护理人员帮助,减少患者的体力活动,逐步在床上做四肢活动。

(2) 第2周:帮助患者离床在室内缓步。

(3) 后2周:帮助患者室外慢步走动。

(4) 病情严重有并发症者,卧床时间宜适当延长。

● 心情　避免情绪和精神紧张,保持平静和放松的心情。

● 饮食

(1) 以低盐、低脂、低热量为主。

(2) 宜清淡,多吃水果、蔬菜及粗纤维的食物,应少量多餐,一次进食不宜过饱。

(3) 忌烟酒及浓茶、咖啡。

(4) 急性期宜进流质饮食,逐渐改为半流质、软食及普食。

● 保持大便通畅　多吃水果、蔬菜等含纤维素多的食物,防止便秘。发生便秘可适当应用缓泻剂。

● 保持乐观的情绪、减轻精神负担　自我控制情绪,避免生气、情绪激动、过度紧张和过度兴奋。

● 老年患者外出时的注意事项

(1) 口袋内备卡片,上面注明姓名、住址、联系电话及患者所患的疾病。

(2) 随身携带硝酸甘油等急救药物。

● 家中应备有　急救药物、氧气装置、血压计、听诊器等。

● 按时服药,定期随访,如遇病情加重或恶化,送医院就诊。

21 心力衰竭的家庭护理

心力衰竭是指正常静脉回流情况下,由于心脏损害引起心排血量减少,不能满足组织代谢需要的一种综合征。以肺循环和(或)体循环淤血及组织血液灌注不足为主要特征,又称充血性心力衰竭,是心脏病的终末阶段。按心力衰竭发展的速度,分为急性和慢性两种。按发生部位,分为左心、右心和全心衰竭。

【急性心力衰竭的抢救措施】

● 体位　患者取坐位,双腿下垂,减少心脏前负荷。

● 吸氧　立即高流量氧气吸入。应用50%酒精湿化吸氧,可使泡沫的表面张力降低而破裂,有利于肺泡通气改善。

● 护送　立即打电话通知救护车送往附近医院救治。

【恢复期的护理】

● 休息　限制体力活动,不强调完全卧床休息。重度心力衰竭的患者应卧床休息,恢复期患者可逐渐增加活动量。

● 饮食　口味宜淡勿咸,少食多餐。

● 皮肤　水肿患者注意皮肤护理,勿擦破皮肤。勤翻身,多按摩,保持床铺平整干燥,避免褥疮。

● 药物　应用洋地黄药物(如地高辛)严格掌握剂量及用法,注意洋地黄毒性反应。

● 尿量　应用利尿剂的患者,记录尿量,每日测体重,注意电解质紊乱。

● 保暖　心衰患者要注意保暖。

● 其他　生育期妇女采取避孕或节育措施。

22 老年性慢性支气管炎患者的家庭护理

慢性支气管炎是呼吸系统的常见疾病。平时应帮助老人了解呼吸系统疾病的基础知识,在日常生活中帮助老人,加强呼吸功能的训练,进行适度的体育锻炼,避免不良因素对呼吸功能的影响,从而可以极大地改善和维持呼吸道功能。

● 注意气温的变化,防止感冒。

(1) 感冒季节不到公共场所去,以免感染。

(2) 冬天外出戴口罩和围巾,及时防治

急性气管炎,减少体力消耗。

(3) 保持室内空气新鲜、流通、清洁和阳光充足。

● 生活要有规律,适当参加户外活动,如散步、做呼吸操等,注意劳逸结合。

● 饮食宜给予高热量、高蛋白、高维生素、易消化饮食,控制食盐,避免刺激性食物。

● 患者应多喝开水,多吃新鲜水果、蔬菜和蛋白质含量丰富且易消化的食物,不宜进食太油腻的食物。若患者不能进食,应去医院静脉输液补充水分和热量。

● 患者应养成良好的排痰习惯,保持气道通畅,遇到痰液阻塞、窒息,应立即采取侧身头低位,用手拍背。年老体弱、长期卧床者,必须定时翻身、拍背,咳出痰液。

● 按时按量服药,定期随访。

● 密切观察病情,如遇感染、咯血、剧咳后突然出现胸痛、气急等气胸症状,应立即送医院就诊。

23 胸外科手术后的家庭护理

● 饮食　以高蛋白、高维生素和易消化的食物为宜,如瘦肉、鱼类、鸡蛋、牛奶或豆浆,多吃蔬菜和水果,不要偏食。

● 戒烟、戒酒,养成良好的生活习惯。

● 锻炼　经常做深呼吸锻炼,以利于肺的扩张。

● 应注意

(1) 有痰要努力咳出。为了减轻切口的疼痛,咳痰时可用手掌按住切口。

(2) 有口腔疾患或牙周感染,应及时治疗。

(3) 预防呼吸道感染,如有感染立即应用抗生素控制感染。

(4) 观测呼吸和脉搏的次数,如有脉率增快、气急、嘴唇青紫、下肢浮肿或尿少时应去医院进一步诊治。

24 泌尿道手术后的家庭护理

● 有泌尿系结石史患者的日常保健护理

(1) 生活习惯:要养成良好的生活习惯,多活动,但要注意劳逸结合,避免过于疲劳。

(2) 大量饮水:白天多喝水,要求肾功能良好的成人每日尿量在2000ml以上,利用尿流的冲洗作用,防止尿盐的沉积和结石的复发。

(3) 调节饮食:

○控制钙的摄入:限制奶制品以及富含维生素D的食物摄入量,如海产品、鱼类、肝、蛋黄等。

○避免高草酸盐饮食,如浓茶、咖啡、可乐、啤酒、豆类、巧克力、苹果、葡萄、菠菜等。

○磷酸盐结石的患者宜进酸性食物,如蛋、肉、鱼,以及特定的水果、蔬菜,如葡萄、南瓜、干梅等。

○尿酸结石的患者宜进碱性食物,如水果、蔬菜等。

● 长期留置导尿管者的护理

(1) 学会如何固定导管。

(2) 学会清洁导管周围的皮肤和皮肤的护理。

(3) 每日更换集尿袋。

(4) 每3～4星期去医院更换导管。

(5) 间隙夹住导尿管,每3～4小时开放1次,以锻炼膀胱肌肉的收缩和排空功能。

● 尿失禁者的护理

(1) 耐心护理,减轻患者的心理负担。

(2) 注意会阴部的清洁,及时更换湿内衣裤、尿布垫和床单。

(3) 协助患者变换睡卧姿势和翻身,防止皮炎和褥疮的发生。

25 前列腺增生术后的家庭护理

前列腺增生又称前列腺肥大,多发生在50岁以上的老年男性,发病因素一般认为与性激素失调有关。临床表现为进行性排尿困难,终末滴沥。晚期出现尿潴留或假性尿失禁。

● 前列腺增生患者的自我保健

(1) 不食辛辣刺激性食物、不饮酒。辛辣食物及酒都可引起前列腺充血,加重排尿困难,甚至出现急性尿潴留。

(2) 不憋尿，防止膀胱过度充盈影响逼尿肌功能，造成尿潴留。

(3) 少骑自行车，避免长期坐硬椅子。这种姿势会压迫尿道上段的前列腺部位，加重病情。

(4) 适当体育活动有助于增强机体抵抗力，改善前列腺局部血液循环。

(5) 保持心情舒畅，切忌过度劳累。

(6) 及时治疗泌尿系统的炎症，预防尿潴留。

(7) 每天睡前做提肛运动。

● 饮食以高热量、高蛋白、高维生素的饮食为主，多吃水果、蔬菜，还要鼓励患者多饮水，预防泌尿系统的感染。

● 预防复发

(1) 定时排尿：3～4小时排尿1次。

(2) 保持良好的心理状态，避免过度劳累。

(3) 出现尿频、排尿困难、尿流细等症状，及时到医院就诊。

26 膀胱肿瘤术后的家庭护理

膀胱肿瘤是常见的肿瘤疾病之一，男女患病比例为4:1。主要表现为无痛性全程肉眼血尿，尿频、尿痛、排尿困难为膀胱肿瘤晚期表现。

● 自我保健知识

(1) 注意休息，劳逸结合，避免疲劳过度。

(2) 禁止吸烟、饮酒。

(3) 避免进食过多的脂肪，养成口味清淡的习惯。多吃蔬菜，尤其是花菜、卷心菜等。

(4) 保持乐观的情绪，鼓励患者进行适当的体育锻炼，如太极拳、散步等，以良好的心态去接受各种治疗和康复训练。

● 膀胱灌注的方法及注意事项：

(1) 先插入导尿管，放出残余尿。

(2) 灌注药物用40～60ml生理盐水稀释，注入膀胱，拔除导尿管。

(3) 患者取仰卧位、左右侧卧、俯卧位各15分钟。

(4) 药物至少在膀胱内保留2小时。

● 预防复发：

(1) 定期膀胱灌注，出院后每周1次，连续6～8周；后改为半月1次，连续6次；再改为每月1次，连用1年；最后变为2月1次，再用1年。

(2) 定期复查：每3个月做1次膀胱镜检查。

27 骨折患者的家庭护理

【骨折的急救处理】

骨折的急救处理极为重要，如处理不当，轻者可加重损伤、增加痛苦；重者会引起伤口感染甚至威胁生命。

● 迅速检查　要迅速检查伤情、部位及范围，对疑有骨折者按骨折处理。

(1) 注意休克：如患者出现面色苍白、四肢厥冷、脉搏细弱等症状，提示有休克发生。应注意保暖，给予温饮料，尽快给予补液和氧气吸入。

(2) 对有颅脑复合伤而处于昏迷状态者，应注意：

○保持呼吸道通畅。

○检查有无瞳孔变化、耳鼻道有无出血。

(3) 对有闭合性损伤者，避免过多的搬动而增加患者的痛苦。

(4) 对有患肢严重肿胀并伴有剧烈疼痛与肢体畸形者，可剪开衣袖和裤子，并用夹板予以固定。

● 止血包扎

(1) 有创口出血者应局部加压包扎，达到止血的目的。

(2) 尽可能选用清洁的布类。

(3) 四肢的大血管出血可用胶皮带或缠绕毛巾代替止血带止血。

(4) 包扎止血带时不应与皮肤直接接触，可用布类作为衬垫，并在明显部位加以标识，写上包扎止血带的时间，必须每小时放松1次，每次5～10分钟。

● 初步固定

(1) 骨折肢体必须立即予以固定。

(2) 取材:固定的用具可就地取材,如树枝、木板、竹片、硬纸板等。

(3) 实在无东西时,可将上肢悬吊于胸前,下肢可与健肢绑在一起。

(4) 未作固定者严禁搬动。

(5) 在运送患者时力求平稳、不倾斜、少震动。

【石膏固定的护理】

● 进行石膏固定的患者应睡硬板床,床单要保持清洁干燥。

● 皮肤要洁净,用50%酒精按摩骨突部位,定时协助翻身,预防褥疮的发生。

● 加强石膏固定部位的观察。

(1) 固定躯干者:应观察有无呼吸困难、腹胀、腹痛、恶心、呕吐等症状发生。

(2) 固定肢体者:应在患肢下垫一软枕,抬高患肢,利于静脉回流,减少肢体肿胀。

(3) 严密观察肢体外露部位的肤色、温度、感觉和活动情况,倾听患者的主诉,石膏过紧必须剪开。

● 以下情况应立即去医院就诊

(1) 下肢采用石膏固定的患者能测到足背动脉的搏动,若不明显,则提示有血液运行障碍;

(2) 在石膏内某部有针刺样疼痛或嗅到特殊的臭味。

● 鼓励患者多饮水,多吃水果、蔬菜,保持大便通畅。

● 注意保暖,多做深呼吸运动,防止发生坠积性肺炎。

● 增加营养,促进骨折的愈合。

【骨折的功能锻炼】

● 骨折早期

(1) 时间:伤后1～2星期。

(2) 形式:使患肢肌肉做舒缩活动。

(3) 目的:促进患肢血液循环,有利于消肿,防止肌肉萎缩,避免关节僵直。

(4) 原则:骨折部位附近的关节不应活动,其他无挫伤的关节均应进行功能锻炼。

● 骨折中期

(1) 时间:两星期以后。

(2) 形式:在医生的指导下逐步活动骨折部位附近的上、下关节,动作须柔和缓慢。

(3) 范围:活动范围由小到大,直至接近骨折愈合时,活动次数才可适当增加。

● 骨折后期

(1) 形式:加强患肢关节的主动锻炼。

(2) 目的:使关节能迅速恢复正常活动范围。

28 胃肠道术后的家庭护理

【胃十二指肠溃疡术后家庭护理】

胃十二指肠溃疡亦称消化性溃疡,可发生于食道下端,胃、十二指肠、胃空肠吻合术后,但以胃及十二指肠球部最为多见。

● 生活要有规律,养成良好的饮食习惯。饮食应定时定量、细嚼慢咽。少食生冷、过烫、过辣、油煎炸及粗糙食物,避免损伤消化道黏膜。

● 帮助患者戒烟酒,因为:

(1) 烟叶中的尼古丁能损伤胃黏膜,长期吸烟能使壁细胞增生和胃酸分泌增多。

(2) 尼古丁还可以降低幽门括约肌张力,使胆汁容易反流入胃,抑制胰腺分泌碳酸氢根离子,因而削弱十二指肠腔内对胃酸的中和能力。

(3) 酒精是胃黏膜屏障的破坏者,造成胃黏膜的水肿、出血、糜烂而导致溃疡。

● 保持平静的心境,避免情绪激动及过度紧张、焦虑,遇事冷静,善于释放较大的精神压力,多与他人交流,保持乐观的精神状态。

● 术后并发症的预防

(1) 倾倒综合征与低血糖综合征:

○倾倒综合征:表现为进食,特别是进甜食后,患者感觉剑突下不适、心悸、乏力、冷汗、头晕恶心呕吐以至虚脱,并有肠鸣和腹泻。

○低血糖综合征:发生在进食后2～4小时,表现为心慌、无力、眩晕、出汗、手颤、嗜睡,也可导致虚脱。

○预防：术后早期应少食多餐，使胃肠道逐渐适应。避免进甜食，进食后平卧10～20分钟，可使倾倒症状缓解。少数患者经两年以上治疗未能改善症状，应手术治疗。

（2）碱性反流性胃炎：

○发生时间：一般于胃大部分切除术后1～2年出现。

○典型表现：剑突下持续烧灼痛，进食后加重，抗酸剂无效；胆汁性呕吐，呕吐后疼痛依旧；体重减轻；患者常有贫血、低胃酸和无酸；胃镜检查胃黏膜充血、水肿、轻度糜烂，容易出血；活检显示慢性萎缩性胃炎。

○治疗原则：症状严重者应手术治疗。

（3）吻合口溃疡：

○发生部位：多见于吻合口的空肠侧，90%以上发生在十二指肠溃疡行胃大部分切除后。

○发生时间：发病于术后两年内。

○典型表现：症状与胃溃疡相似，但疼痛较剧，无明显节律性，易并发出血、穿孔或形成胃空肠结肠瘘。

○治疗原则：药物治疗效果较差，宜再做手术治疗。

（4）营养性并发症：

○表现：营养不足和体重下降，贫血、腹泻和脂肪泻以及胃病和骨质软化等。

○治疗：对原发病因，主要在于调理饮食和进营养食物、补充维生素B_{12}及叶酸、补充钙和维生素D等；对腹泻和脂肪泻者需注意饮食和服用帮助消化的药物及收敛药。

【胃癌术后的家庭护理】

胃癌是消化道最常见的恶性肿瘤，发病年龄以40～60岁多见，男女患者比例为3:1。早期症状不明显而易被忽视，类似胃十二指肠或慢性胃炎等症状。随病情的发展出现上腹疼痛、食欲不振、消瘦、体重减轻。晚期出现肝肿大、腹水、锁骨上淋巴结肿大。

• 饮食　术后1个月内应每日5～6餐，进易消化、高蛋白、高维生素饮食。忌食辛辣、生硬、过冷、过热及油炸食品，进食定时定量、少食多餐。

• 活动　出院后适当活动，注意劳逸结合，1个月内可生活自理。两个月可参加轻劳动，一般3个月后可恢复工作。

• 随访　术后患者定期进行全身检查，防止癌肿转移及复发。

• 预防　术后要预防并发症的发生，如倾倒综合征、低血糖综合征、营养性并发症、骨质疏松、骨质软化等。

【直肠癌术后造口的护理】

• 造口的护理

（1）正确使用人工肛门袋：造口袋的剪口要比造口本身大少许，不可太大或太小，太大则皮肤外露，使排泄物接触皮肤造成损伤，太小则紧逼造口影响血液循环。

（2）造口本身是回肠或结肠的一部分，其表面布满微细血管，在清洁时应用软布或软纸仔细轻柔擦拭。

（3）造口本身是红色的，好像嘴唇内部颜色，若有颜色改变应立即去医院检查。

（4）注意造口周围皮肤的清洁、干燥，并经常用氧化锌油膏涂周围皮肤，防止皮肤糜烂。切勿用消毒药水清洁造口及周围皮肤。

• 饮食指导　注意调节饮食，进易消化的食物，避免太稀或粗纤维太多的食物。以豆制品类、蛋、鱼为好，另加菜汤果汁，使大便干燥，便于清洁处理。

• 掌握活动强度，避免过度增加腹压，引起人工肛门的结肠黏膜脱出。

• 若发现人工肛门狭窄和排便困难应及时到医院复查。

• 预防肠造瘘口的并发症

（1）造瘘口黏膜炎：

○原因：因机械性损伤引起的急性黏膜炎，严重者可呈急性出血性黏膜炎，常为护理不当，使用粗糙手纸反复擦拭造瘘口及患者缺乏自我处置经验所致。

○处理：应避免用粗糙卫生纸或布用力擦拭造瘘口，如有黏膜出血，可用凝血酶或呋锌膏洒涂黏膜面，辅以局部理疗及冷湿敷治疗。

(2) 造瘘口周围炎:

○原因:因肠内容物流出沾染造瘘口周围皮肤引起腐蚀,发生急性炎症,轻者皮肤充血、红肿、疼痛,重者皮肤糜烂、出血、形成溃疡,多见于腹泻,稀便不易控制或肛袋使用不当。

○处理:应用止泻、收敛药,使造口排出成型的粪便,如碳酸铋或易蒙停等。饮食方面注意多食高蛋白、低脂肪、低纤维素食物。还应加强造口的局部护理,急性期可应用持续吸引,保持造瘘口清洁,局部涂氧化锌油膏,保护皮肤,保持造瘘口周围皮肤干燥,正确使用优质肛袋。

(3) 造瘘口狭窄:

○原因:多发生于手术后 4 ~ 6 周,多见于腹壁脂肪较厚的患者。可因腹壁造口过于狭窄而引起结肠造瘘腹壁全程通道狭窄,但发生肠梗阻症状者少见。

○处理:为预防造瘘口狭窄,应于手术后第 2 周开始用手指扩张,以食指容易插入为度。如已发生狭窄,小手指尖不能通过者,可改用金属扩张器顺序扩张,每周 2 次,每次 5 ~ 10 分钟。如发生梗阻症状有排便困难者,宜行手术治疗。

29 胆管手术后的家庭护理

急性胆囊炎是由于胆囊管梗阻和细菌侵袭而致的胆囊急性炎症。常在进食油腻食物后或夜间发病。主要表现持续性右上腹痛伴阵发性绞痛,并向右肩胛部放射,伴有恶心、呕吐、发热。好发年龄为 31 ~ 50 岁,女性多于男性。可分为急性单纯性胆囊炎、急性化脓性胆囊炎、急性坏疽性胆囊炎。

【急性胆囊炎术后家庭护理】

• 饮食 以高热量、高蛋白、高维生素的饮食为宜,避免油腻食物。

• 习惯 养成良好的饮食习惯,注意饮食卫生,勿暴饮暴食,应少量多餐。避免饭后剧烈活动。

• 休息 养成良好的工作和休息规律,避免劳累及精神高度紧张。手术后 1 个月内应注意休息。一般两个月后可以恢复工作。

• 随访 根据医生的医嘱定期门诊随访;有异常情况及时去医院就诊。

30 放疗、化疗期间的家庭护理

癌症是人类健康的大敌,但是随着诊疗水平的提高,癌症并不是不可治愈的。目前的治疗方法有手术切除、化疗、放疗、中医中药和免疫治疗 5 种。放疗、化疗期间的家庭护理应注意:

• 心理护理 癌症患者的护理首先是做好充分的心理护理。以充分的心理准备来应对可能发生的情况。

(1) 脱发:

○患者心理:放疗、化疗引起的脱发等严重影响了患者的自身形象,使患者产生自卑心理。

○处理方法:家属应给予充分的理解和支持,使患者保持情绪的稳定和乐观,正确对待疾病,树立起战胜疾病的信心。

(2) 结肠造口:

○患者心理:有结肠造口的患者往往觉得自己再也无法像正常人一样生活工作,因此有悲观厌世的情绪。

○处理方法:家属应以极大的耐心与护理人员一起做好患者的人工肛门护理,并请康复的患者现身说法,说明只要对造口有充分的了解,掌握自理的方法,一定能应付自如,重返工作岗位和日常生活社交圈。

• 生活要有规律 参加适当的文化娱乐和体育锻炼,避免过度劳累。

• 康复锻炼 由于术后患者比较衰弱,要逐步恢复体力,不要急于求成。

(1) 乳腺癌术后着重患肢的功能锻炼。

(2) 肺癌术后加强胸部活动。

• 合理的膳食营养

(1) 原则上以高蛋白、高热量的食物为主,如蛋、乳类、鱼类、肉类等,保证足够的营养摄入。

(2) 多吃水果、蔬菜等。

(3) 食物不必过精过细。

(4) 如有厌食、恶心、呕吐等不良反应，应少量多餐，吃容易消化的食物。

(5) 不要吃辛辣、过甜、油腻的食物。

(6) 宜吃咸味的点心和食物。

(7) 饭菜要尽量色香味形俱全和多样化，创造良好的进食环境，放松患者的情绪，促进患者的食欲。

● 提高患者的防御功能　抗癌治疗在抑制癌细胞的同时对正常的细胞也有严重的杀伤作用，如白细胞下降，削弱了患者的防御功能。日常生活中应注意：

(1) 居室要经常通风，床单和衣物经常拆洗和日光照射，不要到人群密集的场所，以免继发感染。

(2) 每日测体温 1 次。

(3) 指甲要及时修剪，避免抓破皮肤引起感染。

(4) 对长期使用激素、抗生素、抗癌药的患者，应注意口腔卫生，饭后睡前用 2% 碳酸氢钠溶液或 4% 复方硼酸溶液漱口，以防止真菌生长。

(5) 对血小板减少者，平时应使用软毛牙刷，保护牙龈；日常生活中注意安全，避免外伤。

(6) 多喝开水，加速药物毒素的排泄，减少不良反应。

● 放疗患者　要密切观察放射局部皮肤有无放射性皮炎，应注意：

(1) 保持局部皮肤的清洁，避免日晒；

(2) 保护好放疗的标记。

● 化疗患者要注意保护静脉，以免药物外渗使组织坏死。

● 治疗期间密切随访白细胞，如低于 $4\times10^9/L(4000/mm^3)$ 应去医院就诊。

● 随访　癌症患者一定要定期随访，一般 6 个月内 1 个月 1 次，然后 3 个月 1 次，以后 6 个月 1 次，以做到早期发现有无肿瘤复发。

● 晚期癌症患者有不同程度的疼痛，为了提高患者的生活质量，可给予止痛治疗。

● 家属应在医护人员的指导下学会观察不良反应，如呼吸抑制、嗜睡、皮肤瘙痒、恶心、呕吐、尿潴留。

31 血液透析患者的家庭护理

血液透析是治疗急、慢性肾衰竭以及某些药物或毒物中毒的有效方法。目前世界上约有 50～80 万患者依赖其维持生命，5 年生存率已达 70% 以上，有患者已生存 20 年以上。许多国家已经可以进行家庭透析。

● 心理护理　慢性肾衰患者由于病情长、迁延不愈、甚至终身带病等特点，容易产生精神痛苦、情绪悲观、易丧失信心，凡事依赖、焦虑不安并易激怒。对患者应进行：

(1) 家属和患者应正确地了解血液透析的有关资料，让患者看到未来、看到希望；

(2) 要创造一个安静、清洁、舒适、幽雅的环境，使患者心情愉快；

(3) 家属要多陪伴患者，让患者感到他没有被遗忘，仍是家庭和社会的一员。

● 休息　门诊透析的患者，回家后应卧床休息，减轻肾脏的负担。

● 饮食　血透时可丢失一定量的氨基酸和维生素，要注意饮食补充。

(1) 每周透析 10～15 小时者，每日蛋白质摄入量为 1.0～1.5g/kg 体重。

(2) 蛋白质的补充宜用含必需氨基酸的高生物价蛋白，如蛋、牛奶、瘦肉、鱼补充。

(3) 有高血压、水钠潴留或心功能减退者限制钠盐。

(4) 少尿或无尿者要控制饮水量。

(5) 两次透析期间体重增加不得超过原体重的 5%。

(6) 高钾血症是造成心脏骤停的原因，应特别注意食物中钾的摄入量。一般每日 $<1300mg$，尿少血钾浓度偏高的患者应尽量少进含钾高的蔬菜、水果、坚果类、蘑菇、茶、可可、巧克力、速溶咖啡等。

(7) 高磷血症可造成骨质变软，故应控制磷的摄入量，一般每日 $<900mg$。含磷高的食物有奶制品、蛋白、内脏（心、肝等）、虾仁、肉松、豆制品、坚果类、花生、芝麻等。

(8) 应适当补充水溶性维生素和微量元素。

● 加强卫生宣教,提高患者对疾病的认识,积极配合治疗。

● 记录 24 小时出入量,尤其是尿量,如 24 小时尿量 <50ml,应立即去医院就诊。

● 注意皮肤护理

(1) 由于尿素、尿酸、肌酐等含氮物质从汗腺排出,刺激皮肤导致皮肤干燥、瘙痒,因此,应保持皮肤清洁,经常温水擦浴,避免使用肥皂和酒精。

(2) 剪指甲,防止抓伤皮肤。

(3) 床铺保持清洁、干燥、平整、松软,预防褥疮。

● 保持口腔清洁 防止口腔感染,增进患者的食欲。

● 按时服药,按时进行透析。

● 注意保暖,防止受凉感冒而加重病情。

● 定期随访,避免使用损伤肾功能的药物。

● 出现消化道症状、神志改变、高血压、出血倾向等,需及时就医。

第四章　妇幼卫生保健

1 青春期保健

【你需了解】

● 青春期是幼年走向成年的过渡阶段，是机体的形态和功能、心理和行为、社会、人格等方面全面发育和发展的过程。

● 青春期年龄范围从 10 岁开始到 20 岁，但开始的早晚存在个体差异。

● 青春期最突出的变化是下丘脑垂体卵巢轴的成熟，并相应增加了其激素的分泌量，进一步促进全身各组织的迅速发育。

● 青春期常见的疾病可有以下几种，青春期月经病（包括功能失调性子宫出血、闭经及贫血）、青春期甲状腺肿大、青春期高血压。

● **经期卫生**　初潮时生殖系统发育尚未成熟，因此初潮后 1～2 年内可能有闭经或月经过多、月经紊乱等现象出现，均属正常生理现象。

【注意事项】

● 建立月经卡，记录月经时间、经量、经期、痛经及白带情况（包括白带的性状，异味）。注意经期卫生，经期保持外阴清洁，禁用盆浴，宜用淋浴。注意月经垫的卫生、清洁，勤换，避免性交。

● 注意保暖，避免寒冷刺激，不宜游泳，洗冷水澡，下水田劳动。

● 避免过度劳累。避免重体力劳动及剧烈的体育运动。

● 月经期不宜进食生冷、酸辣食物，不宜饮酒，宜多喝水，多吃蔬菜及瓜果。

● 不要过度紧张，出现有乳房胀痛、小腹胀痛时，都属于正常现象。

【营养指导】

● 青春期身体及各器官生长迅速，而且青年人活动较多，因此对营养的需求明显增加。

● 蛋白质是非常重要的营养物质，它参与了人体激素、抗体及酶的合成。如青少年出现偏食、挑食，则将影响蛋白质的摄入而直接影响健康。

● 青春期因生长需要及活动量的增加，对热量的需要亦有增加。热量的来源主要是糖类（约占 60% 左右），其他来源为脂肪及蛋白质，因此应增加饭量而不能节食。

● 矿物质和维生素亦是必要营养素，必须补充。

● 人体中 70% 由水组成，青少年要养成多饮水的习惯。

2 孕期卫生保健

从精子与卵子结合形成受精卵直到胎儿及其附属物在子宫内发育成熟娩出这段时间称为孕期，时间为 280 天（40 周）。

【你需了解】

● 如何确定怀孕。育龄妇女如月经向为规律，当月经停止时就应怀疑是否怀孕，需就医确诊。

● 预产期的计算，以末次月经月份减 3，日期加 7。如末次月经为 2002 年 4 月 17 日则预产期应是 2003 年 1 月 24 日。

● 为了适应妊娠期的发展及分娩时的需要，孕妇身体各系统会发生相应的变化，如子宫变大，并有不规则的无痛性宫缩出现，且随着妊娠月份增加而次数增多，阴道变松软；血红蛋白下降，凝血因子增加，血液呈高凝状态；心率加快，血压稍高于正常；肠蠕动减少，可发生便秘等。

● 肝功能维持良好，但常规肝功能测定可略高于正常，产后能自行恢复。

● **孕期共分 3 阶段**

（1）孕早期（妊娠开始～ 12 周）：此时可能有恶心、呕吐、乏力、嗜睡等症状出现。

（2）孕中期（孕 13 ～ 27 周）：初产妇约

于16～18周可出现胎动，经产妇约18周始出现胎动，并随妊娠月份增加胎动逐渐增加。

(3) 孕晚期(妊娠28周以后)：此时由妊娠所发生的生理改变及负担达到高峰，因此可出现许多合并症，如早产、胎膜早破、妊娠高血压综合征、胎儿生长发育迟缓、贫血等，并可出现无痛性不规则的宫缩。38周以后胎动因胎儿增大而减少。

【卫生指导】

● 孕妇应进行适当的活动，但不要负重劳动，以免引起流产。

● 饮食应多样化，尽量避免偏食。饮食中应包含有充分的热量、蛋白质、矿物质、各种维生素和微量元素。避免食用刺激性食物，如辣椒、咖啡、浓茶等。

● 睡眠 每天必须保证夜间8小时睡眠，中午及晚饭前后应有短时间休息。

● 清洁卫生 注意口腔、皮肤、乳房及外阴部的卫生。勤洗澡及换洗内裤。防止感染。

● 衣着 孕妇宜穿宽松保暖的衣裤、平底鞋。

【你需就医】

● 孕早期出现剧烈呕吐而不能进食，孕妇出现口干等脱水症状时。

● 孕期阴道出现流血或小腹隐痛、腰酸等症状。

● 孕中、晚期16～18周尚未出现胎动，有阴道出血并不伴有腹痛时。

● 腹部有外伤史，伴有持续性腹痛时。

● 原有正常胎动突然减少，甚至消失时。

● 阴道流水。

● 孕期出现头晕、眼花、胸闷、浮肿等症状时。

【特别提示】

● 孕期是孕母孕育胎儿的一个重要过程，必须在医生的密切关注和一系列化验、检验的监护下完成。因此产前检查就特别重要，孕妇必须按医生规定定期进行产前检查，以便能及时发现孕期中的一些异常情况并及时处理。

● 胎动是孕期自我监护胎儿情况的一种方法，每个孕妇必须重视胎动的计数。由于胎儿的生物钟与成人颠倒，一般晚上8点到12点时胎动较活跃，而早晨胎动较少。

3 产时保健

产时保健是指自临产开始到分娩后两小时的保健。这一阶段是围产期的关键，它关系到母婴两人的生命安危。

【你需了解】

● 正常分娩是一种自然的生理过程，每位正常妇女都能顺利度过，孕妇对此应有充分了解，并消除恐惧心理。

● 孕妇在分娩前应了解整个分娩过程及无痛分娩助产的相关知识，以加速分娩、减轻疼痛。

● 产程共分3阶段

(1) 第一产程：从有规则宫缩开始到宫口开全，初产妇约16小时。

(2) 第二产程：宫口开全到胎儿娩出，初产妇约2小时。

(3) 第三产程：胎儿娩出到胎盘排出约30分钟。

【处理】

● 定期作产前检查。治疗并纠正产前的并发症，如高血压、贫血等。

● 要有良好的卫生习惯，尤其是接近预产期应禁止性交，并保持外阴清洁，以免引起胎膜早破及产道感染。

● 分娩时产妇体力消耗很大，要保证休息及进食，从而能有充沛的精力度过分娩期。避免因过度疲劳造成子宫收缩乏力而引起滞产及产后出血。

【分娩时指导】

无痛分娩助产法有以下几个步骤。

● 深呼吸法 第一产程中每次有宫缩时做深呼吸，即用鼻子深吸气后用嘴慢慢呼出。

● 按摩法 阵痛加剧后用两手配合深呼吸在腹部两侧轻轻按摩腹壁皮肤。

● 压迫法　可与按摩法交替使用，用手指紧压腰骶部最酸痛的地方。

4 产褥期保健

产褥期是指自胎盘排出后到子宫恢复至未孕时状态的时期，一般大约需要42天。

【你需了解】

● 产褥期，子宫逐渐恢复，子宫的体积缩小、子宫颈完全复旧、子宫内膜修复、恶露产生。

● 恶露在产褥期不同时期有不同的性状，但均有血腥味而无臭味，可分为3种：①红色恶露，分娩后至产后1周，出血量多，色鲜红；②浆性恶露出现在分娩后1～2周内，色淡红，似浆液；③白色恶露分娩2周以后出现，色淡黄、白色，大约持续2～3周。

● 产褥期不仅子宫发生变化，全身各器官、系统亦相应从孕期的变化中逐渐恢复正常。

● 产后乳房开始泌乳。乳汁的多少与新生儿正确的吸吮及产妇的营养、睡眠、健康状况有关。

● 孕期腹壁的弹力纤维断裂而引起的紫红色的妊娠纹逐渐变成永久性的银灰色的妊娠纹。

● 产程中胎先露压迫膀胱，使膀胱黏膜充血、水肿、膀胱肌张力减弱，再加上腹壁松弛，会阴伤口疼痛容易引起尿潴留。

【你需注意】

● 产后第1天宜进食清淡食物，之后应注意补充丰富营养，不偏食，多进易消化、高蛋白及汤汁食物。对维生素及铁剂要适当补充。

● 分娩后必须尽早小便，一般产后2小时应小便1次，如发生排尿困难或不畅时必须及时通知医生。

● 母乳是婴儿最好的食物，母乳喂养对产妇及婴儿均有很多益处，如帮助母亲子宫复旧、母乳中含有丰富的、婴儿所需的免疫物质，因此如产妇没有特殊情况均应进行母乳喂养。母乳喂养应遵循按需喂养的原则。

【卫生指导】

● 产妇需要安静、通风、阳光充足的休养环境。

● 产妇分娩后出汗较多，因此有条件者可每日用热水洗澡，并勤换衣裤。但产后4周内及恶露未净者禁止盆浴。

● 乳房护理：第一次哺乳前先用肥皂及温水洗净乳头、乳晕，以后每次哺乳完毕后都挤一滴乳汁涂于乳头以保护之。

● 坚持正确的哺乳姿势。

● 每次哺乳完毕后应将乳汁挤空，以利乳汁的分泌。

● 乳头轻度皲裂可继续哺乳，并于哺乳后用10%鱼肝油铋剂涂擦乳头，于下次哺乳前洗净；重度者可用乳头罩间接哺乳。

● 产妇应根据自身健康情况，尽早活动，一方面可促进排尿、排便；另一方面可增进食欲，有助早日恢复体力。

● 外阴部每日2～3次用温水或1:5000的高锰酸钾液擦洗，尤其是外阴部有伤口者更应经常换月经垫，保持外阴清洁及干燥。

【你需就医】

● 如乳房出现硬结并表面红肿，触之有痛，则应考虑有感染。

● 会阴伤口出现红肿痛时。

● 恶露有异味或至42天左右尚不净。

5 哺乳期保健

【你需了解】

● 乳汁中含有丰富的营养成分，母乳中乳蛋白占60%，且易被婴儿吸收；母乳中牛磺酸含量较牛乳高8倍，对婴儿的大脑及整个中枢神经系统的发育起重要的作用；母乳中含有丰富的维生素、微量元素及多种抗体和抗感染因子，可以提高婴儿的免疫能力。

● 母乳喂养可增进母子感情交流，有利于建立母婴之间温馨与亲密的关系。

● 母乳清洁、方便、经济、温度适宜。

● 分娩后7天内的乳汁称之为初乳，因含有丰富的胡萝卜素故色黄。此时乳汁内含有的抗体、蛋白质较高故质稠。

● 泌乳量随婴儿需要量增多而逐日增加,一般在产后6个月逐渐下降。

● 产妇应带宽松的胸罩托起乳房,保持乳腺管通畅。

【哺乳期卫生】

● 做好哺乳期卫生是为了保证产妇有充足、高质量的乳汁分泌以满足婴儿生长发育的需要。乳汁的分泌受到产妇的情绪、饮食、服药、疾病等因素的影响。

● 开奶时间越早越好,正常新生儿应在分娩后立即开始哺乳。

● 按婴儿的需要哺乳,一天不少于12次。并鼓励产妇坚持夜间哺乳。频繁的吸吮和排空乳房,有利于促进乳汁的分泌。有力的吸吮还可加速子宫的复旧和恶露的排出。

● 哺乳持续时间一般为每侧乳房15分钟左右。但如婴儿吸吮速度较慢则可延长吸吮时间。

● 哺乳前乳母应洗净双手及乳头,选择舒适的姿势(卧式或坐式)。吸吮时应让婴儿吸住乳晕,可减少乳头疼痛,是预防乳头皲裂最有效的方法。

● 喂奶完毕一定要待婴儿放松乳头后才将乳头轻拉出,也可用手揿婴儿下颏让婴儿口腔张开、放松乳头然后退出乳头。哺乳完毕挤出乳汁涂于乳头防止皲裂。

● 每次喂奶后要排空乳汁,双乳要替换吸吮。哺乳后抱起婴儿轻轻拍背1～2分钟,帮助孩子排出胃部气体,以防吐奶。

● 乳母生活要有规律,精神愉快,保证从饮食中摄取足够的蛋白质及热量,并多食用蔬菜及汤汁,以保证有充分的乳汁分泌。

6 急性乳腺炎的防治

【你需了解】

● 急性乳腺炎是产褥期的常见病,大多发生于产后3～4周,以初产妇为多见。

● 发病原因是乳汁淤积。每次哺乳时未能排空乳汁,引起乳腺管阻塞,细菌侵入;也可因乳头皲裂,细菌侵入及婴儿鼻咽部的隐藏的致病菌直接沿乳腺管进入乳腺小叶而引起。

【症状表现】

● 起病时有高热、寒战,乳房肿胀、局部红肿、压痛。

【预防】

● 关键在于重视哺乳期保健。哺乳期要保持乳头清洁,对内陷的乳头要逐渐牵拉出来,避免乳头损伤及皲裂,防止乳汁淤积等诱发因素。

【处理】

● 早期时可用胸罩将乳房托起,局部冷敷,减少乳汁分泌。治愈后可继续哺乳。

【你需就医】

● 如感染严重有发热等症状时应停止哺乳,用吸奶器吸出乳汁,并到医院就诊。

【乳汁分泌过少】

● 乳汁分泌过少除少数因疾病引起外,大多都由哺乳方法不正确等因素导致,可通过诱导而恢复。

【发病原因】

● 乳房发育不良。

● 每次喂奶未将乳汁排空,造成乳汁淤积而影响乳汁分泌。

● 每次哺乳时间过短。

● 乳母的营养状况不良可影响乳量。

● 焦虑、悲伤、紧张、不安等情绪的影响可使乳汁突然减少。

● 剖宫产术及其他手术使用镇静剂后均可影响婴儿的吸吮能力以致乳汁减少。

【处理】

● 掌握正确的哺乳方法。乳母精神愉快、营养良好、树立哺乳信心。哺乳期不可采用口服避孕药避孕。

7 新生儿保健

胎儿出生到产后28天,这一时期称新生儿期。

【你需了解】

● 新生儿的生理具有一定的特点,如组织器官发育不完善,易发生脏器功能不全;生理功能较弱,如护理不当,可导致严重疾病甚至死亡。

【新生儿的特点】

● 新生儿呼吸较浅且频率快(40～44次/min)。

● 新生儿心率正常波动大约140±50次/min。

● 大多数新生儿在出生后6小时内排尿。

● 出生后10～12小时开始排出胎粪(黏稠,深绿色),3～4天后逐渐过渡为黄色。

● 体温:新生儿皮下脂肪少,体表面积相对较大,故保温能力差。出生后如保温不好则体温可降至35℃或34℃,12小时后方回升到36℃。

● 新生女婴约有2%肉眼可见有阴道少量出血。

● 个别婴儿约在出生后2周可自乳头流出初乳样液体,为新生儿乳。

【注意事项】

● 脐部护理 新生儿脐部是一个开放的伤口,很容易受细菌的感染,所以应特别注意护理。

(1) 注意不要让尿布上的大小便污染脐部。

(2) 包尿布时不要将尿布包盖脐部,以防尿布磨擦脐部伤口及污染脐部。

(3) 如脐部有分泌物并有臭味应到医院就诊。

● 皮肤 新生儿皮肤较细嫩,因此需格外注意皮肤护理,如有条件可每天用温水洗澡。特别要注意颈下、腋下及两侧腹股沟的皮肤清洁。要经常换洗衣物。衣物应柔软,以防擦伤皮肤。

● 注意背部、臀部、骶部及皮肤皱褶处有无脓点、疱疹及红肿。如发现有脓点可用75%酒精棉签擦破涂龙胆紫。

● 小便 新生儿如奶量充足一天应有6～8次小便。

● 大便 正常为黄色软便,吃母乳的孩子为黄色糊状稀便;不含奶瓣,次数为每天数次。如大便中含有奶瓣则说明消化不佳;如大便像蛋花汤样,味臭,量多,说明小儿腹泻,应到医院就诊。

8 更年期及老年期保健

更年期又称围绝经期,是指妇女自性成熟期过渡到老年期的一个过渡时期,此阶段卵巢功能退化、生殖能力停止。卵巢功能衰退最明显的表现为“绝经”。实际更年期可长达20年,亦就是绝经前后各10年。绝经前10年卵巢功能开始退化,至绝经后10年卵巢功能消失。更年期长短因人而异,更年期结束亦即是老年期开始。

【你需了解】

● 性成熟期向老年期转化时,女性的内分泌系统发生一系列的变化,原来的平衡需重新调整才能适应,如机体自我调节不良,则可引起症状并为继发疾病提供条件。因此必须重视早期预防和治疗,以减经更年期症状和降低疾病发生率。

● 更年期保持心理健康,老年人应性格开朗、温和、胸怀宽大、善于自得其乐、排除焦虑和急躁情绪。

● 加强锻炼,坚持规律生活。运动项目、运动时间及运动量应适度,如徒步行走、太极拳等是老年人最佳的健身运动;此外,老年人仍应坚持学习,以防止智力减退。

● 合理营养,高质低量,并增加维生素(C、E、B、A、D)和微量元素硒的摄入。食物中应有足够的纤维素,并要避免不良嗜好,尤其是吸烟。

● 每年全身体检一次,以做到有病早发现、早诊断和早治疗。

第五章　计划生育

实行计划生育是我国的一项基本国策，也就是要科学地控制人口数量，提高人口素质。

计划生育工作具体包括　晚婚，按法定年龄推迟3年以上结婚为晚婚；晚育，按法定年龄推迟3年以上生育为晚育；节育，国家提倡一对夫妇只生一个孩子。

提高人口素质，必须优生优育，要避免先天性缺陷代代相传、防止后天因素影响发育。

工具避孕法

1 宫内节育器

宫内节育器（称IUD），在我国推广使用已30年。一次放入宫腔可避孕多年，是一种相对安全、有效、简便、经济的节育方法。

【使用原理】

- 通过阻碍受精过程及干扰受精卵着床而达到避孕的目的。

【适应证】

- 凡育龄妇女自愿放置IUD而无禁忌证者。
- 已有一个孩子而不宜用其他避孕方法者。

【禁忌证】

- 月经过多或过频者。
- 有痛经史者。
- 生殖器官炎症，如外阴阴道炎、重度宫颈糜烂及慢性盆腔炎，性传播性疾病等。
- 生殖器官肿瘤，如子宫肌瘤等。
- 宫颈松弛、重度陈旧性宫颈撕裂或子宫脱垂者。
- 子宫畸形，如双子宫、双角子宫、纵隔子宫等。
- 人工流产时出血过多，或宫腔大于9cm者不宜放置。
- 人工流产可能有组织残留或有感染者都暂不放置。
- 严重全身性疾病，不能承受任何手术者。
- 产后恶露未净者或会阴伤口未愈合者。

【放置时间】

- 月经净后第3～7天放置。
- 人工流产后即时放置，但宫腔过大则不宜放置。
- 产后3个月后、剖宫产术后半年可放置。
- 哺乳期放置前应排除妊娠可能。

【术前应注意】

- 经净后无性交史。
- 阴道分泌物过多者应先治疗后再放置。

【术后注意事项】

- 注意个人卫生，保持外阴清洁，避免重体力劳动1周。
- 2周内禁止盆浴及性交。
- 需了解所放置环器的类型、可放置时间及随访时间。
- 3个月内每次经期及便后注意有无环器脱落。1年内每3个月随访1次，直至取出。

【不良反应】

- 出血　常发生于放环后1年内。表现为月经过多，经期延长或月经中期出血。
- 腰酸或小腹部胀感。
- 以上不良反应如经治疗无效者可考虑取出环器。

【取环适应证】

- 宫内节育器放置后有不良反应出现，经药物治疗无效者。
- 带环妊娠（包括宫外孕）。
- 欲改换其他方法避孕者。

● 已绝经半年者。

● 环器使用到期而需更换者。

【取环时间】

● 一般为月经净后3～7天。

● 对于子宫出血不止者则可随时取出，并同时做诊断性刮宫术。

2 阴茎套

阴茎套为由男方掌握的筒状薄型乳胶制品，顶端呈小囊状。排精时精子留于小囊内使精子不能进入宫腔而达到避孕目的。阴茎套尚有防止性传播疾病传染的作用。

【使用方法】

● 必须每次性交开始时即使用，并每次更换新的阴茎套。

● 选择合适的型号。

● 使用前吹气检查证实无漏孔。

● 排去小囊内空气后方能使用。

● 排精后阴茎未软缩时捏住套口和阴茎一起取出以免精液漏入阴道。

药物避孕法

药物避孕是指用药物达到避孕的目的，使用正确其避孕有效率可达到95%以上。

【分类】

● 有复方短效口服避孕药、长效口服避孕药、长效避孕针、速效避孕药（探亲避孕药）、缓释系统避孕药及外用避孕药等。

1 复方短效避孕药

复方短效避孕药是由雌激素和孕激素配伍合成，只要按规定用药不漏服，避孕成功率为99.95%。

【药物剂型】

● 有糖衣片、纸型片、滴丸。

【适应证】

● 生育年龄的健康妇女均可服用。

【禁忌证】

● 严重心血管疾病患者不宜服用。

● 急、慢性肝炎或肾炎患者不宜服用。

● 血液病或血栓性疾病患者不宜服用。

● 内分泌疾病，如糖尿病、甲状腺功能亢进患者不宜服用。

● 恶性肿瘤、癌前期病变、子宫或乳房肿块患者不宜服用。

● 哺乳期不宜服用，因避孕药抑制乳汁分泌。

● 产后未满半年或月经未来潮者不宜服用。

● 月经稀少或年龄大于45岁者不宜服用。

● 年龄大于35岁的吸烟妇女不宜长期服用。

● 精神病生活不能自理者不宜服用。

【用法及注意事项】

● 自月经周期第5天开始（即月经来潮的第5天），每晚1片连服22日，不能间断，若当晚漏服可在次日清晨补服1片。

● 一般在停药后2～3天开始月经来潮。若停药7天尚无月经来潮，则当晚开始第2次服药。若停药后再次无月经来潮，则应停药检查原因，酌情处理。

【药物不良反应】

● 类早孕反应　食欲不振、恶心、呕吐以致乏力、头晕。程度各有轻重不同，轻症可不必处理。

● 月经影响　一般服药后月经变规则，经量减少，经期缩短，痛经减轻或消失，亦有人可发生闭经。

● 服药期可发生不规则少量出血，大多发生在漏服药后，少数人虽无漏服亦可发生。可根据发生出血的时间加用药物。如出血量如月经则立即停药待出血第5天再开始下一周期用药。

● 体重增加。

● 色素沉着　少数妇女颜面部皮肤出现淡褐色色素沉着。

● 其他影响　长期服避孕药应停药6个月后再妊娠，药物对胎儿无影响。

● 长期服用避孕药不会增加生殖器恶性肿瘤的发生率，因此长期服用是安全的。

2 长效口服避孕药

这类药物是利用药物自肠道内吸收后储存于脂肪内,缓慢释放起到长效避孕的作用。

【用法】

- 在月经来潮的第5天服1片,第10天服第2片。以后每月按第1次服药的日期服用,每月服1片。

【不良反应】

- 一般同短效口服避孕药。于停止用药后可能会有2～3个月的月经失调,因此应在停用药物时月经周期的第5天开始服用短效口服避孕药3个月,作为停药的过渡。

3 长效避孕针药

长效避孕针注射1次可避孕1个月。

【适应证】

- 生育年龄的健康妇女均可应用。

【禁忌证】

- 月经过多或周期缩短者不宜应用。

【用法】

- 第1个月于月经来潮的第5天和第12天各肌肉注射1支,以后在每次月经第10～12天肌肉注射1支。一般于注射后第12～16天月经来潮。

【不良反应】

- 用药头3个月可能发生月经周期不规则或经量增多。

4 速效避孕药(探亲避孕药)

药物具有阻碍受精卵着床,不利于精子穿透及抗排卵的作用,从而达到避孕的效果。服用时间可不受经期限制,适用于短期探亲夫妇。

5 缓释系统避孕药

将避孕药与缓慢释放性能的高分子化合物制成多种剂型,在体内进行缓慢释放起长效避孕作用。

【类型】

- 皮下埋植剂　一次插入上臂皮下,可避孕5年。有效率99%以上。具有使用方便的优点。但有不规则阴道出血或月经淋漓的不良反应,一般在3～6个月后可消失。
- 缓释阴道避孕环　国内用硅胶阴道环,空芯内含避孕药可连续使用3个月,乳汁内药物含量极少,是哺乳期妇女避孕首选药具。
- 透皮贴剂避孕　是一种含有避孕药的药膜,贴在皮肤上,药物按一定剂量及比例释放从而达到避孕的目的。效果同口服避孕药。

6 外用避孕药

由阴道给药,通过杀精或使精子灭活达到避孕目的。

【类型】

- 药膜　性交前5分钟将药膜揉成团状置于阴道深部,待其溶解后即可性交。
- 胶冻　注入阴道后杀死精子达到避孕目的。
- 阴道泡腾片　有效率达99.3%,不良反应小。

其他避孕方法

1 紧急避孕

指在无保护性生活后一定时间内,采用服药或放置宫内节育器以防止意外妊娠。应用药物紧急避孕只能对一次无保护性生活起保护作用,在本周期中不应再有无保护性生活。不宜将紧急避孕药作为常规避孕方法使用。

2 安全期避孕法

月经周期规律的育龄妇女每月排卵一次,排卵日期一般在月经中期。如果月经周期是28天,排卵日期约在月经来潮的第14天。排卵日的前5天和后4天是“最易受孕期”,除去易受孕期和月经期的时间,剩下的时间就叫作安全期,在安全期内性生活可以达到避孕的目的。

输卵管绝育术

输卵管绝育术对控制人口问题发挥了重要作用,它通过切断、结扎、电凝、钳夹、环套输卵管或用药物黏堵等使精子永远不能与卵子相遇而达到绝育的目的。它是一种安全、永久性措施,并有可逆性。如因特殊情况妇女要求复孕,可做输卵管吻合术,它的成功率可达80%以上。

【适应证】

- 自愿接受绝育手术而又无禁忌证者。
- 有严重疾病不宜生育者。

【禁忌证】

- 各种疾病急性期。
- 全身情况不适合行手术者,如心肺功能不全、血液病患者。
- 腹部皮肤有感染灶者。
- 严重的神经官能症者。
- 24小时内2次体温在37.5℃或以上者。
- 如使用腹腔镜行结扎术者则除以上禁忌证外,必须无盆腔粘连。

人工流产

因避孕失败而发生计划外妊娠,可于妊娠早期人为地采取措施达到终止妊娠的目的。但不能作为节育的措施。

方法:药物流产和人工流产术。

1 药物流产

- 是用服用药物达到终止妊娠的目的,因它不需宫腔操作,是一种简便无创伤的方法,目前使用较多,完全流产率达90%以上。

【适应证】

- 确诊为正常宫内妊娠,停经少于49天,本人要求药物流产终止妊娠的健康育龄妇女。
- 手术流产的高危对象,如剖宫产术半年以内,多次人流,哺乳期妊娠,宫体上有疤者。
- 对手术流产有恐惧心理者。

【禁忌证】

- 肾上腺疾患,糖尿病患者及肝肾功能异常者。
- 心血管系统疾病、青光眼、胃肠功能紊乱、高血压、低血压、哮喘、癫痫等。
- 过敏体质。
- 带器妊娠。
- 宫外孕或可疑宫外孕。
- 妊娠剧吐。
- 贫血,血红蛋白低于9.5g/L。
- 长期服用利福平、异烟肼、抗抑郁药、西咪替丁、巴比妥类药等药物者。
- 吸烟每日超过10支或嗜酒者。

【不良反应】

- 恶心、呕吐、下腹痛和乏力。

2 人工流产术

【适应证】

- 因避孕失败要求终止妊娠者。
- 因各种疾病不宜继续妊娠者。

【禁忌证】

- 各种疾病的急性期或严重的全身疾病,需待治疗好转后收住院手术。
- 生殖器急性炎症。
- 妊娠剧吐、酸中毒未纠正者。
- 术前2次体温≥37.5℃。

3 计划生育措施的选择

- 新婚夫妇避孕法　男用避孕套,女用外用避孕药。一般不选用宫内节育器,不宜用避孕药。
- 一个子女的夫妇避孕法　首选是宫内节育器,其次是长效避孕药(口服或注射)或皮下埋植法。
- 多子女夫妇避孕法　最好采取绝育措施。
- 哺乳期妇女避孕法　不选用避孕药,可选用宫内节育器、避孕套。
- 围绝经期妇女避孕方法　围绝经期妇女仍可能排卵,必须坚持避孕。可用宫内节育器、避孕套或外用避孕药。45岁以上禁用避孕药。

第六章　中老年卫生保健

1　人寿天年

【老年的年龄界限】

● **老年的年龄界限**　自古以来说法不一，世界各国的划分也不同。1982年联合国老龄问题世界大会提出，60岁为老年期的开始年龄，我国也如此规定。也有许多国家以65岁为老年开始。当前又有新的提法，44岁以下为青年，45～59岁为中年，60～74岁为准老年（或称老年前期），75～89岁为老年，90岁以上为长寿。

● **人的4种年龄**　从医学的角度看，人至少有4种年龄。因此，综合看待年龄才是比较科学的。

（1）日历年龄：即以出生年月来计算，亦称岁月年龄或年代年龄，也就是我们习惯称的年龄。

（2）生理年龄：按个人的健康状况、生理功能与平均年龄者对比而得的。例如，从生理上说，人到60岁就会出现头发变白、牙齿脱落、背驼腰弯、皮肤皱折等现象，而一位60岁的人未出现以上这些现象或很少出现，其生理年龄未达60岁；相反一位50岁的人却出现了以上这些生理现象，则他的生理年龄就是60岁了，即所谓"未老先衰"。因此，生理年龄不等于岁月年龄，生理年龄年轻者长寿。

（3）心理年龄：是按人的心理功能来估算的，心理功能包括学习能力、记忆能力、思维能力、动作灵活性、情绪活动以及意志活动等。一个人岁月年龄已60，但心理功能能和50岁的人媲美，那心理年龄即50岁。相反一个岁月年龄50岁的人，上述心理功能不佳，则心理年龄已超过50岁。

（4）社会年龄：是以人在社会活动中处理问题的能力来估算的，也就是通常说的成熟程度。社会年龄和岁月年龄差别很大。由于社会活动内容广泛、繁多，故社会年龄的衡量标准甚难。有的人年少得志，如古代秦国甘罗12岁拜相，是位有着卓越外交才能的少年丞相；三国周瑜16岁挂帅，统帅三军，赤壁之战，为东吴争得江东，形成三国鼎立。亦有的人大器晚成，如姜子牙在渭水河边，80岁才遇文王，拜帅伐纣，灭商兴周。

划分人的4种年龄是必要的，你可以应用4种年龄来衡量自己，争取使自己的生理、心理年龄更年轻，而社会年龄更成熟，使岁月年龄更延长。

【人的自然寿命】

● **人的自然寿命（天年）到底有多长？**这是科学家长期来研究的问题。有的科学家研究认为，动物及人类的寿命是其生长期的5～7倍，如人的生长期为20～25年，那么人的自然寿命为100～175年。

● **人的自然寿命有可能吗？**无数的事实证明，人活到100～175岁的自然寿命是可能的。世界各国的现实都证明，人的平均寿命均有延长，且提高的速度很快。

我国半个世纪前婴幼儿死亡率极高，人的平均寿命很短；现在我国婴幼儿死亡率已减到很低，人的寿命大大延长，1990年上海市统计平均寿命男性为75.64岁，女性为78.19岁。

美国早在1983年统计，百岁老人有32 000人，我国有155岁老人，缅甸有168岁的老人，匈牙利有一对夫妇分别活到172岁与164岁，澳大利亚有185岁老人，据报道世界上最长寿者是一位英国人，活到209岁。中国人过去常说"人生70古来稀"，如今，民间流传着"六十小弟弟，七十遍大地，八十到处见，九十不稀奇"的说法，足以说明人的自然寿命在延长。

● **为什么人没有活到自然寿命？**　在现

实生活中，人没有怡享天年，其原因是复杂的，常有：

(1) 化学方面、物理方面、生物方面等不良刺激；

(2) 废气污染、气候突变，病毒、衣原体、支原体、细菌、真菌、寄生虫等侵袭；

(3) 营养状态的不良；

(4) 复杂多变，难以抵御的社会环境；

(5) 人类自身保护能力(例如医药学、环保学以及自我损害，如吸烟、酗酒等)的不完善。

【特别提示】

- 人的自然年龄可达100～175岁。
- 人的寿命在延长，且提高得很快。
- 人的年龄有岁月年龄、生理年龄、心理年龄和社会年龄等。
- 要使自己的生理、心理年龄更年轻，社会年龄更成熟，岁月年龄更延长。
- 必须高度重视心理保健。

2　衰老渐至

【衰老的含义】

- 衰老的定义　在人的生命过程中，随着时间进展表现出功能不断减退，直至死亡，这个过程称为“衰老”。
- 衰与老的不同　“衰”指“衰弱”、“衰退”，“老”指“老化”、“老年”。两者不同，“衰”是指人体各个器官的功能衰退，不能以年龄界限硬性划定器官衰退；“老”是指人的一个年龄阶段，进入这个阶段的人属于老年人。

【两种衰老】

- 中老年人的生理特点，若用一句话概括，那就是衰老的逐渐产生。人体的衰老是一自然规律，从出生到生长、发育、成熟、衰老、直至死亡。衰老有两种不同情况，一种是由于精神和躯体的疾病引起的衰老，医学上称为病理性衰老；另一种是正常情况的自然衰老，称为生理性衰老。随着医学的发展，病理性衰老可以治疗，自然衰老(生理性)可以延缓，如此，便延长了人的寿命。

【衰老的特征】

- 累积的　衰老不是一朝一夕所致，是一些轻度或微细的变化长期积累的结果。
- 普遍的　衰老是个普遍现象，所有生物都有的过程。
- 渐进的　衰老是个逐渐的、持续的发展过程。
- 内生的　衰老起源于人体自身，不是外界环境造成的，但受外界环境的影响。
- 衰老使人体功能下降直至丧失，终至死亡。衰老使人体越来越容易感染疾病，促成死亡。
- 此外，人体的衰老也是个生理和心理过程。生理变化是自然规律所决定，而心理变化主要是受社会因素及外界环境的影响。生理变化会引起心理变化，但并非必然导致负面的心理变化。健康的心理状态，是延缓生理性衰老的关键。

【衰老的因素】

- 遗传因素　人的寿命在一定程度上取决于上代人的寿命，这是由遗传因素所决定。根据统计，在80岁高龄老人中，有半数以上的人，其父亲也是80岁以上的长寿老人。祖父母、父母长寿者，其子孙也多为长寿。又发现同卵双胞的寿命差距比异卵(双卵)双胞胎的寿命差距要小。另外，性别差异，寿命也不同，女性较男性平均寿命长。我国统计3000多位百岁老人中，女性占2000多位，男性占1000位。1990年上海统计男性为75.64岁，女性为78.19岁。其原因在于男女之间遗传基因的差别，目前已研究得较为详细了。
- 环境因素

(1) 自然环境因素：是指自然条件，如气候、水质、空气、辐射、噪音、微生物等。据考察，我国新疆一些地区的长寿老人很多，其原因是该地区气候较干燥，细菌不易繁殖，人体染病的机会少，地广人稀，空气新鲜，饮食中瓜果蔬菜较多，对人体长寿有利。

(2) 社会环境因素：人生活在社会之中，受到来自社会的各种因素的影响，如社会生产力发展水平、政治制度、工作条件、生活方式、人际关系、医疗卫生条件等。工作环境差、工作压力过大、工作不稳定、失业,生活无规律、夜生活过度、睡眠不足、抽烟、酗酒、吸毒,医疗卫生条件差或医疗得不到保障,均能促使衰老,缩短寿命。现代化的生活与工作,对人的体力活动要求大大减少,而体力活动又恰恰是维持人体健康的重要因素。“生命在于运动”是有其一定道理的。

● 心理因素　人都生活在社会中,在与他人相互交往的过程中所产生的心理活动,也影响着人体的衰老过程。如果你的工作条件好,事业有成,工作顺利,人际关系融洽,家庭幸福,心情舒畅,这时,食欲正常,睡眠充足,精神和身体得到充分的调养和休息,内外环境协调,免疫功能得到最佳发挥,抗病能力增强,此时你是保持在最佳健康状态。这就是积极作用。相反,如果你的工作条件很差,工作不顺利,事业屡受挫败,人际关系紧张,家庭失和,心情抑郁烦躁,情绪起伏不定,自然吃不香,睡不安,你的身体和精神得不到适当的调养和休息,内外环境不协调,免疫功能亦随之下降,抗病能力降低,各种可能的疾病因素即乘虚而入,影响你的健康。

● 营养因素　营养是影响衰老与寿命的重要因素。正确合理的调配膳食,能延缓衰老;不正确、不合理的膳食能导致疾病,促使衰老。当前我国居民的营养状况为“富裕型和贫困型营养不良病共存”。生活水平的提高后,不少中老年人存在着营养结构不合理以及偏食、挑食、喜食等不良饮食习惯,又不恰当地进食滋补品,引发各种疾病,如中老年人最常见的动脉粥样硬化、冠心病、糖尿病、脂肪肝、痛风等。

某些营养过少,也可引起疾病。例如,能量摄入不足会引起消瘦、乏力、儿童生长发育受限,血糖过低还能引起低血糖休克;蛋白质是构成和修复身体各种细胞的材料,蛋白质摄入不足,维生素、无机盐(矿物质)和微量元素缺乏引起的疾病,更是较为常见的现象。目前,城市居民普遍存在钙、锌、维生素 A 和核黄素(维生素 B_2)缺乏。因此,膳食中营养成分的过多或过少,都会影响人体的健康和寿命。

【特别提示】

● 衰老是不可避免的自然规律。

● 衰老可以延缓,人的寿命可以延长。

● 衰老和心理因素、社会因素、营养状况有着密切关系。

3 中老年人的生理特点

【中年人的生理特点】

一般认为45岁便进入中年,开始逐渐衰老,出现老年的征象。有的人出现得较早,有的人出现得较迟;有的人发展得较快,有的人发展得较慢。

中年人的生理特点,便是从人生鼎盛时期向衰老转变。随着时光的流逝,充沛的精力、敏锐的思维、强劲的记忆力、旺盛的体力,不知不觉中逐渐减退,体质由盛趋衰。许多疾病便偷偷袭来,“疲劳综合征”、“压力综合征”、心脑血管病和癌症等常接踵而来,甚至致使一些中年人早逝。

【老年人生理特点】

65岁便称老年。老年时表现为眼睛昏花;头发稀少变白,胡须变白;听力下降,双耳背聋;牙齿松动,开始脱落;皮肤松弛,皱纹密布;腰弯背弓,步履蹒跚;记忆减退,忘性加重……老年人可由以上表现的某一方面先开始。

随着年龄进一步增长,老年人的生理功能更是每况愈下、活力减低、精力减退;最后出现骨质疏松,身材缩短,关节僵硬,屈腿弯腰困难;感觉迟钝,表情痴呆;记忆力差,时间空间定位模糊等表现。

【特别提示】

(1) 一般认为45岁便人到中年。

(2) 中年人是家庭、社会的中坚,是家庭和社会的中流砥柱。

(3) 中年人是负荷最重、压力最大的人群。

(4) 中年从人生鼎盛时期向衰老转变,许多疾病便偷偷袭来。

(5) 一般认为65岁称为老年。

(6) 老年人身体各个器官的功能都逐渐表现出衰老、减退,并逐渐明显起来。

4 中老年人身体成分的变化

【细胞减少】

● 肌肉细胞的减少　中老年人由于衰老,使身体各器官的细胞数量减少。减少最明显的是肌肉,肌肉萎缩使手腿变细,力量减退。一般从40岁起即开始减少,到老年时,肌肉力量会减少到非常明显的地步,严重者行走时腿部力量不能支撑身体。

● 脑细胞的减少　脑是主宰人的思维、语言、记忆、情感和身体运动的中枢。脑细胞的减少,脑萎缩,脑重量减轻,造成脑功能减退,严重者会出现老年痴呆症,其脑细胞可能减少30%~70%。

● 体内各个器官的各种细胞都有不同程度的减少。

【脂肪增加】

● "发福"非福　人到中年,人体脂肪增加,逐渐变胖,人们都称"发福"了。其实"发福"非福,甚至会因脂肪过多而导致疾病。

● 脂肪增多的原因　脂肪增多和地域、年龄、性别、遗传、饮食习惯、进食量、活动量等因素有关。总的说,就是食进热量(能量)超过了消耗的热量(能量)时,多余的热量就转化为脂肪而储蓄于身体,储蓄脂肪的地方称为"脂库"。

中老年脂肪增多常见的原因:

(1) 食进的热量过多。中年人的社会应酬较多,稍不注意进食的量就过多。

(2) 消耗热量减少。中老人由于身体处于逐渐退化过程中,消耗减少。

(3) 活动量减少。中老年人活动量逐渐减少,尤其有些中年人整天伏案工作,很少活动。

● 脂肪增加的危害

(1) 胆固醇增高。胆固醇是脂肪代谢的产物之一,体内脂肪增加,血液中总胆固醇也相应增加,总血脂量增加。

(2) 主要器官工作量增加(医学上称"功能负荷过重")。由于脂肪储存过多,体重增加,势必就增加了身体中一些重要器官的工作量,例如心脏,青年时期体重只有60kg,到了50岁,体重增加到90kg,体重增加50%,心脏对身体的供血也要相应增加50%,从而导致心脏工作量的增加。而50岁时,心脏本身的工作能力(功能)却随年龄增长而下降,如此,势必引起心脏功能超负荷,久之,导致心脏病的发生。同样道理,肺、肝都有类似的工作量增加的问题。

(3) 诱发脂肪肝、动脉硬化症、高血压等。

【水分减少】

● 正常人体水分约为体重的60%,是人体中最多、最重要的成分。

● 中老年人身体水分逐渐减少。60岁以上的老人,身体总水量约为体重的51%。由于水分减少,皮肤干燥,皱纹增多。

● 水分减少的原因　水分减少可能是由于含水量少、代谢不活跃的脂肪增加,而含水分多的细胞等成分减少,导致总水量减少,这种减少主要是细胞内的水分减少。

● 水分减少的危害

(1) 皮肤干燥,易患疖子、皮炎、湿疹、皮肤瘙痒等。

(2) 便秘。

(3) 血液变得黏稠,流动缓慢,易使脑血管及心血管(冠状动脉)堵塞(医学上称"血栓形成"),而发生脑梗死(即脑动脉栓塞)或心肌梗死(即冠状动脉栓塞)。

【特别提示】

● 脂肪过多,可能导致血脂增高,心、肺、肝等脏器工作量的负荷过重,久之引发心脏疾病、脂肪肝、动脉硬化、高血压等。

● 老年人要注意饮食的定量,适当增加运动。

● 由于水分的减少,血液变得黏稠,要多饮水,减低血液的黏稠度,预防心脑血管的血栓形成。

5 感觉器官的变化

【眼睛的变化】

● 近视力的减退(老花眼) 中老年人衰老变化中,最早出现的是眼睛。一般在40岁之后,近视力逐渐下降,读书看报需要把书报和眼睛之间的距离拉大,才能看清楚,而后戴老花镜,且随着年龄增加,其程度也逐渐增加。

● 眼睛(眼球)弹性越来越差。

● 暗适应能力降低 从明亮处进入较黑暗处,要好一阵子才能看清。

● 白内障发生 老年人眼睛内的晶状体(像照相机上的镜头)逐渐混浊,透光性逐渐减低,视力也随之减弱,严重者会导致失明。这是老年人视力减低乃至失明最多见的原因。

● 迎风流泪 这也是老年人眼睛常见的现象,是因为鼻泪管(眼睛通往鼻子的小管子,湿润眼睛而多余的眼泪便从这里流向鼻子)因炎症阻塞,或因下眼皮松弛,鼻泪管的开口(叫泪点)移位,多余的眼泪不能从此口流入鼻泪管,迎风一吹,眼泪分泌增多,就流出来了。

【耳朵的变化】

● 听力下降 由于听神经细胞减少、萎缩,耳鼓膜变形引起,严重者最后可以导致双耳聋。

● 身体平衡能力降低 由于维持身体平衡功能的内耳细胞的衰老、退化而引起。故老年人走路不稳,遇到崎岖不平的路,常易跌跤。

● 外耳道干燥、皲裂、炎症,亦属常见。

● 因为干燥容易形成坚硬的耳屎(医学上称为"耵聍")。

【鼻子的变化】

● 嗅觉减退 由于嗅觉细胞的减少和萎缩,嗅觉减退,且对某些特殊的气味辨别不清。

● 鼻黏膜干燥、出血、发炎 鼻子内部的黏膜退化变薄,腺体细胞退化、分泌减少,使鼻子内干燥;出血是由于血管弹性减弱而脆性增加、加之黏膜变薄、保护作用减弱所致。

【舌头的变化】

● 味觉减退 由于舌黏膜和口腔黏膜逐渐退化、变薄,味觉感受器(医学上称"味蕾")也逐渐萎缩退化而引起。老年人味觉减退,常嫌食物淡而无味,而多加食盐等调味。但是加盐对老年人身体不利,应予以重视。

● 舌头灵活性减退 舌头的功能一是搅拌食物,二是说话。老年人由于舌肌萎缩退化,舌头的灵活性减退,搅拌食物便不灵活,说话也减慢且含糊不清。

【皮肤感觉的变化】

● 痛觉减退 皮肤中的痛觉感受器萎缩退化,因此老年人身体的痛觉不敏感。

● 触觉减退 由于皮肤的触觉减退,使老年人对外界环境的变化不敏感。

【特别提示】

● 老年人的感觉器官(眼、耳、鼻、舌、皮肤等)功能衰退是必然的,但是应尽可能地保护它,延缓它的衰老。

● 中老年衰老最早的表现是眼睛,一般40岁之后,近视力即减退,老花眼开始。

● 老年人味觉减退而感到饮食无味,但增加食盐对身体不利。

● 由于皮肤的触觉、痛觉减退,冬天用热水袋保暖、热水洗脚都应十分小心,避免烫伤。

6 神经系统的变化

神经系统包括脑 - 脊髓 - 外周神经以及自主神经(又名植物神经),有着思维、记忆、语言、运动、营养、协调、感觉等功能。

【脑神经的变化】

● 脑神经细胞减少 有研究表明40～70岁的中老年人,脑细胞可减少10%～20%。

● 脑重量减轻 到60岁时脑的重量可明显减轻,一是脑细胞减少,另一方面是脑细胞退化萎缩所致。

● 脂褐素沉积　脑神经细胞有脂褐素的沉积，出现所谓"老年斑"等退化变性，老年痴呆症患者脑细胞内"老年斑"较正常人多。

● 脑动脉硬化　脑动脉硬化程度随着年龄增加而增加，但其硬化程度又并不与年龄完全平行。

● 脑功能下降　记忆力、思维能力、智力、对外界的适应能力下降，性格发生变化，甚至发生老年性痴呆症，脑功能下降。

● 神经细胞的代偿和弥补　神经系统的重要特点是拥有数量极多的神经细胞，可以弥补一些细胞的丧失，可代替丧失了的细胞功能；另外，健存细胞树突(神经细胞的一部分，像树枝一样突出向外，它连接另外的细胞，有重要的功能)可以有代偿性延长及数量增加，对保障老人正常的智能及生活起到重要作用。

【周围神经的变化】

周围神经衰老退化，使神经传导速度变慢。

【特别提示】

● 脑动脉硬化、脑血流量减少，是脑萎缩、脑功能下降的重要原因，因此预防脑动脉硬化是老人需要注意的问题。

7 心血管系统的变化

心血管系统由心脏和全身血管所组成，实施身体血液循环的功能。

【结构的变化】

● 心脏正常结构

由于心脏是推动全身血液循环的动力，它的结构从机械作用的角度来看是比较复杂的，这里作一简单介绍，对于读者了解心血管疾病有很大帮助。

(1) 两个心室：左心室和右心室，两心室之间是相互不通的。

○左心室。把左心房来的血液挤压到主动脉(全身最大的动脉)，而后到次大的动脉、小动脉，直到全身的毛细血管。这些动脉血液是经肺部吐故纳新(吐出二氧化碳，吸收氧气)的新鲜血液，把氧气及其他营养成分输送到全身。

○右心室。把右心房来的血液挤压到肺动脉，而后到肺内。这些血液是全身细胞应用过的血液，吸收了细胞吐出的二氧化碳，然后经过肺部，吐出二氧化碳、吸收氧气，然后到左心房。

(2) 两个心房。左右心房是分开的，相互不通。

○左心房。接受经过肺里吐故纳新的新鲜血液，亦称动脉血，然后将血送入左心室。

○右心房。接受全身静脉来的血液，亦称静脉血，是经过全身细胞应用过后的血，吐出了氧气、释放了其他营养成分，吸收了二氧化碳和其他代谢的"废物"，然后把血液送入右心室。

(3) 四组瓣膜。"瓣膜"是什么？心脏是推动全身血液循环的动力，而且要血液沿着一定的方向流动，永不停息。这样心脏就像是泵，既压出血，又吸进血，泵中就有活门，活门上就有活塞，活塞只能朝一个方向开。心脏的瓣膜就是心脏的活塞，只能朝一个方向开，如此决定了血液向一个方向流动，心脏的泵功能才能实现。所以瓣膜功能不正常，如开不大或关不严，都会引起心脏的疾病。

○二尖瓣。这组瓣膜是两个，故称二尖瓣，其形态像和尚的帽子，又名为"僧帽瓣"。它的位置在左心房与左心室之间的开口上，它的活动，永远朝左心室方向开放，使血液流向左心室。当左心室收缩时，左心室内压力增高，使它关闭此门，血液不能倒流到左心房。如果瓣膜关闭不严密，血液倒流入左心房，就叫二尖瓣"关闭不全"；若二尖瓣打开时不能完全打开，就叫"二尖瓣狭窄"，这都是病态。

○三尖瓣。这组瓣膜有3个，称三尖瓣。它的位置在右心房与右心室之间的开口(门)上。它的活动方向，永远朝右心室方向开放，使血液流向右心室。当右心室收缩时，右心室内压力增高，使它关闭此门，血液不能倒流到右心房。和二尖瓣一样原理，"三尖瓣关闭不全”或“三尖瓣狭窄”同样是病态。

○主动脉瓣。这组瓣也是3个。它的位置在主动脉和左心室之间的开口上(又叫主动脉开口处)。它的活动方向,永远朝主动脉方向开放,当左心室收缩时,左心室内的压力增高,使二尖瓣关闭,而把主动脉瓣推开,血液流向主动脉,而后再流向全身。主动脉瓣若关闭不完全,叫“主动脉瓣关闭不全”。主动脉瓣若打开不完全,叫“主动脉瓣狭窄”。

○肺动脉瓣。这组瓣膜也是3个。它的位置在肺动脉和左心室之间的开口上(又叫肺动脉开口处)。它的活动方向,永远朝向肺动脉方向开放,当右心室收缩,右心室内压力升高,把三尖瓣关闭,把肺动脉瓣推开,血液从右心室流向肺动脉,然后到肺内。

(4) 心肌。是组成心脏的肌肉,也是心脏最多的组成部分。

(5) 心内膜。是心脏最内层的一层。

(6) 血液循环。身体里的血液,是在封闭的血管里,经过心脏和肺以及全身各脏器,流动循环不息。它的途径为:心脏(左心室)→主动脉→中、小动脉→毛细血管(为全身的各脏器供给氧气及养分,吸收二氧化碳及代谢废物)→小静脉→大静脉→心脏(右心房→右心室),这一循环完成了血液从心脏→全身→回到心脏,叫体循环(大循环)。由心脏(右心室)→肺动脉→肺(释放出二氧化碳,吸收氧气)→肺静脉→心脏(左心房→左心室),这一循环完成了血液从心脏→肺→心脏的过程,叫肺循环(小循环)。这体、肺(大、小)循环组成了人体的整个血液循环,人才能生存。

● 心脏大小的变化　中老年人的心脏大小有可能发生变化,可能萎缩变小,也可能增大。

(1) 心脏变小:大多是由于慢性消耗性疾病、长期活动很少或卧床引起,并不反映衰老的过程。

(2) 心脏增大:明显增大者,往往由于高血压、冠状动脉病、心肌病等所致。

○左心室。老年人左心室壁可轻度增厚,左心室腔略增大。

○左心房。老年人左心房可有较明显增大。

○主动脉。内膜增厚、纤维增生,主动脉弹性组织减少乃至消失,主动脉便扩大、变粗、迂曲,位置向右移,主动脉瓣关闭不全。

○心内膜及心瓣膜。随着年龄增高,心内膜增厚。主动脉瓣和二尖瓣增厚、僵硬,甚至钙化,可引起主动脉瓣或二尖瓣狭窄。

【功能的变化】

● 心率(每分钟心跳数)　正常人心率为65～85次/分,平均约72次/分。在静息状态下,随年龄增长,最高心率有所下降。心率对运动的反应迟钝。

● 心脏排出血量　随着年龄增长而下降。

● 冠状动脉(供应心脏血液的动脉)最大血流量降低　60岁时约为青年人的65%,冠状动脉血流量减少,引起心脏供血不足、冠心病。

● 血压　收缩压(俗称高压)增高,舒张压(俗称低压)可略降低,脉压(即以上两压差)增大。这是由于动脉硬化、动脉壁弹性减低所致。

直立性低血压,老年人由于体位改变,立起时血压下降,可达4.0千帕(30mmHg)以上。严重者,久坐或久卧后,突然起立引起血压突然下降,头部供血不足,而眼睛发黑,或晕倒。因此老年人久坐、久卧时,如果要立起来,最好是慢慢地立起,卧位者先坐起来,稍息半分钟,然后坐到床边,两腿下垂,坐半分钟,再慢慢站起来,同时可以扶着固定的可靠物,以防跌倒。

● 心脏潜在功能降低　老年人在静息时,心脏能很好适应身体的需要;如果上楼梯,连续登上5～6层,青年人没有什么不适感,老年人却会心慌气急,严重者可能要中途停下休息。这就是心脏潜在功能减低的表现。

【特别提示】

● 心脏是推动血液循环的动力。全身的新陈代谢都要血液供应，带来氧气及养料，带走二氧化碳和代谢的"废物"。心脏在胎儿时期就开始了它的功能，在人的一生中，是最忠实、最任劳任怨、永不疲倦、永不停息的工作者。心脏停止工作，就意味着人生的结束。因此，我们要爱护心脏，保护心脏。

● 老年人的主动脉壁弹性减小，主动脉便扩大、变粗、迂曲、移位。

● 老年人心脏潜在功能下降，在静息时，没有不适表现，在活动时，尤其在较剧烈活动时，即表现出心脏功能的下降，代偿不足，心慌、气急、胸闷。

● 老年人冠状动脉（供给心脏本身血液的动脉）供血量减少，常引起心脏供血不足。

● 老年人的血压，收缩压往往上升，舒张压略下降，脉压增宽。也很容易发生高血压病。

● 老年人易发生直立性低血压。所以久坐（卧）起立时，应慢慢起立，同时手扶可靠的固定物。

8 呼吸系统的变化

呼吸系统是由鼻－咽－喉－气管－支气管－肺所组成，实现气体交换的功能。

【结构的变化】

● 鼻　鼻黏膜萎缩，鼻毛减少等。

● 咽、喉

(1) 黏膜萎缩，喉软骨钙化，声带弹性减少；

(2) 喉防御性反应变迟钝；

(3) 发音的洪亮度减弱。

● 气管、支气管

(1) 气管及支气管黏膜和黏液腺体退化；

(2) 纤毛（黏膜上皮细胞上长的毛）减少，纤毛运动亦减少（纤毛向着一个方向运动，把"痰"排到喉头吐出）；

(3) 防御能力降低，易患老年性支气管炎；

(4) 吸烟能促使纤毛及纤毛活动的减少。

● 肺

(1) 老年人的肺萎缩变小、变轻；

(2) 肺的硬度变大，弹性减低；

(3) 肺泡数量减少，肺泡表面积逐渐减小，每增龄 10 岁，表面积下降约 4%；

(4) 肺泡壁变薄，肺泡毛细血管减少，肺泡壁弹性减低。

● 胸廓

(1) 中老年人的胸廓前后径逐渐增大，横径逐渐减小，胸部变成了"桶状"；

(2) 肋软骨钙化，弹性减低，肋骨活动度减少，以致胸廓僵硬度增大；

(3) 脊柱后凸，胸椎与肋骨关节、肋软骨与胸骨关节强直。

● 呼吸肌　退行性变（退化），呼吸肌易疲劳。

【肺功能的变化】

● 肺活量　随着年龄增加，肺活量下降，约 40 岁以后即开始下降，60 岁以后更为明显。

● 最大通气量　随着增龄而下降，90 岁时仅为青年人的 50%。

● 残余气量　是呼吸时残留于呼吸道（鼻、咽、喉、气管、支气管及肺泡）内的气体量，这部分气体没有参加气体交换。随着年龄增加而增加，因此老年人常有肺气肿。

【防御机制的变化】

● 清除机制退化　正常情况下，气管黏膜纤毛活动，把吸入的尘埃微粒从气管向外运输，排出体外。黏膜纤毛的运输能力，随着年龄的增长而退化。老年人咳嗽反射降低，甚至消失，也使清除机制退化。

● 体液免疫下降　随着年龄的增长而下降。

● 细胞免疫下降　老年人 T 辅助细胞活动减弱，T 抑制细胞活动增加，细胞免疫功能亦随年龄增长而下降。

【特别提示】

● 中老年人随着年龄增长，肺活量减少，

呼吸功能下降。

● 中老年人气管黏膜纤毛的活动能力，也随年龄增长而下降，从而导致排出的清除能力降低。同时老年人咳嗽反射减退甚至消失，这样更使清除能力降低，痰不易排出。

● 吸烟对呼吸道有明显危害。

9 消化系统的变化

消化系统是由口腔－食道－胃－十二指肠－小肠－大肠－直肠－肛门，以及两个大的消化腺（肝及胰）所组成，实现消化食物、吸收营养、排除食物残渣的功能。

【口腔】

● 牙齿

(1) 牙釉质（珐琅质）磨损　牙釉质就是牙齿最表面、最坚固的一层，由于中老年长期进食而被磨损。

(2) 牙本质显露：牙本质是釉质以下的一层，色淡黄，老年人由于釉质磨损，牙本质透过釉质而显露出来，这时吃冷、热、酸、甜食物就会有疼痛，此现象叫"牙齿过敏"。

(3) 牙颈部易发生龋齿。

(4) 牙根部牙周组织退化萎缩，牙齿松动，易脱落。

● 牙龈　牙龈萎缩，使牙根外露，外观牙齿随着年龄增长越来越长，因此也会发生"牙齿过敏"现象。

● 黏膜　口腔黏膜是口内最表面的一层薄膜，随着年龄的增长而萎缩、脆弱，有时可出现白斑。

● 舌头

(1) 舌肌萎缩，舌头搅拌食物和说话的功能减退。

(2) 味觉感受器（味蕾）减少，味觉减退。

(3) 舌头黏膜萎缩。

● 唾液腺

(1) 唾液腺退化，唾液分泌减少。

(2) 唾液分泌减少影响消化，也不利于抑制细菌、霉菌、病毒。

【食道】

食道连接口腔和胃，其功能是运送食物到胃。输送食物除了依靠食物的重力，主要是靠食管的"蠕动"（即一段一段地收缩、放松），推动食物。老年人食道的蠕动作用降低，输送食物时间延长。

【胃】

胃是个肌肉囊袋，上接食道下端，下接十二指肠，其功能是临时贮存食物并且初步消化食物。

● 胃结构　胃分胃体、胃底、幽门窦等部位，胃有两个开口，连接食道的叫贲门，其作用是不让食物反流到食管；连接十二指肠的叫幽门，其作用是暂时留住食物，定时地开放，让食物进入十二指肠。

● 胃动力下降　胃蠕动减弱、乏力，胃张力下降，胃排空食物的时间延长。

● 胃酸分泌减少　老年人胃酸减少或缺乏，也随年龄增加而更明显。

● 胃的多种消化酶减少对食物的消化很有影响。

● 胃黏膜萎缩　可发生萎缩性胃炎。

● 胃血流量减少　65 岁以上者胃血流量减少可达 40%～50%。

【小肠】

● 小肠的主要功能是吸收营养。

● 小肠蠕动力减退，使排空时间延长。

● 黏膜萎缩，小肠绒毛吸收功能下降。

【大肠】

● 大肠主要功能是吸收水分和排便。

● 大肠黏膜萎缩，吸收水分的能力减弱。

● 大肠蠕动能力减弱，老年人容易便秘。

【肛门】

老年人由于肛门的肌肉退化松弛，大便失禁尤为常见。

【肝脏】

肝脏除了分泌胆汁外，还是重要的物质代谢器官，如酒精以及药物和食物中有害成分，均在此代谢、分解、解毒，所以肝脏是身体内的"化工厂"。

● 肝重量减轻　因肝细胞萎缩减少所致。

● 肝解毒能力下降　因此老年人不应饮

酒或少饮酒;服药也须更慎重。

● 肝血量减少　肝血流量随年龄增长逐渐下降,自25岁起,每年递减0.5%～1.5%,65岁肝血流量约为青年人的40%,90岁时仅为30%。血流量减少是导致肝细胞减少、解毒能力下降的主要原因。

【胰腺】

胰腺分泌胰液,胰液中含多种消化酶,对消化食物起着主要作用。

● 胰腺重量减轻。

● 胰腺中常有脂肪浸润(即胰腺内长有较多的脂肪)。

● 胰液中的消化酶减少,其中胰脂肪酶减少约20%,因而老年人对脂肪消化吸收能力降低。

【胆囊】

胆囊贮存胆汁和浓缩胆汁,附着在肝脏的下面。

● 胆囊壁增厚。

● 胆汁较浓稠,胆固醇较多,容易形成胆结石。

【特别提示】

(1) 调节饮食。中老年人的消化系统和身体其他器官一样,功能在逐渐衰退,应该吃易于消化、低脂肪、蛋白质较丰富、维生素较多的饮食。

(2) 中老年人应注意保护肝脏,不饮酒或少饮酒,尤其不宜饮用烈性酒、服用药物要注意用药量以及药物的不良反应。

(3) 老年人出现便秘或大便失禁等情况,应注意家庭护理,保持局部的清洁。

10 内分泌及代谢系统的变化

没有排泄的腺体称为内分泌腺,它们所分泌的物质称为激素(旧称荷尔蒙)。激素直接进入周围的血管和淋巴管中,由血液和淋巴液将激素输送到全身。内分泌腺有垂体、甲状腺、肾上腺、胰腺中的胰岛(胰岛分泌的胰岛素是内分泌;胰腺分泌的消化液是外分泌,有导管把消化液输送到十二指肠)、睾丸、卵巢等。内分泌对人体的生长、发育、新陈代谢、生殖繁衍等都起着重要作用,它分泌的激素过多或过少,都会引起疾病。

【甲状腺】

● 轻度到中度的萎缩。

● 甲状腺素分泌减少,故老年人新陈代谢减缓,体重容易增加,心跳缓慢,畏寒;血中胆固醇增高,全身动脉硬化加重。

【肾上腺】

肾上腺在肾脏上方,像顶帽子似的戴在肾脏上,故称肾上腺。

● 腺体萎缩。

● 肾上腺素分泌减少,功能减退,所以老年人对外界的反应、应急反应比青年人要差得多,对外伤感染的反应能力也下降,伤口不易愈合,容易感染疾病,且病期延长。

【垂体】

紧贴在大脑的下方,故又称为"脑垂体"。

● 重量有所减轻。

● 垂体和肾上腺之间(医学上称垂体－肾上腺轴)的功能尚完善,其分泌的促激素和青年人的水平相似,但功能有偏低的迹象。

【性腺】

● 男性

(1) 性腺(睾丸)萎缩变小、变软;

(2) 性激素(睾酮)分泌减少;

(3) 性功能及生殖能力仍能延续相当长的时期。

● 女性

(1) 卵巢萎缩明显。

(2) 性激素分泌减少,更年期后月经停止,不再排卵,没有了生育能力。

(3) 性功能仍然保持。

(4) 更年期。无论男女,由于性激素分泌减少,40岁之后(年龄没有绝对界限)均会出现更年期综合征、骨质疏松等。

【胰岛】

● 胰岛也随年龄增长而老化、减重和萎缩,胰岛素分泌减少,故老年人的糖尿病发病率增高。

【特别提示】

(1) 内分泌对人体有非常重要的作用,

人体的正常生活和它有密切关系，老年人的内分泌减少，引起身体诸多变化。

(2) 更年期综合征是和性激素分泌减少有关，男女均可发生。

(3) 由于胰岛素分泌减少，老年人的糖尿病发病率增高。

11 生殖系统的变化

生殖系统，男性包括睾丸、输精管、前列腺、阴茎等；女性包括卵巢、输卵管、子宫、阴道等，其功能为生殖后代。

【男性】

- 睾丸萎缩，性激素分泌减少。
- 睾丸制造精子的能力减退，精子量减少。
- 精液减少，排精量减少。
- 尿道海绵体硬化，阴茎勃起不坚以至不能勃起。
- 性功能逐渐减低，但仍能延续很长时期。有老年人在70岁时，仍有一周有5～7次射精。

【女性】

- 卵巢萎缩。到60岁时重量仅为正常育龄妇女的一半，性激素分泌减少。
- 绝经后卵巢不再排卵，不再能生育。
- 输卵管萎缩，管腔狭窄或闭塞。
- 子宫内膜萎缩，内膜内腺体稀少，分泌减少。
- 阴道变狭、缩短，皱襞消失，干燥，抗感染能力下降，容易发生阴道炎。
- 尿道外口因阴道壁的萎缩而紧靠阴道口的顶部，故容易发生尿道感染。
- 外生殖器(大阴唇、小随唇、阴蒂)均萎缩，皮下脂肪减少，失去弹性，皮肤干燥。
- 40岁后的女性乳腺逐渐退化、萎缩，脂肪减少，乳房体积缩小，松弛下垂。

12 泌尿系统的变化

泌尿系统包括肾－输尿管－膀胱－尿道，另有前列腺。具有生成和排泄尿液、调节体内水分和电解质、排出身体代谢废物，以及分泌多种激素的功能。

【肾脏】

- 肾量减轻，体积缩小　40岁以后，肾逐渐萎缩，重量减轻，85岁时可以减轻30%。
- 肾血流量减少　老年人较青年减少30%～40%，一般认为，40岁以后，每10年减少约10%。
- 肾功能减退　由于肾脏浓缩尿液功能下降，故老年人的夜尿多，且随年龄增长而增多，这是一般老年人最初也是最易发现的现象。此外，肾脏调节水分电解质以及排除代谢废物的能力也相应减退，故老年人如发生脱水、感染、休克等易引起肾衰(肾功能衰竭)，老年人用药，特别是通过肾排泄的药物要慎重。

【膀胱和尿道】

由肾滤过排出的尿经输尿管到膀胱，暂时贮存，达一定量时，由于张力的关系，引起排尿的需要，然后大脑命令排尿。

- 膀胱壁变薄　由于膀胱肌肉的萎缩所致。
- 尿频(尿的次数多)、夜尿多　因为膀胱容量变小。
- 慢性膀胱炎常见　由于中老年人膀胱残余尿量增多而引起。年轻人小便后膀胱即排空或留下很少的一点尿，称残余尿；而老年人的残余尿增多，细菌容易存留繁殖，引起炎症。
- 尿流变细、速度减慢　由于尿道纤维化变所致。此外，男性还常有尿急，女性常有排尿困难或失禁的现象出现。

【前列腺】

- 前列腺增生　40岁以后前列腺开始逐渐增生，80岁以上增生者占95%。
- 排尿梗阻　由于前列腺增生，使排尿困难，压迫尿道而引起排尿困难，尿细，重者呈点滴状排尿，或尿潴留。
- 前列腺癌　是老年男性较常见的癌症之一。

13 运动系统的变化

运动系统包括了骨骼、关节、肌肉等。

【骨骼】

● 骨质变薄，进而发展成骨质疏松。

● 容易发生骨折。由于骨质疏松所引起。骨质疏松的主要原因有两个：

(1) 受性激素影响。尤以女性更为明显，男女比例为1:4。女性绝经后5～9年，可出现骨质疏松，甚至引起自发性骨折(即没有跌跤或较重的外力打击，骨头在正常的活动时即骨折，如下楼梯时，腿或脚骨头骨折；开门转动门把时，引起手臂骨折，医学上称自发性骨折)。

(2) 老年人活动减少、日光照射不足、饮食不足、营养不良等影响。

● 驼背，腿骨弯曲成"O"型，身高缩短。

【关节】

● 关节是骨头与骨头的连结处，能活动。为了减少骨头的磨损，组成关节的骨头端都有一层软骨，老年人关节软骨变硬，失去弹性，影响关节活动。

● 关节软骨周围骨质增生，形成骨刺，也影响关节活动。

● 关节活动不灵活甚至活动受限。是由于上述两原因所引起。

【肌肉】

● 肌肉萎缩，肌肉变硬，肌力减退，因而会引起体力不足，容易疲劳，动作迟缓，乏力笨拙，腰酸背痛等。

● 面部肌肉紧张度减低，故面部肌肉松弛，眼皮下垂。

● 颈部肌肉紧张度减低，颈部肌肉松弛下垂，皮肤多皱。

● 手部肌肉萎缩、消瘦，手背最为明显。

【特别提示】

● 防止骨质疏松，要多晒日光，多食含钙、含维生素D的食物，如牛奶、鱼肝油及胡萝卜等。

● 老年人预防骨质疏松，还要增加运动量，但运动要根据自己的具体情况适量运动，切勿操之过急，引起意外。

14 免疫系统的变化

免疫系统的完整性是保持身体健康的必要条件。随着人的老年化，免疫器官及其免疫活性也趋衰退。

【胸腺退化】

胸腺退化是老年人免疫功能减退的主要因素。血中的胸腺素浓度，20岁以下者高，20～40岁迅速减低，40岁后则更低。

【免疫功能降低的原因】

● 免疫细胞绝对数降低。淋巴细胞总数及T细胞减少。

● 单个免疫细胞的活性减退。T细胞和B细胞的活性降低。

● 免疫细胞亚群减少。抑制性T细胞减少。

以上任何一种改变均能引起免疫功能的减退。如果几种细胞和几个因素同时存在缺陷，免疫反应则明显紊乱。

【免疫功能降低引发老年人的疾病】

● **感染** 老年人因胸腺退化，T细胞和B细胞免疫活动降低，故老年人易感染。

● **恶性肿瘤** 老年人恶性肿瘤的发病率明显增加，以淋巴瘤为主。如慢性淋巴细胞白血病、恶性淋巴瘤、恶性浆细胞增生等。

● **自身免疫病** 自身免疫性肝炎、心肌炎、类风湿性关节炎等。

【特别提示】

人到中老年后，免疫功能就会下降，容易发生感染，同时恶性肿瘤的发生也明显增加。

15 皮肤及附件的变化

【皮肤】

● **皮肤失去弹性** 由于皮肤的弹力纤维退化，失去弹性。

● **皮肤松弛、皱纹增多** 由于皮下脂肪减少或消失所致。

● **老年斑** 为皮肤色素增多形成，为黄褐色或棕褐色的色素斑，多见于暴露的部位，如面、手背部。

● **皮肤防御功能下降** 容易引起皮肤感染，皮肤损伤后的愈合能力也下降，导致伤口不易愈合。

【皮脂腺】

皮脂腺萎缩，分泌减少，使皮肤毛发失去光泽且干燥。

【汗腺】

汗腺数量减少，分泌量亦减少，引起皮肤干燥、发痒，冬季尤甚。汗液分泌也是散热的重要方法，由于汗腺数量及分泌量的减少，加上神经中枢调节功能的下降，老人夏天容易中暑，且危险性大。

【毛发】

- 头发变稀少，且头发变细、软、短。
- 秃发，以头顶及前额为明显。
- 头发变白。是衰老现象的一项指标，是由于黑色素细胞随年龄增加而减少所引起，头发变白由两鬓开始而后逐渐影响全发。

以上头发的变化，除衰老原因之外，还受精神、遗传、内分泌、营养等因素的影响。

【指甲、趾甲】

- 甲体颜色变混浊。
- 甲体失去光泽。
- 生长速度减慢。
- 甲体有纵嵴，即是与手指、足趾长轴相平行的一条条高起的纹路。

【血管和神经】

- 皮肤血管对冷、热反应变迟钝，对体温的调节不敏感，所以老年人冬季易感冒，夏季易中暑，且中暑的危险性较一般人大。
- 毛细血管扩张，小静脉曲张。以面、颈、下肢较为常见，这是由于皮肤萎缩变薄，纤维结缔组织变性，对皮肤内血管支持力减弱所致。

16 中老年人心理变化

40岁以后人到中年，然后进入老年，这个渐进的过程，人体的生理、心理变化逐渐发生变化并逐渐加重。

【心理发展成熟】

40已是不惑之年，心理发展成熟，已不再像青年时代那样充满憧憬，那样富于幻想。身体各器官也发展定型，其功能由鼎盛走向渐衰，体质由强壮之顶开始转入衰退，精力也由充沛之巅逐入衰减。

- 心身负担过重　中年人在社会上工作负担繁重，精神压力过大，人际关系复杂；在家庭中，上有老、下有小，既要教育子女，又要赡养父母，经济负担沉重，所以心理负担过重，引起精神及生理的变化。
- 心身处于衰退　中年男女是处于衰退的更年期。更年期年龄界限各学者认识也不相同，有的定女性为45～55岁；男性为55～65岁。也有的男女均为40～70岁。生理方面，这时内分泌腺的衰退和分泌的激素的质和量的变化，使心身发生一系列的变化，如女性月经的不规则和减少，乃至停经（绝经），失去生育能力；男性精子与精液量逐渐减少，性功能开始减退。社会方面同龄人的迁升流动、同事间的人际关系纠缠、工作调动、新环境中的上下左右关系的重组等，难免引起心理上冲突。家庭方面，子女的学习、家庭成员的衣食住行、孩子的道德品质、父母的疾病、婆媳关系等的精神负担造成心理压力。这是中年人的突出的心身问题。
- 思维、记忆、感觉反应等能力有所减退　人到中年，思维、记忆能力开始发现没有以前强，反应没有以前敏捷，感觉没有以前敏锐，且随年龄增长而日益明显，心理的压力也会加重。

【老年人心理变化】

- 思维变化　随着年龄增长，大脑退化，思维逐渐减慢，对具体事物的分析、综合、比较、判断、形成概念的过程逐渐延长，且易出现差错。老年人在处理问题时，转换思维比较困难，对新的情况、新的问题常常不易接受，更不易适应，往往会固守以前形成的概念，习惯于老观念、老习惯、老办法去解决问题。这样，在家庭中或社会上，往往出现思维冲突，所谓“代沟”、“保守”等词便形成了。

其实，话分两面，老年人有丰富经验，见多识广，深谋远虑，处事慎重等，都是处理问题时重要的、可贵的条件，因而老年人也是财富，应用恰当才是关键，所以老年人自身心态十分重要。

● 记忆变化　记忆是过去的事(包括经验、教训等)在人脑中的反应。当你步入老年后,你会常常遇到这样的情况,到客厅去拿一件东西,当你转身走进客厅,不知要拿出什么;话到嘴边忽然愣住,想不起来应该讲什么等,这是临时遗忘,经过追忆或休息片刻,或回到原来的环境中又想起来。这种记忆的减退,常使你感到烦恼,也常打击你的心理——衰老了。

其实,你不必烦恼,你的记忆不如以前的仅是机械识记,而你的意义识记是好的。机械识记是靠重复的方法识记,如记电话号、门牌号、数字、人名、地名、年月日等;意义识记是靠理解的记忆,即是通过领会精神、融会贯通其意义的内在联系的记忆。你对事物的理解能力并不比青年人差,意义识记和青年人没有什么差别,仅机械识记不如青年人。当然记忆和你经常应用大脑有着密切关系,经常应用者,记忆减退少而慢,反之则相反。

● 感觉变化　内感觉包括运动觉、平衡觉等,如你闭着眼睛或黑暗中能走自家的楼梯上楼,这就靠内感觉来实现的。外感觉包括视觉、听觉、嗅觉、味觉、触觉等。现代科学又发展增加了本体感觉和磁觉等。老年人的感觉能力,不论是内感觉还是外感觉,均有所降低。

● 情绪和情感变化

(1) 什么是情绪和情感?当人们认识活动完成后,对一切事物都会有一种态度和体验,如喜欢、厌恶、快乐、悲哀、忧伤、恐惧、惊讶、愤恨等,这就是情绪和情感。

(2) 情绪和情感又不完全一样,情绪是初级的、外露的、短暂的、起伏的;情感是高级的、内藏的、持久的、平稳的。例如你对子女不好好学习进行教育时,情绪是不满、抱怨,甚至愤怒、激动;但情感则又满怀希望、盼其成才、恨铁不成钢的深情厚谊,一旦子女知错改错,你会立即改变情绪,转怒为喜,而你的情感依然是满怀希望的深情厚谊。

情绪的3种基本状态

○心情(心境)。是一种比较持久的情绪状态,它能扩散到人的整个行为。当你心情好的时候,会感到万事如意,人们常说,“人逢喜事精神爽”。当你心情不好时,觉得什么事也不顺眼,亲人在你身边说话,你也会烦他唠叨。所谓“屋漏偏遭连阴雨,船破适遇顶头风”,用来形容不佳心情时的情景非常恰当。

○激情。是一种短暂、猛烈、暴发的情绪状态。常见的所谓“激动”、“激怒”就是一种激情。在激情时,你的情绪是猛烈的、激动的、愤慨的,心跳加快,血压升高,面红耳赤,青筋怒张,言语顿挫激昂等,有人用“怒发冲冠”来形容某种激情也是很贴切的。激情对你是有伤害的。

○应激。是一种对外界强烈刺激发生的短暂、剧烈、迅速的应答性情绪状态。在应激时,常常表现出惊恐、激烈、迅猛。例如:你走入树林,突然遇见一恶狼,龇牙咧嘴,挡道而立,此时的情绪便是应激,表现惊恐,迅速想法应对,心跳加快,血压升高,双目睁大,血糖升高,肌肉紧张,这是情绪影响到生理的变化。

● 对待“退休”　人到老年都要离退休,但对每个人来说却是件关系密切的事。工作不仅是他谋生的手段,而且是与他的社会地位、人际关系、尊严、权力、利益、愉快、烦恼等密切相关。一般老年人要经过4个时期:

(1) 等待期:年龄将到,等待离退休的来到。对于离退休的态度不同,情绪也不同,一般情绪波动较大。

(2) 离退休期:正式办手续离开工作岗位。有些老同志从繁忙的岗位退下来,无事可忙,无所适从,面对新的生活不知如何是好,一时不适应。各人的情况不同,其心情也各异。

(3) 适应期:离退休后,生活内容和生活节奏都发生很大的变化,人际关系,角色转换更是明显。此时,许多老年人容易产生烦闷、不安、抑郁和不知所措的心理反应。这时需要稳定情绪,适应新的生活。

(4) 稳定期:建立了新的生活秩序,心理适应了新的生活,趋于稳定。

【特别提示】

● 心理衰老的具体表现

(1) 心态:为积极性与消极性的对立。积极心态依然是占主要地位。“老当益壮”就是多数老年人的积极心态。如曹操的“老骥伏枥,志在千里,烈士暮年,壮心不已。”由于生理功能的衰退或疾病的缠身,“心有余,力不足”,即是消极心态。“夕阳无限好,只是近黄昏”,即是这两种心态的对立的一声感叹。

(2) 认知:为成熟性与衰退性的对立。老年人重要的心理特征之一,是认知的成熟。孔子曰:“吾十五而志于学,三十而立,四十而不惑,五十而知天命,六十而耳顺,七十而从心所欲而不逾矩。”生动地说明了人的认知成熟的过程。另一面,由于老年的衰退,又必然导致认知的衰退,且认知的灵活性差、呆板、固执。

(3) 个性:为持续性与变异性的对立。人的气质、情感、性格、意志等,一方面有其持续性,所谓“江山易改,禀性难移”;另一方面,个性的个别部分、个别特性、个别内容,随着时光岁月的流逝,社会条件的变迁、生活环境的改变及大脑功能的衰退,个性也会发生改变。尤其进入老年后,个性变异较多。如原来较热情开朗的老人会变得沉默少言;原来随和的老人会变得暴躁、爱发脾气。

(4) 性格:常由外向型转为内向型,易出现偏执,自我为中心倾向较强,往往一厢情愿强加于人。

(5) 情绪:情绪反应强烈迅速,易激动,易发脾气,且持续时间较长,往往为了一点小事而动怒。

(6) 意志:自我调节和控制能力下降,护短倾向较强,常易放松对自己的要求。但是也有老年人雄心不改当年,志在千里。

(7) 兴趣:对过去的兴趣有淡化趋势,认为“人到老年万事了”,“船到码头车到站”,还有什么兴趣和爱好,对周围事物兴趣淡漠。但是也有不少老人,兴趣和爱好广泛,生机盎然,这与每个人的心态有关。

● 中老年人的心理变化多种多样,你应随时了解自己,然后调节和控制自己,这是十分重要的。

17 中老年人的健康标准

【什么是健康的标准】

世界卫生组织提出健康的标准是:“健康,不仅仅身体没有疾病,还要有良好的心理状态和社会适应能力。”老年人和成人标准一样,也应包括生理、心理和社会适应能力等方面。

【老年人健康的特殊性】

老年人处于生理和心理的衰退中,因此衡量健康标准有些特殊性。

● 老年人因年龄增长出现的生理性退化(衰老)过程,属于正常的老化过程。

头发变白、背驼、牙齿脱落、行动迟缓、消化能力减弱、生育能力消失,记忆力、思维能力减退等等,这些现象是由于人体老化引起功能减低和行动的障碍,并不是疾病。

● 老年人能够正视老化过程,具有良好的心理状态,便是健康老人。

衰老是不可抗拒的自然规律,每个人都应正确地认识、对待,从而积极地适应,进行自我心理调节和保健。做到心理特点符合年龄,生活方式切合年龄,适当地发泄和控制自己的情绪,做到心情愉快,行为协调,反应适度,意志自觉,这样就是个健康老人。

● 老年人能融入老年人的群体,也是健康老人的标志之一。

目前,我国已进入老龄化社会,老年人自然形成了社会中的一个庞大的具有特殊性的群体。一位具有良好社会适应能力的健康老人能把自己融入这个群体中,不封闭自己,保持与现实社会的接触,建立良好的人际关系,适应社会和家庭,没有孤独和寂寞感。

● 老年人为社会再次贡献,也是健康老人的又一标志。

老年人有丰富的经验,高度的智慧,精良的技能,还有失败的教训,因此,健康老人是社会的宝贵财富。若能再次发挥余热,贡献于社会,那么你就是健康老人。

● 健康的老人是社会的幸事,社会和家庭应关心、尊重、爱惜和保护他们。

老年人为社会、为家庭勤奋工作一辈子,即使到了老年,仍然在尽自己的努力为社会和家庭减轻负担、分担责任,甚至依然在创造财富,承担重要的职责。但是,总体来说,老人还是社会的弱势群体,社会和家庭应该更要关心、尊重、爱惜和保护他们。健康老人越多,欢乐的家庭也就越多,欢乐家庭越多,社会就更趋稳定。对于老年人来说,健康是最大的财富,健康是晚年幸福的源泉。

18 心理健康标准

对一个人来说,心理健康比身体健康更为重要,只有心理的健康,才能有真正的身体健康。中老年人更是如此。那么心理健康的标准是什么?因人的文化、经历、地位、外环境不相同,很难有绝对的标准,以下几点比较带有普遍性。

【正常的智力】

具有和年龄相当的认识、理解、判断和思维能力,就称为智力正常,就能使人与自然环境和社会环境保持平衡的心理状态。

【稳定的情绪】

生活中,喜事能使人快乐,不幸使人悲哀,冤屈使人不平与愤慨,人总是会有各种情绪表现出来。但是,人的情绪是可以调控的,应主动地保持或加强积极的情绪,如乐观、开朗、愉悦、平和、宽容等;避免或弱化消极的情绪,如焦虑、紧张、发怒、恐惧、悲哀、抑郁等。总之,在任何情况下,尽可能地使自己保持平和、安详、稳定的情绪,“生气不超过5分钟”。

【协调的行为】

● 意志与行为的一致性、言行的一致性。例如老人教育自己的子女、孙儿女要与人为善,他自己也是善待他人,助人为乐。

● 在类似的情况下表现出类似的行为。例如老人助人为乐,尽管自己并不富裕,但对每一位需要帮助的人,都能尽份力,且始终如一。

【自觉的意志】

能够主动控制和支配自己的行为。老年人虽然受生理上的限制,在很多事情上感到“力不从心”,但是,应在自己力所能及的范围内安排自己的生活目标,培养自己的兴趣爱好。

【适应人际关系】

对于人际关系的适应,是心理适应中最主要的内容。心理失调(病态)主要是由于人际关系的失调而引起。心理健康的中老年人不仅能和同龄中老年人相处融洽,还能与青年人相处融洽,结成忘年之交。

【正常的行为反应】

人在日常生活中,对各种事物的刺激产生各种反应,称行为反应。行为反应应该是适度的(正常的),不可没有,也不可过度。如果对小事情反应过度,区区小事却大发雷霆;或者对事物缺乏应有反应、麻木冷漠都是不正常的。

19 心理失调

【心理失调的原因】

良好的心理状态是老年人健康很重要的标志。往往许多老人身体没有疾病,但心理失调。可以说离退休的老年人心理失调较身体的疾病更多见,其常见原因如下:

● 社会地位的变化　从岗位上退下来,社会地位发生变化,会引起有些老年人心理上变化,如消极、自卑、抑郁、烦躁、孤独、寂寞等。

● 社会环境影响　前面已提到过,社会环境种种因素对人的心理影响较大。老年人虽然离开了工作岗位,但是仍然生活在社会中,同样会受到社会环境中的各种影响,从而引起心理变化。

● 慢性疾病的困扰　受到某些慢性疾病长期困扰。如脑动脉硬化,使脑供血不足、脑缺氧、大脑功能减退,使智力下降、记忆力下降等。严重者晚期会出现老年性痴呆症。

● 体力消耗过度　体力劳动过度,势必引起乏力、精神萎靡,进而影响到心理状态。

● 脑力负荷过重　脑力负荷过重，用脑过度，常会引起精神紧张，进而萎靡，思想不能集中，甚至产生错觉、幻觉等异常心理。

● 营养状况不良　老年人仍然要有足够的营养来维持身体正常生理活动，如蛋白质、碳水化合物、脂肪、维生素、矿物质（电解质）及微量元素等。营养状况不良，自然引起体力不足，精神不振，记忆减退，缺乏活力，对外界事物的反应迟缓，衰老现象加剧。

【心理失调的表现】

心理失调的表现是多种的，主要的有以下几种：

● 抑郁——"癌症的诱因"　有人称"抑郁是癌症的诱因"。当今，癌症人群的死亡率仅次于心脑血管病，占第二位。原因尚不明了，但其发生、发展和转化，与社会心理因素有着密切关系。美国心理学家对250名癌症患者进行了心理调查，其中156人在发病前都有情绪低沉、抑郁、人际关系紧张及对现实生活不满等不良社会心理因素的刺激。不良的情绪使机体免疫系统对细胞癌变的监护作用受到抑制，抗癌细胞的免疫能力降低而引起细胞的癌变。同时不良的情绪还可能有助于癌的转移。所以有人称"不良的情绪是癌细胞的激活剂"。

● 疑虑——"百病的祸根"　疑虑是怀疑和忧虑的情绪状态，是不良的社会心理因素。短时间的对某事物的疑虑，不会有不良影响；如果怀疑忧虑成为一种长期、持续的心理状态，则可能引起食欲不振、头昏头痛、夜寐不安、精神萎靡。若进一步发展，便形体消瘦，浑身无力，神志恍惚，以致精神错乱等，势必导致身体免疫系统的功能降减，疾病便乘虚而入。

● 紧张——"卒中的元凶"　有人称"紧张是卒中的元凶"，是有一定道理的。众所周知，高血压是当代的无形杀手，严重危害人类健康。医学证实，紧张、焦虑、愤怒、恐惧等情绪，如果长期占据一个人的心理，它不仅是高血压发病的重要因素，而且在高血压病情发展中起着推波助澜的作用。它使高血压病情加重、病程加快。同时，以上的情绪也可成为导致高血压患者死亡的直接原因。常见到高血压患者因为情绪急剧波动，突发卒中（脑血管破裂出血）而死亡。

● 暴怒——"健康的杀手"　暴怒之下，血压升高，情绪亢奋，内分泌（肾上腺）分泌增高，引起一系列的体内的急剧变化。中医学认为，大怒不止，肝气横逆。暴怒可导致吐血、腹泻、晕厥、失眠及突然耳聋等。

● 疲劳　疲劳对人体健康有严重的危害。疲劳，不仅是体力的疲劳，还包括脑力的、心理的和病态的疲劳。这些疲劳因素的综合作用，对人体可产生严重后果，甚至猝死（突然死亡）。现代社会生活节奏快、紧张，生活无规律，都是造成身心疲劳的因素；除此以外，社会环境中的某些因素也是造成脑力和心理疲劳的因素。尤其是中年人，工作负荷重、精神压力大、人际关系复杂，导致身心过度疲劳，健康状态和免疫功能急剧下降，有时会突然死亡（医学上称"猝死"）。

● 讳疾——"自毁的序幕"　医生常能见到患者对疾病持有两种极端的态度，一种恐惧、疑虑，一点病就看得很大，想得很多，疑虑很重；另一种是有了病不找医生，认为一向身体很好，找医生没好事，没有病看出个病来，甚至讳疾忌医。这两种态度对待疾病都不妥，都有害于健康。讳疾忌医，麻痹大意，有时会贻误病情，失去及时治疗或及时手术的机会。例如一个癌肿患者，如果早期及时就医、及时诊断，就可及时地进行早期手术，根治癌肿；若拖延了时间，到病情发展到相当严重的情况时，再去就医，往往失去手术机会。就是一般病，不及时就医治疗，拖重了再治，也往往会有严重后果。有许多严重的疾病，如病毒性心肌炎、肾炎、风湿性心脏病等，开始就可能是感冒或咽炎，没有及时治疗所引起，值得注意。

20 心理自我调控

【冷静理智】

人生活在社会中，不可能事事顺心，遇到

不愉快的事情要提醒自己，不冲动、不生气，“生气是拿别人错误来惩罚自己”的愚蠢行为。冷静、理智地分析事情的因果，使自己保持良好的心态。

每个人在性格上总是有自己的特点和弱点，你可以用各种方式来提醒自己、警诫自己、勉励自己。譬如，耿直易怒的，可在居室、书房或写字桌对面挂上“制怒”的条幅，以告诫自己；遇有紧急情况时，提醒自己“别慌乱，总有办法”；遇到困难挫折时，勉励自己“天下没有跨不过的坎”；遇财产损失时，劝告自己“身外之物，不要太在意”等。如果能如此冷静理智地对待生活中许多意想不到的事，就能保持良好的心态而不受伤害。

【自我解脱】

生活中总是难免受到各种不良因素的干扰，还必须学会自我解脱来控制、调整自己的心理。

● 自我反省　一事当先，先来一个自我反省，换个方式来看问题、分析问题。当受到误解、委屈、打击、挫折时，换个角度看自己看对方，重新认识自己、评价自己，或许会有新认识，情绪会逐渐好转。有的老干部退下来之后，上门的人少了，大有当年“门庭若市”，如今“门可罗雀”之感。有一位老干部对此说得好，这是正常现象，当年有事要向我汇报、请示，来得多是正常的；如今我离退了，没有事需要请示、汇报，来得少也是正常的。如此换了一个角度，就换了一个心态。

● 自我安慰　遇有不悦，不妨寻找一个方法或理由来自我辩解和自我安慰一番。以维护自己的自尊、自信和人格，求得心理平衡。

● 自我转移　也称“情感转移”。当你遇到不愉快时，不妨通过专心致志地干另一件事来代替，从而摆脱不良心理的纠缠；在另一方面，取得成功的乐趣，这也算是一种积极的方法。此类范例，在我国历史上，不胜枚举。如伟大的诗人、爱国主义者屈原被逐放而赋《离骚》；中国最著名的教育家、儒家创始人仲尼（孔子）厄运而作《春秋》；伟大的史学家、文学家、思想家司马迁，受“腐刑”之辱，发愤图强，撰辑了中国历史上的第一部史书《史记》。他们实践了自我心理调节的最高境界，是我们的榜样。

情感转移的内容是多种的，可以根据自己的条件来选择一种，如音乐、绘画、摄影、旅游、跳舞、棋艺、插花、养花、垂钓、戏曲……都可以转移掉社会不良刺激引起的不良心理。

● 自我嘲弄　在现实社会生活中，难免会遇上尴尬甚至难堪的事情。这时，如果去一味埋怨指责别人，往往会使自己陷于更尴尬的境地，不妨换个方法，用幽默的语言，智慧地自我嘲弄一番，以摆脱尴尬局面。

● 自我整饰　每个人内心的痛苦与烦恼，心理的压抑与烦闷，不是对任何人、或是在任何时候、任何场合都能讲的；也不是任何人都会理解你、同情你和帮助你。所以有些不幸和挫折，不对外宣扬更有利于自我保护。这种自我掩饰是为了更好地协调关系，调整自己，减少不必要的闲言碎语及舆论压力，而进行的自我心理调节。这样也有利于发扬自己的长处，赢得时间，来调整心理，消除外界不必要的猜测、刺激与干扰。

【适当宣泄】

当一个人受到“七情”（喜、怒、忧、思、悲、恐、惊）滋扰，要善于排忧却难，适当的宣泄心中的郁闷和烦恼，对调节心理是有益的。一味地“克制”、“压抑”，会引起更大的心理创伤。

宣泄要适当，要在法律、道德与社会秩序所允许的范围内。宣泄的方法可因人因地制宜，如独自到旷野里高声疾呼，或是只身闭门大哭一场，或是向知己倾诉一番，或是引吭高歌一曲，或是纵情舞蹈一场，或是棋盘上争斗厮杀……都能让你获得心理的平衡和心情的平静。

【忍让宽容】

“忍”，在我国的传统文化中，是非常耀眼、非常推崇的一个字，它有深刻的内涵，它有现实的意义，有人把它称为“忍学”。“小不忍则乱大谋”，“得忍则忍，得戒则戒；不忍不戒，小事成大”。忍不仅是一种谋略，也是一种自我修养；忍不是弱者表现，是强者风范。人生路漫漫，不如意常有八九，你遇事情先“忍”。一旦忍下来，你就会没有或少有当时情绪化的干扰，你就会冷静，一冷静就会有理智、有智慧。

遇事当宽容时得宽容。宽容和“度量”与“包容”有很大关系。俗话说得好，“宰相肚里能撑船”。为了你事业的成功，为了你人际关系的和谐，为了你家庭的幸福，为了你的健康长寿你都得忍让、宽容。

【难得糊涂】

“难得糊涂”方能做到心平气和，遇乱不慌，受宠不惊，受辱不躁，隐而不显，含而不露；自自然然，平平淡淡，实实在在，从从容容，识透而不说透，知根而不究底，凡事心中有数表面无形。如此就能不为琐事所烦恼，不为闲言碎语所干扰，内心无私无欲，无牵无挂，无滞无障，真正享受老年生活的宁静与祥和，长寿与健康。

【一气就了】

生气恐怕是每个人的情绪变化中最常见的消极情绪。世界大千，生活中什么事都可能遇上，要一点不生气是很难，但是要尽量少生气，生短气，一气就了，“生气不过5分钟”。清光绪年间大学士阎敬铭的《不气歌》写道：

他人气我我不气，我本无心他来气。
倘若生气中他计，气下病来无人替。
请来医生将病治，反说气病治非易。
气之为害大可惟，诚恐因病半命废。
我今尝过气中味，不气不气真不气。

【自强不息】

人生中的挫折、失败、不幸是难免的，面对这些，有的人悲观失望，怨天尤人，甚至自甘沉沦；有些人则面对现实，冷静分析，找出原因，并坚定信心，坚强意志，鼓起勇气，百折不挠地在人生道路上勇往直前。面对一些突如其来的打击和不幸，一定要振作精神，积极调整心态，自强不息，成功就会来到。老年人因离开工作岗位，这样的事就少些，但生活的“七情”困扰也在所难免，仍要调节好心态，提高心理素质，以达到强身益寿。

【特别提示】

- 中老年人心理调控方法很多，以下“5个不”请常记于心，必然心情良好、心态平衡。
- 细小的事情不动怒
- 伤心的事情不多想
- 晚辈的事情不多管
- 名利的事情不看重
- 与人的事情不猜忌

21 心理保健

人类的社会心理因素是影响健康的重要因素，心理保健就是要在生活中，采取心理调节，使自己心理处于良性的平衡状态，从而乐观、健康。

【保持愉悦的心境】

内心平静乐观，愉悦高兴，精神爽朗，心胸舒畅，身心处于心理平衡的良性状态，能发挥自己的最佳潜能。

研究证明，愉悦的心境能使体内啡呔增加，啡呔是大脑的天然镇静剂，能调节身体内环境，增强免疫力，健康益寿。

【培养广泛的兴趣】

有的人离退休后，一时感到无所事事、精神无所寄托，会产生失落感、孤独感、寂寞感，以致闲出病来。离退休后，时间充裕了，过去想做而没有时间做的事，现在就可以着手做了。而且可以培养自己的兴趣，活跃思维、陶冶情操，使自己生活充实起来。

社会上夜大学、老年大学很多，学习不仅增长知识，还可以与社会接触，与人群交往，提高自己的生活质量。对于退休老人，绝不能终日无事，坐看电视，一定要培养一种兴趣，并实践这个兴趣，从中得乐，从中得益，从中得健，从中得寿。

【克服不良性格】

性格，是指人对现实生活的态度及其相适应、习惯化了的行为方式。性格是人在社会生活、家庭教育以及自身长期实践中形成发展起来的。因此，性格一旦形成，就具有相当的稳定性，贯穿人的全部生活过程，影响着人的情绪和身心。

性格虽然有相当的稳定性，但是这种稳定性是相对的，它随着年龄增长的不同阶段，性格会有一定的变化。国外老年心理学学者指出性格变化阶段理论，把 30 岁以后的社会心理特征分为 7 个阶段：

第一阶段：尊重智慧胜过尊重体力；

第二阶段：社会的人际关系胜过两性的人际关系；

第三阶段：情感的淡漠胜过情感的丰富；

第四阶段：心理上的刻板胜过心理上的随和性；

第五阶段：关心自己胜过关心工作；

第六阶段：关心身体健康胜过关心心理健康；

第七阶段：自我超脱来战胜对死亡的恐惧感。

一般，前 4 个阶段具有中年人的性格特征，后 3 个阶段具有老年人的性格特征。这一理论，启示了人的一生中各个阶段的心理变化。

另有研究，60 岁以上老人容易有急躁、抑郁、自卑、多疑、孤独等性格，且随年龄增长而增多。在一般情况下，大多数人进入老年后，性格向两极分化，一部分人变得思想保守、固执己见、孤僻自大、急躁易怒，通常称为性格“强化”；另一部分人变得言无定见、行无定律、常自惭形秽，称为性格“弱化”。当然也有些能保持原有的性格，变化不大，心理平衡。无论是“强化”还是“弱化”，久之必然引起生理变化，甚至形成疾病。中老年人需要了解自己，发生了什么性格变化，然后针对这些变化，克服和矫正其中的不良变化。克服矫正的方法多种，主要还是靠自身的心理动力，自觉地提高性格修养，激发良好心理的发展，培养自己的意志。对不良性格，药物方面尚未有特效者。

【搞好人际关系】

- 人是进行社会生活的，不能离群孤居。老年人更需要社交、友谊，更需要关心和爱心。
- 老夫老妻，风雨同舟，经过了几十年的生活考验，携手步入老年，真所谓白头偕老。“少年夫妻老来伴”，这是中华文化中对夫妻关系、永恒爱情的朴实的描绘。培根有句名言：“所谓永恒的爱，是从红颜爱到白发，从花开爱到花残。”老年夫妻的相敬如宾、相依相伴、同甘共苦对老年人的健康是大有裨益的。
- 老年丧偶或离异是不幸的，但只能面对现实，选择新的生活，不能长期沉浸于这种不良的心理中。需要调整心态，积极起来，活跃起来，充实起来，创建乐观幸福的心理状态。
- 对于孩子，当你步入老年后，他们都已成人立业，理应独立，能少管尽量少管。孩子们有他们的理念，有他们的生活方式，关心过多，可能效果相反。林则徐一生坎坷，为官多年无所积蓄，一位好友劝他：你不为自己想，也要为孩子着想。林公回答说，孩子有出息，没有钱他会挣钱；孩子没有出息，再多的钱给他也会花掉，助长了他的没出息。这番话深含哲理，即是在今日的历史条件下，也颇可借鉴。

22 保持健康心理

老年人的身体变化与心理变化相比较，心理变化更大；身体的疾病与心理不良相比较，心理不良者更多。所以保持健康的心理，十分重要。这里提出几点建议。

【保护大脑功能】

大脑是神经中枢，是心理活动的物质基础。保持大脑的健康，才有身体和心理的健康。

- 生活要规律　作息定时有序。
- 睡眠要充足　中老年睡眠每天至少 8 小时。
- 营养要调节　蛋白质、脂肪、碳水化合物、维生素、微量元素不可缺。
- 脑子要多用　但又要避免负荷过重。
- 劳逸要结合　既要避免过劳，又要防止不活动。

【发展正常智力】

智力是人的一切活动的基本条件，智力

发生障碍，一切心理活动都会紊乱，变成了痴呆症或精神病。所以老年人保持和发展智力十分重要，是晚年幸福的基础和保证。要有正常的智力，首先要有正常的、健全的大脑。所以保护大脑功能的措施都有利于发展正常智力，此外要充分应用大脑，把脑细胞的功能充分激发，才能促使智力的发展。

- **坚持学习** 进行你所喜欢的学习。
- **发展兴趣** 有了兴趣就会学习。
- **常常动手** 书法、绘画、制作各种小品，打电子游戏等，总之多动手能促进脑功能。
- **勤用大脑** 读书思考，上老年大学，学习新知识等，经常应用大脑。

【学点心理学知识】

讲究心理卫生，保护心理健康，应懂得心理学的基本知识，以利实际应用，指导自己的性格培养与训练。

【改善心理状态】

在生活中有各种心理刺激，无论是社会生活或是家庭生活中都随时有可能遇到各种问题，使你心理产生不平，有些消极的、不良的情绪反应。这时，就要适时地改善自己的心理状态，经得起挫折与不幸，有旺盛的意志和乐观的情绪，始终笑对人生，保持健康心理。

【学点医学知识】

请记住："你是你自己的第一位医生"。每个人对自己都是最了解的，身体有任何不适，总是自己最早感觉到。学点医学知识，可以了解自己的健康状况。

【有病及时治疗】

"小病"也要及时治疗。对老人来说，小病不及时治疗，也可以发展为大病。例如"感冒"，对青年人来说，不治疗，一个星期也就自愈了。但对老年人来说，不治疗可能引起"支气管炎"或"肺炎"。

23 老年人疾病特点

老年人有许多生理和心理的特点，因此一旦发病，疾病的发生、症状、严重的程度、后果（医学上称"预后"）好坏等都与青壮年有所不同。老年人的疾病有它的临床特点。

【多种病并存】

老年人的疾病常为多种慢性病并存。常见的慢性病有冠心病、高血压、心力衰竭、肺心病、慢性阻塞性肺病、椎－基底动脉缺血、腔隙性脑梗塞（又称脑梗死）、偏瘫、帕金森病、糖尿病、萎缩性骨炎、慢性胆囊炎、胆石症、肝硬化、骨关节病、骨质疏松症、尿路感染、前列腺增生症、失眠、贫血等。以上这些慢性病常有两种或两种以上同时在同一个老年人身上发生。如患冠心病，又同时有高血压、糖尿病。

【症状不典型】

老年人的疾病表现常常不典型，例如急性心肌梗死约有 30% 可无胸痛；肺炎可为无发热、无呼吸道症状肺炎；糖尿病可无典型的"三多症"（食多、饮多、尿多）；慢性肾盂肾炎可无症状；急性胆囊炎可无上腹部疼痛，仅有发冷发热等，这些常为患者及家人忽略，为医生误诊漏诊。

【癌肿发病率高】

老年人常见的恶性肿瘤有胃癌、肺癌、肝癌、食道癌、肠癌、肾癌、恶性淋巴瘤、宫颈癌、乳腺癌、膀胱癌、前列腺癌、胰腺癌、胆囊癌等。少数人可同时或先后出现不同的原发癌。

【易引起多脏器衰竭】

老年人各个系统及器官常有不同程度的功能降低或疾病，全身动脉不同程度的硬化。当一个器官功能衰竭后，往往又引起其他器官的功能衰竭。如曾经患过心肌梗死的患者，患了肺炎，可发生呼吸衰竭、心力衰竭，最后引起肾功能衰竭，而不治告终。无论是哪个器官的功能衰竭，都给治疗带来很大的难度，常常出现"治疗矛盾"（即是治疗这个器官的同时，给那个器官带来危害）。多种药物同时应用，往往受累器官愈多，预后越差。

24 老年人用药原则

在用药方面，老年人对药物吸收、代谢、

分布、排泄等都和青壮年不一样，因此用药的剂量、给药的方法、用药的选择、对不良反应的估量等也都有不同。作为老年人，必须对此有所了解。其用药原则如下。

【慎选药物】

针对疾病，慎选药物。要选择疗效好，不良反应小的药物。选买药物时应了解药物的性质（或者自己过去用过），切勿盲目，听人家（非医生）说什么好，就买什么吃。

【口服为主】

用药方法应以口服为主。静脉注射要慎重，一旦注射，吸收非常快，有不良反应，难以控制。

【药量酌减】

老年人由于对药物的代谢、排泄功能下降，所以用药剂量（剂量是指一次的有效药量）应酌减。例如老年人心力衰竭时，常用的强心药地高辛的半衰期（即药物在体内浓度减少一半量所需的时间，经过两个半衰期就是原来药量的1/4）在30岁为50小时，70岁为80小时，90岁则更长。用药量可根据年龄酌减，一般70岁用药剂量可较青年人减30%，90岁则可减1/3～1/2。宜用小量开始，根据效果逐渐小心加至适量。

【不宜久服】

老年人用药，收到疗效或达到疗程要及时停药。但又要注意未达疗效或疗程不得随意停药。

【防止滥用】

老年人一般多慢性病，治疗时间长，要防止滥用药物。如因关节痛、腰背痛长期服用解热镇痛药，可能引起肾病；因发热滥用口服抗生素可引起肠道细菌群的失调，或细菌产生耐药性；长期服用朱砂安神丸，可引起慢性汞中毒；人参是补药，但是长期服用人参酒，可引起焦虑及（或）血压升高等。

【减少多药合用】

老年人往往有两种或两种以上的慢性病，经常采用多种药物一起治疗的手段。药物越多越容易出现药物的相互作用（有协同作用，加强了药物的疗效；有拮抗作用，使药物疗效减少，以致无效；有无关作用，两个药物相互没有关系；有的还能加强毒性反应）及不良反应。应注意适当减少几种药在一起应用，必要时要向医生请教弄明，特别是自己买药服用时。另外，还要纠正一个错误的观念，认为“兵多好打仗，药多好治病”，其实不然。

【准时服药】

药物的疗效取决于血液中的有效浓度，所以正确掌握服药的时间便很重要。对服药时间，不能仅理解为白天，而忽略了夜间。例如一日3次，就不能理解为三餐饭时服用，而应是8小时1次；一日2次，应是每隔12小时服1次。否则白天药物的血液浓度高，而夜间低，显然对治疗不利。当然有些药物和饮食有关，如糖尿病服降血糖的药，有些应在饭前服。

【注意不良反应】

老年人由于肝、肾、心、肺等功能下降，因此用药容易出现不良反应。药物的毒性是指药对人体有害的作用；副作用是指药物的主要作用以外，还有的次要作用，并非是对人体有害。例如阿司匹林是个古老的镇痛退热药，它的副作用，可以抗血凝，利用此副作用应用于临床，预防心、脑血管栓塞等，因而医学上常利用副作用来防治疾病。但是毒性作用或副作用，也与药物的用量有关，小量时可不发生，大量时就出现，甚至副作用也会变得对人体有害。故老年人服药后，要多加注意，有无不适反应。一旦出现毒副反应，立即停药。必要时应去就医。

【特殊药物特殊对待】

所谓特殊药物这里是指对肝、肾有毒性的药物，例如抗结核病中的利福平、利福定、异胭肼等，对肝脏有毒性，要慎用，尤其肝功能不良者应忌用。应用时要经常检查肝功能，一旦发现肝功能不良立即停药。链霉素、庆大霉素、妥布霉素等对肾有毒性，肾功能不良者应避免应用。凡是对肝肾有毒性的药物，年龄越大，其不良反应也随之增加，故年龄越大越应避免应用。

【要看说明书】

一定要仔细阅读说明书，了解药物的作用、不良反应及应用方法，非常重要。必要时可把说明书收集一处，以备查考。收集多了，便是一本“药物手册”，很有实用性。

【特别提示】

当前许多人服药误区较多，以上十点基本是针对这些误区所取的对策。请经常阅读，并切实执行，将很有益处。

第七章　心理咨询

心理咨询

1 临床心理咨询

心理医生通过与咨客深入交谈，包括耐心细致地听取咨客的倾诉、有目的的提问、有根据的分析解释，作出心理诊断或疾病诊断，提高咨客与疾病作斗争的信心及应付疾病的能力。心理医生与咨客协同作战，采用多方面、多层次的干预措施，帮助咨客康复。

【你需了解】

● 任何人生病后，会出现许多心理反应与变化，如焦虑、恐惧、担心、敏感等，因此他们希望得到心理帮助的心情更为迫切，期望值也特别高。

● 临床心理咨询的目的　让咨客了解自己的情况是否属于心理疾病，是哪一种疾病，该如何对待。

● 提供咨询服务的机构。

(1) 专业医疗机构如精神病院、心理咨询中心。

(2) 综合医院中的精神科、心理咨询科。

【你需注意】

● 临床心理咨询的目的不仅是解除病痛，更重要的是增强咨客的自尊心和自信心，发展与提高他们应付病痛的能力，在心理医生的指导下找到解决疾病的途径和方法。

● 心理咨询的时限，因人而异。有些一、二次访谈便能解决，有的则需更长时间。

● 临床心理咨询常与心理治疗相结合。需要实施心理治疗的疗程，根据疾病情况及治疗种类而定。

【特别提示】

● 药物治疗是多方面干预的重要组成部分，应在医生指导下用药。

2 健康心理咨询

健康心理咨询又称为“心理卫生咨询”，因为心理卫生的目的，就是保障人们的身心健康，尤其是心理健康。健康心理咨询是一种防病的措施，保持和提高人们身心健康的一种服务形式。

【你需了解】

● 正常人的心理健康出现问题后，如不能及时通过各种途径(包括心理咨询)来妥善解决，就可能发生心理疾病和身心障碍。

● 哪里有这种咨询服务？专业医疗机构，如精神病院、心理咨询中心都有。

【你需就医】

健康心理咨询的对象包括：

● 在种种心理社会刺激作用下，已经产生心理烦恼或心理压力，但未出现明显心理变态的正常人。

● 人际关系的不协调、婚恋挫折的不快、工作学习的紧张以及不良行为、方式、癖好等。

【特别提示】

● 如果你只是希望了解一些心理卫生知识，以便使自己在工作、学习、生活中能够依据心理卫生的原则，保持更好的心理状态、健康的体魄与充沛的精力，也可去进行健康心理咨询。

3 康复心理咨询

康复心理咨询的主要任务是评估身心残疾(特别是心理残疾)的程度和其对心理与行为所产生的影响和后果，从而采用多方面、多层次的干预去调动残疾人的潜在能力和积极向往更好工作、生活的心理，并通过组织有效的社会支持系统，使残疾人重获满意的生活与重返社会。

【你需了解】

● 良好的心态对残疾人的行为功能有很大的激发性,并使之出现令人意外的潜力,从而对各方面的康复起到巨大的推动作用。

● 哪里有这种咨询服务

(1) 专业医疗机构,如精神病院、心理咨询中心。

(2) 综合医院的心理咨询科。

(3) 康复部门。

(4) 残疾人的社会团体。

【你需就医】

康复心理咨询的对象包括:

● 躯体、精神、言语、智力、感觉有残疾的人。

【你需注意】

● 残疾人有许多心理问题,这是缺陷心理学研究的对象,对这些心理问题的解决,康复心理咨询可提供一定的帮助,但对他们的整体康复,则应该依附于残疾康复的总目标。

【特别提示】

● 康复医学通过采用多种方法(如行为的、医学的、物理的、工程的、社会的方法)对残疾对象进行功能重建、替代的训练,以帮助他们尽可能获得满意的生活质量,并最大限度发挥其能力,满足残疾人的心理、生理和社会需要。

4 性心理咨询

性心理咨询主要是通过心理医生与咨客的深入会谈,并辅以性问题问卷等工具,以发现性问题,或对疾病、性障碍作出明确的诊断,并应用多方面、多层次干预的原则,以恢复咨客的性的自然功能,消除焦虑与各种影响因素,如家庭关系、社会习俗、人际与社会关系,并加强社会支持系统,以使被压抑的性能力得到解放和恢复。

【你需了解】

● 普通人的性问题

(1) 婴幼儿及儿童性角色培养。

(2) 青春期性心理发展。

(3) 青年人的性关系,包括性自慰、手淫。

(4) 成年人的性适应。

(5) 更年期的性适应。

(6) 老年人的性关系和性生活再适应。

● 特殊人群的性问题

(1) 性与疾病及手术后的关系。

(2) 体残、智残、性器官伤残者的性康复。

(3) 避孕、节育、优生中的性问题。

(4) 单一性别群体(如军队、监狱、男女分校)中的性心理卫生。

(5) 有关性罪错的性心理问题。

● 性疾病

(1) 性畸形的咨询。

(2) 性矫正术后的心理社会适应。

(3) 性病患者的心理疏导与社会适应。

(4) 性心理障碍。

(5) 性功能障碍。

● 哪里有这种咨询服务

(1) 专业医疗机构,如精神病院、心理咨询中心。

(2) 综合医院的心理咨询、妇女保健科、男性科。

【你需就医】

性心理咨询的对象包括:

● 有关性问题、性功能障碍和性变态的咨客。

【你需注意】

● 性心理咨询的咨客虽然也可去进行临床心理咨询,但由于性问题的特殊性,如神秘、羞于出口、不敢求医及世俗对性的封闭等,都说明需要独立对待。

【特别提示】

● 长期以来,我国对性问题封闭,使性问题蒙上了一层神秘、难言和污秽的色彩,使有性问题痛苦的人不敢说出口,也不知何处求医,问题得不到解决,因此只好强忍不言,而内心却痛苦万分。

● 夫妻配合相当重要,尤其是性功能障碍,问题虽然出在一方,实际上夫妻双方都有关系，特别是在行为纠正技术中，如果夫妻不配合，或单一方来咨询，另一方避而不见，那是很难收效的。

5 社会心理咨询

社会心理咨询是通过启发咨客认识目前的心理状态，了解其产生原因，来预防心理疾病和精神病，同时给予他们心理上的支持，使他们摆脱危机感，并鼓起勇气来面对现实，自己设法去解决目前的困难，走出困境。

【你需了解】

● 咨询员并没有义务或能力去为咨客提供走出困境的道路，而只是用同情与关心的态度，去启发他们自己找寻走出困境的方法。

● 哪里有这种咨询服务

(1) 专业医疗机构，如精神病院、心理咨询中心。

(2) 群众性团体，如工会、共青团、妇联等。

● 谁提供这种咨询服务

(1) 精神科医生。

(2) 心理学家。

(3) 心理咨询师。

(4) 社会工作者。

【你需就医】

下列问题比较适合进行社会心理咨询。

● 恋爱婚姻问题　这是青年人来社会咨询的最主要问题，这中间既有对象选择的问题，又有初恋、热恋中的各种问题，也有恋爱中得不到父母亲友支持、甚至剧烈反对而使青年人产生逆反心理的问题。失恋后的心理失衡也是这类咨询中的常见问题。婚姻危机包括结婚初期夫妻如何相互适应、婚姻过程中如何正确相处、如何分担家务、子女出生后夫妻感情如何发展等。

● 人际交往问题　如何做好人际交往，同事之间、上下级之间的矛盾如何解决，交往中如何做到尊重别人、讲究信用、虚心求教、严于律己，如何共同创造同事之间良好、和谐、融洽的心理气氛和环境。

● 家庭问题　如何做到家庭和睦、家庭成员之间相互尊重与相容，如何对待孩子的教养，如何处理家庭中老人、子女与第三代的关系，即如何正确认识和处理好代沟，如何淡化婆媳矛盾，如何处理婆媳不良关系，老人离退休后如何适应等。

● 学习和工作中的问题　学习成绩不好怎么办？如何对待考试前焦虑？如何适当调节学习或工作中的压力？如何正确对待工作中的提升等。

【你需注意】

● 社会心理咨询中的很多问题往往引起当事人的心理负担和紧张，如不及时解决，就会导致心理疾病、心身疾病或精神病，因此与心理卫生的咨询是密切相关的。

【特别提示】

● 社会心理咨询的任务并不着重防病保健，而在于使咨客摆脱当前困境，去更好地工作、拼搏。

6 职业心理咨询

职业心理咨询是通过心理咨询的方法，帮助正在寻找职业或考虑更换职业的咨客选择适合自己的职业。

【你需了解】

● 职业心理咨询在西方国家心理咨询发展史上已发展多年，但在我国开展很不充分。

● 咨询内容　心理素质、个性特征、智商水平及某些特殊的反应能力。

● 哪里有这种咨询服务

(1) 专业医疗机构，如精神病院、心理咨询中心。

(2) 职业介绍部门、企业内部。

● 哪些行业在进行职业心理咨询

(1) 某些外资或合资企业为了挑选更适合该企业工作性质的员工或为员工规划职业前途。

(2) 某些交通运输部门在培训、录取火车司机、汽车驾驶员、船舶驾驶员、飞行员时。

【你需就医】

● 如果你正在考虑就业或更换职业，可

先进行职业趋向性测试。

【你需注意】

● 职业趋向性测试的结果只能供参考。

7 发展心理咨询

人的一生从生到死，其心理活动不断发展变化，有阶段性，每个阶段有特定的心理特点。一个人如果不能完成某一阶段的发展任务，就会发生心理障碍，不能进入下一阶段。即使进入下一阶段，也会发生心理发展停滞或倒退现象，这在儿童中较多见。发展心理咨询就是帮助他们解决教养过程中的问题，促进其身心健康发展。

【你需了解】

● 咨询的目的是建议如何培养儿童具有坚强、勇于克服困难、独立自主的健全人格，如何正确发展儿童的智力及智力外的良好心理素质。

● 哪里有这种咨询服务

(1) 专业医疗机构，如精神病院、心理咨询中心。

(2) 综合医院的儿童保健科、儿科。

(3) 教育部门的心理咨询机构。

● 谁提供这种咨询服务

(1) 儿童精神科医生。

(2) 儿童心理学家。

(3) 儿科医生。

(4) 儿童保健医生。

【你需就医】

下列问题比较适合进行发展心理咨询。

● 儿童发展中的形形色色的问题，包括心理和行为方面的病态，如思想、情绪、道德、学习成绩、性格、人际交往等。

【你需注意】

● 发展心理咨询中涉及医学领域的诊断，应到临床心理咨询科就诊，并在医生指导下进行正规的药物治疗。

【特别提示】

● 发展心理咨询的任务并不着重治疗，而在于辅助医疗干预。

心理治疗

1 支持性心理治疗

支持性心理治疗是心理治疗中最基础的一种，特点是向咨客提供支持，调动咨客的潜能，协助咨客渡过危机、应付困境，以较为有效的方式去处理所面对的困难和挫折。

【你需了解】

● 支持性心理治疗没有特殊的专门理论，只是基于心理学的基本常识及有关应激和挫折的一般观念来发挥治疗效果，适合短期治疗。

● 哪里有这种咨询服务

(1) 专业医疗机构，如精神病院、心理咨询中心。

(2) 综合医院的心理咨询科。

● 如何进行支持性心理治疗

(1) 细听倾诉：以同情心听取咨客的倾诉，产生共感，理解咨客的处境。咨客通过倾诉内心的烦恼和痛苦，起到情感的宣泄作用。

(2) 支持和鼓励：同情、安慰、支持和鼓励可分担咨客的心理负担，但治疗师不能替代咨客去战胜困难，让咨客对医生产生依赖。

(3) 说明和指导：许多困难和烦恼是因为缺乏知识和经验阅历，或受到不正确观念的影响。医生应向咨客作解释并予指导。

(4) 培养信心和希望：医生应指出咨客的长处，问题的可解决性，并许诺提供支持，共同去找寻处理困难的4途径。

(5) 调整对应激的看法：协助咨客对所遇到的困难进行重新评估和分析，经过感受层次的改变，减轻对挫折的反应，或改变反应的方向。

(6) 控制和训练：提高自我管理，选择成熟的适应方式，对于缺乏生活经验的咨客指出正确的方式和行动的方向。

(7) 善用资源：找寻被忽略或不愿意去使用的资源，并发挥其功用。

(8) 改变环境：困难超过咨客的应付能

力时，可协助找寻外在资源，包括经过与家人和单位的沟通，改变外在环境。

(9) 鼓励功能性的适应：在了解正确处事方法后，反复训练，直至养成习惯。

【你需就医】

下列问题比较适合进行支持性心理咨询。

• 咨客刚突然遭遇到挫折，面临重大创伤和应激时，支持性心理治疗能帮助他们渡过危机。

• 咨客已患有精神病，接受药物治疗或其他躯体治疗时，适合同时进行支持性心理治疗，帮助咨客了解病情、懂得药物治疗的功效和使用原则，并协助咨客去处理日常生活中的困难，提高康复的效率。

• 咨客患有慢性精神疾病或人格障碍，心理适应能力减退，需要时时支持来减轻和避免病情的恶化。

【你需注意】

• 当无法进行长期心理治疗时，可选择支持性心理治疗。

• 支持性心理治疗需要私密的环境和氛围，以营造倾诉的良好条件。治疗师需为咨客保密。

【特别提示】

• 支持性心理治疗主要给咨客提供安全感，因感到有人作后盾支持他而安心，并对自己摆脱困境感到有希望，能较有信心地去发挥自己的潜能去克服并获得康复。

2 集体心理治疗

集体心理治疗是心理治疗的一种，特点是将文化程度和接受能力基本接近的咨客组成一个治疗小组，通过实施一系列的治疗方案，以帮助他们解决疾病和康复过程中所遇到的共同问题，特别是为他们在日常生活中如何应对疾病提供相关的心理支持。

【你需了解】

• 集体心理治疗一般以解决治疗小组中的咨客共同面临的心理问题为治疗目的，不涉及个别咨客的心理动力过程。

• 这一治疗形式的优势在于治疗小组的成员可以通过了解他人的问题和应对方式，以此作为解决自身问题和冲突的借鉴。

• 哪里有这种咨询服务

(1) 专业医疗机构如精神病院、心理咨询中心。

(2) 综合性医院的心理咨询科。

• 如何进行集体心理治疗

(1) 听取咨客的倾诉，由治疗师总结出一些咨客共同面临的问题。咨客在倾诉过程中发现自身的困惑和理解他人的处境。

(2) 治疗以小组的形式展开，方法以讲解、讨论和行为矫正为主。

(3) 讨论时可引导咨客联系实际，自我分析，也可利用治疗好的个案作“示范”，以达到互相影响、提高信心的目的。

(4) 讲解的内容应通俗易懂，提出便于掌握和操作性较强的方法。

(5) 治疗可安排每周2～3次，每次1～2小时。

(6) 治疗师在治疗前应准备好讨论的话题，并让咨客事先有所准备。治疗后由治疗师进行评价和总结，并与咨客共同商定下次的讨论内容。

【你需就医】

下列问题比较适合进行集体心理治疗：

• 咨客已患有精神病，接受药物治疗或其他躯体治疗时，适合同时进行集体心理治疗，帮助咨客了解病情，懂得药物治疗的功效和使用原则，并协助咨客去处理日常生活中的困难，提高康复的效率。

• 咨客患有慢性精神疾病或人格障碍，社会适应能力减退。集体心理治疗有助于他们从其他的咨客那里获得心理支持。

【你需注意】

• 当咨客暂时无法适应个别心理治疗或长程精神分析时，可选择集体心理治疗。

• 治疗师应注意协调和维持治疗小组内和谐和易于沟通的氛围。

【特别提示】

• 集体心理治疗有助于建立治疗师与咨

客间、咨客与咨客间的治疗联盟，为咨客提供心理支持。

3 心理分析

心理分析又称精神分析，是弗洛伊德创立的一种特殊心理治疗方法，通过分析患者潜意识中的欲望和动机，认识患者对挫折、冲突或应激的反应方式，体会症状的心理意义，并经指导与解释，让患者感悟自己的问题。

【你需了解】

- 心理分析的过程

(1) 建立治疗联盟：患者与治疗师之间构成非神经症性的、合理的、可以理解的和谐关系。

(2) 移情：被分析者自动地、无意识地将早期与其他人发生人际关系时产生的情感、态度置换到治疗师身上。

(3) 反移情：来自治疗师自己的过去经验的无意识冲突被置换到患者身上。

(4) 处理阻抗：及时处理对分析的进展过程起反作用、损害治疗关系的力量与言行。

(5) 见诸行动：利用、引导各种以行动而不是以语言的方式来表达潜意识冲突的现象。

(6) 梦和梦的解析：分析梦背后的隐意，即分析其背后的潜意识冲突和愿望。

(7) 节制和中立：患者对治疗过程有了解之后，治疗师更多地倾听患者的陈述。对患者的情感、看法和行为，治疗师不作价值判断。

(8) 自由联想：治疗师鼓励患者尽量自由地、无拘无束地说出所想的任何事情。

(9) 解释与重建：解释是指对患者的表达和行为的潜意识意义的推断和结论，使潜意识的意义、资源、经历、模式和特定心理事件的原因变为意识。重建是指将患者和他过去的环境中的重要人物置于现实的背景下；这包括重建在过去各个时期的自我形象。

(10) 修通：由领悟导致行为、态度和结构的改变。

- 设置

(1) 每周 3 ~ 4 次、每次 50 ~ 60 分钟，历时 3 ~ 4 年(近年发展的短程心理分析，时间可短些)。

(2) 患者躺在沙发上，看不见治疗师，而治疗师可以观察到患者。

(3) 让患者自由联想。

(4) 治疗师必须是经过心理分析培训的医生。

【你需就医】

下列问题比较适合进行心理分析。

- 神经症；有高度完美主义特征的抑郁症；部分性功能障碍及性心理障碍；部分人格障碍，如强迫性、癔症性、回避性、自恋性、自我挫败性人格障碍，以及经选择的边缘性人格障碍、混合性人格障碍。
- 其他心理卫生问题，如不信任他人并与别人建立亲密关系；缺乏决断；回避倾向；自我挫败行为；与权威、上司的关系问题；害羞；迁延持久的悲伤；与分离或被拒绝有关的问题。

【你需注意】

下列问题不宜进行心理分析。

- 存在妨害建立稳定、有效的移情关系的因素。
- 超我发展欠成熟者，如病理性撒谎、犯罪者，不适合作为治疗对象。
- 智力及言语能力不足以充分表达内心体验。

【特别提示】

- 对咨客智力、人格、动机要求高。
- 克服过度智力化在咨客方面引起的失代偿，促进认知与情感、行为实践的整合。
- 防止医生过分操纵、以自我为中心。
- 注意经典原则与现实性、灵活性的统一。

4 认知治疗

认知技术旨在冲击咨客的非理性信念，让咨客意识到当前困难与抱持非理性观念有关；教会他们更有逻辑性和自助性的信念，而且鼓励他们身体力行，验证这些新信念的有效性。与行为治疗联系紧密。

【你需了解】

● 认知治疗针对的是与临床问题相关的认知歪曲

(1) “全或无”思维，对个人品质、环境的评价只用非黑即白两个范畴。

(2) 以偏概全，过度泛化。

(3) 对积极事物视而不见。

(4) 对事物作灾难性推想，或者相反，过度缩小化。

(5) 人格牵连，将事件往人(包括自己)的主观原因上联系，自寻烦恼。

(6) 情绪化推理，宁可相信直觉，不愿接受事实。

● 哪里有这种咨询服务

(1) 专业医疗机构，如精神病院、心理咨询中心。

(2) 综合性医院的心理咨询科。

● 如何进行认知治疗

(1) 治疗步骤：

○识别各种心理障碍具有特征性的认知偏见或模式，为将要采用的特异性认知行为干预提供基本的努力方向。

○建立求助动机：患者和治疗师对靶问题在认知解释上达成意见统一，对不良表现给予解释并且估计矫正所能达到的预期结果。

○指导患者广泛应用新的认知和行为，发展新的认知和行为来代替适应不良性认知行为。

○改变有关自我的认知。作为新认知和训练的结果，患者重新评价自我效能。治疗师通过指导性说明来强化患者自我处理问题能力。

(2) 治疗方法：

○通过交谈和每天记录想法来确定其不恰当的思维方式。

○通过提问，使咨客检查其不恰当思维的逻辑基础。

○让咨客考虑换一种思考问题的方式。

○鼓励咨客真实性检验，验证这些替代的新解释结果如何。

○指导自我监测思维、情感和行为，说明和示范替代性的认知内容和认知模式。

【你需就医】

下列问题比较适合进行认知治疗。

● 抑郁症、自杀及自杀企图。

● 焦虑障碍(包括惊恐发作、恐惧症、广泛性焦虑症、创伤后应激障碍)、强迫症。

● 成瘾行为、非急性期精神分裂症。

● 睡眠障碍、心身疾病、进食障碍、人格障碍。

● 婚姻冲突及家庭矛盾。

● 儿童的品行及情绪障碍。

● 性功能障碍及性变态。

【你需注意】

● 存在精神病性思维障碍、偏执人格特征的对象慎用。

【特别提示】

● 使认知和行为两者达到“知行统一”最关键。应避免说教或清谈。在真实性检验的实施阶段，咨客易出现畏难情绪和阻抗，要注意在治疗初期铺陈好治疗关系。

5 行为治疗

环境中反复出现的刺激，包括人自己行为的结果，通过奖赏或惩罚的体验，分别“强化”或“弱化”某一种行为。行为治疗的任务是设计新的学习情景，使合意的行为得到强化、塑型，使不合意的行为得到弱化、消退。

【你需了解】

● 行为治疗的步骤

(1) 行为的观测与记录：辨认并客观和明确地描述行为过度、行为不足或非适应性行为的具体内容。

(2) 行为功能分析：对来自环境和行为者本身的，影响或控制问题行为的因素作系统分析。

(3) 行为治疗的选择：针对需要治疗的

靶行为，选择相应的行为治疗方式。

(4) 适应性行为的建立与强化：通过反复“学习”、“奖惩”及评估，建立良好的行为。

● 哪里有这种咨询服务

(1) 专业医疗机构如精神病院、心理咨询中心。

(2) 综合性医院的心理咨询科。

● 如何进行行为治疗

(1) 放松训练：包括渐进性放松和自主训练。

(2) 系统脱敏疗法：由最低层次（或合适的较低层次）开始脱敏，进行针对该层次刺激的松弛训练，直至暴露于刺激因素时不再产生紧张焦虑，然后转入针对上一个层次的松弛训练。

(3) 冲击疗法：又称为满灌疗法。让咨客直接面对大量引起焦虑、恐惧的情况，甚至过分地与惧怕的情况接触，使恐怖反应逐渐减轻、消失。治疗前应向咨客介绍原理与过程，告诉咨客在治疗中需付出痛苦的代价。

(4) 厌恶疗法：通过条件化的“惩罚”来消除适应不良行为。当某种适应不良行为即将出现或正在出现时，当即给予一定的痛苦刺激，如轻微的电击、针刺或催吐剂，使其产生厌恶的主观体验。对酒依赖的咨客的治疗可使用阿朴吗啡（去水吗啡）催吐剂。

(5) 自信训练：运用人际关系的情景，帮助患者正确地和适当地与他人交往，表达自己的情绪、情感。

(6) 矛盾意向法：治疗师让咨客故意从事他们感到害怕的行为，达到使害怕反应不发生的目的，与满灌疗法相似。

(7) 模仿与角色扮演：帮助咨客确定和分析所需的反应，提供榜样行为和随时给予指导、强化。

(8) 塑造法：用于培养一个人目前尚未做出的目标行为。

【你需就医】

下列问题比较适合进行行为治疗。

● 各型神经症性障碍。

● 发育障碍。

● 康复治疗：慢性精神患者的日常生活技能训练，社会行为的矫正。减少慢性疾病的消极影响。

【你需注意】

● 集体心理治疗存在复杂内心冲突的神经症，以及明显的人格障碍，不能进行行为治疗。

● 冲击疗法引起强烈的心理不适，厌恶疗法的负性痛苦刺激可能有严重不良反应，部分咨客不能耐受，需在征得咨客、家属的知情同意后慎用；尤其对于有心血管疾病的患者和心理适应能力脆弱者，要避免使用。

【特别提示】

● 对于精神病理现象从条件化作用的角度作出过分简单化的理解和处理，可能对于存在复杂内心冲突的神经症患者产生“症状替代”的效应，在消除一些症状的同时导致出现新的症状。

6 生物反馈治疗

生物反馈是行为疗法基础上发展起来的一种新的心理治疗技术，指利用仪器将与心理过程有关的体内的某些生物学信息（如肌电活动、皮肤温度、心率、血压等）加以处理，以视觉或听觉的方式显示给受试者，训练受试者通过对这些信息的认识，学会有意识地控制自身的心理活动，以达到调整身体的机能和心理的作用。

【你需了解】

● 生物反馈治疗强调个体在疾病治疗过程中的主观能动作用。

● 生物反馈治疗的目的是教会咨客理解自身的某些生物学指标如何反映了他们的心理过程，如何通过调整这些生物学指标来解除焦虑、紧张等咨客习以为常的警觉过度与反应过度等心身状态。

● 生物反馈技术作为一种无创伤性治疗技术，已越来越受到人们的欢迎，其使用范围也日益扩大。

● 疗程　一个疗程约 10 次左右，每周 2～3 次；或开始时每周 4 次，以后逐渐改为每周1次，持续3月至半年。

● 哪里有这种服务

(1) 专业医疗机构如精神病院、心理咨询中心。

(2) 综合医院的精神科门诊。

【你需就医】

下列问题比较适合进行生物反馈治疗。

● 心身疾病 紧张性头痛、血管性头痛、高血压、冠心病、某些心率失常等。

● 神经症 焦虑症、恐惧症、抑郁症、失眠症、强迫症及物质依赖、社会适应不良等。

【特别提示】

● 治疗过程中被治疗者身心松弛和任其自然的态度对疗效有积极意义。

● 生物治疗对某些疾病仅作为辅助治疗，并不能替代药物治疗。

7 催眠治疗

催眠治疗针对特定临床问题，诱导意识状态改变而系统使用的暗示及催眠技术。

【你需了解】

● 催眠治疗的操作

(1) 前期准备：通过预备性会谈、暗示性实验或量表检验受试的个体性反应方式，评测接受暗示的程度及负性情绪或态度。

(2) 直接暗示：利用医患关系及医师的权威角色，营造合适氛围，直接使用言语，或借助适当媒介，实施直接针对症状的暗示。

(3) 催眠诱导。

● 谁能提供催眠治疗服务？ 治疗师必须通过国家心理治疗师专业技术资格考试，接受过规范、系统的催眠技术培训。

● 如何进行催眠治疗

入静达到合适的深度后，接着进一步做催眠性治疗。

(1) 催眠后暗示：把在治疗阶段已经由暗示而引起的变化与将来出现的诱发因素联系。

(2) 遗忘：暗示患者对入静状态中加工过的内容发生遗忘。

(3) 重新定向：重新收回所有使入静状态不同于日常意识状态的暗示，并将患者的注意力重新导向现实情境。最后让患者睁开眼，活动肢体。须与其交谈，休息20分钟，确保已完全解除催眠。

【你需就医】

● 直接暗示 用于对症处理各科临床上常见的焦虑、急性心因性反应、转换性癔症患者的急性躯体功能性障碍，如运动性障碍，感觉障碍，以及植物神经功能性障碍、睡眠障碍。

● 系统的催眠治疗 用于：

(1) 心身性障碍及躯体问题：慢性疼痛、偏头痛、紧张性头痛、急性疼痛；克隆氏病、消化性溃疡；哮喘、花粉热；原发性高血压；血管运动性疾病；性功能障碍；恶心、呕吐；继发性及医源性焦虑、恐惧、抑郁等情绪反应；外科术前准备、睡眠障碍。

(2) 神经症性障碍：恐惧症、强迫症、抑郁症反应、创伤后应激障碍、躯体形式障碍(如转换性障碍、躯体化障碍、疑病症、身体变形障碍及疼痛障碍)。

(3) 行为障碍：咬指甲、遗尿症、吸烟、肥胖、学习困难及体育竞技压力。

【你需注意】

● 对早期精神病、急性期精神病、边缘型及偏执性人格障碍、中重度抑郁症不做催眠治疗；对分离性障碍患者及癔症性人格障碍者慎用。

● 在滥用的情况下，群体性催眠可使具有依赖、社会不成熟、暗示性过高等人格特征的参与者发生明显的退化、幼稚化。

【特别提示】

● 对于器质性疾病，催眠治疗并不能根除病因。对于转换性癔症症状、体征，仅作为对症、缓解方法。

心理测验

1 智力测验

借助某些测验材料进行心理测试，然后对人的智力状态作出评价，需要有智力的单位和计算方法。

【你需了解】

● 各年龄组的测验项目(即问题)是不同的,如某儿童能通过某年龄组的项目,就算该儿童的智力达到某一年龄的水平,称为智龄。

● 智力的单位称为智力商数,简称智商,是智龄与实际年龄之比。

● 谁能提供智力测验服务 心理学家。

● 如何进行智力测验

(1) 一般采用智力量表进行一般能力的测验。智力量表有多种,如比奈－西蒙量表、斯坦福－比奈量表。

(2) 国际上常用的是韦氏智力量表,包括学龄前、学龄期和成人3种。

(3) 测验方法是由主试者面对受试者进行,逐项评定并记录,测验完毕后逐个按分测验评出粗分,然后换算成量表分,再推算出言语智商、作业智商、全量表智商3项智商。再进一步根据各分测验的结果及3项智商的数值,估计受试者的智力水平,以供疾病的分析和诊断。

● 如何按智商将智力分级

智商在140以上,为近似天才或天才。

智商120～140,为非常超常智力。

智商110～120,为超常智力。

智商90～110,为平常智力。

智商80～90,为愚笨。

智商70～80,为近似缺陷。

智商70以下,为低能或痴呆。

【你需注意】

● 智能计算智商的方法适合智力不断发展及智力的发展与年龄有平行关系者。但实际上智力不是无限制向上发展,其发展与年龄也不一定相平行,只是在儿童期不断发展,到一定年龄就停止。一般到中年停止,到老年逐渐下降。

● 有许多因素可以影响智力测验的成绩。智力测验结果的解释,应由专业工作者综合相关情况作出判断。

【特别提示】

● 儿童期智力发展的速度也是不均匀的,3～5岁时增长特别快,15～16岁速度减慢。

2 人格测验

人格或称个性,是一个人在各种场合处事待人的习惯方式。人格测验是采用量表对这种方式进行评估。

【你需了解】

● 医生应学会评价患者的人格,以便能预料其患病时的行为。

● 常用的人格测验量表有明尼苏达多相人格调查表、艾森克人格问卷和国际人格障碍检查表。

● 谁能提供人格测验服务 临床心理学家。

● 人格测验如何进行及条件

(1) 常用的为投射法和问卷法。

(2) 用明尼苏达多相人格调查表:年满16岁,小学以上文化,没有影响测验结果的生理缺陷。

● 人格测验包括哪些内容

(1) 明尼苏达多相人格调查表:身体方面,精神状态和对家庭、婚姻、宗教、政治、社会、法律的态度等内容,550个题目。

(2) 艾森克人格问卷:性格内外倾向、心理变态倾向、情绪稳定性、受测者的掩饰性,分成人和幼年两种问卷。

(3) 国际人格障碍检查表:包括工作、自我、人际关系、情感、现实性检验和冲动控制,70个题目。

(4) 洛夏测验:通过出示10张墨迹图片进行人格分析,对异常人格比较有效。

(5) 主题统觉测验:通过出示30张图片进行人格分析,可反映患者的心理矛盾、情绪和生活经验。

【你需注意】

● 对神经症、躁郁症、精神分裂症有较高的诊断符合率。

【特别提示】

● 人格测验可为临床医生提供诊断参考,但不能替代医生的诊断,应结合临床特点进行诊断。

3 能力测验

应用单项或几项的测验，重点检查某方面的功能，多用于特殊能力检查或临床诊断等。

【你需了解】

这方面的测验种类很多，我们只介绍几项常用的测验。

- 感知觉运动测验 常用的有：

(1) 钉板测验：测验感知觉运动的功能，要眼和手相互配合才能完成动作。

(2) 形板测验：测验视觉运动功能。

(3) 颜色命名测验：测验视觉言语功能。

- 注意和记忆测验 常用的有：

(1) 划字测验：测验注意力。

(2) 图片记忆测验。

(3) 姓名、年龄记忆测验。

- 思维联想测验 采用的有：

(1) 50个联想词测验，结果分为：①高质量回答：有因果、概括、接近、类似、对比等联想。②一般回答：如具体联想、用途联想、同义联想、形容联想。③低质量回答：对刺激词加以解释或表示个人态度，也有特殊不适当的联想、模仿或重复刺激等词。

(2) "第四例外"测验。

- 谁能提供能力测验服务 心理学家。

4 神经心理测验

神经心理测验常用的神经心理测验有H-R成套心理学测验等。

【你需了解】

- 分不同年龄组版本，包括成人（15岁以上）、儿童（9～14岁）和幼儿（5～8岁）。
- 由11组分测验组成，包括简单的感觉运动测验和复杂的抽象思维测验。
- 能较全面评估各方面的心理能力。
- 对脑损害的定位和定侧敏感可靠。
- 谁能提供人格测验服务

(1) 精神科医生。

(2) 神经科医生。

(3) 临床心理学家。

- 神经心理测验包括哪些内容

(1) 侧性优势测验。

(2) 失语甄别测验。

(3) 握力测验。

(4) 连线测验。

(5) 触摸操作测验。

(6) 节律测验。

(7) 语音知觉测验。

(8) 范畴测验。

(9) 感知觉检查。

(10) 触觉辨形测验。

(11) 手指敲击测验。

(12) 失语症测验。

- 神经心理测验反映的是哪些心理能力和脑功能

(1) 抽象思维，特别是概念形成和解决问题的能力。

(2) 记忆和注意的能力。

(3) 语言能力。

(4) 感知觉能力。

(5) 运动能力。

(6) 视觉运动能力。

【你需注意】

- 神经心理测验有正常值，即常模，分儿童和成人，也可分地区。
- 测验的时间很长，需5～10个小时。

【特别提示】

- 可配合韦氏智力量表、韦氏记忆量表、明尼苏达多相人格调查表一起进行。
- 有些特殊的较繁复的神经心理测验，有助于大脑病损的定位。

评定量表

评定量表是一种等级制的评分工具，用于心理测试，可评估人的行为、心理状况。

【你需了解】

- 评定量表的应用表明，人的心理活动包括精神症状是可以测量的。
- 评定量表的种类

(1) 诊断量表。

(2) 症状量表。

(3) 其他量表。

- 谁使用评定量表

(1) 精神科医生、护士。

(2) 心理学家。

(3) 受过量表评定培训的其他专业人员。

- 使用量表的对象

(1) 各类精神疾病。

(2) 正常人的异常心理。

(3) 智力、认知、人格、应激、流行病学调查。

(4) 各类心理状况,以确定当事人的情绪、行为模式、人格特点。

【你需注意】

- 量表并非完美无缺,也并非完全无用。
- 在群体中,量表使用的条件必须一致,包括环境、指导语、时间限制。
- 量表测试的意图不宜暴露,尤其是涉及招工、征兵。
- 受试者的智力、文化程度、合作程度和对测试的态度对评估结果有很大影响。
- 测试结果应参考常模。
- 测试的结果必须由精神科医生和临床心理学家解释。

【特别提示】

- 评定量表可为临床医生提供诊断参考,但不能替代医生的诊断,应结合临床特点进行诊断。

危机干预

危机是个体面临严重、紧迫的处境时产生的伴随着强烈痛苦体验的应激反应状态。危机干预是对处于困境或遭受挫折的人予以关怀和短程帮助的一种方式。

【你需了解】

- 危机干预的目标

(1) 疏泄被压抑的情感。

(2) 帮助认识和理解危机发展的过程及与诱因的关系。

(3) 教会问题解决技巧和应对方式。

(4) 帮助患者建立新的社交网络,鼓励人际交往。

(5) 强化患者新习得的应对技巧及问题解决技术,同时鼓励患者积极面对现实和注意社会支持系统的作用。

- 谁能提供危机干预

(1) 精神科医生。

(2) 心理学家。

(3) 社会工作者。

- 危机干预的过程

(1) 第一阶段——评估问题或危机:全面了解和评价危机的诱因或事件、寻求心理帮助的动机,建立起良好的治疗关系,取得咨客的信任。尤其需评价自杀或自伤的危险性,如有严重的自杀倾向时,可考虑转至精神科门诊、急诊,必要时住院治疗。

(2) 第二阶段——制定治疗性干预计划:针对即刻的具体问题,考虑社会文化背景、家庭环境等因素,制定适合咨客功能水平和心理需要的干预计划。

(3) 第三阶段——治疗性干预:需要让有自杀危险的咨客避免自杀的实施,认识到自杀不过是一种解决问题的方式而已,并非将结束生命作为目的。

(4) 第四阶段——危机的解决和随访:4～6周后多数危机当事人会渡过危机,情绪症状得以缓和,此时应及时中断干预性治疗,以减少依赖性。在结束阶段,应该注意强化新习得的应对技巧,鼓励咨客在今后面临或遭遇类似应激或挫折时,学会举一反三地应用解决问题的方式和原理来自己处理危机,自己调整心理失衡状态,提高自我的心理适应和承受能力。

【你需就医】

- 当事人新近处于有特定原因的紧急情况之下,伴有严重的焦虑、恐慌、悲哀、抑郁反应,心理功能失衡或受抑制。
- 个人和群体性灾难的受害者、重大事件目击者,尤其是自杀患者和自杀企图者。

【特别提示】

● 精神病性障碍的兴奋躁动、激越，较显著的意识障碍，不能进行危机干预。

心理热线

心理热线是咨询人员通过电话，运用心理咨询和心理治疗的技术迅速而有效地帮助人们处理心理应激问题，恢复其心理平衡，提高社会适应能力。

【你需了解】

● 心理热线的咨询者以夜间居多，原因是白天人们有工作要做，无暇停下来思考自己的问题；

● 其次是咨询者出于隐私目的，往往避免白天有人在一旁时拨打电话。

● 谁能提供危机干预

(1) 精神科医生。

(2) 心理学家。

(3) 社会工作者。

● 心理热线解决什么问题　心理热线中咨询得最多的问题依次是健康问题、人际关系、恋爱挫折、情绪障碍、婚姻问题，其他还有工作问题、睡眠障碍、家庭问题、子女问题等。

● 心理热线的优点　由于电话本身的优点，电话咨询具有许多常规心理咨询所不具备的长处。

(1) 如不受时间地点限制，咨询者只要知道电话号码，可在任意时间地点拨打电话；

(2) 保密性更好，咨询者可以匿名，也无需露面；

(3) 便捷迅速，咨询者无需预约，等候时间较短，这对于应急事件的处理特别有意义；

(4) 费用也相对便宜。

【你需注意】

● 心理热线并不能作为危机干预的直接手段。

【特别提示】

● 心理热线对提供服务的人员有较高的要求，他们应受过专业培训，并且知识广博，有一定社会经验。

自助社团

自助社团，指情况相同的同类患者及关心这类患者的志愿人士组成的社团，以自助的方式为主，相互帮助以冀取得更好的康复。这里只涉及精神卫生方面的自助社团。

【你需了解】

● 许多精神疾病属于慢性病，其康复需要很长的时间。

● 社会支持有助于精神疾病的康复。

● 已康复的患者，有许多关于康复的经验，这些经验有益于同类患者。

● 社会上有许多正规的及非正规的自助团体。

● 患者的家庭，也承受着巨大的应激。患者家属的自助团体能对他们提供帮助。

● 哪里有这种服务

(1) 残疾人联合会和残疾人亲友会。

(2) 心理康复协会。

(3) 当地的精神卫生机构及居民委员会能提供相关信息。

【你需注意】

● 自助社团的宗旨之一为经验共享，是分享成功康复的经验，而不是提供物质上或经济上的帮助。

● 自助社团能提供心理支持，使参与者感到自己不是孤立无援的。

● 自助社团能提供信息支持，包括有哪些政策或法规适用于同类患者的救援，哪里可以获得较新的、更有效的治疗。

● 慢性精神病患者、缺乏社会支持的患者、希望戒断药瘾或酒瘾者，特别合适参加自助社团的活动。

【特别提示】

● 我国正规的自助社团还不多。随着时代的发展，会日益增多。

● 自助社团既有权利也有义务。参加自助社团，助己也助人。关键在于参与者要自尊、自爱、自立、自强。

读后感

《家庭健康事典》终于正式出版了！这是我们上海第二医科大学61届毕业生，在从事40多年的临床医疗、科研和教学等工作后，由主编强瑞春2002年10月16日正式组织和邀请了数十名专家、教授、硕士导师、博士导师及主任医师等分别编写各有关章节。本书内容全面，写作创新，文字简练，表达清楚，均能将丰富的理论知识、可贵的经验和难得的实践心得结合起来，使读者易查、易读、易懂、易记、易行。

无数的事实证明，人活到100～175岁的自然寿命是可能的。如今全世界各国人均寿命均在逐渐提高。我国男女人均寿命也已分别达到70岁以上，民间也流传着“六十小弟弟，七十遍大地，八十到处见，九十不稀奇”的说法。当前社会发展已进入了物质生活和精神生活都力求满足的阶段，我认为本书特别强调的两条是非常有意义的。

一、请记住“你是你自己的第一位医生”

每个人对自己的健康最了解，身体有任何不适，总是你自己最早感觉到了。所以学习和掌握一些医学知识是生活中的必需。你需要及时对自己的健康提出处理意见并作出决策。我经常看到知识界、商界、影视文艺界及体育界等一些非常优秀的人士在青壮年时期都英年早逝，使人留下了太多的遗憾！事实上，我分析了一些报道，了解了一些情况，归究原因其实就是一些应该注意的事情而没有注意。例如，正常合理的生活规律、科学健康的饮食习惯等都是非常实实在在且非常重要的。但这些都被忽视了，都认为自己年轻身体好，什么都无所谓！有的人40岁左右就有“高血压、高血脂、高血糖”的三高症状；也有的因烟酒恶习使消化系统，尤其是肝、胃、胰、胆受伤。而等到自己真的感到身体“难过”或“不行”再去求医检查时，往往后悔不已，已经是中期或晚期的病情了。所以建议做自己的第一个医生，及时发现自己疾病的最好的医生。本书是一本事典性的家庭医学大全，可以给您帮助和指导，根据自己的情况一查就能查到，一看就能明白，一读就会处理。

二、请记住“最好的医生是自己，许多人不是死于疾病，而是死于无知”

当前老年人都很重视身体健康，但却经常忽视心理健康。心理失调，也可以称之为心理不平衡，是每个人生活中都会发生的事，不过是多和少、重和轻、长和短的不同。重要的是应该了解哪些表现是心理失调了，必须加以克服和调整。以下为心理失调的主要表现：

△抑郁——癌症的诱因；

△疑虑——百病的祸根；

△紧张——卒中的元凶；

△暴怒——健康的杀手；

△疲劳——猝死的门槛；

△讳疾——自毁的序幕。

学习和掌握心理自我调节是非常实用，而且非常有必要的。“冷静理智”、“自我解脱”、“自我安慰”、“自得其乐”、“难得糊涂”等著名处世名言都充满着科学的哲理，值得我们在社会交往中，在生活中与亲朋好友、邻里、同事之间的相处时借鉴。不为烦事所烦恼、不为闲言碎语所干扰、内心做到无私无欲、无牵无挂、无忧无虑，真正享受老年生活安静祥和、宁静致远的乐趣，始终是直面人生、笑对人生。

以上均是以本人的实际情况结合社会多年的实践有感而发。我的个人经历虽无惊天动地，但也几经沉浮、起伏不止，使我对事业、理想、家庭、健康生命及金钱都赋予新的认识。但是，我最想要说的一点是，珍爱生命、关爱生命，世界是美好的！尽情享受生活给我们带来的幸福和乐趣吧！珍爱自己和自己的家人是最重要的一条。生命的存在是生活的源泉，健康的生活是我们共同的追求，让我们一起共同来笑对人生吧！

黄济涛

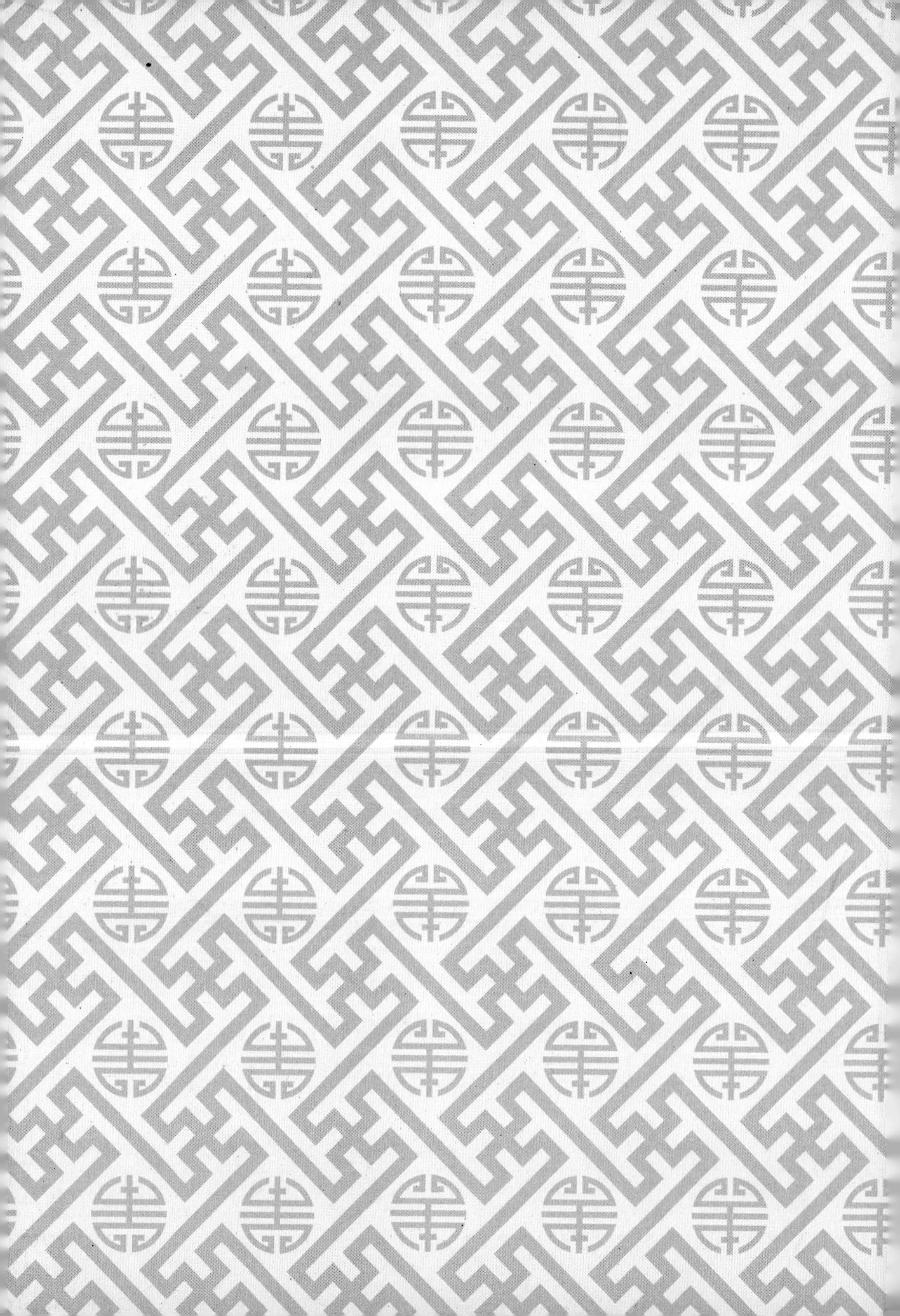